Thieme

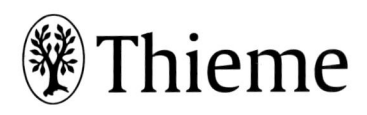

Lokalanästhesie, Regionalanästhesie, Regionale Schmerztherapie

Herausgegeben von
Hans Christoph Niesel
und Hugo Van Aken

Bearbeitet von

H. Van Aken	W. Gogarten	G. Meier
E. Biermann	B. Graf	M. Möllmann
G. Brodner	B. Gustorff	J. Motsch
H. Bürkle	K. Hoerauf	H. C. Niesel
J. Büttner	M. Hornung	A. Reich
M. Daubländer	M. Jöhr	M. Schäfer
H. B. Dick	H. Kaiser	R. Waurick
W. Ey	E. Lanz	M. Zimmermann

2., überarbeitete Auflage

456 Abbildungen
115 Tabellen

Georg Thieme Verlag
Stuttgart · New York

Bibliografische Information Der Deutschen Bibliothek

Die Deutsche Bibliothek verzeichnet diese Publikation in der Deutschen Nationalbibliographie; detaillierte bibliographische Daten sind im Internet über http://dnb.ddb.de abrufbar

1. Auflage 1994

Wichtiger Hinweis: Wie jede Wissenschaft ist die Medizin ständigen Entwicklungen unterworfen. Forschung und klinische Erfahrung erweitern unsere Erkenntnisse, insbesondere was Behandlung und medikamentöse Therapie anbelangt. Soweit in diesem Werk eine Dosierung oder eine Applikation erwähnt wird, darf der Leser zwar darauf vertrauen, dass Autoren, Herausgeber und Verlag große Sorgfalt darauf verwandt haben, dass diese Angabe **dem Wissensstand bei Fertigstellung des Werkes** entspricht.

Für Angaben über Dosierungsanweisungen und Applikationsformen kann vom Verlag jedoch keine Gewähr übernommen werden. **Jeder Benutzer ist angehalten,** durch sorgfältige Prüfung der Beipackzettel der verwendeten Präparate und gegebenenfalls nach Konsultation eines Spezialisten festzustellen, ob die dort gegebene Empfehlung für Dosierungen oder die Beachtung von Kontraindikationen gegenüber der Angabe in diesem Buch abweicht. Eine solche Prüfung ist besonders wichtig bei selten verwendeten Präparaten oder solchen, die neu auf den Markt gebracht worden sind. **Jede Dosierung oder Applikation erfolgt auf eigene Gefahr des Benutzers.** Autoren und Verlag appellieren an jeden Benutzer, ihm etwa auffallende Ungenauigkeiten dem Verlag mitzuteilen.

© 1994, 2003 Georg Thieme Verlag
Rüdigerstraße 14
D- 70469 Stuttgart
Telefon: + 49/ 0711/ 8931-0
Unsere Homepage: http://www.thieme.de

Printed in Germany
Zeichnungen: Gay + Rothenburger, Wissenschaftliche Grafik, Sternenfels
Umschlaggestaltung: Thieme Verlagsgruppe
Umschlaggrafik: Martina Berge, Erbach
Satz: Druckerei Sommer, Feuchtwangen
Druck: Universitätsdruckerei Stürtz AG, Würzburg

ISBN 3-13-143412-0   1 2 3 4 5 6
ISBN 978-3-13-143412-8

Geschützte Warennamen (Warenzeichen) werden **nicht** besonders kenntlich gemacht. Aus dem Fehlen eines solchen Hinweises kann also nicht geschlossen werden, dass es sich um einen freien Warennamen handele.

Das Werk, einschließlich aller seiner Teile, ist urheberrechtlich geschützt. Jede Verwertung außerhalb der engen Grenzen des Urheberrechtsgesetzes ist ohne Zustimmung des Verlages unzulässig und strafbar. Das gilt insbesondere für Vervielfältigungen, Übersetzungen, Mikroverfilmungen und die Einspeicherung und Verarbeitung in elektronischen Systemen.

Anschriften

Prof. Dr. med. Hugo Van Aken
Klinik und Poliklinik für Anästhesiologie
und operative Intensivmedizin
Universitätsklinikum Münster
Albert-Schweitzer-Str. 33
48149 Münster

Dr. iur. Elmar Biermann
Justitiar des Berufsverbandes
Deutscher Anästhesisten
Roritzerstr. 27
90419 Nürnberg

Priv.-Doz. Dr. med. Dr. phil. Gerhard Brodner
Chefarzt der Anästhesieabteilung
Fachklinik Hornheide
Dorbaumstr. 300
48157 Münster

Priv.-Doz. Dr. med. Hartmut Bürkle
Klinik und Poliklinik für Anästhesiologie
und operative Intensivmedizin
Universitätsklinikum Münster
Albert-Schweitzer-Str. 33
48149 Münster

Dr. med. Johannes Büttner
Chefarzt der Abteilung für Anästhesiologie
BG Unfallklinik Murnau
Prof.-Küntscher-Str. 8
82418 Murnau

Priv.-Doz. Dr. med. Dr. med. dent. Monika Daubländer
Klinik für Zahn-, Mund- und Kieferkrankheiten
Poliklinik für Zahnärztliche Chirurgie
Johannes Gutenberg-Universität
Augustusplatz 2
55131 Mainz

Priv.-Doz. Dr. med. H. Burkhard Dick
Augenklinik und Poliklinik
Johannes Gutenberg-Universität
Langenbeckstr. 1
55131 Mainz

Prof. Dr. med. Werner Ey
ATOS-Praxisklinik
HNO-Krankheiten
Plastische Operationen
Ernst-Ludwig-Str. 21
64283 Darmstadt

Dr. med. Wiebke Gogarten
Klinik und Poliklinik für Anästhesiologie
und operative Intensivmedizin
Universitätsklinikum Münster
Albert-Schweitzer-Str. 33
48149 Münster

Priv.-Doz. Dr. med. Bernhard Graf
Klinik für Anästhesiologie
Universitätsklinikum Heidelberg
Im Neuenheimer Feld 110
69120 Heidelberg

Dr. med. Burkhard Gustorff, D.E.A.A.
Universitätsklinik für Anaesthesie und
allgemeine Intensivmedizin
Universität Wien
Währinger Gürtel 18-20
1090 Wien
ÖSTERREICH

Univ.-Prof. Dr. med. Klaus Hoerauf
Universitätsklinik für Anaesthesie und
allgemeine Intensivmedizin
Universität Wien
Währinger Gürtel 18–20
1090 Wien
ÖSTERREICH

Dr. med. Michael Hornung
St. Marienkrankenhaus
Abteilung Anästhesiologie
Salzburger Str. 15
67067 Ludwigshafen

Dr. med. Martin Jöhr
Institut für Anästhesie
Kantonsspital
6000 Luzern 16
SCHWEIZ

Dr. med. Heinz Kaiser
Chefarzt der Klinik für Anästhesiologie,
Intensivmedizin und Schmerztherapie
Rechbergklinik
Virchowstr. 15
75015 Bretten

Prof. Dr. med. Egon Lanz
Kreiskrankenhaus Biberach
Abteilung für Anästhesiologie
Ziegelhausstr. 50
88400 Biberach

Dr. med. Gisela Meier
Chefärztin der Abteilung Anästhesie
und Schmerztherapie
Rheumazentrum Oberammergau
Waldburg-Zeil Kliniken
Hubertusstraße 40
82487 Oberammergau

Priv.-Doz. Dr. med. Michael Möllmann
Abteilung für Anästhesiologie
und Intensivmedizin
St. Franziskus-Hospital
Hohenzollernring 72
48145 Münster

Prof. Dr. med. Johann Motsch
Klinik für Anästhesiologie
Universitätsklinikum Heidelberg
Im Neuenheimer Feld 110
69120 Heidelberg

Dr. med. Dr. med. dent. Hans Christoph Niesel
Auf der Judenhut 11
67098 Bad Dürkheim
ehem. Chefarzt der Abteilung für Anästhesie,
Intensiv- und Schmerztherapie
St. Marienkankenhaus
67067 Ludwigshafen/Rh.

Dr. med. Alexander Reich
Klinik und Poliklinik für Anästhesiologie
und operative Intensivmedizin
Universitätsklinikum Münster
Albert-Schweitzer-Str. 33
48149 Münster

Dr. med. Matthias Schäfer
Johannes Gutenberg-Universität
Klinik für Anästhesiologie
Langenbeckstr. 1
55101 Mainz

Dr. med. René Waurick
Klinik und Poliklinik für Anästhesiologie
und operative Intensivmedizin
Universitätsklinikum Münster
Albert-Schweitzer-Str. 33
48149 Münster

Prof. Dr. Dr. h. c. Manfred Zimmermann
Neuroscience and Pain Research Institute
Berliner Straße 14
69120 Heidelberg

Vorwort zur 2. Auflage

*„Wir müssen alle empfangen und lernen,
sowohl von denen, die vor uns waren,
als von denen, die mit uns sind.
Die Hauptsache ist, dass man ein großes Wollen habe
und Geschick und Beharrlichkeit besitze, es auszuführen."*
(J. W. von Goethe)

In der vorliegenden Neuauflage steht eine neue Generation von Autoren vor der Aufgabe, die sich ununterbrochen verändernden Fragen zu beantworten. Aufbauend auf einer langen Tradition wird es möglich, Erfahrungen mit neuen Ideen zu verbinden.

Die Regionalanästhesie ist in ihr 2. Jahrhundert getreten. Immer war und ist sie ein in der Praxis entwickeltes, universelles Verfahren der Medizin. Das Verbinden von unterschiedlichen Elementen – Anatomie, Physiologie, Pharmakologie und psychischer Zuwendung zum Patienten – stellt bei der Durchführung von regionalen Techniken hohe Ansprüche. Der Umgang mit den sehr unterschiedlichen Verfahren verlangt zusätzlich nach Erklärungen, wie schnell, wie lange und wie intensiv die Wirkungen zu erwarten sind. Daraus resultiert die Notwendigkeit, neue Erkenntnisse der Pharmakokinetik und -dynamik begleitend im Auge zu behalten. Gerade in den letzten Jahren hat die Weiterentwicklung die rückenmarksnahe Regionalanästhesie und die peripheren Nervenblockaden zu wertvollen Alternativen und Ergänzungen der Allgemeinanästhesie gemacht. Große Metaanalysen belegen eine Verminderung der perioperativen Morbidität und Mortalität durch den Einsatz der Regionalanästhesie. Die praktische und patientenorientierte Anwendung dieser Fortschritte steht daher im Mittelpunkt der Darstellung.

Wir bedanken uns bei den Autoren, die mit großem Engagement zur Erstellung dieses Buches beigetragen haben. Wir gedenken zweier Autoren der 1. Auflage, Hans Nolte, dem zu früh die Chance des Mitdenkens genommen wurde, und Herrmann Kreuscher, den der Tod während einer Weltumseglung ereilte. Unser Dank gilt ebenfalls dem Thieme-Verlag, vertreten durch Frau S. Schimmer und Frau U. Biehl-Vatter, für das Engagement, mit einem breit gefächerten Lehrbuch das umfangreiche Wissen, Grundlagen und neueste Entwicklungen in der regionalen Schmerzausschaltung zu präsentieren. Die Firma AstraZeneca, seit 60 Jahren führend in der Entwicklung der Lokalanästhetika, hat die Herausgabe freundlicherweise unterstützt. Die arbeits- und zeitaufwendige Durchsicht und das Lesen und Wiederlesen der Korrekturfahnen hat Dr. René Waurick aus Münster übernommen. Ihm gilt unserer besonderer Dank.

Wir wünschen den Lesern und Nutzern eine hohe „Trefferrate" und zufriedene Patienten, die die Hilfe, schmerzerleichtert den Weg der Heilung zu gehen, schätzen werden.

Bad Dürkheim
und Münster i. W.
im Sommer 2002

Hans Christoph Niesel
Hugo Van Aken

Vorwort zur 1. Auflage

*„Der Menschheit Würde
ist in eure Hand gegeben
bewahret sie!
Sie sinkt mit Euch!
Mit Euch wird sie sich heben!"*
Friedrich von Schiller (Die Künstler)

Menschlichen Schmerz sehr ernst zu nehmen, nach seinen Ursachen und nach Wegen zu seiner Linderung zu suchen, ist hohe Kunst. Es war kein Zufall, dass Carl Ludwig Schleich, der zeit seines Lebens der Kunst tief verbunden war, 1894 mit seinem Buch „Schmerzlose Operationen" eine neue Ära einleitete. Herausgeber und Autoren wollen 100 Jahre später mit dem vorliegenden Buch in neuer Form an eine lange Tradition anschließen. Wir lassen Heinrich Brauns Wort, „es ist an der Zeit, unsere gegenwärtigen Kenntnisse der Lokalanästhesie zusammenzufassen", die er 1905 der ersten umfassenden Darstellung der Lokalanästhesie voranstellte, erneut gelten. Der Zusammenhang von wissenschaftlichen Grundlagen und Anwendung blieb bis zur 9. Auflage, die 1951 Arthur Läwen bearbeitete, ein Kennzeichen seines Buches. Seit Hans Kilian sein Buch „Lokalanästhesie und Lokalanästhetika" 1959 bzw. 1972 herausgab, sind praxisorientierte Bücher erschienen, die die Grundlage für die handwerkliche Übung wichtiger Basismethoden legten.

Das vorliegende Buch führt über die eingehende Darstellung wichtiger Methoden hinaus in die große Zahl von neuen Techniken ein, die in den letzten 2 Jahrzehnten entwickelt wurden. Im Zusammenhang mit neuen Operationstechniken, den Aufgaben der postoperativen Analgesie und der Behandlung chronischer Schmerzen werden zahlreiche Verfahren vorgestellt, die eine individuelle anatomisch und physiologisch orientierte patientengerechte Anästhesie möglich machen.

Über eine Synopsis hinaus, die die vielen, modifizierten Techniken und das breite Spektrum spezieller Anwendungen zeigt, soll dieses Buch helfen, neue Kenntnisse der Neurophysiologie und Pharmakologie mit der Anwendung zu verbinden. Die Fragen, die das „warum" und das Besondere gerade auch beim schwierigen Patienten betreffen, versuchen wir zu beantworten, soweit dies bis jetzt möglich ist. Unterschiedliche Auffassungen liegen in der Natur der behandelten Themen, ebenso wie bei einer Gliederung nach Regionen und Techniken Überschneidungen möglich sind.

Mit dem Dank an die Autoren, die sich der Mühe langer Vorbereitung und Bearbeitung unterzogen haben, verbindet sich besonderer Dank an den Thieme Verlag, der es trotz schwieriger wirtschaftlicher Bedingungen nicht gescheut hat, das in vielen Jahren vorbereitete Werk herauszugeben. Herr Dr. T. Scherb hat diese Aufgabe von Herrn Dr. D. Bremkamp übernommen und uns mit Verständnis in der Schlussphase begleitet. Unser Dank gilt den Firmen ASTRA Chemicals und B. Braun Melsungen, die es durch wesentliche Unterstützung ermöglichen, die Kosten des Werkes trotz des großen Umfangs in Grenzen zu halten.

Zuwendung zum Patienten, anatomisches Wissen, Kenntnis von Pharmakologie und Neurophysiologie sind die Grundlage für eine gute regionale Anästhesie. Möge das Buch über die Hilfe bei diesem „Kunsthandwerk" hinaus den jungen Kollegen, die sich mit dem faszinierenden Gebiet des akuten und chronischen Schmerzes befassen, Anregung zum Suchen nach Lösung vieler offener Fragen geben.

Ludwigshafen, im Januar 1994   *Hans Christoph Niesel*

Inhaltsverzeichnis

1 Physiologische Grundlagen des Schmerzes und der Schmerztherapie 1
M. Zimmermann

1.1	Anatomie und Physiologie des nozizeptiven Systems	3	1.9 Auswirkungen einer peripheren Nervenläsion im Rückenmark	17
1.2	Das periphere Nervensystem der Somatosensorik	4	1.10 Schwächung hemmender Systeme durch neuropathische Läsionen	17
	Bau und Funktion der Nervenfasern	4	1.11 Apoptose im peripheren und zentralen Nervensystem nach Nervendurchtrennung	17
	Sinnesrezeptoren der Haut, Muskeln und Gelenke	6		
	Erregungsleitung der Nervenfasern	6	1.12 Schmerzentstehung durch Fehler bei der neuronalen Steuerung der Motorik	18
	Modifikation der Erregbarkeit durch Angriff am Natriumkanal	8	1.13 Schmerzen durch Störungen des sympathischen Nervensystems	20
1.3	Nozizeptoren, neurale Sensoren für akute und chronische Schmerzen	10	1.14 Verarbeitung von Schmerzinformationen im Zentralnervensystem	22
1.4	Funktion der vasoaktiven sensorischen Neuropeptide und der neurogenen Entzündung	12	1.15 Schmerzhemmung im Zentralnervensystem	25
1.5	Pathogenetische Mechanismen bei Nervenschmerzen	14	1.16 Ausblick	27
			Kernaussagen	27
1.6	Ionenkanäle bei neuropathischen Schmerzen	14	Literatur	29
1.7	Entzündungsmediatoren und Cytokine bei neuropathischen Schmerzen	15		
1.8	Ausbreitung neuropathischer Schäden im Nervensystem	15		

2 Pharmakologie der Lokalanästhetika 33
B. M. Graf und H. C. Niesel

2.1	Einführung	34	Übersicht über die Einzelsubstanzen	56
2.2	Pharmakodynamik	34	2.5 Toxikologie der Lokalanästhetika	65
	Wirkmechanismus	34	Nebenwirkungen und Komplikationen bei der Lokalanästhesie	65
2.3	Anatomie der Nervenfasern	38		
2.4	Pharmakologie der Lokalanästhetika	39	Lokale Wirkungen und spezielle Nebenwirkungen der Lokalanästhetika und ihrer Zusätze	88
	Strukturchemie	39		
	Stereochemie	40	Interaktionen mit anderen Medikamenten	96
	Physikochemische Eigenschaften der Lokalanästhetika	41	Einfluss von Status und Vorerkrankungen	98
			Kernaussagen	104
	Pharmakokinetik	47	Literatur	105

3 Organisation und juristische Aspekte 121
J. Motsch, E. Biermann und H. Van Aken

3.1	Voraussetzungen zur Durchführung der Regionalanästhesie	122	Dokumentation	123
	Fachliche Kompetenz und Ausstattung	122	Regionalanästhesie bei Antikoagulationsbehandlung	124
	Aufklärung	122	3.2 Vereinbarungen der Berufsverbände	126

3.3	Regionalanästhesie durch Nichtanästhesisten	126	Organisationsstrukturen	129
	Infiltrationsanästhesie	126	Organisationsmodelle	129
	Intravenöse Regionalanästhesie	126	3.5 Fachliche Zuständigkeit und rechtliche Verantwortung	129
	Retrobulbäranästhesie	126		
	Rückenmarksnahe zentrale Blockade	127	Praktische Umsetzung – angewandte Organisationsmodelle	129
	Übergang zur Allgemeinanästhesie	127		
	Tumeszenzlokalanästhesie	127	Akutschmerzdienst	131
3.4	Postoperative Schmerztherapie	128	Kernaussagen	133
	Regionalanästhesie im Rahmen der postoperativen Schmerztherapie	128	Literatur	136

4 Periphere elektrische Nervenstimulation — 139

H. Kaiser

4.1	Historische Entwicklung	140	Nervenstimulation beim polyneuropathisch veränderten peripheren Nerv	151
4.2	Vorteile der peripheren elektrischen Nervenstimulation	141		
			Nervenstimulation beim Patienten mit Schrittmacher bzw. Defibrillator-Schrittmacher	151
4.3	Elektrophysiologische Grundlagen der peripheren elektrischen Nervenstimulation	141		
			4.6 Praktisches Vorgehen	151
4.4	Technische Ausstattung	142	Testdosis	152
	Stimulationskanülen	142	Einzel- oder Mehrfachinjektion?	153
	Elektronische Auslegung der Stimulatoren	145	Kathetertechniken	153
	Elektrischer Impuls	146	4.7 Beispiele	153
	Wahl des Stimulators und Gerätesicherheit	149	Ischiadikusblockade	156
4.5	Gesichtspunkte für die Praxis der peripheren Nervenstimulation	149	Femoralis-(3-in-1-)Blockade	156
			Axilläre Plexusblockade	157
			Kernaussagen	158
	Nervenstimulation beim tief sedierten und narkotisierten Patienten oder im anästhesierten Gebiet	150	Literatur	159

5 Spinalanästhesie — 161

M. Möllmann und E. Lanz

5.1	Anatomische Grundlagen	162	5.3 Kontinuierliche Spinalanästhesie (CSA)	189
	Wirbelsäule	162	Vorbemerkungen	189
	Liquor cerebrospinalis	169	Vergleich der CSA mit anderen Regionalanästhesieformen	189
5.2	Einzeitige Spinalanästhesie (SPA)	172		
	Vorbemerkungen	172	Indikationen und Kontraindikationen	190
	Indikationen und Kontraindikationen	173	Durchführung	190
	Durchführung	175	Medikamente zur CSA	191
	Medikamente zur Spinalanästhesie	183	Komplikationen nach CSA	191
	Anästhesieausbreitung und Operation	184	Kernaussagen	192
	Komplikationen	185	Literatur	193

6 Epiduralanästhesie — 197

R. Waurick und H. Van Aken

6.1	Allgemeines	198	Häute und Räume im Spinalkanal	201
6.2	Historische Entwicklung	198	6.4 Pharmakokinetische und pharmakodynamische Grundlagen	201
6.3	Anatomische Grundlagen	198		
	Wirbelsäule	198	Ausbreitung des Lokalanästhetikums im Epiduralraum	201
	Wirbelkanal und Bandapparat	199		
	Rückenmark	199	Allgemeines Wirkprofil der Epiduralanästhesie	201

Beeinflussung des Wirkprofils	205	Gefäßpunktion und intravasale Katheterlage	221
6.5 Indikationen und Kontraindikationen	207	Mangelhafter Blockadeerfolg	221
Indikationen	207	Respiratorische Nebenwirkungen und Komplikationen	222
Kontraindikationen	208		
Unterschiede zur Spinalanästhesie	209	Kardiozirkulatorische Nebenwirkungen und Komplikationen	222
6.6 Durchführung	209		
Auswahl des Verfahrens	209	Neurologische Nebenwirkungen und Komplikationen	222
Aufklärung	210		
Vorbereitung und Überwachung des Patienten	210	Steigerung der Darmperistaltik	225
Allgemeine Techniken der Epiduralanästhesie	210	Blasenentleerungsstörungen	226
6.7 Zugangswege und spezielle Indikationen	213	Muskelzittern	226
Zervikale Epiduralanästhesie	213	Übelkeit und Erbrechen	226
Thorakale Epiduralanästhesie	213	6.9 Postoperative Nachsorge	226
Lumbale Epiduralanästhesie	218	Einzeitige Epiduralanästhesie	226
Kaudalanästhesie	220	Kontinuierliche Epiduralanästhesie	226
6.8 Nebenwirkungen und Komplikationen	220	Kernaussagen	229
Versehentliche Durapunktion	220	Literatur	230
„Hohe" Subdural- und Spinalanästhesie	220		

7 Allgemeine Aspekte peripherer Nervenblockaden der Extremitäten   235
G. Meier und J. Büttner

7.1 Vorteile der peripheren Blockaden	237	7.10 Allgemeine Grundsätze zur Verabreichung von Lokalanästhetika bei peripheren Blockaden	250
7.2 Problematik der peripheren regionalen Blockaden	237		
		Dosierungen	250
7.3 Komplikationen peripherer Nervenblockaden	238	Maßnahmen zur Verkürzung der Latenzzeit	251
Toxische Reaktionen auf das Lokalanästhetikum	238	7.11 Adjuvanzien	251
Neurologische Spätschäden	238	7.12 Kontinuierliche periphere Nervenblockaden	252
7.4 Allgemeine Kontraindikationen peripherer Nervenblockaden (Tab. 7.**1**)	239	Vorteile kontinuierlicher regionaler Verfahren nach extrem schmerzhaften Eingriffen	252
Infektionen	239	Vorteile kontinuierlicher peripherer Verfahren gegenüber der kontinuierlichen Epiduralanalgesie	252
Gerinnungsstörungen	239		
Vorbestehende neurologische Defizite	240		
7.5 Hygienische Anforderungen an die Durchführung peripherer Nervenblockaden	240	Indikationen peripherer regionaler Schmerzkatheter	253
7.6 Allgemeine Grundlagen zur Aufklärung, Vorbereitung, Überwachung und Lagerung	240	Lokalanästhetika bei kontinuierlichen peripheren Verfahren	254
Aufklärung und Vorbereitung	240	Betreuung peripherer Schmerzkatheter auf der Allgemeinstation	255
Lagerung	241		
Überwachung	241	Komplikationen peripherer Schmerzkatheter	256
7.7 Technische Hilfsmittel zur Durchführung einer peripheren Nervenblockade	242	7.13 Periphere Blockaden an der Extremität bei ambulanten Eingriffen	256
Gefäß-Doppler	242	Ambulante Kontinuierliche periphere Nervenblockaden (obere Extremität)	257
Sonographie	242		
Oberflächenthermometer	243	Interskalenäre Plexus-brachialis-Anästhesie	259
Periphere Nervenstimulation (PNS)	244	Axilläre Plexus-brachialis-Anästhesie	259
Stimulationskanülen	245	Infraklavikuläre Plexusblockade	259
7.8 Allgemeine Grundlagen bei der Anlage einer kontinuierlichen Regionalanästhesie	248	Ambulante kontinuierliche periphere Nervenblockaden (untere Extremität)	260
7.9 Analgosedierung	249	Dorsale und ventrale Plexus-lumbalis-Anästhesie	260
Anlage peripherer Schmerzkatheter	249	Plexus-sacralis-Blockaden (N.-ischiadicus-Blockaden)	260
Begleitende Maßnahmen während einer Operation in Regionalanästhesie	249	Kernaussagen	261
		Literatur	262

8 Nervenblockaden an den oberen Extremitäten 267
J. Büttner

8.1 Historischer Überblick	268	
8.2 Anatomie	269	
8.3 Interskalenäre Plexusanästhesie	272	
Vorderer Zugang	272	
Hinterer Zugang	274	
Generelle Maßnahmen	275	
8.4 Blockaden im Bereich der Faszikel (supra- und infraklavikulär)	276	
Supraklavikuläre Blockadetechniken	276	
Infraklavikuläre Blockadetechniken	278	
Maßnahmen für klavikulanah durchgeführten Blockaden	280	
8.5 Axilläre Blockaden	281	
Perivaskuläre „Single-Injection"-Technik	282	
„Multiple-Injection"-Technik	284	
Transarterielle Technik	286	
Generelle Betrachtungen zur axillären Plexusanästhesie	286	
8.6 Blockade einzelner Nerven im Schulterbereich	287	
N.-suprascapularis-Blockade	287	

Kontinuierliche N.-suprascapularis-Blockade nach Meier 288
8.7 Blockaden peripherer Nerven im Bereich des Armes 289
  Allgemeine Aspekte 289
  Blockaden im Bereich des Oberarmes 290
  Blockaden im Ellenbogenbereich 290
  Blockaden im Bereich des Handgelenks (Handblock) 292
8.8 Leitungsanästhesien der Finger 294
8.9 Intravenöse Regionalanästhesie (IVRA) 294
8.10 Intraarterielle Regionalanästhesie 296
8.11 Intravenöse regionale Sympathikusblockade mit Guanethidin (Ismelin) 296
8.12 Plexus-cervicalis-Blockade 297
  Blockade der Plexus cervicalis profundus und superficialis 297
  Plexus-cervicalis-Blockade zur Karotis-TEA 299
  Kernaussagen 301
  Literatur 302

9 Nervenblockaden an den unteren Extremitäten 305
G. Meier

9.1 Historischer Überblick 306
9.2 Anatomie des Plexus lumbosacralis 307
  Plexus lumbalis 308
  Plexus sacralis 312
9.3 Blockadetechniken im Einzelnen 316
  Psoaskompartmentblockaden 316
  N.-femoralis-Blockaden 321
  Proximale N.-ischiadicus-Blockaden in Rückenlage des Patienten 331
  Proximale N.-ischiadicus-Blockaden in Seitenlage des Patienten 341
  Transsakraler Block (Sakralnervenblockade) 347
  Blockaden im Kniebereich 349

Periphere Blockaden der unteren Extremität (Leitungsblockaden) 355
Periphere Blockaden der Nerven im Bereich des Fußgelenks 364
Midtarsal-Block 372
Blockaden im Zehenbereich 373
Intraartikuläre Lokalanästhesie und Analgesie des Kniegelenks 375
Intravenöse Regionalanästhesie (IVRA) 377
Anhang 383
Kernaussagen 391
Literatur 393

10 Regionalanästhesie an Kopf und Stamm 403
H. C. Niesel

10.1 Einführung 404
10.2 Kopf 404
10.3 Nackenregion 406
  Phrenikusblockade 407
10.4 Thorax und Bauchwand 408
10.5 Rippenbereich und Sternum 409
  Interkostalblockade 409
  Interpleurale Analgesie 411
  Regionalanästhesie im Sternumbereich 413

10.6 Abdomen 413
10.7 Inguinalregion 415
  Eingriffe am Skrotum 417
  Blockade des Penis 418
10.8 Beckenboden 420
10.9 Harnröhre und Blase 422
  Regionale Anästhesie bei suprapubischen Maßnahmen 423

10.10	Vorteile der operativen und postoperativen regionalen Anästhesie	423	Kernaussagen	424
			Literatur	425

11 Regionalanästhesie im Kindesalter 427
M. Jöhr, A. Reich und M. Hornung

11.1	Stellenwert der Regionalanästhesie bei Kindern	428	Blockaden mit Einzelinjektionstechnik	440
			Katheterassoziierte Epiduralanästhesie	442
	Grundlagen	428	Komplikationen	445
	Historische Entwicklung und gegenwärtiger Stand	428	Zusammenfassung	446
			Kernaussagen	446
	Risiken und Komplikationen	429	Literatur	447
	Ausblick in die Zukunft	429	Spinalanästhesie bei Kindern	450
	Kernaussagen	430	Kernaussagen	454
	Literatur	430	Literatur	455
11.2	Anatomische und physiologische Besonderheiten bei Kindern	430	11.4 Periphere Blockaden	456
			Grundlagen	456
	Nozizeptives System	430	Kopfbereich	456
	Anatomische Voraussetzungen	432	Rumpfbereich	457
	Physiologische und psychologische Voraussetzungen	433	Obere Extremität	459
			Untere Extremität	460
			Infiltrationsanästhesie und topische Anästhesie	462
	Kernaussagen	434	Kernaussagen	463
	Literatur	435	Literatur	464
11.3	Zentrale Blockaden	435	11.5 Regionalanästhesie als Teil eines Konzepts	467
	Grundlagen	435	Kleinere Eingriffe	467
	Selektion der Anästhetika	436	Große Chirurgie	467
	Selektion des Punktionsmaterials	438	Kernaussagen	468
	Techniken zur Erkennung der anatomischen Räume	439	Literatur	468
	Sicherheitsaspekte	439		

12 Geburtshilfliche Regionalanästhesie 469
W. Gogarten und H. Van Aken

12.1	Historische Entwicklung	471	12.8	Regionalanalgesieverfahren zur vaginalen Entbindung	479
12.2	Physiologische Veränderungen während der Schwangerschaft	471		Epiduralanalgesie	479
				Kombinierte Spinal-Epidural-Analgesie	480
	Respiration	471		Kontinuierliche Spinalanalgesie	481
	Herz-Kreislauf-System	472		Kaudalanalgesie	481
	Hämatopoetisches System	472		Sympathikusblockade	481
	Gerinnungssystem	472		Parazervikalblockade	481
	Gastrointestinaltrakt	472		Pudendusblockade	482
	Epiduralraum	472			
12.3	Regulation der uteroplazentaren Durchblutung	472	12.9	Mobilität unter der Geburt (Walking Epidural)	483
12.4	Aortokavales Kompressionssyndrom	474	12.10	Regionalanästhesieverfahren zur Sectio caesarea	483
12.5	Physiologie von Schmerzen unter der Geburt	474		Epiduralanästhesien	483
12.6	In der Geburtshilfe verwendete Substanzen	475		Spinalanästhesie und kombinierte Spinal-Epidural-Anästhesie	483
	Lokalanästhetika	475	12.11	Testdosis	484
	Opioide	476		Intravasale Katheterfehllage	484
	Andere Additiva	478		Spinale Katheterfehllage	485
12.7	Plazentarer Transfer	478			

12.12	Nebenwirkungen und Komplikationen	485	
	Pruritus	485	
	Hypotonien	485	
	Fetale Bradykardien	486	
	Postpunktionelle Kopfschmerzen	486	
	Spinale epidurale Hämatome	487	
12.13	Vaginale Entbindung nach vorangegangener Sectio caesarea	488	
12.14	Schwangerschaftsinduzierte Hypertonie und HELLP-Syndrom	488	
12.15	Aspirationsrisiko und Prophylaxe	489	
12.16	Besonderheiten der Aufklärung in der Geburtshilfe	490	
	Sectio caesarea auf Wunsch	490	
	Kernaussagen	491	
	Literatur	494	

13 Augenheilkunde 497
H.B. Dick und M. Schäfer

- 13.1 Allgemeines 498
- 13.2 Präoperative Phase 498
  - Zusammenarbeit zwischen Ophthalmologen und Anästhesisten 498
  - Auswahl des Anästhesieverfahrens 498
  - Spezielle Probleme bei der ophthalmologischen Anästhesie 498
- 13.3 Intraoperative Phase 499
  - Vorbemerkungen zur topographischen Anatomie der Lider und der Orbita 499
  - Lokalanalgesie und Lokalakinesie 500
  - Zusätze zu Lokalanästhetika 501
- 13.4 Verfahren und Techniken im Einzelnen 503
  - Oberflächenanästhesie 503
  - Retrobulbäranästhesie (RETRO) 505
  - Peribulbäranästhesie (PERI) 509
  - Kombinationsverfahren 510
  - Okulopression 511
  - Kritische Abwägung der Lokalanästhesieverfahren RETRO vs. PERI 512
  - Lokalanästhesie bei Antikoagulation 513
  - Infiltrationsanästhesie und Leitungsanästhesie 513
  - Kernaussagen 518
  - Literatur 519

14 Lokal-Regional-Anästhesie im Hals-Nasen-Ohren-Bereich 521
W. Ey

- 14.1 Allgemeine Regeln zur Ausführung der Lokalanästhesie 522
- 14.2 Allgemeine Gesichtspunkte zur Prämedikation 522
- 14.3 Spezielle Prämedikation 522
  - Sedierung und Anxiolyse 522
  - Analgesie 523
  - Vagolyse 523
- 14.4 Allgemeine Gesichtspunkte zur lokalen Infiltrations- und Leitungsanästhesie 523
  - Technik 523
  - Dosierung der Infiltrations- und Leitungsanästhetika 524
- 14.5 Allgemeine Gesichtspunkte zur Oberflächenanästhesie 524
  - Technik 524
  - Dosierung der Oberflächenanästhetika 526
- 14.6 Lokal-Regional-Anästhesie im Nasen-, Nasennebenhöhlen- und Gesichtsbereich 526
  - Anatomie und nervale Versorgung der Nase 526
  - Technik der Lokalanästhesie im Bereich der Nase 528
  - Anatomie und nervale Versorgung der Nasennebenhöhlen 529
  - Technik der Lokal-Regional-Anästhesie im Bereich der Nasennebenhöhlen 531
  - Anatomie und sensible nervale Versorgung des Gesichtsbereichs 535
  - Technik der Lokal-Regional-Anästhesie im Gesichtsbereich 536
- 14.7 Lokalanästhesie im Bereich der Mundhöhle und des Pharynx 538
  - Anatomie und sensible Versorgung 538
  - Technik der Lokalanästhesie 539
- 14.8 Lokal-Regional-Anästhesie im Hals-, Larynx-, Trachea- und Ösophagusbereich 541
  - Anatomie und nervale Versorgung 542
  - Technik der Lokal-Regional-Anästhesie bei Eingriffen im Bereich des Halses 543
  - Technik der Lokalanästhesie bei endolaryngealen Eingriffen, Tracheobroncho- und Ösophagoskopie 545
- 14.9 Lokalanästhesie im Bereich des Ohres 547
  - Anatomie und nervale Versorgung 547
  - Technik der Lokalanästhesie bei Eingriffen im Bereich des Ohres 548
  - Kernaussagen 551
  - Literatur 552

15 Lokalanästhesie in der Zahn-, Mund- und Kieferheilkunde — 553
M. Daubländer

15.1 Stellenwert der Lokalanästhesie in der Zahn-, Mund- und Kieferheilkunde	554
15.2 Entwicklung der zahnärztlichen Lokalanästhesie	554
15.3 Anatomische Grundlagen	556
Nervale Strukturen – N. trigeminus (V)	556
Knöcherne Strukturen	561
15.4 Ausrüstung	562
Spritzensysteme	562
Kanülen	563
Ampullen	563
15.5 Wahl der geeigneten Lokalanästhesielösung	563
Lokalanästhetika	563
Vasokonstriktoren	567
Weitere Zusätze	568
Empfohlene Lokalanästhesielösungen	568
15.6 Technik der Lokalanästhesie	569
Oberflächenanästhesie	569
Infiltrationsanästhesie	570
Leitungsanästhesie	572
Ergänzende Injektionstechniken	588
15.7 Komplikationen und Nebenwirkungen	589
Lokale Komplikationen	590
Systemische Komplikationen	593
Kernaussagen	601
Literatur	603

16 Regionale Schmerztherapie — 605
B. Gustorff und K. H. Hoerauf

16.1 Einleitung	606
16.2 Grundlagen	606
16.3 Indikationen zu Nervenblockaden	606
16.4 Spezielle Anamnese	607
16.5 Spezielle für die Schmerztherapie geeignete Blockadetechniken	607
Blockaden an Kopf und Nacken	607
Blockaden im Bereich des sympathischen Nervensystems	614
Blockaden der oberen Extremität (vgl. Kapitel 8)	621
Blockaden am Rumpf	621
Epidurale Blockaden	624
Transsakrale Blockaden	624
Epidurale Stimulation über Elektroden	625
Intrathekale Neurolyse	625
Spinale Blockaden und intrathekale Medikamentengaben	626
Blockade der Facettengelenke und Facettengelenksnerven	626
16.6 Spezielle Schmerzsyndrome mit Indikation zur regionalen Schmerztherapie	628
Schmerzen im Bereich des Kopfes	628
Schmerzen im Bereich des Thorax	629
Schmerzen im Bereich der oberen Extremitäten	629
Schmerzen im Bereich des Abdomens	632
Rückenschmerzen und Schmerzen im Bereich der Wibelsäule	632
Kernaussagen	635
Literatur	636

17 Regionale Opioidtherapie — 637
H. Bürkle

17.1 Historische Entwicklung	638
17.2 Grundlagen	638
Wirkorte für Opioide	640
Lokalisation von Opioidrezeptoren	640
17.3 Pharmakologie	641
Pharmakokinetik	641
Pharmakodynamik	643
17.4 Einzelsubstanzen	644
Morphin	644
Sufentanil	645
Fentanyl	646
17.5 Periphere Opioidapplikation	647
17.6 Ganglionäre Opioidapplikation (GLOA)	647
17.7 Techniken der rückenmarksnahen Opioidtherapie	647
Kernaussagen	650
Literatur	651

18 Postoperative Regionalanalgesie 653
G. Brodner und H. Van Aken

18.1	Allgemeines	654		
18.2	Postoperative Stressreaktion	654		
	Stressreduktion durch Analgesie	655		
18.3	Prinzipien der postoperativen Regionalanästhesie	656		
	Einrichtung eines schmerztherapeutischen Dienstes	657		
	Fortbildung und Kooperation mit Stationspersonal und Fachdisziplinen	657		
	Dokumentation	658		
18.4	Analgesieverfahren	658		
	Systemische Analgesie	658		
	Regionalanalgesie	659		
18.5	Kosten	666		
18.6	Ausblick	667		
	Kernaussagen	669		
	Literatur	670		

Tabellenanhang Lokalanästhetika 674

Sachverzeichnis 677

1 Physiologische Grundlagen des Schmerzes und der Schmerztherapie
M. Zimmermann

3	1.1	Anatomie und Physiologie des nozizeptiven Systems
4	1.2	Das periphere Nervensystem der Somatosensorik
10	1.3	Nozizeptoren, neurale Sensoren für akute und chronische Schmerzen
12	1.4	Funktion der vasoaktiven sensorischen Neuropeptide und der neurogenen Entzündung
14	1.5	Pathogenetische Mechanismen bei Nervenschmerzen
14	1.6	Ionenkanäle bei neuropathischen Schmerzen
15	1.7	Entzündungsmediatoren und Cytokine bei neuropathischen Schmerzen
15	1.8	Ausbreitung neuropathischer Schäden im Nervensystem
17	1.9	Auswirkungen einer peripheren Nervenläsion im Rückenmark

	1.10
17	Schwächung hemmender Systeme durch neuropathische Läsionen
	1.11
18	Apoptose im peripheren und zentralen Nervensystem nach Nervendurchtrennung
	1.12
18	Schmerzentstehung durch Fehler bei der neuronalen Steuerung der Motorik
	1.13
20	Schmerzen durch Störungen des sympathischen Nervensystems
	1.14
22	Verarbeitung von Schmerzinformationen im Zentralnervensystem
	1.15
25	Schmerzhemmung im Zentralnervensystem
	1.16
27	Ausblick

1.1 Anatomie und Physiologie des nozizeptiven Systems

Bei allen Tierspezies hat das Nervensystem die Fähigkeit, auf drohende Schäden mit Schutz- und Verhütungsmaßnahmen für das Lebewesen zu reagieren. Dieses nozizeptive System impliziert jedoch auch die Möglichkeit, dass chronische Schmerzen entstehen. Zur medizinischen Behandlung unnötiger und unerwünschter Schmerzen sind auf allen Ebenen des Nervensystems therapeutische Interventionen in die Aufnahme, Leitung und Verarbeitung von Schmerzinformationen möglich. Zur Funktion des nozizeptiven Systems beim Säuger wird in diesem Kapitel eine einführende Übersicht gegeben (Abb. 1.1).

Wahrnehmung von und Verhalten bei Schmerz sind integrative Leistungen des gesamten Nervensystems. Dabei lassen sich jedoch Teilaspekte des Schmerzgeschehens einzelnen nervösen Strukturen zuordnen. Im peripheren Nervensystem werden Meldungen über Schadensereignisse von spezialisierten nervösen Sen-

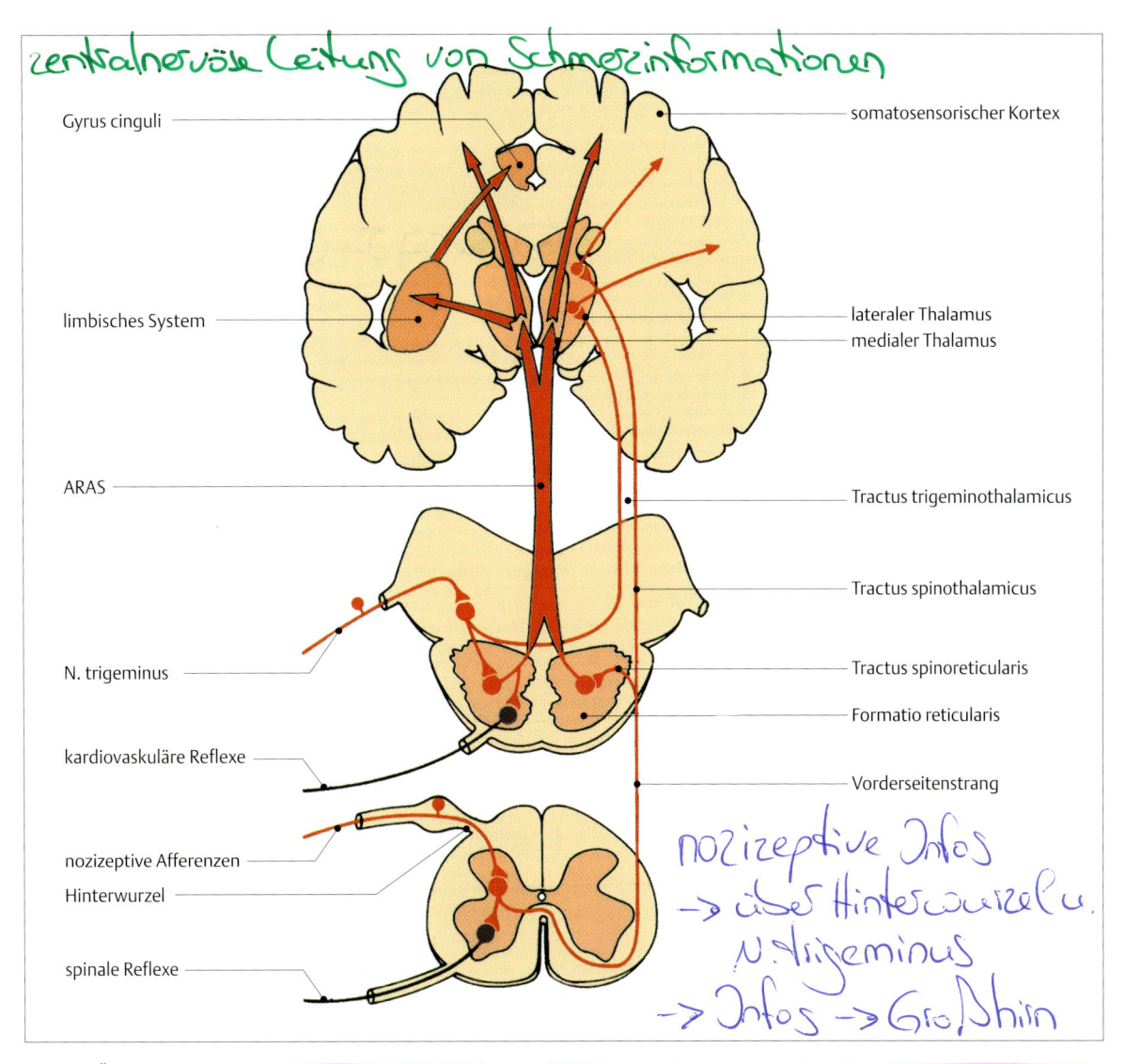

Abb. 1.1 Übersicht über die zentralnervöse Leitung von Schmerzinformation. Die über Hinterwurzeln und N. trigeminus hereinkommenden nozizeptiven Informationen werden in die spinalen Reflexe und in die kardiovaskulären Hirnstammreflexe integriert. Für die Leitung und Verarbeitung der zum Großhirn aufsteigenden Information werden zwei Systeme angenommen: das mediale System über die Formatio reticularis und die medialen Thalamuskerne, das laterale System über den somatosensorischen (lateralen) Thalamus. Medial beeinflusst Schmerzinformation das aufsteigende retikuläre aktivierende System (ARAS), das die Erregbarkeit des Kortex steuert, sowie das limbische System mit seinem kortikalen Anteil, dem Gyrus cinguli. Das laterale System führt Information über den Tractus spinothalamicus und Tractus trigeminothalamicus zum somatosensorischen Kern im lateralen Thalamus, dem Ventrobasalkern, und von hier auch zum somatosensorischen Kortex (aus Zimmermann M. Physiologie von Nozizeption und Schmerz. In: Zimmermann M, Handwerker HO, Hrsg. Schmerz-Konzepte und ärztliches Handeln. Berlin: Springer; 1984).

Handschriftliche Notiz oben: Sensoren/Nozizeptoren → Umsetzung der Schmerznachrichten → weitergeleitet ins RM + Hirnstamm ✱

soren aufgenommen, den Nozizeptoren (S. 10). Die dort in Nervenimpulse umgesetzten Schmerznachrichten werden über Aδ- und C-Fasern zum Rückenmark und Hirnstamm geleitet, wo sie über Synapsen auf zentrale Neuronen umgeschaltet werden.

Im Rückenmark wird die Information aus den Nozizeptoren zu motorischen und sympathischen Reflexen verarbeitet. Die Weiterleitung zum Gehirn erfolgt vor allem, jedoch nicht ausschließlich, über den Vorderseitenstrang (Tractus spinothalamicus). Im Hirnstamm werden die Schmerzinformationen in die Steuerung von Kreislauf und Atmung integriert. Hier kommt es auch zu Einflüssen auf das aufsteigende retikuläre aktivierende System (ARAS), das Wachheit und Aufmerksamkeit bestimmt. Bei dieser Kontrolle wirken die vielfältigen Komponenten der noradrenergen und serotoninergen Vorderhirnbündel mit (67a). Im Hirnstamm lassen sich auch mehrere Hemmungssysteme identifizieren, die an der endogenen, u. a. zum Rückenmark absteigenden Schmerzkontrolle mitwirken (S. 25).

Der Thalamus im Zwischenhirn gilt als Verteiler für aufsteigende sensorische Informationen, auch die Schmerzinformationen gehen hier durch. Die medialen Thalamusgebiete stehen mehr mit dem limbischen System, dem Hypothalamus und der Hypophyse (endokrines System) in Verbindung, während die Schmerzinformationen über den lateralen Thalamus zum somatosensorischen Kortex gelangen.

Zum Verständnis der Funktionen des Endhirns bei Wahrnehmung und Verhalten haben vor allem Reiz- und Ausschaltexperimente bei Tieren und die neuropsychologische Analyse von Hirnverletzungen bei Menschen beigetragen, neuerdings auch die funktionelle Bildgebung von Gehirnvorgängen mittels EEG, Magnetenzephalographie (MEG), funktionelle Kernspintomographie (fMRT) und Positronen-Emmissionstomographie (PET). Demnach bestimmt die Tätigkeit des limbischen Systems vor allem die emotional-affektiven Aspekte der Schmerzwahrnehmung, während die Großhirnrinde zuständig ist für die kognitiven Leistungen, also die bewusste Erkennung und Lokalisation von Schmerzen sowie für zielgerichtete Handlungen zu deren Beseitigung. Wir können jedoch davon ausgehen, dass diese Betrachtungsweise stark vereinfachend ist.

Die genannten Teilfunktionen des Zentralnervensystems wirken bei der Verarbeitung von Schmerzinformationen in einem komplexen Wechselspiel zusammen. Dabei sind auf allen Ebenen ständig auch Hemmungssysteme beteiligt, die für das Ausmaß der erlebten Schmerzen mitbestimmend sind (S. 25). Schmerz in der Vielfalt seiner Erscheinungsformen, mit sensorischen, motorischen, vegetativen, affektiven und kognitiven Komponenten, ist als Integrationsergebnis dieses Zusammenwirkens zu sehen.

Die bewusste Schmerzwahrnehmung ist jedoch nur der „Gipfel des Eisbergs" der Prozesse, die im Nervensystem bei Schmerzreizen ablaufen. Viele dieser Reaktionen geschehen auch noch, wenn das Bewusstsein ausgeschaltet ist. So zeigen Patienten, die z. B. nach einem Schädel-Hirn-Trauma bewusstlos sind, viele Reaktionen auf Schmerzreize, wie sie auch bei unverletzten Menschen vorkommen. Wir sehen kardiovaskuläre und respiratorische Reaktionen, Tränensekretion (Weinen), Pupillenerweiterung und unartikulierte Lautäußerungen. Ähnliche Reaktionen können auch an narkotisierten Patienten beobachtet werden, je nach Narkosetiefe. Es gibt Anzeichen dafür, dass diese unbewussten Reaktionen noch in die Zeit nach der Narkose weiterwirken. Wahrscheinlich sind die auch normalerweise immer ablaufenden unter- und unbewussten Phänomene eine wichtige „unsichtbare" Basis für Schmerzwahrnehmungen.

> Es ist nicht sinnvoll, den Schmerz auf die bewussten Wahrnehmungen einzuengen.

Handschriftliche Notiz: ✱ über Aδ + C-Fasern

1.2 Das periphere Nervensystem der Somatosensorik

Bau und Funktion der Nervenfasern

Ein peripherer Nerv besteht aus vielen tausend Nervenfasern mit verschiedenen Durchmessern zwischen < 1 μm und 20 μm und Leitungsgeschwindigkeiten von < 1 m/s bis zu 100 m/s. Die Fasern werden nach Anatomie und Leitungsgeschwindigkeit in verschiedene Gruppen eingeteilt (Tab. 1.1), die teilweise mit Gruppierungen nach funktionellen Kriterien homolog sind.

> Dicke myelinisierte sensorische (afferente) Fasern versorgen ausschließlich empfindliche Mechanorezeptoren der Haut, Muskeln und Gelenke (z. B. Meißner-Körperchen, Muskelspindel), während unter den dünnen myelinisierten und nichtmyelinisierten (C-)Fasern viele Nozizeptoren enthalten sind. Allerdings gibt es unter den dünnen Fasern neben Nozizeptoren auch noch empfindliche Mechanorezeptoren, Warmrezeptoren und Kaltrezeptoren.

Die peripheren Nerven enthalten auch viele efferente Fasern. Die myelinisierten Efferenzen der motorischen Nerven sind die Aα-Motoaxone und die Aγ-Motoaxone, die die extra- bzw. intrafusale Muskulatur innervieren und die Kontraktionsbefehle von den spinalen α- bzw. γ-Motoneuronen übermitteln. Die absolut größte Zahl efferenter Fasern findet sich, sowohl bei den Haut- als auch den Muskelnerven, unter den C-Fasern, ihr Anteil beträgt hier 30–40 %. Es handelt sich dabei um die postganglionären Efferenzen des sym-

Tabelle 1.1 Einteilung peripherer Nervenfasern nach anatomischen und funktionellen Gesichtspunkten (nach Erlanger u. Gasser, Lloyd u. Hunt)

Bezeichnung	Funktion	Faserdurchmesser einschließlich Myelinscheide (µm)	Leitungsgeschwindigkeit (m/s)
Klassifikation nach Erlanger und Gasser			
Aα	Motoaxon extrafusal	15	75
Aγ	Motoaxon intrafusal	5	25
Aβ	Mechanorezeptor Haut	10	60
Aδ	Mechanorezeptor Haar, Kaltrezeptor, Nozizeptor	5	20
B	präganglionär sympathisch	3	10
C	Nozizeptor, Warmrezeptor Haut, Efferenz sympathisch	1	1
Klassifikation nach Lloyd und Hunt			
Gruppe Ia	Mechanorezeptor Muskelspindel	15	75
Gruppe Ib	Mechanorezeptor Sehnenorgan	15	75
Gruppe II	Mechanorezeptor Muskelspindel	8	40
Gruppe III	Nozizeptor Muskel	3	15
Gruppe IV	Nozizeptor Muskel	1	1

Es sind jeweils die typischen Mittelwerte der Gruppe angegeben (Angaben aus Boyd u. Davey 1968). Entsprechungen und synonym gebrauchte Bezeichnungen: Aα = Gruppe I; Aβ = Gruppe II; Aδ = Gruppe III; C = Gruppe IV

pathischen Nervensystems, die Funktionsbefehle zur glatten Muskulatur der Blutgefäße und der Piloerektoren sowie zu den Schweißdrüsen übermitteln.

Bei elektrischer Reizung des Nervs sieht man, entsprechend den unterschiedlichen Leitungsgeschwindigkeiten, mehrere Komponenten des Summenaktionspotenzials (Abb. 1.2). Durch den elektrischen Reiz werden alle Fasern synchron erregt, jede Komponente des Aktionspotenzials besteht aus der Summe der elektrischen Nervenimpulse aller Fasern mit der jeweiligen Leitungsgeschwindigkeit.

> Die Größe des Summenaktionspotenzials ist etwa proportional zur Zahl der beteiligten Fasern in jeder Gruppe, Messungen des Summenaktionspotenzials kann man deshalb ausnützen zur Dokumentation von partiellen Nervenschädigungen und von (selektiven) Blockaden der Nervenleitung (S. 8 f.).

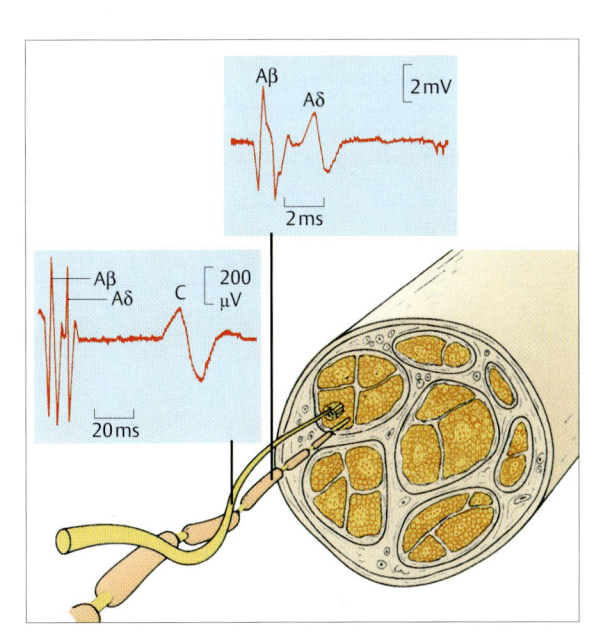

Abb. 1.2 Summenaktionspotenzial und Fasertypen eines Hautnervs. Der Nerv enthält Fasern verschiedener Durchmesser und Funktionen, die jeweils über den ganzen Nervenquerschnitt verteilt sind. Die Faszikel, aus denen ein peripherer Nerv besteht, verzweigen sich weiter distal und gehen zu verschiedenen Territorien. Links sind die oszillographischen Registrierungen des Aktionspotenzials vom N. suralis der Katze bei elektrischer Reizung dargestellt. Es lassen sich drei Komponenten des Summenaktionspotenzials nach der Leitungszeit ab dem Reizzeitpunkt (linker Bildrand) unterscheiden: die myelinisierten Aβ- und Aδ-Fasern und (unteres Bild mit langsamer Zeitachse) die nichtmyelinisierten C-Fasern. Die Aβ- und Aδ-Fasern eines Hautnervs sind ausnahmslos afferente (sensorische) Fasern, die Gruppe der C-Fasern enthält afferente und efferente (sympathische) Fasern.

Sinnesrezeptoren der Haut, Muskeln und Gelenke
Niederschwellige Mechanorezeptoren der Somatosensorik

> Bei neurophysiologischen Experimenten wurden in der unbehaarten Haut vieler Säuger 3 Grundtypen empfindlicher Mechanorezeptoren mit Aβ-Afferenzen gefunden, die SA-, RA- und PC-Rezeptoren.

Der SA-Rezeptor (SA = slowly adapting) ist ein langsam adaptierender Druckrezeptor, die histologischen Korrelate sind die Merkel-Zellen und Ruffini-Körperchen. Der RA-(Rapidly-adapting-)Rezeptor ist schnell adaptierend, er antwortet nur bei bewegten Reizen auf der Hautoberfläche. Seine Entladungsfrequenz nimmt mit der Geschwindigkeit einer Hautdeformation zu (Abb. 1.3). Histologisch stellt er sich z. B. als Meißner-Körperchen dar. Der PC-Rezeptor ist ein sehr schnell adaptierender Mechanorezeptor, der histologisch durch das Vater-Pacini-Körperchen (PC = Pacinian corpuscle) gebildet wird. Er wird durch minimale Hautdeformationen (z. B. < 1 μm) erregt und spricht auf kleinste Erschütterungen und Vibrationen (z. B. Stimmgabel) an. Aus dem Muster der Erregungen dieser drei Grundtypen von Mechanorezeptoren der Haut wird durch die integrative Leistung des sensorischen Zentralnervensystems eine Vielfalt von Tastempfindungen gebildet.

Die dicken (schnell leitenden) myelinisierten Afferenzen in einem Muskelnerven, die in die Gruppen I und II unterteilt werden (Tab. 1.1), sind ebenfalls mit niederschwelligen Mechanorezeptoren verbunden, nämlich den Muskelspindeln (Ia- und II-Fasern) und den (Golgi-) Sehnenorganen (Ib-Fasern). Sie dienen der Propriozeption und der automatischen Regelung von Muskellänge und Muskelspannung bei Körperhaltung und -bewegung. Dünne (langsam leitende) Afferenzen des Muskels bilden die Gruppe III, die funktionell heterogen ist und u. a. auch Nozizeptoren enthält. Die nichtmyelinisierten afferenten Fasern (Gruppe-IV- oder C-Fasern) enthalten ebenfalls Nozizeptoren.

Erregungsleitung der Nervenfasern

Nervenimpulse sind fortgeleitete Aktionspotenziale, die von Ionenströmen (vor allem Na^+- und K^+-Ionen) durch die Nervenmembran gebildet werden (30). Die Ionen bewegen sich dabei durch Ionenkanäle, das sind in die Lipidmembran der Nervenzelle eingelagerte Proteinkomplexe, die für jeweils eine bestimmte Ionenart als „Pore" wirken (Abb. 1.4) (47). Ionenkanäle können offen, geschlossen oder inaktiviert sein. Die treibenden Kräfte für die Bewegung eines Ions durch einen offenen Kanal sind der Konzentrationsgradient und die elektrische Potenzialdifferenz.

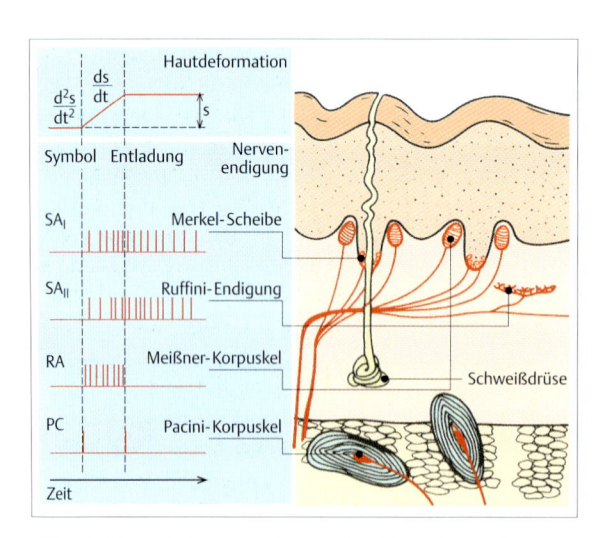

Abb. 1.3 Übersicht über Histologie und Funktion der Mechanorezeptoren der Haut des Primaten. Lage und Struktur der verschiedenen Typen von Mechanorezeptoren der unbehaarten Haut sind schematisiert dargestellt. Die charakteristischen Entladungsmuster der vier Typen empfindlicher Mechanorezeptoren bei einer linear ansteigenden Hautdeformation sind synoptisch im Zeitverlauf dargestellt. Der Reiz ist eine rampenförmige Hautdeformation, die in diesem Beispiel mit einer Geschwindigkeit von etwa 5 mm/s abläuft und dann angehalten wird.

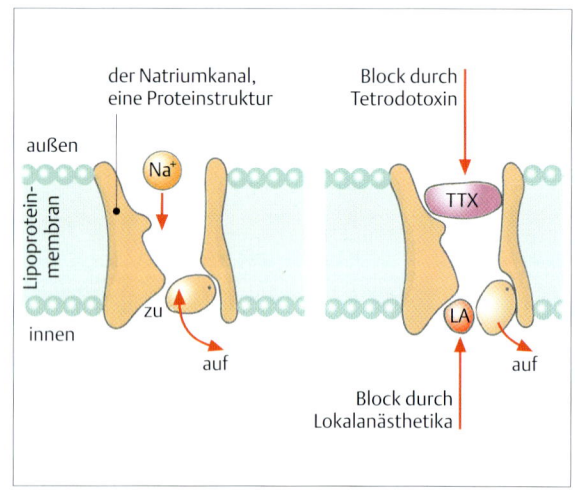

Abb. 1.4 Der Natriumkanal in der Nervenmembran. Das schematisierte Bild gibt die Vorstellung wieder, die aus pharmakologischen und biochemischen Untersuchungen entstanden ist. Der Kanal besteht aus einem Proteinmakromolekül mit 4 Untereinheiten, deren Struktur veränderbar ist. Dadurch kann die Pore für Ionen geöffnet oder geschlossen sein. An Proteinepitopen (Rezeptoren) können Moleküle stereoselektiv gebunden werden, hier z. B. das Tetrodotoxin (TTX), das den Kanal auf der Außenseite blockiert. Lokalanästhetika (LA) blockieren den Kanal überwiegend auf der Innenseite oder durch Eindringen in die Lipoproteinmembran, wodurch eine Deformation des Kanals bewirkt wird (nach Hille 1992, Strichartz 1987).

1.2 Das periphere Nervensystem der Somatosensorik

Die Eigenschaften von Ionenkanälen können mit der Patch-clamp-Methode erforscht werden. Dabei werden die Beziehungen zwischen Potenzial und Strom an kleinen Flächen der Nervenmembran gemessen (z. B. 1 μm Durchmesser) unter Verwendung von Mikropipetten zur Ankopplung der Nervenzelle an das elektrische Registriersystem.

Durch Unterdruck wird die Nervenzelle an die Mikropipette angesaugt, wodurch eine elektrisch dichte Verbindung hergestellt wird. Mit dieser Technik ist es möglich, auch die Elementarströme durch einen einzelnen Kanal zu erfassen. Diese sind dadurch zu erkennen, dass die Stromstärke während der Messung eine On-off-Kinetik hat, also zwischen Null und einem einzigen festen Wert hin und her springt. Aus diesem Wert der Stromstärke und der integrierten Öffnungszeit des Kanals ergibt sich seine mittlere Stromstärke. Der Gesamtstrom bei Erregungsvorgängen ist etwa proportional zur Anzahl der offenen Kanäle.

Ein elektrischer Nervenreiz bewirkt eine lokale Depolarisation, die am Ort des Reizes zur Öffnung der potenzialabhängigen Natriumkanäle führt. Dadurch kommt es zu einem schnellen Einstrom von Na^+-Ionen in die Nervenzelle. Dieser bewirkt durch die Verschiebung positiver elektrischer Ladungen in das Innere der Nervenzelle eine weitere Depolarisation, weshalb sich zusätzlich Natriumkanäle öffnen. Wegen diesem Circulus vitiosus (positive Rückkopplung) zwischen Potenzial und Natriumeinstrom kommt es im Verlauf von ca. 0,2 ms zu einer schlagartigen Umpolarisation der Nervenmembran nach dem „Alles-oder-nichts-Gesetz": Sobald die Depolarisation eine Schwelle überschritten hat, läuft das Aktionspotenzial selbstständig mit einer Kinetik ab, die vergleichbar mit der einer Explosion ist. Das Aktionspotenzial kommt nur deshalb zum Ende, weil die Natriumkanäle aus dem geöffneten in den geschlossenen Zustand zurückfallen und dabei für eine kurze Zeit ihre Fähigkeit des potenzialabhängigen Öffnens verlieren, wir sprechen von der Inaktivierung der Natriumkanäle. Diese äußert sich als Refraktärzeit, die, je nach Fasertyp und -durchmesser, im Bereich von 1 – 10 ms liegt. Etwa gleichzeitig mit der Inaktivierung der Natriumkanäle werden vermehrt Kaliumkanäle (ebenfalls potenzialabhängig) geöffnet. Durch den verstärkten Kaliumausstrom kehrt das Membranpotenzial wieder zu seinem Ruhewert zurück.

▶ **Mechanismen der Impulsleitung.** Das Aktionspotenzial ist zunächst ein lokales Ereignis in der Umgebung des primären Reizes. Die Fortleitung kommt dadurch zustande, dass sich eine lokale Depolarisation (z. B. durch ein ausgelöstes Aktionspotenzial oder ein synaptisches Potenzial) durch Stromfluss in Längsrichtung der Nervenfaser auch in die noch nicht erregten benachbarten Bereiche des Axons ausbreitet. Diese elektrotonische Ausbreitung führt zu einer exponentiell mit der Entfernung abnehmenden Depolarisation.

Der charakterisierende Wert für die Abnahme ist die Längskonstante. Sie gibt die Entfernung entlang der Nervenfaser an, bei der eine lokale Depolarisation auf 1/e, also 37%, abnimmt. Typische Werte für Längskonstanten sind 4 mm für dicke A-Fasern, 0,1 mm für C-Fasern.

Wenn eine elektrotonisch ausgebreitete Potenzialänderung die Schwellendepolarisation erreicht, wird auch im bisher unerregten Bereich ein Aktionspotenzial ausgelöst, das dann wieder selbstständig abläuft, genau wie einige Millisekunden vorher an der Stelle, an der es ursprünglich entstanden war. Dieser Vorgang wiederholt sich und führt zu einer Fortleitung des Aktionspotenzials über die ganze Nervenfaser, wir sprechen dann von einem Nervenimpuls. Die Fortleitung ist wegen der unterschiedlichen Dichteverteilung der Natriumkanäle bei myelinisierten und nichtmyelinisierten Fasern verschieden. Bei nichtmyelinisierten Fasern sind die Natriumkanäle mit gleicher (niedriger) Dichte über die Membran verteilt, erregte und unerregte Regionen grenzen unmittelbar aneinander. Die Leitung des Aktionspotenzials ist deshalb stetig und kontinuierlich.

Anders bei myelinisierten Fasern, bei denen die Natriumkanäle über die Länge der Faser diskontinuierlich angeordnet sind: Sie sind mit einer hohen Dichte an den Ranvier-Schnürringen konzentriert, während sie an den Abschnitten dazwischen (Internodien) fehlen bzw. durch die elektrisch isolierende Myelinscheide für Ionenströme nicht zugänglich sind. Das Aktionspotenzial muss die nicht erregbaren Internodien überspringen, wir sprechen von der saltatorischen Leitung.

Der 2- bis 3fache Wert der Längskonstante gibt auch ungefähr an, welchen Abschnitt gestörter Erregbarkeit (z. B. durch ein Lokalanästhetikum bei submaximaler Konzentration) ein Aktionspotenzial noch überspringen kann, sodass es nicht zum Leitungsblock kommt.

Eine genauere Betrachtung der Zuverlässigkeit und Stabilität der Ausbreitung des Aktionspotenzials benötigt den Sicherheitsfaktor. Er wird aus dem Verhältnis von „verfügbarer Reizstromstärke" und „Schwellenreizstromstärke" bestimmt, gibt also an, um das Wievielfache der von der erregten Nachbarschaft elektrotonisch herkommende Strom die zur Erregung minimal notwendige Stromstärke überschreitet.

In den Sicherheitsfaktor geht eine Vielzahl von Parametern ein, vor allem geometrische (z. B. Durchmesser und Internodallänge), membranphysiologische (z. B. Dichte der Natriumkanäle) und biophysikalische (z. B. Potenzialabhängigkeit der Kanalöffnung).

Die Leitungsgeschwindigkeiten für Nervenimpulse liegen zwischen weniger als 1 m/s und etwa 100 m/s (Tab. 1.1). Der Wert für die Geschwindigkeit einer Nervenfaser hängt u. a. stark von deren geometrischen Gegebenheiten ab, also dem Axondurchmesser, der Dicke der Myelinschicht und dem Abstand der Ranvier-Schnürringe. Aus dem Produkt von Dauer und Leitungsgeschwindigkeiten des Aktionspotenzials errechnet sich die Länge der Nervenregion, die momentan vom Aktionspotenzial besetzt ist. Bei schnell leitenden A-Fasern ergibt sich z. B. 1 ms × 50 m/s = 50 mm, bei langsamen C-Fasern 5 ms × 1 m/s = 5 mm.

> Über die Funktionsweise der Ionenkanäle bestehen bereits molekularphysiologische Konzepte (Abb. 1.4) (17, 47, 82). Öffnen und Schließen des Kanals sowie seine Ionenselektivität werden durch die Tertiärstruktur der Kanalproteine und die Konfiguration elektrischer Ladungen an der inneren Wand des Kanals erklärt.

Beim schnellen Natriumkanal wird die Position des als „Gate" funktionierenden Proteins durch das Membranpotenzial gesteuert (Abb. 1.4). Beim Ruhepotenzial (ca. -80 mV) sind die meisten Natriumkanäle geschlossen, bei zunehmenden Depolarisationsschritten vom Ruhepotenzial aus gehen immer mehr Natriumkanäle in den geöffneten Zustand über. Bei einem Depolarisationsschritt von etwa 30 mV (also von -80 mV auf -50 mV) werden etwa 50 % der Natriumkanäle schlagartig geöffnet. Die Schwelle zur Auslösung eines Aktionpotenzials ist erreicht, wenn die Anzahl der eintretenden Natriumionen hinreichend groß ist, um die Depolarisation ohne fortbestehenden Reiz von einem benachbarten Generator schnell weiterzuführen und so die Öffnung weiterer Kanäle zu bewirken.

Modifikation der Erregbarkeit durch Angriff am Natriumkanal

Substanzen und Medikamente, die am Natriumkanal angreifen und dessen Funktion bis zur Blockade der Impulsleitung beeinträchtigen, werden als Natriumkanalantagonisten oder -blocker bezeichnet. Tetrodotoxin (TTX), das Kampfgift des Pufferfischs, wird mit großer Affinität an der Außenseite des Natriumkanals gebunden und blockiert so den Durchgang von Na$^+$-Ionen (Abb. 1.4). Mit zunehmender Konzentration von Tetrodotoxin werden immer mehr Natriumkanäle blockiert, bis kein Aktionspotenzial mehr ausgelöst werden kann.

> Viele Lokalanästhetika greifen am Natriumkanal an, dabei gibt es eine Vielfalt von Wirkungsmechanismen (82).

Im Unterschied zu Tetrodotoxin liegen die Wirkorte der Lokalanästhetikamoleküle jedoch eher auf der Innenseite des Kanals, sie müssen also zunächst in das Innere der Nervenfaser oder der Membran gelangen. Die Diffusion einiger Arten von Lokalanästhetikamolekülen in der Membran wird durch Stromfluss, also auch durch die Membranströme während des Aktionspotenzials, begünstigt (Elektroosmose). In diesen Fällen wird der Eintritt einer Leitungsblockade mit einem Lokalanästhetikum durch repetitive Reizung der Nerven gefördert („Use dependent Block"). Einige Lokalanästhetika diffundieren in die Lipidmembran und beeinträchtigen von dort aus die Funktion der Natriumkanäle.

> Die Lokalanästhetika blockieren nicht nur die Impulsleitung in den Axonen, sondern setzen auch die Erregbarkeit der Neuronen herab.

Diese Wirkung ist vergleichbar mit den antiarrhythmischen Mechanismen der Lokalanästhetika am Herzen, sie tritt bereits bei niedrigeren Konzentrationen auf als die Blockade der Impulsleitung. Dadurch wird die Auslösung von Aktionspotenzialen im Nervensystem, z. B. durch erregende Synapsen, erschwert. Schmerzen, die auf einer Übererregbarkeit von Neuronen beruhen (z. B. bei Trigeminusneuralgie, Polyneuropathie) können deshalb auf systemische Anwendung von Lokalanästhetika ansprechen.

Es gibt noch zahlreiche andere Substanzen, die die Funktion des Natriumkanals modifizieren. Solche „Channel Modifier" (47) finden sich z. B. unter den divalenten Kationen. Als physiologische Substanz ist hier vor allem Ca^{2+} wichtig, das von außen am Natriumkanal wirkt und bei ansteigender Konzentration dessen Empfindlichkeit für die potenzialabhängige Öffnung herabsetzt. Umgekehrt steigt bei abnehmender Ca^{2+}-Konzentration im Plasma oder Liquor die Erregbarkeit von Nervenzellen an, was die Auslösung eines epileptischen Anfalls oder einer Tetanie begünstigt. Dieser dämpfende Einfluss der Calciumionen auf die Erregbarkeit von Neuronen ist damit der Calciumwirkung an Synapsen und bei der Sekretionssteuerung qualitativ praktisch entgegengesetzt, da Calciumionen bei diesen Vorgängen zu einer Verstärkung der Funktion führen.

▶ **Selektive und differenzielle Nervenblockaden.** Die Empfindlichkeit von Nervenfasern für die Leitungsblockade durch Lokalanästhetika ist unterschiedlich (Übersicht s. bei Raymond und Gissen 1987 [70]). Bei abgestufter Erhöhung der Konzentration des Lokalanästhetikums werden z. B. in einem Hautnerv zuerst die Aδ-Fasern, dann die C-Fasern und schließlich die Aβ-Fasern blockiert (Abb. 1.5). Diese unterschiedliche Vulnerabilität wird Faktoren zugeschrieben wie Dichte der Natriumkanäle in der erregbaren Membran, Abstand der Ranvier-Schnürringe, räumliche Länge der vom

1.2 Das periphere Nervensystem der Somatosensorik

Aktionspotenzial momentan besetzten Nervenregion, Sicherheitsfaktor bei der Fortleitung des Aktionspotenzials, Diffusion und Verteilung des Lokalanästhetikums in der Nervenfaser.

> Durch eine abgestufte Erhöhung der Konzentration des Lokalanästhetikums lässt sich auch eine abgestufte und differenzielle Leitungsblockade bewirken, mit der sich klinisch z. B. die Schmerzleitung ausschalten lässt, bei weitgehend erhaltenen motorischen Funktionen.

Die Selektivität dieser differenziellen Leitungsblockade ist allerdings nicht absolut, bei gerade erreichter völliger Blockierung aller Fasern einer Gruppe leiten bereits zahlreiche Fasern der nächsten Gruppe nicht mehr. Eine optimale Selektivität lässt sich erreichen, wenn die Konzentration des Lokalanästhetikums im Nerv homogen ist und keinen Gradienten entlang des Durchmessers aufweist. Diese Voraussetzung ist besonders gut unter experimentellen Bedingungen erfüllt, z. B. wenn die Bindegewebshülle des Nervs wegpräpariert wurde und der Nerv über einer definierten Länge mit einer kontrollierten Lösung superfundiert wird (Abb. 1.5).

> Bei der klinischen Anwendung von Lokalanästhetika zur Leitungsblockade besteht meistens ein nicht kontrollierbarer Konzentrationsgradient über die Bindegewebshülle und auch innerhalb des Nervs, weshalb das Ausmaß der Selektivität eine erhebliche Variabilität hat und während einer Anwendung auch zeitabhängig ist. Diese störende Auswirkung von Diffusionshindernissen lässt sich durch Zugabe des Diffusionsbeschleunigers Dimethylsulfoxid (DMSO) verringern.

Es gibt zahlreiche physikalische, pharmakologische und chemische Möglichkeiten für selektive oder zumindest präferenzielle Leitungsblockaden. Ergebnisse aus eigenen Untersuchungen sind in Abb. 1.6 zusammengestellt. Dabei ist die Reihenfolge der zuerst und zuletzt von der Blockade betroffenen Fasergruppe un-

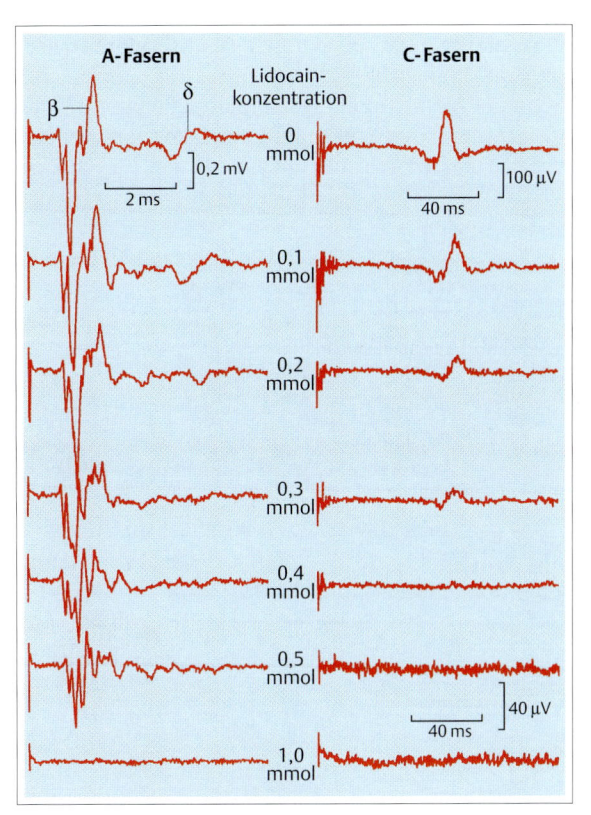

Abb. 1.5 Selektive Leitungsblockade im N. suralis der Katze mit Lidocain. Der Nerv befand sich in einer Superfusionskammer, die Bindegewebshülle war entfernt. Links sind, bei schneller Zeitablenkung, die Summenaktionspotenziale von Aβ- und Aδ-Fasern dargestellt, rechts (bei langsamer Zeitablenkung) die der C-Fasern. Der auslösende Reiz wurde am Beginn der Zeitablenkung (links) gegeben. Der Abstand zwischen Reiz- und Ableitelektroden betrug 50 mm, dazwischen befand sich die Superfusionskammer, in der der Nerv auf einer Länge von 10 mm der Lidocainlösung ausgesetzt war. Die (ansteigende) Lidocainkonzentration der verschiedenen Versuche ist im Bild angegeben (nach Strichartz u. Zimmermann 1987).

Reversibel

1. Kompression/Ischämie	**Aβ** – **Aδ** – C
2. Abkühlung 4-10°C	**Aβ** – **Aδ** – C
3. Elektrische Polarisation (De-, Hyperpolarisation)	**Aβ** – **Aδ** – C
4. Aqua dest. (≈1min) hypertonische Lösungen	**C** – A
5. Natriumfreie Lösungen	**Aδ** – **C** – Aβ
6. Lokalanästhetika	**Aδ** – **C** – Aβ
	B – C
7. Phenol (< 0,2%)	**A** – C

Irreversibel

8. Hitze (≈ 50°C)	**A** – C
9. Kälte (≈ 0°C)	**A** – C
10. Phenol (≈ 1%)	**C** – A
11. Aqua dest. (≈ 3 min)	**C** – A

Analgesie bei klinischer Anwendung täuscht C – A vor. Interpretation: „Ausdünnung" aller Fasertypen. Nozizeptorinput wird quantitativ reduziert

Abb. 1.6 Selektive Nervenblockaden durch physikalische und chemisch-pharmakologische Einflüsse. Die Übersicht zeigt Ergebnisse eigener Untersuchungen und solcher aus der Literatur. Durch Fettdruck hervorgehoben ist jeweils die Fasergruppe, die zuerst blockiert wird. Falls zwei Komponenten hervorgehoben sind, ist die Reihenfolge der einsetzenden Blockade durch die Reihenfolge der Nennung der Komponenten angegeben. B-Fasern sind die präganglionären Fasern des Sympathikus, wie sie in den grauen Rr. communicantes verlaufen.

terschiedlich. Physikalische Einwirkungen auf Nerven (Kompression, Kälte, Hitze, elektrische Ströme) führen erfahrungsgemäß zuerst zur Blockade der Aβ- und Aδ-Fasern und dann erst zur Blockade der C-Fasern. Physiologisch-chemische und pharmakologische Einwirkungen (Lokalanästhetika, hypo- und hyperosmotische Lösungen, Phenol) führen dagegen meistens zu einer präferenziellen Blockade der dünnen Aδ- und C-Fasern, danach erst zur Blockade der Aβ-Fasern. Die Blockaden können, je nach Stärke und Dauer der pathologischen Einwirkung, reversibel oder irreversibel sein.

1.3 Nozizeptoren, neurale Sensoren für akute und chronische Schmerzen

Nozizeptoren sind die Sensoren des Schadens-(Früh-)Warnsystems unseres Körpers (6, 43, 90, 104). Diese Schadensmelder sind in fast allen Organen als freie Nervenendigungen reichlich vorhanden. Die afferenten (sensorischen) Fasern der Nozizeptoren gehören zu den dünnen myelinisierten Aδ- und den unmyelinisierten C-Fasern, mit Leitungsgeschwindigkeiten von typischerweise 15 bzw. 1 m/s. Die Nozizeptoren sind mit Abstand die zahlenmäßig stärkste Gruppe von Rezeptoren des somatosensorischen Systems – dies ist ein Hinweis darauf, dass ein gut ausgestattetes nozizeptives System ein Selektionsvorteil ist und dass deshalb in der Entwicklungsgeschichte seine Entstehung begünstigt wurde.

> **Das gemeinsame Merkmal** der Nozizeptoren ist die relativ hohe Reizintensität, die zur Erregung notwendig ist: Nozizeptoren sprechen normalerweise erst auf starke mechanische oder thermische Reize an, z. B. Nozizeptoren der Gelenkkapsel (75) auf Überbeanspruchung eines Gelenks, Muskelnozizeptoren (62) auf Kontraktion des Muskels unter Ischämie, Hautnozizeptoren auf Temperaturen von 45 °C (4).

Es gibt unimodale Nozizeptoren, die z. B. nur auf thermische oder mechanische Noxen reagieren. Die Mehrzahl der Nozizeptoren ist jedoch polymodal, sie reagieren auf mehrere Reizenergien hoher Intensität. Polymodale Nozizeptoren können erregt werden z. B. durch Quetschen mit einer Pinzette, durch Erhitzen auf 45 °C und darüber sowie durch chemische Substanzen wie Bradykinin (Abb. 1.7).

An der Membran der Nozizeptoren konnten für fast alle Schmerz- und Entzündungsmediatoren pharmakologische Rezeptoren identifiziert werden (9a, 43), die

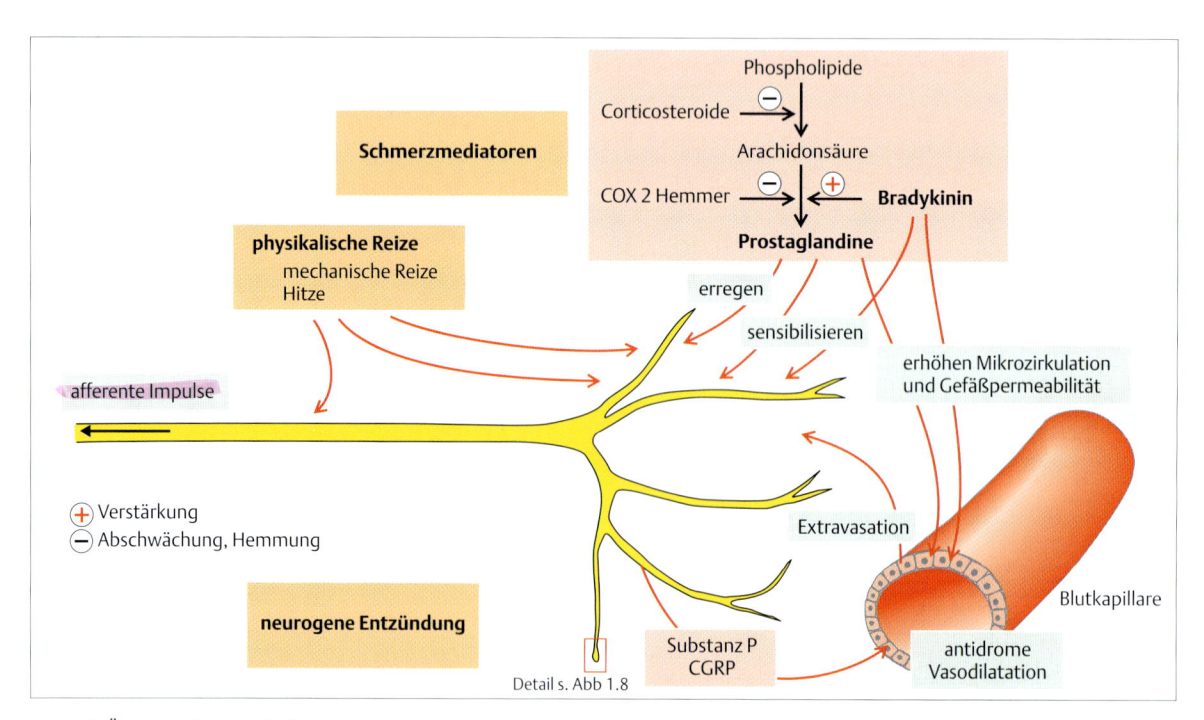

Abb. 1.7 Übersicht über die funktionellen Eigenschaften des Nozizeptors. Der Nozizeptor, Endaufzweigung einer afferenten Aδ- oder C-Faser, wird in seiner Erregbarkeit durch körpereigene Substanzen verändert. Beispielhaft sind hier die Wirkungen von Bradykinin und Prostaglandin E dargestellt: Sie erregen oder sensibilisieren den Nozizeptor, außerdem wirken sie indirekt über ihre vasoaktiven Einflüsse. Bradykinin begünstigt (+) die Synthese des Prostaglandins E aus Arachidonsäure. Acetylsalicylsäure und Corticosteroide hemmen (-) die Prostaglandinsynthese auf verschiedenen Stufen, sie wirken auch direkt hemmend auf die Erregung des Nozizeptors. Substanz P und andere Neuropeptide werden aus dem Nozizeptor freigesetzt und lösen eine neurogene Entzündung aus. Opioide hemmen den Nozizeptor bei Entzündungen (nach Zimmermann 1984).

für Erregungs- und Sensibilisierungsprozesse wichtigsten sind in Abb. 1.8 zusammengestellt. Auch die bei Erregungsvorgängen mitwirkenden Ionenkanäle für Na$^+$-, K$^+$- und Ca^{++}-Ionen sind hier aufgeführt, für die Na$^+$-Kanäle gibt es mehrere Varianten. Rezeptoren und Kanäle bestehen immer aus Untereinheiten, die in der Membran liegen oder in den Intra- oder Extrazellulärraum ragen können. Alle diese Proteine werden über den axonalen Transport aus dem Zellkörper im Spinalganglion herangeführt. Die Rezeptoren sind entweder mit einem Ionenkanal assoziiert, wie z. B. der Vanilloidrezeptor VR1, oder sie sind über Signalproteine (G-Proteine) an die intrazellulären Signalwege angekoppelt und wirken an der Erregung, jedoch ebenso am intrazellulären Metabolismus bis hin zur Transkriptionskontrolle im fernen Zellkern mit. Einige Rezeptoren können auch zur Sensibilisierung der Nozizeptoren beitragen, so v. a. der VR1-Rezeptor, der Bradykinin-BK1-Rezeptor und der adrenerge α$_2$-Rezeptor.

Schmerzen, die von der Körperoberfläche ausgehen, werden durch Nozizeptoren der Haut vermittelt, die z. B. besonders auf mechanische Reize und Hitzereize ansprechen. Viszerale Nozizeptoren werden z. B. durch Kontrakturen von Hohlorganen und/oder Ischämie (z. B. des Herzens) erregt. Zu den Schmerzen des Bewegungssystems können Nozizeptoren in Muskeln, Sehnen, Gelenken, Knochen und Periost beitragen.

▸ **Sensibilisierung der Nozizeptoren bei Entzündung.** Bei vielen klinischen Schmerzen sind Entzündungsvorgänge unterschiedlicher Genese (traumatisch, infektiös, immunologisch) beteiligt, z. B. bei einer entzündlichen Gelenk- oder Muskelerkrankung (Arthritis, Myositis). Dabei kommt es zur Aktivierung (d. h. verstärkten Bildung oder Freisetzung) endogener chemischer Substanzen (Abb. 1.7), der Schmerz- und Entzündungsmediatoren wie z. B. Bradykinin, Histamin, Prostaglandine, Interleukin 1, Tumor-Nekrose-Faktor α (TNFα). Bei den zellulären Reaktionen von Entzündungsvorgängen spielt vor allem die Aktivierung von Makrophagen – z. B. durch Lymphokine – eine Rolle, die wiederum durch verschiedene Antigenstimuli aus T-Lymphozyten freigesetzt werden (9a, 43, 71). Die Makrophagen bilden Prostaglandine, Leukotriene und Cytokine, die die Entzündungsreaktion an andere Zellen (Endothel, Fibroblasten) weitervermitteln.

> Tierexperimentell konnte gezeigt werden, dass die Schwelle der Nozizeptoren durch Einwirkung einer Vielzahl von Entzündungssubstanzen absinkt, wir sprechen von einer Sensibilisierung.

Durch Zusammenwirken von zwei Entzündungsmediatoren, z. B. Prostaglandin E$_2$ und Bradykinin, kommt es zu einer überadditiven Potenzierung der Wirkungen (63). Bei einer experimentellen Gelenkentzündung sprechen die Nozizeptoren des Gelenks infolge der Sensibilisierung bereits auf geringe Gelenkbewegungen an und werden spontan aktiv. Ein erheblicher Teil der Nozizeptoren ist vor Beginn der Entzündung völlig unerregbar („schlafende Nozizeptoren") und wird erst im Verlauf der Entzündung aktiviert (75).

Die Sensibilisierung von Nozizeptoren ist ein komplexer Vorgang, bei dem intrazelluläre Signalwege und Prozesse (Abb. 1.8), z. B. die Phosphorylierung von Rezeptorproteinen durch Proteinkinasen und überadditive Synergien verschiedener Rezeptoren, beteiligt sind (9a, 43). Auch selbstverstärkende Interaktionen können bei einer lang dauernden Sensibilisierung mitwirken, z. B. erhöhte Synthese und Freisetzung von Substanz P infolge Stimulation nozizeptiver Neuronen (Abb. 1.7), dadurch Aktivierung von Mastzellen und anderen Entzündungszellen, Freisetzung von Histamin, Serotonin und Prostaglandinen, weitere Stimulation der Nozizeptoren usw., es läuft also ein Circulus vitiosus ab, der zum Dauerzustand werden kann.

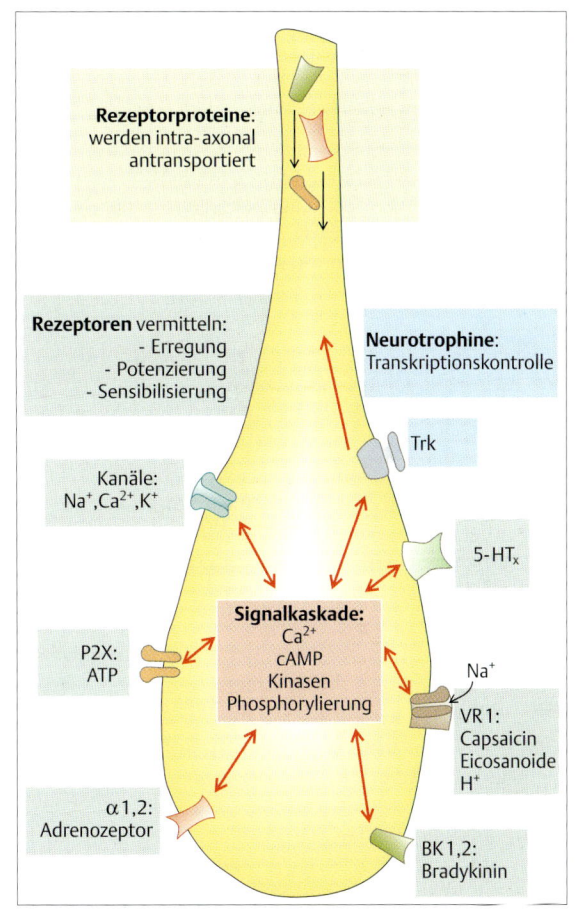

Abb. 1.8 Pharmakologische Rezeptoren für Schmerzmediatoren und Neurotrophine an Nozizeptoren.

Periphere Mechanismen der Analgesie. Acetylsalicylsäure und andere antiphlogistische und/oder antipyretische Analgetika dämpfen die Erregung und Sensibilisierung der Nozizeptoren. Aus diesem Wirkort in der nervösen Peripherie leitet sich eine allgemeine Indikation für diese Medikamente ab: alle Arten von Nozizeptorschmerzen, besonders solche mit einer Entzündungskomponente. Ein Teil dieser Medikamente interferiert mit der Entstehung oder Freisetzung der Schmerzmediatoren, am besten bekannt ist die Hemmung der Prostaglandinsynthese durch die Acetylsalicylsäure (Abb. 1.7). Dies ist jedoch nur ein Teilaspekt aus einer Vielfalt von peripher ansetzenden Wirkungsmechanismen, wahrscheinlich greifen die Analgetika, darunter Acetylsalicylsäure, Metamizol und Paracetamol, auch direkt hemmend in die neurale Erregungsbildung am Nozizeptor ein. Zusätzlich haben einige dieser Analgetika noch einen zentralnervösen analgetischen Wirkort (54).

1.4
Funktion der vasoaktiven sensorischen Neuropeptide und der neurogenen Entzündung

> Neuere Ergebnisse zeigen, dass bei der Regulation der Mikrozirkulation und bei der Entstehung vaskulär bedingter Schmerzen neben den o. g. Entzündungsmediatoren, wie Prostaglandinen, Serotonin und Cytokinen, auch vasoaktive Neuropeptide eine wichtige Rolle spielen, darunter vor allem Substanz P und Calcitonin Gene-related Peptide (CGRP).

Diese vasoaktiven sensorischen Neuropeptide werden aus der lokalen Gefäßinnervation freigesetzt und gehören zu den stärksten bekannten Vasodilatatoren. Zusätzlich zu der Vasodilatation bewirkt vor allem Substanz P eine Zunahme der Gefäßpermeabilität, die zur Extravasation von Plasmabestandteilen und zu Wasserverschiebungen (Ödem) führt, wir sprechen von einer „neurogenen Entzündung" (Abb. 1.9). Die Freisetzung von Neuropeptiden an den peripheren Nervenendigungen der Spinalganglien-(DRG*-)Neuronen (Abb. 1.7) muss als zusätzliche efferente neurosekretorische Funktion dieser Fasern betrachtet werden (40a, 60), deren Bedeutung für die Physiologie und Pathophysiologie der Durchblutungsregulation noch nicht vollständig geklärt ist. Am besten wurde die Gefäßwirksamkeit von Substanz P und anderen Tachykininen im Bereich der Hautdurchblutung untersucht (Übersicht s. Chahl u. Mitarb. 1984 [20] und Geppetti u. Holzer 1996 [40a]), neuerdings auch im Bereich der zerebralen Durchblutung (31). Die Abb. 1.9 gibt eine Übersicht.

Nach kurz dauernder (z. B. wenige Sekunden) elektrischer Stimulation eines Haut- oder Gelenknervs wird bei Mensch und Tier eine „antidrome Vasodilatation" beobachtet (40a), die unter experimentellen Bedingungen stärker ist und länger dauert (mehrere Minuten) als die durch gleichzeitige Reizung der postganglionären sympathischen Fasern im selben Nerven bewirkte Vasokonstriktion. Bei elektrischer Nervenstimulation und bei schmerzhaften Hautreizen kommt es zur Freisetzung der Neuropeptide Substanz P und CGRP. So konnte mit Radioimmunassay gezeigt werden, dass es bei länger dauernden noxischen Reizen (Hitze, Superfusion einer Hautblase mit Bradykinin) zur kontinuierlichen Freisetzung von Substanz P kommt, aber nur dann, wenn die Hautinnervation intakt ist (44).

Durch die Freisetzung von Substanz P kommt es auch zu zellulären Reaktionen wie Stimulation von Mastzellen und Histaminliberation, die ebenfalls zu Vasodilatation und Extravasation beitragen (Abb. 1.7 u. 1.9). Deshalb werden diese Abläufe auch unter der Bezeichnung „neurogene Entzündung" subsumiert (20, 40a). Es handelt sich dabei um eine neural vermittelte unspezifische Immunreaktion, die als Teilmechanismus der Schadensabwehr bei akuten traumatischen Ereignissen angesehen werden kann. Andere Komponenten der Schadensabwehr sind die motorischen, vegetativen und kognitiven Reaktionen des Zentralnervensystems auf nozizeptive Reize.

> Bei der peptidergen Innervation handelt es sich überwiegend um marklose Nervenfasern (C-Fasern) der Spinalganglienneuronen (DRG-Neuronen) und, im Bereich des Kopfes (einschließlich der intrakraniellen Gefäße), der Neuronen des Ganglion Gasseri.

Die Neuropeptide Substanz P, CGRP, Neurokinin A, Somatostatin, Galanin u. a. werden in den Zellkörpern der Spinalganglien bzw. des Trigeminusganglions synthetisiert und gelangen über den axonalen Transport zu den peripheren Nervenendigungen und zu den präsynaptischen Terminalen im Rückenmark (Abb. 1.9) (Übersicht s. Weihe 1990 [85]). Den DRG-Neuronen wurde bisher eine ausschließlich afferente sensorische Funktion zugeschrieben. Nach der heute vorherrschenden Auffassung sind die Neuronen, die Substanz P und/oder CGRP enthalten, überwiegend nozizeptiv, sie übermitteln also schmerzbezogene nervöse Informationen als elektrische Nervenimpulse von der Peripherie zum Rückenmark und Hirnstamm. Bei der Umschaltung der nozizeptiven Information an den Synapsen im Rückenmark sind u. a. Substanz P, CGRP und VIP als erregende Neurotransmitter oder Neuromodulatoren beteiligt.

Die Durchblutungsregulation und ihre für Schmerzen relevante Pathophysiologie wurden bisher überwiegend mit dem sympathischen Nervensystem assoziiert (S. 20 f.).

* DRG = Dorsal root ganglion, engl. für Spinalganglion

1.4 Funktion der vasoaktiven sensorischen Neuropeptide und der neurogenen Entzündung

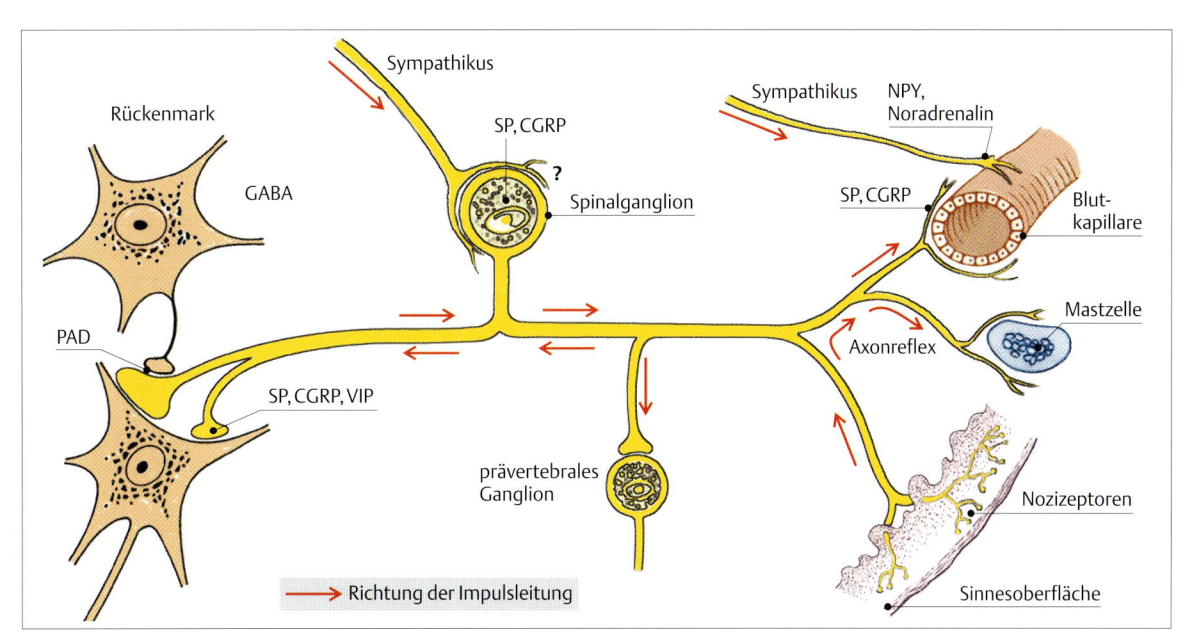

Abb. 1.9 Afferente und efferente Funktion der Spinalganglienneuronen. Ein Teil der kleinen Spinalganglienneuronen enthält Neuropeptide, vor allem Substanz P (SP) und Calcitonin Gene-related Peptide (CGRP) sowie vasoaktives intestinales Peptid (VIP). Sie werden in den Zellkörpern synthetisiert und über den axonalen Transport zu allen axonalen Endigungen transportiert. Im Rückenmark sind die Neuropeptide als Transmitter bei der Weiterleitung von Erregung tätig. Die peripheren Endigungen haben sensorische Funktionen, vor allem als Nozizeptoren. Aus den peripheren Endigungen werden die Neuropeptide freigesetzt und führen zu Vasodilatation und Permeabilitätserhöhung sowie zur Aktivierung von Mastzellen. Bei Erregung der Nozizeptoren kommt es über den Axonreflex zur Ausschüttung von Neuropeptiden und damit zur neurogenen Entzündung. Auch aus dem Rückenmark oder von den Zellkörpern im Spinalganglion werden Erregungen zur Peripherie (antidrom) geleitet, deren Funktion noch nicht geklärt ist. Als einer der dabei beteiligten Auslöser wird die PAD („Primary afferent Depolarization") diskutiert (43), ein Mechanismus der präsynaptischen Hemmung im Rückenmark. Die symathischen Fasern enthalten das Neuropeptid NPY.

erregte Nozizeptoren → Ausschüttung von Neuropeptiden

Die Entdeckung der Neuropeptidfreisetzung aus afferenten Nervenfasern ergibt jetzt eine zusätzliche Dimension, die zahlreiche bisher schwer erklärbare klinische und experimentelle Beobachtungen (43) interpretierbar macht, mindestens im Sinne einer Arbeitshypothese.

Zum Beispiel müsste eine Irritation (Erregung) der sympathischen Fasern in einem Hautnerven immer zu einer Vasokonstriktion führen. Es gibt jedoch Schmerzsyndrome, die mit Vasodilatation und Ödem (Extravasation) einhergehen, die beide neurogen vermittelt werden. Diese Befunde können zwanglos erklärt werden durch Neuropeptidfreisetzung aus afferenten C-Fasern. Beim klinischen Einsatz der Thermographie (33, 34, 42) werden häufig umschriebene Zonen erhöhter oder erniedrigter Hauttemperatur beobachtet, die mit dem Gebiet eines peripheren Nervs oder eines Spinalnervs zusammenfallen. Die bisher versuchte Erklärung dieser oft mit Schmerzen assoziierten vasomotorischen Störungen über sympathische Reflexe ist nicht stimmig, da sympathische Reflexe immer eine weite topographische Ausbreitung haben und sich nicht an die Regionen und Grenzen der somatischen Innervation halten.

Bisher sind die lokalen Mechanismen noch ungeklärt, über die Neuropeptide zur vermehrten Erregung von Nozizeptoren und damit zu Schmerzen führen können. In diesem Kontext erscheinen besonders die Arbeiten von Nakamura-Craig u. Mitarb. (66, 67) interessant, die zeigen, dass vor allem eine länger dauernde wiederholte Anwendung geringer Mengen von Substanz P zu einer Sensibilisierung und Hyperalgesie führt. Zur Erklärung dieser Schmerzverstärkung durch Substanz P gibt es verschiedene Möglichkeiten: Einmal kann es sich dabei um eine direkte erregbarkeitssteigernde Wirkung bei wiederholter oder länger dauernder Einwirkung von Substanz P auf Nozizeptoren handeln, z. B. über intrazelluläre Prozesse (Abb. 1.8), zum andern könnte die Sensibilisierung auch vaskulär vermittelt sein.

So erscheint es denkbar, dass eine starke Freisetzung von Substanz P zur Extravasation z. B. von Plasmakininen und zu einem (subklinischen) Ödem führt: Beides kann erregungsfördernd auf die Nozizeptoren wirken. Andererseits könnte jedoch auch eine zu geringe Freisetzung von Substanz P und anderen vasoaktiven Neuropeptiden zu einer lokalen Mangelversorgung führen, die ebenfalls die Ursache einer erhöhten Erregbarkeit der Nozizeptoren sein kann. Diese Hypothese schließt die Annahme ein, dass Neuropeptide normalerweise ständig freigesetzt werden und dadurch einen vasodilatatorischen Tonus erzeugen, also eine Art funktionellen Antagonismus des Sympathikus darstellen (Abb. 1.9). Schließlich kann man sich auch einen Aufschaukelungsmechanismus vorstellen, der bei der Pathogenese chronischer oder häufig wiederkehrender Schmerzsyndrome mitwirkt, z.B. über einen Circulus vitiosus: Peptidfreisetzung – Vasodilatation und kapillare Permeabilitätssteigerung – vermehrte Erregung der Nozizeptoren – vermehrte Neuropeptidfreisetzung – usw. Neurogene Mechanismen sind wahrscheinlich auch bei der Pathogenese von chronischen Entzündungen und Schmerzen beteiligt.

Bei Tieren mit einer experimentellen Arthritis ist in den Nerven zu den erkrankten Gelenken der Gehalt an Substanz P erhöht (57). Synoviozyten, durch Biopsie aus Gelenken von Patienten mit einer Arthritis entnommen, wurden in vitro durch geringste Konzentrationen von Substanz P zur Proliferation und Prostaglandinfreisetzung (58) angeregt. Neurogene Störungen unter Beteiligung von CGRP und Substanz P wirken wahrscheinlich auch bei der Migräne (31), beim Asthma bronchiale und bei der Fibromyalgie mit.

▸ **Ansätze zur Schmerztherapie über peptiderge Mechanismen.** Es gibt viele Versuche, schmerz- und entzündungsrelevante Mechanismen und Wirkungen von Neuronen, die Substanz P enthalten, pharmakologisch zu beeinflussen, z.B. durch Antagonisten für Substanz P (72). Solche Antagonisten wurden z.B. aus Substanz P durch Einbau falscher Aminosäuren erzeugt.

> Ein besonders interessanter Wirkstoff ist Capsaicin, ein pflanzliches Produkt, das dem roten Pfeffer und dem Paprika den brennenden Geschmack verleiht. Capsaicin führt akut zur Erregung von Nozizeptoren und zur neurogenen Entzündung, dann aber u. a. zur Desensibilisierung (herabgesetzte Erregbarkeit) von Nozizeptoren und zur Abschwächung der neurogenen Entzündung.

Diese Wirkungen werden über den Vanilloid-R1-Rezeptor vermittelt. Eine Behandlung mit Capsaicin führte zur Milderung einer experimentellen Polyarthritis (22). Alte (z.B. ABC-Pflaster bei Rückenschmerzen) und neue (z.B. Capsaicin-Salbe bei postherpetischen Schmerzen) Methoden der lokalen Schmerzbehandlung mit Capsaicin werden so durch die spezifische Wirkung des Capsaicins auf C-Fasern, die Substanz P enthalten, erklärbar.

1.5
Pathogenetische Mechanismen bei Nervenschmerzen

Nervenschmerzen oder neuropathische Schmerzen können durch Schädigungen im peripheren und zentralen Nervensystem entstehen, z.B. Kompression, Durchtrennung, Diabetes, Zoster, Rückenmarkstrauma, Schlaganfall. Hier wird nur auf Schäden durch Kompression oder Durchtrennung peripherer Nerven, die in kliniknahen Tiermodellen und an Patienten ausgiebig erforscht wurden, eingegangen (2, 5, 26, 95, 103). Ratten mit solchen Nervenverletzungen können im Verhalten chronische Schmerzen, Hyperalgesie und Allodynie zeigen, die den klinischen Zeichen an Patienten entsprechen. Pathophysiologische Mechanismen wurden am peripheren Ort der Läsion, jedoch auch weit entfernt im Rückenmark und Gehirn aufgedeckt.

> Ein wichtiger peripherer Mechanismus ist die Auslösung abnormaler Nervenentladungen am geschädigten Axon (ektopische Entladungen), die bereits wenige Tage nach einer Nervendurchtrennung nachgewiesen werden können. Die Entladungen sind „erratisch", sie folgen nicht den Gesetzmäßigkeiten der neuronalen Erregung von Sinnesrezeptoren (95).

Solche abnormalen Entladungen führen dann beim Patienten zu nicht schmerzhaften Dysästhesien, zu Dauerschmerzen (vor allem Brennschmerzen) und zu Hyperästhesie und Allodynie.

Das erratische Verhalten von Nervenimpulsen ist besonders ausgeprägt an Neuromen, die dann entstehen, wenn das Längenwachstum der aussprossenden Nervenfasern behindert ist. Erreichen die Fasern eines geschädigten Hautnervs wieder die Haut, dann bilden sich erneut normale Sinnesrezeptoren, d.h. niederschwellige Mechanorezeptoren mit normalem Kodierungsverhalten im Hinblick auf die Reizintensität, Warm- und Kaltrezeptoren sowie Nozizeptoren (95). Nach Nervenregeneration wurde jedoch an Nozizeptoren eine erniedrigte Reizschwelle festgestellt, entsprechend der klinischen Beobachtung einer Hyperalgesie im Gebiet eines regenerierten Hautnervs.

1.6
Ionenkanäle bei neuropathischen Schmerzen

> Bei der abnormalen Erregbarkeit im Bereich von aussprossenden Nerven spielen einmal chemische Substanzen, zum anderen Ionenkanäle eine Rolle.

Unter den Ionenkanälen sind es vor allem die Natriumkanäle, deren Bedeutung für die Nervenerregung seit langem bekannt ist. Nach einer Nervendurchtrennung häufen sich proximal der Verletzungsstelle die Natriumkanäle an (26). Allein diese Anhäufung kann die lokal erhöhte Erregbarkeit der Nervenfasern proximal zur Nervenverletzung erklären.

Bei neueren Untersuchungen wurden mit molekularbiologischen Methoden zumindest sechs neue Subtypen von Natriumkanälen in den Neuronen der Spinalganglien festgestellt (24). Ein Teil dieser Natriumkanäle ist spezifisch für sensorische Nerven (SNS) und wurde bisher in anderen Teilen des Nervensystems nicht gefunden. Die Natriumkanäle vom SNS-Typ werden nicht durch Tetrodotoxin (TTX) blockiert, im Gegensatz zu den schnellen Natriumkanälen, die die Impulsweiterleitung entlang der Nervenfasern vermitteln. Die Natriumkanäle vom Typ SNS bewirken abgestufte Depolarisationen, wie sie für Sinnesrezeptoren typisch sind (Rezeptorpotenziale). So können durch eine Vielzahl von Reizen länger dauernde Depolarisationen entstehen, die am zentripetalen Axon auf TTX-sensitive Natriumkanäle einwirken und dadurch repetitive Entladungen auslösen. Die TTX-resistenten Natriumkanäle vom SNS-Typ ziehen das Interesse der therapeutischen Forschung auf sich, da hier Möglichkeiten für neue Medikamente und Anwendungen für Lokalanästhetika erhofft werden. Auch Calciumkanäle konnten an den aussprossenden Nervenendigungen nach einer Nervenverletzung festgestellt werden, sie spielen eine Rolle bei der Erregbarkeit der freien Endigungen und bei der Freisetzung von Substanz P.

1.7
Entzündungsmediatoren und Cytokine bei neuropathischen Schmerzen

Bereits sehr bald nach der Verletzung bilden sich an den aussprossenden Nervenendigungen wieder die pharmakologischen Rezeptoren, die auch an normalen sensorischen Nervenendigungen bekannt sind (Abb. 1.**8**), z. B. für Bradykinin, Serotonin, Histamin oder Capsaicin, gegenüber diesen bestehen jedoch Abnormalitäten der Funktion (96).

> Eine besondere Rolle nach Nervenverletzungen spielen adrenerge Rezeptoren. Sie können in vielfältiger Weise die Nervenendigungen erregen oder sensibilisieren (49, 51).

Solche erregenden Effekte von adrenergen Rezeptoren treten an normalen sensorischen Nervenendigungen nicht auf, es muss vielmehr eine Pathophysiologie vorliegen wie die Bildung eines Neuroms oder die Bedingungen eines komplexen regionalen Schmerzsyndroms (CRPS = Complex regional Pain Syndrome) (81). In solchen Fällen, aber ganz besonders nach Nervenverletzungen, haben adrenerge Rezeptoren und das sympathische Nervensystem eine erregungsfördernde Funktion, das Entstehen von chronischen Schmerzen begünstigt.

> Auch Cytokine, die Mediatoren des Immunsystems, die bei Entzündungsvorgängen beteiligt sind, spielen bei neuropathischen Schmerzen eine Rolle, vor allem Interleukin 1 (IL-1) und Tumor-Nekrose-Faktor α (TNF-α) (79).

Tierexperimentell führte TNF-α, am normalen Nerven angewandt, zur Hyperalgesie als Zeichen eines neuropathischen Schmerzes. Die Cytokine entstehen wahrscheinlich aus Makrophagen und anderen Immunzellen, die an Verletzungen im Nervensystem akkumulieren. Bei Neuropathiepatienten scheint die Schmerzhaftigkeit auch von der systemischen Präsenz von TNF-α abzuhängen (32). Im Tiermodell sprechen neuropathische Schmerzen auf Behandlung mit Antikörpern gegen TNF-α-Rezeptoren an. Auch Etanerzept, ein rekombinantes TNF-α-Rezeptor-Fusionsprotein, das als entzündungshemmendes Medikament in der Rheumatherapie große Bedeutung erlangt hat, reduziert Schmerzverhalten bei Mäusen mit einer Modellneuropathie. Erste klinische Erfahrungen zeigen, dass eine gegen Cytokine gerichtete Therapie oder Prophylaxe auch bei neuropathischen Schmerzen wirksam sein kann.

1.8
Ausbreitung neuropathischer Schäden im Nervensystem

Die Auswirkungen neuropathischer Schäden bleiben nicht auf den Ort der Verletzung beschränkt, sondern breiten sich im Laufe der Zeit über das ganze Neuron und in das angrenzende Zentralnervensystem aus. In Abb. 1.**10** ist die Kaskade der Ereignisse dargestellt, wie sie nach einer Nervendurchtrennung abläuft.

> Ein wichtiger Auslöser für Fernwirkungen im Nervensystem ist das Fehlen von neurotrophen Substanzen an der Läsionsstelle (rechts in Abb. 1.**10**).

Normalerweise nimmt ein Neuron über seine Kontaktstellen mit dem innervierten Organ eine Vielfalt von Signalsubstanzen auf, die Wachstums- und Differenzierungsfunktionen ausüben. Die bekannteste Substanz dieser Art ist der Nervenwachstumsfaktor (NGF = Nerve Growth Factor). Mittlerweile wurden etwa 30–50 weitere Neurotrophine identifiziert. Neurotrophine aus dem Zielorgan einer Nervenzelle werden von den Nervenendigungen über spezifische Rezeptoren aufgenommen (Trk in Abb. 1.**8**) und gelangen über den retrograden axonalen Transport zum Soma und dort u. a. zum Zellkern. Hier steuern sie die Gentranskription so, dass die für die spezielle Funktion eines Neurons notwendigen Proteine ständig synthetisiert werden. Fehlen die Signalsubstanzen aus dem Zielorgan

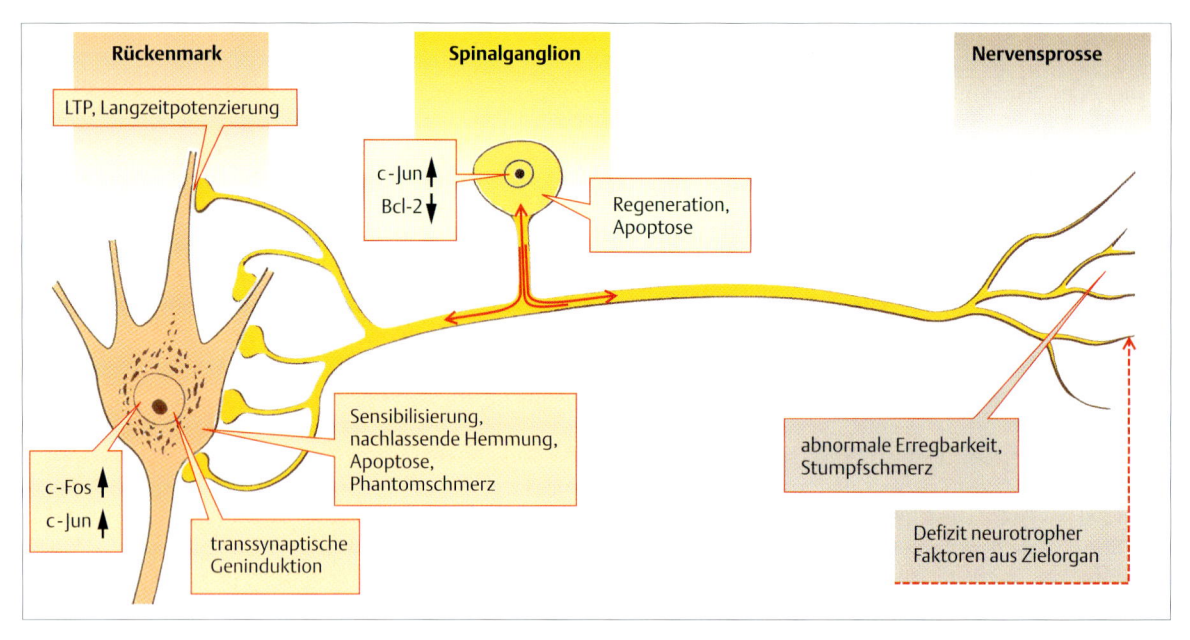

1 Physiologische Grundlagen des Schmerzes und der Schmerztherapie

Abb. 1.10 Ausbreitung pathophysiologischer Prozesse nach Durchtrennung eines peripheren Nervs. Rechts auf dieser schematischen Darstellung ist das durchtrennte Axon gezeigt, aus dem bereits multiple regenerierende Endigungen aussprossen. An dieser Stelle bilden sich ektopische Erregungen. Wegen des unterbrochenen Kontakts der axonalen Endigungen mit dem ursprünglichen Zielorgan dieser Nervenzelle entsteht ein Mangel an wachstumssteuernden Signalsubstanzen, die normalerweise aus dem Zielorgan aufgenommen werden und über den axonalen Transport zum Soma gelangen. Das Fehlen solcher Signalmoleküle führt zu einer Umstellung der Gentranskription im Zellkern, die durch die Expression des induzierbaren Gens c-jun eingeleitet wird und in zwei entgegengesetzte Richtungen gehen kann: Regeneration des Axons und funktionelle Restitution oder Zelltod durch Apoptose. Die Apoptose wird auch durch die Abwärtsregulation des Gens bcl-2 begünstigt. Die synaptische Übertragung zum Hinterhornneuron wird gebahnt, ein Mechanismus dabei ist die Long Term Potentiation (LTP), die z. B. mit NMDA-Rezeptor-Antagonisten blockiert werden kann. Auch im postsynaptischen Neuron kommt es zur Umstellung der Transkriptionsprozesse als Folge sowohl der peripheren Axotomie als auch der sekundären Änderungen im afferenten Neuron. Im Hinterhornneuron werden durch die periphere Nervenverletzung mehrere induzierbare Gene aktiviert, darunter auch c-fos und c-jun. Funktionelle Endstrecken dieser transkriptionellen Aktivitäten im Hinterhornneuron sind die langfristige Sensibilisierung, die Apoptose und die nachlassende Wirksamkeit inhibitorischer Funktionen. Diese Änderungen sind wahrscheinlich bei Phantomschmerzen und Hyperalgesie nach Amputation beteiligt. (Nach Ergebnissen und Ideen von Herdegen, Gillardon und Zimmermann 1989–1998.)

ganz oder teilweise, dann ändert sich die Funktion des Neurons, zum Teil auf dramatische Weise. Die Synthesemaschine wird zunächst auf den Bedarf für die Regeneration des geschädigten Axons umgestellt, Ausdruck dafür ist das für die Regeneration typische Protein GAP-43 (Growth associated Protein). Das Neuron kann jedoch auch in den programmierten Zelltod (Apoptose) gesteuert werden, wahrscheinlich dann, wenn das Potenzial des Neurons zur Regeneration nicht ausreicht.

> In den axotomierten Neuronen der Spinalganglien kommt es u. a. zu einer langdauernden Induktion des c-jun-Gens, die bereits nach einem Tag beginnt (99, 101).

Das c-jun gehört zur Gruppe der schnell induzierbaren Gene (IEG, Immediate-early Gene). Sein kodiertes Protein, c-Jun, ist ein Transkriptionsfaktor, der viele andere Gene kontrolliert. Normalerweise bildet c-Jun mit c-Fos, einem anderen IEG-kodierten Protein, ein Dimer, das als AP-1-Komplex eine universelle Bedeutung als Promotor für induzierte Transkriptionsmechanismen hat. Nach Axotomie jedoch tritt das c-Jun ohne seinen üblichen Partner c-Fos auf, obwohl das c-fos-Gen in den Spinalganglien-Neuronen vorhanden ist.

Der Anstoß der Transkriptionsmaschinerie durch c-Jun mit anderen Transkriptionspartnern ist kennzeichnend für Neuronen mit einer Läsion des Axons, er kann sowohl in die Regeneration des Axons als auch in die Apoptose führen. Bei der Entscheidung über eine dieser beiden Richtungen scheinen Kinasen mitzuwirken, die offensichtlich strategisch wichtige Phosphorylierungen verursachen können. Eine Hochregulation des c-Jun mit nachfolgender Phosphorylierung durch Jun-Kinasen führt eher in die Apoptose, während eine geringe oder fehlende Aktivität durch Jun-Kinasen eher ein Signal für den Regenerationsweg ist.

Apoptose = Zelltod

1.9
Auswirkungen einer peripheren Nervenläsion im Rückenmark

Eine periphere Nervenläsion hat vielfältige Auswirkungen im Zentralnervensystem, die sowohl auf Rückenmarksebene und, z. B. bei Patienten nach Amputationen, im somatosensorischen Kortex (37) untersucht wurden.

> Bereits wenige Stunden nach Axotomie wurde eine Verstärkung der synaptischen Übertragung an spinalen Neuronen beobachtet (Abb. 1.10 links). Es handelt sich dabei um die Erscheinungen des Wind-up und der Long Term Potentiation (LTP).

Dabei werden infolge einer repetitiven präsynaptischen Stimulation die Synapsen durchlässiger, die postsynaptischen Erregungen werden stärker. Während beim Wind-up diese Bahnung nach Beendigung der repetitiven Reizung bald wieder abklingt, persistiert sie bei der LTP über Stunden oder Tage (74). Bei beiden Formen der synaptischen Bahnung wirken NMDA-Rezeptoren an den Hinterhornneuronen mit, die Bahnung lässt sich nämlich durch NMDA-Antagonisten verhindern. Die synaptische Bahnung ist ein universeller Mechanismus der spinalen Sensibilisierung, die durch jede Art starker und persistierender Schmerzreize ausgelöst werden kann, z. B. durch experimentelle Gelenkentzündung. Außer Glutamat und NMDA-Rezeptoren wirken bei der spinalen Sensibilisierung auch noch andere Neurotransmitter mit, z. B. Substanz P, CGRP, NO und Prostaglandine. Das NO dürfte als Sensibilisierungsfaktor v. a. nach einer Nervenverletzung bedeutsam sein, denn die NO-Synthase (NOS) wird in den afferenten Neuronen nach einer Axotomie über Monate dramatisch hochreguliert (101). Die Sensibilisierung auf Rückenmarksebene lässt sich entsprechend durch den NOS-Hemmer L-NAME abschwächen.

> Die Sensibilisierung des somatosensorischen Systems auf Rückenmarksebene und ihre therapeutische Prävention sind von größter Relevanz bei der Amputation. Nach der heutigen Sichtweise stellen sensibilisierte Rückenmarksneuronen einen pathophysiologischen Mechanismus für Phantomschmerzen dar.

Es gibt mittlerweile zahlreiche klinische Studien, die darauf abzielen, die massive Erregung des Rückenmarks infolge des Amputationstraumas, vor allem des Traumas bei der Durchtrennung des Hauptnervs zur Extremität, durch lang wirkende periphere und spinale Blockaden mit einem Lokalanästhetikum zu vermeiden. Obwohl das Risiko von Phantomschmerzen dadurch reduziert wurde, konnte es nicht vollständig ausgeschaltet werden. Ich gehe davon aus, dass die zellbiologischen Reaktionen des Spinalganglienneurons, die z. B. an den axonalen Transport gekoppelt sind (Abb. 1.10), durch das Lokalanästhetikum nicht beeinflusst werden, und dass das Restrisiko für Phantomschmerzen auf solchen Mechanismen beruht.

Bereits wenige Stunden nach einer Nervenläsion sehen wir die Induktion mehrerer IEG im Rückenmark, vor allem in den Hinterhornneuronen (101). Auch bei anderen starken oder wiederholten Schmerzreizen treten solche IEG-Aktivierungen auf. Nach einem akuten Schmerzreiz erreicht c-fos seine maximale Expression bereits nach 2 Stunden, fos B dagegen erst nach 8 oder 12 Stunden. Danach geht die IEG-Expression in den Neuronen wieder zurück, und spätestens nach drei Tagen ist, zumindest unter den Bedingungen der tierexperimentellen Studien, keine signifikante Expression dieser Gene mehr festzustellen. In diesem Zeitfenster sind transkriptionsabhängige plastische Veränderungen des spinalen Schmerzsystems möglich.

1.10
Schwächung hemmender Systeme durch neuropathische Läsionen

Eine häufig gemachte Beobachtung bei experimentellen Neuropathiemodellen ist die Abschwächung hemmender Systeme (98). So wird nach einer peripheren Nervenläsion im Hinterhorn u. a. GABA herabreguliert. Eine ganz dramatische Abschwächung wurde bei der antinozizeptiven Wirksamkeit spinaler Opioide festgestellt (61). In Abb. 1.11 sind Dosis-Wirkungs-Kurven für die spinale Analgesie durch Morphin dargestellt. Eine Woche nach einer Nervenläsion ist die Dosis-Wirkungs-Kurve für Morphin um den Faktor sechs in Richtung einer höheren Morphindosis verschoben, die Analgesie durch Morphin hat nach der Nervenläsion also dramatisch abgenommen. Behandelt man die Tiere präventiv mit dem NMDA-Antagonisten MK-801, kann man die Verschiebung der Dosis-Wirkungs-Kurve völlig vermeiden, die analgetische Wirksamkeit des Morphins bleibt unverändert erhalten.

1.11
Apoptose im peripheren und zentralen Nervensystem nach Nervendurchtrennung

> Apoptose, eine Form des programmierten Zelltods, spielt vor allem bei der Entwicklung des Nervensystems eine große Rolle: Alle überzähligen Neuronen, die nach der Reifung und Differenzierung des Nervensystems nicht mehr benötigt werden, werden durch Apoptose auf kontrollierte Art beseitigt.

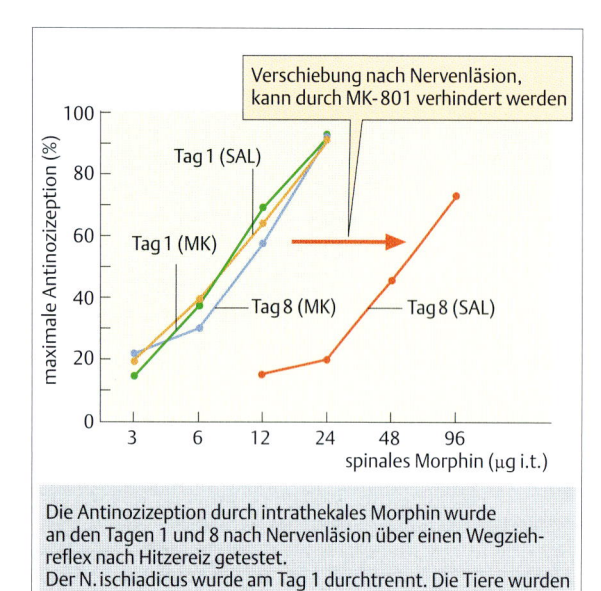

Abb. 1.11 Abschwächung der Antinozizeption durch spinales Morphin nach Nervenverletzung bei der Ratte (nach Mao u. Mitarb. 1995).

Die Antinozizeption durch intrathekales Morphin wurde an den Tagen 1 und 8 nach Nervenläsion über einen Wegziehreflex nach Hitzereiz getestet. Der N. ischiadicus wurde am Tag 1 durchtrennt. Die Tiere wurden täglich mit MK-801 (MK) oder Kochsalzlösung (SAL) behandelt.

Auch geschädigte Neuronen, z. B. nach einer vorübergehenden Ischämie im Gehirn (Schlaganfall), können durch Apoptose zugrunde gehen, ein primärer Schaden kann sich durch einen verzögerten Sekundärschaden vergrößern. Dieser Mechanismus scheint bei vielen pathophysiologischen Prozessen im Nervensystem mitzuwirken, z. B. bei Schlaganfall, Querschnittlähmung, Epilepsie. Die therapeutische Forschung konzentriert sich darauf, solche Sekundärschäden durch eine frühzeitige einsetzende antiapoptotische Therapie zu vermeiden oder zu verringern.

Als Auslöser neuronaler Apoptose sind äußere Faktoren, z. B. TNF-α, bekannt, innere Faktoren sind z. B. oxidativer Stress und Überladung mit Kalziumionen. Die intrazelluläre Signalkaskade führt über den Zusammenbruch mitochondrialer Funktionen zur Aktivierung mehrerer Caspasen, das sind proteolytische Enzyme, die die Proteine des Zytoskeletts und schließlich auch die DNA abbauen. Die Fragmente der Zelle bilden charakteristische „Apoptotic Bodies", die durch Makrophagen beseitigt werden.

Nach einer experimentellen Nervenläsion konnte in vielen axotomierten Spinalganglien Apoptose festgestellt werden. So nahm nach einer Durchtrennung des N. ischiadicus in Neuronen der Spinalganglien das Verhältnis des antiapoptotischen Proteins Bcl-2 zu dem proapoptotischen Protein Bax ab (41).

Auch in Rückenmarksneuronen konnte nach einer peripheren Nervendurchtrennung Apoptose festgestellt werden (1), 7 Tage nach einer Ischiadikusdurchtrennung wurden apoptotische Neuronen im Hinterhorn nachgewiesen. Schätzungen ergaben bei der Ratte etwa 6000 sterbende Neuronen pro Rückenmarkssegment. Durch eine präventive Behandlung mit dem NMDA-Antagonisten MK-801 konnte die Apoptose im Rückenmark völlig verhindert werden.

> **Es ist wahrscheinlich,** dass unter den apoptotischen Neuronen im Hinterhorn nach einer Nervenläsion v. a. hemmende Interneurone vertreten sind. Apoptose wäre somit zumindest ein Teilmechanismus für die nachlassende Wirksamkeit der Opioidtherapie bei Neuropathie (Abb. 1.11).

Mittlerweile ist auch gesichert, dass bei einer Zostererkrankung in erheblichem Umfang Neuronen der Spinalganglien und Rückenmarksneuronen durch Apoptose zugrunde gehen (35). Apoptoseforschung und Erprobung antiapoptotischer Therapie müssten bald Themen auf dem Gebiet neuropathischer Schmerzen und ihrer Prävention werden.

1.12
Schmerzentstehung durch Fehler bei der neuronalen Steuerung der Motorik

Schmerzen des Bewegungssystems beruhen häufig auf entzündlichen oder degenerativen Erkrankungen der Gelenke oder Muskeln, es handelt sich um typische Nozizeptorschmerzen (S. 10 f.).

> **Es gibt jedoch auch Schmerzzustände** des skelettmotorischen Systems, bei denen entzündliche oder degenerative Gelenk- oder Muskelerkrankungen als Ursache ausgeschlossen werden können. Sie gehen vielmehr mit pathophysiologischen Störungen der Muskelfunktion einher, bei denen u. a. eine inadäquate neurale Steuerung der Motorik mitwirkt.

Diese Fehlregulation kann zu einer zeitweilig oder dauernd übermäßig angespannten Muskulatur und zum Auftreten von Muskelschmerzen, oft mit charakteristischen schmerzhaften Triggerpunkten, führen.

Ein Teil dieser schmerzhaften Tonuserhöhungen ist elektromyographisch stumm (z. B. Myogelose). Dabei soll es sich um lokale chemisch bedingte Kontrakturen handeln, die nicht von ständigen neuronalen Kontraktionsbefehlen aus dem Rückenmark abhängen (77). Andere Verspannungen dagegen sind mit einem deutlich erhöhten EMG-Signal assoziiert (36), besonders in den Haltemuskeln der Wirbelsäule. Situationen einer erhöhten Muskelspannung, die von der zentralnervösen Kontrolle abhängt, sind z. B. erworbene Fehlhaltungen, emotionaler Stress, übersteigerte motorische Reflexe bzw. zentralmotorische Antriebe (z. B. in extremer Ausprägung bei der Spastizität).

1.12 Schmerzentstehung durch Fehler bei der neuronalen Steuerung der Motorik

Eine dauernd oder zeitweilig unangemessen erhöhte Muskelanspannung kann die Erregung der Nozizeptoren in den Muskeln sowie in den verstärkt belasteten Sehnen und Gelenken erhöhen (Abb. 1.12). Dabei können chemische Faktoren eine zusätzliche Sensibilisierung bewirken, etwa infolge einer ischämischen Stoffwechsellage des Muskels oder des gestörten Abtransports von Abbauprodukten des Muskelstoffwechsels (77).

Zwischen Muskeltonus und Schmerz kann es auch zu einer sich aufschaukelnden Wechselwirkung kommen. Im Sinne eines Circulus vitiosus oder – in moderner Terminologie – einer positiven Rückkopplung (positive feedback) lässt sich folgende Hypothese aufstellen (Abb. 1.12): Erregung der Motoneuronen aus verschiedenen Inputs führt zum erhöhten Muskeltonus, wodurch die Nozizeptoren des Muskels, der Sehnenansätze und der Gelenke verstärkt erregt werden (s. o.). Nun ist bekannt, dass nozizeptive Afferenzen an Fremdreflexen beteiligt sind, somit also reflektorisch zur Verstärkung von Muskelkontraktionen beitragen. Diese, so die ätiologische Hypothese, verstärken wiederum die Erregung der Nozizeptoren, und dadurch kommt besagter Teufelskreis der Selbstunterhaltung eines Muskelschmerzes in Gang. Tierexperimentelle Befunde geben Hinweise darauf, dass die spinale Reflexübertragung pathophysiologisch verstärkt sein kann (91): Bei Ratten war nach einem kurz dauernden thermischen Trauma an einer Hinterextremität die Schwelle zur Auslösung von Fremdreflexen lang dauernd, über Wochen, abgesenkt. Ein solcher Mechanismus einer zentralen (spinalen) Reflexsteigerung kann zu einer peripher-zentralen Spirale der Schmerzaufschaukelung beitragen und so einen Chronifizierungsprozess in Gang setzen.

> Ansätze zur Behandlung solcher Spannungsschmerzen zielen darauf ab, die erhöhte Muskelspannung zu lösen oder den Zusammenhang zwischen Muskelspannung und Erregung der Nozizeptoren abzuschwächen.

Neurophysiologisch begründete Maßnahmen sind die folgenden (Abb. 1.12):
- therapeutische Lokalanästhesie (z. B. in myofasziale Triggerpunkte),
- Aktivierung zentraler Schmerzhemmungssysteme zur Kompensation übersteigerter Reflexerregbarkeit (z. B. durch transkutane elektrische Nervenstimulation oder Analgetika),
- Verringerung der zentralnervösen motorischen Erregung (z. B. durch zentrale Muskelrelaxanzien),
- aktive muskuläre Entspannung und Umlernen der zu Fehlhaltungen führenden motorischen Steuerpro-

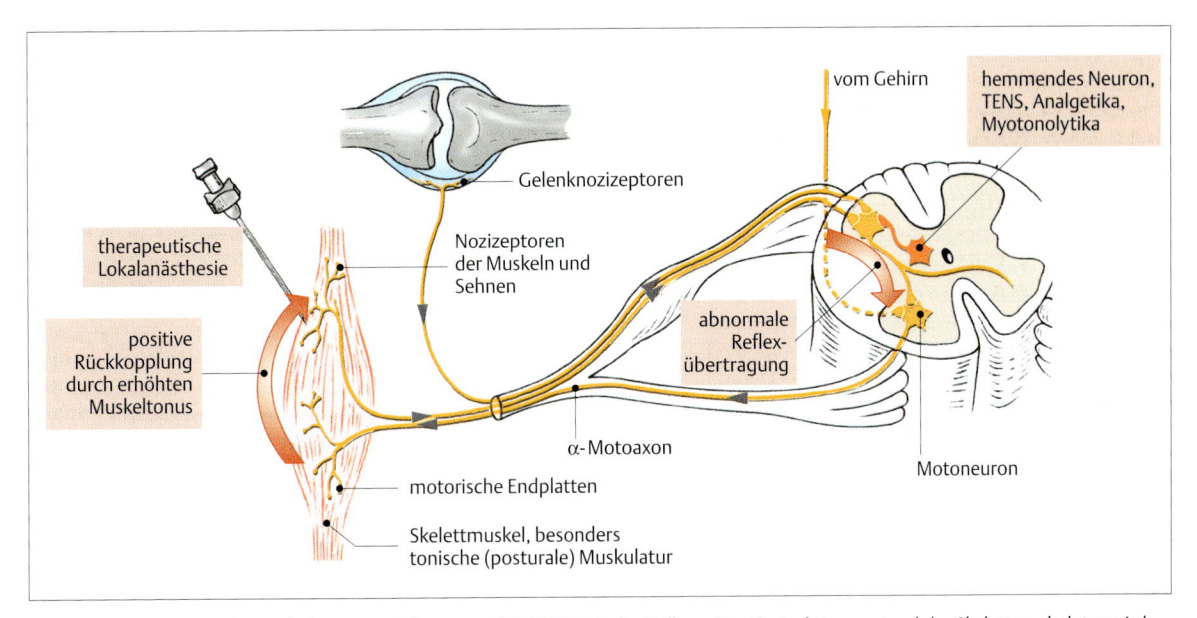

Abb. 1.12 Auslösung und Unterhaltung von Schmerzen durch motorische Reflexe. Der Kontraktionszustand der Skelettmuskulatur wird durch die Erregung der α-Motoneuronen bestimmt. Am Motoneuron addieren sich mehrere Erregungszuflüsse, z. B. aus verschiedenen Afferenzen (Nozizeptoren der Gelenke und Muskeln) und absteigende Erregungen vom Gehirn. Falls die resultierende Muskelspannung ständig überhöht ist (v. a. in der posturalen Muskulatur), können die Nozizeptoren des Muskels und der Sehnen vermehrt erregt werden. Diese Erregungen werden zum Rückenmark geleitet und tragen wiederum zur Erregung der α-Motoneuronen bei. Dadurch kann eine positive Rückkopplung entstehen, die über eine Spirale Muskelspannung – Schmerz – Muskelspannung zur Selbstunterhaltung und Chronifizierung von Schmerzen im Bewegungssystem beitragen kann. Ein kritischer Faktor ist die Reflexübertragung im Rückenmark (Pfeilsymbol), die unter pathophysiologischen Bedingungen abnormal erhöht sein kann. Über absteigende Bahnen („vom Gehirn") wird nicht nur die Steigerung der Reflexübertragung z. B. bei emotionalem Stress übermittelt, sondern auch verhaltens- und übungstherapeutische Wirkungen zum Abbau pathophysiologischer Erregbarkeiten.

gramme des Zentralnervensystems, z. B. mithilfe von Biofeedback,
- Bewegungs- und Haltungstraining bei der Rückenschule.

▸ **Regionale Schmerzbehandlung mit Botulinustoxin A (BTXA).** Es handelt sich hier um ein Neurotoxin aus dem Bacterium Clostridium botulinum, das zu den potentesten Neurotoxinen überhaupt gehört (11). Botulinustoxin ist seit langem als biochemisches Werkzeug der experimentellen Neurophysiologie bekannt, weil es hochspezifisch die Freisetzung von Acetylcholin aus den präsynaptischen Endigungen der neuromuskulären Synapsen (motorische Endplatte) blockiert. BTXA ist eine Protease, die selektiv das für die Exozytose an der Synapse notwendige Protein SNAP-25 spaltet. Durch diese Wirkung wird eine übermäßige lokale Muskelkontraktion abgebaut und ein kontraktionsbedingter Schmerz beseitigt. Darüber hinaus soll BTXA auch die Erregbarkeit von Muskelspindeln durch Entspannung der intrafusalen Muskelfasern reduzieren. Auch eine Relaxation der glatten Gefäßmuskulatur wurde diskutiert, mit der Folge einer Vasodilatation und einer verbesserten lokalen Durchblutung.

Chronische Schmerzen mit Ursprung im Bereich der Muskulatur werden neuerdings wirkungsvoll mit lokalen Injektionen von BTXA behandelt. So wurde die BTXA-Therapie erfolgreich eingesetzt zur Behandlung chronischer Gesichtsschmerzen, vor allem bei Dysfunktion des Kausystems (39), bei chronischen Rückenschmerzen (38), Spannungskopfschmerzen und sogar Migräne.

Übereinstimmend wurde in allen Studien eine Schmerzreduktion gefunden, die bis zu 6 Monaten anhielt. Für diese langdauernde Wirkung gibt es mehrere Erklärungen, z. B. Degeneration der präsynaptischen motorischen Nervenendigungen nach BTXA, Behinderung des Einbaus von neuem Protein SNAP-25 wegen der fehlenden Beseitigung seiner Abbauprodukte in der präsynaptischen Nervenendigung (69). BTXA kann als eine neue Generation neurolytischer Substanzen zur Schmerzbehandlung betrachtet werden, weil es nicht zu einer undifferenzierten Zerstörung von Nervenfasern führt, sondern zu einer hochselektiven Ausschaltung eines einzelnen Glieds in der neuromuskulären Übertragungskette. Die Nebenwirkungen sind entsprechend minimal, und bei einem Schmerzrezidiv nach mehreren Monaten kann die Behandlung – auch mehrfach – wiederholt werden.

Die experimentellen und klinischen Untersuchungen zu BTX A haben auch zu einer neuen Hypothese bezüglich der Entstehung von Muskelschmerzen und insbesondere von Triggerpunkten geführt (77) (S. 72 f.). Demnach soll es pathophysiologische Endplatten (also neuromuskuläre Synapsen) geben, bei denen eine gesteigerte Dauerfreisetzung des Transmitters Acetylcholin (ACh) aus den präsynaptischen motorische Nervenendigungen besteht. Im Bereich der dysfunktionalen Endplatte(n) soll es dadurch zu einer lokalen Dauerkontraktion des Muskels kommen, die sich als lokale Verhärtung tasten lässt (z. B. Myogelose). Das entstehende lokale Energiedefizit soll zur Sensibilisierung von Nozizeptoren führen, die durch Druckpalpation erregt werden und als Triggerpunkte imponieren.

▸ **Physiologische Ansätze zum Verständnis psychosomatischer Schmerzmechanismen.** Die vom Gehirn absteigenden Einflüsse auf die Motorik können auch als Effektoren der Psychosomatik aufgefasst werden, da Stress, Angst und psychische Anspannung zu einer Mitinnervation der Motorik führen (7, 36). Experimentell induzierter emotionaler Stress kann eine deutliche Erhöhung des Elektromyogramms der Rückenmuskulatur bewirken. Bei vielen Patienten mit chronischen Rückenschmerzen ist der Spannungszustand stärker, und die elektromyographischen Signale sind größer als bei Gesunden, außerdem klingen sie nach Ende der Stresssituation langsamer ab als bei den normalen Probanden (36).

1.13
Schmerzen durch Störungen des sympathischen Nervensystems

Fehlfunktionen des sympathischen Nervensystems können zur Unterhaltung und Verstärkung chronischer Schmerzen beitragen, wie aus vielen klinischen Beobachtungen gefolgert wurde (Abb. 1.**13**). Wir sprechen von „Sympathetically maintained Pain" (SMP).

So werden die Schmerzen bei der Sudeck-Atrophie, bei der Kausalgie und beim Morbus Raynaud einer übermäßigen Reagibilität des (efferenten) Sympathikus und/oder der glatten Muskulatur der Arteriolen zugeschrieben: Die Patienten zeigen stärkere sympathische Reflexe auf experimentelle Reize, außerdem bestehen charakteristische Unterschiede zwischen den Hauttemperaturen der erkrankten und gesunden Seite (9). Bei der Sudeck-Atrophie und beim Morbus Raynaud sollen die Störungen über die sympathische Fehlsteuerung der Vasomotorik zustande kommen, während bei der Kausalgie ein direktes Überspringen efferenter sympathischer Aktivität auf afferente Erregungen im Bereich einer Nervenverletzung angenommen wird (49–51). Als Oberbegriff dieser Schmerzen wurde neuerdings der Begriff Complex regional Pain Syndrome (CRPS) eingeführt (81), der die älteren Bezeichnungen

1.13 Schmerzen durch Störungen des sympathischen Nervensystems

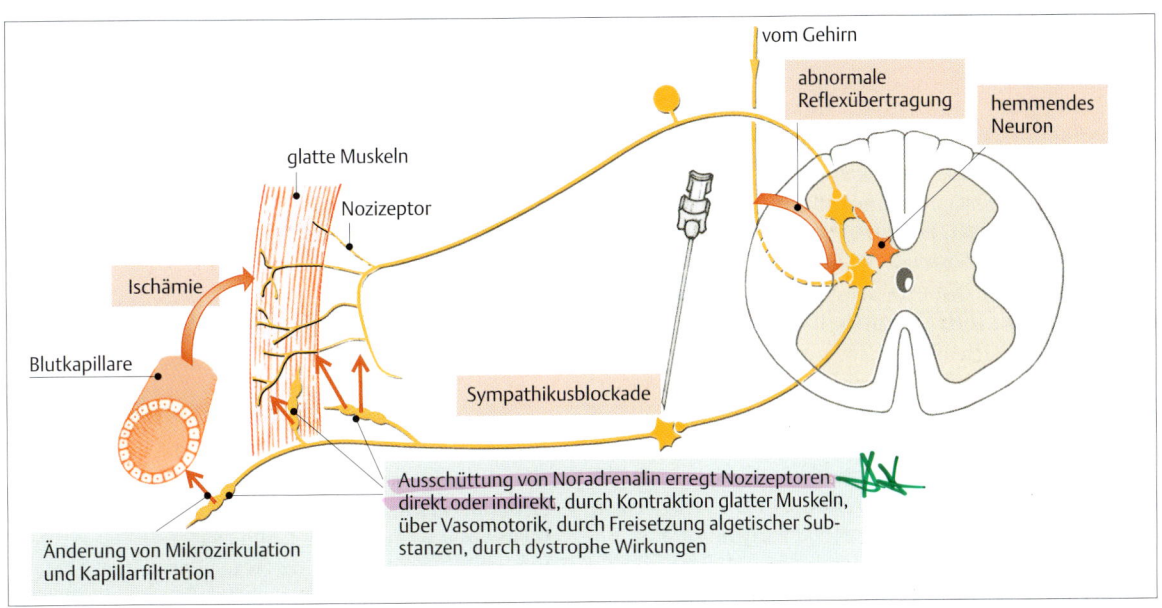

Abb. 1.13 Entstehung und Verstärkung chronischer Schmerzen durch das sympathische Nervensystem (SMP, „Sympathetically maintained Pain"). Durch Überaktivität des sympathischen (efferenten) Nervensystems kann die Erregung von Nozizeptoren begünstigt werden, entweder durch direkte Wirkung des sympathischen Transmitters auf die Nozizeptoren oder durch indirekte Wirkungen über vaskuläre Einflüsse oder die glatte Muskulatur (z. B. innerer Organe). Für die abnormale Erregbarkeit der sympathischen Neuronen im Rückenmark werden Mechanismen der zentralen Sensibilisierung angenommen. Auch absteigende Meldungen vom Gehirn können die Erregung des sympathischen Systems beeinflussen. Die Nozizeptoren können reflektorisch zu der Erregung spinaler sympathischer Neuronen beitragen, wodurch es zu einer Selbstaufschaukelung von Schmerzen durch positive Rückkopplung kommen kann. Der Selbsterregungskreis kann unterbrochen werden durch Sympathikusblockade mit einem Lokalanästhetikum oder durch Aktivierung hemmender Mechanismen im Zentralnervensystem.

„sympathische Reflexdystrophie" und „sympathisch unterhaltene Schmerzen" ablöst. Damit wird berücksichtigt, dass bei diesen Syndromen außer dem sympathischen Nervensystem noch weitere Mechanismen beteiligt sind, z. B. Neuropeptide aus afferenten C-Fasern, das Immunsystem über Cytokine und zusätzlich noch systemische neuroendokrine Faktoren über die „Stressachse" Hypothalamus – Hypophyse – Nebenniere. Die Pathogenese über eine Fehlfunktion des sympathischen Nervensystems kann aus der therapeutischen Wirkung einer Sympathikusblockade mit einem Lokalanästhetikum oder mit Guanethidin gefolgert werden (80, 81).

Leider gab es bisher keine befriedigenden tierexperimentellen Modelle für solche sympathischen Störungen, weshalb über die Elementarvorgänge der gestörten Vasomotorik und der dadurch bedingten Erregung von Nozizeptoren praktisch kein gesichertes Wissen vorliegt. Als pathogenetischer Mechanismus der Schmerzentstehung durch den Sympathikus wurde in erster Linie die unphysiologische Vasokonstriktion infolge von Überaktivität des Sympathikus mit nachfolgender Ischämie angenommen, jedoch wurden auch andere Möglichkeiten (z. B. direkte elektrische oder chemische Kopplung zwischen efferenten sympathischen und afferenten nozizeptiven Fasern) diskutiert (9, 50).

Tierexperimentelle Untersuchungen haben zu der Einsicht geführt, dass durch ein peripheres Nerventrauma das differenzierte Muster der Reizverarbeitung im sympathischen Nervensystem langfristig oder sogar bleibend verändert werden kann (49). So werden normalerweise die vasokonstriktorischen efferenten Fasern zu den Widerstandsgefäßen der Haut und der Muskeln gegensinnig reflektorisch angetrieben, d. h. eine zunehmende Vasokonstriktion der Haut wird von einer abnehmenden Vasokonstriktion im Muskel begleitet und umgekehrt. Nach einer Nervenschädigung verschwindet diese gegensinnige Reaktionsweise, Haut- und Muskelvasokonstriktoren reagieren dann uniform. Durch diesen Verlust einer differenzierten Kontrollfunktion der sympathischen Reflexe und anderer Störungen des sympathischen Nervensystems nach einem Trauma kommt es wahrscheinlich auch zu Störungen der Vasomotorik und Mikrozirkulation sowie anderer sympathisch kontrollierter Mechanismen. Dadurch verändert sich, so die Hypothese, subklinisch das Mikromilieu des Interstitiums, es kommt z. B. zu Ischämie, Ödem, Extravasation von Plasmabestandteilen, was insgesamt eine vermehrte Erregbarkeit der Nozizeptoren im Gefolge hat.

22 1 Physiologische Grundlagen des Schmerzes und der Schmerztherapie

> Man weiß seit langem, dass sich auch psychische Vorgänge als Aktivitätsänderungen im sympathischen Nervensystem äußern (9, 36, 50).

So kommt es z. B. bei emotionalem Stress zur Verstärkung der Schweißsekretion und zu regionalen Veränderungen der Durchblutung. Die Aktivierung der Schweißdrüsen kann über den elektrischen Hautwiderstand gemessen werden (psychogalvanischer Reflex), die Veränderung der Durchblutung über die Hauttemperatur, die im thermographischen Bild so eindrucksvoll sichtbar gemacht werden kann (33). Auf der Basis dieser experimentellen Beobachtungen ist denkbar, dass psychosomatische Störungen über physiologische Mechanismen des sympathischen Nervensystems vermittelt werden und sich schließlich als schmerzhafte Regulationsstörung manifestieren.

1.14
Verarbeitung von Schmerzinformationen im Zentralnervensystem

Zentralnervöse Schmerzinformationen werden durch äußere und innere Faktoren beeinflusst. Dabei spielen auch zahlreiche Hemmungsmechanismen mit (S. 25 f.), die ständig die Empfindlichkeit und Reaktionsbereitschaft des Schmerzsystems modulieren.

▸ **Synaptische Übertragung von Schmerzinformation im Rückenmark.** Die Nervenimpulse aus den Nozizeptoren werden über afferente Aδ- und C-Fasern zum Rückenmark geleitet und dort an exzitatorischen Synapsen auf Neuronen des Hinterhorns umgeschaltet (Abb. 1.14). Dabei wirken als erregende Transmitter Glutamat, Substanz P, CGRP sowie weitere Aminosäuren und Neuropeptide mit. Sie werden aus den präsynaptischen Endigungen der afferenten Fasern freigesetzt und wirken auf postsynaptische Rezeptoren der spinalen Neuronen ein. Synapsen für Glutamat und Neuropeptide beeinflussen sich gegenseitig, besonders die gleichzeitige und repetitive Aktivierung beider Transmitter scheint zu Bahnungs- und Potenzierungseffekten bei der spinalen Erregungsübertragung im Sinne einer zentral bedingten Hyperalgesie zu führen (87). Dabei spielt eine Variante der Glutamatrezeptoren eine besondere Rolle, die NMDA-Rezeptoren. Sie sind nach ihrem wirkungsvollsten Agonisten benannt, dem N-Methyl-D-aspartat. Ketamin ist ein NMDA-Antagonist, seine seit langem bekannte analgetische Wirkung kann diesem Mechanismus zugeschrieben werden.

Aktivierung von NMDA-Rezeptoren hat oft plastische Funktionsänderungen zur Folge, im Rückenmark wird z. B. durch repetitive nozizeptive Reizung eine Langzeitpotenzierung (LTP, Long Term Potentation) unter Beteiligung von NMDA-Rezeptoren und NK1-Rezeptoren (für Substanz P) ausgelöst.

Im Rückenmark wird diese transformierte Schmerzinformation in die motorische und vegetative Steuerung integriert (z. B. Wegziehreaktion, lokale Durchblutungssteigerung) und über aufsteigende Bahnsysteme zum Gehirn weitergeleitet.

▸ **Schmerzbilder im Endhirn**

> Vorgänge in der Hirnrinde nach experimentellen schmerzhaften Reizen lassen sich über die evozierten Kortexpotenziale analysieren.

Hierbei handelt es sich um Summenpotenziale von großen Kollektiven von Kortexneuronen. Das Augenmerk der Schmerzforschung richtet sich vor allem auf die späten Potenziale, z. B. die P300-Welle, die etwa 300 ms nach jeder Art von Hautreizung über dem Parietalkortex auftritt (12). Diese Komponente des evozierten Potenzials ist zwar nicht spezifisch für Schmerzreize, ihre Amplitude ist jedoch deutlich mit der subjektiv wahrgenommenen Schmerzintensität korreliert. Die Wirkung von schmerzdämpfenden Medikamenten, sowohl von Analgetika als auch z. B. von Antidepressiva, lässt sich über die evozierten Kortexpotenziale nach experimentellen Schmerzreizen doku-

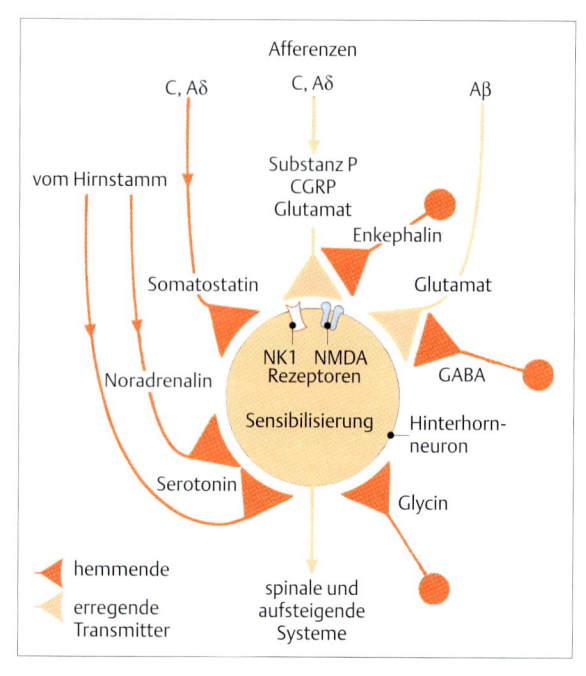

Abb. 1.14 Neurotransmitter im Rückenmark. Übersicht über pharmakologisch sowie histochemisch identifizierte erregende und hemmende Neurotransmitter und -modulatoren im Hinterhorn, die an der Verarbeitung von Schmerzinformation beteiligt sind. Weitere histochemisch identifizierte Substanzen: Acetylcholin, adiuretisches Hormon, Oxytocin, Neurotensin, Angiotensin II, Dynorphin, VIP, CCK (nach Zimmermann 1984).

mentieren. Durch die Auswertung der Topographie evozierter Potenziale („EEG-Mapping") und die neue Methode der Magnetenzephalographie konnte die Erforschung schmerzbezogener Vorgänge im Gehirn wesentlich erweitert werden (13). So konnten nach Schmerzreizen Aktivierungen in den somatosensorischen Kortexarealen SI und SII analysiert werden, die mit kognitiven Aspekten der Schmerzwahrnehmung korreliert sind. Im Gyrus cinguli, dem limbischen Kortex, ergaben Aktivierungen eine Korrelation mit dem affektiven Anteil einer Schmerzwahrnehmung. Solche Untersuchungen wurden zunehmend auch bei Schmerzpatienten durchgeführt, was zu einer Fülle von neuen Ergebnissen geführt hat. So ist z.B. bei Amputierten die kortikale Abbildung der Topographie der verlorenen Extremität und ihrer Nachbarschaft verzerrt, wobei das Ausmaß und die Irreversibilität dieser plastischen Veränderung mit dem Auftreten von Phantomschmerzen assoziiert ist (37).

▸ **Plastizität im Zentralnervensystem – ein Mechanismus bei chronischen Schmerzen?**

> Klinische Beobachtungen, z. B. die Unabhängigkeit vieler Phantomschmerzen von peripheren Erregungen, weisen auf die Möglichkeit eines zentralnervösen Schmerz-Engramms (Schmerzgedächtnis) hin.

So blieben bei Patienten peripher lokalisierte Schmerzen auch bestehen, wenn die afferente Leitung durch eine Spinalanästhesie zeitweilig völlig unterbrochen war (Gerbershagen, persönliche Mitteilung).

Die Grundlagenforschung konzentriert sich neuerdings auf das Thema einer zentralnervösen Neuroplastizität als Mechanismus chronischer Schmerzen (Übersichten bei Carli u. Zimmermann 1996 [15], Casey 1991 [16], Coderre u. Mitarb. 1993 [21] und Sandkühler u. Mitarb. 2000 [74a]). Zahlreiche experimentelle Befunde zeigen, dass es bei persistierenden noxischen Reizen zu langfristigen physiologischen und biochemischen Reaktionen im Zentralnervensystem kommt. Repetitive elektrische Stimulation von afferenten C-Fasern oder eine experimentelle Entzündung durch intrakutanes Senföl bewirkt eine erhöhte Erregbarkeit der zugehörigen Neuronen im Rückenmark, die durch NMDA-Antagonisten blockiert werden kann (92). Entzündung eines Gelenks führt ebenfalls zu einer anhaltenden Erregbarkeitszunahme im Rückenmark, zusätzlich zu der entzündungsbedingten Sensibilisierung der Gelenknozizeptoren (75). Bei einer experimentellen Polyarthritis kommt es zu einer Zunahme der endogenen Opioide im Rückenmark (64). Durch ein reversibles Hitzetrauma am Fuß werden nozizeptive Flexionsreflexe lang dauernd verstärkt (91). Nach Nervenverletzungen ist das zentralnervöse Organisationsmuster der sympathischen Reflexe bleibend verändert (49). Durch Nervenverletzungen werden endogene Hemmungssysteme abgeschwächt, vor allem das Opioidsystem (Übersicht bei Zimmermann 1991 [98], s. Abb. 1.11).

Auch bei der erregenden synaptischen Übertragung im Rückenmark zeigen sich unter noxischen Reizen lang dauernde Veränderungen (Übersicht bei Wilcox 1991 [87] und Sandkühler u. Mitarb. 2000 [74a]). Bei repetitiven Reizungen afferenter C-Fasern kommen an den erregenden glutaminergen Synapsen der spinalen Neuronen zunehmend NMDA-Rezeptoren ins Spiel, die zur Potenzierung der Erregungsübertragung (Wind-up) führen. Die Potenzierung wird durch NMDA-Antagonisten (darunter auch Ketamin) blockiert. Die NMDA-Rezeptoren sind auch in anderen neuronalen Systemen bei langfristigen Erhöhungen der Erregbarkeit beteiligt, z.B. bei der Langzeitpotenzierung (LTP) im Hippokampus.

Auch biochemische Untersuchungen an Schmerzpatienten ergeben Anzeichen für Neuroplastizität. Bei Patienten mit Fibromyalgie war der Gehalt an Substanz P im Liquor des Rückenmarks gegenüber Gesunden stark erhöht, was auf eine verstärkte Freisetzung dieses erregenden Neurotransmitters aus den präsynaptischen Endigungen der nozizeptiven Afferenzen hinweist. Eine verstärkte neurogene Entzündungsreaktion dieser Patienten deutet auch auf eine erhöhte periphere Freisetzung von Substanz P hin.

▸ **Molekularbiologische Vorgänge bei Schmerz.** Schmerzsituationen wirken sich auch auf der molekularbiologischen Ebene aus, wie neuerdings tierexperimentell nachgewiesen werden konnte.

> Vorgänge bei der Genablesung (Transkription) im Zellkern von Nervenzellen können über die „Immediate-early Genes" (IEG) erschlossen werden (Abb. 1.15).

Bei länger dauernden noxischen Reizen oder nach Nervenverletzungen werden IEG aktiviert, es kommt zur Expression von IEG-kodierten Proteinen wie c-Fos, c-Jun, Jun D und Krox-24 (45, 46, 55). Diese nukleären Proteine sind wiederum Transkriptionsfaktoren, die über Bindung an Promotorregionen der DNA die Expression anderer Gene der Nervenzellen kontrollieren (65). Dadurch kann es zu Änderungen der Transkription und somit der Expression der Zielgene kommen.

> Man kann davon ausgehen, dass persistierende plastische Veränderungen im Nervensystem transkriptionsgesteuert sind, d. h. das die Plastizität auslösende Ereignis modifiziert die Veränderung der Genablesung, wodurch sich Biochemie und Funktion der Nervenzellen langfristig verändern.

Teleologisch ist die Plastizität des Nervensystems als eine Anpassung an veränderte Anforderungen an

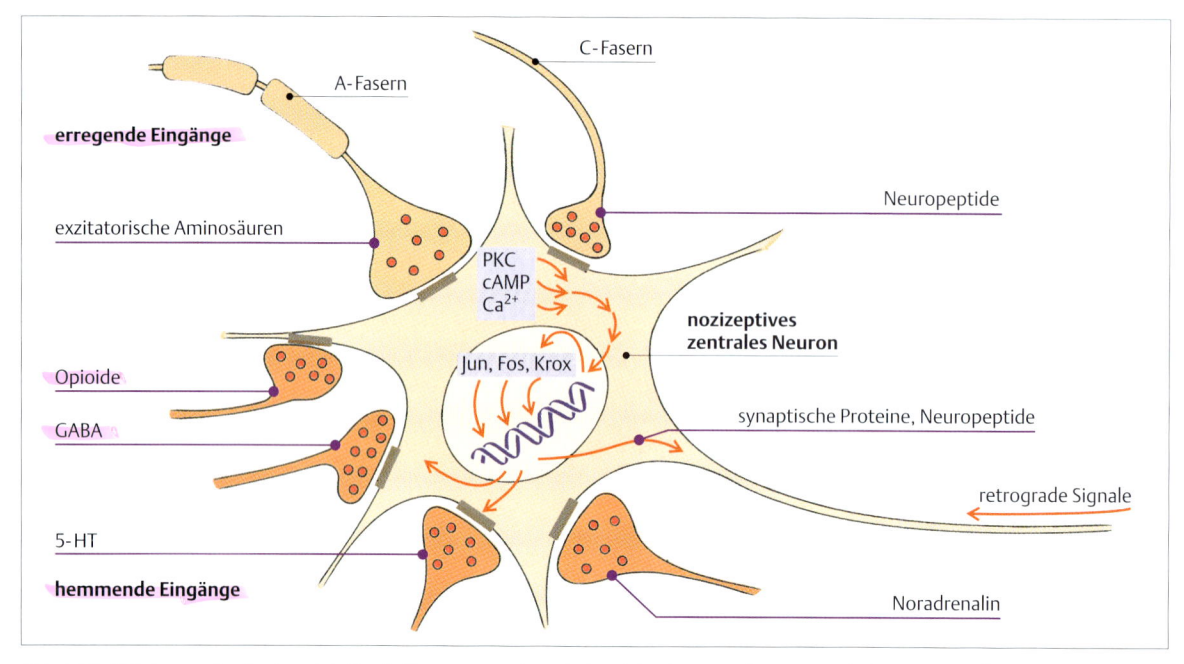

Abb. 1.15 Aktivierung der Gentranskription in Neuronen nach noxischer Stimulation und Axotomie (schematisierte Übersicht). Traumatische Ereignisse wie noxische Reizung der Haut oder Axonverletzungen führen im Zellkern der beteiligten Neuronen zur Aktivierung von bestimmten Genen, den „Immediate-early Genes" (IEG), z. B. c-Fos, c-Jun, Krox-24. Ihre Proteinprodukte kontrollieren als Transkriptionsfaktoren die Expression anderer Gene. Schmerzreize können somit zu tiefgreifenden biochemischen Veränderungen in Nervenzellen führen, die sich auch als funktionelle Veränderungen manifestieren, z. B. Expression neuer Neuropeptide und anderer Transmitter, veränderte synaptische Rezeptoren. Die Annahme ist naheliegend, dass auch pathophysiologische Abläufe nach Schmerzreizen auf solchen Vorgängen beruhen (nach Zimmermann 1991 [98]).

das Nervensystem zu sehen, hat also eher eine positive und nützliche Bedeutung. Auch die Sensibilisierung des Nervensystems kann als ein biologisch sinnvoller Anpassungsvorgang verstanden werden, durch den schadensbedingte Sensibilitätsverluste kompensiert werden sollen. Dieser erhält jedoch bei einer leidensfähigen Spezies durch den zunehmenden Schmerz seine schädliche Dimension.

Die IEG dimerisieren in verschiedenen Kombinationen miteinander, und als Dimere können sie erneut an DNA-Sequenzen binden und die Expression einer großen Zahl anderer Gene induzieren oder verstärken. Entsprechend wurde eine Vielzahl von biochemischen Veränderungen in Neuronen und Glia festgestellt. So werden verschiedene schmerzrelevante Transmittersysteme hochreguliert, z. B. NOS, Galanin, Dynorphin, und andere werden herabreguliert, z. B. GABA, Opioidrezeptoren. Im Endergebnis imponieren die Sensibilisierung, z. B. als LTP, die Wirksamkeitsabnahme spinaler Opioidmechanismen und die Induktion der Apoptose sowohl bei den Neuronen der Spinalganglien als auch im Hinterhorn. Es erscheint plausibel, dass transkriptionsgesteuerte Veränderungen im Nervensystem besonders nachhaltig oder sogar irreversibel sind, was wiederum die Persistenz der neuropathischen Schmerzen verständlich macht.

Die durch Nervenverletzungen und länger dauernde Schmerzreize aktivierten synaptischen Erregungen der spinalen Neuronen lösen intrazelluläre Signalkaskaden aus, die schließlich den Zellkern erreichen und dort die bereits beschriebenen Transkriptionsmechanismen induzieren (52). Viele der bisher bekannten intrazellulären Signale sind dabei beteiligt, also energiereiche Phosphate, Calciumionen, Phospholipasen und Proteinkinasen. In verschiedenen Zellsystemen in vitro wurden viele Details aufgeklärt, wobei ganz unterschiedliche zelluläre Reize wie Neurotransmitter, Cytokine, Wachstumshormone oder oxidativer Stress ähnliche Aktivierungsmuster bewirken. Eine schmerzspezifische intrazelluläre Signalkaskade oder ein schmerzspezifisches Muster von IEG wurden bisher nicht gefunden. Man kann eher davon ausgehen, dass alle Reize mit Schädigungspotenzial solche zum Teil dramatischen Signalkaskaden aktivieren.

Diese Vorgänge bewirken wahrscheinlich tief greifende und langfristige biochemische Funktionsverschiebungen im Nervensystem, z. B. durch die Veränderung der Synthese von Neurotransmittern oder die Bildung modifizierter Rezeptorproteine.

Dabei kann es offensichtlich auch zu den weiter oben erörterten pathologischen Fehlentwicklungen der neuronalen Funktionen kommen, die die Entstehung von Schmerzsignalen im Nervensystem begünstigen. Die neuen Befunde eröffnen neuartige Ansätze zur Therapie und Prävention der Schmerzchronifizierung, z. B. die Translationshemmung mit Antisense-Oligodeoxynucleotiden. Dieser hochselektive Ansatz der Molekularbiologie wurde bisher in vitro und auch tierexperimentell in vivo zur therapeutischen Modulation im Schmerzsystem eingesetzt. Mit maßgeschneiderten Antisense-Oligodeoxynucleotiden (AODN) lässt sich gezielt die Translation und damit auch die Expression einzelner Gene blockieren (73). Damit wurde z. B. die Expression von c-fos, von Genen für Untereinheiten von NMDA-Rezeptoren, von metabotropen Glutamatrezeptoren und des purinergen Rezeptors P2X3 manipuliert, die bei der Erregungsübertragung und Chronifizierung des Schmerzes im ZNS beteiligt sind. Die Schwierigkeit dieses Ansatzes liegt in der Pharmakokinetik der AODN, diese müssen nämlich lokal, z. B. durch Mikroinjektion, in das ZNS gegeben werden. Zusätzlich muss für den Transport in die Nervenzelle gesorgt werden, weil die Translationsvorgänge in unmittelbarer Nachbarschaft des Zellkerns ablaufen. Für die Verbringung in die Zelle dürfte die Verwendung von Viren als Vektoren („virale Genfähren") derzeit das am besten entwickelte Verfahren sein. In vielen Gebieten der biomedizinischen Grundlagenforschung boomt das Interesse an vergleichbaren Anwendungen, die der erweiterten Gentherapie zuzurechnen sind. Erste gentherapeutische Versuche überhaupt an Patienten wurden in der Onkologie durchgeführt, allerdings noch mit zweifelhaftem Ergebnis. Die Anwendung in der Schmerztherapie ist gleichwohl eine interessante Zukunftsmusik.

1.15 Schmerzhemmung im Zentralnervensystem

Im Zentralnervensystem sind ständig Hemmungssysteme in Aktion, die die Empfindlichkeit und Reaktionsbereitschaft funktioneller Systeme sinnvoll regulieren. Auch das Schmerzsystem steht unter ständiger inhibitorischer Kontrolle, und zwar auf allen Ebenen vom Rückenmark bis zum Großhirn.

> **Experimentelle und klinische Hinweise** zeigen, dass nachlassende Funktion von Hemmungssystemen (z. B. Mangel des inhibitorischen Transmitters Serotonin) auch ein Faktor erhöhter Schmerzempfindlichkeit sein kann, sodass die Entstehung chronischer Schmerzen begünstigt wird. Anderseits kann die Aktivität hemmender Systeme durch verschiedene schmerztherapeutische Maßnahmen verstärkt werden.

▸ **Schmerzhemmung im Rückenmark.** Besonders gut untersucht wurden die inhibitorischen Vorgänge auf Rückenmarkebene (Abb. 1.14 u. 1.16) (3, 93, 94). Hier wird die Schmerzinformation einmal durch segmentale Hemmung reguliert, die mit endogenen Opioiden, GABA und Glycin als inhibitorischen Transmittern arbeitet. Zum anderen greifen auf spinaler Ebene auch von supraspinal absteigende hemmende Einflüsse an (3, 89), wobei Opioide, Serotonin (5-HT) und Noradrenalin als inhibitorische Transmitter beteiligt sind. Vor allem durch die absteigenden zentrifugalen Hemmungssysteme entstehen vielfältige Möglichkeiten der Selbstkontrolle des Gehirns in Bezug auf die empfangenen sensorischen Informationen. Die inhibitorischen Mechanismen können jedoch auch gezielt schmerztherapeutisch aktiviert werden, und zwar durch physiologische (z. B. transkutane elektrische Nervenstimulation), medikamentöse (z. B. Morphin, α-Adrenozeptoragonisten) und psychologische (z. B. Stress, konditionierte Stressreaktion) Reize bzw. Auslöser (40, 83, 88).

▸ **Hemmung durch afferente Stimulation.** Durch afferente Impulse aus der Peripherie werden im Zentralnervensystem nicht nur erregende Vorgänge ausgelöst (Reflexe, Wahrnehmungen), sondern immer auch Hemmungsvorgänge. Dabei spielen die oben genannten hemmenden Neurotransmitter (Abb. 1.14) eine Rolle, man kann ihre normale Freisetzung und Aktivität durch afferente Stimulation verstärken. Diese Hemmung kann sich als Dämpfung von nozizeptiven Reaktionen des Nervensystems bis hin zur Verminderung der wahrgenommenen Schmerzen auswirken.

Die Hemmung lässt sich neurophysiologisch nachweisen, z. B. durch Registrierung von Rückenmarkneuronen am narkotisierten Tier (104). Die Entladungsfrequenz der Rückenmarkneuronen ist ein objektiver Indikator für die Schmerzstärke. Wird ein schmerzhafter Hautreiz (z. B. Hitze) noch einmal gegeben, nachdem vorausgehend die Aβ-Fasern der Hautnerven elektrisch stimuliert worden waren (z. B. 1 min mit 50 Hz), dann ist die Entladungsfrequenz des Neurons auf den Schmerzreiz erniedrigt. Die Hemmung kann die Periode der Nervenstimulation überdauern.

Bei Stimulation niederschwelliger Afferenzen (z. B. Aβ-Fasern der Tastrezeptoren) wird vor allem die segmentale Hemmung (im selben Rückenmarksegment) ausgelöst. Bei Stimulation auch der hochschwelligen Afferenzen (z. B. von Nozizeptoren) werden supraspinale Hemmungssysteme angestoßen, die zum Rückenmark absteigen und wahrscheinlich auch zum Großhirn projizieren (Abb. 1.16). Dadurch kommt es zu räumlich weit reichenden Hemmungseffekten (6, 56, 88). Diese Hemmungssysteme können auch direkt durch elektrische Stimulation im Gehirn, z. B. im periaquäduktalen Grau des Mittelhirns, aktiviert werden.

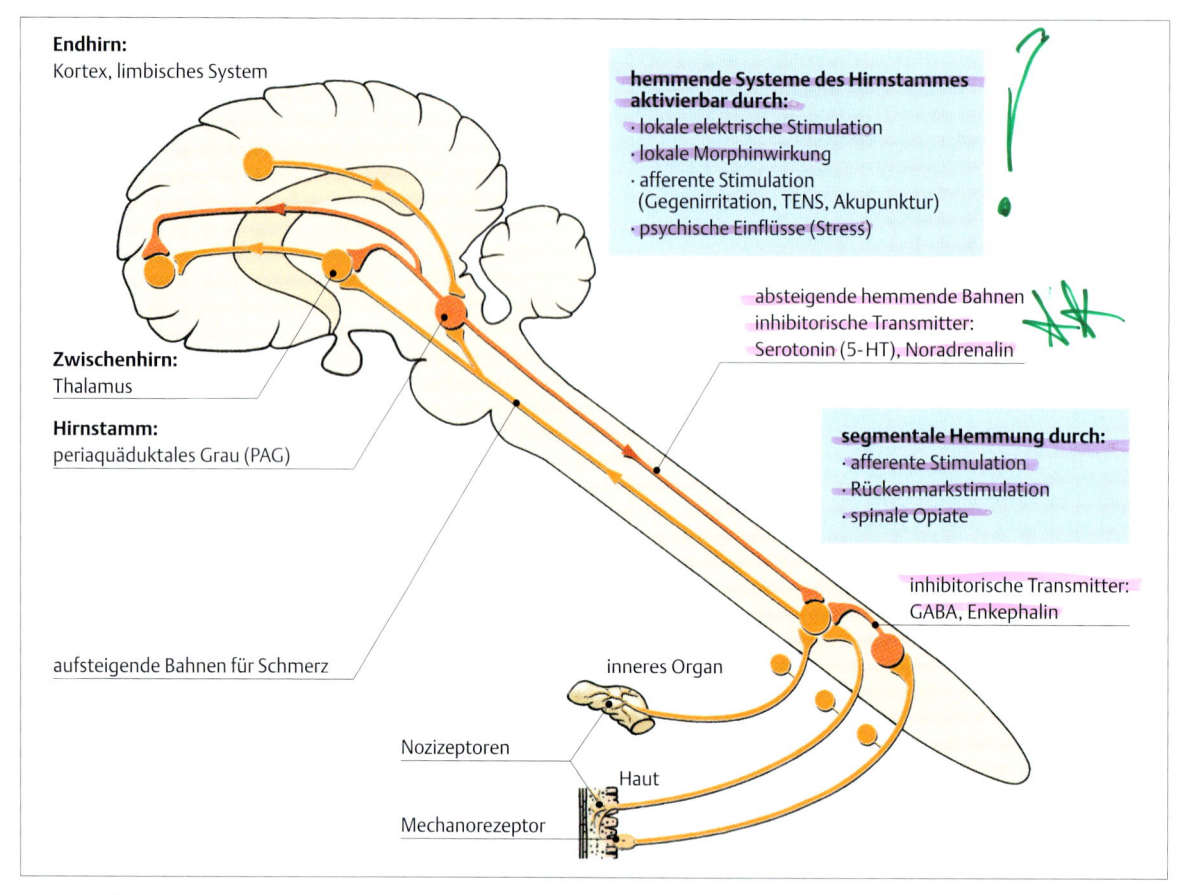

Abb. 1.16 Übersicht über Schmerzhemmungssysteme des Zentralnervensystems. Afferente Informationen über Schmerz werden im Rückenmark auf zentrale aufsteigende Systeme umgeschaltet, diese stehen unter ständiger Kontrolle durch hemmende Mechanismen (durch rote Neuronen und Synapsen symbolisiert). Die Aktivität der zentralnervösen Hemmung der Schmerzinformationen lässt sich physiologisch und pharmakologisch verstärken, was bisher im Hirnstamm und im Rückenmark nachgewiesen werden konnte. Bedingungen und Mechanismen der Schmerzhemmung sind im Darstellungstext angegeben.

Besonders ausführlich wurde die absteigende Hemmung zum Rückenmark untersucht (3, 40, 89, 104).

Solche Hemmungsmechanismen wirken wahrscheinlich auch bei der Schmerzbehandlung durch transkutane elektrische Nervenstimulation (TENS) oder Akupunktur mit sowie bei vielen anderen Ansätzen der physikalischen Schmerztherapie und Gegenirritation (14, 56). Sind die zur Schmerzhemmung eingesetzten Reize selbst schmerzhaft, dann bekommt man Fernwirkungen über die segmentale Nachbarschaft hinaus, weil dann ein supraspinales Hemmungssystem angestoßen wird. So lassen sich im Prinzip auch die bei der Akupunktur bekannten Fernwirkungen verstehen (z. B. Akupunktur am Ohr wirkt auf Kreuzschmerzen).

▶ **Hemmung durch Morphin.** Geringste Mengen von Morphin, in das Mittelhirn injiziert, führen zu einer Analgesie. Dabei wird auch die absteigende Hemmung zum Rückenmark aktiviert, ähnlich wie durch elektrische Stimulation im Mittelhirn (40).

Das Morphin bewirkt eine pharmakologische Aktivierung eines endogenen Hemmungssystems.

Dabei sind wahrscheinlich μ-Rezeptoren beteiligt. Mittlerweile sind weitere analgetische Wirkorte für Opioide gefunden worden: im limbischen System (Mandelkern) und im Rückenmark. Hier wirkt das Opioid direkt hemmend auf Neuronen, die an der Verarbeitung von Schmerzinformationen beteiligt sind (Abb. 1.14). Wahrscheinlich resultiert die Analgesie bei systemischer Gabe von Opioiden aus dem Zusammenwirken der Einflüsse auf alle diese zentralnervösen Strukturen (53).

▶ **Stressinduzierte Analgesie.** Experimentell erzeugter Stress bei Tieren (z. B. durch erzwungenes Schwimmen oder wiederholte elektrische Stimulation über den Käfigboden) führt zur temporären Verringerung der Schmerzempfindlichkeit, man spricht von einer Stress-induced Analgesia (83).

Dabei werden die vom Hirnstamm zum Rückenmark absteigenden Hemmungssysteme und das endogene Opioidsystem aktiviert. Solche Mechanismen spielen eine natürliche Rolle z. B. in lebensbedrohlichen Gefahrensituationen wie einer Verletzung eines Beutetieres durch das Raubtier. Die „körpereigene Schmerzabwehr" gewährleistet, dass sich der Verletzte ohne die Behinderung einer schmerzbedingten Bewegungseinschränkung in Sicherheit bringen kann.

Die Stressanalgesie kann vom Tier auch in einem Konditionierungsexperiment gelernt werden. Eine generalisierte Interpretation dieses Befundes ist, dass psychologische Einflüsse das endogene Schmerzhemmungssystem anstoßen können. Die Evidenz für eine generalisierte Aussage beim Menschen ist allerdings derzeit gering, da die Forschung hierzu noch in den Anfängen steckt. So hat die Frage der Freisetzung endogener Opioide, z. B. bei Hypnose oder unter Placebobedingungen, bisher widersprüchliche Ergebnisse geliefert.

1.16
Ausblick

Die Kenntnis der physiologischen und pharmakologischen Mechanismen der Schmerzentstehung und Schmerztherapie wurde durch Grundlagenforschung beträchtlich erweitert. Diese Ergebnisse haben in neuerer Zeit auch die psychologische und klinische Schmerzforschung stark angeregt. Die Fortschritte der experimentellen Schmerzforschung haben die klinische Auseinandersetzung mit der Schmerzproblematik auf eine neue Ebene gebracht, ermöglicht doch das bessere Wissen gezieltes und logisches Vorgehen auch bei Diagnose und Therapie von Schmerzen.

Kernaussagen

1

▸ **Anatomie und Physiologie des nozizeptiven Systems** Wahrnehmung von und Verhalten bei Schmerz sind integrative Leistungen des gesamten Nervensystems. Im peripheren Nervensystem werden Meldungen über Schadensereignisse von spezialisierten nervösen Sensoren aufgenommen, den Nozizeptoren. Die dort in Nervenimpulse umgesetzten Schmerznachrichten werden über Aδ- und C-Fasern zum Rückenmark und Hirnstamm geleitet, wo sie auf zentrale Neuronen umgeschaltet werden.
Der Thalamus im Zwischenhirn gilt als Verteiler für aufsteigende sensorische Informationen, auch für die Schmerzinformationen. Die medialen Thalamusgebiete stehen eher mit dem limbischen System, dem Hypothalamus und der Hypophyse (endokrines System) in Verbindung, während über den lateralen Thalamus die Schmerzinformationen zum somatosensorischen Kortex gelangen.

2

▸ **Das periphere Nervensystem der Somatosensorik** Nervenfasern werden nach Anatomie und Leitungsgeschwindigkeit in verschiedene Gruppen eingeteilt. Dicke myelinisierte sensorische (afferente) Fasern versorgen ausschließlich empfindliche Mechanorezeptoren der Haut, Muskeln und Gelenke (z. B. Meißner-Körperchen, Muskelspindel), während unter den dünnen myelinisierten und nichtmyelinisierten (C-)Fasern viele Nozizeptoren enthalten sind. Bei neurophysiologischen Experimenten wurden in der unbehaarten Haut vieler Säuger 3 Grundtypen empfindlicher Mechanorezeptoren mit Aβ-Afferenzen gefunden, die SA-, RA- und PC-Rezeptoren.
Ein elektrischer Nervenreiz bewirkt eine lokale Depolarisation, die am Ort des Reizes zur Öffnung der potenzialabhängigen Natriumkanäle führt. Das Aktionspotenzial kommt zum Ende, weil die Natriumkanäle nach der Öffnung inaktiviert werden und für eine kurze Zeit ihre Fähigkeit des potenzialabhängigen Öffnens verlieren. Lokalanästhetika blockieren nicht nur die Impulsleitung in den Axonen, sondern setzen auch die Erregbarkeit der Neuronen herab.

3

▸ **Pathogenetische Mechanismen bei Nervenschmerzen** Nervenschmerzen oder neuropathische Schmerzen können durch Schädigungen im peripheren und zentralen Nervensystem entstehen. Ein wichtiger peripherer Mechanismus ist die Auslösung abnormaler Nervenentladungen am geschädigten Axon (ektopische Entladungen), die bereits wenige Tage nach einer Nervendurchtrennung nachgewiesen werden konnten. Bei der abnormalen Erregbarkeit im Bereich von aussprossenden Nerven spielen einmal Rezeptoren für chemische Mediatoren, zum anderen Ionenkanäle eine Rolle.

4

▸ **Entzündungsmediatoren und Cytokinine bei neuropathischen Schmerzen** Eine besondere Rolle nach Nervenverletzungen spielen adrenerge Rezeptoren. Sie können in vielfältiger Weise die Nervenendigungen erregen oder sensibilisieren.
Auch Cytokine, die Mediatoren des Immunsystems, die bei Entzündungsvorgängen beteiligt sind, spielen bei neuropathischen Schmerzen eine Rolle, vor allem Interleukin 1 (IL-1) und Tumor-Nekrose-Faktor α (TNF-α).

5

▸ **Auswirkungen einer peripheren Nervenläsion im Rückenmark** Die Sensibilisierung des somatosensorischen Systems auf Rückenmarksebene und ihre therapeutische Prävention sind von größter Relevanz bei der Amputation. Nach der heutigen Sichtweise stellen sensibilisierte Rückenmarksneuronen einen pathophysiologischen Mechanismus für Phantomschmerzen dar.

6

▸ **Apoptose im peripheren und zentralen Nervensystem nach Nervendurchtrennung** Geschädigte Neuronen können durch Apoptose zugrunde gehen, ein primärer Schaden kann sich so durch einen verzögerten Sekundärschaden vergrößern. Dieser Mechanismus scheint bei vielen pathophysiologischen Prozessen im Nervensystem eine Rolle zu spielen. Die therapeutische Forschung konzentriert sich darauf, diesen Sekundärschaden durch eine frühzeitig einsetzende antiapoptotische Therapie zu vermeiden.

7

▸ **Schmerzentstehung durch Fehler bei der neuronalen Steuerung der Motorik** Schmerzen des Bewegungssystems beruhen häufig auf entzündlichen oder degenerativen Erkrankungen der Gelenke oder Muskeln, es handelt sich um typische Nozizeptorschmerzen. Es gibt jedoch auch Schmerzzustände des skelettmotorischen Systems, bei denen solche primären Ursachen ausgeschlossen werden können. Sie gehen mit pathophysiologischen Störungen der Muskelfunktion einher, bei denen u. a. eine inadäquate neurale Steuerung der Motorik mitwirkt.
Ansätze zur Behandlung solcher Spannungsschmerzen zielen darauf ab, die erhöhte Muskelspannung zu lösen oder den Zusammenhang zwischen Muskelspannung und Erregung der Nozizeptoren abzuschwächen.

8

▸ **Schmerzen durch Störungen des sympathischen Nervensystems** Auch Fehlfunktionen des sympathischen Nervensystems können zur Unterhaltung und Verstärkung chronischer Schmerzen beitragen.

9

▸ **Schmerzhemmung im Zentralnervensystem** Experimentelle und klinische Hinweise zeigen zudem, dass nachlassende Funktion von Hemmungssystemen (z. B. Mangel des inhibitorischen Transmitters Serotonin) auch ein Faktor erhöhter Schmerzempfindlichkeit sein kann, sodass die Entstehung chronischer Schmerzen begünstigt wird. Andererseits kann die Aktivität hemmender Systeme durch verschiedene schmerztherapeutische Maßnahmen (z. B. Morphin, TENS, Hypnose) verstärkt werden.

Literatur

1. Azkue JJ, Zimmermann M, Hsieh TF, Herdegen T. Peripheral nerve insult induces NMDA receptor-mediated, delayed degeneration in spinal neurons. Eur J Neurosci 1998;10: 2204–6.
2. Baron R. Peripheral neuropathic pain: from mechanisms to symptoms. Clin J Pain 2000;16(Suppl.):12–20.
3. Basbaum AI, Fields HL. Endogenous pain control systems: brainstem spinal pathways and endorphin circuitry. Ann Rev Neurosci 1984;7:30–3.
4. Beck PW, Handwerker HO, Zimmermann M. Nervous outflow from the cat's foot during noxious radiant heat stimulation. Brain Res 1974;67:373–86.
5. Bennett GJ. Animal models of neuropathic pain. In: Gebhart GF, Hammond DL, Jensen DS, eds. Proceedings of the 7th World Congress on Pain. Progress in pain research and management. Vol. 2. Seattle:IASP Press;1994:495–510.
6. Besson JM, Chaouch A. Peripheral and spinal mechanisms of nociception. Physiol Rev 1987;67:67–186.
7. Bischoff C. Wahrnehmung der Muskelspannung. Göttingen:Hogrefe;1989.
8. Blumberg H, Wallin G. Direct evidence of neuronally mediated vasodilation in hairy skin of the human foot. J Physiol (Lond.)1987;382:105–21.
9. Blumberg H. Zur Entstehung und Therapie des Schmerzsyndroms bei der sympathischen Reflexdystrophie – klinisches Bild, experimentelle Untersuchungen und neue pathophysiologische Vorstellungen. Schmerz 1988;2:125–43.
9a. Borsook D, ed. Molecular neurobiology of pain. Progress in pain research and management. Vol. 9. Seattle: IASP Press; 1997.
10. Boyd IA, Davey MR. Composition of peripheral nerves. Edinburgh:Livingstone;1968.
11. Brin MF. Botulinum toxin: chemistry, pharmacology, toxicity, and immunology. Muscle Nerve 1997;Suppl.6:146–68.
12. Bromm B. Vergleichende Evaluation von Analgetikawirkungen. Schmerz 1992;6:32–45.
13. Bromm B, Scharein E, Vahle-Hinz C. Cortex areas involved in the processing of normal and altered pain. In: Sandkühler J, Bromm B, Gebhart GF, eds. Progress in brain research. Vol. 129. Amsterdam:Elsevier;2000:289–302.
14. Callies R. Fortschritte der physikalischen Therapie des Schmerzes in der Rheumatologie. Schmerz 1991;5(Suppl.) 72–9.
15. Carli G, Zimmermann M, eds. Towards the neurobiology of chronic pain. Progress in brain research. Vol. 110. Amsterdam:Elsevier;1996:278.
16. Casey KL, ed. Pain and central nervous system disease: the central pain syndromes. New York:Raven;1991.
17. Caterina MJ, Schumacher MA, Tominaga M, Rosen TA, Levine JD, Julius D. The capsaicin receptor: a heat activated ion channel in the pain pathway. Nature 1997;389: 816–24.
18. Caterina MJ, Leffler A, Malmberg AB, Martin WJ, Trafton J, Petersen-Zeitz KR, Koltzenburg M, Basbaum AI, Julius D. Impaired nociception and pain sensation in mice lacking the capsaicin receptor. Science 2000;288:306–13.
19. Catterall WA. Structure and function of voltage-gated ion channels. Trends Neurosci 1993;500–10.
20. Chahl LA, Szolcsanyi J, Lembeck F. Antidromic vasodilatation and neurogenic inflammation. Budapest:Akadémiai Kiado;1984.
21. Coderre TJ, Katz J, Vaccarino AL, Melzack R. Contribution of central plasticity to pathological pain: review of clinical and experimental evidence. Pain 1993;52:259–85.
22. Colpaert FC, Donnerer J, Lembeck F. Effects of capsaicin on inflammation and on the substance P content of nervous tissues in rat with adjuvant arthritis. Life Sci 1983;32: 182–3.
23. Conradi E. Schmerz- und Physiotherapie. Berlin:Verlag Gesundheit;1990.
24. Coward K, Plumpton C, Facer P, Birch R, Carlstedt T, Tate S, Bountra C, Anand P. Immunolocalization of SNS/PN3 and NaN/ SNS2 sodium channels in human pain states. Pain 2000;85:41–50.
25. Culp WJ, Ochoa J, eds. Abnormal nerves and muscles as impulse generators. New York:Oxford University Press; 1982.
26. Devor M. The pathophysiology of damaged peripheral nerves. In: Wall PD, Melzack R, eds. Textbook of pain. 3rd ed. Edinburgh:Churchill Livingstone;1994:79–101.
27. Dodt HU, Forke D, Zimmermann M. Persisting selective block of unmyelinated fibers in cutaneous nerves of the cat by distilled water. Neurosci Lett 1983;35:203–7.
28. Dodt HU, Strichartz GR, Zimmermann M. Phenol solutions differentially block conduction in cutaneous nerve fibers of the cat. Neurosci Lett 1983;42:323–7.
29. Dubner R. Neuronal plasticity and pain following peripheral tissue inflammation or nerve injury. In: Bond MR, Charlton JE, Woolf CJ, eds. Proceedings of the VIth World Congress on Pain. Pain research and clinical management. Vol. 4. Amsterdam:Elsevier;1991:263–76.
30. Dudel J. Informationsvermittlung durch elektrische Erregung. In: Schmidt RF, Thews G, Hrsg. Physiologie des Menschen. 28. Aufl. Berlin:Springer;2000:20–42.
31. Edvinsson L, McCulloch J. Peptidergic mechanisms in the cerebral circulation. Weinheim:VHC;1987.
32. Empl M, Renaud S, Erne B, Fuhr P, Straube A, Schaeren-Wiemers N, Steck AJ. TNF_α-expression in painful and nonpainful neuropathies. Neurology 2001;56:1371–7.
33. Engel JM. Thermographische Objektivierung der segmentalen Neuropathophysiologie. Manu Med (Dtsch.) 1984; 22:30–40.
34. Engel JM. Thermographie – ein bildgebendes Verfahren zur Differentialdiagnostik von Schmerzen am Bewegungssystem. In: Seithel R, Hrsg. Neuraltherapie 4. Stuttgart:Hippokrates;1991:7–19.
35. Fazakerley JK, Allsopp TE. Programmed cell death in virus infections of the nervous system. In: Gosztonyi G, ed. The mechanisms of neuronal damage in virus infections of the nervous system. Current topics in microbiology and immunology. Vol. 253. Berlin:Springer;2001:95–119.
36. Flor H. Psychobiologie des Schmerzes. Bern:Huber;1991.
37. Flor H, Elbert T, Knecht S, Wienbruch C, Pantev C, Birbaumer N, Larbig W, Taub E. Phantom-pain as a perceptual correlate of cortical reorganization following arm amputation. Nature 1995;375:482–4.
38. Foster L, Clapp L, Erickson M, Jabbari B. Botulinum toxin A and chronic low back pain: a randomized, double-blind study. Neurology 2001;56:1290–3.
39. Freund B, Schwartz M, Symington JM. Botulinum toxin: new treatment for temporomandibular disorders. Br J Oral Maxillofac Surg 2000;5:466–71.
40. Gebhart GF, Sandkühler J, Thalhammer JG, Zimmermann M. Inhibition in spinal cord of nociceptive information by electrical stimulation and morphine microinjection at identical sites in midbrain of the cat. J Neurophysiol 1984;51:75–89.
40a. Geppetti P, Holzer P, eds. Neurogenic inflammation. Boca Raton: CRC Press; 1996.
41. Gillardon F, Klimaschewski L, Wickert H, Krajewski S. Reed

JC, Zimmermann M. Expression pattern of candidate cell death effector proteins Bax, Bcl-2, Bcl-X, and c-Jun in sensory and motor neurons following sciatic nerve transection in the rat. Brain Res 1996;739:244–50.
42 Gillstroem P. Thermography in low back pain and sciatica. Arch Orthop Traum Surg 1985;104:3–36.
43 Handwerker HO. Einführung in die Pathophysiologie des Schmerzes. Berlin: Springer; 1999.
44 Helme RD, Koschorke GM, Zimmermann M. Immunoreactive substance P release from skin nerves in the rat by noxious thermal stimulation. Neurosci Lett 1986;63:295–99.
45 Herdegen T, Leah JD, Walker T, Basler R, Bravo R, Zimmermann M. Noxious stimulation induces molecular genetic events in neurons of the central nervous system: expression of immediate-early gene encoded proteins. In: Bond MR, Charlton JE, Woolf CJ, eds. Pain research and clinical management. Vol. 4. Amsterdam:Elsevier;1991: 325–30.
46 Herdegen T, Tölle T, Bravo R, Zieglgänsberger W, Zimmermann M. Sequential expression of Jun B, Jun D and Fos B proteins in rat spinal neurons: cascade of transcriptional operations during nociception. Neurosci Lett 1991;129: 221–4.
47 Hille B. Ionic channels of excitable membranes. 2nd ed. Sunderland/Mass.:Sinauer;1992.
48 Howe JF, Loeser JD, Calvin WH. Mechanosensitivity of dorsal root ganglia and chronically injured axons: a physiological basis for the radicular pain of nerve root compression. Pain 1977;3:25–41.
49 Jänig W. Sympathikus und Schmerz: Ideen, Hypothesen, Modelle. Schmerz 1993;7:226–40.
50 Jänig W, Stanton-Hicks M, eds. Reflex sympathetic dystrophy: a reappraisal. Seattle: IASP Press; 1996:249.
51 Jänig W, Häbler HJ. Sympathetic nervous system: contribution to chronic pain. In: Sandkühler J, Bromm B, Gebhart GF, eds. Progress in brain research. Vol. 129. Amsterdam:Elsevier;2000: 451–70.
52 Ji RR, Woolf CJ. Neuronal plasticity and signal transduction in nociceptive neurons: implications for the initiation and maintenance of pathological pain. Neurobiol Disease 2001;8:1–10.
53 Jurna I. Analgetika. Schmerzbekämpfung. In: Forth W, Henschler D, Rummel W, Hrsg. Allgemeine und spezielle Pharmakologie und Toxikologie. Mannheim:Bibliograph. Institut;1990:522–46.
54 Jurna I. Zentrale Schmerzbekämpfung durch peripher wirkende Analgetika. Schmerz 1992;6:61–6.
55 Leah J, Herdegen T, Zimmermann M. Physiological and pharmacological induction of c-fos protein immunoreactivity in superficial dorsal horn neurones. In: Cervero F, Bennett GJ, Headley PM., eds. Processings of sensory information in the superficial dorsal horn of the spinal cord. New York:Plenum;1989:307–10.
56 Le Bars D, Calvino B, Villanueva L, Cadden S. Physiological approaches to counterirritation phenomena. In: Tricklebank MD, Curzon G, eds. Stress induced analgesia. New York:Wiley;1984:67–101.
57 Levine JD, Clark R, Devor M, Helms C, Moskowitz MA, Basbaum AI. Intraneuronal substance P contributes to the severity of experimental arthritis. Science 1984;226: 547–9.
58 Lotz M, Carson DA, Vaughan JH. Substance P activation of rheumatoid synoviocytes: neural pathway in pathogenesis of arthritis. Science 1987;235:893–5.
59 Magerl W, Szolcsanyi R, Westerman A, Handwerker HO. Laser Doppler measurement of skin vasodilation elicited by percutaneous electrical stimulation of nociceptors in humans. Neurosci Lett 1987;82:349–54.
60 Maggi CA, Meli A. The sensory-efferent function of capsaicin-sensitive sensory neurons. Gen Pharmacol 1988;19: 1–43.
61 Mao J, Price CD, Mayer DJ. Experimental mononeuropathy reduces the antinociceptive effects of morphine: implications for common intracellular mechanisms involved in morphine tolerance and neuropathic pain. Pain 1995;61: 353–64.
62 Mense S. Nervous outflow from skeletal muscle following chemical noxious stimulation. J Physiol (Lond.) 1977;267: 75–88.
63 Mense S. Sensitization of group IV muscle receptors to bradykinin by 5-hydroxy-tryptamine and prostaglandin E_2. Brain Res 1981;225:95–105.
64 Millan MJ, Czolonkowski A, Morris B, Stein C, Arendt R, Huber A, Herz A. Inflammation of the hind limb as a model of unilateral, localized pain: influence on multiple opioid systems in the spinal cord of the rat. Pain 1988;35: 299–312.
65 Morgan JI, Curran T. Stimulus-transcription coupling in neurons: role of cellular immediate-early genes. Trends Neurosci 1989;12:459–62.
66 Nakamura-Craig M, Smith TW. Substance P and peripheral inflammatory hyperalgesia. Pain 1989; 38:91–8.
67 Nakamura-Craig M, Gill BK. Effect of neurokinin A, substance P and calcitonin gene-related peptide in peripheral hyperalgesia in the rat paw. Neurosci Lett 1991;124: 49–51.
67a Nieuwenhuys R, Voogd J, van Huijzen C. The human central nervous system – a synopsis and atlas. Berlin: Springer; 1979:253.
68 Patacchini R, Maggi CA. Tachykinin receptors and receptor subtypes. Arch Int Pharmacodyn Ther 1995;329:161–84.
69 Raciborska DA, Charlton MP. Retention of cleaved synaptosome-associated protein of 25 kDa (SNAP-25) in neuromuscular junctions: a new hypothesis to explain persistence of botulinum A poisoning. Can J Physiol Pharmacol 1999;9:679–88.
70 Raymond SA, Gissen AJ. Mechanisms of differential nerve block. In: Strichartz GR, ed. Local anesthetics. Handbook of experimental pharmacology. Vol. 81. Berlin:Springer;1987: 95–164.
71 Resch K. Der entzündliche Gelenkschmerz. Schmerz 1991; 5(Suppl.1):3–12.
72 Rosell S, Bjorkroth U, Xu IC, Folkers K. The pharmacological profile of a substance P (SP) antagonist. Evidence for the existence of subpopulation of SP receptors. Acta physiol Scand 1983;117:445–9.
73 Rydh-Rinder M, Berge OG, Hokfelt T. Antinociceptive effects after intrathecal administration of phosphodiester-, 2'-O-allyl-, and C-5-propyne-modified antisense oligodeoxynucleotides targeting the NMDAR1 subunit in mouse. Brain Res Mol Brain Res 2001;86:23–33.
74 Sandkühler J, Liu XG. Induction of long-term potentiation at spinal synapses by noxious stimulation or nerve injury. Eur J Neurosci 1998;10:2476–80.
74a Sandkühler J, Bromm B, Gebhart GF, eds. Nervous system plasticity and chronic pain. Progress in brain research. Vol.129. Amsterdam: Elsevier; 2000:562.
75 Schmidt RF, Schaible HG, Messlinger K, Heppelmann B, Hanesch U, Pawlak M. Silent and active nociceptors: structure, functions, and clinical implications. In: Gebhart GF et al, eds. Progress in pain research and management. Vol. 2. Seattle:IASP Press;1994:213–50.
76 Seltzer Z, Wu T, Max MB, Diehl SR. Mapping a gene for neuropathic pain-related behavior following peripheral neurectomy in the mouse. Pain 2001;93:101–6.
77 Simons DG, Travell JG, Simons SS. Myofascial pain and dysfunction – the trigger point manual. Vol. 1. Baltimore: Williams & Wilkins; 1999:1038.
78 Snow PJ, Wilson P. Plasticity in the somatosensory system

of developing and mature mammals – the effects of injury to the central and peripheral nervous system. Progress in sensory physiology. Vol. 11. Berlin:Springer;1990.
79 Sommer C, Schmidt C, George A. Hyperalgesia in experimental neuropathy is dependent on the TNF receptor 1. Exp Neurol 1998;151:138–42.
80 Stanton-Hicks M. Pain and the sympathetic nervous system. Norwell:Kluwer;1989.
81 Stanton-Hicks M. Complex regional pain syndrome (type I, RSD; type II, causalgia): controversies. Clin J Pain 2000; 16(Suppl.):33–40.
82 Strichartz GR. Local anesthetics. Handbook of pharmacology. Vol. 81. Berlin:Springer;1987.
83 Tricklebank MD, Curzon G. Stress induced analgesia. New York:Wiley1984.
84 Vanegas H, Schaible HG. Prostaglandins and cyclooxygenases in the spinal cord. Progr Neurobiol 2000;64:327–63.
84a Wall PD, Melzack R, eds. Textbook of pain. 4th ed. Edinburgh: Churchill Livingston; 1999:1588.
85 Weihe E. Neuropeptides in primary afferent neurons. In: Zenker W, Neuhuber WL, eds. The primary afferent neuron. New York:Plenum;1990:127–59.
86 White D, Leah JD, Zimmermann M. The localization and release of substance P and calcitonin gene-related peptide at nerve fibre endings in rat cutaneous nerve neuroma. Brain Res 1989;503:198–204.
87 Wilcox GL. Excitatory neurotransmitters and pain. In: Bond MR, Charlton JE, Woolf CJ, eds. Proceedings of the VIth World Congress on Pain. Pain research and clinical management. Vol. 4. Amsterdam:Elsevier;1991:97–117.
88 Willer CJ, Roby A, Le Bars D. Psychophysiological and electrophysiological approaches to the pain-relieving effects of heterotopic nociceptive stimuli. Brain 1984;107:1095–1112.
89 Willis WD. Control of nociceptive transmission in the spinal cord. Berlin:Springer;1982.
90 Willis WD. The pain system. Basel:Karger;1985.
91 Woolf CJ. Long term alterations in the excitability of the flexion reflex produced by peripheral tissue injury in the chronic decerebrate rat. Pain 1984;18:325–43.
92 Woolf CJ, Thompson SWN. The induction and maintenance of central sensitization is dependent on N-methyl-D-aspartic acid receptor activation; implications for the treatment of post-injury pain hypersensitivity states. Pain 1991;44:293–9.
93 Yaksh TL. Spinal afferent processing. New York:Plenum; 1986.
94 Zieglgänsberger W. Central control of nociception. In: Mountcastle VB, Bloom FE, Geiger SR, eds. Handbook of physiology – the nervous system IV. Baltimore:Williams & Wilkins;1986:581–645.
95 Zimmermann M. Functional characteristics of sensory fibres in regenerating cutaneous nerves. In: Delwaide PJ, Gorio A, eds. Clinical neurophysiology in peripheral neuropathies. Amsterdam:Elsevier;1985:41–56.
96 Zimmermann M, Koschorke GM, Sanders K. Response characteristics of fibers in regenerating and regenerated cutaneous nerves in cat and rat. In: Pubols LM, Sessle BJ, eds. Effects of injury on trigeminal and spinal somatosensory systems. New York:Liss;1987:93–106.
97 Zimmermann M, Koschorke GM. Chemosensitivity of nerve sprouts in experimental neuroma of cutaneous nerves of the cat. In: Schmidt RF, Schaible HG, Vahle-Hinz C, eds. Fine afferent nerve fibers and pain. Weinheim:VCH;1987:105–13.
98 Zimmermann M. Central nervous mechanisms modulating pain-related information: do they become deficient after lesions of the peripheral or central nervous system? In: Casey KL, ed. Pain and central nervous system disease: the central pain syndromes. New York:Raven;1991:183–99.
99 Zimmermann M, Herdegen T. Control of gene transcription by Jun and Fos proteins in the nervous system – beneficial or harmful molecular mechanisms of neuronal response to noxious stimulation? Am Pain Soc J 1994;3:33–48.
100 Zimmermann M. Neurobiologie des Schmerzsystems. Neuroforum 1995;1:32–45.
101 Zimmermann M, Herdegen T. Plasticity of the nervous system at the systemic, cellular and molecular levels: a mechanism of chronic pain and hyperalgesia. In: Carli G, Zimmermann M, eds. Towards the neurobiology of chronic pain. Progress in brain research. Vol. 110. Amsterdam:Elsevier;1996:233–59.
102 Zimmermann M. Physiologie von Nozizeption und Schmerz. In: Basler HD, Franz C, Kröner-Herwig B, Rehfisch HP, Seemann H, eds. Psychologische Schmerztherapie. 4. Aufl. Berlin:Springer;1999:59–104.
103 Zimmermann M. Pathobiology of neuropathic pain. Eur J Pharmacol 2001;429:23–37.
104 Zimmermann M. Physiologie von Nozizeption und Schmerz. In: Basler HD, Franz C, Kröner-Herwig B, Rehfisch HP, Seemann H, Hrsg. Psychologische Schmerztherapie. 5. Aufl. Berlin: Springer; 2003.

2 Pharmakologie der Lokalanästhetika
B. M. Graf und H. C. Niesel

2.1 Einführung — 33

2.2 Pharmakodynamik — 33

2.3 Anatomie der Nervenfasern — 38

2.4 Pharmakologie der Lokalanästhetika — 39

2.5 Toxikologie der Lokalanästhetika — 65

2.1 Einführung

Lokalanästhetika blockieren in charakteristischer Weise in einem umschriebenen Gebiet die Empfindung der Schmerzwahrnehmung durch spezifische Effekte auf neuronaler Ebene. Obwohl sich eine Vielzahl chemischer Verbindungen mit lokalanästhetischen Eigenschaften findet, werden derzeit klinisch neben Substanzen aus der Gruppe der Aminoester besonders solche aus der Gruppe der Aminoamide eingesetzt.

> **Auf molekularer Ebene** beruht die lokalanästhetische Wirkung beider Substanzgruppen primär auf einer spezifischen Blockade schneller spannungskontrollierter Natriumkanäle des neuronalen Axons, wodurch die Ausbildung eines Aktionspotenzials verhindert wird.

Zusätzlich sind jedoch auch Effekte auf andere Ionenkanäle und intrazelluläre Systeme an der lokalanästhetischen Wirkung beteiligt, die noch nicht bis in alle Details geklärt sind.

Ionenkanäle spielen nicht nur bei der Informationsweiterleitung im peripheren Nervensystem eine wichtige Rolle, sondern stellen ein ubiquitär vorkommendes Informationssystem bei der intra- und der interzellulären Kommunikation im gesamten Organismus dar. Somit ist bei systemischer Anreicherung von Lokalanästhetika überall im Körper mit deren blockierender Wirkung zu rechnen. Im Vordergrund stehen hierbei Störungen des zentralen Nervensystems, des kardiovaskulären Systems – vor allem des Reizleitungssystems – sowie der glatten und der quergestreiften Muskulatur. Neben spezifischen Blockaden zeigen Lokalanästhetika noch eine Vielfalt anderer Effekte, die sich sowohl primär als auch sekundär bzw. indirekt entwickeln und antihistaminische, anticholinerge, sympatholytische, spasmolytische, ganglioplegische, reflexhemmende, antiarrhythmische, antiphlogistische, antithrombotische, analgetische, antiemetische, hypnotische und antikonvulsive Eigenschaften aufweisen.

2.2 Pharmakodynamik

Wirkmechanismus

Im Ruhezustand finden sich im Inneren einer ruhenden Nervenfaser hohe Konzentrationen von Kaliumionen, während die Konzentration an Natriumionen intrazellulär niedrig ist. Die den Nerv umgebende extrazelluläre Flüssigkeit jedoch ist durch eine hohe Konzentration an Natriumionen und eine niedrige Konzentration an Kaliumionen charakterisiert, sodass sich zwischen der Zellmembran ein Konzentrationsgradient aufbaut (Abb. 2.1).

In diesem physiologischen Ruhezustand besteht eine hohe transmembranäre Leitfähigkeit für Kaliumkanäle und eine niedrige für Natriumkanäle, sodass sich aufgrund dieses Konzentrationsgefälles für die Kaliumionen ein an der Membraninnenseite negatives Potenzial aufbaut, das sog. Ruhepotenzial.

> **In Ruhe** verhält sich folglich ein Nerv als Kaliumelektrode, wobei dieser der Nernst-Gleichung folgt:
>
> $E = (-RT/nF) \times \ln (K^+)_i/(K^+)_e$
>
> E = Membranpotential, R = Gaskonstante (8,315 Joule), T = aktuelle Temperatur, n = Ionenäquivalent (1 für K$^+$), F = Faraday-Konstante (96 500 Coulomb); ln = natürlicher Logarithmus zwischen der intrazellulären (K$^+$)$_i$ und der extrazellulären (K$^+$)$_e$ Kaliumkonzentration

Damit ergibt sich für Kalium bei einer intrazellulären Kaliumkonzentration von etwa 150 mmol und einer extrazellulären von etwa 5 mmol nach der Nernst-Gleichung bei 37 °C ein Membranpotenzial von:

$E = -58 \log 30 = -85{,}7 \text{ mV}$

Kommt es zur Erregung des Nervs, nimmt die Leitfähigkeit der Natriumkanäle signifikant zu. Dadurch ergibt sich entsprechend dem Konzentrationsgefälle durch diese geöffneten Kanäle ein rascher Einstrom po-

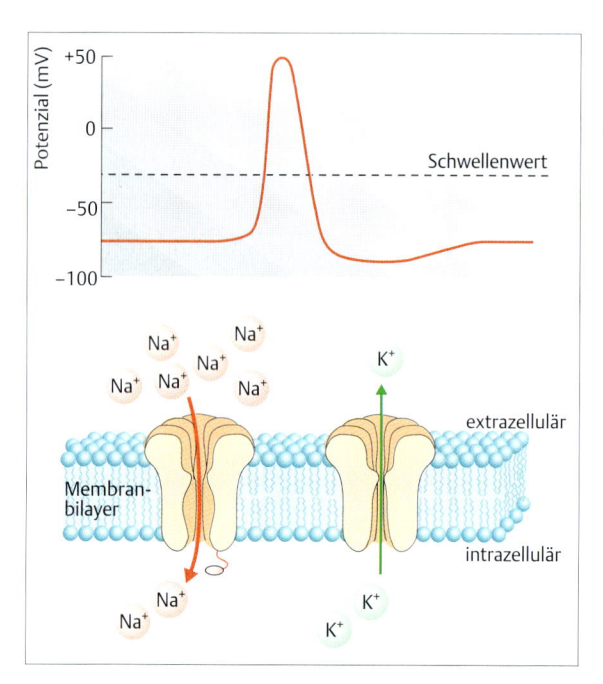

Abb. 2.1 Neuronales Aktionspotenzial und korrespondierende Ionenkanäle. Wird der sog. „Schwellenwert" („Threshold") überschritten, öffnen sich schlagartig mehrere spannungsgesteuerte Natriumkanäle, und das Aktionspotenzial wird aufgebaut. Die Repolarisation erfolgt durch Öffnen von Kaliumkanälen.

sitiver Natriumionen in das Zellinnere, sodass die Zellmembran elektrisch umgepolt und damit depolarisiert wird. Wird dabei ein Membranpotenzial von etwa -30 bis -40 mV, das sog. Triggerpotenzial, überschritten, öffnen sich schlagartig weitere Natriumkanäle, wodurch ein Aktionspotenzial mit überschießender Depolarisation bis zu +20 mV ausgelöst wird. Dies führt zur Depolarisation benachbarter Nervenabschnitte und – sobald dort das Triggerpotenzial wieder überschritten wird – zur Fortleitung der elektrischen Erregung als Aktionspotenzial. Depolarisation der Membran in den positiven Bereich aktiviert spannungsgesteuerte Kaliumkanäle, sodass Kaliumionen entsprechend des Konzentrationsgefälles vermehrt nach extrazellulär strömen, wodurch eine Repolarisation auf das ursprüngliche Ruhepotenzial von etwa -70 bis -80 mV erreicht wird. Ein ATP- und damit energieverbrauchender Vorgang, die Na^+-K^+-Pumpe, ist in der Lage, das transmembranöse Konzentrationsgefälle über längere Zeit aufrechtzuerhalten, indem es kontinuierlich entgegen dem Konzentrationsgefälle Natriumionen im Austausch gegen Kaliumionen nach außen transportiert (2 Natriumionen für 3 Kaliumionen pro ATP-Molekül).

Während der Repolarisation vermindert sich die Permeabilität der Natriumkanäle wieder, wobei diese ein Stadium einnehmen, indem sie weder erregbar, noch geöffnet vorliegen. Dieses sog. Inaktivierungsstadium ermöglicht, dass die Erregungsleitung des Aktionspotenzials in eine Richtung gelenkt wird (550).

Während nicht myelinisierte Nervenfasern über eine gleichmäßige Dichte an Ionenkanälen über der gesamten Oberfläche verfügen, findet sich bei myelinisierten Fasern, den markhaltige Nerven, eine starke Anreicherung der Ionenkanaldichte unterhalb der sog. Ranvier-Schnürringe. Nur an diesen spezifischen Einschnürungen des Marks kommt es zur Ausbildung eines Aktionspotenzials, sodass eine saltatorische Erregungsleitung erreicht wird, die zur entscheidenden Beschleunigung der Fortleitung des Aktionspotenzials entlang des Axons dient.

Struktur der Natriumkanäle

Das derzeit am besten akzeptierte Membranmodell ist jenes, das 1972 von Singer und Nicholson (532) als sog. „Fluid Mosaic Model" beschrieben wurde.

Dieses Modell stellt einen Bilayer dar, der aus 2 Schichten langkettiger Fettsäuren mit polaren Köpfen aufgebaut ist (Phosphatidylcholin, Phosphatidylinositol) (Abb. 2.1). Die unpolaren Carbonketten sind zur Membranmitte hin orientiert, während die polaren Köpfe der Fettmoleküle zu beiden Oberflächen der Bilayermembran hin ausgerichtet sind, also zur extrazellulären Flüssigkeit und zum Axoplasma hin. In die Membran eingebaut sind unterschiedliche Proteine, solche, die entweder durch die gesamte Membran reichen und damit als Transportkanäle durch die Membran dienen können, oder kleinere Proteinpartikel, die nur teilweise in der Membran verankert sind.

Neuronale Natriumkanäle stellen transmembranöse Proteine dar, die in der Regel aus einer α- und einer β-Einheit aufgebaut sind, wobei letztere vor allem zur Fixation des Kanals in der Zellmembran dient. Die α-Einheit besteht aus 4 sog. Domänen, die aufgrund ihrer räumlichen Anordnung einen zentralen Porus bilden. Jede dieser Domänen besteht wiederum aus 6 Segmenten, die eine α-Helixstruktur aufweisen. Während für die Öffnung und das Schließen des Kanals das insgesamt positiv geladene Segment 4 zuständig ist, das je nach Ladungszustand der Zellmembran geringfügig vertikal zur Zellmembran verschoben werden kann, ist für die Blockade des schnellen Natriumkanals durch Lokalanästhetika überwiegend das Segment 6 der Domäne 4 und wahrscheinlich der Domäne 1 zuständig, die beide in räumlicher Beziehung stehen. Innerhalb dieses Segmentes kommt es zur spezifischen Bindung eines Großteils von Lokalanästhetika. Jedoch binden nicht alle Natriumkanal-blockierenden Anästhetika innerhalb dieses Kanalporus. Zumindest für unpolare Lokalanästhetika wie Benzocain muss eine alternative Möglichkeit der Blockade existieren, möglicherweise durch mechanische Kompression des Natriumkanals von der Phospholipidseite aus.

Elektrophysiologische Effekte von Lokalanästhetika

Mit steigender Lokalanästhetikumkonzentration am Nerv nehmen die Häufigkeit und das Ausmaß der lokalen Depolarisation ab. Damit werden – konzentrationsabhängig vom Lokalanästhetikum am Nerv – sowohl die Repolarisationsrate vermindert als auch die Erregungsleitungsgeschwindigkeit bei verlängerter Refraktärperiode verzögert. Ab einer substratspezifischen charakteristischen Konzentration wird der Schwellenwert der Depolarisation nicht mehr überschritten, sodass es zur vollständigen Blockade der Informationsübertragung kommt. Diese Konzentration wird als minimal inhibierende Konzentration (C_{mac}) bezeichnet (128). Auf molekularer Ebene ist hierfür primär die durch die Lokalanästhetika ausgelöste Inhibition des Natriumeinstroms verantwortlich. Lokalanästhetika interagieren jedoch nicht nur mit spannungsgesteuerten schnellen Natriumkanälen, sondern ebenso mit Calcium- und verschiedenen Kaliumkanälen, wobei Effekte an diesen weniger spezifisch sind als an Natriumkanälen. Tetrodoxin, eine Substanz mit ähnlichem Wirkprofil wie die Lokalanästhetika vom japanischen Kugelfisch, bewirkt ebenfalls eine Blockade des peripheren Nervensystems, wobei es zur vollständigen, aber hochspezifischen Blockade der Natriumkanäle kommt, ohne den transmembranären Transport von Calcium- und Kaliumionen wesentlich zu beeinträchtigen (252).

Für den molekularen Mechanismus der lokalanästhetischen Wirkung klinisch verwendeter Substanzen sind unterschiedliche Hypothesen aufgestellt worden. Dabei spielt die Frage eine wesentliche Rolle, ob das Kation oder die Base die aktive Form darstellt. Während Shanes (528) annahm, dass die Substanzen im Basischen wirksamer seien, konnten Ritchie u. Mitarb. (478) an isolierten Präparaten des Froschischiadikus und Kaninchenvagus mit und ohne Nervenscheide zeigen, dass die Wirksamkeit bei hohem pH-Wert am nicht freigelegten, bei niedrigem pH-Wert am freigelegten Nerv größer ist.

> Die Autoren kamen zu dem Schluss, dass die basische Form der Lokalanästhetika für die Penetration, die kationische für die Bindung an die Membranrezeptoren verantwortlich sei, eine These, die bisher nicht widerlegt werden konnte.

Diese Vorstellung wurde zunächst durch die Verwendung von quarternären Derivaten (also permanent geladenen Molekülen) des Lidocains unterstützt, die als permanente Kationen vorliegen und gegenüber den tertiären Aminoanaloga eine gleich starke Wirkung zeigen, wenn sie auf der Innenseite der Nervenmembran appliziert werden. Für die fehlende Penetrationsfähigkeit der protonierten Lokalanästhetika hat Catchlove (109) experimentelle Beweise geliefert und damit die Hypothese bestätigt, dass die basische Form für die Diffusion zum Rezeptor verantwortlich ist.

Im Widerspruch zu der Annahme, die allein wirksame Form sei das Kation, steht der Befund, dass Benzocain, das bei einem pH-Wert von 7,4 ausschließlich als Base vorliegt, eine sehr gute Lokalanästhesie hervorruft. Ferner haben Voltage-Clamp-Untersuchungen mit Articain am isolierten Ranvier-Schnürring ergeben, dass die lokalanästhetische Wirkung mit steigendem pH-Wert der Badlösung zunimmt (Abb. 2.**2**).

Diese Befunde haben die seit Jahren bestehende Diskussion um den Wirkmechanismus der klinisch verwendeten Lokalanästhetika erneut belebt. Nach heutigem Kenntnisstand muss angenommen werden, dass das ungeladene Molekül allein in der Lage ist, durch die lipophilen Barrieren des Gewebes, die Nervenscheiden und die Lipoproteinstruktur der Nervenmembran zum Natriumkanal zu gelangen, der sich wahrscheinlich am inneren Kanalende befindet. Zumindest für das lang wirksame Lokalanästhetikum Bupivacain konnte ein solcher Bindungsort kürzlich bestätigt werden (417). Diesen Wirkort erreicht das geladene Molekül größtenteils von der zytoplasmatischen Seite aus. Allerdings ist die Interaktion mit dem Rezeptor nicht nur von der Membraninnenseite aus möglich, sondern auch durch den geöffneten Kanal, wodurch der sog. „Use-dependent"-Block erklärbar wird. An einem aktivierten Nerv liegen proportional die Kanäle häufiger in offener Form vor, wodurch die Lokalanästhetikamoleküle direkt durch den Kanal zum Rezeptor gelangen. Zusätzlich können Moleküle in ungeladener Form sowohl von der Innen- als auch von der Außenseite wegen der Diffusion durch die lipophile Membran den Rezeptor erreichen (Abb. 2.**3**).

Für die Wirkmechanismen von Lokalanästhetika wurden in den vergangenen Jahren die unterschiedlichsten Hypothesen über deren Wirkungsweise publiziert, die im Folgenden kurz diskutiert werden sollen.

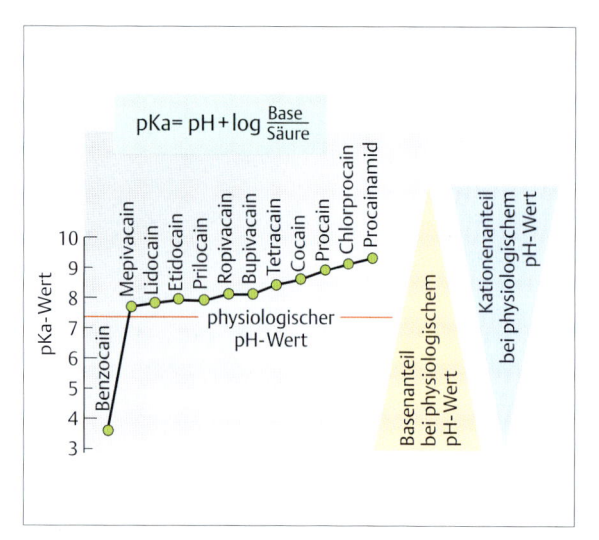

Abb. 2.2 Verhalten der einzelnen Lokalanästhetika nach der Henderson-Hasselbalch-Gleichung.

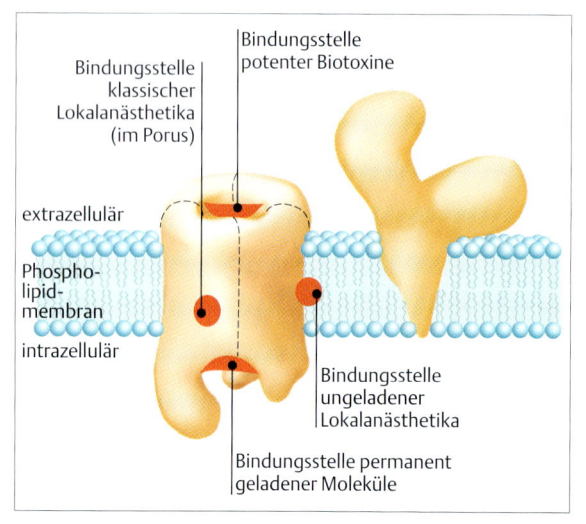

Abb. 2.3 Mögliche Bindungsstellen von Lokalanästhetika am spannungsgesteuerten Natriumkanal.

Rezeptortheorie

Die Änderung des Zellmembranpotenzials erfolgt initial durch Permeabilitätsänderungen für Natrium- und Kaliumionen über hochselektive Proteinkanäle.

> Lokalanästhetika blockieren nach dieser Hypothese den Natriumeinstrom durch Interaktionen mit spezifischen Rezeptorstrukturen an Natriumkanälen, die für die spannungsbedingten Änderungen zuständig sind (251, 550).

Die exakte Lokalisation des Lokalanästhetikumrezeptors innerhalb des Ionenkanals konnte bisher nicht eindeutig bestimmt werden, wobei jedoch inzwischen Indizien für deren Lokalisation im Ionenkanal für lang wirksame Lokalanästhetika beschrieben wurden (417). Weitere mögliche Bindungsstellen werden auf der extrazellulären Seite, andere an der Innenseite der Axonmembran vermutet. Die äußere Bindungsstelle wird danach bevorzugt von Molekülen blockiert, die nicht in der Lage sind, die Zellmembran zu passieren, wie etwa natürlich vorkommenden Biotoxine, Saxitoxin und Tetrodoxin, einer Substanz mit ähnlichem Wirkprofil wie die Lokalanästhetika, die den äußeren Eintritt des Natriumkanals längerfristig blockieren (414). Beide Moleküle tragen eine permanente positive Ladung. Mehr an der Innenseite der Axonmembran gelegene Rezeptorseiten interagieren wahrscheinlich mit klinisch verwendeten Lokalanästhetika, falls diese in der geladenen Form vorliegen. Als quartäre Amide, die permanent positiv geladen sind, wirken diese Lokalanästhetika nur, falls sie unmittelbar an die innere Oberfläche des Axons gebracht werden, während sie extrazellulär zugefügt keine lokalanästhetische Wirkung zeigen (551). So muss vermutet werden, dass die ungeladene Form des Lokalanästhetikums wahrscheinlich durch die Zellmembran von extrazellulär nach intrazellulär an die Innenseite des Natriumkanals gelangt. Dort erfolgt entsprechend dem pKa-Wert des Anästhetikums eine Überführung der Substanz in den geladenen kationischen Zustand, bevor eine Bindung mit dem mehr intrazellulär gelegenen Rezeptorteil des Ionenkanals erfolgen kann.

Theorie des modulierten Rezeptors

> Hille (251) formulierte in Anlehnung an die bivalente Struktur der klinisch gebräuchlichen Lokalanästhetika seine Single Receptor Theory, indem er postulierte, dass sich der Lokalanästhetikumrezeptor weder an der Außen- noch an der Innenseite des Ionenkanals befindet, sondern im Ionenkanal selbst.

Dieser Ionenkanal kann verschiedene unterschiedliche Zustände aufweisen: Er kann geschlossen, geöffnet oder inaktiviert sein (Abb. 2.4). Hierbei kann der Kanal von einem Zustand in den anderen übergehen, wobei nicht geklärt ist, ob ein direkter Übergang vom geschlossenen in den inaktivierten Zustand möglich ist oder ob dies nur über den offenen Zustand erfolgen kann. Durch Depolarisation der Membran wird der ruhende Natriumkanal in den geöffneten Zustand überführt.

Geladene quartäre Lokalanästhetika und geladene Biotoxine, die hydrophil sind, können nur über den geöffneten Ionenkanal zum hauptsächlich intrazellulär gelegenen Rezeptoranteil des Natriumkanals gelangen, da sie die Lipidmembran anders nicht penetrieren können. Neutrale lipophile Substanzen wie Benzocain benötigen hingegen keinen geöffneten Ionenkanal, da sie den im Kanal gelegenen Rezeptor für das Lokalanästhetikum aufgrund ihrer guten Penetrationsfähigkeit durch die Lipidbilayer erreichen können. Klinisch eingesetzte Lokalanästhetika wie Lidocain haben zwei Möglichkeiten zum intramembranös gelegenen Rezeptoranteil des Ionenkanals zu gelangen: entweder als ungeladene lipophile Base direkt durch die Lipidmembran oder als geladenes Kation über den geöffneten Ionenkanal. Bestätigt wird diese Rezeptortheorie dadurch, dass rein lipophile Lokalanästhetika wie Ben-

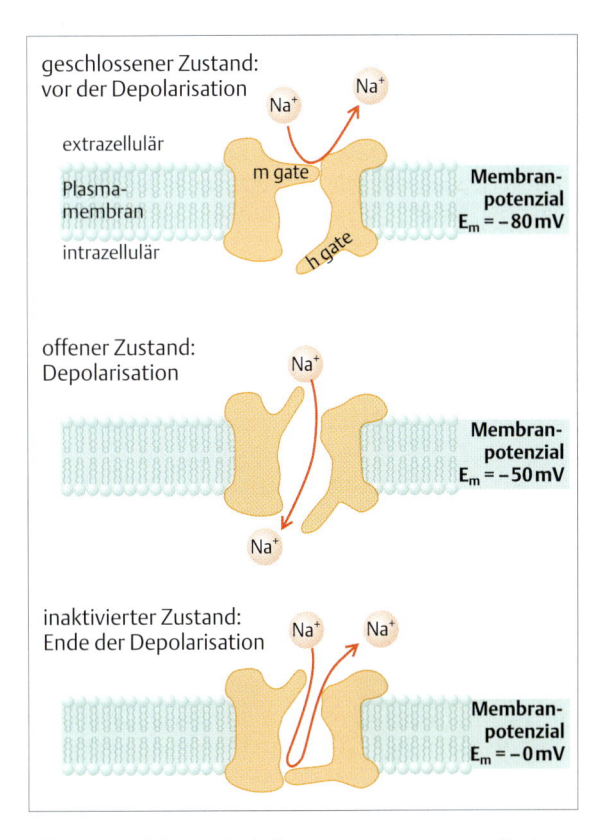

Abb. 2.4 Mögliche Zustände des spannungsgesteuerten Natriumkanals. Es besteht ein geöffneter, geschlossener oder ein inaktiver Zustand, wobei nicht geklärt ist, ob der Kanal direkt vom offenen in den geschlossenen Zustand übergehen kann. Durch den inaktivierten Zustand wird erreicht, dass das Aktionspotenzial nur in eine Richtung geleitet wird.

zocain keine Frequenzabhängigkeit für die Blockade zeigen, während für klinisch genutzte Lokalanästhetika, die geladen oder ungeladen vorliegen können, eine Frequenzabhängigkeit besteht.

Mit zunehmender Herzfrequenz wird sowohl der Blockadeeintritt als auch die Blockadedauer beeinflusst. Der Grund hierfür mag sein, dass geladene Lokalanästhetika leichter durch offene Ionenkanäle penetrieren können, wobei die Öffnungswahrscheinlichkeit mit zunehmender Frequenz für diese Substanzgruppe ansteigt. Zusätzlich sprechen stereoselektive Effekte von Lokalanästhetika an erregbaren Membranen (vgl. Stereochemie) für eine direkte Interaktion mit dem Rezeptor, der, um Stereoselektivität zu zeigen, ebenfalls ein chirales Zentrum besitzt und folglich aus Proteinen bestehen muss.

Oberflächenladungstheorie

Die Oberflächenladungstheorie postuliert, dass der lipophile Anteil der Lokalanästhetika mit dem lipophilen Anteil des Axolemms reagiert (535).

Die somit nach extrazellulär gerichteten positiven Ladungen sind in der Lage, das am Axolemm anliegende Spannungspotenzial bei dem Versuch einer Depolarisation durch ein benachbartes Aktionspotenzial aufrechtzuerhalten, ohne das intrazelluläre Ruhepotenzial zu verändern. Dadurch wird eine Depolarisation verhindert, sodass es zur Blockade der neuronalen Erregungsfortleitung kommt. Diese Lokalanästhetikatheorie fordert eine geladene Form der Lokalanästhetika, die von mehreren Autoren als aktive Form im Intrazellularraum nachgewiesen wurde. Zugleich erklärte diese Theorie den offensichtlichen Antagonismus zwischen Ca^{2+}-Ionen und Lokalanästhetika. Jedoch liefert die Oberflächenladungstheorie keinerlei Beweis für die nachweisbare Stereoselektivität der meisten Lokalanästhetika auf neuronaler und kardialer Seite. Ebenso kann diese nicht die Effekte neutraler Medikamente wie Benzocain erklären, da diese unter physiologischen Bedingungen nie in geladener Form vorliegen und somit auch nicht lokalanästhetisch wirken dürften.

Membranexpansionstheorie

Die Membranexpansionstheorie fordert eine Interaktion zwischen relativ hydrophilen Lokalanästhetika mit den Membranlipiden, wobei es zur Konformationsänderungen durch Ausdehnung der perikanulären Zellmembran kommen kann.

Durch hohen Druck kann teilweise die lokalanästhetische Wirkung wieder aufgehoben werden (Theorie der Druckumkehr). Geladene Moleküle wie TTX und QX572, das quartäre Lidocainderivat, sind gegenüber Druckänderungen am Axon resistent, d. h. durch Druckerhöhung wird deren Wirkung nicht aufgehoben. Folglich ist die dargestellte Membranausdehnungstheorie für ungeladene Amid-Lokalanästhetika wie Benzocain, das ein permanent ungeladenes Molekül mit ausgezeichneter Lipophilie darstellt, gut anwendbar, aber nicht für die klinisch derzeit überwiegend eingesetzten tertiären Amide.

2.3 Anatomie der Nervenfasern

Jeder periphere Nerv besitzt eine eigene Zellmembran, das Axolemm, welches das Axoplasma umhüllt. Nichtmyelinisierte Nervenfasern, wie die autonomen postganglionären Nerven, werden von mehreren Schwann-Zellen umschlossen (Abb. 2.5).

Demgegenüber sind die meisten motorischen und sensorischen Nervenfasern von mehreren Myelinschichten, einer Lipidmembran, umschlossen, die sich zwischen dem Axon und den Schwann-Zellen befindet. Diese Myelinschicht beschleunigt entscheidend die Nervenleitgeschwindigkeit, indem es zu einer saltatori-

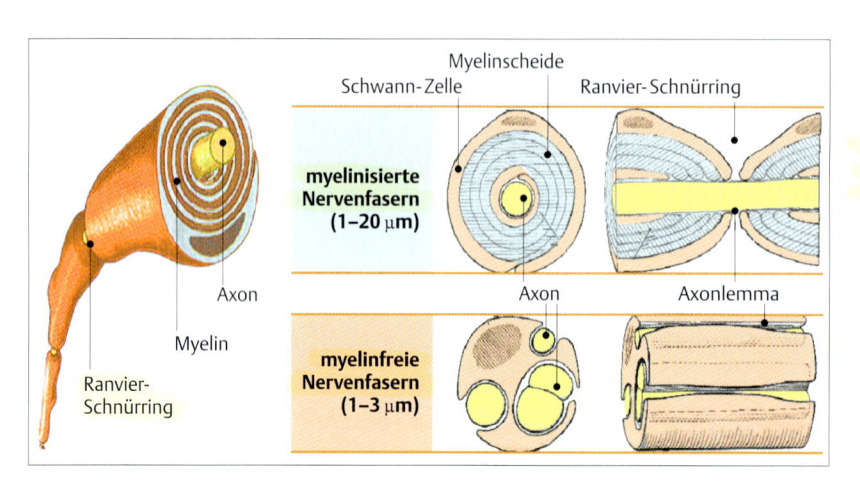

Abb. 2.5 Anatomie der unterschiedlichen Nervenfasern im Organismus. Bei den markhaltigen Nerven findet sich um das Axon eine myelinhaltige Isolierschicht, sodass nur an den sog. Ranvier-Schnürringen Aktionspotenziale ausgelöst werden. Dort findet sich auch eine Anhäufung von Ionenkanälen am Axon.

2.4 Pharmakologie der Lokalanästhetika

Tabelle 2.1 Verhalten unterschiedlicher Nervenfasern

Klasse	µM	Myelin	Leitgeschwindigkeit	Funktion
Aα	2–20	+++	30–120 m/s	Motorik
Aα	5–12	++	30–120 m/s	Berührung
Aγ	5–12	++	15–35 m/s	Berührung
Aδ	1–4	++	5–25 m/s	Schmerz??/Temperatur
B	1–3	+	3–15 m/s	Sympathikus
sC	0,3–1,3	–	0,7–1,3 m/s	Sympathikus?
dγ°C	0,4–1,2	–	0,1–2,0 m/s	Schmerz/Temperatur

schen Erregungsleitung an den Ranvier-Schnürringen kommt, die die Myelinschicht in gewissen Abständen (0,5–2 mm) unterbrechen.

Die unterschiedlichen Mechanorezeptoren werden überwiegend von dickeren myelinisierten afferenten (sensiblen) Fasern innerviert, während die Nozizeptoren in unserem Körper meistens durch dünne myelinfreie C-Afferenzen versorgt werden. Die dicksten und am stärksten myelinisierten efferenten Fasern in unserem Körper (Aα- und Aβ-Fasern) mit maximaler Nervenleitgeschwindigkeit versorgen bevorzugt die schnelle Muskulatur (Tab. 2.1). Diese Myelinschicht ist wichtig für die Anreicherung lipophiler Substanzen um das Axon, wodurch lipophile Lokalanästhetika myelinhaltige Axone bevorzugt zu blockieren scheinen.

Charakteristischerweise besteht der periphere Nerv aus mehreren Gruppen von Axonen, den Faszikeln. Jedes Axon ist von einer eigenen Bindegewebsschicht, dem Endoneurium, umgeben. Mehrere dieser Axone sind durch das umgebende Perineurium zu einzelnen Faszikeln zusammengefasst. Der gesamte Nerv, der aus mehreren Faszikeln besteht, wird von einer äußeren Bindegewebsschicht, dem Epineurium, zusammengehalten. Damit Lokalanästhetika ihre Wirkung am Axon entfalten können, müssen diese folglich in der Regel durch mindestens 4–5 Bindegewebsschichten bzw. Lipidmembranbarrieren passiv diffundieren, da keine aktiven Transportsysteme verfügbar sind.

2.4 Pharmakologie der Lokalanästhetika

Strukturchemie

Klinisch eingesetzte Lokalanästhetika lassen sich strukturchemisch in Substanzen vom Estertyp (z. B. Procain) oder Säureamidtyp (z. B. Lidocain) unterteilen (Abb. 2.6), wobei die Zugehörigkeit zu diesen Gruppen keine Aussage über deren lokalanästhetische Potenz zulässt.

Beiden Substanzen gemeinsam ist die Aufgliederung des Moleküls in 3 charakteristische Abschnitte, die für die physikochemischen Eigenschaften und die mit ihnen in engem Zusammenhang stehende Wirkintensität, Wirkdauer, Pharmakokinetik und systemische Toxizität entscheidend sind:

- der aromatische Rest, der überwiegend für die lipophilen Eigenschaften der Substanzen verantwortlich ist,
- der substituierte Aminostickstoff, dessen Protonisierung das Verhältnis von kationischer zu basischer Form bestimmt – im positiv geladenen Zustand bildet der Aminostickstoff das hydrophile Ende des Moleküls,
- die Zwischenkette zwischen aromatischem Rest und substituierter Aminogruppe, von deren Länge die Wirkintensität abhängt und die für die Zuteilung (Ester oder Amid) zu einer der beiden Gruppen zuständig ist; diese Kette bestimmt letztlich den Abbau des Lokalanästhetikums im Plasma.

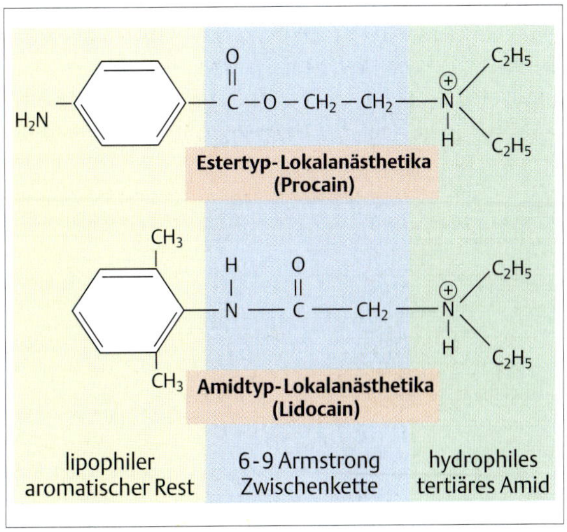

Abb. 2.6 Estertyp- und Amidtyp-Lokalanästhetika. Beide Moleküle bestehen aus 3 Teilen: einer lipophilen Benzolringstruktur, einer Kette, die entweder eine Ester- oder eine Amidstruktur besitzt, sowie einem sekundären bzw. tertiären Amid.

Die derzeit klinisch verfügbaren Substanzen sind das Ergebnis zahlreicher Studien zur Erforschung der Struktur-Wirkungs-Beziehung. Bei Zunahme der Kohlenstoffglieder in der Zwischenkette durchläuft die lokalanästhetische Wirkung ein Maximum, wobei eine weitere Längenzunahme wieder zu einem Wirkungsverlust führt. Veränderungen der chemischen Struktur am aromatischen Rest oder an der Aminogruppe bestimmen wesentlich die physikochemischen Eigenschaften. Die Butylgruppe am aromatischen Rest von Tetracain erhöht z. B. die Fettlöslichkeit um das 100fache, die Proteinbindung um das 10fache, verglichen mit Procain (96, 568). Damit verbunden ist eine ca. 16fach größere lokalanästhetische Wirksamkeit und eine 4-mal längere Wirkdauer.

Die Substitution des Aminostickstoffs von Lidocain mit einer Propyl- statt einer Ethylgruppe sowie die Verzweigung der Seitenkette mit einer Ethylgruppe bewirkt, dass das Lokalanästhetikum Etidocain einen 50-mal größeren Verteilungskoeffizienten Öl/Wasser, eine deutlich höhere Plasmaeiweißbindung, eine 4fach größere Wirkintensität und eine 2-mal längere Wirkdauer besitzt. Mit der Struktur der Lokalanästhetika stehen ferner der Abbauort (Mikrosomen der Leber beim Säureamidtyp, Esterasen beim Estertyp), die Abbaurate, die auftretenden Metaboliten, die systemische Toxizität und die Nebenwirkungen in engem Zusammenhang.

Gut darstellbar sind Änderungen der physikochemischen Eigenschaften am Beispiel der Pipecoloxylididderivate (s. Tab. 2.**9**).

Wird beim Mepivacain die Methylgruppe durch eine entsprechende Gruppe mit höherem C-Anteil (Propyl-, Butyl-) ersetzt, so nimmt die Lipophilie der Moleküle aber auch die Plasmabindung der Moleküle entscheidend zu. Biologisch ist diese Veränderung mit einer Zunahme der analgetischen Potenz und der Wirkdauer der Analgesie, aber auch mit einem Anstieg der Toxizität verbunden. Ist die Kohlenstoffkette am aromatischen Rest länger als 4 C-Atome, stehen die positiven Effekte nicht mehr in einem sinnvollen Verhältnis zur analgetischen Komponente, da die Toxizität sprunghaft ansteigt, sodass diese Moleküle klinisch nicht mehr als Lokalanästhetika vertretbar sind.

Stereochemie

Die meisten Lokalanästhetika weisen ein asymmetrisches C-Atom in ihrer chemischen Struktur auf, sodass zwei unterschiedliche optisch aktive Formen möglich sind, die sich wie Bild zu Spiegelbild verhalten (12) (Abb. 2.**7**).

Unter einem asymmetrischen Atom versteht man ein Atom, das 4 unterschiedliche Liganden aufweist, die verschiedene räumliche Konfigurationen einnehmen können. Es ist nicht möglich, durch diese Moleküle eine Symmetrieebene zu legen. Bereits 1921 zeigten Willstätter und Bommer, dass Cocain wegen seiner 4 asymmetrischen C-Atome 8 optisch aktive Formen und 4 Razemate bilden kann. Auch moderne Lokalanästhetika wie Bupivacain, Mepivacain und Ropivacain liegen als optisch aktive Isomere vor, wobei jedoch

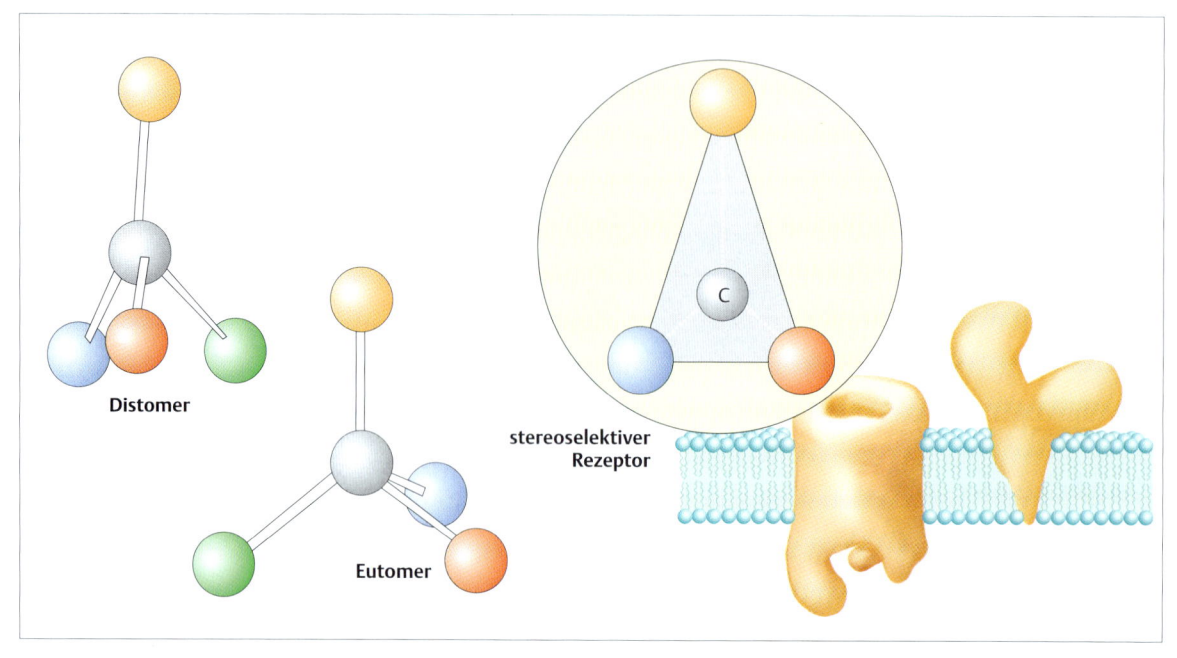

Abb. 2.7 Optische Isomere und die Möglichkeit einer stereoselektiven Bindung an ein optisch aktives Zentrum. Beide Isomere können durch einfache Rotation nicht ineinander überführt werden, da sie sich wie Bild zu Spiegelbild verhalten. Ein Isomer, das Eutomer, vermag mit 3 Punkten am Rezeptor zu binden, während das korrespondierende Enantiomer als Distomer nur mit 2 Punkten binden kann.

auch potente Lokalanästhetika vorhanden sind, die keinerlei optische Aktivität aufweisen. Somit ist Stereoisomerie keine Bedingung für lokalanästhetische Eigenschaften einer Substanz.

Stereoisomere sind Substanzen mit identischen physikochemischen Eigenschaften – mit Ausnahme der Rotation von polarisiertem Licht in wässriger Lösung. Hierbei lenken beide Isomere die Achse des polarisierten Lichtes um denselben Betrag ab, jedoch in umgekehrter Richtung (Präfix-(+) bedeutet Ablenkung im Uhrzeigersinn, Präfix-(-) Ablenkung gegen den Uhrzeigersinn). Wird ein Razemat, d. h. 50 % beider Isomere, verwendet, wird polarisiertes Licht nicht abgelenkt, da 50 % der Moleküle eine Ablenkung im Uhrzeigersinn, 50 % der Moleküle eine Ablenkung gegen den Urzeigersinn auslösen, sodass in der Summe keine Ablenkung bei razemischen Lösungen stattfindet. Neben den Präfixen, die auf die Ablenkung des polarisierten Lichtes hinweisen, findet sich zusätzlich das Präfix S- oder R-, das auf die räumliche Konfiguration der Liganden hinweist. Da beide Isomere identische physikochemische Eigenschaften aufweisen, ist von gleichen pharmakologischen Eigenschaften beider Isomere auszugehen. Allerdings unterscheiden sich optische Isomere, falls sie mit anderen optischen Isomeren wie etwa Proteinen interagieren. Diese sind in der Lage, zwischen optisch aktiven Molekülen zu unterscheiden, sodass stereoselektive Unterschiede auftreten können (Abb. 2.7).

Stereoselektive Unterschiede finden sich – wie erwartet – bei den Lokalanästhetika, da diese mit Ionenkanälen, die aus überwiegend optisch aktiven Aminosäuren aufgebaut sind, Bindungen eingehen. So zeigen die S(-)-Isomere der Pipecoloxylidderivate geringere Effekte auf die kardialen Natriumkanäle, sodass man bei Verwendung von S(-)-Isomeren mit geringerer Kardiotoxizität rechnen darf. Auch bezüglich ihrer Effekte auf neuronale Ionenkanäle finden sich Unterschiede. So konnten keine stereoselektiven Abweichungen in Bezug auf den Ruheblock gefunden werden, aber bezüglich des „Use-dependent"-Block konnten Unterschiede nachgewiesen werden (416, 596, 618). Erklärbar ist dieses Phänomen durch eine spezifische Bindung beider Isomere am Natriumkanal. Zusätzlich scheinen bei subkutanen und peripheren Blockaden die S(-)-Isomere der Pipecoloxylidderivate länger zu wirken als die korrespondierenden R(+)-Isomere, was zurzeit auf eine stärkere vasokonstringierende Wirkung der S(-)-Isomere zurückzuführen ist. Damit wird das Lokalanästhetikum langsamer vom Injektionsort abtransportiert, wodurch die unterschiedlich lange Wirkdauer erklärt werden kann.

Auch für das Lokalanästhetikum Prilocain finden sich bei topischer Anwendung, Infiltration und isoliertem Nervenblock eindeutige Unterschiede von S(+)- und R(-)-Prilocain. So ist die Absorption der S(+)-Form signifikant verlangsamt (11). Prilocain wird enzymatisch rasch zu o-Toluidin metabolisiert, welches Hämoglobin in Methämoglobin überführt, das nicht mehr am Sauerstofftransport teilnehmen kann. Während sich im Tierexperiment die DL_{50} (i. v.) von S-, R- und SR-Prilocain nicht unterschieden, erwies sich bei rascher i. v. Infusion (20 mg/kg über 15 min) im Tierexperiment die R(-)-Form von Prilocain als weniger toxisch, sodass von einer unterschiedlichen Geschwindigkeit des Metabolismus beider Isomere von Prilocain ausgegangen werden muss (12).

Physikochemische Eigenschaften der Lokalanästhetika
pKa-Wert

Lokalanästhetika in Lösung liegen in einem chemischen Gleichgewicht zwischen der basischen ungeladenen Form (Säure) und der geladenen kationischen Form (Base) vor.

> Bei einem substanzspezifischen pH-Wert, der für jedes Lokalanästhetikum eine charakteristische Größe darstellt, liegen 50 % der Substanz als ungeladene Base (Säure) und 50 % als geladenes Kation vor. Dieser pH-Wert wird als pKa-Wert des Lokalanästhetikums (Abb. 2.2) bezeichnet, wobei zwischen pH- und pKa-Wert nach der Henderson-Hasselbalch-Gleichung folgende Beziehung besteht:
>
> pKa = pH + log(Base/Säure)

Damit beeinflusst der pH-Wert der unmittelbaren Umgebung die Wirksamkeit eines Lokalanästhetikums, indem über den aktuellen pH-Wert das Verhältnis des geladenen zum ungeladenen, hydrophilen Anteil bestimmt wird.

In der Klinik verwendete Lokalanästhetika werden wegen der Lagerstabilität überwiegend als Hydrochloridlösungen angeboten, deren pH-Wert zwischen 4 und 7 liegt. Diese Lösungen sind gut wasserlöslich und gewebsverträglich. Zusatz von Adrenalin kann den pH-Wert unter 3 senken. Beim physiologischem pH-Wert von 7,4 liegen je nach pKa-Wert der verwendeten Substanzen etwa 30–40 % aller Moleküle als Base vor. Da nur die basische Form der Lokalanästhetika an den Wirkort diffundieren kann, muss zuvor eine Neutralisation durch Puffersysteme des Gewebes stattfinden. Die wichtigste Neutralisationsreaktion verläuft mit Hilfe des extrazellulären Bicarbonatpuffers. Hierfür gilt folgende Reaktionsgleichung:

$$(LA)H + Cl^- + Na^+HCO_3^- \rightarrow LA + NaCl + CO_2 + H_2O$$

Je höher der pKa-Wert einer Substanz ist, umso niedriger ist der beim physiologischen pH-Wert vorliegende Anteil freier Basen (Abb. 2.2). Nach Neutralisation der injizierten sauren Lokalanästhetikalösung bestimmt der aktuelle pH-Wert des umgebenden Gewebes das Ausmaß des für die Diffusion verfügbaren basischen und damit lipophilen Substanzanteils. Mittellang wirkende Substanzen weisen einen relativ niedrigen pKa-Wert auf und damit sehr günstige Diffusionseigenschaften und einen rascheren Wirkungseintritt. Ester zeigen infolge eines höheren pKa-Wertes ungünstigere Diffusionsverhältnisse. Dies erklärt auch deren geringere klinische Bedeutung neben ihrer hohen allergischen Potenz. Um dies auszugleichen, werden von den Estern entsprechend hohe Konzentrationen eingesetzt, wie etwa für Chlorprocain, das als 3 %ige Lösung eingesetzt wird. Moderne lang wirkende Lokalanästhetika wie Ropivacain und Bupivacain können mit einem pKa-Wert um 8,0 in den mittleren Bereich eingestuft werden, wodurch der Wirkungseintritt langsamer erfolgt als bei den mittellang wirkenden Lokalanästhetika vom Amidtyp. Im sauren pH-Wert des Gewebes (wie z. B. im entzündlich veränderten Gebiet) liegt die Mehrzahl der Lokalanästhetikamoleküle in ionisierter Form vor, sodass sie nicht zum Wirkort diffundieren können. Dies erklärt, wieso im entzündlichen Gewebe eine Lokalanästhesie nicht effektiv ist.

Karbonisierung

> Durch die Technik der Karbonisierung wird versucht, die Diffusionseigenschaften zu verbessern, indem der Anteil nichtionisierter Moleküle erhöht wird.

Sehr früh war bereits nachgewiesen worden, dass Procain experimentell hergestellte Biomembranen (Ricinusöl- und Lecithin-Kollodium-Membranen) unterschiedlich rasch durchdringt. Die Salze schwächerer Säuren passieren infolge größerer basischer Anteile rascher die Membran. Dabei ist eine Zunahme der Diffusionsfähigkeit in folgender Reihe zu beobachten: Hydrochlorid < Sulfat < Tartrat < Acetat < Bicarbonat < Borat. Aus diesem Grund wurde der Karbonisierung der Lokalanästhetika zur Beschleunigung des Wirkungseintritts besondere Aufmerksamkeit gewidmet.

> Praktisch wird versucht, die Karbonisierung durch zwei Techniken zu erreichen: den Zusatz von Natriumbicarbonat sowie den Zusatz von CO_2 als Gas.

Karbonisierung führt bei Lokalanästhetikalösungen zu folgenden Effekten:
- Der pH-Wert der Extrazellulärregion wird so verändert, dass sich entsprechend dem pKa-Wert das Verhältnis von ionisiertem zugunsten des nicht ionisierten Anteils verschiebt, was besonders bei schwach basenbildenden Lokalanästhetika deutlich wird (108).
- CO_2 ist eine gut permeable Säure, die rasch nach intrazellulär und intraaxonal diffundiert und dort den pH-Wert zum sauren Milieu hin verschiebt. Dadurch kommt es intrazellulär zur Anreicherung ionisierter Lokalanästhetikamoleküle.
- CO_2 hat einen direkten Effekt auf die Exzitabilität der Membranen in Anwesenheit von Lokalanästhetika (473).

Während die 0,25 %ige Lösung von Bupivacain bei geringem Basenanteil nur einen pCO_2-Wert von ca. 200 mm Hg zur Stabilisierung erfordert, ist bei äquipotenten Lösungen mit 1,75 %igem Lidocain bzw. Prilocain ein pCO_2-Wert von etwa 700 mm Hg erforderlich, was nach Öffnung der Ampullen zur stürmischen Gasentwicklung beim CO_2-Lidocain bzw. -Prilocain führt, wohingegen die 0,25 %ige CO_2-Bupivacain-Lösung über 2 Stunden bei geöffneter Ampulle stabil bleibt. Unter Zusatz von CO_2 können Lokalanästhetika als Base aufbereitet werden, was technisch einen aufwendigen Prozess darstellt (Abb. 2.8a). Anderseits ist es aber auch möglich, die Hydrochloridlösung mit CO_2 zu versetzen. Das Gleichgewicht wird dadurch möglicherweise zur ionisierten Form des Lokalanästhetikums hin verschoben und damit die Wirkung der Karbonisierung abgeschwächt. In Abb. 2.8 ist am Beispiel von Lidocain dieser Vorgang dargestellt.

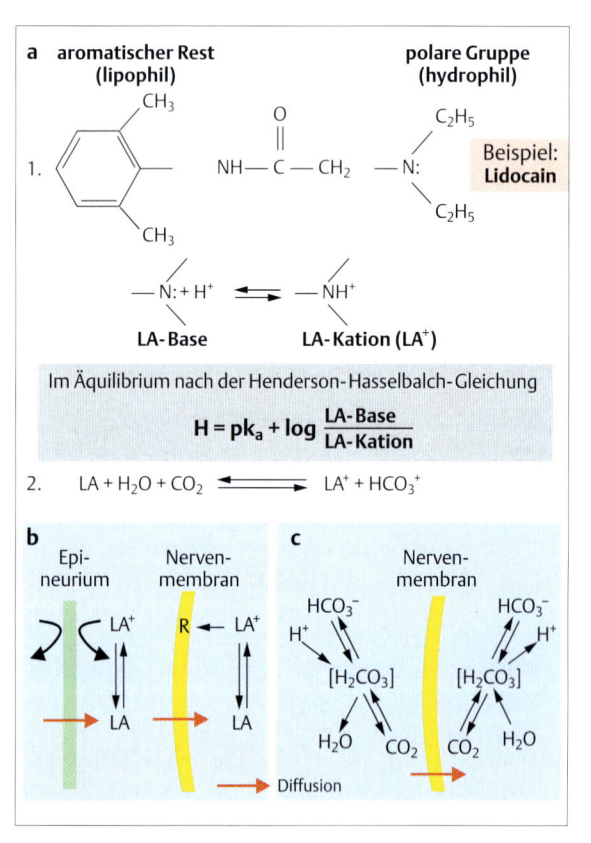

Abb. 2.8a–c Verhalten des Lokalanästhetikums an der Nervenmembran unter Karbonisierung am Beispiel von Lidocain.

Die hydrophile Gruppe reagiert mit einer elektrischen Ladung. Die basische und die ionisierte Form des Lokalanästhetikums stehen im Gleichgewicht entsprechend der Henderson-Hasselbalch-Gleichung, d. h. abhängig vom pKa-Wert des Lokalanästhetikums und dem pH-Wert der Umgebung. Das karbonisierte Lokalanästhetikum zerfällt in ein Kation (LA^+) und Carbonatanion. Letzteres steht im Äquilibrium mit HCO_3^- und CO_2 (Abb. 2.**8a** u. 2.**8c**). Folglich ist es zunächst bedeutungslos, welche Substanz primär angeboten wird. Nur molekulares CO_2-Gas kann durch Zellmembranen diffundieren. Nach der Passage des Epineuriums oder der Zellmembran stellt sich ein neues Gleichgewicht ein (Abb. 2.**8b**). Intrazellulär reagiert CO_2 mit H_2O unter einem entsprechenden Gleichgewicht (Abb. 2.**8c**). Es resultiert eine Erhöhung der H^+-Ionen-Konzentration, also eine Zunahme der intrazellulären Azidität. Gleichzeitig hat dies zur Folge, dass sich extrazellulär eine relative Alkalisierung entwickelt. Der extrazelluläre Anstieg des pH-Wertes fördert den basischen Anteil des Lokalanästhetikums, damit also die Diffusionsfähigkeit. Der intrazelluläre Abfall des pH-Wertes infolge der CO_2-Diffusion führt zu einem Anstieg der ionisierten Form des Lokalanästhetikums in der Zelle, also des am Rezeptor wirkenden Anteils (70, 108).

Am isolierten intakten N. vagus des Kaninchens konnte gezeigt werden, dass die Latenz an den C-Fasern überraschenderweise von der Karbonisierung unabhängig ist, während an A-Fasern die karbonisierte Form eine signifikant kürzere Latenz aufweist, die als „Crossover"-Zeit (79,2 min HCl bzw. 13,2 min CO_2) definiert wird (207).

> Zur Beurteilung der Wirkung der Karbonisierung muss auch die spezielle Anatomie (z. B. das Ausmaß der Myelinisierung) berücksichtigt werden.

Allerdings folgt bei guter lokaler Durchblutung die Elimination von CO_2 so schnell aus dem Extrazellulärraum, dass ein Konzentrationsgefälle nicht mehr wirksam bleibt. CO_2 selbst führt zur Vasodilatation, wodurch das Lokalanästhetikum rascher resorbiert wird und dadurch nach Karbonisierung höhere Blutspiegel beobachtet werden (108). In schlecht vaskularisierten Geweben (z. B. Plexus supraclavicularis) hingegen scheint Karbonisierung vorteilhaft zu sein: Sie scheint dort durch Alkalisierung die Latenzzeit eindeutig zu verkürzen, ohne die Wirkdauer selbst entscheidend zu verringern (511). Anders dagegen verhält es sich in gut vaskularisierten Geweben wie dem Epiduralraum oder dem axillären Plexus, bei denen durch CO_2-bedingte Vasodilatation und damit beschleunigtem Lokalanästhetikumabtransport die Wirkzeit verkürzt sein kann. Aber auch innerhalb dieser Gewebe scheinen Unterschiede zu bestehen, so kommt es bei epiduraler Anwendung rascher und auch zu einer stärkeren Analgesie der Segmente L_5/S_1 (81, 166, 361, 511). Des Weiteren muss berücksichtigt werden, dass es außer den Pufferungsmöglichkeiten nach Diffusion von CO_2 mit anfänglicher pH-Wert-Senkung zugunsten der ionisierten Form des Lokalanästhetikums intrazellulär zu einer Reboundreaktion im Sinne einer sekundären Alkalisierung kommen kann.

Als Alternative zu CO_2 kann Natriumbicarbonat verwendet werden. Theoretisch kommt es hierdurch extrazellulär nach der Henderson-Hasselbalch-Gleichung zur Erhöhung des basischen, nicht ionisierten Anteils des Lokalanästhetikums, allerdings ist eine Alkalisierung nur begrenzt möglich (454). Bupivacain und Etidocain präzipitieren bereits bei physiologischen pH-Werten. Lidocain und 2-Chlorprocain können in einem dem physiologischen pH-Wert entsprechenden Bereich präpariert werden, jedoch führt auch hier eine weitere Steigerung des pH-Wertes zum Ausfällen der Substanz. Mepivacain zeigt bei Alkalisierung eine verzögerte Präzipitation nach 18–20 Minuten, sodass diese Substanz jeweils frisch zubereitet werden muss.

Ramos u. Mitarb. (472) konnten in einer Untersuchung für das lang wirksame Lokalanästhetikum Ropivacain nachweisen, dass 0,012 mEq $NaHCO_3$ nötig sind, um 10 ml 0,75 %iges Ropivacain auf die alkalische Seite zu bringen. Ist Adrenalin zugesetzt, so erhöht sich der benötigte $NaHCO_3$-Anteil auf 0,015 mEq. Wird der Anteil noch weiter gesteigert, kommt es zu einer deutlichen Präzipitation in der Mischung. Interessanterweise führte bei epiduraler Verabreichung diese Alkalisierung zu keiner Beschleunigung des Wirkungseintritts, jedoch zu einer deutlichen Wirkungsverlängerung, unabhängig davon, ob Adrenalin zugesetzt wurde. In dieser Studie konnte auch gezeigt werden, dass es bei Injektion in die Ratte zu einer deutlichen Ausfällung der Lösung im Gewebe kommt.

Mit CO_2 angereicherte oder mit $NaHCO_3$ versetzte Lösungen sind bei zahlreichen Verfahren eingesetzt worden: bei epiduralen Blockaden, Anästhesien des Plexus brachialis mit seinen verschiedenen Techniken, Interkostalblockaden, peribulbären Anästhesien und Blockaden der unteren Extremität (38, 97, 104, 166, 239, 362, 375, 384, 472, 529). Da die Wirkung von anatomischen Bedingungen – also der Anordnung der Nervenstrukturen und der Gefäßversorgung – sowie von den aufgeführten Zubereitungsformen wie der Temperatur bestimmt wird, ist eine allgemeingültige Bewertung derzeit nicht möglich.

> Vorsichtiges Handeln ist ratsam bezüglich der Interaktion mit Adrenalin!

Es kann die Adrenalinkonzentration durch die Anwesenheit von $NaHCO_3$ signifikant reduziert werden, worauf besonders bei epiduraler Anwendung zu achten ist (479). Neben den unterschiedlichen Ergebnissen bezüglich Wirkungseintritt, Wirkdauer und Wirkstärke zeigen die Studien, dass durch Alkalisierung der Injektionsschmerz bei intradermaler Injektion signifikant reduziert werden kann, was für die Infiltrationsanästhesie bei plastischen Eingriffen vorteilhaft sein dürfte (284, 366, 446).

Gesichert ist der Einfluss von Wärme auf die Anschlagzeit. Diese senkt den pKa-Wert der Substanzen und steigert folglich den Anteil von nicht ionisierten Lokalanästhetikamolekülen, wodurch die Latenzzeit verkürzt werden kann (190, 291, 379, 587). So wurde bei epiduralen Blockaden (Bupivacain 0,5 %) die Latenzzeit durch Erwärmung (37 °C vs. Raumtemperatur) um ca. 3–4 Minuten reduziert. Die Rate an inadäquater Analgesie betrug bei der erwärmten Lösung 3,1 % gegenüber 19,4 % bei der Lösung unter Raumtemperatur. Dieser Temperatureinfluss gilt auch für karbonisierte und alkalisierte Lösungen, wobei sich ein additiver Effekt zeigt. Nachteilig wirkt sich hierbei aus, dass eine Temperaturerhöhung die Löslichkeit von CO_2 noch weiter reduziert. Karbonisierte, CO_2-angereicherte Lösungen müssen daher – je nach Löslichkeit der verwandten Substanzen – in der Regel gekühlt aufbewahrt werden. Dadurch kann bei der klinischen Anwendung und der damit verbundenen Erwärmung auf Körpertemperatur der günstige Effekt der Karbonisierung aufgehoben werden. Wie bereits die Alkalisierung führt auch die Erwärmung zu einer eindeutigen Reduktion des intradermalen Injektionsschmerzes (284). Temperaturerhöhung führt in der Regel zu einer Verkürzung der Anschlagzeit, während die Wirkdauer nicht beeinflusst wird. Auch Effekte auf die Effizienz werden unterschiedlich bewertet, wobei zumindest bei peripheren Blockaden eine Erwärmung des Lokalanästhetikums auf Körpertemperatur zu empfehlen ist (32, 293, 587). Je nach Zusatz von Adrenalin oder Verwendung adrenalinfreier Lösungen sind die Blutspiegel nicht oder nur mäßig erhöht, insbesondere in der frühen Phase der Messung im venösen Blut (bis zu 20 min).

Proteinbindung

In Membranen beträgt das Verhältnis von Protein- zu Lipidmolekülen 1 : 50. Demgegenüber ergibt sich für die Proteine ein Gewichtsanteil von 25–75 % der Membranen, wobei die Nervenmembran mit 50 Gewichtsprozenten proportional mehr Protein enthält. Die Zellmembran stellt hierbei kein starres System dar, sondern Molekülgruppen sind mobil, wobei der Aufbau der Membran sowie deren Zusammensetzung eng kontrolliert sind.

Nach neueren Untersuchungen besteht der Natriumkanal, eine transmembranöse Proteinstruktur, die in der Lage ist, selektiv Natriumionen durch die Membran zu lassen, aus einem Glykoprotein mit einem Molekulargewicht von ca. 260 000 Dalton, wobei auf den Zuckeranteil etwa 30 000 Dalton und auf den Proteinanteil 230 000 Dalton entfallen. Circa 2000 Aminosäuren bilden dieses Protein, das eine funktionelle Pore in der Zellmembran darstellt (Abb. 2.9).

Für die Bindung des Lokalanästhetikums an den Rezeptor der Lipoproteinmembran ist die Proteinbindung, meistens bestimmt als Plasmaeiweißbindung (PEB), von Bedeutung.

> Eine hohe Plasmaeiweißbindung wird mit einer hohen lokalanästhetischen Wirksamkeit gleichgesetzt.

Die zurzeit wirksamsten Lokalanästhetika Ropivacain, Bupivacain und Etidocain (letzteres wurde in Deutschland aus dem Handel genommen) besitzen neben einer hohen Lipidlöslichkeit auch eine hohe Plasma-

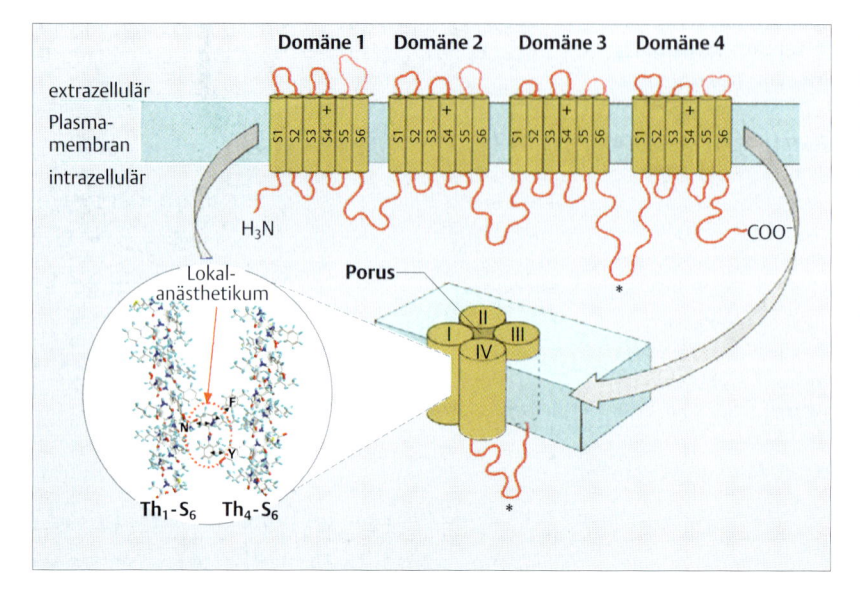

Abb. 2.9 Struktur des spannungsgesteuerten neuronalen Natriumkanals. Dieser besteht aus 4 Domänen, die zentral den Kanalporus bilden. Jede Domäne besteht aus 6 Untereinheiten. Innerhalb des Kanalporus gibt es zwischen dem Segment 6 der Domäne 1 und dem Segment 6 der Domäne 4 eine polare Bindungsstelle, an der inzwischen die Bindung lang wirkender Lokalanästhetika bestätigt werden konnte.

2.4 Pharmakologie der Lokalanästhetika

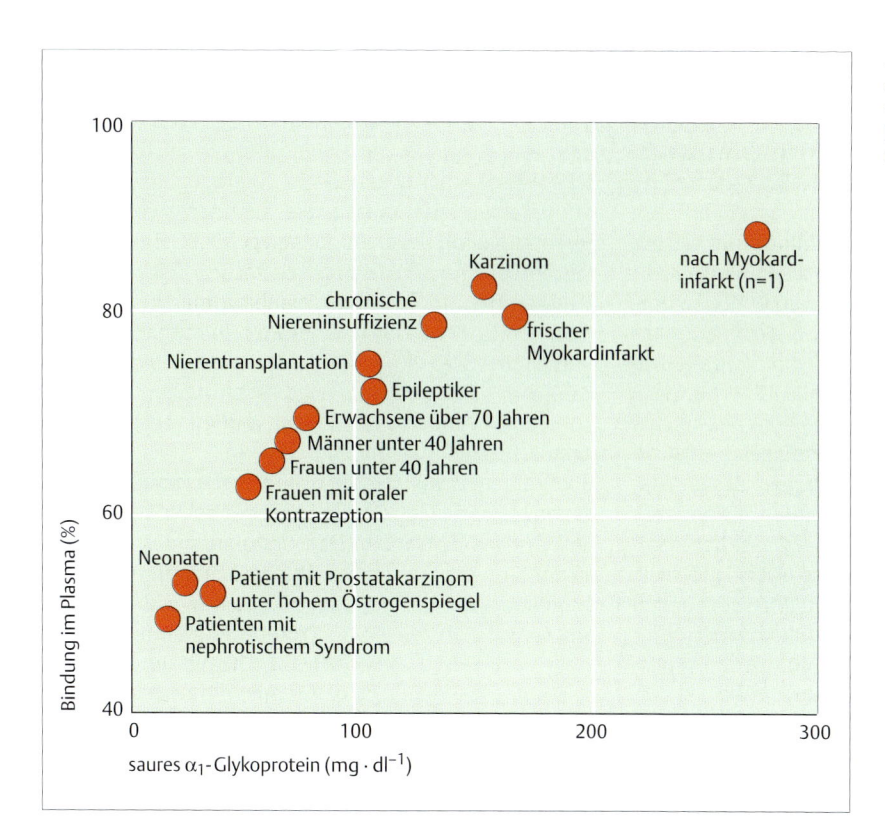

Abb. 2.10 Verhältnis von Plasmabindung (Lidocain) und Konzentration von saurem α_1-Glykoprotein (nach Jackson u. Mitarb. 1982, Routledge u. Mitarb. 1982, Tucker 1996).

eiweißbindung. Damit hat die Proteinbindung für Lokalanästhetika eine wichtige Bedeutung: Gelangen Lokalanästhetika ins Blut, so stellt sich ein dynamisches Gleichgewicht zwischen der frei im Plasma verfügbaren Substanz und der an den Bindungsstellen der Plasmaproteine gebundenen Substanz ein. Da nur der ungebundene freie Anteil des Lokalanästhetikums ins Gewebe penetrieren und sowohl Plazenta- als auch Blut-Hirn-Schranke passieren kann, spielt die Plasmaproteinbindung für die Toxizität der Lokalanästhetika eine wesentliche Rolle. Veränderungen des Proteinprofils im Plasma können das Verhältnis von freiem zu gebundenem Lokalanästhetikum und somit die Toxizität der Substanz beeinflussen. Während für die meisten Pharmaka Albumin das entscheidende Protein für die Plasmabindung darstellt, werden Lokalanästhetika erst bei höherer Konzentration an dieses gebunden, wobei primär saures α_1-Glykoprotein, ein Akute-Phase-Protein, den wichtigsten Interaktionspartner darstellt (490, 512). Akute-Phase-Proteine sind durch rasche Adaptation an pathophysiologische Zustände gekennzeichnet, sodass Plasmaspiegel (Normwerte 550–1400 mg/l) erheblichen Schwankungen unterworfen sind (Tab. 2.2).

Als Folge dieser raschen Änderungen des Plasmaproteinprofils kann der absolute Anteil von freiem Lokalanästhetikum erheblich variieren, wobei eine Hypoproteinämie zu einer erhöhten und eine Hyperproteinämie zu einer erniedrigten Toxizität der Lokalanästhetika führen sollte (276, 489, 524, 615) (Abb. 2.**10**).

Bei hoher Bindungskapazität infolge erhöhten α_1-Glykoproteins ist der Anteil der freien Substanz niedriger, also etwa postoperativ, da α_1-Glykoprotein als Akutprotein postoperativ in der Regel erhöht ist.

Lokalanästhetika binden nicht nur an die erwünschten Proteine der Ionenkanäle und des Plasmas, sondern

Tabelle 2.2 Veränderung des sauren α_1-Glykoproteins (AAG) bei verschiedenen Erkrankungen

erhöhtes AAG	erniedrigtes AAG
Verbrennung	Neugeborenes
Trauma	orale Konzeption
chronische Schmerzen	Schwangerschaft
Myokardinfarkt	Östrogene
postoperative Phase	
Polyarthritis rheumatica	
Tumor	
chronische Nierenerkrankung	

auf ihrer Diffusionsstrecke zum Ionenkanal werden ebenfalls erhebliche Mengen an Lokalanästhetika durch extrazelluläre Proteine absorbiert. Möglicherweise erklärt dieses Phänomen, dass lang wirkende, stark proteingebundene Lokalanästhetika eine relativ hohe Konzentration bei Blockaden an ausgedehnteren Nervenstrukturen erfordern, während am isolierten Nerv bereits relativ niedrige Konzentrationen hochwirksam sind. Da die minimal inhibierende Konzentration (Cm) identisch ist, muss davon ausgegangen werden, dass bei der Diffusion der Anästhetikamoleküle zum Ionenkanal durch das umgebende Gewebe diese absorbiert werden. Infolge unterschiedlicher, nichtlinearer Proteinbindung weisen Lokalanästhetika in Blut und Plasma unterschiedliche Konzentrationen auf. Mit Ausnahme von Prilocain übersteigt für alle anderen Lokalanästhetika die Plasmakonzentration in der Regel die Blutkonzentration, wobei Temperatur und pH-Wert zu berücksichtigen sind. Bei Toxizitätsuntersuchungen muss darum zwischen Plasma- und Blutspiegel differenziert werden, da die Spiegel je nach Bestimmungsort um bis zu 25–30 % variieren können.

Ob nur der freie Anteil des Lokalanästhetikums für den Eintritt in die Zelle verantwortlich ist, bedarf weiterer Untersuchungen. Die toxische Schwellenkonzentration wird für das freie Bupivacain mit 0,24 µg/ml aus der Literatur angegeben (613). Da es sich jedoch um ein dynamisches System handelt, wird eine solche, auf die freie Substanz allein ausgerichtete Festlegung der Situation einer zellulären (z. B. kardialen) Toxizität mit evtl. zunehmender Bindung an proteinreiche Strukturen wahrscheinlich nicht gerecht. Mit sinkendem pH-Wert steigt der Anteil des ionisierten Lokalanästhetikums. Da die nicht ionisierte Form stärker an das Plasmaprotein gebunden ist, erhöht sich der Anteil des freien Lokalanästhetikums (95).

Die Proteinbindung von Lokalanästhetika kann durch verschiedene Faktoren beeinflusst werden, wie etwa Temperatur und pH-Wert (28), was besonders für In-vitro-Untersuchungen wichtig sein dürfte. Zwischen einem pH-Wert von 7–8 sinkt der Anteil von freiem Prilocain von 79 % auf 47 %. Bei einer Temperatur von 37 °C fanden sich 56,3 % freies Prilocain, bei einer Temperatur von 25 °C dagegen 68,5 %. Für Bupivacain ließen sich vergleichbare Veränderungen nicht nachweisen. Auch die konkurrierende Proteinbindung mit anderen Pharmaka muss berücksichtigt werden (376). Das proteingebundene Midazolam verändert den Anteil des freien Lidocains nicht (512). Von besonderer Bedeutung ist die Proteinbindung für den maternofetalen Transfer, da nur freie ungebunden Moleküle diese passieren können. So beträgt das Verhältnis der Konzentration im Blut der Umbilikalvene zur Konzentration im maternen Blut für Prilocain 1–1,2, Lidocain 0,52–0,69, Ropivacain 0,49–0,53, Bupivacain 0,31–0,44 und Etidocain 0,14–0,35.

Lipophilie

Lipophilie, ausgedrückt als Verteilungskoeffizient zwischen einem organischem Lösungsmittel und einem Puffer, erlaubt Aussagen über die lokalanästhetische Potenz eines Lokalanästhetikums, da diese in etwa mit dessen Fettlöslichkeit korreliert. Aufgrund der besseren Diffusion durch bindegewebige Strukturen sollten fettlösliche Substanzen zwar einen rascheren Wirkungseintritt mit sich bringen, jedoch lässt sich dieser klinisch nicht immer nachweisen, da hieran mehrere unterschiedliche Komponenten beteiligt sind. Damit kann von In-vitro-Daten nicht notgedrungen auf In-vivo-Beobachtungen geschlossen werden. Lipophile Lokalanästhetika zeichnen sich durch zwei wichtige Komponenten aus: Zwar verhindert primär die verminderte Wasserlöslichkeit lipophiler Lokalanästhetika einen raschen Abtransport der Substanz über den Blutstrom, sind diese jedoch einmal in den Systemkreislauf aufgenommen, diffundieren sie rasch in gut durchblutete Gewebe ab, wie etwa in das Myokard und das ZNS.

> Folglich korreliert die systemische Toxizität der Lokalanästhetika eng mit deren Lipophilie.

Neben dieser systemischen Komponente beeinflusst die Lipophilie der Anästhetika auch deren lokale Effekte. Im zentralen und peripheren Nervensystem finden sich, wie bereits dargestellt, unterschiedlichste Nervenfasern, die je nach Funktion verschiedene Leitungsgeschwindigkeiten für das Aktionspotenzial aufweisen. Erreicht wird eine höhere Leitungsgeschwindigkeit einerseits durch Erhöhung des Querschnittes des Axons, jedoch ist diese Variante aus anatomischen Gründen limitiert. Folglich entwickelte sich im Verlauf der Evolution eine elektrische Isolationsschicht in Form von fettreichem Myelin um schnell leitende Axone, wodurch nur an der Unterbrechung dieser Isolierschicht, den sog. Ranvier-Schnürringen, ein Aktionspotenzial ausgelöst werden muss. Dies führt zur saltatorischen Erregungsleitung, wodurch die Nervenleitgeschwindigkeit signifikant beschleunigt wird. Demnach muss nur an diesen Schnürringen eine ausreichende Lokalanästhetikumkonzentration, die sog. minimale hemmende Konzentration, erreicht werden, um die Übertragung der Information entlang des Axons zu verhindern.

In der Regel müssen 3 Schnürringe in Reihe (mindestens 3 mm) geblockt sein, um eine effektive Blockade aufzubauen. Lipophile Lokalanästhetika wie Etidocain und Bupivacain akkumulieren bevorzugt in dieser fetthaltigen Myelinschicht, sodass zwar auch sympathische und sensorische Fasern vor Motoneuronen aufgrund ihrer Dicke (Differenzialblockade) blockiert werden (609). Dennoch führen lipophile Lokalanästhetika aufgrund dieser Anreicherung zumindest in niedriger Konzentration eher zur Motorblockade als weniger lipophile Substanzen wie Mepivacain und Ropivacain, was für spezielle klinische Indikationen wie Schmerztherapie und Geburtshilfe nicht erwünscht ist (208). Lipophile Lokalanästhetika führen folglich zu einer früheren Blockade sog. Motoneurone (Aα-Fasern) (Tab. 2.1). Außerdem reichern sich diese Substanzen in lebenswichtigen Organsystemen an, die dort zur elektrischen Blockade führen können, sodass Lipophilie mit einer erhöhten Toxizität einher geht. Allerdings ist Lipophilie auch Voraussetzung für ein potentes Anästhetikum.

Pharmakokinetik

Physikochemische Eigenschaften, besonders Lipidlöslichkeit und Proteinbindung, sowie Injektionsort, Dosis, vasoaktive Wirkung und pathophysiologische Bedingungen bestimmen die Pharmakokinetik der Lokalanästhetika.

Lokalanästhetika werden in der Regel zur Regionalanästhesie in Gewebeareale injiziert, die teilweise von der Zirkulation abgegrenzt sind, um dort eine entsprechende Regionalanästhesie zu erzeugen. Eine weitere Methodik ist, dass das Lokalanästhetikum systemisch verabreicht wird – hier besonders Lidocain –, um als Antiarrhythmikum zu wirken, eine Allgemeinanästhesie zu substituieren oder etwa bei Intubation den Hustenreflex zu unterdrücken.

Bei lokaler Injektion findet sich initial unmittelbar an der Punktionsstelle der maximale Gewebsspiegel. Von dort diffundiert das Pharmakon entsprechend dem Konzentrationsgefälle und der Diffusionsfähigkeit in das Umgebungsgewebe. In Abhängigkeit von Lipophilie und pKa-Wert werden Anästhetika im lipophilen Gewebe aufgenommen, sodass vor allem bei Injektion in das Fettgewebe mit einer starken Anreicherung unmittelbar an der Injektionsstelle gerechnet werden muss. So wird besonders im Epiduralraum und bei peripheren Nervenblockaden das Lokalanästhetikum im perineuralen Fettgewebe angereichert, sodass es nur verzögert zum Anstieg im Plasma kommt. Die Absorption bei Regionalanästhesien ist in der Regel relativ langsam und hängt entscheidend vom Perfusionszustand des Gewebes ab, wobei sich etwa 15–40 Minuten nach der Lokalanästhetikuminjektion ein maximaler Plasmaspiegel findet (584). Eine Ausnahme hiervon stellen lediglich die Kaudalanästhesie bzw. die Interkostalblockade dar, da diese zu einem raschen Abstrom in den Intravasalraum führen – hier gibt es sehr wenig Fettgewebe.

Im Gegensatz zur perineuralen Applikation wird bei der i. v. Injektion noch während oder unmittelbar nach Injektionsende ein maximaler Plasmaspiegel erreicht, wobei diese venösen Blutspiegel Aussagen über die Verteilungskinetik erlauben. Soll jedoch die Invasionskinetik bei perineuraler Applikation erfasst werden, müssen auch Messungen arterieller und zentralvenöser Werte erfolgen. Nach der epiduralen Gabe von 17 ml (127,5 mg) 0,75 %igem Bupivacain erzielen die zentralvenösen Spiegel die höchsten Werte, während die arteriellen Plasmakonzentrationen zwar niedriger, aber bis zum Zeitpunkt von 30 Minuten oberhalb der periphervenösen Werte liegen (29). Diese erreichen erst wesentlich später ihre Maxima (Abb. 2.11).

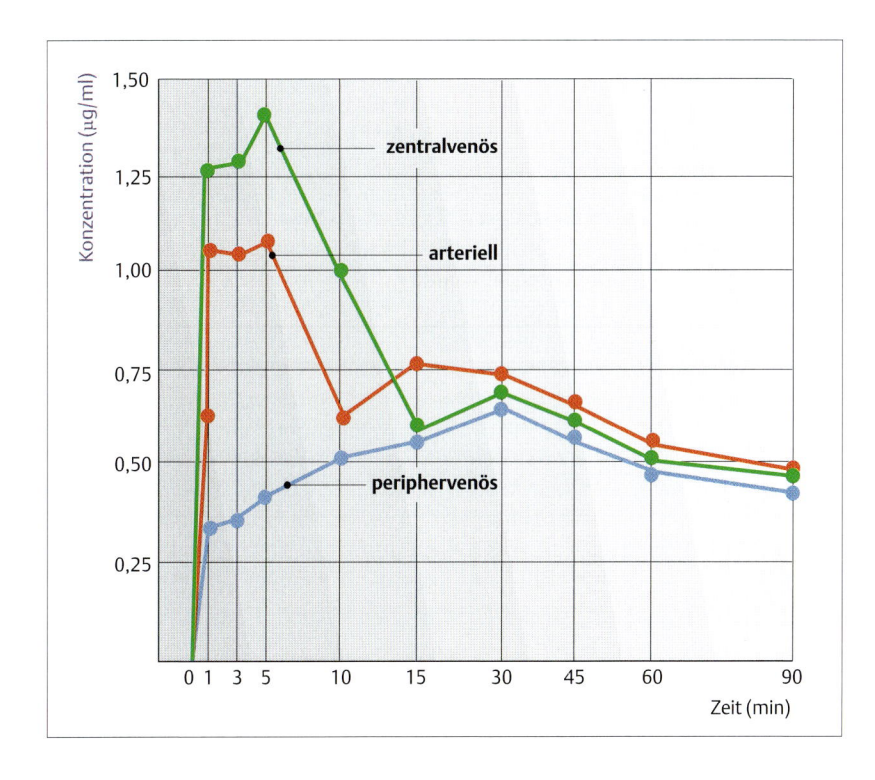

Abb. 2.11 Verlauf der Plasmakonzentration von Bupivacain (0,75 %) nach epiduraler Injektion. Maxima werden zentralvenös nach 6,5, arteriell nach 8,5 und periphervenös nach 22 Minuten erreicht (nach Bachmann u. Mitarb. 1990).

2 Pharmakologie der Lokalanästhetika

Da Amid-Lokalanästhetika überwiegend in der Leber metabolisiert werden, ist für deren Abbau die hepatische Funktion entscheidend. Nach Infusionsende übersteigt der Spiegel (Gesamtblutkonzentration) in der V. portae sowohl den arteriellen wie auch den Spiegel in der V. hepatica, was als Zeichen der hepatischen Extraktion gewertet werden muss. Im Gegensatz zu Bupivacain weist bei Infusion von Prilocain der arterielle Blutspiegel den höchsten Wert auf, was mit dem spezifischen Abbau dieser Substanz zusammenhängt.

Nach langsamer i.v. Bolusgabe von Amid-Lokalanästhetika wurde von Tucker und Mather (584) deren Kinetik im menschlichen Organismus genauer untersucht, wobei sich mathematisch eine Funktion ergibt, die am besten mit einem Dreikompartmentmodell korreliert (Abb. 2.**12**).

> Da das Gesamtverteilungsvolumen von Lokalanästhetika in der Regel größer ist als das totale Körperwasser, muss davon ausgegangen werden, dass eine Anreicherung dieser Medikamente im Fettgewebe erfolgt.

In einer ersten raschen Phase (Verteilungsphase a) erfolgt eine Umverteilung in gut durchblutete Gewebe wie Gehirn, Lunge, Leber, Niere und Herz, gefolgt von einer langsamen Verteilungsphase (Verteilungsphase b) in weniger gut durchblutete Areale wie Muskulatur und Gastrointestinaltrakt. In einer dritten Phase (Verteilungsphase c) kommt es zur Umverteilung in schlecht durchblutete Gewebe, wobei zu diesem Zeitpunkt bereits der Metabolismus eine nicht zu unterschätzende Rolle einnimmt. Aus schlecht durchbluteten Gewebe erfolgt in dieser Phase die Rückverteilung des Medikamentes in die zentralen Kompartments. So lagert sich zwar wenig Lokalanästhetikum in der Skelettmuskulatur an, aufgrund der großen Gesamtmasse stellt diese aber ein bedeutendes Reservoir während der Umverteilung dar.

Im Gegensatz zu den übrigen Geweben nimmt die Verteilung der Substanzen in Gehirn, Myokard und bei Schwangeren in die Plazenta eine entscheidende Rolle für die Toxizität der Substanz ein. Bei der Passage der Plazentaschranke handelt es sich um eine passive Diffusion durch dieses Gewebe in den fetalen Kreislauf. Der fetale Plasmaspiegel ist hierbei für die fetale Toxizität entscheidend. Die zum Fetus übertretende Menge wird einerseits durch die maximal verabreichte Dosis, durch die Plasmaeiweißbindung, die Lipophilie des benutzten Anästhetikums, den fetalen pH-Wert und nicht zuletzt durch die benutzte Technik selbst charakterisiert. Beim Fetus findet sich aufgrund des veränderten Plasmaproteinspiegels ein erhöhter Anteil an ungebundenem freien Lokalanästhetikum sowie aufgrund des Blutflusses und des veränderten Metabolismus eine Anreicherung der Substanz besonders in der fetalen Leber, die als erste Filterstelle nach Übertritt in den fetalen Kreislauf gilt (13, 283, 579).

Die Eliminationshalbwertszeit von Amid-Lokalanästhetika spiegelt grob die hepatische Metabolisierung wider, da die renale Ausscheidung unveränderter Lokalanästhetikamoleküle im Mittel unter 5% liegt (584, 619). Amid-Lokalanästhetika werden nach dem Grundsatz des normalen Medikamentenmetabolismus durch mikrosomale Leberenzymsysteme in mehr wasserlösliche Metaboliten umgewandelt, die dann fast vollständig über die Niere im Urin ausgeschieden werden. Im ersten Schritt wird hierbei das tertiäre Amid in eine Aminocarbonsäure und in ein zyklisches Anilinderivat umgewandelt. Der gesamte Metabolismus umfasst in der Regel mehrere Enzymschritte, wie etwa Hydroxylierung des Anilinringes, N-Dealkylierung der Aminocarbonsäure und Konjugation mit Glucuronsäure (172).

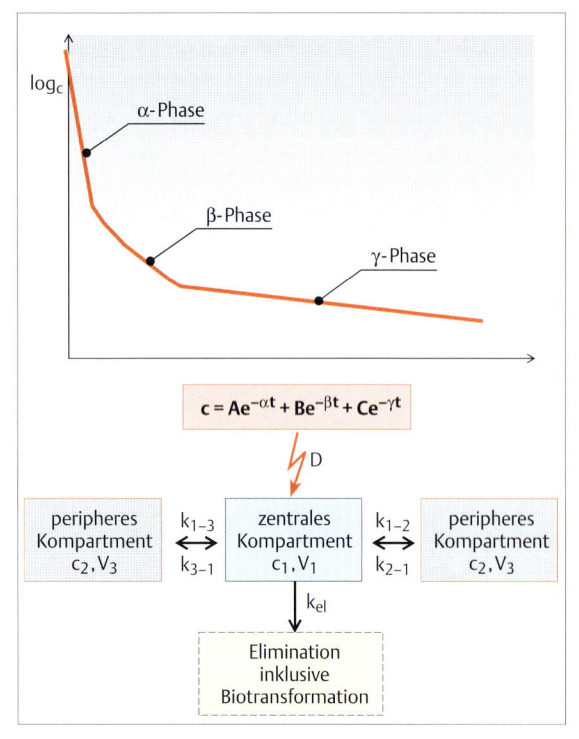

Abb. 2.12 Offenes Dreikompartmentmodell. Die Konzentration c im zentralen Kompartment (Blutbahn) lässt sich mit Hilfe einer Exponenzialfunktion errechnen, in der die Summe aus A, B und C die fiktive Ausgangskonzentration im zentralen Kompartment zum Zeitpunkt t = 0 und α, β, γ die Geschwindigkeitskonstanten für die 3 Phasen darstellen: Die α-Phase repräsentiert überwiegend die rasche initiale Verteilung des Lokalanästhetikums, die β-Phase die langsame Komponente der Verteilung auf die weniger rasch austauschenden Kompartments, während die γ-Phase vorwiegend den Metabolismus und die Ausscheidung widerspiegelt.

D = Lokalanästhetikum
$c_{1,2,3}$ = Konzentration des Lokalanästhetikums im Kompartment 1, 2 oder 3
$V_{1,2,3}$ = Volumen des Kompartments 1, 2 oder 3
$K_{1,2,3}$ = Austauschkonstante für den Übergang in das jeweilige Kompartment
k_{el} = Eliminationskonstante

$$c = Ae^{-\alpha t} + Be^{-\beta t} + Ce^{-\gamma t}$$

> Für die Amid-Lokalanästhetika besteht bezüglich der Eliminierung eine erhebliche Varianz, wobei für die Geschwindigkeit der hepatische Metabolisierung für Amid-Lokalanästhetika folgende Reihenfolge gilt: Prilocain > Etidocain > Lidocain > Mepivacain > Ropivacain > Bupivacain.

Bei Passage der Leber wird Lidocain fast vollständig aus dem Blut extrahiert, sodass bezüglich des hepatischen Metabolismus die Leberperfusion und das intrahepatische Enzymsystem die limitierenden Faktoren darstellen. Somit kann der hepatische Metabolismus von Lidocain als Funktionstest für die Leberdurchblutung bzw. die hepatische Funktion in Form des MEGX-Testes diagnostisch herangezogen werden (Abb. 2.**13**).

Für Bupivacain hingegen stellt die hepatische Extraktion aus dem Plasma den limitierenden Schritt der Elimination dar. Folglich sind Patienten mit eingeschränkter Leberfunktion für Intoxikationen mit Amid-Lokalanästhetika gefährdet, bzw. kann es zur Wirkungsverzögerung bei eingeschränkter hepatischer Funktion kommen (9, 17, 42, 152, 248). Durch Ansäuerung des Urins wird die Ionisation der tertiären Base in die besser wasserlösliche quartäre Form beschleunigt, welche bevorzugt renal ausgeschieden wird und nur in geringerem Umfang renal reabsorbiert wird. So kann durch Ansäuerung des Urins die renale Ausscheidung von unverändertem Prilocain von 5 % auf 20 % gesteigert werden (179, 597).

Pharmakokinetische Untersuchungen über Ester-Lokalanästhetika stehen derzeit noch aus, da deren Plasmahalbwertszeit nach systemischer Reabsorption unter physiologischen Bedingungen in der Regel unter 1 Minute liegt – im Plasma erfolgt eine rasche plasmatische Hydrolyse durch die Plasmacholinesterase (526) (Abb. 2.**14**).

Auch die Ester-Lokalanästhetika werden in gut wasserlösliche Aminoalkohole und Carbonsäuren gespalten. Diese Abbauprodukte sind pharmakologisch inaktiv, obschon die Paraaminobenzoesäure zwar ein Abbauprodukt, aber zugleich auch die Muttersubstanz von Procain, Chlorprocain und Tetracain – ein potentes Antigen – darstellt, das zu schwerwiegenden allergischen Diathesen führen kann.

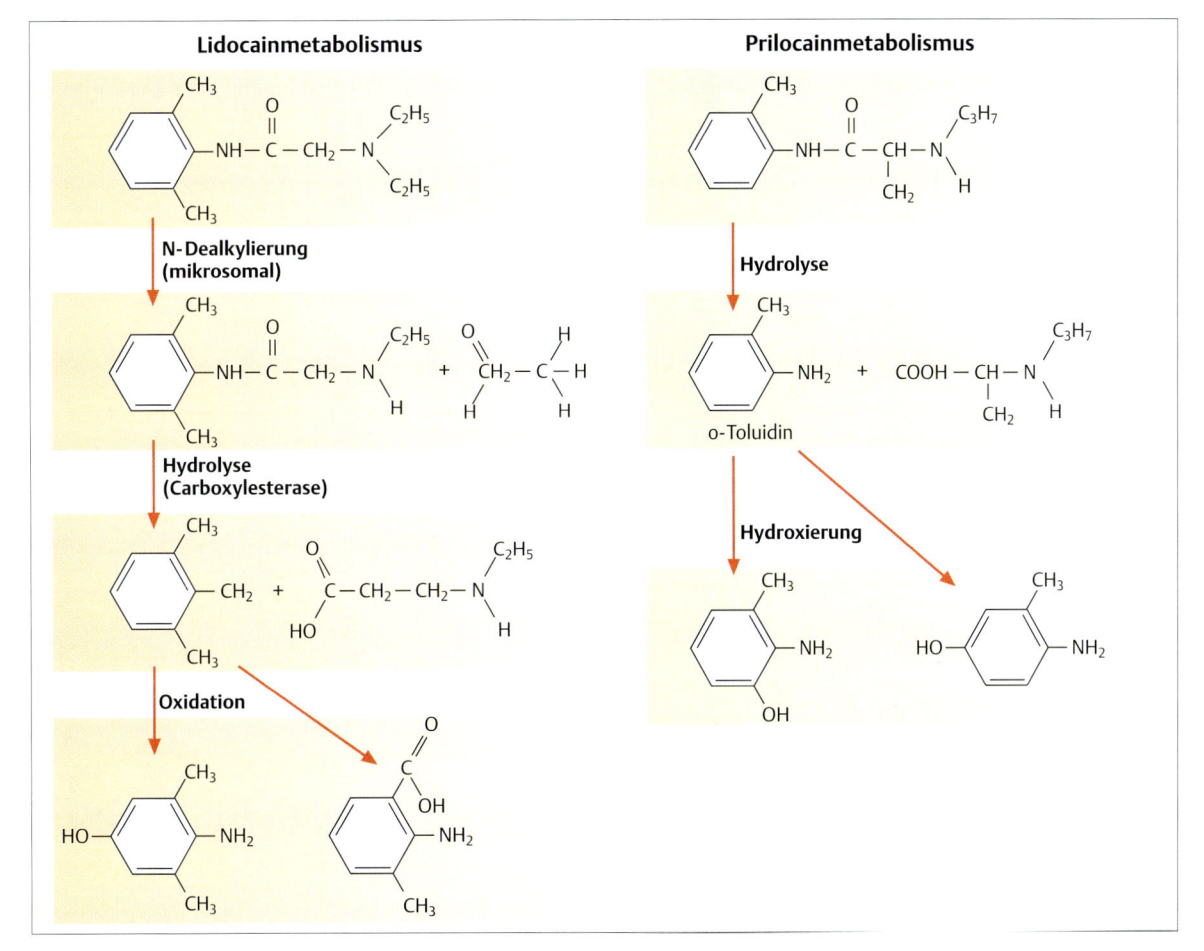

Abb. 2.13 Unterschiedlicher metabolischer Abbau zweier Amidlokalanästhetika. Lidocain unterliegt dem hepatischen Abbau, während Prilocain hydrolytisch gespalten wird.

Procainmetabolismus

	Hydrolyserate (µmol ml⁻¹h⁻¹)	Eliminations-halbwertszeit (s)
Procain	1,2	43
Chlorprocain	4,7	21
Tetracain	0,3	-

$H_2N-C_6H_4-\overset{O}{\overset{\|}{C}}-O-CH_2-CH_2-N(C_2H_5)_2$

Hydrolyse ↓

$H_2N-C_6H_4-COOH + HO-CH_2-CH_2-N(C_2H_5)_2$

Para-Aminobenzoesäure

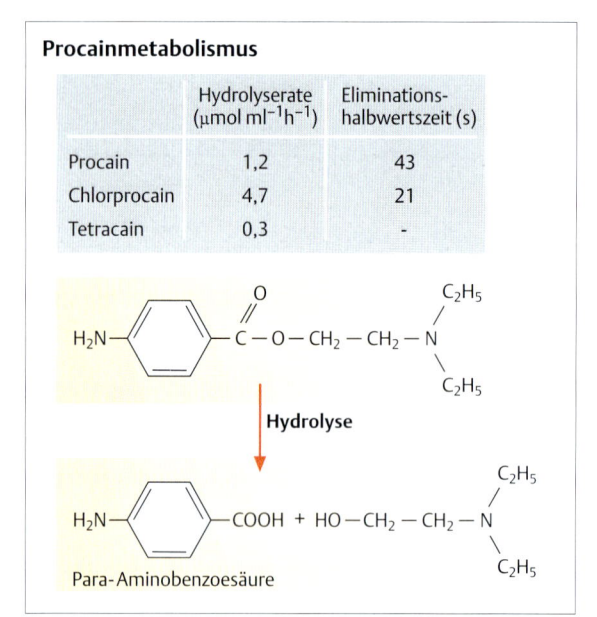

Abb. 2.14 Esterspaltung der Ester-Lokalanästhetika. Die Halbwertszeit beläuft sich auf Minuten.

Im Plasma erfolgt die Hydrolyse der Ester-Lokalanästhetika in der Reihenfolge: 2-Chlorprocain (4,7 µmol/ml/h) > Procain (1,2 µmol/ml/h) > Tetracain (0,3 µmol/ml/h).

Bei genetisch homozygoten Trägern der atypischen Plasmacholinesterase (433, 623) ist die Eliminationshalbwertszeit von Chlorprocain signifikant auf 106 Sekunden verlängert, sodass es zu einer systemischen Anreicherung der Ester-Lokalanästhetika im Plasma kommen kann. In diesem Fall können systemische Intoxikationserscheinungen mit Ester-Lokalanästhetika auftreten. Neben genetischen Varianten der Plasmacholinesterase (514, 568) findet sich auch bei Neugeborenen eine um bis zu 50 % verminderte Plasmacholinesterase-Aktivität. Es zeigen sich jedoch auch Interaktionen unterschiedlicher Medikamente beim Abbau. So reduziert beispielsweise das Amid-Lokalanästhetikum Bupivacain die Hydrolyserate des Ester-Lokalanästhetikums Chlorprocain. Wegen der hohen Hydrolyseraten können Plasmaspiegel der kurz wirkenden Ester nicht zuverlässig gemessen werden. Für den Fetus gelten besondere Bedingungen.

Die Konzentrationen von Lokalanästhetika liegen im fetalen Gewebe in der Größenordnung des maternofetalen Verhältnisses (1 : 2 bis 1 : 3). Die Konzentrationen besonders der lipophilen Lokalanästhetika in der fetalen Leber sind mindestens dreimal so hoch wie in der mütterlichen Leber (Tab. 2.3). Nach Übertritt des Lokalanästhetikums über die uteroplazentare Schranke in den fetalen Kreislauf wird bei der ersten Passage durch die fetale Leber ein Großteil des Anästhetikums dort abfiltriert und akkumuliert. Grund hierfür sind unreife Enzymsysteme der fetalen Leber, wodurch der Metabolismus signifkant verzögert ist und sich in der Regel hohe Konzentrationen des Lokalanästhetikums finden.

Repetitionsdosen

Sowohl in der Geburtshilfe als auch in der postoperativen Schmerztherapie werden Lokalanästhetika entweder kontinuierlich oder als intermittierende Bolusgaben durch das betreuende Personal oder den Patienten selbst längerfristig eingesetzt, wodurch es zur systemischen und lokalen Kumulation der Lokalanästhetika kommen kann. Lidocain zeigt in der Plasmaverlaufskurve auch nach repetierender Gabe keinen wesentlichen Anstieg der Konzentration im Plasma, da es zu einer raschen hepatischen Elimination kommt (Abb. 2.15) (9, 248).

Die Gewebebindung des injizierten Lokalanästhetikums, ausgedrückt als nicht absorbierte Substanz, nimmt bei wiederholter Injektion zu (Abb. 2.15). Bei perineuraler (epiduraler) Injektion lässt sich diese Nachinjektion als „Augmentation" einer inkompletten Analgesie gut ausnutzen.

Trotz relativ hoher Resorption im Interkostalraum zeigt Bupivacain keine eindeutige Kumulation im Plasma (Abb. 2.15). In neueren Untersuchungen für Ropivacain konnte sogar gezeigt werden, dass bei kontinuierlicher Gabe über mehrere Tage trotz kontinuierlicher Zufuhr der Plasmaspiegel nicht mehr weiter anstieg, sondern nach einigen Tagen ein Maximum erreichte, und in der Folgezeit sogar geringfügig abnahm. Durch repetierende Gabe kann ein motorischer Block verstärkt werden, was bei operativen Eingriffen in Regionalanästhesie wichtig sein kann. Bei dem kürzer wirkenden Mepivacain ist bei entsprechend notwendigen Injektionsintervallen eine Tendenz zur systemischen Kumulation nachweisbar (248, 419), während das lang wirkende Bupivacain bei dieser Applikation diesen Effekt nicht zeigt.

Aus dem Produkt von Clearance, worunter dasjenige virtuelle Blutvolumen bzw. Plasmavolumen verstanden wird, das pro Zeiteinheit von der entsprechenden Sub-

Tabelle 2.3 Gewebekonzentrationen von Lidocain im maternen und fetalen Gewebe (nach Covino 1978)

Gewebe	matern (µg/ml)	fetal (µg/ml)
Blut	7,6	3,6
Myokard	17,2	8,9
Gehirn	31,9	9,7
Niere	42,3	5,8
Leber	7,8	22,9

2.4 Pharmakologie der Lokalanästhetika

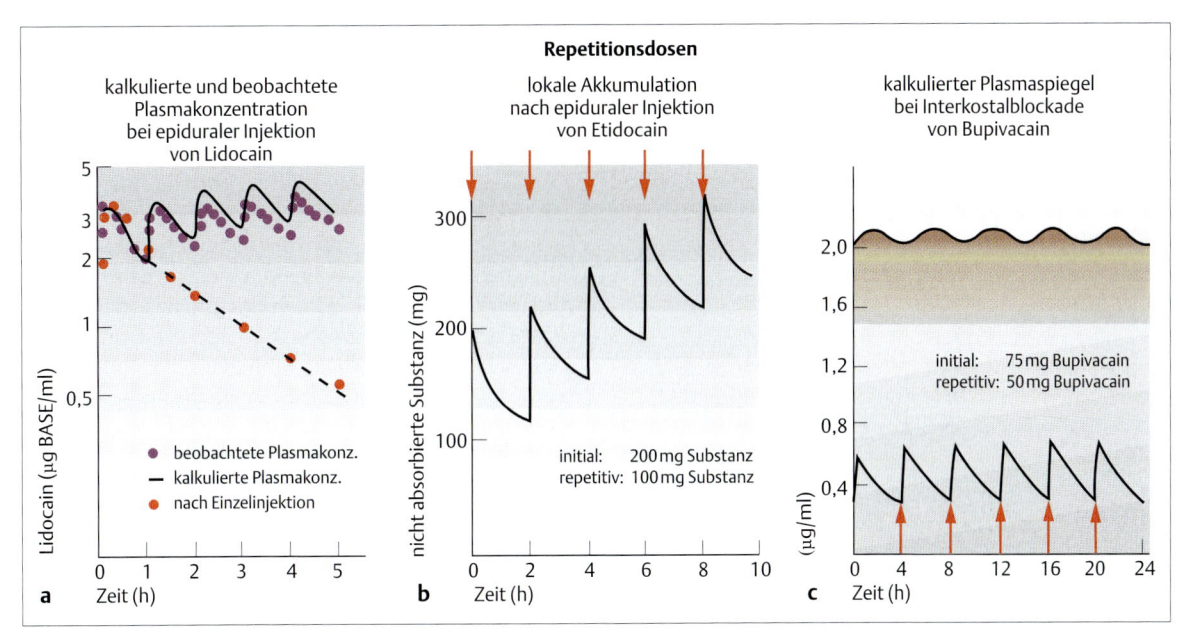

Abb. 2.15a–c Plasmaspiegel unterschiedlicher Substanzen bei unterschiedlichen Injektionen und Nachinjektionen. Dargestellt sind der hypothetisch errechnete und tatsächliche Lidocainplasmaspiegel nach epiduraler Injektion (**a**) sowie die lokale Akkumulation einer nicht absorbierbaren Substanz (**b**) (nach Tucker u. Mitarb. 1977). Ebenfalls dargestellt ist der kalkulierte Plasmaspiegel bei Interkostalbockade mittels repetitiver Nachinjektion (**c**); der dargestellte toxische Plasmabereich wird hierbei nie erreicht (nach Lauven u. Mitarb. 1987).

stanz vollständig gereinigt wird, und der toxischen Konzentration der jeweiligen Substanz lässt sich rechnerisch eine theoretische Repetitionsdosis ermitteln, wie beispielsweise in Tab. 2.4 dargestellt (333, 583). Es handelt sich dabei um orientierende, durchschnittliche Werte, die für jeden Patienten individuell evaluiert werden müssen und zusätzlich auch von der Applikationsart abhängig sind. Inwieweit die lokale Kumulation in den entscheidenden Organen (Herz, ZNS) die Toxizität beeinflusst, ist bisher wenig bekannt.

Die alleinige klinische, zentralnervöse Verträglichkeit von wiederholten Repetitionsdosen kann nicht als Beweis einer kardiovaskulär unbedenklichen Dosis angesehen werden. Clearance und toxische Schwelle weisen eine erhebliche individuelle Variationsbreite auf. Der Verlauf der Plasmaspiegel bei einer 2-stündlichen Repetitionsdosis von 400 mg Mepivacain zeigt die Grenzen einer prospektiven Kalkulation der sicheren, nicht kumulierenden Wiederholungsdosis.

> **Es liegen erste Daten** darüber vor, dass sich besonders lipophile Lokalanästhetika bevorzugt im Myokard einlagern, was als Hinweis auf eine erhöhte Toxizität dieser Substanzen gedeutet werden muss (572).

> **Für Bupivacain** kann der errechnete Wert (30 mg/h) (Tab. 2.4) als orientierende Angabe für die Praxis gelten.
> Für Mepivacain sollte der errechnete theoretische Wert halbiert werden, da es zur Kumulation dieser Substanz kommt (97).

Tabelle 2.4 Kalkulation der Repetitionsdosis (Erhaltungsdosis) aus dem Produkt von totaler Clearance (pro Stunde) und toxischer Konzentration (nach Lehmann 1986, Tucker u. Mitarb. 1977, Tucker u. Mather 1979)

	Lidocain	Prilocain	Mepivacain	Ropivacain	Bupivacain	Etidocain
Cl (l/min)	0,95	2,84	0,78	0,73	0,58	1,11
C_{tox} (µg/ml)	4–6		5–6	–4 (?)	1–4	1–3
Produkt (mg/h)	285	Methämoglobinämie	234	40	30	67
			(–281)		(–139)	(–200)

Bei Lidocainanwendung ist eine systemische Kumulation aufgrund des raschen hepatischen Mechanismus nicht wahrscheinlich, falls keine ausgeprägte Leberfunktionsstörung vorliegt. Die errechnete Repetitionsdosis von Lidocain entspricht dem oberen Grenzbereich einer kardialen Arrhythmietherapie. Repräsentative Steady-State-Bedingungen sind nach 8–10 Stunden (ca. 4- bis 5-mal Eliminationshalbwertszeit) erreicht.

Differenzieller Block

> Ein differenzieller Block ist gekennzeichnet durch eine unterschiedlich starke Blockade motorischer und sensorischer Eigenschaften durch ein Lokalanästhetikum.

Erreicht wird dies durch eine unterschiedliche Affinität der Lokalanästhetika zu den einzelnen Fasern innerhalb eines Nervs (207, 473) (Abb. 2.16).

Neben einer zu geringen Konzentration des Lokalanästhetikums in longitudinaler oder radialer Ausbreitung, wodurch die Blockierungskonzentration für einzelne Fasern aufgrund ihrer Lokalisation im Faserbündel nicht erreicht wird, kann ein Differenzialblock auch durch erhöhte Affinität einzelner Substanzen zu bestimmten Fasern verursacht werden (207). Für den differenziellen Block spielt einerseits der Faserdurchmesser anderseits der Myelinisierungsgrad der Nervenfaser eine entscheidende Rolle. Dünne Fasern werden in der Regel rascher blockiert als dicke Nervenfasern. Während die Motorik überwiegend durch schnell leitende, dünne myelinreiche Aα- und Aβ-Neurone gesteuert wird, werden Empfindungen, besonders aber Schmerz durch geringgradig myelinisierte Aδ- und myelinfreie C-Fasern zum ZNS geleitet. Myelin stellt biochemisch eine Fettschicht dar, die für die Nervenfaser als Isolator dient. Demzufolge reichert sich ein Lokalanästhetikum entsprechend seiner Lipophilie im Myelin an. Wird die minimale Blockierungskonzentration (Cm) an der Nervenfaser überschritten, so kann keine Weiterleitung des Aktionspotenzials mehr erfolgen.

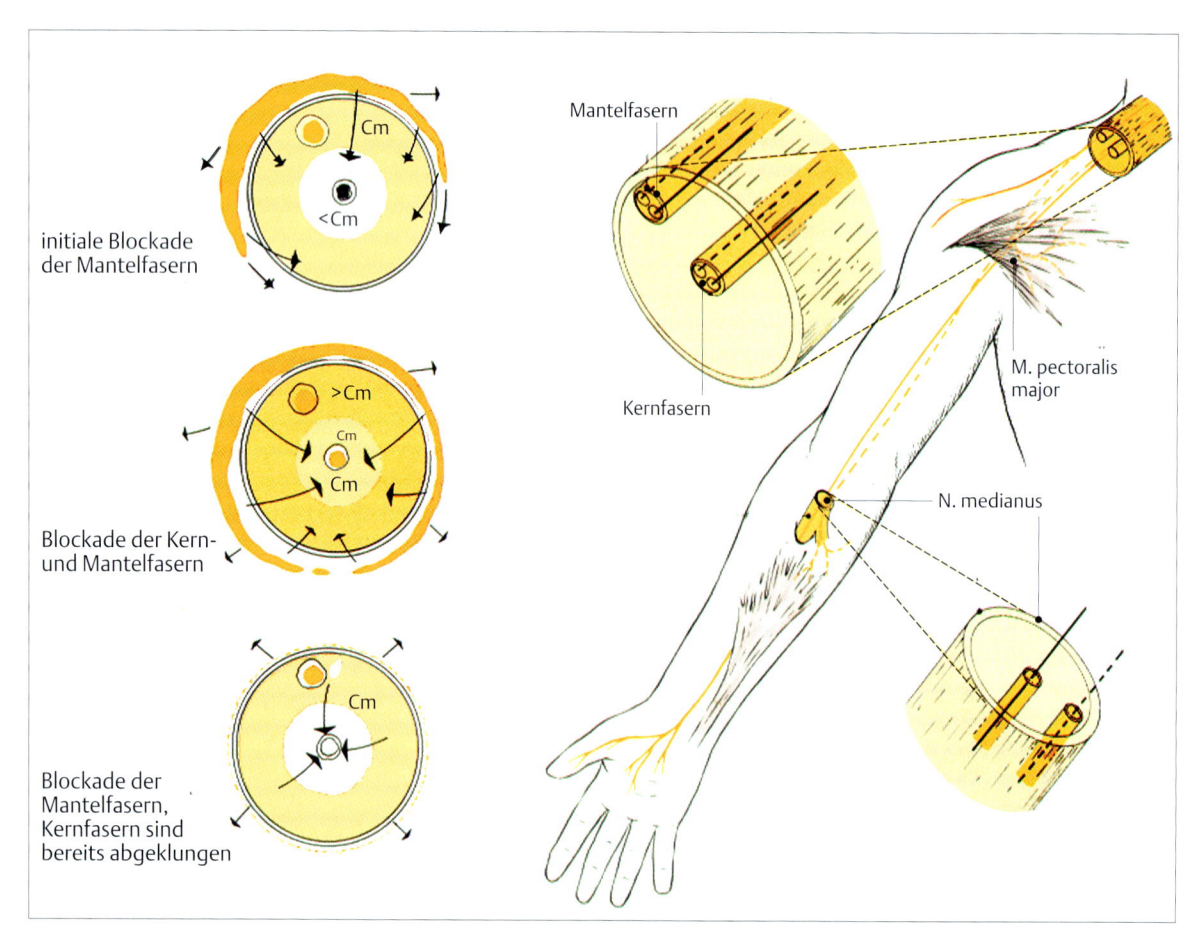

Abb. 2.16 Latenz und Regression der Regionalanästhesie am Beispiel des Plexus brachialis. Zuerst werden aus dem perineuralen Raum die Mantelnfasern erreicht, nach einiger Zeit wird durch Diffusion ebenfalls an den Kernfasern die minimal inhibierende Konzentration (Cm) erzielt. In derselben Weise verläuft auch die Rückbildung der Regionalanästhesie, sodass die Mantelfasern länger blockiert bleiben (nach Winnie 1984).

Tabelle 2.5 Kenndaten der wichtigsten Lokalanästhetika

	Lidocain	Prilocain	Mepivacain	Ropivacain	Bupivacain	Etidocain
Eliminationshalbwertszeit t½ (min)	96	93	114	111	162	162
Verteilungsvolumen im Steady State	91	261	84	59	73	133
Plasmaclearance (l/min)	0,95	2,84	0,78	0,73	0,58	1,11
Fettverteilung Octanol:Puffer	2,9:1	0,9:1	0,8:1	6,1:1	27,5:1	141:1
Hepatische Extraktion	0,72	hepatisch + renal	0,51		0,40	0,40

> Es ergibt sich demnach zumindest bei epiduraler Anwendung für den Ausfall der einzelnen neuronalen Qualitäten folgende Reihenfolge der Substanzen: Vasokonstriktion (postganglionäre sympathische Fasern) > Schmerz > Kälte > Wärme > Berührung > Druck > Motorik.

Aufgrund der unterschiedlichen Myelinisierung der einzelnen Nervenfasern reichern sich stärker lipophile Substanzen zumindest in niedriger Konzentration bevorzugt in den stark myelinisierten motorische Efferenzen an und erreichen dort eine minimale Blockierungskonzentration (Cm), noch bevor an den geringfügig oder nicht myelinisierten sensorischen Fasern diese Konzentration erreicht wird (Abb. 2.5). Dies gilt besonders für das gut fettlösliche Etidocain, gefolgt von Bupivacain und Levobupivacain (195, 415). Beim klinischen Einsatz höherer Konzentrationen dürfte diese Anreicherung von untergeordneter Bedeutung sein, da die minimale Blockierungskonzentration (Cm) sicherlich sowohl mit als auch ohne Anreicherung im Myelin überschritten wird (Tab. 2.5).

Therapeutisch genutzt werden kann ein Differenzialblock, falls die Motorik bei Ausschaltung der Sensorik möglichst uneingeschränkt erhalten bleiben soll. Typische klinische Situationen sind beispielsweise die geburtshilfliche Analgesie und die postoperative bzw. chronische Schmerztherapie, da hier ein optimal mobilisierbarer Patient ohne Schmerz das primäre therapeutische Ziel ist. Bevorzugt werden hierfür lang wirkende Lokalanästhetika eingesetzt, die entweder mittels kontinuierlicher Regionalanästhesietechniken oder bei Bedarf als Boli verabreicht werden. Lang wirksame Lokalanästhetika sind in der Regel äußerst lipophile Substanzen, die sich in myelinisierten Fasern anreichern können. Vorteilhaft scheint hier Ropivacain gegenüber Bupivacain und Etidocain zu sein, da es aufgrund seiner schlechteren Fettlöslichkeit weniger im Myelin angereichert wird (422, 483, 484, 620). Somit führt diese Substanz in analgetischen Konzentrationen (0,2%) zu geringeren motorischen Blockaden als äquipotente Konzentrationen anderer lang wirkender Lokalanästhetika. Ob die optische Stereoselektivität von Ropivacain bzw. Levobupivacain ebenfalls mit zu diesem ausgeprägteren „Differenzialblock" beiträgt, kann derzeit noch nicht eindeutig beantwortet werden. Möglicherweise besteht eine erhöhte Affinität der S(-)-Isomere für C-Fasern, wodurch die differenzielle Blockade bei Anwendung reiner optischer Isomere verstärkt würde (195, 374).

Noch vor der sensiblen und motorischen Blockade tritt ein postganglionärer sympathischer Block ein, sodass es zur peripheren Vasodilatation mit Wärmeempfindung kommt. Diese Sympathikusblockade, die auch therapeutisch genutzt wird, beruht auf der Blockade von B-Fasern, die geringfügig myelinisiert sind. Bei epiduraler Anwendung tritt bei entsprechender Lokalisation immer eine sympathische vor der sensiblen und motorischen Blockade auf.

Die Tabelle 2.6 gibt orientierende Werte für die Anwendung von unterschiedlichen Lokalanästhetikakonzentrationen zur Erzielung eines „Differenzialblocks"

Tabelle 2.6 Konzentrationen bei epiduraler Anwendung für „Differenzialblock"

Substanz	Sympathischer Block	Sensibler Block	Motorischer Block
Prilocain	0,5%	1%	2%
Mepivacain	0,5%	1%	2%
Lidocain	0,5%	1%	2%
Ropivacain	0,125%	0,2%	0,75–1%
Bupivacain	0,125%	0,25%	0,5–0,75%

an. Diese überwiegend für die epidurale Blockade orientierenden Werte sind bei peripheren Blockaden nur bedingt gültig. Motorische Blockaden sind dort bei niedrigen Konzentrationen möglich und schränken die Beweglichkeit des Patienten ein. Dies gilt besonders für die untere Extremität und muss für die Gehfähigkeit ambulanter Patienten berücksichtigt werden.

Wesentliche Bedeutung besitzt ein möglicher Differenzialblock in der geburtshilflichen Analgesie (539). In einer randomisierten Untersuchung, unter Anwendung niedriger Konzentrationen (0,125 %) von 10 bis maximal 15 ml Bupivacain als Einzelinjektionen repetierend gespritzt, wurde eine ausreichende Analgesie (nur bei 8,6 % war eine Zusatzinjektion erforderlich) mit besonderen Vorteilen erzielt. Die Rate der Spontangeburten betrug 80 %, sowohl mit als auch ohne epidurale Blockade, bei 7,5 % regelwidriger Lage nach Blockade gegenüber 13 % ohne Blockade. Unterschiedliche Untersuchungen haben teilweise gezeigt, dass motorische Blockade und Reduktion vaginaler Entbindungen korrelieren. Da neben den benutzten Lokalanästhetika besonders die Konzentration mit der motorischen Blockade direkt korreliert (620), wird versucht, durch Reduktion der Konzentration unter Zuhilfenahme von Additiva wie etwa Opioiden mit minimalen Konzentrationen in der Geburtshilfe, aber auch in der postoperativen Schmerztherapie auszukommen (92, 445).

Bei vielen Verfahren bestimmt jedoch nicht die Einzeldosis, sondern die Gesamtmenge die Intensität des Blocks. Dies gilt besonders für lipophile Substanzen wie Bupivacain und Editocain, während bei Ropivacain diese Effekte der Kumulation weniger beobachtet werden (620). Bei peripheren Blockaden, aber auch bei neuroaxialen Blockaden, kann durch Volumenerhöhung bei niedriger Konzentration die Anästhesieausdehnung verstärkt werden (81, 107, 330, 381, 419). Bei der Spinalanästhesie gilt ähnliches: 0,25 %iges Bupivacain erzielt mit 6 ml etwa die gleiche Ausdehnung wie 3 ml 0,5 %iges. Andererseits ist für die Blockade der Plexus brachialis, sacralis und lumbalis ein Mindestvolumen für eine suffiziente Anästhesie erforderlich. Ein höheres Volumen verbessert bei niedrigerer Konzentration den Anästhesieerfolg deutlich (107, 277, 330, 442).

Für die lokale Disposition ist es wichtig, dass bei Regionalanästhesie das Lokalanästhetikum am Nervenfaszikel von außen nach innen diffundiert, sodass an den Mantelfaszikeln zuerst die maximale Blockierungskonzentration überschritten wird. Mantelfasern versorgen in der Regel die proximalen Anteile, während die zentralen Anteile des Neurons die Peripherie versorgen. Ebenso klingt die Anästhesie wiederum von proximal nach distal ab, da im Neuron die hemmende Konzentration am längsten erhalten bleibt. Bei i.v. Anästhesien nach Bier hingegen wird zuerst das zentrale Segment blockiert, da dieses von einem eigenständigen Kapillarnetz durchzogen ist.

> Die Anästhesie breitet sich bei intravasalen Techniken von peripher nach zentral aus und klingt auch in dieser Reihenfolge wieder ab (Abb. 2.**16**)

Tachyphylaxie

Lokalanästhetika können bei wiederholter Gabe eine Wirkungsabschwächung zeigen, vor allem bei der Epiduralanästhesie. Intensität, Ausdehnung und Dauer des Blocks gehen zurück, wobei diese Wirkungsabnahme jedoch prinzipiell reversibel ist (Renck u. Mitarb 1976). Mit nachlassender Wirkung stellen sich zunehmend Schmerzen ein, verbunden mit einem Rückgang der sympathischen und möglicherweise auch der motorischen Blockade.

Die Häufigkeit von Tachyphylaxien wird in der Literatur sehr unterschiedlich bewertet, wobei manche regelmäßig dieses Symptom beobachten (80, 256, 616), andere hingegen nie (467, 519). Da mit einem gleichmäßigen Auftreten von Tachyphylaxien zu rechnen ist, muss davon ausgegangen werden, dass dieses Phänomen unterschiedlich definiert wird. Allerdings müssen auch andere Ursachen der unterschiedlichen Schmerzwahrnehmung diskutiert werden. So spielt die zirkadiane Rhythmik eine entscheidende Rolle, die eine Pseudotachyphylaxie vortäuschen kann (537).

> Festzustellen ist, dass das Auftreten einer Tachyphylaxie weder von der chemischen Struktur des Lokalanästhetikums noch von dessen Verabreichungsform abhängig ist.

Eine Tachyphylaxie wurde sowohl mit kurz, mittellang als auch lang wirkenden Lokalanästhetika beschrieben – unabhängig davon, ob eine Oberflächenanästhesie, eine epidurale oder eine systemische Anästhesie angewandt wurde.

Obwohl bisher eine eindeutige Pathogenese der Tachyphylaxie noch nicht gefunden wurde, werden sowohl pharmakokinetische als auch pharmakodynamische Faktoren für das Entstehen einer Tachyphylaxie bzw. einer „akuten Toleranz" oder „Augmentation" angeschuldigt (60, 339).

> Pharmakokinetische Gesichtspunkte führen dazu, dass weniger Lokalanästhetikamoleküle den Wirkort erreichen.

Als Ursache wird ein Abfall des pH-Wertes im perineuralen Gewebe diskutiert (117): Wiederholte epidurale und spinale Injektion azidotischer Lokalanästhetikalösungen würden den pH-Wert in den sauren Bereich verschieben. In diesem sauren Milieu liegen jedoch die meisten Moleküle in kationischer Form vor

(Abb. 2.2), sodass diese nicht an den Wirkort diffundieren können, wodurch es zum Wirkungsverlust kommt. Allerdings konnte bisher keine Abhängigkeit zwischen einer Tachyphylaxieentwicklung und dem pH-Wert des Lokalanästhetikums nachgewiesen werden. Vielmehr kommt es auch mit alkalisierten und CO_2-Lokalanästhetika zum Auftreten dieses Phänomens. Baker u. Mitarb. konnten in einem Tiermodell zeigen, dass unabhängig vom pH-Wert der injizierten Lokalanästhetikalösungen gleich häufig Toleranzentwicklung unter Bupivacain beobachtet wird, sodass sich die Hypothese der pH-Änderung im perineuralen Gewebe nicht bestätigte (33).

Des Weiteren wird die Änderung der perineuralen Proteinzusammensetzung diskutiert, da diese die Wirkstärke der Lokalanästhetika beeinflussen könnte. Nur freie, nicht an Proteine gebundene Lokalanästhetikamoleküle können am Natriumkanal ihre Wirkung entfalten. Dies gilt besonders für Lokalanästhetika mit hoher Plasmaproteinbindung wie beispielsweise Bupivacain, Ropivacain und Etidocain, da bei diesen eine Erhöhung der Proteine zu einer signifikanten Reduktion der frei verfügbaren Lokalanästhetikamoleküle führt. Ein ähnlicher Mechanismus kann auch in Zusammenhang mit inflammatorischen perineuralen Bindegewebsreaktionen auftreten. Zusätzlich können perineurale Ödeme die Diffusion zum Natriumkanal, die Resorption oder die Verteilung der Lokalanästhetika signifikant beeinflussen (60, 318, 339).

> Unter pharmakodynamischen Aspekten wird Tachyphylaxie durch direkte Effekte am Wirkort, also am Natriumkanal, verursacht.

Vorstellbar ist etwa eine nukleotidbedingte Erhöhung der Natriumpermeabilität bzw. eine Interaktion mit intrazellulären Mediatoren (zyklisches AMP) (322, 364). Da besonders der Natriumgradient die Wirkung der Lokalanästhetika beeinflusst, könnte ein erhöhter Natriumanteil im Extrazellulärraum und damit ein erhöhter transmembranärer Natriumgradient den Wirkungsverlust erklären (144). Dies erscheint epidural durchaus möglich, da die injizierten Lokalanästhetika erhebliche Mengen an Natriumionen enthalten. Allerdings kann dies die auch bei intrathekaler Verabreichung auftretende Toleranzentwicklung nicht erklären, da intrathekal minimale Volumina verwendet werden, die zusätzlich einem erhöhten Turnover im Spinalraum unterliegen.

Ein weiteres pharmakodynamisches Modell beschreibt die Rezeptor-down-Regulation durch Lokalanästhetikaexposition in unterschiedlichen Modellen (127); allerdings finden sich auch hierfür widersprüchliche Ergebnisse (341). Darüber hinaus scheinen zentrale Regulationsmechanismen einzugreifen, da in Kombination mit Morphin (256) und NMDA-Rezeptorblocker (332) als auch durch Beeinflussung des NO-Pathways (608) die Ausbildung einer Tachyphylaxie verzögert werden kann (Abb. 2.17).

Man geht davon aus, dass zumindest auf spinaler Ebene ein additiver Effekt von Lokalanästhetika, Opioiden und NMDA-Rezeptorblockern hypothetisiert werden kann, der auf molekularer Ebene auch bestätigt werden konnte. Vasoaktivität der Lokalanästhetika kann ebenfalls eine wesentliche Rolle bei Toleranzentwicklung spielen (385, 386).

Bei Messungen mittels der Isotopentechnik (133Xe) wiesen Patienten, deren epiduraler Blutfluss nicht anstieg, eine konstante Analgesieausdehnung auf. Patienten, die mit einer lokalen Vasodilatation reagierten, zeigten hingegen eine Abschwächung der Wirkung. Auch Adrenalin, welches selbst die Lokalanästhesie nicht aufhebt, besitzt tachyphylaktische Wirkungen.

> Durch gezielte Auswahl und Applikationsweise kann versucht werden, einer Tachyphylaxie entgegenzutreten.

Da die Gesamtdosis der verabreichten Lokalanästhetika das Auftreten einer Tachyphylaxie bestimmt – nicht etwa die Konzentration oder das Volumen – sollte

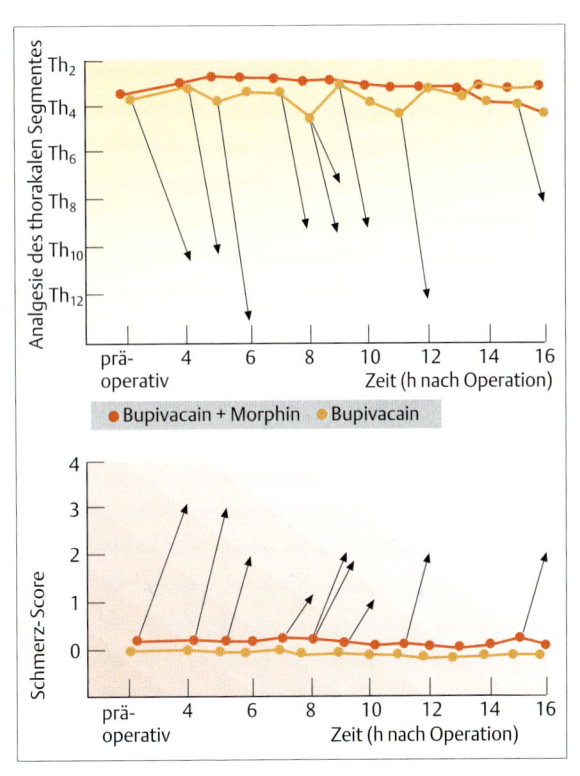

Abb. 2.17 Kontinuierliche epidurale Infusion von 0,5 %igem Bupivacain (8 ml/h) führt nach Stunden zum Wirkungsverlust (Tachyphylaxie). Bei Zusatz von Morphin (0,5 mg/h) bleiben das Analgesieniveau und die Schmerzfreiheit unverändert (nach Hjortso u. Mitarb. 1986).

stets mit niedrigsten Dosen begonnen werden, um die Grenzdosis, die für das Auftreten der Tachyphylaxie zuständig ist, möglichst lange hinauszuzögern. In diesem Zusammenhang ist besonders auf die Kombination mit niedrig dosierten Opioiden oder mit NMDA-Antagonisten (332) zu verweisen. Zusätzlich sollte versucht werden, auf Antioxidanzien und Stabilisatoren soweit wie möglich zu verzichten und Vasokonstriktoren frisch zuzusetzen, da diese selbst zu einer Tachyphylaxie führen können.

Übersicht über die Einzelsubstanzen

Der Einsatz unterschiedlicher Lokalanästhetika hat wegen der Wirkdifferenz praktische Bedeutung. Latenz, Wirkdauer und Toxizität lassen eine individuelle Anpassung an operative Eingriffe, den Patientenstatus und organisatorische Bedingungen zu.

Ein Vergleich der einzelnen Lokalanästhetika bezüglich Background, Potenz, Toxizität und Wirkdauer ist für die direkte klinische Anwendung wenig sinnvoll. So weisen die Langzeitsubstanzen Levobupivacain, Bupivacain, Ropivacain, Etidocain und Tetracain am isolierten Nerv (isolierter N. ischiadicus des Frosches) die 16fache Potenz von Procain auf, die 4fache anästhetische Wirkung von Lidocain, die 5fache von Prilocain und die 8fache von Mepivacain (129). Klinisch sind jedoch zahlreiche dieser Substanzen bei vielen Verfahren als etwa gleichwertig zu betrachten. Klinische Unterschiede sind häufig nur subjektiv erkennbar.

Die vielfache Potenz der Langzeitsubstanzen erfährt in der Regel einen signifikanten Nachteil durch eine erhöhte Toxizität, sodass durchschnittlich von Wirkungsgleichheit der lang und mittellang wirkenden Substanzen bei entsprechender Relation der Konzentration (1 : 4) ausgegangen werden kann und sich ein etwa identischer therapeutischer Index ergibt. Allerdings sind Wirkunterschiede für einzelne Verfahren zwischen den verschiedenen Lokalanästhetika durchaus erkennbar, die auch klinisch genutzt werden können. Lidocain, Ropivacain und Bupivacain sind derzeit die am besten untersuchten und klinisch kontrollierten Lokalanästhetika, an denen sich andere Substanzen messen müssen. Dabei ist Lidocain derzeit der Goldstandard für mittellang wirkende Lokalanästhetika, während bei den lang wirkenden Lokalanästhetika Bupivacain in den letzten Jahren immer mehr durch Ropivacain ersetzt wird.

Für viele Substanzen, Kombinationen und verschiedene Verfahren liegen nur wenige, teilweise nicht unter kontrollierten Bedingungen erhobene Daten vor. Die Vielfalt an Zubereitungen und Kombinationen sowie die unterschiedlichen Wirkprofile gestatten eine gezielte Auswahl, um sich operativen und organisatorischen Bedingungen gezielt anzupassen.

Oberflächenanästhesie

Die Zubereitung der Lokalanästhetika für eine Oberflächenwirkung kann in 3 verschiedenen Formen erfolgen:
- Lösung im Wasser (als Hydrochlorid),
- alkoholische Lösung (Base),
- Öl in Wasser (Emulsion).

> Bei der Verwendung als Lösung in Wasser liegt das Lokalanästhetikum überwiegend in ionisierter Form vor. Dadurch ist eine Diffusion durch die Zellmembran weitgehend ausgeschlossen.

Eine alkoholische Lösung, die das Lokalanästhetikum überwiegend in der wirksamen Form als Base enthält, hat aufgrund des Fehlens von Wasser keine ausreichende penetrierende Eigenschaft. Als letzte Möglichkeit bietet sich eine Öl-in-Wasser-Emulsion an, allerdings sind hierfür relativ hohe Konzentrationen der Lokalanästhetika nötig, um eine Wirkung zu entfalten.

Schleimhaut

Für zahlreiche Verfahren ist die topische Anwendung von Lokalanästhetika ein zweckmäßiges Verfahren. Die mit der guten Diffusionsfähigkeit verbundene hohe Resorptionstendenz erfordert eine angemessene Anwendung auf Schleimhäuten, am Ohr, in der Nasen-, Rachen- und Mundregion sowie in genitourethralen Zonen. Obwohl es durch seine Vasokonstriktion und die damit bedingte verlängerte Wirkdauer vorteilhaft ist, kann und darf Cocain wegen seiner höheren Toxizität heute nicht mehr empfohlen werden. Für die Oberflächenanästhesie werden aus der Amid-Reihe Lidocain und aus der Ester-Reihe Tetracain, Proxymetacain, Oxybuprocain und Benzocain empfohlen. An Zubereitungen finden sich wässrige oder visköse Lösungen, Sprays oder Gels. An Schleimhäuten ist die Anwendung in wässriger Form prinzipiell möglich.

Haut

Die menschliche Haut weist aufgrund ihres anatomischen Aufbaus eine sehr langsame Resorption auf. Ohne Iontophorese ist in der Praxis bei topischer Anwendung reiner Lokalanästhetika eine wirksame Anästhesie nicht möglich. Dies betrifft sowohl die Anwendung als Spray wie auch als Salbe. Für die Anwendung an der Haut stehen derzeit zwei Formen zur Verfügung: einerseits eine Emulsion aus Lidocain und Prilocain – kurz „EMLA" – , andererseits ein 4%iges Tetracain- bzw. Amethocaingel – kurz „Ametop". Derzeit wird in Deutschland EMLA als topisches Lokalanästhetikum für die Haut favorisiert.

- **EMLA.** Es ist gelungen, eine eutektische Mischung von Lidocain und Prilocain herzustellen (77, 168).

Während die Einzelsubstanzen einen Schmelzpunkt von 67 °C (Lidocain) bzw. 37 °C (Prilocain) aufweisen, reduziert sich dieser bei Mischung beider Substanzen auf 18 °C, wodurch diese eutektische Mischung als Emulsion entsteht, die als „EMLA"-Salbe im Handel ist. Während eine reine Lidocainemulsion lediglich einen Anteil von etwa 20 % in wirksamen Tröpfchen aufweist, ist dieser Anteil bei dem Eutektikum auf 80 % (Base) gesteigert. Dies gilt für die 5 %ige Zubereitungsform, wobei die beiden Amid-Lokalanästhetika Prilocain und Lidocain jeweils als 2,5 %ige Lösung vermischt werden. Damit ist ein so großer Anteil des Lokalanästhetikums für die Diffusion durch die Haut verfügbar, dass eine klinisch wirksame Oberflächenanästhesie zu erzielen ist. Gleichzeitig ist die Gesamtkonzentration so niedrig, dass lokale Irritationen der Haut selten beobachtet werden, wobei Irritationen der Augen aufgrund des alkalischen Milieus häufiger auftreten (73, 164, 372).

Untersuchungen zur Toleranz auf verlängerte Einwirkungszeit (24 h) und wiederholte Applikation sowie zur Prüfung einer hypersensitiven Reaktion (epikutane-Testung) zeigen die sehr gute Verträglichkeit von EMLA (200).

> Die beste Wirkung von EMLA ist nach einer Einwirkzeit von 45–60 Minuten zu erzielen, wobei bei Früh- und Neugeborenen aufgrund der dünneren Haut mit einem rascheren Wirkungseintritt zu rechnen ist (57).

Bei dicker Haut sind der Wirkungseintritt verzögert und die Wirkintensität herabgesetzt (159, 356). Wenn auch die Lokalanästhetika resorbiert werden können, liegen selbst bei großflächiger Anwendung (bis 1100 cm³) die Blutspiegel weit unter den bei anderen Lokalanästhesieverfahren beobachteten Spiegeln (1,1 µg/ml) – selbst bei Frühgeborenen (173, 214, 241, 437). Da jedoch Prilocain in der Lösung enthalten ist, entsteht beim Abbau o-Toluidin (Abb. 2.13), wodurch die Methämoglobinbildung begünstigt wird, sodass besonders bei Frühgeborenen mit unreifen Enzymsystem sowie bei Patienten mit eingeschränkter Koronarreserve die Grenzwerte beachtet werden müssen, um eine bedrohliche Methämoglobinämie zu vermeiden. Obwohl vereinzelte Fallberichte über Methämoglobinämien vorliegen (397), kann davon ausgegangen werden, dass zumindest eine einmalige tägliche topische Anwendung auch beim Frühgeborenen ohne Gefahr möglich ist (181, 329, 562); allerdings liegen für mehrmalige tägliche Applikationen derzeit noch keine Ergebnisse vor.

Ein weiterer Nachteil der EMLA-Applikation stellt die lokalanästhetikabedingte Vasokonstriktion dar, wodurch besonders bei Kindern die venöse Kanülierung erschwert werden kann. Ein praktisches Hilfsmittel zur besseren Exposition der Venen ist der Zusatz eines Nitratpräparates parallel zur EMLA-Applikation (228, 382, 566), wobei jedoch dieser Effekt nicht immer bestätigt werden konnte (430).

▸ **Ametop.** Es handelt sich hier um ein 5 %iges Tetracain, das in Liposomen eingekapselt wurde. Diese Darreichungsform erlaubt bei topischer Anwendung eine adäquate Anästhesie der Haut. Im Gegensatz zu EMLA kommt es hierbei nicht zur Methämoglobinbildung. Ebenso führt diese Applikationsform zu einer geringeren Vasokonstriktion, sodass auf den Zusatz von Nitraten verzichtet werden kann (24, 89, 189, 288).

Infiltrations-, Epidural- und Spinalanästhesie

> Die Infiltrationsanästhesie stellt die klassische Indikation für Regionalanästhesie und -analgesie dar, wobei versucht wird, das Anästhetikum in unmittelbarer Nähe des Nervs zu deponieren (Leitungsanästhesie) oder durch Blockierung der rückenmarksnahen Nervenabschnitte (Spinal-, Epiduralanästhesie) eine zentrale Blockade auszulösen.

Entscheidend für den Wirkungseintritt und die Wirkdauer der Blockade sind hierbei neben der Lokalisation die Diffusionsfähigkeit des verwendeten Lokalanästhetikums und die Durchblutung des Infiltrationsgebietes. Die meisten derzeit verwendeten Lokalanästhetika führen in niedriger Konzentration zwar zur Vasokonstriktion, in höheren klinisch relevanten Konzentrationen jedoch zur Vasodilatation, sodass der Einsatz eines Vasokonstriktors durchaus zur Wirkungsverlängerung führen kann, falls dieser in der Lage ist, die lokalanästhetikabedingte Vasodilatation aufzuheben. Damit kann zumindest bei kurz bis mittellang wirkenden Lokalanästhetika eine entsprechende Wirkungsverlängerung erreicht werden, während dies bei lang wirkenden Lokalanästhetika in der Regel nicht möglich ist. Neben einer möglichst nervennahen Injektion des Lokalanästhetikums kann, wie oben bereits diskutiert, die Erwärmung der Lösung zum beschleunigten Wirkungseintritt führen. Ursache hierfür ist möglicherweise eine Diffusionsbeschleunigung entsprechender Substanzen. Teilweise kann auch durch Zusatz von Hyaluronidase eine Wirkungsbeschleunigung erreicht werden.

▸ **Hyaluronidase.** Hyaluronidase führt zu einer beschleunigten Resorption, sodass mit einem rascheren Onset der blockierenden Wirkung zu rechnen ist. Obwohl diese Kombination für unterschiedlichste Formen der Regionalanästhesie benutzt wurde, hat sich die Kombination eines Lokalanästhetikums mit dieser Substanz nur für die retrobulbäre Anästhesie durchgesetzt.

> Empfehlenswert ist es, mindestens 3,5–7 IE/ml Lokalanästhetikum als Adjuvans zu verwenden, da niedrigere Konzentrationen ohne Effekt sind (290).

Brydon u. Mitarb. setzen signifikant höhere Konzentrationen an Hyaluronidase mit ebenfalls beschleunigtem Wirkungseintritt und ohne nennenswerte Nebenwirkungen ein (90, 124). Derzeit kann Hyaluronidase für die retrobulbäre Blockade in der operativen Augenheilkunde als Adjuvans empfohlen werden.

Intravenöse Analgesie, Allgemeinwirkung der Lokalanästhetika

Seit der Beschreibung von Leriche wurde wegen der allgemeinen pharmakologischen Reaktionen die i.v. Applikation von Lokalanästhetika außer für spezielle therapeutische Indikationen auch für die operative Medizin eingesetzt. Ob dabei der endoanästhetische oder der sedative Effekt ursächlich für die Wirkung ist, kann nicht als geklärt angesehen werden. In einer älteren Vergleichsuntersuchung (296) von i.v. verabreichtem Procain – 4 mg/kgKG über 20 Minuten postoperativ infundiert – wurde bei 40 % der Patienten eine Besserung des Wundschmerzes gegenüber 20 % nach Placebo und 70 % nach Morphin registriert. Während nach Tonsillektomien kein analgetischer Effekt einer Lidocaininfusion ermittelt werden konnte (552), haben verschiedene Untersucher antiinflammatorische Effekte i.v. verabreichter Lokalanästhetika nachgewiesen. Die Anwendung von i.v. infundiertem Lokalanästhetikum ist eine wirksame Methode zur temporären Besserung polyneuropathischer Beschwerden. Beschreibungen von Einzelfällen und klinische Berichte liegen außerdem zur Behandlung anderer Schmerzzustände wie Trigeminusneuralgien vor – auch in der Form von oraler Dauermedikation (210). Zusätzlich wird i.v. verabreichten Lokalanästhetika in Kombination mit Cisplatin ein zytostatischer Effekt zugeschrieben (595) sowie ein neuroprotektiver Effekt (264), der nicht nur über eine Natriumkanalblockade, sondern auch über die Einwirkung auf die intrazelluläre Calciumhomöostase ausgelöst wird. Ebenso wird diesen Lokalanästhetika ein antiphlogistischer (262) und ein antithrombotischer (263) Effekt, der bisher allerdings wenig verstanden worden ist, zugeschrieben. Lokalanästhetika scheinen dabei weniger direkt in den entzündlichen Prozess einzugreifen, als vielmehr das Priming der aktiven Zellen zu verhindern, wodurch die normal ablaufende, physiologische Entzündungsreaktion nicht beeinflusst wird.

Kenngrößen klinisch eingesetzter Lokalanästhetika

Ester-Lokalanästhetika

Ester-Lokalanästhetika (Tab. 2.7) werden derzeit in der Klinik nur noch vereinzelt eingesetzt, wobei besonders deren hohe allergische Potenz und deren Hitzeinstabilität zu ihrem Verschwinden aus dem klinischen Alltag beigetragen haben.

Cocain, das erste klinisch eingesetzte Ester-Lokalanästhetikum führt darüber hinaus aufgrund seiner zentral euphorisierenden Wirkung zusätzlich zu einer physischen und psychischen Abhängigkeit. Zwei Lokalanästhetika verdienen trotz fehlender klinischer Bedeutung Beachtung: Benzocain und Procain.

Benzocain enthält kein tertiäres Amid und weicht somit von der klassischen Lokalanästhetikumstruktur entscheidend ab. Man vermutet, dass dieses Lokalanästhetikum kein wasserlösliches Salz bildet und so nur zur topischen Anwendung eingesetzt werden kann. Da Benzocain mit einem pKa-Wert von 3,0 nicht als Kation vorliegt, muss davon ausgegangen werden, dass es seine blockierende Wirkung auf den neuronalen Natriumkanal von der Phospholipidmembran aus möglicherweise mittels Fluiditätsänderung entfaltet.

Procain, das bereits 1905 erstmals synthetisiert wurde, ist auch heute noch als Ester-Lokalanästhetikum wichtig, da ihm die lokalanästhesiologische Potenz 1 zugeordnet ist, wodurch Procain als Referenzlokalanästhetikum noch immer pharmakologische Bedeutung hat. Klinisch im großen Stil eingesetzt werden in den USA noch 2-Chlorprocain und Tetracain zur Spinalanästhesie, während alle anderen Ester-Lokalanästhetika von untergeordneter Bedeutung sind. In Europa haben die lang wirksamen Amid-Lokalanästhetika Bupivacain und Levobupivacain die beiden Ester Tetracain und Chorprocain in der Spinalanästhesie ersetzt.

Amid-Lokalanästhetika

Wichtiger für den klinischen Alltag sind die Amid-Lokalanästhetika (Tab. 2.8), da sie einerseits klinisch stabilere Substanzen darstellen, anderseits – von zusätzlichen Konservierungsmitteln abgesehen – eine minimale allergische Potenz aufweisen.

Lidocainhydrochlorid

> Lidocain, das 4 Jahre nach seiner Synthese 1948 in die Klinik eingeführt wurde (349), ist zurzeit das am häufigsten benutzte und am besten untersuchte Lokalanästhetikum mit dem breitesten Anwendungsspektrum.

Pharmakologisch kommt es unter Lidocain zu einem raschen Wirkungseintritt und einer stärkeren und längeren Blockade (Potenz 2–4) als unter Procain. Obwohl

Tabelle 2.7 Klinisch relevante Ester-Lokalanästhetika: Strukturformel und physiochemikalische Kennzahlen (nach de Jong 1993)

Substanz (Handelsname) Strukturformel	Potenz in vitro	Molekular- gewicht	pKa-Wert (25 °C)	Verteilungs- koeffizient	Plasma- bindung	Wirk- dauer
Cocain						
1900 Benzocain (Anaesthesin)	1		3,5	0,02	6 %	0,5–1 h
1905 Procain (Novocain)	1	236	9,05	0,6		0,5–1 h
1952 2-Chlorprocain (Nesacain)	2–4	271	8,97	4,1		0,5–1 h
1930 Tetracain (Gingicain M, Pantocain)	16	264	8,46	80	75 %	2–4 h

Lidocain auch ohne Vasokonstriktor ein potentes Lokalanästhetikum darstellt, kann durch Zugabe eines Vasokonstriktors die Wirkungsdauer verstärkt und die direkte Toxizität deutlich vermindert werden. In den Körper aufgenommen, wird Lidocain überwiegend durch Dealkylierung zu Monoethylglycinxylidid und Glycinxylidid in der Leber metabolisiert (Abb. 2.13), wobei die Durchblutung der Leber den entscheidenden limitierenden Schritt darstellt. Diese Metabolite werden zu Monoethylglycin und Xylid abgebaut, die überwiegend in wasserlöslicher Form renal ausgeschieden werden. Wie alle Lokalanästhetika produziert Lidocain ebenfalls kardiale und zerebrale Symptome, wozu auch dessen Abbauprodukte beitragen können. Da die Durchblutung der Leber für den Lidocainmetabolismus den limitierenden Schritt darstellt (perfusionslimitierter Metabolismus), kann aus dem Verlauf des Lidocainmetabolismus auf die Leberperfusion geschlossen werden, was klinisch als sog. MEG-X-Test in der Intensivmedizin Verwendung findet. Inzwischen häufen sich Befunde, dass Lidocain in höherer Konzentration (2- bis 5 %ige Lösung) bei direkter intrathekaler Injektion zu vorübergehenden, jedoch reversiblen neuronalen Irritationen bis hin zum Cauda-equina-Syndrom führen kann (233, 331, 352, 477).

Lidocain wird außer als Lokalanästhetikum häufig als Antiarrhythmikum (Klasse 1c), eingesetzt, um untergeordnete ventrikuläre Erregungszentren über eine kurzfristige vollständige Blockade der kardialen Na^+-Kanäle zu synchronisieren. Ermöglicht wird dies durch die sehr kurzfristige Blockade der kardialen Natriumkanäle, wodurch eine Synchronisation aller Natriumkanäle herbeigeführt wird. Im Gegensatz hierzu blockieren die übrigen Lokalanästhetika kardiale Ionenkanäle längerfristig, sodass sie als Antiarrhythmika ungeeignet sind.

Tabelle 2.8 Klinisch relevante Amid-Lokalanästhetika: Strukturformel und physiochemikalische Kennzahlen (nach de Jong 1993)

Substanz (Handelsname) Strukturformel	Potenz in vitro	Molekulargewicht	pK-Wert (25°C)	Verteilungskoeffizient	Plasmabindung	Wirkdauer
1957 **Mepivacain** (Meaverin, Scandicain)	3–4	246	7,6	0,8	77 %	1,5–3 h
1960 **Prilocain** (Xylonest)	3–4	220	7,9	0,9	56 %	1–3 h
1948 **Lidocain** (Xylocain)	4	234	7,91	2,9	64 %	1–2 h
1970 **Articain** (Ultracain)	5	284	7,8	0,04	95 %	1 h
1996 **Ropivacain** (Naropin)	14–16	276	8,05	6,7	95 %	3–6 h
1963 **Bupivacain** (Carbostesin, Bupivacain Woelm)	16	288	8,16	27,5	96 %	1,5–8 h
1972 **Etidocain** (Dur-Anest)	16	276	7,7	141	94 %	1,5–4 h

Prilocainhydrochlorid

Prilocain, das ebenfalls zur Gruppe der mittellang wirksamen Amid-Lokalanästhetika zählt, zeigt eine kurzfristig längere Anschlagszeit und eine signifikant längere Wirkdauer als Lidocain, besitzt aber ausgezeichnete Diffusionseigenschaften.

Prilocain ist durch eine geringe vasodilatative Wirkung im Vergleich mit anderen Amid-Lokalanästhetika charakterisiert, was sich auf die Wirkdauer und die systemische Resorption auswirkt. Des Weiteren weist diese Substanz eine geringere zerebrale Toxizität aus, führt aber dennoch in höheren Dosen zu Ermüdung und Abgeschlagenheit.

Mitverantwortlich für diese geringere systemische Toxizität ist einerseits das extreme Verteilungsvolumen von Prilocain von über 261 Litern (179). Darüber hinaus stellt die Lunge ein Reservoir für Prilocain dar, da bei Passage dieses Organs ein Großteil der Substanz dort gespeichert wird. Zusätzlich weist Prilocain gegenüber den übrigen Lokalanästhetika einen veränderten Metabolismus auf, da es nicht nur in der Leber, sondern auch in der Niere und möglicherweise ebenfalls in der Lunge abgebaut wird (9, 204). Hierbei entsteht o-Toluidin, das das 2-wertige Eisen des Hämoglobins zu 3-wertigem Methämoglobin oxidiert, welches nicht mehr in der Lage ist, am Sauerstofftransport teilzunehmen. Damit ergibt sich in höherer Dosierung beim kardiovaskulär oder pulmonal eingeschränkten Patienten sowie beim Neugeborenen mit einem unreifen Enzymsystem theoretisch die Gefahr der Methämoglobinämie, die jedoch erst bei einem Methämoglobinanteil von mehr als 1,5 g/100 ml Hämoglobin als Zyanose erkennbar wird. Bei einem ausgereiften Enzymsystem stellt die toxische Dosis von 600 mg Prilocain in der Regel kein Problem dar.

Kommt es zur Methämoglobinämie, kann i. v. Methylenblau (1 mg/kgKg) als komplexes und kompetentes Antidot erfolgreich eingesetzt werden.

Die Indikationen für Prilocain zur Regionalanästhesie sind vielfältig: z. B. Infiltrationsanästhesie, periphere Nervenblockaden, Periduralanästhesie und Spinalanästhesie, bei der es im Vergleich zu Lidocain zu signifikant weniger transitorischen neurologischen Symptomen (TNS) kommt (233, 234, 253, 461). Vor allem bei der i. v. Anästhesie nach Bier zeigen sich die Vorteile des Prilocains, da bei der pulmonalen Passage ein Großteil des verabreichten Prilocains in diesem Organ angereichert und somit die toxische Plasmakonzentration vermindert wird.

In Kombination mit Lidocain wird Prilocain (jeweils 2,5 %ige Lösung) als ölige Salbe zur topischen Betäubung der Haut (EMLA) eingesetzt, da es in dieser Kombination eine spezifische eutektische Galenik aufweist (168).

Articain

Articain, (+/-)-3-n-Propylaminpropionylamid-2-Carbomethoxy-4-Methylthiophenhydrochlorid, wird seit Jahren in Europa erfolgreich in der Zahnheilkunde eingesetzt. Diese Substanz wurde erstmals 1974 klinisch untersucht. Derzeit wird es in der Regel als 4 %ige Lösung, häufig in Kombination mit Adrenalin 1 : 200 000, oral zur Infiltrations- und Leitungsanästhesie eingesetzt. Articain zählt zu den mittellang wirksamen Lokalanästhetika aus der Amidgruppe. Im Gegensatz zu den übrigen Amid-Lokalanästhetika enthält Articain zusätzlich eine Estergruppe, die rasch von unspezifischen Esterasen im Gewebe und Plasma hydrolysiert wird (306, 443). Somit findet sich für Articain eine signifikant niedrige Eliminationshalbwertszeit von etwa 20 Minuten, während diese für andere Amid-Lokalanästhetika, die abgesehen von Prilocain nur hepatisch metabolisiert werden, weit über 100 Minuten liegt. Außerdem hat sich gezeigt, dass diese Metabolisierung durch das Alter der Patienten nicht beeinflusst wird, während die hepatische Elimination anderer Amid-Lokalanästhetika der altersabhängigen enzymatischen hepatischen Aktivität unterliegt (147, 435). Dies erlaubt die Anwendung einer höheren Konzentration von Articain ohne die Gefahr einer Kumulation, sodass sich für Articain eine geringere systemische Toxizität ergibt. Diese hohen Konzentrationen sind besonders bei intraoraler Anwendung sinnvoll, da die Injektion kleiner Volumina hoher Konzentration weniger Injektionsschmerz hervorruft. Hohe Konzentration sind darüber hinaus für die Knochenpenetration vorteilhaft, weswegen diese Substanz besonders im zahnärztlichen Bereich eingesetzt wird (436).

Pipecoloxylididderivate

1957 wurde erstmals Pipecoloxylidid synthetisiert, das die Ausgangssubstanz der wichtigsten mittellang und lang wirkenden Amid-Lokalanästhetika darstellt. Der pharmakologisch wichtigste Unterschied aller Pipecoloxylididderivate ist der Substituent am tertiären Amid. Ist dieser eine Methylgruppe, handelt es sich um Mepivacain. Wird Methyl durch Butyl ersetzt, liegt Bupivacain vor. Wird hingegen Methyl durch Propyl ersetzt, handelt es sich um Ropivacain, das klinisch zurzeit nur als reines optisches S(-)-Enantiomer verwendet wird, was sich positiv auf die Toxizität auswirkt.

Substituenten am Amid verändern in charakteristischer Weise die physikochemischen Eigenschaften der Moleküle, wie der Tab. 2.**9** zu entnehmen ist.

Tabelle 2.9 Pharmakologie der Pipecoloxylididderivate

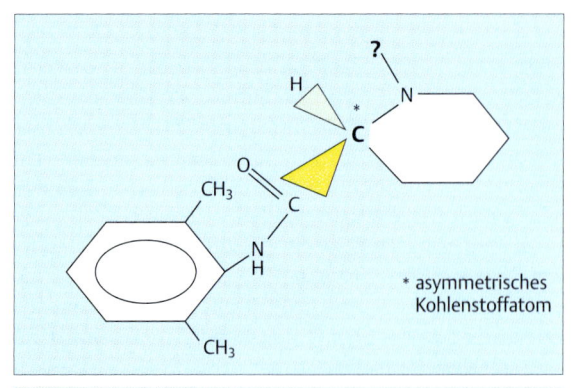

	Mepivacain	Ropivacain	Bupivacain/Levobupivacain
?	-CH$_3$	-C$_3$H$_7$	-C$_4$H$_9$
Isomerie	Razemat	S(-)-Isomer	Razemat/S(-)-Isomer
MW	246	247	288
pKa	7,6	8,07	8,1
PC	0,8	6,1	27,5
PB (%)	77,5	94	95
VV (l)	84	59	73
HWZ (min)	114	111	162

MW = Molekulargewicht; PC = Verteilungskoeffizient (Fett/Puffer); PB = Plasmabindung; VV = Verteilungsvolumen; HWZ = Halbwertszeit

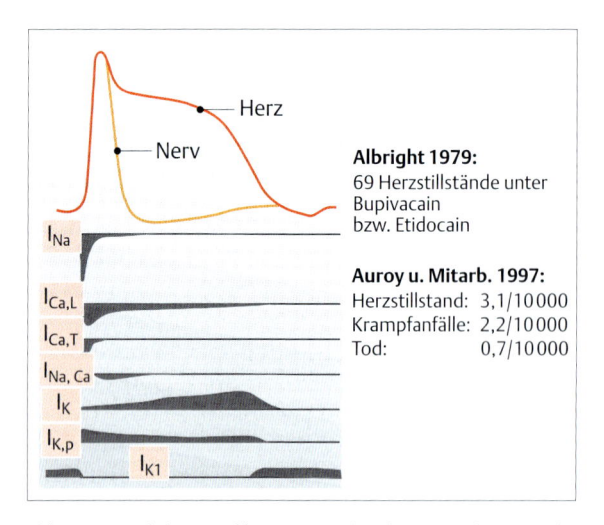

Abb. 2.18 Kardiale Komplikationen nach Gabe von Etidocain und Bupivacain (nach Albright 1979, Auroy u. Mitarb. 1997).

Albright 1979:
69 Herzstillstände unter Bupivacain bzw. Etidocain

Auroy u. Mitarb. 1997:
Herzstillstand: 3,1/10000
Krampfanfälle: 2,2/10000
Tod: 0,7/10000

Neben dem Molekulargewicht fällt die unterschiedliche Fettlöslichkeit der Pipecoloxylididderivate auf. Mepivacain ist am schlechtesten fettlöslich, während Bupivacain die lipophilste Substanz darstellt.

Ropivacain nimmt infolge der Kettenlänge am Amid eine Zwischenstellung bezüglich der Fettlöslichkeit ein. Ropivacain und Bupivacain zeichnen sich durch annähernd gleiche pKa-Werte aus, wodurch sich bezüglich des Wirkungseintrittes in der Klinik kaum signifikante Unterschiede bei der Regionalanästhesie zwischen beiden Substanzen ergeben. Mepivacain führt aufgrund des niedrigeren pKa-Wertes gegenüber den übrigen Derivaten zu einer rascheren Blockade mit einer verminderten Wirkdauer, wobei die motorische Blockade geringer ausgeprägt ist.

Mepivacainhydrochlorid

Mepivacain ist durch einen raschen Wirkungseintritt aufgrund eines niedrigen pKa-Wertes und eine geringe Fettlöslichkeit charakterisiert, weswegen es seine berechtigte Indikation zur raschen Infilatrationsanästhesie und zur peripheren Nervenblockade hat.

Es werden Konzentrationen bis zu 4% zur Verwendung vor allem in der Zahnheilkunde und zur intrathekalen Injektion in hyperbarer Lösung angeboten. Die motorische Affinität ist sehr gering ausgeprägt. Aufgrund der geringen Plasmaproteinbindung und der erheblichen Eliminationshalbwertszeit liegen Befunde über zerebrale Intoxikationen vor, sodass bei kontinuierlicher Anwendung mit systemischen Intoxikationen zu rechnen ist. Die Wirkungsdauer von Mepivacain entspricht etwa der des Lidocains, wobei auch hier der Zusatz eines Vasokonstriktors sinnvoll sein kann.

Bupivacainhydrochlorid und Levobupivacain

▶ **Razemisches Bupivacain.** Es zählt seit über 30 Jahren zu den am häufigsten verwendeten lang wirkenden Lokalanästhetika in der Klinik und stellt noch heute den „Goldstandard" der Regionalanästhesie dar. 1979 hat Albright in seinem Editorial (Abb. 2.18) auf die erhöhte kardiale Toxizität der lang wirksamen Lokalanästhetika Etidocain und Bupivacain hingewiesen, da Bupivacain nicht nur neuronale Natriumkanäle blockiert, sondern auch Natriumkanäle anderer erregbarer Gewebe, besonders des Myokards. Aufgrund der hohen Lipophilie dieser Substanz kommt es zusätzlich zur intrazellulären Akkumulation der Substanz in den Kardiomyozyten und Hepatozyten, was sich auf den Energiestoffwechsel dieser Systeme nachteilig auswirken könnte (559, 561). Dadurch kommt es zu negativen Effekten sowohl am Reizleitungssystem als auch an der Kontraktilität (219).

> Als Konsequenz dieser Untersuchungen kam es zu einer Dosisreduktion von Bupivacain, sodass 0,75 %iges Bupivacain vor allem in der geburtshilflichen Regionalanästhesie zur Sectio caesarea nicht mehr empfohlen werden kann.

Derzeit ist Bupivacain neben Ropivacain sowohl in der intraoperativen als auch in der postoperativen Anwendung das am häufigsten eingesetzte Lokalanästhetikum in Deutschland. Bei peripheren Nervenblockaden kann durch Bupivacain Schmerzfreiheit über Stunden erzielt werden.

▶ **Levobupivacain.** Hierbei handelt es sich um das linksdrehende S(-)-Isomer von Bupivacain. Es wird teilweise bereits anstelle von Bupivacain mit identischen Indikationen klinisch eingesetzt (374, 572). Grund für diesen klinischen Wechsel ist eine verminderte Toxizität des reinen optischen Isomers anstelle des Razemates, da in In-vitro- und in In-vivo-Studien nachgewiesen werden konnte, dass das reine optische S(-)-Isomer im Vergleich zum rechtsdrehenden R(+)-Isomer eine geringere Affinität zum kardialen Natriumkanal besitzt und somit eine geringere Kardiotoxizität aufweist (113, 195).

Ropivacain

Ropivacain, das 1996 in die Klinik eingeführte Lokalanästhetikum, besitzt ein ähnliches Wirkspektrum wie Bupivacain, wobei trotz vielfältiger Untersuchungen bezüglich des Wirkungseintritts und der Wirkdauer keine signifikanten Unterschiede nachgewiesen werden konnten (50, 258). Auch bezüglich der Indikationen bestehen zwischen beiden Lokalanästhetika keine wesentlichen Unterschiede. Ropivacain ist bisher in Deutschland – im Gegensatz zu anderen Ländern – noch nicht für den intrathekalen Einsatz zugelassen, obwohl nach dem derzeitigen Kenntnisstand keine medizinischen Kontraindikationen gegen eine solche Verabreichung vorliegen, sodass hierfür nichtmedizinische Gründe angeführt werden müssen. Entscheidend scheint die unterschiedliche Lipophilie zwischen den beiden lang wirksamen Lokalanästhetika aus der Pipecoloxylididgruppe zu sein.

> **In niedriger Konzentration** werden durch Ropivacain A-Fasern aufgrund ihrer Myelinisierung weniger blockiert als durch Bupivacain, sodass es zu einer ausgeprägteren Differenzialblockade kommt, was besonders in der Geburtshilfe und der postoperativen Schmerztherapie vorteilhaft sein kann.

Damit scheint für Ropivacain augenblicklich bezüglich der Lipophilie ein Optimum gefunden worden zu sein, das die analgetische Komponente der Lokalanästhetika in den Vordergrund stellt. Zusätzlich wird mit Ropivacain erstmals ein reines optisches S(-)-Isomer als Lokalanästhetikum eingesetzt. Akerman u. Mitarb. (10) zeigten, dass das S(-)-Enantiomer möglicherweise potenter und sicherlich länger wirksam ist als sein R(+)-Enantiomer. Neuere Untersuchungen ergaben zusätzlich, dass Ropivacain gegenüber Bupivacain eine verminderte kardiale Toxizität aufweist, hierfür sind die verminderte Affinität der S(-)-Form zum schnellen kardialen Natriumkanal (218) sowie die geringeren Effekte auf den Energiemetabolismus unterschiedlichster Zellen zuständig. Für Letzteres ist die verminderte Lipophilie von Ropivacain verantwortlich, sodass bezüglich des intrazellulären Energiestoffwechsels auch Levobupivacain keinen Vorteil gegenüber Bupivacain bieten dürfte (113, 224). Aufgrund der verminderten Toxizität kann Ropivacain in höheren Konzentrationen (0,2 %, 0,5 % und 1,0 %) als Bupivacain bzw. Levobupivacain (0,25 %, 0,5 %) klinisch zur Regionalanästhesie eingesetzt werden.

Etidocainhydrochlorid

> **Etidocain,** das nicht zu den Pipecoxylididlokalanästhetika zählt, sondern ein lang wirksamer Abkömmling des häufig benutzten Amid-Lokalanästhetikums Lidocain darstellt, ist besonders durch seine starke motorische Blockade gekennzeichnet.

Diese Eigenschaft von Etidocain ist auf seine hohe Fettlöslichkeit zurückzuführen, die auch die Lipophilie von Bupivacain um ein Vielfaches übersteigt. Aufgrund dieser hohen Affinität zu den neuronalen myelinisierten A-Fasern stellt unter den lang wirksamen Lokalanästhetika Etidocain die Kontrastsubstanz zu Ropivacain dar, während Bupivacain eine Mittelstellung einnimmt. Diese hohe Lipophilie des Etidocains erklärt auch die kurze Anschlagzeit, die ausgezeichneten Diffusionseigenschaften (pKa-Wert = 7,9) und die lange Wirkdauer. Diese Eigenschaften des Etidocains sind besonders für die Infiltrationsanästhesie, aber auch für die Regionalanästhesie (z. B. Plexusblockade) wünschenswert, jedoch zeigt sich bisweilen eine fleckförmige sensorische Blockade, die diese Substanz in ihrer klinischen Bedeutung immer mehr in den Hintergrund drängt. Etidocain wird derzeit als 1 %ige Lösung mit und ohne Vasokonstriktor sowie als 1,5 %ige Lösung mit Vasokonstriktor überwiegend intraoperativ wegen der ausgeprägten Paralyse verwendet.

Etidocain ist seit 2001 in Deutschland nicht mehr im Handel, da es gegenüber den vorher angeführten lang wirksamen Lokalanästhetika keine wesentlichen Vorteile bietet.

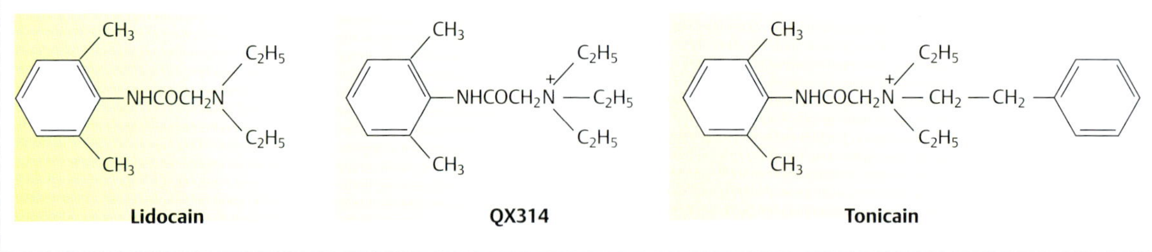

Abb. 2.19 Chemische Struktur von Lidocain, dessen permanent positiv geladenem Analogon QY314 sowie von Tonicain.

Experimentelle Substanzen mit lokalanästhetischer Wirkung

Tonicain

Ziel neuer Lokalanästhetika ist es, die sensorische Blockade im Vergleich zur motorischen Blockade zu verlängern, deren Toxizität zu vermindern und eine lange Wirksamkeit zu erreichen. Diese Substanzen werden besonders zur Behandlung postoperativer Schmerzen, zur Schmerztherapie in der Geburtshilfe sowie zur Behandlung chronischer Schmerzen benötigt. Vor einigen Jahren wurde ein neues quartäres Aminoderivat des Lidocains, N-β-Phenyl-Ethyl-Lidocain (Tonicain), synthetisiert und physikochemischen und toxikologischen Untersuchungen unterzogen (603) (Abb. 2.19).

Wang konnte bei Ratten nachweisen, dass Tonicain tatsächlich Natriumkanäle effektiv blockiert und am N. ischiadicus im Vergleich zu Lidocain zu einer 4- bis 9-mal längeren Blockade der Sensorik führt. Hierbei ist besonders auffällig, dass die Motorik weitaus weniger beeinträchtigt wird (603).

IQB9302

IQB9302 ist ein neues Lokalanästhetikum, welches mit Bupivacain strukturell eng verwandt ist, wobei sich die beiden Anästhetika jedoch bezüglich ihrer N-Substituenten unterscheiden. Im Gegensatz zu Bupivacain ist bei IQB9302 der Butylrest durch Cyclopropylmethyl ersetzt (Abb. 2.20).

Dieses neue Amid-Lokalanästhetikum wurde als sicherere Alternative zum Bupivacain mit relativ identischer Blockade der neuronalen Natriumkanäle synthetisiert. Neue Untersuchungen haben bestätigt, dass beide lang wirkenden Lokalanästhetika als unspezifische kardiale Kaliumkanalblocker wirken und somit in die Repolarisation des kardialen Aktionspotenzials eingreifen. Interessanterweise beeinflusst diese geringe Modulation am Bupivacainmolekül den Effekt auf den kardialen Kaliumkanal signifikant. Bupivacain beeinträchtigt in äquimolaren Konzentrationen den kardialen menschlichen Kaliumkanal (hKv1.5) 2,5-mal stärker als IQB9302, wobei diese Effekte stereoselektiv sind (212). Allerdings sind andere Effekte am Myokard zwischen Bupivacain und IQB9302 relativ identisch, sodass diese auf molekularer Ebene bestehenden Unterschiede nicht unbedingt von klinischer Relevanz sind. Obwohl klinische Studien im großen Ausmaß bisher fehlen, hat sich gezeigt, dass sich beide Substanzen relativ ähnlich verhalten, wobei IQB9302 aufgrund der höheren Lipophilie in der Regel auch länger wirksam erscheint.

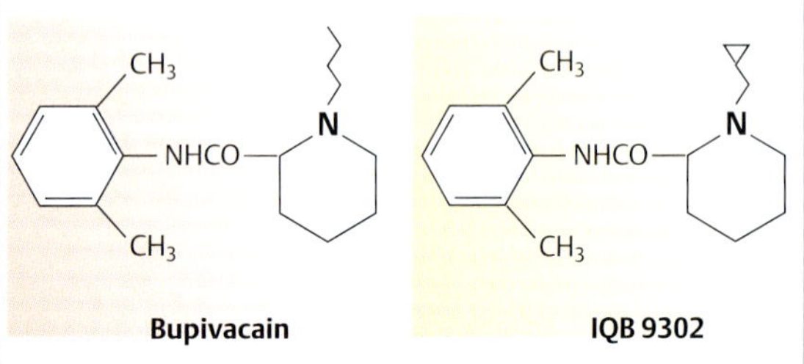

Sameridin

N-Ethyl-1-Hexyl-N-Methyl-4-Phenyl-4-Piperidincarboxamidhydrochlorid (Sameridin) stellt sowohl ein typisches Lokalanästhetikum als auch einen partiellen μ-Opioidrezeptoragonisten dar. Hauptziel einer Kombination dieser beiden Substanzen war einerseits eine ausreichende intraoperative Anästhesie, andererseits eine sichere postoperative Analgesie. Erste spinale Untersuchungen an Ratten und Hunden bestätigten, dass Sameridin bei spinaler Applikation ähnliche Effekte zeigt wie Bupivacain ohne neuronale Reizung oder gar Neurotoxizität (295). Ähnliche Ergebnisse konnten auch bei ersten Untersuchungen am Menschen beobachtet werden, sodass Sameridin offenbar zu einer guten intraoperativen Anästhesie und einer lang wirkenden postoperativen Analgesie ähnlich dem Meperidin führt. Allerdings ist mit den klassischen Nebenwirkungen der μ-Opioidagonisten zu rechen, sodass es zu opioidbedingten Ventilationsstörungen kommen kann, wodurch Sameridin keinen Vorteil gegenüber einer Kombination aus lang wirkendem Lokalanästhetikum und Opioid bietet.

Abb. 2.20 Chemische Struktur von Bupivacain und IQB9302.

Liposomale Lokalanästhetikasysteme

Die Geschichte von Lokalanästhetika, die in Liposomen eingekapselt sind, reicht zurück bis in das Jahr 1979, als Lidocain in dieser Form verabreicht wurde. Der Einsatz von Lokalanästhetika als Analgetika ist zweifelsohne gegenüber einer systemischen Analgetikagabe vorteilhaft, allerdings werden Lokalanästhetika aufgrund ihrer Molekülgröße rasch vom Injektionsort resorbiert. Dies hat dazu geführt, dass man zunächst versuchte, die Molekülstruktur zu verändern, woraus sich die lang wirkenden Lokalanästhetika entwickelten.

Ein weiteres Konzept besteht in einer veränderten Applikationsart, wobei neben komplexen Pumpensystemen und einer permanenten Verabreichung über liegende Katheter in Fett eingekapselte Lokalanästhetika eine Alternative darstellen. Liposome stellen mikroskopische Vesikel dar, die ermöglichen, Lokalanästhetika einzuschließen und langsam aus den Vesikeln freizusetzen. Ein Problem stellt die Freisetzungsrate aus diesen Transportvesikeln dar. Viele Untersuchungen auch am Menschen haben jedoch erfolgreich gezeigt, dass sowohl bei epiduraler als auch bei infiltrativer Verabreichung durch diese Technik eine signifikante Wirkungsverlängerung der Lokalanästhesie erzielt werden kann (68). Allerdings zeigten auch Untersuchungen eine eindeutige Verstärkung und Verlängerung der motorischen Blockade, ein Effekt, der bei vielen klinischen Anwendungen nicht erwünscht ist (69, 220).

2.5 Toxikologie der Lokalanästhetika

Nebenwirkungen und Komplikationen bei der Lokalanästhesie
Bedeutung und Häufigkeit von Komplikationen

Lokalanästhetika werden regional oder i. v. zugeführt, um in einzelnen Körperzonen die Impulsleitung zu verändern. Dies gilt sowohl für die Nervenblockade wie für die Behandlung kardialer Arrhythmien. Kommt es zu Nebenwirkungen der Lokalanästhetika, können diese entweder durch die benutzte Technik bedingt sein, durch eine relative oder absolute Überdosierung der verwendeten Substanzen bzw. deren Metaboliten, durch toxische Reizung der Substanzen selbst oder aber durch überschießende, d. h. allergische Reaktionen des Körpers. Während toxische (233, 331, 352) und auch allergische Reaktionen (7, 82, 133, 137, 167) sehr selten auftreten, werden systemische Intoxikationen oder technikbedingte Komplikationen je nach Untersuchung mit unterschiedlichster Häufigkeit beschrieben. In einer großangelegten prospektiven Studie von Auroy u. Mitarb. (27) (Abb. 2.**18**) an über 100 000 Regionalanästhesien wird das Risiko eines Herzstillstandes mit 1,0 +/- 0,4 pro 10 000 Anästhesien angegeben.

> Zieht man Zulassungsuntersuchungen für neue Lokalanästhetika als Basis der Komplikationen von Regionalanästhesien heran, kann sogar von einer Komplikationsrate von 1 : 500 bis 1 : 700 bei epiduraler Anwendung ausgegangen werden.

Obwohl periphere Blockaden und Plexusanästhesien niedrigere Komplikationen aufwiesen als zentrale Blockaden, fanden Auroy u. Mitarb. (27) auch bei diesen Blockaden nennenswerte Komplikationsraten, wobei besonders zerebrale Symptome häufig beobachtet wurden. Als äußerst sicher gelten Infiltrations- und therapeutischen Anästhesien, da hier vital bedrohliche Komplikationen nur selten gesehen werden (575).

Eine genaue Überwachung des Patienten nach Regionalanästhesie ist wichtig, da sich viele Komplikationen durch Prodromalsyndrome ankündigen. Ebenso können schwere Komplikationen auch innerhalb kürzester Zeit, oft innerhalb Sekunden, eintreten, wobei in der Regel Komplikationen oft als Summe verschiedener Nebenwirkungen imponieren, sodass in der Regel nur eine symptomatische Therapie möglich ist, die jedoch so früh wie möglich begonnen werden sollte. Neben allgemeinen Gefahren hat jedes einzelne Verfahren ein spezifisches Komplikationsspektrum, das ebenfalls beachtet werden muss. Die Kenntnis der möglichen Komplikationen vermag unter Beachtung prophylaktischer Maßnahmen das allgemeine und lokale Risiko beim Einsatz von Lokalanästhetika zu minimieren. Übersichten mit repräsentativem Charakter über die Häufigkeit von Nebenwirkungen und Komplikationen sind nur begrenzt aussagefähig und inhomogen, sodass Vergleiche nur schwer möglich sind.

> Übereinstimmend zeigen alle Kasuistiken, Übersichtsarbeiten und Statistiken, dass perivaskuläre und symathikusblockierende Anästhesien sowie Injektionen in der Kopf-Hals-Region einschließlich dentaler Leitungsanästhesien (27, 304, 509) eine wesentliche Rolle bei Komplikationen spielen.

Eine genauere Analyse vieler publizierter Kasuistiken – sowohl in der älteren wie auch in der jüngeren Literatur – lässt erkennen, dass die Therapie in vielen Fällen nicht immer ziel- und zeitgerecht erfolgte, möglicherweise auch wegen falscher Beurteilung der klinischen Situation.

Eine Gegenüberstellung von Allgemein- und Regionalanästhesien ist noch schwieriger, da prospektive und randomisierte Untersuchungen bei der niedrigen Mortalität sehr umfangreich sein müssen, um eine eindeutige Aussage zuzulassen (5, 525). Dass rückenmarksnahe Blockaden einen deutlich günstigeren postoperativen Verlauf zeigen, ist bei einigen Hochrisikogruppen demonstriert worden (585). Rodgers u. Mitarb. (481) konnten in einer Metaanalyse nachweisen, dass bei spezifischen Eingriffen eine signifikante Reduktion sowohl der Morbidität als auch der Mortalität durch Regionalanästhesie im Vergleich zur Allgemeinanästhesie erreicht werden kann. Dies bestätigen ältere ähnliche Ergebnisse an Hochrisikopatienten (105). Allerdings ist eine Gegenüberstellung von Allgemein- und Regionalanästhesien häufig schwierig, da oft die Zuordnung von höheren Risikogruppen zur Regionalanästhesie die Resultate verfälscht. Hinzu kommt, dass technikbedingte Interventionen wie etwa die typische Sympathikusblockade und eine hierdurch notwendige Intervention mit vasoaktiven Pharmaka zum Ausgleich der Sympatholyse als Komplikation der Regionalanästhesie gewertet wird. Dies ist allerdings durch die fachgerechte Durchführung der benutzten Technik bedingt und darf folglich nicht als Intervention gewertet werden.

Obwohl Komplikationen häufiger bei kleinen Serien als bei größeren Fallberichten beschrieben werden, muss auch der in der Regionalanästhesie Erfahrene stets mit dem Auftreten von Komplikationen und Intoxikationen rechnen, da intravasale Injektionen auch bei sachgerechter Durchführung möglich sind, wie kürzlich durchgeführte Evaluierungsstudien mit den beiden neuen Lokalanästhetika Levobupivacain und Ropivacain zeigten. Dennoch unterstreicht das häufigere Auftreten von Komplikationen bei seltener Anwendung die Notwendigkeit des regelmäßigen Trainings und einer entsprechenden Zwischenfallmanagement-Schulung (392, 393, 420, 439, 451, 521).

Präventive Maßnahmen – technische und organisatorische Voraussetzungen

Da bei allen Regionalanästhesieverfahren mit Nebenwirkungen oder Komplikationen unspezifischer oder spezifischer Art gerechnet werden muss, sind stets präventive Maßnahmen nötig, um einerseits Komplikationen vorzubeugen bzw. bei deren Auftreten adäquat und angemessen reagieren zu können. Dies setzt voraus, dass jeder Arzt, unabhängig von seinem Fachgebiet, der Regionalanästhesien zu diagnostischen oder therapeutischen Interventionen durchführt, sowohl die manuellen Fertigkeiten als auch die technischen Voraussetzungen hierfür besitzen muss.

▶ **Psychologische Aspekte.** Präoperativ bestehende Angst ist eine Grunderfahrung jedes Patienten. Diese beinhaltet einerseits die Angst vor postoperativen Schmerzen und postoperativen Komplikationen, Angst vor den Folgen der Grundkrankheit und Deprivation (Entzug sensorischer Information, Nahrungsentzug, Aktivitätsentzug), anderseits handelt es sich um eine menschliche Grunderfahrung, die teils nicht formuliert werden kann. Auf gezieltes Befragen gibt ein Großteil der Patienten konkret Angst vor der Narkose oder Regionalanästhesie an, häufig umschrieben mit dem „nicht mehr aus der Narkose aufwachen zu können". Ein adäquates präoperatives Prämedikationsgespräch kann diese Angst häufig zumindest schmälern, bei einem Teil der Patienten bleibt dies jedoch leider ohne Erfolg.

▶ **Vasovagale Reaktionen.** Besondere Aufmerksamkeit hat den vasovagalen Reaktionen der Patienten zu gelten. Als Antwort auf eine Verleugnungsreaktion bezüglich der Angst bei einem Teil der Patienten, die präoperativ ein gutes psychisches Gesamtbefinden angaben, können präoperative Symptome auftreten. Die präoperative Selbsteinschätzung, aber auch die Beurteilung durch den vorbereitenden Arzt, bedürfen einer kritischen Bewertung. Zusätzlich muss berücksichtigt werden, dass eine Reihe präoperativ zur Prämedikation verabreichter Medikamente die Tendenz zur Hypotension verstärken kann. Vasovagale Reaktionen können sich mit deren Nebenwirkungen addieren und bereits vor Anlegen der Anästhesie eine erhebliche subjektive und objektive Belastung der Patienten nach sich ziehen. Die genaue Beobachtung der Patienten bei Erreichen von Operations- oder Vorbereitungsräumen muss darum garantiert sein.

> **Sollte es zu vasovagalen Reaktionen kommen**, müssen unmittelbar folgende Maßnahmen eingeleitet werden: Kopftieflagerung, Verabreichung eines Vagolytikums (i. v. Atropin), mäßige Volumenzufuhr, Vasokonstriktoren. Unter Umständen erleichtert eine diskrete i. v. Sedierung dem Patienten die schnelle Erholung vor Anlegen einer Regionalanästhesie.

▶ **Medikamentöse Prämedikation.** Aufgrund obiger Argumente und einer drohenden vasovagalen Reaktion erscheint eine medikamentöse Prämedikation durchaus vorteilhaft. Eine Vorbereitung mit anxiolytisch wirkenden Benzodiazepinen ist dabei anderen Medikamenten sicherlich vorzuziehen. Dabei muss in Betracht gezogen werden, dass Benzodiazepine die zerebrale Krampfschwelle erhöhen, während sie kardial eher negativ inotrop wirksam sind, damit also kardiale Nebenwirkungen verstärken können. Kommt es zu Intoxikationen (vor allem mit lang wirksamen Lokalanästhetika), kann diese Erhöhung der Krampfschwelle sich ungünstig auswirken, da zerebrale Symptome bei adäquater Therapie rasch und ohne Schaden behoben werden können, während kardiale Symptome lebensbedrohlich sind. Das Auftreten zerebraler Prodromalsymptome erlaubt darum eine therapeutische Intervention vor der Manifestation lebensbedrohlicher kardialer Symptome.

▶ **Nachwirkungen und Verkehrssicherheit.** Besondere Bedeutung – vor allem mit der Zunahme ambulanter

Eingriffe – verdient nach Abschluss eines operativen oder therapeutischen Eingriffs die Frage, inwieweit der Patient geschäftstüchtig ist und ob er am Verkehr teilnehmen kann. Hierbei muss zwischen psychischer Reaktion und unmittelbarer Medikamentennachwirkung unterschieden werden. Obwohl die Erholung nach Lokalanästhesien schnell vonstatten geht, ist postoperativ die Handlungsfähigkeit in der Regel beeinträchtigt, falls Lokalanästhetika und insbesondere Sedativa nachwirken. Auch der Operationsstress kann zusätzlich zu einer psychischen Belastung führen.

Obwohl heute kurz wirksame, gut steuerbare Benzodiazepine eingesetzt werden, ist deren Wirkdauer individuellen Parametern unterworfen. Hinzu kommt, dass selbst bei Anwendung niedriger Konzentrationen an Lokalanästhetika ein partieller motorischer Block über längere Zeit fortbestehen und zu einer Funktionseinschränkung führen kann. Zusätzlich muss bei Verabreichung großer Lokalanästhetikamengen deren zentral sedierende Wirkung berücksichtigt werden, die die Verkehrsfähigkeit ebenfalls einschränken kann und zu entsprechenden Vorsichts- und Verhaltensregeln veranlassen sollte.

Da heute lang wirkenden Lokalanästhetika der Vorzug gegeben wird, um eine entsprechende Schmerzfreiheit zu erreichen, wird bewusst die Sensibilität der jeweiligen Extremität längere Zeit ausgeschaltet, weshalb eine erhöhte Aufmerksamkeit den Komplikationen durch Druckschäden bzw. Durchblutungsstörungen (z. B. Kompartmentbildung) geschenkt werden muss. Präoperative Hinweise für den Patienten sollten Informationen über die sachgerechte Lagerung einer anästhesierten Extremität und ihre möglichen Folgen beinhalten. Wird eine ambulante Operation in Regionalanästhesie durchgeführt und der Patient nach dem Eingriff bei noch bestehender Analgesie in das häusliche Milieu entlassen, sollten bereits präoperativ entsprechende Verhaltensregeln schriftlich ausgehändigt werden und eine Hilfsperson postoperativ zur Verfügung stehen. Hinweise auf die eingeschränkte Verkehrstüchtigkeit und darauf, dass es besser ist, keine wichtigen Entscheidungen unter dem Einfluss der Medikamente und der Operationsfolge zu tätigen, sollten dem Patienten bereits präoperativ in schriftlicher Form mit entsprechenden Verhaltensregeln ausgehändigt und durch Unterschrift des Patienten bestätigt worden sein.

Zentralnervöse Wirkungen und Komplikationen

Zentralnervöse Komplikationen treten auf, falls im ZNS entsprechende toxische Lokalanästhetikaspiegel erreicht werden. Hierfür gibt es die unterschiedlichsten Möglichkeiten. Der häufigste Grund ist sicherlich eine versehentliche Überdosierung durch beschleunigte Resorption oder versehentliche intravasale Injektion. Dies ist besonders bei Injektionen in der Zahnmedizin häufig, da hier in 10–15 % intravasale Injektionen erfolgen (509). Entsprechend dem Gefäßversorgungsgebiet wird das Lokalanästhetikum bei intraarterieller Injektion direkt nach intrakraniell transportiert, oder es kommt bei i. v. Injektion aufgrund des hohen Injektionsdrucks zu einer Flussumkehr, sodass ebenfalls das Lokalanästhetikum direkt ins ZNS gelangt (18, 36). Ebenso kann bei hohen Spinalanästhesien und bei nuchalen Injektionen über den Liquor eine Anreicherung von Lokalanästhetikum im Zerebrum erfolgen.

> Ob die geringe lumbal verabreichte Menge bei normaler Spinalanästhesie für eine zentrale Intoxikation ausreicht, ist mehr als fraglich.

▸ **Injektionsort.** In Abhängigkeit von Injektions- und Abnahmeort werden unterschiedliche Plasmaspiegel bei der Regionalanästhesie beobachtet (29, 520, 582).

> **Die höchsten Blutspiegel** wurden nach beidseitigen Interkostalblockaden mit hohen Injektionsvolumina und nach interpleuralen Blockaden gefunden, gefolgt von Injektionen in gut vaskularisierte Areale.

Nach vaginaler subkutaner Injektion lassen sich z. B. hohe, nach subkutaner abdomineller Injektion um mehr als 50 % niedrigere Werte beobachten, ebenso nach lumbaler epiduraler Injektion (23, 119, 367, 421, 499, 563, 615). Interessanterweise steigt bei kontinuierlicher postoperativer epiduraler Verabreichung lang wirksamer Lokalanästhetika der Plasmaspiegel nach einem gewissen Sättigungswert, der nach 12–24 Stunden erreicht wird, nicht mehr weiter an, sondern fällt im Lauf der kommenden Tage trotz weiterer Verabreichung wieder, bis er nach einigen Tagen ein Steady State erreicht. Über eine Erklärung hierfür kann bisher nur hypothetisiert werden. Möglicherweise kommt es zu einem gesteigerten Metabolismus nach postoperativer Erholung.

Für die Resorptionsgeschwindigkeit scheint die Durchblutung im Injektionsgebiet ausschlaggebend zu sein. Besonders Injektionen im Bereich der gut durchbluteten Areale des Gesichtsbereichs, der Pleura und des Urogenitaltraktes führen zu einem raschen Plasmaspiegelanstieg. Hier erscheint der Einsatz von Vasokonstriktoren sinnvoll, um eine verminderte Durchblutung und parallel hierzu eine verminderte Resorption sowie folglich eine Wirkungsverlängerung zu erreichen. Allerdings sollten Vasokonstriktoren nicht im Bereich von Endstromgebieten eingesetzt werden.

> Der Zusatz von Adrenalin 1 : 200 000 erniedrigt die Plasmaspiegel signifikant, während niedrigere Adrenalinkonzentrationen von 1 : 400 000 bzw. 1 : 800 000 keinen entscheidenden Einfluss bei der Applikation von Lidocain auf den Plasmaverlauf zeigen (346).

Wenig Effekt zeigen Vasokonstriktoren in Kombination mit lang wirksamen Lokalanästhetika (Bupivacain, Levobupivacain und Ropivacain) sowie mit Prilocain auf den Plasmaspiegel. Daher bietet ein Adrenalinzusatz in Kombination mit Prilocain und lang wirksamen Lokalanästhetika aus toxikologischen Gründen keine Vorteile. Gründe hierfür sind, dass diese Substanzen ein biphasisches Verhalten auf das Gefäßsystem zeigen (227). In sehr niedrigen Konzentrationen kommt es zur Vasokonstriktion, während in höherer, klinisch relevanter Konzentration eine Dilatation der Gefäße beobachtet wird, die mit Vasokonstriktoren in der Regel nicht aufgehoben werden kann. Vorteilhaft scheint hier der Einsatz reiner optischer S(-)-Isomere, da diese in äquimolaren Konzentrationen eine geringere Vasodilatation veranlassen, sodass mit Wirkungsverlängerung und geringerer Toxizität aufgrund von Resorption gerechnet werden kann (195, 315, 418).

Die Konzentration des injizierten Lokalanästhetikums stellt für die Resorption nicht die entscheidende pharmakologische Größe dar. Erhöhte Resorption ist sowohl bei höherem Volumen mit niedriger Konzentration als auch bei höherer Konzentration mit niedrigem Volumen möglich, sodass allein die verabreichte Dosis den Plasmaspiegel bestimmt. Das Körpergewicht zeigt keine konstante Beziehung zu den gemessenen Plasmaspiegeln. Dies bestätigt, dass die unterschiedlichen Verhältnisse von Muskelmasse und Fettgewebe wichtiger sind als das absolute Körpergewicht. Ebenso wenig hat das Alter Einfluss auf die Korrelation zwischen Dosis und Blutspiegel. Bei korrekter Applikationstechnik beeinflusst eine höhere Injektionsgeschwindigkeit ebenfalls nicht entscheidend den Plasmaspiegel der injizierten Lokalanästhetika, obgleich aus Sicherheitsgründen (intravasale Injektion, Prodromerkennung) prinzipiell eine langsame, fraktionierte Injektion zu empfehlen ist. So kann im Notfall die Injektion rechtzeitig unterbrochen werden. Besonders bei zahnärztlichen Injektionen ist dies wichtig, da eine langsame Injektion zu geringeren Injektionsschmerzen führt und eine rasche Injektion den Injektionsdruck so stark erhöhen kann, dass es bei versehentlicher i. v. Injektion zur Flussumkehr und damit zu einer raschen Lokalanästhetikumanflutung ins Zerebrum kommen kann (36, 165).

▸ **Intravasale Injektionen.** Während intravasale Injektionen im Rahmen der kardialen Arrhythmieprophylaxe (457) und der i. v. Regionalanästhesie und die langsame i. v. Verabreichung von Novocain bei akuter Pankreatitis relativ gut vertragen werden, stellt die versehentliche intravasale Injektion größerer Mengen Lokalanästhetika ein dramatisches Ereignis dar, da es neben zentralnervösen zusätzlich zu lebensbedrohlichen kardiovaskulären Reaktionen kommen kann. Die Häufigkeit intravasaler Injektionen wird oft unterschätzt (55, 412, 488, 509, 521, 564). Im zahnärztlichen Bereich wird eine Rate intravasaler Injektionen von über 10 % angegeben. Durch direkte Injektion ins Gefäßsystem wird noch während der Injektion ein hoher initialer Blutspiegel erreicht, der von der injizierten Gesamtdosis sowie von der Injektionsgeschwindigkeit abhängig ist (Abb. 2.21).

Grund für die Toxizität ist bei akuter Überdosierung die begrenzte Bindungskapazität des Blutes, da nur freie ungebundene Lokalanästhetikamoleküle frei diffundieren können (153). Die Plasmaproteinbindung

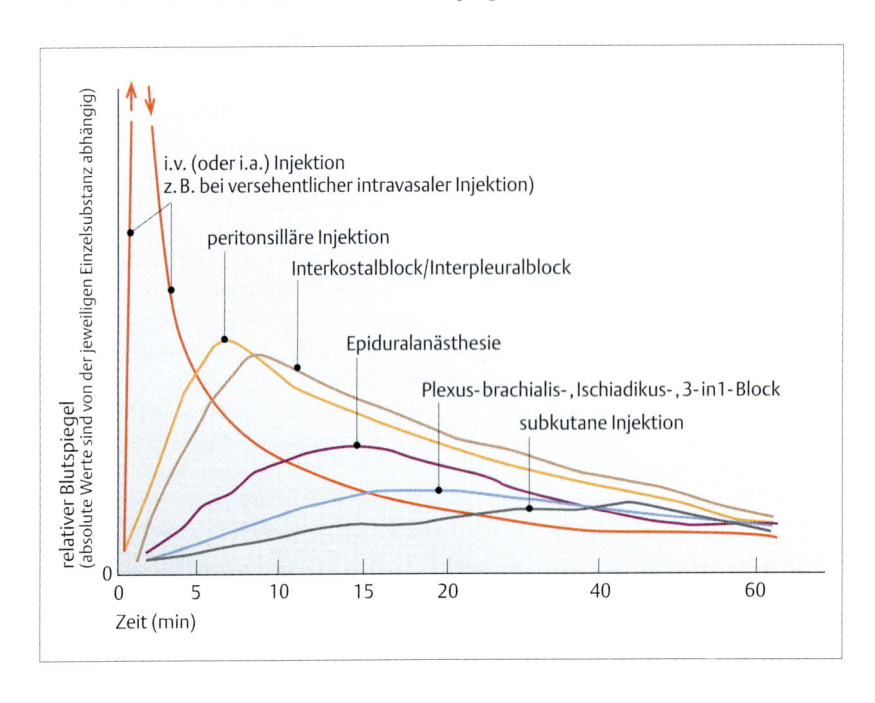

Abb. 2.21 Verlauf der Plasmaspiegel von Lokalanästhetika. Es handelt sich um relative Verhältnisse. Intravasale Injektionen führen zu hohen toxischen Blutspiegeln (nach Auberger u. Niesel 1990).

2.5 Toxikologie der Lokalanästhetika

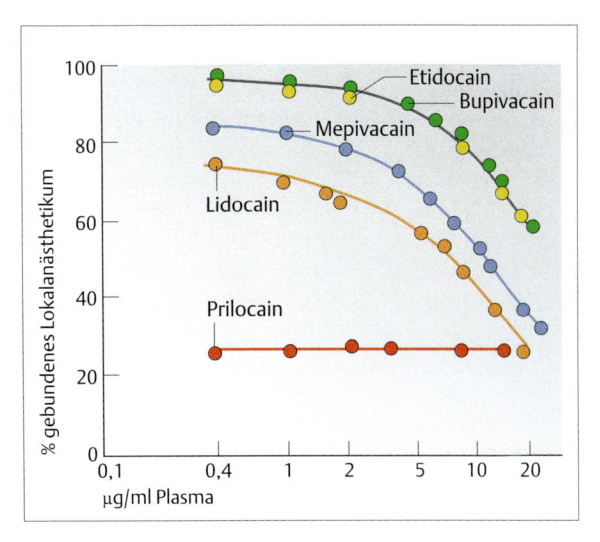

Abb. 2.22 Verlauf des Anteils an proteingebundenem Lokalanästhetikum mit steigendem Angebot. Bei höherem Angebot sinkt die Bindungskapazität ab, der freie, toxisch relevante Anteil steigt. Dies spielt besonders bei den lang wirkenden Lokalanästhetika Bupivacain und Etidocain eine wichtige Rolle, weniger bei dem kurz wirksamen Lokalanästhetika Mepivacain. Prilocain zeigt keinen Anstieg des freien Anteils bei steigender Dosis (nach Bachmann u. Mitarb. 1991, Tucker u. Mathern 1975, 1979).

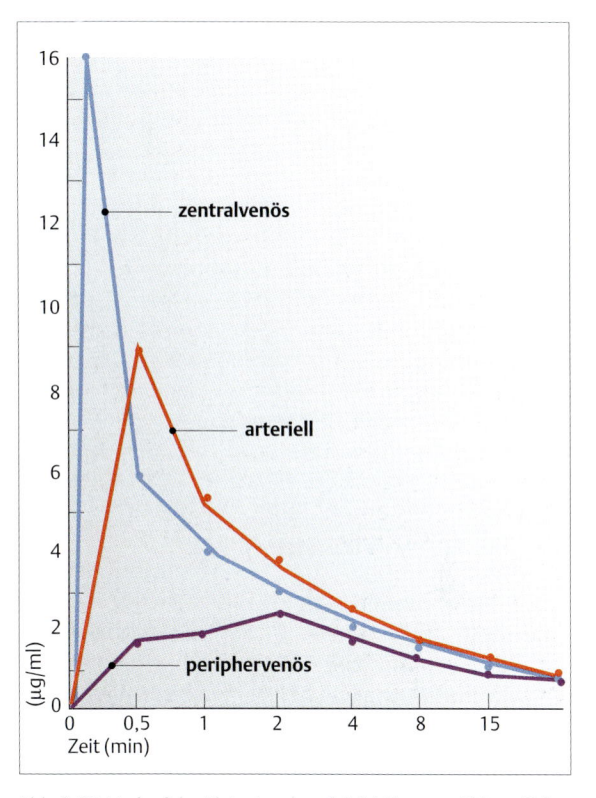

Abb. 2.23 Verlauf der Blutspiegel nach Injektion von 100 mg Lidocain i. v. Nach etwa 10 Sekunden haben die zentralvenösen Spiegel mit 16,3 µg/ml den höchsten Wert erreicht. Nach 30 Minuten haben die zentralvenösen Werte bereits ihr Maximum mit 6,24 µg/ml überschritten, während der arterielle Wert sein Maximum mit 8,97 µg/ml erreicht. Erst 2 Minuten nach der Injektion haben die periphervenösen Werte ihr Maximum mit 2,64 µg/ml erreicht.

wird definitionsgemäß bei einer Konzentration von 1 µg/ml angegeben. Steigt die Gesamtmenge an Lokalanästhetikum, sinkt der proportionale Anteil des gebundenen Lokalanästhetikums, und der ungebundene, frei im Plasma verfügbare Anteil der Substanz steigt und steht für die überschießende, evtl. toxische Bindungen in den Organen zur Verfügung (Abb. 2.**22**). Eine präoperative Hämodilution hat nach den bisher vorliegenden Ergebnissen keinen wesentlichen Effekt auf die Plasmaproteinbindung (30).

> Lokalanästhetika verteilen sich über die systemische Zirkulation nach i. v. Injektion (Abb. 2.**23**) zunächst in der Lunge, die als wesentliches Filterorgan besonders für Prilocain dient (51, 186, 582).

Die „First Pass Concentration" wird zur Bindung in der Lunge genutzt. 60 % i. v. appliziertes Lidocain (0,5 mg/kgKG) werden in 15–20 Sekunden in der Lunge aufgenommen (285), jedoch von dort verzögert wieder abgegeben, da die Lunge nur eine begrenzte Bindungskapazität aufweist und pulmonal keine nennenswerte Metabolisierung der Lokalanästhetika erfolgt. Je höher das Angebot an Lokalanästhetikum ist, umso schwächer ist diese bindende Filterfunktion. Tierexperimentelle Untersuchungen beim Schwein zeigen eine 40 %ige „First-Pass"-Bindung bei i. v. Verabreichung von 0,5 mg/kgKG Lidocain, dagegen fanden sich nur 28 % Bindung der verabreichten Dosis bei 2 mg/kgKG, was für eine Sättigungskinetik der pulmonalen Lokalanästhetikumextraktion spricht (51). Die erhebliche pulmonale Extraktion von Prilocain erklärt dessen niedrige Toxizität gegenüber anderen mittellang wirkenden Lokalanästhetika (303). Nach intraperitonealer Gabe, die durch rasche Resorption gekennzeichnet ist bzw. bei intravasaler Injektion wird die stärkere Bindung von Prilocain in der Lunge deutlich sichtbar (9) (Abb. 2.**24**).

Diesen Vorteil des Prilocains macht man sich besonders bei der i. v. Anästhesie nach Bier zunutze, da hier bei artifizieller Öffnung der Blutsperre hohe Plasmaspiegel über das venöse System in den Kreislauf gelangen und somit die Lunge eine wichtige Filterstelle darstellt. Eine Umgehung des Lungenkreislaufs ist nur bei der überdosierten Oberflächenanästhesie im Nasopharyngeal- und Tracheobronchialsystem bzw. bei versehentlicher intraarterieller Injektion im Kopf-Hals-Bereich möglich. Nach pulmonaler Passage wird das Lokalanästhetikum über das arterielle System weitertransportiert, sodass das venöse periphere Blut nur die akute mittlere Verteilung des Lokalanästhetikums widerspiegelt.

70 2 Pharmakologie der Lokalanästhetika

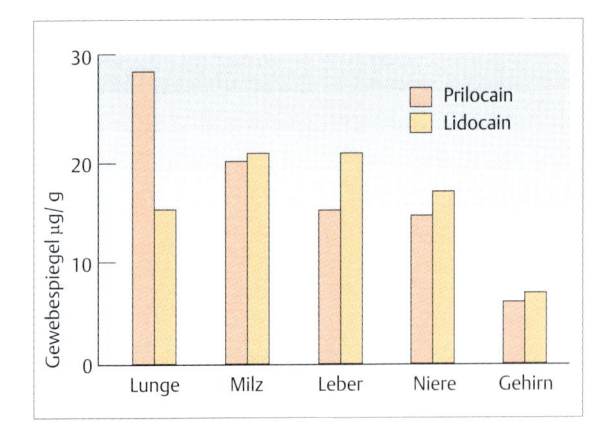

Abb. 2.24 Gewebespiegel von Prilocain und Lidocain nach schneller Resorption (intraperitoneale Verabreichung bei der Ratte). Die deutlich höhere Anreicherung von Prilocain erklärt neben dem erhöhten Verteilungsvolumen die niedrigere akute Toxizität von Prilocain (nach Akerman u. Mitarb. 1966).

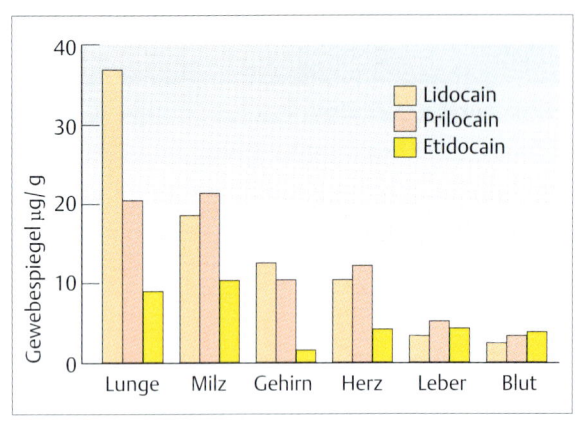

Abb. 2.25 Gewebespiegel von Prilocain, Lidocain und Etidocain nach langsamer Resorption (subkutane Injektion beim Meerschweinchen) (nach Covino 1978).

Bei i. v. Injektion verteilt sich das Lokalanästhetikum mit dem Blutstrom über den gesamten Körper und in den einzelnen Organen in Abhängigkeit von der Durchblutung. Stark durchblutete Organe liegen hierbei an der Spitze. Die Niere weist relativ den höchsten Anteil von Lidocain auf, während absolut die größte Menge in der Skelettmuskulatur, danach jedoch bereits im Gehirn als zweitem Organ nachweisbar ist. In der frühen Phase spielt das schwach durchblutete Fettgewebe als Verteilungsraum, wie oben bereits diskutiert, keine beachtenswerte Rolle.

Lokalanästhetika werden infolge erhöhter Gefäßversorgung im Kopf- und Halsbereich stärker resorbiert (29). Noch gefährlicher ist die direkte Punktion der zentral zuführenden Gefäße A. carotis interna und A. vertebralis. Dies führt noch während der Injektion zu akuten zentralnervösen Symptomen, wobei selbst bei kleinen Mengen an Lokalanästhetika zentralnervöse Komplikationen wie etwa Krampfanfälle auftreten können. Kardiovaskuläre Reaktionen sind dabei überwiegend sekundärer Natur. Auch eine Injektion in das Versorgungsgebiet dieser Arterien durch Kollateralsysteme ist möglich (18, 549). Anderseits kann bei venösen Injektionen in diesem Bereich durch den hohen Injektionsdruck eine Flussumkehr des venösen Blutstroms erreicht werden, wodurch ebenfalls das Lokalanästhetikum direkt in Zerebrum gelangt (18).

> Es sollte beachtet werden, dass das Gehirn, obwohl es nur 2 % des Körpergewichts ausmacht, bis zu 20 % der Durchblutung erhält, der Koronarkreislauf 5 % und der Nierenkreislauf 25 %. In diesen Organen werden daher höhere Lokalanästhetikakonzentrationen erwartet. Das schwach durchblutete Fettgewebe ist erst sekundär beteiligt, wobei Fett infolge der hohen Lipidlöslichkeit vieler Lokalanästhetika und des hohen Anteils am Körpergewicht langfristig ein wichtiges Reservoir darstellt (Abb. 2.25) (42). In einer späteren Phase kann es zur Rückverteilung der Substanz aus dem Fettgewebe kommen.

Dass bei akuter Überdosierung nach i. v. Applikation die Verteilung anders abläuft, ist in Tab. 2.10 erkennbar (460).

▸ **Oberflächenanästhesie.** Unter den Oberflächenanästhesien verdient die Betäubung der Schleimhaut besondere Bedeutung, da die Resorption in diesem Bereich deutlich höher ist als bei anderen oberflächlichen Applikationsformen, wobei hier nochmals die intratracheale Gabe hervorzuheben ist.

> **Maximale Blutspiegel** werden bei der Oberflächenanästhesie der Schleimhaut bereits nach 5 Minuten erreicht, wobei die Höhe etwa ½ bis ⅓ einer i. v. Injektion entspricht.

Dabei gilt zu beachten, dass die Toxizität zumindest bei topischer Anwendung im Trachealsystem tierexperimentell eindeutig höher ist als bei i. v. Gabe, erklärbar durch eine veränderte Toxizität aufgrund fehlender Lungenpassage. Zusätzlich ist hierfür die benutzte Substanz selbst verantwortlich. So verläuft beispielsweise die Resorption von Lidocain langsamer als die von Tetracain (142, 404, 448, 453). Zusätzlich tragen externe Faktoren zur Toxizität bei. Eine intermittierende positive Überdruckbeatmung verteilt das Lokalanästhetikum stärker im Alveolarbereich als eine physiologische

2.5 Toxikologie der Lokalanästhetika

	relative Verteilung (mg/kg)	absolute Aufnahme (mg)	Gewebe-Blut-Verhältnis
Schnell äquilibrierende Gewebe			
Blut	30	150	–
Gehirn	135	203	4,5
Herz	106	42	3,5
Niere	204	94	6,8
Lunge		93	2,9
Milz	115	45	3,8
Langsam äquilibrierende Gewebe			
Skelettmuskulatur	20	720	0,67
Fettgewebe	1,3	31	0,04

Tabelle 2.10 Gewebeverteilung nach versehentlicher i. v. Injektion von Lidocain (Darstellung eines Einzelfalls nach Poklis u. Mitarb. 1984)

Spontanatmung, was auch die Resorption beschleunigt (Abb. 2.**26**).

Adrenalinzusatz, als Vasokonstriktor, kann die Plasmaspiegel senken, also die Resorption zwar verzögern, aber ebenso auch beschleunigen. Unter Kombination mit Adrenalin können sich kardiale Nebenwirkungen der Lokalanästhetika also auch verstärken. Die höchsten Blutspiegel werden sehr schnell erreicht, aber selbst nach 20 Minuten können noch Maximalwerte gefunden werden (371, 567).

Die Resorption von Lokalanästhetika aus der Harnblase hingegen ist relativ gering. Erst bei Verletzungen oder Entzündungen der Blasenschleimhaut ist eine stärkere Resorption mit höheren Blutspiegeln zu erwarten, was möglicherweise mit der gesteigerten Durchblutung zusammenhängt (142). Die Applikation von Lokalanästhetika im Bereich des Peritoneums ist mit raschen und hohen Resorptionsraten verbunden, wie Prüfungen zur Toxizität von Lokalanästhetika zeigen. Klinisch sind bei intraperitonealen Instillationen mit hohen Volumina und Gesamtmengen an Lokalanästhetika (3–6 g Procain) schwere Intoxikationen beschrieben worden (304). Wird eine angemessene Menge an Lokalanästhetikum in begrenzten peritonealen Regionen gezielt appliziert, ist eine adäquate Oberflächenanalgesie ohne überhöhte Lokalanästhetikumblutspiegel therapeutisch durchaus sinnvoll.

Ablauf zentralnervöser Komplikationen

Einflüsse der Lokalanästhetika auf das zentrale Nervensystem sind in klinischen Fallbeschreibungen, in Untersuchungen an Freiwilligen unter i. v. Infusion und in tierexperimentellen Prüfungen beschrieben worden. Die Prodromalsymptomatik zirkumorale Taubheit, verwaschene Sprache und Geschmacksirritation wird nicht als primär zentralnervöse Zeichen, sondern als Ausdruck einer direkten Beeinflussung sensibler Nervenendigungen bei entsprechend hohem Blutspiegel bewertet.

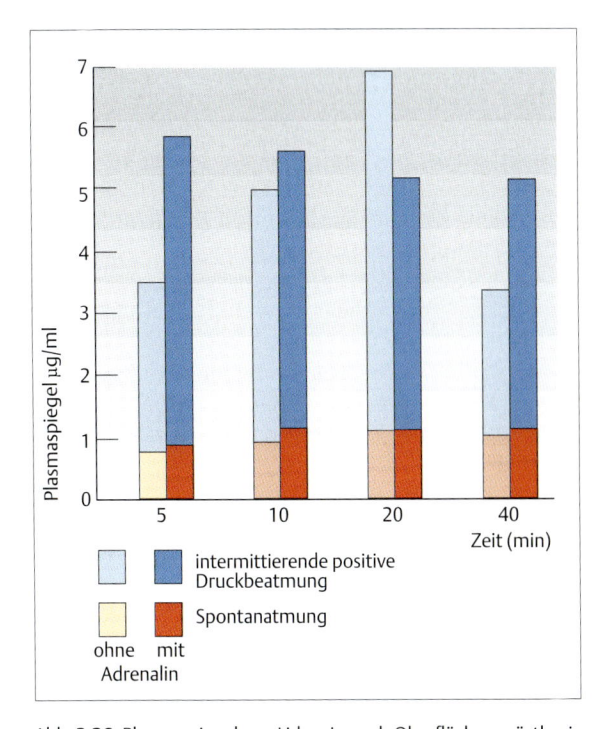

Abb. 2.**26** Plasmaspiegel von Lidocain nach Oberflächenanästhesie der Trachea (Spray 200 mg, Adrenalin 1 : 100 000), links jeweils ohne Adrenalin und rechts jeweils mit Adrenalin. Im Gegensatz zur Spontanatmung ist unter intermittierender Überdruckbeatmung die Resorption sowohl in Anwesenheit als auch ohne Adrenalin deutlich erhöht und beschleunigt (nach Telivuo 1965).

> Für die klinische Praxis gilt zu beachten, dass sich infolge kardiovaskulärer Reaktionen zentralnervöse Erscheinungen auch erst sekundär einstellen können.

▸ **Blut-Hirn-Schranke.** Lokalanästhetika passieren relativ rasch die Blut-Hirn-Schranke, wobei nur ein freies, nicht an Proteine gebundenes Lokalanästhetikum diese Schranke passieren kann. Am zentralen Nervensystem wirken Lokalanästhetika wie an allen anderen Organen, indem sie exzitable Strukturen blockieren. Unmittelbar können Lokalanästhetika das ZNS über den Spinalraum, insbesondere bei versehentlicher Injektion großer Lokalanästhetikamengen (totale Spinalanästhesie bei geplanter epiduraler Applikation), erreichen. Die Konzentration des Lokalanästhetikums im Hirngewebe entspricht in etwa der Myokardkonzentration. Verteilungsunterschiede ergeben sich aufgrund der Lipidlöslichkeit und der Proteinbindung der Einzelsubstanzen (151). Ein experimentell erzeugter Status epilepticus (Ratte) steigert sowohl Hirn- als auch Blutkonzentrationen von Lidocain (432, 531), möglicherweise über eine metabolische Azidose (400).

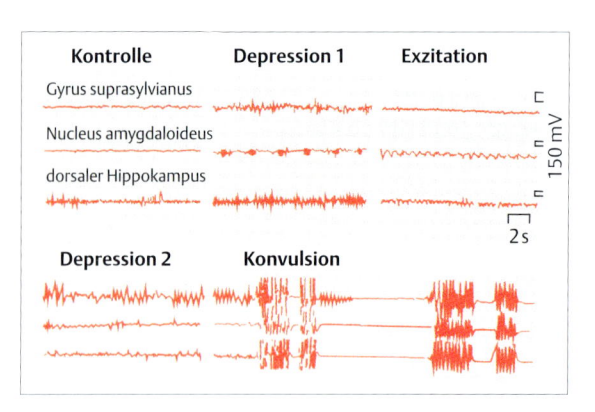

Abb. 2.27 EEG-Verlauf an der Katze unter laufender Infusion von Lidocain 1 mg/kg/min (nach Seo u. Mitarb. 1982).

▸ **EEG-Veränderungen.** Untersuchungen über zentralnervöse Toxizität von Lokalanästhetika sind tierexperimentell (110, 142, 406, 407) und auch bei freiwilligen Versuchspersonen durchgeführt worden (193, 380, 516, 526). Die meisten EEG-Untersuchungen ergaben dabei ein relativ plötzliches Übergehen von normalen Mustern auf Krampfpotenziale. Präkonvulsiv wird ein depressiver Effekt der Lokalanästhesie auf die kortikalen Strukturen angenommen (132). Subkonvulsive Dosen von Lidocain und Procain können mit sedierenden Symptomen wie Schläfrigkeit und Bewusstseinstrübung verbunden sein. Tierexperimentell (406, 407) wurden für Lidocain charakteristische Muster mit diffuser Verlangsamung (Spikes und Frequenzveränderung) gesehen. Vergleichbare charakteristische Prodromalsymptome wurden bei Vergleich aller Lokalanästhetika nicht festgestellt (soweit aus den sehr begrenzten Untersuchungen anderer Lokalanästhetika darauf geschlossen werden kann). Bei vielen Lokalanästhetika kann nach höherer Dosierung eine sedierende Wirkung klinisch registriert werden. Das Auftreten beginnender Krampfpotenziale im EEG stimmt häufig nicht mit der klinischen Symptomatik überein und ist nicht unmittelbar von einem bestimmten Blutplasmaspiegel abhängig, sondern individuellen Schwankungen unterworfen (358, 380).

▸ **Lokalisation der Krampfauslösung.** Für die zerebrale Intoxikation mit Lokalanästhetika ist das Corpus amygdaloideum, das als Teil des limbischen Systems in der Nachbarschaft des unteren Horns des lateralen Ventrikels lokalisiert ist, von entscheidender Bedeutung.

Durch stereotaktisch platzierte Elektroden ließen sich paroxysmale Spikes oder Spindle Bursts wenige Sekunden nach i. v. Bolusinjektion von Lokalanästhetika in Tierexperimenten (Katzen, Kaninchen) aufzeichnen (177, 185, 480, 598). Die EEG-Veränderungen verlaufen phasenhaft (Abb. 2.**27**). Nach einer ersten Depression folgt im Verlauf der zerebralen Intoxikation eine Exzitation, dieser folgt eine erneute Depression, und anschließend setzen erst typische zentrale Konvulsionen ein (527).

In subkonvulsiven Dosen führen Lokalanästhetika durch Membranstabilisation zu einer selektiven Hemmung inhibitorischer Neurone, während exzitatorische Neurone weiter aktiv bleiben (142). Hinzu kommt ein blockierender Effekt der Lokalanästhetika auf die α- und γ-Untereinheiten der GABA-Rezeptoren (557), sodass insgesamt exzitatorische Neurone überwiegen. Mit ansteigenden Plasmaspiegeln wird die Depression der kortikalen Tätigkeit von subkortikalen Krämpfen überlagert (605). Insofern unterscheiden sich durch Lokalanästhetika induzierte Krämpfe grundsätzlich von Grand-Mal-Epilepsien und schließen die therapeutische Option ein, mit sehr niedrigen Dosen an Sedativa diesen Krampftyp auszuschalten.

Auf molekularer Ebene konnte gezeigt werden, dass Bupivacain am dorsalen Hinterhorn Calciumströme blockiert, während das neuere Ropivacain in niedriger Konzentration einen stimulierenden Effekt auf diese Calciumkanäle zeigt. In höherer Konzentration bewirkt auch Ropivacain eine Blockade, folglich ist also die blockierende Potenz von Ropivacain auf das dorsale Hinterhorn eindeutig niedriger als die von Bupivacain. Diese Blockade neuronaler Calciumströme am Hinterhorn dürfte für neurotoxische Effekte der Lokalanästhetika mit verantwortlich sein (343).

Antikonvulsive Effekte

Antikonvulsive Eigenschaften sind für Procain, Lidocain, Mepivacain, Dibucain, Tetracain und sogar Cocain beschrieben worden (48, 49, 142). Grund hierfür sind einerseits die bereits beschriebenen membranstabilisierende Effekte der Lokalanästhetika, andererseits auch Effekte auf den zerebralen Katecholaminmetabolismus (142).

> Das wirksamste lokalanästhetische Antikonvulsivum mit der größten therapeutischen Breite stellt Lidocain mit 2 mg/kg dar, äquivalent Mepivacain mit 4 mg/kg und Pentobarbital mit 10 mg/kg.

Die antikonvulsiven Blutspiegel liegen zwischen 1 und 5 µg/ml, also in einer Höhe, die den kardiotherapeutischen Werten entspricht (289). Die therapeutische Dosis zur Unterbrechung eines Status epilepticus beträgt 2–3 mg/kg mit einer Injektionsgeschwindigkeit von 40–50 mg/min (48, 64, 142).

Unter Berücksichtigung der antikonvulsiven Effekte der Lokalanästhetika ist eine Regionalanästhesie bei Epilepsie nicht nur nicht kontraindiziert, sondern vielmehr empfehlenswert, was sich auch in der klinischen Praxis bestätigt hat. Allerdings ist eine angst- und schmerzbedingte Hyperventilation zu vermeiden, da diese krampfauslösend wirken könnte.

Konvulsive Dosis

Tonisch-klonische Krämpfe sind als Höhepunkt des exzitatorischen Übergewichts unter Lokalanästhetika ein dramatisches Ereignis. Experimentell werden die Dosen, die Krampfsymptome auslösen, als CD (convulsive dose) ausgedrückt (CD_{50} mittlere konvulsive Dosis, CDI(m) volle konvulsive Dosis). Dabei ist die CD_{50} für die Praxis repräsentativer. Die Symptomatik ist bei Injektion und Infusion von der Geschwindigkeit, d. h. von der Dosis pro Zeit und von der jeweiligen Tierart abhängig.

Bestimmt wird die Symptomatik durch die Blutspiegel im zentralnervösen Blut, in erster Linie der zuführenden Arterien. Einfluss im Sinne einer frühen Verteilung nehmen das Blutvolumen und das Herzzeitvolumen. Der Anteil der zerebralen Durchblutung an der Gesamtperfusion beträgt etwa 15–20 %. Ein reduziertes Blutvolumen oder ein reduziertes Herzzeitvolumen lässt bei konstantem, durch die Eigenregulation relativ unbeeinflusstem zerebralem Durchblutungsanteil die Dosis (Konzentration) im zentralnervös wirksamen Anteil des Blutes wachsen (z. B. Schock). Nach der versehentlich i. v. Injektion von ⅓ bis ½ der empfohlenen Grenzdosis können erste Zeichen einer zentralnervösen Intoxikation, sog. Prodromalsymptome, beobachtet werden (589).

Die relative Sicherheit durch die frühe Verteilung und die pulmonale Filtration gilt nicht für Injektionen in zentral zuführende Arterien, z. B. A. carotis oder ihre Seitenäste. Wird das Lokalanästhetikum in eine unmittelbar zentralgerichtete Arterie injiziert, ist die Konzentration des Lokalanästhetikums innerhalb von Sekunden oberhalb des krampfauslösenden Spiegels. Beobachtungen versehentlicher Injektion in die A. carotis oder A. vertebralis bei Blockaden im Halsbereich bestätigen dies. Selbst bei Injektionen in Arterien, die nicht unmittelbar das Gehirn versorgen, können ähnliche Komplikationen auftreten (18, 549). Wird das Lokalanästhetikum in eine Arterie oder aber in eine Vene unter höherem Druck injiziert, kann es zu einer Umkehr des arteriellen oder des venösen Flusses kommen, und das Lokalanästhetikum kann in eine zentralgerichtete Arterie bzw. retrograd über die Vene abfließen.

> Dieser „Reverse arterial Blood Flow" oder „Reverse venous Blood Flow" genannte Effekt wird dadurch erklärt, dass das intrazerebrale Blutvolumen nur ca. 30 ml (1 ml/100 ml Hirnsubstanz) beträgt. Die Verteilung selbst kleiner Mengen an Lokalanästhetika lässt exzessiv hohe Blutspiegel (mehr als 20 µg/ml nach 1 mg Lidocain) und das Auftreten schwerer Symptome nach Injektionen im Gesichtsbereich erwarten. Durch diesen Mechanismus lassen sich schwere zentralnervöse Reaktionen nach kleinen Lokalanästhetikamengen erklären.

Aus Fallberichten beim Menschen wurden Grenzwerte für das Auftreten von zentralnervösen Symptomen ermittelt. Es muss dabei berücksichtigt werden, dass die infundierbare Dosis mit Erhöhung der Injektionsgeschwindigkeit abnimmt (Tab. 2.11).

Zentralnervöse Symptome treten bei Blutspiegeln der mittellang wirkenden Lokalanästhetika in einer Größenordnung ab 4(–6) µg/ml auf. Für Bupivacain und Etidocain liegen diese Werte mit 2–3 µg/ml deutlich niedriger, für Ropivacain und wahrscheinlich auch für Levobupivacain dürften sie nach Tierversuchsergebnissen etwas höher liegen als für die übrigen lang wirksamen Lokalanästhetika (224, 267). Diese Werte gelten für eine kontinuierliche Infusion bis zum Beginn der Prodromalsymptomatik: schlürfende Sprache sowie Taubheit von Zunge und Lippen. Muskelzittern wird nach mittellang wirkenden Substanzen bei Spiegeln über 10 µg, Krämpfe werden ab 15 µg beobachtet. Diese Grenze kann sich aber nach unten und oben verschieben. Auch für Feten gelten ähnliche Werte, wobei experimentell beim Schaf fatale Reaktionen ab 10–12 µg/ml gesehen wurden (502, 504, 569). Die Häufigkeit für das Auftreten von Krampfanfällen ist außer von den verwendeten Lokalanästhetika besonders von der Regionalanästhesietechnik abhängig.

> Danach ergab sich folgende Reihenfolge bezüglich des Auftretens zerebraler Krampfanfälle bei unterschiedlichen Regionalanästhesietechniken: kaudal > brachial > epidural.

Für die brachiale Anwendung fand sich darüber hinaus häufiger eine zerebrale Symptomatik, wenn die Injektionsstelle proximal lag, wobei jedoch selbst unter Bupivacain nicht häufiger begleitende kardiale Symptome gefunden wurden (27, 85).

Substanz	Schwellendosis (mg/kgKG)	Bemerkungen
Procain	19,2	
Lidocain	> 4–6*, 4–9	> 10 Krampfanfälle
Mepivacain	9,8	> 10 Krampfanfälle
Prilocain	> 6**	
Tetracain	2,5	
Etidocain	3,4*	2,1–5,3***
Bupivacain	1,2–1,6*	2,2–4,2***
Ropivacain	1,6	
Levobupivacain	1,4	

Tabelle 2.11 Schwellendosis zur Auslösung zentralnervöser Symptome beim Menschen (i. v. Infusion, 1–2 mg/kgKG) (nach Huang u. Mitarb. 1998, Jorfeldt u. Mitarb. 1968, Klein u. Mitarb. 1968, Meyer u. Naschef 1977, Scott 1975, Scott u. Mitarb. 1989)

* schnelle Infusion mit 3 mg/kgKG, ** erhöhte Infusionsgeschwindigkeit, *** arterieller Blutspiegel

Respiratorisch-metabolische Wirkungen

Im Krampfanfall kann der zerebrale Blutfluss um bis zu 250 % ansteigen, parallel hierzu steigt der zerebrale O_2-Verbrauch um bis zu 60 %.

Hypoxie stellt folglich das wirkliche Risiko jedes Krampfanfalles dar, sodass eine gezielte Krampftherapie primär Sauerstoffzufuhr beinhaltet, um einer Hypoxie und den damit verbundenen Komplikationen vorzubeugen (459, 497).

Veränderungen des metabolischen und respiratorischen Status beeinflussen die Reizschwelle zerebraler Intoxikationen erheblich. An Katzen ließ sich ein Zusammenhang von pCO_2 und Krampfschwelle von Lidocain und von Prilocain bestätigen (142, 145). Sowohl metabolische als auch respiratorische Azidose erhöhen die Lokalanästhesietoxizität bei Versuchstieren (Affen), da Azidose zu einer signifikanten Erhöhung ionisierter Moleküle führt (407).

Die individuelle Reaktionsbereitschaft auf toxische Dosen variiert erheblich. Die für einen Krampf erforderliche Dosis wird durch Hyperventilation um etwa 50 % erhöht, obwohl Alkalose per se beim Epileptiker die Krampfauslösung aktivieren kann. Reduktion des pCO_2 durch Hyperventilation hebt zwar einerseits die Reizschwelle für Lokalanästhetika (142, 170, 177, 365), andererseits führt Alkalose zur Reduktion der zerebralen Durchblutung, wodurch weniger Lokalanästhetikum zum Zerebrum gelangt. Durch diese alkalotische, hyperventilationsbedingte Stoffwechsellage wird auf jeden Fall eine Azidose vermieden, sodass der Anteil des ionisierten aktiven Lokalanästhetikums erheblich reduziert wird (413). Im Gegensatz hierzu führt Azidose zu einer Steigerung der zerebralen Perfusion und zu einem erhöhten Anteil ionisierter Lokalanästhetikamoleküle, wodurch der Anteil der Lokalanästhetikamoleküle im Zerebrum ansteigt und folglich auch die zerebrale Toxizität. Diese Befunde sind von erheblicher klinischer Relevanz (Abb. 2.**28**).

Bei Krampfanfällen kommt es zu einer veränderten Pharmakokinetik der Lokalanästhetika, wobei unter Konvulsionen die Gesamtkörperclearance aller Lokalanästhetika signifikant verlängert wird.

Besonders unter durch Mepivacain induzierten Krämpfen wurden starke Änderungen pharmakologischer Daten beschrieben (22).

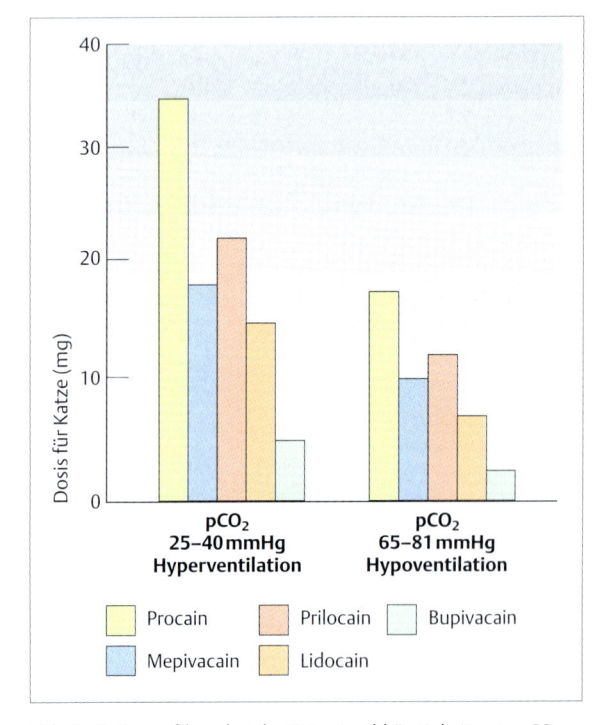

Abb. 2.28 Krampfdosis bei der Katze in Abhängigkeit vom pCO_2 (CD_{100} bei der Katze) unter Hypo- und Hyperventilation (nach Englesson 1974).

2.5 Toxikologie der Lokalanästhetika

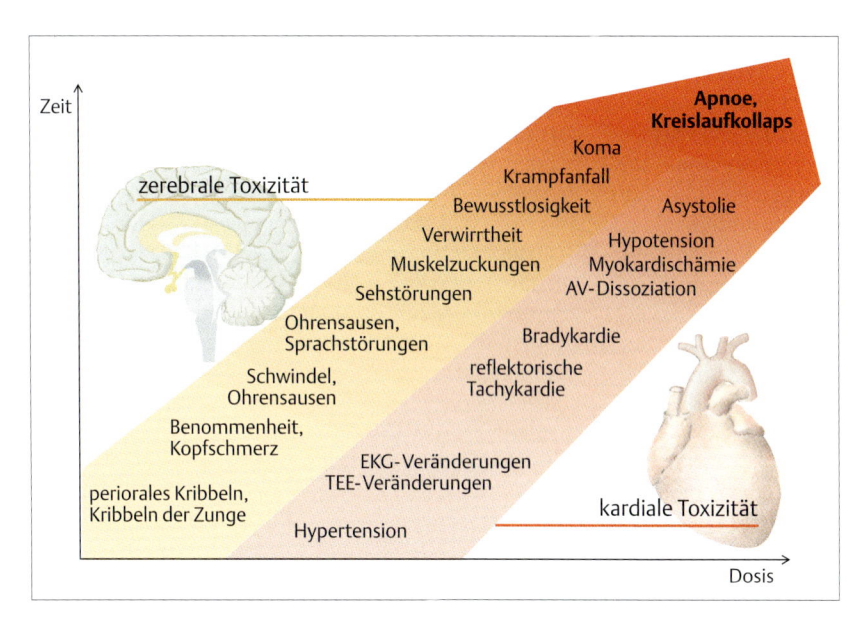

Abb. 2.29 Graphische Darstellung systemischer Intoxikationen sowohl zerebraler als auch kardialer Art. Klinisch bedeutsam ist die sog. CC/CNS-Ratio. Dieser Quotient gibt für jedes Lokalanästhetikum die Wahrscheinlichkeit an, mit der kardiale Symptome in Zusammenhang mit einer zerebralen Symptomatik vorkommen. Je größer dieser Quotient ist, umso unwahrscheinlicher ist das Auftreten kardialer Symptome.

In klinischer Dosierung beeinflussen Lokalanästhetika primär die Ventilation nicht, solange keine Beimischung von Opioiden erfolgt (287). Bei toxischer, schwerer Überdosierung verändern sich Atemfrequenz und Rhythmus unter anderem auch infolge kardiovaskulärer Reaktionen. In exzessiv hoher Dosierung führt die direkte lokalanästhetische Wirkung sowohl durch Konzentrationserhöhung über die Blut-Hirn-Schranke als auch durch direkten Einfluss der Lokalanästhetika über den Liquor zum Atemstillstand mittels einer reversiblen Blockade des Atemzentrums. Denson u. Mitarb. (149) zeigten kürzlich, dass Effekte von Bupivacain auf den Nucleus tractus solitarius zumindest bei der Ratte stereoselektiv sind, wobei das rechtsdrehende R(+)-Bupivacain weitaus stärker dieses Zentrum blockiert als das korrespondierende S(-)-Enantiomer. In dieser Versuchsanordnung erlagen alle Ratten, die intrazerebral R(+)-Bupivacain erhalten hatten, einem letalen Atemstillstand, während diese Symptomatik unter equimolaren S(-)-Bupivacaindosen signifikant seltener auftrat.

Präkonvulsive Symptome

Bereits bei einer Dosis von 1 mg/kg Lidocain als Bolusinjektion zeigten 10 % der Patienten mit Erreichen eines venösen Spiegels von 4,5 µg/ml Symptome, bei Dosissteigerung auf 1,5 mg bereits 80 % subjektive und objektive Zeichen in Form von Sprachstörungen (bei 5,4 µg/ml). In einer großen Serie von Patienten unter Lidocaintherapie als Antiarrhythmikum war Müdigkeit das häufigste initiale Symptom, gefolgt von Taubheit der Zunge und Lippen und schlürfender Sprache. Präkonvulsive Effekte, sog. Prodromalsymptome, wurden durch EEG-Beobachtungen für Lidocain objektiviert. Als objektive Frühsymptome wurden zudem Pupillendilatation und Zittern der Hände beschrieben (588, 589).

Nach Gabe von Bupivacain oder Etidocain traten vergleichbare Symptome bei einem Spiegel von 2–3 µg/ml auf (287, 516). Bei Lidocainblutspiegeln über 6 µg/ml waren Tremor und Faszikulation von Extremitäten- und Gesichtsmuskulatur zu beobachten (533). Die i. v. Gabe von Lidocain unterdrückt den Hustenreflex, die untere Dosisgrenze beträgt hierfür 200 mg Lidocain (3 mg/kg). Die damit erzielte Wirkung hält 10 Minuten an, wobei dieses präkonvulsive Symptom therapeutisch zur Intubation und Bronchoskopie genutzt werden kann (536, 545).

Subjektive Symptome der zentralnervösen Intoxikation

Die Intoxikation ist zuerst an subjektiven Zeichen erkennbar (Abb. 2.29). Besonders die Studien zur Klärung der i. v. Intoxikation haben diese Symptome erkennen lassen (314, 380). Eine Befragung der Patienten, die in der Regel nicht spontan berichten, ist als „verbales Monitoring" bestens zur Überwachung geeignet: Dabei findet sich eine verwaschene und verlangsamte Sprache, wobei häufig ein metallischer Geschmack im Mund beschrieben wird.

Kardiovaskuläre Reaktionen aufgrund zentralnervöser Lokalanästhetikawirkungen

Lokalanästhetika interagieren mit Allgemeinanästhesie und Analgosedierung. So führen sie in der Regel zu einer Reduktion des MAC (mittlere alveoläre Konzentration), wobei dieser Effekt auf zentrale Interaktionen zurückgeführt wird. Lokalanästhetika wirken spezifisch auf den Nucleus tractus solitarius (NTS) und beeinflussen somit Hypothalamus und CL-Zellkörper.

Über diesen Weg wird auch die intermediolaterale Säule (IML) im Rückenmark erreicht. Der Nucleus tractus solitarius stellt das zentrale Vasomotorenzentrum dar. Lokal injizierte Lokalanästhetika (Bupivacain und Lidocain) führten an diesem zu einer Abnahme der spontanen Feuerfrequenz, wodurch es zu einem Abfall des mittleren arteriellen Drucks und zu Bradykardien, teilweise verbunden mit erheblichen Arrhythmien, kommt (154, 571). Während sich unter Lidocain diese Arrhythmien spontan zurückzubilden, führt in Tierversuchen die Gabe von Bupivacain häufig zum Tod des Tieres. Dieser Effekt auf das Vasomotorenzentrum ist hoch stereoselektiv, wobei R(+)-Bupivacain weitaus toxischer erscheint als das korrespondierende S(-)-Isomer (149). Diese hemmenden und verstärkenden Wirkungen können zu sehr unterschiedlichen Reaktionen führen und die schwer voraussehbaren Kreislaufantworten bei Lokalanästhetikaintoxikationen teilweise erklären (Abb. 2.**30**).

| Therapie zentralnervöser Komplikationen

Obwohl Sauerstoff selbst keinen unmittelbaren Einfluss auf die konvulsive Dosis bzw. die Reizschwelle für Krampfanfälle hat, stellt dieser das wichtigste Therapeutikum bei zentralnervösen Komplikationen dar.

Krampfanfälle führen zu einer signifikanten Erhöhung des zerebralen Sauerstoffverbrauches, häufig gekoppelt mit einer insuffizienten Atmung aufgrund mechanischer oder zentraler Ursachen. Dadurch kommt es zu einer zerebralen Hypoxie und nachfolgenden Lactatazidose, die die zerebrale Symptomatik noch deutlich verstärkt (243, 244, 391, 392, 394, 395, 463). Erstes Prinzip des Handelns bei jeder zentralnervösen Symptomatik ist darum eine adäquate Sauerstoffzufuhr, bevor mit weiteren medikamentösen Interventionen begonnen wird. Der Patient ist primär nicht durch den Krampfanfall an sich vital bedroht, sondern initial durch die sich anbahnende Hypoxie und Azidose.

Obwohl Barbiturate in der Lage sind, tierexperimentell die Häufigkeit schwerer Krämpfe zu reduzieren, können sie jedoch nicht die Mortalität signifikant beeinflussen. Grund hierfür ist unter anderem, dass Barbiturate in therapeutischen Dosen zu einer starken kardialen Depression führen und somit die durch Lokalanästhetika bedingte Kreislaufdysregulation stärker beeinflussen (377, 500).

Benzodiazepine stellen nach wie vor die wirksamsten Substanzen zur Prophylaxe von Krämpfen und zentralnervösen Komplikationen dar (142, 143, 170, 393).

Nach Gabe von 15 mg/kg Lidocain entwickelten 100 % der untersuchten Katzen Krämpfe, nach Prämedikation mit 0,25 mg/kg Diazepam nur noch 20 % und kein Tier nach Prophylaxe mit 0,5 mg/kg. Ähnlich effektiv konnten durch Bupivacain induzierte Krämpfe (Katzen) mit 0,25 mg/kg Diazepam i. v. innerhalb 1 Minute beendet werden (480). Diazepam zeigte 100 % Erfolg in der Unterbrechung von Konvulsionen auch bei Affen (0,05 mg/kg nach 20 mg/kg Lidocain) (355). Niedrige Dosen unterdrücken Krämpfe zwar nicht vollständig, verkürzen aber deren Intensität und Dauer deutlich. Bemerkenswert ist, dass Diazepam offenbar nicht nur die Symptomatik unterbricht, sondern auch die sekundären zerebralen, metabolischen und zirkulatorischen Reaktionen auf lokalanästhesieinduzierte Krämpfe verhindern kann (355). Dies erklärt sich teilweise damit, dass Lokalanästhetika rasch GABAerge Systeme blockieren (46, 557), während Benzodiazepine GABAerge Systeme aktivieren. Da besonders lang wirkende Lokalanästhetika zu einer längerfristigen zerebralen Blockade führen können, muss daran gedacht werden, die Gabe von Diazepam oder Benzodiazepinen ggf. bei Wiederauftreten von Symptomen zu wiederholen (142). Derzeit erscheint es – abgesehen von der unterschiedlichen Wirkdauer – egal zu sein, welches Benzodiazepin klinisch eingesetzt wird. Neben Diazepam und Flunitrazepam findet zurzeit besonders Midazolam aufgrund seiner guten Steuerbarkeit in der Klinik Verwendung.

Kann ein zerebraler Krampfanfall durch Benzodiazepine nicht durchbrochen werden, empfiehlt sich die Einleitung einer Allgemeinanästhesie, wobei hier unter Berücksichtigung der kardiovaskulären Nebenwirkungen Barbituraten der Vorzug als Induktionshypnotikum gegeben werden sollte.

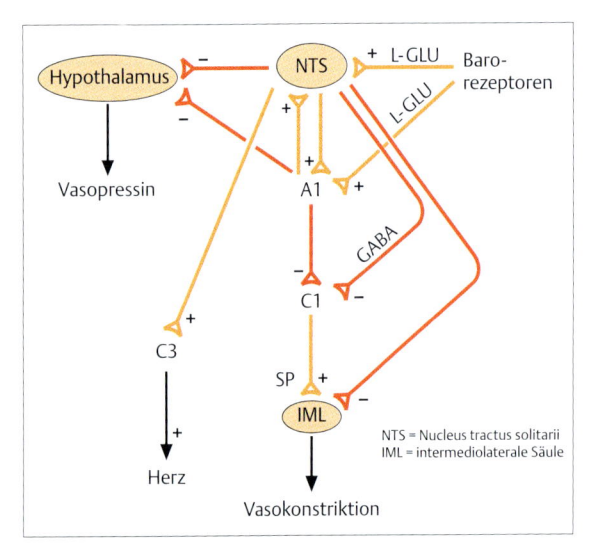

Abb. 2.30 „Vasomotorisches Netzwerk" und Überträgersubstanzen, wobei „+" für verstärkend und „-" für hemmend steht (nach Thomas u. Mitarb. 1986).

Die Diskussion bezüglich einer generellen Relaxation durch die Gabe von Succinylcholin oder anderen Relaxanzien wird nach wie vor kontrovers beurteilt, häufig ist diese jedoch zum Eigenschutz des Patienten nötig. Wird eine Allgemeinanästhesie eingeleitet, setzt dies Erfahrung und Sicherheit im Umgang mit der kontrollierten Beatmung voraus, sodass die Anwesenheit eines Anästhesisten zu fordern ist.

Zusätzlich sollte eine engmaschige Kontrolle des Säure-Basen-Haushaltes erfolgen, um eine metabolische Azidose sicher auszuschließen, da diese zu einer signifikanten Erhöhung der Toxizität führt. Nur bei einem erheblich verzögerten Therapiebeginn bzw. nach Blutgasanalyse ist eine Blindpufferung mit Natriumbicarbonat angezeigt (Abb. 2.**31**).

| Direkte Effekte des Lokalanästhetikums auf das Zentralnervensystem

Neben dem Blutweg können Lokalanästhetika auch direkt über den Liquor das zentrale Nervensystem erreichen. Dies ist auf 2 Wegen möglich:
- durch versehentliche subarachnoidale Injektion bei Infiltration im Nackenbereich,
- durch versehentliche subarachnoidale Injektion bei epiduralem Block.

Ob eine totale Blockade durch Spinalanästhesie möglich ist, muss selbst beim Einsatz hypo- oder hyperbarer Lösungen bezweifelt werden. Die bei Spinalanästhesien verwendeten Dosierungen sind so niedrig, dass selbst bei falscher Lagerung und Verwendung von hypo- oder hyperbarer Anästhesielösung eine totale Spinalanästhesie unmöglich erscheint, während eine „hohe Spinalanästhesie" provoziert werden kann.

> Die eintretenden sekundären, kreislaufbedingten Reaktionen müssen als indirekte Anästhesiefolge aufgefasst werden und sind nicht Ausdruck einer toxischen Reaktion. Diese Kreislaufreaktionen stellen das eigentliche Risiko einer hohen Spinalanästhesie.

Wird eine hohe Dosis eines Lokalanästhetikums über den Liquor direkt nach zerebral transportiert, kommt es durch die unmittelbare Einwirkung auf Hirnstammfunktionen sofort zu einer Depression des zentralen Nervensystems, zur „zerebralen Lokalanästhesie". Atemstillstand, Bewusstlosigkeit und massive Hypotension beherrschen dieses Bild (Abb. 2.**29**).

Uneinheitlich sind die Aussagen bezüglich der Pupillenreaktion. Obwohl sich in der Literatur immer wieder Hinweise auf eine Miosis finden, ist die hohe Spinalanästhesie infolge der zerebralen Lokalanästhesie durch Mydriasis bei Reflexlosigkeit gekennzeichnet. Die beschriebenen sehr hohen Konzentrationen im Liquor (17–62 µg/ml Lokalanästhetikum) zeigen, dass eine rückenmarksnahe nuchale Infiltration dann gefährlich wird, wenn der subokzipitale Subarachnoidalraum erreicht und direkt in den Liquor injiziert wird, da nur so diese hohen Liquorspiegel erreicht werden können (549).

> Obwohl das klinische Bild einer hohen, aber auch einer totalen Spinalanästhesie sehr dramatisch erscheint, handelt es sich hierbei um eine vollständig reversible Regionalanästhesie des Zerebrums.

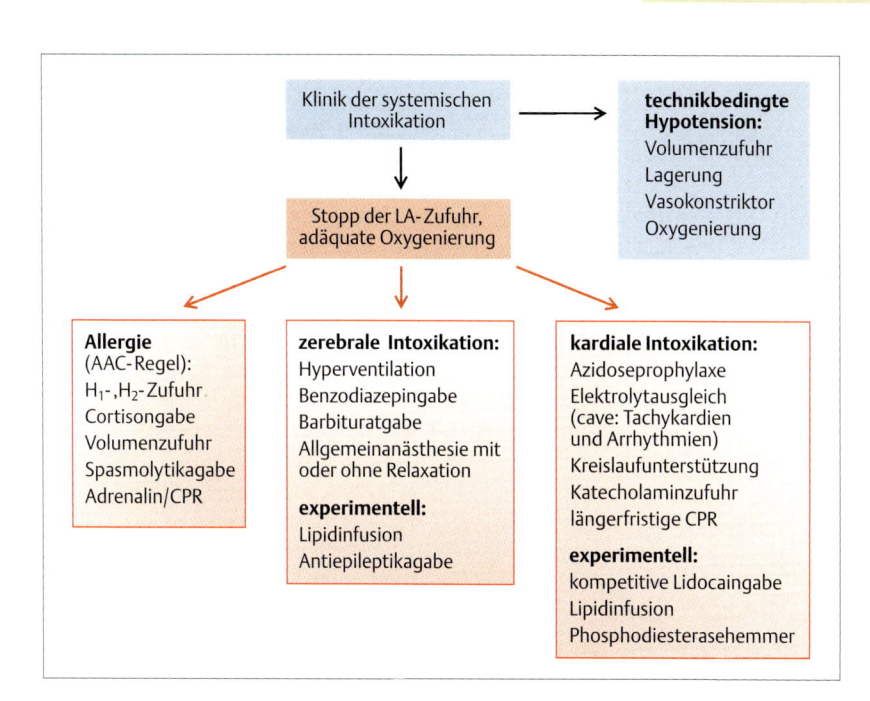

Abb. 2.**31** Bei klinischen Zeichen einer Intoxikation durch Lokalanästhetika muss differenziert werden, ob es sich um eine systemische Intoxikation, um eine allergische Reaktion oder aber um eine technikbedingte Reaktion handelt. Danach richtet sich die entsprechende Therapie.

Klinik der systemischen Intoxikation → **technikbedingte Hypotension:** Volumenzufuhr, Lagerung, Vasokonstriktor, Oxygenierung

↓

Stopp der LA-Zufuhr, adäquate Oxygenierung

Allergie (AAC-Regel):
H_1-, H_2-Zufuhr
Cortisongabe
Volumenzufuhr
Spasmolytikagabe
Adrenalin/CPR

zerebrale Intoxikation:
Hyperventilation
Benzodiazepingabe
Barbituratgabe
Allgemeinanästhesie mit oder ohne Relaxation

experimentell:
Lipidinfusion
Antiepileptikagabe

kardiale Intoxikation:
Azidoseprophylaxe
Elektrolytausgleich
(cave: Tachykardien und Arrhythmien)
Kreislaufunterstützung
Katecholaminzufuhr
längerfristige CPR

experimentell:
kompetitive Lidocaingabe
Lipidinfusion
Phosphodiesterasehemmer

> Gefährdet ist der Patient primär durch die Begleitsymptomatik, wobei besonders Hypoxie und Hypotension als Ursache einer zerebralen Mangeldurchblutung im Vordergrund stehen (8, 355, 394).

Bei adäquater Therapie können alle Symptome einer „zerebralen Lokalanästhesie" erfolgreich überstanden werden, wobei primär Hypoxie, Azidose und Hypotension beherrscht werden müssen. Nach sofortiger Ventilation mit einer Maske, gefolgt von Intubation (wegen der Reflexlosigkeit kann diese ohne jeden Medikamenteneinsatz aufgrund der zerebralen Regionalanästhesie durchgeführt werden), wird der Patient bis zum Abklingen der Anästhesie kontrolliert beatmet. Schwieriger zu beherrschen ist die begleitende Hypotension, die durch Vasokonstriktoren kompensiert werden muss. I.v. Infusionen sind in der Regel zu langsam, um das benötige Volumen rasch genug zuzuführen. Small-Volume-Infusionen mit hypertoner Kochsalzlösung (7,2 %) bieten möglicherweise eine Alternative zu den zurzeit favorisierten Vasokonstriktoren. Bei adäquater Ventilation und Blutdruckstabilisierung kann bis zum Abklingen der Lokalanästhesie des Gehirns ohne Probleme abgewartet werden. Häufig finden sich begleitende Bradykardien, da durch die hohe Spinalanästhesie die zum Herz ziehenden Nn. accelerantes (Th_1–Th_4) blockiert werden können. Bei Blockade des Vasomotorenzentrums können schwere, oft letal bedrohliche Arrhythmien beobachtet werden, die einer aggressiven Therapie zugeführt werden müssen.

Wirkungen und Komplikationen am Herz-Kreislauf-System

Neben dem ZNS steht das kardiovaskuläre System bei Überdosierungen mit Lokalanästhetika im Vordergrund, wobei das Herz-Kreislauf-System durch vielfältige Mechanismen beeinflusst wird, wodurch sich teils unterschiedliche, teils sogar widersprüchliche Effekte ergeben.

Lokalanästhetika können das Kreislaufsystem über folgende Systeme beeinflussen:
- durch direkte Wirkung auf die Gefäßmuskulatur,
- durch indirekte Wirkung (über das vegetative Nervensystem),
- durch direkte Wirkung auf das Zentralnervensystem bzw. Vasomotorenzentrum,
- durch direkte Effekte am Myokard.

Direkte Wirkung am Gefäßsystem

Cocain ist klassischerweise durch eine vasokonstriktorische Eigenschaft gekennzeichnet, die auf einer Hemmung der neuronalen und extraneuronalen Noradrenalinaufnahme beruht. Noradrenalin führt über α-Rezeptoren zu einer ausgeprägten Vasokonstriktion und damit zu exzessiven Blutdruckanstiegen (424). Allerdings ist Cocain die einzige lokalanästhetisch wirksame Substanz, die auch in höherer Konzentration vasokonstriktorisch wirksam ist. Problematisch gestaltet sich bei Untersuchungen mit Lokalanästhetika die Messung der Hautdurchblutung, sodass diese Befunde besonders kritisch zu bewerten sind. Bereits Injektionen neutraler Kochsalzlösungen in die Haut zur Flussmessung können diese Werte erheblich verfälschen. Laser-Doppler-Flowmeter stellen zurzeit die beste Möglichkeit dar, Gefäßreaktionen in vivo differenzierter zu untersuchen.

> In Ruhe ist physiologisch die Hautdurchblutung auf ca. 25 % herabgesetzt, möglicherweise durch sympathikusinduzierte Vasokonstriktion. Lokalanästhetika zeigen unter diesen Bedingungen vasodilatierende Effekte. Sind die Gefäße durch Erwärmung maximal erweitert, kommt es unter Lokalanästhetika, auch ohne Vasokonstriktorzusatz, häufig zur Gefäßverengung, jedoch nie unter diesem physiologischen Ruhewert.

Teilweise lassen sich damit widersprüchliche Befunde der Lokalanästhetika auf die Vasoregulation durch die unterschiedlichen Messmethoden erklären (197).

Klinisch eingesetzte Lokalanästhetika zeigen in der Regel einen biphasischen Wirkungsverlauf auf die glatte Gefäßmuskulatur, am deutlichsten am isolierten Gefäß nachweisbar. Bei niedrigen Konzentrationen kommt es zur Stimulation der spontanen myogenen Kontraktion und zu einer Zunahme des Basaltonus (58). Über welchen Mechanismus diese Konstriktion genau erfolgt, ist bisher noch nicht völlig geklärt. Möglicherweise kommt es zur Verdrängung von Calcium aus dem Zytoplasma der glatten Muskulatur und damit über eine Proteininteraktion zur Erhöhung des myogenen Tonus.

In höherer Konzentration – besonders bei toxischen Lokalanästhetikakonzentrationen – findet sich eine ausgeprägte Vasodilatation. Unterschiedlich ist in der Regel die Konzentration, die nötig ist, diese Dilatation herbeizuführen. Procain löste bei diesen Versuchen immer eine Erhöhung der Durchblutung aus (161). Bei den klinisch eingesetzten mittellang und lang wirksamen Lokalanästhetika wird unter sehr niedrigen Konzentrationen eine Vasokonstriktion beobachtet, während in klinischen Konzentrationen jedoch der vasodilatierende Effekt überwiegt. Dasselbe gilt auch bei der Anflutung der Substanzen, da hier ebenfalls konzentrationsbedingt zuerst eine Vasokonstriktion beobachtet wird, bevor es zur Vasodilatation kommt. Dieser dosisabhängige Effekt hält bei mittellang wirkenden Lokalanästhetika nur wenige Minuten, bei lang wirkenden Lokalanästhetika länger an (3, 58, 281).

Kontrovers ist derzeit die Bewertung der vasoregulatorischen Potenz der beiden neuen Lokalanästhetika

Ropivacain und Levobupivacain bezüglich der Hautgefäße. S-Isomere von Ropivacain und Bupivacain scheinen weniger vasodilatierend zu wirken als deren Enantiomere bzw. razemische Gemische. Die längere Wirkdauer der S-Isomere kann hierdurch möglicherweise erklärt werden (195, 315, 418), wobei diese Befunde jedoch nach wie vor kontrovers diskutiert werden müssen (226).

Eine Korrelation zwischen anästhetischer Potenz und vasoaktiver Wirkung ist bisher nicht nachgewiesen worden. Prilocain, Mepivacain und Procain beeinflussen den Basaltonus stärker als Lidocain, Tetracain, Bupivacain, Ropivacain, Levobupivacain und Etidocain (58, 418). Eine intraarterielle Injektion von Mepivacain führte zu einer Herabsetzung des Blutflusses im Vorderarm (286). Dass es sich hierbei um einen direkten lokalen Effekt handelt, kann als bewiesen gelten, da selbst nach einer Sympathikusblockade dieser vasokonstriktorische Effekt auftritt.

Lokalanästhetika können in therapeutischen, nicht toxischen Dosen durch periphere Vasokonstriktion einen Anstieg des Blutdrucks hervorrufen (286, 309). Auch Reaktionen im pulmonalarteriellen System können möglicherweise auf eine solche Reaktion zurückgeführt werden (345). Subarachnoidal injiziert, setzt sowohl Bupivacain als auch Ropivacain den spinalen Blutfluss herab (270, 323), während Tetracain hyperämisierend wirkt (320). In toxischen Konzentrationen führt die oben beschriebene periphere Vasodilatation als Folge eines direkten Effektes auf die glatte Muskulatur zur Hypotension. Bei Intoxikation addieren sich dann Vasodilatation, negative Inotropie, Herzfrequenzabfall und Überleitungsstörung. Die Tab. 2.12 gibt schematisch die Reaktionen nach i. v. bzw. intraarterieller Injektion von Lokalanästhetika auf das Herz-Kreislauf-System wieder.

Tabelle 2.12 Direkte Wirkung von Lokalanästhetika (nach Lofstrom 1992, Low u. Mitarb. 1979)

Wirkung	intra-venös	intra-arteriell
Herzfrequenz	↑	–
Cardiac Output		↑ (↓)
Arterieller Mitteldruck	↑	–
Mittlerer Pulmonalarteriendruck	↑	
Systemischer Gefäßwiderstand	↓ (↑)	↓–↑↑↑*
Venöser Tonus	↑	↑

↓ ↑ Anstieg oder Abfall, – unverändert, * regionaler Gefäßwiderstand (Muskel)

Indirekte Effekte von Regionalanästhesie bzw. Sympathikusblockade

Kreislaufwirkungen bei Lokal- und Regionalanästhesieverfahren werden außer durch direkte Effekte besonders durch indirekte Wirkungen auf das Gefäßsystem ausgelöst. Größte klinische Bedeutung besitzt in diesem Zusammenhang das sympathische Nervensystem, das durch Lokalanästhetika geblockt wird (103, 266, 280, 310, 340, 455).

> Bei allen neuroaxialen sowie rückenmarksnahen Techniken kann eine Blockade der präganglionären Fasern und Ganglien sowie der postganglionären Fasern jederzeit auftreten (65, 66, 122, 455, 456).

Die sympathische Blockade kann nach kranial die sensiblen Grenzen um 2–4(–6) Segmente überschreiten. Auch eine segmentale epidurale Anästhesie lässt ebenso nach kaudal immer eine partielle sympathische Blockade erwarten. Mit zunehmender Anästhesieintensität kommen sympathische und sensible Blockade zur Deckung.

Sympathikusblockaden beeinflussen überwiegend die vasokonstriktorisch innervierten Arteriolen (Skelettmuskulatur, Haut, Splanchnikusgebiet). Die hieraus resultierende Vasodilatation erhöht die Durchblutung von Muskeln, Haut und Gastrointestinaltrakt und bei hochthorakaler Ausdehnung auch stenotische epikardiale Koronargefäße, was bei therapieresistenten kardialen Stenokardien als Therapie der Wahl genutzt werden kann (62, 438, 455). Die Venen werden infolge der Sympathikusblockade druckpassiv stärker durchblutet. Das nur teilweise sympathisch innervierte pulmonal-arterielle Gefäßstrombett zeigt kaum Änderungen bei hoher Epiduralanästhesie. Ausmaß und Wirkungsspektrum einer Blockade können jedoch erheblich variieren (Tab. 2.13).

Eine Ausdehnung der Sympathikusblockade oberhalb Th_5 wirkt unmittelbar auf den kardialen Sympathikus und verstärkt die „periphere" Sympathikusblockade (373, 444). Die Anästhesie der zervikothorakalen Region führt durch isolierte sympathische Denervation der Nn. accelerantes zu Bradykardie und Abnahme des Herzzeitvolumens ohne Änderung des Schlagvolumens. Der periphere Widerstand stieg bei entsprechenden Untersuchungen kompensatorisch an, trotzdem resultiert ein Blutdruckabfall von 8–10% bei Abfall des Cardiac Index um 16%.

Periphere, sympathische Blocks und direkte Wirkungen der Lokalanästhetika am Herz-Kreislauf-System können sich addieren. Auch eine Beatmung kann den Kreislaufeffekt negativ inotrop verstärken, ebenso Katecholamine, die vasodilatatorische Eigenschaften aufweisen (543, 555).

In der geburtshilflichen Anwendung spielt die sympatholytische Wirkung eine wesentliche und entschei-

Tabelle 2.13 Direkte Wirkungen von Lokalanästhetika

Wirkung	Spinalanästhesie	Epiduralanästhesie
Herzfrequenz	↑↓	↑↓
Blutdruck	↑↓*	↑↓*
Herzminutenvolumen	↑↓	↑↓
zentraler Venendruck	↓	↓
intrathorakales Blutvolumen		↓**
Perfusion:		
untere Extremität	↑	↑
Leber, Niere	–	–
Gehirn	–(↓)	
Herz	–(↓)	–↑***

↓↑ Anstieg oder Abfall bzw. – unverändert, * verstärkt durch Vorerkrankung und Prämedikation, ** verminderte Herzfüllung, *** Erweiterung stenotischer epikardialer Koronargefäße

dende Rolle. Die positive Wirkung äußert sich in einer Verbesserung der uteroplazentaren Durchblutung (281), die gerade bei eingeschränkter Perfusion – etwa bei der EPH-Gestose – zu einer deutlichen Durchblutungsverbesserung führt (279). Dies unterstreicht die Bedeutung einer wirksamen epiduralen Analgesie bei der EPH-Gestose, da diese in der Lage ist, die uteroplazentare Durchblutung zu verdoppeln.

> Untersuchungen an gesunden Freiwilligen unterscheiden sich deutlich von Patienten mit Vorerkrankungen oder Prämedikation (122, 299).

Trotz deutlicher Sympathikolyse mit Hypotension bleibt selbst bei zervikaler Epiduralanästhesie die O_2-Versorgung des Myokards beim Gesunden unbeeinflusst (501). Der koronare Perfusionsdruck steht in enger Korrelation zum arteriellen Mitteldruck, sodass eine periphere Hypotension individuell unterschiedlich durchaus Auswirkungen auf den koronaren Perfusionsdruck haben kann (547). Diese Einschätzung wird umso schwieriger, je mehr Einflüsse gleichzeitig auf die Hämodynamik wirken, wie etwa bei einer Allgemeinanästhesie unter epiduraler Blockade. Die Frage einer prophylaktischen Gabe hoher Infusionsvolumina zur Vorbeugung dieses peripheren Blutdruckabfalls bedarf einer kritischen Abwägung. Oft führt erst die Verabreichung von Ephedrin oder Noradrenalin wieder zur Normalisierung. Durch Volumengabe kann sicherlich das Ausmaß der Hypotension reduziert werden, doch konnte bisher kein Beweis erbracht werden, dass dadurch die Häufigkeit bedrohlicher Komplikationen reduziert werden konnte (103, 316, 408, 594). Im Gegenteil – bisweilen lassen sich sogar Zeichen der Rechtsherzüberlastung durch Volumenüberladung besonders bei kardial eingeschränkten Patienten nachweisen. Daher ist dem gezielten Vasokonstrektoreneinsatz der Vorzug zu geben (423). Neben der Sympathikusblockade präganglionärer Fasern, die zur Dilatation der Widerstands-, aber auch der Kapazitätsgefäße führen und folglich zur Abnahme von Vor- und Nachlast beitragen, kann eine reflektorische oder direkt ausgelöste Bradykardie (Bezold-Jarisch-Reflex) auftreten und das venöse Pooling und die verminderten Füllungsdrücke verstärken (554).

Neben adäquater Volumensubstitution steht eine Reihe von Medikamenten (Tab. 2.**14**) zur Verfügung, die zur Therapie der durch eine Sympathikusblockade induzierten Kreislaufreaktion eingesetzt werden können.

Die verwendeten Vasokonstriktoren müssen kritisch betrachtet werden, da sie unerwünschte Wirkungen auf einzelne Organsysteme wie kardiale, renale und uterine Durchblutung aufweisen (405, 508). Die Frage einer prophylaktischen Medikamentengabe ist bisher unbeantwortet. Die subkutane Prämedikation mit Ephedrin führt nicht zu einer überschießenden Reaktion, während die i. v. Gabe Herzzeitvolumen und Blutdruck bei reduziertem Widerstand normalisiert (174, 175). Wie groß die Bedeutung einer Vasokonstriktorenanwendung ist, wird auch an der lokalen Perfusion sichtbar (434).

> Erst die Normalisierung des Blutdrucks durch Vasokonstriktoren (z. B. Ephedrin) führt zu einer Normalisierung der transkutanen O_2-Spannung.

Das Niederdrucksystem umfasst etwa 85 % des gesamten Blutvolumens und das arterielle System 15 %, sodass eine Kombination unterschiedlicher Wirkprinzipien sinnvoll erscheint (21, 203). Dihydroergotamin erhöht das intrathorakale Blutvolumen um 7 % und das Splanchnikusgefäßvolumen um 4,2 %, während Etilefrin das Blutvolumen im Splanchnikusgebiet um 5,4 % reduziert und das intrathorakale Blutvolumen um 2 % anhebt. Dihydroergotamin mobilisiert also Blut aus der Skelettmuskulatur, während Katecholamine wie Etilefrin eine Mobilisierung des Blutes aus der Splanchnikusregion verursachen (542). Die Kombination der beiden Wirkprinzipien vermag bis zu 1 l Blutvolumen aus dem Niederdrucksystem zu aktivieren. Dihydroergotamin reduziert die nach epiduraler Blockade erhöhte Perfusion der Wadenmuskulatur, ohne dass es zu einer Verminderung der Durchblutung kommt (556) (Abb. 2.**32**).

Bei ausgedehnter Spinalanästhesie älterer Patienten führt Dihydroergotamin zu einer Normalisierung von Blutdruck und Herzzeitvolumen (44, 622). Die in Studien eingesetzte Dosis von 1 mg muss als zu hoch angesehen werden (336). Eine Anwendung von Ergotamin

2.5 Toxikologie der Lokalanästhetika

Tabelle 2.14 Differenzierte Darstellung unterschiedlicher Vasokonstriktoren, die in der Regionalanästhesie zur Kompensation der Sympathikolyse eingesetzt werden

Substanz	Etilefrin	Norfenefrin	Amezinium	DHE	Akrinor	Ephedrin	Metaraminol	Methoxamin
Herzfrequenz	– (↑)	(↓)	–	–	↓	– (↓)	↑	–
Blutdruck	↑	↑	↑	↑	↑	↑	↑	↑
HZV	(↑)		(↑)	(↑)	↑	(↑)	(↑)	(↓)
Niere	(↑)	–	–	– ↑	–			(↓)
ZNS	+		(+)	++	+		(+)	
Uterus	?*	(↓)	?*	–	–***	–	–	↓
α-Rezeptor	+	+	+**			+	+	+
β-Rezeptor						+	+	

↓ ↑ Abfall oder Anstieg, wobei bei Angaben in Klammern nur geringe oder fragliche Wirkung
+ wirksam, ++ sehr wirksam
* infolge des α-Rezeptoreffektes negative Wirkung möglich
** indirekte α-Rezeptorenwirkung
*** infolge des Wirkprinzips keine ungünstigen Effekte zu erwarten

in Verdünnung mit NaCl-Lösung 1 : 10 lässt eine abgestufte Therapie in Kombination mit niedrig dosierten Katecholaminen zu, z. B. Theoadrenalin (Akrinor) oder Etilefrin (Effortil) unter Berücksichtigung der Begleiteffekte (Tab. 2.**14**).

In der angloamerikanischen Literatur wird bei Sympathikusblockade medikamentös Epinephrin als Vasokonstriktor empfohlen, das in Deutschland nicht verfügbar ist (53, 246.543). Allerdings darf nicht übersehen werden, dass Vasokonstriktoren selbst die Toxizität der Lokalanästhetika erhöhen (47, 292, 565, 617), sodass für die tägliche klinische Praxis ein akzeptabler Mittelweg gefunden werden muss. Voraussetzung für die Anwendung einer zeitgerechten und der Sympathikusblockade wirkungsentsprechenden Pharmakotherapie ist die ausgeglichene Flüssigkeits- und Volumenbilanz, besonders in der Geburtshilfe, da hier Vasokonstriktoren negative Effekte auf die uteroplazentare Durchblutung haben können.

| Indirekte kardiale Effekte über das zentrale Nervensystem

Über das zentrale Nervensystem wird auch das kardiovaskuläre System beeinflusst, sodass die oben beschriebene zentralnervöse Intoxikation sich indirekt auch auf das kardiovaskuläre System auswirkt. Initial kommt es aufgrund der primären Blockade inhibitorischer Systeme zu einem generellen Erregungszustand mit einer sympathischen Erregungslage. Klinisch manifestiert sich dies als Tachykardie, Rhythmusstörung und Hypertension (Abb. 2.**29**). Denson u. Mitarb. (148, 149) zeigten, dass der Nucleus tractus solitarius, der das Vasomotorenzentrum des Gehirns darstellt, durch Lokalanästhetika beeinflusst wird, wobei es sich um

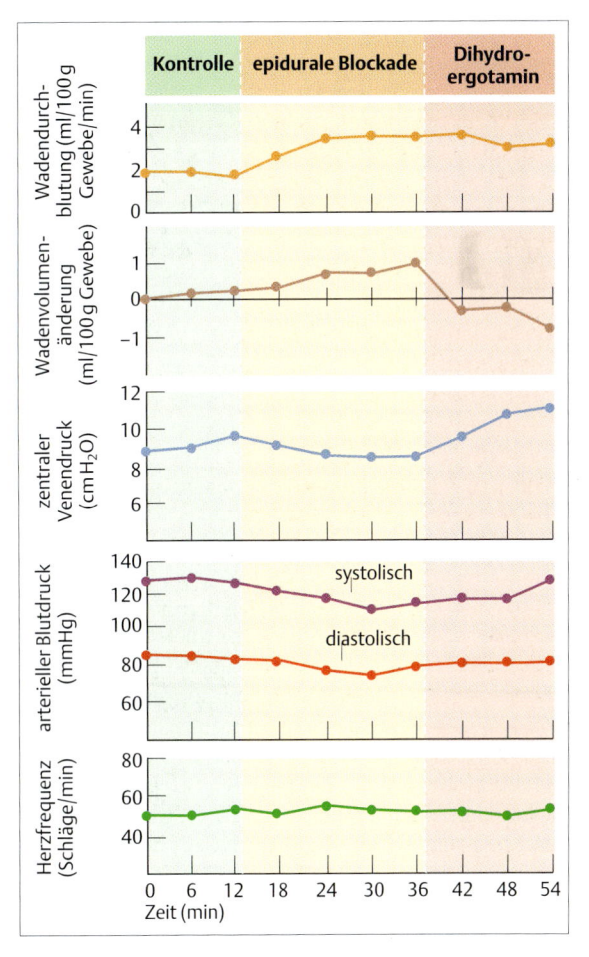

Abb. 2.32 Einfluss von Dihydroergotamin auf die Wadendurchblutung, den zentralen Venendruck und den arteriellen Blutdruck (nach Stühmeier u. Mitarb. 1987).

eine hochselektive Blockade handelt. Levobupivacain, das linksdrehende Isomer von Bupivacain, unterdrückt im Tierversuch bei äquimolaren Konzentrationen die spontane Feuerungsrate dieses Systems weitaus geringer als dessen Enantiomer oder das klinisch häufig eingesetzte klinische Bupivacainrazemat. Levobupivacain führt bei Ratten zu einer reversiblen Unterdrückung der spontanen Feuerungsrate, während dieselbe Konzentration Dextrobupivacain zu einer irreversiblen elektrischen Blockade des Vasomotorenzentrums führt, was sich in ausgeprägten Bradykardien mit exzessiver Hypotension widerspiegelt. Alle Tiere, denen Dextrobupivacain zugeführt wurde, entwickelten ausgeprägte Rhythmusstörungen, die zusammen mit einer Apnoe zum Tod der Tiere führten.

Direkte Effekte am Herzen

Das komplexe kardiovaskuläre Verhalten bei Komplikationen resultiert aus oben dargestellten zentralnervösen und direkten Effekten der Lokalanästhetika am Herzen und am Gefäßsystem. Besonders in höheren Dosierungen blockieren Lokalanästhetika als klassische Natriumkanalblocker auch spannungskontrollierte kardiale Ionenkanäle, wobei der kardiale Natriumkanal im Vordergrund steht. Vergleicht man neuronale und kardiale Aktionspotenziale, unterscheiden sich die Verläufe beider Potenzialkurven vor allem in der Phase II, bei der es zu einem langsamen Calciumeinstrom und damit zur Kontraktion der Aktin-Myosin-Filamente kommt. In beiden Aktionspotenzialen führt der schnelle Natriumeinstrom in Phase 0 zur Depolarisaton der Zellmembran, ein Effekt, der durch Lokalanästhetika konzentrationsabhängig blockiert wird.

> **Es wird die elektrische Erregungsausbreitung** im Myokard verzögert, was sich im Elektrokardiogramm als QRS-Verbreiterung, PQ-Intervallverlängerung oder vollständige atrioventrikuläre Dissoziation widerspiegelt (314).

Aus molekularbiologischen Untersuchungen ist bekannt, dass es sich bei dieser Kanal-Lokalanästhetikum-Interaktion um eine spezifische polare Interaktion am Kanalporus handelt (417). Folglich können optische Isomere dort stereoselektiv agieren. Zumindest für Bupivacain und Ropivacain konnte eine stereoselektive Interaktion am kardialen Natriumkanal nachgewiesen werden, wobei das S(-)-Isomer beider Lokalanästhetika die kardiale Erregungsausbreitung weniger stark beeinflusst und somit weniger kardiotoxisch ist als sein Enatiomer (216, 218, 219, 591).

Dieser molekulare Mechanismus der kardialen Natriumkanalblockade war anfänglich als klinische Beobachtung in Zusammenhang mit Procainamid aufgefallen, indem eine Überleitungsverzögerung der atrioventrikulären Erregungsausbreitung beobachtet worden war, was zu weiteren experimentellen Untersuchungen führte (237). Innerhalb eines Bereiches (1–4 mg/kg), der zur antiarrhythmischen Therapie genutzt wird, hat Lidocain nur geringen Einfluss auf die atrioventrikuläre und die intraventrikuläre Überleitung. Es ist eine Verlängerung der Phase-IV-Depolarisation zu registrieren. Wegen folgender Eigenschaften, Abnahme der Erregbarkeit des Purkinje-Systems, Verlangsamung der Überleitung im His-Purkinje-System und Unterdrückung der Automatie in den Purkinje-Fasern, ist auch heute noch Lidocain das Antiarrhythmikum erster Wahl bei ventrikulären Extrasystolen. Höhere Konzentrationen (5–10 µg/ml) beeinflussen die atrioventrikuläre und die intraventrikuläre Überleitung, wobei zusätzlich eine Sinusbradykardie beobachtet werden kann.

> **Hämodynamisch wirkt sich** die Änderung der kardialen Erregbarkeit als Kardiodepression mit einer Zunahme des enddiastolischen Volumens aus. Intraventrikulärer Druck und Herzzeitvolumen fallen ab. Bei Blutspiegeln über 10 µg/ml kommt es zu einer deutlichen Verlängerung der Überleitungszeit bis zum atrioventrikulärem Block und zur Asystolie (52, 237, 338, 558).

Diese Effekte werden unter Halothananästhesie verstärkt, wobei jedoch Halothan das einzige Inhalationsanästhetikum ist, das diese Eigenschaft aufweist (25). Diazepam hebt die Reizschwelle des Ventrikels (162), während Pentobarbital die kardial depressiven Eigenschaften von Lidocain verstärkt. Kardiale Effekte der Lokalanästhetika stellen deren gefährlichste Nebenwirkungen dar. Albright hat bereits 1979 in seinem Editorial aufgeführt (15), dass besonders für die beiden lipophilen Lokalanästhetika Bupivacain und Etidocain eine erhöhte Kardiotoxizität bis hin zur irreversiblen Asystolie besteht. Lidocain führt zu einer kurzfristige Blockade des schnellen kardialen Natriumkanals (fast in – fast out), sodass eine Synchronisation aller Natriumkanäle am Myokard ermöglicht wird, weswegen Lidocain als Antiarrhythmikum (Typ Ia) bei ventrikulären Extrasystolien gefahrlos eingesetzt werden kann. Bupivacain, Ropivacain und Etidocain zeichnen sich durch eine weitaus höhere Affinität zum kardialen Natriumkanal aus, sodass es zwar – wie unter Lidocain – zur raschen Blockade kommt, diese jedoch über längere Zeit erhalten bleibt, wodurch das Myokard elektrisch stumm bleibt (fast in – slow out). Aufgrund der erhöhten Affinität des R(+)-Isomers zum kardialen Natriumkanal wird diese Blockade bei Einsatz der von R(+)-Isomeren der Lokalanästhetika nochmals verstärkt (fast in – slow slow out) (Abb. 2.**33**). Demgegenüber nimmt das Ropivacain in seiner S(-)-Form aber auch Levobupivacain eine Zwischenstellung ein, indem es rascher als Bupivacain diesen Kanal wieder freigibt (fast in – inter-

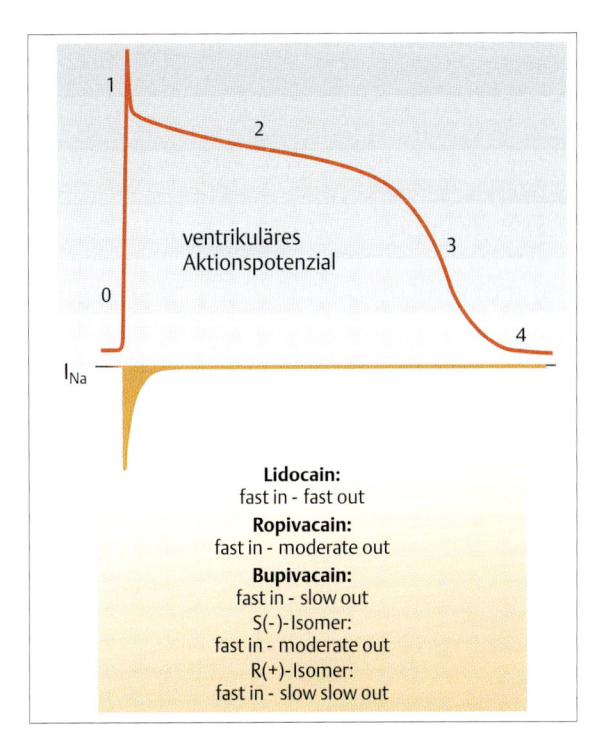

Abb. 2.33 Verhalten unterschiedlicher Lokalanästhetika sowie deren Isomere am kardialen Natriumkanal.

mediate out), allerdings verbieten sich aber auch Levobupivacain und Ropivacain aufgrund ihrer Kinetik am Natriumkanal als Antiarrhythmikum. Lang wirkende Lokalanästhetika zeichnen sich besonders durch eine hohe Affinität zum sog. inaktivierten Natriumkanal aus (604). Charakteristischerweise lässt sich der spannungskontrollierte Natriumkanal in einen geschlossenen, offen und inaktivierten Zustand einteilen (Abb. 2.**4**). Der inaktivierte Zustand des Natriumkanals ist nötig, um eine Fortleitung der Erregungsleitung in eine Richtung zu erreichen. Ob eine Überführung des inaktivierten Kanals direkt in den offenen Zustand möglich ist, ist bisher nicht vollständig geklärt, aber es erscheint wahrscheinlicher, dass der geschlossene Zustand zwischengeschaltet ist. Proportional liegt bei Tachykardien der Kanal länger inaktiviert vor, sodass lang wirkende Lokalanästhetika bei Tachykardien mit einer höheren Wahrscheinlichkeit binden können, weswegen bei Intoxikationen sofort versucht werden sollte, Tachykardien zu vermeiden. Diese bevorzugte Blockade im inaktiven Zustand wird als „Use-dependent"- oder als „frequenzabhängiger" Block bezeichnet.

> **Medikamente**, die eine sog. „Use-Dependency" oder „Frequenzabhängigkeit" zeigen, sind dadurch charakterisiert, dass mit steigender Herzfrequenz die zur Blockade nötige Konzentration des Medikamentes abnimmt (19, 514).

> Im Gegensatz zu den lang wirkenden Lokalanästhetika werden kardiale Intoxikationen mit mittellang und kurz wirkenden Lokalanästhetika weitaus besser toleriert.

Nach Lidocainüberdosierung werden häufig Hypotensionen beobachtet, die eine gute Prognose aufweisen, falls Vasokonstriktoren zum Einsatz kommen. Selbst 3fache konvulsive Lidocaindosen wurden von Versuchstieren überlebt (141), während schwere atrioventrikuläre Blockaden, ventrikuläre Tachykardie, multiforme vorzeitige ventrikuläre Kontraktionen und ORS-Komplex-Verbreiterungen bereits in der niedrig dosierten Bupivacaingruppe (2,1 mg/kgKG) bei Schafen auftraten und häufig letal endeten (224, 317).

Trotz der Bedeutung der spannungskontrollierten Natriumkanäle stellt deren stereoselektive Blockade nicht den einzigen Angriffspunkt der Lokalanästhetika am Myokard dar, denn zusätzlich werden auch Kalium- und Calciumkanäle durch Lokalanästhetika beeinträchtigt (540, 576, 590). Dies führt zu einer Beeinträchtigung der Kontraktilität und Automatie des Herzens. Hierbei scheinen auch Second-Messenger-Systeme und Effekte auf intrazelluläre Enzymsysteme von Bedeutung zu sein. Aufgrund der Lipophilie reichern sich vor allem Bupivacain und Etidocain im Myokard an. Intrazellulär beeinflussen Lokalanästhetika wahrscheinlich zellunabhängig die oxidative Phosphorylierung an den Mitochondrien und damit die intrazelluläre Bereitstellung von Energie in Form von ATP (523, 559). Diese Effekte an der mitochondrialen Atmungskette korrelieren mit der Fettlöslichkeit der benutzten Lokalanästhetika, wobei sich keinerlei Stereoselektivität zeigt (559, 560). Dieser Effekt und die unspezifische Beeinflussung kardialer Calciumkanäle dürfte für die besonders unter Bupivacain beobachtete signifikante Abnahme der Inotropie verantwortlich sein, wobei auch hier eine enge Korrelation zwischen Lipophilie und Toxizität gefunden wird (Tab. 2.**9** und Abb. 2.**34**).

In In-vivo-Studien an anästhesierten und beatmeten Hunden (224) wurden i.v Bupivacain, Levobupivacain, Ropivacain und Lidocain bis zum kardialen Kollaps, bedingt durch Hypotension und Arrhythmien, verabreicht. Die freien Plasmaspiegel betrugen hierbei beim Kollaps 19,8 µg/ml (10–39 µg/ml) für Ropivacain, 5,7 µg/ml (3–11 µg/ml) für Bupivacain und 9,4 µg/ml (5–18 µg/ml) für Levobupivacain. Nach diesem kardialen Kollaps erfolgte eine standardisierte Wiederbelebung, wobei die Mortalität für Bupivacain 50 % betrug, für Levobupivacain 30 % und für Ropivacain nur 10 %. Unter Lidocain überlebten alle kollabierten Hunde, allerdings benötigten 86 % der Tiere eine kontinuierliche medikamentöse Unterstützung.

Trotz der relativen Sicherheit der Regionalanästhesien zeigen größere Studien, dass es in einem nicht

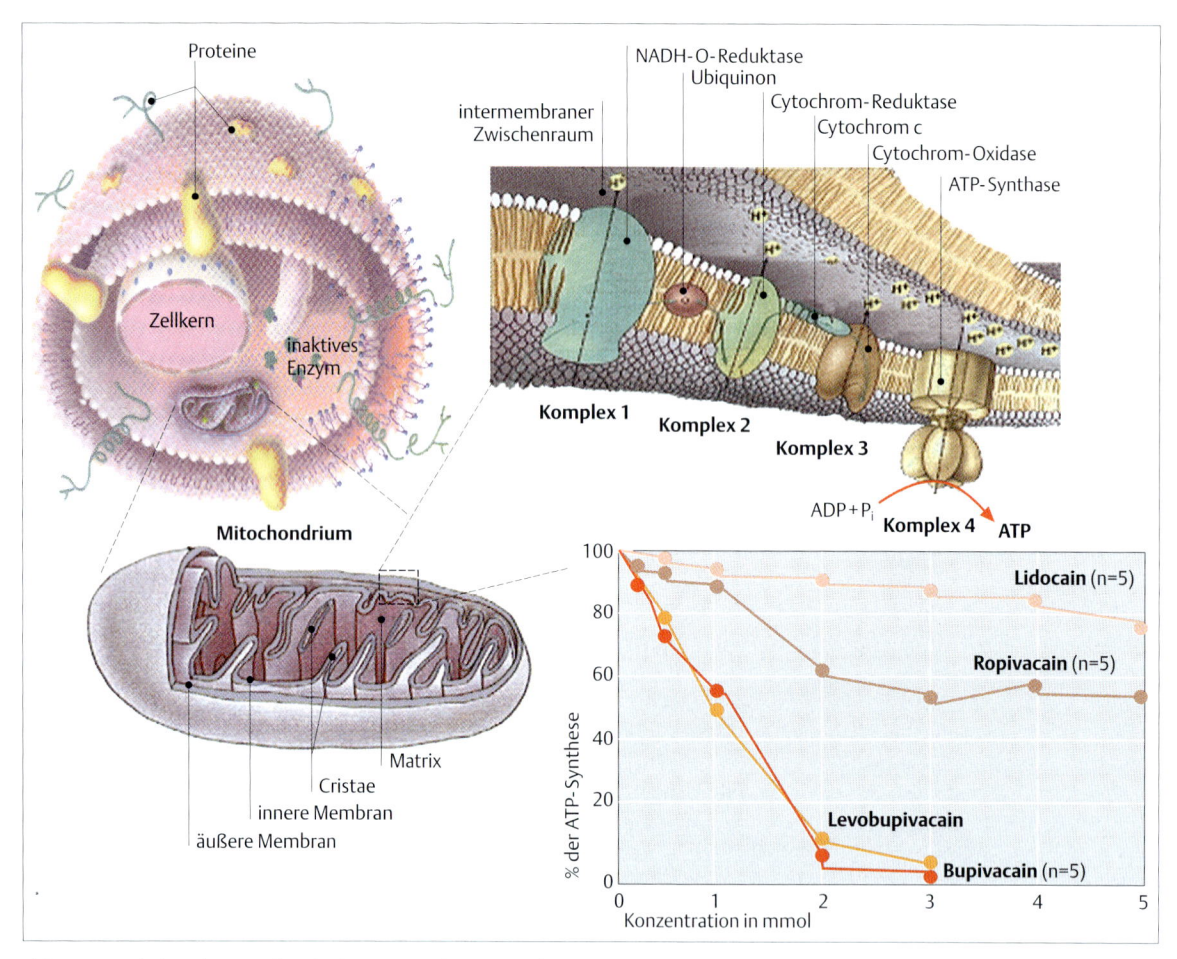

Abb. 2.34 Verhalten der mitochondrialen ATP-Synthese an intakten Kardiomyozyten bei Zusatz unterschiedlicher Lokalanästhetika und deren Isomere. Im Gegensatz zum wenig fettlöslichen Lidocain führen Bupivacain und seine Isomere zur stärksten ATP-Synthese-Blockade (nach Sztark u. Mitarb. 1994, 1998, 1999).

unwesentlichen Prozentsatz zu schwer wiegenden Komplikationen kommen kann (27). Während bei zerebralen Symptomen bei adäquater Reaktion mit einer Restitutio ad integrum gerechnet werden kann, kann es bei ausgeprägter kardialer Symptomatik trotz adäquater Therapie zu fatalen Ausgängen kommen. Die beiden neuen lang wirksamen Lokalanästhetika Levobupivacain und Ropivacain, und hier besonders letzteres, stellen sichere Medikamente dar, da selbst nach Auftreten einer entsprechenden Klinik mit einer erfolgreichen Therapie gerechnet werden kann, was inzwischen bereits in vereinzelten Fallberichten (14, 56) und in systemischen Untersuchungen an freiwilligen Probanden (314, 518) bestätigt werden konnte.

| Symptome und Behandlung kardiovaskulärer Komplikationen

Bei Erreichen toxischer Spiegel finden sich Bradykardie und Hypotension, QRS-Veränderungen, atrioventrikuläre Überleitungsstörungen, ST- bzw. T-Veränderungen, aber auch Tachykardien (Abb. 2.**29**). Besonders bei lang wirkenden Substanzen können sehr früh und unerwartet lebensbedrohliche Arrhythmien in Form von ventrikulärer Extrasystolie sowie supraventrikulärer und ventrikulärer Tachykardie auftreten, da hier im Gegensatz zu zerebralen Intoxikationen Prodromi fehlen.

Als sekundäre klinische Symptome müssen Gähnen oder Übelkeit gewertet werden, begleitet von Unruhe, Blässe, später Bewusstlosigkeit und evtl. Apnoe, wobei sich bei schweren Intoxikationen zerebrale und kardiale Symptome vermischen. Klinisch sind Asystolie und tachykarde drucklose Rhythmusstörungen nicht zu unterscheiden, lediglich elektrokardiographisch ist eine Differenzierung möglich.

Es ist dringend notwendig, prophylaktisch bei Anwendung höherer Dosen von Lokalanästhetika ein elektrokardiographisches Monitoring zur Überwachung heranzuziehen.

Wie bei zentraler Symptomatik besteht auch bei kardialen Intoxikationen das primäre Ziel darin, eine weitere Zufuhr an Lokalanästhetika sofort zu stoppen, was nicht immer möglich ist. Kommen zur Intoxikation zusätzlich Hypoxie und Azidose durch unzureichende Ventilation und fehlende O_2-Zufuhr hinzu, verschlechtert sich die Prognose entscheidend. Darum muss unter allen Umständen versucht werden, Hypoxie und Azidose zu vermeiden und eine adäquate Oxygenierung des Patienten zu erreichen, da durch eine azidotische Stoffwechsellage die Toxizität der Substanzen signifikant erhöht wird. Folglich gehören eine Sauerstoffgabe bei Spontanatmung und eine assistierte oder kontrollierte Beatmung bei Hypoventilation oder Apnoe zur initialen Therapie (Abb. 2.**31**) bei Verdacht auf eine Lokalanästhetikaintoxikation.

Zusätzlich muss frühzeitige eine Stützung des Kreislaufs durch Verabreichung von Katecholaminen, Volumensubstitution und notfalls Atropingabe erfolgen, um einer Hypotension und damit einer Lactatazidose entgegenzuwirken. Besonders unter Bupivacain ist das Myokard in der Regel durch externe elektrische Stimulation mittels elektrischer Schrittmacher nicht erregbar, sodass eine mechanische kardiovaskuläre Reanimation auch über längere Zeit indiziert sein kann, da sich Bupivacain für längere Zeit am kardialen Natriumkanal bindet (141, 359).

Noch in den experimentellen Bereich gehören Therapieansätze der kompetitiven Verdrängung lang wirksamer Lokalanästhetika durch Lidocain aus dem kardialen Ionenkanal (495) oder die Erhöhung des intrazellulären Energiespeichers durch Phosphodiesteraseinhibitoren (245, 247, 496). Durch rasche Infusion lipidhaltiger Lösungen kann die Konzentration an freiem lipophilem Lokalanästhetikum im Plasma ebenfalls vermindert werden (84, 607). Dies erscheint theoretisch für hoch lipophile Substanzen wie Bupivacain interessant, allerdings muss davon ausgegangen werden, dass die Lokalanästhetikamoleküle als polare Substanzen zum Zeitpunkt der Intoxikationssymptome bereits am Ionenkanal eine Bindung eingegangen sind und nicht mehr durch Fettmoleküle im Plasma abgefangen werden können.

> Während zentralnervöse Intoxikationen bei rascher adäquater Intervention unbeschadet überstanden werden, können kardiovaskuläre Intoxikationen auch bei adäquater Therapie für den Patienten letal enden.

Umso wichtiger erscheint es, Lokalanästhetika zu verwenden, die bei Überdosierung zuerst in Form zerebraler Symptome auffallen, bevor es zum Kreislaufkollaps kommt. Hierfür steht das CC/CNS-Verhältnis, wobei gilt: Je geringer dieser Quotient ist, umso wahrscheinlicher muss mit einer kardialen Symptomatik bei einer Intoxikation gerechnet werden (344).

Toxizität während der Gravidität

Die Regionalanästhesie wird in Form von Spinal- und Epiduralanästhesie zunehmend in der Geburtshilfe erfolgreich eingesetzt. In unterschiedlichen Studien konnte gezeigt werden, dass so die mütterliche Letalität beim Kaiserschnitt signifikant vermindert werden konnte. Dennoch muss aufgrund veränderter physiologischer Eigenschaften darauf hingewiesen werden, dass Schwangere einer speziellen Gefährdung durch Lokalanästhetika ausgesetzt sind. In der Literatur finden sich Häufungen vitaler Zwischenfälle in der geburtshilflichen Anästhesie (15, 242), was letztlich auch zur Dosisreduktion von Bupivacain auf 0,5 % für den Kaiserschnitt führte (15, 399).

Ursache der erhöhten Toxizität sind einerseits physiologische Veränderungen während der Schwangerschaft, wobei diese Änderungen den kardialen Output, das Blutvolumen, den venösen Rückstrom sowie pulmonale Faktoren, Sauerstoffverbrauch und besonders Veränderungen der Plasmaproteinpools, wobei besonders die Fraktion des α_1-Glykoproteins signifikant vermindert ist, betreffen. Zwar kommt es hierbei primär zu einer Zunahme des Verteilungsvolumens, was sich günstig auf die Toxizität auswirken sollte, jedoch kommt es parallel hierzu zu einer Abnahme spezifischer Plasmaproteine, die als Puffersystem für Lokalanästhetika von entscheidender Bedeutung sind, einem verminderten Metabolismus sowie einer eingeschränkten kardiopulmonalen Reserve. Venöse Stauungen insbesondere im Periduralraum der Gebärenden erhöhen signifikant das Risiko einer versehentlichen intravasalen Injektion bei epiduraler geburtshilflicher Anästhesie bzw. Analgesie. Zusätzlich neigen Schwangere zu Hypoglykämie und Magnesiummangel, was die Toxizität von Lokalanästhetika verstärken kann.

Morishima u. Mitarb. (403) bestätigten, dass bei Schafen eine relativ höhere kardiotoxische Reaktion während einer Infusion von Bupivacain (0,5 mg/kg/min) auftritt als bei Lidocaininfusion. Das Verhältnis war bei trächtigen Tieren gegenüber den nicht trächtigen Kontrolltieren noch ungünstiger, wenn auch nicht für alle Parameter signifikant. Die therapeutische Breite ist folglich bezüglich eines kardiovaskulären Zwischenfalls nach Bupivacain in der Schwangerschaft sicherlich ungünstiger.

> Die Relation von toxischer Kreislaufdosis (CC) und Krampfdosis (CNS) ist bei Lidocain mit 7,1 deutlich günstiger als bei Bupivacain mit 3,7. Bei trächtigen Tieren ist das Verhältnis mit 2,7 (Bupivacain) noch deutlicher ausgeprägt.

Santos u. Mitarb. (504, 505) konnten diese Befunde nicht vollständig bestätigen, allerdings fanden sie eine verminderte Bupivacainplasmabindung bei trächtigen Schafen. Dies erhöht den Anteil von freien Lokalanästhetikamolekülen, die so leichter ins Gewebe abdif-

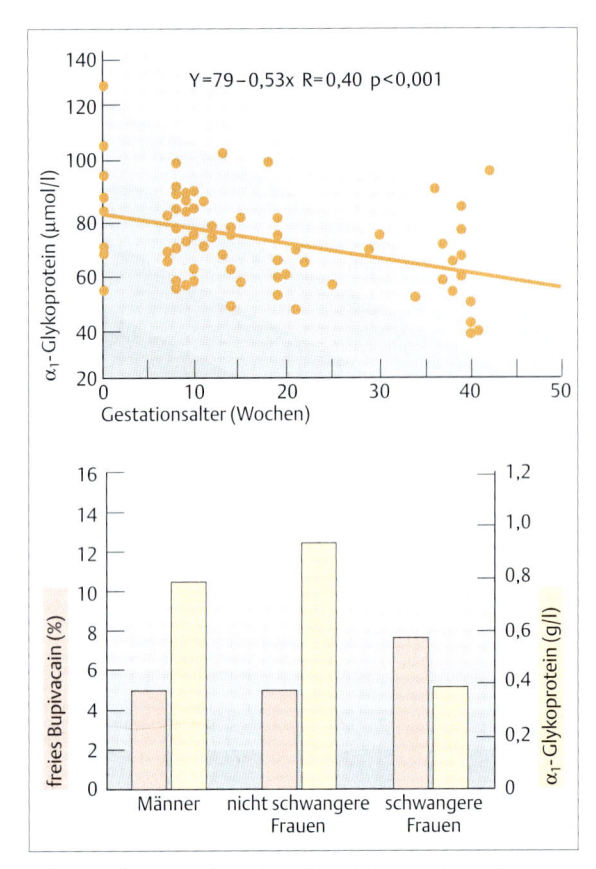

Abb. 2.35 Änderung des α_1-Anteils am Plasma während der Schwangerschaft und die daraus korrespondierenden Anteile an freiem Bupivacain bei einer Zugabe von 1 µg/ml Bupivacain zum Plasma von 13 Männern, 12 nicht schwangeren und 20 schwangeren Frauen (nach Tsen u. Mitarb. 1999, Wulf u. Mitarb. 1991b).

fundieren können und dort für eine erhöhte Toxizität verantwortlich sein dürften. Zur Erklärung einer höheren Gewebe-Blut-Ratio für Bupivacain wird eine veränderte Eiweißbindung als Ursache angenommen. Der Anteil des freien Lokalanästhetikums, also des akut toxisch wirksamen, ist im Plasma gravider Frauen deutlich höher (Abb. 2.**35**). Progesteron, unmittelbar dem Plasma nicht gravider Frauen zugesetzt, hat keinen Einfluss, während der Zusatz von saurem α_1-Glykoprotein die freie Fraktion bei Schwangeren signifikant herabsetzt und damit die Toxizität vermindern kann (614). Dies erklärt die Forderung nach einem verantwortungsvollen Umgang mit hohen Lokalanästhetikakonzentrationen bei schwangeren Patientinnen (426, 427, 513).

> Lokalanästhetika führen bei isolierter Zufuhr in relevanten Dosen am schwangeren wie nicht schwangeren Uterus zu einer Abnahme der uterinen Durchblutung bei Herabsetzung des O_2-Verbrauchs.

Dies kann auf die vasokonstriktive Wirkung niedrig dosierter Lokalanästhetika zurückgeführt werden (327). Andererseits verursacht eine durch Lokalanästhesie induzierte Sympathikolyse eine signifikant verbesserte Uterusperfusion (265), sodass beide Effekte sich gegenseitig kompensieren können. In normaler Dosierung besteht kein Einfluss der Lokalanästhetika auf den Basaltonus (178), dagegen kann es nach Überdosierung (versehentliche i. v. Gabe, Parazervikalblockade) zu einer Tonuserhöhung der Uterusmuskulatur kommen (223). Die Tonuserhöhung verstärkt ungünstige vasoaktive Effekte.

Als Ursache höherer Kardiotoxizität lang wirkender Lokalanästhetika in der Gravidität werden spezifische hormonale Einflüsse erwogen (61, 131, 388). Datta u. Mitarb. (139) untersuchten Effekte von Lokalanästhetika am neuronalen Gewebe trächtiger Kaninchen, wobei gezeigt werden konnte, dass Neurone trächtiger Tiere sensibler auf eine Regionalanästhesie reagieren. Moller u. Mitarb. (388) konnten an ovarektomierten Kaninchen nachweisen, dass zwar Bupivacain, aber nicht Lidocain die maximale kardiale Aktionspotenzialsaufstrichgeschwindigkeit v_{max} vermindert, falls die Tiere für 4 Tage mit Progesteron vorbehandelt worden waren. Es scheint, dass lediglich das lang wirksame Lokalanästhetikum Bupivacain zu einer Sensibilisierung trächtiger Tiere führt, während dies unter Lidocain und Mepivacain nicht beobachtet wurde (401). Für Ropivacain gibt es noch wenige Ergebnisse, allerdings scheint sich diese Substanz neutral in der Schwangerschaft zu verhalten (138, 503). Progesteron und Estradiol können als kompetitive Hemmer der mikrosomalen Oxidasen der Leber wirken. Da der hepatische Blutfluss in der Gravidität höher ist, muss von einer höheren intrinsischen hepatischen Extraktion ausgegangen werden, sodass der Metabolismus während der Schwangerschaft nur geringfügig beeinflusst sein dürfte. Die Übertragung tierexperimenteller Daten – besonders während Trächtigkeit – auf den Menschen muss jedoch mit äußerster Vorsicht erfolgen.

Prilocain nimmt in der Geburtshilfe eine Sonderstellung ein, da diese Substanz zwar eine exzellente Analgesie aufweist, aber einen hohen mütterlich-fetalen Plasmaspiegel zeigt und im fetalen Blut ein inakzeptabel hoher Methämoglobinspiegel gefunden wird – auch wenn dies die fetale Sauerstoffversorgung nicht gefährdet (462).

> Es sollte heute in der Geburtshilfe auf die Anwendung von Prilocain verzichtet werden, da mit Bupivacain, aber besonders mit Ropivacain und Levobupivacain weniger toxische Substanzen mit adäquater analgetischer Potenz verfügbar sind.

Epinephrin und andere Vasokonstriktoren in Kombination mit Lokalanästhetika zur geburtshilflichen Regionalanästhesie müssen einer gesonderten Betrachtung unterzogen werden aufgrund eines eingeschränkten uterinen Blutflusses durch Katecholamine. So fand sich bei der epiduralen Anwendung von 0,5 %igem Bupivacain in Kombination mit Epinephrin ein 4fach höherer Plasmakatecholaminspiegel im Vergleich zu einem epinephrinfreien Lokalanästhetikum (471). Anderseits hatte der Zusatz von Epinephrin zu 2-Chloroprocain (epidural verabreicht) auf den uterinen Blutfluss beim Patienten keinen Einfluss (16) – und dies, obwohl der systolische Blutdruck geringfügig abnahm. Ob Adrenalin oder andere Vasokonstriktoren bei Schwangeren wirklich als Testdosis eingesetzt werden sollen, wird äußerst kontrovers diskutiert. Besonders bei manifester oder bei Verdacht auf Präeklampsie ist das Risiko eines exzessiven Blutdruckanstiegs zu groß, sodass hier auf Vasokonstriktorzusätze verzichtet werden sollte (125).

Da für die geburtshilfliche Regionalanästhesie höhere Dosen an Lokalanästhetika benutzt werden, ist der Übertritt von Medikamenten zum Fetus von besonderem Interesse, wobei diese Größe substratspezifisch ist (619). Stärker proteingebundene Substanzen gelangen zu einem geringeren Prozentsatz zum Fetus, da nur freie Moleküle die Plazenta passieren können (390, 475). Lokalanästhetika vom Estertyp erreichen nur zu einem geringen Teil den Fetus, obwohl die Aktivität der maternen Cholinesteraseaktivität während der Schwangerschaft abnimmt. Die fetale Cholinesteraseaktivität weist in der Regel nur geringe Unterschiede zur normalen Cholinesteraseaktivität des Erwachsenen auf. Dadurch ist die fetale Plasmahalbwertszeit der Ester-Lokalanästhetika nur geringfügig verlängert, ohne toxische Spiegel zu zeigen (458).

> Amid-Lokalanästhetika zeigen unterschiedliches Verhalten an der Plazenta, wobei für das Verhältnis vom fetalen zum maternen Plasmaspiegel für Amid-Lokalanästhetika folgende Reihenfolge gilt: Prilocain 1,0–1,1, Lidocain 0,5–0,7, Mepivacain 0,7, Ropivacain 0,3–0,5, Bupivacain 0,2–0,4, Etidocain 0,2–0,3 (584).

Eine entscheidende Rolle spielt dabei die verminderte Konzentration von α_1-Glykoprotein. Der Anteil des fetalen Lokalanästhetikums wird signifikant erhöht, falls der Fetus eine Azidose aufgrund Hypoxie oder Asphyxie erleidet, wodurch es zum Ionentrapping beim Fetus kommt (88, 298, 470). Wenig ist bisher über den fetalen Metabolismus der Amidgruppe bekannt. Für Lidocain, Ropivacain und Bupivacain scheint dieser zumindest nicht erheblich vom Erwachsenen abzuweichen (402, 450). Lediglich für Mepivacain findet sich beim Fetus und Neonaten ein verminderter hepatischer Metabolismus mit verzögerter Mepivacainclearance (396). Allerdings haben bisherige Untersuchungen ergeben, dass neurotoxische Effekte durch Lokalanästhetika bei Neonaten nicht signifikant häufiger auftreten als bei Erwachsenen (3, 4). Hingegen kann eine unkorrigierte Hypotension mit ungünstigerem Status der Neugeborenen verknüpft sein, sodass auf jeden Fall versucht werden muss, materne Hypotensionen zu vermeiden (337).

> Mehrere Ansatzpunkte sind zur erfolgreichen Therapie einer maternen Hypotension nötig: Infusion kristalloider Lösungen, Lagerung und Uteruspositionierung sind Basismaßnahmen. Bei beginnender oder zunehmender Hypotension ist die Anwendung von Vasokonstriktoren der erste Schritt, wobei Epinephrin und Akrinor Mittel der 1. Wahl darstellen, da sie die uterine Durchblutung am wenigsten beeinträchtigen. Vorsicht ist beim Einsatz potenter Vasokonstriktoren angebracht!

Allergie

Obwohl allergische Reaktionen nach Anwendung von Lokalanästhetika möglich sind, besteht an ihrer Seltenheit kein Zweifel – besonders seit Einführung der Amid-Lokalanästhetika. Häufig werden toxische Nebenwirkungen der Lokalanästhetika allergischen Ursachen zugeschrieben (272), sodass eine feste Angabe über die Häufigkeit von Allergien schwer möglich ist (81). Im Gegensatz zu Intoxikationen treten allergische Reaktionen bereits bei sehr kleinen Lokalanästhetikamengen auf, diese Reaktion ist also dosisunabhängig, was als Hinweis auf eine Allergie gewertet werden kann. Falls sich der Verdacht einer allergischen Reaktion ergibt, ist dringend eine Austestung anzuraten, da es bei einer erneuten Exposition zu schweren, letal endenden Reaktionen kommen kann.

Ester-Lokalanästhetika stellen Derivate der Paraaminobenzoesäure dar, die bei der Hydrolyse dieser Substanzen als Metabolit gefunden wird. Dieser Metabolit weist eine hohe allergische bzw. anaphylaktische Potenz auf. Der Zusatz von Methylparaben zu vielen Fertigprodukten schließt das gleiche allergische Risiko wie die Estersubstanzen ein (211). Selbst unter diesem Risiko wird die Bedeutung allergischer Reaktionen in der Lokalanästhesie häufig überschätzt, dennoch hat dies die Ester-Lokalanästhetika aus der täglichen klinischen Praxis verdrängt.

> Amid-Lokalanästhetika allein weisen aufgrund ihrer chemischen Struktur ein weitaus geringeres Risiko auf.

Die Praxis bestätigt zusätzlich, dass für diese Gruppe allergische Reaktionen extrem selten sind. Kreuzreaktionen zwischen Amid- und Ester-Lokalanästhetika sind nicht zu erwarten. Allerdings wurden und werden noch immer Amid-Lokalanästhetika mit Methylparaben als Konservierungsmittel versetzt, das als Hapten dient und mit vielen anderen Produkten aus der kosmetischen Industrie Kreuzreaktionen aufweist. Aber auch das Transportmedium für EMLA ist inzwischen als Kontaktallergen identifiziert worden (570).

Nur wenige systematische Untersuchungen liegen zur Klärung allergischer Dispositionen vor, weswegen hierfür weitere Untersuchungen nötig sind. Um eine allergische Bereitschaft zu testen, eignen sich besonders parenteral zu verabreichende Substanzen. Hierbei muss der Patient besonders sorgfältig überwacht werden und sowohl das nötige Equipment als auch das Know-how zur Therapie eines schweren allergischen Zwischenfalls vorhanden sein (274). Im Gegensatz zur gefährlicheren parenteralen Austestung stellt die traditionelle Hauttestung in Form der intradermalen Injektion eine sichere und vom Patient besser tolerierbare Alternative dar. Hierbei wird die Histaminfreisetzungsreaktion der Haut auf die intradermale Lokalanästhetikuminjektion im Vergleich zur Kochsalzinjektion untersucht. Diese Testung muss jedoch kritisch gesehen werden. In einer Untersuchung (271) an 71 Patienten nach allergischer Anamnese auf Lokalanästhetika wurde nach folgenden Kategorien von Symptomen differenziert:
- unmittelbare Allgemeinreaktion,
- lokale Schwellung,
- unspezifische systemische Symptome an Zentralnervensystem, kardiovaskulärem oder gastrointestinalem System,
- andere Symptome.

Positive Hautreaktionen wurden bei 5 von 59 Patienten mit einer Anamnese typisch allergisch zu deutender Symptome beobachtet (8%). Bei Tests mit Lokalanästhetika, für die eine chemische Ähnlichkeit nicht bestand, waren signifikante Reaktionen nicht nachzuweisen. 3 Patienten tolerierten eine Anwendung von Lokalanästhetika bei vorheriger positiver Hauttestreaktion. Daraus kann gefolgert werden, dass ein stark positiver Test bei neutraler Kontrolle beweisend ist. Bei unklaren Ergebnissen kann eine Steigerung der intradermal verabreichten Dosis zu einer höheren Sensitivität führen (112, 211). So kann davon ausgegangen werden, dass ein Proband, der 3 ml einer subkutan verabreichten Substanz toleriert, auch geringe Dosen parenteral oder durch Regionalanästhesie erreichte Plasmaspiegel toleriert (112).

Scratchtests haben keine Vorteile gegenüber den Hauttests ergeben, sodass auf diese verzichtet werden kann (257).

In der Regel kann bei Verdacht auf eine allergische Reaktion einer Substanz gefahrlos eine chemisch nicht ähnliche Substanz eingesetzt werden, wobei diese ebenfalls in einem Provokationstest überprüft werden sollte.

Empfehlungen nach Incaudo u. Mitarb. zum Vorgehen bei Verdacht auf eine allergische Diathese des Patienten (271):
- Zunächst sollte eine genaue Anamnese erhoben sowie versucht werden, das ursächliche Medikament zu ermitteln.
- Mit dem Patienten ist dann das Für und Wider der Testmethoden (einschließlich des Risikos) zu besprechen.
- Falls ein Provokationstest durchgeführt wird, erfolgt dieser subkutan in ansteigender Dosierung mit 0,1 ml in der Verdünnung 1:10000, gesteigert um je eine Zehnerpotenz, bis zur Injektion von 0,1 ml unverdünnt, danach 0,5 ml, anschließend 1 ml unverdünnt.
- Der Provokationstest muss unter allen Sicherheitskautelen erfolgen, die für schwere Reaktionen erforderlich sind.
- Falls keine Reaktion erfolgt, sollten die behandelnden Ärzte informiert werden mit dem Hinweis, dass das Risiko nicht höher einzuschätzen ist als das des allgemeinen Patienten.

Kommt es zu einer allergischen Reaktion unterschiedlicher Klinik, ist sofortig ein therapeutisches Handeln nötig. Hierbei muss primär versucht werden, die weitere Zufuhr des Antigens zu stoppen, was nicht immer möglich ist. Das weitere therapeutische Vorgehen richtet sich nach der Klinik, wobei zwischen toxischen Reaktionen und Allergien trotz sehr unterschiedlichem Ansatz die empfohlenen symptomorientierten Maßnahmen durchaus ähnlich sind (Abb. 2.**36**).

Lokale Wirkungen und spezielle Nebenwirkungen der Lokalanästhetika und ihrer Zusätze
Lokalanästhetika

Weder Lokalanästhetika selbst noch die ihnen zugefügten Konservierungsmittel wie etwa Methylparaben zeigen bisher beweisbar lokale, neurotoxische Effekte in den üblichen klinisch eingesetzten Dosierungen.

Hochprozentige Lösungen an Chlorprocain (2–3%) bewirken bei versehentlicher subarachnoidaler Injektion eine verlängerte und verstärkte sensorische und motorische Blockade nach Abklingen der initialen totalen Spinalanästhesie (127, 128). Anfangs wurde dies auf den niedrigen pH-Wert zurückgeführt (pH 3,12–3,16) und nicht auf die Substanz selbst. In mehreren Tierversuchen konnte die Neurotoxizität von Chlorprocain nicht eindeutig bewiesen werden. Wang u. Mitarb.

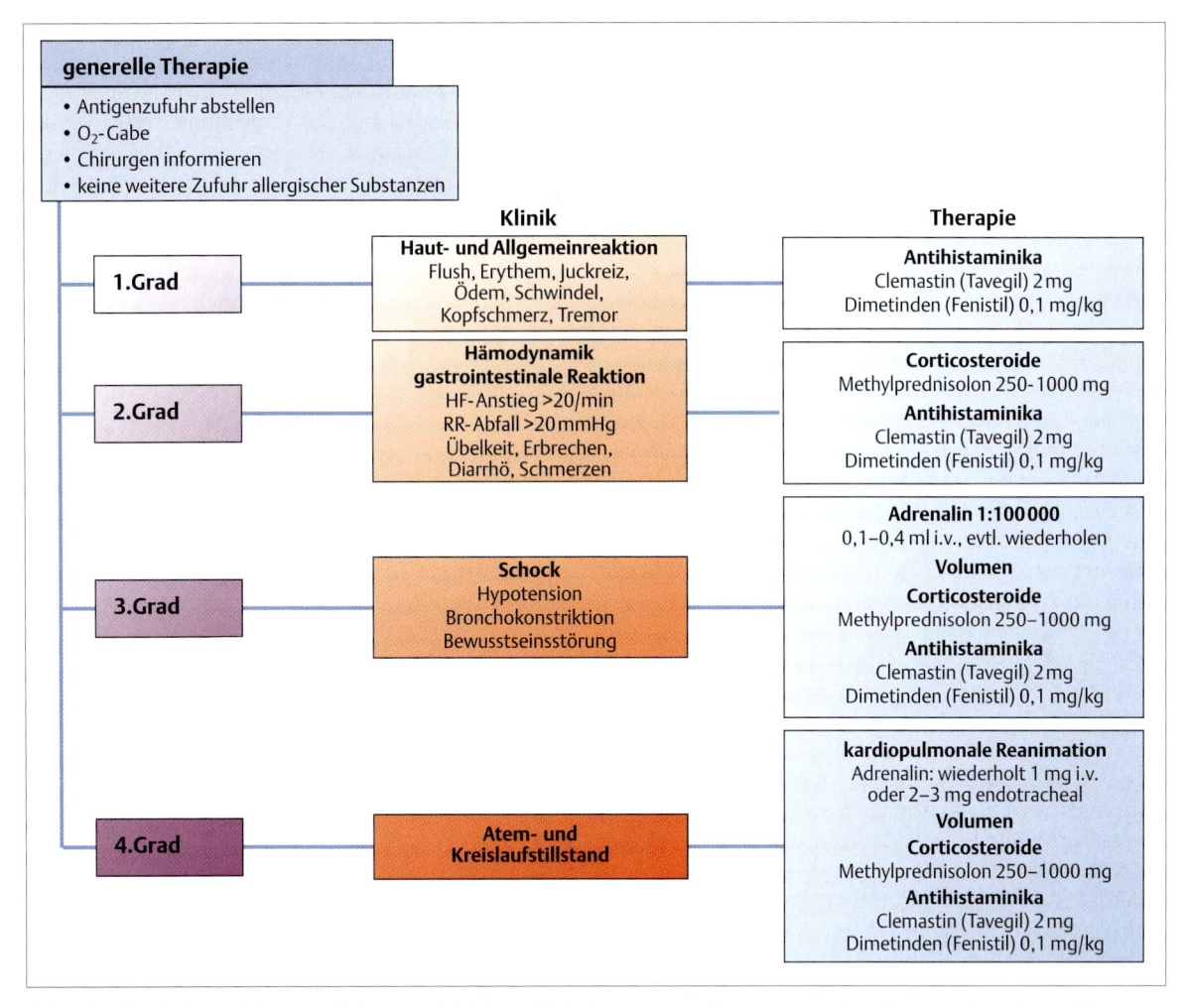

	Klinik	Therapie
generelle Therapie • Antigenzufuhr abstellen • O₂-Gabe • Chirurgen informieren • keine weitere Zufuhr allergischer Substanzen		
1.Grad	**Haut- und Allgemeinreaktion** Flush, Erythem, Juckreiz, Ödem, Schwindel, Kopfschmerz, Tremor	**Antihistaminika** Clemastin (Tavegil) 2 mg Dimetinden (Fenistil) 0,1 mg/kg
2.Grad	**Hämodynamik gastrointestinale Reaktion** HF-Anstieg >20/min RR-Abfall >20 mmHg Übelkeit, Erbrechen, Diarrhö, Schmerzen	**Corticosteroide** Methylprednisolon 250-1000 mg **Antihistaminika** Clemastin (Tavegil) 2 mg Dimetinden (Fenistil) 0,1 mg/kg
3.Grad	**Schock** Hypotension Bronchokonstriktion Bewusstseinsstörung	**Adrenalin 1:100 000** 0,1–0,4 ml i.v., evtl. wiederholen **Volumen** **Corticosteroide** Methylprednisolon 250–1000 mg **Antihistaminika** Clemastin (Tavegil) 2 mg Dimetinden (Fenistil) 0,1 mg/kg
4.Grad	**Atem- und Kreislaufstillstand**	**kardiopulmonale Reanimation** Adrenalin: wiederholt 1 mg i.v. oder 2–3 mg endotracheal **Volumen** **Corticosteroide** Methylprednisolon 250–1000 mg **Antihistaminika** Clemastin (Tavegil) 2 mg Dimetinden (Fenistil) 0,1 mg/kg

Abb. 2.36 Allergische Reaktionen bedürfen je nach Klinik und Verlauf einer unterschiedlichen invasiven Therapie, die im Extremfall zur kardiopulmonalen Reanimation führen kann.

(602) beschuldigten das Antioxidans Natriumbisulfat der Neurotoxizität.

> Inzwischen zeichnet sich ab, dass Chlorprocain allein keine Neurotoxizität zeigt, jedoch bei einem niedrigen pH-Wert in Zusammenhang mit Natriumbisulfat zu einer Neurotoxizität und zu irreversiblen Überleitungsblockaden führen kann (209).

Ähnliche Irritationen wurden ebenfalls bei der intrathekalen Anwendung von 5%igem hyperbarem Lidocain beschrieben (461). Auch hier konnte kein eindeutiger Beweis zwischen dem Medikament und der Symptomatik erbracht werden. Jedoch können höherprozentige Lokalanästhetikalösungen bei spinaler Applikation im Tierversuch (6) zu histopathologischen Veränderungen führen. Besonders treten diese bei kontinuierlicher Applikation auf, wobei möglicherweise pH-Wert-Verschiebungen oder osmotische Effekte involviert sein dürften. Allerdings konnte bisher kein eindeutiger Beweis erbracht werden. Vielmehr kann aufgrund der geringen lokalen Toxizität bei neurologischen Vorerkrankungen durchaus eine Regionalanästhesie empfohlen werden.

Von den direkten durch die Medikamente ausgelösten Irritationen sind Komplikationen abzugrenzen, die auf versehentliche Fehlinjektion etwa in den Subarachnoidalraum entstehen. Injektion höherer Lokalanästhetikadosen in den Liquor führt zu einer hohen Spinalanästhesie, die sich als kardiovaskuläre Komplikationen durch hohe Blockade des Sympathikus und möglicherweise der Nn. accelerantes äußert. Direkte Folge der hohen Spinalanästhesie ist eine vollständige, jedoch reversible Depression des zentralen Nervensystems. Dies äußert sich in Atemstillstand, in Bewusstlosigkeit und in Hypotensionen durch Blockade des kardiovaskulären Zentrums. Bei adäquater Therapie in Form von Ventilation und Blutdruckstabilisierung wird diese unerwünschte Regionalanästhesie des Zerebrums schadlos überstanden.

> Komplikationen während der Behandlung hoher Spinalanästhesie resultieren in der Regel aus einer nicht konsequent durchgeführten Therapie, wobei Hypoxie und zerebrale Mangeldurchblutung im Vordergrund stehen.

In niedrigen Konzentrationen weisen Lokalanästhetika sogar einen protektiven Effekt auf die Axone von Nerven auf. Dieser protektive Effekt beruht möglicherweise auf einer Hemmung des Kaliumverlustes aus an Glucose verarmten Nervenfasern, wie aus Untersuchungen über den Einfluss von subklinischen Dosen von Lidocain auf die Erhaltung der Erregungsleitung von Axonen gezeigt werden konnte (510). Der Zusatz von Adrenalin kann zu einer deutlichen Senkung der Gewebsirritationsschwelle führen, die für mittellang wirkende Lokalanästhetika mit 3 % und für lang wirkende Lokalanästhetika mit 0,6 % ermittelt wurde (411).

Wenig Beachtung fand bisher die i. m. Injektion von Lokalanästhetika, obwohl seit längerem bekannt ist, dass es hierbei zu unspezifischen entzündlichen Reaktionen und Muskelnekrose kommt (40, 231), wodurch sich im Serum ein Anstieg der Kreatininphosphokinase findet (621). Durch Favorisierung peripherer kontinuierlicher Nervenblockaden muss dieser Effekt der Lokalanästhetika neu betrachtet werden, da höhere Dosen dieser Substanzen intra- bzw. perimuskulär verabreicht werden können. Hierbei kommt es zu intrazellulären Effekten an der Calciumhomöostase, die sich morphologisch als Muskelzellnekrose bzw. Apoptose wiederfindet.

Vasokonstriktoren
Adrenalin

Heinrich Braun setzte Adrenalin als Zusatz für Procain unter der Vorstellung ein, „.... dass das Mittel erst durch diesen Zusatz zu einem brauchbaren Betäubungsmittel gemacht wird, da seine örtliche Wirkung ohne den Zusatz zu flüchtig ist." Obwohl initial die Wirkdauerverlängerung als Hauptgrund für einen Vasokonstriktorzusatz angeführt wurde, sind weitere Gründe für den Zusatz von Vasokonstriktoren hinzugekommen, z. B. die Identifizierung intravasaler Injektionen oder die verminderte systemische Absorption hochtoxischer Substanzen. Zusätzlich werden Vasokonstriktoren zugefügt, um einerseits die durch Lokalanästhetika verursachte Vasodilatation aufzuheben, anderseits durch Vasokonstriktion bei operativen Eingriffen besonders in gut vaskularisierten Arealen den Blutverlust zu minimieren. Inzwischen werden direkte Effekte dieser adrenergen Substanzen auf Analgesie und Antinozeption diskutiert, die die potenzierende Wirkung von Vasokonstriktoren in Zusammenhang mit Lokalanästhetika erklären sollen.

Außer Adrenalin und Noradrenalin fand eine Reihe anderer Katecholamine Verwendung. Vasopressine wurden als Alternative experimentell und klinisch geprüft und haben bei angemessener Anwendung Eingang als Vasokonstriktoren besonders in der Zahnmedizin gefunden (428).

Während adrenalinfreie Lokalanästhetika im Allgemeinen auf einen neutralen pH-Wert eingestellt sind, erfordert die Zubereitung einer adrenalinhaltigen Lösung eine Einstellung auf einen azidotischen pH-Wert von 4, am besten von 3, wodurch die Löslichkeit von Lokalanästhetika erhöht wird (491). Bei neutralem pH-Wert oder unter dem Einfluss von Sauerstoff kommt es zum Adrenalinabbau unter Braunfärbung, wobei es sich um oxidative Reaktionen handelt (260). Natriumbisulfit wird als Antioxidans zur Stabilisierung in handelsüblichen Lösungen zugesetzt, wobei diese Substanz den pH-Wert der Lokalanästhetikumlösung weiter in den sauren Bereich verschiebt, zusätzlich eine allergische Potenz aufweist und für vorübergehende neurotoxische Schäden verantwortlich gemacht wird.

Es erscheint darum sinnvoll, adrenalinhaltige Lösungen unmittelbar vor dem Einsatz selbst unter sterilen Kautelen zu bereiten, um diese Problematik zu umgehen (142). Nach Herstellung sollten längerfristige Kontakte mit Metallen (Gefäß, Metallspritzen) und Sauerstoff vermieden werden, da dies Abbau- und Umbauvorgänge von Adrenalin beschleunigt. Das Lokalanästhetikum wird durch Adrenalin, das eine lokale Verengung der Arterien und Arteriolen verursacht, am Injektionsort fixiert, wobei diese lokale Bindung als Ursache für eine Wirkungsverbesserung der Lokalanästhesie angenommen wird. Allerdings haben auch Adrenalin und andere adrenerge Substanzen direkten Einfluss auf die sensorische Schmerzübertragung, wie Curatolo u. Mitarb. durch die epidurale Verabreichung von Adrenalin und Clonidin zeigen konnten (135). Ebenso kann durch Erhöhung von Noradrenalin im Liquor die Analgesie von zugeführten Lokalanästhetika signifikant erhöht werden (213).

> Adrenalin wird in einer Konzentration von 1 : 200 000 und 1 : 100 000 angewandt; allerdings wird besonders in der Zahnheilkunde immer mehr auf niedrigere Konzentrationen zurückgegriffen (1 : 400 000 – 1 : 800 000), da höhere Konzentrationen doch zu erheblichen Nebenwirkungen führen können, wie etwa Wundheilungsstörungen etc.

Für einige Verfahren (besonders für die Spinalanästhesie) sind optimale Adrenalinkonzentrationen beschrieben worden, jedoch stehen diese für die meisten Anwendungen bisher aus (429). Die unterschiedliche

Vasoaktivität der Lokalanästhetika verursacht eine unterschiedliche Pharmakokinetik in Abhängigkeit vom Adrenalingehalt. Adrenalin verringert den Plasmaspiegel und verlängert die Halbwertszeit. Das Verteilungsvolumen und die Clearance werden infolge einer Reduktion der hepatischen Durchblutung herabgesetzt.

Adrenalin wirkt sowohl auf α- wie auf β-Rezeptoren. Bei Überwiegen von α-Rezeptoren kommt es zur Vasokonstriktion, bei Überwiegen von β-Rezeptoren zu einer Vasodilatation. Die Schwelle der β-Rezeptoren ist niedriger als die der α-Rezeptoren, während Noradrenalin dagegen ein α-Rezeptoren-stimulierendes Katecholamin ist. In der Skelettmuskulatur finden sich sowohl α- wie β-Rezeptoren. Eine niedrigere Konzentration führt zur Vasodilatation, eine höhere Konzentration zur Vasokonstriktion. Häufig werden bei epiduraler Verabreichung und bei Infiltration mit Lokalanästhetika in Anwesenheit von Katecholaminen niedrigere Plasmaspiegel gefunden als ohne Vasokonstriktoren (119, 586). Obwohl die Anwendung von Vasokonstriktoren in arteriellen Endstromgebieten als relative Kontraindikation gewertet werden muss, finden sich in der Literatur Anwendungen von Vasokonstriktoren in der Handchirurgie, die diese Technik als vorteilhaft erscheinen lassen, falls eine intravasale Injektion vermieden wird (282).

Noradrenalin

> Noradrenalin, eine überwiegend auf α-Rezeptoren wirkende Substanz, wird nur noch in der Zahnmedizin eingesetzt.

Da bei Noradrenalin Wirkzeit und Wirkintensität schwächer sind, muss es in der Regel höher als Adrenalin dosiert werden (1 : 10 000 bis 1 : 30 000). Gegenüber den übrigen Vasokonstriktoren bietet Noradrenalin keinen Vorteil, sodass dessen Anwendung kritisch überdacht werden muss (88). Die gefährlichste Nebenwirkung ist sicherlich die aufgrund der Vasokonstriktion hervorgerufene Hypertension, wobei häufig eine reaktive Bradykardie begleitend auftritt. Diese verschleiert oft Intoxikationszeichen, während bei Verwendung von Adrenalin die Tachykardie ein typisches Symptom der Intoxikation darstellt. Schwere lokale Komplikationen wurden ebenfalls beschrieben, sogar vorübergehende oder anhaltende Erblindungen traten auf (229). Wahrscheinlich kann es zu einem Übertritt des vasokonstriktorhaltigen Lokalanästhetikums in die A. centralis über Anastomosen oder über einen inversen Blutfluss bei artifizieller Injektion im Kopfbereich kommen.

Phenylephrin

Phenylephrin, ein reiner α-Agonist, wird als Zusatz bei Spinalanästhesien benutzt. Der wirkungsverlängernde, dosisabhängige Effekt ist bei der Spinalanästhesie (Tetracain) stärker ausgeprägt als bei Adrenalin (20).

> Besonders effektiv erscheint Phenylephrin in Zusammenhang mit hyperbarem Bupivacain bei der spinalen Verabreichung (111, 334), während in Verbindung mit isobarem Bupivacain kein Effekt nachweisbar war (466).

Es muss nochmals betont werden, dass nicht allein der vasokonstriktive Effekt als Ursache der verlängernden Wirkung infrage kommt, sondern auch ein unmittelbarer neuraler Effekt am Hinterhorn, vergleichbar dem von Adrenalin, angenommen werden kann (120). Bei Kombination von hyperbarem Tetracain und Noradrenalin zur Spinalanästhesie kommt es zur signifikanten Wirkungsverlängerung der motorischen und sensorischen Blockade (307).

> Der Zusatz von Phenylephrin zu anderen Regionalanästhesien muss mit äußerster Vorsicht angewandt werden, da wie bei einem Noradrenalinzusatz mit schweren Hypertensionen gerechnet werden muss (391).

Wird der Vasokonstriktor Tetracain bei spinaler Applikation zugesetzt, findet sich eine höhere Inzidenz für das Auftreten transienter neurologischer Symptome (498).

Isoproterenol

> Isoproterenol, ein reiner β-Agonist, wurde und wird als Marker für artifizielle, intravasale Injektionen während epiduraler Applikation verwendet (319, 335).

Hierbei scheint Isoproterenol sensibler als Adrenalin und Phenylephrin als Marker, des Weiteren kommt es nicht zu den exzessiven Hypertensionen, die in Zusammenhang mit Vasokonstriktoren beobachtet wurden. Zugefügt zu 0,125 % Bupivacain zur epiduralen geburtshilflichen Analgesie wird durch Isoproterenol der Wirkungseintritt beschleunigt, während die Wirkdauer der Analgesie vermindert wird (360).

Vasopressin

> Angemessen angewandt, besitzt Vasopressin Vorteile gegenüber Katecholaminen. Im Unterschied zu diesen verengt es in niedriger Dosis die postkapillaren Venolen und erst in höherer Dosis auch die Präkapillaren und Arteriolen.

Neurohypophysäre Hormone zeigen neben vasokonstriktorischer auch oxytocinartige und antidiuretische Wirkungen. Als Varianten des Vasopressins werden Felypressin (2-Phenylalanin-8-Lysin-Vasopressin) und Ornipressin (2-Phenylalanin-8-Ornithin-Vasopressin) eingesetzt. In mehreren Untersuchungsreihen mit subkutaner und perineuraler Injektion wurde nachgewiesen, dass Ornipressin in Konzentrationen von 0,025–0,4 IE pro ml Lokalanästhetikalösung in seiner Wirkungsverlängerung dem Zusatz von Adrenalin 1:200000 äquivalent ist. Felypressin wirkt genauso lange wie Adrenalin, die Wirkung setzt jedoch langsamer ein (311, 312, 313). Nach subkutaner Injektion (0,5% Lidocain + Adrenalin 1:100000 vs. Felypressin 5 IE/30 ml Lidocain) wurden Blässe und Zyanose nach Adrenalin, jedoch nicht nach Felypressin gesehen. Der Umfang überlebender Hautbezirke nach lokaler Anwendung von Felypressin enthaltenden Lidocaininfiltrationen war um 58% höher als nach adrenalinhaltigen Lösungen (313). Mit Hilfe des Laser-Doppler-Flowmeters wurde nach subkutaner Injektion von 1%igem Lidocain die Durchblutungsabnahme bei ansteigenden Konzentrationen von Ornipressin (0,025–0,4 IE/ml) und Adrenalin 1:200000 als Zusatz zu Lokalanästhetika bei subkutaner und perineuraler Injektion verglichen, wobei bereits eine alleinige Lidocaininjektion den Hautblutfluss halbiert. Werden Vasokonstriktoren zugefügt, nimmt dieser noch weiter ab, wobei jedoch der Basisblutfluss nie unterschritten wird. Die Erhöhung der Konzentration über 0,5 IE/10 ml verbessert nicht die vasokonstriktorische Wirkung von Ornipressin (197, 428). Im Gegensatz zu Katecholaminen, die zu malignen Arrhythmien führen können, ist dieser Effekt durch Vasopressin nicht auslösbar. Allerdings können auch Vasopressin und dessen Derivate exzessive hypertensive Krisen (215) und einen irreversiblen Koronarspasmus auslösen (217).

| Effekte von Vasokonstriktoren auf den neuronalen Blutfluss

Adrenalin und andere vasokonstringierende Substanzen vermindern den Blutfluss in neuronalen Strukturen. Dennoch konnte bisher nicht nachgewiesen werden, dass diese Blutflussverminderung zu einem neuronalen Schaden besonders bei intrathekaler Anwendung führen könnte (492). Wird nur Lidocain subarachnoidal verabreicht, kommt es zu keiner Blutflussänderung. Wird jedoch auch Phenylephrin zugefügt, nimmt der Blutfluss im Rückenmark ab (158, 320). In der Regel werden die beigemischten Vasokonstriktoren durch Aufnahme ins Gefäßsystem abtransportiert, allerdings kommt es auch zu einem lokalen Metabolismus der Vasokonstriktoren, da sich beispielsweise in den Meningen das Enzymsystem O-Methyltransferase findet, das für den Abbau für Adrenalin und Noradrenalin zuständig ist (301).

Vasokonstriktoren reduzieren den Blutfluss auch innerhalb des peripheren Nervs. Myers u. Heckman (410) konnten innerhalb des N. ischiadicus eine deutliche Reduktion des Blutflusses bei Ratten nachweisen, falls Lidocain in Kombination mit Adrenalin anstelle von Lidocain allein zur Blockade eingesetzt wurde, wobei diese Flussreduktion 20–40% bei Anwendung klinischer Dosen betragen kann (447).

| Allgemeine Wirkungen von Adrenalin und Vasopressinderivaten

Bei dem erheblichen Anstieg des exogenen Adrenalins und anderer Vasokonstriktoren im Blut muss nach Anwendung größerer Volumina oder im Einzelfall sogar nach der Injektion kleinerer Volumina in stark resorbierenden, gut durchbluteten Regionen mit kardiovaskulären Folgen gerechnet werden (Tab. 2.**15**). Das exogene Adrenalin ist der für mögliche kardiovaskuläre Reaktionen entscheidende Faktor, wobei es zu adrenergen Reaktionen kommt wie Tachykardie, Hypertension, Flush, myokardialer Ischämie oder gar zum Infarkt (449). Belastend ist besonders die Erhöhung des Herzminutenvolumens um bis zu 50%. Dies ist bereits bei niedrigen Dosen, die deutlich unter den empfohlenen Maximaldosen liegen, zu erwarten. Der erhöhte Sauerstoffverbrauch infolge dieser schweren kardiovaskulären Antwort ist für Patienten mit Koronarinsuffizienz ein praxisrelevantes Risiko. Die Absorption der vasokonstringierend wirkenden Medikamente ist natürlich vom Injektionsort abhängig.

Tabelle 2.15 Symptome einer Adrenalinintoxikation (Vasokonstriktor)

Allgemeine Zeichen
- Blässe, kalter Schweiß, Gänsehaut
- Unruhe, Erregung, Angst
- Ohrensausen
- Pupillenerweiterung

Spezifische Zeichen
- Tachykardie
- Blutdruckanstieg

Dekompensationszeichen
- Benommenheit, Bewusstlosigkeit
- Tachyarrhythmie, Kammerflimmern
- Dyspnoe
- Lungenödem und/oder akutes Herzversagen/Herzstillstand

> Es finden sich besonders hohe Plasmaspiegel bei Anwendung im Interkostalbereich, in der Gesichtsregion und auch im Epiduralraum, wobei besonders im zahnärztlichen Bereich häufig mit entsprechenden adrenergen Symptomen gerechnet werden muss (342).

Wird die Lösung vor Injektion alkalisiert, findet sich in der Regel ein signifikant niedriger Plasmaspiegel an Katecholaminen (586). Dies ist besonders in Kombination mit Halothan von Bedeutung, da hier Arrhythmien beobachtet werden – und dies auch in Anwesenheit von Lidocain. Anderseits kann dieser erhöhte exogen zugeführte Katecholaminspiegel Lokalanästhetikaintoxikationen (wie etwa mit Bupivacain), die ausgeprägte myokardiale Depressionen mit sich bringen, entgegenwirken und sowohl das Herzzeitvolumen als auch den arteriellen Mitteldruck aufrecht erhalten (300, 390).

> **Von besonderer Bedeutung** ist der Zusatz von Vasokonstriktoren in der Geburtshilfe, da die plasmatische Aufnahme von Adrenalin zu einer vorübergehenden Vasokonstriktion auch des uterinen Gefäßbettes führen sollte.

In der Literatur finden sich hierüber widersprüchliche Befunde. So führt der Zusatz von Adrenalin zu Lidocain für die epidurale Analgesie zu einer geringfügigen Reduktion des arteriellen Mitteldruckes, jedoch ohne signifikanten Einfluss auf die uterine Durchblutung (1, 3). Ähnliche Befunde waren zuvor bereits von Albright beschrieben worden (16), der mittels radioaktiv markiertem Xenon die plazentare Durchblutung untersuchte und hierbei keinen Unterschied bei der Anwendung von 2-Chlorprocain nachweisen konnte – egal ob Adrenalin der Lokalanästhesielösung zugesetzt worden war oder nicht.

Kommt es zu tachykarden, hypertensiven Reaktionen, ist der Einsatz von Sympatholytika und selektiven β-Rezeptorenblockern und möglicherweise von Vasodilatatoren dringend angeraten.

Toxizität vasokonstriktorhaltiger Lokalanästhetika
Wenn auch der Zusatz von Adrenalin die Blutspiegel der Lokalanästhetika senkt, wird diese möglicherweise geringe oder bedeutungslose Toxizitätsänderung adrenalinhaltiger Lokalanästhetika bei versehentlicher intravasaler (i.v.) Gabe in das Gegenteil verkehrt. Die DL_{50} (i.v.) wird durch den Adrenalinzusatz im Sinne einer Toxizitätssteigerung bei einzelnen Lokalanästhetika mehr, bei anderen weniger deutlich gesenkt (171, 565, 597) (Abb. 2.37). Warum experimentell die Toxizität von Articain durch Adrenalin überproportional gesteigert worden ist, ist bisher ungeklärt (387, 409).

Felypressin nimmt keinen ungünstigen Einfluss auf die i.v. Toxizität. Möglicherweise ist dies in der schwächeren vasokonstriktorischen Wirkung begründet. Das Phänomen der Toxizitätserhöhung von Lokalanästhetika durch Adrenalin ist nicht geklärt. Es kann angenommen werden, dass die akute Gabe einer größeren Adrenalinmenge infolge der Vasokonstriktion die Verteilung der Lokalanästhetika ungünstig verändert. Als Folge der Zentralisation erreicht ein höherer Anteil der Lokalanästhetika Herz und Gehirn. Tachykardie führt darüber hinaus zu einer erhöhten Affinität von Bupivacain und Ropivacain zum Natriumkanal, da sich diese Anästhetika mit einer höheren Wahrscheinlichkeit an den inaktiven Kanal binden.

Als Kontraindikation für Adrenalin gelten das Phäochromozytom, eine Hyperthyreose, schwere Hypertonie (auch als Teil einer EPH-Gestose), Koronarinsuffizienz und tachykarde Herzrhythmusstörungen. Das untherapierte Engwinkelglaukom, die Injektion in ein arterielles Endstromgebiet und die Kombination mit einer Reihe von Medikamenten (trizyklische Antidepressiva, MAO- und Uptake-Hemmer, Cocain) müssen als relative Kontraindikationen genannt werden. Wird ein hohes Volumen an Lokalanästhetika benutzt, ist das Ri-

lang wirkende Lokalanästhetika

Wirkstoff	DL_{50} (mg/kg)
Etidocain	7,2
Etidocain mit Adrenalin	2,1
Bupivacain	7,8
Bupivacain mit Adrenalin	2,1
Tetracain	8,0
Tetracain mit Adrenalin	2,4
Ropivacain	22
Ropivacain *	

relative Toxizität →

mittellang wirkende Lokalanästhetika

Wirkstoff	DL_{50} (mg/kg)
Prilocain	62
Prilocain mit Adrenalin	47,1
Lidocain	38
Lidocain mit Adrenalin	18
Mepivacain	40
Mepivacain mit Adrenalin	22,7
Articain	37,7
Articain mit Adrenalin **	7,6

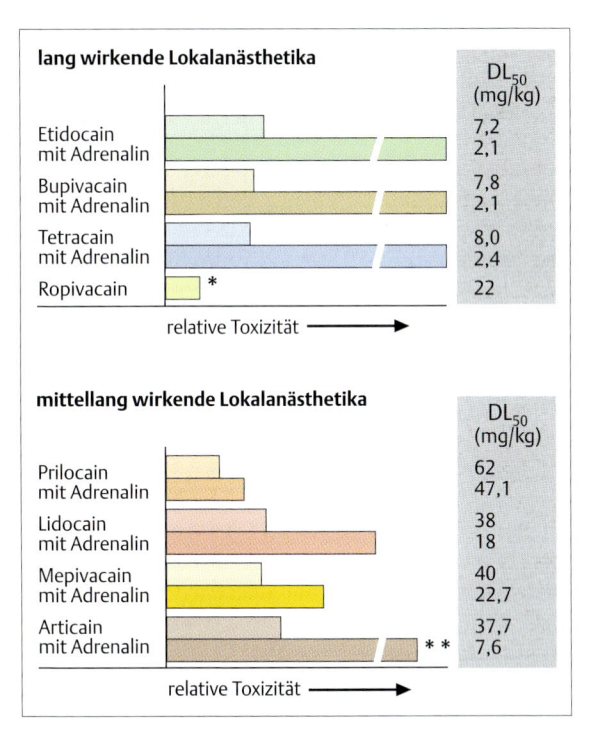

relative Toxizität →

Abb. 2.37 Akute (intravenöse) Toxizität (DL_{50} der Maus) verschiedener Lokalanästhetika unter Zusatz von Adrenalin als Vasokonstriktor, wobei zur Veranschaulichung der reziproke Wert der Ergebnisse aus der Literatur dargestellt ist. Die absoluten Werte (mg/kgKG) sind aufgeführt, wobei relative Werte eingetragen sind, da zwischen den Tierspezies Unterschiede bestehen. Bei subkutaner Injektion (langsame Resorption) verändert ein Adrenalinzusatz die Toxizität im Tierversuch nur wenig (sowohl geringe Ab- als auch Zunahme).
* keine Angaben mit Adrenalin
** nur begrenzte tierexp. Untersuchungen

siko höher einzuschätzen und die Kontraindikation streng zu stellen.

Für den Zahn-, Mund- und Kieferbereich gilt: Alle zur Lokalanästhesie benutzten Substanzen weisen neben erwünschten Wirkungen auch unerwünschte Nebenwirkungen auf. Es ist sinnvoll, Lokalanästhetika und ihre Adjuvanzien differenziert einzusetzen:

- Für zentrale Leitungsanästhesien sind mittlere Konzentrationen zweckmäßig. Vasokonstriktoren müssen hierfür nicht angewandt werden, da sie keinen wesentlichen Einfluss auf die lokale Blutung ausüben.
- Für periphere Lokalanästhesien sind höhere Konzentrationen ratsam. Wegen des lokalen Effektes erweist sich der Zusatz von Vasokonstriktoren als zweckmäßig.
- Die Kombination einer sehr hohen Konzentration von Lokalanästhetika und Vasokonstriktoren kann nicht empfohlen werden. Noradrenalin ist als Vasokonstriktorzusatz abzulehnen.

Die „empfohlene Grenzdosis" bezieht sich auf den „Normalpatienten" mit einem Körpergewicht von 70 kg.

Angemessene Abweichungen nach oben und unten ergeben sich unter Berücksichtigung des Körpergewichts, des Körperbaus und des Gesamtstatus. Konservierungsmittel wie Metabisulfit und Methylparaben erhöhen als Zusatz signifikant die Gefahr eines allergischen Zwischenfalls. Es sollte darum stets versucht werden, die Reinsubstanzen zu injizieren, da dies das Risiko signifikant vermindert.

Wirkungen anderer Zusätze
Opioide

Sowohl Grundlagenforschung als auch klinische Studien in der Geburtshilfe und in der postoperativen Schmerztherapie haben einen synergistischen Effekt zwischen Lokalanästhetika und Opioiden bei axioneuronaler Applikation bestätigt. Die Vorteile der Kombination von Opioiden und Lokalanästhetika liegen in:

- der Dosisreduktion beider Substanzen,
- der Aufrechterhaltung und Verstärkung der erwünschten Analgesie,
- der Reduktion der Nebenwirkungen der Opioide und Lokalanästhetika durch Dosisreduktion.

Als Opioide werden hierbei Fentanyl und Sulfentanil verwendet. Besonders der Einsatz lipophiler Opioide epidural oder intrathekal vermag die Nebenwirkungen zu reduzieren, da diese überwiegend segmental am Rückenmark fixiert bleiben.

Besonders in der geburtshilflichen Regionalanästhesie wird der Zusatz von Opioiden inzwischen zur Reduktion der benötigten Lokalanästhetikumdosis gefordert, da hier die in höherer Konzentration beobachtete motorische Blockade dieser Substanzen besonders unerwünscht sind. Durch Opioidzusatz kann die Lokalanästhetikumkonzentration soweit reduziert werden, dass keine motorische Einschränkung beobachtet wird.

Interessant ist darüber hinaus die Frage, ob Opioide auch außerhalb des ZNS bei peripheren Nervenblockaden eingesetzt werden können.

> Verschiedene Grundlagenstudien zeigen, dass endogene und exogene Opioide rezeptorspezifische antinozeptive Effekte außerhalb des ZNS auslösen.

Hierbei findet sich besonders eine hohe Opioidaktivität im entzündlichen Gewebe, wobei immunaktive Zellen von besonderer Bedeutung sind (530). Dies scheint sich auch in Tierexperimenten zu bestätigen, da vor allem bei entzündungsbedingten Schmerzen der Einsatz peripherer Opioide zur Schmerztherapie sinnvoll erscheint. Durch die intraartikuläre Gabe von Opioiden (544) oder das Zumischen von geringen Dosen zu Lokalanästhetika (538) bei Sympathikusblockaden kann eine Verbesserung der Analgesie erreicht werden. Bisher ist ein gesichertes Erklärungsmodell noch nicht gefunden worden, jedoch unterscheiden sich entzündliche Regionen von normalem Gewebe. Möglicherweise werden dort „schlafende Nozizeptoren" (507) geweckt.

Aber gerade in entzündlichen Arealen verbietet sich die periphere Regionalanästhesie, sodass derzeit noch nicht genügend Befunde vorliegen, die die lokale Applikation potenter Opioide bei peripheren Regionalanästhesien rechtfertigen würden (544). Auch für den Zusammenhang mit schwerwiegenden zentralen Nebenwirkungen wie Atemdepression, Nausea und Abhängigkeit ist die Befunderhebung noch unzureichend.

Clonidin

Als α_2-Rezeptoragonist besitzt das Antihypertensivum einen analgetischen Effekt. Dieser analgetische Effekt ist sowohl isoliert als auch in Verbindung mit Opioiden und Lokalanästhetika nach spinaler, epiduraler und peripherer Applikation nachweisbar. In Kombination mit Lokalanästhetika ist Clonidin in der Lage, deren sensiblen und motorischen Blockade signifikant zu verlängern (180). Hierbei wird nicht der vasokonstriktorische Effekt des α_2-Rezeptoragonisten als Ursache der Wirkungsverlängerung angenommen, da das Plasmaspiegelprofil der Anästhetika im Wesentlichen unbeeinflusst bleibt.

> **Intrathekales Clonidin** in einer Dosis von 75–150 mg verlängert eine Bupivacainspinalanästhesie um 30 %, wobei minimale Nebenwirkungen beobachtet wurden und sogar das Auftreten der Harnretention deutlich seltener beobachtet wurde. Dieselbe Dosis Clonidin – epidural zugeführt – verlängert die Epiduralanästhesie um 50–100 % ohne entscheidende hämodynamische Nebenwirkungen. Ebenso können periphere Blockaden um 50–100 % durch Clonidinzusatz zum Lokalanästhetikum verlängert werden.

Hierbei ist mindestens eine Dosis von 0,5 µg Clonidin/kgKG zum Lokalanästhetikum nötig, um diesen wirkungsverlängernden Effekt zu erzielen, wobei jedoch keine Komplettierung einer unvollständigen Blockade möglich ist. Soll nur der analgetische Effekt entsprechend verlängert werden, reichen in der Regel 0,1 µg Clonidin/kgKG aus. Eine Erhöhung der Clonidindosis über 0,5 µg/kgKG ist nicht nötig, da erhebliche unerwünschte Nebenwirkungen dies nicht rechtfertigen. Ob der lokale Zusatz wesentlich stärker wirkt als eine allgemeine, der Regionalanästhesie parallel verlaufende Zufuhr von Clonidin, bedarf weiterer Klärung. Als Nachteil wird die doch immer wieder beobachtete blutdrucksenkende und sedierende Wirkung von Clonidin angesehen. Inwieweit der analgetische Effekt von Clonidin in Kombination mit Lokalanästhetika in Zukunft klinische Relevanz bei Regionalanästhesien (besonders in der postoperativen Analgesie und in der Schmerztherapie) gewinnen wird, kann erst nach breiterer klinischer Erfahrung entschieden werden (67, 98, 368, 553).

Dextran
Dextranzusätze zu unterschiedlichen Lokalanästhetikalösungen beschleunigen einerseits die Anschlagzeit, aber verstärken und verlängern auch den erwünschten Block bei unterschiedlichsten Regionalanästhesietechniken (114, 293, 347, 348). Andere Arbeiten hingegen fanden keinen Effekt von Dextran auf Wirkungseintritt und Wirkdauer bei Regionalanästhesie (76, 91, 522). Die Lösung dieser unterschiedlichen Befunde fanden Rosenblatt und Fung (486), die zeigen konnten, dass alkalische Dextranlösungen diesbezüglich effektiv waren, während bei Anwendung von neutralem oder azidotischem Dextran diese Effekte fehlten.

> **Wurden anstelle von alkalischem Dextran** andere alkalische Substanzen zugefügt, fanden sich identische Ergebnisse (485), sodass Dextran heute keine Bedeutung mehr zur Wirkungsverlängerung hat.

Ketamin
Ketamin stellt derzeit den einzigen klinisch eingesetzten NMDA-Rezeptorblocker dar, wobei eine synergistische Wirkung zwischen epidural verabreichten Lokalanästhetika, Opioiden und Ketamin auf spinaler Ebene zur postoperativen Schmerztherapie bewiesen werden konnte, da NMDA-Rezeptoren an der interspinalen Verschaltung beteiligt sind.

Wirkungen von Lokalanästhetikametaboliten
Patienten mit atypischer Pseudocholinesterase oder Cholinesterasemangel sind nicht in der Lage, größere Mengen von Ester-Lokalanästhetika innerhalb kürzerer Zeit zu eliminieren (194), wobei dieses Phänomen eine untergeordnete Rolle spielt. Wird beispielsweise Phospholiniodid verabreicht, welches die Pseudocholinesteraseaktivität auf weniger als 20 % des Normalwertes senkt, verändert dies den Chlorprocainmetabolismus nicht entscheidend (326). Aber auch andere Medikamente, wie etwa Bupivacain, Anticholinergika, Ecothiopatiodid (Glaukom-Tropfen), Antibabypille und hochdosierte Glucocorticoide, Alkyl- und Organophosphatverbindungen (z. B. Insektizide) können sowohl die Acetylcholinesterase als auch die Plasmacholinesterase negativ beeinflussen (325, 467, 468, 548). Eine verminderte Enzymaktivität findet sich jedoch auch bei Lebererkrankungen, bei Malignomen, Nierenversagen, Verbrennungen und Herzerkrankungen. So tritt beispielsweise eine Reduktion der Plasmacholinesteraseaktivität um 50 % nach kardiopulmonalem Bypass für mehrere Tage auf (140). Ob diese Reduktion der Enzymaktivität eine klinische Relevanz für den Abbau der Ester-Lokalanästhetika besitzt, bleibt derzeit unbeantwortet.

Stoffwechselprodukte von Procain sind Paraaminobenzoesäure (PABA) und ein Ethanolderivat (Diethylaminethanol), wobei PABA im Urin ausgeschieden wird, während das Ethanolderivat noch weiter abgebaut wird. PABA stellt einerseits das Allergikum der Ester-Lokalanästhetika dar, andererseits kann diese Substanz die Bakteriostase von verwandten Sulfonamiden beeinträchtigen (146).

Lidocain wird in der Leber durch unterschiedliche Oxidasen und Amidasen abgebaut, wobei als erster Schritt eine Deethylierung erfolgt, wobei MEG-X (Monoethylglycinxylidid) das primäre Abbauprodukt von Lidocain darstellt (297). MEG-X ist weniger toxisch als Lidocain, weist jedoch ebenfalls noch eine geringe zerebrale und kardiale Toxizität auf (63, 230). Andererseits hat MEG-X noch eine 80 %ige Wirkung auf experimentell ausgelöste Extrasystolen, während der Metabolit Glycinxylidid (GX) nur einen 10 %igen Effekt aufweist (93). Obwohl durch Medikamente, die mikrosomale Enzyme innerhalb der Leber induzieren, der Lidocainabbau beschleunigt werden kann (476), kann im Gegensatz hierzu durch Propanolol oder Cimetidin die Leberdurchblutung und damit der Lidocainmetabolismus reduziert werden (42, 546).

> Methämoglobinämie ist als Folge der Metabolisierung von Prilocain ein bekanntes Phänomen.

Die klinische Relevanz der Methämoglobinentwicklung scheint gering zu sein, und selbst in der Geburtshilfe kann die Pudendusanästhesie gefahrlos mit Prilocain durchgeführt werden (39, 54). Führt die Methämoglobinämie dennoch zu klinischen Symptomen, ist die i. v. Verabreichung von 1–2 mg/kg Methylenblau indiziert, wobei diese Gabe bei Bedarf wiederholt werden kann.

Mischungen von Lokalanästhetika

Will man Wirkungseintritt und Wirkdauer beeinflussen, stehen zwei Möglichkeiten zur Verfügung: die Kombination zweier Techniken oder die Kombination unterschiedlicher Lokalanästhetika.

Durch die Kombination zweier Techniken, wie etwa hier die der kombinierten Spinal-Epidural-Anästhesie (CSE), kann man sich den raschen Wirkungseintritt und die ausgeprägte motorische Blockade der Spinalanästhesie sowie die gute Steuerbarkeit der Epiduralanästhesie zunutze machen.

Eine Alternative stellt die Kombination unterschiedlicher Lokalanästhetika dar, wodurch sich einerseits die Toxizität, andererseits aber auch die Wirkungsprofile der Lokalanästhetika beeinflussen lassen (469). So erscheint theoretisch die Vermischung von Lokalanästhetika mit rascher Anschlagzeit und solchen mit langer Wirkdauer sinnvoll. Mischungen von Tetracain und mittellang wirkenden Amidsubstanzen sind zuerst verwandt worden, um sich die lange Wirkdauer von Tetracain zunutze zu machen. Unter der Vorstellung, dass kurz wirkende Lokalanästhetika früher den Gipfel der Plasmakonzentration erreichen als lang wirkende, wurde versucht, das wenig toxische Chlorprocain zur Mischung zu verwenden. Bei der Plexusanästhesie verkürzte sich die Latenz einer Chlorprocain-Bupivacain-Mischung bei ausreichend verlängerter Blockade (134). Bei der epiduralen Anästhesie war die Wirkungszeit der Mischung jedoch deutlich verkürzt (118). Gründe für die unterschiedliche Wirkdauer der Kombination zweier Lokalanästhetika ist die Änderung des pH-Wertes der Mischungen. Chlorprocain allein weist einen pH-Wert von etwa 3,5 auf, Bupivacain von etwa 5,8 (201). Die Mischung beider Substanzen zeigt einen theoretischen pH-Wert von 3,7, wodurch der Anteil nichtionisierter Moleküle von Bupivacain deutlich reduziert wird, sodass die Penetration zum Ionenkanal ungünstiger wird (78). Zusätzlich wird vermutet, dass Abbauprodukte von Chlorprocain mit Bupivacain um die Bindung am Ionenkanal konkurrieren (123). Mischung von Mepivacain oder Lidocain mit Bupivacain erhöht ebenfalls den Anteil der freien, ungebundenen Substanz, was neben einer schlechteren Diffusion zum Ionenkanal auch toxikologisch nachteilig ist (238).

> Die Systemtoxizität der kombinierten Lokalanästhetikagabe darf also nicht nur additiv angenommen werden (142), sie kann möglicherweise sogar potenzierend sein.

Die Mischung der Amidsubstanzen Mepivacain mit Bupivacain oder Lidocain mit Bupivacain lässt zumindest keine Reduktion der Systemtoxizität erwarten. Obwohl das Wirkungsprofil einer Kombination von karbonisierten mit reinen Langzeitsubstanzen zweckmäßig erscheint, bietet auch dies toxikologisch keine Vorteile (78, 250).

Zurzeit bestehen keine gewichtigen Gründe, eine Kombination zweier Lokalanästhetika eindeutig zu favorisieren. Unter Berücksichtigung pharmakologischer Ergebnisse ist die Mischung von Prilocain mit Bupivacain möglicherweise eine sinnvolle Lösung, da sich die niedrige Toxizität von Prilocain mit der langen Wirkung von Bupivacain verbindet. Die pH-Verhältnisse sind adäquat, sodass die Mischung (2 % Prilocain mit 0,375 % Bupivacain) bei guter Verträglichkeit eine Wirkdauer von 4–6 Stunden erzielt (578). Allerdings kann durch neue Techniken wie CSE und periphere Kathetertechniken eine schnelle Anschlagzeit sowie durch adäquate Nachinjektion eine beliebig lange Wirkdauer bei Verwendung eines einzigen Lokalanästhetikums erreicht werden.

Interaktionen mit anderen Medikamenten
Hypnotika, Neuroleptika und Psychopharmaka

Bei Hypnotika, Neuroleptika und Psychopharmaka sind zwei unterschiedliche Interaktionen zu berücksichtigen. Zum einen sind sowohl Produkte dieser Gruppe als auch die Lokalanästhetika negativ inotrop, d. h. sie verstärken die kardiale Depression systemischer Lokalanästhetikaintoxikationen (476). Bei den Psychopharmaka kommt noch hinzu, dass diese sympathikolytische Reaktionen verstärken können, sodass gerade in Zusammenhang mit Regionalanästhesien mit schweren Hypotonien gerechnet werden muss. Besonders den Barbituraten (aber auch anderen Hypnotika) wird zusätzlich ein krampfunterdrückender, antiepileptischer Effekt besonders in Kombination mit O_2-Gabe und Beatmung zugeschrieben, ein Effekt, der ebenfalls bei Lokalanästhetikaüberdosierung wünschenswert erscheint.

> Klassische Antiepileptika wie z. B. Diphenylhydantoin sind aufgrund der unterschiedlichen Pathophysiologie in der Regel wirkungslos auf durch Lokalanästhesie induzierte Krämpfe oder können sogar deren Wirkung verstärken (169, 185, 500).

Durch Enzyminduktion kann bei Epileptikern nach entsprechender Vorbehandlung die Toleranz gegenüber Lokalanästhetika verändert sein. Die Lidocainplasmaspiegel fielen nach i. v. Gabe niedriger aus als bei unbehandelten Vergleichspersonen. Durch Vorbehandlung mit Phenobarbital lässt sich im Tierexperiment (Hund) die Clearance von Lidocain um 25–50 % erhöhen (157), wobei allerdings dieser Effekt nicht nur auf Barbituratgabe beschränkt ist, sondern auch durch Phenhydan ein ähnlicher Effekt infolge einer Enzyminduktion auftreten kann (249).

Neben diesen generellen Effekten bestehen spezifische Interaktionen zwischen Lokalanästhetika und Benzodiazepinen, wobei im Vordergrund eine Veränderung der einzelnen Plasmaproteinbindung steht. Nach epiduraler Applikation wurden unter 0,1 mg/kgKG Diazepam höhere venöse Blutspiegel von Bupivacain und Etidocain beobachtet (Etidocain 0,32 vs. 0,53, Bupivacain 0,32 vs. 0,44, nicht signifikant), wobei zusätzlich die Halbwertszeit von Etidocain von 148 auf 86 und von Bupivacain von 197 auf 90 Minuten sank (205). Dies steht in Kontrast zu anderen Untersuchungen, die keinen Einfluss auf die Plasmabindung und die Pharmakokinetik in beiden Gruppen fanden (150, 573). Da sich Benzodiazepine an Albumin binden, während Lokalanästhetika das saure α_1-Glykoprotein vorziehen, erscheint eine solche Interaktion äußerst unwahrscheinlich.

Schürg u. Mitarb. (512) konnten in Studien zeigen, dass Midazolam keinen Einfluss auf die Pharmakokinetik von Lidocain (als Bolus 100 mg, mit anschließender Infusion von 200 mg/h) hat (freies Lidocain 0,67 in der Midazolamgruppe vs. 0,69 µg/ml ohne Midazolam), während die Gruppe um Giaufre (206) zeigte, dass Midazolam im Gegensatz zu den übrigen Benzodiazepinen zwar keinen Einfluss auf die Bupivacainclearance hat, jedoch die Lidocainclarance erhöht.

> Trotz o. g. widersprüchlicher Befunde können Benzodiazepine besonders aufgrund der positiven, prophylaktischen Effekte auf die zerebrale Toxizität als Substanz der 1. Wahl zur Prämedikation wie auch zur Sedierung bei Regionalanästhesien angesehen werden, falls eine angemessene und streng wirkungskontrollierte Dosierung erfolgt.

In jüngster Zeit hat sich für die intraoperative Sedierung bei Regionalanästhesien neben den Benzodiazepinen auch Propofol in niedriger Dosierung etabliert.

Inhalationsanästhetika

Inhalationsanästhetika haben unterschiedlichste Effekte auf die Lokalanästhesie. Tierexperimentelle Untersuchungen bestätigen einerseits, dass Inhalationsnarkotika in der Lage sind, die Krampfschwelle für Lokalanästhetika heraufzusetzen (142, 541). Zusätzlich konnte in Tierversuchen (Schweinen) nachgewiesen werden, dass unter Lachgas, Halothan und Isofluran niedrigere Lokalanästhetikakonzentrationen ausreichen, um eine kardiale Dekompensation auszulösen, sodass die Letalität besonders lang wirksamer Lokalanästhetika in Kombination mit Inhalationsanästhetika (einschließlich Sevofluran) erhöht wird, während typische Frühsymptome verzögert auftreten (31, 198). Zusätzlich führen Halothan und die meisten anderen Inhalationsanästhetika zu einer Verminderung des hepatischen Blutflusses (364, 493) und der hepatischen Mikrosomen (196), wodurch die Clearance der hepatisch metabolisierten Amid-Lokalanästhetika vermindert werden kann (72, 94). Nach anderen Ergebnissen wird die hepatische und renale Extraktion durch eine Allgemeinanästhesie nicht wesentlich verändert (377), sodass Dosierung und Kreislaufstabilität als die entscheidenden Faktoren anzunehmen sind (94). Andererseits führt die Gabe von halogenierten, volatilen Anästhetika durch die kombinierte kardiodepressorische Wirkung von Inhalationsnarkotika und Lokalanästhetika zu einer Erhöhung der toxischen Nebenwirkungen beider Substanzgruppen. Da jedoch auch die Menge an erforderlichem Anästhetikum (MAC) herabgesetzt wird, ist es möglich, die Dosierung von Inhalationsnarkotika zu reduzieren und dadurch eine gegenseitige Verstärkung der depressiven Effekte der i. v. bzw. der allgemein wirkenden Anästhetika zu vermeiden (255, 363).

H_2-Antagonisten und Protonenpumpeninhibitoren

Zurzeit finden sich in der Literatur sehr unterschiedliche Studien über die Interaktion von Antazida mit Lokalanästhetika (37, 74, 182, 184, 191, 192, 275, 305, 324, 412, 425). Alle diese Studien sind mit Vorsicht zu interpretieren, da doch in der Regel sehr kleine Fallzahlen untersucht wurden.

> Generell kann aber gefolgert werden, dass in Einzeldosen zur Prämedikation verabreichtes Ranitidin keinen und Cimetidin keinen oder nur einen minimalen Effekt auf die Pharmakokinetik von epidural verabreichtem Lidocain oder Bupivacain zeigen.

Eine kontinuierliche Verabreichung oder repetitive Dosen von Cimetidin können die Lidocainclearance eindeutig vermindern, während für Ranitidin nur ein geringer Effekt nachweisbar ist. Werte für Bupivacain liegen bisher noch nicht vor. Die Gabe von 300 mg Cimetidin (4-mal täglich) reduziert die systemische Clearance von Lidocain von 766 auf 576 ml/min bei Anstieg des freien Lokalanästhetikums von 34 auf 37 % (i. v. Infusion 1 mg/kgKG Lidocain) (184), wobei der Einfluss von Cimetidin auf den hepatischen Blutfluss und die hepatische Extraktionsrate eine entscheidende Rolle spielen dürfte (37, 183). Für Omeprazol konnte bisher kein Effekt auf die Lokalanästhetikaclearance nachgewiesen werden (34).

Interaktionen mit anderen Substanzen

Die neurotoxischen Nebenwirkungen verschiedener Zytostatika sollten in Kombination mit Regionalanästhesie beachtet werden. Beispielsweise kann sich nach Cisplatin rasch eine Polyneuropathie mit verminderter sensibler Nervenleitgeschwindigkeit entwickeln. Vorausgehende neurologische Untersuchungen dienen der Klärung. Da Lokalanästhetika, auch i. v. angewandt, günstige Wirkungen auf Polyneuropathien haben und sogar protektiv wirken können (510), ist ihre Anwendung in herabgesetzter Konzentration auch unter solchen Verhältnissen möglich und evtl. sogar protektiv.

Einfluss von Status und Vorerkrankungen

Empfohlene Dosierungen, pharmakokinetische Daten und Hinweise auf die Sicherheit der durchgeführten Regionalanästhesie beziehen sich in der Regel auf normale, gesunde Patienten. Der Umgang mit extremen Altersklassen und vorbehandelten Patienten verlangt besondere Aufmerksamkeit. Sowohl hämodynamische, zentralnervöse als auch spezielle pharmakokinetische Daten müssen beachtet werden, da Metabolismus und Verteilung in extremen Altersstufen und bei vorbestehenden Erkrankungen signifikant verändert sein können.

Lebensalter

Betrachtet man die Literatur, so scheint es eindeutige Hinweise zu geben, die belegen, dass die Clearance der Lokalanästhetika beim Gesunden mit steigendem Alter vermindert wird. Zumindest für Bupivacain findet sich hierfür eine mäßige Korrelation (31, 592, 593) (Tab. 2.**16**).

Neonaten

> Bei Neonaten findet sich eine signifikante Verlängerung der Eliminationshalbwertszeit der Amid-Lokalanästhetika auf das 2- bis 3fache.

Grund hierfür dürfte einerseits der höhere Anteil stark perfundierter Organe darstellen, woraus sich ein höheres Verteilungsvolumen beim Neonaten erklärt. Die ausgeprägte Rückverteilung über die Plazenta führt zu einer sehr schnell verlaufenden Senkung des Blutspiegels beim Fetus im Uterus. Dadurch können Intoxikationen infolge lokaler Überdosierung (z. B. parazervikale Blockade mit i. v. Injektion) relativ schnell ausgeglichen werden (254). Dieser frühen Phase der Verteilung steht andererseits die verlangsamte Phase der hepatischen Elimination (412) gegenüber, sodass sich eine verminderte Gesamtclearance beim Neonaten ergibt. Die renale Clearance für Mepivacain wird aufgrund einer verminderten Plasmabindung und der verminderten tubulären Reabsorption gegenüber dem Erwachsenen um den Faktor 6 erhöht. Wird Mepivacain subkutan beim Neonaten verabreicht, konnte eine Verlängerung der Halbwertszeit auf 8,69 Stunden, verglichen mit 3,17 bei Erwachsenen, beobachtet werden (396). Ähnliche Ergebnisse waren auch für Etidocain und für Lidocain zu beobachten: 6,42 vs. 2,6 Stunden Halbwertszeit für Etidocain (398) und 3,16 Stunden bei Neugeborenen vs. 1,6 Stunden bei Erwachsenen für Lidocain (383, 506). Ähnliche Befunde konnten auch für Bupivacain gezeigt werden (99).

Obwohl die Befunde nicht eindeutig sind, sollte doch, da Verteilung und insbesondere hepatischer Metabolismus beim Neugeborenen wegen der bestehenden Unreife verzögert sind, in der Gesamtdosierung bei Neugeborenen Vorsicht angebracht sein. Insbesondere muss nochmals darauf hingewiesen werden, dass eine fetale Azidose die Toxizität aller Lokalanästhetika signifikant erhöht.

Kinder

Die Beurteilung der Pharmakokinetik bei Kindern ist noch widersprüchlicher als bei Neonaten. Aus der täglichen Praxis ist eine gute Verträglichkeit der in der Kinderanästhesie eingesetzten Substanzen allgemein bekannt (235, 236). Dies ist zum Teil dadurch erklärbar,

Tabelle 2.**16** Unterschiede in der Pharmakokinetik von Amid-Lokalanästhetika im Abhängigkeit vom Alter (nach Brown u. Mitarb. 1975, Caldwell u. Mitarb. 1976, Magno u. Mitarb. 1976, Mihaly u. Mitarb. 1978, Moore u. Mitarb. 1978, Rowland 1974, Tucker u. Mitarb. 1979)

Parameter	Lidocain Erwachsene	Lidocain Neonaten	Mepivacain Erwachsene	Mepivacain Neonaten	Bupivacain Erwachsene	Bupivacain Neonaten	Etidocain Erwachsene	Etidocain Neonaten
$t_{1/2}$ (h)	1,8	3,2	3,2	8,7	2,7 ± 1,3	8,1 ± 2,5	2,6 ± 1,1	6,42 ± 2,73
	(1,2–2,2)	(3,0–3,3)	(1,7–7,9)	(6,2–12,2)				
V (l/kg)	1,11	2,75	1,02	1,71				
	(0,58–1,91)	(1,44–4,99)	(0,68–1,52)	(1,14–2,77)				
Cl (ml/min/kg)	9,2	10,2	5,5	2,3	2,4			
		(5,3–12,1)	(5,1–19)	(2,9–8,9)	(1,7–3,1)			

dass das sympathische System nicht wie beim Erwachsenen reagiert und kardiovaskuläre Antworten seltener auftreten oder ganz fehlen (259). Am Modell des Schafs ließ sich nachweisen, dass die Dosis zum Auslösen konvulsiver Symptome 41,9 mg/kgKG beim Fetus, 18,4 mg/kgKG beim Neugeborenen und 5,8 mg/kgKG beim erwachsenen Schaf betrugen (403), wobei jedoch gerade bei der Übertragung zerebraler Befunde vom Tier auf den Menschen besondere Vorsicht angeraten ist.

Die sehr gute Gewebsdurchblutung ergibt eine relativ hohe Verteilung und damit Verhältnisse, die mit denen des Erwachsenen vergleichbar sind (156, 187, 354). Ein ursächlich wichtiger Faktor ist zusätzlich die Eiweißbindung. Bei Neonaten ist der Gehalt an saurem α_1-Glykoprotein (AAG) relativ niedrig (wie bereits dargelegt) und nähert sich erst im Laufe von 6 Monaten den Normalwerten. Bei Substanzen mit intensiver Bindung an α_1-Glykoprotein (stark proteingebundene Substanzen wie Bupivacain, Etidocain, Mepivacain) ist der freie Anteil umgekehrt proportional dem Alter (396, 370).

> Bis zum Alter von 6 Monaten ist eine gewisse Vorsicht in der Dosierung von Langzeitsubstanzen angebracht!

Die höhere Organdurchblutung erklärt die bei einzelnen Regionalanästhesien relativ höheren Blutspiegel für Neonaten und Säuglinge; dies gilt z. B. die für topische Anwendung in den Atemwegen. Bei den üblichen Verfahren – epidurale Blockaden, Plexusblockaden, Infiltrationen, Interkostalblockaden und Kaudalblock – werden mit denen des Erwachsenen vergleichbare Blutspiegel beobachtet, insbesondere für das neue Lokalanästhetikum Ropivacain (235, 240, 351, 354, 369) (Tab. 2.17).

Alter

Alter an sich stellt weder für die Allgemeinanästhesie noch für die Regionalanästhesie einen Risikofaktor dar. Allerdings häufen sich mit steigendem Alter pathophysiologische Veränderungen, Begleiterkrankungen und auch Begleitmedikationen, die an sich ein höheres Interaktionspotenzial für die Lokalanästhetika darstellen als das Alter an sich. Daher sind im Alter angemessene, evtl. reduzierte Dosierungen anzuraten. Jedoch sind die Steuerung durch kontinuierliche Regionalanästhesieverfahren sowie eine ununterbrochene Überwachung und eine prophylaktische kardiovaskulär wirksame Begleittherapie häufig notwendig.

Im Alter steigt der relative Anteil des Fettgewebes und der des Muskelgewebes sinkt, woraus ein größeres Verteilungsvolumen für lipophile Anästhetika resultiert (136, 222). Eine verminderte hepatische Extraktion ist möglich, wobei besonders bei älteren männlichen Patienten die Lidocain-Eliminationshalbwertszeit (von 1,66 auf 2,70 h) signifikant verlängert gewesen ist. Bei weiblichen Patienten wurde ein statistisch sicherer Unterschied nachgewiesen (4, 611).

> Besonders bei älteren männlichen Patienten ist eine Dosisreduktion bei kontinuierlicher Infusion um etwa 20–30 % nötig.

Die Resorption nach epiduraler Lokalanästhetikagabe kann erhöht sein, die Ausdehnung der Anästhesie wird unterschiedlich bewertet (81, 188). Eine größere Anästhesieausdehnung bei epiduraler Blockade konnte bei älteren Patienten bisweilen beobachtet werden. Diese ausgedehntere Anästhesie ist jedoch mit einer kürzeren Wirkdauer als bei jüngeren Personen verbunden (431), was auf eine relativ geringere Konzentration in den einzelnen epiduralen Segmenten infolge der größeren Verteilung und auf eine größere Resorptionsfläche zurückgeführt werden kann. Auch bei isobarer Spinalanästhesie wurde eine größere Anästhesieausdehnung beim älteren Patienten nachgewiesen (71).

Kardiovaskuläre Erkrankungen

Bei i. v. Injektion von Lidocain bei Patienten mit Herzinsuffizienz fanden sich im Vergleich zu gesunden Probanden doppelt so hohe Plasmaspiegel (43, 574).

> Eine Reihe von Untersuchungen konnte zeigen, dass bei Patienten mit Herzerkrankungen sowohl die Verteilungsvolumina als auch die Clearance verändert sind.

Tabelle 2.17 Physiologische Besonderheiten des Kindes. Faktoren, die die Dosierung der Lokalanästhetika beeinflussen

Faktoren, die eine höhere Dosierung befürworten	Faktoren, die eine niedrigere Dosierung befürworten
erhöhtes Blutverteilungsvolumen	beschleunigte systemische Absorption
erhöhtes Herzzeitvolumen	erniedrigter Plasmaproteinspiegel
beschleunigte Kreislaufzeit	unreife Enzymsysteme
erhöhte renale Elimination	unreife Blut-Hirn-Schranke
erhöhte Clearance	

Dies beruht einerseits auf der autoregulatorisch bedingten Umverteilung des Blutes von der Peripherie zu den vitalen Organen. Die veränderte Clearance von Amid-Lokalanästhetika ist auf einen verminderten hepatischen Blutfluss zurückzuführen, der einerseits auf einem verminderten kardialen Output, anderseits auf einer ungleichmäßigen hepatischen Extraktion durch intrahepatische Shunts und hepatozellulärer Dysfunktion beruht (41, 574). Ähnliche Effekte wie bei Herzinsuffizienz wurden auch bei Hypovolämie (41), Hypotension (183) und kardiopulmonaler Reanimation (115, 116) beobachtet. Unmittelbar nach kardiochirurgischen Eingriffen mit extrakorporaler Zirkulation kommt es ebenfalls zu einer kurzfristigen Reduktion der Lidocainclearance und des Verteilungsvolumens (261), während es postoperativ über einen Anstieg der Akute-Phase-Proteine zu einer erhöhten Plasmaproteinbindung kommt.

Lebererkrankungen

Obwohl bei Patienten mit Leberfunktionsstörungen die Halbwertszeit von Procain und anderen Ester-Lokalanästhetika etwas verlängert ist, lässt sich daraus nicht schließen, dass diese Patienten bei Anwendung von Ester-Lokalanästhetika einer besonderen Intoxikationsgefahr ausgesetzt sind. Der Grund für die verlängerte Halbwertszeit findet sich in einer verminderten Synthese von Pseudocholinesterase, während jedoch die Aktivität normaler Cholinesterase in den Erythrozyten bewahrt bleibt (100).

> Dies erklärt, dass die absolute Rate an Plasmahydrolyse noch relativ hoch ist, sodass eine Toxizität an Ester-Lokalanästhetika mit Lokalanästhetika nicht zu befürchten ist. Anders als bei den Ester-Lokalanästhetika sieht die Situation bei Amid-Lokalanästhetika aus – abhängig jeweils von der Lebererkrankung.

Bei reduzierter Leberfunktion in Form einer Leberzirrhose kommt es zu einer erheblichen Steigerung der Halbwertszeit (für Lidocain von 1,4 auf 6,6 Stunden) sowie des Verteilungsvolumens und folglich zu einer deutlichen Abnahme der Amid-Lokalanästhetikaclearance und der Plasmabindung (35, 574). Als Ursache sind herabgesetzte hepatische Perfusion, verminderte Enzymaktivität und entsprechende Shunts bei Zirrhose anzunehmen (269). Lidocain erwies sich als empfindlicher Indikator der Leberfunktionsstörung, weswegen der sog. MEG-X-Test Eingang in die Leberfunktionsdiagnostik gefunden hat (202). Eine höhere Bioverfügbarkeit von Lidocain und anderen Amid-Lokalanästhetika ist Folge dieser schweren Funktionseinschränkung (268, 574). Im Unterschied zur Zirrhose war bei chronischer Hepatitis die systemische Clearance von Lidocain nicht wesentlich verändert und teilweise sogar erhöht, ähnlich wie bei der Virushepatitis (610). In der Erholungsphase der Krankheit finden sich keine wesentlichen Unterschiede zum Gesunden.

Nierenerkrankungen

Bei Nierenerkrankungen sind ebenfalls Besonderheiten zu beachten. Auch hier kommt es zu einer geringfügigen (klinisch unbedeutenden) Akkumulation der Ester-Lokalanästhetika, bedingt durch eine verminderte Synthese der Pseudocholinesterase und Blockade des Enzyms durch urämische Produkte (101); jedoch bleibt auch hier die Esteraseaktivität in den roten Blutzellen erhalten.

Erwartungsgemäß dürften Lokalanästhetika, die vorwiegend hepatisch eliminiert werden, durch renale Funktionsstörungen unbeeinträchtigt bleiben (574), und in der Tat konnte dies in einigen Untersuchungen für Lidocain bestätigt werden. Andere Untersuchungen hingegen wiesen eine Verlängerung der Halbwertszeit und Abweichungen der Plasmaspiegel bei Niereninsuffizienz nach (121). Bei der Untersuchung einer größeren Zahl von Plexusanästhesien für die Anlage einer arteriovenösen Fistel zwecks Hämodialyse lagen bei urämischen Patienten während vergleichbarer Herz-Kreislauf-Reaktionen die Serumspiegel 3-mal so hoch wie in der Kontrollgruppe (3 mg/kgKG Bupivacain) (600, 601, 602) (Abb. 2.**38**). Die Wirkdauer der Blockaden war wie nach Spinalanästhesien (441) auch bei der Plexusanästhesie deutlich verkürzt. Verändertes Blutvolumen, unterschiedliche Proteinbindung, erhöhtes Herzzeitvolumen und veränderte Verteilung erklären dieses Phänomen bei niereninsuffizienten Patienten.

In Kontrast zu den Muttersubstanzen werden nach hepatischer Biotransformation die polaren Metaboliten aufgrund der verzögerten renalen Elimination im Körper angereichert, jedoch erreichen diese Produkte in

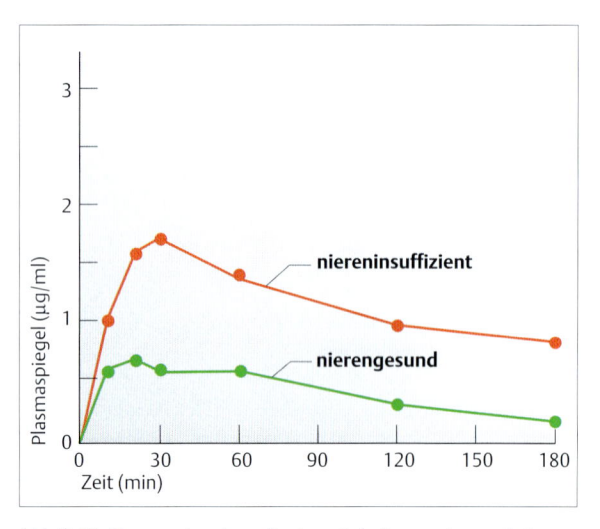

Abb. 2.38 Plasmaspiegel von Bupivacain bei gesunden und niereninsuffizienten Patienten (nach Wald-Oboussier u. Viell 1989).

	Halbwertszeit ($t_{1/2\beta}$ min)	Verteilungsvolumen VD_{ss} (l)	Clearance (l/min)
Normal	107,8	92,8	0,703
Herzinsuffizienz	115	62,0	0,443
Niereninsuffizienz	77,4	84,0	0,959
Leberinsuffizienz	296	162	0,419

Tabelle 2.18 Beeinflussung pharmakokinetischer Faktoren von Lidocain (i. v. als Bolus sowie als Infusion) durch Herz-, Leber- und Nierenerkrankungen (nach Thomson u. Mitarb. 1973)

der Regel keine Plasmaspiegel, die als toxisch gewertet werden müssen (121).

Diabetes mellitus

Patienten mit insulinpflichtigem Diabetes sind durch eine verminderte Lidocainclearance (50 %) nach epiduraler Applikation gekennzeichnet (452).

Ob Lokalanästhetika mittelbar über den Leberstoffwechsel auch auf die Glucosebildung einwirken, ist nicht untersucht. Es gibt klinisch dokumentierte Beobachtungen von Hypoglykämien bei Lidocainüberdosierungen während Infiltrationsanästhesien (278). Bei entsprechenden Symptomen sollte darum der Zuckerstoffwechsel sofort kontrolliert werden.

Diabetes ist häufig mit Adipositas vergesellschaftet, wobei bei adipösen Patienten der hepatische Blutfluss und damit die Amid-Lokalanästhesie-Clearance durch das Körpergewicht beeinflusst werden kann (4). Das damit verbundene größere Verteilungsvolumen führt zu einer Verlängerung der Eliminationshalbwertszeit (für Männer von 1,62 auf 2,69, für Frauen von 2,08 auf 2,95 h für Lidocain). Die Anfangsdosis für therapeutische Lidocaininfusionen muss also gewichtsentsprechend erhöht werden, die Unterhaltungsdosis ist zumindest initial relativ wenig vom Gesamtgewicht beeinflusst, da die Clearance nicht signifikant verändert wird (Tab. 2.18).

Einfluss von Azidose und Hypoxie

Wie bereits dargestellt, wird die Toxizität von Lokalanästhetika durch Azidose und Hypoxie signifikant erhöht (176, 177, 243, 244, 463, 482, 606).

Nach der Gleichung von Henderson-Hasselbalch (pKa = pH + log[Base/Säure], s. S. 42) verschiebt sich unter azidotischen Bedingungen das Verhältnis zugunsten der protonisierten, ionisierten Form. Substanzen mit einem höheren pKa reagieren deutlicher als solche mit einem niedrigeren pKa. In der Azidose verbleibt das Lokalanästhetikum länger im Gewebe, wodurch es zur Akkumulation im Gehirn und im Herzen kommt. Wahrscheinlich verändern beim Myokardinfarkt lokale Hyperkaliämie und Azidose das Gewebe, sodass Lokalanästhetika eine intensivere Wirkung dort entfalten. CO_2-Anstieg und Azidose senken die Reizschwelle für Konvulsionen. Negativ chronotrope und inotrope Effekte von Lidocain und Bupivacain werden verstärkt. Als Ursache wird eine Verschiebung in den intrazellulären Raum angenommen (186, 232, 494), wobei diese Befunde nicht bestätigt werden konnten (413).

Die Verteilung eines kontinuierlich infundierten Lokalanästhetikums unter Azidose zeigt deutliche Unterschiede zum Normalstatus in den einzelnen Geweben (Abb. 2.39). Dabei fällt auf, dass Lunge, Leber und Niere höhere Mengen binden, während die Konzentrationssenkung in Galle und Urin als Zeichen des verminderten Angebots infolge veränderter Verteilung oder als Folge reduzierter hepatischer Extraktion (Metabolismus) gedeutet werden kann (464, 465, 534). Möglicherweise sind weitere Faktoren bei Krankheitsbildern mit Azidose wichtig: α_1-Glykoproteinbindung, Herzzeitvolumen und hepatische Extraktion. Dies würde erklären, dass bei isolierten Untersuchungen Effekte nachweisbar sind, die bei Untersuchungen im Gesamtorganismus nicht mehr auftreten (378). Jedoch führt akute Hypoxie zu einem signifikanten Anstieg im Plasma an den Lidocainmetaboliten MEG-X und GX (163).

Maligne Hyperthermie und andere seltene Erkrankungen

Die maligne Hyperthermie (MH), die in einer Häufigkeit von 1 : 20 000 bis 1 : 50 000 je nach Gebiet auftritt, ist seit 1960 als eine hereditäre Krankheit bekannt. Es handelt sich hierbei um eine über Ryanodinrezeptoren gesteuerte Calciumregulationsstörungen an der Muskulatur, wodurch es zu einem akuten Anstieg der Konzentration des myoplasmatischen Calciums kommt. Zahlreiche Substanzen, die in der Anästhesie angewandt werden, können als Auslöser dieses lebensbedrohlichen Krankheitsbildes wirken. Da sowohl die Vermeidung schädlicher Noxen als auch die Früherkennung für die Prognose entscheidend ist, muss der Einsatz einzelner Lokalanästhetika sowie Lokalanästhesietechniken genau abgewogen werden.

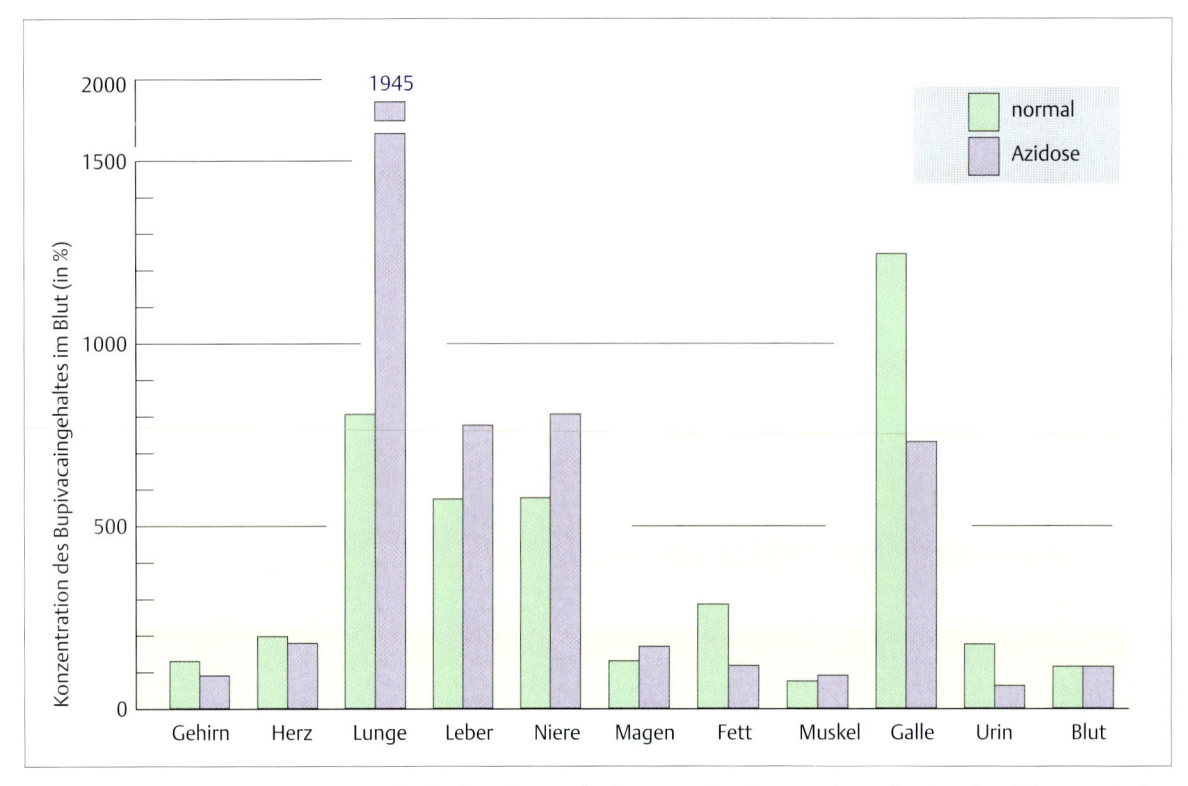

Abb. 2.39 Konzentration von 3H-Bupivacain (nach Infusion) in verschiedenen Geweben bei normalen und azidotischen (CO_2-Zusatz in der Atemluft) Kaninchen (nach Sjöstrand u. Widmann 1973).

In der akuten Situation der beginnenden Hyperthermie findet sich ein muskulärer Hypermetabolismus, der zu einem erhöhten Sauerstoffverbrauch und Kohlendioxidausstoß führt. Zugleich finden sich häufig Tachykardien und Arrhythmien, die einerseits durch den Hypermetabolismus, anderseits aber auch durch Hyperkaliämie bedingt sind, wobei das Kalium aus zerstörten Zellen freigesetzt wird.

Der Körpertemperaturanstieg bis 42 °C, nach der die Erkrankung benannt ist, stellt eigentlich ein Spätsymptom dar. Neben einer symptomatischen Therapie müssen – um kausal diesen Hypermetabolismus zu durchbrechen – das Muskelrelaxans und der Calciumantagonist Dantrolen (Initialdosis 2,5 mg/kgKG) verabreicht werden. Die DL_{50} von Bupivacain wird experimentell (Mäuse) durch Dantrolen im Sinne einer Toxizitätserhöhung gesenkt, da Bupivacain wie auch andere Lokalanästhetika in den Calciumstoffwechsel eingreifen. Für andere Lokalanästhetika liegen keine Untersuchungen vor, ein ähnliches Verhalten ist jedoch zu erwarten (487). Das Lokalanästhetikum Procainamid wurde anfänglich in der akuten Krise versuchsweise eingesetzt, hat aber keinen sicheren therapeutischen Nutzen, sodass es nicht mehr verwendet wird und keinesfalls als Ersatz für Dantrolen betrachtet werden darf.

Bei Patienten, die unter dem Verdacht einer möglichen Disposition stehen, können Regionalanästhesien relativ sicher angewandt werden. Zweckmäßig ist eine vorausgehende Sedierung unter Vermeidung von Triggersubstanzen, da Stress eine nicht unerhebliche Rolle spielt. Die Frage, welche Lokalanästhetika bei der malignen Hyperthermie sinnvoller sind, ist bisher unbeantwortet, auch wenn in den USA ohne wissenschaftliche Grundlage empfohlen wird, bei MH-Verdacht Amide bei Regionalanästhesien zu vermeiden und Ester-Lokalanästhetika vorzuziehen. In der klinischen Praxis sind zwar auch unter Regionalanästhesien Temperaturanstiege beobachtet, jedoch bisher keine fatalen Verläufe beschrieben worden. Wahrscheinlich spielt die Blockade der zentripetalen Stressüberleitung durch die rückenmarksnahen Anästhesien eine günstige Rolle. Im Gebiet, das durch Epiduralanästhesie blockiert wurde, konnten Rigidität und Temperaturanstieg verhindert werden, jedoch nicht in den unblockierten Teilen (302).

Für diagnostische Muskelbiopsien werden die Amid-Lokalanästhetika Lidocain und Mepivacain eingesetzt, wobei bisher keine Zeichen einer malignen Hyperthermie gefunden wurden (45). Ebenso können natürlich auch die Ester-Lokalanästhetika Procain, Chlorprocain und Tetracain angewandt werden.

Dass die Gefahr myotonischer Krisen einschließlich des „shivering" bei Myotonia dystrophica zu umgehen ist, wurde durch die erfolgreiche Anwendung einer epiduralen Blockade mit 2 %igem Lidocain (mit Adrenalin) und die Fortführung der Blockade mit Sufentanil bestätigt (102).

Porphyrie

Das hohe Risiko, das Anästhetika für eine Porphyrie haben, macht eine Prophylaxe bei bekannten Trägern und das richtige Reagieren auf evtl. auftretende Symptome notwendig. Bei dieser Erkrankung liegt eine lokale Störung des Hämstoffwechsels vor, wobei es sich um einen angeborenen Enzymdefekt mit einer Häufigkeit von 1 : 20 000 bis 1 : 50 000 handelt. Von klinischer Bedeutung in der Anästhesie sind „induzierbare Porphyrien", wobei es sich hier um die Porphyria acuta intermittens, die Porphyria variegata und die hereditäre Koproporphyrie handelt. Alle übrigen Porphyrieformen werden durch den Einsatz von Anästhetika nicht beeinflusst. Außer durch Anästhetika und andere Medikamente können akute Anfälle auch durch Hypoglykämien ausgelöst werden.

Klinisch stehen bei der Porphyrie im Vordergrund:
- abdominelle Symptome,
- polyneuritische Symptome,
- psychotische Symptome.

Sonstige Zeichen stellen Oligurie mit Hyponatriämie, Hypertonie und Tachykardie dar. Der Urin ist dunkel (braun bis schwarz).

> Da neurologische Symptome als Folge der Grundkrankheit jederzeit auch möglich sind, besteht allgemein die Tendenz, Nervenblockaden (Regionalanästhesien, Leitungsanästhesien) zu vermeiden.

Unmittelbare toxische Effekte sind bei der gegebenen Grundkrankheit lokal am Nerv nicht zu erwarten, sodass unter Verwendung verträglicher Lokalanästhetika Regionalanästhesien durchaus möglich sind (75). In der Prämedikation muss jedoch beachtet werden, dass ein großer Teil der klinisch gebräuchlichen Sedativa für die Vorbereitung verboten ist, sodass hier eine genaue Auswahl getroffen werden muss (155, 160). Empfehlenswert ist aus forensischen Gründen, vor Anlegen der Regionalanästhesie eine genau protokollierte Statuserhebung des polyneuropathischen Krankheitsbilds vornehmen zu lassen, möglicherweise auch durch einen Neurologen. Lokalanästhesien in Form von Infiltrationsanästhesien bieten den Vorteil, dass eine extrem lange Nüchternheit vermieden wird, die mit länger anhaltender Hypoglykämie einen akuten Anfall auslösen kann (199, 273).

> Von den Lokalanästhetika werden Tetracain, Bupivacain, Levobupivacain, Ropivacain, Procain und Prilocain für vertretbar gehalten, während Cocain und Lidocain nicht angewandt werden dürfen, da nach ihrem Einsatz Zwischenfälle beschrieben wurden. Es gibt theoretische Erwägungen, Lokalanästhetika mit chemischer Ähnlichkeit gleich einzustufen, also z. B. auch Mepivacain zu vermeiden (273, 440).

> Experimentell bestehen Hinweise, dass die Amid-Lokalanästhetika untereinander vergleichbar sind, sodass den Ester-Lokalanästhetika der Vorzug zu geben ist (155).

So wurde bei Untersuchungen an der Hühnerembryoleber die Hämbiosynthese partiell geblockt, entsprechend der humanen Porphyrie. Eine Induktion der 6-Aminolävulinsynthetase mit Akkumulation von Porphyrin wurde durch die Amid-Lokalanästhetika verursacht, dagegen kaum durch Ester-Lokalanästhetika.

Ester-Lokalanästhetika können aus diesen Gründen empfohlen werden. In einem Einzelfall ist sogar beschrieben, dass unter Procain eine Remission der porphyrischen Attacken zu erzielen war (225). Die epidurale Analgesie mit Procain wurde gleichfalls in der akuten Krise erfolgreich eingesetzt (59). Spinalanästhesien lassen sich mit Tetracain durchführen.

Epidermolysis bullosa

Die große Verletzlichkeit der Haut, mechanisch als auch chemisch, macht ein besonderes Vorgehen bei einer Epidermolysis bullosa erforderlich.

> Unter Berücksichtung, dass eine Intubation eine mechanische Läsion im Schleimhautbereich setzt, gibt es Empfehlungen zur Spontanatmung unter Anwendung der Maskennarkose, wobei selbst eine feste Maske eine Läsion setzen kann.

Die Frage, ob Infiltrationsanästhesien anzuwenden sind, bleibt offen, da nicht vorhersehbar ist, ob sich nach der Injektion Blasen bilden. Da die Verträglichkeit von Regionalanästhesien (Spinal- bzw. Periduralanästhesie mit Tetracain, Lidocain, Bupivacain) in Einzelfällen erfolgreich beschrieben ist (83), stellen diese Verfahren Alternativen zur Allgemeinanästhesie dar.

Hinweise zur praktischen Anwendung siehe Tabellen S. 674.

Kernaussagen

1

▸ **Einführung** Lokalanästhetika blockieren in charakteristischer Weise in einem umschriebenen Gebiet die Ausschaltung der Empfindung der Schmerzwahrnehmung durch spezifische Effekte auf neuronaler Ebene. Obwohl sich eine Vielzahl chemischer Verbindungen mit lokalanästhetischen Eigenschaften finden, werden derzeit klinisch neben Substanzen aus der Gruppe der Aminoester besonders solche aus der Gruppe der Aminoamide eingesetzt.

2

▸ **Pharmakodynamik** Auf molekularer Ebene beruht die lokalanästhetische Wirkung beider Substanzgruppen primär auf einer spezifischen Blockade schneller spannungskontrollierter Natriumkanäle des neuronalen Axons, wodurch die Ausbildung eines Aktionspotenzials verhindert wird. Es existieren verschiedene Auffassungen darüber, wie dies geschieht.

Nach der Rezeptortheorie blockieren Lokalanästhetika den Natriumeinstrom durch Interaktionen mit spezifischen Rezeptorstrukturen an Natriumkanälen, die für die spannungsbedingten Änderungen zuständig sind (251, 550). In Anlehnung an die bivalente Struktur der klinisch gebräuchlichen Lokalanästhetika formulierte Hille (251) seine Single Receptor Theory, indem er postulierte, dass sich der Lokalanästhetikumrezeptor weder an der Außen- noch an der Innenseite des Ionenkanals befindet, sondern im Ionenkanal selbst. Dieser Ionenkanal kann verschiedene unterschiedliche Zustände aufweisen: geschlossen, geöffnet oder inaktiviert.

Die Oberflächenladungstheorie geht davon aus, dass der lipophile Anteil der Lokalanästhetika mit dem lipophilen Anteil des Axolemms reagiert (535).

Die Membranexpansionstheorie fordert eine Interaktion zwischen relativ hydrophilen Lokalanästhetika mit den Membranlipiden, wobei es zur Konformationsänderungen durch Ausdehnung der perikanulären Zellmembran kommen kann.

3

▸ **Pharmakologie der Lokalanästhetika** Physikochemische Eigenschaften der Lokalanästhetika bestimmen wichtige Eigenschaften wie z. B. Wirkungsstärke und Toxizität. Lokalanästhetika in Lösung liegen in einem chemischen Gleichgewicht zwischen der basischen ungeladenen Formen (Säure) und der geladenen kationischen Form (Base) vor. Der pH-Wert der unmittelbaren Umgebung beeinflusst die Wirksamkeit eines Lokalanästhetikums, indem er das Verhältnis des geladenen zum ungeladenen, hydrophilen Anteil des Lokalanästhetikums bestimmt. Durch die Technik der Karbonisierung wird versucht, die Diffusionseigenschaften eines Lokalanästhetikums zu verbessern, indem der Anteil nichtionisierter Moleküle erhöht wird. Für die Bindung des Lokalanästhetikums an den Rezeptor der Lipoproteinmembran ist die Proteinbindung, meistens bestimmt als Plasmaeiweißbindung (PEB), von Bedeutung. Eine hohe Plasmaeiweißbindung wird mit einer hohen lokalanästhetischen Wirksamkeit gleichgesetzt. Die systemische Toxizität der Lokalanästhetika korreliert eng mit deren Lipophilie.

Unterschiedliche Latenz, Wirkdauer und Toxizität lassen eine individuelle Anpassung an operative Eingriffe, Patientenstatus und organisatorische Bedingungen zu. Langzeitsubstanzen wie Levobupivacain, Bupivacain, Ropivacain, Etidocain und Tetracain wiesen am isolierten Nerv (der Frosches) die 16fache Potenz von Procain auf, die 4fache anästhetische Wirkung von Lidocain, die 5fache von Prilocain und die 8fache von Mepivacain (129). Der hohen Wirkungsstärke der Langzeitsubstanzen steht in der Regel jedoch eine höhere Toxizität gegenüber, sodass durchschnittlich von Wirkungsgleichheit der lang und mittellang wirkenden Substanzen bei entsprechender Relation der Konzentration (1 : 4) ausgegangen werden kann und sich ein etwa identischer therapeutischer Index ergibt. Allerdings sind Wirkunterschiede zwischen den verschiedenen Lokalanästhetika für einzelne Verfahren durchaus erkennbar. Lidocain, Ropivacain und Bupivacain sind derzeit die am besten untersuchten Lokalanästhetika, wobei Lidocain der Goldstandard für mittellang wirkende Lokalanästhetika darstellt. Bei den lang wirkenden Lokalanästhetika wird Bupivacain in Deutschland immer mehr durch Ropivacain ersetzt. Für viele Substanzen, Kombinationen und verschiedene Verfahren liegen nur wenige, teilweise nicht unter kontrollierten Bedingungen erhobene Daten vor. Die Vielfalt an Zubereitungen und Kombinationen sowie die unterschiedlichen Wirkprofile gestatten eine gezielte Auswahl, um sich operativen und organisatorischen Bedingungen gezielt anzupassen.

Während toxische (233, 331, 352), aber auch allergische Reaktionen (7, 82, 133, 137, 167) sehr selten auftreten, werden systemische Intoxikationen oder technikbedingte Komplikationen je nach Untersuchung mit unterschiedlicher Häufigkeit beschrieben. Bei der Verabreichung eines Lokalanästhetikums müssen auch spezielle Nebenwirkungen von Zusätzen (z. B. von Vasokonstriktoren oder Opioiden) in Betracht gezogen werden bzw. Interaktionen mit anderen Medikamenten berücksichtigt werden. Zieht man Zulassungsuntersuchungen für neue Lokalanästhetika als Basis der

Komplikationen von Regionalanästhesien heran, kann beispielsweise von einer Komplikationsrate von 1 : 500 bis 1 : 700 bei epiduraler Anwendung ausgegangen werden. Die häufigsten Nebenwirkungen betreffen das ZNS (Auslösung eines Krampfanfalls) und das kardiovaskuläre System (z. B. eine negativ chrono-, dromo-, bathmo- und inotrope Wirkung auf das Herz).

Empfohlene Dosierungen, pharmakokinetische Daten und Hinweise auf die Sicherheit der durchgeführten Regionalanästhesie beziehen sich in der Regel auf normale, gesunde Patienten. Jedoch hängen Wirkungsstärke und Toxizität von vielen charakteristischen Eigenschaften des Patienten ab, insbesondere dem Lebensalter oder verschiedenen Vorerkrankungen des Herz-Kreislauf-Systems, der Leber und der Niere. Auch Diabetes mellitus, maligne Hyperthermie, Porphyrie und Epidermolysis bullosa können durch Lokalanästhetika beeinflusst werden.

Literatur

1 Abboud T. Vasopressors and local anesthetics. Acta Anaesthesiol Belg 1988;39:195–9.
2 Abboud T, Khoo S, Miller F, et al. Maternal, fetal, neonatal responses after epidural anesthesia with bupivacaine, 2-chloroprocaine, or lidocaine. Anesth Analg 1982;61:638–44.
3 Abboud TK, Kim KC, Noueihid R, Kuhnert BR, DerMardissorian N, Moumdjian J, Sarkis F, Nagappala S. Epidural bupivacaine chloroprocaine or lidocaine for cesarean section. Anesth Analg 1983;62:914.
4 Abernethy D, Greenblatt D. Lidocaine disposition in obesity. Am J Cardiol 1982;53:1183.
5 Adams HA, Hempelmann G. Rückenmarknahe Leitungsanästhesie versus Allgemeinanästhesie. Anästh Intensivther Notfallmed 1990;25:391.
6 Adams HJ, Mastri AR, Eichholzer AW, Kilpatrick G. Morphological effects of intrathecal etidocaine and tetracaine on the rabbit spinal cord. Anesthesiology 1974;53:904.
7 Adriani J, Zepernick R. Allergic reactions to local anesthetics. South Med J 1981;74:694–9.
8 Afshan G, Khan FA. Total spinal anaesthesia following caudal block with bupivacaine and buprenorphine. Paediatr Anaesth 1996;6:239–42.
9 Akerman B, Astrom A, Ross S, Telc A. Studies on the absorption, distribution and metabolism of labelled prilocaine and lidocaine in some animal species. Acta Pharmacol Toxicol 1966;24:389–403.
10 Akerman B, Hellberg IB, Trossvik C. Primary evaluation of the local anaesthetic properties of the amino amide agent ropivacaine LEA 103. Acta Anaesthesiol Scand 1988;32:571–8.
11 Akerman B, Persson H, Tegner C. Local anesthetie properties of the optically isomers of prilocaine (Citanest). Acta Pharmacol Toxicol 1967;25:233.
12 Akerman B, Ross S. Stereospecifity of the enzymatic biotransformation of the enantiomers of prilocaine (Citanest). Acta Pharmacol Toxicol 1970;28:445.
13 Ala Kokko TI, Pienimaki P, Herva R, Hollmen AI, Pelkonen O, Vahakangas K. Transfer of lidocaine and bupivacaine across the isolated perfused human placenta. Pharmacol Toxicol 1995;77:142–8.
14 Ala-Kokko T, Lopponen A, Alahuhta S. Two instances of central nervous system toxicity in the same patient following repeated ropivacaine-induced brachial plexus block. Acta Anaesthesiol Scand 2000;44:623–6.
15 Albright GA. Cardiac arrest following regional anesthesia with etidocaine and bupivacaine. Anesthesiology 1979;51:285.
16 Albright GA, Jouppilla R, Hollmen AJ, Jouppilla R, Vierola H, Koivula A. Epinephrine does not alter human intervillous blood flow during epidural anesthesia. Anesthesiology 1981;54:131.
17 Aldrete JA, Homatas J, Boyes RN. Effects of hepatectomy on the disappearance rate of lidocaine from blood in man and dog. Anesth Analg 1970;49:687.
18 Aldrete JA, Romo-Salas F, Arora S. Reverse arterial blood flow as a pathway for central nervous system toxic responses following injection of local anesthetics. Anesth Analg 1978;57:428.
19 Arlock P. Actions of three local anaesthetics: lidocaine, bupivacaine and ropivacaine on guinea pig papillary muscle sodium channels (Vmax). Pharmacol Toxicol 1988;63:96–104.
20 Armstrong I, Littlewood D, Chambers W. Spinalanesthesia with tetracaine effect of added vasoconstrictors. Anesth Analg 1983;62:793.
21 Arndt J. The low pressure system: the integrated function of veins. Europ J Anaesthesiol 1986;3:343.
22 Arthur G, Feldman H, Covino B. Alterations in the pharmacokinetic properties of amide local anesthetics following local anesthetic induced convulsions. Acta Anaesthesiol Scand 1988;32:522–9.
23 Arthur GR. In: Strichartz GR, ed. Local anesthetics. Berlin:Springer;1987.
24 Ashley E, Quick D, El-Behesey B, Bromley L. A comparison of the vasodilatation produced by two topical anaesthetics. Anaesthesia 1999;54:466–9.
25 Atlee JL, Homer LD, Tobey RE. Diphenylhydantoin and lidocaine modification of A V conduction in halothane anesthetized dogs. Anesthesiology 1975;43:49.
26 Auberger HG, Niesel HC. Praktische Lokalanästhesie, Regionale Schmerztherapie. Stuttgart:Thieme;1990.

27 Auroy Y, Narchi P, Messiah A, Litt L, Rouvier B, Samii K. Serious complications related to regional anesthesia. Anesthesiology 1997;87:479–86.
28 Bachmann MB, Biscoping J, Adams HA, Menges T, Krumholz W, Hempelmann G. The significance of the sampling site in the determination of plasma levels of local anesthetics using 0.75% bupivacaine as an example. Reg Anaesth 1990;13:16–20.
29 Bachmann MB, Biscoping J, Adams HA, Sokolovski A, Ratthey K, Hempelmann G. Plasmakonzentrationen von Lidocain und Prilocain nach Infiltrationsanästhesien bei Operationen im Hals Nasen Ohren Bereich. Laryngol Rhinol Otol 1988;67:335.
30 Bachmann MB, Biscoping J, Violka T, Schürg R, Hempelmann G. Pharmakokinetische Untersuchungen zur Plasmaproteinbindung von Bupivacain nach akuter präoperativer Hämodilution. Region Anästh 1991;14:32.
31 Badgwell J, Heavner J, Kytta J. Bupivacaine toxicity in young pigs is age-dependent and is affected by volatile anesthetics. Anesthesiology 1990;73:297–303.
32 Bainbridge LC. Comparison of room temperature and body temperature local anaesthetic solutions. Br J Plast Surg 1991;44:147–8.
33 Baker CE, Berry RL, Elston RC. Effect of pH of bupivacaine on duration of repeated sciatic nerve blocks in the albino rat. Local Anesthetics for Neuralgia Study Group. Anesth Analg 1991;72:773–8.
34 Bannister J, Noble D, Lamont M, Scott D. In World Congress of Gastroenterology, Vol. Abstract. Sydney 1990; 1363.
35 Barry M, Keeling P, Weir D, Felly J. Severitiy of cirrhosis and the relationship of a1–acid glycoprotein concentration to plasma protein binding of lidocaine. Clin Pharmacol Ther 1990;47:366.
36 Barwick PJ, Ramsay DS. Effect of brief intrusive force on human pulpal blood flow. Am J Orthod Dentofacial Orthop 1996;110:273–9.
37 Bauer L, Edwards W, Randolph E, Blouin R. Cimetidine induced decrease in lidocaine metabolism. Amer Heart J 1984;108:113.
38 Bedder MD, Kozody R, Craig DB. Comparison of bupivacaine and alkalinized bupivacaine in brachial plexus anesthesia. Anesth Analg 1988;67:48.
39 Bellamy M, Hopkins P, Halsall P, Ellis F. A study into the incedence of methemoglobinaemia after „three-in-one"-block with prilocaine. Anaesthesia 1992;47:1084–5.
40 Benoit PW, Belt W. Some effects of local anesthetic agents on skeletal muscle. Exp Neurol 1972;34:264.
41 Benowitz N, Forsyth R, Melmon K, Rowland M. Lidocaine disposition kinetics in monkey and man. II. Effects of hemorrhage and sympathomimetic drug administration. Clin Pharmacol Ther 1974a;16:99.
42 Benowitz N, Forsyth RP. Melmon KL, Rowland M. Lidocaine disposition kinetics in monkey and man. I. Prediction by a perfusion model. Clin Pharmacol Ther 1974b;16:87.
43 Benowitz N, Meister W. Clinical pharmacokinetics of lignocaine. Clin Pharmacokinet 1978;3:177.
44 Bergenwald L, Freyschuss U, Kaijser L, Westermark L. Cardiovascular response to spinal anaesthesia in elderly man: effects of head up tilt and dihydroergotamine administration. Clin Physiol 1985;1:31.
45 Berkowitz A, Rosenberg H. Femoral block with mepivacaine for muscle biopsy in malignant hyperthermia patients. Anesthesiology 1975;62:651.
46 Bernards C, Artru A. Effect of intracerebroventricular picrotoxin and muscimol on intravenous bupivacaine toxicity. Evidence supporting central nervous system involvement in bupivacaine cardiovascular toxicity. Anesthesiology 1993;78:902–10.
47 Bernards C, Carpenter R, Kenter M, Brown D, Rupp S, Thompson G. Effect of epinephrine on central nervous system and cardiovascular system toxicity of bupivacaine in pigs. Anesthesiology 1989;71:711–7.
48 Bernhard CG, Bohm E. Local anaesthetics as anticonvulsants. A study on experimental and clinical epilepsy. Stockholm:Almqvist & Wiksel;1965.
49 Berry CA, Sanner JH, Keasling HH. A comparison of the anticonvulsant activity of mepivacaine and lidocaine. J Pharmacol Exp 1961;133:357.
50 Bertini L, Mancini S, Di-Benedetto P, Ciaschi A, Martini O, Nava S, Tagariello V. Postoperative analgesia by combined continuous infusion and patient-controlled epidural analgesia (PCEA) following hip replacement: ropivacaine versus bupivacaine. Acta Anaesthesiol Scand 2001;45: 782–5.
51 Bertler A, Lewis DH, Löfström JB, Post C. In vivo lung uptake of lidocaine in pigs. Acta Anaesthesiol Scand 1978; 22:530.
52 Bigger JT, Mandel WJ. Effect of lidocaine on conduction in canine Purkinje fibers and the ventricular muscle Purkinje fiber junction. J Pharmacol Exp Ther 1970;172:239.
53 Birnbaum J. Epinephrine and local anesthetics. J Am Dent Assoc 1982;105:10.
54 Biscoping J, Bachmann-M B, Kirschbaum M, Hempelmann G. Beeinträchtigt die Methämoglobin Entwicklung des Neugeborenen die Einsatzmöglichkeit von Prilocain zur Pudendusanaesthesie? Region Anästh 1989;12:50.
55 Bishop PT. Frequency of accidental intravascular injection of local anesthetics in children. Brit Dent J 1972;133:137.
56 Bisschop DY, Alardo JP, Razgallah B, Just BY, Germain ML, Millart HG, Trenque TC. Seizure induced by ropivacaine. Ann Pharmacother 2001;35:311–3.
57 Bjerring P, Arendt-Nielsen L. Depth and duration of skin analgesia to needle insertion after topical application of EMLA cream. Br J Anaesth 1990;64:173–7.
58 Blair MR. Cardiovascular pharmacology of local anaesthetics. Br J Anaesth 1975;47:247.
59 Blanloeil Y, Deybach J, Portier D, Joyau M, Nordmann Y. Anesthésie et porphyries hepatiques. Ann Franc Anesth Réanim 1989;8:109.
60 Bleyl J, Koch T. Tachyphylaxis to local anesthetics. Anaesthesist 1999;48:479–80.
61 Bloedow DC, Ralston DH, Hargrove JC. Lidocaine pharmacokinetics in pregnant and nonpregnant sheep. J Pharmcol Sci 1980;69:32.
62 Blomberg S, Emanuelsson H, Kvist H, Lamm C, Ponten J, Waagstein F, Ricksten SE. Effects of thoracic epidural anesthesia on coronary arteries and arterioles in patients with coronary artery disease. Anesthesiology 1990;73:840.
63 Blumer J, Strong J, Atkinson jr A. The convulsant potency of lidocaine and its N-dealkylated metabolites. J Pharmacol Exp Ther 1973;186:31.
64 Bohm E, Flodmark S, Petersen I. Effect of lidocaine (Xylocaine) on seizure and interseizure electroencephalograms in epileptics. Arch Neurol Psychiat 1959;81:550.
65 Bonica JJ, Kennedy WF, Akamatsu TJ, Gerbershagen HU. Circulatory effects of peridural block: III. Effects of acute blood loss. Anesthesiology 1972;36:219.
66 Bonica JJ, Kennedy WF, Ward RJ, Tolas AG. A comparison of the effects of high subarachnoid and epidural anesthesia. Acta Anaesthesiol Scand 1966;23(Suppl.):429.
67 Bonnet E, Brun Buisson V, Francois Y, Catoire R, Saada M. Effects of oral and subarachnoid clonidine on spinal anesthesia with bupivacaine. Region Anesth 1990;1:211.
68 Boogaerts J, Declercq A, Lafont N, Benameur H, Akodad E, Dupont J, Legros F. Toxicity of bupivacaine encapsulated into liposomes and injected intravenously comparison with plain solutions. Anesth Analg 1993;76:553–5.
69 Boogaerts JG, Lafont ND, Declercq AG, Luo HC, Gravet ET, Bianchi JA, Legros FJ. Epidural administration of liposome,

69 associated bupivacaine for the management of postsurgical pain a first study. J Clin Anesth 1994;6:315–20.
70 Boron WF, De Weer P. Intracellular pH transients in squid giant axons caused by CO_2, NH_3 and metabolic inhibitors. J Gen Physiol 1976;67:91–112.
71 Boss E, Schuh E. Der Einfluß des Lebensalters auf die Ausbreitung der Spinalanästhesie mit isobarem Mepivacain. Anaesthesist 1967;42:162.
72 Boyce J, Cervenko F, Wright F. Effects of halothane on the pharmacokinetics of lidocaine in digitalis-toxic dogs. Can Anaesth Soc J 1978;25:323.
73 Brahma A, Inkster C. Alkaline chemical ocular injury from Emla cream. Eye 1995;9:658–9.
74 Brashear W, Zuspan K, Lazebnik N, Kuhnert B, Mann L. Effect of ranitidine on bupivacaine disposition. Anesth Analg 1991;72:369.
75 Brennan L, Halfacre J, Woods S. Regional anaesthesia in porphyria. Br J Anaesth 1990;54:594.
76 Bridenbaugh L. Does the addition of low molecular weight dextran prolong the duration of action of bupivacaine? Reg Anesth 1978;3:6–7.
77 Brodin AF, Nyquist FA, Wadsten I, Forslung B, Broberg F. Phase diagram and aqueous solubility of the lidocaine prilocaine binary system. J Pharm Sci 1984;73:481.
78 Brodsky J, Brock-Utne J. Mixing local anesthetics. Br J Anaesth 1978;50:1269.
79 Bromage P. Allergy to local anaesthetics. Anaesthesia 1975;30:239.
80 Bromage PR, Pettigrew RT, Crowell DE. Tachyphylaxis in epidural analgesia: I. Augmentation and decay of local anesthesia. J Clin Pharmacol J New Drugs 1969;9:30–8.
81 Bromage R. Epidural analgesia. Philadelphia:Saunders; 1978.
82 Broown RS, Redden RJ, Chan JT. The evaluation of a reported allergic reaction to an amide local anesthetic a case report. Tex Dent J 1995;112:37–40.
83 Broster T, Placek R, Eggers jr. G. Epidermolysis bullosa: anesthetic management for cesarean section. Anesth Analg 1987;66:341.
84 Broughton A, Grant AO, Starmer CF, Klinger JK, Stambler BS, Strauss HC. Lipid solubility modulates pH potentiation of local anesthetic block of Vmax reactivation in guinea pig myocardium. Circ Res 1984;55:513–23.
85 Brown DL, Ransom DM, Hall JA, Leicht CH, Schroeder DR, Offord KP. Regional anesthesia and local anesthetic, induced systemic toxicity seizure frequency and accompanying cardiovascular changes. Anesth Analg 1995;81:321–8.
86 Brown G. The influence of adrenaline, noradrenaline vasoconstrictors on the efficiency of lidocaine. J Oral Ther Pharmacol 1968;4:398.
87 Brown W, Bell G, Luri A, et al. Newborn blood levels of lidocaine and mepivacaine in the first postnatal day following maternal epidural anesthesia. Anesthesiology 1975;42:698.
88 Brown W, Bell G, Alper M. Acidosis, local anesthetics and the newborn. Obstet Gynecol 1976;48:27.
89 Browne J, Awad I, Plant R, McAdoo J, Shorten G. Topical amethocaine (Ametop) is superior to EMLA for intravenous cannulation. Eutectic mixture of local anesthetics. Can J Anaesth 1999;46:1014–8.
90 Brydon CW, Basler M, Kerr WJ. An evaluation of two concentrations of hyaluronidase for supplementation of peribulbar anaesthesia (see comments). Anaesthesia 1995;50:998–1000.
91 Buckley F, Fink B. Duration of action of nerve blocks produced by mixtures of local anesthetics and low molecular weight dextran: studies in rat infraorbital nerve blocks. Anesth Analg 1981;60:142–5.
92 Buggy DJ, MacDowell C. Extradural analgesia with clonidine and fentanyl compared with 0.25% bupivacaine in the first stage of labour. Br J Anaesth 1996;76:319–21.
93 Burney R, et al. Antiarrhythmic effects of lidocaine metabolites. Amer Heart J 1974;88:765.
94 Burney R, DiFazio C. Hepatic clearance of lidocaine during N_2O anesthesia in dogs. Anesth Analg (Cleve) 1976;55:322.
95 Burney RG, DiFazio CA, Föster JH. Effects of pH on protein binding of lidocaine. Anesth Analg 1978;57:478.
96 Butterworth J, James RL, Grimes J. Structure-affinity relationships and stereospecificity of several homologous series of local anesthetics for the beta$_2$-adrenergic receptor. Anesth Analg 1997;85:336–42.
97 Büttner J, Klose R. Alkalisierung von Mepivacain zur axillären Katheterplexusanaesthesie. Reg Anästh 1991;14:17.
98 Büttner J, Ott B, Klose R. Der Einfluß eines Clonidin Zusatzes zum Mepivacain bei der axillären Plexus brachialis Blockade. Anaesthesist 1992;41:548.
99 Caldwell J, Moffatt J, Smith R, Lieberman B, Cawston M, Beard R. Pharmacokinetics of bupivacaine administered epidurally during childbirth. Br J Clin Pharmacol 1976;3:956.
100 Calvo R, Carlos R, Erill S. Effects of disease and acetazolamine on procaine hydrolysis by red cell enzymes. Clin Pharmacol Ther 1980;27:175.
101 Calvo R, Carlos R, Erill S. Procaine hydrolysis defect in uraemia does not appear to be due to carbamylation of plasma esterases. Eur J Clin Pharmacol 1983;24:533.
102 Camann W, Johnson M. Anesthetic management of a parturient with myotonia dystrophica: a case report. Reg Anesth 1990;1:41.
103 Caplan RA, Ward RJ, Posner K, Cheney FW. Unexpected cardiac arrest during spinal anesthesia: a closed claims analysis of predisposing factors. Anesthesiology 1988;68:5.
104 Capogna G, Celleno D, Laudano D, Giunta F. Alkalinization of local anesthetics. Which block, which local anesthetic? Reg Anesth 1995;20:369–77.
105 Carron H, Covino BG. Influence of anaesthetic procedures on surgical sequelae. Reg Anesth 1982;7(Suppl.)1.
106 Casati A, Fanelli G, Beccaria P, Magistris L, Albertin A, Torri G. The effects of single or multiple injections on the volume of 0.5% ropivacaine required for femoral nerve blockade. Anesth Analg 2001a;93:183–6.
107 Casati A, Fanelli G, Magistris L, Beccaria P, Berti M, Torri G. Minimum local anesthetic volume blocking the femoral nerve in 50% of cases: a double-blinded comparison between 0.5% ropivacaine and 0.5% bupivacaine. Anesth Analg 2001b;92:205–8.
108 Catchlove R. The influence of CO_2 and pH on local anesthetic action. J Pharmacol Exp Ther 1972;181:298.
109 Catchlove R. Potentiation of two different local anesthetics by carbon dioxide. Br J Anaesth 1973;45:417.
110 Chadwick H. Toxicity and resuscitation in lidocaine, or bupivacaine, infused cats. Anesthesiology 1985;63:385–90.
111 Chambers W, Littlewood D, Logan M, Scott D. Spinal anesthesia with hyperbaric bupivacaine: effect of added vasoconstrictors. Anesth Analg 1982;61:49–52.
112 Chandler M, Grammer L, Patterson R. Provocative challenge with local anesthetics in patients with a prior history of reaction. J Allergy Clin Immunol 1987;79:883–6.
113 Chang DH, Ladd LA, Copeland S, Iglesias MA, Plummer JL, Mather LE. Direct cardiac effects of intracoronary bupivacaine, levobupivacaine and ropivacaine in the sheep. Br J Pharmacol 2001;132:649–58.
114 Chinn M, Wirjoatmadja K. Prolonged local anesthesia. Lancet 1967;2:835.
115 Chow M, Ronfeld R, Hamilton R, et al. Effect of external cardiopulmonary resuscitation on lidocaine pharmacokinetics in dogs. J Pharmacol Exp Ther 1983;224:531.
116 Chow M, Ronfeld R, Ruffet D, Fieldman A. Lidocaine

117 Cohen EN, Levine DA, Colliss JE, Gunther RE. The role of pH in the development of tachyphylaxis to local anesthetic agents. Anesthesiology 1968;29:994–1001.

118 Cohen S, Thurblow A. Comparison of a chloroprocaine-bupivacaine mixture with chloroprocaine and bupivacaine used individually for obstetric epidural analgesia. Anesthesiology 1979;51:288.

119 Colley PS, Heavner JE. Blood levels of bupivacaine after injection into the scalp with and without epinephrine. Anesthesiology 1981;54:81.

120 Collins J, Matsumoto M, Kitahata L. Suppression by spinally administered epinephrine of noxiously evoked dorsal horn neuron activity in cats: evidence for spinal epinephrine analgesia. Anesth Analg 1983;62:253.

121 Collinsworth K, Strong J, Atkinson A, Winkle R, Pelroth F. Pharmacokinetics and metabolism of lidocaine in patients with renal failure. Clin Pharmacol Ther 1975;18:59.

122 Cook PR, Malmqvist LA, Bengtsson M, Tryggvason B, Löfström JB. Vagal and sympathetic activity during spinal analgesia. Acta Anaesthesiol Scand 1990;34:271.

123 Corke B, Carlson C, Dettbam W. The influence of 2-chloroprocaine on the subsequent analgesic potency of bupivacaine. Anesthesiology 1984;60:25.

124 Costa P, Papurel-Begin G, Coaloa M, Villa C, Ravera E, Hellmann F, Di Giovanni M, Bono D. Loco-regional block in ophthalmic surgery: single drug or drug combination with hyaluronidase? Randomized prospective study. Minerva Anesthesiol 1999;65:775–83.

125 Costin M, Miliken R. Epinephrine is unsafe in the praeeclamptic patient. Anesthesiology 1987;66:99.

126 Covino BG. Pharmacology of newer local anesthetic agents. Int Anesthesiol Clin 1978;161:22.

127 Covino BG. Ultra-long acting local anesthetic agents. Anesthesiology 1981;54:263–4.

128 Covino BG. Local anesthetic agents for peripheral nerve blocks. Anaesthesist 1980;29:33–7.

129 Covino BG, Bush DF. Clinical evaluation of local anaesthetic agents. Br J Anaesth 1975;47:289–96.

130 Covino BG, Marx GF, Finster M, Zsigmond EK. Prolonged sensory/motor deficits following inadvertent spinal anesthesia (editorial). Anesth Analg 1980;59:399–400.

131 Crandell JT, Kotelko DM. Cardiotoxicity of local anesthetics during late pregnancy. Anesth Analg 1985;64:204.

132 Crawford JM. Anaesthetie agents and the chemical sensitivity of cortical neurones. Neuropharmacology 1970;9:31.

133 Cuesta Herranz J, de las Heras M, Fernandez M, Lluch M, Figueredo E, Umpierrez A, Lahoz C. Allergic reaction caused by local anesthetic agents belonging to the amide group. J Allergy Clin Immunol 1997;99:427–8.

134 Cunningham N, Kaplan J. A rapid onset, longacting regional anaesthetie technique. Anesthesiology 1974;41:509.

135 Curatolo M, Petersen-Felix S, Arendt-Nielsen L, Zbinden A. Epidural epinephrine and clonidine. Anesthesiology 1997;87:785–94.

136 Cusack B, Kelly J, Lavan J, Noel J, O'Malley K. Pharmacokinetics of lignocaine in the elderly. Br J Clin Pharmacol (Proc) 1980;9.

137 Dalens BJ, Mazoit JX. Adverse effects of regional anaesthesia in children. Drug Saf 1998;19:251–68.

138 Danielsson B, Danielson M, Boo E, Arvidsson T, Halldin M. Toxicity of bupivacaine and ropivacaine in relation to free plasma concentrations in pregnant rats: a comparative study. Pharmacol Toxicol 1997;81:90–6.

139 Datta S, Lambert DH, Gregus J, et al. Differential sensitivities of mammalian nerve fibres during pregnancy. Anesth Analg 1983;62:1070–2.

140 Davis L, Britten J, Morgan M. Cholinesterase. Its significance in anaesthesia practice. Anaesthesia 1997;52:244–60.

141 Davis NL, de Jong RH. Successful resuscitation following massive bupivacaine overdose. Anesth Analg 1982;61:62.

142 de Jong R. Local anesthetics. Springfield/Ill:Thomas;1977.

143 de Jong RH, Heavner JE. Local anesthetie seizure prevention: diazepam versus pentobarbital. Anesthesiology 1972;36:449.

144 de Jong RH, Ronfeld RA, DeRosa RA. Cardiovascular effects of convulsant and supraconvulsant doses of amide local anesthetics. Anesth Analg 1982;61:3–9.

145 de Jong RH, Wagman IH, Prince DA. Effect of carbon dioxide on the cortical seizure threshold to lidocaine. Exp Neurol 1967;17:221–32.

146 Deguchi T, Narahashi T. Effects of procaine on ionic conductances of endplate membranes. J Pharmacol Exp Ther 1971;176:423.

147 Delafuente JC. Perspectives on geriatric pharmacotherapy. Pharmacotherapy 1991;11:222–4.

148 Denson D, Behbehani M, Gregg R. Effects of an intravenously administered arrhythmogenic dose of bupivacaine at the nucleus tractus solitarius in the conscious rat. Reg Anesth 1990;15:76–80.

149 Denson D, Behbehani M, Gregg R. Enantiomer-specific effects of an intravenously administered arrhythmogenic dose of bupivacaine on neurons of the nucleus tractus solitarius and the cardiovascular system in the anesthetized rat. Reg Anesth 1992;17:311–6.

150 Denson D, Myers J, Thompson G, Coyle D. The influence of diazepam on the serum protein binding of bupivacaine at normal and and acidic pH. Anesth Analg (Cleve) 1984;63:980.

151 Denson D, Thompson G, Coyle D. Use of a limited physiologic model to explain target organ toxicity of bupivacaine as a function of route of administration. Biopharm Drug Dispos 1986;7:121–35.

152 Denson D, Toltzis R, Ernst T, Youngs C, Thomas R, Grummich K. Rapid estimation of unbound lidocaine clearance in cardiac patients: implications for reducing toxicity. J Clin Pharmacol 1988;28:995–1000.

153 Denson DD, Coyle DE, Thompson G, Meyers JA. Alpha-l-acid glycoprotein and albumin in human serum bupivacaine binding. Clin Pharmacol Ther 1984;35:409.

154 Denson DD, Thomas RD, Behbehani MM, Coyle DD. Medullary effects of local anesthetics. Anesth Analg 1987;66:372.

155 DeVerneuil H, Deybach J, Phung N, Da Silva V, Nordman Y. Study of anesthetic agents for their ability to elicit porphyrin biosynthesis in chick embryo liver. Biochem Pharmacol 1983;32:1011.

156 DiFazio C. Metabolism of local anaesthetics in the foetus, newborn and adult. Br J Anaesth 1979;51:29.

157 DiFazio C, Brown R. Lidocaine metabolism in normal and phenobarbital-pretreated dogs. Anesthesiology 1972;36:238.

158 Dohi S, Matsumiya N, Takeshima R, Naito H. The effect of subarachnoid lidocaine and phenylephrine on spinal cord and cerebral blood flow in dogs. Anesthesiology 1984;61:238–44.

159 Dohlwitz A, Uppfeldt A. Pain relief in vein puncture. Application time and effectiveness of lidocaine-prilocaine-cream. Anaesth 1985;34:355–8.

160 Doss M, Wetterberg L. Verbotene und erlaubte Medikamente bei akuter hepatischer Porphyrie. Fortschr Med 1977;95:2532.

161 Du Mesnil de Rochemont W, Hensel H. Messung der Hautdurchblutung am Menschen bei Einwirkung verschiedener Lokalanästhetika. Naunyn-Schmiedebergs Arch Exp Pathol Pharmakol 1960;239:464.

162 Dunbar RW, Boettner RB, Haley JV, Hall VE, Morrow DH. The effect of diazepam on the antiarrhythmic response to lidocaine. Anesth Analg 1971;50:685.

163 DuSouich P, Saunier C, Hartemann D, Allam M. Effect of acute and chronic moderate hypoxia on the kinetics of lidocaine and its metabolites and on regional blood flow. Pulmon Pharmacol 1992;5:9–16.

164 Eaglstein N. Chemical injury to the eye from EMLA cream during erbium laser resurfacing. Dermatol Surg 1999;25: 590–1.

165 Ebihara A, Tokita Y, Izawa T, Suda H. Pulpal blood flow assessed by laser Doppler flowmetry in a tooth with a horizontal root fracture. Oral Surg Oral Med Oral Pathol Oral Radiol Endod 1996;81:229–33.

166 Eckstein K, Vicente-Eckstein A, Steiner R, Mißler U. Klinische Erprobung von CO_2-Bupivacain. Region Anästh 1978;1:27.

167 Eggleston ST, Lush LW. Understanding allergic reactions to local anesthetics. Ann Pharmacother 1996;30:851–7.

168 Ehrenstrom-Reiz G, Reiz S. EMLA – an eutectic mixture of local anaesthetics for topical anaesthesia. Acta Anaesthesiol Scand 1982;26:596–8.

169 Eidelberg E, Neer H, Miller M. Anticonvulsant properties of some benzodiazepine derivatives. Neurology 1965;15:223.

170 Eidelberg E, Neer HM, Miller MK. Anticonvulsant properties of some benzodiazepine derivatives. Neurology 2001; 15:223.

171 Eisler E, Shapiro D, Schnider S, Halpern S, Levinson G, Rosen M. The letal dose of intravenous bupivacaine with and without epinephrine in rabbits. Anesth Analg 1985; 64:209.

172 Ekstrom G, Gunnarsson UB. Ropivacaine, a new amide-type local anesthetic agent, is metabolized by cytochromes P450 1A and 3A in human liver microsomes. Drug Metab Dispos 1996, 24:955–961.

173 Engberg G, Danielson K, Henneberg S, Nilsson A. Plasma concentrations of prilocaine and lidocaine and methaemoglobin formation in infants after epicutaneous application of a 5% lidocaine-prilocaine (EMLA). Acta Anaesthesiol Scand 1987;31:624–8.

174 Engberg G, Wiklund L. The circulatory effects of intravenously administered ephedrine during epidural blockade. Acta Anaesthesiol Scand 1978;66(Suppl.):27.

175 Engberg G, Wiklund L. The use of ephedrine for prevention of arterial hypotension during epidural blockade: a study of the central circulation after subcutaneous premedication. Acta Anaesthesiol Scand 1978;66(Suppl.):1.

176 Englesson S. Intravenous toxicity – subjective symptoms and acid-base influences on the toxicity of local anaesthetic agents. Acta Anaesthesiol Scand 1966;25(Suppl.): 28–33.

177 Englesson S. The influence of acid-base changes on central nervous system toxicity of local anaesthetic agents. I. An experimental study in cats. Acta Anaesthesiol Scand 1974; 18:79–87.

178 Epstein BS, Banerjee S, Chamberlain C, Coakley S. The effect of the concentration of local anesthetic during epidural anesthesia on the forces of labor. Anesthesiology 1968;29:187.

179 Eriksson W. Prilocaine. An experimental study in man of a new local anaesthetic with special regards to efficacy, toxicity and excretion. Acta Chir Scand 1966;358(Suppl.): 1–82.

180 Erlacher W, Schuschnig C, Koinig H, Marhofer P, Melischek M, Mayer N, Kapral S. Clonidine as adjuvant for mepivacaine, ropivacaine and bupivacaine in axillary, perivascular brachial plexus block. Can J Anaesth 2001;48:522–5.

181 Essink-Tjebbes C, Hekster Y, Liem K, van Dongen R. Topical use of local anesthetics in neonates. Pharm World Sci 1999;21:173–6.

182 Feely J, Guy E. Lack of effect of ranidine on the disposition of lignocaine. Br J Clin Pharmacol 1983;15:378.

183 Feely J, Wade D, McAllister C, Wilkinson G, et al. Effect of hypotension on liver blood flow and lidocaine disposition. New Engl J Med 1982a;307:866.

184 Feely J, Wilkinson G, McAllister C, Wood A. Increased toxicity and reduced clearance of lidocaine by cimetidine. Ann Intern Med 1982b;96:592–594.

185 Feinstein MB, Paimre M, Lee M. Effect of local anesthetics on excitaton-coupling mechanisms. Trans NY Acad Sci 1968;30:1073.

186 Feldman HS, Hartvig P, Wiklund L, Doucette AM, Antoni G, Gee A, Ulin J, Langstrom B. Regional distribution of 11C, labeled lidocaine, bupivacaine, ropivacaine in the heart, lungs, skeletal muscle of pigs studied with positron emission tomography. Biopharm Drug Dispos 1997;18: 151–64.

187 Finholt D, Stirt J, DiFazio C, Moscicki J. Lidocaine pharmacokinetics in children during general anesthesia. Anesth Analg 1986;65:279.

188 Finucaine B, Hammonds W. Influence of age on vascular absorption of lidocaine injected epidurally in man. Region Anesth 1984;9:36.

189 Fisher R, Hung O, Mezei M, Stewart R. Topical anaesthesia of intact skin: liposome-encapsulated tetracaine vs EMLA. Br J Anaesth 1998;81:972–3.

190 Fitton A R, Ragbir M, Milling MA. The use of pH adjusted lignocaine in controlling operative pain in the day surgery unit: a prospective, randomised trial. Br J Plast Surg 1996; 49:404–8.

191 Flynn R, Moore J, Collier P, Howard P. Single dose oral H_2-antagonists do not affect plasma lidocaine levels. Acta Anaesthesiol Scand 1989a;33:93.

192 Flynn R, Moore J, Collier P, McClean E. Does pretreatment with cimetidine and ranitidine affect the disposition of bupivacaine? Br J Anaesth 1989b;62:87.

193 Foldes EE, Davidson GM, Duncalf D, Kunabara S. The intravenous toxicity of local anesthetic agents in man. Clin Pharmacol Ther 1965;6:328.

194 Foldes F, Foldes V, Smith J, Zsigmond E. The relation between plasma cholinesterase and prolonged apnea caused by succinylcholine. Anesthesiology 1963;24:208.

195 Foster RH, Markham A. Levobupivacaine: a review of its pharmacology and use as a local anaesthetic. Drugs 2000; 59:551–79.

196 Freely J, Wade D, McAllister C, Wilkinson G, et al. Effect of hypotension on liver blood flow and lidocaine disposition. New Engl J Med 2000;307:866.

197 Fruhstorfer H, Nolte H, Ziegenhagel U. Hautdurchblutung nach subcutaner Lidocain-Infiltration mit und ohne Zusatz von Adrenalin oder Ornipressin. Region Anästh 1990;13: 97.

198 Fukuda H, Hirabayashi Y, Shimizu R, Saitoh K, Mitsuhata H. Sevoflurane is equivalent to isoflurane for attenuating bupivacaine, induced arrhythmias and seizures in rats. Anesth Analg 1996;83:570–3.

199 Gajdos P, Cousin M, Bolgert E. Anaesthesia and postoperative care in uncommon discases. Amsterdam:Excerpta medica;1981.

200 Gajraj NM, Pennant JH, Watcha MF. Eutectic mixture of local anesthetics (EMLA) cream. Anesth Analg 1994;78: 574–83.

201 Galindo A, Witcher T. Mixture of local amestheticsa: Bupivacaine-chloroprocaine. Anesth Analg 1980;59:683.

202 Gandolfi L. Serum lidocaine and MEGX concentrations after pharyngeal anesthesia for gastroscopy. Gastrointest Endosc 1995;42:282–3.

203 Gauer OH. Mechanik des Gefäßsystems. Herz Kreisl 1972; 4:164.

204 Geng WP, Ebke M, Foth H. Prilocaine elimination by isolated perfused rat lung and liver. Schmiedeberg's Archives Pharmacol 1994;351:93–8.

205 Giasi R, D'Agostino E, Covino B. Interaction of diazepam

206 Giaufre E, Bruguerolle B, Morrison Lacombe G, Rousset Rouviere B. The influence of midazolam on the plasma concentrations of bupivacaine and lidocaine after caudal injection of a mixture of the local anesthetics in children. Acta Anaesthesiol Scand 1990;34:44–6.
205 and epidurally admiistered local anesthetic agents. Region Anaesth 1980;5:8.
207 Gissen A, Covino B, Gregus J. Differential sensitivity of fast and slow fibers in mammalian nerve. Region Anesth 1985;10:68.
208 Gissen AJ, Covino B G, Gregus J. Differential sensitivities of mammalian nerves to local anesthetic drugs. Anesthesiology 1980;53:467–74.
209 Gissen AJ, Datta S, Lambert D. Is chloroprocaine (2CP) neurotoxic? Reg Anaesth 1984;9:38.
210 Glaser S, Portenoy RK. Systemic local anesthetic in pain control. J Pain Sympt Mgmt 1991;6:130.
211 Glinert RJ, Zachary CB. Local anesthetic allergy. Its recognition and avoidance. J Dermatol Surg Oncol 1991;17:491–6.
212 Gonzalez T, Longobardo M, Caballero R, Delpon E, Sinisterra JV, Tamargo J, Valenzuela C. Stereoselective effects of the enantiomers of a new local anaesthetic, IQB-9302, on a human cardiac potassium channel (Kv1.5). Br J Pharmacol 2000;132:385–92.
213 Goto F, Fujita N, Fujita T. Cerebrospinal norepinephrine concentrations and the duration of epidural analgesia. Can J Anaesth 1990;37:839–43.
214 Gourrier E, Karoubi P, el Hanache A, Merbouche S, Mouchnino G, Dhabhi S, Leraillez J. Use of EMLA cream in premature and full-term newborn infants. Study of efficacy and tolerance. Arch Pediatr 1995;2:1041–6.
215 Graf B, Böhrer H. Letale hypertensive Reaktion während der Anästhesie bei einer Patientin mit akuter Subarachnoidalblutung. Anästhesist 1990;39:434–8.
216 Graf BM, Eberl S, Abraham I, Gebhard M, Martin E. Comparison of the direct cardiotoxicity of the isomers of ropivacaine and bupivacaine. Anesthesiology 1998;89:A76.
217 Graf BM, Fischer B, Stowe D, Bosnjak Z, Martin E. Synthetic 8-ornithine-vasopressin, a clinically used vasoconstrictor, causes cardiac effects mainly via changes in coronary flow. Acta Scand Anaesth 1997a;41:414–21.
218 Graf B M, Bosnjak ZJ, Martin E, Kampine JP, Kwok WM. Removal of stereoselectivity of bupivacaine on cardiac sodium channel evidence for a phosphorylation, dependent mechanism. Anesthesiology 1996;85:A368.
219 Graf BM, Martin E, Bosnjak ZJ, Stowe DF. Stereospecific effect of bupivacaine on atrioventricular conduction in the isolated perfused Guinea pig heart. Anesthesiology 1997b;86:410–9.
220 Grant GJ, Bansinath M. Liposomal delivery systems for local anesthetics. Reg Anesth Pain Med 2001;26:61–3.
221 Grant GJ, Barenholz Y, Piskoun B, Bansinath M, Turndorf H, Bolotin EM. DRV liposomal bupivacaine: preparation, characterization, in vivo evaluation in mice. Pharm Res 2001;18:336–43.
222 Greenblatt D, Sellers E, Shader R. Drug disposition in old age. New Engl J Med 1982;306:1081.
223 Greiss EC, Still JG, Anderson SG. Effects of local anesthetic agents on the uterine vasculatures and myometrium. Amer J Obstet Gynecol 1976;124:889.
224 Groban L, Deal DD, Vernon JC, James RL, Butterworth J. Cardiac resuscitation after incremental overdosage with lidocaine, bupivacaine, levobupivacaine, ropivacaine in anesthetized dogs. Anesth Analg 2001;92:37–43.
225 Grubschmidt H. A case of aeute porphyria remissions induced witli procaine intravenously. Calif Med 1950;77:243.
226 Guinard J, Carpenter R, Owens B, Nadir B. Comparison between ropivacaine and bupivacaine after subcutaneous injection in pigs: cutaneous blood flow and surgical bleeding. Reg Anesth 1991;16:268–71.
227 Guinard JP, Carpenter RL, Morell RC. Effect of local anesthetic concentration on capillary blood flow in human skin. Reg Anesth 1992;17:317–21.
228 Gunawardene R, Davenport H. Local application of EMLA and glyceryl trinitrate ointment before venepuncture. Anaesthesia 1990;45:52–4.
229 Haeberle M. Vorsicht mit Zusatz von Sympathomimetika. Med Trib 1986;43:3.
230 Halkin H, Meffin R, Melmon K, Rowland M. Influence of congestive heart failure on blood levels of lidocaine and its active monodeethylated metabolite. Clin Pharmacol Ther 1975;17:669.
231 Hall-Craggs E. Rapid degeneration and regeneration of a whole skeletal muscle following treatment with bupivacaine (Marcain). Exp Neurol 1974;43:349.
232 Halpern S, Eisler E, Schnider S, Shapiro D, Levinson G, Rosen M, Johnson J, Jones M. Myocardial tissue uptake of bupivacaine and lidocaine after intravenous injection in normal and acidotic rabbits. Anesthesiology 1984;61:A208.
233 Hampl KF, Schneider MC, Bont A, Pargger H. Transient radicular irritation after single subarachnoid injection of isobaric 2% lignocaine for spinal anaesthesia. Anaesthesia 1996;51:178–81.
234 Hampl KF, Schneider MC, Thorin D, Ummenhofer W, Drewe J. Hyperosmolarity does not contribute to transient radicular irritation after spinal anesthesia with hyperbaric 5% lidocaine. Reg Anesth 1995;20:363–8.
235 Hansen TG, Ilett KF, Reid C, Lim SI, Hackett LP, Bergesio R. Caudal ropivacaine in infants: population pharmacokinetics and plasma concentrations. Anesthesiology 2001;94:579–84.
236 Hansen TG, Ilett KF, Lim SI, Reid C, Hackett LP, Bergesio R. Pharmacokinetics and clinical efficacy of long-term epidural ropivacaine infusion in children. Br J Anaesth 2000;85:347–53.
237 Harrison DC, Sprouse JH, Morrow AG. The antiarrhythmic properties of lidocaine and procaine amide: clinical and physiologic studies of their cardiovascular effect in man. Circulation 1963;28:486.
238 Hartrick C, Dirkes W, Coyle D, Raj P, Denson D. The influence of bupivacaine on mepivacaine protein binding. Clin Pharmacol Ther 1984;35:546.
239 Hartung H-J, Gajek H, Ungemach J, Osswald PM. Axilläre Plexus-brachialis-Blockade mit Lidocain HCL bzw. carboniertem Lidocain. Region Anästh 1986;9:35.
240 Hashizume Y, Yamaguchi S, Mishio M, Takiguch T, Okuda Y, Kitajima T. Pediatric caudal block with mepivacaine, bupivacaine or a mixture of both drugs: requirement for postoperative analgesia and plasma concentration of local anesthetics. J Clin Anesth 2001;13:30–4.
241 Haugstvedt S, Friman A, Danielson K. Plasma concentrations of lidocaine and prilocaine and analgesic effect after dermal application of EMLA cream 5% for surgical removal of mollusca in children. Z Kinderchir 1990;45:148–50.
242 Hawkins JL, Gibbs CP, MO, Martin-Salvaj G, Beaty B. Obstetric Anesthesia Work Force Survey,. Anesthesiology 1981 vs. 1992. 1997;87:135–43.
243 Heavner J, Badgwell J, Dryden CJ, Flinders C. Bupivacaine toxicity in lightly anesthetized pigs with respiratory imbalances plus or minus halothane. Reg Anesth 1995a;20:20–6.
244 Heavner J, Dryden CJ, Sanghani V, Huemer G, Bessire A, Badgwell J. Severe hypoxia enhances central nervous system and cardiovascular toxicity of bupivacaine in lightly anesthetized pigs. Anesthesiology 1992;77:142–7.
245 Heavner JE. Local anesthetic toxicity and milrinone. Can J Anaesth 2001;48:512–3.

246 Heavner JE, Mather LE, Pitkanen M, Shi B. Should epinephrine be used to treat local anesthetic-induced cardiotoxicity? Anesthesiology 1994;80:1179–80.
247 Heavner JE, Pitkänen MT, Shi B, Rosenberg PH. Resucitation from bupivacaine-induced asystole in rats: comparision of different cardioactive drugs. Anesth Analg 1995b;80:1134–9.
248 Heinonen J. Influence of some drugs on toxicity and rate of metabolism of lidocaine and mepivacaine. Experimental study on mice and rats. Ann Med Exp Biol Fenn 1966;3:1–43.
249 Heinonen J, Takki S, Jarho L. Plasma lidocaine levels in patients treated with potential inducers of microsomal enzymes. Acta Anaesthesiol Scand 1970;14:89.
250 Hempel V, Krebs P. Plexusanaesthesien mit einem Bupivacain-Mepivacain-Gemisch. Region Anästh 1986;9:22.
251 Hille B. Local anesthetics: hydrophilic and hydrophobic pathways for the drug-receptor reaction. J Gen Physiol 1977;69:497–515.
252 Hille B. The common node of action of three agents that decrease the transient charge in sodium permeability in nerves. Nature 1980;210:1220.
253 Hiller A, Karjalainen K, Balk M, Rosenberg PH. Transient neurological symptoms after spinal anaesthesia with hyperbaric 5% lidocaine or general anaesthesia. Br J Anaesth 1999;82:575–9.
254 Hillman L, Hillman R, Dodson W. Diagnosis, treatment and follow-up of neonatal mepivacaine intoxication secondary to paracervical and pudendus blocks during labour. J Pediat 1979;95:472.
255 Himes R, Munson jr E, Embro W. Enflurane requirement and ventilatory response to carbon dioxide during lidocaine infusion in dogs. Anesthesiology 1979;51:131.
256 Hjortso N, Lund C, Mogensen T, Bigler D, Kehlet H. Epidural morphine improves pain relief and maintains sensory analgesia during continuous epidural bupivacaine after abdominal surgery. Anesth Analg 1986;65:1033–6.
257 Hodgson J, Shirlaw P, Challacombe S. Skin testing after anaphylactoid reactions to dental local anesthetics. Oral Surg Oral Med Oral Pathol 1993;75:706–11.
258 Hodgson PS, Liu SS. A comparison of ropivacaine with fentanyl to bupivacaine with fentanyl for postoperative patient-controlled epidural analgesia. Anesth Analg 2001;92:1024–8.
259 Hoffmann P, Franz A. Thorakale Periduralanästhesie im Kindesalter. Region Anästh 1982;12:25.
260 Holler W. Die Frage von Verfärbungen von Fertiglösungen. Dtsch Zahnärztl Z 1959;14:646.
261 Holley F, Ponganis K, Stanski D. Effect of cardiac surgery with cardiopulmonary bypass on lidocaine disposition. Clin Pharmacol Ther 1984;35:617.
262 Hollmann M, Durieux M. Local anesthetics and the inflammatory response: a new therapeutic indication? Anesthesiology 2000a;93:858–875.
263 Hollmann M, Durieux M. Local anesthetics: effects on inflammation, wound healing and coagulation. Progress Anesthesiology 2000b;14:291–304.
264 Hollmann M, Durieux M. Local anesthetics: effects on the central nervous system and bronchial reactivity. Progress Anesthesiology 2000c;14:323–36.
265 Hollmen A, Jouppila R, Jouppila P, et al. Effect of extradural analgesia using bupivacaine and 2-chlorprocaine on intravillous blood flow during normal labor. Br J Anaesth 1982;54:837–42.
266 Hopf HB, Wei0bach B, Peters J. High thoracic segmental epidural anesthesia diminishes sympathetic outflow to the legs, despite restriction of sensory blockade to the upper thorax. Anesthesiology 1990;73:882.
267 Huang Y, Pryor M, Mather L, Veering B. Cardiovascular and central nervous system effects of intravenous levobupivacaine and bupivacaine in sheep. Anesth Analg 1998;86:797–804.
268 Huet P, LeLorier J. Effects of smoking and chronic hepatitis B on lidocaine and indocyanine green kinetics. Clin Pharmacol Ther 1980;28:208.
269 Huet P, Villeneuve J. Determinants of drug disposition in patients with cirrhosis. Hepatology 1983;3:913.
270 Iida H, Ohata H, Iida M, Watanabe Y, Nagasee K, Dohi S. Attenuated additional hypocapnic constriction, but not hypercapnic dilation, of spinal pial arterioles during spinal ropivacaine. Anesth Analg 1999;89:1510–3.
271 Incaudo G, Schatz M, Patterson R, Rosenberg M, Yamamoto F, Hamburger R. Administration of local anesthetics to patients with a history of prior adverse reaction. J Allergy 1978;61:339.
272 Inniss C, Pearson R, Salter F. Lidocaine versus parabens as convulsants. JAMA 1968;206:2743.
273 Ippen H. In : Bock V, Gerok W, Hartmann F, eds. Klinik in der Gegenwart. Vol. IV. München:Urban & Schwarzenberg;1984.
274 Ismail K, Simpson P. Anaphylactic shock following intravenous administration of lignocaine. Acta Anaesthesiol Scand 1997;41:1071–2.
275 Jackson J, Bentley J, Glass S, et al. Effects of histamine-2-receptor blockade on lidocaine kinetics. Clin Pharmacol Ther 1985;37:544.
276 Jackson R, Tucker GT, Woods HE. Altered plasma binding in cancer: role of alpha 1-acid glycoprotein and albumin. Clin Pharmacol Ther 1982;32:295.
277 Jage J, Kossatz W, Biscoping J, Zink KU, Wagner W. Die axilläre Blockade des Plexus brachialis mit 60 ml Prilocain 0,5% vs. 40 ml Prilocain 1%. Region Anästh 1990;13:112.
278 Janda Ä, Salem C. Hypoglykämie durch Lidocain-Überdosierung. Region Anästh 1986;9:88.
279 Janisch H, Leodolter S, Neumark J, Philipp K. Der Einfluß der kontinuierlichen Epiduralanästhesie auf die utero-plazentare Durchblutung. Z Geburtsh Perinatol 1978;182:343.
280 Janitzki A, Götte A. Hautwiderstandsmessungen zum Aktivitätsnachweis des Sympathicus bei der Spinalanaesthesie. Region Anästh 1986;9:49.
281 Johns RA, DiFazio CA, Longnecker DE. Lidocaine constricts or dilates rat arterioles in a dose dependent manner. Anesthesiology 1985;62:41.
282 Johnson H. Infiltration with epinephrine and local anesthetic mixture in the hand. JAMA 1967;200:182–3.
283 Johnson RF, Cahana A, Olenick M, Herman N, Paschall RL, Minzter B, Ramasubramanian R, Gonzalez H, Downing JW. A comparison of the placental transfer of ropivacaine versus bupivacaine. Anesth Analg 1999;89:703.
284 Jones JS, Plzak C, Wynn BN, Martin S. Effect of temperature and pH adjustment of bupivacaine for intradermal anesthesia. Am J Emerg Med 1998;16:117–20.
285 Jorfeldt L, Lewis DH, Löfström JB, Post C. Lung uptake of lidocaine in man. Region Anesth 1980;5:6.
286 Jorfeldt L, Löfström B, Pernow B, Wahren J. The effect of mepivacaine and lidocaine on forearm resistance and capacitance vessels in man. Acta Anaesthesiol Scand 1970;14:183.
287 Jorfeldt L, Löfström B, Persson B, Wahren J, Widman B. The effect of local anaesthetics on the central circulation and respiration in man and dog. Acta Anaesthesiol Scand 1968;12:153.
288 Joyce P, Sunderraj P, Villada J, Kirby J, Watson A. A comparison of amethocaine cream with lignocaine-prilocaine cream (EMLA) for reducing pain during retrobulbar injection. Eye 1994;8:465–6.
289 Julien RM. Lidocaine in experimental epilepsy: correlation of anticonvulsant effect with blood concentrations. Electroenceph Clin Neurophysiol 1973;34:639.

290 Kallio H, Paloheimo M, Maunuksela E. Hyaluronidase as an adjuvant in bupivacaine-lidocaine mixture for retrobulbar/peribulbar block. Anesth Analg 2000;91:934–7.

291 Kamaya H, Hayes JJ, Ueda I. Dissociation constants of local anesthetics and their temperature dependence. Anesth Analg 1983;62:1025.

292 Kambam J, Kinney W, Matsuda F, Wright W, Holaday D. Epinephrine and phenylephrine increase cardiorespiratory toxicity of intravenously administered bupivacaine in rats. Anesth Analg 1990;70:543–5.

293 Kaplan B, Moy RL. Comparison of room temperature and warmed local anesthetic solution for tumescent liposuction. A randomized double-blind study (see comments). Dermatol Surg 1996;22:707–9.

294 Kaplan J, Miller E, Gallagher E. Post-operative analgesia for thoracotomy patients. Anesth Analg 1975;54:773–7.

295 Karlsten R, Gordh T, Kristensen JD, Ask AL, Svensson BA. Sameridine, intrathecal injection in the rat. Morphometric and morphologic analysis after chronic administration and effects on spinal cord blood flow. Acta Anaesthesiol Scand 1999;43:573–9.

296 Keats AS, D'Alessandro GL, Beecher HK. A controlled study of pain relief by intravenous procaine. J Amer Med Ass 1951;147:1761.

297 Keenaghan J, Boyes R. The tissue distribution, metabolism, excretion of lidocaine in rats, guinea pigs, dogs and man. J Pharmacol Exp Ther 1972;180:454–63.

298 Kennedy RL, Erenberg A, Robillard JE, Merkow A, Turner T. Effects of changes in maternal – fetal pH on the transplacental equilibrium of bupivacaine. Anesthesiology 1979;51:50–4.

299 Kennedy WF, Sawyer TK, Gerbershagen HU, Cutler RE, Allen GD, Bonica JJ. Systemic cardiovascular and renal hemodynamic alterations during peridural anesthesia in normal man. Anesthesiology 1969;31:414.

300 Kerkkamp H, Gielen M. Hemodynamic monitoring in epidural blockade: cardiovascular effects of 20 ml 0.5% bupivacaine with and without epinephrine. Reg Anesth 1990;15:137–41.

301 Kern C, Mautz DS, Bernards CM. Epinephrine is metabolized by the spinal meninges of monkeys and pigs. Anesthesiology 1995;83:1078–81.

302 Kerr DD, Wingard DW, Gatz EE. Prevention of porcine malignant hyperthermia by epidural block. Anesthesiology 1975;42:307.

303 Kietzmann D, Foth H, Geng WP, Rathgeber J, Gundert Remy U, Kettler D. Transpulmonary disposition of prilocaine, mepivacaine, bupivacaine in humans in the course of epidural anaesthesia. Acta Anaesthesiol Scand 1995;39:885–90.

304 Killian H. Lokalanästhesie und Lokalanästhetika. Stuttgart:Thieme;1973.

305 Kim KC, Tasch MD. Effects of cimetidine and ranitidine on local anesthetic central nervous system toxicity in mice. Anesth Analg 1986;65:840–2.

306 Kirch W, Kitteringham N, Lambers G, Hajdu P, Ohnhaus EE. Die klinische Pharmakokinetik von Articain nach intraoraler und intramuskulärer Applikation. Schweiz Monatsschr Zahnmed 1983;93:714–9.

307 Kishikawa K, Namili A, Harada Y, et al. Norepinephrine prolongs tetracaine spinal anesthesia in surgical patients: a preliminary study. Anesth Analg 1993;76:772–7.

308 Klein J, Kassarjdian N. Lidocaine toxicity with tumescent liposuction. A case report of probable drug interactions (see comments). Dermatol Surg 1997;23:1169–74.

309 Klein SW, Sutherland RIL, Morch JE. Hemodynamic effects of intravenous lidocaine in man. Canad Med Ass J 1968;99:472.

310 Kleinerman J, Sancetta SM, Hackel DB. Effects of high spinal anesthesia on cerebral circulation and metabolisrn in man. J Clin Invest 1958;37:285.

311 Klingenström P, Westermark L. Local effects of adrenaline and phenylalanin lysin vasopressin in local anaesthesia. Acta Anaesthesiol Scand 1963;7:131.

312 Klingenström P, Westermark L. Local tissueoxygen tension after adrenaline, noradrenaline and oetapressin in local anaesthesia. Acta Anaesthesiol Scand 1964;8:261.

313 Klingenström R, Nyl'en B, Westermark L. Vasoconstrictors and experimental flaps. Acta Chir Scand 1966;131:187.

314 Knudsen K, Beckman M, Blomberg S. Central nervous and cardiovascular effects during intravenous infusions of ropivacaine, bupivacaine and placebo in volunteers. Br J Anaesth 1997;78:507–14.

315 Kopacz DJ, Carpenter RL, Mackey DC. Effect of ropivacaine on cutaneus capillary blood flow in pigs. Anesthesiology 1989;71: 69.

316 Koski E, Tuppurainen T, Mattila M, Gordin A, Salo H. Hydroxyethyl starches, dextran and balanced salt solution in correction of hypotension during epidural anaesthesia. Acta Anaesthesiol Scand 1984;28:595.

317 Kotelko D, Shnider S, Dailey P. Bupivacaine-induced cardiac arrhythmias in sheep. Anesthesiology 1984;60:10–8.

318 Kottenberg-Assenmacher E, Peters J. Mechanisms of tachyphylaxis in regional anesthesia of long duration. Anasthesiol Intensivmed Notfallmed Schmerzther 1999;34: 733–42.

319 Kozek-Langenecker S, Chiari A, Semsroth M. Simulation of an epidural test dose with intravenous isoproterenol in awake and in halothane-anesthetized children. Anesthesiology 1996;85:277–80.

320 Kozody R, Palahiuk R, Wade J, Cumming M. The effect of subarachnoid epinephrine and phenylephrine on spinal cord blood flow. Can J Anaesth 1984;31:503–8.

321 Kozody R, Palahniuk RJ, Cumming MO. Spinal cord blood flow following subarachnoid tetracaine. Canad Anesth Soc J 1986;32:23.

322 Kraynack BJ. In: Wüst HJ, Stanton-Hicks M, eds. New aspects in regional anesthesia. Berlin:Springer;1986.

323 Kristensen JD, Karlsten R, Gordh T. Spinal cord blood flow after intrathecal injection of ropivacaine: a screening for neurotoxic effects. Anesth Analg 1996;82:636–40.

324 Kuhnert B, Zuspan K, Kuhnert P, et al. Lack of influence of cimetidine on bupivacaine levels during parturition. Anesth Analg 1987;66:986.

325 Lalka D, Vicuna N, Burrow S, Jones D, Ludden T, Haegele K, McNay J. Bupivacaine and other amide local anesthetics inhibit the hydrolysis of chloroprocaine by human serum. Anesth Analg 1978;57:534.

326 Lanks K, Sklar G. Pseudocholinesterase levels and rates of chloroprocaine hydrolysis in patients receiving adequate doses of phospholine iodide. Anesthesiology 1980;52:434.

327 Lanz E, Schiereth H. Die Wirkung von Lokalanaesthetika auf Durchblutung und O_2-Verbrauch des Uterus von nichtschwangeren Schafen. Regional Anästh 1979;2:18.

328 Lauven P, Kolvenbach H, Westhofen P, Stoeckel H. Blutspiegel und pharmakokinetisches Modell nach Katheter-Intercostalblockade mit Bupivacain. Anaesthesist 1987;36 (Suppl.)332.

329 Law R, Halpern S, Martins R, Reich H, Innanen V, Ohlsson A. Measurement of methemoglobin after EMLA analgesia for newborn circumcision. Biol Neonat 1996;70:213–7.

330 Lee BB, Ngan-Kee WD, Wong EL, Liu JY. Dose-response study of epidural ropivacaine for labor analgesia. Anesthesiology 2001;94:767–72.

331 Lee DS, Bui T, Ferrarese J, Richardson PK. Cauda equina syndrome after incidental total spinal anesthesia with 2% lidocaine. J Clin Anesth 1998;10:66–9.

332 Lee K, Wilder K, Smith R. Thermal hyperalgesia accelerates, MK-801 prevents the development of tachyphylaxis to rat sciatic nerve blockade. Anesthesiology 1994;81:1284–93.

333 Lehmann KA. In: Hempelmann G, Biscoping J, eds. Kontinuierliche Verfahren der Regionalanästhesie. Wedel: Astra;1986.
334 Leicht C, Carlson S. Prolongation of lidocaine spinal anesthesia with epinephrine and phenylephrine. Anesth Analg 1986;65:365–9.
335 Leighton B, DeSimone C, Norris M, Chayen B. Isoproterenol is an effective marker of intravenous injection in laboring women. Anesthesiology 1989;71:206–9.
336 Lessire HM, Schweppe ML, Van Aken H. Hemodynamic effects of dihydroergotarnine in combined epidural and general anesthesia. Region Anesth 1988;13:15.
337 Lichtiger M, Moya F. Introduction to the Practice of Anaesthesia. Hagerstown:Harper & Row;1974.
338 Lieberman NA, Harris R S, Katz RI, Lipschutz HM, Dolgin M, Fischer VJ. The effects of lidocaine on the electrical and mechanical activity of the heart. Amer J Cardiol 1968;22: 375.
339 Lipfert P. Tachyphylaxis to local anesthetics. Reg Anaesth 1989;12:13–20.
340 Lipfert P, Arndt J. Kreistaufeffekte rükkenmarksnaher Leitungsanästhesien: Pathogenese, Prophylaxe und Therapie von HerzKreislauf Komplikationen. Anaesthesist 1993; 42.
341 Lipfert P, Holthusen H, Arndt JO. Tachyphylaxis to local anesthetics does not result from reduced drug effectiveness at the nerve itself. Anesthesiology 1989;70:71–5.
342 Lipp M, Dick W, Daublander M, et al. Exogenous and endogenous plasma levels of epinephrine during dental treatment under local anesthesia. Reg Anesth 1993;18: 6–12.
343 Liu BG, Zhuang XL, Li ST, Xu GH, Brull SJ, Zhang JM. Effects of bupivacaine and ropivacaine on high-voltage-activated calcium currents of the dorsal horn neurons in newborn rats. Anesthesiology 2001;95:139–43.
344 Liu P, Feldman H, Giasi R, Patterson M, Covino B. Comparative CNS toxicity of lidocaine, etidocaine, bupivacaine, tetracaine in awake dogs following rapid intravenous administration. Anesth Analg 1983;62:375–9.
345 Liu P, Feldman HS, Covino BM, Giasi R, Covino BG. Acute cardiovascular toxicity of procaine, chloroprocaine, tetracaine in anesthetized ventilated dogs. Region Anesth 1982;7:14.
346 Liu S, Carpenter RL, Chiu AA, McGill TJ, Mantell SA. Epinephrine prolongs duration of subcutaneous infiltration of local anesthesia in a dose-related manner. Correlation with magnitude of vasoconstriction. Reg Anesth 1995;20:378–84.
347 Loder R. A local anesthetic solution with prolonged action. Lancet 1960;2:346–7.
348 Loder RE. A local anaesthetic solution with-longer action. Lancet 1962;346.
349 Lofgren N. Studies on local anesthetics: xylocaine, a new synthetic drug. Worcester:Morin;1948.
350 Lofstrom JB. Labat lecture. The effect of local anesthetics on the peripheral vasculature. Reg Anesth 1992;17:1–11.
351 Lonnqvist PA, Westrin P, Larsson BA, Olsson GL, Lybeck A, Huledal G, Bielenstein M. Ropivacaine pharmacokinetics after caudal block in 1–8 year old children. Br J Anaesth 2000;85:506–11.
352 Loo CC, Irestedt L. Cauda equina syndrome after spinal anaesthesia with hyperbaric 5 % lidocaine a review of six cases of cauda equina syndrome reported to the Swedish Pharmaceutical Insurance. 1993–1997. Acta Anaesthesiol Scand 1999;43:371–9.
353 Low PS, Lloyd DH, Stein TM, Rogers JA. Calcium displacement by local anesthetics.Dependence on pH and anesthetic charge. J Biol Chem 1979;254:4119–25.
354 Luz G, Innerhofer P, Bachmann B, Frischhut B, Menardi G, Benzer A. Bupivacaine plasma concentrations during continuous epidural anesthesia in infants and children. Anesth Analg 1996;82:231–4.
355 Mackawa T, Sakabe T, Takeshila H. Diazepam blocks cerebral metabolic and circulatory responses to local anesthetie induced seizures. Anesthesiology 1974;41:389.
356 Maddi R, Horrow J, Mark J, Concepcion M, Murray E. Evaluation of a new cutaneous topical anesthesia preparation. Reg Anesth 1990;15:109–12.
357 Magno R, Berlin A, Karlsson K, Kjellmer I. Anaesthesia for caesarean section IV: placental transfer and neonatal elimination of bupivacaine folowing epidural analgesia for elective caesarean section. Acta Anaesthesiol Scand 1976;20:141.
358 Malagodi M, Munson E, Embro W. Relation of etidocaine and bupivacaine toxicity to rate of infusion in rhesus monkeys. Br J Anaesth 1977;49:121–5.
359 Mallampati SR, Liu PL, Knapp RM. Convulsions and ventricular tachycardia from bupivacaine with epinephrine: successful resuscitation. Anesth Analg 1983;62:375–9.
360 Marcus M, Vertommen J, Van Aken H, et al. The effects of adding isoproterenol to 0,125 % bupivacaine on the quality and duration of epidural analgesia in laboring parturients. Anesth Analg 1998;86:749–52.
361 Martin R, Lamarche Y, Tetreaulte L. Comparison of the clinical effectiveness of lidocaine hydrocarbonate and lidocaine hydrochloride with and without epinephrine in epidural anaesthesia. Canad Anaesth Soc J 1981;28:217.
362 Masters JE. Randomised control trial of pH buffered lignocaine with adrenaline in outpatient operations. Br J Plast Surg 1998;51:385–7.
363 Mather L, Runciman W, Carapetis R, Ilsley A, Upton R. Hepatic and renal clearances of lidocaine in conscious and anaesthetized sheep. Anesth Analg (Cleve) 1986;65:943.
364 Mather LE. In: Wüst HJ, Stanton-Hicks M, eds. New aspects in regional anesthesia. Berlin:Springer;1986.
365 Mather LE, Tucker GT, Murphy TM, Stanton-Hicks M, Bonica JJ. Cardiovascular and subjeetive central nervous system effects of long acting local anesthetics in man. Anesth Intens Care 1979;7:215.
366 Matsumoto AH, Reifsnyder AC, Hartwell GD, Angle JF, Selby jr JB, Tegtmeyer CJ. Reducing the discomfort of lidocaine administration through pH buffering. J Vasc Interv Radiol 1994;5:171–5.
367 Matthes H, Schabert P. Vergleichende Untersuchungen über Blutspiegel von Mepivacain nach Resorption aus verschiedenen Geweben. Acta Anaesthesiol Scand 1966;23(Suppl.)371.
368 Maze M, Tranquilli W. Alpha 2 adrenoreceptor agonists: defining the role in clinical anesthesia. Anesthesiology 1991;74:581.
369 Mazoit J, Dubousset A. In: Saint-Maurice C, Schulte-Steinberg O, Armitage E, eds. Regional anaesthesia in children. Fribourg:Mediglobe;1990.
370 Mazoit JX, Cao LS, Samii K. Binding of bupivacaine to human serum proteins, isolated albumin and isolated alpha-1-acid glycoprotein. Differences between the two enantiomers are partly due to cooperativity. J Pharmacol Exp Ther 1996;276:109–15.
371 McBurney A, Jones DA, Stanley PJ, Ward L. Absorption of lignocaine and bupivacaine from the respiratory tract during fibreoptic bronchoscopy. Br J Clin Pharmacol 1984;17:61.
372 McKinlay J, Hofmeister E, Ross E, MacAllister W. EMLA cream-induced eye injury (letter). Arch Dermatol 1999; 135:855–6.
373 McLean A, Mulligan GW, Otton P, MacLean LD. Hemodynamic alterations associated with epidural anesthesia. Surgery 1984;62:79.
374 McLeod GA, Burke D. Levobupivacaine. Anaesthesia 2001; 56:331–41.

375 McMorland GH, Douglas MJ, Axelson JE, Kim JH, Blair I, Ross PL, Gambling DR, Swenerton JE. The effect of pH adjustment of bupivacaine on onset and duration of epidural anaesthesia for caesarean section. Can J Anaesth 1988;35:457–61.

376 McNamara PJ, Slaughter RL, Pieper JA, Wyman WG, Lalka D. Factors influencing serum protein binding of lidocaine in humans. Anaesth Analg 1981;60:395–400.

377 McWhirter WR, Frederickson EL, Steinhaus JE. Interactions of lidocaine with general anesthetics. South Med J 1972;65:796.

378 Mets B, Hickman R, Allin R, Van Dyk J, Lotz Z. Effect of hypoxia on the hepatic metabolism of lidocaine in the isolated perfused pig liver. Hepatology 1993;17:668.

379 Meyer J, Heinemann H. Temperaturabhängige Wirkungen von Lidocain? CO_2 in der Periduralanaesthesie. Regional Anästh 1985;8:5.

380 Meyer J, Naschef W. In: Meyer J, Nolte H, eds. Die Pharmakologie, Toxikologie und klinische Anwendung langwirkender Lokalanästhetika. Stuttgart:Thieme;1977.

381 Meyer J, Nolte H. Die Pharmakologie, Toxikologie und klinische Anwendung langwirkender Lokalästhetika. Stuttgart:Thieme;1977.

382 Michael A, Andrew M. The application of EMLA and glyceryl trinitrate ointment prior to venepuncture. Anaesth Intensive Care 1996;24:360–4.

383 Mihaly GW, Moore R, Thomas J, Triggs E, Thomas D, Shanks D. The pharmacokinetics of the anilide type local anesthetics in neonates. I. Lidocaine. Europ J Clin Pharmacol 1978;13:143.

384 Minasian MC, Ionides AC, Fernando, R and Davey CC. Pain perception with pH buffered peribulbar anaesthesia: a pilot study. Br J Ophthalmol 2000;84:1041–4.

385 Mogensen T, Hjorts NC, Bigler D, Lund C, Kehlet H. Unprediciability of regression of analgesia during the continuous postoperative extradural infusion of hupivacaine. Brit J Anaesth 1988a;60:515.

386 Mogensen T, Hojgaard L, Scott NB, Henriksen JH, Kehlet H. Epidural blood flow and regression of sensory analgesia during continuous postoperative epidural infusion of bupivacaine. Anesth Analg 1988b;67:809.

387 Moller R, Covino B. Cardiac electrophysiologic effects of articaine compared with bupivacaine and lidocaine. Region Anesth 1992a;17:43.

388 Moller RA, Covino BG. Effect of progesterone on the cardiac electrophysiologic alterations produced by ropivacaine and bupivacaine. Anesthesiology 1992b;77:735–41.

389 Moore D, Mather L, Bridenbaugh L, Thompson G, Balfour R, Lysons D, Horton W. Bupivacaine (Marcaine an evaluation of its tissue and systemic toxicity in humans. Acta Anaesthesiol Scand 1977;21:109–21.

390 Moore D, Scurlock J. Possible role of epinephrine in prevention or correction of myocardial depression associated with bupivacaine. Anesth Analg 1983;62:450–3.

391 Moore DC. Complications of regional anesthesia. Springfield/Ill:Thomas;1955.

392 Moore DC. Regional block. Springfield/Ill:Thomas;1967.

393 Moore DC, Balfour RI, Fithgibbons D. Convulsive arterial plasma levels of bupivacaine and the response to diazepam therapy. Anesthesiology 1979;50:454.

394 Moore DC, Crawford RD, Seurlock JE. Severe hypoxia and acidosis following local anesthetie induced convulsions. Anesthesiology 1980;53:259.

395 Moore DC, Thompson GE, Crawford RD. Long-acting local anesthetic drugs and convulsions with hypoxia and acidosis. Anesthesiology 1982;56:230–2.

396 Moore R, Thomas J, Triggs E, et al. The pharmacokinetics and metabolism of anilide local anesthetics in neonates. III.Mepivacaine. Eur J Clin Pharmacol 1978;14:203–12.

397 Moretti S, Jouvet P, Schleiermacher G, Hubert P, Doz F, Zucker J, Cloup M. Pulse oximetry and methemoglobinemia. Arch Pediatr 1996;3:258–60.

398 Morgan D, DMcQuillan D, Thomas J. Pharmacokinetics and metabolism of the anilide type local anesthetics in neonates. II. Etidocaine. Europ J Clin Pharmacol 1978;13:365.

399 Morgan DJ, Koay BB, Paul JD. Plasma protein binding of etidocaine during pregnancy and labour. Europ J Clin Pharmacol 1982;22:541.

400 Morishima H, Covino B. Toxicity and distribution of lidocaine in nonasphyxiated and asphyxiated baboon fetuses. Anesthesiology 1981;54:182–6.

401 Morishima H, Finster M, Arthur G, Covino B. Pregnancy does not alter lidocaine toxicity. Am J Obstet Gynecol 1990;162:1320–4.

402 Morishima H, Finster M, Pedersen H, et al. Pharmacokinetics of lidocaine in fetal and neonatal lambs and adult sheep. Anesthesiology 1979;50:431–6.

403 Morishima H, Pedersen H, Finster M, Hiraoka H, Tsuji A, Feldman H, Arthur G, Covino B. Bupivacaine toxicity in pregnant and nonpregnant ewes. Anesthesiology 1985;63:134–9.

404 Morrell DE, Chappell WA, White LWC. Topical analgesia of the upper airway with lignocaine: absorption and its relationship to toxic and antiarrhythmic levels. S Afr Med J 1982;551.

405 Müller H, Brähler A, Börner U, Boldt J, Stoyanov M, Hempelmann G. Hämodynamische Veränderungen nach der Bolusgabe verschiedener Vasopressiva zur Blutdruckstabilisierung bei Periduralanaesthesie. Region Anästh 1985;8:43.

406 Munson ES, Gutnick MJ, Wagman IH. Local anesthetic drug induced seizures in rhesus monkeys. Anesth Analg 1970;49:986.

407 Munson ES, Tucker WK, Ausinsch B, Malagodi MH. Etidocaine, bupivacaine, lidocaine seizure thresholds in monkeys. Anesthesiology 1975;42:471–8.

408 Murray AM, Morgan M, Whitwam JG. Crystalloid versus colloid for circulatory preload for epidural caesarean section. Anaesthesia 1989;44:463.

409 Muschaweck R, Rippel R. Ein neues Lokalanästhetikum (Carticain) aus der Thiophenreihe. Prakt Anästh Wiederbel Intensivther 1974;9:135.

410 Myers R, Heckman H. Effects of local anesthesia on nerve blood flow: studies using lidocaine with and without epinephrine. Anesthesiology 1989;71:757–62.

411 Myers RR, Kalichman MW, Reisner LS, Powell HC. Neurotoxicity of local anesthetics altered perineurial permeability, edema, nerve fiber injury. Anesthesiology 1986;64:29–35.

412 Naguib M, Magboul MM, Samarkandi AH, Attia M. Adverse effects and drug interactions associated with local and regional anaesthesia. Drug Saf 1998;18:221–50.

413 Nancarrow C, Rutten A, Runciman W, Mather L, Carapetis R, McLean C, Hipkins S. Myocardial and cerebral drug concentrations and the mechanisms of death after fatal intravenous doses of lidocaine, bupivacaine, ropivacaine in the sheep. Anesth Analg 1989;69:276–83.

414 Narahashi T, Anderson NL, Moore JW. Comparison of tetrodoxin and procaine in internally perfused squid giant axons. J Gen Physiol 1967;50:1413.

415 Narahashi T, Yamada M, Frazier DT, Gissen AJ, Covino BG, Gregus J. Cationic forms of local anaesthetics block action potentials from inside the nerve membrane. Differential sensitivity of fast and slow fibers in mammalian nerve. III. Effect of etidocaine and bupivacaine on fast/slow fibers. Nature 1969;223:748–9.

416 Nau C, Vogel W, Hempelmann G, Brau ME. Stereoselectivity of bupivacaine in local anesthetic, sensitive ion channels of peripheral nerve. Anesthesiology 1999;91:786–95.

417 Nau C, Wang S, Strichartz G, Wang G. Block of human

hH1 sodium channel by the enantiomers of bupivacaine. Anesthesiology 2000;93:1022-33.
418 Newton D, Burke D, Kahn F, McLeod G, Belch J, MacKenzie M, Bannister J. Skin blood flow changes in response to intradermal injection of bupivacaine and levobupivacaine, assessed by laser Doppler imaging. Reg Anesth Pain Med 2000;25:626-31.
419 Niesel H. Local anesthetics – maximum recommended doses. Anaesthesiol Reanim 1997;22:60-2.
420 Niesel HC, Kaiser H. Can choice of medications and adjuvants reduce risks of local anesthetic complications? Z Wschr 1991;100:174-7.
421 Niesel HC, Klimpel L, Kaiser H, Al Rafai S. Die einzeitige Interkostalblockade. Region Anästh 1989;12:1.
422 Niesel HC, Münch L. Experience with etidocaine and bupivacaine in epidural analgesia. Acta Anaesthesiol Scand 1975;25(Suppl.):1975.
423 Nishimura N, Kajimotoj Y, Kabe T, Sakarnoto A. The effects of volume loading during epidural analgesia. Resuscitation 1985;13:31.
424 Nishimura N, Morioka T, Sato S, Kuba T. Effects of local anesthetic agents on the peripheral vascular system. Anesth Analg 1965;44:135.
425 Noble D, Smith K, Dundas C. The effect of H_2-antagonists on the elimination of bupivacaine. Br J Anaesth 1987;59:735.
426 Nolte H. The problem of the cardiotoxicity of bupivacaine 0.75 %. Reg Anaesth 1986a;9:57-9.
427 Nolte H. Quo vadis: Bupivacain 0,75 %. Reg Anaesth 1986b;9:1.
428 Nolte H, Dudeck J, Dudeck T, Hüthwohl BH. Ornithin S Vasopressin (Por 8) als Vasoconstringens in der regionalen Anaesthesie. Anaesthesist 1972;21:398.
429 Nolte H, Kraus A. Adrenalin in der Spinalanaesthesie. Regional Anästh 1988;11:98.
430 Nott MR, Clemson CJ, Peacock JL. Onset time of topical analgesia with EMLA 5 %: no reduction with glyceryl trinitrate. Eur J Anaesthesiol 1996;13:17-20.
431 Nydahl P, Philipson L, Axelsson K, Johansson J. Epidural anesthesia with 0,5 % bupivacaine: influence of age on sensory and motor blockade. Anesth Analg 1991;73:780.
432 O'Brien W, Cefalo R, Grissom M, Vieras F, Golden S, Uddin D, Davis S. The influence of asphyxia on fetal lidocaine toxicity. Am J Obstet Gynecol 1982,142:205-8.
433 O'Brien J, Abbey V, Hinsvark O, Perel J, Finster M. Metabolism and measurement of chloroprocaine, an ester-type local anesthetic. J Pharm Sci 1979;68:75.
434 Odoom JA, Sih IL, Bovill JG, van der Brock B, Oosting J. Influence of extradural blockade and ephedrine on transcutaneous oxygen tension. Brit J Anaesth 1986;58:1135.
435 Oertel R, Ebert U, Rahn R, Kirch W. The effect of age on pharmacokinetics of the local anesthetic drug articaine. Reg Anesth Pain Med 1999;24:524-8.
436 Oertel R, Rahn R, Kirch W. Clinical pharmacokinetics of articaine. Clin Pharmacokinet 1997;33:417-25.
437 Ohlsdn L, Englesson S, Evers H. An anaesthetic lidocaine/prilocaine cream for epicutaneous application tested for cutting split skin grafts. Scand J Plast Reconstr Surg 1985;19:201.
438 Oka T, Ozawa Y, Ohkubo Y. Thoracic epidural bupivacaine attenuates supraventricular tachyarrhythmias after pulmonary resection. Anesth Analg 2001;93:253-9.
439 Olsson GL, Hallen B. Cardiac arrest during anaesthesia: a computer aided study in 250 543 anaesthetics. Acta Anaesthesiol Scand 1988;32:653.
440 Orkin EK, Cooperman L. Complications in anesthesiology. Philadelphia:Lippincott;1983.
441 Orko R, Pitkänen M, Rosenberg P. Subarachnoid anaesthesia with 0,75 % bupivacaine in patients with chronic renal failure. Brit J Anaesth 1986;58:605.
442 Ortiz M, Blanco D, Serra J, Vidal F. Peribulbar anaesthesia: the role of local anaesthetic volumes and thiomucase in motor block and intraocular pressure. Eur J Anaesthesiol 1995;12:603-7.
443 Oss van Gee CJM, Vree TB, Baars AM, Termond EFS, Booij LHDJ. Pharmacokinetics, metabolism, renal excretion of articaine and its metabolite articainic acid in patients after epidural administration. Eur J Anaesthesiol 1989;6:49-56.
444 Otton PE, Wilson EJ. The cardiocirculatory effects of upper thoracic epidural analgesia. Canad Anaesth Soc J 1966;13:541.
445 Palm S, Gertzen W, Ledowski T, Gleim M, Wulf H. Minimum local analgesic dose of plain ropivacaine vs. ropivacaine combined with sufentanil during epidural analgesia for labour. Anaesthesia 2001;56:526-9.
446 Palmon SC, Lloyd AT, Kirsch JR. The effect of needle gauge and lidocaine pH on pain during intradermal injection. Anesth Analg 1998;86:379-81.
447 Patridge B. The effects of local anesthetics and epinephrine on rat sciatic nerve blood flow. Anesthesiology 1991,75:243-51.
448 Patterson JR, Blaschke TE, Hunt KK, Meffin PJ. Lidocaine blood concentrations during fiberoptic bronchoscopy. Amer Rev Resp Dis 1975;112:53.
449 Pearson A, Labovitz A, Kern M. Accelerated hypertension complicated by myocardial infarction after use of a local anesthetic/vasoconstrictor preparation. Am Heart J 1987;114:662-3.
450 Pedersen H, Morishima H, Finster M, et al. Pharmacokinetics of etidocaine in fetal and neonatal lambs and adult sheep. Anesth Analg 1982;61:104-8.
451 Pedersen T, Eliasen K, Henriksen E. A prospective study of mortality associated with anaesthesia and surgery: risk indicators of mortality in hospital. Acta Anaesth Scand 1990;34:176.
452 Peeyush M, Ravishankar M, Adithan C, Sashindran C. Altered pharmacokinetics of lignocaine after epidural injection in Type II diabetics. Eur J Clin Pharmacol 1992;43:269.
453 Pelton DA, Daly M, Cooper PD, Conn AW. Plasma lidocaine concentrations following topical aerosol application to the trachea and bronchi. Canad Anaesth Soc J 1970;17:250.
454 Peterfreund RA, Datta S, Ostheimer GW. pH adjustment of local anesthetic solutions with sodium bicarbonate: laboratory evaluation of alkalinization and precipitation. Reg Anesth 1989;14:265-70.
455 Peters J, Kutkuhn B, Medert HA, Schlaghecke R, Schüttler J, Arndt JO. Sympathetic blockade by epidural anesthesia attenuates the cardiovascular response to severe hypoxemia. Anesthesiology 1990a;72:134.
456 Peters J, Schlaghecke R, Thouet H, Arndt JO. Endogenous vasopressin supports blood pressure and prevents severe hypotension during epidural anesthesia in conscious dogs. Anesthesiology 1990b;73:694.
457 Pfeifer H, Greenblatt D, Koch-Weser J. Clinical use and toxicity of intravenous lidocaine. A report from the Boston Collaborative Drug Surveillance Program. Am Heart J 1976;92:168-73.
458 Philipson E, Kuhnert B, Syracuse C. 2-Chloroprocaine for local perineal infiltration. Am J Obstet Gynecol 1987;157:1275-8.
459 Plum F, Posner JB, Troy B. Cerebral metabolic and circulatory responses to induced convulsions in animals. Arch Neurol 1968;18:1.
460 Poklis A, Mackell MA, Tucker EE. Tissue distribution of lidocaine after fatal accidental injection. J Forens Sci 1984;29:1229.
461 Pollock JE, Neal JM, Stephenson CA, Wiley CE. Prospective study of the incidence of transient radicular irritation in

patients undergoing spinal anesthesia. Anesthesiology 1996;84:1361-7.
462 Poppers P, Finster M. The use prilocaine hydrochloride (Citanest) for epidural analgesia in obstetrics. Anesthesiology 1968;29:1134-8.
463 Porter JM, Markos F, Snow HM, Shorten GD. Effects of respiratory and metabolic pH changes and hypoxia on ropivacaine-induced cardiotoxicity in dogs. Br J Anaesth 2000;84:92-4.
464 Post C. In: Löfström J, Sjöstrand U, eds. Local anaesthesia and regional blockade. Amsterdam:Elsevier;1988:23.
465 Post C, Eriksdotter BK. Dependence of lung uptake of lidocaine in vivo on blood pH. Acta Pharmacol Toxicol 1982;51:136.
466 Racle J, Kusiewicz R, Gaudray A, et al. Failure of phenylephrine to prolong isobaric bupivacaine spinal anesthesia in elderly patients. Reg Anesth 1992;17:197-201.
467 Raj P, Knarr D, Vigdorth E, Denson D, Pither C, Hartrick C, Hopson C, Edström H. Comparison of continuous epidural infusion of a local anesthetic and administration of systemic narcotics in the management of pain after total knee replacement surgery. Anesth Analg 1987;66:401-6.
468 Raj P, Ohlweiler D, Hitt B, Denson D. Kinetics of local anesthetie esters and the effects of adjuvant drugs on 2 chlor iprocaine hydrolysis. Anesthesiology 1980;53:307.
469 Raj P, Rosenblatt R, Miller J, Kath R, Garden E. Dynamics of local anesthetic compounds in regional anesthesia. Anesth Analg 1977;56:110.
470 Ralston D, Shnider S. The fetal and neonatal effects of regional anesthesia in obstetrics. Anesthesiology 1978;48:34-68.
471 Ramanathan S, Desai N, Zakowski M. Systemic vascular uptake of epinephrine from the lumbar epidural space in parturients. Reg Anesth 1995;20:199-205.
472 Ramos G, Pereira E, Simonetti MP. Does alkalinization of 0.75 % ropivacaine promote a lumbar peridural block of higher quality? Reg Anesth Pain Med 2001;26:357-62.
473 Raymond S, Gissen A. In: Strichartz G, ed. Local anesthetics. Berlin:Springer;1987.
474 Renck H, Edstrom H , Kinnberger B, Brandt G. Thoracic epidural analgesia: 11. Prolongation in the early postoperative period by continuous injection of 1,0 % bupivacaine. Acta Anaesthesiol Scand 1976;20:47.
475 Reynolds F, Taylor G. Maternal and neonatal blood concentrations of bupivacaine. A comparison with lignocaine during continous extradural analgesia. Anaesthesia 1970; 25:14-23.
476 Richards R, Smith N, Katz J. The effects of interaction between lidocaine and pentobarbital on toxicity in mice and guinea pig atria. Anesthesiology 1968;29:493-8.
477 Rigler ML, Drasner K, Krejcie TC, Yelich SJ, Scholnick FT, DeFontes J, Bohner D. Cauda equina syndrome after continuous spinal anesthesia. Anesth Analg 1991;72:275-81.
478 Ritchie J, Ritchie B, Greengard P. The active structure of local anesthetics. J Pharmacol Exp Ther 1965;150:152.
479 Robinson J, Fernando R, Sun Wai WY, Reynolds F. Chemical stability of bupivacaine, lidocaine and epinephrine in pH-adjusted solutions. Anaesthesia 2000;55:853-8.
480 Robinson WM, Jenkins LC. Central nervous system effects of bupivacaine. Canad Anaesth Soc J 1975;22:358.
481 Rodgers A, Walker N, Schug S, McKee A, Kehlet H, van Zundert A, Sage D, Futter M, Saville G, Clark T, MacMahon S. Reduction of postoperative mortality and morbidity with epidural or spinal anaesthesia: results from overview of randomised trials. BMJ 2000;321.
482 Rosen MA, Thigpen JW, Shnider SM, Foutz SE, Levinson G, Koikewß M. Bupivacaine induced cardiotoxicity in hypoxic and acidotic sheep. Anesth Analg 1985;64:1089-96.
483 Rosenberg PH, Heinonen E. Differential sensitivity of A and C nerve fibres to longacting amide local anaestbetics. Brit J Anaesth 1983;55:163.
484 Rosenberg PH, Kyttä J, Alila A. Absorption of bupivacaine, etidocaine, lignocaine and ropivacaine into n-heptane, rat sciatic nerve, human extradural and subcutaneous fat. Br J Anaesth 1986;58:310-4.
485 Rosenblatt R. Dextran as a local anesthetic adjuvant: its history and current status. Reg Anesth 1981;6:108-11.
486 Rosenblatt R, Fung D. Mechanism of action for dextran prolonging regional anesthesia. Reg Anesth 1980;5:3-5.
487 Rosenblatt R, Tallman R, Weaver J, Wang Y. Dantrotene potentiates the toxieity of bupivacaine. Anesthesiology 1984;61:A209.
488 Rost A. Über die Häufigkeit intravasaler Injektionen und deren Vermeidung. Dtsch Zahnärztebl 1959;12:699.
489 Routledge PA, Stargel WW, Barchowsky A, Wagner GS, Shand DG. Control of lidocaine therapy: new perspectives. Ther Drug Monit 1982;4:265.
490 Routledge PA, Stargel WW, Wagner GS, Shand DG. Increased alpha 1, acid glycoprotein and lidocaine disposition in myocardial infarction. Ann Intern Med 1980;93:701.
491 Rowland M. In: Eger EI, ed. Anesthetic uptake and action. Baltimore:Wiliams & Wilkins;1974:332.
492 Rowlingson JC. Toxicity of local anesthetic additives. Reg Anesth 1993;18:453-60.
493 Runciman W, Mather L, Ilsley A, et al. A sheep preparartion for studying interactions between blood flow and drug dispostion. III: Effects of general and spial anaesthesia on regional blood flow and oxygen tension. Br J Anaesth 1984;56:247.
494 Sage D, Feldman H, Arthur G, Datta S, Ferretti A, Norway S, Covino B. Influence of lidocaine and bupivacaine on isolated guinea pig atria in the presence of acidosis and hypoxia. Anesth Analg 1984;63:1.
495 Sage D, Feldman H, Arthur GR. Cardiovascular effects of lidocaine and bupivacaine in the awake dog. Anesthesiology 1983;59:A210.
496 Saitoh K, Hirabayashi Y, Shimizu R, Fukuda H. Amrinone is superior to epinephrine in reversing bupivacaine-induced cardiovascular depression in sevoflurane-anesthetized dogs. Anesthesiology 1999;83:127-33.
497 Sakabe T, Maekawa T, Ishikawa T, Takeshita H. The effects of lidocaine on canine cerebral metabolism and circulation related to the electroencephalogramm. Anesthesiology 1974;40:433.
498 Sakura S, Sumi M, Sakaguchi Y, et al. The addition of phenylepherine contributes to teh development of transient neurological symptoms after spinal anesthesia with 0,5 % tetracaine. Anesthesiology 1997;87:771-8.
499 Salomon E, Körprich R, Biscoping J, Bitterich A, Hempelmann G. Plasmaspiegel von Lokalanaesthetika nach örtlicher Betäubung am Auge. Fortschr Ophthalmol 1986;83:335.
500 Sanders HD. A comparison of the convulsant activity of procaine and pentylenetetrazol. Arch Int Pharmacodyn Ther 1967;170:165.
501 Santanché G, Goedecke A. Hämodynamische und respiratorische Veränderungen bei zervikaler Periduralanaesthesie. Region Anästh 1989;12:110.
502 Santos A, Arthur G, Lehning E, Finster M. Comparative Pharmacokinetics of Ropivacaine and Bupivacaine in Nonpregnant and Pregnant Ewes. Anesth Analg 1997;85:87-93.
503 Santos A, Arthur G, Pedersen H, Morishima H, Finster M, Covino B. Systemic toxicity of ropivacaine during ovine pregnancy. Anesthesiology 1991;75:137-41.
504 Santos A, Arthur G, Wlody D, De Armas P, Morishima H, Finster M. Comparative systemic toxicity of ropivacaine and bupivacaine in nonpregnant and pregnant ewes. Anesthesiology 1995;82:734-40.

505 Santos A, Pedersen H, Harmon T, Morishima H, Finster M, Arthur G, Covino B. Does pregnancy alter the systemic toxicity of local anesthetics? Anesthesiology 1989;70: 991–5.
506 Satas S, Johannessen SI, Hoem NO, Haaland K, Sorensen DR, Thoresen M. Lidocaine pharmacokinetics and toxicity in newborn pigs. Anesth Analg 1997;85:306–12.
507 Schaible H, Schmidt RF. Effects of an experimental arthritis on the sensory properties of fine articular afferent units. J Neurophysiol 1985;54:1109.
508 Schaps D, Seitz W, Mehler D, Tholen A, Goroll D. Therapeutische Anwendung von Ameziniummetilsulfat einem neuen, langwirkenden Sympathikomimetikum bei rückenmarksnaher Leitungsanästhesie. Anästh Intensivther Notfallmed 1984;19:235.
509 Schiano AM, Strambi RC. Frequency of accidental intravascular injection of local anesthetics in dental practice. Oral Surg 1964;17:178.
510 Schimek B, Fink F. Der protektive Effekt von Lidocain auf die Funktionserhaltung der periplieren Nerven. Anästh Intensivther Notfallmed 1986;21:155.
511 Schulte-Steinherg O, Noisser H, Hutzelmeyer J, Voß G. In: Meyer J, Nolle H, eds. Die Pharmakologie, Toxikologie und klinische Anwendung langwirkender Lokalanästhetika. Stuttgart:Thieme;1977:32.
512 Schürg R, Biscoping J, Bachmann MB, Hempelmann G. Beeinflussung der Plasmaproteinbindung von Lidocain durch gleichzeitige Midazolam-Applikation. Region Anästh 1991;14:74.
513 Schürg R, Biscoping J, Bachmann MB, Jovanovic V, Kirschbaum M, Hempelmann G. Maternale und neonatale Bupivacain-Plasmakonzentrationen bei Periduralanaesthesien zur Sectio caesarea. Region Anästh 1990;13:133.
514 Schwarz M, Glick D, Loewenstein Y, Soreqe H. Engineering of human cholinesterases explains and predicts diverse consequences of administration of various drugs and poisons. Pharmacol Ther 1995;67:283–322.
515 Schwarz W, Palade PT, Hille B. Local anesthetics. Effect of pH on use-dependent block of sodium channels in frog muscle. Biophys J 1977;20:343–68.
516 Scott B. Acute intravenous tolerance of etidocaine. Acta Anaesthesiol Scand 1975a;60(Suppl.):117–20.
517 Scott D. Evaluation of the toxicity of local anaesthetic agents in man. Br J Anaesth 1975b;47:56–61.
518 Scott D, Lee A, Fagan D, Bowler G, Bloomfield P, Lundh R. Acute toxicity of ropivacaine compared with that of bupivacaine. Anesth Analg 1989;69:563–9.
519 Scott DB. In: Wüst HJ, Stanton-Hicks M, eds. New aspects in regional anesthesia. Vol. 4. Berlin:Springer;1986:20–7.
520 Scott DB. „Maximum recommended doses" of local anaesthetic drugs. Brit J Anaesth 1989;63:373.
521 Scott DB, Hibbard BM. Serious non fatal complications associated with extradural block in obstetric practice. Brit J Anaesth 1990;64:537.
522 Scurlock J, Curtiss B. Dextran-local anesthetic interactions. Anesth Analg 1980;59:335–6.
523 Scutari G, Marian M, Bindoli A, Rigobello M, Deoni D, Vincenti E, Brogadin M. Mitochondrial effects of L-Ropivacaine, a new local anesthetic. Biochem Pharmacol 1998; 556:1633–7.
524 Seeling W. Bupivacainkonzentrationen im Serum von Patienten mit kontinuierlicher thorakaler Katheterperiduralanaesthesie. Anaesthesist 1982;31:434.
525 Seeling W, Bruckmoser KP, Hüfner C, Kneitinger E, Rigg C, Rockemann M. Keine Verminderung postoperativer Komplikationen durch Katheterepiduralanalgesie nach großen abdominellen Eingriffen. Anaesthesist 1990;39:33.
526 Seifen AB, Ferrari AB, Seifen EE, Thompson DS, Chapman J. Pharmacokinetics of intravenous procaine infusion in humans. Anesth Analg 1979;58:382.
527 Seo N, Oshirna E, Stevens J, Marc K. The tetraphasic action of lidocaine on CNS electrical activity and behavior in cats. Anesthesiology 1982;57:451.
528 Shanes AM. Electrochemical aspects of physiological and pharmacological action in excitable cells.II. The action potential and excitation. Pharmacol Rev 1958;10:165.
529 Sharma T, Gopal L, Parikh S, Shanmugam M P, Saha SK, Sulochana KR, Shetty NS, Mukesh BN, Badrinath SS. pH-adjusted periocular anaesthesia for primary vitreoretinal surgery. Indian J Ophthalmol 1999;47:223–7.
530 Sibinga N, Goldstein A. Opioid peptides and opioid receptors in cells of the immune system. Ann Rev Immunol 1988;6:219–49.
531 Simon RP, Benowitz NL, Bronstein J, Jacob P. Increased brain uptake of lidocaine during bicuculline-induced status epilepticus in rats. Neurology 1982;32:196.
532 Singer SJ, Nicholson GL. The fluid mosaic model of the structure of cell membranes. Science 1972;175:720.
533 Sjögren S, Wright B. Circulation, respiration and lidocaine concentration during continuous epidural blockade. Acta Anaesthesiol Scand 1972;46(Suppl.)5.
534 Sjöstrand U, Widman B. Distribution of bupivacaine in the rabbit under normal and acidotic conditions. Acta Anaesthesiol Scand 1973;50(Suppl.)5.
535 Skou JC. Local anesthetics. II. Relation between blocking potency and penetration of a monomolecular layer of lipoids from nerves. Acta Pharmacol Toxicol (Copenh) 1954;10:325.
536 Smith ER, Kundahl PC. Intravenously administered lidocaine as cough depressant during general anesthesia for bronchography. Chest 1973;63:427.
537 Spintge R, Droh R. Erste Untersuchungen zur Chronopharmakologie in der postoperativen Schmerzbehandlung. Schmerz–Pain–Douleur 1986;7:22–5.
538 Sprotte G. In: Bergmann H, ed. Schmerztherapie – eine interdisziplinäre Aufgabe. Berlin:Springer;1986:45.
539 Sprotte G, Rietbrock I, Lehmann V, Roebke A. Differenzierende peridurale Analgesie für die vaginale Entbindung. Region Anästh 1981;4:49.
540 Stadnicka A, Kwok W, Graf B, Kampine J, Bosnjak Z. Reversal of bupivacaine block of cardiac L-type calcium channel by a phosphorylation dependent pathway. Anesthesiology 1996;85:A517.
541 Staniweski JA, Aldrete JA. The effects of inhalation anaesthetic agents on convulsant (LD 50) dose, of local anaesthetics in the rat. Canad Anaesth Soc J 1970;17:602.
542 Stanton-Hicks M, Höck A, Stühmeier KD, Arndt J. Venoconstrictor agents mobilize blood from different sources and increase intrathoracic filling during epidural anesthesia in supine humans. Anesthesiology 1987;66:317.
543 Stanton-Hicks M, Berges PU, Bonica JJ. Circulatory effects of peridural block. IV. Comparison of the effects of epinephrine and phenylephrine. Anesthesiology 1973;39: 308.
544 Stein C. Peripheral mechanisms of opioid analgesia. Anesth Analg 1993;76:182–91.
545 Steinhaus JE, Gaskin L. A study of intravenous lidocaine as a suppressant of cough reflex. Anesthesiology 1963;24: 285.
546 Stenson R, Constantino R, Harrison D. Interrelationships of hepatic blood flow, cardiac output, blood levels of lidocaine in man. Circulation 1971;43:205–11.
547 Stephen GW, Lees MM, Scott DB. Cardiovascular effects of epidural block combined with general anaesthesia. Brit J Anaesth 1969;41:933.
548 Stoelting RK. Serum cholinesterase activity following pancuronium and antagonism with neostigmine or pyridostigmine. Anesthesiology 1976;45:674.
549 Stofer AR, Ulrich L, Steinsiepe KE, Egger G. Klinischer und experimenteller Beitrag zur Pathogenese akuter lebens-

bedrohlicher Zwischenfälle bei Nackenanästhesien. Schweiz Med Wschr 1975;105:12.
550 Strichartz G, Narahashi T, Anderson NC, Moore JW. Molecular mechanisms of nerve block by local anesthetics. Comparison of tetrodotoxin and procaine in internally perfused squid giant axons. Anesthesiology 1976;45: 421–41.
551 Strichartz GR. The inhibition of sodium currents in myelinated nerve by quaterny derivates of lidocaine. J Gen Physiol 1973;62:37.
552 Striebel H, Klettke U. Ist eine intravenöse Lidocaininfusion zurTherapie postoperativer Schmerzen geeignet? Der Schmerz 1992;6:245.
553 Striebel H, Koenigs D, Heil T. Clonidin-Stellenwert in der Anästhesie. Anaesthesist 1993;42:131.
554 Stühmeier KD, Hopf HB, Klement W, Schaden W, Wüst HJ. Blutvolumenumverteilung während segmentaler thorakaler Periduralanästhesie bei Probanden. Anaesthesist 1990; 39(Suppl.)1:116.
555 Stühmeier KD, Hopf HB, Langen KJ, Falkenhahn M, Wüst HJ, Arndt J. Positive Atemwegsdrücke vermindern die Herzfüllung unter Epiduralanästhesie beträchtlich und begünstigen das Entstehen von Synkopen am Menschen. Anaesthesist 1991;40:550.
556 Stühmeier KD, Stanton-Hicks M, Arndt JO. Der Einfluß von Dihydroergotamin (DHE) auf Volumen und Durchblutung der Wade während Periduralanaesthesie (PDA) am Menschen. Regional Anästh 1987;10:109.
557 Sugimoto M, Uchida I, Fukami S, Takenoshita M, Mashimo T, Yoshiya I. The alpha and gamma subunit-dependent effects of local anesthetics on recombinant GABA(A) receptors. Eur J Pharmacol 2000;401:329–37.
558 Sugimoto T, Schaal SF, Dunn NM, Wallace AG. Electrophysiological effects of lidocaine in awake dogs. J Pharmacol Exp Ther 1969;166:146.
559 Sztark F, Malgat M, Dabadie P, Mazat J. Comparison of the effects of bupivacaine and ropivacaine on heart cell mitochondrial bioenergetics. Anesthesiology 1998;88: 1340–9.
560 Sztark F, Nouette K, Malgat M, Dabadie P, Mazat J. Lack of stereospecific effects of bupivacaine isomers on enzymatic activities of the mitochondrial respiratory chain. Abstract Anesthesiol 1999;91:A765.
561 Sztark F, Tueux O, Erny P, Dabadie P, Mazat JP. Effects of bupivacaine on cellular oxygen consumption and adenine nucleotide metabolism. Anesth Analg 1994;78:335–9.
562 Taddio A, Ohlsson A, Einarson T, Stevens B, Koren G. A systematic review of lidocaine-prilocaine cream (EMLA) in the treatment of acute pain in neonates. Pediatrics 1998;101.
563 Taeger L, Wagner F. Kombinierter Ischiadikus/3-in-1-Block. II. Mepivacain HCl 1% versus CO_2 – Mepivacain 1%. Region Anästh 1988;11:50.
564 Tanaka K, Watanabe R, Harada T, Dan K. Extensive application of epidural anesthesia and analgesia in a university hospital. Incidence of complications related to technique. Reg Anesth 1993;18:34–8.
565 Taylor S, Dorris R. Modification of local anesthetic toxicity by vasoconstrictors. Anesth Progr 1989;36:79–87.
566 Teillol-Foo W, Kassab J. Topical glyceryl trinitrate and eutectic mixture of local anaesthetics in children. A randomised controlled trial on choice of site and ease of venous cannulation. Anaesthesia 1991;46:881–4.
567 Telivuo L. An experimental study on the absorption of some local anaesthetics through the lower respiratory tract. Acta Anaesthesiol Scand 1965;16(Suppl.)121.
568 Terada M, Islam MN, Tun Z, Honda K, Wakasugi C, Shinozuka T, Yanagida J, Yamamoto T, Kuroiwa Y. Determination of ester-type local anesthetic drugs (procaine, tetracaine, T-caine) in human serum by wide-bore capillary gas chromatography with nitrogen-phosphorus detection. J Analg Toxicol 1996;20:318–22.
569 Teramo K, Benowitz N, Heymann M, Rudolph A. Gestational differences in lidocaine toxicity in the fetal lamb. Anesthesiology 1976;44:133–8.
570 Thakur B, Murali M. EMLA cream-induced allergic contact dermatitis: a role for prilocaine as an immunogen. J Allergy Clin Immunol 1995;95:776–8.
571 Thomas D, Behbehani M, Coyle D, Denson D. Cardiovascular toxicity of local anesthetics: an alternative hypothesis. Anesth Analg 1986;65:444–50.
572 Thomas JM, Schug SA. Recent advances in the pharmacokinetics of local anaesthetics. Long, acting amide enantiomers and continuous infusions. Clin Pharmacokinet 1999;36:67–83.
573 Thompson GA, Turner P, Bridenbaugh R, Stuebing R, Denson D. The influence of diazeparn on the pharmacokinetics of intravenous and epidural bupivacaine in the rhesus monkey. Anesth Analg 1986;65:151.
574 Thomson P, Melmon K, Richardson J, Cohn K, Steinbrunn W, Cudihee R, Rowland M. Lidocaine pharmacokinetics in advanced heart failure, liver disease and renal failure in humans. Ann Intern Med 1973;78:499.
575 Tilscher H, Eder M. Infiltrationstherapie. Therapeutische Lokalanästhesie. Stuttgart:Hippokrates;1991.
576 Tinker A, Williams AJ. Charged local anesthetics block ionic conduction in the sheep cardiac sarcoplasmic reticulum calcium release channel. Biophys J 1993;65:852–64.
577 Tolksdorf W. Der präoperative Streß. Berlin:Springer;1985.
578 Tryba M, Borner P. Clinical effectiveness and systemic toxicity of various mixtures of prilocaine and bupivacaine in axillary plexus block. Reg Anaesth 1988;11:40–9.
579 Tsen LC, Tarshis J, Denson DD, Osathanondh R, Datta S, Bader AM. Measurements of maternal protein binding of bupivacaine throughout pregnancy. Anesth Analg 1999; 89:965.
580 Tucker G, Cooper S, Littlewood D, Buckley F, Covino B, Scott D. Observed and prediced accumulation of local anacsthetic agents during continuous extradural analgesia. Brit J Anaesth 1977;49:237.
581 Tucker GT. Perioperative changes in alpha 1-acid glycoprotein concentrations. Br J Anaesth 1996;77:130.
582 Tucker GT, Boas RA. Pharmacokinetics aspects of intravenous regional anaesthesia. Anesthesiology 1971;34:538.
583 Tucker GT, Mather LE. Pharmacokinetics of local anaesthetic agents. Brit J Anaesth 1975, 47:213.
584 Tucker GT, Mather LE. Clinical pharmacokinetics of local anesthetics. Clin Pharmacokinet 1979, 4:241.
585 Tuman KJ, McCarthy RJ, March RJ, DeLaria GA, Patel RV, Ivankovich AD. Effects of epidural anesthesia and analgesia on coagulation and outcome after major vascular surgery. Anesth Analg 1991;73:696.
586 Ueda W, Hirakawa M, Mori K. Adrenaline absorption: effect of pH in mepivacaine ansd bupivacaine solutions. A clinical study during halothane anesthesia. Acta Anaesthesiol Scand 1992;36:660–3.
587 Ursell PG, Spalton DJ. The effect of solution temperature on the pain of peribulbar anesthesia. Ophthalmology 1996;103:839–41.
588 Usubiaga JE, Standaert E. The effects of local anesthetics on motor nerve terminals. J Pharmacol Exp Ther 1968; 159:353.
589 Usubiaga JE, Wikinski J, Ferrero R, Usubiaga LE. Local anesthetic, induced convulsions in man, an electroencephalographic study. Anesth Analg 1966;45:611–20.
590 Valenzuela C, Delpon E, Tamkun MM, Tamargo J, Snyders DJ. Stereoselective block of a human cardiac potassium channel (Kv1.5) by bupivacaine enantiomers. Biophys J 1995a;69:418–27.
591 Valenzuela C, Snyders DJ, Bennett PB, Tamargo J, Hondeg-

hem LM. Stereoselective block of cardiac sodium channels by bupivacaine in guinea pig ventricular myocytes. Circulation 1995b;92:3014–24.
592 Veering B, Burm A, Vletter A, et al. The effect of age on the systemic absorption, disposition and pharmacodynamics of bupivacaine after epidural administration. Clin Pharmacokinet 1992;22:75.
593 Veering B, Burm A, Vletter A, van den Hoeven R, Spierdijk J. The effect of age on systemic absorption and systemic disposition of bupivacaine after subarachnoid administration. Anesthesiology 1991;74:250.
594 Venn PJ.H, Simpson DA, Rubin P, Edstrom H. Effect of fluid preloading on cardiovascular variables after spinal anaesthesia with glucose-free 0.75 % bupivacaine. Brit J Anaesth 1989;63:682.
595 Viale M, Vannozzi M, Mandys V, Esposito M. Time-dependent influence of procaine hydrochloride on cisplatin antitumor activity in P388 tumor bearing mice. Anticancer Res 2001;21:485–7.
596 Vladimirov M, Nau C, Mok W, Strichartz G. Potency of bupivacaine stereoisomers tested in vitro and in vivo: biochemical, electrophysiological, neurobehavioral studies. Anesthesiology 2000;93:744–55.
597 Volpato M, Ranali J, Amaral I, Demetrio C, Chalita L. Acute toxicity (LD_{50} and CD_{50}) of lidocaine and prilocaine in combination with adrenaline and felypressin. Indian J Dent Res 1999;10:138–44.
598 Wagman IH, De Jong RH, Prince DA. Effects of lidocaine on the central nervous system. Anesthesiology 1967;28:55–72.
599 Wald Oboussier G, Hossmann V, Viell B, Biscoping J. Vergleichende Untersuchung über Kreislauf- und EEG-Veränderungen nach supraclaviculärer Plexusblockade mit Bupivacain-HCl 0.5 % bei Patienten mit chronischer Niereninsuffizienz. Reg Anaesth 1987;10:88–92.
600 Wald Oboussier G, Viell B. Supraclaviculäre Plexusblockade mit Prilocain bei Patienten mit chronischer Anämie. Plexus block with bupivacaine, HCl 0.5 per cent in patients with chronic kidney failure. Reg Anaesth 1989;12:31.
601 Wald Oboussier G, Viell B, Biscoping J. Die Wirkung von Bupivacain-HCl nach supraclaviculärer Plexusblockade bei Patienten mit chronischer Niereninsuffizienz. Reg Anaesth 1988;11:65.
602 Wang BC, Spiedholz NI, Hillman DE. Subarachnoid sodium bisulfite (the antioxidant in Nesacaine) causes chronic neurological deficit. Anesthesiology 1982;57:A194.
603 Wang G, Quan C, Vladimirov M, Mok W, Thalhammer J. Quaternary ammonium derivative of lidocaine as a long acting local anesthetic. Anesthesiology 1995;83:1293–1301.
604 Wang SY, Nau C, Wang GK. Residues in Na(+) channel D_3-S_6 segment modulate both batrachotoxin and local anesthetic affinities. Biophys J 2000;79:1379–87.
605 Warnick JE, Kee RD, Yim GKW. The effects of lidocaine on inhibition in the cerebral cortex. Anesthesiology 1971;34:327.
606 Weinberg GL, Laurito CE, Geldner P, Pygon BH, Burton BK. Malignant ventricular dysrhythmias in a patient with isovaleric acidemia receiving general and local anesthesia for suction lipectomy. J Clin Anesth 1997;9:668–70.
607 Weinberg GL, VadeBoncouer T, Ramaraju GA, Garcia Amaro MF, Cwik MJ. Pretreatment or resuscitation with a lipid infusion shifts the dose, response to bupivacaine, induced asystole in rats. Anesthesiology 1998;88:1071–5.
608 Wilder R, Sholas MG, Berde CB. NG-nitro-L-arginine methyl ester (L-NAME) prevents tachyphylaxis to local anesthetics in a dose-dependent manner. Anesth Analg 1996;83:1251–5.
609 Wildsmith JA.W, Brown DT, Paul D, Johnson S. Structure-activity relationships in different nerve blockade at high and low frequency stimulation. Br J Anaesth 1989;63:444–52.
610 Williams RL, Blaschke TF, Meffin PJ, Melmon KL, Rowland M. Influence of viral hepatitis on the disposition of two compounds with high hepatic clearance lidocaine and indocyanine green. Clin Pharmacol Ther 1976;20:290.
611 Wing L, Miners J, Birkett D, et al. Lidocaine disposition-sex differences and efects of cimetidine. Clin Pharmacol Ther 35;695.
612 Winnie A. Plexus anesthesia. Edingburgh:Churchill Livingstone;1984.
613 Wulf H, Jeckström W, Maier C, Wirtckler K. Interpleurale Katheteranalgesie bei Patienten mit Rippenserienfraktur. Anaesthesist 1991a;40:19.
614 Wulf H, Munsteddt P, Maier C. Plasma protein binding of bupivacaine in pregnant women at terrn. Acta Anaesthesiol Scand 1991b;35:129.
615 Wulf H, Winckler K, Maier C. Pharmacokinetics and protein binding of bupivacaine in postoperative epidural analgesia. Acta Anaesthesiol Scand 1988;132:530.
616 Wüst HJ, Stanton-Hicks M, eds. New aspects in regional anesthesia. Vol. 4. Berlin:Springer;1986.
617 Yagiela J. Intravascular lidocaine toxicity: influence of epinephrine and route of administration. Anesth Progr 1985;32:57–61.
618 Yeh J. Blockade of sodium channels by stereoisomers of local anesthetics. Progr Anesthesiol 1980;2:35.
619 Yurth DA. Placental transfer of local anesthetics. Clin Perinatol 1982;9:13–28.
620 Zaric D, Nydahl PA, Adel SO, Enbom H, Magnusson M, Philipson L, Axelsson K. The effect of continuous epidural infusion of ropivacaine (0.1 %, 0.2 % and 0.3 %) on nerve conduction velocity and postural control in volunteers. Acta Anaesthesiol Scand 1996;40:342–9.
621 Zenner J, Harrison D. Serum enzym values following intramuscular administration of lidocaine. Arch Intern Med 1974;134:48.
622 Zimpfer M, Fitzal S, Tonczar L. Aufhebung des Blutdruckabfalls bei Spinalanästhesie durch Dihydroergotamin (DHE). Region Anästh 1979;2:43.
623 Zsigmond E, Eilderton T. Survey of local anesthetic toxicity in the families of patients with atypical plasma cholinesterase. J Oral Surg 1975;33:833–7.

3 Organisation und juristische Aspekte

J. Motsch, E. Biermann und H. Van Aken

122	3.1	Voraussetzungen zur Durchführung der Regionalanästhesie
126	3.2	Vereinbarungen der Berufsverbände
126	3.3	Regionalanästhesie durch Nichtanästhesisten
128	3.4	Postoperative Schmerztherapie
129	3.5	Fachliche Zuständigkeit und rechtliche Verantwortung

3.1
Voraussetzungen zur Durchführung der Regionalanästhesie

Fachliche Kompetenz und Ausstattung

Die sichere Durchführung einer Lokal- oder Regionalanästhesie erfordert fundierte Kenntnisse der Anatomie und der Pharmakologie, eine subtile Technik, Geschicklichkeit sowie eine entsprechende Ausstattung. Bei der Auswahl von Injektionsnadeln, Spritzen oder von der Industrie angebotenen Fertigsets ist zu beachten, dass die Applikation von Lokalanästhetika ein sehr feines Gewebsgefühl verlangt und möglichst atraumatisch erfolgen sollte. Darüber hinaus sind Lagerungs- und Behandlungsmöglichkeiten zu überdenken und zu planen; außerdem erweist sich der Einsatz von technischen Hilfsmitteln wie z. B. eines Nervenstimulators bei peripheren Blockaden als sinnvoll. Der Umfang der routinemäßigen Überwachung des Herz-Kreislauf-Systems und der Atmung ist den typischen Nebenwirkungen und den potenziellen Risiken der jeweilige Blockade anzupassen. Conditio sine qua non bei jeglichen Lokal- und Regionalanästhesien ist das Vorhandensein der instrumentellen und apparativen Ausstattung, um sowohl durch Lokalanästhetika hervorgerufene als auch durch die Blockadetechnik bedingte Komplikationen beherrschen zu können.

Aufklärung

Wie jeder ärztliche Eingriff ist auch eine indizierte und lege artis durchgeführte Lokal- oder Regionalanästhesie im rechtlichen Sinn ein Eingriff in die körperliche Integrität des Patienten, der nach der Rechtsprechung den objektiven Tatbestand einer Körperverletzung erfüllt. Deshalb bedarf auch die indizierte und lege artis durchgeführte Maßnahme zu ihrer Rechtfertigung zusätzlich der Einwilligung des informierten Patienten oder bei nicht einwilligungsfähigen Minderjährigen oder einwilligungsunfähigen Volljährigen der Einwilligung eines gesetzlichen Vertreters. Ausgenommen davon sind zeitlich dringliche Notfälle, bei denen nach der mutmaßlichen Einwilligung des Patienten vorzugehen ist.

Der Patient ist in seiner Entscheidung frei: Er kann auch – vorausgesetzt, er ist sich über die Konsequenzen im Klaren – seine Zustimmung für eine dringend gebotene, vital indizierte Behandlung insgesamt oder Teile davon (z. B. Ablehnung der Bluttransfusion bei Jehovas Zeugen) verweigern. An ein solches, im Bewusstsein der Konsequenzen abgegebenes Veto ist der Arzt gebunden, auch wenn für die Entscheidung des Patienten weltanschauliche oder religiöse Gründe maßgebend waren, die für den Arzt nicht nachvollziehbar sind.

Damit der Patient abwägen kann, ob er die Risiken der Behandlung auf sich nehmen möchte oder nicht, muss er – soweit er die entsprechenden Kenntnisse nicht besitzt – durch einen Arzt rechtzeitig vor dem Eingriff über Wesen, Bedeutung, Tragweite und insbesondere die Risiken des Verfahrens sowie mögliche Alternativen in einer laienverständlichen Sprache aufgeklärt werden, es sei denn, der Patient hat auf nähere Aufklärung verzichtet. Ein solcher Verzicht ist sorgfältig zu dokumentieren.

Vorsorglich sollte bei der Regionalanästhesie darauf hingewiesen werden, dass in eine Allgemeinanästhesie übergegangen werden muss, falls die Regionalanästhesie „nicht sitzt". Über die Allgemeinanästhesie ist der Patient zu informieren. Die Aufklärung muss durch einen Arzt erfolgen, nicht aber notwendigerweise durch den, der die Maßnahme dann später durchführt. Der auch für die Aufklärung geforderte Facharztstandard setzt der Aufklärung durch fremde Fachvertreter Grenzen, ohne sie gänzlich auszuschließen.

Entscheidet anstelle des Patienten ein gesetzlicher Vertreter, ist dieser Adressat der ärztlichen Aufklärung. Zwar sind sowohl Einwilligung wie Aufklärung formfrei, also auch mündlich wirksam, doch trägt der Arzt im zivilrechtlichen Haftungsprozess die Beweislast für die Einwilligung und die Details der Aufklärung. Deshalb ist es aus Gründen der Beweissicherung dringend geboten, die Details des Aufklärungsgespräches und die Einwilligung des Patienten schriftlich zu dokumentieren (4).

Hilfreich sind vorformulierte Aufklärungs- und Anamnesebögen, die unter medizinisch-fachlicher und juristischer Beratung entwickelt wurden und in verschiedenen Versionen angeboten werden (z. B. DIOmed-Aufklärungssystem, DIOmed Verlags GmbH, An der Lohwiese 38, D-97500 Ebelsbach). Solche Aufklärungs- und Anamnesebögen sollen in einer ersten Stufe das Aufklärungsgespräch vorbereiten und dessen Dokumentation erleichtern, ersetzen das ärztliche Gespräch mit dem Patienten (zweite Stufe) aber nicht (sog. Stufenaufklärung nach Weißauer).

> Eine Lokal- oder Regionalanästhesie bedarf wie jeder ärztliche Eingriff zur Rechtfertigung neben der Indikation und der fachgerechten Durchführung in aller Regel der Einwilligung des informierten Patienten (s. o.).

Im Rahmen der Aufklärung ist der Patient auf die Besonderheiten und die allgemeinen Reaktionen im Zusammenhang mit der Lokal- und Regionalanästhesie hinzuweisen. Beispiele: Die temporäre Unterbrechung der Nervenleitung kann je nach betroffener Nervenfaser zur Ausschaltung oder Minderung der Sensorik (Tiefensensibilität, Gleichgewicht), der Motorik (Muskelkraft, Greifvermögen, Gehen und Fortbewegen), der Schutzfunktionen und der Kompensationsmechanismen des vegetativen Nervensystems führen. Daraus resultieren, abgesehen von den potenziellen Allgemeinreaktionen durch die Lokalanästhetika, auch lokal ausgelöste Anpassungsschwierigkeiten. Diese haben sowohl eine klinische Relevanz als auch u. U. juristische Konsequenzen, die zu bedenken sind.

> Der Patient ist so z. B. vor einer aktiven Teilnahme am Straßenverkehr sowie vor dem Bedienen von Maschinen zu warnen (21) und dezidiert auf die damit verbundenen Gefahren hinzuweisen!

Für ambulante Patienten empfiehlt sich die Verwendung von kurz und mittellang wirkenden Lokalanästhetika (40).

Im Zusammenhang mit der Anwendung von lang wirkenden Lokalanästhetika können zusätzliche Komplikationen auftreten, weil der Druck von Verbänden und eine Nervenkompression durch falsche Belastung nicht empfunden und Schutzreflexe längere Zeit ausgeschaltet werden. Der Patient ist darüber zu informieren, wie lange die Effekte der Nervenblockade erwartungsgemäß andauern werden und wie er sich verhalten soll, wenn eine Blockade wesentlich länger als erwartet anhält (sog. therapeutische Beratung oder „Sicherungsaufklärung"). Empfehlenswert, nicht nur für ambulante Patienten, ist ein Merkblatt, das schriftlich eine Anleitung für das Verhalten nach einer Lokal- und Regionalanästhesie gibt und Adressen und Telefonnummern der Ärzte enthält, an die der Patient sich wenden kann.

Im Aufklärungsgespräch sind die typischen Nebenwirkungen und Komplikationen der lokalen oder regionalen Blockade anzusprechen. Dazu gehören auch solche, die selten oder sogar sehr selten sind, die aber, wenn sie eintreten, für den Patienten besonders schwere Folgen nach sich ziehen. Die Frage, ob über seltene Risiken aufzuklären ist, ist nach der Rechtsprechung nicht abhängig von einer Frequenzdichte. Nach der Rechtsprechung ist bei peripheren Blockaden über eventuell bleibende Nervenschäden aufzuklären. Bei rückenmarksnahen Leitungsanästhesien müssen neben den typischen verfahrensbedingten Komplikationen auch die potenziellen Gefahren einer bleibenden Lähmung und einer Paraplegie angesprochen werden (7, 17).

Dies gilt auch im Rahmen der Versorgung Schwangerer bei geburtshilflichen rückenmarksnahen Leitungsanästhesien. Die „Ausnahmesituation" der Geburt ändert, solange es sich nicht dabei um einen echten Notfall handelt, an den rechtlichen Erfordernissen nichts. Das Dilemma, u. U. unter der Geburt eine verbindliche Einwilligung zu erhalten, die eine rechtzeitige Aufklärung voraussetzt, kann nur durch organisatorische Maßnahmen im Vorfeld gemildert werden. Dringend zu empfehlen ist eine Information der Schwangeren über die Methoden der Schmerzausschaltung bereits während der Schwangerschaft. In die Organisation der Aufklärung können die Geburtshelfer und niedergelassenen Gynäkologen eingebunden werden. Es würde ausreichen, wenn die Schwangere über die Methoden der Schmerzausschaltung und ihre Risiken während der Schwangerschaft vorinformiert und auf eine Anästhesiesprechstunde hingewiesen wird. Der Mutterpass sollte einen entsprechenden Vermerk enthalten. Die konkrete Entscheidung für oder gegen die Maßnahme kann die Schwangere sich für den Zeitpunkt der Geburt vorbehalten. War die Schwangere vorinformiert, lehnte aber evtl. während der Schwangerschaft eine Periduralanästhesie ab, muss ihr unter der Geburt dann, wenn sie nun nach einer Periduralanästhesie verlangt, diese Art der Schmerzausschaltung nicht vorenthalten werden (11, 24, 25, 27).

Auch wenn bleibende neurologische Schäden nach lege artis durchgeführten Lokal- und Regionalanästhesien sehr selten sind, hat dies für die Frage, ob darüber aufzuklären ist, nach der Rechtsprechung keine Bedeutung. Doch für das Gespräch, also für die Frage „wie" zu informieren ist, und für die Beratung des Patienten ist es wichtig, die Bedeutung und die Häufigkeit des Risikos einschätzen zu können. Denn der Patient erwartet vom Arzt Rat und Hilfe, nicht aber mit einer Risikostatistik allein gelassen zu werden. In diesem Gespräch sollte das Risiko in Verhältnis gesetzt werden zum Vorteil des Verfahrens für den Patienten. Der Arzt darf den Patienten überzeugen, überreden sollte er ihn nicht. Keinesfalls dürfen Risiken und Nebenwirkungen aber bagatellisiert oder verharmlost werden.

> Die Effekte und die typischen Nebenwirkungen der Lokal- und Regionalanästhesie sowie besonders schwerwiegende Komplikationen, auch wenn diese sehr selten sind, müssen im Rahmen der Aufklärung mit dem Patienten, der nicht auf Aufklärung verzichtet hat, dezidiert besprochen werden!

Dokumentation

Zur sachgerechten Durchführung einer Lokal- oder Regionalanästhesie gehört auch eine sorgfältige Dokumentation. Anhand dieser lassen sich Besonderheiten im präoperativen Zustandsprotokoll (Tab. 3.1) ergän-

Tabelle 3.1 Spezielle Ergänzungen im Prämedikationsprotokoll

Regionalanästhesierelevante Variationen der Anatomie (Wirbelsäule, Gelenkbeweglichkeit, Nerven, Haut)
Gerinnungsstörungen
Einnahme thrombozyten- und gerinnungshemmender Medikamente
Besonderheiten und präexistente Defizite im neurologischen Status

zen, die verwendete Technik der Regionalanästhesie (Tab. 3.2) beschreiben und Auffälligkeiten bei der Durchführung von Lokal- und Regionalanästhesien als Klartext im Narkoseprotokoll vermerken (Tab. 3.3).

> Eine sorgfältige und umfassende Dokumentation bei der Lokal- und Regionalanästhesie ermöglicht die kritische Selbsteinschätzung und Nachkontrolle der Anästhesie sowie die gesetzlich erforderliche Qualitätssicherung und bewahrt vor unberechtigten Forderungen durch vermeintliche Schädigungen im Zusammenhang mit der Durchführung von Lokal- und Regionalanästhesien (Tab. 3.4).

Eine geeignete Grundlage für die Art und den Umfang der Dokumentation stellen die Empfehlungen des Arbeitskreises Regionalanästhesie in der DGAI dar (5, 8, 23).

Regionalanästhesie bei Antikoagulationsbehandlung

Die Durchführung von Regionalanästhesieverfahren bei Patienten, bei denen eine Antikoagulation durchgeführt oder geplant ist, erfordert eine sorgfältige Nutzen-Risiko-Abwägung, weil bei beeinträchtigter Gerinnung Blutungskomplikationen drohen, die permanente neurologische Schäden verursachen können. Vor allem bei rückenmarksnahen Leitungsanästhesien besteht unter Antikoagulation ein erhöhtes Risiko für das Auftreten von spinalen Hämatomen. Diese folgenschweren Komplikationen, die vor allem in den USA im Zusammenhang mit der Anwendung von niedermolekularen Heparinen zur perioperativen Thromboseprophylaxe und der gleichzeitigen Durchführung einer rückenmarksnahen Regionalanästhesie aufgetreten sind, haben zu entsprechenden Empfehlungen der Fachgesellschaften geführt.

So gibt es seit 1997 eine Empfehlung der DGAI zur rückenmarksnahen Regionalanästhesie und Thromboembolieprophylaxe (12), die auch nach der Konsensuskonferenz der American Society of Regional Anesthesia

Tabelle 3.2 Beschreibung der Regionalanästhesietechnik

Nadeltyp mit Schliffart (Stimuplex, Ballpen, Sprotte, Whitacre usw.)

Kathetermodell (-typ)

Nervenstimulator (minimaler Reizstrom, Impulsdauer)

Punktionsort(e), Zugangsweg

Einstichtiefe, Länge des Vorschubs eines Katheters

Zahl der Punktionsversuche (neue Einstiche) oder ergänzend Richtungskorrekturen

Grund für Technikwechsel oder Punktionsabbruch

Handelsname der Lokalanästhetika (spez. Gewicht)

Testdosis, Hauptdosis und Zeitpunkte der Injektion

Zusätze zum Lokalanästhetikum

Analgesie-/Anästhesieausbreitung (kranial, kaudal), auch im Verlauf

Effekt der Anästhesie
– suffizient
– Supplementierung mit Analgetika/Sedativa erforderlich
– unzureichende Regionalanästhesie, Technikwechsel

Motorische Blockade: Intensität 0 – 3 (0 = nicht vorhanden, 1 = mäßig, 2 = mittel, 3 = komplett)

Tabelle 3.3 Zu ergänzende Besonderheiten im Narkoseprotokoll. Dokumentation nach den Empfehlungen des Arbeitskreises Regionalanästhesie der DGAI

Parästhesien

Schmerzen bei Injektion

Unbeabsichtigte Duraperforation

Hohe oder totale Spinal-Epidural-Anästhesie

Blutaspiration

Blut- oder Liquorrücklauf, -aspiration im Katheter

Anhaltende Blutung aus dem Stichkanal

Hämatome

Schmerzen bei der Operation infolge insuffizienter Regionalanästhesie

Wehenschwäche, Geburtsstillstand

Probleme mit Instrumentarium:
– Nadel
– Katheter

Tabelle 3.4 Dokumentation entsprechend den Empfehlungen des Arbeitskreises Regionalanästhesie der DGAI

Technik

Lokalisation

Nadeltyp und Nadelgröße

Konzentration des Lokalanästhetikums

Volumen

Parästhesien

Anästhesieverlauf

Latenz

Abklingphase

Besonderheiten

Tabelle 3.5 Zeitintervalle zwischen Antikoagulanziengabe und epiduraler/spinaler Punktion bzw. dem Entfernen eines Katheters

	Vor Punktion/ Katheterentfernung	Nach Punktion/ Katheterentfernung	Laborkontrolle
UFH (Low Dose)	4 h	1 h	Thrombozyten bei Therapie > 5 Tage
UFH (High Dose)	4 h	1–2 h	aPTT, ACT, Thrombozyten
NMH (Low Dose)	10–12 h	4 h	Thrombozyten bei Therapie > 5 Tage
ASS	> 3 Tage (*)	nach Entfernen des Katheters	Blutungszeit ?
NSAIDS	1–2 Tage (*)		–
Vitamin-K-Antagonisten	Mehrere Tage	nach Entfernen des Katheters	Quick, INR
ADP-Rezeptorantagonisten	7–10 Tage	nach Entfernen des Katheters	
GP-IIb/IIIa-Antagonisten	10–12 h	keine Angaben in Literatur	
Danaparoid	1 Tag	keine Angaben in Literatur	Anti Xa
Lepirudin	12 h	1–2 h	aPTT, Ecarinzeit

UFH = unfraktionierte Heparine, NMH = niedermolekulare Heparine, ASS = Acetylsalicylsäure, NSAIDS = nichtsteroidale Antiphlogistika, GP IIb/IIIa = Glykoprotein IIb/IIIa, INR = International normalized Ratio
(*) evtl. kürzer nach individueller Nutzen-Risiko-Abwägung

(ASRA) von 1998 uneingeschränkt Gültigkeit besitzt (28, 29). Die Einführung neuer Thrombozytenhemmstoffe erfordert Ergänzungen, die nach den derzeitigen Erkenntnissen ausgearbeitet wurden und in Tab. 3.5 mit aufgeführt werden (26).

In der Praxis ist die Anwendung von niedermolekularen Heparinen zur Thromboembolieprophylaxe und die Einnahme von Thrombozytenhemmstoffen relevant. Es werden Zeitintervalle zwischen Antikoagulanziengabe und epiduraler/spinaler Punktion bzw. dem Entfernen des Katheters angegeben.

> Die empfohlenen Zeitintervalle zwischen Antikoagulanziengabe und epiduraler/spinaler Punktion bzw. dem Entfernen eines Katheters sind strikt einzuhalten!

Diese Intervalle sollten vor allem bei der Gabe von niedermolekularen Heparinen beachtet werden, weil diese Substanzen auch eine hohe fibrinolytische Aktivität besitzen, dessen Wirkmaximum 4–6 Stunden nach subkutaner Applikation zu erwarten ist. Durch diese fibrinolytische Aktivität könnte sich z. B. ein Koagel, das sich nach der epiduralen Punktion gebildet hat, auflösen und erneut eine Blutung mit der Ausbildung eines epiduralen Hämatoms hervorrufen.

Entsprechende organisatorische Maßnahmen und Absprachen mit den operativen Disziplinen sind hinsichtlich der routinemäßigen perioperativen Thromboseprophylaxe mit niedermolekularen Heparinen zu treffen, um unter dieser Medikation eine rückenmarksnahe Leitungsanästhesie durchführen zu können und die Patienten weder dem Risiko eines spinalen Hämatoms mit den entsprechenden neurologischen Konsequenzen noch dem einer perioperativen thromboembolischen Komplikation auszusetzen.

Die alleinige Einnahme von ASS stellt keine Kontraindikation für ein rückenmarksnahes Regionalverfahren dar, wenn die Thrombozytenzahl normal ist und keine Hinweise für eine erhöhte Blutungsneigung vorliegen. Allerdings sollte bei einer ASS-Einnahme bis zu 3 Tagen vor der Operation eine individuelle Nutzen-Risiko-Abwägung vorgenommen werden. Grundsätzlich sollte bei der Durchführung der Regionalanästhesie möglichst atraumatisch vorgegangen werden. Auf eine zusätzliche Erhöhung des Risikos für spinale/epidurale Blutungen bei einer Komedikation von Heparin und Thrombozytenhemmstoffen sei besonders hingewiesen.

> Es besteht ein erhöhtes Risiko einer Blutung bei gleichzeitiger Anwendung von Heparin und Thrombozytenhemmstoffen!

Da noch keine hinreichenden prospektiven Studien zur rückenmarksnahen Leitungsanästhesie und zu den neuen Thrombozytenhemmstoffen vorliegen, können derzeit keine endgültigen Empfehlungen ausgesprochen werden (26). Unter kritischer Abwägung des Nutzen-Risiko-Verhältnisses ist ein an der Pharmakokinetik der Substanzen orientiertes Vorgehen angezeigt.

3.2
Vereinbarungen der Berufsverbände

Eine fachgerechte Behandlung der Patienten für operative Eingriffe erfordert für die Schmerzausschaltung entsprechende Qualitätsstandards. Im Rahmen der Aufgabenteilung zwischen der Anästhesiologie und den operativen Fächern sind die aktuellen Standards der jeweiligen Fachgebiete zu gewährleisten. Die Weiterbildungsordnungen sind so zu interpretieren, dass sämtliche Allgemeinanästhesien und zentrale Leitungsblockaden in das Fachgebiet Anästhesiologie gehören. Im Übrigen ist eine Personalunion von Operateur und „Narkotiseur"/Überwacher der Vitalfunktionen sowohl bei rückenmarksnahen Regionalanästhesien als auch bei Allgemeinanästhesien ein Anachronismus und nicht vertretbar. Die zum Schutz des Patienten aus medizinischen, aber auch aus forensischen Gründen nicht zu verantwortende Doppelverantwortung des Operateurs war nicht zuletzt der Grund für die in interdisziplinären Vereinbarungen niedergelegte Arbeitsteilung zwischen Operateur und Anästhesist.

Zudem hat der Patient innerhalb und außerhalb der Regeldienstzeiten Anspruch auf eine Behandlung nach Facharztstandard. Das bedeutet zugleich, dass jeder Operateur, der Verfahren der Allgemein- oder Regionalanästhesie durchführt, an dem anästhesiologischen Facharztstandard gemessen wird, d.h. an den Leistungs- und Sorgfaltsstandards, die in der Anästhesie zum Zeitpunkt der Behandlung gelten. Dies gilt im Besonderen auch bei auftretenden Komplikationen sowie deren Behandlung. Daher werden rückenmarksnahe Blockaden und zentrale Leitungsanästhesien üblicherweise durch den in diesen Techniken ausgebildeten und versierten Anästhesisten durchgeführt (16).

Es bestehen interdisziplinäre Vereinbarungen zwischen Anästhesisten und Operateuren, die z.B. regeln, welche operationsfeldnahen Blockaden und Infiltrationsanästhesien durch Operateure durchgeführt werden können. Dadurch ist gewährleistet, dass die Ärzte für Orthopädie und Chirurgie sowie die Ärzte der anderen operativen Disziplinen auch den Anforderungen in ihrer Weiterbildungsordnung nachkommen können, weil diese Kenntnisse, Erfahrungen und Fertigkeiten in der Lokal- und Regionalanästhesie des jeweiligen Gebietes fordern (32).

3.3
Regionalanästhesie durch Nichtanästhesisten

Werden Lokal- und Regionalanästhesien durch Nichtanästhesisten durchgeführt, so ist es unabdingbar, dass der anwendende Arzt die Technik der Lokalanästhesie beherrscht und in der Lage ist, auftretende Komplikationen rechtzeitig zu erkennen und die erforderlichen Therapiemaßnahmen einzuleiten.

Infiltrationsanästhesie

Als wenig riskante Verfahren sind Infiltrationsanästhesien mit begrenzter Dosis für umschriebene Gebiete der Haut, Subkutis, Muskulatur und Gelenke sowie die periphere Blockade einzelner Nerven zu nennen. Diese haben üblicherweise keine Auswirkungen auf die vitalen Funktionen, und das Auftreten von lebensgefährlichen Komplikationen ist außerordentlich selten. Daher können diese Verfahren der Infiltrationsanästhesie unter den oben genannten Voraussetzungen auch von Nichtanästhesisten vorgenommen werden. Hand- und Fußblock fallen wegen der erforderlichen Dosis der Lokalanästhetika in einen Grenzbereich, wo im Einzelfall zu entscheiden ist, ob durch den Operateur oder einen Arzt für Anästhesiologie die Lokalanästhesie durchgeführt wird.

Intravenöse Regionalanästhesie

Für die intravenöse Regionalanästhesie und die Anästhesie des Plexus brachialis, die teilweise von Chirurgen und Orthopäden ohne Mitwirken eines Anästhesisten durchgeführt werden, ist eine angemessene Überwachung des Patienten wegen der potenziellen Intoxikationsgefahr bei der hohen Gesamtdosis des Lokalanästhetikums notwendig.

> Die Arzneimittelkommission der Deutschen Ärzteschaft fordert besondere Überwachungsmaßnahmen, wenn mehr als 25 % der zulässigen Grenzdosis eines Lokalanästhetikums verwendet werden.

Werden diese Verfahren von Operateuren in Personalunion vorgenommen, müssen hinsichtlich der Überwachung die gängigen anästhesiologischen Standards gewährleistet sein. Bei Komplikationen werden die Maßnahmen und die Behandlung gefordert, die von einem durchschnittlich ausgebildeten Facharzt für Anästhesiologie in der konkreten Situation erwartet werden (16).

Retrobulbäranästhesie

Die Retrobulbäranästhesie, eine typische operationsbereichsnahe Blockade, wird üblicherweise von den Ophthalmologen wegen ihrer speziellen Kenntnisse um die lokalen Besonderheiten des Organs Auge durchgeführt.

> Das Verfahren der Retrobulbäranästhesie kann neben den lokalen Komplikationen erhebliche systemische Auswirkungen nach sich ziehen.

Da die Therapie dieser Komplikationen den Ophthalmologen überfordern könnte, wird zunehmend empfohlen, insbesonders bei Risikopatienten einen Anästhesisten zur Überwachung der Vitalfunktionen und sofortigen Therapie von Komplikationen hinzuzuziehen. Derartige „Stand-by"-Anästhesien erfordern den üblichen Standard hinsichtlich Überwachung und Grundausstattung. In gleicher Weise bestehen keine Bedenken, vielmehr ist zu begrüßen, wenn Retrobulbäranästhesien durch Anästhesisten vorgenommen werden. Unter Sicherheitsaspekten und ablauforganisatorischen Gesichtspunkten wird über sehr gute Erfahrungen aus ambulanten und stationären ophthalmologischen Operationszentren berichtet, wenn diese operationsfeldnahen Blockaden durch spezialisierte Anästhesisten durchgeführt werden (9, 10, 13).

Rückenmarksnahe zentrale Blockade

> Rückenmarksnahe zentrale Blockaden sind stets mit dem Risiko gravierender Auswirkungen auf das Herz-Kreislauf-System und dem Risiko der totalen Spinal- oder Periduralanästhesie behaftet, Komplikationen, die eine sofortige Beatmung und eine spezifische Kreislauftherapie erfordern.

Auch proximale Nervenblockaden sind mit verfahrenstypischen Komplikatonen vergesellschaftet, die potenziell lebensbedrohliche Nebenwirkungen und Komplikationen darstellen. Demnach geht es nicht nur um die technische Ausführung dieser Regionalanästhesiemethoden, sondern vielmehr um Kenntnisse, Erfahrungen und Fertigkeiten der Prophylaxe, ein frühzeitiges Erkennen und ggf. um die Behandlung solcher Komplikationen bis hin zur kardiopulmonalen Reanimation (16). Derartige Anforderungen sind z. B. auch an einen Geburtshelfer zu stellen, der zur Linderung der Geburtsschmerzen einen Periduralkatheter legt und darüber eine Periduralanalgesie einleitet (34).

Übergang zur Allgemeinanästhesie

Besondere Probleme sind zu erwarten, wenn es im Rahmen einer vom Operateur vorgenommenen Lokal- oder Regionalanästhesie notwendig wird, auf eine Allgemeinnarkose überzugehen, wenn die Blockade z. B. unzureichend ist oder der Eingriff unvorhergesehen erweitert werden muss. In diesen Fällen muss der Anästhesist hinzugezogen werden und sieht sich u. U. vor dem fachlichen und rechtlichen Dilemma, eine Narkose einleiten zu müssen, ohne den Patienten zuvor prämediziert und rechtzeitig über das Risiko der Narkose aufgeklärt zu haben. Absprachen zwischen den operativen Disziplinen und der Anästhesie sollten dazu führen, dass zumindest die Patienten, bei denen eine Erweiterung des Eingriffs möglich erscheint, rechtzeitig dem Anästhesisten vorgestellt und prämediziert werden. Eine notfallmäßige Narkoseeinleitung in dieser Situation sollte eine Ausnahme darstellen.

Tumeszenzlokalanästhesie

Die Tumeszenzlokalanästhesie wird überwiegend von plastischen Chirurgen im Rahmen der Fettabsaugung eingesetzt. Die Tumeszenztechnik beinhaltet die subkutane Infiltration mit hohen Volumina (3–6 l) physiologischer Kochsalzlösung. Um bei großflächigen Absaugungen die möglichen Blutverluste zu verringern, werden diesen Lösungen Lokalanästhetika und Adrenalin zugesetzt. In Tab. 3.**6** ist die Zusammensetzung der in den USA verwendeten und der alternativ von Mang (20) in Deutschland empfohlenen Lösung aufgeführt.

> Unter Tumeszenzlokalanästhesie wurde eine extrem hohe Mortalität durch protrahierte Medikamentenresorption und verzögert auftretende toxische Blutspiegel meist in Verbindung mit Medikamenteninteraktionen beobachtet.

So trat in den USA im Zusammenhang mit der Tumeszenzlokalanästhesie bei Fettabsaugungen eine extrem hohe Mortalität von 1/5244 (19,1/100 000) auf, die auf eine Volumenüberladung, die toxischen Effekte durch die Megadosen von Lidocain und Adrenalin, Medikamenteninteraktionen, die prothrombogene Wirkung und ein protrahiertes Ansteigen der Lokalanästhetikakonzentration zurückzuführen ist (22). Die Konzentrationsmaxima der Lokalanästhetika treten zum Teil erst nach 16–23 Stunden auf, und durch eine begleitende Sedierung werden prodromale ZNS-Symptome als Vorboten einer Intoxikation oft verschleiert.

Standardlösung USA	Lösung empfohlen von Mang u. Mitarb.	Dosis bei 6 l Gesamtvolumen
1000 ml NaCl 0,9 %	1000 ml NaCl 0,9 %	6000 ml NaCl 0,9 %
1000 mg Lidocain	400 mg Prilocain	2400 mg Prilocain
1 mg Adrenalin	1 mg Adrenalin	6 mg Adrenalin
12,5 mmol NaHCO$_3$	10 mVal NaHCO$_3$	60 mVal NaHCO$_3$
	10 mg Triamcinolon	60 mg Triamcinolon

Tabelle 3.6 Zusammensetzung der verwendeten Lösungen zur Tumeszenzlokalanästhesie pro Liter. Ein Gesamtvolumen von 6 Litern wird von den Autoren (Mang u. Mitarb. 1999, Van Aken u. Mitarb. 2000) als „unbedenklich" eingestuft

Bei der von Mang empfohlenen Lösung wird eine Gesamtmenge von bis zu 2400 mg Prilocain verabreicht. Mit einer beträchtlichen Methämoglobinämie von bis zu 20 % des Gesamthämoglobins ist zu rechnen, wobei die Maxima erst nach mehr als 10 Stunden auftreten. Die daraus resultierenden Konsequenzen für die Oxigenierung sollten beachtet werden.

Die Verantwortung bei der Durchführung der Tumeszenzlokalanästhesie liegt beim Operateur. Werden Anästhesisten zur Überwachung oder zur Anästhesie bzw. tiefen Sedierung der Patienten hinzugezogen, sollten die potenziellen Risiken dieser Methode und die Kontraindikationen im Allgemeinen sowie im individuellen Fall berücksichtigt werden. Besonderes Augenmerk ist dabei auf das Ausmaß und die Dauer der Patientenüberwachung zu legen (31).

> Eine Anästhesie oder Analgosedierung in Zusammenwirken mit einer Tumeszenzlokalanästhesie erfordert eine umfangreiche und ausreichend lange postoperative Überwachung.

3.4
Postoperative Schmerztherapie

Ein operativer Eingriff war lange Zeit zwangsweise mit Schmerzen verbunden, sodass diese auch von den Patienten erwartet wurden. Häufig wurden und leider werden die Patienten sogar heute noch in dieser Annahme oft nicht enttäuscht, obwohl unbestritten jeder Patient einen rechtlichen Anspruch auf eine adäqute postoperative Schmerztherapie hat und der Jurist Uhlenbruck seit langem auf die Rechtspflicht des Arztes zu ausreichender postoperativer Schmerztherapie verweist (29).

> Es besteht eine Rechtspflicht für den Arzt zu einer ausreichenden postoperativen Schmerztherapie.

Eine unzureichende postoperative Schmerztherapie hat nicht nur unmittelbar negative Auswirkungen auf den Organismus, sondern löst auch durch die Plastizität des ZNS Langzeitveränderungen im Sinne einer Schmerzchronifizierung aus. In zahlreichen experimentellen und klinischen Studien wurden die positiven Effekte einer postoperativen Schmerzausschaltung unter Anwendung regionaler Analgesietechniken auf nahezu alle Organsysteme und auf die Wundheilung nachgewiesen. Auf der Basis einer guten Analgesie sind die Patienten noch weiteren Behandlungsmaßnahmen zugänglich. Ein multimodales Konzept, bestehend aus einer ausführlichen Patienteninformation, einer balancierten patientenkontrollierten Schmerztherapie mit forcierter Mobilisation und frühzeitiger enteraler Ernährung scheint einem ausschließlich auf die Reduktion von postoperativen Schmerzen orientierten Therapieansatz überlegen zu sein (6) (Abb. 3.1).

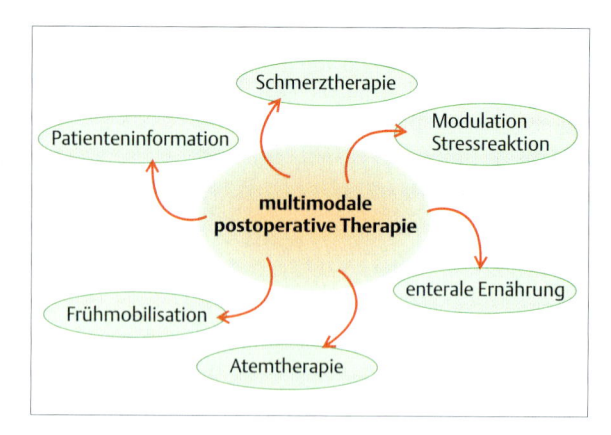

Abb. 3.1 Konzept der multimodalen postoperativen Therapie. Im Rahmen der multimodalen postoperativen Therapie werden durch eine umfassende präoperative Patienteninformation und eine effekte Schmerztherapie unter Integration von Lokal- und Regionalanalgesieverfahren postoperative Komplikationen vermieden. Die Schmerzfreiheit ermöglicht eine intensive Atemtherapie und eine umfassende Frühmobilisation. Dadurch wird die neuroendokrine Reaktion auf das Operationstrauma abgeschwächt. Die frühzeitige enterale Ernährung trägt zu einer rascheren Rekonvaleszenz mit bei.

> Die postoperative Schmerztherapie ist in ein multimodales postoperatives Therapiekonzept zu integrieren.

Regionalanästhesie im Rahmen der postoperativen Schmerztherapie

Die Lokal- und Regionalanästhesie ist sowohl für den anästhesiologisch orientierten Schmerztherapeuten als auch für den klinisch tätigen Anästhesisten ein wichtiges Betätigungsgebiet. Ersterer wird im Rahmen der Schmerztherapie diese vor allem unter diagnostischen und therapeutischen Aspekten bei Patienten mit chronischen Schmerzsyndromen einsetzen, letzterer wird den Schwerpunkt im Rahmen der postoperativen Schmerztherapie sehen. Der Einsatz im Rahmen der chronischen Schmerztherapie ist einem weiteren Beitrag (s. Kapitel 16) vorbehalten.

Lokal- und Regionalanästhesien sind im Rahmen der postoperativen Schmerztherapie wertvolle Behandlungsoptionen, die, verglichen mit der systemischen Schmerztherapie, die Vigilanz in geringerem Ausmaß beeinträchtigen, eine raschere postoperative Mobilisierung zulassen, zu einer kürzer dauernden postoperativen Darmatonie führen und bei einer vergleichbaren bzw. besseren Schmerzausschaltung mit einer höheren Patientenzufriedenheit und Akzeptanz einhergehen.

Die besonderen Vorzüge der patientenkontrollierten Periduralanalgesie sind in der Zwischenzeit von den operativen Disziplinen allgemein anerkannt. Besonderes Augenmerk ist daher auf die Blockaden mit Kathetertechniken im Bereich der peripheren Nerven oder von Nervenplexus zu legen, weil dadurch eine lokale Schmerzausschaltung ohne systemische Auswirkungen auf die Kreislaufregulation oder auf die Blasenentleerung möglich wird. Die Implementierung der regionalen Techniken in die postoperative Schmerztherapie erfordert klare Organisationsstrukturen. Nachfolgend werden vor allem die organisatorischen Besonderheiten der Schmerztherapie für postoperative Patienten im stationären Bereich abgehandelt.

Für die praktische Durchführung der postoperativen Schmerztherapie gibt es verschiedene Organisationsmodelle, die nach den Vereinbarungen der Berufsverbände der Chirurgen und der Anästhesisten klar geregelt sind (33, 35, 37, 38).

Organisationsstrukturen

Zwischen den Berufsverbänden der Deutschen Anästhesisten, der Deutschen Chirurgen und der Ärzte für Orthopädie gibt es Vereinbarungen hinsichtlich der Organisation, fachlichen Zuständigkeit und rechtlichen Verantwortung bei der postoperativen Schmerztherapie. Die postoperative Schmerztherapie lässt sich in Abhängigkeit von der Größe eines Krankenhauses und der Anzahl der operativen Abteilungen auf verschiedenste Weise mit dem Ziel einer möglichst effektiven Behandlung akuter Schmerzzustände, die primär auf ein Operationstrauma zurückzuführen sind, organisieren. Im Rahmen einer interdisziplinären Absprache – möglichst unter Einbeziehung des Krankenhausträgers – werden die Zusammenarbeit, die Aufgabenverteilung und die Verantwortung geregelt. Als Basis für die erforderlichen lokalen Absprachen und Vereinbarungen zwischen den operativen Disziplinen und der Anästhesie für die interdisziplinäre Kooperation kommen die nachfolgend aufgeführten Organisationsmodelle in Betracht (18, 35).

Organisationsmodelle

Die Vereinbarungen der Berufsverbände sehen folgende Modelle zur Organisation der postoperativen Schmerztherapie beispielhaft vor:
1. Die Zuziehung des Anästhesisten von Fall zu Fall
   - zu schmerztherapeutischen Konsilen,
   - zu definierten schmerztherapeutischen Maßnahmen.
2. Die Übernahme bestimmter schmerztherapeutischer Leistungen durch den Anästhesisten als mitbehandelnden Arzt.
3. Die Übertragung der gesamten postoperativen Schmerztherapie auf den Anästhesisten im Rahmen seiner fachlichen Zuständigkeit, d. h. mit den Methoden des Fachgebietes.
4. Die Einrichtung eines gemeinsamen, fachübergreifenden Schmerzdienstes, dem Anästhesisten und evtl. Vertreter operativer Disziplinen angehören. Die Leitung und Organisation stehen unter der Verantwortung eines Funktionsarztes der beteiligten Fachgebiete.

3.5
Fachliche Zuständigkeit und rechtliche Verantwortung

Im Aufwachraum und auf anästhesiologisch geführten Intensivstationen ist der Anästhesist in Zusammenarbeit mit dem Operateur, auf den operativ geführten Bettenstationen und operativ geleiteten Intensivstationen der Operateur für die postoperative Schmerztherapie zuständig. Die ärztliche und rechtliche Verantwortung liegen daher beim jeweiligen leitenden Arzt.

> Die Organisation der postoperativen Schmerztherapie erfordert lokale interdisziplinäre Absprachen unter Einbeziehung des Krankenhausträgers mit konkreter Regelung der Zusammenarbeit und der Aufgabenverteilung.

Bei der Zusammenarbeit zwischen Operateur und Anästhesist im Rahmen der postoperativen Schmerztherapie auf der Bettenstation gelten die Grundsätze der strikten Arbeitsteilung und der Vertrauensgrundsatz. Der unmittelbar Handelnde hat nach dem Prinzip der Eigenverantwortung für die leistungs- und sorgfaltsgerechte Durchführung der übernommenen Maßnahme einzustehen (Problem des „Übernahmeverschuldens" bzw. der „Übernahmefahrlässigkeit"). Die Organisationsverantwortung für den Einsatz seiner Mitarbeiter im Rahmen der Schmerztherapie liegt beim leitenden Arzt der Abteilung. Führt der Operateur eine Behandlung weiter, die vom Anästhesisten eingeleitet wurde, so trägt der Operateur für die Weiterführung der Behandlung die ärztliche und rechtliche Verantwortung.

Weitere Details wie die Delegation von Maßnahmen auf nichtärztliche Mitarbeiter und die Überwachung des Patienten nach schmerztherapeutischer Behandlung sind in den interdisziplinären Vereinbarungen geregelt (35, 37, 38).

Praktische Umsetzung – angewandte Organisationsmodelle

In Analogie zum Stufenschema der WHO bei der Tumorschmerztherapie werden Organisationsstrukturen in einem Stufenkonzept zur Behandlung postoperativer Schmerzen vorgestellt (Tab. **3.7**).

Für Krankenhäuser, die aufgrund der limitierten Personalkapazität einen Akutschmerzdienst nicht einrichten können, wird folgendes Vorgehen empfohlen: Im Aufwachraum wird unter der Leitung der Anästhesie mit einer medikamentösen Schmerztherapie begonnen; dabei hat es sich bewährt, titrierend potente Analgetika intravenös zu verabreichen. Im Sinne eines multimodalen Konzeptes werden unterstützend zu den Opioiden immer Nichtopioid-Analgetika oder NSAIDS zusätzlich gegeben.

Ein Patient erfüllt die Entlassungskriterien aus dem Aufwachraum erst dann, wenn – abgesehen von den allgemein bekannten Kriterien wie stabile Vitalfunktionen, keine Nachblutung, kein PONV – die postoperativen Schmerzen gut kontrolliert sind. Nach der Gabe von zentral wirkenden Analgetika sind die Patienten genügend lange nachzubeobachten, damit eine evtl. vorhandene erhöhte Empfindlichkeit gegenüber Opioiden rechtzeitig erkannt werden und zu keinen Komplikationen führen kann.

Klar formulierte, schriftliche Hinweise zur weiteren Schmerztherapie sollten der Station mitgegeben werden. Diese Hinweise haben, falls keine weiteren Absprachen zwischen den operativen Disziplinen und der Anästhesie erfolgt sind, empfehlenden Charakter. Auf der operativen Station wird die im Aufwachraum begonnene Schmerztherapie in Abhängigkeit vom Ausmaß des operativen Eingriffs durch ausgebildetes Stationspflegepersonal weitergeführt. Die Auswahl und der Applikationsmodus der Analgetika, die routinemäßig angewendet werden, sollten durch entsprechende Behandlungsalgorithmen festgelegt werden (Abb. 3.2). Dabei empfiehlt es sich, die operativen Eingriffe entsprechend der üblicherweise auftretenden Schmerzintensität bestimmten Therapieschemen zuzuordnen. Die Patienten bei Operationen mit geringem Gewebetrauma werden mit Nichtopioid-Analgetika ausreichend behandelt, hingegen sollten starke Schmerzen stets mit Opioiden therapiert werden.

Wird im Stufenkonzept die patientenkontrollierte Schmerztherapie (PCA) mit programmierbaren Schmerz-

Tabelle 3.7 Organisationsstrukturen und Aufgaben im Rahmen eines Stufenkonzepts zur Therapie postoperativer Schmerzen

1. Stufe
- Im Aufwachraum
  - Ermittlung des individuellen Analgetikabedarfs
  - Verlegung schmerzfrei auf Station
  - Therapieempfehlung nach ausgearbeiteten Standard
- Auf Station
  - Schmerzdokumentation
  - Implementierung von Richtlinien
  - Schmerztherapie durch Pflegekräfte (Nurse controlled Analgesia)
  - Therapiealgorithmen
  - Alarmpläne für Komplikationen

2. Stufe: zusätzliche Einführung der PCA
- Im Aufwachraum
  - Schmerztherapie nach Standard
  - Indikationsstellung für PCA
  - Programmierung der PCA
  - Verlegung bei stabiler Schmerzsituation und Fähigkeit des Patienten mit PCA umzugehen
- Auf Station
  - Schmerzdokumentation und Therapie nach Standards
  - Kontrolle, Auffüllen der PCA-Pumpen
  - Therapiealgorithmen für Nichtopioide, NSAID, Adjuvanzien
  - Schmerztherapie durch Pflegekräfte
  - Alarmpläne für Komplikationen

3. Stufe: Akutschmerzdienst
- Im Aufwachraum
  - Auswahl der postoperativen Schmerztherapie
  - Indikationsstellung für PCA, PCEA
  - regionale Schmerzkatheter
  - individuelle Dosisermittlung
- Auf Station
  - Schmerzvisite
  - Versorgung PCA, PCEA, regionale Schmerzkatheter
  - Betreuung der Stationen rund um die Uhr (24 h)
  - Schmerzkonsil bei Problempatienten
  - Schulung und Ausbildung
  - Überprüfung und Weiterentwicklung von Standards
  - Alarmpläne für Komplikationen

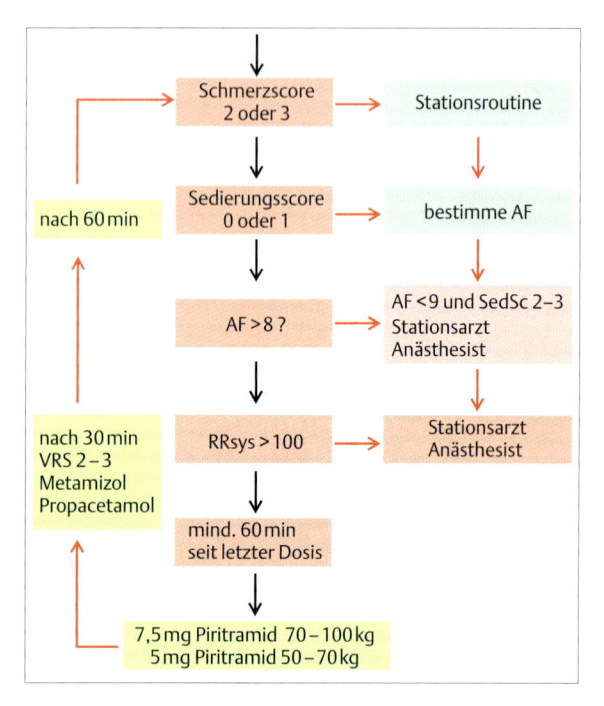

Abb. 3.2 Algorithmus zur medikamentösen Schmerztherapie auf der peripheren Krankenstation im Rahmen einer „pflegepersonalkontrollierten" Analgesie.

pumpen angeboten, bedarf es einer genauen Absprache hinsichtlich der fachlichen Zuständigkeit und der damit verbundenen rechtlichen Verantwortung. Selbst bei geringen personellen Ressourcen eines Krankenhauses muss nicht auf eine PCA verzichtet werden, vielmehr lässt sich eine effektive Schmerzausschaltung mit Steigerung der Patientenzufriedenheit bei insgesamt geringerem Personalbedarfs erzielen.

Die Schmerzpumpen werden im Aufwachraum gefüllt und programmiert. Nachdem der Patient mit der Pumpe vertraut gemacht wurde und absehbar ist, dass er damit zurecht kommt, wird er auf die Station verlegt. Auf der Station wird die Therapie mit der PCA-Pumpe unter der Betreuung von speziell eingewiesenen Mitarbeitern des Stationspflegepersonals fortgeführt. Das Auffüllen der Pumpe und das Wechseln von Infusionsleitungen kann, wenn Ärzte der Anästhesie aus Kapazitätsgründen dafür nicht zur Verfügung stehen, durch Delegation auf die Stationsärzte, auf eine Schmerzschwester oder auf geschultes Stationspflegepersonal erfolgen. Es ist erforderlich, einen Alarmplan für die Station auszuarbeiten, sodass im Notfall oder bei Komplikationen ein Arzt der Anästhesie sofort verfügbar ist.

> Die routinemäßige Erfassung und Dokumentation von Schmerzscores in der postoperativen Überwachungskurve verbessert entscheidend die Qualität der Schmerztherapie.

Wesentliche Verbesserungen der postoperativen Schmerztherapie lassen sich mit einer routinemäßigen Erfassung der subjektiven Schmerzintensität erzielen. Dabei können postoperativ entweder visuelle Analogskalen oder z. B. eine 4-teilige verbale Schmerzskala mit den Kriterien kein, leichter, mäßiger und starker Schmerz verwendet werden. Gelingt es, das Bewusstsein der ärztlichen Mitarbeiter der operativen Disziplinen und vor allem das Stationspflegepersonal von der Notwendigkeit und dem Sinn einer routinemäßigen Dokumentation der Schmerzscores in der Krankenkurve zu überzeugen, wird eine effektive postoperative Schmerzbehandlung zur Routine werden (Tab. 3.8). Gleichzeitig steigt die Patientenzufriedenheit hinsichtlich der Qualität der postoperativen Schmerzausschaltung. Vor dem Gesichtspunkt, dass Patienten den Aufenthalt im Krankenhaus nach der Größe der Operationsnarbe, nach dem Essen und nach der Intensität der postoperativen Schmerzen beurteilen, ist der Schmerztherapie besondere Aufmerksamkeit zu widmen.

Akutschmerzdienst

Sind kontinuierliche Regionalanästhesieverfahren und die kontinuierliche Periduralanalgesie im Rahmen der postoperativen Schmerztherapie vorgesehen, dann sollten diese Techniken primär von Mitarbeitern der Anästhesie betreut werden. Dies lässt sich am besten über die Einrichtung eines Akutschmerzdienstes organisieren (19), der dann in Absprache mit den bettenführenden Disziplinen die Therapieverantworung für die speziellen Maßnahmen auf den Stationen erhält. Bei der Einrichtung eines Akutschmerzdienstes ist zu beachten, dass eine ärztliche Verfügbarkeit rund um die Uhr erforderlich ist (Tab. 3.9). Um dies zu gewährleisten, ist es nicht sinnvoll, den diensthabenden Anästhesisten mit der Aufgabe des Akutschmerzdienstes zu betrauen. Eine fehlende Verfügbarkeit würde sehr bald die Akzeptanz vonseiten der Patienten und des Stationspflegepersonals in Frage stellen. Günstiger ist es,

Tabelle 3.8 Personalbedarf und Aufgaben im Rahmen des akuten Schmerzdienstes

Leitender Arzt
Organisationsverantwortung

Oberarzt
Organisation
Supervision
Ausbildung
Konzeptentwicklung

Assistenzärzte
Schmerzvisite
Schmerzkonsile
Betreuung PCA, PCEA, regionale Schmerzkatheter
Dosisadaptation
Weiterbildung

Schmerzschwester/-pfleger
Betreuung PCA, PCEA, regionale Katheter
Verbandswechsel bei Katheter
Ausbildung Stationspersonal
Qualitätssicherung

Stationsärzte
Qualitätskontrolle
Information
Akutkomplikation

Stationspflegepersonal
Postoperative Überwachung und Dokumentation
Therapie nach Algorithmen
Übernahme bestimmter Tätigkeiten
Erkennen von Nebenwirkungen
Information bei Komplikationen

Tabelle 3.9 Parameter, die im Rahmen der postoperativen Schmerztherapie überwacht und dokumentiert werden sollten

Vitalparameter
Blutdruck

Herzfrequenz

Atemfrequenz

Operationsbedingte Nebenwirkungen
Übelkeit

Erbrechen

Temperatur

Drainageverluste

Sedierungsscore
Wach	0
Dösend	1
Schlafend	2
Nicht erweckbar	3

Schmerzscore
Kein Schmerz	0
Geringer Schmerz	1
Mäßiger Schmerz	2
Starker Schmerz	3

Motorik der Beine
Keine Beeinträchtigung	0
Motorische Schwäche	1
Ausgeprägte Blockade	2

Besonderheiten

diese zusätzliche Aufgabe im Bereich der Intensivstation oder eines Aufwachraums anzusiedeln, wenn nicht ein eigener Schmerzdienst nur für diese Aufgabe zur Verfügung steht. Die lokalen Gegebenheiten müssen bei der Errichtung eines Akutschmerzdienstes immer Berücksichtigung finden.

> **Ein Akutschmerzdienst** erfordert die 24-stündige Verfügbarkeit eines schmerztherapeutisch ausgebildeten Arztes.

Eine wertvolle Hilfe und Ergänzung ist die zusätzliche Ausstattung des Akutschmerzdienstes mit der Stelle einer Schmerzschwester bzw. eines Schmerzpflegers (14). Die Aufgaben dieser sind vielfältig: Neben der Bedienung der Schmerzpumpen, dem Wechsel der Infusionssysteme, dem Verbandswechsel und der intensiven Betreuung der Patienten, stehen die Erarbeitung von Qualitätssicherungsinstrumenten sowie die Ausbildung des Stationspersonals an vorderster Stelle. Die Bedeutung dieser Mittlerrolle zwischen ärztlichem Akutschmerzdienst und dem Stationspflegepersonal ist eindringlich hervorzuheben.

Eine weitere Effektivitäts- und Qualitätssteigerung lässt sich durch die Implementierung von kontinuierlichen regionalen Analgesietechniken in die postoperative Schmerztherapie erzielen (15). Grundsätzlich sollten spezielle Lokalanästhesiekathetertechniken und die kontinuierliche Periduralanalgesie auch auf den peripheren Stationen durch Anästhesisten betreut werden. Da die personellen Ressourcen in einigen Anästhesieabteilungen dies nicht zulassen, ist nach Alternativen zu suchen.

> **Eine Delegation** von bestimmten schmerztherapeutischen Maßnahmen auf ärztliche Mitarbeiter der operativen Disziplinen und auf das Pflegepersonal ist möglich, wenn diese spezielle Kenntnisse und Erfahrungen hinsichtlich möglicher Komplikationen der Applikation, der Nebenwirkungen der Medikamente und erster Maßnahmen bei Zwischenfällen besitzen.

Allerdings muss im Notfall zur Therapie fachspezifischer Komplikationen ein Anästhesist kurzfristig verfügbar sein.

In eingeschränktem Maße ist die Übertragung klar definierter Aufgaben auch auf das Pflegepersonal möglich, allerdings ist eine spezielle Ausbildung und Einweisung dieser Mitarbeiter erforderlich. Die Delegation schmerztherapeutischer Maßnahmen auf nichtärztliche Mitarbeiter, wie das tägliche Wechseln von Spritzenpumpe, Leitung und Filtern bei liegendem Periduralkatheter, ist in einer aktuellen Stellungnahme des Wissenschaftlichen Arbeitskreises Regionalanästhesie der DGAI geregelt (40). Grundlage dafür stellen die Vereinbarungen zur Organisation der postoperativen Schmerztherapie des Berufsverbandes Deutscher Anästhesisten und des Berufsverbandes Deutscher Chirurgen dar (35). Danach können bestimmte Tätigkeiten im Rahmen der Betreuung des Akutschmerzdienstes auf der Station prinzipiell an nichtärztliche Mitarbeiter übertragen werden, wenn sie die o. g. Kenntnisse besitzen. Eine erfolgreich absolvierte Weiterbildung zur Fachpflegekraft Anästhesie-/Intensivmedizin ist nicht Voraussetzung, sondern eine Prüfung der entsprechenden Qualifikation vor der Aufgabendelegation sowie eine kurzfristige Verfügbarkeit eines Arztes während des Verfahrens. Für die Unterweisung und Qualitätsprüfung ist der ärztliche Leiter der Abteilung verantwortlich, der für die Organisation der postoperativen Schmerztherapie im jeweiligen Krankenhaus zuständig ist. In den meisten Fällen wird daher die Zuständigkeit in den Verantwortungsbereich des ärztlichen Leiters der entsprechenden bettenführenden operativen Fachabteilung fallen.

Kernaussagen

1

▸ **Fachliche Kompetenz und Ausstattung** Die sichere Durchführung von Regionalanästhesien basiert auf den Faktoren Mensch, Technik und Material. Fundierte Kenntnisse der Anatomie, der Pharmakologie, eine subtile Punktionstechnik, technische Hilfsmittel sowie die richtige Auswahl der Injektionsnadeln oder Kathetersets tragen zu einer erfolgreichen regionalen Blockade bei. Der Umfang der routinemäßigen Überwachung des Herz-Kreislauf-Systems und der Atmung ist den erwarteten Nebenwirkungen und den potenziellen Risiken der jeweilige Blockade anzupassen. Immer muss die apparative Ausrüstung vorhanden sein, um lokalanästhetikaspezifische oder blockadebedingte Komplikationen zu beherrschen.

2

▸ **Aufklärung** Lokal- und Regionalanästhesien erfordern in der Regel die Einwilligung des Patienten nach umfassender Aufklärung. Dabei sollten die Inhalte des Aufklärungsgespräches und die Einwilligung schriftlich dokumentiert werden. Kommerziell erhältliche Aufklärungs- und Anamnesebögen sind zu empfehlen. Abgesehen von den typischen Nebenwirkungen und den verfahrensbedingten Komplikationen, ist wegen der gravierenden Folgen auch über sehr seltene Komplikationen wie bleibende Nervenschäden und bei rückenmarksnahen Leitungsanästhesien über die Paraplegie aufzuklären. Die Aufklärung für eine Periduralanalgesie unter der Geburt sollte vorzugsweise bereits während der Schwangerschaft erfolgen und im Mutterpass dokumentiert werden. Für die Dauer der Lokalanästhetikawirkung ist eine aktive Teilnahme am Straßenverkehr oder das Bedienen von Maschinen zu untersagen. Ambulanten Patienten sind Verhaltensregeln zu erteilen.

3

▸ **Dokumentation** Zur sachgerechten Durchführung einer Lokal- oder Regionalanästhesie gehört die sorgfältige Dokumentation. Diese sollte neben dem Kerndatensatz der DGAI Besonderheiten im präoperativen Zustand, die verwendete Technik und Auffälligkeiten bei der Durchführung umfassen. Dies dient der gesetzlich erforderlichen Qualitätssicherung und schützt vor unberechtigten Vorwürfen von vermeintlichen Folgen der Lokalanästhesie.

4

▸ **Regionalanästhesie bei Antikoagulationsbehandlung** Da bei rückenmarksnahen Leitungsanästhesien und beeinträchtigter Gerinnung Blutungskomplikationen im Spinalraum drohen, wurden Empfehlungen zur rückenmarksnahen Regionalanästhesie und Therapie mit Antikoagulanzien verfasst. Die empfohlenen Zeitintervalle zwischen Antikoagulanziengabe und epiduraler bzw. subarachnoidaler Punktion und Anlage oder Entfernen eines Katheters sind strikt einzuhalten. Auf das erhöhte Risiko für spinale/epidurale Blutungen mit dem Risiko einer Paraplegie bei der Komedikation von Heparin und Thrombozytenhemmstoffen muss besonders hingewiesen werden. Grundsätzlich sollte bei der Durchführung einer Regionalanästhesie möglichst atraumatisch vorgegangen werden. Bei normaler Thrombozytenzahl und keinerlei Hinweisen auf eine Blutungsneigung stellt die alleinige ASS-Einnahme keine Kontraindikation für die Durchführung einer rückenmarksnahen Regionalanästhesie dar. Allerdings sollte bei einer ASS-Einnahme bis zu 3 Tagen vor der Operation eine individuelle Risiko-Nutzen-Abwägung erfolgen. Der Zeitpunkt für die Gabe der niedermolekularen Heparine im Rahmen der perioperativen Thromboembolieprophylaxe muss zwischen Operateur und Anästhesist abgesprochen werden, um rückenmarksnahe Blockaden ohne Blutungsrisiko durchführen zu können und die Patienten keinem erhöhten Thromboembolierisiko auszusetzen. Zu den neuen Thrombozytenhemmstoffen und dem Risiko spinaler Blutungskomplikationen bei rückenmarksnahen Leitungsanästhesien liegen noch unzureichende Daten vor. Verbindliche Empfehlungen über sichere Zeitintervalle zwischen Applikation der neuen Thrombozytenhemmstoffe und spinaler Punktion können daher noch nicht gegeben werden.

5

▸ **Vereinbarungen der Berufsverbände** Der erforderliche Qualitätsstandard für die fachgerechte Durchführung der Schmerzausschaltung bei operativen Eingriffen ist durch interdisziplinäre Vereinbarungen, die auf dem Grundsatz der strikten Arbeitsteilung und dem Vertrauensgrundsatz beruhen, zwischen Operateur und Anästhesist geregelt. Zentrale Leitungsblockaden werden wie Allgemeinanästhesien durch den Anästhesisten durchgeführt; wegen der medizinischen und forensischen Doppelverantwortung ist die Durchführung des operativen Eingriffs und die Übernahme des Betäubungsverfahrens einschließlich der Überwachung und ggf. der Aufrechterhaltung bzw. Wiederherstellung vitaler Funktionen in Personalunion durch den Operateur nicht vertretbar. Jeder Patient hat Anspruch auf eine Behandlung nach Facharztstandard, sodass jeder Operateur, der Verfahren der Regionalanästhesie durchführt, am anästhesiologischen Facharztstandard gemessen wird. Es bestehen Absprachen zwischen den Berufsverbänden der Anästhesisten und der operativen Disziplinen, welche Lokalanästhesien und operationsfeldnahen Blockaden durch Operateure durchgeführt werden können, um einerseits den Sicherheitsaspekten und andererseits auch den Anforderungen der Weiterbildungsordnung der operativen Fächer gerecht zu werden.

6

▶ **Regionalanästhesie durch Nichtanästhesisten** Jeder Arzt, der Lokal- und Regionalanästhesien durchführt, muss die Technik sicher beherrschen und in der Lage sein, Llkalanästhetika- und verfahrensbedingte Komplikationen frühzeitig zu erkennen und adäquat zu therapieren. Verfahren der Infiltrationsanästhesie in umschriebenen Bereichen mit begrenzter Dosis sowie die Blockade einzelner peripherer Nerven können unter den o. g. Voraussetzungen von Nichtanästhesisten vorgenommen werden. Diese Blockaden haben üblicherweise keine Auswirkungen auf die vitalen Funktionen. Das Auftreten von lebensgefährlichen Komplikationen ist selten. Fuß- und Handblöcke fallen wegen der erforderlichen Lokalanästhetikadosis in einen Grenzbereich. Für die intravenöse Regionalanästhesie und Blockaden des Plexus brachialis, die teilweise von Chirurgen und Orthopäden ohne Mitwirken eines Anästhesisten durchgeführt werden, ist wegen der hohen Lokalanästhetikum-Gesamtdosis eine Überwachung erforderlich, die sich am anästhesiologischen Standard orientiert. Dies gilt auch, wenn diese Blockadeverfahren vom Operateur in Personalunion als Narkotiseur durchgeführt werden. Daher empfiehlt es sich für den Operateur, zumindest bei Risikopatienten diese Blockadeverfahren durch den Anästhesisten vornehmen zu lassen, der auch die adäquate Überwachung des Patienten gewährleistet. Operationsfeldnahe Blockaden wie in der HNO- oder Ophthalmochirurgie werden überwiegend durch den Operateur vorgenommen. Für Risikopatienten ist das „Stand by" des Anästhesisten zur Überwachung der Vitalfunktionen angezeigt. In einigen ophthalmochirurgischen Zentren wird die Retrobulbäranästhesie mit Erfolg durch Anästhesisten durchgeführt.

7

▶ **Übergang zur Allgemeinanästhesie** Eine kritische Situation entsteht, wenn im Rahmen einer vom Operateur vorgenommenen Lokal- oder Regionalanästhesie wegen unzureichender Blockade oder unvorgesehener Ausweitung eines operativen Eingriffs eine Allgemeinanästhesie erforderlich wird. Die Narkose muss dann bei einem nicht über die Risiken der Anästhesie aufgeklärten und nicht anästhesiologisch vorbereitenden Patienten eingeleitet werden.

8

▶ **Tumeszenzlokalanästhesie** Die Tumeszenzlokalanästhesie umfasst die subkutane Infiltration mit bis zu 6 l Kochsalzlösung, der Lokalanästhetika, Adrenalin, Cortison und $NaHCO_3$ zugesetzt werden. Diese Technik wird überwiegend von plastischen Chirurgen im Rahmen von Fettabsaugungen eingesetzt. Durch eine protrahierte Resorption mit verzögert auftretenden toxischen Blutspiegeln und Medikamenteninteraktionen wurde eine extrem hohe postoperative Mortalität beobachtet. Ursächlich für die Todesfälle waren Volumenüberladung, toxische Medikamenteneffekte, Thromboembolien und ein protrahiertes Ansteigen der Lokalanästhetikakonzentration mit Maxima nach 16–23 Stunden. Medikamenteninteraktion sind vor allem bei einer Anästhesie oder Sedierung in Kombination mit der Tumeszenzlokalanästhesie zu beachten. Daher ist eine umfangreiche und ausreichend lange postoperative Überwachung erforderlich.

9

▶ **Postoperative Schmerztherapie** Jeder Patient hat einen Anspruch auf eine adäquate Schmerztherapie, für den Arzt besteht dazu eine Rechtspflicht. Eine unzureichende postoperative Schmerztherapie hat nicht nur unmittelbar negative Auswirkungen auf den Organismus, sondern löst auch durch die Plastizität des ZNS Langzeitveränderungen im Sinne einer Schmerzchronifizierung aus. Ein multimodales Therapiekonzept, bestehend aus einer patientenkontrollierten Schmerztherapie, forcierten Frühmobilisation und frühzeitigen enteralen Ernährung, ist einer ausschließlich auf die Reduktion von Schmerzen ausgerichteten Therapie überlegen.

10

▶ **Regionalanästhesie im Rahmen der postoperativen Schmerztherapie** Lokal- und Regionalanästhesien sind im Rahmen der postoperativen Schmerztherapie wertvolle Behandlungsoptionen, die, verglichen mit der systemischen Schmerztherapie, die Vigilanz in geringerem Ausmaß beeinträchtigen, eine raschere postoperative Mobilisierung zulassen, zu einer kürzer dauernden postoperativen Darmatonie führen und bei einer vergleichbaren bzw. besseren Schmerzausschaltung mit einer höheren Patientenzufriedenheit und Akzeptanz einhergehen. Die besonderen Vorzüge der patientenkontrollierten Periduralanalgesie sind in der Zwischenzeit von den operativen Disziplinen allgemein anerkannt. Besonderes Augenmerk ist daher auf die Blockaden mit Kathetertechniken im Bereich peripherer Nerven oder von Nervenplexus zu legen, weil dadurch eine lokale Schmerzausschaltung ohne systemische Auswirkungen auf die Kreislaufregulation oder auf die Blasenentleerung möglich wird. Die Implementierung der regionalen Techniken in die postoperative Schmerztherapie erfordert klare Organisationsstrukturen.

11

▸ **Organisationsstrukturen** Zwischen den Berufsverbänden der Deutschen Anästhesisten, der Deutschen Chirurgen und der Ärzte für Orthopädie gibt es Vereinbarungen hinsichtlich der Organisation, fachlichen Zuständigkeit und rechtlichen Verantwortung bei der postoperativen Schmerztherapie. Abhängig von der Größe des Krankenhauses und den lokalen Gegebenheiten lässt sich die postoperative Schmerztherapie, basierend auf diesen Vereinbarungen, organisieren. Im Rahmen einer interdisziplinären Absprache – möglichst unter Einbeziehung des Krankenhausträgers – werden die Zusammenarbeit, die Aufgabenverteilung und die Verantwortlichkeit eindeutig geregelt.

12

▸ **Organisationsmodelle** Die Vereinbarungen der Berufsverbände sehen folgende Modelle zur Organisation der postoperative Schmerztherapie vor:
1. Zuziehung des Anästhesisten von Fall zu Fall,
2. Übernahme bestimmter schmerztherapeutischer Leistungen als mitbehandelnder Arzt,
3. Übertragung der gesamten postoperativen Schmerztherapie mit den Methoden des Fachgebietes,
4. Einrichtung eines fachübergreifenden Akutschmerzdienstes.

13

▸ **Fachliche Zuständigkeit und rechtliche Verantwortung** Im Aufwachraum und auf der anästhesiologisch geführten Intensivstation ist der Anästhesist in Zusammenarbeit mit dem Operateur, auf den operativ geführten Bettenstationen und der operativ geleiteten Intensivstation der Operateur für die postoperative Schmerztherapie zuständig. Die ärztliche, rechtliche und organisatorische Verantwortung liegt beim jeweiligen leitenden Arzt. Im Rahmen der postoperativen Schmerztherapie ist für jedes Krankenhaus eine interdisziplinäre Absprache mit konkreter Regelung der Aufgabenverteilung zu empfehlen.

14

▸ **Praktische Umsetzung – angewandte Organisationsmodelle** Die postoperative Schmerztherapie lässt sich in einem Stufenkonzept nach den örtlichen Gegebenheiten organisieren und an die individuellen Bedürfnisse des jeweiligen Patienten hinsichtlich des postoperativen Schmerzmittelbedarfs adaptieren. In der ersten Stufe werden nach Implementierung von Therapierichtlinien für die Station, entsprechend der Schmerzintensität des Eingriffs, Standardtherapieempfehlungen gegeben. Die Schmerztherapie erfolgt durch Pflegekräfte im Sinne einer „Nurse controlled Analgesia". Opioide werden nach vorgegebenen Algorithmen verabreicht. Die routinemäßige Erfassung und Dokumentation von Schmerzscores in der postoperativen Überwachungskurve dient der Qualitätskontrolle. Alarmpläne für die Beherrschung von Komplikationen und Notfällen sind vorzuhalten.

Die zweite Stufe umfasst die zusätzliche Einführung von Schmerzpumpen im Rahmen der PCA. Die Patienten werden idealerweise bereits präoperativ über diese Art der Schmerzausschaltung aufgeklärt und mit der Applikationstechnik vertraut gemacht. Im Aufwachraum oder auf der Intensivstation wird postoperativ die Schmerztherapie mit der PCA begonnen und dann auf der Station durch eingewiesene Mitarbeiter des Stationspflegepersonals weitergeführt. Bestimmte Aufgaben im Rahmen der PCA können auf die Stationsärzte oder auf geschultes Pflegepersonal delegiert werden. Absprachen sind hinsichtlich der Zuständigkeit zwischen der Anästhesie, den Operateuren und dem Stationspflegepersonal erforderlich, damit die medizinische und juristische Verantwortung eindeutig zugeordnet werden kann und bei Bedarf oder im Notfall der konkrete Ansprechpartner bekannt ist.

Werden kontinuierliche Regionalanästhesieverfahren und die kontinuierliche Periduralanalgesie im Rahmen der postoperativen Schmerztherapie auf den peripheren Stationen vorgesehen, erfordern diese Techniken primär eine Betreuung durch die Anästhesie. Um dies organisatorisch umzusetzen, empfiehlt sich in der dritten Stufe die zusätzliche Einrichtung eines Akutschmerzdienstes.

15

▸ **Akutschmerzdienst** Ein postoperativer Akutschmerzdienst erfordert die 24-stündige Verfügbarkeit eines schmerztherapeutisch ausgebildeten Arztes. Dies ist in den Stellen- bzw. Organisationsplänen entsprechend vorzusehen und sollte durch die zusätzliche Ausstattung mit der Stelle einer Schmerzschwester ergänzt werden. Der Akutschmerzdienst hat die Therapieverantwortung für die speziellen schmerztherapeutischen Maßnahmen auf der Station. Die Schmerzschwester bedient die Schmerzpumpen, wechselt die Infusionssysteme der PCA-Pumpen, nimmt die Verbandwechsel vor, arbeitet an der Qualitätssicherung und schult das Stationspflegepersonal.

Wenn die Stellenpläne der Anästhesieabteilungen eine vollständige Übernahme der Aufgaben im Rahmen der postoperativen Schmerztherapie oder eines Akutschmerzdienstes nicht zulassen, ist eine Delegation von bestimmten schmerztherapeutischen Maßnahmen auf ärztliche Mitarbeiter der operativen Disziplinen und auf das Pflegepersonal möglich, wenn diese spezielle Kenntnisse und Erfahrungen hinsichtlich möglicher Komplikationen der Applikation, Nebenwirkungen der Medikamente und erste Maßnahmen bei Zwischenfällen besitzen. Für die Unterweisung und Qualitätsprüfung ist der Leiter der Abteilung, in dessen Verantwortung die Schmerztherapie fällt, zuständig.

Weiterführende Literatur

1 Auberger HG, Niesel HC. Praktische Lokalanästhesie. 5. Aufl. Stuttgart:Thieme;1990.
2 Lehmann KA. Der postoperative Schmerz. Berlin: Springer;1994:18–25.
3 Opderbecke HW, Weißauer W. Entschließungen – Empfehlungen – Vereinbarungen – Leitlinien. Ein Beitrag zur Qualitätssicherung in der Anästhesiologie. 3. Aufl. Ebelsbach:Aktiv;1999.

Referenzen

4 Biermann E. Medico-legale Aspekte in Anästhesie und Intensivmedizin, Teil 2: Einwilligung und Aufklärung in der Anästhesie. AINS-Update. Bd 1. Stuttgart:Thieme; 2001:10.
5 Biscoping J, Bachmann-Menenga JB, Eyrich R, Hempelmann G. Vorschläge zur einheitlichen Dokumentation regionaler Anaesthesietechniken. Reg Anaesth 1990;13: 193–6.
6 Brodner G, Pogatzki E, Van Aken H. Ein modernes Konzept zur postoperativen Schmerztherapie. Anaesthesist 1997; [Suppl.2]46:124–31.
7 Bundesgerichtshof. Myelographie-Urteil v. 04.04.1993. MedR 1995:370ff.
8 Empfehlungen der Deutschen Gesellschaft für Anästhesiologie und Intensivmedizin zur Qualitätssicherung: „Kerndatensatz Anästhesie". Anästhesiol Intensivmed 1993;34: 330–3.
9 Gemeinsame Empfehlung über die Zusammenarbeit in der operativen Ophthalmologie der Deutschen Gesellschaft für Anästhesiologie und Intensivmedizin e.V. (DGAI) und der Deutschen Ophthalmologischen Gesellschaft e.V. (DOG). Anästh Intensivmed 1998;39:309–10[mit Anmerkung Weißauer, a.a.O., 310–2]
10 Gläßl G, Ileß B, Frucht U. Der Anästhesist im Augen-OP – nur ein Nothelfer? Anästhesiol Intensivmed 1994;35: 315–7.
11 Goecke TW, Bender HG, Lorenz C, Zucker T-P, Tarnow J, Beck L, Ulsenheimer K. Periduralanalgesie unter der Geburt. Anaesthesist 2001;50:517–21; Gynäkologe 2001;34: 458–62.
12 Gogarten W, Van Aken H, Wulf H, Klose R, Vandermeulen E, Harenberg J. Rückenmarknahe Regionalanästhesie und Thromboembolieprophylaxe/Antikoagulation – Empfehlung der DGAI. Anästhesiol Intensivmed 1997;38:623–8.
13 Heinze J, Banzhaf H, Birkle M, Menzel D. Stand-by-Anästhesie – nur „dabei sein"? Anästhesiol Intensivmed 1993;34:89–92.
14 Jage J, Budimlic S, Kaufmann P, Jähne E, Dick W, Hartje H. Die Integration einer Fachkrankenschwester in den Akuten Schmerzdienst – ein Erfahrungsbericht. Anästhesiol Intensivmed 1995;36:98–102.
15 Jage J, Faust P, Strecker U, Hartje H, Jage B, Heinrichs W, Baldering HJ. Untersuchungen zum Ergebnis der postoperativen Schmerztherapie mit einer i. v. PCA oder einer kontinuierlichen epiduralen Analgesie. Anästhesiol Intensivmed 1996;37:459–75.
16 Klose R, Hempel V, Wulf H, Biscoping J, Niesel HC. Zur Frage der Durchführung von Regionalanästhesien durch Operateure. Anästhesiol Intensivmed 1996;37:412–3.
17 Landgericht Karlsruhe. Urteil.v. 07.03.1994; dazu Schulte Sasse U, Debong B. Überwachung nach rückenmarksnaher Regionalanästhesie – Verantwortungsteilung zwischen Anästhesist und Operateur Arztrecht 1998:67ff.
18 Maier C, Wawersik J, Wulf H. Wünschenswerte Organisationsformen für die postoperative Schmerztherapie. Anästhesiol Intensivmed 1993;34:366–73.
19 Maier C, Kibbel K, Mercker S, Wulf H. Postoperative Schmerztherapie auf Allgemeinen Krankenstationen – Erfahrungsbericht nach achtjähriger Tätigkeit eines Anästhesiologischen Akut-Schmerzdienstes. Anaesthesist 1994; 43:385–97.
20 Mang WL, Materak J, Kuntz S, Sawatzki K, Arnold W. Liposuktion in Tumeszenzlokalanästhesie – Grenzen der Prilocaindosierung. Z Hautkr 1999;74:157–61.
21 Rahn R. Fahrtauglichkeit nach zahnärztlicher Lokalanästhesie und operativer Zahnentfernung. In: Müller W, ed. Zahnärztliche Lokalanästhesie – Erkenntnisstand und Perspektive. Frankfurt/M.:Hoechst;1991:114.
22 Rao RB, Ely SF, Hoffmann RS. Deaths related to liposuction. New Engl J Med 1999;1471–5.
23 „Runder Tisch Qualitätssicherung in der Anästhesie" von DGAI und BDA – Modifikation des Kerndatensatzes Anästhesie. Kerndatensatz Anästhesie – Version 2.0/ 1999. Anästhesiol Intensivmed 1999;40:649–60.
24 Schneider MC, Wulf H, Biermann E, Stamer U, Mitterschiffthaler G, Juen E, Heim C, Pasch T, Müller J. Aufklärung über Epiduralkatheter im Kreissaal. Anaesthesist 2000;49: 324–7.
25 Schneider MC, Pasch T. „Informed consent" bei geburtshilflicher Epiduralanalgesie. Anaesthesist 2001;50:946–7.
26 Spannagl M, Frey L. Neue Thrombozytenhemmstoffe. Anaesthesist 2001;50:142–9.
27 Stamer U, Wulf H, Hoeft A, Biermann E. Geburtshilfliche Epiduralanalgesie: Aufklärung und Dokumentation. Anästhesiol Intensivmed 2000;41:104–12.
28 Tryba M, Horlocker TT, Wedel DJ. Rückenmarknahe Anästhesie und Antikoagulation. Anästhesiol Intensivmed 1999;40:88–92.
29 Uhlenbruck W. Die Rechtspflicht des Arztes zu ausreichender Schmerztherapie. In: Lehmann KA, ed. Der postoperative Schmerz. Berlin:Springer;1994:18–25.
30 Van Aken H, Gogarten W. Abweichende nationale Empfehlungen zur Durchführung von rückenmarknahen Regionalanästhesienverfahren bei medikamentöser Antikoagulation. Anästhesiol Intensivmed 1999;40:62–4.
31 Van Aken H, Biscoping J, Klose R, Wulf H. Tumeszenz-Lokalanästhesie. Stellungnahme des Wissenschaftlichen Arbeitskreises Regionalanästhesie der DGAI. Anästhesiol Intensivmed 2000;41:114–5.
32 Vereinbarung zwischen dem Berufsverband Deutscher Anästhesisten und dem Berufsverband Deutscher Chirurgen über die Zusammenarbeit bei der operativen Patientenversorgung. Anästhesiol Intensivmed 1982;23:403.
33 Vereinbarung zwischen dem Berufsverband Deutscher Anästhesisten und dem Berufsverband der Ärzte für Orthopädie über die interdisziplinäre Zusammenarbeit in der Schmerztherapie. Anästhesiol Intensivmed 1991;32: 93.
34 Vereinbarung über die Zusammenarbeit in der operativen Gynäkologie und in der Geburtshilfe der Deutschen Gesellschaft für Anästhesiologie und Intensivmedizin und des Berufsverbandes Deutscher Anästhesisten mit der Deutschen Gesellschaft für Gynäkologie und Geburtshilfe und dem Berufsverband der Frauenärzte. Anästh Intensivmed 1996;37:414–8.
35 Vereinbarung zur Organisation der postoperativen Schmerztherapie des Berufsverbandes Deutscher Anästhesisten und des Berufsverbandes Deutscher Chirurgen. Anästhesiolog Intensivmed 1993;34:28–30.

36 Weißauer W. Anmerkung zur Vereinbarung zwischen dem Berufsverband Deutscher Anästhesisten und dem Berufsverband der Ärzte für Orthopädie über die interdisziplinäre Zusammenarbeit in der Schmerztherapie. Anästhesiol Intensivmed 1991;32:94.
37 Weißauer W. Anmerkung zur Vereinbarung über die Organisation der postoperativen Schmerztherapie. Anästhesiol Intensivmed 1993;34:30–2.
38 Weißauer W. Juristische Aspekte der postoperativen Schmerzbehandlung. Anästhesiol Intensivmed 1993;34: 361–5.
39 Wulf H, Klose R, Hempel V. Praxis und Entlassungskriterien bei ambulanter Regionalanästhesie. Anästhesiol Intensivmed 1995;36:211–5.
40 Wulf H, Klose R, Van Aken H. Zum täglichen Wechsel von Spritzenpumpe, Leitung und Filtern bei liegendem Periduralkatheter. Anästhesiol Intensivmed 2001;42:973–4.

4 Periphere elektrische Nervenstimulation
H. Kaiser

4.1 Historische Entwicklung — 140

4.2 Vorteile der peripheren elektrischen Nervenstimulation — 141

4.3 Elektrophysiologische Grundlagen der peripheren elektrischen Nervenstimulation — 141

4.4 Technische Ausstattung — 142

4.5 Gesichtspunkte für die Praxis der Nervenstimulation — 149

4.6 Praktisches Vorgehen — 151

4.7 Beispiele — 153

4.1 Historische Entwicklung

Als erster berichtete der Tübinger Chirurg Georg Perthes (Abb. 4.1) 1912: „Über die Leitungsanästhesie unter Zuhilfenahme elektrischer Reizung" (48). Er benutzte eine bis zur Öffnung mit einem die Elektrizität nicht leitenden Lack überzogene Injektionskanüle aus reinem Nickel. Als Stromquelle diente ein Induktionsapparat mit Eisenkern, der so abgewandelt wurde, dass für die Nervenreizung ein Strom beliebiger Intensität – „von 0 bis zu einer auf der Zunge gerade unangenehm werdenden Stärke" – zur Verfügung stand. Mit dieser Ausrüstung gelang erst im Tierexperiment und dann auch klinisch eine hohe Erfolgsquote bei der Blockade des N. ischiadicus, des N. femoralis, des Plexus brachialis und anderer peripherer Nerven.

Perthes hob die Vorteile der elektrischen Nervenreizung im Vergleich zur klassischen Technik, dem Auslösen von Parästhesien, hervor: „Vor allem scheint mir ein Punkt bei dem Verfahren Kulenkampffs nicht ganz einwandfrei – die Abhängigkeit des Operateurs von den Angaben des Patienten ... Der Moment, in dem der Plexus getroffen ist, wird daran erkannt, dass der Patient Parästhesien im Arm angibt. So gering auch die dabei an die Mithilfe des Patienten gestellte Anforderung ist, so lehrt doch die Erfahrung, dass ein Teil der Patienten der ihm gestellten Aufgabe nicht gewachsen ist. Einzelne gelangen schon bei der Anlegung der Hautquaddel in eine solche Aufregung, dass sie nicht mehr imstande sind, irgendwelche verwertbare Angaben zu machen. Von anderen wieder erhielt ich keine Angabe über wahrgenommene Parästhesien, trotzdem die elektrische Reizung dann die Berührung des Plexus durch die Kanüle nachwies. Auf jeden Fall schien es mir besser, anstelle der subjektiven Angaben des Patienten die objektiv mögliche Beurteilung des Erfolges der motorischen Reizung zu setzen. Es bietet das den weiteren Vorteil, dass man besonders sensiblen Patienten die mit der Anästhesierung verbundene Unannehmlichkeit ... völlig ersparen und aufgeregte Personen in einen Dämmerschlaf versetzen kann, während bei Kulenkampffs und ebenso Hirschels Methoden natürlich die Aufmerksamkeit wachgehalten werden muss und jedes das Sensorium abstumpfende Mittel daher kontraindiziert ist." Und zusammenfassend: „Die Sicherheit der Leitungsunterbrechung der großen Nervenstämme lässt sich beträchtlich steigern, wenn wir uns mit Hilfe elektrischer Reizung ein sicheres Urteil darüber verschaffen, ob die Spitze der anästhesiebringenden Kanüle den gesuchten Nerv tatsächlich erreicht hat" (48). Damit wurde eine Diskussion über den richtigen Weg der Plexusanästhesie eröffnet, die bis heute – teilweise emotional – geführt wird (8, 18, 23, 43, 44, 49, 56).

Für die damalige klinische Routine war allerdings der technische Aufwand der Nervenstimulation sehr hoch, weshalb das Verfahren über Jahrzehnte wieder in Vergessenheit geriet. Mitte der 50er Jahre wurde noch der Lehrsatz geprägt: „no paresthesia – no anesthesia" (42), während zur gleichen Zeit Berichte erschienen über erste moderne mit Vakuumröhren bestückte Nervenstimulatoren (47). Ab den 60er Jahren erreichten die Geräte mittels Transistortechnik Taschenformat; sie lieferten einen Rechteckimpuls von 1 ms Dauer und eine einstellbarer Amplitude von 0,3 – 30 V (16), die Geräte wurden teilweise auch zur Relaxometrie verwendet (7). Neuere Geräte liefern einen einstellbaren elektrischen Impuls mit definierter, teilweise wählbarer Impulsdauer (0,1 – 1,0 ms), die Impulsamplitude ist als Konstantstrom einstellbar (0 – 5 mA), und der zwischen Nadelspitze und indifferenter Hautelektrode fließende Strom wird gemessen und digital angezeigt (24, 26).

Seit in mehreren Untersuchungen nachgewiesen werden konnte, dass das Auslösen von Parästhesien nicht selten zu Nervenschäden führt (58, 59), und unter dem Eindruck zunehmender Diskussionen über die Sicherheitsstandards der Anästhesie fand die periphere elektrische Nervenstimulation in den letzten 30 Jahren nun wachsende Verbreitung und wissenschaftliche Fundierung (8, 24, 25, 29, 38, 41, 46, 50, 51, 60, 61, 66).

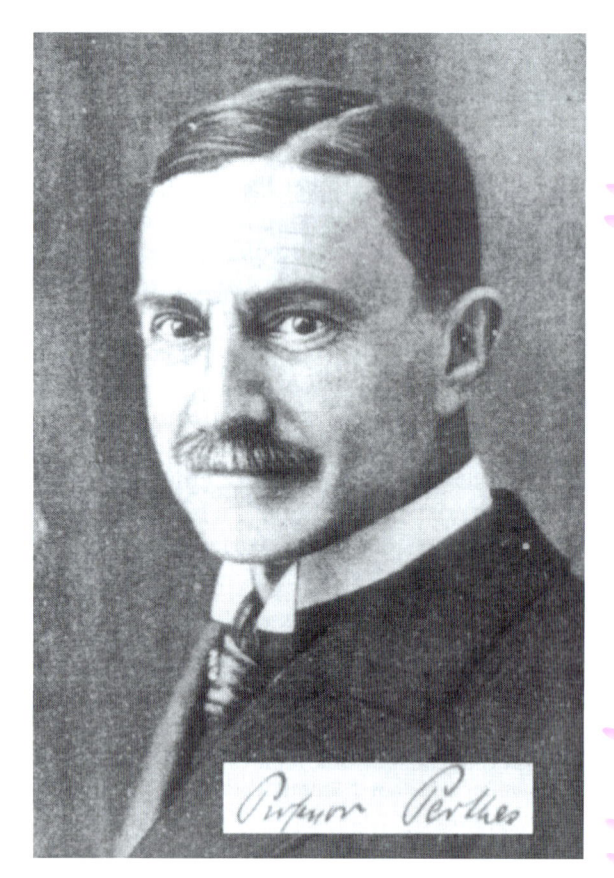

Abb. 4.1 Georg Perthes beschrieb 1912 als erster die „Leitungsanästhesie unter Zuhilfenahme elektrischer Reizung".

4.2 Vorteile der peripheren elektrischen Nervenstimulation

> Während mechanische Parästhesien erst bei direktem Kontakt der Nadel mit dem Perineurium des Nervs entstehen, kann mit der peripheren elektrischen Nervenstimulation (PNS) die graduelle Annäherung der Nadel an den Nerv kontrolliert werden.

Auf die Kommunikation und Kooperation mit dem Patienten kann verzichtet werden; kommunikationsunfähige, sedierte oder narkotisierte Patienten können einer Leitungsanästhesie unterzogen werden. Die Prämedikation kann sich an den Patientenbedürfnissen und muss sich nicht an den Vorgaben der Anästhesietechnik ausrichten. Periphere Blockaden können auch in Gebieten ausgeführt werden, die durch proximalere rückenmarksnahe oder Plexusblockaden schon teilweise oder ganz anästhesiert sind. Voraussetzung ist nur, dass die Depolarisationsfähigkeit des Nervs an der Stelle der Stimulation, die Nervenleitung der motorischen Efferenz und die neuromuskuläre Übertragung am entsprechenden Kennmuskel erhalten sind. Daraus ergeben sich neue Indikationsfelder für periphere Leitungsanästhesien und Plexusblockaden, nicht zuletzt im Bereich der Kinderanästhesie. Allerdings fehlt beim tief sedierten oder anästhesierten Patienten und bei Anlage von Regionalanästhesie im anästhesierten Gebiet die Kontrolle durch Schmerzreaktion bei akzidentellem Nadel-Nerv-Kontakt oder intraneuraler Injektion. Dies muss bei der Indikationsstellung, ob die Regionalanästhesie vor oder nach Sedierung oder Allgemeinanästhesie angelegt wird, berücksichtigt werden (3, 33) und erfordert vorsichtiges Vorgehen und Anwendung von zuverlässigen Geräten zur Nervenstimulation.

In Tab. 4.1 sind die Vorteile der Nervenstimulation aufgelistet.

4.3 Elektrophysiologische Grundlagen der peripheren elektrischen Nervenstimulation

Elektrische Impulse, die vom Anwender vorgegeben werden, führen zu Depolarisationen am gesuchten Nerv, wenn die Stimulationskanüle ausreichend nah am Nerv lokalisiert ist, gefolgt von Muskelkontraktionen bei motorischen Efferenzen und elektrisch ausgelösten Parästhesien bei sensiblen Afferenzen. Ein direkter Kontakt der Injektionsnadel mit dem Nerv wird bewusst vermieden.

> Das Ruhepotenzial an der Nervenmembran beträgt annähernd 80 mV, das Zellinnere ist gegenüber dem umgebenden Medium negativ geladen. Wenn durch eine ausreichend große Ionenbewegung das Membranpotenzial auf 55 mV gesenkt wird, wird die Membran frei permeabel, ein Aktionspotenzial wird erzeugt.

▶ **In vitro:** Bei Applikation eines Gleichstroms über eine Reiznadel, die direkten Kontakt zu der Nervenmembran hat, bestimmt sich die übertragene Ladung unmittelbar aus dem Produkt von Stromstärke und Dauer des elektrischen Impulses. Ab einer bestimmten Stromstärke (im Mikroampere-Bereich) kommt es zur Depolarisation der Membran. Unterhalb dieser Reizschwelle (Rheobase, i_R) kann keine nervale Depolarisation ausgelöst werden. Eine Steigerung des Impulses über den Schwellenwert hinaus führt nicht zu einer Steigerung der nervalen Antwort (Alles-oder-nichts-Prinzip). Als Kennzeit (Chronaxie, t_C) wird diejenige minimale Impulsdauer bezeichnet, die bei einer Reizstromstärke doppelter Rheobasenhöhe gerade eine Depolarisation hervorruft (37).

> Die allgemeine Beziehung für den Schwellenstrom i in Abhängigkeit von der Reizzeit t ist:
>
> $i = i_R (1 + t_c/t)$

Es handelt sich also um eine in i-Richtung um i_R verschobene Hyperbel, die durch die Konstanten t_c und i_R bestimmt ist (Abb. 4.2).

Tabelle 4.1 Vorteile der Nervenstimulation

- Muskelantwort objektiv
  - unabhängig von Auskunft und Mitarbeit des Patienten
- Kein direkter Nadel-Nerv-Kontakt
  - keine schmerzhaften Parästhesien
  - keine mechanische Nervenläsionen
  - keine intraneurale Injektion
- Zulässig und möglich sind
  - Sedierung und Analgesie vor Blockade nach Bedarf des Patienten
  - Allgemeinanästhesie vor Blockade
  - Blockaden distal von vorherigen Regionalanästhesieverfahren in anästhesierten oder teilanästhesierten Regionen
- Erweiterung des Indikationsspektrums
- Erhöhung des Sicherheitsstandards

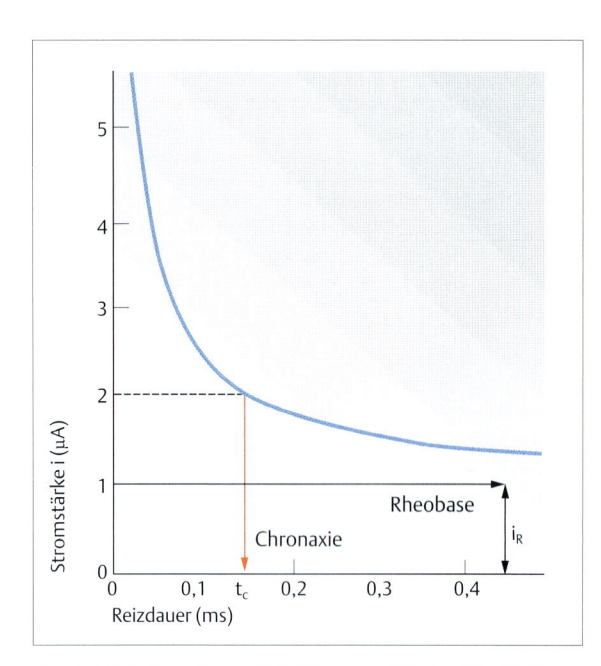

Abb. 4.2 Reizdauer-Stromstärke-Diagramm für den N. ischiadicus eines Frosches bei Reizung mit rechteckigen Stromstößen verschiedener Dauer (nach Lullies). Abszisse: Dauer der Reize (t) in ms, Ordinate: Schwellenstromstärke (i) in µA für die motorischen Fasern. t_c = Chronaxie, i_R = Rheobase. Die Kurve hat annähernd die Form einer Hyperbel, deren Verlauf durch die Gleichung $i = i_R (1 + t_c/t)$ beschrieben wird.

▸ **In vivo:** Hier wird die Depolarisation durch den elektrischen Strom hervorgerufen, der zwischen den beiden Elektroden (differente Stimulationsnadel, indifferente Hautelektrode) fließt und die exzitable Membran des Nervs erreicht.

> Am gesamten Nervenstrang werden höhere Stromstärken (im Milliampere-Bereich) benötigt, da ein direkter Kontakt von Nadel und Nerv ausdrücklich vermieden werden soll.

Bei einer vorgegebenen Stromstärke ist die physiologische Wirkung am Nerv abhängig von der Art des elektrischen Strömungsfeldes und der Position des Nervs in diesem Feld. Je höher die elektrische Stromdichte (Strom/Fläche) am Nerv, desto größer der Effekt auf die Ladungsverteilung an der Membran. Die Stromdichte ist um so höher, je geringer der Abstand zwischen Nadelspitze und Nerv ist (9, 26, 51).

Die einzelnen Nervenfasertypen unterscheiden sich in ihrer Stimulationsfähigkeit, ablesbar an ihrer unterschiedlichen Kennzeit (Tab. 4.2).

Bei der Wahl einer hinlänglich kurzen Impulsbreite (< 150 µs) ist es möglich, die motorischen Efferenzen zur Muskulatur zu stimulieren, ohne die für die Schmerzempfindung verantwortlichen Fasern zu beeinträchtigen. Ein gemischter Nerv kann somit ohne Schmerzsensationen lokalisiert werden. Rein sensible Nerven werden mit Hilfe der elektrisch getriggerten Parästhesien lokalisiert, über die der Patient Auskunft geben muss. Dabei werden zur Stimulation der Afferenzen für Schmerz stärkere Reizimpulse benötigt als beim gemischten Nerv für die motorische Stimulationsantwort. Sinnvoll ist hier die Wahl eines längeren Impulses (1,0 ms).

4.4
Technische Ausstattung

Stimulationskanülen

Kanülen zur Nervenstimulation sollten immer im Sinne von „immobilen Nadeln" verwendet werden. Heute finden – wie bei den frühen Arbeiten über die Nervenstimulation (48) – hauptsächlich spezielle, am Schaft isolierte, an der Spitze leitfähige (monopolare) Kanülen Verwendung. 1969 wurde erstmals die Anwendung von Venenkanülen mit Kunststoffverweilteil als Isolation des Schaftes beschrieben (29). Bipolare Stimulationselektroden, die mit einem radial asymmetrisch ausgerichteten Feld die Nervenlokalisation vereinfachen sollen (34, 62), haben bisher keinen Eingang in die klinische Routine gefunden. Normale Standardkanülen ohne Isolation bei der Elektrostimulation einzusetzen, wurde 1973 vorgeschlagen und ist auch heute noch vor allem im angloamerikanischen Bereich verbreitet (8, 22, 41).

Isolierte versus nicht isolierte Kanülen

Vorteile der nicht isolierten Standardkanülen sind der geringere Preis, das geringere Nadelkaliber und die einfachere Oberflächenbearbeitung eines Metallschaftes als die einer Isolierschicht. Damit verbunden ist eine geringere Traumatisierung von Haut und Muskelgewebe auf dem Weg zum Nerv, das übliche Gewebegefühl wird nicht durch die schlechteren Gleiteigenschaften der Isolationsschicht verfälscht (41).

> Größter Nachteil der nicht isolierten Nadeln ist, dass sie, vom Nadelschaft ausgehend, auch eine Depolarisation auslösen können, wenn die Spitze den Nerv bereits passiert hat (1, 13, 53) (Abb. 4.3–4.5).

Tabelle 4.2 Kennzeit (Chronaxie) der verschiedenen Nervenfasertypen

Aα	motorische Efferenzen	50–100 µs
Aδ	Schmerzrezeption	150 µs
C	Schmerzrezeption	400 µs

4.4 Technische Ausstattung

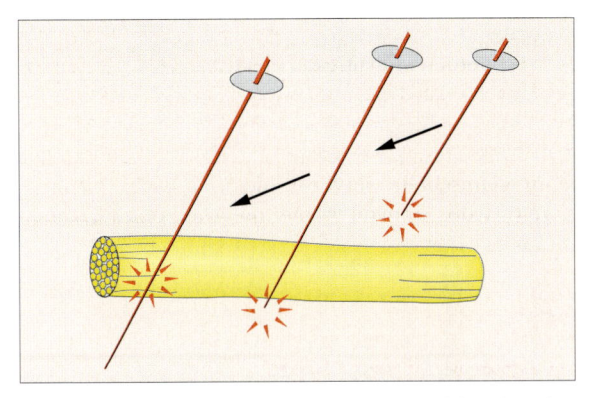

Abb. 4.3 Nervenstimulation mit nicht isolierter Nadel: Während die Nadel am Nerv vorbei gleitet, kommt es noch immer zu einer vom Schaft ausgehenden Stimulation.

In gewissen Grenzen ist dies kompensierbar, da von der Nadelspitze eine höhere Stromdichte ausgeht als vom Nadelschaft (22, 41). Es wird empfohlen, die Nadel so lange vor und zurück zu schieben, bis der Ort der maximalen Muskelzuckung gefunden ist (54).

> Bei isolierten Kanülen korreliert der Schwellenstrom mit der Entfernung Nadelspitze-Nerv.

Mit Annäherung sinkt die für eine Depolarisation notwendige Stromstärke. Gleitet die Spitze am Nerv vorbei, steigt sie wieder genauso rasch an (13, 14) (Abb. 4.5). Die Geometrie der leitfähigen Nadelspitze ist insofern von Bedeutung, als sie über die Bündelung des elektrischen Strömungsfeldes entscheidet. Je klei-

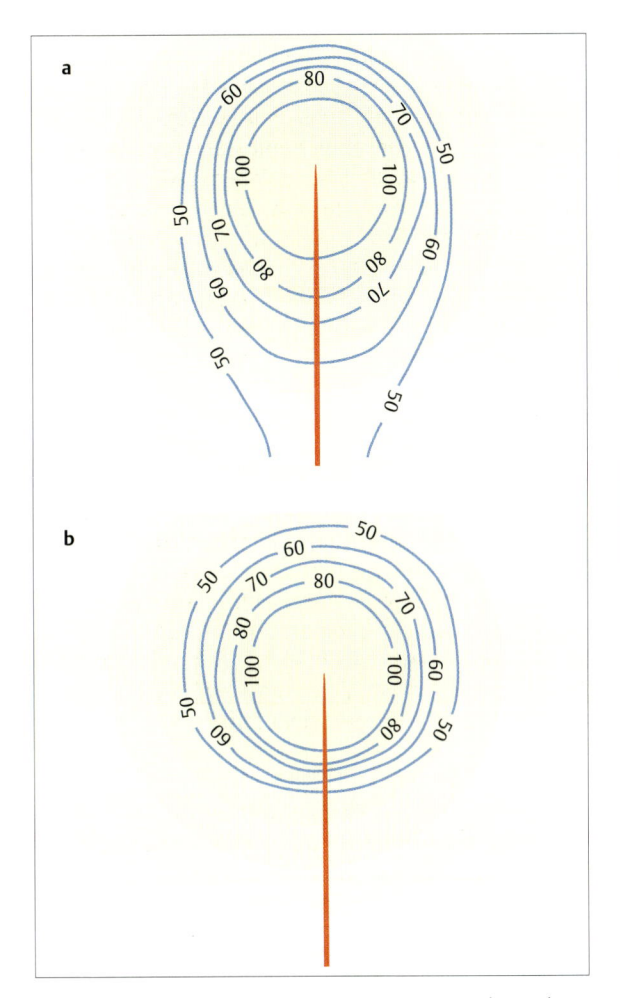

Abb. 4.4a u. b Dichte des Stromfeldes. Computersimulation der Umrisse der Dichte des Stromfeldes um eine nicht isolierte (**a**) und eine bis zur Spitze isolierte (**b**) Kanüle. Die Ziffern stellen relative Werte dar (nach Bashein u. Mitarb.).

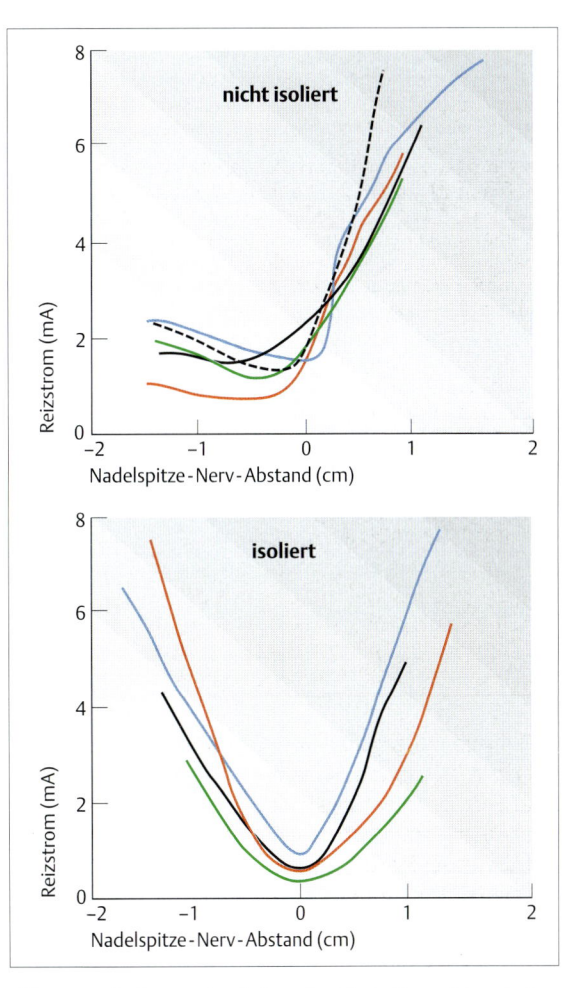

Abb. 4.5a u. b Nervenstimulation mit nicht isolierter (**a**) vs. isolierter (**b**) Nadel: Die für die Stimulation notwendige Stromstärke ist aufgetragen gegen den Abstand der Nadelspitze vom Nerv (N. saphenus der Katze). Der Reizstrom verringert sich mit Annähern der Nadel an den Nerv, bei der isolierten Nadel wird direkt am Nerv eine minimale Stromstärke benötigt, der Schwellenstrom steigt wieder steil an, sobald die Nadelspitze den Nerv passiert hat (negative Werte). Die nicht isolierte Kanüle benötigt vergleichsweise höhere Stromstärken, verbleibt aber nach Passieren des Nervs auf niedrigem Niveau (nach Ford u. Mitarb., Pither u. Mitarb.).

4 Periphere elektrische Nervenstimulation

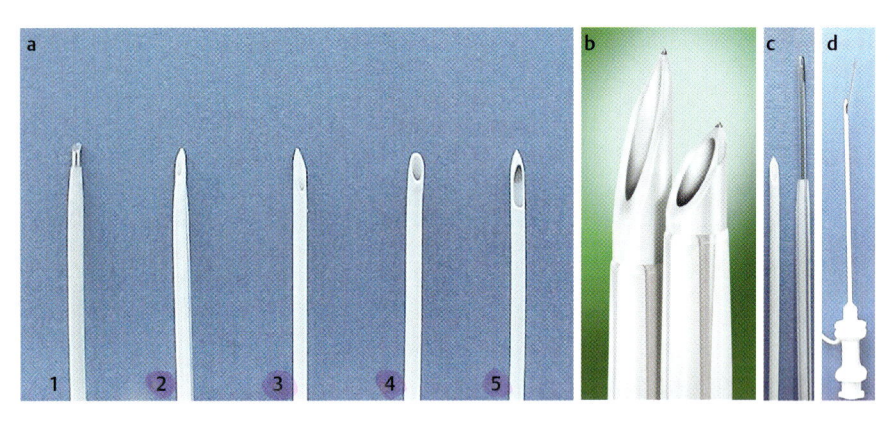

Abb. 4.6a–d Verschiedene Kanülen für die Kathetertechnik.
a Von links: 1. Kanüle nach Krebs: solider, leitfähiger Mandrin ohne Lumen mit Kunststoffverweilteil als Isolation des Schaftes. 2. Contiplex D (Fa. Braun, Melsungen): isolierte Unipolarkanüle mit Kunststoffverweilteil. Die Unipolarkanüle hat die gleichen elektrischen Eigenschaften wie Stimuplex D in Abb. 4.7. Zur kontinuierlichen peripheren Blockade können die Verweilteile entweder in situ verbleiben, oder ein Katheter kann hindurch vorgeschoben werden. 3. Unipolare Kanüle mit Facettenschliff (z. B. Plexulong; Fa. Pajunk, Geisingen). 4. Unipolare Kanüle mit Tuohy-Spitze (z. B. Contiplex Tuohy; Fa. Braun, Melsungen). 5. Unipolare Kanüle mit Pencil Point-Schliff (z. B. Plexulong Spezial mit Sprotte-Spitze; Fa. Pajunk, Geisingen). Bei 3–5 wird der Katheter durch die Kanüle vorgeschoben. Die unterschiedlichen Schliffkonfigurationen führen zu sehr unterschiedlichen Sticheigenschaften der Kanülen auf dem Weg zum gesuchten Nerv. Faszienstrukturen können mit einem „stumpferen" Schliff besser identifiziert werden, ein „schärferer" Schliff vermeidet ein ruckartiges Vorschieben der Kanüle. Kanüle 4 und 5 unterstützen das Vorschieben des Katheters, indem sie ihm eine Richtung vorgeben.
b Unipolare Kanülen mit Verweilteil für Kathetertechnik Contiplex D (Fa. Braun, Melsungen) mit 15°- und 30°-Schliff.
c Katheter durch Kunststoffverweilteil bei Contiplex D (Fa. Braun, Melsungen).
d Katheter durch Kanüle bei Plexulong mit Sprotte-Spitze (Fa. Pajunk, Geisingen).

ner der Emissionsort für die Elektronen, desto höher die Stromdichte in der Nähe der Nadelspitze, desto geringer die für die Stimulation notwendige Stromstärke, wenn die Nadelspitze in unmittelbarer Nähe zum Nerv lokalisiert ist (1, 9). Hier gibt es große Unterschiede zwischen den verschiedenen Nadeltypen. Insbesondere bei Nadeln, die als Abwandlung von Venenverweilkanülen für eine Kathetertechnik vorgesehen sind (29, 52), sind die Orte der Stromemission relativ groß. Es wurden deshalb Kombinationskanülen entwickelt, bestehend aus monopolaren Kanülen und einem Kunststoffverweilteil, der in situ belassen oder durch den ein dünnerer Katheter bzw. ein Seldinger-Mandrin vorgeschoben werden kann (Abb. 4.6).

Konfiguration des Kanülenschliffs

Seit den Arbeiten von Selander u. Mitarb. über Nervenläsionen in Abhängigkeit von der Art der Injektionskanüle (57, 58, 59) gelten kurzgeschliffene (45°-)Kanülen als sicherer. Untersuchungen im Tierversuch (Ischiadikus der Ratte) (55) lassen vermuten, dass der Strukturschaden am Nerv eher schwerwiegender ist, wenn dieser mit einer kurzgeschliffenen Nadel angestochen wird. In Untersuchungen am Kaninchenischiadikus konnte gezeigt werden, dass die Schlifflänge für das eventuelle Trauma der Nervenfaser zweitrangig ist im Vergleich dazu, ob die Kanülenspitze schneidende bzw. stanzende Schliffkanten hat (19) (Abb. 4.7). Die Übertragbarkeit solcher Tierversuche auf den Menschen und in die Klinik ist allerdings sehr begrenzt. Aussagekräftige vergleichende Untersuchungen an großen Fallzahlen zu der Frage, welche Konfiguration der Nadelspitze am ehesten Nervenläsionen vermeiden hilft, liegen bis heute nicht vor und sind wegen der immensen methodischen Schwierigkeiten auch kaum zu erwarten (6). Bei Anwendung der elektrischen Nervenstimulation wird der Nerv „gesehen", bevor er von der Nadel berührt wird. Es ist fraglich, ob es sinnvoll

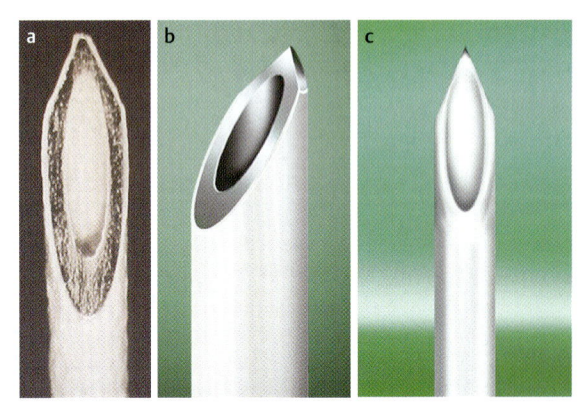

Abb. 4.7a–c Mikroskopische Darstellung verschiedener Stimulationskanülen (verschiedene Vergrößerungen).
a Kanüle bearbeitet aus beschichtetem Stahlrohr. Oberfläche der Kunststoffisolationsschicht rau mit Verwerfungen am Übergang zum Schliff, gesamter Schliff elektrisch leitfähig, scharfe, schneidende bzw. stanzende Schliffkanten.
b Moderne Kanüle mit glatter Oberfläche der Isolationsschicht (Stimuplex A; Fa. Braun, Melsungen).
c Unipolare Kanüle (Stimuplex D; Fa. Braun, Melsungen); Isolationsschicht auf die fertig bearbeitete Stahlkanüle aufgedampft, sämtliche Schliffflächen mit Kunststoff ummantelt und elektrisch isoliert, mit Ausnahme der Spitze. Die Geometrie des leitfähigen Areals der Kanüle bestimmt die elektrischen Eigenschaften: bei der unipolaren Kanüle höhere Dichte des Strömungsfeldes in unmittelbarer Nähe der Spitze, auch minimale Stromimpulse lösen Depolarisationen aus.

ist, das Prinzip der Nervenstimulation mit dem der Kurzschliffkanüle zu kombinieren, da die erheblich schlechteren Sticheigenschaften und die höheren Widerstände beim Durchdringen von Faszienstrukturen das vorsichtige und gezielte Vorschieben der Nadel behindern. Die ruckartige Perforation einer Faszie kann zu Verletzungen von darunter liegenden Nerven führen.

Elektronische Auslegung der Stimulatoren

Zur Charakterisierung der Amplitude eines elektrischen Reizes kann man entweder die Spannung oder die Stromstärke benutzen, denn nach dem Gesetz nach Ohm ist I ~ U. Wählt man eine konstante Spannung vor, so spricht man von Spannungsreiz (constant voltage), bei Wahl eines konstanten Stroms von Stromreiz (constant current). Entsprechend lassen sich hinsichtlich der elektronischen Auslegung der Simulatoren 3 Grundtypen unterscheiden:

- Geräte mit einem festen (nichtvariablen) Strom- oder Spannungsimpuls: Die Annäherung an den Nerv erfolgt durch Beobachtung des Ausmaßes der Muskelreaktion; diese Geräte haben außer der Einfachheit keine weiteren Vorteile.
- Spannungskonstante Geräte: Der elektrische Impuls wird über die Vorgabe der Spannung zwischen Nadel und Hautelektrode variiert.
- Stromkonstante Geräte: Zwischen den beiden Elektroden wird die Stromstärke eingestellt.

Bewertung „stromkonstant" versus „spannungskonstant"

Der Ohm-Anteil des komplexen elektrischen Widerstands (Impedanz) im externen Stromkreis der Stimulation (Haut, Gewebe, Nadel, Verbindungskabel usw.) variiert in großen Grenzen (< 1 kΩ – 10[–20] kΩ) (9, 39), bedingt durch Faktoren, die vom Anwender der peripheren Nervenstimulation kaum zu beeinflussen sind (Hautfeuchtigkeit, Leitfähigkeit von Haut und Gewebe zwischen Nadel und Klebeelektrode, Leitfähigkeit der Klebeelektrode). Wird die Spannung (V) des elektrischen Impulses vorgewählt, so können – entsprechend dem Gesetz nach Ohm in Abhängigkeit vom Widerstand – Ströme fließen, die sich um eine Zehnerpotenz unterscheiden.

> Sinnvoller sind Geräte, die die Wahl der Stromstärke (mA) des Impulses ermöglichen. Dieser Gerätetyp hat sich deshalb auch in den letzten Jahren durchgesetzt (Abb. 4.8).

Definierter Strom bei wechselnden Widerständen im Stromkreis setzt voraus, dass der Stimulator mit einer (verglichen zur Körperimpedanz) sehr hohen Ausgangsimpedanz (theoretisch gegen unendlich) und mit einer den möglichen Widerständen im externen Stromkreis angepassten Ausgangsleistung ausgestattet ist (9, 14, 26, 27). Es entspricht den Forderungen nach Überprüfbarkeit und Sicherheit, wenn der tatsächlich fließende Strom von einem Messinstrument angezeigt wird (14, 27, 39). Zumindest ist zu fordern, dass den technischen Beschreibungen Belastungskurven über den tatsächlich gelieferten Strom in Abhängigkeit vom Lastwiderstand beigefügt sind. Nur so sind Ergebnisse patienten- und geräteunabhängig zu interpretieren und einigermaßen reproduzierbar (Abb. 4.9).

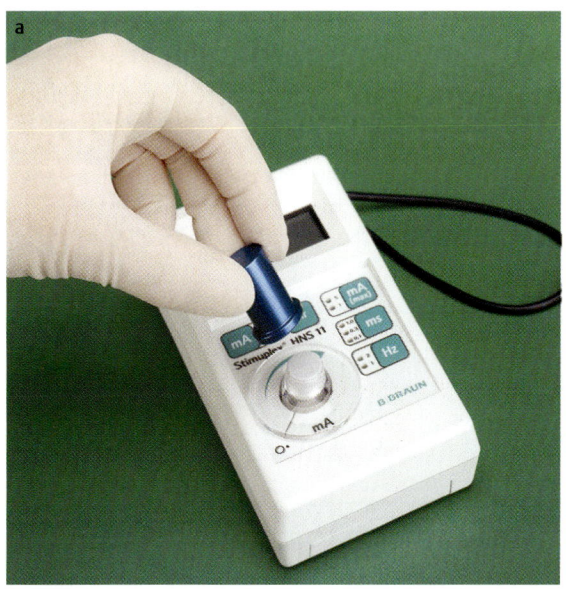

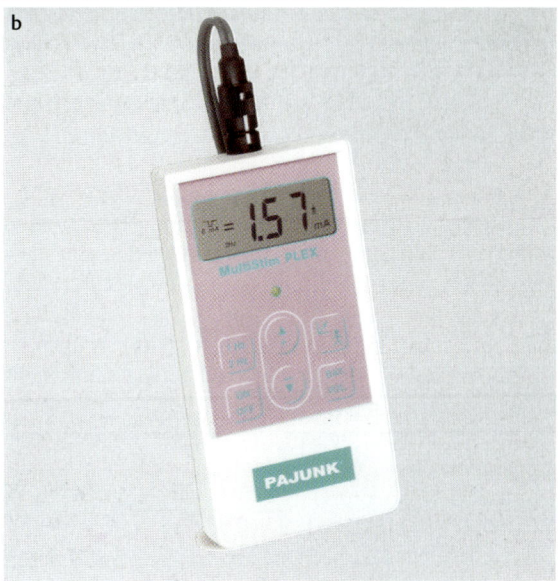

Abb. 4.8a u. b Nervenstimulatoren. Stimuplex HNS 11 (Fa. Braun, Melsungen) (a) mit sterilisierbarem Drehknopfgriff zur sterilen Einhandbedienung und Multistim PLEX (Fa. Pajunk, Geisingen) (b). Diese Modelle entsprechen den in Tab. 4.3 aufgelisteten Anforderungen an einen modernen Stimulator.

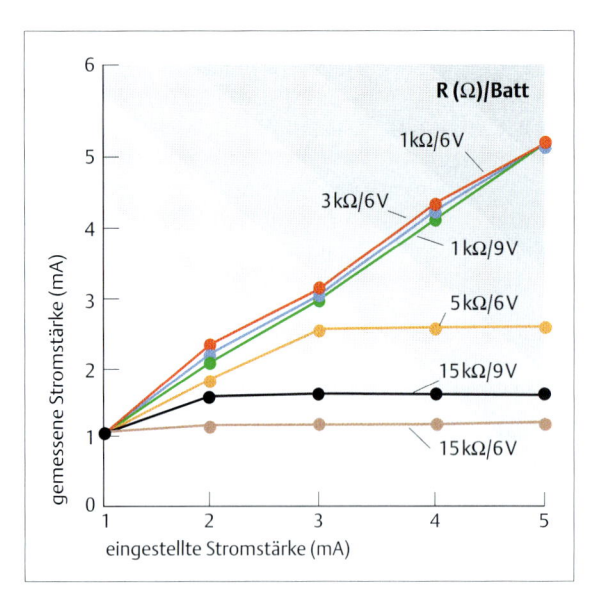

Abb. 4.9 Mögliche Fehlerquelle bei Stimulation mit einem nicht ausreichend stromstabilisierten Gerät: Bei zu hohem Widerstand im äußeren Stromkreis der Stimulation kann besonders bei entleerter Batterie die am Gerät eingestellte Stromstärke nicht geliefert werden. Wenn der tatsächlich fließende Strom am Stimulator nicht angezeigt wird, besteht die Gefahr darin, dass die Nadel dem Nerv angenähert wird, ohne dass es zu einer Depolarisation kommt.

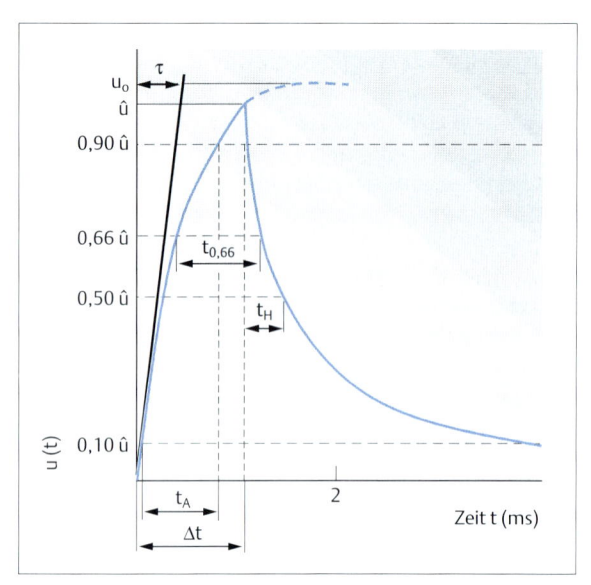

Abb. 4.10 Theoretischer Verlauf eines monophasischen Rechtecksignals bei einer aus dem Widerstand (R) und der Kapazität (C) zusammengesetzten Belastung (Impedanz). $u(t) = u_o (1 - e^{-t/\tau})$ Anstieg; $u(t) = u_o e^{-t/\tau}$ Abfall; u_o = theoretischer Spannungsendwert; $\hat{u}$ = gemessener Spitzenwert der Spannung; Δt = gemessene Impulsbreite; t_A = Anstiegszeit zwischen 10 und 90 % des Spitzenwertes; $t_{0,66}$ = ⅔-Zeit: Zeit bei $0{,}66\,\hat{u}$ zwischen ansteigender und abfallender Signalflanke; t_H = Halbwertszeit, Zeit für abfallende Signalflanke von 100 auf 50 % von $\hat{u}$; τ = Zeitkonstante ($\tau = R \times C$ für elektrisches Ersatzschaltbild; R = Widerstand in Ω, C = Kapazität in Farad); Spannungszeitfläche im Bereich von 0 bis 2 ms $\int_0^{2\,ms} u(t)\,d(t)$ (nach Kaiser u. Mitarb.).

Elektrischer Impuls
Form des Ausgangssignals

Die meisten heutigen Stimulatoren generieren nach Herstellerangaben bei Belastung am Ohm-Widerstand als Ausgangssignal ein **monophasisches Rechteck**. Definitionsgemäß muss hier der Impuls „sprungartig" vom Wert Null zu seiner vollen Amplitude ansteigen. Für die gesamte Reizbreite steht die Impulsamplitude in voller Höhe zur Verfügung, um am Ende ebenso plötzlich wieder auf Null abzufallen. Während der folgenden Pause wird kein Reiz abgegeben. Im Rahmen einer anzustrebenden Standardisierung der peripheren Nervenstimulation erscheint die Forderung sinnvoll, dass die Geräte diese Form des Ausgangssignals erzeugen. In der Literatur sind Vorteile anderer Impulsabläufe nicht belegt. Von einigen Autoren werden biphasische Signale diskutiert, die eine wegen der Kondensatoreigenschaft des Gewebes theoretisch denkbare Hyperpolarisierung des Gewebes zwischen Nadel und Hautelektrode verhindern sollen (40).

Rechteckiges Ausgangssignal bei Belastung an Körperimpedanz

Elektrisch gesehen setzt sich die Körperimpedanz aus einem Ohm-Widerstandsanteil *R* und einer kapazitiven Komponente *C* zusammen.

> Bei Speisung mit einem rechteckförmigen Stromimpuls ist ein zeitlicher Verlauf der Spannung zu erwarten, der einer e-Funktion gehorcht.

Die mathematische Funktion für den Spannungsverlauf im Signalanstieg lässt sich beschreiben durch die Formel

$$u(t) = u_0 \times (1 - e^{-t/\tau})$$

und für die abfallende Flanke durch die Formel

$$u(t) = u_0 \times e^{-t/\tau}.$$

Darin ist u_0 der Spannungsendwert, der sich nach theoretisch unendlich langer Zeit einstellen würde. T ist die Zeitkonstante. Sie ergibt sich aus dem Produkt von Widerstand und Kapazität des Körpers zu

$$\tau = R \times C.$$

Die Abb. 4.**10** zeigt den Spannungsverlauf an einem aus einem Ohm-Widerstand R und einem Kondensator C zusammengesetzten Ersatzschaltbild. Bei der Beschreibung von Stimulatoren erscheint es sinnvoll, charakteristische Spannungs- und Zeitwerte anzugeben, die über den Impulsverlauf bei Belastung des Ausgangssignals an der Körperimpedanz Auskunft geben. Es ist zu beachten, dass die zu den Körperelektroden parallel liegende Ausgangsimpedanz des Stimulators in das Ergebnis mit eingeht. Eine Annäherung des Signalverlaufs an die theoretische e-Funktion ist nur zu erwarten, wenn die Ausgangsimpedanz des Stimulators sehr hoch (theoretisch gegen unendlich) ist (9, 26).

Impulsamplitude

Bei Verwendung von monopolaren Kanülen (isolierter Nadelschaft, leitfähige Spitze) und Vorgabe einer definierten Impulsdauer korreliert die zum Auslösen von Muskelzuckungen notwendige Stromstärke (Amplitude) mit der Entfernung der Nadelspitze zum Nerv: Je geringer der Schwellenstrom, desto genauer ist der Nerv lokalisiert (13, 50, 51), um so kürzer die Latenz und zuverlässiger der Erfolg der Blockade (24, 39, 66) (Abb. 4.11).

Nach dem Prinzip „so nah wie nötig, so fern wie möglich" sind Muskelreaktionen anzustreben bei Impulsamplituden von 0,3–0,5 mA (bei Impulsbreite 0,1 ms). Dies entspricht in etwa 0,05–0,3 mA bei Impulsbreite 1,0 ms (24, 25, 38, 39, 46, 66). Mit diesen Einstellungen kann der gesuchte Nerv sehr genau lokalisiert werden, die Nadel ist jedoch noch ausreichend weit vom Nerv entfernt.

Eine weitere Reduktion der Stromschwelle kann keine Verbesserung des Blockadeerfolgs erreichen (25), birgt aber die Möglichkeit des direkten Kontakts der Kanüle mit dem Nerv (4, 8) und die Gefahr des Nervenschadens.

Impulsbreite

Bei direktem Nadel-Nerv-Kontakt im Experiment ist die Schwellenstromstärke sowohl für kurze (50–100 µs) als auch für lange (1000 µs) Impulse entsprechend der Rheobase der Nerven sehr niedrig (im Mikroampere-Bereich). Je kürzer der elektrische Impuls, desto rascher steigt die notwendige Stromstärke mit der Entfernung der Nadel zum Nerv. Ford u. Mitarb. konnten am Katzenmodell zeigen, dass bei einem Nadel-Nerv-Abstand von 1 cm ein kurzer Impuls von 40 µs einen 10fach höheren Strom erforderte als bei direktem Nadel-Nerv-Kontakt, während bei einer Impulsbreite von 1 ms nur eine Verdopplung der Stromstärke notwendig war (14, 51) (Abb. 4.12). Im klinischen Experiment (Abb. 4.13a) und in klinischen Studien bei der Blockade des N. ischiadicus wurde dieses Phänomen bestätigt (26, 46). Die Abb. 4.13a belegt die klinische Bedeutung für die bessere Diskrimination des Abstandes der Nadelspitze zum Nerv bei kürzeren Impulsen am Beispiel der Ischiadikusblockade.

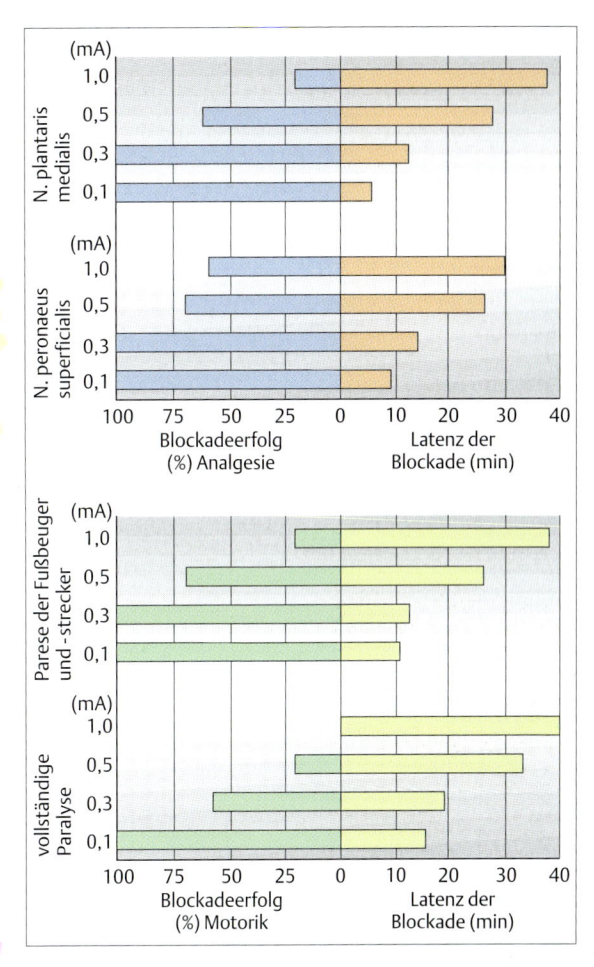

Abb. 4.11a u. b Latenz und Erfolg der sensiblen (a) und motorischen (b) Blockade des N. ischiadicus in Abhängigkeit vom Schwellenreizstrom für gerade sichtbare Kontraktionen der Ischiadikuskennmuskeln. Der Erfolg der Blockade ist invers korreliert mit der Impulsamplitude: Bei einer Reizdauer von 1 ms war die sensible Blockade in allen Fällen vollständig, wenn mit Schwellenströmen von 0,3 mA und weniger stimuliert wurde. Ähnliche Verhältnisse beim Erfolg der motorischen Blockade. Die Latenz bis zur Ausbildung des jeweiligen Blockadeniveaus ist direkt korreliert mit der Impulsamplitude (nach Kaiser u. Mitarb.).

Elektrischer Fluss, Ladung

Zur Beschreibung des elektrischen Impulses wird gelegentlich anstelle seiner Stromstärke und Impulsbreite die Ladung angegeben, die vom Generator emittiert wird (17). Eine derartige Reduktion der Beschreibung der Impulsqualität auf den elektrischen Fluss (Produkt aus Amplitude und Impulsbreite) ist nur in engen Grenzen für eine feste Impulsbreite aussagekräftig, da die Depolarisation der Nervenmembran von der Stromdichte (Ladung/Zeit pro Fläche) abhängig ist (9, 37). Die Abb. 4.13b zeigt für die Stimulation des N. ischiadicus, dass die erforderliche Ladungsmenge für identische Muskelreaktionen bei großer Impulsdauer höher ist als bei kurzem Impuls.

4 Periphere elektrische Nervenstimulation

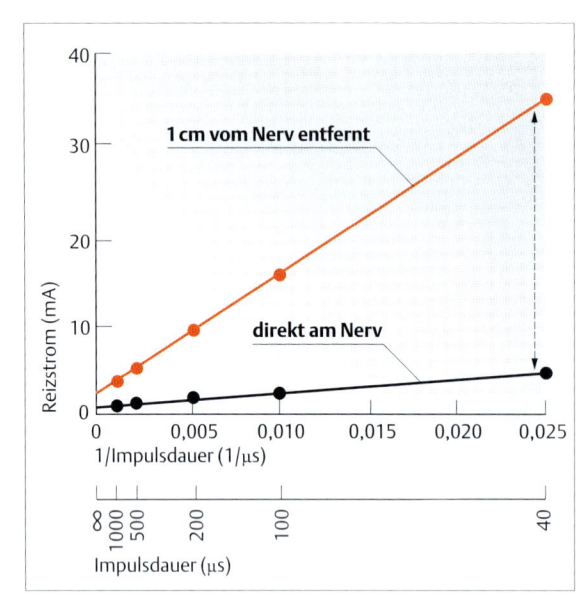

Abb. 4.12 Stromstärke vs. Impulsdauer am N. ischiadicus der Katze. Die zum Auslösen von Muskelzuckungen notwendige Stromstärke ist aufgetragen gegen den reziproken Wert der Stimulationsdauer. Bei direktem Kontakt der Nadel zum Nerv ist die Dauer der Stimulation ohne Einfluss, während bei einem Abstand von 1 cm die 10fache Impulsamplitude benötigt wird, wenn die Impulsdauer von 1000 µs auf 40 µs verkürzt wird (nach Ford u. Mitarb., Pither u. Mitarb.).

Richtung des elektrischen Stroms

Aufgrund der Ionenverteilung an der Nervenmembran im Ruhepotenzial ergibt sich im Zellinneren gegenüber dem Zelläußeren eine höhere negative Ladung. Nähert man sich mit einer negativ gepolten Stimulationskanüle (Kathode) dem Nerv, so kommt es nach Überschreiten der Rheobase zur Depolarisation an der Stelle, die der Nadel am nächsten ist, gefolgt von saltatorischer oder kontinuierlicher Erregungsleitung. Eine als Anode gepolte Nadel bewirkt dagegen an der Nervenmembran zunächst eine Hyperpolarisierung. Zur Depolarisation kommt es hier durch Verschiebung elektrischer Ladung entlang der Membran. Dabei werden sowohl theoretisch als auch klinisch bedeutsam größere Ströme für Muskelzuckungen benötigt als bei negativ gepolter Nadel (2, 27).

Die Kanüle sollte immer an die Kathode des Stimulators und die Hautelektrode an die Anode angeschlossen werden (Abb. 4.14).

Es ergibt sich die klinisch relevante Forderung, dass die Ausgänge der Geräte bauartbedingt unverwechselbar zur Nadel bzw. Hautelektrode zugeordnet sind. Farbcodes der Geräteausgänge und Verbindungskabel lösen das Problem nicht befriedigend.

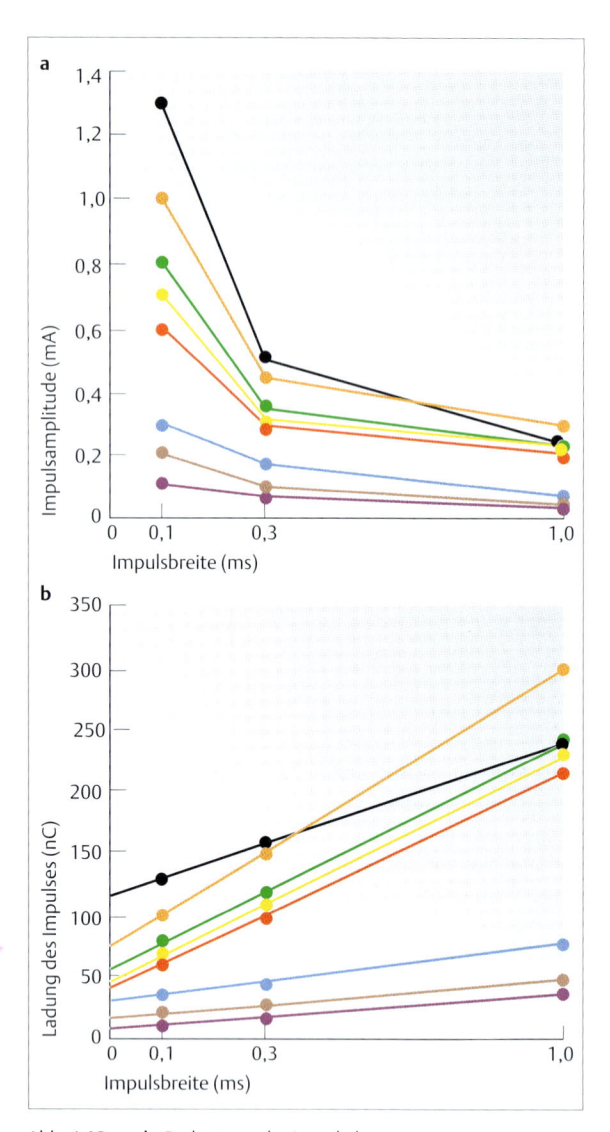

Abb. 4.13a u. b Bedeutung der Impulsdauer.
a Bei fixierter Stimulationskanüle wurde mit drei verschiedenen Impulsbreiten jeweils die Impulsamplitude eingestellt, die gleiche Muskelreaktionen im Ausbreitungsgebiet des N. ischiadicus auslösten. Bei kurzem Impuls (0,1 ms) ist die Unterscheidung zwischen „nervfern" und „nervnah" sehr viel eindeutiger. Die einzelnen Linien stellen jeweils den Verlauf bei einem Patienten dar.
b Versuchsanordnung wie a. Die Ladung des jeweiligen Impulses wurde errechnet als Produkt aus Impulsamplitude und -dauer. Für die Stimulation des N. ischiadicus zeigt es sich, dass die erforderliche Ladungsmenge für identische Muskelreaktionen bei großer Impulsdauer höher ist als bei kurzem Impuls (eigene Untersuchungen).

Impulsfrequenz

Hinsichtlich des Komforts für den Patienten ist eine möglichst niedrige Reizfrequenz (z. B. 1 Hz) günstig. Hinsichtlich der Sicherheit der peripheren Nervenstimulation ist eine etwas höhere Frequenz wünschenswert (2–3 Hz), um die Strecke, die die suchende Reiznadel zwischen zwei Impulsen zurücklegt, mög-

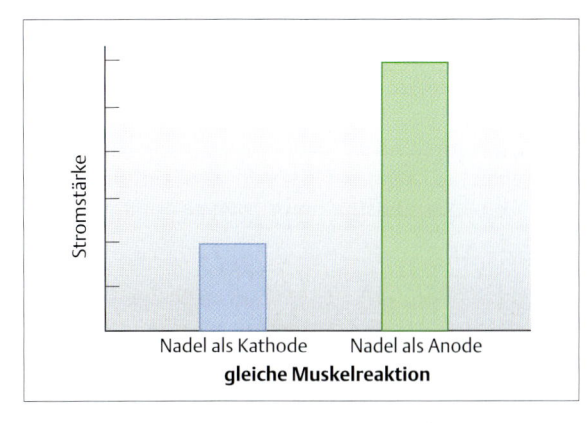

Abb. 4.14 Bedeutung der Richtung des elektrischen Stroms bei der Nervenstimulation. Ausgelöst wurden gleiche Muskelreaktionen der Kennmuskeln des N. ischiadicus bei fester Positionierung der Stimulationskanüle, die entweder als Kathode (richtig) oder als Anode (falsch) gepolt war (nach Kaiser u. Mitarb.).

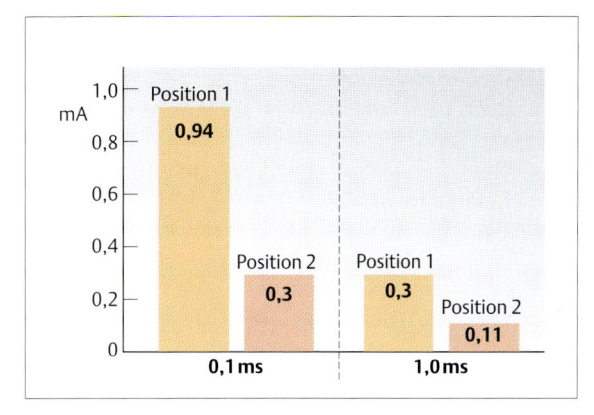

Abb. 4.15 Bedeutung der Impulsbreite (nach Neuburger u. Mitarb. 2001). Bei der Ischiadikusblockade wurde der Vorschub der Kanüle gemessen, der notwendig war, um vergleichbare Muskelreaktionen auszulösen. Die orangefarbenen Säulen bezeichnen die Nadelposition 1: identische Muskelreaktionen bei 0,94 mA/0,1 ms und bei 0,3 mA/0,1 ms. Die rosafarbenen Säulen bezeichnen die Nadelposition 2: identische Muskelreaktionen bei 0,3 mA/0,1 ms und bei 0,11 mA/0,1 ms. Um gleiche Muskelreaktionen bei Nadelposition 2 auszulösen, musste die Kanüle durchschnittlich um 5,5 mm von Nadelposition 1 in Richtung Nerv vorgeschoben werden.

lichst kurz zu halten. Vorteilhaft ist es, wenn in diesem Bereich die Frequenz variiert werden kann. Die Mindestdauer der Pausenzeit resultiert aus der Refraktärzeit von Nerven und Muskeln (0,4 und 2 ms). Es ergibt sich also hieraus keine Einschränkung des angegebenen Frequenzbereichs.

Wahl des Stimulators und Gerätesicherheit

Sicherheit in Bezug auf Blockadeerfolg und Integrität der Nerven ist abhängig von der Zuverlässigkeit und Sicherheit der Geräte zur peripheren Nervenstimulation (Stimulatoren und Kanülen). In dieser Hinsicht ist die Ausgestaltung der Nervenstimulatoren sehr unterschiedlich. Der Anwender muss sich sehr genau über die Eigenschaften des jeweiligen Gerätes informieren. Bei einem direkten Vergleich von 9 in Deutschland angebotenen Geräten im Labor und an Probanden waren teilweise große Defizite bei der Zuverlässigkeit und extreme Fehljustierungen hinsichtlich Form, Amplitude und Dauer des Impulses aufgefallen. Um vergleichbare Muskelreaktionen mit den verschiedenen Stimulatoren bei fest positionierter Nadel auszulösen, mussten Stromstärken innerhalb einer Bandbreite von < 0,3 bis > 3,0 mA eingestellt werden (27).

> Heute wird übereinstimmend gefordert, dass bei den Stimulatoren ein konstanter Stromfluss bei Widerständen von 0,5 – 10 kΩ einstellbar ist.

Der Ausgangsimpuls sollte als monophasischer Rechteckimpuls im Bereich von 0 – 5 mA exakt justiert sein, der tatsächlich fließende Strom digital angezeigt werden. Bei der Impulsbreite sollte zumindest die Wahlmöglichkeit zwischen 0,1 ms und 1,0 ms vorhanden sein (Abb. 4.15). Die Impulsfrequenz sollte einstellbar sein (1 Hz, 2 Hz). Die Ausgänge für die Stimulationskanüle (Kathode) und für die Hautelektrode (Anode) müssen bauartbedingt eindeutig zugeordnet sein. Ein Alarmsystem für Fehlerquellen ist essenziell: Angezeigt werden sollte, wenn der Stromkreis durch unbeabsichtigte Diskonnektion oder durch Kabelbruch unterbrochen wird, wenn die Impedanz im externen Stromkreis zu groß und wenn die Batteriespannung zu gering ist, um eine reproduzierbare Nervenstimulation zu ermöglichen (15, 20, 27, 39). Ohne dieses Monitoring können gefährliche Situationen auftreten: Der Anwender verlässt sich auf die elektrische Stimulation, während in Wirklichkeit keine oder keine adäquaten elektrischen Impulse abgegeben werden.

Anforderungen, die nach heutigen Gesichtspunkten an einen Nervenstimulator zu stellen sind, sind in Tab. 4.3 zusammengefasst.

4.5 Gesichtspunkte für die Praxis der peripheren Nervenstimulation

Die Orientierungspunkte der jeweiligen Blockadetechnik unterscheiden sich bei Zuhilfenahme der Nervenstimulation nicht vom konventionellen Vorgehen. Das Verfahren dient zur eindeutigeren Lokalisation und zur Vermeidung der mechanischen Verletzung der Nerven und Schädigung durch intraneurale Injektion, es er-

Tabelle 4.3 Was sollte ein Nervenstimulator können?

- Elektrische Auslegung
  - einstellbarer Konstantstrom bei Belastungen von 0,5 – 10 kΩ
  - monophasischer Rechteckausgangsimpuls
  - Impulsbreite wählbar (0,1 ms / 1 ms)
  - Impulsamplitude (0 – 5 mA) exakt justiert, digitale Anzeige der tatsächlichen Stromstärke
  - Impulsfrequenz 1 – 2 Hz
- Gerätesicherheit
  - Alarm bei Unterbrechung des Stromkreises
  - Alarm bei zu hoher Impedanz
  - Alarm bei zu schwacher Batterie
  - Alarm bei internem Gerätefehler
  - eindeutige Zuordnung der Ausgänge
  - aussagekräftige technische Beschreibung mit Angabe der tolerierten Abweichungen

Tabelle 4.4 Empfohlene Endpunkte der Annäherung der Nadelspitze an den Nerv

	Impulsbreite	Impulsamplitude
Am gemischten Nerv	0,1 ms	0,3 – 0,5 mA
motorische Reaktion bei	1,0 ms	0,1 – 0,3 mA
Am sensiblen Nerv	1,0 ms	0,3 – 0,5 mA
Parästhesie bei	0,1 ms	1,0 – 1,5 mA

setzt jedoch keineswegs die für die Regionalanästhesie notwendigen anatomischen Kenntnisse.

Die in Tab. 4.4 angegebenen Werte zu Impulsamplitude und -dauer, die eine hohe Erfolgsrate der Blockade bei zuverlässiger Vermeidung von mechanischer Nervenläsion und intraneuraler Injektion gewährleisten, beruhen auf Untersuchungen bei Patienten mit klinisch gesunden Nerven, d. h. mit normaler Depolarisationsfähigkeit und normaler neuromuskulärer Übertragung.

> Quantitative Untersuchungen über die Annäherung der Stimulationskanüle an den (gesunden) Nerv unter klinischen Bedingungen zeigen für die Impulsbreite 0,1 ms, dass die Nadelspitze bei 0,3 mA ca. 5 mm näher am Nerv ist als bei vergleichbaren Muskelreaktionen bei 1,0 mA. Ebenfalls ca. 5 mm beträgt der Distanzunterschied der Nadelspitze zum Nerv, wenn gleiche Muskelreaktionen ausgelöst werden, zum einen mit 0,3 mA/1,0 ms und zum anderen mit 0,3 mA/0,1 ms. Die Werte 0,3 mA/1,0 ms und 1,0 mA/0,1 ms bedeuten einen etwa identischen Nadel-Nerv-Abstand (Abb. 4.15) (46).

Aus methodischen Gründen gibt es keine Untersuchungen darüber, wie weit genau bei diesen angegebenen Endpunkten der Lokalisation durch Nervenstimulation die Nadelspitze vom Nerv entfernt ist. Untersuchungen über Plexusblockaden mit Ultraschallbildgebung (s. Kapitel 7) lassen aber vermuten, dass der Nadel-Nerv-Abstand nur wenige Millimeter beträgt.

Nervenstimulation beim tief sedierten und narkotisierten Patienten oder im anästhesierten Gebiet

Was ehedem als Kontraindikation angesehen wurde, ist mittels der Nervenstimulation möglich und wird seit vielen Jahren von erfahrenen Anästhesisten durchgeführt: Anlage von Regionalanästhesien, insbesondere von Kathetern zur postoperativen Therapie bei narkotisierten oder tief sedierten Patienten und in Regionen, die zuvor durch proximalere Blockaden schon anästhesiert oder teilanästhesiert wurden. Insbesondere für Kinder, unkooperative und ängstliche Patienten eröffnet dieser Weg die Möglichkeiten der Regionalanästhesie zur postoperativen Analgesie. Warnungen vor Gefahren (3, 8, 12, 33, 45) sind jedoch berechtigt und müssen bedacht werden: Der Patient kann sich nicht äußern und kann sich nicht wehren! Es erfordert also umso mehr Umsicht und Erfahrung des Anästhesisten. Das technische Vorgehen sollte dieser besonderen Situation angepasst werden:

- Eine Allgemeinanästhesie sollte möglichst flach unter Spontanatmung geführt werden. Heftige Schmerzen, die bei intraneuraler Injektion auftreten, können so noch auffällig werden.
- Die Stichrichtung zum gesuchten Nerven hin sollte – wegen der langsameren Annäherung gemessen am Nadelvorschub – möglichst tangential gewählt werden.
- Der Endpunkt der Nervenstimulation sollte einen „Sicherheitsabstand" einkalkulieren (0,6 – 0,8 mA/ 0,1 ms). Bei Geräten, die mit 1,0 ms Impulsbreite stimulieren, sollten Muskelreaktionen nicht unter 0,3 mA gesucht werden (4).
- Falls unterhalb dieser Impulsstärken noch muskuläre Reaktionen zu beobachten sind, sollte die Kanüle etwas zurückgezogen werden, bevor das Lokalanästhetikum injiziert wird.
- Bevor ein Katheter eingelegt wird, sollte die Nervenloge mit Kochsalzlösung (z. B. 10 ml) eröffnet werden. Es sollten möglichst weiche Katheter zur Anwendung kommen.
- Jedes grobe Vorgehen mit einer Haltung, dass der Patient ja ohnehin nichts merkt, ist gefährlich und abzulehnen.
- Rein sensible Nerven sind beim anästhesierten Patienten nicht lokalisierbar.

- Selbstverständlich muss vor der Nervenstimulation die Wirkung von Muskelrelaxanzien abgeklungen sein.

Nervenstimulation beim polyneuropathisch veränderten peripheren Nerv

Um polyneuropathisch veränderte, in ihrer Stimulationsfähigkeit eingeschränkte Nerven vor Schäden zu schützen, wird empfohlen, mit einem breiteren Impuls (1 ms) zu stimulieren!

Eine Annäherung bis 0,3 mA/1,0 ms zeigt in der klinischen Anwendung bei Patienten mit diabetischer Polyneuropathie eine hohe Erfolgsquote. Im eigenen Patientenkollektiv wurden nie Nervenläsionen beobachtet, die auf Nadel-Nerv-Kontakt zurückgeführt werden könnten.

Nervenstimulation beim Patienten mit Schrittmacher bzw. Defibrillator-Schrittmacher

Von den Vertreibern der Nervenstimulatoren wird – unter dem Aspekt der Produkthaftung verständlicherweise – in unterschiedlicher Intensität von der Anwendung der Nervenstimulation beim Schrittmacherpatienten abgeraten. Ob theoretisch eine Störung der Schrittmacher- bzw. Defibrillatorfunktion durch die elektrische Energie der Stimulationsimpulse (im mJ-Bereich) möglich ist, erscheint fraglich. Eventuell ist dabei die Position des Schrittmachers in Bezug auf das elektrische Strömungsfeld der Nervenstimulation von Bedeutung. Bei den heutigen Schrittmachern könnte im schlimmsten Falle eine Umprogrammierung auf den Basismodus (VVI-Modus) eintreten. In der klinischen Anwendung beim eigenen Patientenkollektiv wurden nie Störungen der Funktion von Schrittmachern und Defibrillator-Schrittmacheraggregaten beobachtet. Es sollte darauf geachtet werden, dass die Klebeelektrode in einiger Entfernung vom Schrittmacheraggregat angebracht wird.

> Das Schrittmacheraggregat, die kardiale(n) Elektrode(n) des Schrittmachers und das Herz sollten nicht auf der Verbindungslinie Hautelektrode-Stimulationskanüle liegen!

4.6 Praktisches Vorgehen

Der wache Patient wird darauf vorbereitet, dass Muskelreaktionen auftreten werden, gegen die er sich nicht wehren kann, die jedoch nicht schmerzhaft sein werden.

Folgende Einzelschritte sollten eingehalten werden:
- 1. Überprüfung des Stimulators (Funktionsbereitschaft, Kabelanschlüsse, Batteriezustand usw.).
- 2. Überprüfung der Hautelektrode (Leitgel darf nicht eingetrocknet sein) und Anbringen auf einem entfetteten Hautareal. Der Ort für die Hautelektrode ist – bei Geräten mit stromkonstantem Impuls im klinisch relevanten Belastungsbereich bis ca. 10 kΩ – von untergeordneter Bedeutung (39).
- 3. Nach Lagerung des Patienten und Hautdesinfektion folgt die Haut- und Stichkanalinfiltration, die sich daran zu bemessen hat, dass die isolierten Kanülen in der Regel weniger sanft als glatte scharfgeschliffene Stahlkanülen im Gewebe gleiten. Dabei ist jedoch zu beachten, dass das Lokalanästhetikum für die Infiltration nicht bereits den gesuchten Nerv erreichen kann. Bei oberflächlich verlaufenden Nerven sollte die Infiltration streng intrakutan erfolgen. Perforation der Haut mit einer Lanzette vor dem Einstechen mit der Stimulationskanüle erhöht den Patientenkomfort.
- 4. Elektrodenkabel mit monopolarer Stimulationskanüle (negativ) und Hautelektrode (positiv) verbinden. Gerät einschalten und Funktionsbereiche (Impulsbreite, Frequenz) festlegen, falls diese wählbar sind. Impulsamplitude einstellen (z. B. 1–2 mA).
- 5. Stimulationskanüle („immobile Nadel") in Richtung auf den gesuchten Nerv in das subkutane Gewebe einstechen. Danach wird überprüft, ob der Stromkreis geschlossen ist; die vorgewählte Amplitude wird mit der tatsächlichen Stromstärke verglichen, falls das Gerät diese Möglichkeit bietet. Größere Abweichungen weisen auf interne Gerätefehler bzw. auf externe Stromkreisfehler hin (z. B. Impedanz zu hoch).
- 6. Kanüle weiter in Richtung auf den gesuchten Nerv vorschieben, bis erste Muskelreaktionen im Ausbreitungsgebiet auftreten. Dabei nicht „maximale", sondern eindeutige, „gerade sichtbare" Muskelreaktionen suchen (24). Nun die Nadelposition unter Reduktion der Impulsamplitude bis zur gewünschten Schwellenstromstärke optimieren. Dazu wird die Impulsamplitude verringert, bis keine Muskelreaktionen mehr auftreten. Danach die Nadel vorschieben bis zum erneuten Auftreten von Muskelkontraktionen. Falls nach Vorschieben der Nadel keine Reaktionen zu beobachten sind, sollte die Kanüle zurückgezogen und neu ausgerichtet werden. Der Vorgang wird wiederholt, bis die gewünschte Schwellenstromstärke erreicht ist. Die anzustrebende Schwellenstromstärke ist abhängig von der Impulsbreite und der Geometrie der leitfähigen Nadelspitze. Beispiel: Muskelreaktionen bei Impulsamplituden von 0,2–0,5 mA bei einer Impulsdauer von 0,1 ms bzw. 0,05–0,2 mA (Impulsdauer 1 ms) zeigen eine gute Annäherung an den

Nerv an. Muskelzuckungen bei schwächeren Stromstärken werden nicht gesucht, um direkten Kontakt der Kanüle mit dem Nerv und damit die Gefahr der mechanischen Verletzung des Nervs zu vermeiden. Eventuell die Kanüle zurückziehen, bis die empfohlenen Endpunkte der Annäherung nicht mehr unterschritten sind. Gegebenenfalls elektrische Stimulation unterbrechen und den Patienten fragen, ob er mechanische Parästhesien verspürt. In diesem Falle die Nadel ebenfalls etwas zurückziehen.

7. Nach Ausschluss einer intravasalen Kanülenlage langsam 1–2 ml Lokalanästhetikum (bei Kathetertechnik Kochsalzlösung) injizieren. Die Injektion darf nicht schmerzhaft sein (Ausschluss intraneurale Injektion). Danach das vorgesehene Lokalanästhetikum wie üblich injizieren. Bei Kathetertechnik 10 ml Kochsalz zur Eröffnung der Nervenloge injizieren und den Katheter einlegen.

Testdosis

Nach Injektion einer Testdosis von 2 ml wird die Antwort auf den elektrischen Reiz vermindert oder verschwindet ganz. Der primäre Effekt dieser Testdosis (der auch mit Kochsalzlösung oder Luft erzielt werden kann) beruht darauf, dass das injizierte Volumen den Nadel-Nerv-Abstand vergrößert. Falls die Nadelspitze in größerer Entfernung zum Nerv positioniert ist, hält dieser Effekt nur so lange an, bis das Volumen im Gewebe verteilt ist (ca. 5–10 s), danach stellen sich die zuvor beobachteten Stimulationsverhältnisse wieder ein. Ist der Nerv exakt lokalisiert, so tritt als Sekundäreffekt der Testdosis bereits eine Verminderung der Depolarisationsfähigkeit der benachbarten Nervenmembranen ein, sodass die Reizantwort auch noch über diese Zeit hinaus vermindert ist. Deutlich höhere Stromstärken werden benötigt, um die zuvor erzielte Muskelreaktion auszulösen (51, 52, 54) (Abb. 4.**16**).

> Eine unverminderte Reizantwort auf die Testdosis könnte ein Hinweis auf eine intravasale Lage der Kanülenöffnung sein: Das Lokalanästhetikum wird abtransportiert, sodass die Lage zum gesuchten Nerv nicht verändert wird (64).

Zu berücksichtigen ist, dass bei nicht eindeutig positivem Resultat auf die Injektion einer Testdosis ein weiteres Suchen des in seiner Depolarisationsfähigkeit möglicherweise geringfügig eingeschränkten Nervs ein erhöhtes Risiko der mechanischen Nervenläsion beinhaltet.

Die Applikation einer Testdosis ist vor allem bei Anwendung älterer Stimulatoren sinnvoll, deren Impulse im vorgenannten niedrigen Stromstärkebereich nicht hinreichend genau einstellbar sind. Es wird in der Literatur der Hinweis gegeben, es solle bei „möglichst schwachem Impuls" der Ort der „maximalen Reizantwort" gesucht werden (52, 54). Eine positive Reaktion auf die Testdosis sollte dann Gewähr für ausreichende Nähe zum Nerv bieten. Dieses Verfahren ist jedoch für den Patienten in aller Regel diskomfortabel, und insbesondere bei Frakturen können starke Schmerzen ausgelöst werden, wenn eine Stimulation mit höheren Stromstärken ausgeprägte Muskelreaktionen auslöst und Frakturstellungen verschoben werden. Bei nicht isolierten Stimulationskanülen kann die Testdosis zu unterscheiden helfen, ob die Stimulation vom Nadelschaft oder der Nadelspitze ausgelöst wird. Wenn die motorische Antwort auf die Testdosis nicht verschwindet, ist es ein Hinweis darauf, dass die Nadelspitze den Nerv bereits passiert hat und die Stimulation vom Nadelschaft ausgeht (54).

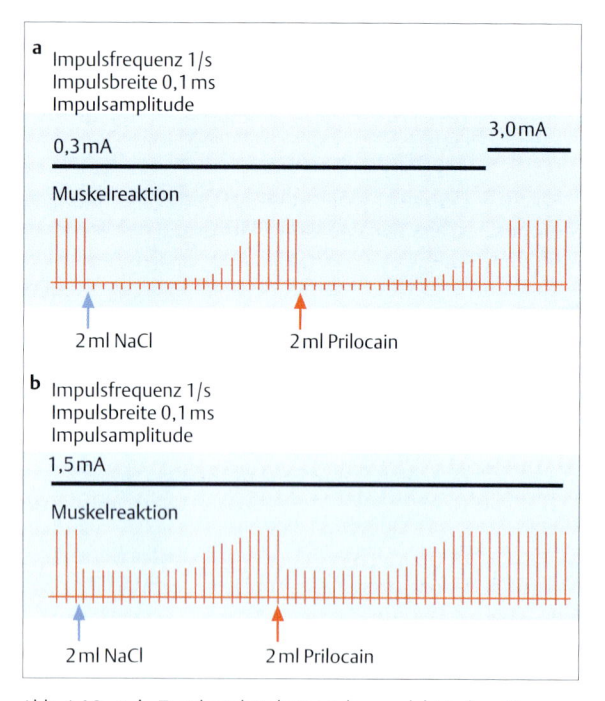

Abb. 4.**16a** u. **b** Testdosis bei der peripheren elektrischen Nervenstimulation am Beispiel der Blockade des N. ischiadicus.
a Die Muskelreaktionen auf den Reiz 0,3 mA/0,1 ms verschwinden nach Injektion von 2 ml Kochsalzlösung oder 2 ml Prilocain. Nach Verabreichung der Kochsalzlösung treten die Muskelreaktionen innerhalb von 10–20 s wieder auf, nach der Gabe des Lokalanästhetikums jedoch stark gedämpft. Um eine gleiche Antwort zu erhalten, bedarf es sehr viel höherer Stromstärken.
b Testdosis bei unzureichender Lokalisation des N. ischiadicus: Die Antwort auf einen Reizimpuls von 1,5 mA/0,1 ms wird durch die Injektion von 2 ml Kochsalzlösung oder 2 ml Prilocain gedämpft. Nach Verteilung dieses Injektats im umgebenden Gewebe treten die vorherigen Muskelreaktionen auch nach 2 ml Lokalanästhetikum wieder auf. Dies zeigt an, dass die Depolarisationsfähigkeit des Nervs von der Testdosis nicht beeinträchtigt wurde (eigene Untersuchungen).

Einzel- oder Mehrfachinjektion?

Bei der axillären Blockade, in jüngerer Zeit auch bei der Ischiadikus- sowie der Femoralis-(3-in-1-)Blockade werden Techniken beschrieben, bei welchen nacheinander mit Hilfe der Nervenstimulation einzelne Nerven bzw. Nervenanteile für unterschiedliche Muskelgruppen aufgesucht werden. Hier wird dann jeweils ein Lokalanästhetikumdepot injiziert. Beschrieben werden geringere Lokalanästhetikumdosen, kürzere Anschlagszeiten und höhere Erfolgsraten (5, 11, 21, 30, 31, 32, 36). Wegen des höheren Patientendiskomforts dieser Technik wird eine kurzfristige Sedierung empfohlen. Erhöhte neurologische Komplikationsraten wurden bisher nicht beschrieben.

> Es muss berücksichtigt werden, dass bei Mehrfachinjektionen in einen anatomischen Raum, in dem sich das Lokalanästhetikum ausbreiten kann, eventuell (teil-)anästhesierte Nerven nicht mehr (evtl. auch nicht mehr mit den typischen niedrigen Reizamplituden) stimuliert und erkannt und ggf. mit der Kanüle beschädigt werden!

Welche Bedeutung der Zeitdauer zwischen der ersten Injektion des Lokalanästhetikums und der weiteren Nervenstimulation an benachbarter Stelle zukommt, ist nicht bekannt. Ebenso wenig weiß man, inwieweit nach einer ersten Injektion das Auslösen von Parästhesien bei Nadel-Nerv-Kontakt und Schmerzreize bei intraneuraler Injektion beeinträchtigt sind. Unter Sicherheitsaspekten erscheint es sinnvoller zu sein, weiter peripher in einer Region, die nicht vom Lokalanästhetikum erreicht werden kann, elektrische Stimulationen zur Lokalisation der evtl. nicht komplett anästhesierten Nerven und Nervenanteile durchzuführen. Als Beispiel: Lokalisation und Blockade des N. radialis in der Humerusmitte oder im Ellbogenbereich zur Komplettierung einer axillären Blockade.

Kathetertechniken

Seit einiger Zeit werden von der Industrie Stimulationskatheter zur Lagekontrolle angeboten, bei welchen über einen elektrisch leitfähigen Mandrin an der Katheterspitze stimuliert werden kann. Neuere Entwicklungen sind Katheter mit integrierter Elektrode. Die notwendigen Impulsamplituden für die Stimulation der entsprechenden Nerven erlauben einen Rückschluss auf den Abstand von der Katheterspitze zum Nerv (28). Falsch negative Ergebnisse sind allerdings möglich: der Katheter kann durchaus korrekt innerhalb einer Nervenloge, aber zu fern für elektrische Reizantworten positioniert sein.

Mittels elektrischer Stimulation über rückenmarksnahe Stimulationskatheter können subarachnoidale, epidurale und intravasale Katheterlagen unterschieden werden (63, 64).

4.7 Beispiele

Die periphere Nervenstimulation erleichtert die Durchführung von Leitungs- und Plexusanästhesien. Sie ersetzt jedoch nicht das notwendige anatomische Wissen, sondern setzt für die jeweilige Blockade fundierte Kenntnisse der Topographie und der nervalen Ausbreitungsgebiete und Kennmuskeln voraus (Tab. 4.5).

Tabelle 4.5 Blockaden, die mit peripherer Nervenstimulation durchgeführt werden können

Block	Nerv Segment	Muskuläre Reaktion	Beteiligte Muskeln	Parästhesieausdehnung	Bemerkungen
Trigeminus	V_3	Kieferzusammenbeißen	M. masseter, M. temporalis, M. pterygoideus	Unterkiefer Zahnwurzeln	
	V_2	(–)	*	Wange, Nase, Oberkiefer	
	V_1	(–)	*	Stirn	
Akzessorius	XI	Schulterzucken	M. trapezius	§	manchmal bei Plexus-cervicalis-Block
Glossopharyngeus	IX	(–)	*	Zungenrücken, Rachen	
Phrenikus	$C_{3,4,5}$	Singultus	Diaphragma	§	manchmal bei interskalenärem Plexusblock

Tabelle 4.5 (Fortsetzung)

Block	Nerv Segment	Muskuläre Reaktion	Beteiligte Muskeln	Parästhesieausdehnung	Bemerkungen
Zervikal	$C_{2,3,4,5}$	(Adduktion, Arm)	(M. deltoideus)	Nacken, Hinterhaupt	Parästhesien öfter als Muskelreaktion
Plexus brachialis	N. musculocutaneus $C_{5,6}$	Beugung, Ellenbogen, Supination	M. biceps brachii, M. coracobrachialis, M. brachialis	Radialseite, volare Hälfte Unterarm, Daumenballen	bei axillarem Zugang nicht signifikant
	N. radialis $C_{5,6,7,8}$	Streckung Ellenbogen, Handgelenk, Finger	M. triceps brachii, Extensoren	Rückseite Ober- u. Unterarm, radiale Hälfte des Handrückens	
	N. medianus C_{6-8}, Th_1	Beugung Handgelenk, Finger, Pronation, Daumenopposition	Flexoren, Pronatoren, M. opponens pollicis	lateral palmar 2 ½ Finger	
	N. ulnaris C_8, Th_1	Beugung Handgelenk mit Medialabweichung	M. flexor carpi ulnaris, kleine Handmuskeln, Hypothenar	Hand ulnar dorsal 2 ½, palmar 1 ½ Finger	
Interkostal	Th_{1-12}	(–)	Interkostalmuskeln	jeweiliges Segment	Muskelkontraktionen werden klinisch nicht gesucht
Plexus lumbalis	Th_{12} L_1 L_2	Beugung in der Hüfte	Hüftadduktoren, -extensoren	inguinal ventraler Oberschenkel	als einzige Maßnahme für Lokalisation nicht ideal; hilfreich, um Plexusloge zu bestätigen
	L_3 L_4	Beugung im Knie	Kniestrecker	Knie medial, medialer Unterschenkel	
	L_5		Kniebeuger	Großzehe	
Plexus sacralis	S_1 S_2	Plantarflexion		Kleinzehe – Dorsalseite des Beines	
	S_3 S_4		Sphinkteren		
	S_5			Perineum	
Pudendus	$S_{2,3,4}$	Beckenboden		Perineum, Labien, Skrotum	Kontraktion klinisch nicht gesucht
Femoralis	$L_{2,3,4}$	Streckung im Knie	M. quadriceps, M. pectineus, M. sartorius	ventral + medial Oberschenkel, medial Unterschenkel	Kontraktion des M. sartorius nicht ausreichend
Obturatorius	$L_{2,3,4}$	Adduktion in Hüfte	Adduktoren	Hautstreifen medialer Oberschenkel	
Cutaneus femoris lateralis	$L_{2,3}$	(–)	*	lateraler Oberschenkel	
Ischiadikus	$L_{4,5}$, $S_{1,2,3}$	Beugung Knie, Dorsal-, Plantarflexion Fuß + Zehen	ischiokrurale Muskeln, alle Muskeln Unterschenkel + Fuß	Oberschenkel dorsal (N. cutaneus femoris posterior), dorsal und lateral Unterschenkel	bei posteriorem Zugang: Kontraktion der Mm. glutaei + tensor fasciae latae von Nn. glutaei

Tabelle 4.5 (Fortsetzung)

Block	Nerv Segment	Muskuläre Reaktion	Beteiligte Muskeln	Parästhesieausdehnung	Bemerkungen
Popliteal	N. tibialis	Beugung Fuß + Zehen, Innenrotation + Adduktion	M. triceps surae, Fußbeuger	Unterschenkel dorsal, Fuß plantar	
	N. peronaeus	Dorsalflexion + Außenrotation	Mm. peronaei, M. tibialis anterior, lange Extensoren	Fußrücken	
	N. saphenus peripher	(–)	*	Unterschenkel medial	
Fußblock	N. tibialis	Beugung Zehen	kleine Fußmuskeln	Fuß plantar	
	Nn. peronaei profundus + superficialis	(–)	*	Fuß dorsal	
	N. saphenus	(–)	*	Fuß medial	
	N. suralis	(–)	*	Fuß lateral	

* = nur sensible Fasern
§ = kleine Parästhesien

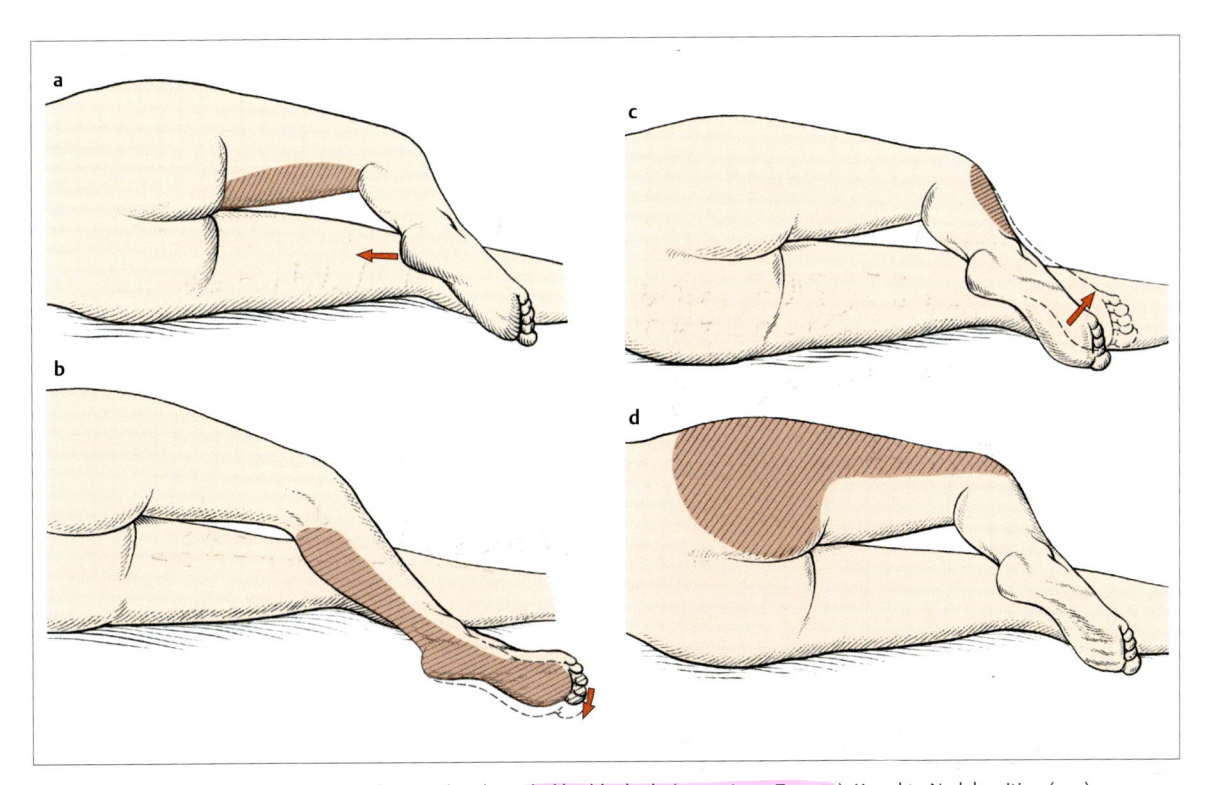

Abb. 4.17a–d Lokalisation von Muskelreaktionen bei der Ischidikusblockade (posteriorer Zugang). Korrekte Nadelposition (a–c):
a Kontraktionen der ischiokruralen Muskelgruppe,
b Kontraktionen der Fußstrecker = N. tibialis,
c Kontraktionen der Fußheber = N. peronaeus.
d Häufigste Fehlinterpretation: Muskelreaktionen im Innervationsgebiet der Nn. glutaei superior et inferior (Mm. glutaei, M. tensor fasciae latae).

Für Blockadetechniken, bei welchen die Nerven nicht (wie in der Axilla) in lockerem Bindegewebe vor der Nadel ausweichen können, sondern dicht gepackt zwischen Muskelschichten oder entlang knöcherner Strukturen verlaufen, ist die periphere Nervenstimulation obligat. Das gezielte Auslösen mechanischer Parästhesien zur Identifikation der Nerven ist mit einer erheblichen Frequenz postanästhetischer Neuralgien und sonstiger Schäden belastet (10, 58) und erscheint deshalb obsolet.

Abb. 4.18 Richtige Nadelposition bei der 3-in-1-Blockade: Kontraktionen des M. quadriceps femoris mit Anheben der Patella.

Ischiadikusblockade

Bei der proximalen Ischiadikusblockade nach Labat (35) sind die Beugung im Knie als Funktion der ischiokruralen Muskelgruppe sowie alle Muskelreaktionen am Unterschenkel und am Fuß signifikant für die Stimulation des gesuchten Nervs.

Beim posterioren Zugang zum N. ischiadicus werden auf dem Weg Äste der Nn. glutaei stimuliert, gefolgt von Kontraktionen der Glutäalmuskulatur und des M. tensor fasciae latae. Über den Tractus iliotibialis fortgeleitete Bewegungen des Unterschenkels sind Anlass für die häufigste Fehlinterpretation bei dieser Blockadetechnik (Abb. 4.17a–d). Für den Blockadeerfolg ist es hier ganz besonders wichtig, dass die Injektionskanüle exakt in die Nähe des Nervs platziert wird.

Femoralis-(3-in-1-)Blockade

Bei der Durchführung der Femoralisblockade im Bereich der Leiste bzw. des 3-in-1-Blocks (65) ist die Kontraktion des M. quadriceps femoris mit Anheben der Patella kennzeichnend für die richtige Lokalisation der Nadelspitze (Abb. 4.18).

Die alleinige Reaktion des M. sartorius ist die häufigste Ursache für Versager, da dessen R. muscularis aus dem N. femoralis schon frühzeitig die gemeinsame inguinale Faszienloge verlässt. Da der Femoralisnerv unmittelbar unterhalb der Fascia iliopectinea liegt, können höhere als die empfohlenen Stromstärken (Tab. 4.4) zu Muskelreaktionen führen, bevor die Nadel die Faszie durchdrungen hat (25).

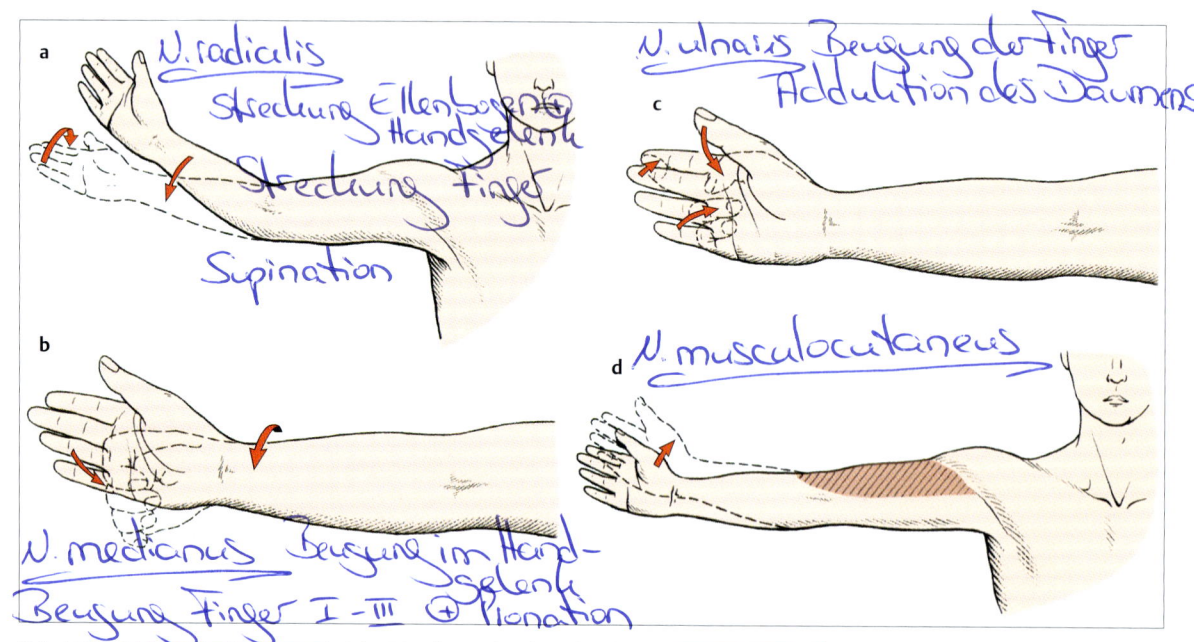

Abb. 4.19a–d Muskuläre Reaktionen bei der Stimulation des Plexus brachialis im Bereich der Axilla.
a Stimulation des N. radialis: Kennbewegungen sind Streckung im Ellenbogen und im Handgelenk, Streckung der Finger und Supination.
b Stimulation des N. medianus: Kennbewegungen sind Beugung im Handgelenk und der Finger D I–III in den End- und Mittelphalangen sowie Pronation.
c Stimulation des N. ulnaris: Beugung der Finger in den Grundgelenken und Adduktion des Daumens.
d Stimulation des N. musculocutaneus: Kennbewegung ist die Beugung im Ellenbogen (M. biceps brachii).

Axilläre Plexusblockade

Bei der axillären Plexusblockade (Abb. 4.**19a–d**) kommt es darauf an, die Injektionskanüle innerhalb der Gefäß-Nerven-Scheide zu platzieren.

Diese Nadelposition ist zu erwarten bei den in Tab. 4.**4** genannten Endpunkten, wenn deutliche Muskelreaktionen zu beobachten sind. Auch hier können bei stärkerem elektrischem Reiz Muskelzuckungen auftreten, bevor die Faszienscheide überwunden wurde. Reaktionen im Ausbreitungsgebiet des N. musculocutaneus sind nicht beweisend für eine korrekte Nadelposition, da dieser Nerv schon weit proximal die Gefäß-Nerven-Scheide verlassen kann.

Kernaussagen

1

▸ **Elektrophysiologische Grundlagen der peripheren elektrischen Nervenstimulation** Elektrische Impulse führen zu Depolarisationen am gesuchten Nerv, wenn die Stimulationskanüle ausreichend nah am Nerv lokalisiert ist, gefolgt von Muskelkontraktionen bei motorisch efferenten Nerven und elektrisch ausgelösten Parästhesien bei sensiblen Afferenzen. Die verschiedenen Nervenfasertypen unterscheiden sich in ihrer Stimulationsfähigkeit. Maß der Depolarisationsfähigkeit ist die Chronaxie (t_c), definiert als diejenige Zeitdauer, die ein Gleichstrom doppelter Rheobasenhöhe fließen muss, um eine Depolarisation auszulösen. Die Rheobase (i_R) ist definiert als die minimale Stärke eines Gleichstroms, welche ein Aktionspotenzial hervorrufen kann. In vitro, bei direktem Kontakt einer Reizelektrode zur exzitatiblen Nervenmembran werden Ströme im Mikroampere-Bereich benötigt. Die A-Alpha-Fasern der motorischen Efferenzen haben die kürzeste Chronaxie (50–100 μs), Fasern der Schmerzempfindung (A-Delta und C-Fasern) benötigen bei minimaler Stromstärke einen längeren Impuls (150 bzw. 400 μs). Daher können mit ausreichend kurzen Impulsen (0,1 ms) gemischte periphere Nerven ohne Schmerzsensationen lokalisiert werden. Da in vivo ein direkter Kontakt von Nadel und Nerv vermieden werden muss, werden am gesamten Nervenstrang höhere Stromstärken (im Milliampere-Bereich) benötigt.

2

▸ **Technische Ausstattung** Sicherheit in Bezug auf Blockadeerfolg und Integrität der Nerven ist abhängig von der Zuverlässigkeit des Materials zur Nervenstimulation. Kanülen sollten immer im Sinne von „immobilen Nadeln" verwendet werden. Bei Unipolarkanülen (isolierter Schaft, leitfähige Spitze) korreliert die benötigte Stromstärke für Depolarisationen mit der Entfernung der Nadelspitze zum Nerv. Je geringer der Strom, desto näher die Nadelspitze am Nerv. Standardkanülen ohne Isolation sind im angloamerikanischen Bereich noch verbreitet. Ihr größter Nachteil ist, dass auch vom Nadelschaft ausgehend Nerven stimuliert werden können. Der Stimulator sollte einen elektrischen Impuls als exakt einstellbaren Konstantstrom im Bereich von 0 bis 5 mA liefern. Günstig ist es, wenn der tatsächlich fließende Strom gemessen werden kann. Die Impulsdauer sollte kurz sein (z. B. 0,1 ms). Vorteilhaft ist es, wenn die Impulsdauer zwischen 0,1 und 1,0 ms wählbar ist. Die Stimulationskanüle sollte unverwechselbar als Kathode, die Hautelektrode als Anode gepolt sein. Der Stimulator muss über ein Alarmsystem verfügen, das schwache Batterie, Gerätefehler, Unterbrechungen im Stromkreis und zu hohe Impedanz anzeigt.

3

▸ **Gesichtspunkte für die Praxis der Nervenstimulation** Die Nervenstimulation ersetzt keineswegs die für Regionalanästhesie notwendigen fundierten anatomischen und funktionell-anatomischen Kenntnisse. Nach dem Prinzip „so nah wie notwendig, so fern wie möglich" hilft das Verfahren, die Annäherung der Kanüle an den Nerv zu optimieren und die Gefahr von Nervenschäden zu minimieren. Empfohlener Endpunkt der Annäherung der Kanülenspitze an den Nerv ist beim gesunden, in seiner Depolarisationsfähigkeit nicht kompromittierten gemischten Nerven 0,3–0,5 mA bei einer Impulsdauer von 0,1 ms. Wenn unterhalb von 0,2 mA/ 0,1 ms noch Muskelreaktionen nachweisbar sind, sollte die Kanüle eher etwas zurückgezogen werden.

Bei Patienten mit Polyneuropathie sowie bei Patienten, die tief sediert oder anästhesiert sind, bzw. bei Anlage von peripheren Blockaden im anästhesierten Gebiet sollten stärkere Impulse (größere Amplitude oder längere Impulsdauer) als Endpunkt der Annäherung akzeptiert werden, um einen Sicherheitsabstand einzuhalten. Bei noch vorhandener Wirkung von neuromuskulären Relaxanzien kann die periphere Nervenstimulation für Regionalanästhesieverfahren nicht angewendet werden.

Beim Schrittmacherpatienten sollten SM-Aggregat, kardiale SM-Elektroden und das Herz nicht auf der Verbindungslinie Hautelektrode-Stimulationskanüle liegen.

Bei Techniken mit Mehrfachinjektionen von Lokalanästhetikum (Multiple Injection Technique) in einen anatomischen Raum, in dem sich das Lokalanästhetikum ausbreiten kann, muss berücksichtigt werden, dass eventuell partiell anästhesierte Nerven nicht mehr, evtl. auch nicht mit den typischen niedrigen Reizamplituden stimuliert und erkannt und ggf. mit der Kanüle oder durch intraneurale Injektion geschädigt werden können.

Zur Ergänzung inkompletter Blockaden erscheint es unter Sicherheitsaspekten sinnvoll zu sein, weiter peripher in einer Region, in der motorische Efferenzen nicht vom Lokalanästhetikum in ihrer Depolarisationsfähigkeit beeinträchtigt sein können, elektrische Stimulation zur Lokalisation der nicht komplett anästhesierten Nerven vorzunehmen. Es sollten dabei die gleichen Vorsichtsmaßregeln eingehalten werden, wie sie für die Nervenstimulation in einer bereits anästhesierten Region (s. S. 150) gelten.

Eine unverminderte Reizantwort nach Applikation einer Testdosis weist auf eine intravasale Lage der Kanülenöffnung hin. Das Lokalanästhetikum wird abtransportiert, sodass die Lage der Kanülenspitze zum Nerv nicht verändert wird.

Literatur

1. Bashein G, Haschke RH. Ready LB. Electric nerve location: numerical and electrophoretic comparison of insulated vs uninsulated needles. Anesth Analg 1984;63:919–24.
2. Bement SL, Rank JB. A quantitative study of electrical stimulation of central myelinated fibres with monopolar electrodes. Exp Neurol 1969;24:147.
3. Benomof JL. Permanent loss of cervical spinal cord function associated with interscalene block performed under general anesthesia. Anesthesiology 1969;93:1541–4.
4. Benzon HAT. The intensity of the current at which Sciatic nerve stimulation is achieved is more important factor in determining the quality of nerve block than the type of motor response obtained. Anesthesiology 1998;88:1410–1.
5. Casati A, Fanelli G, Beccaria P, Magistris L, Albertin A, Torri G. The effects of single or multiple injections on the volume of 0,5% ropivacaine required for femoral nerve blockade. Anesth Analg 2001;93:183–6.
6. Chambers WA. Peripheral nerve damage and regional anaesthesia. Br J Anaesth 1992;69:429–30.
7. Chapman GM. Regional nerve block with the aid of a stimulator. Anaesthesia 1972;27:185–93.
8. Choyce A, Chan V, Middleton W, Knight P, Peng P, McCartney C. (2001) What is the relationship between paresthesia and nerve stimulation for axillary plexus block. Reg Anesth Pain Med 2001;26:100–4.
9. Döring HJ, Classen HG, Dehnert H. Muskelkontraktionen isotonisch, auxotonisch, isometnisch – elektronische Messung und analoge Verrechnung. 2. Aufl. Mareh-Hugstetten:Sachs;1983.
10. Eriksson E. Atlas der Lokalanästhesie. 2.Aufl. Berlin:Springer;1980:102.
11. Fanelli,G, Casati A, Garancini P, Torri G. Nerve stimulator and multiple injection technique for upper and lower limb blockade. Failure rate, patient acceptance and neurologic complications. Anesth Analg 1999;88:847–52.
12. Fischer HBJ. Regional anaesthesia – before or after general anaesthesia? Anaesthesia 1998;53:727–9.
13. Ford DJ, Pither CE, Raj PP. Comparison of insulated and uninsulated needles for locating peripheral nerves with a peripheral nerve stimulator. Anesth Analg 1984a;63:925–8.
14. Ford DJ, Pither CE, Raj PP. Electrical characteristics of peripheral nerve stimulators: implicationsfor nerve localization. Regional Anesth 1984b;9:73–7.
15. Graf BM, Martin E. Periphere Nervenblockaden. Eine Übersicht über neue Entwicklungen einer alten Technik. Anaesthesist 2001;50:312–22.
16. Greenblatt GM, Denson JS. Needle nerve stimulator-locator: nerve blocks with a new instrument for locating nerves. Anesth Analg 1962;41:599–602.
17. Gribomont BE. Nerve stimulation in locoregional anesthesia: does it make a difference? Acta anaesthesiol belg (Abstr.) 1989;40:290.
18. Hatrick CT. An argument for the use of nerve stimulator for peripheral nerve blocks. Regional Anesthesia 1993;18:199.
19. Hirasawa Y, Katsumi Y, Küsswetter W,. Sprotte G. Experimentelle Untersuchungen zur peripheren Nervenverletzung durch Injektionsnadeln. Regional-Anaesthesie 1990;13:11–5.
20. Hutten H. Vergleichende Gerätebewertung: Das Problem falscher Aussagen (Bemerkungen zur Arbeit von P März: Kann bei der elektrischen Nervenstimulation aus der Intensität der Muskelkontraktion auf den Abstand zum Nerven geschlossen werden? Regional-Anästhesie 1990; 13:179. Anaesthesist 1992;41:108–10.
21. Inberg P, et al. Double injection method using peripheral nerve stimulator is superior to single injection in axillary plexus block. Reg Anesth Pain Med 1999;24:509–13.
22. Jones RP, De Jonge M, Smith BE. Voltage fields surrounding needles used in regional anaesthesia. Brit J Anaesth 1992;68:515–8.
23. Kaiser H, Neuburger M, Niesel HC. Braucht man wirklich einen Nervstimulator für regionale Blockaden? (Letter to the Editor) Anaesthesiol Intensivmed 2000;41:32–5 Erratum Anaesthesiol. Intensivmed. 2000;41:113.
24. Kaiser H, Niesel HC, Klimpel L. Einfluss der Reizstromstärke der Nervenstimulation auf Latenz und Erfolg der hinteren Ischiadikusblockade. Regional-Anaesthesie 1988; 11:92–7.
25. Kaiser H, Niesel HC, Klimpel L, Al Rafai S, Bodenmueller M. Prilocaine in lumbosacral plexus block: general efficacy and comparison of nerve stimulation amplitude. Acta Anaesthesiol Scand 1992;692–7.
26. Kaiser H, Niesel HC, Hans V. Grundlagen und Anforderungen der peripheren elektrischen Nervenstimulation. Ein Beitrag zur Erhöhung des Sicherheitsstandards in der Regionalanästhesie. Regional-Anaesthesie 1990;13:143–7.
27. Kaiser H, Niesel HC, Hans V, Klimpel L. Untersuchungen zur Funktion peripherer Nervenstimulatoren für die Durchführung von Nerven- und Plexusblockaden. Regional-Anaesthesie 1990;13:172–8.
28. Kick O, Blanche E, Pham-Dang C, Pinaud M, Estebe JP. A new stimulation stylet for immediate control of catheter tip position in continuous peripheral nerve blocks. Anesth Analg 1999;89:533–4.
29. Koons RA. The use of the block aid monitor and plastic intravenous cannulas for nerve blocks. Anesthesiol 1969; 31:290–1.
30. Koscielniak-Nielsen ZJ, Stens-Pedersen HL, Lippert FK. Readiness for surgery after axillary block: single or multiple injection. Eur J Anaesthesiol 1997;14:164–71.
31. Koscielniak-Nielsen ZJ, Nielsen PR, Nielsen SL, Gardi T, Hermann C. Comparison of transarterial and multiple nerve stimulation techniques for axillary block using a high dose of mepivacaine with adrenaline. Acta Anaesth Scand 1999;43:398–404.
32. Koscielniak-Nielsen ZJ, Nielsen PR, Sorensen T, Stenor M. Low dose axillary block by targeted injections of terminal nerves. Can J Anaesth 1999;46:658–64.
33. Krane EJ, Dalens BJ, Murat I, Murell D. The safety of epidurals placed during general anesthesia. Reg Anesth Pain Med 1998;23:433–8.
34. Kübler N, Theiß D, Gaertner T. Bipolare Elektrode mit radial asymmetrisch ausgerichtetem elektrischem Feld. Ein neues Prinzip der Nervenlokalisation in der Regionalanaesthesie und der Schmerztherapie. Regional-Anaesthesie 1988;11:78–82.
35. Labat G. Regional anaesthesia. Its technique and clinical application. 2nd ed. Philadelphia:Saunders;1929.
36. Lavoie J, Martin R, Tetrault JP (1992) Axillary plexus block using peripheral nerve stimulator: single or multiple injections. Can J Anaesth 1992;39:383–6.
37. Lullies H. Nervenphysiologie. In: Keidel WD. Kurzgefasstes Lehrbuch der Physiologie. Stuttgart:Thieme;1975:14–9.
38. Magora E, Rozin R, Ben-Menachem Y, Magora A. Obturator nerve block: an evaluation of technique. Brit J Anaesth 1969;41:695–8.
39. März P. Kann bei der elektrischen Nervenstimulation aus der Intensität der Muskelkontraktion auf den Abstand zum Nerven geschlossen werden? Regional-Anaesthesie 1990;13:179–85.

40 Massa AD, Orlandini N, Don Francesco PD, Simone ME (1997) Elektric nerve stimulation (ENS). 70 clinical cases of bi-block aided by an electric bipolar signal. Minerva Anestesiol 1997;63:315–9.
41 Montgomery SJ, Raj P, Nettles D, Jenkins MT. The use of the nerve stimulator with standard unsheathed needles in nerve blockade. Anesth Analg 1973;52:827–31.
42 Moore DC. Regional block. 1st ed. Springfield/Ill.:Thomas; 1954.
43 Moore DC. „No paresthesias – no anesthesia", the nerve stimulator or neither. Regional Anesthesia 1997;22:388–90.
44 Moore DC, Mulroy MF, Thompson GE. Peripheral nerve damage and regional anaesthesia. Br J Anaesth 1994;73:435–6.
45 Neal JM. How close is close enough? Defining the „paresthesia chad". Reg Anesth Pain Med 2001;26:97–9.
46 Neuburger M, Rotzinger M, Kaiser H. Elektrische Nervenstimulation in Abhängigkeit von der benutzten Impulsbreite. Eine quantitative Untersuchung zur Annäherung der Nadelspitze an den Nerv. Anaesthesist 2001;50:181–6.
47 Pearson RB. Nerve block in rehabilitation: a technique of needle localisation. Arch Phys Med 1955;36:631.
48 Perthes G. Über Leitungsanästhesie unter Zuhilfenahme elektrischer Reizung. Münch Med Wschr 1912;47:2545–51.
49 Phillips MWJ. An argument against the use of nerve stimulator for peripheral nerve blocks. Regional Anesthesia 1992;17:309–10.
50 Pither CE, Ford DJ, Raj PP. Peripheral nerve stimulation with insulated and uninsulated needles: efficacy and characteristics. Region Anesth 1984;9:42–6.
51 Pither CE, Raj PP, Ford DJ. The use of peripheral nerve stimulators for regional anaesthesia: a review of experimental characteristics, technique, and clinical applications. Region Anesth 1985;10:49–57.
52 Postel J, März P. Elektrische Nervenlokalisation und Kathetertechnik. Ein sicheres Verfahren zur Plexus-brachialis-Anaesthesie. Regional-Anaesthesie 1984;7:104–8.
53 Raj P, Rosenblatt R, Montgomery SJ. Use of the nerve stimulator for peripheral blocks. Region Anesth 1980;5:14–21.
54 Raj PP. Handbook of regional anesthesia. New York:Churchill Livingstone;1985.
55 Rice ASC, McMahon SB. Peripheral nerve injury caused by injection needles used in regional anaesthesia: influence of bevel configuration, studied in a rat model. Br J Anaesth 1992;69:433–8.
56 Schwarz U, Zenz M, Strumpf M, Junger S. Braucht man wirklich einen Nervstimulator für regionale Blockaden. Anaesthesiol. Intensivmed. 1998;38:609–15.
57 Selander D. Peripheral nerve injury caused by injection needles (letter,comment). Br J Anaesth 1993;71:323–4.
58 Selander D, Dhuner KG, Lundberg G. Peripheral nerve injury due to injection needles used for regional anaesthesia. Acta Anaesthesiol Scand 1977;21:182–7.
59 Selander D, Edshage S, Wolff T. Paraesthesiae or no paraesthesiae: nerve lesions after axillary block. Acta Anaesthesiol Scand 1979;23:27–33.
60 Smith BE. The role of electrical nerve stimulation in regional anaesthesia. Curr Op Anaesth Crit Care 1990;1:234.
61 Stark P, Watermann WE. Die Anwendung des Nervenstimulators zur Nervenblockade. Regional-Anaesthesie 1978;1:16.
62 Theiss D, Robbel G, Theiss M, Gerbershagen HU. Experimentelle Bestimmung der optimalen Elektrodenanordnung zur elektrischen Nervenlokalisation. Anaesthesist 1977;26:411–7.
63 Tsui BC, Gupta S, Finucane B. Confirmation of epidural catheter placement using nerve stimulation. Can J Anaesth 1998;45:640–4.
64 Tsui BC, Gupta S, Finucane B. Detection of subarachnoid and intravascular epidural catheter placement. Can J Anaesth 1999;46:675–8.
65 Winnie AP, Ramamurthy S, Durrani Z. The inguinal paravascular technic of lumbar plexus block: the „3-in-1 block". Anesth Analg 1973;52:989–96.
66 Yasuda I, Hirano I, Ojima T, Ohhira N, Kaneko T, Yamamuro M (1980) Supraclavicular brachial plexus block using a nerve stimulator and an insulated needle. Brit J Anaesth 1980;52:409–11.

5
Spinalanästhesie
M. Möllmann und E. Lanz

5.1 Anatomische Grundlagen — 162

5.2 Einzeitige Spinalanästhesie (SPA) — 172

5.3 Kontinuierliche Spinalanästhesie (CSA) — 189

5.1
Anatomische Grundlagen

Hier sollen nur die anatomischen Gesichtspunkte dargestellt werden, die für das Anlegen einer Spinalanästhesie von praktischer Bedeutung sind.

Wirbelsäule

Die Wirbelsäule besteht aus 33 Wirbeln (7 Hals-, 12 Brust-, 5 Lendenwirbel sowie 5 zum Kreuzbein und 4 zum Steißbein verschmolzene Wirbel). Sie hat 4 Krümmungen (Abb. 5.1): zervikal und lumbal nach hinten konkav (Lordose), thorakal und sakral nach hinten konvex (Kyphose). In Rückenlage sind die am höchsten gelegenen Stellen dieser Krümmungen bei C5 und L3, die am tiefsten gelegenen bei Th5 und S2. Diese Krümmungen beeinflussen die Ausbreitung eines hyperbaren Lokalanästhetikums im Subarachnoidalraum.

Außer den beiden obersten Halswirbeln haben alle Wirbel die gleiche Grundform (Abb. 5.2): ventral der Wirbelkörper, dorsal der Wirbelbogen mit dem Dornfortsatz und den beiden Querfortsätzen. Körper und Bogen umgeben das Wirbelloch; aus der Summe aller Wirbellöcher ergibt sich der knöcherne Wirbelkanal, der sich vom Foramen occipitale magnum bis zum Hiatus sacralis erstreckt.

Lendenwirbelsäule

Da die Spinalanästhesie im Lendenbereich angelegt wird, ist die Lendenwirbelsäule von besonderem Interesse. Sie besteht aus je 5 Wirbeln und Zwischenwirbelscheiben, die durch den Bandapparat zusammengehalten werden. Der zu beiden Seiten abgeplattete lumbale Dornfortsatz zeigt sagittal nach hinten, wodurch ein horizontaler Interspinalraum entsteht (Abb. 5.2). Die Verbindungslinie der Dornfortsätze lässt sich als die „Mittellinie" tasten, in der beim medianen Zugang punktiert wird.

Einige Wirbelsäulenanomalien erschweren das Anlegen einer Spinalanästhesie. Sind sie bekannt, so wird Zurückhaltung mit der Spinalanästhesie empfohlen, z. B. bei Skoliose, extremer Lendenlordose, zusätzlichen Wirbeln, Halswirbeln mit Skoliose, Fehlen von Wirbeln, vollständiger bzw. unvollständiger Verschmelzung von 2 oder mehr Wirbeln oder bei Anomalien des Neuralrohrs wie Spina bifida (occulta).

Wirbelkanal

Der Wirbelkanal wird nach vorn von der Rückseite der Wirbelkörper und den Zwischenwirbelscheiben begrenzt, nach lateral und dorsal von den einzelnen Wirbelbögen, deren Zwischenräume durch Bindegewebe abgedichtet sind (Abb. 5.2 u. 5.3). Zwischen den einzelnen Wirbelbögen sind folgende Öffnungen:

- Das Foramen interlaminare, von dreieckiger Form, das unten von der oberen Grenze der Lamina des unteren Wirbelbogens und seitlich von den Processus articulares inferiores des oberen Wirbels gebildet wird (Abb. 5.2). Während der Beugung der Lendenwirbelsäule nach vorn („Katzenbuckel") werden dieses Foramen und der Raum zwischen den Dornfortsätzen größer, was die Einführung der Spinalnadel beim Anlegen der Spinalanästhesie erleichtert. Der horizontale Interspinalraum der Lendenwirbelsäule und das nach kranial reichende Foramen interlaminare empfehlen bei der Punktion eine waagerechte bis leicht kraniale Richtung der Spinalkanüle.
- Die beidseitigen Foramina intervertebralia, die durch die obere und untere Inzisur am Wirbelbogen zweier benachbarter Wirbel entstehen (Abb. 5.2 u. 5.3). Hier liegen die einzelnen Spinalnerven mit Spi-

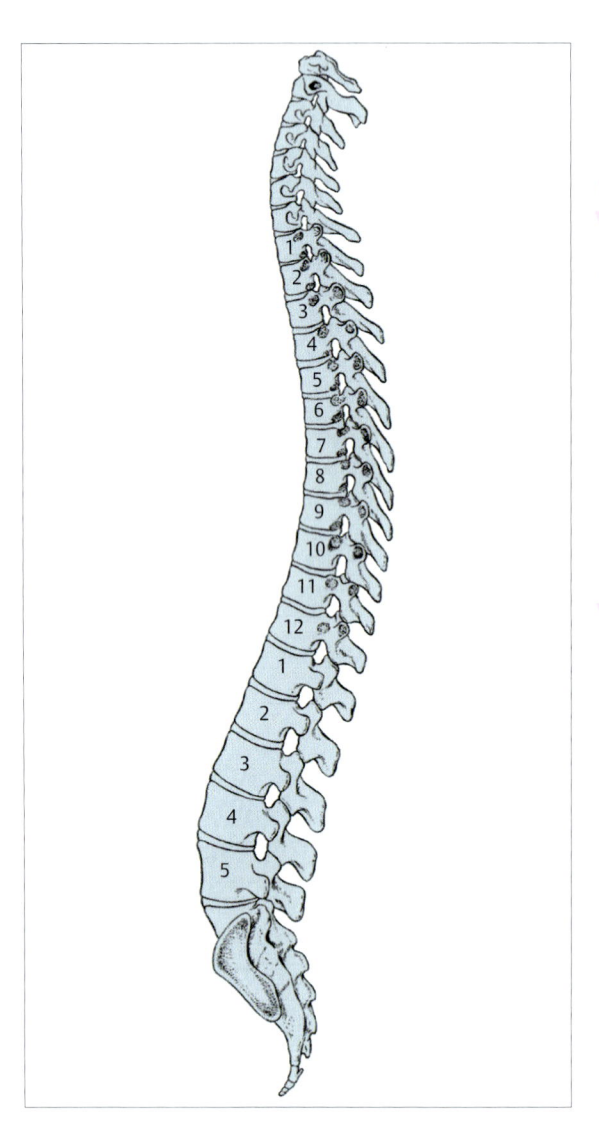

Abb. 5.1 Krümmungen der Wirbelsäule – laterale Ansicht (aus Lanz E. Spinalanästhesie. In: Niesel HC, Hrsg. Regionalanästhesie – Lokalanästhesie – Regionale Schmerztherapie. Stuttgart: Thieme; 1994).

5.1 Anatomische Grundlagen

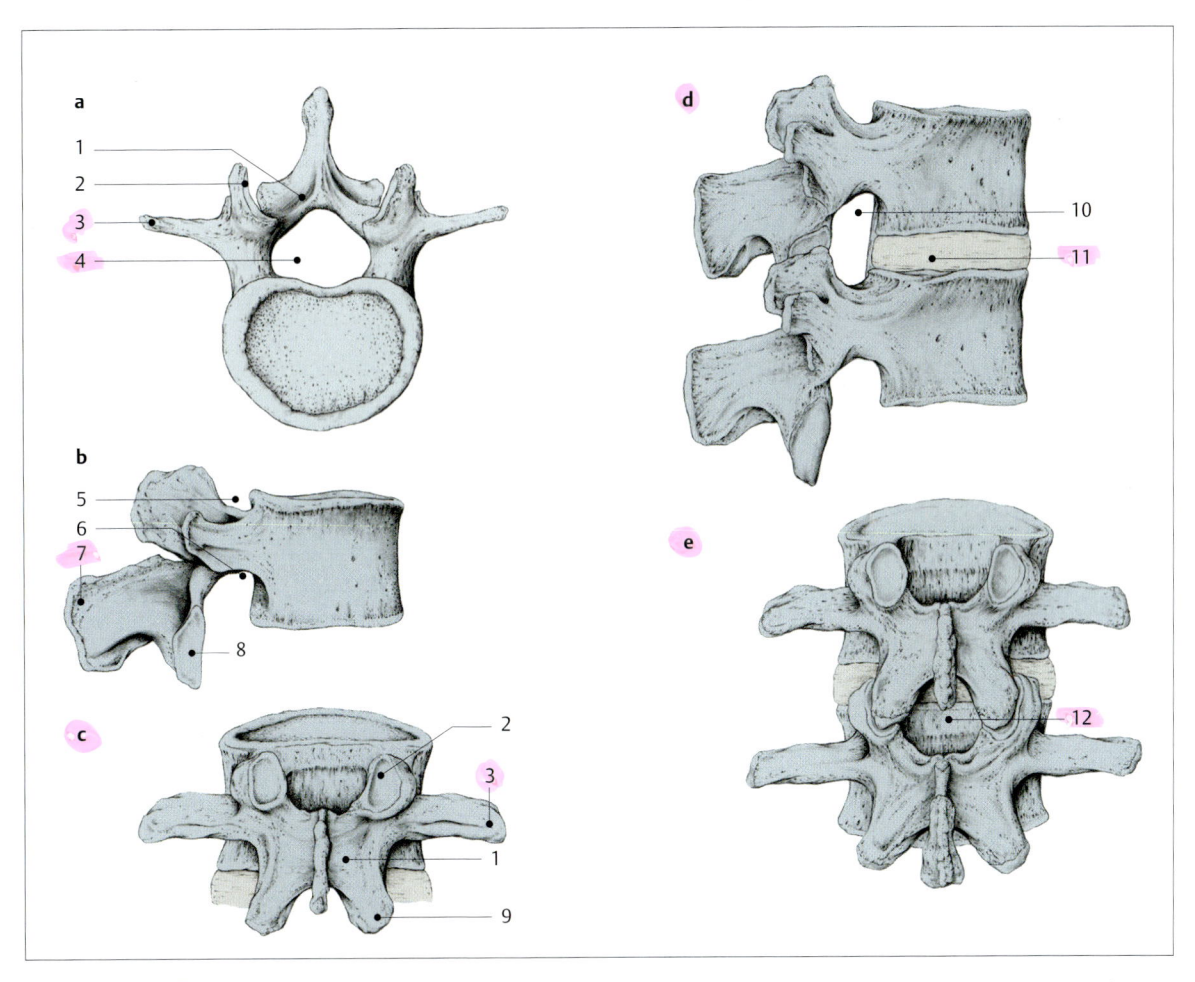

Abb. 5.2a–e Lendenwirbelsäule (aus Lanz E. Spinalanästhesie. In: Niesel HC, Hrsg. Regionalanästhesie – Lokalanästhesie – Regionale Schmerztherapie. Stuttgart: Thieme; 1994).
a–c Lendenwirbel von oben (a), seitlich (b) und hinten (c) gesehen.
d u. e Zwei Wirbel mit Zwischenwirbelscheibe in physiologischer Lage übereinander, von der Seite (d) und von hinten (e) gesehen.
1 = Lamina
2 = Processus und Facies articularis superior
3 = Processus transversus
4 = Foramen vertebrale
5 = Incisura vertebralis superior
6 = Incisura vertebralis inferior
7 = Dornfortsatz
8 = Processus und Facies articularis inferior
9 = Processus articularis inferior
10 = Foramen intervertebrale
11 = Bandscheibe
12 = Foramen interlaminare

nalganglien, der R. spinalis der Segmentarterien, mehrere Vv. intervertebrales, der R. meningeus recurrens aus den Spinalnerven sowie lockeres Binde- und Fettgewebe.

Bandapparat

Bei der Lumbalpunktion werden folgende Bänder der Wirbelsäule nacheinander perforiert (Abb. 5.3):
1. Lig. supraspinale, das über die Spitzen der Dornfortsätze zieht und im Bereich der Lendenwirbelsäule am derbsten und breitesten ist. Im Alter kann dieses Band verknöchert sein.
2. Lig. interspinale, das die einzelnen Dornfortsätze über ihrer gesamten Länge miteinander verbindet.
3. Lig. flavum, das sich zwischen den Laminae erstreckt, die Foramina interlaminaria verschließt und somit die hintere und laterale Seite des Wirbelkanals auskleidet. Dieses Band ist sehr derb und bietet der perforierenden Spinalnadel einen erhöhten Widerstand. Im Lumbalbereich hat es einen Durchmesser von 3–6 mm. Es liegt beim Patienten durchschnittlichen Körperbaus etwa 4–5 cm unter der Haut, in extremen Fällen 3–9 cm. Diese Entfernung korreliert nicht mit der Körpergröße, aber mit Körpergewicht, Körpermassenindex, Schuhgröße und eventuellen Ödemen (83).

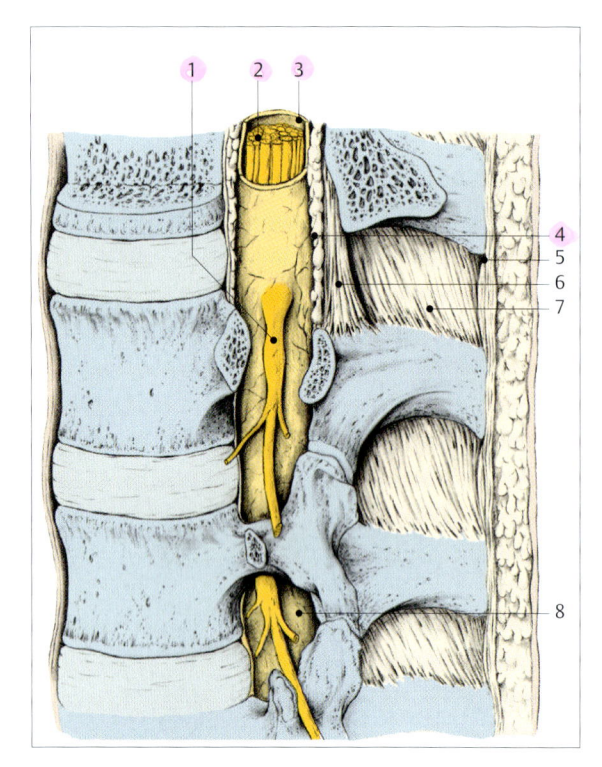

Abb. 5.3 Lendenwirbelsäule: Längsschnitt parallel und nahe zur Mittellinie. Der Inhalt des Wirbelkanals und der Interspinalräume ist ersichtlich (nach Lee-Atkinson aus Lanz E. Spinalanästhesie. In: Niesel HC, Hrsg. Regionalanästhesie – Lokalanästhesie – Regionale Schmerztherapie. Stuttgart: Thieme; 1994).
1 = Spinalnerv mit Spinalganglion
2 = Cauda equina
3 = Dura mater und Arachnoidea
4 = Epiduralraum
5 = Lig. supraspinale
6 = Lig. flavum
7 = Lig. interspinale
8 = Foramen intervertebrale

Abb. 5.4 Querschnitt durch den Wirbelkanal in Höhe der Brustwirbel (nach Ferner aus Lanz E. Spinalanästhesie. In: Niesel HC, Hrsg. Regionalanästhesie – Lokalanästhesie – Regionale Schmerztherapie. Stuttgart: Thieme; 1994).
1 = Ganglion spinale
2 = Lig. denticulatum
3 = R. dorsalis n. spinalis
4 = R. ventralis n. spinalis
5 = Cavum subarachnoidale
6 = Cavum subdurale
7 = Dura mater spinalis
8 = Arachnoidea spinalis
9 = Cavum epidurale
10 = Plexus venosus vertebralis
11 = Pia mater spinalis
12 = Trabekel
13 = hinteres subarachnoidales Septum
14 = Dorsomedian connective Tissue Band (Blomberg)

Rückenmarkshäute und von ihnen gebildete Räume

Das Rückenmark – auch sein kaudaler Ausläufer, die Cauda equina, – wird von 3 Membranen umgeben: der Dura mater, der Arachnoidea und der Pia mater (107) (Abb. 5.**4**).

Dura mater

Die spinale Dura mater bildet den Duralsack, der meist bis S2 reicht (Abb. 5.**5**). Er ist durch das Filum terminale durae matris spinalis am oberen Steißbeinwirbel befestigt. Die Dura umgibt die Nervenwurzeln und gemischten Nerven bis in das Foramen intervertebrale, wo sie in das Epineurium übergeht. Sie ist eine sehr derbe Membran, deren Durchstechen mit der Spinalnadel deutlich gefühlt werden kann. Die kollagenen Bindegewebsfasern verlaufen nicht, wie in der Vergangenheit beschrieben, strikt longitudinal und parallel zueinander, die Faserbündel sind durch Seitenbrücken miteinander vernetzt (32, 67). Der Durchmesser der Dura variiert zwischen 0,5 und 2 mm. Dicke der punktierten Dura, Nadelgröße und Konfiguration, weniger die Richtung des Nadelschliffs – wie klinisch beobachtet (84) – entscheiden über die Größe des entstehenden Loches (32).

Epiduralraum (Extraduralraum)

Der ringförmige Epiduralraum liegt zwischen Wirbelkanalauskleidung – der Endorhachis – und Dura mater spinalis und reicht von der Schädelbasis bis zum Hiatus sacralis (Abb. 5.**3** u. 5.**5**).

Er ist ein potenzieller Raum, der sich bei Injektion von Luft oder einer Lösung öffnet und Fett sowie Bindegewebe enthält. Epiduroskopische Untersuchungen an Leichen und Patienten zeigten ein Band aus Bindegewebe, das in der Mittellinie die Dura mit dem Lig. flavum verbindet („Dorsomedian connective Tissue Band") (8, 10). Zum Teil besteht es aus einzelnen Fa-

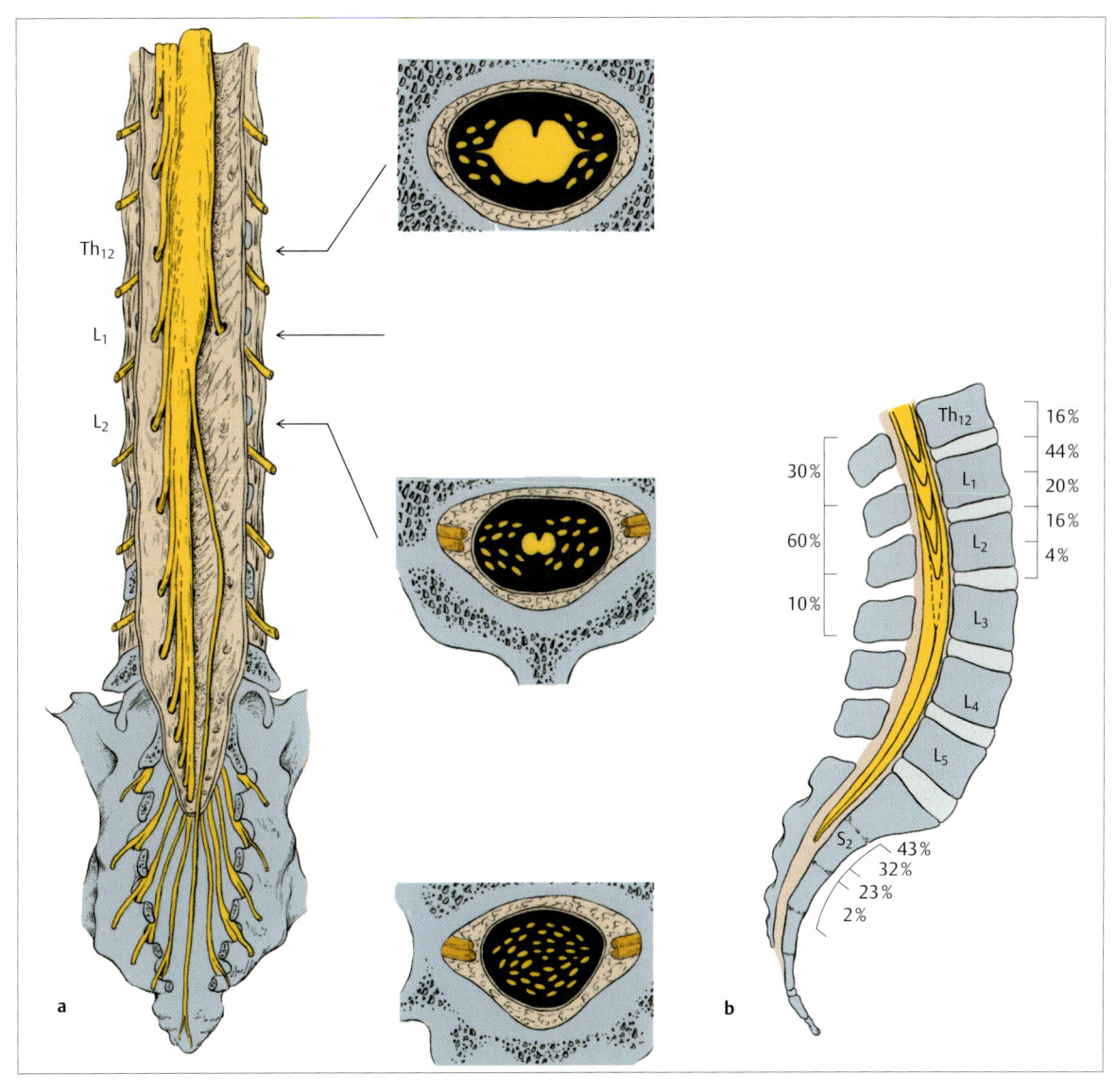

Abb. 5.5a Conus medullaris, Durasack und Cauda equina: Seiten- und Rückenansicht sowie Querschnitte in Höhe von Th$_{12}$, L$_1$ und L$_2$ (nach Lee-Atkinson aus Lanz E. Spinalanästhesie. In: Niesel HC, Hrsg. Regionalanästhesie – Lokalanästhesie – Regionale Schmerztherapie. Stuttgart: Thieme; 1994).
b Kaudales Ende des Rückenmarks- und des Kaudalsackes (nach Bonica und Louis aus Lanz E. Spinalanästhesie. In: Niesel HC, Hrsg. Regionalanästhesie – Lokalanästhesie – Regionale Schmerztherapie. Stuttgart: Thieme; 1994).

sern, zum Teil ist es eine durchgehende Membran. Dadurch ist der Durchmesser des Epiduralraumes – entgegen älteren Vorstellungen (14) – in der Mittellinie am geringsten. Außerdem enthält der Epiduralraum Lymphgefäße, kleinere Arterien und Venenplexus. Letztere Gefäße sind am Abtransport der Lokalanästhetika, die aus dem Subarachnoidal- in den Epiduralraum diffundieren, beteiligt. Sie stellen eine Verbindung zwischen Becken- und Thoraxraum dar und nehmen bei Adipositas und Schwangerschaft an Volumen zu, wobei sie den Subarachnoidalraum einengen; dies empfiehlt bei diesen Patienten eine geringere Dosis bzw. erklärt bei üblicher Dosierung höhere Anästhesieniveaus. Seitlich ziehen die Vorder- und Hinterwurzeln, von Dura umscheidet, durch den Epiduralraum, um im Foramen intervertebrale die Spinalnerven zu bilden. Der Epiduralraum steht über die Foramina intervertebralia mit dem Paravertebralraum in Verbindung. Im Epiduralraum herrscht ein negativer Druck, dessen Ursache mit mehreren Hypothesen erklärt wird (14, 64). Im Lumbalbereich ist dieses Phänomen weniger deutlich als im Thoraxbereich; es kann jedoch bei der Methode mit dem „hängenden Tropfen" zur Identifikation des lumbalen Epiduralraums ausgenutzt werden.

Arachnoidea

Das äußere Blatt der Leptomeninx, eine feine gefäß- und nervenlose Membran, liegt eng der Innenseite der Dura an (Abb. 5.4). Der feine Haarspalt zwischen Arachnoidea und Dura ist der Subduralraum, der im Zusammenhang mit der Spinalanästhesie nur ausnahmsweise von Bedeutung ist (9). Eine versehentliche Injektion des Lokalanästhetikums in diesen Raum kann Versager der Spinalanästhesie erklären (24, 104).

Eigene Untersuchungen der letzten Jahre (85) konnten zeigen, dass die Arachnoidea und nicht die Dura mater die entscheidende meningeale Barriere für das Lokalanästhetikum darstellt, die es zu überwinden gilt. So findet sich der Liquor subarachnoidal und nicht subdural. Die Arachnoidea stellt dabei nicht nur die den Liquor umgebende Struktur dar, sondern spielt vielmehr eine aktive Rolle als Transportweg zwischen Liquor und Epiduralraum. Der intraarachnoidale Subduralraum, der als kapillärer Spalt zwischen Dura mater und Arachnoidea gelegen ist, erlangt bei der Spinalanästhesie durch die Möglichkeit einer akzidentellen Injektion mit subduraler Ausbreitung eine besondere Bedeutung. In elektronenmikroskopischen Untersuchungen konnte der intraarachnoidale Subduralraum als eine Aufspaltung der mit „Tight Junctions" verbundenen Arachnoidea-Zellschichtung identifiziert werden.

Bereits kleine Mengen eines versehentlich applizierten Lokalanästhetikums können somit in dem geringen Verteilungsraum zur hohen Ausbreitung einer Anästhesie führen oder nur in einer seitendifferenten Spinalanästhesie resultieren.

Als mögliche Ursache einer partiellen Injektion von Lokalanästhetika in den Subduralraum wird ein unterschiedliches Zurückweichen der Dura mater und der Arachnoidea nach Punktion angesehen (85). So konnte bei Punktionsvorgängen endoskopisch eine zeltförmige Einwärtsbewegung der Dura mater in den Spinalkanal beobachtet werden, die ein zeitlich unterschiedliches Zurückweichen der nacheinander durchstochenen Schichten wahrscheinlich macht. Insbesondere Nadeln mit einer seitlichen Austrittsöffnung, wie z. B. die „Pencil-Point"- oder die „Sprotte"-Nadel, lassen daher eine intraarachnoidale Injektion zu.

Pia mater

Das innere Blatt der Leptomeninx, eine stark vaskularisierte Membran, liegt dem Rückenmark in seiner gesamten Oberfläche auf (Abb. 5.4). Von ihr aus wird die Peripherie des Rückenmarks arteriell versorgt (s. Abb. 5.9). Diese Gefäße bestimmen wesentlich die Elimination der Lokalanästhetika aus dem Subarachnoidalraum. Die Pia mater begleitet die kleinen Blutgefäße bis in die Tiefe des Rückenmarks. So entstehen kleine perivaskuläre Liquorscheiden, auch Piatrichter oder Virchow-Robin-Räume genannt, die den Subarachnoidalraum bis in die Tiefe des Rückenmarks hinein fortsetzen und im Kapillarbereich enden (16). Über diese Räume kann das Lokalanästhetikum sehr leicht in das Rückenmark gelangen.

Die Rückenmarkshäute gehen kontinuierlich in die bindegewebigen Hüllen der Spinalnerven und -ganglien über, die Dura mater in das Epineurium, die Arachnoidea und die Pia mater in das perineurale Epithel (14).

Subarachnoidalraum (Intraduralraum)

In den Subarachnoidalraum (Abb. 5.4) wird bei der Spinalanästhesie das Lokalanästhetikum injiziert. Dieser Raum liegt zwischen Arachnoidea und Pia mater und ist mit Liquor cerebrospinalis gefüllt (S. 169 ff.). Er ist durchzogen von zahlreichen Trabekeln, die sich von der Arachnoidea zur Pia mater spannen (9, 11). Außerdem sind in ihm die Ligg. denticulata, die das Rückenmark in der Mitte des Duralsackes halten und zu beiden Seiten des Rückenmarks durchgehend zwischen vorderen und hinteren Wurzeln vom Rückenmark zur Dura ziehen. Schließlich erstreckt sich das hintere subarachnoidale Septum, zum Teil unterbrochen, an der Rückseite sagittal vom Rückenmark zur Arachnoidea.

Diese Strukturen haben keinen erkennbaren Einfluss auf die Ausbreitung eines Lokalanästhetikums im Subarachnoidalraum; sie können, soweit im Lumbalbereich vorhanden, unter Umständen die Aspiration von Liquor erschweren. Oberhalb des Conus medullaris umgibt dieser Raum ringförmig das Rückenmark, unterhalb ist er von der Cauda equina ausgefüllt und hat einen Durchmesser von ca. 15 mm. Der Subarachnoidalraum erstreckt sich entlang der Vorder- und Hinterwurzeln bis etwa zum Spinalganglion, wo Arachnoidea und Pia in das perineurale Epithel des peripheren Nervs übergehen; in Ausnahmefällen reicht er in Form von „Duramanschetten" entlang der Interkostalnerven bis zu 8 cm über das Foramen intervertebrale hinaus (42).

Spinaloskopische Untersuchungen zeigten Gefäße, die durch den Subarachnoidalraum ziehen (11).

Nervenversorgung der Meningen

Die Rr. meningei aus den Spinalnerven ziehen durch die Foramina intervertebralia rückläufig zur Endorhachis, zur Dura und zu den verschiedenen Gefäßen im Wirbelkanal.

Rückenmark

Das Rückenmark reicht beim Erwachsenen vom Abgang des 1. Halsnervs bis zu seinem konischen Ende, dem Conus medullaris, der meist bis L1 und L2 reicht (Abb. 5.5). Manchmal aber kann es sich auch bis L3 erstrecken (12, 82); diese anatomische Variation erfordert erhöhte Vorsicht, wenn bei L2/L3 oder ausnahmsweise höher punktiert wird.

Die afferenten Bahnen der protopathischen Oberflächensensibilität (Schmerz, Temperatur, Berührung und Druck) liegen oberflächlich im Vorderseitenstrang

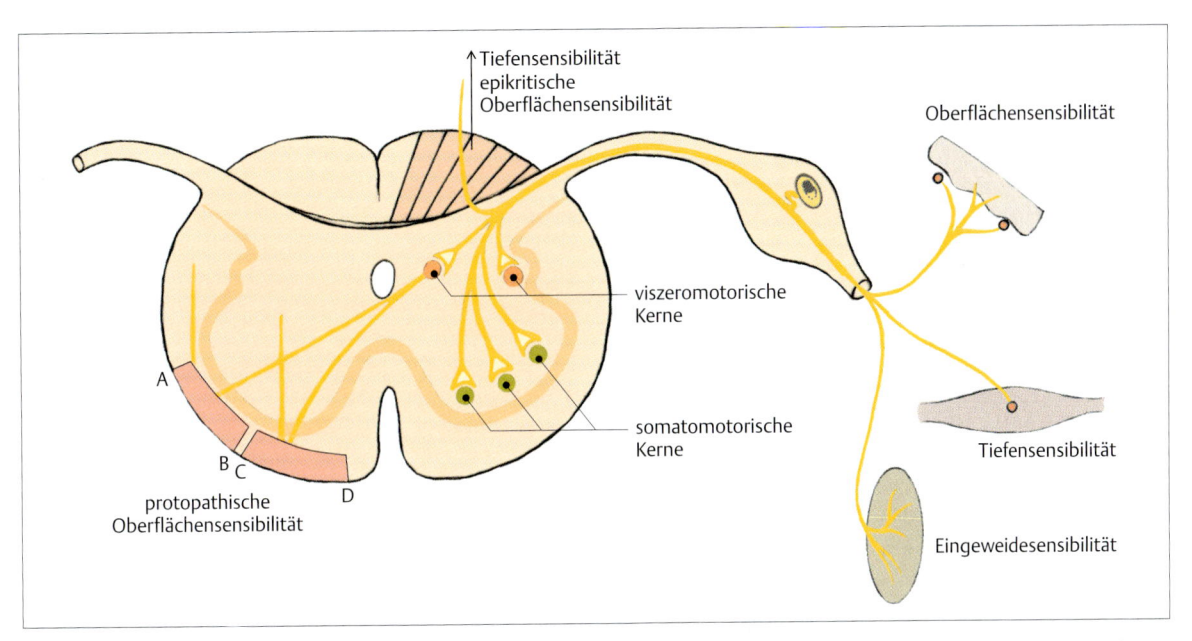

Abb. 5.6 Afferente Systeme: Hinterstrang und Vorderseitenstrang (A Schmerz, B Temperatur, C Berührung, D Druck) sowie motorische Kerne des Rückenmarks (nach Rohen aus Lanz E. Spinalanästhesie. In: Niesel HC, Hrsg. Regionalanästhesie – Lokalanästhesie – Regionale Schmerztherapie. Stuttgart: Thieme; 1994).

(Abb. 5.6). Die Bahnen der epikritischen Oberflächen- und Tiefensensibilität (Form, Kraft und Lage) verlaufen oberflächlich im Hinterstrang. In diese äußeren Zonen des Rückenmarks diffundieren die Lokalanästhetika leicht. Die Bahnen der Somato- und Viszeromotorik befinden sich im Inneren des Rückenmarks. Auch die Hinterhörner liegen relativ tief im Inneren des Rückenmarks. Ihre Strukturen sind an der Schmerzmodulation beteiligt und sind von klinischer Bedeutung bei intrathekaler Verabreichung von Opiaten. Exposition gegenüber den Lokalanästhetika, Durchmesser, Myelinisierung und Leitungsgeschwindigkeit der einzelnen Nervenfasertypen bestimmen ihre Empfindlichkeit gegenüber den Lokalanästhetika und somit die Reihenfolge des Blockadeeintritts und -endes.

Rückenmarkswurzeln

Aus dem bzw. zum Rückenmark ziehen 31 Paare von Spinalnerven (8 zervikal, 12 thorakal, 5 lumbal, 5 sakral und 1–2 kokzygeal) jeweils über eine vordere und hintere Wurzel. Diese Vorder- und Hinterwurzeln, jeweils fächerförmig aus etwa 6 Wurzelfäden (Fila radicularia) bestehend, durchqueren den Subarachnoidalraum, ziehen durch das Austrittsloch der Dura und vereinigen sich in den Foramina intervertebralia zu den Spinalnerven. Die kaudalen Wurzelfäden sind bis zu 20 cm lang und bilden die Cauda equina (Abb. 5.5).

Aktuelle mikroskopische Untersuchungen der letzten Jahre (50) beweisen eine höhere Varianz in der Größe der Nervenwurzeln, als bisher angenommen. So wurde z. B. die dorsale Wurzel von L_5 mit 2,3 mm³ bis zu 7,7 mm³ bestimmt. Diese deutlichen interindividuellen Unterschiede könnten neben dem Liquorvolumen (s. u.) ein Grund dafür sein, dass mit derselben Menge Lokalanästhetikum bei verschiedenen Patienten unterschiedlich hohe sensorische und motorische Anästhesieausbreitungen induziert werden.

Das Lokalanästhetikum diffundiert leicht in diese nahezu hüllenlosen, ca. 0,5 mm dünnen Wurzelfäden; hier ist der primäre Wirkort der Spinalanästhesie.

Die dorsalen Wurzeln leiten vorwiegend somato- und viszerosensible und die ventralen Wurzeln vorwiegend somato- und viszeromotorische Fasern (14). Es bestehen Verbindungen auch zwischen den Wurzeln und Spinalganglien benachbarter Segmente durch feine Nervenfasern; dies führt zu einer gering überlappenden Innervation von Dermatomen und erklärt die häufig auftretenden Schwierigkeiten beim Überprüfen des Analgesieniveaus.

Außerdem wurden in den Untersuchungen von Hogan (50) sehr komplexe Verbindungen zwischen den größeren dorsalen und eher kleineren ventralen Wurzeln gefunden. Die dorsalen Wurzeln könnten zwar aufgrund ihrer Größe eine gewisse Hürde für das Durchdringen des Lokalanästhetikums darstellen, sind aber wiederum in verschiedene Komponenten aufgeteilt. Verglichen mit den ventralen Wurzeln erleichtert dies daher aufgrund einer relativen Oberflächenvergrößerung die Diffusion des Lokalanästhetikums, was eine mögliche Erklärung für den leichter zu erreichenden sensorischen Block wäre (der ja über die dorsalen Wurzeln erreicht wird) (50).

Somatische und vegetative Innervation

Die somatische Innervation ist segmental angeordnet, sodass sich durch Prüfung der Sensibilität in den einzelnen Dermatomen das Anästhesieniveau einer Spinalanästhesie bestimmen lässt (Abb. 5.**7**). Der sympathische Anteil des vegetativen Nervensystems liegt im Rückenmark thorakolumbal zwischen Th_1 und L_2, der parasympathische Anteil kraniosakral im Kern des N. vagus und im Rückenmark bei S_2 bis S_4 (Abb. 5.**8**).

Um die erforderliche Höhe einer Spinalanästhesie einzustellen, muss die somatische und vegetative Innervation des Operationsgebietes bekannt sein (Abb. 5.**7** u. 5.**8**). Durch die Spinalanästhesie lassen sich sämtliche somatischen und vegetativen Fasern blockieren. Lediglich die parasympathischen Bahnen des N. vagus werden von den Lokalanästhetika nicht erreicht. Diese erhaltene vagale Innervation erklärt viszerale Sensationen und Reaktionen während operativer Manipulationen im Oberbauch, selbst unter hoher Spinalanästhesie.

Blutversorgung des Rückenmarks

Die Blutversorgung des Rückenmarks ist kompliziert und weniger effektiv als die des Gehirns (118). Entlang des Rückenmarks verlaufen 5 sehr lange und dünne Arterien. Die dorsal auf jeder Seite paarig angelegten Aa. spinales posteriores bzw. posterolaterales versorgen die Hinterstränge bzw. -hörner, die ventral in der Mittellinie verlaufende A. spinalis anterior die Vorderstränge und -hörner sowie die Seitenstränge (Abb. 5.**9a–c**). Das piale Netzwerk kleiner Oberflächengefäße versorgt die peripheren Anteile des Rückenmarks. Diese Arterien bilden auf segmentaler Ebene eine unvollständige Vasokorona. Sie werden sehr variabel über die Aa. radiculares aus den Rr. spinales gespeist, die letztendlich der Aorta, A. subclavia und A. iliaca entspringen (Abb. 5.**10**). Diese Variabilität erklärt unterschiedlichste ischämische Störungen des Rückenmarks durch Erkrankung, operatives Trauma oder schweren, lang anhaltenden Blutdruckabfall. Schädigungen des Rückenmarks nach oder wegen Spinalanästhesie sind extrem selten.

Unter den Aa. radiculares fällt eine Arterie auf, die A. radicularis magna Adamkiewicz, die hauptsächlich den

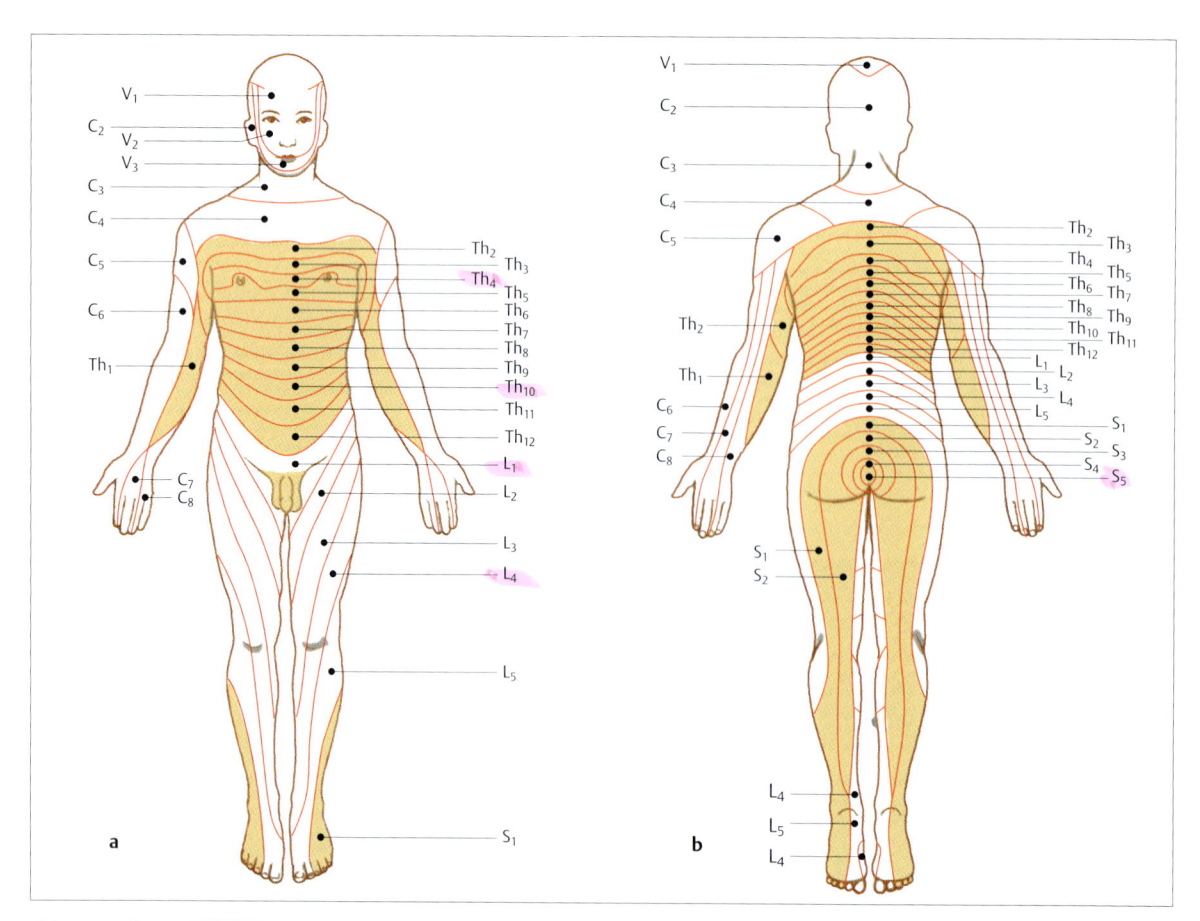

Abb. 5.7a u. b Dermatome (nach Hansen u. Schliack aus Lanz E. Spinalanästhesie. In: Niesel HC, Hrsg. Regionalanästhesie – Lokalanästhesie – Regionale Schmerztherapie. Stuttgart: Thieme; 1994).

lumbalen und sakralen Bereich des Rückenmarks versorgt (Abb. 5.**10**). Bei 85 % der Bevölkerung kommt sie von links zwischen Th$_9$ und L$_2$ (14), bei 50 % versorgt diese Arterie bis zur Hälfte des Rückenmarks (118). Die Wurzeln der Cauda equina werden durch feine Aa. radicinaeoe versorgt.

Die Venen des Rückenmarks sind in vordere und hintere Plexus angeordnet; sie stehen über die Vv. radiculares mit dem im Epiduralraum gelegenen Plexus venosus vertebralis internus in Verbindung, der sich in den Plexus venosus vertebralis externus entleert (41). Die Füllung des inneren Venenplexus ist für die Spinalanästhesie von praktischer Bedeutung.

Liquor cerebrospinalis

Der Liquor cerebrospinalis schützt als polsterndes „Wasserkissen" Gehirn und Rückenmark vor mechanischen Erschütterungen und hält den Druck im Subarachnoidalraum aufrecht. Liquor und interstitielle Flüssigkeit des Zentralnervensystems sind dessen ex-

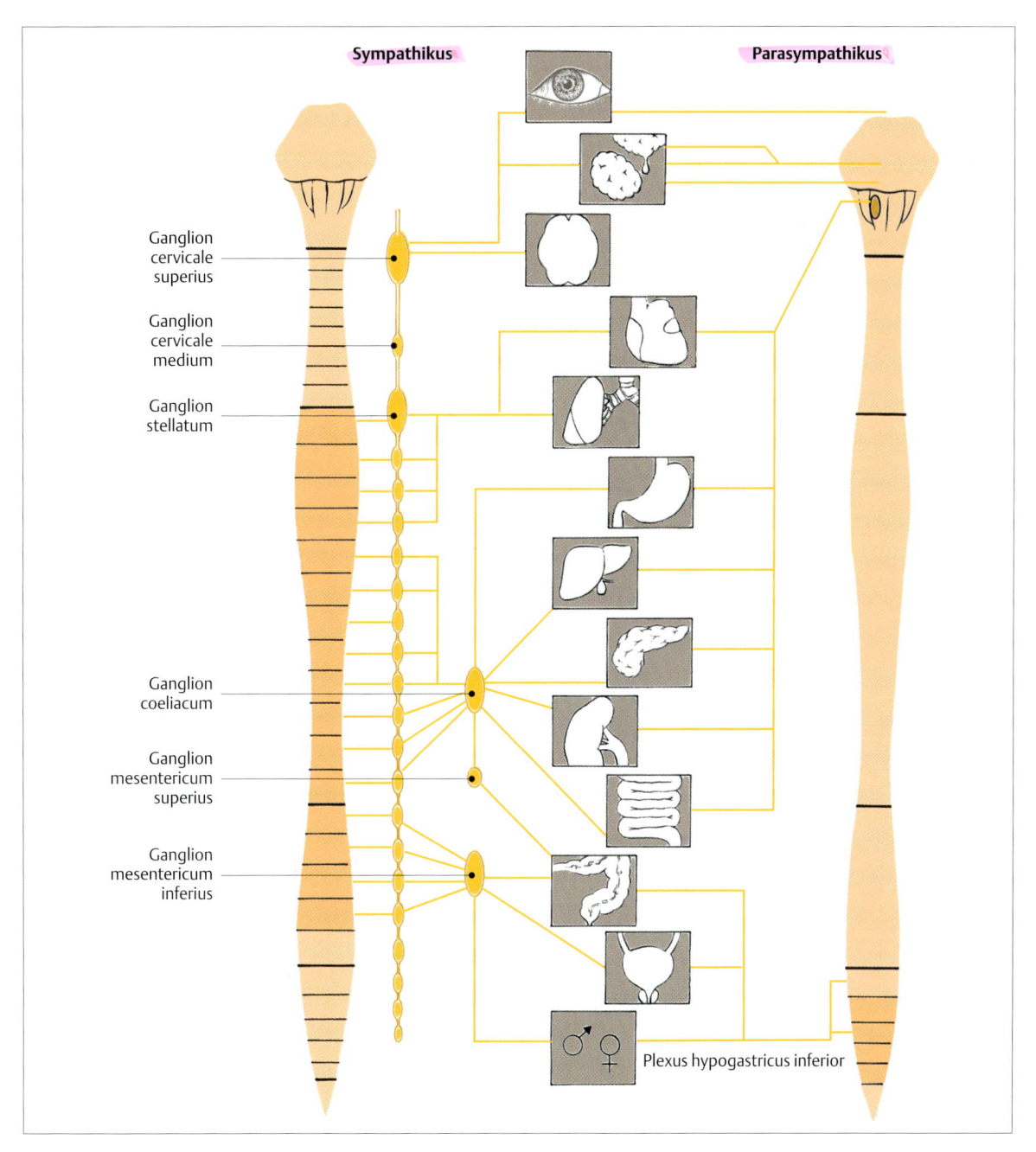

Abb. 5.8 Vegetative Innervation (nach Woelm aus Lanz E. Spinalanästhesie. In: Niesel HC, Hrsg. Regionalanästhesie – Lokalanästhesie – Regionale Schmerztherapie. Stuttgart: Thieme; 1994).

trazelluläre Flüssigkeit (39, 101). Zusammensetzung, Zirkulation und Transportfunktion des Liquors sind unerlässlich für die Homöostase und somit die ungestörte Funktion des Zentralnervensystems; so reguliert z. B. der pH des Liquors die Atmung und Hirndurchblutung.

Die inneren Liquorräume, die vier Hirnventrikel, stehen über die drei Verbindungswege des 4. Ventrikels mit den äußeren Liquorräumen in Verbindung (Abb. 5.**11**); die äußeren Liquorräume sind der intrakranielle Subarachnoidalraum mit den basalen Zisternen und der sich nach kaudal fortsetzende spinale Subarachnoidalraum.

Der Liquor wird zum größten Teil in den Adergeflechten der vier Hirnventrikel, den Plexus chorioidei, gebildet; zum geringeren Teil entstammt er verschiedenen Orten außerhalb der Ventrikel. Die Liquorbildung erfolgt durch aktive energieverbrauchende Sekretion sowie durch passive Filtration (selektives Transsudat). Die Produktion wird vermutlich durch sog. zirkumventrikuläre Organe, Areale ohne Blut-Hirn-Schranke, an den Engstellen des Ventrikelsystems kontrolliert (79, 97).

Die Liquorproduktion beträgt zwischen ca. 150 und 500 ml/24 h. Bei Liquorverlust kann die Liquorproduktion deutlich zunehmen. Die Liquorproduktion wird von vielen Faktoren beeinflusst, z. B. von Liquordruck, arteriellem und venösem Druck, Hirndurchblutung, Azidose, Alkalose und Pharmaka (103).

Der größte Teil des Liquors strömt aus den Ventrikeln in den intrakraniellen Subarachnoidalraum im Bereich der Großhirnhemisphären (Abb. 5.**11**). Ein Teil des Liquors strömt langsam dorsal des Rückenmarks abwärts bis zur Höhe des 1. Lendenwirbels, um ventral des Rückenmarks langsam innerhalb von 5–8 Stunden wieder nach kranial aufzusteigen (30). Zusammen mit dem größeren Teil des Liquors strömt er dann durch die basalen Zisternen und endet über der Konvexität des Großhirns, wo er resorbiert wird.

Der größte Teil des Liquors, etwa ⅘, wird in den Pacchioni-Granulationen des intrakraniellen Subarachnoidalraums resorbiert, geringe Anteile über die Venen und Lymphgefäße des spinalen Subarachnoidalraums. Filtration (Liquordruck > Venendruck) und Osmose (kolloidosmotischer Druck in den Venen höher als im Liquor) sind die wesentlichen Mechanismen; eine aktive Ausschleusung großer Moleküle ist jedoch möglich. Resorption und Produktion stehen miteinander im Gleichgewicht.

Das Gesamtvolumen des Liquors des Erwachsenen beträgt nach Faulhauer (39) etwa 140–170 ml; vier Ventrikel: ca. 20 ml, intrakranieller Subarachnoidalraum mit Zisternen: ca. 90 ml und spinaler Subarachnoidalraum: ca. 30 ml (davon der Duralsack zwischen L_3 und S_2 etwa 5 ml). Das Volumen des spinalen Liquors ist bei adipösen und schwangeren Patienten nach

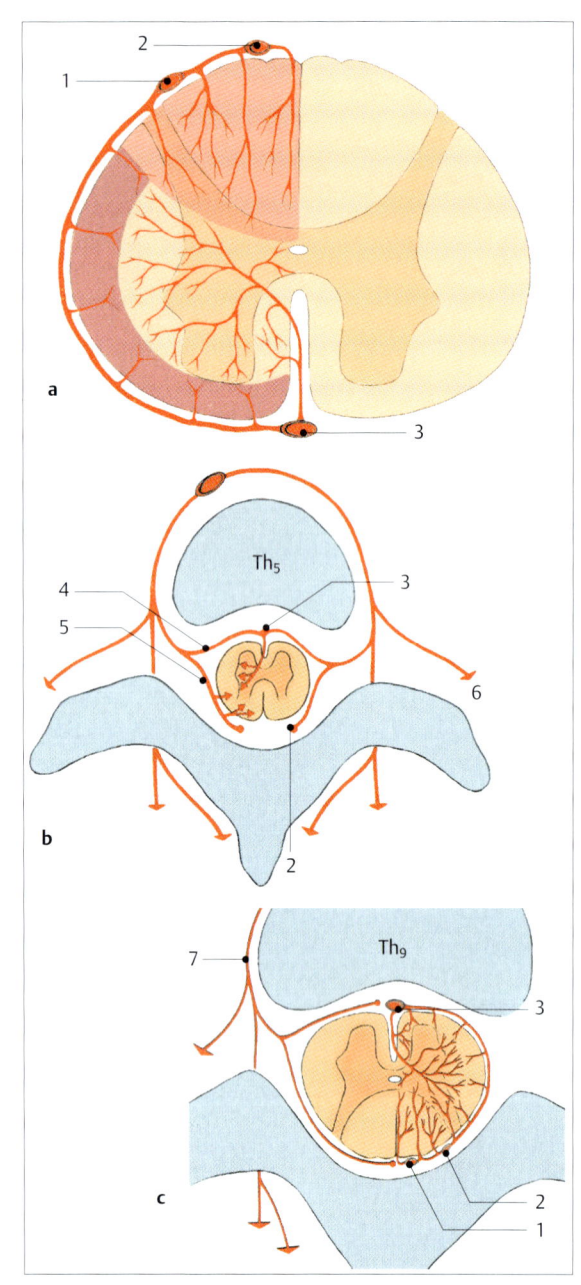

Abb. 5.**9a–c** Arterielle Gefäßversorgung (**a**) des Rückenmarks (nach Ferner u. Bridenbaugh); segmentale (**b**) und nichtsegmentale (**c**) Arterienversorgung (nach Bromage) (aus Lanz E. Spinalanästhesie. In: Niesel HC, Hrsg. Regionalanästhesie – Lokalanästhesie – Regionale Schmerztherapie. Stuttgart: Thieme; 1994).
1 = A. spinalis posterolateralis
2 = A. spinalis posterior
3 = A. spinalis anterior
4 = A. radicularis anterior
5 = A. radicularis posterior
6 = A. intercostalis
7 = A. Adamkiewicz

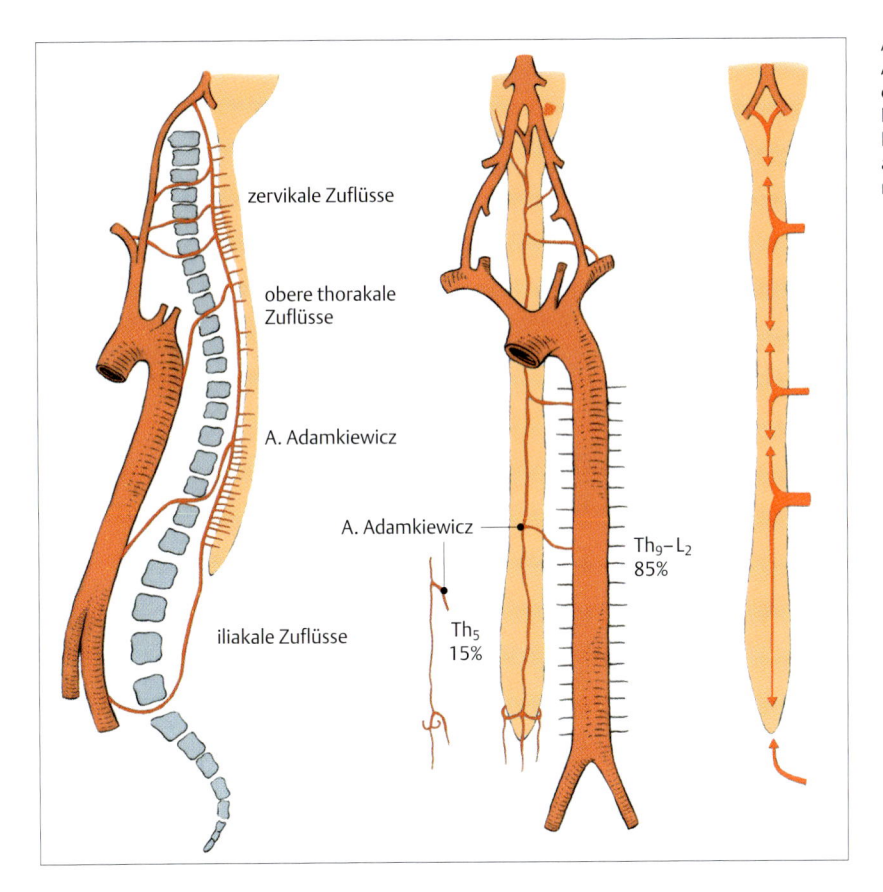

Abb. 5.10 Zuführende Arterien zur A. spinalis anterior des gesamten Rückenmarks (nach Bromage aus Lanz E. Spinalanästhesie. In: Niesel HC, Hrsg. Regionalanästhesie – Lokalanästhesie – Regionale Schmerztherapie. Stuttgart: Thieme; 1994).

Greene (45) geringer; bei älteren Menschen soll er nach Cameron u. Mitarb. (19) vermindert sein.

Das individuell unterschiedliche Gesamtvolumen des Liquors ist entscheidend für die resultierende Ausbreitung der Spinalanästhesie. Aktuelle MRT-Untersuchungen zeigen, dass beispielsweise das lumbosakrale Volumen des Liquors zwischen 28 und 81 ml liegen kann (81). Eigene Untersuchungen (85) zeigten ein Volumen zwischen 40 und 80 ml. Leider gibt es bisher kein Kriterium, das auf ein hohes oder niedriges Liquorvolumen schließen lässt; die üblichen Parameter wie Geschlecht, Alter, Größe oder Gewicht weisen lediglich geringe Korrelationen auf, die im klinischen Alltag wenig hilfreich sind. Differenzen im Liquorvolumen können die Unterschiede in der resultierenden Spinalanästhesie zwar gut erklären, aber die exakte Bestimmung des Liquorvolumens vor Injektion des Lokalanästhetikums ist bisher nur im MRT möglich.

Der Liquor ist eine klare, farblose Flüssigkeit, die in hydrostatischem und osmotischem Gleichgewicht mit dem Blut steht (Tab. 5.1). Der pH-Wert wird in der Literatur unterschiedlich zwischen 7,3 und maximal 7,6 angegeben (7, 13, 91, 109). Die Pufferkapazität ist sehr gering, weshalb pH-Werte nach Injektion saurer Lokalanästhetika anhaltend niedrig bleiben (7, 109). Die Dichte beträgt bei Körpertemperatur ca. 1000 g/cm^3 bei erstaunlich geringer Streuung (3). Die Elektrolytkonzentrationen ähneln stark denen im Serum; Cl$^-$-Ionen sind etwas höher als im Plasma, wodurch Liquor und Plasma ein osmotisches Gleichgewicht erlangen. Der Proteingehalt ist extrem niedrig, Harnstoff und Glucose sind gering niedriger als im Serum. Glucose im Serum und im Liquor korrelieren statistisch nicht signifikant miteinander (33). Ein Glucoseanstieg im Liquor von 100 auf 300 mg% erhöht die Dichte von Liquor unwesentlich (33, 98). Normalerweise sind nicht mehr als 5 Lymphozyten in 1 ml Liquor. Es bestehen geringe Unterschiede zwischen kranialem und spinalem Liquor z. B. für pH (91), Zellzahl, Proteingehalt, Zuckergehalt und andere Werte (123). Diese Unterschiede sind für die neurologische Diagnostik, nicht für die Spinalanästhesie von Bedeutung.

Der Liquordruck beträgt beim auf der Seite liegenden erwachsenen Patienten zwischen 7 und 17 cm H$_2$O, im Sitzen steigt der lumbal gemessene Liquor um mehr als 20 cm H$_2$O über die im Liegen ermittelten Werte an. Der im Sitzen, beim Husten oder Pressen höhere Liquordruck erweitert den Duralsack und lässt den Liquor schneller durch die Spinalkanüle abfließen – eine Erleichterung für das Auffinden des Subarachnoidalraumes.

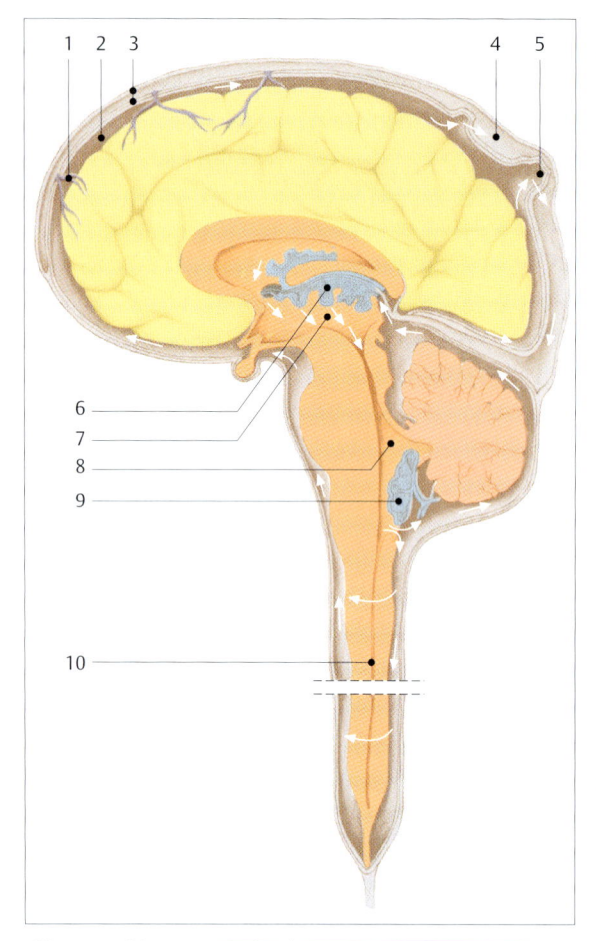

Abb. 5.11 Bildung, Kreislauf und Resorption des Liquor cerebrospinalis (nach Bridenbaugh aus Lanz E. Spinalanästhesie. In: Niesel HC, Hrsg. Regionalanästhesie – Lokalanästhesie – Regionale Schmerztherapie. Stuttgart: Thieme; 1994).

1 = Vv. corticales
2 = Subarachnoidalraum
3 = Dura mater
4 = Sinus sagittalis superior
5 = Arachnoidalzotten
6 = Plexus chorioideus
7 = Plexus chorioideus ventriculi tertii
8 = Plexus choriodeus ventriculi quarti
9 = Plexus choriodeus
10 = Canalis centralis

Der Liquordruck kann erhöht sein bei Herzinsuffizienz, bei Stauungszeichen, erhöhtem arteriellem pCO_2 verschiedenster Ursache, Irritation der Meningen („aseptische Meningitis") oder bei verminderter Diurese. Der Liquordruck kann vermindert sein z. B. nach Liquorfistel, nach vorausgegangener Lumbalpunktion oder Spinalanästhesie aufgrund von Liquorverlust, bei allgemeiner Dehydratation sowie bei Hypoliquorrhö verschiedener Ursache (123). Diese Zustände können die Lumbalpunktion erschweren.

Von praktischer Bedeutung sind folgende Gesichtspunkte: Das Volumen und die Dichte des spinalen Liquors haben einen Einfluss auf die Ausbreitung der Lokalanästhetikalösungen. Die fehlende zelluläre und humorale Abwehr im Liquor sollte zu einer besonders sorgfältigen sterilen Technik veranlassen. Die Liquorproduktion ist von Bedeutung im Zusammenhang mit dem Liquorverlust nach einer Duraperforation und den resultierenden postspinalen Kopfschmerzen. Die Liquorzirkulation hat keinen Einfluss auf die Ausbreitung von Lokalanästhetika im Subarachnoidalraum, jedoch auf die rückenmarksnah verabreichten Opiate (73). Der Liquordruck ist von Bedeutung für die Lumbalpunktion, nicht für die Ausbreitung einer Spinalanästhesie.

5.2
Einzeitige Spinalanästhesie (SPA)

Vorbemerkungen

Die Spinalanästhesie ist das von Anästhesisten am häufigsten eingesetzte Regionalverfahren überhaupt. Synonyme dieses rückenmarksnahen Verfahrens sind Lumbal- oder Subarachnoidalanästhesie. Bei dieser mehr als 100 Jahre alten Methode wird ein Lokalanästhetikum in den mit Liquor cerebrospinalis gefüllten lumbalen Subarachnoidalraum, also zwischen Pia mater und Dura mater, injiziert.

Es kommt zur Blockade der Nervenwurzeln, die der Punktionsstelle benachbart sind. Entsprechend der Diffusion des Lokalanästhetikums werden nach und nach auch entferntere Segmentnerven blockiert. Die Grenze der Anästhesieausbreitung ergibt sich aus der Abnahme der Konzentration des Lokalanästhetikums bei zunehmender Entfernung vom Injektionsort. Sofern die thorakalen Segmente mit betroffen sind, resultiert auch eine Sympathikusblockade.

Die Methode war bereits in der ersten Hälfte des 20. Jahrhunderts sehr beliebt. Allerdings hat in den 50er Jahren in England ein Fall besodere Aufmerksamkeit erfahren, der in der Folgezeit zu einem drastischen Rückgang der durchgeführten Spinalanästhesien führte: der „Woolley-and-Roe"-Fall. Zwei Patienten dieses Namens wurden 1947 in demselben Operationsprogramm unmittelbar hintereinander in Spinalanästhesie operiert, und bei beiden Patienten kam es im Anschluss zu einer bleibenden Querschnittslähmung. Bis heute ist die Ursache dafür nicht eindeutig geklärt, man nimmt aber an, dass eine Säure, die zur Entkalkung der Behälter, in denen Kanülen und Spritzen sterilisiert wurden, eingesetzt worden war, das Instrumentarium kontaminiert hatte (57).

Zu Beginn der 80er Jahre veröffentlichten Caplan und Mitarb. (20) einen Bericht über Herzstillstände nach Spinalanästhesien. Bei insgesamt 900 schweren Anästhesiezwischenfällen starben 6 Patienten, weitere 7 überlebten mit schweren neurologischen Residuen.

Tabelle 5.1 Eigenschaften des Liquor cerebrospinalis, zum Teil im Vergleich zu Serum (nach Becker u. Mitarb., Bridenbaugh u. Kennedy, Plum u. Siesjö, Wüthrich, Sawinsky u. Mitarb.)

	Liquor	Serum
Dichte bei Körpertemperatur*	1000 g/cm^3	–
Osmolalität	257–305 mosmol/kg	260–300 mosmol/kg
pH	7,3–7,6	7,4
Natrium	130–151 mval/l	133–153 mval/l
Kalium	2,3–3,4 mval/l	3,3–5,4 mval/l
Calcium	2,2–2,9 mval/l	4,1–5,8 mval/l
Chlor	116–132 mval/l	98–109 mval/l
Magnesium	1,1–1,4 mval/l	1,3–1,8 mval/l
Gesamtprotein	160–340 mg/l	64–74 g/l
Glucose	400–700 mg/l	620–950 mg/l
Harnstoff	100–300 mg/l	142–394 mg/l
Zellen	0/3–8/3 Lymphozyten	
Antikörper	–	
Produktion	ca. 150–500 ml/24 h	
Druck (lumbal in Seitenlage)	7–17 cm H$_2$O	
Druck (lumbal im Sitzen)	Zusätzlich > 20 cm H$_2$O	
Volumen	140–170 ml	
– 4 Ventrikel	ca. 20 ml	
– intrakranieller Subarachnoidalraum	ca. 90 ml	
– spinaler Subarachnoidalraum,	ca. 30 ml	
davon L$_3$–S$_2$	ca. 5 ml	

* genaue Angaben siehe Abb. 5.5

Trotzdem konnte sich die Spinalanästhesie zu einem sehr etablierten Verfahren entwickeln. Die Methode ist einfach und erfolgssicher und wirkt schneller als alle vergleichbaren regionalen Verfahren. Außerdem sind ihre Mängel, wie z. B. der postspinale Kopfschmerz (PDPH) oder die transitorischen neurologischen Syndrome (TNS) durch ein verbessertes Verständnis ihrer Ursachen vermeidbar geworden. Schwere Herz-Kreislauf-Komplikationen (s. o.) können heute durch ein entsprechendes Monitoring rasch erkannt und behandelt werden. Schließlich glaubt man, bei zuverlässig steriler Arbeitsweise und modernem Einwegmaterial vor Fällen wie „Woolley and Roe" geschützt zu sein.

Am häufigsten wird die Spinalanästhesie mit einer einzigen Injektion („Single Shot") durchgeführt. Hierbei verbleibt kein Fremdkörper in situ (wie bei einer kontinuierlichen Kathetertechnik); die Methode ist auch für den Ungeübten einfach zu erlernen und vom Materialaufwand preiswert.

Die Unterbrechung der Erregungsleitung in den Spinalwurzeln ermöglicht eine Vielzahl operativer Eingriffe. Man unterscheidet einen Sattelblock (bis L$_5$/S$_1$) für Eingriffe im Genital-Anal-Bereich, einen tiefen Spinalblock (bis L$_1$) für Operationen im Bereich der unteren Extremitäten, einen mittleren Block (bis Th$_8$) für Unterbaucheingriffe und einen hohen Block (bis Th$_4$) für Oberbaucheingriffe und Sectio caesarea.

Die Spinalanästhesie zeichnet sich aus durch:
▸ einfache Durchführung,
▸ schnellen Wirkungseintritt,
▸ exzellente Anästhesie,
▸ fehlende systemische Toxizität.

Indikationen und Kontraindikationen
Indikationen

Die Indikationen zur Spinalanästhesie hängen zum einen vom Operationsgebiet und der Art des Eingriffs ab, zum anderen von den individuellen Vorerkrankungen und Wünschen des Patienten.

> Eine **Spinalanästhesie** eignet sich besonders gut für folgende Operationen:
> - Eingriffe im Unter- und Mittelbauch,
> - Eingriffe am Hüftgelenk und der unteren Extremität,
> - periphere gefäßchirurgische Eingriffe,
> - Eingriffe an Prostata und Blase,
> - gynäkologische und geburtshilfliche Eingriffe,
> - Eingriffe im perinealen und analen Bereich,
> - Bandscheibenoperationen.

Patienten mit **bronchopulmonalen Erkrankungen** können von einer Spinalanästhesie profitieren, weil die physiologischen Beatmungsparameter (wie funktionelle Residualkapazität, Shuntvolumina, Atemantrieb usw.) nahezu unbeeinflusst bleiben. Insbesondere die Inzidenz von postoperativer Pneumonie und Ateminsuffizienz ist bei diesen Patienten niedriger als nach Intubationsnarkose (96).

Bei **geriatrischen Patienten** treten postoperative Verwirrtheitszustände seltener auf (15), sofern eine übermäßige Sedierung vermieden wurde und keine hämodynamischen oder respiratorischen Insuffizienzen aufgetreten sind. Besonders wichtig ist während der Operation auch ein häufiges Ansprechen des Patienten.

Bei **nicht nüchternen Patienten** ist die Aspirationswahrscheinlichkeit aufgrund erhaltener Schutzreflexe wesentlich geringer als bei einer Intubationsnarkose; daher hat sich die Spinalanästhesie in der klinischen Praxis insbesondere bei diesen Patienten bewährt (z. B. Sectio caesarea).

> Bei zu erwartenden Intubationsschwierigkeiten kann die Spinalanästhesie eine gute Alternative sein. Sollten aber intraoperative Komplikationen, die eine Intubation notwendig machen, nicht gänzlich unwahrscheinlich sein, ist eine Intubation präoperativ unter geordneten Bedingungen, z. B. mittels Bronchoskop, anzustreben.

Auch eine Spinalanästhesie muss immer in Intubationsbereitschaft durchgeführt werden. Zu bedenken ist daher, dass eine Notfallintubation bei Komplikationen der Spinalanästhesie deutlich schwieriger durchzuführen ist als eine geplante bronchoskopische Intubation.

Die Stressreaktion des Organismus während der Operation wird bei Einsatz einer Spinalanästhesie oder anderer rückenmarksnaher Leitungsanästhesien deutlich gemindert; das Risiko intraoperativer Myokardinfarkte und thromboembolischer Ereignisse ist reduziert (96). Die Phase der Nahrungskarenz wird verkürzt, und weder Leber noch Niere werden in besonderem Maße belastet. Patienten mit Adipositas, bei denen die Speicherung fettlöslicher Anästhetika zu Aufwachproblemen führen könnte, können ebenfalls von einer Spinalanästhesie profitieren. Die mit der Spinalanästhesie einhergehende überwiegende Vagusaktivität führt auch noch postoperativ zu einer schnelleren Erholung der Darmmotilität mit der Möglichkeit zu einer frühen enteralen Ernährung des Patienten (102, 110).

Der niedrige Blutdruck und der unbehinderte venöse Rückstrom zum Herzen führen zu einem deutlich geringeren Blutverlust unter Spinalanästhesie. Thromboembolische Komplikationen finden sich während oder nach Operationen unter Spinalanästhesie seltener als nach Allgemeinanästhesie (96).

> Einen nicht zu unterschätzenden Vorteil stellt auch das erhaltene Bewusstsein des Patienten dar. Viele Komplikationen sind für den Anästhesisten früher und leichter zu erkennen, als bei einem Patienten in Allgemeinanästhesie.

Die Spinalanästhesie bietet außerdem in der unmittelbaren postoperativen Phase eine bessere Analgesie als die Allgemeinanästhesie. Der analgetische Effekt ist einmal direkt auf die lokalanästhetische Wirkung des eingesetzten Pharmakons zurückzuführen. Darüber hinaus ist auch noch viele Stunden nach Abklingen dieses Effekts das postoperative Schmerzniveau deutlich niedriger als nach einer Allgemeinanästhesie. Wurde zur Narkose ein spinaler Katheter gelegt, lässt sich diese analgetische Wirkung in nahezu unbegrenztem Umfang auch postoperativ weiter nutzen.

Kontraindikationen

Ein dringender Operationsbeginn stellt eine relative Kontraindikation für eine Spinalanästhesie dar, wenn ein Zeitaufwand von etwa 5 Minuten für das Anlegen und weitere 10–15 Minuten für das vollständige Erreichen der Anästhesie nicht abgewartet werden können. Als allgemeine Kontraindikation muss weiterhin die Ablehnung durch den Patienten gelten, sofern diese nicht lediglich auf Unwissenheit und diffusen Ängsten beruht, die durch eine gezielte Aufklärung des Patienten im Prämedikationsgespräch behoben werden können.

Eine Sepsis sowie eine lokale Infektion am Punktionsort stellen eine absolute Kontraindikation dar; Hauterkrankungen und -defekte (z. B. Dekubitus) sollten zur Punktion sicher abgedeckt werden.

Die präoperative Low-Dose-Heparinisierung stellt prinzipiell keine Kontraindikation für eine rückenmarksnahe Blockadetechnik dar. Die Anlage dieser Anästhesie sollte jedoch frühestens 4 Stunden nach der letzten Heparingabe erfolgen, da therapeutische Plasmaspiegel bis zu 2 Stunden nach subkutaner Gabe messbar sind (115). Bei bereits bestehender Antikoagulation mit Heparinen oder Vitamin-K-Antagonisten in therapeutischer Dosierung gelten die Punktion und auch das Entfernen eines Katheters als kontraindiziert (43). Die letzte Dosis eines hochmolekularen Heparins sollte 4–6 Stunden vor eine Spinalanästhesie appliziert worden sein. Bei niedermolekularen Heparinen sollte vor einer Spinalanästhesie ein Zeitraum von 10–12 Stunden abgewartet werden; die erste Dosis nach Punktion kann nach 1 Stunde appliziert werden (5).

> Bei Gerinnungsstörungen und Antikoagulanzientherapie schlagen wir für eine Spinalanästhesie folgende Grenzwerte vor: Quick > 50 %, PTT < 40 s, Thrombozyten > 80 000/ml und Blutungszeit < 10 min.

Die mit der Spinalanästhesie einhergehende Sympathikusblockade verstärkt eine vorbestehende ausgeprägte Hypovolämie (z. B. beim hämorrhagischen Schock), bei diesen Patienten sollte daher erst nach ausreichender Volumensubstitution punktiert werden.

Akute Erkrankungen des Gehirns und des Rückenmarks sowie ein erhöhter intrakranieller Druck sind als Kontraindikationen anzusehen. Akute Erkrankungen der Wirbelsäule gelten ebenfalls als Kontraindikation. Angeborene oder bereits abgeklungene neurologische Erkrankungen werden allerdings durch eine Spinalanästhesie nicht weiter verschlimmert; daher kann die Methode nach genauester präoperativer Befunddokumentation (die auch aus forensischen Gründen wichtig ist) zur Anwendung kommen.

Bei chronischen Kopf- oder Rückenschmerzen muss der Einsatz einer Spinalanästhesie vom Anästhesisten individuell abgewogen werden. Aus medizinischer Sicht stellen diese Beschwerden keine Kontraindikation für die Spinalanästhesie dar, allerdings könnten psychologische Gründe postoperativ evtl. zu Fehldeutungen vonseiten des Patienten führen.

Durchführung
Vorbereitungen
Anamnese

Unter den üblichen anästhesiologischen Gesichtspunkten wird zunächst eine gründliche Anamnese erhoben. Gezielt erfasst werden sollten insbesondere vorbestehende Herz-Kreislauf-Erkrankungen (z. B. Aortenstenose), Kopf- und Rückenschmerzen sowie neurologische Vorerkrankungen. Besonderes Augenmerk sollte auf die mögliche Einnahme von Medikamenten gerichtet werden. Hier interessieren neben Betablockern und Kardiaka insbesondere gerinnungshemmende Substanzen wie Heparin, Cumarine, Acetylsalicylsäure usw. So dauert es z. B. nach einmaliger Einnahme von 500 mg Acetylsalicylsäure mehrere Tage, bis sich die Thrombozytenfunktion wieder normalisiert hat; die alleinige Einnahme von ASS in niedrigen Dosen (30–100 mg/d) stellt unseres Erachtens jedoch keine Kontraindikation für die Spinalanästhesie dar (121). Man muss aber bei Mehrfachpunktion von einer Risikosteigerung ausgehen, insbesondere auch in Verbindung mit weiteren Medikamenten oder Störungen, die sich auf die Gerinnungsparameter auswirken.

Bei klinisch unauffälligen Patienten, die sich kleineren bis mittleren elektiven Eingriffen unterziehen müssen, kann auf eine routinemäßige Röntgenübersichtsaufnahme der Thoraxorgane und die Durchführung eines 12-Kanal-Ruhe-EKG in der Regel verzichtet werden. Bei zunehmender Inzidenz von Herz-Kreislauf-Erkrankungen im Alter empfiehlt sich eine Grenze von 55 Jahren, oberhalb derer ein EKG angefertigt werden sollte. Prinzipiell sind weiterführende Untersuchungen nur bei klinischen Auffälligkeiten indiziert (115).

Körperliche Untersuchung

Bei einer körperlichen Untersuchung interessieren besonders Entzündungszeichen im Punktionsgebiet sowie vorbestehende Deformitäten der Wirbelsäule. Der neurologische Status sollte – sofern pathologisch – sorgfältig dokumentiert werden, um postoperativ für den behandelnden Arzt und auch für den Patienten eine Vergleichsmöglichkeit zu bieten.

Aufwändigere Untersuchungen

Ähnlich wie bei der Anamneseerhebung vor einer Allgemeinanästhesie sind auch vor der Spinalanästhesie notwendige apparative Untersuchungen vorzunehmen und Labordaten aus den erhobenen Befunden zu prüfen. Besonderes Augenmerk gilt dem Gerinnungsstatus des Patienten; so sollten aktuelle Befunde bezüglich Prothrombinzeit, Thrombozytenzahl sowie Quick-Wert/INR vorliegen.

Aufklärung und Prämedikation

Dem präoperativen **Aufklärungsgespräch** vor einer Spinalanästhesie kommt außerordentliche Bedeutung zu, weil der Punktionserfolg in entscheidendem Maße abhängig ist von der Kooperation des Patienten.

Die Option, während der Operation völlig wach zu bleiben, sollte ebenso eröffnet werden wie der ausführliche Hinweis auf mögliche flankierende sedierende Maßnahmen. Die zunächst häufig geäußerten diffusen Ängste vor einem „Stich ins Rückenmark" sowie der Folge einer „Querschnittslähmung" sollten durch Aufklärung über die tatsächlichen anatomischen Gegebenheiten sowie die Schilderung eigener Erfahrungen genommen werden. Auch der Hinweis auf Ergebnisse anderer Ärzte kann hier beruhigend auf den Patienten wirken (52, 54, 124).

> Unbedingt erwähnt werden sollten als mögliche Komplikationen Entzündung und Blutung, Gefühlsstörungen und Lähmungen bis hin zur Querschnittslähmung sowie Harnretention und der postspinale Punktionskopfschmerz. Auch hier sollte auf das individuelle Risikoprofil des Patienten eingegangen werden (Geschlecht, Alter; s. auch Komplikationen). Mögliche Behandlungsmaßnahmen sollten hinreichend dargestellt werden.

Schließlich sollte das konkrete Vorgehen verständlich erläutert werden. Der Patient sollte bereits im Aufklärungsgespräch über die geplante Lagerung zur Punktion informiert werden, die er ja in wachem Zustand erlebt und bei der seine aktive Mithilfe die Chancen einer erfolgreichen Punktion wesentlich steigert. Deutlich anschaulicher werden die Erklärungen durch den Einsatz von anatomischen Modellen, Fotos oder ggf. Skizzen.

Die Aufklärung und das Einverständnis des Patienten mit der vorgeschlagenen Anästhesie werden wie bei der Allgemeinanästhesie durch Unterschriften von Patient und Arzt dokumentiert.

Die **Medikation** vor der Spinalanästhesie entspricht der vor einer Allgemeinanästhesie. Bei vorauszusehenden Problemen beim Lagern des Patienten (z. B. bei Frakturen oder rheumatischen Erkrankungen) können zusätzliche Analgetika zum Einsatz kommen.

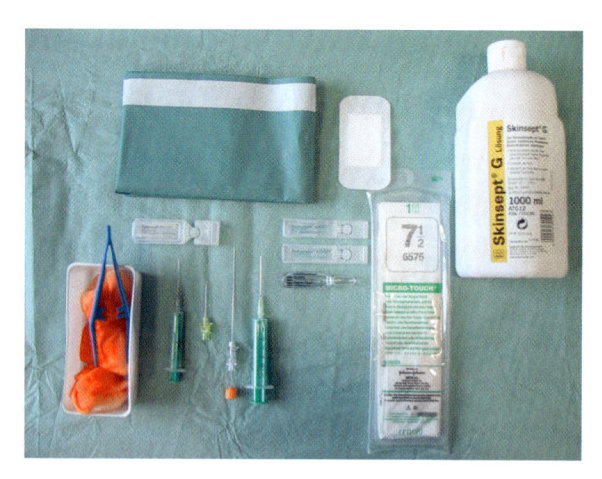

Abb. 5.12 Instrumentarium und Material zur Spinalanästhesie (Foto: M. Möllmann).

Vorbereitungen im Operationssaal

Vor Beginn der Spinalanästhesie werden die Kreislaufverhältnisse überprüft. Die insbesondere bei älteren Patienten (besonders nach präoperativer Nahrungs- und Flüssigkeitskarenz) häufig zu findende kompensierte Hypovolämie sollte durch Volumensubstitution durch einen peripher-venösen Zugang ausgeglichen werden (1000–2000 ml Vollelektrolytlösung). Bezüglich der Menge der zu verabreichenden Volumina s. auch unter Komplikationen.

> **Für den Fall möglicher Komplikationen** müssen unbedingt zur Verfügung stehen:
> - einsatzbereites Narkosegerät,
> - einsatzbereiter Absauger,
> - Intubationsbesteck, Beatmungsbeutel, Beatmungsgerät mit Sauerstoffquelle,
> - Notfall- und Narkosemedikamente (in Spritzen aufgezogen),
> - ständige Überwachung des Patienten durch den Anästhesisten oder das Anästhesiepflegepersonal in der Einleitung und im Operationssaal,
> - EKG-Monitoring, kontinuierlich im Operationssaal und im Aufwachraum,
> - Beobachtung der Sauerstoffsättigung, kontinuierlich mit Pulsoxymeter im Operationssaal,
> - Blutdruckmessung, manuell oder oszillometrisch im Operationssaal in 2- bis 5-minütigen Abständen, im Aufwachraum halbstündlich.

Unverzichtbar für eine erfolgreiche Punktion ist eine akustisch ruhige Umgebung. Der Anästhesist, der sich ja hinter dem Rücken des Patienten befindet, sollte den verbalen Kontakt mit dem Patienten suchen und während der Punktion aufrechterhalten können. Außerdem sollte stets eine Hilfsperson, die mit steriler Arbeitsweise und dem entsprechenden Instrumentarium vertraut ist, anwesend sein.

Materialien

Die erste Beschreibung einer gewollt herbeigeführten Spinalanästhesie erschien im Jahr 1899 durch August Bier (6), der damals Selbstversuche zur Erforschung dieser Technik durchgeführt hatte. Die Voraussetzungen schufen bereits 1853 Pravaz und Wood mit der Entdeckung der Glasspritze und der Hohlnadel und Karl Koller, der Cocain als Lokalanästhetikum in die klinische Praxis einführte (66), sowie Quincke, der 1891 die Lumbalpunktion beschrieb (94).

Das notwendige Instrumentarium besteht aus Nadeln, Spritzen, Lokalanästhetika sowie sterilen Tupfern und Tüchern (Abb. 5.12). Diese Sets können entweder in der Klinik nach eigenen Vorstellungen selbst zusammengestellt oder als industriell hergestellte Fertigsets bezogen werden.

Nadeln

> **Generell gilt,** dass die Anwendung kleiner Kanülen mit einem möglichst geringen Außen- und Innendurchmesser mit einer geringeren Rate postspinaler Punktionskopfschmerzen verbunden ist. Es sollte daher immer die kleinstmögliche Nadel zur Durapunktion Verwendung finden (44, 47, 55).

Heute werden im Wesentlichen zwei Kanülentypen eingesetzt:
- scharfe Kanülen, die die Dura durchschneiden,
- abgerundete Kanülen, die die Durafasern lediglich auseinanderdrängen sollen.

Spinalkanüle mit Quincke-Schliff (25–27 G)

Die Spinalkanüle mit Quincke-Schliff (25–27 G) schneidet mit ihrer endständigen, scharfen Spitze durch die Durafasern. Nachteilig erscheint, dass sowohl die Penetration durch das Lig. flavum als auch die Perforation der Dura für den punktierenden Anästhesisten nur schwer zu bemerken sind.

> Scharfe Kanülen mit endständiger Öffnung wie die Quincke-Nadel weisen bei jüngeren Patienten eine höhere postspinale Kopfschmerzrate auf als die „Pencil-Point"-Nadeln.

Spinalkanüle mit konischer Spitze (Pencil-Point-Nadel, Whitacre-Nadel) (24–29 G)

1951 berichteten Whitacre und Hart über einen neuen 20-G-Spinalkanülentyp (48). Dieser besaß im Vergleich zu den bisherigen Spinalkanülen eine bleistiftförmige Spitze („Pencil-Point") mit einem seitlichen Loch in der Nähe der Kanülenspitze. Diese neue geometrische Konfiguration sollte die Komplikationsrate im Hinblick auf den postspinalen Kopfschmerz herabsetzen, indem die Durafasern nicht durchschnitten, sondern lediglich auseinandergedrängt wurden. Nach Entfernung der Kanüle sollte sich die Perforationsstelle schneller wieder verschließen und die Rate postspinaler Punktionskopfschmerzen daher sinken.

Whitacre und Hurt gingen bei der Entwicklung dieser Kanülen von der These aus, dass Durafasern bevorzugt in Längsrichtung angeordnet seien und sich daher leicht teilen ließen. Erst im Jahre 1988 konnte Dittmann (32) zeigen, dass die Durafasern sehr viel vernetzter und gewebeartig verzweigt angeordnet sind, und daher von einer „atraumatischen" Spreizung keineswegs ausgegangen werden kann (51). Dennoch ist die Inzidenz postspinaler Punktionskopfschmerzen nach Durapunktion mit einer Pencil-Point-Nadel deutlich niedriger als nach Durapunktion mit einer Quincke-Nadel (46).

Vorteilhaft in der klinischen Routine erscheint uns, dass im Vergleich zur Quincke-Nadel beim Einsatz der Pencil-Point-Kanüle das Durchdringen von Lig. flavum und Dura gut zu fühlen ist und der Liquor nach erfolgreicher Punktion auch schnell abfließt.

▸ **Sprotte-Nadel.** Diese Kanüle ist wie die Whitacre- bzw. „Pencil-Point"-Nadel an der Spitze geschlossen, weist aber eine größere seitliche Öffnung auf. Damit soll eine strahlartige Ausbreitung des Lokalanästhetikums vermieden werden.

▸ **Greene-Nadel.** Diese ältere Kanülenform hat eine leicht abgerundete Spitze, sodass ein eher kleines Duraloch entstehen soll.

Nadeln der Größe 25 G oder kleiner müssen zunächst durch spezielle Einführungskanülen („Introducer") durch die Haut vorgeschoben werden, weil sonst häufig nicht ohne Abweichung von der Mittellinie oder ohne Verbiegen punktiert werden kann.

Lagerung des Patienten

Eine optimale Lagerung des Patienten während der Punktion ist unabdingbare Voraussetzung für den Erfolg einer Spinalanästhesie. Der Patient wird entweder in Seitenlage, sitzend oder in Bauchlage punktiert. Es gilt, die Mittellinie zu lokalisieren und den Patienten in aufgehobener Lumballordose zu halten.

Seitenlage

In Seitenlage muss der Patient zur maximalen Flexion der gesamten Wirbelsäule die Brustwirbelsäule zum Buckel krümmen, das Kinn auf die Brust legen und die Beine möglichst fest an den Bauch ziehen („Katzenbuckel") (Abb. 5.13). Die Dornfortsätze der Lendenwirbelsäule weichen entsprechend auseinander und erleichtern somit die geplante Punktion der Zwischenwirbelräume. Wichtig ist hierbei, dass die Wirbelsäule parallel und die Verbindungslinie der Cristae iliacae sowie die Linie, die beide Skapulaspitzen verbindet, vertikal zum Operationstisch verlaufen. Für den Patienten ist dies nach unseren Erfahrungen die bequemste Lagerung.

> Insbesondere jüngere Patienten, die eher zu vasovagalen Reaktionen neigen, sind in Seitenlage seltener von synkopalen Zwischenfällen betroffen.

▸ **Einseitige Spinalanästhesie.** Ist für die Operation eine einseitige Anästhesie ausreichend, so wird der Patient beim Einsatz hyperbarer Lokalanästhetika auf die zu operierende Seite gelagert, und die Punktion erfolgt in der oben beschriebenen Weise. Während sich der Patient bei einer geplanten beidseitigen Spinalanästhesie unmittelbar nach Injektion des Lokalanästhetikums wieder auf den Rücken dreht, ist nun der Verbleib in seitlicher Position für weitere 10–15 Minuten unverzichtbar.

Neben der uneingeschränkten Sensibilität und Motorik der kontralateralen Seite bietet die unilaterale Spinalanästhesie im Vergleich zur konventionellen zudem den Vorteil, dass die kardiovaskulären Nebenwirkungen geringer sind (4) und Blasenentleerungsstörungen deutlich seltener auftreten.

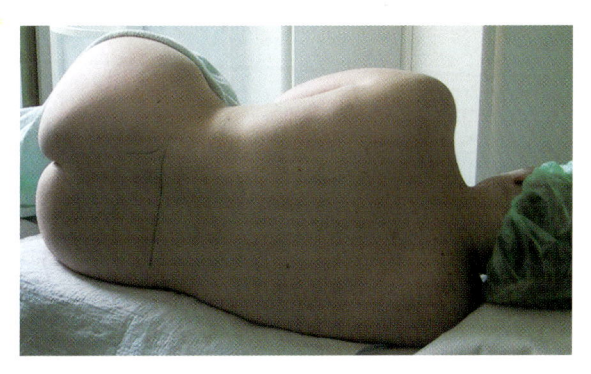

Abb. 5.13 Lagerung: Seitenlage (Foto: M. Möllmann).

Die genaue Dosierung des Lokalanästhetikums und der Zeitraum, den der Patient in Seitenlage verbleiben sollte, wird in der Literatur bis heute kontrovers diskutiert (38). Eigene Untersuchungen an über 100 Patienten konnten zeigen, dass 1,5 ml 0,5 %iges Bupivacain und der Verbleib des Patienten in Seitenlage für 10 Minuten bei nahezu 90 % der Patienten in einer streng einseitigen Spinalanästhesie resultierten (86).

> Als Vorteil der Seitenlage kann auch der geringere Bedarf an Hilfspersonal gelten. Im Gegensatz zur sitzenden Position, bei der stets eine Hilfsperson den Patienten stabilisieren muss, kann hier ggf. auch ohne eine zweite, unmittelbar die Lagerung assistierende Person punktiert werden.

> Eigene Beobachtungen an älteren Patienten zeigen außerdem, dass die aufgrund degenerativer Bandscheibenerkrankungen häufig schwierig zu identifizierenden Zwischenwirbelräume in Seitenlage deutlich entspannter und damit weiter sind, was eine Punktion entsprechend erleichtert.

Sitzende Position

Der an der Hinterkante des Operationstisches sitzende Patient lässt seine Beine vom Tisch herabhängen und stützt sie auf einem Hocker ab; hierbei sollte unbedingt eine Hilfsperson vor dem Patienten stehen und ihn abstützen. Die anatomischen Strukturen der Mittellinie (Dornfortsätze!) können insbesondere bei Patienten mit Adipositas oder Wirbelsäulendeformitäten in dieser Position leichter zu lokalisieren sein. Bei älteren Patienten ist allerdings zu beachten, dass die sitzende Position zu einer weiteren Verengung der Zwischenwirbelräume führen kann (s. o.).

Eine erfolgreiche Punktion des intrathekalen Raums führt zu einem schnellen Abtropfen des Liquors – auch noch beim Einsatz besonders kleiner Kanülen von 27 G oder sogar 29 G.

> Zu beachten ist bei sitzender Position die erhöhte Kollapsgefahr bei labilen, stark sedierten und insbesondere graviden Patienten (aortokavale Kompression).

Bei Frakturen des Hüftgelenkes oder der unteren Extremitäten ist für den Patienten häufig das Sitzen mit auf dem Operationstisch ausgestreckten Beinen weniger schmerzhaft als das Einnehmen der Seitenlage.

> Eine Anästhesie im perinealen oder perianalen Bereich (Sattelblock) ist nur mit Punktion am sitzenden Patienten und anschließendem Sitzenbleiben möglich.

Bauchlage

Die Bauchlage wird nur bei der selten praktizierten hypobaren Technik der Spinalanästhesie angewandt (Eingriffe am Rektum, Perineum, Kreuzbein, an der unteren Wirbelsäule). Hier wird die Lendenlordose durch eine Kippung des Operationstisches aufgehoben („Taschenmesserposition").

> Vorteilhaft ist, dass bei der Bauchlagerung keine Assistenzperson anwesend sein muss und dass der Patient anschließend nicht mehr umgelagert wird.

Für adipöse und respiratorisch eingeschränkte Patienten ist diese Position allerdings unbequem. Außerdem fließt Liquor schwer spontan ab und muss deshalb aspiriert werden.

Punktion

Hautdesinfektion und Leitpunkte

Nach eingehender Inspektion des Rückens wird die Einstichstelle in einer Linie zwischen den Oberkanten der Darmbeinschaufeln (Tuffier-Linie) markiert. Diese Verbindung kreuzt entweder den Dornfortsatz L4 (bei 50 % der Patienten) oder den Zwischenwirbelraum L4/L5. Der Conus medullaris endet bei den meisten Patienten bei L1 bis L2; auf dieser Höhe besteht also auch bei tiefer Punktion keine Gefahr einer Rückenmarksschädigung. Als anatomische Variante kann jedoch der Conus medullaris auch bis L3 reichen; größte Vorsicht ist daher bei einer möglichen Punktion bei L2/L3 oder gar höher geboten (82). Bei eigenen Untersuchungen (85) an nur 10 Patienten fand sich bereits bei einem ein Conus medullaris unter L2 (86).

Der Anästhesist (versehen mit Mundschutz, OP-Haube und sterilen Handschuhen) desinfiziert großzügig und sorgfältig die Punktionsstelle dreimal mit einer entsprechenden Lösung. Zur Vermeidung einer Kontamination des Subarachnoidalraums mit dem Desinfektionsmittel wird nach Antrocknen des letzten Anstrichs der verbliebene Überschuss abgewischt und die markierte Punktionsstelle mit einem sterilen Lochtuch abgedeckt. Die geplante Einstichstelle wird nun mit einem Lokalanästhetikum infiltriert; auch das Aufbringen eines EMLA-Pflasters etwa 1 Stunde vor der geplanten Punktion ist sinnvoll.

Medianer Zugang (Mittellinie)

> Die Mittellinienpunktion stellt die einfachste und am häufigsten gewählte Punktionstechnik dar. Der mediane Zugang hat den Vorteil, dass er auch bei extrem adipösen Patienten gute Chancen auf einen Punktionserfolg bietet (dann allerdings am besten im Sitzen).

5.2 Einzeitige Spinalanästhesie (SPA)

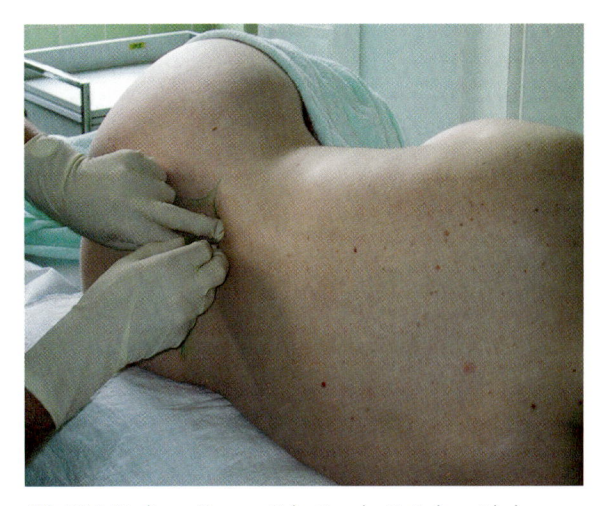

Abb. 5.14 Medianer Zugang: Palpation des Zwischenwirbelraumes und Vorschieben der Führungskanüle („Introducer") (Foto: M. Möllmann).

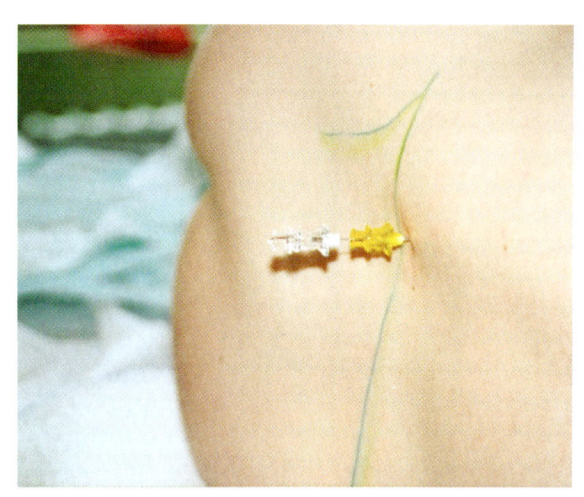

Abb. 5.16 Medianer Zugang: Bei eingeführter Spinalkanüle und entferntem Mandrin erfolgt der freie Liquorabfluss (Foto: M. Möllmann).

Der Zwischenwirbelraum wird mit Zeige- und Mittelfinger einer Hand palpiert (beim Rechtshänder übernimmt dies die linke Hand), die Mittellinie wird lokalisiert und die Punktionsstelle wird ggf. mit dem Daumennagel markiert. Zwischen Zeige- und Mittelfinger der linken Hand wird nun eine Führungskanüle („Introducer"), gehalten zwischen Daumen und Zeigefinger der rechten Hand, durch Haut und Subkutangewebe vorgeschoben, bis sie fest im Lig. interspinale liegt (Abb. 5.14). Die Punktionsrichtung ist dabei parallel zum Operationstisch und etwa 10° nach kranial. Diese Führungskanüle hat einen größeren Querschnitt als die im Anschluss verwendete Spinalnadel und verhindert somit den Kontakt zwischen Haut und Spinalnadel weitgehend (kein Einbringen von Hautstanzen nach epidural oder subarachnoidal). Erst jetzt werden die beiden Finger der linken Hand losgelassen; Daumen und Zeigefinger fixieren nun die Führungskanüle. Der Handrücken liegt dem Rücken des Patienten an.

Nun wird die Spinalnadel, gehalten zwischen Daumen und Zeigefinger der rechten Hand, durch den „Introducer" vorgeschoben. Dabei sollten die anatomischen Strukturen anhand von Widerstandsveränderungen registriert werden, d. h. ab einer Einstichtiefe von etwa 4–5 cm das Lig. flavum als dorsale, elastische Begrenzung des Epiduralraums und etwa 5–10 mm tiefer die Dura-Arachnoidea-Membran, deren Erreichen durch den charakteristischen „Duraklick" gekennzeichnet ist (Abb. 5.15).

Die weiter oberflächlich liegenden Strukturen können allerdings bereits Probleme bieten: In der Mittellinie muss zuerst das Lig. supraspinatum perforiert werden. Dieses Band ist insbesondere bei älteren Patienten häufig verknöchert. Es folgt das Lig. interspinale, das sehr oft durch Vakuolenbildung aufgelockert erscheint und damit die Zuordnung erschweren kann. Das sich anschließende Lig. flavum (s. o.) wird bei der medianen Punktion recht steil punktiert und damit als Widerstand nur kurz wahrgenommen.

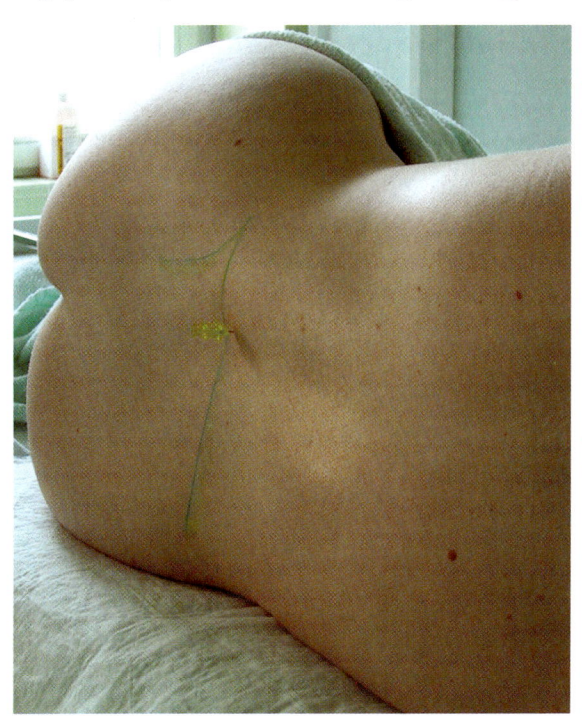

Abb. 5.15 Medianer Zugang: platzierte Führungskanüle (Foto: M. Möllmann).

> Wird nun der Mandrin aus der Spinalnadel entfernt, sollte spontan Liquor abfließen (Abb. 5.16). Ist dies nicht der Fall, sollte zunächst die Kanüle in verschiedenen Ebenen gedreht werden – oft erscheint nun doch Liquor. Gegebenenfalls wird mit einer kleinen Spritze unter geringem Sog aspiriert.

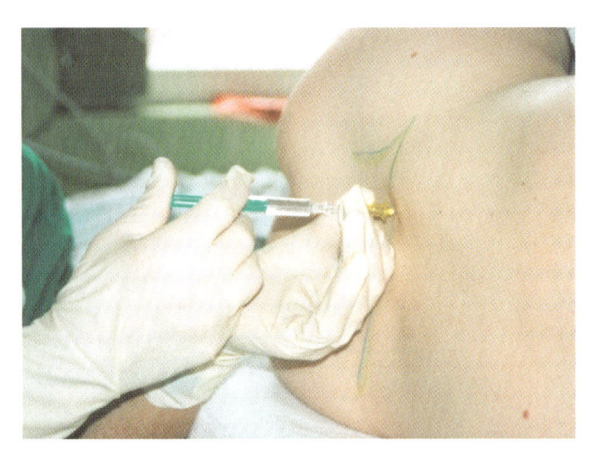

Abb. 5.17 Medianer Zugang: subarachnoidale Injektion (Foto: M. Möllmann).

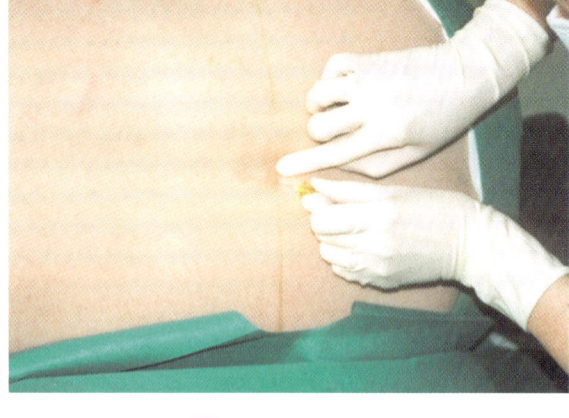

Abb. 5.18 Paramedianer Zugang (Markierung: L3/4) (Foto: M. Möllmann).

Es gilt der Grundsatz „ohne Liquor keine Spinalanästhesie". Allerdings kann es in Extremsituationen für den regionalanästhesiologisch sehr Erfahrenen sinnvoll sein, ggf. zunächst eine geringvolumige Testdosis zu applizieren und auf eine Reaktion vonseiten des Patienten zu warten (Wärmegefühl!).

> Ist der Liquor sanguinolent, muss die Punktion wiederholt werden. Ist nur der erste Tropfen als Folge eines beim Vorschieben der Nadel perforierten Epiduralgefäßes sanguinolent, der weiter fließende Liquor aber klar, darf die Injektion des Lokalanästhetikums erfolgen.

Die Spinalnadel wird zwischen Daumen und Zeigefinger der auf den Rücken des Patienten gestützten linken Hand gehalten. Die errechnete Menge des Lokalanästhetikums kann nun injiziert werden, wobei eine vorsichtige Aspiration vor der Injektion und unmittelbar vor Ende der Injektion erfolgen sollte, um die korrekte Kanülenlage im Subarachnoidalraum zu überprüfen. Fließt Liquor in die Spritze zurück, kommt es zur deutlich sichtbaren „Schlierenbildung".

> Bei hyper- oder hypobarer Technik zur Unter- oder Überschichtung des Liquors mit Lokalanästhetikum wird sehr langsam, mit ca. 1 ml/min, injiziert. Bei isobarer Technik kann schneller, mit ca. 1 ml/4 s, injiziert werden.

Kommt es unerwartet tief zu Knochenkontakt, so spricht dies insbesondere bei kachektischen Patienten für das Erreichen der Hinterkante eines Wirbels oder einer Bandscheibe. Nach Zurückziehen der Spinalnadel und erneuter Aspiration erscheint in den meisten Fällen Liquor.

Parästhesien in einer Extremität während der Punktion entstehen, wenn die Spinalnadel eine Nervenwurzel oder das Periost berührt. Eine Richtungskorrektur zur Mittellinie hin sollte erfolgen. Bei subarachnoidal ausgelösten Parästhesien muss die Kanüle nur minimal zurückgezogen werden.

Durch die Spinalnadel kann alternativ zur einmaligen Injektion eines Lokalanästhetikums („Single Shot"-Methode) auch ein dünner Kunststoffkatheter in den Subarachnoidalraum eingeführt werden (Abb. 5.17). Über diesen Katheter können z. B. bei länger dauernden Eingriffen repetitive Anästhetikagaben erfolgen; außerdem kann der Katheter zur postoperativen Analgesie genutzt werden (vgl. „kontinuierliche Spinalanästhesie").

Paramedianer Zugang (lateral, paraspinal)

Bei dem paramedianen Zugang werden die Ligg. supra- et interspinale umgangen, sodass einzig das Lig. flavum auf dem Weg zum subarachnoidalen Raum zu überwinden ist. Die Punktionsrichtung kann in einem Winkel von < 75° erfolgen. Das Lig. flavum wird daher auf einem deutlich längeren Weg passiert als bei dem medianen Zugangsweg und dient daher eher als orientierende Struktur.

Der Anästhesist markiert zunächst den kaudalen Rand des Processus spinosus, etwa 1–1,5 cm lateral und kaudal davon befindet sich der Einstichpunkt (Abb. 5.18). Die Punktion erfolgt in kraniomedialer Richtung mit einem Winkel von etwa 15°; in einer Tiefe von etwa 4–6 cm wird die Dura dann in der Medianebene perforiert (Abb. 5.19 u. 5.20).

Hieraus ergibt sich, dass das Aufspreizen der Dornfortsätze weniger wichtig als bei medianer Punktion ist. Die Anforderungen an eine korrekte Lagerung des Patienten mit Kyphosierung der Lendenwirbelsäule („Katzenbuckel") sind daher geringer. Einige Anästhesisten bevorzugen diesen Zugang, der in allen beschriebenen Lagerungen des Patienten durchgeführt werden und ggf. mit einem größeren Komfort für den Patienten verbunden sein kann.

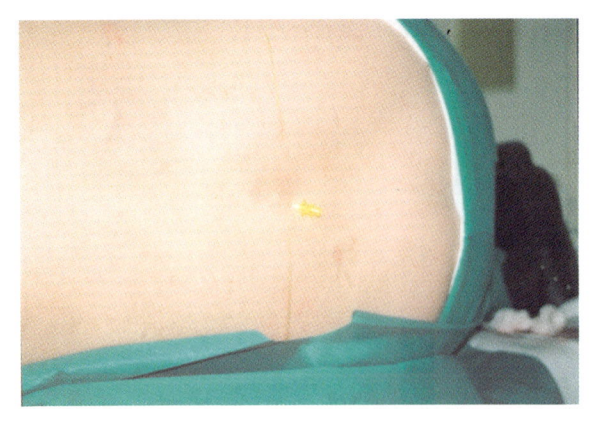

Abb. 5.19 Paramedianer Zugang: platzierte Führungskanüle (Foto: M. Möllmann).

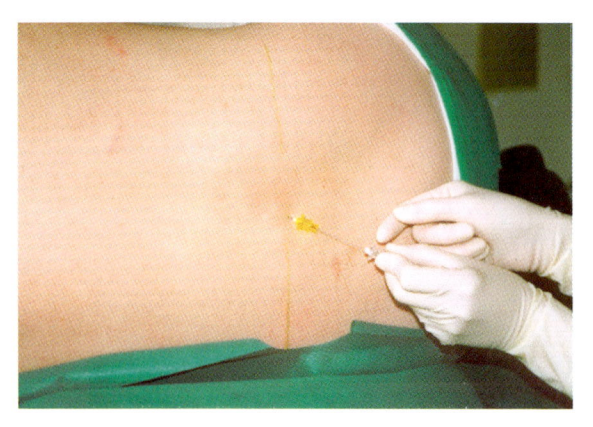

Abb. 5.20 Paramedianer Zugang: Einführen der Spinalkanüle und Punktieren des subarachnoidalen Raumes (Foto: M. Möllmann).

Allerdings erfordert diese Punktionstechnik mehr räumliches Vorstellungsvermögen, denn der Winkel der Nadel in Richtung Mittellinie muss entsprechend dem Verlauf der Dornfortsätze verändert werden. Bei sehr adipösen Patienten kann außerdem die Kanülenlänge ggf. nicht bis zum Spinalkanal reichen.

Lumbosakraler Zugang (nach Taylor)

Der lumbosakrale Zugangsweg zwischen L5 und Os sacrum wird erst dann aufgesucht, wenn der mediane und auch der paramediane Versuch nicht zum Erfolg geführt haben. Die Punktion kann sowohl in Seitenlagerung als auch beim sitzenden Patienten durchgeführt werden. Die Einstichstelle liegt etwa 1 cm medial und 1 cm kaudal der Spina iliaca posterior superior. Die Nadel wird nach medial und kranial in den Zwischenwirbelraum L5/Os sacrum, den größten interlaminaren Raum im Bereich der Wirbelsäule, gerichtet. Nach Erreichen der Dura entspricht das weitere Vorgehen dem nach medianer oder paramedianer Punktion.

> Zu den seltenen Indikationen für den lumbosakralen Zugang gehören Eingriffe im perinealen und perianalen Bereich.

Lagerung und Überwachung nach der Injektion

Bei Verwendung hyperbarer Lösungen (s. Kapitel 2) muss der Patient innerhalb der ersten 5–10 Minuten nach Injektion bis zur endgültigen Fixation des Lokalanästhetikums an die Nervenwurzeln entsprechend der gewünschten Anästhesieausbreitung gelagert werden. Der Patient wird z. B. für einen Sattelblock aufgesetzt, für einen tiefen Spinalblock horizontal gelagert und zur Erzielung höherer Blockierungen in eine Kopftieflage von etwa 5–10° gebracht.

Bei Eingriffen an der unteren Extremität wird häufig eine einseitig betonte Anästhesie gewünscht. Hier wird der Patient bereits zur Punktion auf die zu operierende Seite gelegt und verbleibt weitere 10–15 Minuten auf dieser Seite. Dies hat außerdem den Vorteil, dass aufgrund der eher einseitigen Sympathikusblockade mit geringeren hämodynamischen Auswirkungen zu rechnen ist.

Bei Verwendung **isobarer** Lösungen wird der Patient nach Injektion horizontal gelagert. Weder Tischkippung noch Seitenlagerung haben entscheidenden Einfluss auf die Anästhesieausbreitung.

▶ **Hypobare** Lösungen werden in der klinischen Routine hauptsächlich bei Operationen eingesetzt, die eine Bauchlage in Taschenmesserposition erfordern, sodass der Patient nach der Injektion nicht umgelagert werden muss.

> In der Phase unmittelbar nach der Injektion des Lokalanästhetikums bedarf der Patient einer subtilen Überwachung, insbesondere bezüglich Kreislauf, Bewusstsein und Atmung. Eine engmaschige Kontrolle dieser Parameter ist in den ersten 10–15 Minuten nach Injektion des Lokalanästhetikums unverzichtbar. „Never turn your back to a spinal!"

Bei der Anwendung hyperbarer Lokalanästhetika ist zu beachten, dass notwendige Lagerungsmaßnahmen zur Behandlung von Hypotonien, wie z. B. Kopftieflagerung, eine weitergehende Ausbreitung der sympathischen Blockade zur Folge haben.

Hypotone Kreislaufsituationen werden mit Vasopressoren und ggf. durch zügige Infusion von kristalloiden oder kolloidalen Volumenersatzmitteln behandelt. Tritt ein spinaler Block > Th_2 auf, so muss mit Einschränkungen der Atemhilfsmuskulatur gerechnet werden. Der Patient bedarf der Sauerstoffinsufflation (6 l/min) und bei insuffizienter Spontanatmung ggf. sogar der endotrachealen Intubation und Beatmung.

Tabelle 5.2 Dosierung von Lokalanästhetika in mg; Dosisreduktion (20–30 %) bei Adipositas und Schwangeren!

Lokalanästhetikum	0,5 %iges Bupivacain isobar	0,5 %iges Bupivacain hyperbar	2 %iges Mepivacain isobar	4 %iges Mepivacain hyperbar	2 %iges Prilocain isobar
Anästhesiehöhe Th_6	15–20	12,5–20	60–100	60–80	80
Anästhesiehöhe Th_{10}	s. o.	10,0–12,5	s. o.	40–60	s. o.
Anästhesiehöhe L_1	s. o.	7,5	s. o.	40–48	s. o.
Anästhesiehöhe S_1–S_5	s. o.	5,0	s. o.	24–40	s. o.
Wirkungsdauer (min)	bis 160	bis 160	30–90	bis 60	120 min

Beurteilung der Blockade

Direkt im Anschluss an die Injektion des Lokalanästhetikums in den intrathekalen Raum empfinden die Patienten ein Wärmegefühl in der betroffenen Extremität. Die Ursache hierfür liegt nicht in einer bereits einsetzenden Sympathikusblockade, sondern vielmehr in einer Stimulation von afferenten Wärmefasern. Im weiteren Verlauf werden sowohl Sensibilität als auch Motorik ausgeschaltet, wobei das Lokalanästhetikum an den Hinterwurzeln mit Ganglien, an den Vorderwurzeln der Spinalnerven, an autonomen Nervenfasern und an gemischten Nervenstämmen seine Wirkung entfaltet.

▶ **Sympathische Blockade.** Die unteren Extremitäten werden deutlich wärmer, die Gefäßzeichnung erscheint verstärkt. Exakte Prüfungen bedürfen einer apparativen Ausrüstung.

▶ **Motorische Blockade.** Sie wird in der klinischen Routine anhand der Bromage-Skala seitengetrennt beurteilt und protokolliert.

▶ **Sensible Blockade.** Das Analgesie- bzw. Anästhesieniveau kann in kurzen Zeitabständen z. B. mit Alkoholtupfern überprüft werden. Kurz vor der Operation empfiehlt sich eine Verifizierung durch Über-die-Haut-Streichen beim kooperativen, durch Zwicken in wenigen klar definierten Segmenten beim unkooperativen Patienten.

> Wichtig ist zu wissen, dass die ausgeschaltete Temperaturempfindung bis zu 3 Segmente höher reicht als die ausgeschaltete Schmerzempfindung.

Versager

Kommt es trotz vermeintlich korrekter Technik zu Teil- oder Totalversagern der Spinalanästhesie, so ist in den meisten Fällen das Lokalanästhetikum nicht in den subarachnoidalen Raum injiziert worden. Die Kanüle kann z. B. nach zunächst erfolgreicher Positionierung wieder aus dem Subarachnoidalraum herausgerutscht sein (68).

Die Größe des Subarachnoidalraumes und das Liquorvolumen (die entscheidenden Faktoren für die Ausbreitung der Anästhesie!) sind interindividuell sehr unterschiedlich. Die adäquate Menge Lokalanästhetikum kann daher zwischen den Patienten erheblich variieren.

Sind nach etwa 15 Minuten überhaupt keine Zeichen einer Spinalanästhesie zu finden (Totalversager), so kann die Spinalanästhesie wiederholt werden. Ist die Spinalanästhesie unzureichend hoch (Teilversager), ist davon auszugehen, dass Teile des Lokalanästhetikums in den Periduralraum injiziert wurden. Wir empfehlen dann – in Abhängigkeit von der erzielten motorischen und sensiblen Blockade – die Nachinjektion einer reduzierten Dosis sowie ggf. eine Allgemeinanästhesie.

Betreuung während der Spinalanästhesie und im Aufwachraum

Zu Beginn der Spinalanästhesie sollte die Ausbreitung der motorischen Blockade engmaschig überprüft werden.

> Zu berücksichtigen ist, dass die sympathische Blockade etwa 4–6 Segmente über das Anästhesieniveau hinaus nach kranial reichen kann.

Insbesondere vor dem Hintergrund möglicher Blutdruckabfälle sollten Puls und EKG kontinuierlich überwacht und der Blutdruck alle 5 Minuten gemessen werden. Die Atmung sollte mit einem Pulsoxymeter überwacht und die Sauerstoffzufuhr über eine Maske angehoben werden. Viele Patienten frieren während der Operation; hier sollten vorgewärmte Decken, eine Anhebung der Raumtemperatur und niedrige Dosen Pethidin oder Clonidin zum Einsatz kommen. Eine korrekte Lagerung des Patienten während der Operation ist ebenfalls zu beachten, so sollte ggf. ein Kissen unter die Lendenwirbelsäule gelegt werden, um diese zu entlasten und postoperative Rückenschmerzen weitestgehend zu verhindern.

Die Wachheit des Patienten stellt eine besondere Aufgabe für den Anästhesisten dar (47). Im Gegensatz zur Allgemeinanästhesie ist hier eine einfühlsame psychologische Führung des Patienten unerlässlich. Explizit sollte auf die dauernde Präsenz des Anästhesisten – wenn auch nicht immer im Blickfeld des Patienten – während der gesamten Operationszeit hingewiesen werden. Entsprechend den individuellen Wünschen des Patienten sollte das aktive Verfolgen des Operationsfortschrittes (z. B. bei einer Kniearthroskopie) ebenso angeboten werden wie eine Sedierung bei besonders ängstlichen Patienten. Hierzu empfehlen wir besonders den Einsatz von Midazolam.

> Im Aufwachraum sollte ein kontinuierliches Monitoring von EKG und Puls erfolgen sowie eine Blutdruckkontrolle im Abstand von 5 Minuten.

Sofern keine operativen Gründe dagegen sprechen, können die Patienten bald nach Beendigung der Operation wieder trinken und essen; eine Nahrungskarenz ähnlich wie nach Allgemeinanästhesie ist nicht nötig. Ist das Analgesieniveau rückläufig und liegt keine Harnretention vor, so kann der Patient auf eine periphere Station verlegt werden.

Medikamente zur Spinalanästhesie
Lokalanästhetika

Potenz

Unter den Amiden sind mittellang wirkende Lokalanästhetika Lidocain und Mepivacain. Diese Substanzen werden 2- bis 4%ig (Mepivacain) oder 2- bis 5%ig (Lidocain) eingesetzt. Nach dem Einsatz von 4%igem Mepivacain und besonders 5%igem Lidocain wurden vorübergehende Wurzelirritationen (Schmerzen in Bein oder Rücken, TNS-Syndrom) beschrieben, die zwar nicht gefährlich, aber sehr unangenehm für den Patienten sind. Auch der Einsatz verdünnter Lösungen (z. B. 2%ig) konnte das Problem nicht beheben.

Bupivacain gilt als das potenteste Lokalanästhetikum unter den Amiden und zeichnet sich durch eine entsprechend lange Wirkungsdauer aus. Hier kommen Konzentrationen von 0,25% und 0,5% infrage. In den angelsächsischen Ländern wird Bupivacain auch als 0,75%ige Lösung verabreicht. Seit dem 2. Quartal 2002 ist Prilocain (als 2%iges Xylonest) auch in Deutschland zur Spinalanästhesie zugelassen. Im angloamerikanischen Raum wird außerdem ein Lokalanästhetikum aus der Estergruppe (0,5- bis 1%iges Tetracain) vorwiegend eingesetzt. Tetracain ist deutlich potenter als Procain.

Als lang wirkendes Lokalanästhetikum zur Spinalanästhesie ist das Bupivacain seit den 60er Jahren bewährt. Es hat als Amid-Lokalanästhetikum im deutschsprachigen Raum das ebenfalls lang wirkende Tetracain (s. o.) weitgehend abgelöst. Nach Spinalanästhesie mit Bupivacain traten TNS-Syndrome nicht auf (30, 38, 85).

Anschlagzeit

Lidocain und Mepivacain haben die kürzeste Anschlagzeit. Im Vergleich dazu haben sowohl Procain als auch Tetracain eine deutlich längere Anschlagzeit, Bupivacain liegt im Mittelfeld. Zu beachten ist hierbei allerdings, dass die Wirkung der Lokalanästhetika bei der Spinalanästhesie insgesamt deutlich schneller als bei allen anderen regionalen Verfahren anschlägt.

Wirkungsdauer

Procain ist das am kürzesten wirksame Lokalanästhetikum. Lidocain und Mepivacain liegen im Mittelfeld, während Bupivacain und Tetracain sehr lange wirken. Die Dauer der Spinalanästhesie liegt für Procain bei 30–60 Minuten, für Lidocain und Mepivacain bei 45–90 Minuten und für Bupivacain sowie Tetracain bei 1–4 Stunden. Die Wirkungsdauer wird dabei ganz entscheidend von der Dosierung beeinflusst (s. u.).

Für viele Indikationen wirkt das Bupivacain aber zu lange. Eine lange Wirkungsdauer bringt eine erhöhte Frequenz von postoperativen Miktionsstörungen mit sich, sodass ein kürzer wirkendes Lokalanästhetikum ohne das Risiko, ein TNS-Syndrom auszulösen, dringend erwünscht wäre. Hier bietet evtl. das Prilocain, das für die Spinalanästhesie bisher nur wenig gebräuchlich ist, eine Alternative. Einige Untersuchungen haben hier Vorteile gegenüber dem Lidocain und dem Mepivacain bezüglich des TNS-Syndroms gezeigt; außerdem wirkt es deutlich kürzer als das Bupivacain.

> Bei der Auswahl der Medikamente zur Spinalanästhesie sind zu bedenken:
> - geringe anästhetische Potenz und kurze Wirkungsdauer: z. B. Procain,
> - mittlere anästhetische Potenz und mittlere Wirkungsdauer: z. B. Lidocain, Mepivacain,
> - hohe anästhetische Potenz und lange Wirkungsdauer: z. B. Bupivacain, Tetracain.

Hyperbare Technik

Unter Barizität eines Lokalanästhetikums versteht man das Verhältnis seiner Dichte zur Dichte des Liquors bei 37 °C. Da die Dichte des Liquors bei 37 °C nahezu 1 g/cm³ beträgt, entspricht die Barizität einer Lokalanästhetikalösung numerisch etwa der Dichte der Lösung. Isobare Lösungen haben eine Barizität um 1, hyperbare Lösungen > 1 und hypobare Lösungen < 1 (75).

Bei der am häufigsten angewandten Technik der Spinalanästhesie, der hyperbaren Technik, wird das Lokalanästhetikum mit Glucose (5–10%) gemischt. Hierdurch wird die Barizität im Vergleich zum Liquor erhöht („hyperbar"), und die Anästhesieausbreitung kann nun durch entsprechende Lagerungsmanöver des

Patienten bestimmt werden. Die Dichte des Liquors liegt bei Körpertemperatur bei etwa 1000 mg/cm³; 0,5 %iges Bupivacain mit 5 %iger Glucose z. B. hat eine Dichte von 1013.

Hypobare Technik

Bei dieser heute nur noch selten angewandten Technik haben die Lösungen eine Dichte, die etwa der von Wasser entspricht und damit niedriger ist als die des Liquors. Auch hier hat das Lagerungsmanöver des Patienten Auswirkungen auf die Anästhesieausbreitung.

Isobare Technik

Isobare Lokalanästhetikalösungen erhalten keine Zusätze. Die Barizität entspricht der des Liquors („isobar"). Bei der isobaren Technik hat die Lagerung des Patienten keinen Einfluss auf die Anästhesieausbreitung. Entscheidender Parameter ist hierbei das injizierte Volumen des Lokalanästhetikums.

Zusätze

Vasokonstriktoren

Einige Autoren vertraten die Ansicht, der Zusatz von Vasokonstriktoren verlängere die Wirkung eines Lokalanästhetikums (89). Die am häufigsten verwendete Substanz war Adrenalin, das in einer Dosis bis maximal 0,2 mg zugesetzt wurde. Pharmakokinetische Untersuchungen und Messungen der Rückenmarkdurchblutung lassen Zweifel aufkommen an der Vorstellung, dass Adrenalin zu Vasokonstriktion und geringerer Absorption führt (29).

Vor dem Hintergrund der zur Verfügung stehenden lang wirksamen Lokalanästhetika (Bupivacain, Tetracain) und der Option, die Spinalanästhesie durch Platzierung eines Katheters beliebig lang fortzuführen, wurde in den letzten Jahren wieder Abstand genommen vom Zusatz der Vasokonstriktoren.

Opioide

Der Zusatz von Opioiden zu Lokalanästhetika erhöht Ausbreitung und Dauer der Anästhesie, wenn sie in den subarachnoidalen Raum injiziert werden (69).

Eine zusätzliche Indikation stellt das ambulante Operieren dar. Nach einer Spinalanästhesie ist häufig die andauernde motorische Blockade ein Hinderungsgrund für die frühzeitige Entlassung des Patienten. Eine niedrigere Konzentration des Lokalanästhetikums würde zu deutlich kürzeren Phasen der motorischen Blockade führen, bietet aber häufig nicht die optimale intraoperative Anästhesie (wie vom Operateur gewünscht; hier bietet sich die additive intrathekale Opioidgabe an) (111, 120).

Als Opiatzusatz zur Spinalanästhesie haben sich Fentanyl, Sufentanil und Morphin bewährt. Man erwartet einen zusätzlichen analgetischen Effekt ohne motorische und vegetative Blockade. Die typischen Nebenwirkungen wie Pruritus, Übelkeit und Erbrechen treten nur selten auf.

So führt z. B. die Injektion von 75 mg Lidocain vor Laparoskopie zu einer Blockade von rund 140 Minuten, während nach Injektion von 10 mg Lidocain und 10 μg Sufentanil die Blockade nur rund 60 Minuten anhält (119). Bei den Präparaten Fentanyl und Sufentanil ist allerdings eine intrathekale Dosis erforderlich, die in ihrer Größenordnung einer systemischen Gabe entspricht (Fentanyl 50 mg bzw. Sufentanil 5 μg). Die resultierende Wirkung hält für etwa 2 Stunden an.

Beim Morphin wird nur rund 1 % der üblichen systemischen Dosierung intrathekal appliziert (z. B. 100 μg), die resultierende Wirkung hält bis zu 20 Stunden an. Zu beachten ist hierbei der – verglichen mit Fentanyl oder Sufentanil – deutlich verzögerte Wirkungseintritt.

> Obwohl zahlreiche Untersuchungen auch für die o. g. Opioide vorliegen, ist in Deutschland zurzeit einzig Morphin als intrathekaler Zusatz zur Lokalanästhesie zugelassen. Als mögliche Komplikationen der Morphinapplikation gilt die „späte Atemdepression"; intrathekal sollten daher unbedingt ausschließlich Dosen unter 200 μg zum Einsatz kommen!

Clonidin

Auch Clonidin verlängert die Blockadezeit der Spinalanästhesie; der genaue Wirkmechanismus ist jedoch unbekannt. Zur Anwendung kommen intrathekal Dosierungen zwischen 50 und 150 μg. Mögliche Nebenwirkungen von Clonidin sind in erster Linie Hypotension, Bradykardie und Sedierung. Atemdepression und Pruritus wie beim Einsatz spinaler Opioide sind bei Clonidin nicht zu erwarten.

Anästhesieausbreitung und Operation

Wesentliche Faktoren, die die Ausbreitung und Dauer einer Spinalanästhesie bestimmen, sind Dosis und Volumen des injizierten Lokalanästhetikums, die Barizität des gewählten Lokalanästhetikums und die Lagerung des Patienten während und nach der Injektion. Der Anästhesist sollte unbedingt Alter, Gewicht und insbesondere Größe des Patienten berücksichtigen. Eine wichtige Rolle spielen auch die Höhe des Injektionsortes, die Injektionsgeschwindigkeit und die Öffnungsrichtung der Injektionskanüle.

Von entscheidender Bedeutung ist das Volumen der zerebrospinalen Flüssigkeit, für deren Berechnung leider noch kein einfaches, in der klinischen Routine anwendbares Verfahren zur Verfügung steht (21). Eigene Untersuchungen mit bildgebenden Verfahren (MRT) zeigten, dass das reale Verteilungsvolumen der Lokalanästhetika mit Werten zwischen 40 und 80 ml einer sehr hohen Varianz unterliegt.

> **Einflüsse auf die Anästhesieausbreitung,** die in der klinischen Routine von Bedeutung sind:
> - Patient: Alter, Körpergröße, Body Mass Index, intraabdomineller Druck,
> - Injektionstechnik: Injektionshöhe, Injektionsgeschwindigkeit, Barbotage,
> - Liquor: Schwankungen im Distributionsvolumen zwichen 40 und 80 ml,
> - Lokalanästhetikum: Dichte entsprechend der Lagerung des Patienten nach Punktion.

Die erforderliche Anästhesieausbreitung in Abhängigkeit von der Lokalisation des geplanten Eingriffs ist in Tab. 5.3 dargestellt.

Komplikationen
Komplikationen während der Punktion
Vasovagale Reaktion
Insbesondere bei jüngeren, nervösen und ängstlichen Patienten kann es während der Punktion – noch vor Injektion des Lokalanästhetikums – zur vasovagalen Synkope kommen. Symptome sind Bradykardie, Blutdruckabfall, Kaltschweißigkeit und schließlich Ohnmacht.

▶ **Therapie.** Diese normovolämische Schockform bedarf keiner besonderen Therapie, abgesehen von einer kurzen Flachlagerung.

▶ **Prophylaxe.** Risikopatienten (insbesondere junge Männer) sollten stets in Seitenlage punktiert und ggf. vorher leicht sediert werden.

Komplikationen unmittelbar nach der Punktion
Blutdruckabfall
Ursache für diese häufigste Komplikation der Spinalanästhesie ist eine Blockade präganglionärer Sympathikusfasern, die zur Dilatation der Arteriolen und folglich zu einer Abnahme des peripheren Gefäßwiderstandes führt; das venöse Pooling mit resultierender Abnahme des venösen Rückstromes führt zu einer relativen Hypovolämie. Es folgt eine Bradykardie aufgrund der verminderten Dehnung des rechten Vorhofs („Bainbridge-Reflex") und einer Blockade der Nn. accelerantes bei hoher Spinalanästhesie. Der Blutdruck fällt bevorzugt innerhalb der ersten 15 Minuten nach Injektion des Lokalanästhetikums ab. Je höher die Ausbreitung der Spinalanästhesie bzw. der sympathischen Blockade ist, desto stärker ist der Abfall des arteriellen Blutdrucks.

▶ **Therapie.** Der Anästhesist sollte versuchen, durch Volumenzufuhr, Sauerstoffgabe, Hochlagerung der Beine, Trendelenburg-Lagerung sowie geringe Dosierung eines Vasopressors den venösen Rückstrom zum Herzen bzw. das Herzschlagvolumen zu erhöhen (61). In Deutschland gelten die Kombination aus Cafedrin und Theodrenalin (Akrinor ¼ – 1 Ampulle) und Etilefrin (Effortil 2 – 5 mg) als Mittel der Wahl, im angloamerikanischen Raum Ephedrin.

▶ **Prophylaxe.** Das Anästhesieniveau ist so niedrig wie notwendig zu halten. Bei schwangeren, adipösen und kleineren Patienten ist zu beachten, dass das Lokalanästhetikum entsprechend geringer dosiert werden muss. Insbesondere ältere, exsikkierte Patienten sollten vor Anlage einer Spinalanästhesie eine ausreichende Volumenzufuhr erhalten. Auch die prophylaktische Gabe eines Vasopressors wird empfohlen (63, 122).

Tabelle 5.3 Anästhesieausbreitung und Eingriff

Anästhesieausbreitung	Eingriff
Th_4–Th_6 (Mamillarlinie)	Oberbaucheingriffe, Sectio caesarea, Appendektomie, Leistenhernie (Th_6), Testes, Ovaria
Th_6–Th_8 (Xiphoid)	gynäkologische Operationen im Becken, Urether, Nierenbecken
Th_{10} (Bauchnabel)	Transurethrale Resektionen mit Blasendehnung, vaginale Entbindung, Eingriffe im vaginalen und Uterusbereich, Hüftgelenksoperationen, Kniegelenk und unterhalb mit Blutsperre
L_1 (Leistenband)	Transurethrale Resektionen ohne Blasendehnung, Ober- und Unterschenkelamputationen
L_2–L_3	Kniegelenk und unterhalb ohne Blutsperre
S_2–S_5	perineale und perianale Eingriffe

Übelkeit und Erbrechen

Schon in der Frühphase, während des Blutdruckabfalls, aber auch postoperativ im Aufwachraum können vereinzelt Übelkeit und Erbrechen auftreten. Zurückzuführen ist dies vermutlich auf das – nach Sympathikusblockade – Überwiegen der parasympathischen vagalen Innervation. Die Häufigkeit dieser Komplikation wird mit 13–42 % angegeben, wobei Frauen häufiger betroffen sind.

▶ **Therapie.** Durch Sauerstoffgabe und Sedierung ist diese Komplikation meist zu beherrschen.

▶ **Prophylaxe.** Bei Risikopatienten sollte eine anxiolytische Prämedikation erfolgen; es ist auf einen stabilen und ausreichend hohen Blutdruck zu achten. Daher ist der frühe Einsatz des Vasopressors bei beginnendem Blutdruckabfall angeraten.

Totale Spinalanästhesie

Als Folge von Lagerungsfehlern, einer Überdosierung des Lokalanästhetikums oder einer versehentlichen Punktion der Dura mater bei geplanter Periduralanästhesie kann es zu einer vollständigen Sympathikusblockade mit Lähmung des Zwerchfells kommen.

> Eine vollständige Sympathikusblockade mit Lähmung des Zwerchfells ist lebensbedrohlich und bedarf einer umgehenden Behandlung!

Als Folge der Kreislaufinsuffizienz kommt es zu einer Minderperfusion des Atemzentrums und damit zu einer zentralen Atemlähmung. Es handelt sich pharmakologisch um eine sehr hohe Spinalanästhesie.

> Folgende Symptome deuten auf diese sog. „totale Spinalanästhesie" hin:
> ▶ Unruhe und Atemnot nach Injektion des Lokalanästhetikums,
> ▶ schwerer Blutdruckabfall,
> ▶ Atemstillstand,
> ▶ Pupillenerweiterung und Bewusstseinsverlust (85).

Zu beachten ist, dass insbesondere unter kontinuierlicher Sauerstoffapplikation über eine Maske (wie empfohlen) eine Atemdepression über die Pulsoxymetrie erst spät zu diagnostizieren sein kann. In diesem Fall zeigt häufig das EKG frühzeitiger als Zeichen einer hohen Ausbreitung der Anästhesie eine Bradykardie an.

▶ **Therapie.** Eine Sauerstoffinsufflation unter pulsoxymetrischer Kontrolle ist notwendig; Vasopressor, Atropin und bei weiter zunehmender Luftnot Intubation und Beatmung nach üblicher Narkoseeinleitung sind erforderlich.

Komplikationen in der frühen postoperativen Phase

Harnretention

In etwa 14–56 % der Fälle kommt es zu Störungen der Blasenfunktion, d. h. zu unbemerkter Harnverhaltung, die eine Katheterisierung der Blase erforderlich machen können (113). Überwiegend sind ältere Patienten betroffen. Als Ursache gilt eine vegetative Dysfunktion durch die Blockade der parasympathischen Segmente von S_2–S_4, deren Fasern sich wegen ihres dünnen Durchmessers nach einer Spinalanästhesie zuletzt erholen.

▶ **Therapie und Prophylaxe.** Nach der Anwendung von Bupivacain kommt es deutlich häufiger zu Blasenentleerungsstörungen als nach der von Lidocain – ein lang wirksames Lokalanästhetikum sollte daher nur bei entsprechender Indikation gewählt werden. Es sollte nicht unnötig viel Flüssigkeit infundiert werden, sondern der Blutdruck durch Vasopressoren, evtl. auch prophylaktisch gesteuert werden. Postoperativ sollten die Patienten frühstmöglich mobilisiert werden. Auch eine Einmalkatheterisierung sollte in Erwägung gezogen werden.

Spätkomplikationen

Rückenschmerzen

Rückenschmerzen treten relativ häufig nach einer Spinalanästhesie auf (2–25 %), jedoch nicht häufiger als nach einer Allgemeinanästhesie. Vorerkrankungen der Wirbelsäule begünstigen das zusätzlich. Als Ursache wird vermutet, dass die Relaxation der Rückenmuskulatur bei einer Spinalanästhesie wie bei einer Allgemeinanästhesie zu einer Abflachung der Lendenlordose und einer Überdehnung von Bändern, Gelenken und Muskeln führt. Als spezifische Ursache für Beschwerden nach Spinalanästhesie wird ein Trauma an der Punktionsstelle diskutiert.

▶ **Therapie.** Die Behandlung erfolgt in erster Linie symptomatisch.

▶ **Prophylaxe.** Eine möglichst atraumatische Punktionstechnik ist zu bevorzugen. Wichtig ist daher auch eine sorgfältige lokale Infiltration der Punktionsstelle bei Beginn der Spinalanästhesie. Eine baldige Mobilisierung des Patienten ist anzuraten, denn die Beschwerden nehmen mit Dauer der Immobilisation weiter zu (60).

Liquorunterdrucksyndrom

Eine Durapunktion – ob zur Spinalanästhesie, zur Lumbalpunktion oder Myelographie – hinterlässt ein Loch in der Dura, durch das Liquor in den Epiduralraum austreten kann.

Sämtliche Hirnnerven mit Ausnahme der Nn. olfactorius, glossopharyngeus und vagus können durch den Liquorunterdruck beeinträchtigt werden. Am häufigsten betroffen sind der N. abducens (der Patient beklagt horizontal nebeneinanderstehende Doppelbilder und Schwierigkeiten bei der Fokussierung von Gegenständen) und der N. vestibulocochlearis (der Patient beklagt eine ein- oder beidseitige Hypakusis) (35).

Postdurapunktionskopfschmerz (Postdural Puncture Headache, PDPH)

Der postspinale Punktionskopfschmerz stellt die häufigste Komplikation nach Spinalanästhesie dar (27, 28). Die Patienten beschreiben etwa 24–48 Stunden nach der Blockade lageabhängige Kopfschmerzen, die vorwiegend im Nacken lokalisiert sind, symmetrisch bis in die Schläfen ziehen und begleitet sein können von Nausea, Erbrechen, Seh- und Hörstörungen sowie depressiver Verstimmung.

Die Ätiologie dieser Kopfschmerzen gilt als nicht endgültig geklärt; anhaltender Liquorverlust über das sich langsam schließende Duraloch, aber auch eine Erhöhung des intrazerebralen Drucks werden diskutiert (80). Der Liquorverlust durch die Perforationsstelle der Dura soll zu einer intrathekalen Hypotension und einer kompensatorischen schmerzhaften Vasodilatation intrakranieller Gefäße führen („Intracranial vascular Response") (18, 125). Im Sitzen oder Stehen sowie beim Husten oder Pressen werden schmerzempfindliche Strukturen wie Meningen, Tentorium und Blutgefäße gedehnt, im Liegen kommt es zu einer deutlichen Linderung der Schmerzsymptomatik.

> **Verschiedene Faktoren** erhöhen das Risiko, an Kopfschmerzen nach Durapunktion zu leiden:
> - Alter: Die Kopfschmerzen treten am häufigsten bei Patienten zwischen dem 3. und 5. Lebensjahrzehnt auf und nehmen mit zunehmendem Alter ab.
> - Geschlecht: Frauen sind häufiger betroffen, insbesondere im Wochenbett.
> - Kanülendurchmesser: Die Größe des Punktionsloches steht im Verhältnis zum Außendurchmesser der Spinalnadel. Durch eine Reduktion des Punktionstraumas bei Verwendung von möglichst feinen Nadeln einerseits und einer möglichst geringen Anzahl von Punktionsversuchen andererseits kann die Inzidenz des postspinalen Punktionskopfschmerzes gesenkt werden.
> - Kanülenkonfiguration und Richtung der Schliffebene.
> - Vorausgegangene postspinale Kopfschmerzen: Diese Patienten haben ein deutlich erhöhtes Risiko, bei erneuter Punktion wieder betroffen zu sein.

▶ **Therapie.** Zunächst werden traditionelle nichtinvasive Maßnahmen ergriffen wie Bettruhe (zwangsläufig), Analgetika, Sedativa, Antiemetika und reichlich Flüssigkeitszufuhr. Auch wenn die Rolle der Psyche bei der Entstehung postspinaler Kopfschmerzen widerlegt wurde, ist in dieser Phase die psychische Führung des Patienten sehr wichtig. Bei der großen Mehrzahl der Patienten kommt es unter dieser Behandlung innerhalb etwa 5 Tagen zu einer deutlichen Beschwerdebesserung.

In den USA wird in diesem Zusammenhang Coffein-Natriumbenzoat eingesetzt (18), ein Präparat, das zur zerebralen Vasokonstriktion und damit zur Verminderung des zerebralen Blutflusses führt. In Deutschland kamen in der jüngsten Vergangenheit auch Triptane (Serotoninagonisten) – eigentlich aus der Migränetherapie bekannt – zum Einsatz.

Erweist sich der Postpunktionskopfschmerz als resistent gegenüber diesen nichtinvasiven Maßnahmen, ist das epidurale Blutpflaster („Epidural Blood Patch") Mittel der Wahl (31, 106). Unabdingbare Voraussetzungen sind richtige Diagnosestellung und ein erfahrener Anästhesist. Dem Patienten werden 10–20 ml seines unter sterilen Bedingungen entnommenen Blutes in Höhe der vorausgegangenen Punktionsstelle reinjiziert. Die Injektion erfolgt langsam (1 ml in 3–4 Sekunden). Der Patient sollte nach der Injektion für etwa 60 Minuten auf dem Rücken liegen bleiben. Das entstehende Blutgerinnsel soll die nach Punktion verbliebene Duraöffnung verkleben. Über 90 % der mit einem Blutpflaster versorgten Patienten sind wenige Stunden später schmerzfrei; ggf. kann diese Maßnahme wiederholt werden. Eine sehr seltene, aber schwerwiegende Komplikation des epiduralen Blutpatches ist der epidurale Abszess. Außerdem kann es nach wiederholten Injektionen zu einer adhäsiven Arachnoiditis mit konsekutiver Verschmälerung des Epiduralraums kommen.

▶ **Prophylaxe.** Die Verwendung von möglichst dünnen, atraumatisch geschliffenen Spinalnadeln (25–27 G) senkt das Risiko postspinaler Punktionskopfschmerzen. Eine möglichst atraumatische Punktionstechnik sollte gewählt werden; Mehrfachperforationen der Dura erhöhen das Risiko noch weiter.

TNS-Syndrom

Treten nach zunächst unkomplizierter Spinalanästhesie etwa 2–5 Stunden nach der ersten Mobilisation Rückenschmerzen auf, so bezeichnet man diese als TNS-Syndrom (Transient neurological Symptoms) oder TRI (Transient radicular Irritation).

Ist die Spinalanästhesie abgeklungen, entwickelt sich innerhalb der nächsten 24 Stunden ein dumpfer, in Gesäß und untere Extremitäten ausstrahlender Schmerz, der klinisch dem Schmerz einer radikulären Reizung entspricht. Neurologische Symptome sind dabei nicht nachweisbar (keine Paresen usw.).

Das TNS-Syndrom findet sich in erster Linie bei Patienten, die in Steinschnittlage oder unter Verwendung von Lidocain bzw. Mepivacain zur Spinalanästhesie operiert und früh mobilisiert wurden. Nach einer Spinalanästhesie mit Bupivacain und Prilocain wurden bisher deutlich weniger TNS-Syndrome beschrieben als nach Lidocain oder Mepivacain (36a).

Das TNS-Syndrom ist ungefährlich und hinterlässt im Gegensatz zum Cauda equina-Syndrom keine Residuen, stellt jedoch für den einzelnen Patienten eine zutiefst unangenehme Komplikation dar. ZNS-Aufnahmen bei diesen Patienten zeigen keine Verletzungen des Rückenmarks oder der Nervenwurzeln. Neurophysiologische Untersuchungen wie somatosensorische Potenziale, EMG, H-Reflex oder F-Welle sind völlig unverändert. Ob die Beschwerden auf eine Lokalanästhetikatoxizität zurückzuführen sind, ist noch nicht endgültig geklärt. Andere mögliche Erklärungen wären das Nadeltrauma, Muskelspasmen oder eine zu frühe Mobilisierung.

▸ **Therapie.** Die auftretenden Schmerzen können gut mit Antirheumatika und antipyretischen Analgetika behandelt werden und lassen zumeist innerhalb von 7–10 Tagen deutlich nach.

▸ **Prophylaxe.** Als Konsequenz setzen viele Anästhesisten zurzeit weder Lidocain noch Mepivacain zur Spinalanästhesie ein und bevorzugen Bupivacain. Allerdings muss dann insbesondere nach ambulanten Eingriffen häufiger mit postoperativen Miktionsbeschwerden gerechnet werden.

Neurologische Komplikationen

Extrem selten treten nach der Spinalanästhesie neurologische Komplikationen auf. Die Angaben zur Inzidenz bleibender motorischer Läsionen nach Spinalanästhesie schwanken in der Literatur zwischen 0% und 0,08% (2, 36, 53, 76, 87, 90, 92, 99).

Als Ursache für auftretende Komplikationen kommen die Schädigung des Rückenmarks oder der Nervenwurzeln (traumatisch, toxisch durch das Lokalanästhetikum oder durch Einblutung in den Rückenmarkskanal), Durchblutungsstörungen des Rückenmarks oder eine bakterielle Kontamination infrage.

Raumforderungen im Wirbelkanal

Hämatome im Spinalkanal nach Punktion sind extrem selten (geschätzt 1 Fall auf 220 000 Spinalanästhesien). Diese Hämatome sind natürlich auch spontan, ohne Manipulation am Spinalkanal möglich; nach einer entsprechenden Punktion ist jedoch ein Kausalzusammenhang immer zu überprüfen.

> Als mögliche Folge eines Hämatoms im Spinalkanal ist die Querschnittslähmung trotz der Seltenheit eine aufklärungspflichtige Komplikation.

Wird ein solches Hämatom frühzeitig erkannt und umgehend operativ dekomprimiert, sind die Symptome vollständig reversibel.

> Daher sollten in der frühen postoperativen Phase nach einer Spinalanästhesie besonders folgende Symptome beobachtet werden:
> - starke Rückenschmerzen (entscheidendes Leitsymptom!),
> - Übelkeit und Erbrechen,
> - Sensibilitäts- und motorische Störungen in der unteren Körperhälfte sowie neu aufgetretene Inkontinenz.

Besteht der Verdacht auf ein spinales Hämatom, muss umgehend ein MRT oder ein CT mit Kontrastmittelinjektion zur Diagnosefindung durchgeführt werden!

Cauda-equina-Syndrom

Erwähnenswert in diesem Zusammenhang ist das Cauda-equina-Syndrom. Es handelt sich hierbei um eine extrem seltene Komplikation (25), die nicht nur nach intrathekalen, sondern auch nach epiduralen Techniken (Single-Shot- oder kontinuierliche Technik) auftreten kann.

Aufgrund einer Schädigung der Cauda-equina-Fasern können in lumbalen und sakralen Dermatomen zunächst Störungen des autonomen Systems wie Blasen- und Darminkontinenz, abnormes Schwitzen und mangelhafte Temperaturregulation auftreten. Zusätzlich kann eine periphere Lähmung beider Beine, die etwas asymmetrisch sein kann und eine „reithosenartige" Gefühlsstörung aller Qualitäten mit Schmerzen bewirkt, in diesem Bereich beobachtet werden.

Der erste Fallbericht über eine Nervenschädigung nach Spinalanästhesie erschien bereits 1906 von König (65). Das Auftreten bleibender Läsionen ist jedoch äußerst selten – so fand Philipps unter 10 000 Spinalanästhesien 2 Nervenwurzelschäden (90).

Ein Bericht über aufgetretene Fälle eines Cauda-equina-Syndroms nach kontinuierlicher Spinalanästhesie mit Mikrokatheter ließ jedoch einen Zusammenhang mit der Wahl der Katheter möglich erscheinen (95); als Mechanismus wird eine zu geringe Verdünnung des Lokalanästhetikums im Liquor angenommen, sodass die ungeschützten Nerven neurotoxischen Konzentrationen der Substanz ausgesetzt sein könnten (70, 72).

▸ **Therapie.** Für die Prognose neurologischer Symptome ist eine möglichst frühzeitige Behandlung entscheidend. Postoperativ sollte daher stets die Regression der Spinalanästhesie verfolgt werden; häufig ist leider die postoperative Überwachung unzureichend, weil der wache Patient den Aufwachraum schon nach kurzer Zeit verlässt. Bei Auffälligkeiten muss unverzüglich ein Neurologe konsultiert werden, der unter Einsatz seiner diagnostischen Methoden den Pathomechanismus erfassen und eine umgehende Therapie einleiten sollte.

> Kommt es nach Spinalanästhesie zu neurologischen Symptomen, sollte unverzüglich in einem multidisziplinären Team bestehend aus Neurologen, Radiologen, Internisten und Chirurgen die Herkunft dieser Störungen geklärt werden. Entscheidend für die Prognose von neurologischen Symptomen ist die schnelle Ursachenfindung und adäquate Therapie.

▸ **Prophylaxe.** Es sollten Kontraindikationen beachtet, eine streng aseptische und möglichst atraumatische Technik eingehalten sowie geeignete Medikamente in der individuell korrekten Dosierung eingesetzt werden.

5.3 Kontinuierliche Spinalanästhesie (CSA)

Vorbemerkungen

Die kontinuierliche Spinalanästhesie (CSA) ist neben der einzeitigen Spinal- oder kombinierten Spinal-Epidural-Anästhesie (CSE) und der Epiduralanästhesie eine weitere Möglichkeit der rückenmarksnahen Leitungsanästhesie.

Zur kontinuierlichen Spinalanästhesie wird ein Katheter im Subarachnoidalraum platziert. Über diesen erfolgt fortlaufend die Gabe eines Lokalanästhetikums, eines Opioids oder deren Kombination, um eine intra- und ggf. postoperative Analgesie zu erreichen.

> Die CSA zeichnet sich aus durch:
> ▸ schnellen Wirkungseintritt,
> ▸ geringstmögliche Medikamentendosis durch Titration,
> ▸ positiven Endpunkt (Liquoraustritt zeigt die korrekte Lage der Katheterspitze),
> ▸ die Möglichkeit einer beliebigen Anästhesieverlängerung,
> ▸ postoperative Schmerztherapie.

Vergleich der CSA mit anderen Regionalanästhesieformen

Vorteile gegenüber der Single-Shot-Spinalanästhesie

Die CSA – durchgeführt als fraktionierte Spinalanästhesie – hat den Vorteil, dass die Dauer der Anästhesie durch Nachinjizieren von Lokalanästhetika über den liegenden Katheter verlängert werden kann. Dies führt zu einer zeitlichen Unabhängigkeit und zu einer größeren Akzeptanz dieser Anästhesieform beim Operateur und beim Patienten. Durch Titration geringer Dosen kurz wirksamer Lokalanästhetika wird intraoperativ eine bessere Steuerbarkeit der Anästhesieausbreitung und Wirkungsdauer erreicht und das Abklingen der Wirkung verkürzt.

Bei der CSA kann das Lokalanästhetikum dosiert werden, nachdem der Patient nach Punktion die Rückenlage eingenommen hat. Dies führt zu geringeren kardiovaskulären Reaktionen und zu einer größeren hämodynamischen Stabilität.

Vorteile gegenüber der kontinuierlichen Periduralanästhesie

Die Punktion des Subarachnoidalraums ist technisch einfacher als die des Epiduralraums. Damit verbunden ist eine höhere Erfolgsquote, z. B. 99,3 % vs. 91 % (114), insbesondere bei anatomischen Schwierigkeiten.

Die Injektion von nur etwa 10 % der üblichen epiduralen Dosis führt nach kurzer Anschlagszeit zu einer hervorragenden Blockade; das Risiko toxischer Reaktionen auf das Lokalanästhetikum ist damit äußerst gering. Ein Abfall des mittleren arteriellen Blutdrucks, der einen Einsatz von vasopressorisch wirksamen Medikamenten erforderlich macht, zeigt sich nach CSA signifikant seltener als nach kontinuierlicher Periduralanästhesie.

Vorteile gegenüber der CSE

Auch bei der CSE besteht die Möglichkeit der Titration des Lokalanästhetikums. Der geringe Durchmesser der Spinalnadel geht außerdem mit einem äußerst geringen Anteil postpunktioneller Kopfschmerzen einher. Allerdings kann der Periduralkatheter nicht richtig getestet werden, weil hier schon die Spinalanästhesie wirkt. Mit letzten Unsicherheiten bezüglich der Katheterlage muss daher gerechnet werden.

Nachteil der CSA gegenüber einzeitigen Verfahren

Ein gemeinsamer Nachteil der Katheteranwendung bei der Spinal- bzw. Epiduralanästhesie liegt in der zusätzlich erforderlichen Zeit für das Einführen des Katheters, das sich gelegentlich als schwierig erweisen kann, insbesondere beim Einsatz von besonders kleinen Kathetern für die Spinalanästhesie.

Indikationen und Kontraindikationen
Indikationen

Die CSA eignet sich besonders gut für länger andauernde chirurgische Eingriffe mit anschließender postoperativer Schmerztherapie, dabei ist insbesondere zu denken an:
- Eingriffe in der Gefäßchirurgie,
- Eingriffe in der Orthopädie (Endoprothetik),
- gynäkologische und geburtshilfliche Eingriffe,
- schwierige anatomische Verhältnisse, weil hier die korrekte Katheterlage durch Liquorfluss sicher beurteilbar ist,
- ältere Risikopatienten, bei denen das Anästhesieniveau möglichst niedrig eingestellt werden soll und das Risiko von Postpunktionskopfschmerzen als gering einzustufen ist,
- sämtliche Eingriffe, nach denen eine unkomplizierte und effektive postoperative Schmerztherapie – auch über mehrere Tage – erwünscht ist.

Kontraindikationen

Die Kontraindikationen für eine CSA entsprechen den allgemeinen Kontraindikationen für rückenmarksnahe Regionalanästhesien.

Durchführung
Vorbereitungen

Die Vorbereitungen entsprechen den Maßnahmen vor einer einzeitigen Spinalanästhesie.

Materialien

Die erste CSA, bei der die Spinalnadel während der Operation am Punktionsort belassen wurde, führte Dean 1907 durch (26). Lemmon beschrieb 1940 den Einsatz einer verformbaren Nadel und einer gespaltenen Matratze, um etwaigen Verletzungen durch die Nadel und ihrem Abbrechen vorzubeugen (78). 1944 schließlich legte Tuohy erstmals einen Ureterenkatheter durch eine Spinalnadel in den Liquorraum, und er erreichte durch intermittierende Procaingaben zeitlich beliebig ausdehnbare Spinalanästhesien (117). Aufgrund der hohen Inzidenz von Nebenwirkungen, insbesondere des postspinalen Kopfschmerzes bei Verwendung einer 15-G-Nadel, konnte sich diese Technik jedoch zunächst in der Praxis nicht durchsetzen. Erst 1989 bemühten sich Hurley und Lambert (56), durch Verwendung von deutlich kleineren Mikrokathetern das Risiko postspinaler Kopfschmerzen zu senken, und im weiteren Verlauf kam die kontinuierliche Spinalanästhesie auch im klinischen Alltag zunehmend zum Einsatz.

Die steigende Zahl durchgeführter Spinalanästhesien unter der Verwendung von Mikrokathetern führte auch zu immer häufigeren Berichten über Komplikationen, sodass in den USA der Mikrokatheter von der Food and Drug Administration (FDA) aus dem Handel gezogen wurde. In vielen anderen Ländern findet die CSA jedoch auch mit Mikrokathetern immer häufiger Anwendung (28, 71, 116, 117).

Heute kommen im Wesentlichen zwei Punktionstechniken zur Anwendung, für die jeweils unterschiedliche Kathetersets zur Verfügung stehen:
- die Through-the-Needle-Technik und
- die Over-the-Needle-Technik.

Für die klassische Technik, das **„Through-the-Needle-System"**, wird eine Standard-Epidural-Tuohy-Kanüle von 18 G mit einem epiduralen Katheter von 20 G kombiniert. Als weitere Möglichkeit stehen eine Standard-Spinalkanüle von 25–26 G mit einem Mikrokatheter von 32 G oder eine 22-G-„Pencil-Point"-Spinalkanüle mit einem 28-G-Mikrokatheter zur Verfügung.

Liegt die Spinalkanüle in dem Katheter, dem **„Over-the-Needle-System"**, so hat man die Wahl zwischen einem 22-G- und einem 24-G-Spinalkatheter in einem Set mit epiduraler Quincke-Führungskanüle, Spritze, Katheterkupplung und Flachfilter.

Lagerung des Patienten

Die meisten Anästhesisten bevorzugen zur Katheteranlage die Seitenlagerung des Patienten.

Punktion
„Through-the-Needle-System"

Zur Lumbalpunktion wird – nach verbaler Vorwarnung des Patienten – an der Punktionsstelle eine Quaddel gesetzt und 1–2 ml Lokalanästhetikum interspinal infiltriert. Die Quincke-Kanüle wird zwischen Daumen und Zeigefinger gehalten und durch die Hautquaddel (s. o.) sowie das infiltrierte Gebiet in Richtung Subarachnoidalraum vorgeschoben; gleichzeitig fixieren Zeige- und Mittelfinger der anderen Hand die Haut und das darunterliegende Gewebe, um ein ungewollt schnelles Vordringen der Kanülenspitze zu verhindern.

Nach Erreichen des Subarachnoidalraumes wird die Öffnung der Punktionskanüle nach kranial gedreht. Nach Entfernung des Mandrins zeigt freier Liquorfluss die korrekte Punktion der Dura an. Die Punktionskanüle wird nun weitere 1–2 mm vorgeschoben, um eine optimale Platzierung im rund 14 mm weiten Subarachnoidalraum zu gewährleisten. Der Katheter wird nun vorsichtig subarachnoidal bis 2–3 cm hinter die Kanülenspitze vorgeschoben. Nach der Platzierung des Katheters wird die Punktionskanüle vorsichtig über den liegenden Katheter herausgezogen. Es folgt das Anlegen der Katheterkupplung und des Bakterienfilters sowie die Katheterfixierung.

„Over-the-Needle-System"

Eine epidurale Punktion erfolgt genau in der Mittellinie mit „Loss-of-Resistance"-Technik unter Verwendung einer Kanüle mit einem 30°-Schliff. Diese Kanüle wird so lange weitergeschoben, bis das Lig. flavum penetriert ist. Der Mandrin wird herausgezogen. Nun werden Katheter und die innenliegende Spinalkanüle mit Daumen, Zeige- und Mittelfinger am Kanülenende gefasst und die Dura punktiert. Der Duraklick ist meist gut spürbar, und nach 3–6 Sekunden zeigt der Liquorfluss am Ende der Spinalkanüle die erfolgreiche Punktion des Spinalraums an. Der Katheter wird mit einer Hand ca. 3 cm hinter der Führungskanüle, der Ausziehdraht am Ende mit der anderen Hand gefasst und gestreckt. Nun wird der Katheter über die Spinalkanüle in den Spinalraum vorgeschoben (Technik analog einer Venenverweilkanüle) und die Spinalkanüle am Ausziehdraht aus dem Katheter herausgezogen. Die epidural liegende Führungskanüle wird entfernt und der Spinalkatheter wie üblich gesichert. Anschließend werden noch Konnektor und Flachfilter angelegt.

Vorteile der „Over-the-Needle"-Technik sind das kleinere Durapunktionstrauma und der damit verbundene geringere Liquorverlust (27, 51, 88). Damit sinkt das Risiko postspinaler Kopfschmerzen entsprechend. Die Katheterplatzierung bei dieser Technik wird allerdings von einigen Autoren als schwieriger beschrieben (93).

Im Anschluss an die Katheterfixierung erfolgt bei beiden Techniken die Lagerung des Patienten in der für die Operation erforderlichen Position, und die Medikamente für die subarachnoidale Gabe werden vorbereitet.

Medikamente zur CSA

Prinzipiell werden sämtliche iso-, hyper- und hypobaren Lösungen eingesetzt. Insbesondere vor dem Hintergrund aufgetretener Cauda-equina-Syndrome (s. unter Komplikationen) empfiehlt es sich, die niedrigstmögliche Dosierung und Konzentration eines isobaren Lokalanästhetikums oder Opioids zu wählen. Die Injektion sollte immer in kleinen, titrierten Dosen erfolgen. Repetitionsdosen während der Operation sollten 30–50 % der Initialdosis betragen. Beim Einsatz in der postoperativen Schmerztherapie genügen noch niedrigere Dosen. Auch hier bietet die additive intrathekale Gabe eines Opioids zu einem Lokalanästhetikum die Möglichkeit, die Konzentration des Lokalanästhetikums deutlich zu verringern (108).

Komplikationen nach CSA
Postdurapunktionskopfschmerz (PDPH)

Das Risiko für Postdurapunktionskopfschmerzen kann durch die Anwendung möglichst kleiner Katheter, die zu einem geringeren Perforationstrauma der Dura führen, minimiert werden. Diese Überlegung führte zur Entwicklung sog. Mikrokatheter (z. B. 32-G-Katheter durch 26-G-Punktionskanüle oder 28-G-Katheter durch „Pencil-Point"-Punktionskanüle von 22 G) sowie zur Entwicklung des „Over-the-Needle"-Systems, bei dem der initiale Liquorverlust nach Anlage des Katheters gänzlich vermieden wird.

Cauda-equina-Syndrom

Als Ursache eines Cauda-equina-Syndroms werden hohe Dosierungen und ein sakrales Pooling des injizierten Lokalanästhetikums, bedingt durch den hohen Injektionswiderstand der Mikrokatheter, vermutet. Nicht endgültig geklärt ist, ob die neurologischen Schäden durch eine direkte toxische Wirkung des Lokalanästhetikums oder durch eine indirekte ischämische Wirkung im ohnehin schlecht vaskularisierten Cauda-equina-Bereich entstehen.

Nach CSA mit Mikrokathetern wurden in den USA vier Cauda-equina-Syndrome beobachtet. Dies veranlasste die Food and Drug Administration (FDA) zu einem generellen Verbot aller Mikrokatheter auf dem US-Markt. Zu beachten ist allerdings, dass in diesen Fällen ungewöhnlich hohe Dosen von hyperbaren Lösungen injiziert worden waren (Lidocain 5 % und Tetracain 5 %), nachdem die üblichen Dosen nicht zum Erfolg geführt hatten. Auch die drei in der Folgezeit berichteten Fälle ereigneten sich nach versehentlich intrathekaler Injektion hoher Dosen von Lidocain und Tetracain (22, 34, 77). Wiederholte Injektionen der Lösungen von hoher Osmolarität an ein und dieselbe Stelle im Subarachnoidalraum könnten also die Nervenschäden erzeugt haben. Durch den Einsatz isobarer Lösungen dürfte sich diese Komplikation vermeiden lassen.

Abscheren des Katheters

Ein Abscheren des Katheters kann bei der Katheterplatzierung und bei der Katheterentfernung auftreten. Bei technischen Schwierigkeiten sollte daher niemals ein Spinalkatheter durch eine liegende Punktionskanüle zurückgezogen werden. Das Entfernen des Katheters muss sorgfältig und vorsichtig geschehen. Eine anschließende Untersuchung auf Vollständigkeit des Katheters ist obligat.

Kernaussagen

1

▸ **Vorbemerkungen** Die Durchführung rückenmarksnaher Regionalanästhesien wie der Spinalanästhesie führt zur Reduktion von postoperativer Mortalität und Morbidität.

2

▸ **Vorbereitungen** Wie bei der Intubationsnarkose gelten auch für regionalanästhesiologische Verfahren Sicherheitsstandards zur Vorbereitung und Durchführung (wie sorgfältige Anamnese und Untersuchung sowie vollständig einsatzfähiges Zubehör).

3

▸ **Überwachung und Betreuung** Eine Regionalanästhesie bei wachen Patienten erfordert sorgfältige Beobachtung und Betreuung, Ansprache sowie Berücksichtigung der besonderen Situation.

4

▸ **Medikamente** Die wichtigste Gruppe sind die Lokalanästhetika, die mit Opiaten sicher kombiniert werden können. Von weiteren neuen Medikamenten liegen z. T. schon vielversprechende Ergebnisse vor.

5

▸ **Komplikationen** Auch bei dieser relativ leicht durchzuführenden Technik sind Komplikationen möglich; sie betreffen zunächst Anlage und Punktion, treten aber auch als Folge der eintretenden physiologischen Veränderungen auf (Sympathikusblockade, hämodynamische Störungen, postduraler Punktionskopfschmerz, neurologische Folgeschäden).

6

▸ **Kontinuerliche Spinalanästhesie (CSA)** Alle Vorteile der einzeitigen Spinalanästhesie liegen auch bei der Anwendung der CSA vor, mit der Möglichkeit guter Steuerbarkeit der Anästhesieausbreitung, Verlängerung der Wirkung und schließlich postoperativer Schmerztherapie.

Literatur

1. Andersen APD, Wanscher MCJ, Hüttel MS. „Postspinaler" Kopfschmerz. Ist die 24-stündige flache Bettruhe eine Prophylaxe? Reg Anästh 1986;9:15.
2. Aromaa U, Lahdensuu M, Cozanitis DA. Severe complications associated with epidural and spinal anaesthesias in Finland 1987 – 1993. A study based on patient insurance claims. Acta Anaesthesiol Scand 1997;41:445 – 52.
3. Becker J, Theiss D, Lanz E, Erdmann K. Dichte von Liquor und Lokalanästhetika. Region Anästh 1979;2:81.
4. Beland B, Prien T, Van Aken H. Differentialindikation zentraler und peripherer Leitungsanästhesien. Anaesthesist 2000;49:495 – 504.
5. Bergquist D, Lindblad D, Mätzsch T. Low molecular weight heparin for thromboprophylaxis and epidural/spinal anaesthesia – is there a risk? Acta Anaesthesiol Scand 1992;36:605.
6. Bier A. Versuche über die Cocainisierung des Rückenmarks. Dtsch Z Chir 1899;51:361 – 8.
7. Biscoping J, Ahlbrecht R, Salomon F, Hempelmann G. pH und Pufferkapazität des Liquors nach Spinalanästhesie. Region Anästh 1983;6:76.
8. Blomberg RG. The dorsomedian connective tissue band in the lumbar epidural space of humans: an anatomical study using epiduroscopy in autopsy cases. Anesth Analg 1986;65:747.
9. Blomberg RG. The lumbar subdural extraarachnoid space of humans: an anatomical study using spinaloscopy in autopsy cases. Anesth Analg 1987;66:177.
10. Blomberg RG, Olson SS. The lumbar epidural space in patients examined with epiduroscopy. Anesth Analg 1989;68:157.
11. Blomberg RG. Anatomical relationships of the lumbar epidural and subarachnoid spaces. Anaesthesist 1991;40:289.
12. Bonica JJ. Principles and practice of obstetric analgesia and anesthesia. Philadelphia:Davis;1972.
13. Bridenbaugh PO, Kennedy WF. Spinal subarachnoid neural blockade. In: Covino MJ, Bridenbaugh PO, eds. Neural blockade in clinical anesthesia and management of pain. Philadelphia:Lippincott;1980:146.
14. Bromage PR. Epidural analgesia. Philadelphia:Saunders;1978.
15. Brull SJ. Choice of regional versus general anesthesia. In: McLeskey CH, ed. Geriatric anesthesiology. Baltimore:Williams & Wilkins;1997:361 – 6.
16. Bucher O. Cytologie, Histologie und Mikroskopische Anatomie des Menschen. Bern:Huber;1977.
17. Büttner J, Wresch KP, Klose R. Bietet eine konisch geformte Kanülenspitze Vorteile bei der Spinalanästhesie? Reg Anästh 1990;39:124.
18. Camann WR, Murray RS, Mushlin PS, Lambert DH. Effects of oral coffeine on postdural puncture headache: a doubleblind, placebo-controlled trial. Anesth Analg 1990;70:181 – 4.
19. Cameron AE, Arnold RW, Ghoris MW, Jamieson V. Spinal analgesia using bupivacaine 0,5 % plain: variation in the extent of the block with patient age. Anaesthesia 1981;36:318.
20. Caplan RA, Ward RJ, Posner K, Cheney FW. Unexpected cardiac arrest during spinal anesthesia: a closed claims analysis of predisposing factors. Anesthesiology 1988;68:5 – 9.
21. Carpenter RL, Hogan QH, Liu SS, Crane B, Moore J. Lumbosacral cerebrospinal fluid volume is the primary determinant of sensory block extent and duration during spinal anesthesia. Anesthesiology 1998;89:24 – 9.
22. Cheng A. Intended epidural anesthesia as a possible cause of cauda equina syndrome. Anesth Analg 1993;78:157 – 9.
23. Chung F, Meier R. General or spinal anaesthesia: which is better for the elderly? Canad Anaesth Soc J 1986;33(Suppl.):118.
24. Cohen CA, Kallos T. Failure of spinal anesthesia due to subdural catheter placement. Anesthesiology 1972;37:352.
25. Dahlgren N, Törnebrandt K. Neurological complications after anaesthesia. A follow-up of 18000 spinal and epidural anaesthetics performed over three years. Acta Anaesthesiol Scand 1995;39:872 – 80.
26. Dean HP. Discussion on the relative value of inhalational and injection methods of inducing anaesthesia. Br Med J 1907;5:869 – 77.
27. De Andrès J, Valia JC, Olivares A, Bellver J. Continuous spinal anesthesia: a comparative study of standard microcatheter and Spinocath. Reg Anesth Pain Med 1999;24:110 – 6.
28. Denny NM, Selander DE. Continuous spinal anaesthesia. Br J Anaesth 1998;81:590 – 7.
29. Denson DD, Bridenbaugh PO. Effects of epinephrine on lidocaine spinal anesthesia. Anesth Analg 1984;63:538.
30. Dietz H, Schürmann K, Zeitler E. Beobachtungen der Liquordynamik aufgrund szintigraphischer Untersuchungen. In: Kienle G, ed. Hydrodynamik, Elektrolyt- und Säure-Basen-Haushalt im Liquor und Nervensystem. Stuttgart:Thieme;1967:153.
31. DiGiovanni AJ, Galbert MW, Wahle WM. Epidural injection of autologous blood for postlumbar puncture headache. II: Additional clinical experiences and laboratory investigation. Anesth Analg 1972;51:226 – 32.
32. Dittmann M, Schäfer HG, Ulrich J, Bond-Taylor W. Anatomical reevaluation of lumbar dura mater with regard to postspinal headache. Effect of dural puncture. Anaesthesia 1988;43:635.
33. Döbler K, Nolte H. Beeinflussen erhöhte Blut- und Liquorglucosekonzentrationen und andere Faktoren die Dichte des Liquor cerebrospinalis und die Ausbreitung der isobaren Spinalanästhesie? Region Anästh 1990;39:101.
34. Drasner K, Rigler ML, Sessler DI, Stoller ML. Cauda equina syndrome following intended epidural anesthesia. Anesthesiology 1992;77:582 – 5.
35. Dreyer M, Migdal H. Passagere Mittel- und Tieftonschwerhörigkeit nach Spinalanästhesie. Region Anästh 1990;13:138.
36. Dripps RD, Vandam LD. Long-term follow-up of patients who received 10,089 spinal anesthetics: Failure to discover major neurological sequelae. JAMA 1954;156:1486 – 91.
36a. Eberhart LH, Morin HM, Kranke P, Geidner G, Wulff H. Transiente neurologische Symptome nach Spinalanästhesie. Anaesthesist 2002;7:539 – 46.
37. Eckstein KL, Rogacev Z, Vicente-Eckstein A, Grakovac Z. Prospektive vergleichende Studie postspinaler Kopfschmerzen bei jungen Patienten (< 51 Jahre). Region Anästh 1982;2:57.
38. Esmaoglu A, Boyaci A, Ersoy Ö, Güler G, Talo R, Tercan E. Unilateral spinal anaesthesia with hyperbaric bupivacaine. Acta Anaesthesiol Scand 1998;42:1083 – 7.
39. Faulhauer K. Anatomisch-physiologische Grundlagen der Liquorproduktion und -resorption. Radiologe 1977;17:443.
40. Freedman JM, Li DK, Drasner K, Jaskela MC, Larsen B, Wi S. Transient neurologic symptoms after spinal anesthesia: an epidemiologic study of 1863 patients. Anesthesiology 1998;89:633 – 41.

41 Frick H, Leonhardt H, Starck D. Allgemeine Anatomie, Spezielle Anatomie I. 4. Aufl. Stuttgart:Thieme;1992.
42 Gauntlett JS. Total spinal anesthesia following intercostal nerve block. Anesthesiology 1986;65:82.
43 Gogarten W, Van Aken H, Wulf H, Klose R, Vandermeulen E, Harenberg J. Rückenmarksnahe Regionalanästhesien und Thromboembolieprophylaxe/Antikoagulation. Anästh Intensivmed 1997;38:623–38.
44 Gogarten W, Van Aken H. A century of regional anesthesia in obstetrics. Anesth Analg 2000;91:773–5.
45 Greene NM. Physiology of spinal anesthesia. 3rd ed. Baltimore:Williams & Wilkins;1982.
46 Halpern S, Preston R. Postdural puncture headache and spinal needle design. Anesthesiology 1994;81:1376–83.
47 Hannich HJ, Gralow I, Magh C. Das Gespräch während der Regionalanästhesie. Anästhesie 1991;14:25–31.
48 Hart JR, Whitacre RG. Pencil-point needle in prevention of post spinal headache. JAMA 1951;147:657–8.
49 Hodgson PS, Liu SS. New developments in spinal anesthesia. Anesth Clin North Amer 2000;18:235–49.
50 Hogan Q. Anatomy of spinal anesthesia. Some old and new findings. Reg Anesth Pain Med 1998;23:340.
51 Holst D, Möllmann M, Scheuch E, Meissner K, Wendt M. Intrathecal local anesthetic distribution with the new Spinocath catheter. Reg Anest Pain Med 1998;23:463–8.
52 Horlocker TT, McGregor DG, Matsushige DK, Schroeder DR, Besse JA, and the Perioperative Outcomes Group. A retrospective review of 4767 consecutive spinal anesthetics: central nervous system complications. Anesth Analg 1997;84:578–84.
53 Horlocker TT, McGregor DG, Matsushige DK, Chantigian RC, Schroeder DR, Besse JA, and the Perioperative Outcomes Group. Neurologic complications of 603 consecutive continuous spinal anesthetics using macrocatheter and microcatheter techniques. Anesth Analg 1997;84:1063–70.
54 Horlocker TT. Complications of spinal and epidural anesthesia. Anesth Clin North Amer 2000;18:461–85.
55 Horlocker TT, Wedel DJ. Neurologic complications of spinal and epidural anesthesia. Reg Anesth Pain Med 2000;25:83–98.
56 Hurley RH, Lambert DH. Continuous spinal anaesthesia with a microcatheter technique: the experience in obstetrics and general surgery. Reg Anesth 1989;14:3–8.
57 Hutter C. The Woolley and Roe Case – II: an explanation. In: Schulte am Esch J, Goerig M. The 4th International Symposium on the history of Anaesthesia – Proceedings. Lübeck:Dräger-Druck;1997.
58 Janik R, Dick W. Der postspinale Kopfschmerz. Häufigkeit nach medianer und paramedianer Technik. Anaesthesist 1992;41:137.
59 Jöhr M. Kontinuierliche Spinalanästhesie mit Bupivacain. Region Anästh 1988;11:71.
60 Johnson A, Bengtsson M, Merits H, Löfström JB. Anesthesia for major hip surgery: a clinical study of spinal and general anesthesia in 244 patients. Reg Anesth 1986;11:83.
61 Kamenik M, Paver-Erzen V. The effects of lactated Ringer's solution infusion on cardiac output changes after spinal anesthesia. Anesth Analg 2001;92:710–4.
62 Kashanipour A, Strasser K, Klimscha W, Taslimi R, Aloy A, Semsroth M. Kontinuierliche Spinalanästhesie versus kontinuierliche Epiduralanästhesie bei Operationen an den unteren Extremitäten. Reg Anästh 1991;14:83.
63 Kee WD, Khaw KS, Lee BB, Lau TK, Gin T. A dose-response study of prophylactic intravenous ephedrine for the prevention of hypotension during spinal anesthesia for cesarean delivery. Anesth Analg 2000;90:1390–5.
64 Killian H. Lokalanästhesie und Lokalanästhetika. 2. Aufl. Stuttgart:Thieme;1959.
65 König F. Bleibende Rückenmarkslähmung nach Lumbalanästhesie. Münch Med Wschr 1906;53:1112.
66 Koller K. Versuche über die Verwendung des Cocain zur Anästhesierung am Auge. Wien Med Wschr 1884;44:1309.
67 Kreuscher H, Sandmann G. Die Minderung des postspinalen Kopfschmerzes durch Verwendung der Whitacre-Kanüle. Region Anästh 1989;12:43.
68 Kung CC, Lin SY, Tang CS, Wu TJ, Sun WZ. Clinical study of failure in continuous spinal anaesthesia with bupivacaine. Kaohsiung J Med Sci 1998;14:486–91.
69 Kuusniemi KS, Pihlmajamäki KK, Pitkänen MT, Helenius HY, Kirvelä OA. The use of bupivacaine and fentanyl for spinal anesthesia for urologic surgery. Anesth Analg 2000;91:1452–6.
70 Lambert DH, Möllmann M. Continuous spinal anesthesia. In: Van Aken H, ed. Baillère's clinical anaesthesiology – new developments in epidural and spinal drug administration. Vol. 7. London: Baillère Tindall; 1993:709–26.
71 Lambert DH. Is continuous spinal anesthesia really so bad? Anesth Analg 1998;86:214–5.
72 Lambert LA, Lambert DH, Strichartz GR. Potential neurotoxicity of lidocaine and dextrose solutions used for spinal anesthesia. Reg Anesth 1992;17(Suppl.3):164.
73 Lanz E, Däubler F, Eissner D, Brod KH, Theiß D. Der Einfluss der spinalen Liquordynamik auf die subarachnoidale Ausbreitung rückenmarksnah applizierter Substanzen. Region Anästh 1986;9:4.
74 Lanz E, Grab BM. Miktionsstörungen nach Spinalanästhesie unterschiedlicher Wirkungsdauer (Lidocain 2% versus Bupivacain 0,5%). Anästhesist 1992;41:231.
75 Lanz E. Spinalanästhesie. In: Niesel HC, Hrsg. Regionalanästhesie – Lokalanästhesie – Regionale Schmerztherapie. Stuttgart:Thieme;1994:208–286.
76 Larsen R. Anästhesie. 6. Aufl. München: Urban & Schwarzenberg; 1999.
77 Lee DS, Bui T, Ferrarese J, Richardson PK. Cauda equina syndrome after incidental total spinal anesthesia with 2% lidocaine. J Clin Anesth 1998;10:66–9.
78 Lemmon WT. A method for continuous spinal anaesthesia. Ann Surg 1940;11:141–4.
79 Leonhardt H. Histologie, Zytologie und Mikroanatomie des Menschen. 8. Aufl. Stuttgart:Thieme;1990.
80 Liu SS. Why are postdural puncture hedaches still a problem? Reg Anesth Pain Med 2000;25:347–9.
81 Liu SS. Current issues in spinal anesthesia. Anesthesiology 2001;94:888.
82 Louis R. Topographic relationships of the vertebral column, spinal cord and nerve root. Anat Clin 1978;1.
83 Meiklejohn BH. Distance from skin to the lumbar epidural space in an obstetric population. Region Anästh 1990;15:134.
84 Mihic DN. Postspinal headache and relationship of needle bevel to longitudinal dural fibers. Region Amesth 1985;10:76.
85 Möllmann M. Subdurale, intraarachnoidale Ausbreitung von Lokalanästhetika. Anästhesist 1992;41:685–8.
86 Möllmann M, Kösters C, Cord S. Unilateral spinal anesthesia. Reg Anesth Pain Med 2001;26:3(Abstract).
87 Moore DC, Bridenbaugh LD. Spinal (subarachnoid) block: A review of 11574 cases. JAMA 1966;195:123–8.
88 Muralidhar V, Kaul HL, Mallick P. Over-the-needle versus microcatheter-through-needle technique for continuous spinal anesthesia: a preliminary study. Reg Anesth Pain Med 1999;24:417–21.
89 Park WY, Balingit PE, Mac Namara TE. Effects of patient age, pH of cerebrospinal fluid, and vasopressors on onset and duration of spinal anesthesia. Anesth Analg 1975;54:455.
90 Philipps OC, Ebner H, Nelson AT, Block MH. Neurologic complications following spinal anesthesia with lidocaine:

a prospective review of 10440 cases. Anesthesiology 1969;30:284–9.
91 Plum F, Siesjö B. Recent advances in CSF physiology. Anesthesiology 1975;62:708.
92 Puolakka R, Haasio J, Pitkänen MT, Kallio M, Rosenberg PH. Technical aspects and postoperative sequelae of spinal and epidural anesthesia: a prospective study of 3230 orthopedic patients. Reg Anest Pain Med 2000;25:488–97.
93 Puolakka R, Pitkänen MT, Rosenberg PH. Comparison of three catheter sets for continuous spinal anesthesia in patients undergoing total hip or knee arthroplasty. Reg Anest Pain Med 2000;25:584–90.
94 Quincke H. Die Lumbalpunktion des Hydrozephalus. Berl Klin Wschr 1891;28:929.
95 Rigler ML, Drasner K, Krejcie TC, Yelich SJ, Scholnick FT, DeFontes J, Bohner D. Cauda equina syndrome after continuous spinal anesthesia. Anesth Analg 1991;72:275–81.
96 Rodgers A, Walker N, Schug S, et al. Reduction of postoperative mortality and morbidity with epidural or spinal anaesthesia: results from overview of randomised trials. BMJ 2000;16:1493.
97 Rohen JW, Lütjen-Drecoll E. Funktionelle Histologie. Stuttgart:Schattauer;1982.
98 Rosenberg H, Goldberger N. Density of local anesthetics: clinical implications. Region Anesth 1978;3:4.
99 Sadove MS, Levin MJ, Rant-Sejdinaj I. Neurological complications of spinal anaesthesia. Can Anaesth Soc J 1961;8:405–16.
100 Salmela L, Aromaa U. Transient radicular irritation after spinal anesthesia induced hyperbaric solutions of cerebrospinal fluid-diluted lidocaine 5 mg/ml or mepivacaine 40 mg/ml or bupivacaine 5 mg/ml. Acta Anaesthesiol Scand 1998;42:765–9.
101 Schmidt R: Der Liquor cerebrospinalis. Berlin:VEB Volk u. Gesundheit:1968.
102 Schnitzler M, Kilbride MJ, Senagore A. Effect of epidural analgesia on colorectal anastomotic healing and colonic motility. Reg Anesth 1992;17:143–7.
103 Schönberg H. Regulation of CSF circulation. Amer J Physiol 1962;51:125.
104 Sechzer PH. Subdural space in spinal anesthesia. Anesthesiology 1963;24:869.
105 Schulte-Sasse U, Debong B. Überwachung nach rückenmarksnaher Regionalanästhesie. Verantwortungsteilung zwischen Anästhesist und Operateur. Arztrecht 1998;67–74.
106 Seebacher J, Ribeiro V, Le Guillou JL, et al. Epidural blood patch in the treatment of postdural puncture headache: a double-blind study. Headache 1989;29:630–2.
107 Sobotta J. Atlas der Anatomie des Menschen. München:Urban & Schwarzenberg;1982.
108 Standl TG, Horn E, Luckmann M, Burmeister M, Wilhelm S, Schulte am Esch J. Subarachnoid sufentanil for early postoperative pain management in orthopedic patients: a placebo-controlled, double blind study using spinal microcatheters. Anesthesiology 2001;94:230–8.
109 Stark P, Nolte H. pH des Liquor spinalis während subduraler Blockade. Region Anästh 1978;1:41.
110 Steinbrock RA. Epidural anesthesia and gastrointestinal motility. Anesth Analg 1998;86:837–44.
111 Stewart A, Vaghadia H, Collins L, Mitchell GWE. Small-dose selective spinal anesthesia for short duration outpatient laparoscopy: recovery characteristics compared to propofol anesthesia. Br J Anaesth 2001;86:1–3.
112 Stratmann D, Götte A, Meyer-Hamme K, Watermann WF. Klinische Verläufe von über 6000 Spinalanästhesien mit Bupivacain. Region Anästh 1979;2:49.
113 Stricker K, Steiner W. Postoperatives Harnverhalten. Anästhesist 1991;40:287–90.
114 Sutter PA, Gamulin Z, Forster A. Comparison of continuous spinal and continuous epidural anaesthesia for lower limb surgery in elderly patients. A retrospective study. Anaesthesia 1989;44:47–50.
115 Thöns M, Zenz M. Vorbereitung des Patienten zur Regionalanästhesie. Anästh Intensivmed 1997;38:464–9.
116 Tobias G, Sands RP jr, Bacon DR. Continuous spinal anesthesia: a continuous history? Reg Anesth Pain Med 1999; 24:453–7.
117 Tuohy EB. Continuous spinal anaesthesia: Its usefulness and technique involved. Anaesthesia 1944;5:142–8.
118 Usubiaga JE. Neurological complications following epidural anesthesia. Int Anesthesiol Clin1975;13:2.
119 Vaghadia H. Walking spinals. Reg Anesth Pain Med Syllabus 2001;248–50.
120 Vaghadia H, Viskari D, Mitchell GWE, Berrill A. Small-dose selective spinal anesthesia for short duration outpatient gynecological laparoscopy: Characteristics of three hypobaric solutions. Can J Anaesth 2001;48:(in press).
121 Vandermeulen EP, Van Aken H, Vermylen J. Anticoagulants and spinal-epidural anesthesia. Anesth Analg 1994;79:1165–77.
122 Vercauteren MP, Coppejans HC, Hoffmann VH, Mertens E, Adriaensen HA. Prevention of hypotension by a single 5-mg dose of ephedrine during small-dose spinal anesthesia in prehydrated cesarean delivery patients. Anesth Analg 2000;90:241–2.
123 Wüthrich R. Liquor. In: Siegenthaler W, ed. Klinische Pathophysiologie. Stuttgart:Thieme;1982.
124 Yuen EC, Layzer RB, Weitz SR, Olney RK. Neurologic complications of lumbar epidural anesthesia and analgesia. Neurology 1995;45:1795–1801.
125 Zoys TN. An overview of postdural puncture headaches and their treatment. In: ASRA, Supplement of the American Society of Regional Anesthesia 1996.

6 Epiduralanästhesie
R. Waurick und H. Van Aken

198	6.1	Allgemeines
198	6.2	Historische Entwicklung
198	6.3	Anatomische Grundlagen
201	6.4	Pharmakokinetische und pharmakodynamische Grundlagen
207	6.5	Indikationen und Kontraindikationen
209	6.6	Durchführung
213	6.7	Zugangswege und spezielle Indikationen
220	6.8	Nebenwirkungen und Komplikationen
226	6.9	Postoperative Nachsorge

6.1
Allgemeines

Die Epiduralanästhesie ist ein rückenmarksnahes Regionalanästhesieverfahren, bei dem Lokalanästhetika (allein oder in Kombination mit Opioiden) in den zervikalen, thorakalen oder lumbosakralen Epiduralraum injiziert werden und im Bereich ihrer Verteilung zu einer reversiblen zentralen Nervenblockade führen. Als Synonym weit verbreitet ist die (anatomisch nicht exakte) Bezeichnung „Periduralanästhesie" (PDA); der Begriff „Extraduralanästhesie" wird heute nur noch selten, am ehesten in der englischsprachigen Literatur verwendet.

6.2
Historische Entwicklung

Sicard (141) und Cathelin berichteten 1901 unabhängig voneinander über erste Erfahrungen mit der Epiduralanästhesie. Sie benutzten den kaudalen Zugangsweg – der lumbale Zugang wurde 20 Jahre später von Sicard und Forrestier beschrieben. Dieser Zugangsweg setzte sich jedoch erst durch, nachdem Dogliotti 1933 seine Methode des plötzlichen „Widerstandsverlustes" nach Durchdringen des Lig. flavum mit einer Kanülenspitze beschrieben hatte und dies zur Identifizierung des Epiduralraums genutzt wurde. Als weiteres Identifikationsverfahren wurde ebenfalls 1933 von Gutièrrez die Methode des „hängenden Tropfens" beschrieben, bei dem – ebenso wie beim Macintosh-Ballon – der Unterdruck im Epiduralraum bei dessen Erreichen zum sichtbaren „Ansaugen" des Tropfens bzw. Kollapses des zuvor geblähten Ballons am äußeren Ende der Injektionsnadel führt. Die ursprünglich für die kontinuierliche subarachnoidale Anästhesie 1945 entwickelte Tuohy-Nadel wurde 1949 von Curbelo für die Epiduralanästhesie übernommen und ermöglichte das einfache Einführen eines Epiduralkatheters und damit die kontinuierliche Epiduralanästhesie (114, 122).

6.3
Anatomische Grundlagen

Im Folgenden soll nur auf die für die Zugangswege zum Epiduralraum wichtigen anatomischen Strukturen eingegangen werden. Weitere Grundlagen, die für das Verständnis der rückenmarksnahen Regionalanästhesie von Bedeutung sind, werden im Kapitel „Spinalanästhesie" beschrieben.

Wirbelsäule

Die knöcherne Wirbelsäule wird von 33 Wirbeln (7 zervikale, 12 thorakale, 5 lumbale, 5 das Kreuzbein bildende sakrale und 4 zum Steißbein verschmolzene kokzygeale) gebildet (Abb. 6.1a). Die 24 kranialen Wirbel bestehen aus einem ventralen Wirbelkörper (Corpus vertebrae) und einem dorsalen Wirbelbogen (Arcus vertebrae), von dem nach lateral die Querfortsätze (Processus transversus im Hals- und Thoraxwirbelsäulenbereich, Processus costalis im Lendenwirbelsäulenabschnitt) und nach dorsal der Dornfortsatz (Processus spinosus) abzweigen. Als Orientierungspunkt kann der Dornfortsatz des 7. Halswirbels (Vertebra prominens) – als längster und stärkster am kaudalen Ende

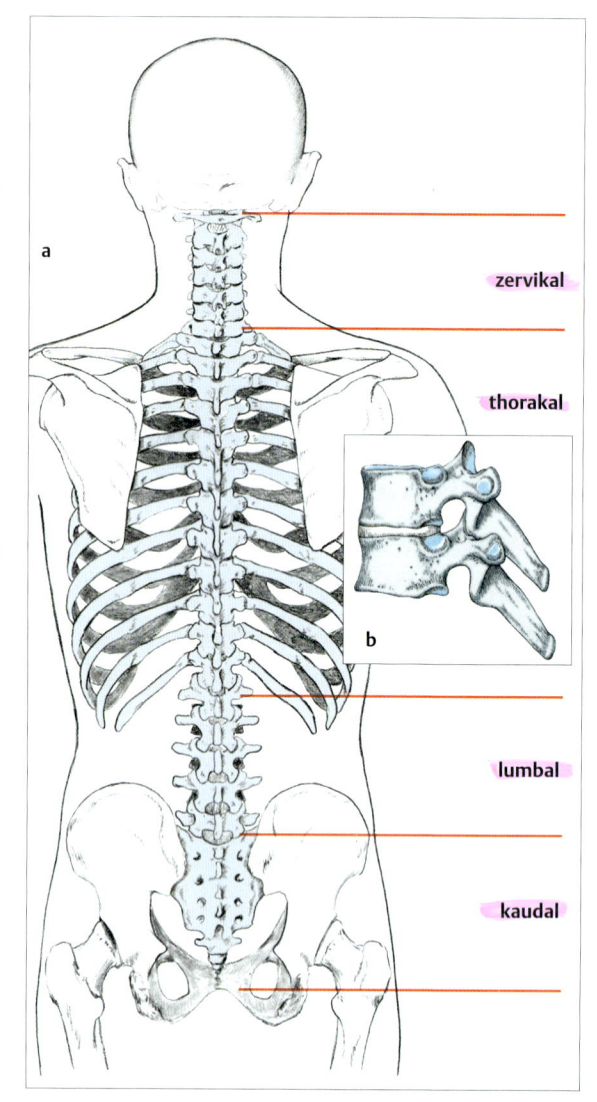

Abb. 6.1a u. b Wirbelsäule
a Zugangsbereiche zum Epiduralraum (nach Raj u. Mitarb.).
b Vertebrae thoracicae (VI und VII) von der Seite (aus Platzer W. Taschenatlas der Anatomie. Bd. 1. 7. Aufl. Stuttgart:Thieme; 1999).

der Halswirbelsäule deutlich hervortretend – oder die den 7. Brustwirbel schneidende Verbindungslinie zwischen den beiden unteren Rändern der Skapula oder die den 4. Lendenwirbelkörper schneidende Verbindungslinie zwischen den Cristae iliacae dienen. Die Dornfortsätze verlaufen im Hals-, oberen Thorax- und Lumbalbereich weitgehend horizontal, ihre tastbaren Spitzen liegen in Höhe des zugehörigen Wirbelkörpers. Dagegen sind die Dornfortsätze im mittleren bis unteren thorakalen Bereich (Th_4-Th_{10}) kaudalwärts gerichtet, sodass sich ihre Spitzen auf den darunter liegenden Wirbelkörper projizieren (Abb. 6.1b). Die Wirbelsäule zeigt 4 typische Krümmungen; im Hals- und Lendengebiet ist sie nach vorn konvex (Lordose) und im Brust- und Kreuzbeingebiet nach vorn konkav (Kyphose) gerichtet. Durch Beugung können besonders im Bereich der Lenden-, weniger im Gebiet der Brustwirbelsäule, die Dornfortsatzzwischenräume erweitert werden (122).

Wirbelkanal und Bandapparat

Die dorsalen Anteile der Wirbelkörper und der Zwischenwirbelscheiben mit dem hier verlaufenden Lig. longitudinale posterius stellen die ventrale Begrenzung des Wirbelkanals dar, die laterale Begrenzung wird gebildet durch die Pediculi, die dorsale durch die Laminae der Wirbelbögen und die zwischen ihnen angeordneten Ligg. flava. Die wichtigsten Bänder im Zugang zum Epiduralraum sind das über die Spitzen der Dornfortsätze vom 7. Halswirbel zum Os sacrum verlaufende Lig. supraspinale (oberhalb C_7 Lig. nuchae), die zwischen den Dornfortsätzen anhaftenden Ligg. interspinalia und das derbere Lig. flavum als dorsale Begrenzung des Wirbelkanals (Abb. 6.2). In dieser Reihenfolge werden die Bänder beim medianen Zugang zum Epiduralraum passiert.

Der Abstand von der Haut bis zum Lig. flavum beträgt im Lumbalbereich ca. 4–5 cm, kann allerdings in Abhängigkeit von der Konstitution des Patienten zwischen 3 und mehr als 7 cm variieren. Beim lateralen Zugang erhöht sich der Abstand lumbal um ca. 0,5–1 cm, es wird nur das Lig. flavum passiert (Abb. 6.2).

Rückenmark

Das Rückenmark mit einer Länge von 42–54 cm beim Erwachsenen erstreckt sich als axialer Teil des Zentralnervensystems von der kranialen Oberfläche des Atlas bis in die Höhe der Lendenwirbelsäule (Abb. 6.3). Bei 20 % der Europäer endet das Rückenmark in Höhe des Discus intervertebralis zwischen Th_{12} und L_1, bei 44 % in Höhe des 1. Lendenwirbelkörpers, bei 20 % in Höhe des Discus intervertebralis zwischen L_1 und L_2 und bei 16 % in der Mitte des 2. Lendenwirbelkörpers. In Einzelfällen kann sich das Rückenmark bis in die Höhe des 4. Lendenwirbelkörpers erstrecken. Vom kaudalen Ende des Rückenmarks (Conus medullaris) verläuft das Filum terminale bis zum dorsalen Periost des Steißbeins (44, 122).

Das Rückenmark wird von den Aa. vertebrales und den Segmentarterien (Aa. intercostales und Aa. lumbales) versorgt (Abb. 6.4). Die Aa. vertebrales geben vor ihrer Vereinigung 2 dünne Aa. posteriores ab, die an der Dorsalfläche des Rückenmarks einen Plexus kleiner Arterien bilden. In Höhe der Pyramidenkreuzung gehen 2 weitere Äste von den Aa. vertebrales ab, die sich zur A. spinalis anterior vereinigen. Von den dorsalen Ästen der Segmentarterien und den Aa. vertebrales zweigen die Rr. spinales ab, die zur Versorgung der Spinalwurzeln und der Rückenmarkshäute in die Foramina intervertebralia eintreten und sich mit den Spinalwurzeln in dorsale und ventrale Äste teilen. Von den 31 Spinalarterien dringen nur 8–10 zum Rückenmark vor und tragen zu dessen Blutversorgung bei. Die Höhen, in denen diese Radikularterien an das Rückenmark herantreten, variieren, ebenso die Größe der Gefäße. Das größte Gefäß, die A. radicularis magna (Adamkiewicz-Arterie), tritt in Höhe der Intumescentia lumbalis zwischen Th_{12} und L_3 heran.

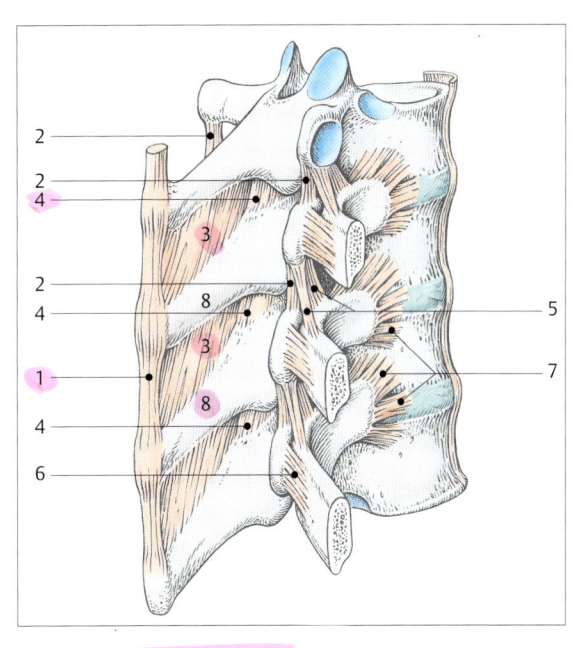

Abb. 6.2 Bänder der Wirbelsäule (aus Platzer W. Taschenatlas der Anatomie. Bd. 1. 7. Aufl. Stuttgart:Thieme; 1999).
1 = Lig. supraspinale
2 = Ligg. intertransversaria
3 = Ligg. interspinalia
4 = Ligg. flava
5 = Lig. costotransversarium superius
6 = Lig. costotransversarium laterale
7 = Lig. capitis costae radiatum
8 = Dornfortsätze

6 Epiduralanästhesie

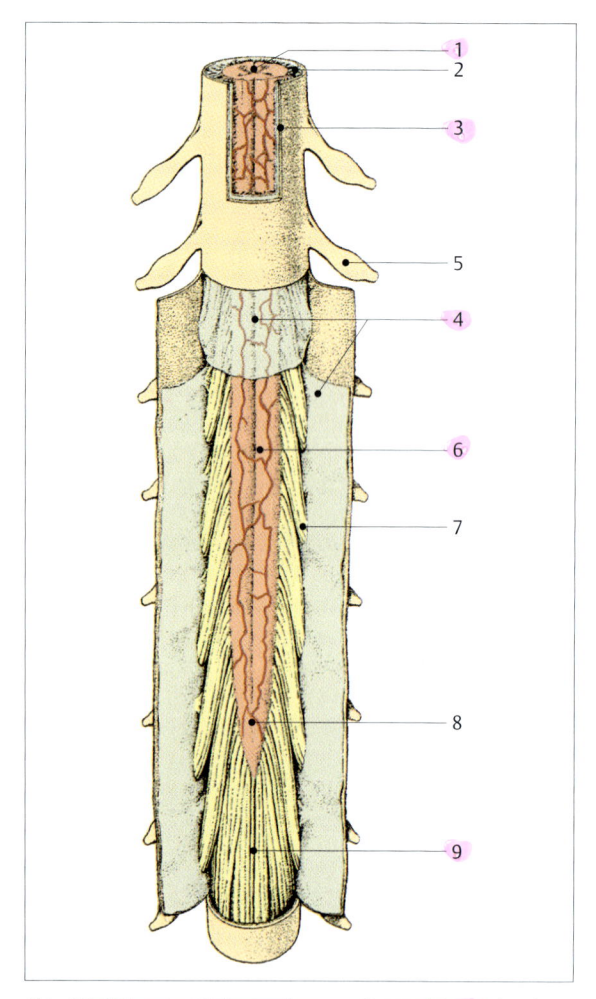

Abb. 6.3 Hüllen des Rückenmarks von außen nach innen (aus Larsen R. Anästhesie. 6. Aufl. München: Urban & Schwarzenberg; 1999).
 1 = Rückenmark
 2 = Trabekel
 3 = Dura mater
 4 = Arachnoidea
 5 = Spinalganglion von Th$_{10}$
 6 = Pia mater auf dem Rückenmark
 7 = Hinterwurzel von L$_1$
 8 = Conus medullaris
 9 = Cauda equina

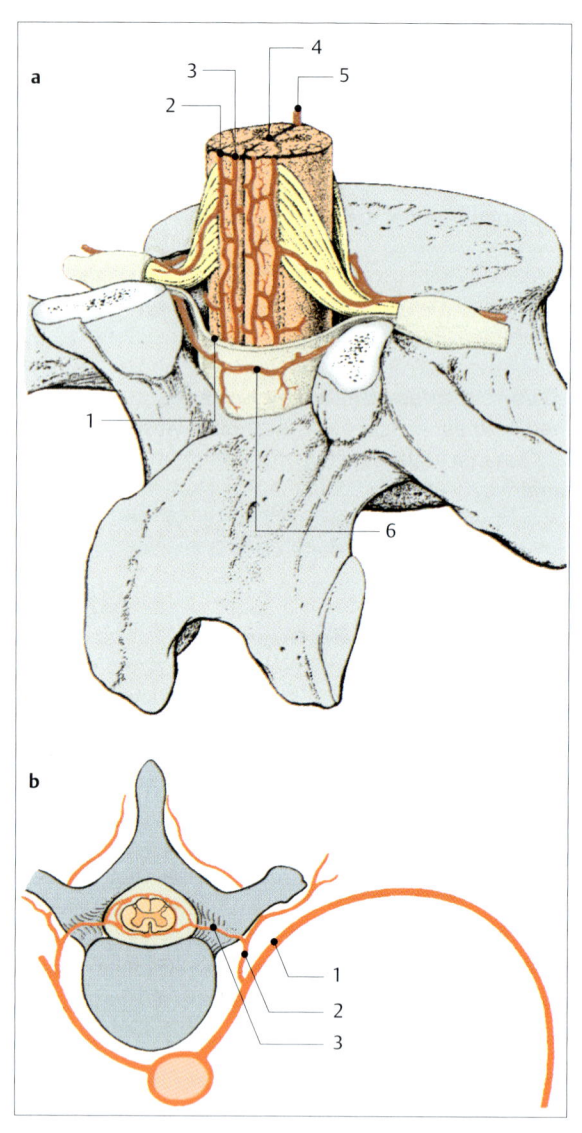

Abb. 6.4 Blutversorgung des Rückenmarks.
a Hauptgefäße sind die Aa. spinales anteriores und die Aa. spinales posteriores (aus Larsen R. Anästhesie. 6. Aufl. München: Urban & Schwarzenberg; 1999).
 1 = Dura
 2 = A. spinalis posterolateralis
 3 = A. spinalis posterior
 4 = A. centralis
 5 = A. spinalis anterior
 6 = A. radicularis posterior
b Zuführende Blutwege (aus Taschenatlas der Anatomie. Bd. 3. Kahle W. Nervensystem und Sinnesorgane. 7. Aufl. Stuttgart: Thieme; 2001).
 1 = Segmentarterie
 2 = Rr. dorsales
 3 = Rr. spinales

> **Die A. spinalis anterior** hat ihren größten Durchmesser in Höhe der zervikalen und lumbalen Rückenmarksabschnitte. Im mittleren Brustmark ist ihr Kaliber stark reduziert. Da es sich zugleich um ein Grenzgebiet zwischen 2 Radikulararterien handelt, ist dieser Rückenmarksabschnitt bei Störungen der Durchblutung besonders gefährdet.

Häute und Räume im Spinalkanal

Subarachnoidalraum
Der Subarachnoidalraum enthält das von der Pia mater bedeckte Rückenmark und seine Ausläufer, die das Rückenmark versorgenden Blutgefäße und den Liquor cerebrospinalis; die äußere Hülle des Subarachnoidalraums bildet die Arachnoidea.

Subduralraum
Nur durch einen winzigen Spalt getrennt, liegt der Arachnoidea die Dura mater auf. In vereinzelten Fällen kann bei geplanter Epiduralanästhesie die Injektion des Lokalanästhetikums in diesen Spalt (subdurale Anästhesie) zu einer ungewöhnlich hohen Ausbreitung der scheinbaren „Epiduralanästhesie" führen. Der Subduralraum setzt sich nach intrakranial fort. Die Dura mater und die Arachnoidea stellen somit eine enge Doppelschicht dar, die den Durasack bildet und den Liquor cerebrospinalis umhüllt. Kranial ist die Dura mater an der Zirkumferenz des Foramen magnum befestigt; das kaudale Ende des Durasacks endet bei 43 % der Erwachsenen am Übergang von S_1 zu S_2, bei 32 % in der Mitte von S_2, bei 23 % am Übergang von S_2 zu S_3 und kann sich vereinzelt bis zum Übergang von S_3 zu S_4 erstrecken (27, 44).

Epiduralraum
Der Epiduralraum zwischen der Dura mater spinalis und der Auskleidung des Canalis vertebralis wird kranial begrenzt durch das Foramen magnum, ventral durch die Rückflächen der Wirbelkörper und Zwischenwirbelscheiben mit dem Lig. longitudinale posterius, lateral durch die Pediculi der Wirbelbögen und die Foramina intervertebralia, dorsal durch die Laminae der Wirbelbögen und die Ligg. flava und kaudal durch die sakrokokzygeale Membran des Steißbeins. Der Abstand zwischen dem Lig. flavum und der Dura mater variiert in der Mittellinie zwischen 2 mm (oberer Thoraxbereich) und 5–6 mm (Lumbalbereich). Im Epiduralraum herrscht ein leichter Unterdruck, thorakal mehr als lumbal.

Der Epiduralraum enthält die aus dem Durasack austretenden, von einer Duramanschette umkleideten vorderen und hinteren Spinalnervenwurzeln, die in die Foramina intervertebralia münden und dort die Spinalnerven bilden, venöse Gefäßplexus, kleinste Äste der vertebralen, interkostalen und lumbalen Arterien mit Verbindung zu den (intraduralen) Spinalarterien, Lymphgefäße und lockeres Bindegewebe. Vereinzelt zieht in der Mitte des dorsalen Epiduralraums vom Meningenblatt der Dura nach dorsal zum Striatum periostale ein Bindegewebsband, das den Epiduralraum unterteilt und zur nur einseitigen Verteilung des Lokalanästhetikums führen kann. Der Rauminhalt des Epiduralraums beträgt beim Erwachsenen altersabhängig (71) zwischen 130 und 150 ml. Eine Verminderung insgesamt ergibt sich z. B. bei Vermehrung des Fettgehalts (Adipositas) oder vermehrter Venenfüllung (Gravidität). Auch segmental ist das Volumen im thorakalen Bereich geringer als in den lumbalen Segmenten (27, 139).

6.4 Pharmakokinetische und pharmakodynamische Grundlagen

Ausbreitung des Lokalanästhetikums im Epiduralraum
Nach Injektion des Lokalanästhetikums in den Epiduralraum treten 3 unterschiedliche Mechanismen in Kraft (Abb. 6.**5**):

- Ein Teil des Lokalanästhetikums wird über die Epiduralvenen resorbiert.
- Ein weiterer Teil des Lokalanästhetikums perfundiert lateral durch die Foramina intervertebralia und blockiert hier die Spinalnerven (paravertebrale Blockade), eine geringe Menge des Lokalanästhetikums gelangt zentripetal zum Rückenmark.
- Schließlich diffundiert das Lokalanästhetikum im Bereich der lateralen Spinalnervenwurzeln durch die Duramanschette, die die Nervenwurzeln überzieht und in das Epineurium des Spinalnervs übergeht, in den schmalen Subarachnoidalraum (und von dort in den Liquor des Spinalkanals). Es durchdringt dann die der Dura innen aufliegende Arachnoidea, die hier zahlreiche Arachnoidalzotten bildet, und führt zu einer Nervenwurzelblockade; ein weiterer Teil des Lokalanästhetikums wandert wieder subperineural zentripetal zum Rückenmark (s. o.). Die Arachnoidalzotten vermehren sich im Alter; mit der Verfestigung des die Nervenwurzeln und Gefäße umgebenden Bindegewebes kann es dann zum „Verschluss" des Foramen intervertebrale kommen. Die oben genannte Perfusion des Lokalanästhetikums in den Paravertebralraum entfällt, die Dosis ist zu reduzieren (27, 37). Zusätzlich diffundiert das Lokalanästhetikum im medialen Bereich durch Dura und Subarachnoidea in den Spinalkanal, um dort wie bei einer Spinalanästhesie zu wirken.

Allgemeines Wirkprofil der Epiduralanästhesie
Da nur ein Teil des Lokalanästhetikums seine Wirkung „direkt" subarachnoidal entfalten kann und der nicht im Spinalkanal wirksame Anteil die die Nervenwurzeln und die Spinalnerven schützenden Strukturen zunächst durchdringen muss, sind zum Erreichen einer der Spinalanästhesie vergleichbaren Wirkintensität grundsätzlich ein längerer Zeitraum und eine höhere Konzentration des Lokalanästhetikums erforderlich. Hinsichtlich einer vergleichbaren Ausbreitungshöhe ist

6 Epiduralanästhesie

```
                    epidurale Lokalanästhetikainjektion
         ┌──────────────────┬──────────────────┐
         ▼                  ▼                  ▼
    Resorption          Perfusion          Diffusion
         │                  │              ┌────┴────┐
         ▼                  ▼              ▼         ▼
  (Periduralvenen)   (Foramina        (Dura/      (Duramanschette,
         │           intervertebralia) Arachnoidea) Arachnoidalzotten)
         ▼                  │              │         │
   Gefäßsystem          Spinalnerv      Liquor    Nervenwurzel
         │                  │              │         │
         ▼                  ▼              ▼         ▼
   systemische         paravertebrale  Spinal-   Nervenwurzel-
   Wirkung             Blockade        anästhesie blockade
                           │              │         │
                           ▼              ▼         ▼
                      zentripetale    Rückenmark  zentripetale
                      Wanderung                   Wanderung
```

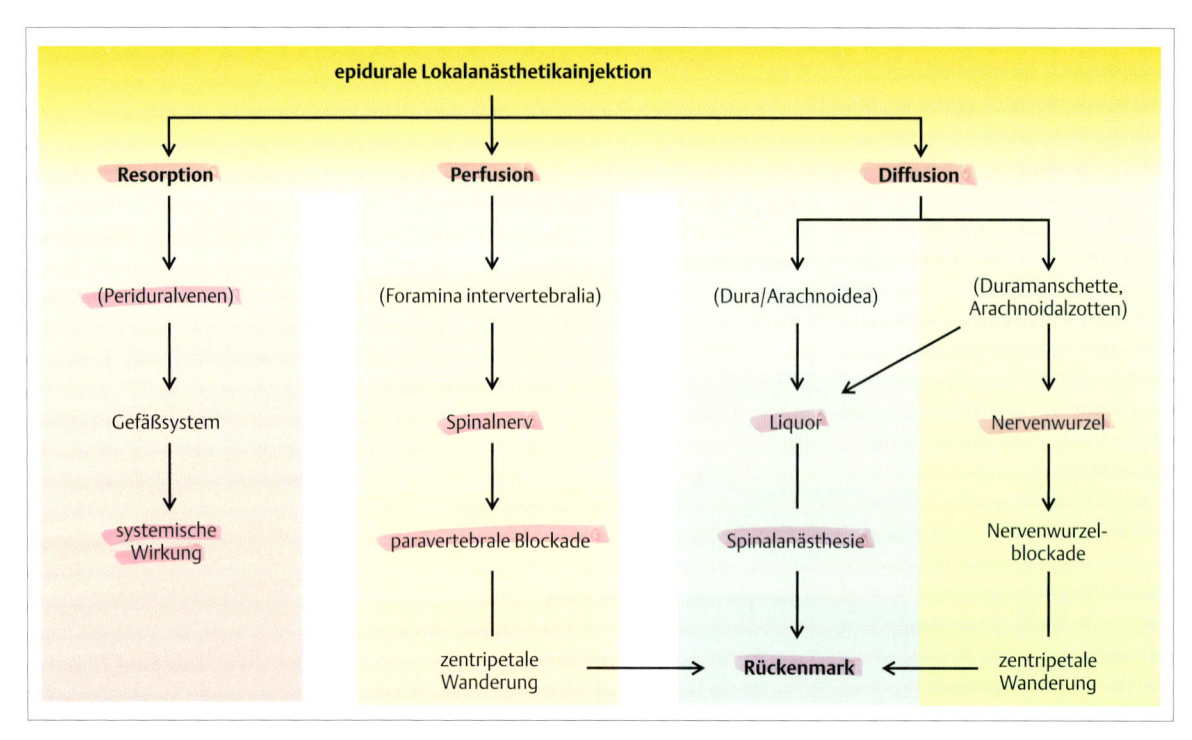

Abb. 6.5 **Wirkmechanismus der Epiduralanästhesie** (nach Neumark u. Nolte).

ein entsprechend größeres Volumen erforderlich, da sich bei der Epidural- nicht wie bei der Spinalanästhesie das (geringe) Lokalanästhetikumvolumen sofort vollständig mit dem Liquor über mehrere Segmente – in Abhängigkeit von der Barizität des Lokalanästhetikums bzw. der Lagerung des Patienten – vermischt (113, 2).

> So zeigen sich nach epidural injizierten Lokalanästhetika gleicher Konzentration ein gegenüber der Spinalanästhesie ein verzögerter Wirkungseintritt, eine längere Wirkdauer und eine geringere motorische Blockadeintensität.

Weiterhin ist die sympathische Blockade bei der Epiduralanästhesie nicht derart über die sensorische Blockade hinausreichend wie bei der Spinalanästhesie, wo eine Sympathikusblockade von 6 (!) Segmenten über das sensorische Niveau erwartet werden muss (32, 54).

Alle genannten Wirkmerkmale variieren jedoch für die verschiedenen Lokalanästhetika und/oder sind durch technische Variationen beeinflussbar. Im Wesentlichen nicht beeinflussbar ist die im Vergleich zur Spinalanästhesie verlängerte Latenzzeit bis zur gewünschten Blockadeintensität und -höhe. Während die für eine operativen Eingriff erforderliche Wirkung – je nach Lokalanästhetikum – bei der Spinalanästhesie in 5–10 Minuten erreicht sein kann, werden hierzu bei der Epiduralanästhesie mindestens 10–15 Minuten benötigt, je nach Größe der segmentalen Differenz zwischen Injektionsort und angestrebtem Wirkbereich, der Injektionstechnik und den pharmakologischen Eigenschaften des Lokalanästhetikums.

Zeitlich dissoziierte Blockade
Bei der Epiduralanästhesie erfolgt eine dissoziierte Diffusion der Lokalanästhetika in die histologisch und nach physiologischen Funktionen unterschiedlichen Nervenfasertypen der „gemischten" Nervenwurzel bzw. des Spinalnerven. Die Konzentration des Lokalanästhetikums (und damit die Intensität der Blockade) nach epiduraler Injektion ist in den nicht myelinisierten, dünnsten C-Fasern am höchsten, in den stärkeren oder dünn myelinisierten B-Fasern geringer und in den starken Aα-Fasern mit einer kräftigen Markscheide am geringsten (Tab. 6.1).

Zeitlich erfolgt so dissoziiert:
- zuerst eine Blockade der unmyelinisierten C-Fasern mit einer Vasodilatation (postganglionäre sympathische Fasern), gefolgt von einem Verlust der Wärme-, dann der Kältesensibilität und der protopathischen Schmerzperzeption (dumpfer Tiefenschmerz),
- dann die Blockade der B-Fasern (präganglionäre vegetative Nerven),
- danach die der Aδ-Fasern („heller" Oberflächenschmerz, Temperatur), der Aγ- und der β-Fasern (Berührung, Druck, efferent zu Muskelspindeln) und zuletzt

Tabelle 6.1 Nervenfasertypen und Blockadeintensität und -dauer

Nervenfaser Art	Funktion (z. B.)	Blockade Intensität/Dauer
A (myelinisiert)	α – Muskulatur (efferent) – Gelenkstellung (afferent) β – Berührung, Druck γ – Muskelspindel (efferent) δ – epikritischer Schmerz (Oberfläche „hell") – Druck, Temperatur	
B (z. T. myelinisiert)	– präganglionär vegetativ	
C (unmyelinisiert)	– protopathischer Schmerz (Tiefe, „dumpf") – Wärme, Kälte – postganglionär vegetativ	

▸ die der Aα-Fasern (efferent zur Muskulatur, afferent von den Muskelspindeln/Sehnenorganen) (113, 114).

Die Regression der Epiduralanästhesie erfolgt dann in umgekehrter Reihenfolge zur Ausbreitung. In der Entwicklung der Analgesie kann das Phänomen des „Wedensky-Blocks" auftreten: Während der Einwirkung des Lokalanästhetikums auf die Nervenfaser durchläuft diese eine sog. transitorische Phase vom Stadium der normalen Leitfähigkeit bis zur kompletten Blockade. Während dieser Phase der noch inkompletten Blockade werden Einzelreize nicht mehr weitergeleitet – im Gegensatz hierzu jedoch eine Vielzahl kurz aufeinanderfolgender Reize. So erklärt es sich, dass der Patient bei der Austestung des Analgesieeffektes (z. B. einzelne Nadelstiche) keine, bei gleichzeitigem Operationsbeginn (kontinuierliche Hautinzision mit dem Skalpell) jedoch noch Schmerzen verspürt.

Differenzierte Blockade

Neben der zeitlichen Dissoziation in der Ausbreitung der sympathischen, sensiblen und motorischen Blockade ergibt sich auch in der Ausbreitungshöhe eine differenzierte qualitative Blockade bei der Epiduralanästhesie. So übersteigt die sympathische Blockade die sensorische um mehrere Segmente, während die motorische Blockade nicht das Niveau der sensiblen Blockade erreicht. Ursache ist die mit zunehmender Entfernung vom Injektionsort abnehmende Konzentration des Lokalanästhetikums im Epiduralraum. Neben den unterschiedlichen physikochemischen Eigenschaften der Lokalanästhetika bestimmen so morphologische und funktionelle anatomische Strukturen des vegetativen Nervensystems diese differenzierte Blockade.

Die Zellkörper des Sympathikus liegen im Rückenmark in den Segmenten C_8–L_2, ihre Efferenzen treten über die Vorderwurzeln der Segmente Th_1–L_1 aus und gelangen über den R. communicans albus (myelinisierte präganglionäre Faser) zu den Para- (Grenzstrang) bzw. Prävertebralganglien (Th_1–Th_4), den zervikothorakalen (Th_5–L_1) und den abdominalen para- und prävertebralen Ganglien (Ganglion coeliacum, mesentericum, hypogastricum). Im Grenzstrang bestehen über mehrere Spinalsegmente nach kranial und kaudal (die Angaben schwanken zwischen 3–6 [77] und 8–16 [5]) (post-)synaptische Verbindungen – ebenso wie zu den Prävertebralganglien oder submukösen/mesenterischen Plexus, z. B. des Darms, obwohl die meisten postganglionären Efferenzen des Grenzstrangs über den R. communicans griseus (unmyelinisierte Fasern) segmental mit den Spinalnerven des ursprünglichen Segments zu den Zielorganen der Haut (Blutgefäße, Schweißdrüsen, Pilomotorik) und des Skelettmuskels gelangen. Hingegen verlaufen die postganglionären sympathischen (und parasympathischen) Efferenzen aus den Prävertebralganglien mit den Gefäßen als Leitschiene zu den Zielorganen der Brust- und Bauchhöhle.

Die zentrifugal abnehmende Konzentration des Lokalanästhetikums sowohl im Liquor als auch im Bereich der Nervenwurzeln führt zu einer verminderten Diffusionsfähigkeit. Eine geringe Diffusion des Lokalanästhetikums (ca. 1 mm) in die weiße Substanz des Rückenmarks wirkt nur noch auf die unmittelbar unter der Pia mater im Vorderseitenstrang gelegenen auf- bzw. absteigenden sympathischen Bahnen. In den Nervenwurzeln können schließlich nur noch die dünnen C-Fasern (präganglionäre efferente Impulse) blockiert werden (113). So führt insbesondere der „Verlust der segmentalen Organisation" (5) im peripheren sympathischen Nervensystem zu einer sympathischen Blockade, die weit über die präganglionäre segmentale hinausgeht.

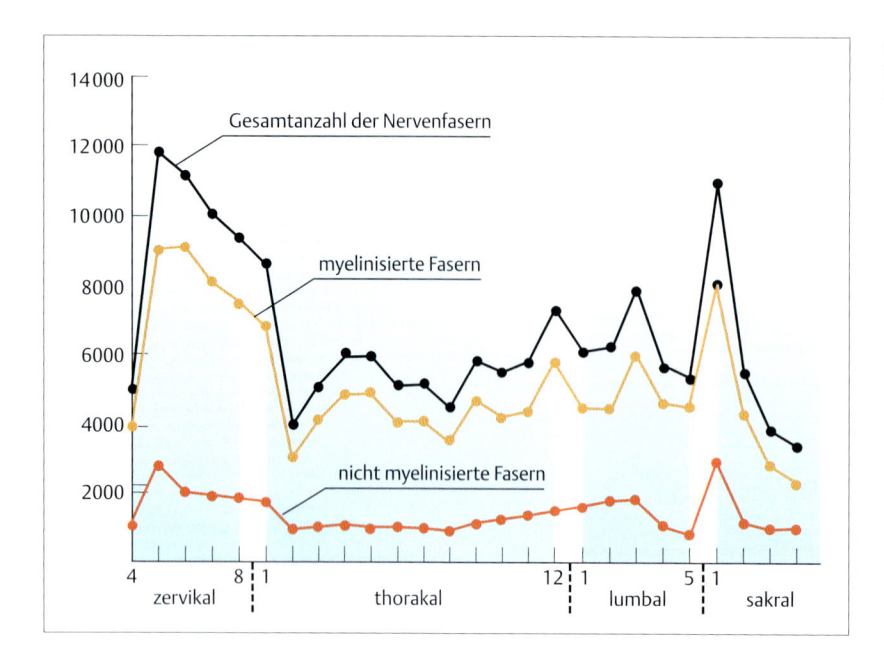

Abb. 6.6 Anzahl und Art von Nervenfasern in den rückenmarksnahen ventralen Wurzeln (nach Bromage).

Diese „differenzierte Nervenblockade" ist deswegen für die klinische Regionalanästhesie von besonderer Bedeutung, weil z. B. auch bei einer lumbalen Epiduralanästhesie mit einer sensiblen Blockade bis Th_8 durch die erheblich kranialere sympathische Blockade unter Einschluss der kardialen Efferenzen mit kardiovaskulären Nebenwirkungen gerechnet werden muss.

In den einzelnen Segmenten schwanken Anzahl und Typ (Myelinisierung) der Nervenfasern ebenso wie der Durchmesser des Nervs bzw. der Nervenwurzel, besonders ausgeprägt ist dies im Bereich S_1 (Abb. 6.6). Die besondere Dicke des mit fettreichem Gewebe umgebenen Nervs und der relativ hohe Anteil myelinisierter Fasern führt zu einer gegenüber anderen Segmenten verzögerten und unter Umständen inkompletten Blockade (27, 47) (Abb. 6.7).

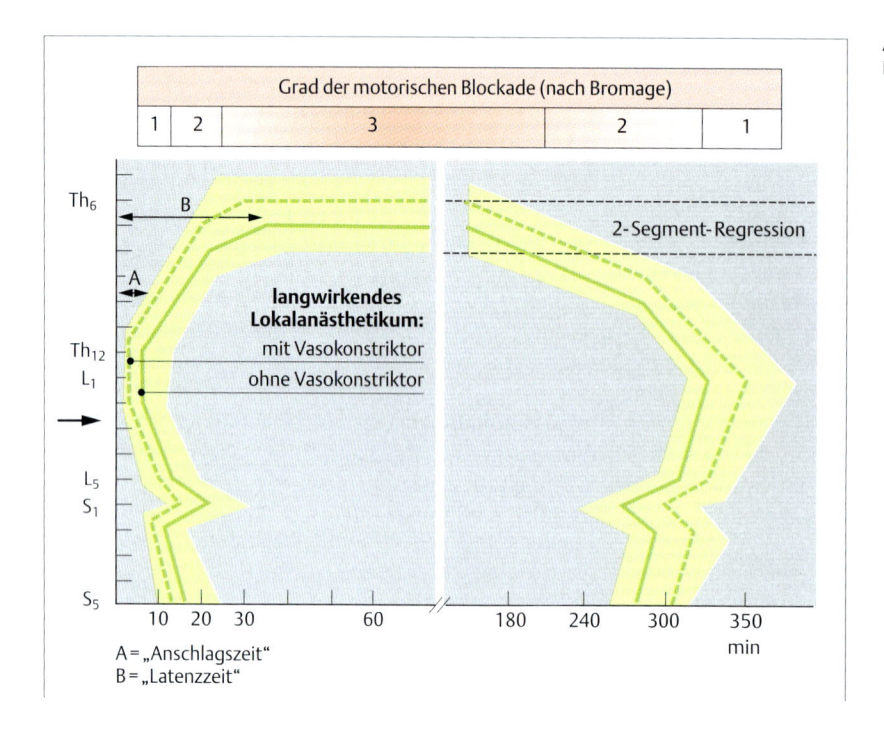

Abb. 6.7 Wirkprofil der epiduralen Blockade.

Die differenzierte Blockade kann durch ihre Abhängigkeit von der Konzentration des Lokalanästhetikums gezielt genutzt werden. So kann bei Einsatz eines kontinuierlichen Verfahrens z. B. in der Schmerztherapie eine ausreichende Analgesie erreicht werden, ohne dass eine motorische Blockade auftritt.

Beeinflussung des Wirkprofils

Der Wirkungseintritt, die Intensität und Dauer sowie die Ausbreitungshöhe der epiduralen Blockade werden durch zahlreiche patientenabhängige (Anatomie, Physiologie), technische (Durchführung) und pharmakologische (Lokalanästhetikum, Adjuvanzien) Faktoren bestimmt, die selten isoliert wirken, sondern zusammenhängend zu betrachten sind, obwohl einzelne Komponenten bevorzugt beeinflusst werden können (z. B. Grad der motorischen Blockade).

Konfiguration der Wirbelsäule

Veränderungen der Wirbelsäulenkonfiguration (z. B. Kyphoskoliosen, Morbus Bechterew) wie Zustände nach rückenmarksnahen Operationen (z. B. Laminektomie) können Form, Volumen und Inhalt (z. B. Narben, Septen) des Epiduralraums beeinflussen und zu Verteilungsstörungen führen, die sich durch Seitendifferenzen, einzelne Segmentausfälle oder eine in der Höhe begrenzte Ausbreitung äußern.

Alter und Größe des Patienten

> Mit zunehmendem Erwachsenenalter wird das zur Blockade eines Segmentes erforderliche Lokalanästhetikavolumen geringer.

Das in der Abb. 6.8 dargestellte Dosierungsschema von Bromage bezieht sich auf lumbal injiziertes 2%iges Lidocain (mit Adrenalin), es kann analog für 0,5%iges Bupivacain gelten. Geringe Schwankungen in der Größe des Patienten können unberücksichtigt bleiben; die Gesamtkonstitution des Patienten ist jedoch zu berücksichtigen (klein/adipös oder groß/asthenisch).

Epiduralraum (Volumen, Druck)

> Das alters- und größenabhängige Volumen des Epiduralraums ist bei Adipositas um ca. 10% (vermehrtes epidurales Fettgewebe) und bei Graviden um bis zu 30% (gesteigerte Füllung des epiduralen Venengeflechts) verringert.

Bezogen auf die einzelnen Abschnitte der Wirbelsäule ist das Volumen/Segment im thorakalen (ca. 0,7 ml) geringer als im lumbalen (ca. 1 ml) Bereich (5, 27). Auch können kurzfristige akute Änderungen des intrathorakalen/abdominellen Drucks (Husten, Pressen) während der epiduralen Injektion zu einer erhöhten Ausbreitung führen.

Anzahl der blockierten Segmente

Die Anzahl der blockierten Segmente richtet sich quantitativ nach dem injizierten Volumen am Injektionsort (ml/Segment) und möglichen Besonderheiten des Patienten im Hinblick auf die Konfiguration und das Volumen des Epiduralraums.

> Das regulär erforderliche Volumen/Segment liegt für die lumbale Epiduralanästhesie altersabhängig zwischen 1,5 und 0,7 ml/Segment, ist im thorakalen Bereich um 15% und bei bestimmten Patienten (z. B. Gravidität, Adipositas, Alter, Arteriosklerose) um 10–30% zu reduzieren (27).

Punktionshöhe

> Je näher der Injektionsort und die ihm zuzuordnende segmentale nervale Versorgung mit der Topographie des beabsichtigten Eingriffsbereichs übereinstimmen, umso kürzer ist die Latenzzeit, da die Konzentration des Lokalanästhetikums am Injektionsort am höchsten ist und zentrifugal vom Injektionsort abnimmt.

Das grundsätzliche Wirkprofil einer (lumbalen) epiduralen Blockade zeigt daher eine nahe dem Injektionsort beginnende, lang anhaltende Wirkung sowie eine verzögerte Anschlag- und Latenzzeit in der Blockade des S_1-Segments mit rascher Regression (Abb. 6.7).

Injektionstechnik

In der Injektionstechnik sind Variationen durch Auswahl der Injektionskanüle und des Katheters (Innenlumen, Richtung der Öffnungen) sowie der Injektions-

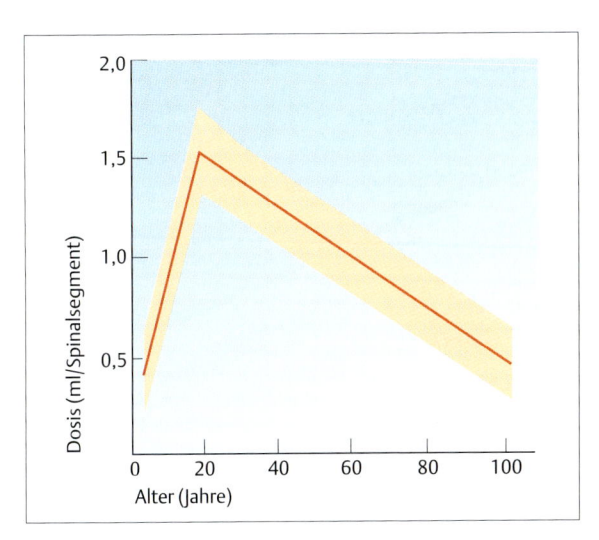

Abb. 6.8 Altersabhängige Lokalanästhetikadosierung (nach Bromage).

richtung und -geschwindigkeit möglich (114). So sind die Ausbreitung und die in entfernteren Segmenten zu erreichende Lokalanästhetikumkonzentration bei langsamer, fraktionierter Injektion geringer als bei rascher, ununterbrochener und „kraftvoller" Injektion: Bei versehentlicher intravasaler Injektion kann aber gerade die schnelle, ununterbrochene Injektion zu schwersten zerebralen und kardiotoxischen Komplikationen (s. S. 221) führen.

Kontinuierliches Verfahren

Die beste Steuerbarkeit der Ausbreitungshöhe und -dauer ist – auch im Hinblick auf mögliche pharmakologische Nebenwirkungen – durch die Anwendung der Katheterepiduralanästhesie gegeben, da eine primär zu geringe Dosis durch Nachinjektion oder (ebenso wie bei zu geringer Regression) Veränderungen der kontinuierlichen Infusionsrate korrigiert werden können.

Lokalanästhetikum

Neben der Zugangshöhe und der Nutzung der kontinuierlichen Technik sind das Volumen und die Konzentration des Lokalanästhetikums für den in der Ausbreitungshöhe adäquaten wie zeitlich ausreichenden sensorischen, ggf. auch motorischen Wirkerfolg die wesentlichen Parameter.

Während die Barizität des injizierten Lokalanästhetikums im Gegensatz zur Spinalanästhesie unbedeutend ist, spielen die für die Resorption und die Diffusion in nervale Strukturen wichtigen physikochemischen Eigenschaften der einzelnen Lokalanästhetika eine Rolle für den Wirkungseintritt und die sensorische oder motorische Wirkintensität und -dauer. Die die Blockadeausbreitung, -intensität und -dauer beeinflussenden Faktoren sind in Tab. 6.2 zusammengefasst.

Zusätze zu den Lokalanästhetika
Opioide

Zur Optimierung der intra- und postoperativen Analgesie und zur Reduktion von Nebenwirkungen wird die Kombination von Lokalanästhetika und Opioiden für die Epiduralanästhesie empfohlen (24).

Opioide reduzieren im dorsalen Horn des Rückenmarks über eine spezifische Interaktion mit Opioidrezeptoren an den Synapsen zwischen peripheren Nozizeptoren und spinalen Neuronen die Transmitterfreisetzung und die neuronale Erregbarkeit (40).

Gegenwärtig sind in der Bundesrepublik Deutschland Morphin und Sufentanil für die epidurale Applikation zugelassen. Sufentanil weist eine größere Fettlöslichkeit als Morphin auf, deshalb wird das Risiko eines rostralen Aufstiegs im Liquor cerebrospinalis und einer gefährlichen zerebralen Anreicherung geringer eingeschätzt (24, 45, 142). So konnte gezeigt werden, dass bei epiduraler Applikation die Liquorkonzentration von Sufentanil in entfernten spinalen Segmenten abnimmt (60, 147). Dieser Effekt scheint auch für die Langzeitanwendung zu gelten (60, 61). Durch die Resorption des Sufentanils in das Gefäßsystem werden Plasmaspiegel erreicht, die im Bereich der minimalanalgetischen Konzentration liegen, sodass systemische Effekte zur analgetischen Wirkung beitragen dürften (22, 85). Nach den bisher vorliegenden klinischen Untersuchungen verbessert eine Bolusapplikation von 20 µg Sufentanil in Kombination mit 0,5 %igem Bupivacain ebenso die Analgesiequalität (158) wie ein Sufentanilzusatz

Tabelle 6.2 Faktoren für die Blockadeintensität, -ausbreitung und -dauer

Intensität	Ausbreitung	Dauer
Konzentration des Lokalanästhetikums	Volumen des Lokalanästhetikums	Volumen/Konzentration des Lokalanästhetikums
	Zugang zum Epiduralraum	Anzahl blockierter Segmente
	Volumen des Epiduralraumes	Volumen des Epiduralraumes
	Konfiguration der Wirbelsäule	
	Patient: Alter, Größe, z. B. Gravidität, Adipositas	
	Injektionstechnik	
	(Lagerung)	
	kontinuierliche Technik	kontinuierliche Technik
	Nervenfasertyp/-funktion	Nervenfasertyp/-funktion

Lokalanästhetikum: Lipidlöslichkeit, Molekulargewicht, pKa, Proteinbindung, Lösungs-pH, Zusätze (Vasokonstriktoren)

von 0,75 µg/ml zu 0,2 %igem Ropivacain bei kontinuierlicher Applikation über einen Epiduralkatheter (22).

Vasokonstriktoren

Der Zusatz von Vasokonstriktoren (z. B. Adrenalin 1 : 200 000, Phenylephrin, POR 8) bewirkt über eine Resorptionsverminderung einen verzögerten Konzentrationsabfall und in der Folge eine Verkürzung der Latenzzeit, eine Verlängerung der Wirkdauer sowie eine Verminderung der maximalen Blutspiegel (27, 48, 118). Die Resorptionsminderung wird umso größer sein, je ausgeprägter die vasodilatatorische Eigenschaft des Lokalanästhetikums ist (deutlich bei Lidocain, gering bei Bupivacain; Ropivacain hat konzentrationsabhängig sogar einen vasokonstringierenden Effekt) (111, 112). Kritisch abzuwägen sind die möglichen lokalen (z. B. Vasokonstriktion der rückenmarksnahen, evtl. arteriosklerotisch vorgeschädigten Gefäße) und systemischen (z. B. kardiozirkulatorischen, tokolytischen und diabetogenen) Wirkungen eines Adrenalinzusatzes bei versehentlicher intravasaler Injektion der Lösung.

> Da zur effektiven Verlängerung der Wirkdauer die Kathetertechnik zur Verfügung steht, kann der Zusatz von Vasokonstriktoren insbesondere zu den langwirksamen Lokalanästhetika nicht empfohlen werden.

Bicarbonat und CO_2

Die Alkalisierung der Lokalanästhetikalösung durch den Zusatz von Bicarbonat erhöht den Anteil der nicht dissoziierten Moleküle und beschleunigt damit das Eindringen in den Nerven und soll damit zu einer Verkürzung der Anschlagszeit um ein Drittel führen (57). Im Gegensatz dazu wird durch den Zusatz von CO_2 eine Ansäuerung mit pH-Abfall erreicht, die den Anteil dissoziierter Moleküle erhöht. Da nur diese elektrisch geladenen Moleküle die Natriumkanäle blockieren können, verspricht man sich eine Verbesserung der Blockadequalität. Beide Zusätze haben sich in der Praxis nicht durchsetzen können.

Clonidin

Der α_2-Rezeptor-Agonist Clonidin in Kombination mit einem Lokalanästhetikum allein oder in zusätzlicher Kombination mit einem Opioid und Adrenalin verbessert die Blockadequalität und -dauer und vermindert die erforderliche Lokalanästhetikumdosis.

> Dosisempfehlungen sind noch nicht festgelegt, effektive Dosierungen scheinen bei 0,5–2 µg/kgKG zu liegen.

Der Einsatz von Clonidin in der Geburtshilfe kann wegen der dosisabhängigen Nebenwirkungen (mütterliche arterielle Hypotonie, Bradykardie und Sedation, Geburtsverlängerung und kindliche arterielle Hypotonie) nicht empfohlen werden (31, 35). Bei Erstellung dieses Kapitels war Clonidin nicht für die epidurale Applikation in Deutschland zugelassen.

Lokalanästhetika-Plasmaspiegel unter Epiduralanästhesie

Die bei der Epiduralanästhesie nach der einmaligen Applikation eines Lokalanästhetikums erreichbaren Plasmaspiegel liegen unter denen nach Interkostalblockade, aber über denen nach peripherer Leitungsblockade, Infiltrations- und Spinalanästhesie. Die zumeist nach 20–30 Minuten erreichten maximalen Plasmaspiegel liegen deutlich unter den krampfauslösenden Grenzwerten, die z. B. für Bupivacain mit 2–2,6 µg/ml (101, 123) angegeben werden. Im Vergleich zur intravenösen ist bei epiduraler Applikation eine 4fach höhere Dosis notwendig, um vergleichbare Plasmaspiegel zu erreichen, wahrscheinlich bedingt durch die Resorptionsverzögerung des lipophilen Bupivacains aus dem an Fettgewebe reichen Epiduralraum.

> Bei kontinuierlicher Anwendung über einen Epiduralkatheter besteht die Möglichkeit der Akkumulation von Lokalanästhetika und damit verbunden das Risiko schwerer Nebenwirkungen.

Lokalanästhetika binden sich vornehmlich an das saure α_1-Glykoprotein, während die Bindung an Albumin (abgesehen von Bupivacain) nur gering ist. Es konnte gezeigt werden, dass saures α_1-Glykoprotein als Akute-Phase-Protein postoperativ ansteigt und damit die Blutbindungskapazität für z. B. Ropivacain erhöht (43, 99), sodass bei kontinuierlicher epiduraler Zufuhr von 0,2 %igem Ropivacain die Gesamtplasmaspiegel, nicht aber die Spiegel des freien Ropivacains, bis zu 72 Stunden anstiegen. Die kontinuierliche epidurale Zufuhr von 0,2 %igem Ropivacain stellt ein sicheres Verfahren für die Akutschmerztherapie im Anschluss an große abdominalchirurgische Eingriffe bei Kindern und Erwachsenen dar (22, 62, 99).

6.5 Indikationen und Kontraindikationen

Indikationen

Als Indikationen (Tab. 6.3) für die Epiduralanästhesie gelten (perioperative) Schmerzzustände im Bereich des Thorax, des Abdomens, des Urogenitaltrakts und der unteren Extremitäten. Die Epiduralanästhesie kann für die diagnostische oder therapeutische Sympatholyse genutzt werden und findet als kontinuierliches Verfahren in der akuten und chronischen Schmerztherapie Anwendung.

Tabelle 6.3 Indikationen der (kontinuierlichen) Epiduralanästhesie

- Operative Eingriffe im Bereich der unteren Körperhälfte
- Operative Eingriffe im Bereich des Thorax und des Oberbauches (zumeist in Kombination mit einer Allgemeinanästhesie)
- Geburtshilfliche Analgesie und Anästhesie
- Akute und chronische Schmerztherapie
- Diagnostische und therapeutische Sympathikolyse
- Gegebenenfalls bei Darmatonie

In Metaanalysen konnte nachgewiesen werden, dass rückenmarksnahe Regionalanästhesieverfahren im Vergleich zur Allgemeinanästhesie mit einer verminderten perioperativen Mortalität einhergehen und dass insbesondere der Einsatz der (thorakalen) Epiduralanästhesie die Häufigkeit des postoperativen Myokardinfarkts senken kann (8, 126) (Abb. 6.9).

Im Hinblick auf den zahlenmäßig immer bedeutungsvolleren Anteil an älteren und alten Patienten mit kardiovaskulärem Risikoprofil (nach Schätzungen werden im Jahr 2001 weltweit 100 Millionen Menschen operiert worden sein, von denen ein Drittel älter als 65 Jahre ist oder mehr als einen kardiovaskulären Risikofaktor aufweist) erlangt die thorakale Epiduralanästhesie unter dem Aspekt der Kardioprotektion eine zunehmende Bedeutung (15, 94, 117, 161).

Kontraindikationen

Als absolute Kontraindikationen (Tab. 6.4) gelten die Ablehnung des Verfahrens durch den Patienten, eine Infektion im Bereich der Punktionsstelle, eine unkorrigierte Hypovolämie, eine Allergie auf Lokalanästhetika und dringliche operative Eingriffe, die nicht mit einer Latenz für Anlage und Wirkungseintritt von 20–30 Minuten zu vereinbaren sind (z. B. geburtshilfliche Notfälle).

Personelle und apparative Ausstattung müssen darauf ausgerichtet sein, jederzeit die fachgerechte Therapie der möglichen schweren Komplikationen der Epiduralanästhesie zu gewährleisten. Das Fehlen entsprechenden Personals und Materials stellt eine absolute Kontraindikation für die Anwendung dieses Verfahrens dar (48).

Relative und teilweise umstrittene Kontraindikationen bestehen in generalisierten Infekten (11), neurologischen Vorerkrankungen (isolierte Nervenläsionen oder Polyneuropathie im Ausbreitungsgebiet der Epiduralanästhesie, erhöhter intrakranieller Druck, Multiple Sklerose), Wirbelsäulendeformitäten, vorbestehenden Rückenschmerzen, nicht kontrollierbaren Atemwegen (z. B. Kieferverdrahtung) und Erkrankungen des kardiovaskulären Systems, bei denen ein Abfall des systemischen Gefäßwiderstandes vermieden werden muss. Bei Vorliegen plasmatischer und/oder zellulärer Gerinnungsstörungen (51, 160) sollte grundsätzlich restriktiv und mit besonderer Vorsicht vorgegangen werden, da durch das Verfahren initiierte epidurale Hämatome mit der

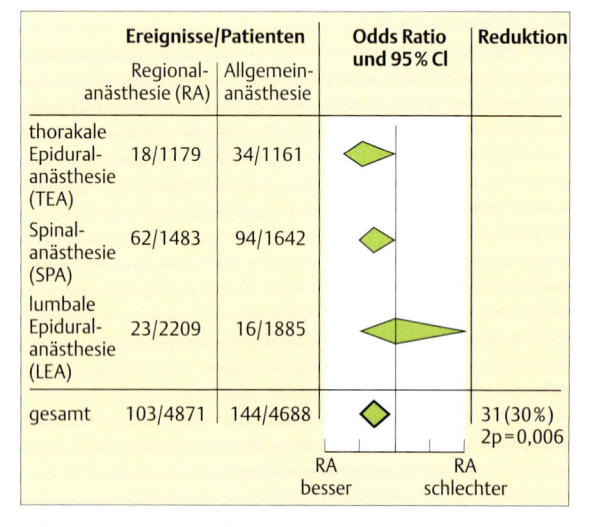

	Ereignisse/Patienten		Odds Ratio und 95% CI	Reduktion
	Regional-anästhesie (RA)	Allgemein-anästhesie		
thorakale Epidural-anästhesie (TEA)	18/1179	34/1161		
Spinal-anästhesie (SPA)	62/1483	94/1642		
lumbale Epidural-anästhesie (LEA)	23/2209	16/1885		
gesamt	103/4871	144/4688		31 (30%) 2p=0,006
			RA besser / RA schlechter	

Abb. 6.9 Verminderung der postoperativen 30-Tage-Mortalität bei der Regionalanästhesie (nach Rodgers).

Tabelle 6.4 Kontraindikationen der (kontinuierlichen) Epiduralanästhesie

Absolute Kontraindikationen
Ablehnung durch den Patienten
Infektion an der Punktionsstelle
Allergie auf Lokalanästhetika
Dringliche operative Eingriffe (nicht akzeptabel: Zeitbedarf von 20–30 min für Anlage und Wirkungseintritt)

Relative Kontraindikationen
Fehlende Kooperation des Patienten, Lagerungsprobleme
Generalisierte Infekte, Sepsis
Plasmatische und zelluläre Gerinnungsstörungen
Neurologische Vorerkrankungen
Pathologisch-anatomische Veränderungen der Wirbelsäule
Unkorrigierte Hypovolämie/Hypotonie
Vitien mit Rechts-links-Shunt

Gefahr einer Querschnittslähmung einhergehen und zu den gravierendsten Komplikationen der rückenmarksnahen Anästhesieverfahren gehören. In den vergangenen Jahren hat der Wissenszuwachs über die Vorteile der (kontinuierlichen) Epiduralanästhesie die fehlende Kooperation als relative Kontraindikation vor allem bei pädiatrischen Patienten in den Hintergrund treten lassen (s. Kapitel 11). Selbstverständlich muss der Anästhesist in einem Aufklärungsgespräch mit Patienten, bei denen relative Kontraindikationen bestehen, besonders ausführlich auf die jeweils im Vordergrund stehenden möglichen Komplikationen und die daraus erwachsenden Konsequenzen (z. B. bei Multipler Sklerose das Auslösen eines Schubs mit Verlust der Gehfähigkeit) eingehen und den Inhalt des Gesprächs schriftlich festhalten sowie vom Patienten bestätigen lassen.

Unterschiede zur Spinalanästhesie

Bei der einfach durchzuführenden Spinalanästhesie kann mit einer sehr geringen Dosis des Lokalanästhetikums eine ausgeprägte sympathische, sensorische und motorische Blockade erreicht werden.

> Die sympathische Blockade liegt etwa 6 (!) Segmente über der sensorischen (54, 32).

Aufgrund der geringen Dosis des Lokalanästhetikums sind keine systemisch-toxischen Effekte zu erwarten, allerdings können durch den schnellen Wirkungseintritt auch die hämodynamischen (Hypotonie, Bradykardie) und ggf. respiratorischen (Ateminsuffizienz bei „hoher" Spinalanästhesie) Nebenwirkungen schneller und gravierender auftreten als bei der Epiduralanästhesie (Tab. 6.5). Durch die obligate Duraperforation bei der Spinalanästhesie ist auch die Häufigkeit von neurologischen Schäden gegenüber der Epiduralanästhesie erhöht. So wurde in einer prospektiven multizentrischen Studie von 26 Herzstillständen und 24 neurologischen Schäden bei 40 640 Spinalanästhesien, aber nur von 3 Herzstillständen und 6 neurologischen Schäden bei 30 413 Epiduralanästhesien berichtet (6).

Die Epiduralanästhesie erfordert die Applikation einer höheren Dosis des Lokalanästhetikums mit der theoretischen Gefahr systemischer Effekte und führt zu einer generell geringer ausgeprägten sensorischen und motorischen Blockade als die Spinalanästhesie.

> Wichtigster Vorteil der (kontinuierlichen) Epiduralanästhesie ist die Möglichkeit einer differenzierten sympathischen, sensorischen und motorischen Blockade mit gut steuerbarer Ausbreitung und Intensität über einen tagelangen (ggf. wochenlangen) Zeitraum.

6.6 Durchführung

Auswahl des Verfahrens

Nachdem die Kontraindikationen ausgeschlossen wurden, setzt die Entscheidung zur Epiduralanästhesie eine anästhesiologische Voruntersuchung des Patienten voraus, wie sie für die subarachnoidale Blockade in Kapitel 5 beschrieben wird. Bei der Epiduralanästhesie sind darüber hinaus von besonderer Bedeutung:
- kardiovaskuläre (z. B. Bradykardie) oder neurologische Vorerkrankungen (z. B. Krampfleiden) im Hinblick auf die beabsichtigte Applikation einer wesentlich höheren Dosis eines Lokalanästhetikums als bei der Spinalanästhesie. Zu berücksichtigen ist dabei auch der Zusatz von Adrenalin oder einem anderen Vasokonstriktor, der z. B. bei Diabetes mellitus, Hyperthyreose, Hypertonie, Arteriosklerose bzw. koronarer Herzkrankheit und peripartal kontraindiziert sein kann,
- (anamnestische) Hinweise auf Koagulopathien wegen der möglichen Verletzung epiduraler Venen, die wegen der Verwendung großlumigerer Kanülen als bei der Spinalanästhesie wahrscheinlicher ist und unter Umständen zu einem epiduralen Hämatom führen kann,

Tabelle 6.5 Vor- und Nachteile von Spinal- und Epiduralanästhesie

Spinalanästhesie		Epiduralanästhesie	
Vorteile	Nachteile	Vorteile	Nachteile
Einfache Technik Schneller Wirkungseintritt Starke Wirkung Geringe Lokalanästhetikumdosis	Nebenwirkungen (RR, HF) ggf. schneller und ausgeprägter auftretend; sympathische Blockade 6 Segmente höher als sensorischer Blockade; postspinaler Kopfschmerz möglich	etablierte, kontinuierliche Technik; gute Steuerbarkeit; differenzierte Blockade möglich	Zeitaufwand (Anlage, Wirkungseintritt); höhere Lokalanästhetikumdosis

- die anatomische Beurteilung des beabsichtigten Zugangsweges zum Epiduralraum (Konfiguration und Beweglichkeit der Wirbelsäule, Höhe der Dornfortsatzzwischenräume),
- die erforderliche Lagerung zum Anlegen der Anästhesie (Zeitdauer, Schmerzen, Gefährdung des Fetus bei Graviden?),
- eine ausreichende Kooperationsfähigkeit des Patienten.

Aufklärung

Der Patient ist im Aufklärungsgespräch über die Möglichkeit des technischen Versagens und einer akzidentellen Duraperforation mit nachfolgendem Postpunktionskopfschmerz hinzuweisen, ferner grundsätzlich auch auf die seltenen schwerwiegenden Risiken der Infektion, Blutung, passageren oder persistierenden Schädigung von Rückenmark bzw. rückenmarksnahen Nerven mit entsprechenden Funktionsausfällen in Form von Lähmungen und Gefühlsstörungen sowie der Querschnittslähmung als Extremform.

Vorbereitung und Überwachung des Patienten

Zur Vorbereitung und Überwachung des Patienten sind dieselben Maßnahmen wie bei der Spinalanästhesie erforderlich.

Zusätzlich zu der dort genannten medizinisch-technischen Ausrüstung und der Bereitstellung der kardiovaskulär wirksamen Medikamente ist – wegen der nie sicher auszuschließenden Möglichkeit der intravasalen Lokalanästhetikainjektion – zusätzlich ein rasch wirkendes Antikonvulsivum (z. B. Thiopental, Diazepam) erforderlich (21, 109).

Zur Prophylaxe einer Hypoxämie ist eine Sauerstoffinhalation sinnvoll, bei Graviden zur operativen Geburtsbeendigung schon präanästhesiologisch. Dies gilt nicht nur für den Zeitraum von 30 Minuten nach der Injektion. Dies ist meistens der Zeitraum der maximalen periphervenösen Blutspiegel. „Hohe" Spinal- bzw. Epiduralanästhesien können aber auch noch nach bis zu 60 Minuten auftreten. In Kombination mit kardiozirkulatorischen Problemen (Sympathikusblockade) kann es dann zu schweren Komplikationen kommen, wenn eine erwünschte oder erforderliche (Analgo-)Sedierung des Patienten das rechtzeitige Erkennen einer beginnenden Hypoxie/Hyperkapnie verhindert (30). Dem häufig von Patienten vorgetragenen Wunsch nach einer intraoperativen Sedierung sollte immer entsprochen werden, wenn der erwartete Blockadeverlauf unauffällig ist: Es eignen sich z. B. Benzodiazepine und insbesondere dann Propofol, wenn postoperativ eine rasche Wiederherstellung der Vigilanz erwünscht ist. Circa 10–15 Minuten nach Abschluss der epiduralen Injektion kann, je nach verwendetem Lokalanästhetikum, der analgetische Effekt der Epiduralblockade erstmals beurteilt werden, endgültig nach 20–30 Minuten; es können sich vereinzelt noch Veränderungen über 1–2 Dermatome ergeben.

Als „Austestungskriterium" eignen sich subjektive Angaben des Patienten zum Wiederauftreten von Schmerzen an der Grenze der analgetische Zone gegenüber oberflächlichen Reizen mit einer dünnen Nadel (pin-prick) oder Veränderungen im Kälteempfinden (Sprühflasche mit alkoholischem Hautantiseptikum oder Wasser).

Objektiv wäre in den sympathisch blockierten Dermatomen auch eine Veränderung der Hauttemperatur messbar, zunächst ein Abfall (Auskühlung des Patienten), nach 10–30 Minuten aber ein Anstieg um bis zu 3 °C (2). Die Qualität der motorischen Blockade wird nach dem Schema von Bromage bestimmt (Abb. 6.**10**).

Allgemeine Techniken der Epiduralanästhesie
Vorbereitung der Punktion

Die (Links-)Seitenlage ist die insbesondere für „Spät"-Gravide, psychovegetativ labile und hypotone Patienten günstigere und auch zumeist bequemere Po-

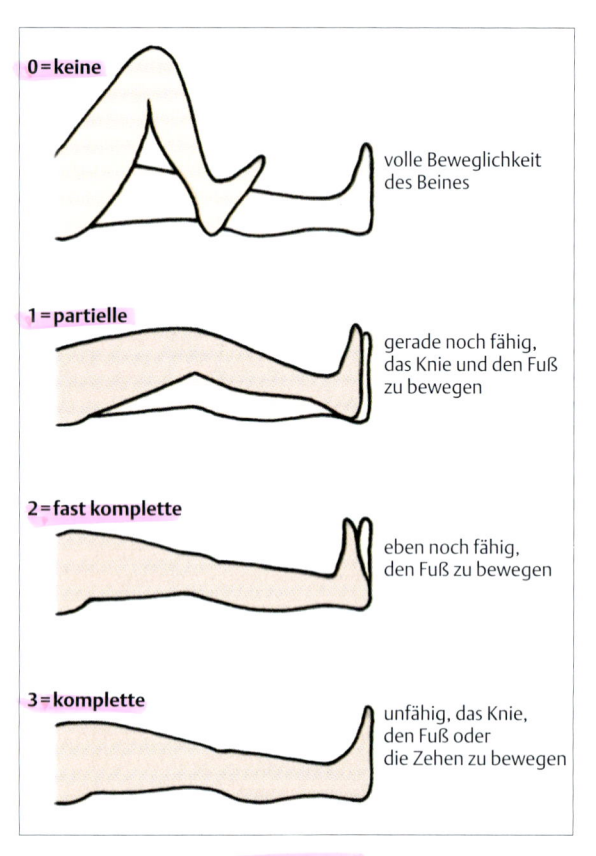

Abb. 6.10 Grad der motorischen Blockade (Bromage-Schema) (aus Stratmann D, Nolte H. Epiduralanästhesie. In: Niesel HC, Hrsg. Regionalanästhesie – Lokalanästhesie – Regionale Schmerztherapie. Stuttgart: Thieme; 1994).

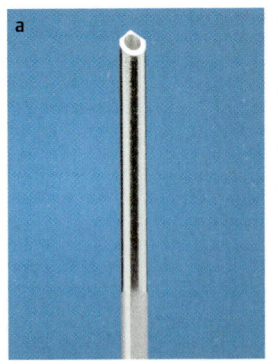

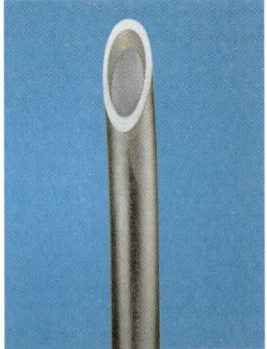

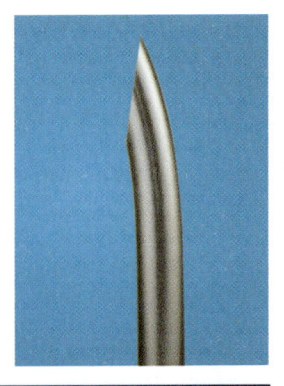

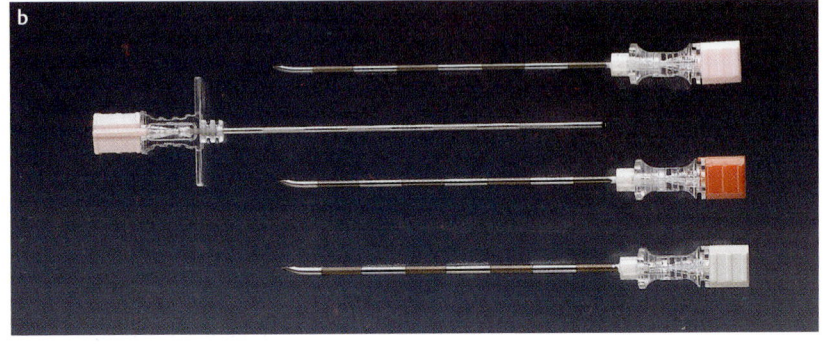

Abb. 6.11a u. b Kanülen (mit freundlicher Genehmigung der Fa. Braun, Melsungen).
a von links nach rechts: Kanüle mit Crawford-Schliff, Tuohy-Kanüle in Auf- und Seitenansicht;
b von oben nach unten: Tuohy-Kanülen verschiedener Stärke: rosa = 18G, rot = 17G, weiß = 16G.

sition. Hingegen ist das rasche Anlegen der Anästhesie – wegen der in der Regel besseren anatomischen Orientierungs- und Zugangsvoraussetzungen – am sitzenden Patienten eher möglich.

Nachdem die Lagerung so erfolgte, dass im Zugangsbereich der Wirbelsäule eine möglichst weite Flexion der Dornfortsätze gegeben ist, erfolgt die weitflächige, von der geplanten Punktionsstelle ausgehende, zentrifugale Desinfektion der Haut. Bei der Bereitstellung und Handhabung des Instrumentariums gelten die gleichen Regeln der Asepsis wie bei der Spinalanästhesie; bei der geplanten Einführung eines Epiduralkatheters ist neben Haube, Mundschutz und sterilen Handschuhen auch ein steriler Kittel unerlässlich. Im geplanten Zugangsbereich werden die Haut und der beabsichtigte Stichkanal zunächst für die nachfolgende Epiduralpunktion mit einem Lokalanästhetikum (ca. 2 ml) infiltriert.

Bei der Auswahl der Injektionskanüle zur Epiduralanästhesie (Abb. 6.11a u. b) ist grundsätzlich ein geringer Außendurchmesser zu wählen, um bei versehentlicher Duraperforation eine möglichst niedrige Kopfschmerzrate zu haben. Für die „Single-Shot"-Applikation ist zumeist eine 19-G-, für die Katheterapplikation eine 18-G-Nadel ausreichend. Heute wird bevorzugt die Tuohy-Nadel verwendet – die gebogene Spitze erleichtert das Einführen eines Katheters in den Epiduralraum. Die nur für die Einmalinjektion geeignete Crawford-Nadel mit steil angeschliffener Spitze findet mittlerweile weniger Verwendung. Bei der Lagerung/Punktion ist immer eine Hilfskraft erforderlich, die den Patienten stützt, zusätzlich beobachtet und ggf. den vom Anästhesisten zu pflegenden verbalen Kontakt übernimmt.

Identifikation des Epiduralraums

Zur Identifikation des Epiduralraums wird zumeist die Widerstandsverlustmethode bevorzugt, es eignet sich jedoch auch die Methode des „hängenden Tropfens" oder der Macintosh-Ballon.

Bei der Widerstandsverlustmethode ergreift die nicht dominante Hand die Tuohy-Nadel mit dem „Bromage-Griff" (Handrücken am Rücken des Patienten, Konus der Tuohy-Nadel zwischen Daumen und Zeigefinger) und die dominante Hand erfasst die auf die Tuohy-Nadel aufgesetzte, mit 0,9 %igem NaCl gefüllte 10-ml-Spritze (Daumen und Zeigefinger ergreifen den Spritzenkörper, mit dem Zeigefingergrundgelenk wird ein kontinuierlicher Druck auf den Stempel ausgeübt). Die „Bromage-Hand" übt Vorschub aus den Fingergrundgelenken heraus aus, während die dominante Hand einen kontinuierlichen Druck auf den Spritzenstempel ausübt (27). Stattdessen kann auch mit dem Daumen der dominanten Hand auf dem Stempel der Spritze ein stetiger Druck ausgeübt werden, während die nicht dominante Hand, fest am Rücken angelegt, die Tuohy-Nadel fixiert und führt. Beim Vorschieben stellt sich nach Passieren der Haut, der Subkutis und – beim medianen Zugang – des Lig. supraspinale sowie des Lig. interspinale dem ausgeübten Druck dann ein

Widerstand entgegen, wenn die Spitze der Kanüle das relativ derbe Lig. flavum erreicht. Beim weiteren vorsichtigen Vorschieben gegen den jetzt spürbaren deutlichen Widerstand kann nahezu keine Kochsalzlösung aus der Kanüle in das Ligament injiziert werden. Nach Passieren des Lig. flavum jedoch kommt es zu einem schlagartigen Widerstandsverlust, zugleich mit der Möglichkeit, die Kochsalzlösung problemlos in den Epiduralraum zu injizieren. Gerade beim Vorschieben durch das Lig. flavum (im Lumbalbereich fester/dicker, dagegen dünner im Thorakalbereich) muss die fixierende Hand zugleich eine jederzeit „bremsende" Wirkung ausüben können, um sofort nach Erreichen des Epiduralraums die Injektionskanüle zu „stoppen" und damit eine akzidentelle Spinalanästhesie zu vermeiden, da der Abstand zur Dura gering ist (2–3 mm thorakal, 5–6 mm lumbal).

Das sichere Identifizieren und/oder Passieren des Lig. flavum kann erschwert sein, wenn es „weicher" als üblich (z. B. interstitielles Ödem bei Spätgraviden) oder aber verhärtet ist (z. B. bei älteren Patienten). Weitere Schwierigkeiten können sich aus der körperlichen Konstitution des Patienten ergeben. So wird einerseits der Anhalt, dass der Epiduralraum z. B. im Lumbalbereich ca. 4–5 cm unter dem Hautniveau liegt, sowohl für kräftige und adipöse ebenso wenig gelten wie für besonders asthenische Patienten. Andererseits kann bereits das Lig. interspinale verknöchert sein und so (nach Passieren) das vermeintliche Erreichen des Epiduralraums vortäuschen.

Testdosis bei Aspirationstest

Die Durchführung einer Epiduralanästhesie birgt auch bei korrekter Identifikation des Epiduralraums 2 Gefahren, die unerkannt den Patienten dann vital gefährden können, wenn die zur Beherrschung dieser Komplikation erforderlichen therapeutischen Maßnahmen nicht sach- und vor allem zeitgerecht durchgeführt werden: die akzidentelle subarachnoidale oder die intravasale Lokalanästhetikainjektion. Ihrer möglichst sicheren Vermeidung kommt daher besondere Bedeutung zu.

> Der Ausschluss soll generell durch einen Aspirationstest (Aspirationsversuch zum Ausschluss einer Lage im Subarachnoidalraum [Liquor] bzw. Intravasalraum [Blut]) einerseits und die Injektion der Testdosis des Lokalanästhetikums (frühere Wirkung einer Spinalanästhesie bzw. zerebrale/kardiale Symptome bei intravasaler Lage) andererseits gewährleistet werden.

Der Liquoraspirationsversuch zum Ausschluss einer subarachnoidalen Lage muss immer durchgeführt werden, da Liquor z. B. bei nur teilweiser subarachnoidaler Punktion mit schrägem Nadelanschliff nicht zwangsläufig spontan abfließt. Bei Verwendung einer Punktionskanüle ohne gebogene Spitze (z. B. Crawford-Nadel) erfolgt nach der Identifikation des Epiduralraums der „Aspirationstest" im Lumbalbereich in 2 Ebenen (nach kranial und nach kaudal); im thorakozervikalen Bereich erfolgt wegen der geringen Tiefe des Epiduralraums ebenso wie bei der Anwendung einer Kanüle mit gebogener Spitze (Tuohy) der Aspirationstest nur in der Lage, in der die Kanüle den Epiduralraum erreicht und sicher fixiert wird. Nach Einführen eines Epiduralkatheters ist erneut der Aspirationstest durchzuführen (oder besser: den Katheter für 2 Minuten unter Niveau zu halten), ebenso wie nach jeder Lagekorrektur und vor jeder (!) Nachinjektion bei bereits liegendem Katheter (sekundäre Duraperforation, insbesondere bei mobilen Patienten/Gravida?).

> Als Testdosis werden nach dem negativem Aspirationstest etwa 3 ml eines Lokalanästhetikums (z. B. Bupivacain 0,5 %, isobar) mit (zumeist) Adrenalinzusatz injiziert (bei einzeitigem Verfahren durch die Epiduralkanüle, bei kontinuierlichem Verfahren durch den platzierten Katheter).

Nach der Testinjektion ist der Patient für einige Minuten genau zu überwachen. Bei intravasaler Fehllage kann durch die Injektion von 15 µg Adrenalin (3 ml der Mischung 1 : 200 000) ein Anstieg der Herzfrequenz um 30 % innerhalb von 30 Sekunden erwartet werden. Weitere Symptome der Adrenalininjektion können in Angstgefühlen, Blässe, Kopfschmerzen, Palpitationen, Schmerzen in der Brust und Ruhelosigkeit bestehen. Der Patient ist zudem im Hinblick auf frühe zentralnervöse Symptome zu beobachten und eine subarachnoidale Injektion durch entsprechende Befragung (Wärmegefühl, „Schwere" und abgeschwächte Schmerzreaktion z. B. der Beine bei lumbalem Zugang) auszuschließen.

Ein sicherer Ausschluss – insbesondere der intravasalen Fehllage – ist jedoch nicht garantiert! Dazu müsste die „Testdosis" eine ausreichend hohe Dosierung des Lokalanästhetikums enthalten – für Bupivacain können zentralnervöse Symptome im Erwachsenenalter allerdings erst ab ca. 30 mg erwartet werden – andererseits soll bei subarachnoidaler Lage keine hohe Spinalanästhesie mit Atemdepression ausgelöst werden. Der vermeintliche Effekt eines Herzfrequenzanstiegs durch einen Adrenalinzusatz kann gerade bei Graviden unzuverlässig sein, da Schwankungen der Herzfrequenz um mehr als 30 Schläge pro Minute z. B. bei Wehentätigkeit physiologisch sind, Tachykardien aber auch bedingt durch Angst, Aufregung, Medikamente (z. B. Tokolytika) vorbestehen oder ausgelöst werden können, sodass eine „falsch positive" Interpretation erfolgen kann (50, 86, 107, 115).

Eine falsch negative Interpretation ist immer möglich, wenn trotz subarachnoidaler oder intravasaler

Lage der Nadelspitze bzw. des Katheterlumens kein Liquor- oder Blutabfluss erfolgt bzw. die Aspirationsprobe negativ bleibt, weil z. B. die Nadelspitze durch Gewebezylinder oder Blutgerinnsel verstopft ist, das Katheterlumen durch Materialfehler verschlossen ist (und zuvor keine Prüfung auf Durchgängigkeit erfolgte), sich bei der Aspirationsprobe die eben angeschlitzte Duramanschette bei schrägem Nadelanschliff vor die Nadelöffnung legt bzw. sich die Gefäßintima der Nadelspitze oder der (endständigen oder seitlichen) Katheteröffnung anlagert, der Katheter in einer seitlichen „Wurzeltasche" im Foramen intervertebrale anliegt oder die Aspiration mit auf den Katheter aufgesetztem „nassem" Filter erfolgte. Eine falsch negative Interpretation kann weiterhin erfolgen, wenn Liquorabfluss oder -aspirat als Kochsalzlösung gedeutet, eine inadäquate Testdosis appliziert oder ein zu kurzer Zeitraum (< 1 min) abgewartet wurde.

Mitunter sind die Angaben des Patienten aber auch nicht verwertbar oder werden falsch gedeutet, wird keine neue Testdosis bei bereits liegendem Katheter injiziert (Nichterkennen sekundärer Perforation) oder der mögliche (teilweise) subdurale Abstrom von Lokalanästhetikum bei vorheriger akzidenteller Durapunktion und Neuanlage des Katheters im selben (?), tieferen (??), höheren (!) Segment nicht in Betracht gezogen.

> Es gibt somit keinen sicheren Test zum Ausschluss sowohl einer intravasalen als auch einer subduralen Fehlinjektion von Lokalanästhetika bei einer Epiduralanästhesie!

Die Gesamtdosis sollte daher immer, auch nach vermeintlich negativer Aspiration und Testdosis, fraktioniert (Boli von 5 ml im Abstand von etwa 2 min) appliziert werden. Die genaue Beobachtung und der beim Anlegen ständige verbale Kontakt (Prüfung der Vigilanz des Patienten) sind daher (neben fortlaufenden Kontrollen von Herzfrequenz, Blutdruck und Atemmechanik) von besonderer Wichtigkeit während der Injektion, in den ersten Minuten danach und grundsätzlich so lange, wie eine weitere Ausbreitung der Epiduralanästhesie nicht sicher ausgeschlossen werden kann (125).

6.7 Zugangswege und spezielle Indikationen

Zervikale Epiduralanästhesie

Obwohl die Durchführung der zervikalen Epiduralanästhesie technisch einfach ist, wird in Anbetracht der möglichen Konsequenzen typischer Komplikationen der Epiduralanästhesie im Halsmarkbereich (Hämatom, Abszess, Rückenmarksverletzung) die Indikation für eine zervikale Epiduralanästhesie im operativen und (schmerz-)therapeutischen Bereich nur sehr selten gestellt. Die zervikale Epiduralanästhesie kann als Einzelinjektion oder kontinuierliche Kathetertechnik für operative Eingriffe am Hals, an der oberen Extremität und der Thoraxwand sowie bei akuten und chronischen Schmerzzuständen (z. B. Herpes zoster, Raynaud-Erkrankung, neurogener Schmerz) durchgeführt werden (1, 28, 116).

Die Auswirkungen der zervikalen Epiduralanästhesie auf die Hämodynamik beim Gesunden sind gering (12), wichtiger erscheint die Beeinträchtigung der Atemfunktion durch Blockade des N. phrenicus. Die vorliegenden Berichte über Veränderungen der Ventilation sind allerdings uneinheitlich. Während bei Verwendung von Bupivacain das Ausmaß der Ventilationsbeeinträchtigung die Autoren veranlasste, von der zervikalen Epiduralanästhesie als Routineverfahren abzuraten, waren die Veränderungen bei dem Einsatz von Lidocain nur gering ausgeprägt (29, 146).

Aufgrund der guten Orientierung am Dornfortsatz des 7. Halswirbels (Vertebra prominens) werden für den zervikalen Zugang in den meisten Fällen die Zwischenwirbelräume C_7/Th_1 oder C_6/C_7 gewählt. Durch starkes Vorbeugen des Kopfes kann in diesem Bereich die Distanz zwischen dem Lig. flavum und der Dura mater von 1,5–2 mm auf 4–5 mm vergrößert und dadurch die Sicherheit des Verfahrens gesteigert werden. Die Punktion kann im Sitzen oder in Seitenlage mit Hilfe eines medianen oder paramedianen Zugangs durchgeführt werden. Während beim medianen Zugang die Kanüle zwischen den Dornfortsätzen streng in der mittleren Sagittalebene vorgeschoben wird, sollte beim paramedianen Zugang die Punktion der Haut etwa 1,5 cm lateral des Dornfortsatzes C_7 oder C_6 erfolgen und die Kanüle in einem parasagittalen Winkel von 15° vorgeschoben werden. Die Identifikation des Epiduralraums kann neben der Widerstandsverlusttechnik auch mit der Methode des „hängenden Tropfens" erfolgen, wobei in diesem Fall ein Vorschieben der Kanüle nur während der Inspiration wegen des dann größeren Unterdrucks im Epiduralraum sinnvoll erscheint.

Thorakale Epiduralanästhesie

Neben der Behandlung von akuten Schmerzzuständen (z. B. Rippenfrakturen, Herpes zoster, Pankreatitis, Tumorschmerzen) (63) besteht die Indikation für eine thorakale Epiduralanästhesie klassischerweise bei Eingriffen an der Thoraxwand sowie intrathorakalen und intraabdominellen Operationen (zumeist im Rahmen einer Kombinationsanästhesie mit endotrachealer Intubation und kontrollierter Beatmung).

Die Vermeidung möglicher Nebenwirkungen einer alleinigen Allgemeinanästhesie (64) ist bei der Indikationsstellung (insbesondere für das kontinuierliche Katheterverfahren) gegenüber der Sympathikusblockade und der perioperativen Schmerztherapie in den Hintergrund getreten. Theoretische Überlegungen, tierexperimentelle und klinische Studien sowie hervorragend durchgeführte Metaanalysen haben bei stetiger Zunahme von Patienten mit kardiovaskulären Risikofaktoren zu einer Neubewertung der Vermeidung der operativen Stressreaktion geführt.

Analgesie

Eine gute Analgesie ist Voraussetzung für weitere wichtige Therapiemaßnahmen nach einer Operation, z. B. frühzeitige Extubation, Atemtherapie und Frühmobilisation. Das effektivste schmerztherapeutische Behandlungsverfahren ist die Epiduralanästhesie (73, 136). Eigene prospektive Untersuchungen an über 6000 Patienten konnten für die patientenkontrollierte Epiduralanalgesie gegenüber der patientenkontrollierten intravenösen Analgesie während des gesamten Verlaufes bis zum 5. postoperativen Tag ein niedrigeres Schmerzniveau belegen (63).

Kardiale Morbidität und Mortalität

Die Langzeitüberlebensrate ist stark vermindert, wenn postoperativ eines oder mehrere der Ereignisse Myokardinfarkt, instabile Angina pectoris und myokardiale Ischämie auftreten.

Bei Auftreten eines Myokardinfarkts oder einer instabilen Angina pectoris erhöht sich das Risiko für ein schlechteres 2-Jahres-Outcome um das 20fache, beim Auftreten einer myokardialen Ischämie um das 2,2fache (95). Neben vorbestehenden Risikofaktoren (Gefäßerkrankung, Herzinsuffizienz und koronare Herzerkrankung) (Abb. 6.12) beeinflussen die Art der Operation ebenso wie Ausdehnung und Dauer des Eingriffs die Morbiditätsrate. Patienten nach großen thorakalen und/oder abdominellen Eingriffen haben ein 2- bis 3fach höheres Risiko für das Auftreten perioperativer Komplikationen (84, 93). Als pathogenetische Ursache werden die auf das chirurgische Trauma folgenden endokrinen, metabolischen und inflammatorischen Veränderungen angenommen. Durch die Aktivierung des sympathischen und somatischen Nervensystems, durch Freisetzung endokriner Hormone sowie durch lokale Freisetzung von Cytokinen kommt es zu nachteiligen physiologischen Effekten auf verschiedene Organsysteme (79).

Die sympathische Stimulation führt am Herzen zu einem Missverhältnis zwischen myokardialem Sauerstoffbedarf und Sauerstoffangebot. Da nahezu 70 % des koronaren Blutflusses in der Diastole erfolgen, kommt es bei Herzfrequenzanstiegen aufgrund der relativen Verkürzung der Diastolendauer zu einer Abnahme des koronaren Blutflusses. Zudem wird bei Patienten mit einer koronaren Herzerkrankung unter einer sympathoadrenergen Stimulation eine paradoxe Vasokonstriktion der betroffenen Gefäßabschnitte beobachtet (46, 108). Diese sympathikusinduzierte Vasokonstriktion überdeckt lokale metabolische vasodilatorische Einflüsse, wobei vermutlich eine Aktivierung von α-Rezeptoren die metabolisch induzierbare Zunahme des koronaren Blutflusses auf etwa 30 % limitiert (74, 105,

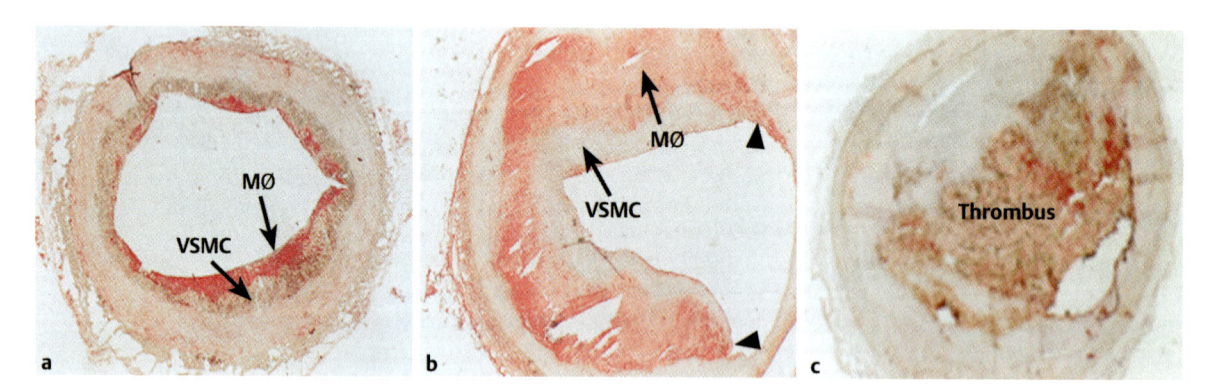

Abb. 6.12a–c Plaqueentstehung: Mit Cholesterin gefütterte Minischweine entwickeln instabile Plaques (aus Holvoet P, et al. LDL hypercholesterolemia is associated with accumulation of oxodized LDL, artheroasclerotic plaque growth, and compensatory vessel enlargement in coronary arteries of miniature pigs. Arterioscler Thromb Vasc Biol 1998;18:415.).
a Im Subendothelialraum von Gefäßen, die fortgesetzt einer Hyperlipidämie ausgesetzt sind, akkumulieren cholesterinreiche Lipoproteine, die zu einer Aktivierung des Endothels und so zu einer Rekrutierung von Monozyten in den subendothelialen Raum führen. Die Monozyten differenzieren zu Makrophagen (MØ) und nehmen Lipide in ihr Cytosol auf. Aktivierte Makrophagen, aber auch glatte Gefäßmuskelzellen (VSMC) sezernieren Wachstumsfaktoren und chemotaktische Substanzen, die den Prozess weiter anheizen. Die Entwicklung dieser Schaumzellläsion stellt das erste morphologische Zeichen der Atherogenese dar.
b Bei fortschreitender Akkumulation von Lipiden und Schaumzellen kommt es zu der Ausbildung einer kollagenreichen und VSMC-haltigen Kappe, die einen mechanischen Schutz des Plaques darstellt.
c In den Schulterregionen des Plaques kommt es zur Schwächung der Kappe und unter dem Einfluss von Scherkräften zur Ruptur, was die thrombogenen Inhaltsstoffe des Plaqueinneren gegenüber dem Blutstrom zur Folge hat. Die nun folgende Bildung eines Thrombus an der Rupturstelle kann nun zum Verschluss oder zur kritischen Stenosierung des Gefäßes und so zum Infarkt oder aber zum instabilen Koronarsyndrom führen.

Tabelle 6.6 Entstehung einer Plaqueruptur

- Anstieg der Scherkräfte
  - Tachykardie
  - Einengung des Gefäßdurchmessers
- Hyperkoagulabilität
- Entzündungsreaktion

106). Infolgedessen ergibt sich eine Perfusionsminderung unter Sympathikusstimulation vor allem in bereits gefährdeten Myokardanteilen. Als weitere Gefahr kommt eine ebenfalls durch die Sympathikusaktivierung bedingte Hyperkoagulabilität hinzu, die eine Thrombenbildung begünstigt (87, 88, 129). Diese pathophysiologischen Veränderungen führen zu der Gefahr einer Plaqueruptur (Tab. 6.6) in einer Koronararterie und können insbesondere bei Risikopatienten mit eingeschränkter koronarer Perfusion oder linksventrikulärer Funktion zu ischämischen Komplikationen führen (95). Andererseits kann eine Reduktion dieser kardiovaskulären und metabolischen Stressantwort auf chirurgische Stimuli durch die epidurale Applikation von Lokalanästhetika (81) und Opioiden erreicht werden und so das Risiko vermindern. Allerdings führen epidurale Opioide alleine bei ähnlich guter Analgesie zu einer weniger effektiven Blockade der Stressantwort als epidurale Lokalanästhetika (33, 75). Das liegt daran, dass Opioide nur die nozizeptive Komponente der Stressantwort blockieren, Lokalanästhetika hingegen auch nichtnozizeptive Wege, wie z. B. die sympathische Innervation der Nebennierenrinde, hemmen (90). So können Lokalanästhetika die Stressantwort komplett hemmen, epidurale Opioide nur abschwächen (42, 78).

Mit einer thorakalen Epiduralanästhesie kann durch Erweiterung stenotischer Bezirke der Koronararterien eine Verbesserung der Perfusion von gefährdeten Myokardbereichen erreicht (15, 131, 132) und die linksventrikuläre Funktion bei kardialen Risikopatienten verbessert werden (82). Während einer akuten myokardialen Ischämie besitzt die thorakale Epiduralanästhesie ebenso gute (evtl. sogar bessere) Effekte im Vergleich zu einer konventionellen antianginösen Therapie (16, 152). In einer Metaanalyse konnten Beattie u. Mitarb. (10) nachweisen, dass der Einsatz einer kontinuierlichen postoperativen Epiduralanalgesie die Häufigkeit postoperativer Myokardinfarkte senken kann und dass dieser Effekt bei thorakaler Epiduralanästhesie ausgeprägter ist als bei lumbaler.

Ventilation und Gasaustausch

Nach Thorakotomien und Oberbaucheingriffen kommt es regelmäßig zu einer Einschränkung der Lungenfunktion. Atelektasen, intrapulmonale Shunts und Ventilations-Perfusions-Störungen infolge Allgemeinanästhesie, perioperativer Immobilisation und postoperativer Applikation von Opioiden und Sedativa beeinträchtigen die Ventilation und den Gasaustausch nachhaltig und können zu respiratorischen und durch Phasen der Hypoxämie zu myokardischämischen Komplikationen führen (127, 128). Neben einer schmerzbedingten Schonatmung kann auch eine reflektorische Herabsetzung der Phrenikusfunktion ursächlich sein.

> Während und nach Thorakotomien und Oberbaucheingriffen ermöglicht die thorakale Epiduralanästhesie eine weitgehend schmerzfreie Atmung und steigert den diaphragmalen Anteil des Tidalvolumens (2, 96). Dadurch trägt die thorakale Epiduralanästhesie dazu bei, postoperative Komplikationen zu vermeiden (8, 119, 138).

Theoretische Überlegungen, dass die thorakale Epiduralanästhesie durch Tonusveränderungen der Thoraxwandmuskulatur zu Einschränkungen der Ventilation führt, konnten insbesondere durch Untersuchungen an Risikopatienten mit schweren obstruktiven Atemwegserkrankungen widerlegt werden. Diese Patienten profitieren von dem Einsatz der thorakalen Periduralanästhesie durch eine verbesserte Atemmechanik (55).

Thrombose- und Embolierisiko

Die perioperative Hyperkoagulabilität wird bedingt durch eine erhöhte Plasmakonzentration der Gerinnungsfaktoren, eine Verminderung der Inhibition der Gerinnung, eine gesteigerte Plättchenaktivität und eine gestörte Fibrinolyse (36, 88). Die perioperative Stressreaktion scheint ursächlich an diesen Veränderungen beteiligt zu sein (19, 130, 137), und so kann mit der (thorakalen) Epiduralanästhesie über den Weg der Sympatholyse auch die Blutgerinnung beeinflusst und eine Hyperkoagulabilität verhindert werden (67, 102, 103, 145).

Darmfunktion

Im Anschluss an abdominalchirurgische Eingriffe stellt die Darmatonie ein häufiges klinisches Problem dar.

> Eine Sympatholyse der viszeralen Efferenzen, wie sie durch eine thorakale Epiduralanästhesie erzielt wird, führt zu einem Überwiegen der parasympathischen Aktivität und damit zu einer Zunahme der Peristaltik.

Klinisch finden diese Effekte ihren Ausdruck in einer beschleunigten Erholung der gastrointestinalen Funktionen nach abdominalchirurgischen Eingriffen im Vergleich sowohl zur systemischen als auch alleinigen epiduralen Applikation von Opioiden (76, 18) und

Abb. 6.13 Epiduralanästhesie: Punktionshöhe und intestinale Paralyse.

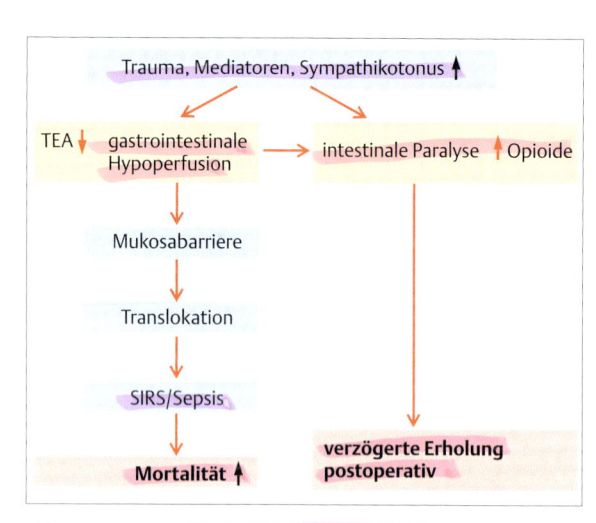

Abb. 6.14 Perioperative gastrointestinale Hypoperfusion.

in einer verkürzten Behandlungsdauer (140) (Abb. 6.**13** u. 6.**14**).

Multimodales Behandlungskonzept

Die thorakale Epiduralanästhesie kann dazu beitragen, dem moralischen und letztlich rechtlichen Anspruch des Patienten auf eine effektive Schmerztherapie zu genügen und die perioperative Morbidität und Mortalität zu senken. Zu diesem Effekt tragen eine Steigerung des myokardialen Sauerstoffangebotes bei gleichzeitig reduziertem Sauerstoffverbrauch, eine Verbesserung der Ventilation und des Gasaustausches, eine Reduktion des Thrombose- und Embolierisikos und eine schnellere Erholung der Darmfunktion bei (20).

Da kardiovaskuläre Komplikationen zumeist nicht am Operationstag, sondern während der ersten postoperativen Tage auftreten und die Entwicklung der Schmerzsymptomatik nach Thorax- und Oberbaucheingriffen dies auch so vorgibt, sollte die intraoperative Epiduralanästhesie um eine kontinuierliche, patientenkontrollierte Epiduralanalgesie für etwa 96 Stunden erweitert werden.

Es hat sich allerdings auch als bedeutsam herausgestellt, die postoperative Epiduralanalgesie nach Thorax- und Oberbaucheingriffen nicht als isolierte Maßnahme zu betreiben, sondern in ein „multimodales Behandlungskonzept" zu integrieren. Der dänische Chirurg Kehlet hatte dieses Konzept entwickelt, nachdem er bei Patienten nach orthopädischen Eingriffen eine Verbesserung der Erholung allein durch den Einsatz einer epiduralen Analgesie zeigen konnte, es ihm aber nicht gelungen war, ähnlich gute Ergebnisse bei Patienten nach abdominalchirurgischen Operationen zu erzielen. In einer entscheidenden Arbeit untersuchten Kehlet u. Mitarb. (43) Patienten nach kolonchirurgischen Eingriffen hinsichtlich Morbidität und postoperativer stationärer Aufenthaltsdauer. Bei diesen Patienten wurde das konservative postoperative Management gegen ein neues Programm ausgetauscht, das eine präoperative Aufklärung des Patienten über die geplanten Behandlungsmaßnahmen, das Ausnutzen der epiduralen Analgesie für eine frühe und intensive Mobilisation und eine frühe enterale Ernährung umfasste. Diese Kombination führte zu einer Verkürzung der Aufenthaltsdauer im Mittel um 5 Tage (23, 25, 80, 104, 120).

Punktionstechnik

Der mediane Zugang ist nur im Bereich der 3–4 oberen und unteren thorakalen Zwischenwirbelräume wegen der Anordnung der Dornfortsätze möglich, der paramediane Zugang hingegen in allen Bereichen. Obwohl eine Beugung der thorakalen Wirbelsäule kaum möglich ist, kann dennoch eine leichte Flexion das Passieren der Epiduralnadel erleichtern. Wegen des im Vergleich zum Lumbalbereich stärkeren Unterdrucks im thorakalen Epiduralraum kann dieser auch mit der Technik des „hängenden Tropfens" (am sitzenden Patienten im zumeist unteren Thorakalbereich) identifiziert werden. Die „Widerstandsverlusttechnik" kann im gesamten thorakalen Bereich am sitzenden oder liegenden Patienten angewandt werden.

Beim medianen Zugang mit der Technik des „hängenden Tropfens" erfolgt die Punktion genau in der Mitte zwischen 2 Dornfortsätzen, die Injektionskanüle wird 2 cm vorgeschoben, bevor der Mandrin entfernt wird. Ein Tropfen Lokalanästhetikum wird an den Nadelansatz gebracht und die Kanüle mit Daumen und Zeigefinger beider Hände, die fest auf dem Rücken des Patienten anliegen, langsam bei Inspiration des Patienten (größerer Unterdruck) vorgeschoben (72). Parallel zum Verschwinden des Tropfens in der Nadel überträgt sich sofort das Nachlassen des Widerstandes auf die Hand.

Beim von uns favorisierten paramedianen Zugang nach der „Widerstandsverlustmethode" werden zwischen 3 Dornfortsätzen in der Mittellinie die am tiefsten zu imprimierenden Punkte markiert und – auf einer gedachten Verbindungslinie gezogen – der Mittelpunkt bestimmt. Etwa 1,5 cm lateral und 3–5 mm kranial dieses Mittelpunktes wird mit der Tuohy-Nadel die Haut perforiert und in Abhängigkeit von der Punktionshöhe und der körperlichen Konstitution des Patienten die Kanüle in einem Winkel von etwa 15° zur Sagittalebene und etwa 60° zur Rückenoberfläche vorsichtig zur medianen Oberkante des Wirbelbogens vorgeschoben. Die Nadelspitze gelangt dann am oberen Rand des Wirbelbogens zum Lig. flavum, nach dessen Passieren der Widerstandsverlust schlagartig auftritt.

Einzeitige Epiduralanästhesie

Als Punktionskanüle kann neben der Tuohy-Nadel eine (z. B. 19-G-)Crawford-Nadel verwendet werden, deren schräger Öffnungsschliff nach kranial weisen sollte, wenn nicht gezielt das Lokalanästhetikavolumen nach kaudal in den Epiduralraum injiziert werden soll. Nach fraktionierter Injektion des Lokalanästhetikums (das zu injizierende Volumen ist im thorakalen gegenüber dem lumbalen Bereich um ca. 15% geringer und beträgt etwa 0,8 ml/Segment) wird die Injektionskanüle entfernt und die Punktionsstelle mit einem kleinen Klebeverband geschützt.

> Die einzeitige Epiduralanästhesie wird bevorzugt, wenn die Wirkdauer des einmalig injizierten Lokalanästhetikums zeitlich sicher der Eingriffsdauer entspricht und die möglichen Vorteile der Nachinjektionen (s. u.) intra- oder postoperativ nicht genutzt werden sollen, z. B. im Rahmen der ambulanten Anästhesie.

Kathetertechnik

Vor der Platzierung des Katheters ist dessen Durchgängigkeit zu überprüfen. Lassen sich nach Auftreten des Widerstandverlusts problemlos 3–4 ml der Kochsalzlösung injizieren, wird der Katheter eingeführt und etwa 4 cm über die Kanülenspitze hinaus vorgeschoben.

Der verwendete Epiduralkatheter sollte einerseits stabil genug zur problemlosen Einführung durch die Kanüle und zum möglichst gradlinigen Vorschub in den Epiduralraum sein, andererseits aber so weich, dass die Gefahr einer Dura- oder Gefäßpunktion sowie einer Nervenirritation gering gehalten wird. Grundsätzlich darf kein Katheter gegen einen bestehenden Widerstand vorgeschoben werden. Um Fehllagen im Bereich des Foramen intervertebrale zu vermeiden, soll der Katheter grundsätzlich nach kranial, der Öffnung der Tuohy-Nadel entsprechend, vorgeschoben werden. Da beim weiteren Vorschieben in den Epiduralraum die Fehllagen (seitliche Aberration bis in ein Foramen intervertebrale, Schlingen- und Knotenbildungen) zunehmen können, sollte der Katheter, abgesehen von gezielten Indikationen, maximal 4 cm in den Epiduralraum eingeführt werden. Sehr hilfreich zur Orientierung sowohl beim Passieren der Injektionskanüle als auch hinsichtlich der Tiefe und Länge der epiduralen Lage sind Zentimetergraduierungen sowohl auf der Punktionskanüle als auch auf dem Katheter.

> Bei Platzierungsproblemen im Epiduralraum darf der Katheter wegen der Gefahr des Abscherens an der Nadelspitze niemals durch die Kanüle zurückgezogen werden, vielmehr sind dann Kanüle und Katheter gemeinsam zu entfernen, und die Punktion ist zu wiederholen (2).

Ist der Katheter platziert, kann durch dessen subkutane Tunnelung ein zusätzlicher Infektionsschutz erreicht werden. Dazu wird nach dem Einbringen des Katheters die Tuohy-Nadel 1–2 cm zurückgezogen, sodass sie mit Sicherheit nicht mehr im Epiduralraum liegt, bei dem weiteren Vorgehen den Katheter allerdings noch vor Beschädigungen schützt. Eine 18-G-Venenverweilkanüle wird von der Punktionsstelle aus etwa 3 cm subkutan nach lateral vorgeschoben, wo sie wieder die Haut durchdringt. Die Metallnadel wird jetzt entfernt, sodass nur noch der Kunststoffteil in der Haut verbleibt. Nachdem der Luer-Lock-Ansatz mit einem Skalpell abgeschnitten worden ist, können die Tuohy-Nadel vollständig über den Katheter zurückgezogen, der Katheter durch das Kunststoffteil hindurchgeschoben und das Kunststoffteil entfernt werden (Abb. 6.**15a–f**).

Der Katheter wird zunächst nach kaudal in Form einer Schlinge gelegt, mit Pflasterstreifen fixiert und danach in seinem gesamten Verlauf im Bereich des Rückens mit einem Folienverband fixiert, um bei Bewegungen des Patienten eine Dislokation bzw. das Abknicken zu verhindern. Das Katheterende wird mit einem Bakterienfilter bestückt, über die Schulter geführt und z. B. im Bereich der Klavikula fixiert, damit eine problemlose intraoperative Zugänglichkeit und/oder Konnektionsmöglichkeit mit einem Pumpensystem gegeben ist. Für eine solche Fixierung des Katheteransatzes auch bei lumbalem oder kaudalem Zugang empfiehlt sich eine Katheterlänge von mindestens 90 cm.

> Bei der Katheterepiduralanästhesie ist die Aspirationsprobe durch den Katheter ebenso obligat wie die Injektion der Testdosis grundsätzlich durch den Katheter, nicht vorher durch die Punktionskanüle (125).

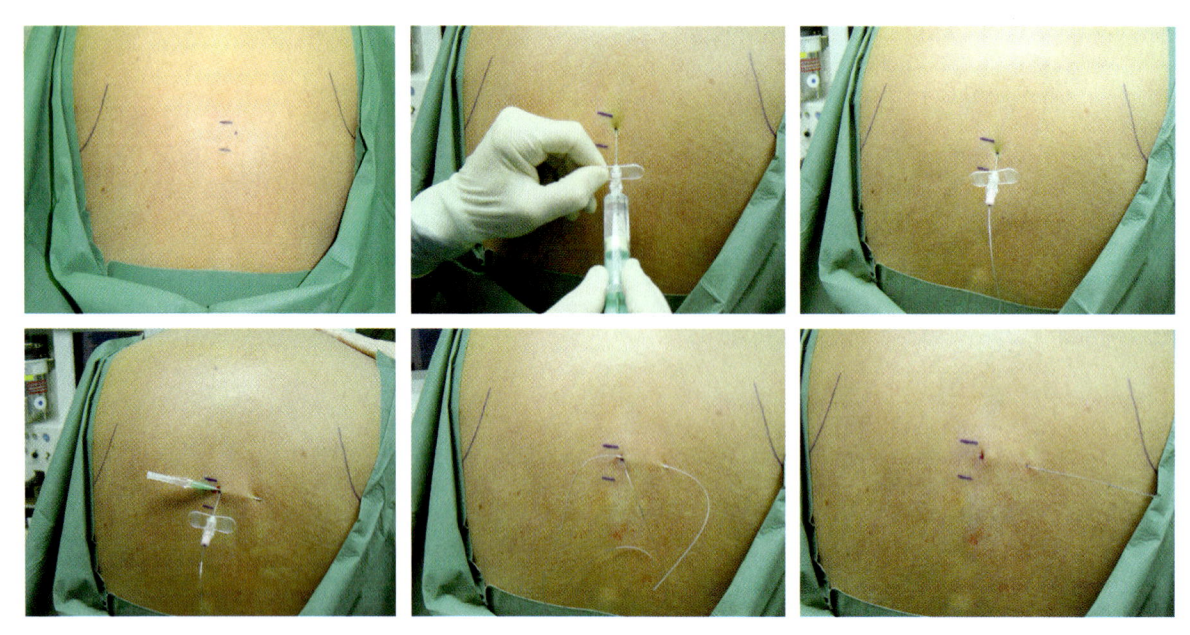

Abb. 6.15a–f Technik der Epiduralanästhesie.

Die angebotenen Teflon- oder Nylonkatheter haben zumeist eine abgerundete Spitze mit endständigen oder seitlichen Öffnungen und sind strahlendicht. Bei endständiger Öffnung können häufiger unbeabsichtigte Punktionen von Epiduralvenen auftreten, bei seitlichen Öffnungen ist hingegen ein „falsch negativer" Aspirationstest – trotz intravasaler Lage – häufiger, da sich die Lumina unter Sog der Gefäßintima anlagern können.

Die Vorteile der kontinuierlichen Epiduralanästhesie liegen neben der bis zu Wochen erreichbaren Wirkungsverlängerung in der Möglichkeit, mit unterschiedlichen Lokalanästhetika, Zusätzen, Konzentrationen und Dosierungen je nach Indikation die gewünschten analgetischen (zeitlich nicht sicher eingrenzbare Operationen, [geburtshilfliche] Schmerztherapie), vegetativen (Vasodilatation, Blockade sympathischer Schmerzsyndrome, adrenerge Blockade) oder auch muskelrelaxierenden Effekte gezielt zu nutzen.

Lumbale Epiduralanästhesie

Von der Operationstopographie her eignet sich die lumbale Epiduralanästhesie für Eingriffe im Mittel- und Unterbauch (einschließlich retroperitonealer Strukturen) sowie Becken- und Genitalbereich ebenso wie für die peripartale Schmerztherapie zur vaginalen Entbindung und alle Verfahren zur Geburtsbeendigung, ebenso für Eingriffe an den unteren Extremitäten (sofern die Anästhesie nur eines Beins nicht durch Leitungsanästhesie herbeigeführt werden soll). Analog zur thorakalen Periduralanästhesie kann auch hier der sympatholytische (z. B. Präklampsie, Vasodilatation) bzw. parasympathomimetische (z. B. paralytischer Ileus) Effekt ebenso genutzt werden wie die Möglichkeit zur (postoperativen) Schmerztherapie durch kontinuierliche Zufuhr von Lokalanästhetika und/oder Opioide.

Vergleich mit der thorakalen Epiduralanästhesie

Bei operativen Eingriffen im Mittel- und Unterbauch stellen die lumbale und die thorakale Epiduralanästhesie häufig alternative Verfahren dar. Oft wird der lumbale Zugang bevorzugt, weil Technik und Handhabung des Katheters als einfacher empfunden werden. In großen Untersuchungen konnte allerdings gezeigt werden, dass die thorakale Technik „einfacher" ist als die lumbale, d. h. dass für die Anlage eines thorakalen Epiduralkatheters weniger Versuche benötigt und seltener die Zwischenwirbelräume für einen erneuten Versuch gewechselt wurden (144, 150). Auch Blutungen, intravaskuläre Katheterlagen und versehentliche Duraperforationen wurden häufiger bei einer lumbalen Punktion beobachtet (150).

Eine wichtige Entscheidungshilfe bei der Wahl der adäquaten Punktionshöhe kann die Betrachtung kardiovaskulärer Nebenwirkungen sein, da es neben der Sympathikusblockade in anästhesierten Bereichen zu einer Sympathikusaktivierung in nicht anästhesierten Bereichen kommt (151). Untersuchungen an postganglionären Fasern der Haut und der Muskulatur der Beine zeigen während einer lumbalen Epiduralanalgesie eine Blockade des Sympathikus (91), während es über Barorezeptoren vermittelt zu einer reflektorischen Steigerung der Sympathikusaktivität im Splanchnikusgebiet kommt. Im Gegensatz dazu führt die thorakale Epiduralanästhesie zu einer kompletten Sympathikusblockade im Splanchnikusgebiet (65, 66).

Somit kommt es nach lumbaler und thorakaler Epiduralanästhesie zu einer Sympathikusblockade in unterschiedlichen Regionen, die aufgrund des venösen Poolings und des Bezold-Jarisch-Reflexes zu arterieller Hypotension und Bradykardie mit erhöhter Kontraktilität führen kann (97). Die durch die Sympathikolyse vermittelte arterielle Vasodilatation und eine vagusinduzierte Bradykardie können diese Symptome verstärken. Mit Ausnahme von Operationen an der unteren Extremität ist für die perioperative Schmerztherapie bei der lumbalen Epiduralanästhesie eine größere Anästhesieausdehnung erforderlich als bei thorakaler Epiduralanästhesie, sodass größere Anteile des Sympathikus geblockt werden und diese hämodynamischen Reaktionen bei lumbaler Epiduralanästhesie häufiger auftreten.

Bei Patienten mit koronarer Herzerkrankung sind diese Veränderungen mit besonderen Risiken verbunden. Aufgrund der arteriellen Hypotension kommt es zu einer Reduktion des myokardialen Sauerstoffangebots. So führt im Tierexperiment die lumbale epidurale Injektion von Bupivacain zu einer ausgeprägten Reduktion des myokardialen Blutflusses distal von Koronarstenosen, wenn eine Anästhesieausdehnung in thorakale Dermatome angestrebt wird (100). Eine gleichzeitige Verminderung des Sauerstoffbedarfs, die bei vermindertem Sauerstoffangebot die myokardiale Sauerstoffbilanz ausgleichen würde, konnte für die lumbale Epiduralanästhesie nicht nachgewiesen werden (131), vielmehr könnte die reflektorische Sympathikusaktivierung in nicht anästhesierten Bereichen (4, 9, 17) zu einer Steigerung des myokardialen Sauerstoffbedarfs oder über den Anstieg der Scherkräfte sogar zu einer Plaqueruptur führen. Im Gegensatz dazu kommt es während einer thorakalen Epiduralanästhesie zu einer kompensatorischen Verringerung von Herzarbeit und Sauerstoffbedarf (132). Eine Abnahme des mittleren arteriellen Blutdrucks führt daher – wie in echokardiographischen Untersuchungen gezeigt werden konnte – auch nur bei der lumbalen, nicht bei der thorakalen Epiduralanästhesie zu Störungen der myokardialen Wandbeweglichkeit (131, 132). Vor allem unter Belastungsbedingungen können koronarkranke Patienten daher von einer thorakalen Epiduralanästhesie profitieren (s. o.).

> Insgesamt finden sich bei der lumbalen im Vergleich zur thorakalen Epiduralanästhesie häufiger kardiovaskuläre Nebenwirkungen, daher sollte bei operativen Eingriffen, wenn die Indikation zu einer Epiduralanästhesie gestellt wird und ein lumbaler sowie ein thorakaler Zugang alternativ zur Verfügung stehen, die thorakale Epiduralanästhesie durchgeführt werden.

Entscheidend sind hierbei die Einflüsse auf die Myokardperfusion. Zudem ist das Ausmaß der motorischen Blockade deutlich höher, wenn zur postoperativen Schmerztherapie eine lumbale statt einer thorakalen Epiduralanästhesie gewählt wurde (20, 159), sodass die Patienten erst später mobilisiert werden können.

Bei Eingriffen im Bereich der Hüfte und bei Gefäßoperationen an der unteren Extremität konnten für die lumbale Epiduralanästhesie und die kontinuierliche Epiduralanalgesie Vorteile hinsichtlich der perioperativen Morbidität im Vergleich zur Allgemeinanästhesie gezeigt werden (34, 133). Generell wird aber empfohlen, für die postoperative Schmerztherapie nach Eingriffen an der unteren Extremität die lumbale Epiduralanalgesie – soweit es möglich ist – durch periphere Leitungsblockaden zu ersetzen (127).

Punktionstechnik

Zum Anlegen kann der Patient sowohl in Seitenlage als auch in eine sitzende Position gebracht werden. Bei größtmöglicher Beugung der Lendenwirbelsäule ist in der Regel die lumbale Punktion des Epiduralraums wegen der Weite der Dornfortsatzzwischenräume unproblematisch. Als einfacher Zugangsweg eignet sich insbesondere der Zwischenraum der Dornfortsätze des 3. und 4. Lendenwirbelkörpers. Zur Orientierung dient eine gedachte Verbindungslinie zwischen den Cristae iliacae, die den 4. Lendenwirbelkörper oder den Zwischenraum L_3/L_4 kreuzt. Wegen des nur gering ausgeprägten Unterdrucks im lumbalen Epiduralraum wird zur Identifikation dieses Raums die „Widerstandsverlust"-Methode bevorzugt angewandt. Beim medianen Zugang wird die Punktionskanüle nahezu senkrecht zum Hautniveau bis zum Widerstand des im Lumbalbereich besonders derben und dicken Lig. flavum langsam vorgeschoben. Der plötzliche Widerstandsverlust beim Erwachsenen tritt dann normalerweise nach einem weiteren Vorschieben der Kanüle um ca. 3 mm auf.

Der paramediane Zugang hat den Vorteil, dass die Kanüle einen weiteren Weg durch den Epiduralraum vor dem Erreichen der Dura mater zurücklegen muss und daher das Risiko der Duraperforation geringer ist (13). Nach Untersuchungen von Blomberg u. Mitarb. (14) ist bei paramedianem Zugang auch das Platzieren des lumbalen Epiduralkatheters mit weniger Schwierigkeiten und Komplikationen verbunden. Bevorzugt wird dieser Zugang insbesondere bei fehlender ausreichender Flexionsmöglichkeit der Lendenwirbelsäule (fixierte LWS-Lordose) und hieraus resultierendem geringem Abstand zwischen den Dornfortsätzen sowie bei Verknöcherung der Ligg. supra- und interspinosa oder bei wiederholtem Knochenkontakt beim medianen Zugangsversuch. Es wurden Ultraschalluntersuchungstechniken entwickelt, die insbesondere unter schwierigen Punktionsbedingungen das Auffinden des Epiduralraums erleichtern können (53, 52).

Von der 1,5 cm lateral der Oberkante des unteren Dornfortsatzes des beabsichtigten Zwischenwirbelraums gesetzten Hautquaddel aus wird die Injektionskanüle in einem Winkel von 15° zur Sagittalebene und 35° zur Hautoberfläche nach mediokranial – direkt zum Lig. flavum vorgeschoben. Das weitere Vorgehen nach Erreichen des Epiduralraums entspricht dem unter „Thorakale Epiduralanästhesie" beschriebenen.

Kaudalanästhesie

Die Kaudalanästhesie ist eine Epiduralanästhesie „von unten", bei der die Nadel durch den Hiatus sacralis in den Epiduralraum unter Verwendung der „Widerstandsverlust"-Methode vorgeschoben und das Lokalanästhetikum vom untersten Punkt des Epiduralraums her injiziert wird. Im Gegensatz zu den bisher beschriebenen Zugangswegen erfolgt die Ausbreitung der Blockade nicht zentrifugal nach kranial und kaudal, sondern nur von kaudal (S_5) nach kranial und die Regression entsprechend umgekehrt.

> Während die Kaudalanästhesie als einzeitiges Verfahren bei Kindern häufig verwendet wird, wird sie bei Erwachsenen nur selten eingesetzt.

6.8 Nebenwirkungen und Komplikationen

Versehentliche Durapunktion

> Die häufigsten Komplikationen der Epiduralanästhesie sind Duraperforationen.

Die Inzidenz liegt zwischen 0,6 % (148, 150) und 1,2 % (134), wobei es bei lumbalem und unterem thorakalem (Th_{10-12}) Zugang häufiger zu einer Duraperforation kommt als bei als bei höherem thorakalem Zugang (Th_{4-10}) (150). Wegen der Gefahr einer „hohen" Spinalanästhesie durch die für die Epiduralanästhesie notwendigen, im Vergleich zur Spinalanästhesie deutlich höheren Dosen (Volumina) des Lokalanästhetikums, müssen schon geringste Hinweis auf eine versehentliche Duraperforation zu einem restriktiven weiteren Vorgehen führen. Wurde eine akzidentelle Duraperforation erkannt, bevor die Testdosis injiziert wurde (spontaner Liquorabfluss oder -aspiration), kann bei lumbalem Zugang unter der Annahme der eindeutig subarachnoidalen Lage der Epiduralkanülenspitze dann eine Spinalanästhesie durchgeführt werden, wenn deren Wirkdauer und -qualität dem Anästhesieziel entsprechen und eine Allgemeinanästhesie vermieden werden soll. Grundsätzlich kann auch nach versehentlicher Duraperforation eine Epiduralanästhesie durchgeführt werden. Allerdings sollte nicht in demselben Segment die Nadel in den Epiduralraum zurückgezogen oder ein Katheter eingeführt werden, da nicht sicher vorherbestimmt werden kann, welcher Anteil des Lokalanästhetikavolumens über die gesetzte Duraleckage dann doch nach subarachnoidal injiziert wird oder abströmt. Vielmehr sollte in einem anderen (weiter kranial gelegenen) Zwischenwirbelraum erneut punktiert werden, obwohl auch dann der Einstrom des Lokalanästhetikums in den Subarachnoidalraum über die Leckage nicht sicher ausgeschlossen ist.

Die gesamte Injektion ist als Testdosis anzusehen und die genaue kontinuierliche Beobachtung des Patienten bis zu dem Zeitpunkt, zu dem eine weitere Ausbreitung der Blockade sicher ausgeschlossen werden kann, notwendig. Das Risiko ist gegen das mit einem Verfahrenswechsel verbundenen abzuwägen. Wird die versehentliche Duraperforation erst nach Injektion der Testdosis erkannt (akzidentelle Spinalanästhesie), sind die Epiduralkanüle zu entfernen, die Ausbreitung der Spinalanästhesie fortlaufend zu kontrollieren und die sich daraus ergebenden möglichen kardiozirkulatorischen und respiratorischen Nebenwirkungen adäquat zu therapieren.

Wurde ein Epiduralkatheter gelegt, ist dieser so zu kennzeichnen, dass eine versehentliche Injektion mit „epiduraler Dosierung" sicher unterbleibt. Es kann erwogen werden, den Katheter intraoperativ als Spinalkatheter zu nutzen, nach Möglichkeit sollte der Katheter aber postoperativ so früh wie möglich entfernt werden.

Hinsichtlich der Maßnahmen zur Prophylaxe und Therapie des postspinalen Kopfschmerzes wird auf die Kapitel 5 und 12 verwiesen.

„Hohe" Subdural- und Spinalanästhesie

Eine „hohe" Subduralanästhesie (massive Peridurale) entsteht durch die (sub-)totale Injektion des Lokalanästhetikums, nicht – wie geplant – in den Epi-, sondern in den Subduralraum zwischen Arachnoidea und Dura mater (peridural), also noch nicht subarachnoidal. Eine solche teilweise Penetration der Dura mater kann insbesondere dann auftreten, wenn nach erfolgreichem Aufsuchen des Epiduralraums die Nadel noch einmal rotiert wird; ein solches Manöver ist daher zu unterlassen (26, 89). Die zwangsläufig hohe Ausbreitung des Lokalanästhetikums ist wegen des geringen Volumens dieses Raums präformiert. In der Praxis wird eine Injektion in diesen sehr schmalen Spalt nur selten vorkommen (0,3–0,8 %), der Verdacht einer subduralen Injektion ergibt sich zumeist nur aus der ungewöhnlich (gelegentlich nur einseitig) hohen, häufig dissoziierten Ausbreitung der Blockade.

> Therapeutische Konsequenzen ergeben sich nur, wenn die hohe Ausbreitung der Subduralanästhesie zu respiratorischen oder kardiozirkulatorischen Auswirkungen führt. Die Diagnose ist durch ein Subdurogramm sicher möglich (155, 38).

Ursache einer „hohen" Spinalanästhesie (> Th$_4$) ist die versehentliche Injektion oft des gesamten, zur geplanten Epiduralanästhesie erforderlichen Lokalanästhetikavolumens in den Subarachnoidalraum bei unbemerkter Duraperforation. Bei einer „hohen" Spinalanästhesie ist immer dann eine Beatmung unter entsprechender Sedierung oder Anästhesie erforderlich, wenn die Blockade den N. phrenicus einschließt oder subjektive Ventilationseinschränkungen dies erfordern. Führt die akzidentelle subarachnoidale Injektion des Lokalanästhetikums zu einer „totalen" Spinalanästhesie, so zeigt sich klinisch nach kurzer Zeit eine rasche kraniale Ausbreitung der sensiblen Blockade unter Einschluss der oberen Extremitäten mit nachfolgender Ateminsuffizienz und -lähmung aufgrund der motorischen Blockade der rumpfnahen Atemmuskulatur und des Zwerchfells. Die thorakolumbale (Vasodilatation) bzw. thorakozervikale (Bradykardie) Sympathikusblockade führt zu einer ausgeprägten Hypotonie und einer zunehmenden Bradykardie (bis zur Asystolie). Während bei kompletter sympathischer Blockade durch die Ausschaltung der Efferenzen auch zu den Zervikalganglien (C$_{1-4}$) ein Horner-Syndrom mit dem Gefühl der „vollen Nase" (Guttman-Zeichen) resultieren kann (Stellatumblockade), sind die Pupillen bei der „totalen" Spinalanästhesie nicht eng, sondern weit und reaktionslos, da der N. oculomotorius und seine parasympathischen Anteile (N. sphincter pupillae) an der Schädelbasis mitblockiert werden.

Die symptomatische Therapie besteht in Intubation, Beatmung, Volumenzufuhr sowie der Verabreichung von Parasympatholytika, ggf. Vasopressoren und Katecholaminen (s. auch Kapitel 2 und 5).

Gefäßpunktion und intravasale Katheterlage

Gefäßpunktionen und intravaskuläre Katheterlagen treten in etwa 0,7 % aller Epiduralanästhesien auf und dabei häufiger nach lumbaler als nach thorakaler Punktion (150). Fließt nach der Punktion einer Epiduralvene spontan oder bei Aspiration Blut aus der Kanüle bzw. in die aufgesetzte Spritze, so sollte die epidurale Injektion in diesen Zwischenwirbelraum abgebrochen werden. Eine Blutaspiration durch einen Epiduralkatheter ist mitunter (Anlagerung seitlicher Öffnungen an die Gefäßintima) trotz intravasaler Lage nicht möglich, eine falsch negative Interpretation daher einzukalkulieren. Sistiert eine nur geringe Blutspur sofort, sollte zunächst 2-mal mit physiologischer Kochsalzlösung „durchspült" und jeweils erneut aspiriert werden. Sofern ein Katheter verwandt wurde, kann dessen Lage – nach Entfernen der Nadel – durch Zurückziehen in den Epiduralraum häufig korrigiert werden. Jedoch schließt wiederum die dann „negative" Blutaspiration die intravasale Lage nicht sicher aus. In diesen Fällen ist die Injektion des Lokalanästhetikums besonders langsam, fraktioniert und unter ständigem verbalem Kontakt mit dem Patienten vorzunehmen.

Nach einer Gefäßpunktion kann durchaus eine Epiduralanästhesie durchgeführt werden, jedoch sollte ein erneuter Punktionsversuch in einem benachbarten Zwischenwirbelraum durchgeführt werden. Im weiteren Verlauf ist der Patient engmaschig zur rechtzeitigen Diagnostik und Therapie eines sich möglicherweise entwickelnden epiduralen Hämatoms neurologisch zu beobachten.

Eine unbemerkte intravasale Injektion des Lokalanästhetikums kann zu ernsthaften zerebralen (Krampfanfällen, Bewusstlosigkeit) und kardiozirkulatorischen Komplikationen (Herzrhythmusstörungen, arterielle Hypotonie, Herzstillstand) führen. Genaue Angaben über die Häufigkeit dieser Komplikation liegen nicht vor, systemische Lokalanästhetikaeffekte treten jedoch in 0,013 %–0,12 % aller Epiduralanästhesien auf, wobei der Anteil durch intravasale Injektionen nicht zu eruieren ist (6, 150).

Die Therapie der systemischen Lokalanästhetikumeffekte ist symptomatisch.

Mangelhafter Blockadeerfolg

Häufiger als bei der Spinalanästhesie ist der erreichte analgetische Effekt bei ca. 4 % im ersten Versuch hinsichtlich der Qualität und/oder Ausbreitung nicht befriedigend (150). Bei Verwendung der Kathetertechnik kann in den allermeisten Fällen problemlos Lokalanästhetikum nachinjiziert werden, bei einzeitigen Epiduralanästhesien verbietet sich im Allgemeinen eine erneute Punktion (in einem anderen Segment), sodass zwischen der Durchführung einer Spinalanästhesie (Lagerung, Zeitfaktor?) oder einer Allgemeinanästhesie zu entscheiden ist. In vielen Fällen wird aber auch ein vermeintlicher oder tatsächlicher mangelhafter analgetischer Effekt durch Gabe eines Sedativums und/oder potenten Analgetikums kompensiert werden können. Seitendifferenzen in der Ausbreitung sind zumeist durch unbeabsichtigte Injektionen des Lokalanästhetikums in den lateralen Anteil des Epiduralraums bedingt. Häufige Ursache dieser Seitendifferenz bei der kontinuierlichen Technik ist die Aberration des Katheters nach lateral (bis in ein Foramen intervertebrale), vor allem bei einem zu weiten Vorschieben in den Epiduralraum (> 4 cm).

> Durch Zurückziehen des Katheters und – sofern von der Dosis her vertretbar – Nachinjektionen, ggf. mit Lagerung auf die nicht analgetische Seite, kann häufig eine Korrektur erreicht werden.

Bei der (sub-)totalen Blockade nur einer Seite muss an die anatomische Besonderheit eines dorsomedianen Bindegewebsbandes im Epiduralraum als Ursache der einseitigen Epiduralanästhesie gedacht werden (126, 139).

Im Rahmen der postoperativen Schmerztherapie tritt ein unzureichender Blockadeerfolg aufgrund technischer Probleme mit dem Epiduralkatheter oder der angeschlossenen Pumpe bei etwa 3% der Patienten auf (63). In diesen Fällen kann die patientenkontrollierte intravenöse Analgesie eine therapeutische Alternative darstellen.

Respiratorische Nebenwirkungen und Komplikationen

Sofern nicht primär die Kombination der Epiduralanästhesie mit einer Allgemeinanästhesie geplant ist (thorakale Epiduralanästhesie), können sich respiratorische Einschränkungen bei der (lumbalen) Epiduralanästhesie nur dann ergeben, wenn die (motorische) Blockade nach kranial deutlich bis oberhalb Th$_5$ reicht und den N. phrenicus zumindest teilweise einschließt. In einer prospektiven Untersuchung an 1071 Patienten mit postoperativer thorakaler Epiduralanalgesie kam es nur in einem Fall (0,1 %) zu einer Atemdepression (134). Respiratorische Begleiterkrankungen, die voraussichtliche Operationsdauer und notwendige Lagerung sowie objektive (Sauerstoffsättigung) und subjektive Kriterien werden im Einzelfall die Indikation zur maschinellen Beatmung bestimmen. Auf die Notwendigkeit der raschen Intervention bei „totaler" akzidenteller Spinalanästhesie und die positiven Auswirkungen einer thorakalen Epiduralanästhesie (s. S. 215, 220) auf die Ventilation bei Risikopatienten wurde bereits hingewiesen.

Kardiozirkulatorische Nebenwirkungen und Komplikationen

Die teilweise oder totale Blockade der Nervenfasern des Sympathikus (C_8/Th$_1$–L$_1$) führt zu Vasodilatation oder Hypotonie und evtl. zu einer reflektorischen oder direkten Bradykardie, die besonders ausgeprägt sein kann bei der Blockade des kardialen Anteils (Th$_{1-4}$). Für die Behandlung gelten dieselben Regeln, wie sie bei der Spinalanästhesie beschrieben wurden (Sauerstoff-, Volumengabe, Kopftieflage, Verabreichung von Atropin, ggf. Vasopressoren und Katecholaminen in Abhängigkeit vom Ausmaß der Nebenwirkungen und den Vorerkrankungen des Patienten).

Im Gegensatz zur Spinalanästhesie treten diese Nebenwirkungen im Allgemeinen aufgrund des verzögerten Wirkungsbeginns, der langsameren Ausbreitung und der geringeren Blockadeintensität weniger ausgeprägt und verzögert auf. So könnte die zunächst scheinbar unauffällige Kreislaufstabilität zu einer verzögerten Volumenzufuhr verleiten, die dann später, wenn nach ca. 30 Minuten die Blockade ausgeprägt ist, einer sehr intensiven Korrektur bedarf, da das Ausmaß der Hypotonie immer auch abhängig ist vom intravasal vorhandenen Volumen. Bei primär thorakalem Zugang zum Epiduralraum können die kardialen Nebenwirkungen früher und ausgeprägter als bei lumbalem Zugang auftreten. Die Vasodilatation im Bereich der unteren Körperhälfte mit einem hohen kapazitiven Anteil wird bei der thorakalen Epiduralanästhesie dann weniger ausgeprägt sein, wenn die Blockade auf die für eine ausreichende Analgesie erforderlichen Segmente begrenzt wird.

Für die Praxis von besonderer Bedeutung sind auch die indirekten zerebralen Wirkungen, ausgelöst durch die (ohne Prophylaxe und Therapie nahezu immer unter Epiduralanästhesie auftretende) arterielle Hypotonie und nachfolgende zerebrale Sauerstoffminderversorgung. Durch die bereits genannten Maßnahmen muss daher sichergestellt werden, dass bei normotensiven Patienten der mittlere arterielle Blutdruck nicht anhaltend 60 mm Hg, somit der systolische nicht 90 mm Hg unterschreitet; für kardio- oder zerebrovaskulär vorgeschädigte Patienten sind entsprechend höhere Werte aufrechtzuerhalten.

Neurologische Nebenwirkungen und Komplikationen

Durch eine Epiduralanästhesie hervorgerufene neurologische Komplikationen haben eine sehr geringe Inzidenz, sodass aufgrund der erforderlichen Patientenzahlen epidemiologische Studien kaum durchführbar sind (38, 121, 124). Die bisher größte prospektive Untersuchung stammt aus Frankreich von Auroy u. Mitarb. und schließt 30 413 Epiduralanästhesien ein (6). Die meisten übrigen Informationen stammen aus individuellen Fallberichten und Zusammenstellungen von Fallberichten.

Generell können nach einer Epiduralanästhesie auftretende neurologische Defizite in 3 Kategorien eingeteilt werden:
- in nicht durch die Epiduralanästhesie hervorgerufene,
- in allein durch die Epiduralanästhesie hervorgerufene und
- in durch vorbestehende und prädisponierende Erkrankungen bedingte neurologische Defizite, für die die Epiduralanästhesie nur einen auslösenden Faktor darstellt (26).

In der Praxis ist allerdings häufig die Differenzierung zwischen der 2. und 3. Kategorie nur schwer möglich. Postoperative neurologische Defizite, die nicht durch eine Epiduralanästhesie hervorgerufen werden, ergeben sich aus Vorerkrankungen, die mit einem negativen neurologischen Outcome nach Anästhesieverfahren assoziiert sind, wie z. B. Gravidität und Entbindung, neurologische und kardiovaskuläre Risikofaktoren sowie degenerative Muskel- und Skeletterkrankungen allein oder in einer Vielzahl von Kombinationen. So kann die Kompression lumbosakraler neuronaler oder vaskulärer Strukturen durch deszendierende Anteile des Fetus direkt den lumbosakralen Plexus schädigen oder zu einer Ischämie des Conus medullaris führen. Spinalen Infarkten können Episoden einer intraoperativen Hypotension bei bestehender ausgeprägter Arteriosklerose vorausgegangen sein. Stark vaskularisierte Tumoren oder arteriovenöse Missbildungen in der Nähe des Rückenmarks können spinale Infarkte oder Blutungen provozieren. Längere Perioden in Steinschnittlagerung korrelieren vor allem bei vorbestehenden Spinalkanalstenosen negativ mit der Erholung des Rückenmarks. Ebenso können das chirurgische Trauma und die Platzierung von Haken zu Nervenschäden führen. Bei Durchsicht der Literatur fallen immer wieder auch Berichte über unerwartete neurologische Defizite nach Allgemeinanästhesien auf, wie z. B. Myelitiden, spontane subdurale Blutungen oder spinale Infarkte (56, 58, 83).

Arachnoiditis

Die Arachnoiditis ist charakterisiert durch eine Proliferation von Fibroblasten aller das Rückenmark und die Cauda equina umgebenden Häute, die in einer Konstriktion endet. Die Inzidenz der Arachnoiditis wird mit 1 : 10 000 bis 1 : 25 000 angegeben (3), ihre Ursachen bleiben unklar. Bei einer Arachnoiditis kommt es bereits während oder kurz nach der Injektion zu heftigen Rückenschmerzen. Anschließend entwickelt sich ein unterschiedlich stark ausgeprägtes motorisches und sensorisches Defizit, gefolgt von einem Verlust der Blasen- und Sphinkterkontrolle. Diese Defizite können chronifizieren (59, 143).

> Die Diagnosestellung erfolgt am besten durch eine Darstellung der entzündlichen Veränderungen in der Umgebung des Rückenmarks und der Spinalnervenwurzeln mittels MRT.

Die Therapie der Arachnoiditis bleibt umstritten, ist zunächst jedoch symptomatisch. Eine operative Intervention ist aber bei zunehmenden Zeichen der Kompression indiziert. Neurochirurgische Operationsverfahren beinhalten eine mikrochirurgische Lyse der Konstriktion, Stimulation des Rückenmarks und neuroablative Verfahren (98).

Nervenschädigungen

> Zur Vermeidung direkter Nervenschädigungen durch die Injektionskanüle bei der Identifikation des Epiduralraums ist der Grundsatz zu beachten, dass die Injektion und/oder das Platzieren des epiduralen Katheters nach Möglichkeit nur an wachen, kooperativen Patienten durchgeführt werden sollte.

Bei unkooperativen oder nicht einsichtsfähigen Patienten, bei denen ein Epiduralkatheter in Allgemeinanästhesie gelegt werden soll, muss eine Abwägung zwischen dem Nutzen der Maßnahme für den Patienten und dem mit der Katheteranlage verbundenen Risiko erfolgen.

In der Literatur werden neurologische Komplikationen nicht einheitlich definiert. So wird die Inzidenz von „radikulären Schmerzsyndromen" (ohne bleibende neurologische Defizite) nach einer Epiduralanästhesie mit 0,56 % (134), die einer „Radikulopathie" mit 0,016 % und die einer „Nervenschädigung" mit 0,02 % (6) angegeben. Schmerzangaben und plötzliche „elektrische" Zuckungen in eine Körperregion, die der sensiblen Versorgung aus dem gewählten epiduralen Zugangsbereich entsprechen, sind zumeist das erste Zeichen eines Kontaktes mit nervalen Strukturen (laterale Nervenwurzel). So war in allen Fällen einer „Radikulopathie" nach Epiduralanästhesie die Punktion mit Schmerzen verbunden (6). Die Kanüle oder der Katheter ist 1–2 mm zurückzuziehen und darf auf keinen Fall weiter vorgeschoben werden. Treten bei der Injektion Schmerzen auf, ist diese sofort abzubrechen.

Beim Legen eines Epiduralkatheters sind Aberrationen (zumeist kraniolateral bis in die Foramina intervertebralia), Schlängelungen und Schlingen- bis Knotenbildungen möglich. Nur wenn die Katheterspitze unmittelbaren Kontakt zu den nervalen Strukturen der austretenden Nervenwurzel oder zum Spinalnerv hat (laterale Aberration, Foramen intervertebrale), wird der Patient „blitzartige" Schmerzsensationen beim Legen und/oder Druckgefühl bei der Injektion des Lokalanästhetikums angeben. Erfolgt dann eine Lagekorrektur durch Zurückziehen des Katheters, sind nervalen Schädigungen unwahrscheinlich. Auch bei Nachinjektionen ist nach Schmerzen und/oder Druckgefühl zu fragen, da der Katheter, insbesondere bei mobilen Patienten, auch sekundär seine Lage verändern kann. Schmerzsensationen beim Zurückziehen (Entfernen) des Epiduralkatheters zwingen zum sofortigen Abbruch der Versuche. Mit bildgebenden Verfahren sollte die Lage des Katheters ermittelt werden, in Extremfällen bleibt nur die operative Entfernung des Katheters.

Infektionen und Abszesse

Nach eigenen Untersuchungen treten Zeichen einer lokalen Infektion an der Eintrittsstelle von Epiduralkathetern bei 5,7 % der Patienten auf. Mit 0,05 % wesentlich seltener sind subkutane Abszesse, die einer antibiotischen Therapie bedürfen (63). Die Inzidenz epiduraler Abszesse nach Anlage einer Epiduralanästhesie ist unbekannt (in unserem eigenen Patientenkollektiv ist noch kein Fall aufgetreten), wird aber als extrem gering eingeschätzt (56). Die meisten epiduralen Abszesse entstehen spontan mit einer Häufigkeit von

0,2–1,2 Patienten pro 10 000 Neuaufnahmen im Krankenhaus (7).

Die Ausbreitung einer zu einem epiduralen Abszess führenden Infektion kann durch eine unsterile Arbeitsweise bei der Anlage der Epiduralanästhesie, die direkte Erregerausbreitung von einem infizierten Gewebeareal in der Nähe des Punktionsortes und durch die hämatogene Aussaat bei Patienten mit Bakteriämie, bei denen durch eine blutige Punktion die Ausdehnung in den Epiduralraum begünstigt wird, erfolgen. Risikofaktoren für das Auftreten einer solchen Infektion sind u. a. Diabetes mellitus, chronisches Nierenversagen, maligne Erkrankungen, Steroidtherapie, Immunsuppression, Herpes zoster und rheumatoide Arthritis (110).

> Die subkutane Tunnelung des Epiduralkatheters (s. o.) kann einen zusätzlichen Infektionsschutz bieten (41, 92).

Allerdings indiziert jedes Zeichen einer lokalen Infektion an der Punktionsstelle die Entfernung des Katheters. Dieses Vorgehen wird durch eine positive Korrelation zwischen einer lokalen Infektion an der Punktionsstelle und positiven Katheterspitzenkulturen bestätigt (68).

Die klinischen Zeichen eines epiduralen Abszesses sind Rückenschmerzen, Nervenwurzelirritationen, Muskelschwächen und Paralysen. Weitere Hinweise sind Fieber, Leukozytose, erhöhte BSG, eine sich entwickelnde Hyper- und später Hyporeflexie, Nackensteife und Kopfschmerzen. Unglücklicherweise können die klinischen Symptome sehr variabel sein, wobei spinale Schmerzen oft auftreten, jedoch häufig ohne begleitendes neurologisches Defizit oder Fieber. Das klinische Bild tritt meist schlagartig und mit schneller Progression auf, kann aber z. B. bei vorangegangener epiduraler Steroidapplikation oder prophylaktischer Antibiotikatherapie auch verzögert in Erscheinung treten (149).

Bildgebende Verfahren (MRT, CT, Myelographie) ermöglichen die Diagnosesicherung. Kritisch sollte die Indikation zu einer diagnostischen Lumbalpunktion gestellt werden, denn diese kann die neurologische Situation verschlechtern, wenn sie unterhalb eines spinalen Blocks erfolgt bzw. wenn die Spinalnadel durch den epiduralen Abszess geführt wird und somit das Entstehen einer Meningitis begünstigt.

Die Therapie besteht in einer operativen Abszesssanierung und adäquaten Antibiotikagabe. Die Prognose ist abhängig von dem Alter des Abszesses, dem Ausmaß des neurologischen Defizits und dem Zeitpunkt der chirurgischen Intervention (39, 157).

Hämatome

Die Entstehung eines spinalen Hämatoms nach epiduraler Punktion ist extrem selten. Die Inzidenz wird mit 1 : 150 000 bis 1 : 220 000 angegeben (153), kann aber schon deshalb nur geschätzt werden, weil von 433 publizierten epiduralen rückenmarksnahen Hämatomen 326 (75 %) spontan auftraten (135). Von 79 Fällen spinaler Hämatome nach Epidural- oder Spinalanästhesien, die im Zeitraum von 1904–1996 veröffentlicht wurden (154, 156), ereignete sich bei 67 Patienten (85 %) eine spinale Blutung bei Vorliegen einer Gerinnungsstörung oder im Rahmen einer schwierigen oder blutigen Punktion. 40 Patienten (51 %) gaben eine Muskelschwäche als erstes Symptom an, während 31 Patienten (39 %) zunächst über Rückenschmerzen und 17 (22 %) über ein sensorisches Defizit klagten. Bei 5 Patienten stellte sich eine Urinretention vor allen anderen Zeichen einer medullären Kompression ein. Bei einigen Patienten zeigten sich 2 oder mehrere Zeichen der medullären Kompression gleichzeitig. Die Diagnose wurde in 42 % der Fälle durch eine Myelographie, in 32 % durch eine CT und in 18 % durch eine MRT gesichert.

> Bei zunehmendem Einsatz von Thrombozytenaggregationshemmern (Eigenmedikation bei zahlreichen kardiovaskulären Erkrankungen) und Antikoagulanzien (perioperativ) (154, 156) kommt der Vermeidung eines epiduralen Hämatoms deswegen eine besondere Bedeutung zu, weil als Folge verzögerter Diagnostik und Therapie für den Patienten eine irreversible Paraplegie auftreten kann.

Aufgrund des potenziellen Risikos eines spinalen Hämatoms ist ein enges neurologisches Monitoring aller Patienten mit zentraler Nervenblockade unerlässlich, mindestens bis 24 Stunden nach der Blockade oder dem Entfernen des Epiduralkatheters (schließlich kann auch das Entfernen des Katheters zu Gefäßläsionen führen) (70). Im Hinblick auf die zu erwartende Wirkdauer des Lokalanästhetikums ungewöhnlich lang anhaltende Blockaden (insbesondere nach Gefäßläsionen und Mehrfachpunktionen) oder aber – schon pathognomonisch – nach primärer Regression der Wirkung wieder auftretende, der Punktionstopographie zuzuordnende, einer Paraplegie ähnliche sensible wie insbesondere motorische Ausfälle erzwingen eine sofortige neuro(radio)logische Diagnostik und bei positivem Befund eine rasche operative Intervention (Hämatomausräumung). Dieses Vorgehen kann innerhalb der ersten 8 Stunden (!) nach Erkennen eine Restitutio ad integrum ermöglichen (124, 156).

Unglücklicherweise kann eine kontinuierliche Epiduralanästhesie viele der typischen Symptome einer spinalen Kompression maskieren. Aus diesem Grund sollte eine kontinuierliche Epiduralanästhesie zur

Schmerztherapie so durchgeführt werden, dass eine neurologische Beurteilung jederzeit möglich ist (niedrigprozentiges Lokalanästhetikum mit bzw. ohne Opioidzusatz zur Vermeidung einer motorischen Blockade) (155). Problematisch kann das rechtzeitige Erkennen der Symptomatik dann werden, wenn bei analgosedierten (und beatmeten) Patienten, z. B. in der postoperativen Phase auf einer Intensivstation, (spontane) Hinweise des Patienten nicht möglich sind. Hier ist sicherzustellen, dass regelmäßig eine Überprüfung motorischer Reaktionen (bzw. des Reflexstatus) erfolgt – insbesondere bei Antikoagulanzientherapie oder laborchemischen/klinischen Veränderungen im Gerinnungsstatus.

Spinale Infarkte

Eine Minderperfusion des Rückenmarks mit konsekutiver Ausbildung eines spinalen Infarkts kann durch eine Abnahme des arteriellen Blutdrucks oder eine Steigerung des venösen oder interstitiellen Drucks hervorgerufen werden.

Eine Vielzahl chirurgischer und anästhesiologischer Faktoren kann eine arterielle Hypotonie verursachen. So ist es möglich, dass bereits ein geringer intraoperativer Blutverlust bei Patienten mit Epiduralanästhesie eine ausgeprägte Hypotonie provoziert. Auch die Epiduralanästhesie selbst kann bei ungeeignetem Vorgehen zu einem Blutdruckabfall und einer spinalen Minderperfusion führen. Der Zusatz eines Vasokonstriktors zu dem Lokalanästhetikum kann diese Situation noch verschlimmern. Zu einer die Perfusion des Rückenmarks vermindernden Erhöhung des venösen Drucks kommt es z. B. bei intrathorakalen Druckerhöhungen, wie sie bei maschineller Beatmung auftreten. Auch eine Kompression der V. cava inferior durch große abdominelle Tumoren, Aszites oder eine exzessive Lordose können zu einer venösen Drucksteigerung führen. Ebenso ist es möglich, dass spinale arteriovenöse Malformationen den venösen Druck erhöhen. Zumeist werden sie aus einem kleinen Ast einer Interkostalarterie gespeist und bedingen durch die Beimengung arteriellen Blutes in den lokalen Venen eine Drucksteigerung, die die spinale Perfusion vermindert. Die akzidentielle Punktion einer solchen Malformation kann zu einem epiduralen Hämatom mit konsekutiver Drucksteigerung im Spinalkanal führen.

Die anatomischen Gegebenheiten der arteriellen Versorgung des Rückenmarks ergeben für den thorakolumbalen Anteil des vorderen Rückenmarks eine besondere Ischämiegefährdung. Die paarige A. spinalis posterior versorgt den dorsalen Anteil des Rückenmarks, die unpaarige A. spinalis anterior den ventralen Anteil. Im thorakolumbalen Abschnitt des Rückenmarks erhält die A. spinalis anterior ihren Zufluss vorwiegend aus der Adamkiewicz-Arterie (A. radicularis magna), die in Höhe Th_7–L_3 entweder direkt der Aorta oder einer interkostalen bzw. lumbalen Arterie entspringt. Da in diesem Bereich im Gegensatz zu den zervikalen und lumbosakralen Abschnitten kaum Kollateralen für die Perfusion des anterioren Rückenmarks existieren, kann eine Beeinträchtigung des Blutflusses in der Adamkiewicz-Arterie, z. B. durch Anämie, Polyzythämie, Arteriosklerose, Missbildungen oder Tumoren, zu einer Minderperfusion des Rückenmarks führen. Auch eine Unterbrechung des aortalen Blutflusses (Crossclamping in der Aortenchirurgie) oberhalb des Ursprungs der Adamkiewicz-Arterie kann eine spinale Infarzierung zur Folge haben.

> Spinale Infarkte führen zu einer schlaffen Lähmung mit einem Verlust der Muskeleigenreflexe bei positivem Pyramidenbahnzeichen und einer dissoziierten Sensibilitätsstörung unterhalb des betroffenen Segments.

Zur Feststellung früher Anzeichen eines spinalen Infarkts ist eine MRT die Methode der Wahl.

Die beste Prävention besteht in der Aufrechterhaltung eines ausreichenden arteriellen Perfusionsdrucks bei gleichzeitiger Vermeidung eines erhöhten venösen oder interstitiellen Drucks (Abb. 6.16). Bei aufgetretener spinaler Infarzierung ist die Therapie der Paraplegie symptomatisch und mit einer schlechten Prognose behaftet.

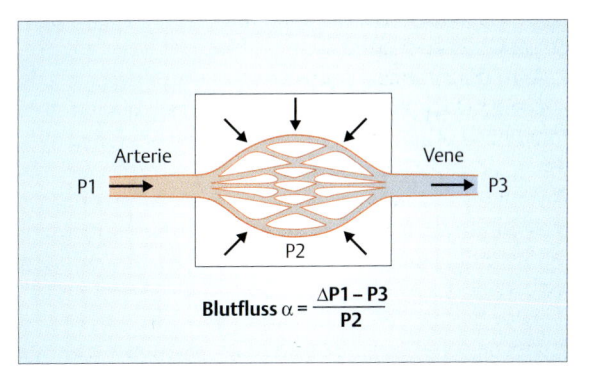

Abb. 6.16 Die beste Prävention eines spinalen Infarktes besteht in der Aufrechterhaltung eines ausreichenden arteriellen Perfusionsdrucks (P1), wenn gleichzeitig eine Erhöhung des interstitiellen (P2) und venösen Drucks (P3) auf den kapillären Blutfluss α vermieden wird. Ein kapillärer Blutfluss kann nur bestehen, wenn die Differenz zwischen P1 und P3 größer ist als P2 (nach Bromage).

Steigerung der Darmperistaltik

Der z. B. in der perioperativen Phase zur Prophylaxe und Therapie des paralytischen Ileus gewünschte Effekt einer Steigerung der Darmperistaltik durch eine (kontinuierliche) Epiduralanästhesie tritt auf, wenn der thorakoabdominale Sympathikus (Th_6–L_4), nicht aber der parasympathische Plexus sacralis (S_{2-4}) blockiert ist.

Blasenentleerungsstörungen

Blasenentleerungsstörungen können bei länger dauernder Blockade des parasympathischen Plexus sacralis (S_{2-4}) auftreten.

> Gerade bei der Epiduralanästhesie, die ja häufig wegen der Möglichkeit zur längeren Blockadedauer genutzt wird, ist daher die regelmäßige Kontrolle des Füllungszustandes der Harnblase (zum einen wegen der großzügigen Infusionstherapie und zum anderen wegen möglicher reflektorischer Kreislaufreaktionen bei anhaltend voller Blase) von besonderer Bedeutung, da die anhaltende Analgesie dem Patienten selbst diese Kontrolle oft nicht erlaubt.

Muskelzittern

Die durch die Sympatholyse (Vasodilatation) vermehrte Wärmeabgabe über die Haut kann als Kompensationsmechanismus der Wärmeregulation zu einem sichtbaren, den Patienten irritierenden Muskelzittern führen.

> Das Muskelzittern geht mit einem erhöhten Sauerstoffverbrauch einher und ist daher insbesondere bei Patienten mit kardiovaskulären Risikofaktoren zu vermeiden.

Die Patienten sind gegen Auskühlung zu schützen und ggf. aktiv zu wärmen.

Übelkeit und Erbrechen

Zumeist als Folge der unbeachteten Hypotonie und weniger durch direkte zerebrale Erregung bedingt, tritt Übelkeit bis zum Erbrechen auf. Gerade bei Schwangeren in Rückenlage ist dies häufig das erste Zeichen einer akut behandlungsbedürftigen Hypotonie (Sympathikolyse und/oder aortokavales Kompressionssyndrom).

6.9 Postoperative Nachsorge

Einzeitige Epiduralanästhesie

Nach Abschluss der Operation oder der therapeutischen Blockade (Schmerztherapie) ist sicherzustellen, dass der Patient so lange unter anästhesiologischer Überwachung bleibt, bis eine eindeutige Regression der sensorischen und (soweit vorhanden) motorischen Blockade eintritt und die zum Entlassungstermin aus dem Aufwachraum noch vorhandene Blockadeausbreitung keine kardiozirkulatorischen oder respiratorischen Störungen erwarten lässt.

Dem Betreuungspersonal sind klare zeitliche Anweisungen zu den erforderlichen weiteren therapeutischen (z. B. Volumenzufuhr) und diagnostischen (z. B. neurologische Beobachtung) Maßnahmen vorzugeben. Bei ambulanten Patienten ist sicherzustellen, dass die Restwirkungen ohne Gefährdungspotenzial sind und dass (wie nach jeder ambulanten Anästhesie) jederzeit die Möglichkeit zum Erreichen sofortiger ärztlicher Hilfe besteht. In der Klinik ist es auf jeden Fall ratsam, am Operationstag oder (spätestens) am darauffolgenden Tag im Rahmen einer „postanästhesiologischen Visite" eine Befragung hinsichtlich neurologischer Nebenwirkungen und eine Kontrolle der Punktionsstelle durchzuführen. Schmerzen direkt im Punktionsbereich sind zumeist auf ein kleines subkutanes Hämatom oder auf mögliche Periostverletzungen an den Fortsätzen der Wirbelbögen bei den Punktionsmanipulationen zurückzuführen. Insbesondere im Hinblick auf die oben genannten Komplikationen (epidurales Hämatom) ist bei prädisponierten Patienten eine orientierende neurologische Untersuchung und evtl. eine Kontrolle der Gerinnungsparameter durchzuführen.

Es empfiehlt sich auch, die allgemeine persönliche Zufriedenheit mit der rückenmarksnahen Regionalanästhesie zu erfragen und zu protokollieren, um eigene Mängel im Ablauf der anästhesiologischen Praxis und intraoperativen Betreuung erkennbar werden zu lassen.

Kontinuierliche Epiduralanästhesie

Für die postoperative Schmerztherapie über Epiduralkatheter stehen heute patientenkontrollierte Pumpensysteme zur Verfügung, die kontinuierlich eine vorgegebene Dosis eines Lokalanästhetikums oder einer Lokalanästhetikum-Opioid-Mischung applizieren und für den Patienten die Möglichkeit bieten, sich vorgegebene Boli in bestimmten Abständen abrufen zu können. Diese Art der postoperativen Schmerztherapie nach Eingriffen an Thorax, Abdomen, Urogenitaltrakt, Hüfte und ggf. unterer Extremität gewährleistet eine hohe Analgesiequalität und ist einer intravenösen Opioidanalgesie auch hinsichtlich der Vigilanz und Zufriedenheit der Patienten überlegen (Tab. 6.7). Außerdem ist es gelungen, für diese Form der Schmerztherapie eine Kostenreduktion nachzuweisen (63).

In unserer Klinik werden für Eingriffe an Thorax oder Abdomen thorakale, für Eingriffe an der Hüfte oder unteren Extremität (wenn nicht kontinuierliche periphere Nervenblockaden durchgeführt werden können) lumbale Epiduralkatheter unmittelbar präoperativ gelegt und für die intraoperative Analgesie mit oder ohne zusätzliche Allgemeinanästhesie genutzt. Ausschlusskriterien sind die Ablehnung durch den Patienten, Gerinnungsstörungen und Infektionen im Bereich der vorgesehenen Punktionsstelle (diese Patienten erhalten in der Regel eine patientenkontrollierte intravenöse Schmerztherapie).

Die initiale Wirkdosis beträgt bei Patienten unter 70 Jahren und über 30 kg Körpergewicht 20 µg Sufentanil

Tabelle 6.7 Vor- und Nachteile der postoperativen Epiduralanalgesie (nach Brodner u. Mitarb.)

Vorteile

Gute Analgesiequalität

Verkürzung des Krankenhausaufenthalts

Verbesserung der Lungenfunktion

Verbesserung der Darmfunktion

Reduktion des kardiovaskulären Risikos

Selten: Übelkeit, Sedierung, Verwirrtheit, Halluzinationen, Gasaustauschstörungen

Nachteile

Punktionsrisiko

Risiko von Katheterfehllagen

Aufwendigere postoperative Betreuung

Häufig: Hypotension, Miktionsstörungen, Pruritus

und (nach Entscheidung des verantwortlichen Anästhesisten) 10–20 ml 0,5 %iges Bupivacain (für eine reine Regionalanästhesie) oder 0,25 %iges Bupivacain (für eine Kombinationsanästhesie). Patienten über 70 Jahre und Kinder unter 30 kg erhalten kein Sufentanil. Unmittelbar nach Injektion der Initialdosis wird die kontinuierliche Infusion über ein Pumpensystem mit einer Rate von 5 ml/h Bupivacain 0,175 % oder Ropivacain 0,2 % mit Sufentanil 0,75 µg/ml begonnen, um die Analgesie während und nach der Operation aufrechtzuerhalten (Tab. 6.**8**).

> Die Infusionsrate wird, beginnend im Aufwachraum, während des gesamten postoperativen Verlaufs den Bedürfnissen des Patienten angepasst, indessen bleiben die vorgegebenen Boli (2 ml mit einem Sperrintervall von 20 Minuten) unverändert.

Generell müssen für Patienten mit einer kontinuierlichen Katheterepiduralanalgesie jederzeit (24 Stunden am Tag) die schmerztherapeutische Versorgung und eine sofortige Eingriffsmöglichkeit bei Nebenwirkungen bzw. Komplikationen durch fachlich geeignetes Personal sichergestellt sein. Für die Sicherung der schmerztherapeutischen Qualität und für das frühzeitige Erkennen von Komplikationen oder – besser – deren Prävention ist eine tägliche ärztliche Visite unumgänglich. Protokolliert werden sollten die aktuellen Einstellungen der Pumpe und die damit erreichte Analgesiequalität in Ruhe und bei Bewegung z. B. anhand einer visuellen Analogskala (VAS).

Die obligate orientierende neurologische Untersuchung umfasst das Austesten der segmentalen Ausbreitung der Anästhesie (z. B. durch die Einschränkung der Kälteempfindung in den betroffenen Dermatomen), die Kontrolle der Beinmotorik, des Vigilanzstatus sowie

Tabelle 6.8 Basiseinstellung der Infusionssysteme für die patientenkontrollierte Epiduralanalgesie bei Erwachsenen und Kindern (nach Brodner u. Mitarb.)*

Patient	epidurale Medikamente	initiale Infusionsrate	Bolus	Sperrzeit
Erwachsener < 70 Jahre	Bupivacain 0,175 % bzw.	5 ml/h	2 ml	20 min
	Ropivacain 0,2 % +			
	Sufentanil 0,75 µg/ml			
Erwachsener > 70 Jahre	Bupivacain 0,175 % bzw.	5 ml/h	2 ml	20 min
	Ropivacain 0,2 %			
Sectio caesarea	Bupivacain 0,03 % +	10 ml/h		
	Sufentanil 0,75 µg/ml		2 ml	20 min
Kind: Gewicht > 50 kg	Bupivacain 0,175 % bzw.	5 ml/h	2 ml	20 min
	Ropivacain 0,2 % +			
	Sufentanil 0,75 µg/ml			
Kind: Gewicht 30–50 kg	Bupivacain 0,175 % +	3–5 ml/h		
	Sufentanil 0,75 µg/ml		2 ml	20 min
Kind: Gewicht 15–30 kg	Bupivacain 0,175 %	0,1 ml/kg/h	1 ml	30 min
Kind: Gewicht < 15 kg	Bupivacain 0,175 %	0,2 ml/kg/h	kein Bolus	

* Kinder unter 5 Jahren dürfen keine Bolusgaben abrufen

Tabelle 6.9 Definitionen von Selbsteinstufungsskalen

Variable	Skala
Zufriedenheit	1 = sehr gut 2 = gut 3 = mäßig 4 = schlecht
Sedierung	1 = wach 2 = müde 3 = schläft, erweckbar 4 = nicht erweckbar
Atemdepression	1 = nein 2 = Frequenz: 8–2 Atemzüge/min 3 = Frequenz: < 8 Atemzüge/min
Motorblockade (Bromage-Skala)	0 = normale Beinbeweglichkeit 1 = beugt Knie- und Fußgelenke 2 = kann nur die Fußgelenke bewegen 3 = kann weder Beine noch Füße bewegen
Harnverhaltung	1 = nein 2 = ja 3 = Katheter
Erbrechen	1 = nein 2 = ja
Pruritus	1 = nein 2 = ja

der Atmung. Gezielt erfragt werden sollte nach Harnverhalt, Übelkeit und Erbrechen (Tab. 6.9). Die Einstichstelle ist täglich auf Zeichen einer lokalen Infektion zu inspizieren. Bei Verwendung eines transparenten Folienverbandes ist kein täglicher Verbandswechsel erforderlich.

Soll der Katheter nach Abschluss der Schmerztherapie oder beim Auftreten von Komplikationen entfernt werden, müssen bei einer durchgeführten Thromboembolieprophylaxe bzw. Antikoagulation die Empfehlungen der DAGI (51, 160) ebenso wie bei der Katheteranlage eingehalten werden.

Bei bestehendem Verdacht auf ein epidurales Hämatom ist der Katheter bis zur Operation zu belassen!

Die Entfernung des Epiduralkatheters sollte der Anästhesist selbst vornehmen, um Fehllagen des Katheters, die beim Entfernen neurologische Schäden verursachen könnten, rechtzeitig zu erkennen. So können Schlingenbildungen des Katheters im Epiduralraum beim Ziehen plötzlich zu Knoten um einen Spinalnervenabgang werden. Auch kann das Entfernen des Katheters erschwert sein, wenn der Patient nicht dieselbe entspannte Lage mit gebeugtem Rücken einnimmt wie bei der Anlage des Katheters. Ergeben sich auch nach Optimierung der Lagerung beim Ziehen des Katheters Widerstände oder äußert der Patient beim Zug Schmerzen, so ist der Katheter zunächst zu belassen und eine Fehllage durch radiologische Kontrolle auszuschließen.

Nach Entfernen ist der Katheter auf Form und insbesondere Vollständigkeit zu überprüfen. Sollte die Katheterspitze, ohne dass Zeichen einer Infektion vorliegen, abgerissen sein, ist bei Beschwerdefreiheit eine operative Entfernung nicht zwingend erforderlich. Bei Infektionsverdacht oder Sepsis ist eine bakteriologische Kontrolle der unter sterilen Kautelen entfernten Katheterspitze obligat. Nach dem Entfernen des Katheters wird die Punktionsstelle kurzfristig durch einen sterilen Verband geschützt. Da auch das Entfernen des Katheters zu epiduralen Blutungen führen kann, sind in unserer Klinik nach 4 und 24 Stunden weitere Visiten vorgeschrieben.

Die Organisation einer solchen Akutschmerztherapie kann nur mit konkreten Absprachen über Ziele und Aufgabenverteilungen aller beteiligten Fachgebiete gelingen und setzt die enge Kooperation mit ärztlichem und insbesondere nichtärztlichem Personal auf den Regelpflegestationen voraus. Für diese Kooperation sind regelmäßige Fort- und Weiterbildungsveranstaltungen von größter Bedeutung.

Kernaussagen

1

▸ **Allgemeines** Die Epiduralanästhesie ist ein rückenmarksnahes Regionalanästhesieverfahren, bei dem Lokalanästhetika in den zervikalen, thorakalen oder lumbosakralen Epiduralraum injiziert werden und im Bereich ihrer Verteilung zu einer reversiblen, zentralen Nervenblockade führen.

2

▸ **Wirkprofil der Epiduralanästhesie** Bei der Epiduralanästhesie zeigen Lokalanästhetika im Vergleich zur Spinalanästhesie einen verzögerten Wirkungseintritt, eine längere Wirkungsdauer und eine geringere motorische Blockadeintensität.

3

▸ **Differenzierte Blockade** Neben der zeitlichen Dissoziation in der Ausbreitung der sympathischen, sensiblen und motorischen Blockaden ergibt sich auch in der Ausbreitungshöhe eine differenzierte qualitative Blockade bei der Epiduralanästhesie. So übersteigt die sympathische Blockade die sensorische um mehrere Segmente, während die motorische Blockade nicht das Niveau der sensiblen Blockade erreicht.

4

▸ **Beeinflussung des Wirkprofils** Das epiduralanästhesiologische Wirkprofil wird von vielen Faktoren beeinflusst, so z. B. von individuellen Eigenschaften des Patienten wie der Konfiguration der Wirbelsäule oder seinem Alter und seiner Größe.

5

▸ **Injektionstechnik** Bei langsamer, fraktionierter Injektion sind die Ausbreitung und die in entfernteren Segmenten zu erreichende Lokalanästhetikumkonzentration geringer als bei rascher, ununterbrochener und „kraftvoller" Injektion.

6

▸ **Indikationen** Als Indikationen für die Epiduralanästhesie gelten in erster Linie perioperative Schmerzzustände im Bereich des Thorax, des Abdomens, des Urogenitaltrakts und der unteren Extremitäten. Die Epiduralanästhesie kann auch für die diagnostische oder therapeutische Sympatholyse genutzt werden und findet als kontinuierliches Verfahren in der akuten und chronischen Schmerztherapie Anwendung.

7

▸ **Kontraindikationen** Es ist zu beachten, dass die Epiduralanästhesie absolut kontraindiziert ist bei einer Ablehnung des Verfahrens durch den Patienten, einer Infektion im Bereich der Punktionsstelle, einer unkorrigierte Hypovolämie, einer Allergie auf Lokalanästhetika und bei dringlichen operativen Eingriffe, die nicht mit einer Latenz für Anlage und Wirkungseintritt von 20–30 Minuten zu vereinbaren sind.

8

▸ **Unterschied thorakale/lumbale Epiduralanästhesie** Bei der thorakalen Epiduralanästhesie kommt es seltener zu kardiovaskulären Nebenwirkungen, vielmehr wird durch die thorakale Sympathikusblockade ein kardioprotektiver Effekt erzielt, während bei der lumbalen Epiduralanästhesie eine kompensatorische thorakale Sympathikusstimulation mit Anstieg der Herzfrequenz und Vasokonstriktion auftreten kann. Nur eine Blockade oberhalb von Th_{12} kann durch die Blockade des N. splanchnicus die Darmfunktion positiv beeinflussen.

9

▸ **Nebenwirkungen und Komplikationen** Häufigste Komplikation der Epiduralanästhesie ist die Duraperforation, ihre Inzidenz liegt zwischen 0,6 und 1,2 %. Seltener treten eine „hohe" Subdural- und Spinalanästhesie, Gefäßpunktionen, ggf. sogar mit intravasaler Katheterlage, respiratorische, kardiozirkulatorische und neurologische Komplikationen auf.

10

▸ **Postoperative Nachsorge** Nach Abschluss der Operation oder der therapeutischen Blockade (Schmerztherapie) muss sichergestellt sein, dass der Patient genügend lange unter anästhesiologischer Überwachung bleibt. Die Entlassung aus dem Aufwachraum darf nur erfolgen, wenn eine eindeutige Regression der sensorischen und motorischen Blockade eingetreten ist und die noch vorhandene Blockadeausbreitung keine kardiozirkulatorischen oder respiratorischen Störungen erwarten lässt.

Literatur

1. Ahsan SN, Faridi S.Cervical epidural anesthesia for subtotal thyroidectomy in a patient with aortic incompetence. Pak Med Assoc 1998;48:281.
2. Anderson MB, Kwong KF, Furst AJ, et al. Thoracic epidural anesthesia for coronary bypass via left anterior thoracotomy in the conscious patient. Eur Cardiothorac Surg 2001; 20:415.
3. Adriani J, Naragi M. Paraplegia associated with epidural anesthesia. South Med 1986;79:1350.
4. Arndt JO, Hock A, Stanton-Hicks M, et al. Peridural anesthesia and the distribution of blood in supine humans. Anesthesiology 1985;63:616.
5. Arndt JO, Hopf HB. Rückenmarksnahe Leitungsanästhesien. Ausdehnung der Sympathikolyse und ihre Wechselwirkungen mit der neurohumoralen Regulation unter dem Blickwinkel der Herzfüllung. In: Lawin P. Jahrbuch der Anästhesie und Intensivmedizin 1991/92. Zülpich:Biermann;1991.
6. Auroy Y, Narchi P, Messiah A, et al. Serious complications related to regional anesthesia. Anesthesiology 1997;87: 479.
7. Baker AS, Ojemann RG, Swartz MN, et al. Spinal epidural abscess. Engl Med 1975;293:463.
8. Ballantyne JC, Carr DB, de Ferranti S, et al. The comparative effects of postoperative analgesic therapies on pulmonary outcome. cumulative meta-analysis of randomized, controlled trials. Anesth Analg 1998;86:598.
9. Baron JF, Payen D, Choriat P, et al. Forearm vascular tone and reactivity during lumbar epidural anesthesia. Anesth Analg 1988;67:1065.
10. Beattie WS, Badner NH, Choi PC. Epidural analgesia reduces postoperative myocardial infarction: a meta-analysis. Anesth Analg 2001;93:853.
11. Beland BT, Prien H, Van Aken H. Rückenmarknahe Regionalanästhesien bei Bakteriämie. Anaesthesist 1997;46: 536.
12. Bipoulet P, Deschodt J, Capdevila X, et al. Hemodynamic effects of 0.373 % versus 0.25 % bupivacaine during cervical epidural anesthesia for hand surgery. Reg Anesth 1995; 20:33.
13. Blomberg RG. Technical advantages of the paramedian approach for lumbar epidural puncture and catheter introduction. Anaesthesia 1988;43:837.
14. Blomberg RG, Jaanivald A, Walther S. Advantages of the paramedian approach fot lumbar epidural analgesia with catheter technique. Anaesthesia 1989;44:742.
15. Blomberg S, Emanuelsson H, Kvist H, et al. Effects of thoracic epidural anesthesia on coronary arteries and arterioles in patients with coronary artery disease. Anesthesiology 1990;73:840.
16. Blomberg S, Emanuelsson H, Ricksten SE. Thoracic epidural anaesthesia and central hemodynamics in patients with unstable angina pectoris. Anesth Analg 1989;69:558.
17. Bonica JF, Berges PU, Morikawa K. Circulatoryeffects of peridural block. Effect of level of analgesia and dose of lidocaine. Anesthesiology 1970;33:619.
18. Bredtmann RD, Herden HN, Teichmann W, et al. Epidural analgesia in colonic surgery. results of a randomized prospective study. Br Surg 1990;77:638.
19. Breslow MJ, Parker SD, Frank SM, et al. Determinants of catecholamine and cortisol responses to lower-extremity revasculation. Anesthesiology 1993;79:1202.
20. Brodner G, Meißner A, Van Aken H. Die thorakale Epiduralanästhesie – mehr als ein Anästhesieverfahren. Anaesthesist 1997;46:751.
21. Brodner G, Mertes N, Buerkle H, et al. Acute pain management. analysis, implications and consequences after prospective experience with 6349 surgical patients. Eur Anaesth 2000;17:566.
22. Brodner G, Mertes N, Van Aken H. What concentration of sufentanil should be combined with ropivacaine 0.2 % wt/vol for postoperative patient-controlled epidural analgesia? Anesth Analg 2000;90:649.
23. Brodner G, Pogatzki E, Van Aken H. Ein modernes Konzept zur postoperativen Schmerztherapie. Anaesthesist 1997; 46:124.
24. Brodner G, Van Aken H. Durchbruch in der postoperativen Schmerztherapie. Anästhesiol Intensivmed 2000;41:808.
25. Brodner G, Van Aken H, Hertle L, et al. Multimodal perioperative management – combining thoracic epidural analgesia, forced mobilisation, and oral nutrition – reduces hormonal and metabolic stress and improves convalescence after major urological surgery. Anesth Analg 2001;92: 1594.
26. Bromage PR. Neurological complications of epidural and spinal techniques. In: Baillière's Clinical Anaesthesiology. Vol. 7, Number 3, 1993;793.
27. Bromage PR. Epidural analgesia. Philadelphia:Saunders; 1978.
28. Buchheit T, Crews JC. Lateral cervical epidural catheter placement for continuous unilateral upper extremity analgesia and sympathtic block. Reg Anesth Pain Med 2000;25:313.
29. Capdevila X, Biboulet P, Rubenovitch J, et al. The effects of cervical epidural anesthesia with bupivacaine on pulmonary function in conscious patients. Anesth Analg 1998; 86:1033.
30. Caplan RA, Ward RJ, Posner K. Unexpected cardiac arrest during spinal anesthesia. a closed claims analysis of predisposing factors. Anesthesiology 1988;68:5.
31. Claes B, Soetens M, van Zundert A, et al. Clonidine added to bupivacaine-epinephrine-sufentanil improves epidural analgesia during childbirth. Reg Anesth Pain Med 1998;23:540.
32. Chamberlain DP, Chamberlain BDL. Changes in the skin temperature of the trunk and theit relationship to the sympathetic blockade during spinal anesthesia. Anesthesiology 1986;65:139.
33. Christensen P, Brandt MR, Rem J, et al. Influence of extradural morphine on the adrenocortical and hyperglycemic response to surgery. Br Anaesth 1982;54:24.
34. Christopherson R, Beattie C, Meinert CL, et al. Perioperative ischemia randomized anesthesia trial study group. perioperative morbidity in patients randomized to epidural or general anesthesia for lower extremity vascular surgery. Anesthesiology 1993;79:422.
35. Cigarini I, Kaba A, Bonnett F, et al. Epidural clonidine combined with bupivacaine for analgesia in labor. Reg Anesth 1995;20:113.
36. Collins GJ, Barber JA, Zajtchuk R. The effects of postoperative stress on the coagulation profile. Am J Surg 1977;133:612.
37. Cousins MJ, Bridenbough PO. Neural blockade in clinical anesthesia and management of pain. Philadelphia:Lippincott;1998.
38. Dahlgren N, Törnebrandt K. Neurological complications after anaesthesia. A follow-up of 18000 spinal and epidural anaesthetics performed over three years. Acta Anaesthesiol Scand 1995;39:872.
39. Danner RL, Hartmann BJ. Update of spinal epidural abscess: 35 cases and a review of literature. Rev Infect Dis 1987;9:265.

40 Dickenson AH. Spinal cord pharmacology of pain. Br Anaesth 1995;75:193.
41 DuPen SL, Peterson DG, Williams A, et al. Infections during chronic epidural catheterisation. diagnosis and treatment. Anesthesiology 1990;73:905.
42 Engquist A, Brandt MR, Fernandez A, et al. The blocking effect of epidural analgesia on the adrenocortical and hyperglycemic response to surgery. Acta Anaesthesiol Scand 1977;21:330.
43 Erichsen CJ, Sjovall J, Kehl H, et al. Pharmacokinetics and anlgesic effect of ropivacaine dring continuous epidural infusion for postoperative pain relief. Anesthesiology 1996;84:834.
44 Farrar MD. Die Anatomie und Physiologie des Epiduralraumes. In: Meyer J, NolteD. Die kontinuierliche Periduralanästhesie. 7. Internationales Symposium über die Regionalanästhesie, Minden. Stuttgart:Thieme;1983:4.
45 Ferrante FM, VadeBoncoeur TR. Postoperative pain management. New York:Livingstone;1993.
46 Gage JE, Hess OM, Murakami T. Vasoconstriction of stenotic coronary arteries during dynamic exercise in patients with classic angina pectoris. reversibility by nitroglycerin. Circulation 1986;73:865.
47 Galindo A, Hernandez J, Ortegon de Munos S, et al. The influence of spinal nerve root diameter. Brit Anaesth 1975; 47:41.
48 Gomar C, Fernandez C. Epidural analgesia – anaesthesia in obstretics. Eur Anaesth 2000;17:542.
49 Gogarten W, Van Aken H. Vorgehensweise bei einer akzidentellen Duraperforation in der Geburtshilfe. Anästhesiol Intensivmed 2001;42:883.
50 Gogarten W, Van Aken H. A century of regional analgesia in obstretics. Anesth Analg 2000;91:773.
51 Gogarten W, Van Aken H, Wulf H, et al. Rückenmarknahe Regionalanästhesien und Thromboembolieprophylaxe/Antikoagulation. Anästhesiol Intensivmed 1997;12:623.
52 Grau T, Leipold RW, Conradi R, et al. Ultrasound control for presumed difficult epidural puncture. Acta Anaesthesiol Scand 2001;45:766.
53 Grau T, Leipold RW, Horter J, et al. Paramedian access to the epidural space. the optimum window for ultrasound imaging. Clin Anesth 2001;13:213.
54 Greene NM. A new look at sympathetic denervation during spinal anesthesia. Anesthesiology 1986;65:137.
55 Gruber EM, Tschernko EM, Kritzinger M, et al. The effects of thoracic epidural analgesia with bupivacaine 0.25 % on ventilatory mechanics in patients with severe chronic obstructive pulmonary disease. Anesth Analg 2001;92: 1015.
56 Gutowski NJ, Davies AO. Transverse myelitis following general anaesthesia. Anaesthesia 1993;48:44.
57 Gutsche BR. Lumbar epidural analgesia in obstretics: taps and patches. In: Reynolds F. Epidural and spinal blockade in obstretics. London:Baillière;1990.
58 Guy MJ, Zahara M, Sengupta RP. Spontaneous spinal subdural haematoma during general anaesthesia. Surg Neurol 1979;11:199.
59 Guyer DW, Wiltse LL, Eskay ML, et al. The long-range prognosis of arachnoiditis. Spine 1989;14:1332.
60 Hansdottir V, Woestenborghs R, Nordberg G. The cerebrospinal fluid and plasma pharmacokinetics of sufentanil after thoracic or lumbar epidural administration. Anesth Analg 1995;80:724.
61 Hansdottir V, Woestenborgh R, Nordberg G. The pharmacokinetics of continuous epidural sufentanil and bupivacaine infusion after thoracotomy. Anesth Analg 1996;83: 401.
62 Hansen TG, Illett KF, Lim SI, et al. Pharmacokinetics and clinical efficacy of long-term epidural ropivacaine infusion in children. Brit Anaesth 2000;85:347.
63 Higa K, Hori K, Harasawa I, et al. High thoracic epidural block relieves acute herpetic pain involving the trigeminal and cervical regions: comparison with effects of stellate ganglion block. Reg Anesth Pain Med 1998;23:25.
64 Hodgson PS, Liu SS, Gras TW. Does epidural anesthesia have general anesthetic effects? A prospective, randomized, double-blind, placebo-controlled trial. Anesthesiology 1999;91:1687.
65 Hogan Q, Stadnicka A, Stekiel T, et al. Effects of epidural and systemic lidocaine activity and mesenteric circulation in rabbits. Anesthesiology 1993;79:1250.
66 Hogan Q, Stadnicka A, Stekiel T, et al. Region of epidural blockade determines sympathetic and mesenteric capitance effects in rabbits. Anesthesiology 1995;83:604.
67 Hollmann MW, Wieczorek KS, Smart M, et al. Epidural anesthesia prevents hypercoagulation in patients undergoing major orthopedic surgery. Reg Anesth Pain Med 2001;26:215.
68 Holt HM, Andersen SS, Andersen O, et al. Infections following epidural catheterization. Hosp Infect 1995; 30:253.
69 Holvoet P, Theilmeier G, Skivalkar B, et al. LDL hypercholesterolemia is associated with accumulation of oxodized LDL, artroeasclerotic plaque growth, and compensatory vessel enlargement in coronary arteries of miniature pigs. Arterioscler Thromb Vasc Biol 1998;18:415.
70 Horlocker TT. Complications of spinal and epidural anesthesia. Anesthesiol Clin North Amer 2000;18:461.
71 Igarashi T, Hirabayashi Y, Shimizu R, et al. The lumbar extradural structure changes with increasing age. Br Anaesth 1997;78:149.
72 Igarashi T, Hirabayashi Y, Shimizu R, et al. The epidural structure changes during deep breathing. Can Anaesth 1999;46:850.
73 Jage J, Faust P, Strecker U, et al. Untersuchungen zum Ergebnis der postoperativen Schmerztherapie mit einer i. v. PCA oder einer kontinuierlichen Epiduralanalgesie. Anästh Intensivmed 1996;9:495.
74 Johannsen UJ, Mark AL, Markus ML. Responsivness to cardiac sympathetic nerve stimulation during maximal coronary dilatation produced by adenosine. Circ Res 1982; 50:510.
75 Jorgensen BC, Andersen HB, Engquist A. Influence of epidural morphine on postoperative pain, endocrine-metabolic, and renal response to surgery. A controlled study. Acta Anaesthesiol Scand 1982;26:63.
76 Jorgensen H, Wetterslev J, Moiniche S, et al. Epidural local anaesthetics versus opioid-based analgesic regimes on postoperative gastrointestinal paralysis, PONV and pain after abdominal surgery. Cochrane Database Syst Rev 2000;4:CD001893.
77 Katz J, Renek H. Thorakoabdominelle Nervenblockaden. Lehrbuch und Atlas. Weinheim:VCH;1988:32.
78 Kehlet H. The stress response to surgery. Release mechanism and the role of pain relief. Acta Chir Scand 1988; 550(Suppl.):22.
79 Kehlet H. The surgical stress response. Should it be prevented? Can Surg 1991;34:565.
80 Kehlet H. Multimodal approach to control postoperative pathophysiology and rehabilitation. Br Anaesth 1997;78: 606.
81 Kirno K, Friberg P, Grzegorczyk A, et al. Thoracic epidural anesthesia during coronary artery bypass surgery. effects on cardiac sympathetic activity, myocardial blood flow and metabolism, and central hemodynamics. Anesth Analg 1994;79:1075.
82 Kock M, Blomberg S, Emanuelsson H, et al. Thoracic epidural anesthesia improves global and regional left ventricular function during stress induces myocardial ischemia in patients with coronary artery disease. Anesth Analg 1990;71:625.

83 Konstantinidou AS, Balamoutsos NG. Paraplegia in a patient who by chance missed the insertion of an epidural catheter. Anesth Analg 1996;82:1110.
84 Larsen SV, Olsen KH, Jacobsen E, et al. Prediction of cardiac risk in noncardiac surgery. Eur Heart 1987;8:179.
85 Lehmann KA, Gerhard A, Horrichs Haermeyer G, et al. Postoperative patient-controlled analgesia with sufentanil: analgesic efficacy and minimum effective concentrations. Acta Anaesthesiol Scand 1991;35:221.
86 Leighton BL, de Simone CA, Norris MC, et al. Isoproterenol is an effective marker of intravenous injection in laboring women. Anesthesiology 1989;71:206.
87 Leung J, O'Kelly B, Mangano D. Relationship of regional wall motion abnormalities to hemodynamic indices of myocardial oxygen supply and demand in patients undergoing CABG surgery. Anesthesiology 1990;73:802.
88 Liu SS, Carpenter RL, Neal JM. Epidural anesthesia and analgesia: their role in postoperative outcome. Anesthesiology 1995;82:1474.
89 Lubenow T, Keh-Wong E, Kristof K, et al. Inadvertent subdural injektion. a complication of an epidural block. Anesth Analg 1988;67:175.
90 Lund C, Selmar P, Hansen OB, et al. Effect of extradural morphine on somatosensory evoked potentials to dermatomal stimulation. Br Anaesth 1987;69:1408.
91 Lundin S, Kirnö K, Wallin B. Intraneural recording of muscle sympathetic activity during epidural anesthesia in humans. Anesth Analg 1989;69:788.
92 Mandaus L, Blomberg R, Hammar E. Long-term epidural morphin analgesia. Acta Anaestesiol Scand 1982;74 (Suppl.):149.
93 Mangano DT. Perioperative cardiac morbidity. Anesthesiology 1990;72:153.
94 Mangano DT. Adverse outcomes after surgery in the year 2001 – a continuing odyssey. Anesthesiology 1998;88:561.
95 Mangano DT, Browner WS, Hollenberg MS, et al. Long-term cardiac prognosis following non-cardiac surgery. JAMA 1992;268:233.
96 Mankikian B, Cantineau JP, Bertrand M, et al. Improvement of diaphragmatic function by a thoracic extradural block after upper abdominal surgery. Anesthesiology 1988;68:379.
97 Mark AL. The Bezold-Jarisch reflex revisited. clinical implications of inhibitory reflexes originated in the heart. Am Coll Cardiol 1983;1:90.
98 Martin RJ, Yuan HA. Neurosurgical care of spinal epidural, subdural, and intramedullary abscesses and arachnoiditis. Orth Clin Am 1996;27:125.
99 McClellan KJ, Faulds D. Ropivacaine: an update of its use in regional anaesthesia. Drugs 2000;60:1065.
100 Mergner GW, Stolte AL, Frame WB, et al. Combined epidural analgesia and general anesthesia induce ischemia distal to severe coronary stenosis in swine. Anesth Analg 1994;78:37.
101 Meyer J, Nascheff W. Plasmaspiegel und toxische Reaktionen nach intravenöser Applikation von Bupivacain und Etidocain. In: Meyer J, Nolte H. Pharmakologie, Toxikologie und klinische Anwendung langwirkender Lokalanästhetika. 4. Internationales Symposium über die Regionalanästhesie, Minden. Stuttgart:Thieme;1977.
102 Modig J, Borg T, Bagge L, et al. Role of extradural and general anesthesia in fibrinolysis and coagulation after total hip replacement. Br Anaesth 1983;55:625.
103 Modig J, Malmberg P, Karlstrom G. Effects of epidural versus general anaesthesia on calf blood flow. Acta Anaesthesiol Scand 1988;24:305.
104 Møiniche S, Bülow S, Hesselfeldt P, et al. Convalescence and hospital stay after colonic surgery with balanced analgesia, earty oral feeding, and enforced mobilisation. Eur Surg 1995;161:283.
105 Mohrmann DE, Feigl EO. Competition between sympathetic vasoconstriction and metabolic vasodilation in the canine coronary circulation. Circ Res 1978;42:79.
106 Mudge GH, Goldberg S, Gunther S, et al. Comparison of metabolic and vasoconstrictor stimuli on coronary vascular resistance in man. Circulation 1979;59:544.
107 Mulroy M, Norris M, Liu S. Safety steps for epidural injection of local anesthetics. review of the literature and recommendations. Anesth Analg 1997;85:1346.
108 Nabel EG, Ganz P, Gordon JB. Dilatation of normal and constriction of arteriosclerotic coronary arteries caused by the cold pressure test. Circulation 1988;77:43.
109 Neumark J. Die kontinuierliche lumbale Periduralanästhesie. Anästhesiol Intensivmed 1980;126.
110 Ngan Kee WD, Jones MR, Thomas P, et al. Extradural abscess complicating extradural anaesthesia for caesarean sectio, see comments. Br Anaesth 1992;69:647.
111 Niesel HC, Kaiser H, Eilingsfeld T. Ropivacain – ein neues Lokalanästhetikum mit spezifischen Eigenschaften. Regional Anästh 1990;13:54.
112 Nolte H, Wahedi W. Das neue Lokalanästhetikum Ropivacain im Vergleich zu Bupivacain. In: Lawin P. Jahrbuch der Anästhesiologie und Intensivmedizin 1991/92. Zülpich: Biermann;1991.
113 Nolte H. Physiologie und Pathophysiologie der subarachnoidalen und epiduralen Blockade. Regional Anästh 1978; 13:3.
114 Nolte H. Die lumbale Periduralanästhesie. Klin Anästhesiol Intensivther 1978;18:89.
115 Norris C, Ferrenbach D, Dalman H, et al. Does epinephrine improve the diagnostic accuracy of aspiration during labor epidural analgesia? Anesth Analg 1999;88:1073.
116 Noyan A, Epel S, Ural S, et al. Continuous cervical epidural anaesthesia in hand surgery. Reconstr Microsurg 2001;17:481.
117 Olausson K, Magnusdottir H, Lurje L, et al. Anti-ischemic and anti-anginal effects of thoracic epidural anesthesia versus those of conventional medical therapy in the treatment of severe refractory unstable angina pectoris. Circulation 1997;96:2178.
118 Okutomi T, Mochizuki J, Amano K, et al. Effect of epidural epinephrine infusion with bupivacaine on labor pain and mother-fetus outcome in humans. Reg Anesth Pain Med 2000;25:228.
119 Park WY, Thompson JS, Lee KK. Effect of epidural anesthesia and analgesia on perioperative outcome. A randomized, controlled veterans affairs cooperative study. Ann Surg 2001;234:560.
120 Pogatzki E, Brodner G, Van Aken H. Qualitätsverbesserung durch multimodale postoperative Therapie. Anaesthesist 1997;46:187.
121 Puke M, Norlander O. Severe neurological complications in extradural and intrathecal blockades. Schmerz Pain Douleur 1988;9:76.
122 Raj P, Nolte H, Stanton-Hicks M. Atlas der Regionalanästhesie. Berlin:Springer;1989.
123 Ratajczak J, Schlüter FJ. Venöse Plasmakonzentrationen von Bupivacain bei thorakaler Periduralanästhesie. In: Hempel V, Nolte H, Link J. Thorakale Epiduralanästhesie. Regionalanästhesiologische Aspekte IV. Wedel/Holstein: Astra;1989.
124 Renck H. Neurological complications of central nerve blocks. Acta Anaesthesiol Scand 1995;39:859.
125 Rockemann MG, Seeling W. Komplikationen bei der postoperativen Verwendung von zur Operation gelegten lumbalen Epidural-Kathetern. Regional Anästh 1990;13:99.
126 Rodgers A, Walker N, Schug S, et al.Reduction of perioperative mortali and morbidity with epidural or spinal anesthesia. results from an overview of randomized trials. BMJ 2000;321:1493.

127 Rosenberg J, Rosenberg-Adamsen S, Kehler H, et al. Postoperative sleep disturbance: causes, factors and effects on outcome. Eur Anaesthesiol 1995;12:28.
128 Rosenberg J, Wildschiodtz G, Pedersen MH, et al. Late postoperative nocturnal hypoxaemia and associated sleep pattern. Br Anaesth 1994;72:145.
129 Rosenfeld BA, Beattie C, Christophersen R, et al. The effect of different anesthetic regimes on fibrinolysis and the development of postoperative arterial thrombosis. Anesthesiology 1993;79:435.
130 Rosenfeld BA, Faraday N, Campell D, et al. Hemostatic effects of stress hormon infusions. Anesthesiology 1994; 81:1116.
131 Saada M, Catoire P, Bonn F, et al. Effect of thoracic epidural anesthesia combined with general anesthesia on segmental wall motion assessed by transoesophageal echocardiography. Anesth Analg 1992;75:329.
132 Saada M, Duval A, Bonn F, et al. Abnormalities in myocardial segmental wall motion during lumbar epidural anaesthesia. Anesthesiology 1989;71:26.
133 Scheinin H, Virtanen T, Kentala E, et al. Epidural infusion of bupivacaine and fentanyl reduces perioperative myocardial ischaemia in elderly patients with hip fracture – a randomized controlled trial. Acta Anaesthesiol Scand 2000;44:1061.
134 Scherer R, Schmutzler M, Giebler R, et al. Complications related to thoracic epidural analgesia. A prospective study in 1071 surgical patients. Acta Anaesthesiol Scand 1993; 37:370.
135 Schmidt A, Nolte H. Subdurale und epidurale Hämatome nach rückenmarksnahen Regionalanästhesien – eine Literaturübersicht. 12. Internationales Symposion über die Regionalanästhesie, Minden. Anaesthesist 1992;41:276.
136 Schug SA, Fry RA. Continuous regional analgesia in comparison with intravenous opioid administration for routine postoperative pain control. Anaesthesia 1994;49:528.
137 Scott NB, Kehlet H. Regional anesthesia and surgical morbidity. Br J Surg 1988;75:299.
138 Scott NB, Turfrey DJ, Ray DAA, et al. A prospective randomized study of the potential benefits of thoracic epidural anesthesia and analgesia in patients undergoing artery bypass grafting. Anesth Analg 2001;93:528.
139 Seeling W, Rockmann M. Die einseitige Epiduralanästhesie. Regional Anästh 1990;13:23.
140 Senagore AJ, Whalley D, Delaney CP, et al. Epidural anesthesia-analgesia shortens lengths of stay after laparoscopic segmental colectomy for benign pathology. Surgery 2001;129:672.
141 Sicard JA. Comptes rendus hebdomadaires des séances, et mémoires de la Société de Biologie 1901;53:396 und 479.
142 Sjostrøm S, Hartvig P, Persson P, et al. Pharmacokinetics of epidural morphine and meperidine in humans. Anesthesiology 1987;67:877.
143 Sklar EM, Quencer RM, Green BA, et al. Complications of epidural anesthesia. MR appearance of abnormalities. Radiology 1991;181:549.
144 Sprung J, Bourke DL, Grass J, et al. Predicting the difficult neuraxial block. aprospective study. Anesth Analg 1999; 89:384.
145 Steele S, Slaughter T, Greenberg C, et al. Epidural anesthesia and analgesia.Implications for perioperative coagulability. Anesth Analg 1991;73:683.
146 Stevens A, Frey K, Sheikh T, et al. Time course of cervical epidural anesthesia on pulmonary function. Reg Anesth Pain Med 1998;23:20.
147 Stevens RA, Petty RH, Hill HF, et al. Redistribution of sufentanil to cerebrospinal fluid and systemic circulation after epidural administration in dogs. Anesth Analg 1993;76:323.
148 Stride PC, Cooper GM. Dural taps revisited: a 20-year survey from Birmingham Maternity Hospital. Anaesthesia 1993;48:247.
149 Strong WE. Epidural abscess associated with epidural catheterization: a rare event? Report of two cases with markedley delayed presentation, see comments. Anesthesiology 1991;74:943.
150 Tanaka K, Watanabe R, Toshiaki H. Extensive application od epidural anesthesia ans analgesia in a university hospital. Incidence of complications related to technique. Reg Anesth 1993;18:34.
151 Taniguchi M, Kasaba T, Takasaki M. Epidural anesthesia enhances sympathetic nerve activity in the unanesthetized segments in cats. Anesth Analg 1997;84:391.
152 Toft P, Jorgensen A. Continuous thoracic epidural analgesia for the control of pain in myocardial infarction. Intens Care Med 1987;13:388.
153 Tryba M. Epidural regional anesthesia and low molecular heparin. Pro. Anästhesiol Intensivmed Notfallmed Schmerzther 1993;28:179.
154 Vandermeulen E. Central nerve blocks and anticoagulants. In: Martin E, Nawroth PP. Fachübergreifende Aspekte der Hämostasiologie. Berlin:Springer;1996.
155 Vandermeulen E, Gogarten W, Van Aken H. Risiken und Komplikationsmöglichkeiten der Periduralanästhesie. Anaesthesist 1997;46:179.
156 Vandermeulen EP, Van Aken H, Vermylen J. Anticoagulants and spinal epidural anesthesia. Anesth Analg 1994;79: 1165.
157 Verner EF, Musher DM. Spinal epidural abscess. Med Clin Am 1985;69:375.
158 Vertommen JD, Van Aken H, Vandermeulen E, et al. Maternal and neonatal effects of adding epidural sufentanil to 0.5 % bupivacaine for cesarian delivery. Clin Anesth 1991;3:371.
159 Wiebalck A, Brodner G, Van Aken H. Postoperative patient-controlled epidural analgesia: the effect of adding sufentanil to bupivacaine. Anesth Analg 1997;85:124.
160 www.anaesthesisten.de/dgai/leitlinien
161 Yeager MP, Glass DD, Neff RK, et al. Epidural anesthesia and analgesia in high-risk surgical patients. Anesthesiology 1987;66:729.

7 Allgemeine Aspekte peripherer Nervenblockaden der Extremitäten
G. Meier und J. Büttner

237 **7.1** Vorteile der peripheren Blockaden

237 **7.2** Problematik der peripheren regionalen Blockaden

238 **7.3** Komplikationen peripherer Nervenblockaden

239 **7.4** Allgemeine Kontraindikationen peripherer Nervenblockaden

240 **7.5** Hygienische Anforderungen an die Durchführung peripherer Nervenblockaden

240 **7.6** Allgemeine Grundlagen zur Aufklärung, Vorbereitung, Überwachung und Lagerung

242 **7.7** Technische Hilfsmittel

248 **7.8** Allgemeine Grundlagen bei der Anlage einer kontinuierlichen peripheren Regionalanästhesie

249 **7.9** Analgosedierung

250 **7.10** Allgemeine Grundsätze zur Verabreichung von Lokalanästhetika bei peripheren Blockaden

	7.11
251	Adjuvanzien
	7.12
252	Kontinuierliche periphere Nervenblockaden
	7.13
256	Periphere Blockaden an der Extremität bei ambulanten Eingriffen

7.1 Vorteile der peripheren Blockaden

Für rückenmarksnahe Blockaden kann anhand einer Metaanalyse eine Reduktion der postoperativen Mortalität und Morbidität vermutet werden (146). Vergleichbare Untersuchungen liegen für periphere Nervenblockaden nicht vor. Es ist jedoch anzunehmen, dass periphere Nervenblockaden insbesondere bei Risikopatienten Vorteile im Vergleich zur Allgemeinanästhesie, aber auch im Vergleich zu den neuraxialen Blockaden aufweisen. Während periphere Blockaden an der oberen Extremität häufiger durchgeführt werden, haben sie sich für Eingriffe an der unteren Extremität noch nicht in gleichem Umfang durchgesetzt. Ein Grund dafür mag die Tatsache sein, dass für eine komplette Blockade der unteren Extremität immer Anteile des Plexus lumbalis und des Plexus sacralis anästhesiert werden müssen. Bei Eingriffen an der unteren Extremität kann es bei den rückenmarksnah durchgeführten Blockaden zu erheblichen Blutdruckabfällen kommen.

> Ein wesentlicher Vorteil der peripheren Nervenblockaden für die intraoperative Anästhesie für Eingriffe an den Extremitäten liegt daher in der geringeren Kreislaufbeeinträchtigung. So wurden nach peripheren Blockaden Herzstillstände signifikant seltener gesehen als nach Spinalanästhesien (4).

Während für rückenmarksnahe Blockaden eine intakte Gerinnung absolute Voraussetzung ist und bereits eine Thromboseprophylaxe mit Heparin oder die Einnahme von Thrombozytenaggregationshemmern (z. B. ASS) unter bestimmten Umständen eine Kontraindikation darstellt, sind die Kriterien für periphere Nervenblockaden weniger streng auszulegen. In der Regel reicht eine klinisch-anamnestisch intakte Gerinnung als Voraussetzung zur Durchführung einer peripheren Nervenblockade (s. u.).

Unter bestimmten Umständen sind periphere Blockaden das Verfahren der Wahl für die intraoperative Anästhesie. So ist beim nicht nüchternen Patienten ein regionales Verfahren vorzuziehen, im Bereich der oberen Extremität kommen hier lediglich die peripheren Blockaden in Betracht.

Patienten mit Erkrankungen aus dem rheumatischen Formenkreis weisen häufig eine stark eingeschränkte Mundöffnung, verbunden mit einer extremen Fehlstellung der gesamten Wirbelsäule, auf. Sowohl eine Allgemeinanästhesie als auch eine rückenmarksnahe Blockade sind unter diesen Umständen mit erheblichen technischen Schwierigkeiten und Risiken verbunden.

Es ließen sich zahlreiche andere Beispiele von Patienten aufführen, bei denen die periphere Nervenblockade das Verfahren der Wahl darstellt. Ein Fallbeispiel soll nachfolgend die Notwendigkeit demonstrieren, als Anästhesist das gesamte Spektrum der peripheren Blockaden zu beherrschen.

> *Eine 82-jährige nicht nüchterne Patientin kommt in die Klinik mit einer stark dislozierten Sprunggelenksfraktur. Diese soll dringlich operativ versorgt werden. Die Patientin hat ein schweres Asthma bronchiale, leidet zusätzlich an einer dekompensierten Herzinsuffizienz und weist eine extreme Kyphoskoliose der Brust- und Lendenwirbelsäule auf. Aus verständlichen Gründen soll eine Allgemeinanästhesie vermieden werden. Auch eine Spinalanästhesie wird aufgrund der Kyphoskoliose technisch schwierig bis unmöglich durchführbar sein; die Ausbreitung wird schwer vorhersehbar sein. Eine zu hohe Spinalanästhesie könnte erhebliche kardiorespiratorische Probleme bewirken. Bei dieser Patientin wurde erfolgreich ein N.-femoralis-Block in Verbindung mit einer Blockade des N. ischiadicus durchgeführt. Anästhesie und Operation verliefen völlig komplikationslos.*

Marhofer u. Mitarb. (112) schildern den Fall eines Hochrisikopatienten, bei dem eine Oberschenkelamputation erfolgreich unter der Kombination von Femoralis- und Ischiadikusblock durchgeführt wurde, nachdem der Eingriff zuvor in Allgemeinanästhesie nicht erfolgen konnte, da der Patient reanimationspflichtig geworden war.

> Jeder Anästhesist sollte das gesamte Spektrum der peripheren Blockaden beherrschen, um so eine individuelle Entscheidung für das im Einzelfall günstigste Anästhesieverfahren treffen zu können.

7.2 Problematik der peripheren regionalen Blockaden

> Generell ist in Abhängigkeit von der angewandten Technik bis zu einem gewissen Prozentsatz mit inkompletten Blockaden zu rechnen.

Die Angaben zur Häufigkeit inkompletter Blockaden schwanken stark. So werden für die axilläre Plexusanästhesie Versagerquoten von bis zu 30 % angegeben. Diese Problematik ist mit dem Patienten zu erörtern. Es müssen klare Strategien für das weitere Vorgehen besprochen werden. Wesentlich für die Entwicklung einer kompletten Blockade ist der Zeitfaktor. In Abhängigkeit von der Technik und dem verwendeten Lokalanästhetikum kann eine Blockade durchaus bis zu 40 Minuten (oder länger) benötigen, um den vollen Effekt zu erzielen. Die Durchführung peripherer

Nervenblockaden sollte dementsprechend logistisch gut geplant sein.

Mit einiger Erfahrung lässt sich allerdings schon frühzeitig eine Prognose treffen, ob ein vollständiger Blockadeerfolg zu erwarten ist. Erster Hinweis auf einen beginnenden Blockadeeffekt ist ein durch die Sympathikolyse hervorgerufener Temperaturanstieg der Haut, gefolgt von Hypästhesien und einer motorischen Schwäche. Nach 10–15 Minuten sollten sich diese Anzeichen eines beginnenden Blockadeerfolgs eingestellt haben; ist dieses nicht der Fall, hat weiteres Warten keinen Sinn.

Bei einer **inkompletten regionalen Blockade** zur intraoperativen Anästhesie empfiehlt sich folgendes Vorgehen:

- Häufig sind die Patienten irritiert durch die Tatsache, dass sie noch etwas „spüren", ohne aber tatsächlich über Schmerzen zu klagen. In diesem Fall reicht eine leichte Analgosedierung aus, um das Problem zu lösen. Der Patient sollte mit einer O_2-Maske versorgt werden, die Überwachung der Oxygenierung (Pulsoxymetrie) ist selbstverständlich, ggf. kann auch eine Überwachung der Ventilation durch die Kapnometrie angezeigt sein (S. 241).
- Sollte es sich um eine für operative Zwecke absolut unzureichende Blockade handeln, so ist vor jedem Versuch zu warnen, durch hohe Dosierung von Analgetika und Sedativa ohne entprechende Sicherung der Atemwege eine Toleranz des Patienten herbeizuführen! Bestehen keine Kontraindikationen, so ist in diesen Fällen die Allgemeinanästhesie (Laryngealmaske in Kombination mit Propofol) angezeigt. Da meist eine partielle Blockade besteht, reicht oft eine geringe zusätzliche Menge eines Opiats, um eine chirurgische Toleranz zu erzielen (z. B. 10 µg Sufentanil).
- Bestehen Kontraindikationen gegen eine Allgemeinanästhesie oder Vorbehalte vonseiten des Patienten, so besteht bei den meisten peripheren Nervenblockaden die Option einer Supplementierung der Blockade durch selektive Nervenblockaden distal der durchgeführten Blockade. Beispielhaft seien hier genannt:
  - Inkomplette interskalenäre Plexusanästhesie zur Schulteroperation: Ergänzung durch Blockade des N. suprascapularis und der Nn. supraclaviculares.
  - Inkomplette supra-, infra- oder axilläre Plexusanästhesie: Ergänzung durch selektive Nervenblockaden im Bereich Oberarmmitte, Ellenbeuge oder Handgelenk.
  - Inkompletter Femoralis- und Ischiadikusblock für Eingriffe am Sprunggelenk oder Fuß: Ergänzung durch distale Ischiadikusblockade, N.-saphenus-Blockade oder Fußblock.

Nach durchgeführter peripherer Nervenblockade mit bereits eingetretener Teilwirkung dürfen weitere Blockaden peripher der durchgeführten Blockade **nur mit atraumatischen Nadeln mit Unipolarspitze und unter Verwendung eines Nervenstimulators** durchgeführt werden. Auf keinen Fall dürfen Blockaden in dem bereits mit Lokalanästhetikum infiltrierten Gebiet wiederholt werden.

Für periphere Blockaden wird eine größere Menge Lokalanästhetikum benötigt. Periphere Nervenblockaden gehen signifikant häufiger mit Krampfanfällen einher als die rückenmarksnahen Blockaden (4). Bei peripheren Nervenblockaden, bei denen größere Mengen Lokalanästhetikum verwendet werden oder die Gefahr einer intraarteriellen Injektion in eine direkt in das Zerebrum ziehende Arterie besteht, müssen alle Sicherheitsvorkehrungen getroffen werden (peripherer venöser Zugang, Möglichkeit zur Intubation und Beatmung mit 100%igem O_2, Notfallmedikamente), welche erforderlich sind, einen entsprechenden Zwischenfall zu behandeln. Darüber hinaus ist es notwendig, durch Auswahl des geringst toxischen Lokalanästhetikums und durch Einhalten empfohlener Höchstdosen für eine entsprechende Sicherheit zu sorgen. Die Injektion hat stets langsam unter Beobachtung des Patienten zu erfolgen.

7.3
Komplikationen peripherer Nervenblockaden

Neben den für die einzelnen Techniken beschriebenen spezifischen Komplikationen ist allgemein mit folgenden Komplikationen bei peripheren Nervenblockaden zu rechnen.

Toxische Reaktionen auf das Lokalanästhetikum

Toxische Reaktionen können durch eine **Überdosierung** des Lokalanästhetikums verursacht sein. Die Symptome werden dann nicht unmittelbar beim Einspritzen, sondern verzögert zum Zeitpunkt der durch Resorption bedingten maximalen Blutspiegel zu erwarten sein.

Bei versehentlicher intravasaler Injektion des Lokalanästhetikums reichen bereits geringe Mengen aus, um eine toxische Reaktion hervorzurufen (s. o.).

Neurologische Spätschäden

Neurologische Spätschäden werden nach peripheren Nervenblockaden in einer Häufigkeit zwischen 0,19 % (4), 0,36 % (188) bzw. 1,7 % (54) angegeben. Nicht jeder Nervenschaden ist durch die erfolgte Nervenblockade bedingt, andere Ursachen wie durch die Lagerung oder durch die Operation verursachte Schädigungen müssen ebenfalls in Betracht gezogen werden (33, 54). Ein subfasziales Hämatom kann zu einer mechanischen Nervenkompression führen (88). Gelegentlich kommt es auch in Zusammenhang mit einer Nervenblockade zu einer Plexus-brachialis-Neuropathie oder einer „idiopathischen Neuritis" oder „idiopathischen Plexitis" (74, 82, 174). Diese gehen mit starken Nervenschmerzen, Taubheit und einer motorischen Schwäche einher. Eine unmittelbare Schädigung durch die Punktion hat hier nicht stattgefunden, dementsprechend lässt sich das neurologische Bild auch nicht der Schädigung einzelner Faszikel oder Nervenstränge zuordnen. Dem Erscheinungsbild liegt ein inflammatorisch-immunologisches Geschehen zugrunde. Die Plexusneuropathie kann postoperativ auch spontan auftreten, unabhängig vom durchgeführten Anästhesieverfahren. Hierdurch wird eine ursächliche Abgrenzung zu einer Regionalanästhesie erschwert (108).

Die Nervenschäden nach peripheren Nervenblockaden weisen in der Regel eine gute Prognose auf (54, 167). Nach Wochen bis Monaten ist mit einer völligen oder weitgehenden Rückbildung der Lähmungen und Schmerzen zu rechnen (170). In Einzelfällen können aber auch funktionseinschränkende Restparesen, teilweise verbunden mit kausalgiformen Schmerzsyndromen, zurückbleiben.

Zur Vermeidung von Nervenschäden sollten atraumatische Kanülen verwendet werden. Das bewusste Auslösen von Parästhesien ist zu vermeiden.

> Die kontinuierliche axilläre Plexusanästhesie sowie distale Blockaden im Hand- und Fußbereich können ggf. ohne Nervenstimulator durchgeführt werden, alle anderen Blockaden sollten unter Zuhilfenahme des Nervenstimulators erfolgen!

Gibt der Patient bei der Injektion Parästhesien an, ist die Nadelposition unmittelbar zu korrigieren. Kontinuierliche Nervenblockaden zur postoperativen Schmerztherapie werden gelegentlich in Allgemeinanästhesie oder in einem durch Spinalanästhesie betäubten Gebiet durchgeführt. Dies darf nur mit Hilfe eines Nervenstimulators erfolgen, da der Patient keine Angaben über Parästhesien bei versehentlich intraneuraler Injektion machen kann. Der Patient in Allgemeinanästhesie darf nicht relaxiert sein, da in diesem Fall keine Reizantwort durch eine Nervenstimulation zu erwarten ist!

> Generell ist die Durchführung peripherer Nervenblockaden am wachen oder leicht sedierten Patienten zu bevorzugen, insbesondere, wenn ein Schmerzkatheter gelegt wird.

Der Nervenstimulator liefert Informationen zur Kanülenlage, lässt aber keine Rückschlüsse auf die Lage des Katheters zu, der ca. 4–5 cm über die Kanülenspitze vorgeschoben wird. Im eigenen Patientengut wurde ein N.-femoralis-Schaden mit kompletter Parese nach Durchführung einer kontinuierlichen N.-femoralis-Blockade mit Nervenstimulator beobachtet. Es war allerdings im Verlauf von mehreren Wochen eine deutlich Rückbildungstendenz zu erkennen (s. auch Komplikationen peripherer Schmerzkatheter).

7.4 Allgemeine Kontraindikationen peripherer Nervenblockaden (Tab. 7.1)

Infektionen

> Infektionen im Bereich der Punktionsstelle sind eine **absolute Kontraindikation** für jede Art der Regionalanästhesie.

Infektionen im Bereich des Versorgungsgebietes der zu blockierenden Extremität stellen so lange keine Kontraindikation dar, wie das Punktionsgebiet selbst nicht betroffen ist. Bakteriämien sind keine Kontraindikation für „Single-Shot"-Blockaden. Auch für rückenmarksnahe Blockaden gelten sie nicht als absolute Kontraindikation. Die Indikation für das Einlegen eines Verweilkatheters ist allerdings sehr eng zu stellen, da jeder einliegende Fremdkörper septische Absiedelungen begünstigt (76). Aus medikolegalen Gründen muss der Patient über das potenziell höhere Infektionsrisiko aufgeklärt werden.

Gerinnungsstörungen

Anamnese und Befunderhebung stellen bezüglich dieser Problematik die wichtigsten Maßnahmen vor Durchführung einer regionalen Blockade dar.

Tabelle 7.1 Allgemeine Kontraindikationen für periphere Nervenblockaden

Absolute Kontraindikationen
- Infektionen im Bereich der Einstichstelle
- Manifeste Gerinnungsstörungen bei Blockaden im Kopf-, Hals-, Rumpfbereich
- Ablehnung durch den Patienten

Relative Kontraindikationen
- Neurologische Defizite (vorherige Dokumentation erforderlich)*

* bezüglich technikspezifischer Kontraindikationen s. bei den einzelnen Verfahren

> Blockaden im Hals-, Kopf- und Rumpfbereich (speziell interskalenäre, supra- und infraklavikuläre sowie Psoaskompartmentblockaden) sollten bei anamnestisch und/oder klinisch gesicherten Gerinnungsstörungen nicht durchgeführt werden.

Eine Einnahme von Acetylsalicylsäure (ASS) sowie die Low-Dose-Heparinisierung mit unfraktioniertem oder niedermolekularem Heparin stellen keine Kontraindikation für periphere Leitungsblockaden dar, solange kein Hinweis auf eine manifeste Gerinnungsstörung vorliegt. Nur im Zweifel hat eine präoperative Gerinnungsdiagnostik zu erfolgen. Tabelle 7.2 gibt in Anlehnung an Tryba (180) die Grenzwerte wieder, wie sie zur Durchführung rückenmarksnaher Blockaden gelten. Bei grenzwertigen Befunden sollten keine Techniken durchgeführt werden, bei denen die Gefäßpunktion bewusst in Kauf genommen wird (z. B. transarterielle Technik).

Vorbestehende neurologische Defizite

Neurologische Vorerkrankungen oder periphere Nervenläsionen akuter oder chronischer Genese stellen per se keine Kontraindikation für ein peripheres regionales Verfahren dar, sollten aber vor Durchführung der Blockade gut dokumentiert sein.

7.5
Hygienische Anforderungen an die Durchführung peripherer Nervenblockaden

So genannte „Single-Shot"-Techniken erfordern eine dreimalige Wischdesinfektion der Haut, die Punktion muss unter sterilen Kautelen erfolgen.

Wesentlich höhere Anforderungen sind an die Anlage von regionalen Schmerzkathetern zur kontinuierlichen Applikation des Lokalanästhetikums zu stellen. Periphere regionale Schmerzkatheter stellen ein nicht unerhebliches Infektionsrisiko für den Patienten dar.

> Für den Umgang mit kontinuierlichen regionalen Schmerzkathetern müssen strengste hygienische Standards gefordert werden.

Die Empfehlungen zur Prävention (intravasaler) katheterassoziierter Infektionen des amerikanischen Centers for Disease Control and Prevention (CDC) lassen sich auch auf regionale Schmerzkatheter übertragen (121). Die Katheteranlage darf nur nach sorgfältiger Händedesinfektion (ausreichende Einwirkzeit!) und unter Verwendung von Haube, Kittel, Mundschutz und sterilen Handschuhen durchgeführt werden. Die Injektionsstelle ist mit einer dreimaligen Wischdesinfektion unter Einhaltung einer Einwirkzeit von mindestens 3 Minuten zu desinfizieren. Die sterile Abdeckung des Punktionsgebietes hat großzügig zu erfolgen. Nach Fixierung des Katheters (s. u.) ist die Eintrittsstelle mit einem sterilen Verband abzudecken. Zeit und Datum der Katheteranlage sind zu dokumentieren.

7.6
Allgemeine Grundlagen zur Aufklärung, Vorbereitung, Überwachung und Lagerung

Die anästhesiebezogene Mortalität hat in den letzten Jahrzehnten deutlich abgenommen und wird heute auf einen Todesfall pro 10 000 Anästhesien geschätzt. Viele Zwischenfälle sowohl während einer allgemeinen als auch regionalen Anästhesie sind vermeidbar. Eine wichtige Voraussetzung dafür stellen die umsichtige Vorbereitung und Überwachung sowie die Früherkennung einer problematischen Situation dar.

Aufklärung und Vorbereitung

> Voraussetzung für jede Regionalanästhesie ist die Aufklärung des Patienten und seine rechtswirksame Einwilligung.

Auch in der Tageschirurgie oder Schmerzambulanz können kontinuierliche periphere Techniken durchgeführt und erfolgreich ambulant weiterbehandelt werden (141, 142). Vorher jedoch müssen mit dem Patienten die Rahmenbedingungen (Heimweg, Nebenwirkungen usw.) besonders besprochen und ggf. die Angehörigen oder der Hausarzt mit einbezogen werden.

Das Vorgehen bei peripheren Blockaden ist dem Patienten zu erläutern. Wichtig ist, die Möglichkeit einer inkompletten Blockade zu erörtern und das weitere

	Problemlose Werte	Nach besonderer Abwägung
Quick-Wert	> 45 %	45 – 40 %
PTT	< 45 s	46 – 50 s (Faktor-VIII-Bestimmung > 25 %)
Thrombozytenzahl	50 000 – 500 000	
Blutungsneigung	keine	vorhanden

Tabelle 7.2 Grenzwerte der Gerinnungsparameter zur Durchführung peripherer regionaler Nervenblockaden im Kopf-, Hals-, Rumpfbereich (nach Tryba 1989)

Vorgehen für diesen Fall abzusprechen. Eine Allgemeinanästhesie sollte immer in Betracht gezogen werden, sodass auch darüber eine Aufklärung zu erfolgen hat. Eine regionale Blockade kann bei größeren Eingriffen als Ergänzung der Allgemeinanästhesie geplant werden, insbesondere dann, wenn das Verfahren für eine postoperative Analgesie genutzt werden soll. Es ist zu erörtern, ob eine Sedierung zur Anlage der Blockade bzw. zur Durchführung erwünscht ist.

Neben den technikspezifischen Komplikationen (z. B. Horner-Syndrom bei interskalenärer Blockade, Pneumothorax bei klavikulanahen Blockaden) ist generell über Unverträglichkeiten und toxische Reaktionen durch das Lokalanästhetikum und über eventuelle Nervenschäden im Rahmen peripherer Nervenblockaden aufzuklären, ebenso über mögliche Hämatome und Pseudoaneurysmen im Rahmen von Gefäßpunktionen. Sind kontinuierliche periphere Techniken geplant, so ist das Risiko der Infektion zu erörtern. Der Patient ist darauf hinzuweisen, dass manche Probleme erst nach Beendigung der Blockade manifest werden können (Infekt, Pneumothorax). Er ist aufzufordern, sich mit Problemen jeglicher Art zu melden.

Auch bei regionalen Anästhesien ist die räumliche und apparative Ausstattung von grundlegender Bedeutung. Der Behandlungsraum sollte über eine ruhige Atmosphäre, ausreichende Größe und über verschiedene Lagerungsmöglichkeiten für den Patienten verfügen.

> Für die Behandlung von Zwischenfällen müssen Notfallmedikamente, Beatmungs- und Intubationsmöglichkeiten und auch ein Defibrillator zur Verfügung stehen. Jeder Patient sollte einen venösen Zugang und eine Basisüberwachung (EKG, Blutdruckkontrolle) erhalten.

Neben dem Monitoring der vitalen Parameter ist auch eine Beurteilung und Überwachung der Dimension und Qualität der Nervenblockaden notwendig. Der Ablauf und die Durchführung sollten dokumentiert werden.

Lagerung

Auf eine für den Patienten möglichst komfortable Lagerung sollte geachtet werden. Lagerungshilfen (Kissen, Polster usw.) können die Durchführung der Anästhesie erleichtern. Insbesondere müssen Lagerungsschäden vermieden werden. Den besonders gefährdeten Bereichen (z. B. N. ulnaris im Sulcus ulnaris, N. peronaeus am Fibularköpfchen) muss Aufmerksamkeit geschenkt werden. Ebenso ist auch in der postoperativen Phase eine druckfreie Lagerung der Extremität zu gewährleisten. Dieses gilt für kontinuierliche Techniken in besonderem Maße. Hierfür stehen spezielle Lagerungskissen und -schienen zur Verfügung. Bei prämedizierten oder sedierten Patienten ist im operativen Bereich ein zusätzlicher (abdominaler) Lagerungsgurt sinnvoll.

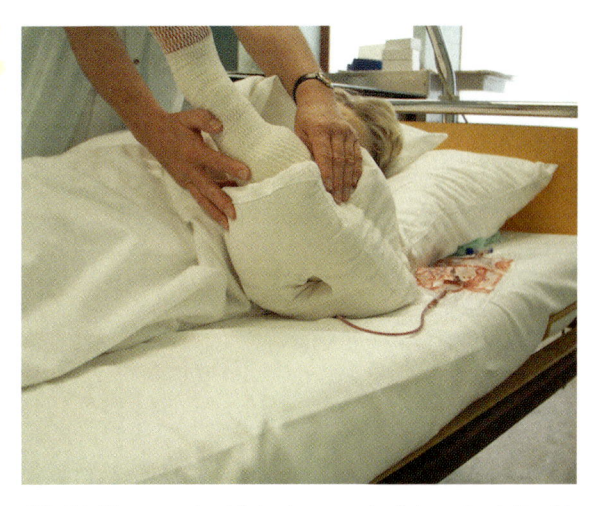

Abb. 7.1 Kissen zur druckfreien Lagerung im Sulcus-ulnaris-Bereich (Foto: G. Meier).

Bewährt haben sich zur Lagerung:
- Kissen der Fa. Rhombofill (Abb. 7.1), die vor allem zur druckfreien Lagerung im Sulcus-ulnaris-Bereich geeignet sind,
- Sof-care-Lagerungsmatten (Fa. Invatech), die auf dem Luftmatratzenprinzip beruhen.

Überwachung

Bewusstsein. Die von vielen Patienten gewünschte Sedierung erfordert die besondere Aufmerksamkeit und Überwachung durch den Anästhesisten. Bei sedierten Patienten muss neben EKG und Blutdrucküberwachung auch die Pulsoxymetrie gewährleistet sein.

Kreislauf. Die heute weit verbreitete, automatische Blutdruckmessung mittels Oszillometrie hat sich in der klinischen Praxis gut etabliert. Die Kreislaufüberwachung während einer Regionalanästhesie muss entsprechend der Risikoeinteilung des Patienten und der Operationsart erweitert werden.

EKG. Die kontinuierliche EKG-Ableitung sollte bei Durchführung jeder Regionalanästhesie und zur perioperativen Kontrolle durchgeführt werden. Gemeinsam mit der Blutdruckkontrolle ist das EKG die Basis der Überwachung einer Regionalanästhesie.

Ventilation. Die perioperative Überwachung der Ventilation während der Regionalanästhesie erfolgt mittels Pulsoxymetrie, lässt allerdings die Folgen einer verminderten alveolären Ventilation mit einer deutlichen Verzögerung erkennen, wenn Sauerstoff verabreicht wird (hyperkapnische Normooxie), sodass die klinische Überwachung durch den Anästhesisten unumgänglich ist. Eine zusätzliche Überwachung der Spontanatmung kann (zumindest als Trend) durch eine endexspiratorische CO_2-Messung erfolgen. Hierbei wird der patientennahe CO_2-Konnektor unter die Sauerstoffmaske gelegt (Abb. 7.2).

▸ **Oxygenation.** Der Stellenwert der Pulsoxymetrie während einer Regionalanästhesie ist unumstritten. Bei der Überwachung der vitalen Funktionen nimmt sie eine Schlüsselstellung ein, indem sie eine indirekte Überwachung des Kreislaufes und der Ventilation darstellt. Niedrige Sauerstoffwerte, welche nicht im Einklang mit dem klinischen Eindruck stehen, können auf eine Methämoglobinämie hinweisen, wenn als Lokalanästhetikum Prilocain verwendet wurde.

▸ **Temperatur.** Die Überwachung der Körpertemperatur ist insbesondere bei älteren Patienten, langer Operationsdauer und höherem Blutverlust indiziert. Bei Regionalanästhesien mit einer ausgeprägten Sympathikolyse findet eine Wärmeumverteilung statt, und die Isolationsfunktion der Körperperipherie (Vasokonstriktion) wird aufgehoben. Zusätzlich wird von den Patienten die kühle Raumtemperatur (Klimaanlage) als unangenehm empfunden. Deshalb werden Wärmematten bei allen Operationen empfohlen. Hierfür gilt die Konvektionswärme als besonders geeignet, aber auch Mattensysteme haben sich bewährt.

Empfohlen werden z. B.:
- Warm-touch-Wärmedecken (Fa. Mallinckrodt Medical GmbH),
- Bair Hugger (Total Temperature Management System, Fa. Augustine Medical).

7.7 Technische Hilfsmittel zur Durchführung einer peripheren Nervenblockade

Gefäß-Doppler

> Ein Gefäß-Doppler dient in der Regionalanästhesie zur Orientierung über den Verlauf von Gefäßen und der Vermeidung artifizieller Gefäßpunktionen.

Insbesondere bei schwierigen anatomischen Verhältnissen kann der Einsatz außerordentlich hilfreich sein. Die inzwischen sehr handlichen Geräte können durch Verwendung unterschiedlicher Schallköpfe sowohl oberflächliche (8 MHz) als auch sehr tief liegende (4 MHz) Venen und Arterien anzeigen. Des weiteren kann der Anschluss von Kopfhörern zusätzliche akustische Informationen auch bei schlechter Durchblutung ermöglichen.

Darüber hinaus ist untersucht worden, ob sich ein Doppler auch zur Festlegung der Punktionsstelle eignet. Bei der Durchführung von posterioren Ischiadikusblockaden konnte bei ausschließlicher Verwendung eines Dopplers und Orientierung an der A. glutaea inferior, welche ca. 2 cm medial der Linie nach Labat verläuft, ein 70%iger Blockadeerfolg erzielt werden (s. Kapitel 9) (84). Eine Empfehlung für diesen Einsatz kann nicht daraus abgeleitet werden. Der Vorteil liegt nach wie vor in erster Linie in der Vermeidung von Gefäßpunktionen.

Ein geeigneter Doppler ist z. B. der „handydop" (Fa. Kranzbühler) (Abb. 7.3).

Sonographie

Die Sonographie in der Regionalanästhesie wurde lange Zeit entweder zur Diagnostik von Nebenwirkungen (z. B. Phrenikusparese) oder zur Vermeidung von

Abb. 7.2 Überwachung der Atmung (Foto: G. Meier).

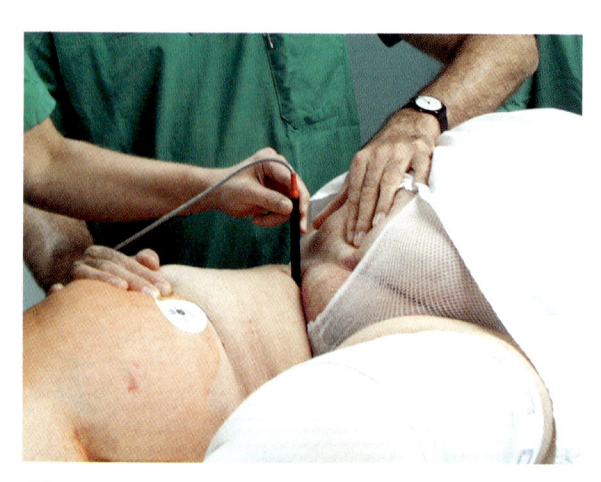

Abb. 7.3 Gefäß-Doppler, rechte Leiste („handydop"; Fa. Kranzbühler) (Foto: G. Meier).

Gefäßpunktionen verwendet. 1984 hat Currie (41) zum ersten Mal über den Einsatz der Sonographie zur Identifikation des Epiduralraumes berichtet. Die Durchführung dieser Technik zur Darstellung der Anatomie sowie der Identifizierung von peripheren Nerven im Bereich des Plexus brachialis und z. B. des Plexus lumbalis ist eine sehr aktuelle Entwicklung.

Diese Form der Sonographie (Small Parts Sonography), die sich unter Verwendung von hochfrequenten linearen Sonden (7,5 – 15 MHz) mit der Diagnostik von oberflächennahen anatomischen Strukturen (Drüsen, Gelenken, Sehnen, Nerven) auseinandersetzt, eröffnet der Regionalanästhesie neue Möglichkeiten.

Nerven zeigen – genauso wie Sehnen – aufgrund der geschichteten und gebündelten Struktur des Gewebes ein anisotopes Verhalten der Reflexion von Ultraschallwellen. Daher hängt der Winkel und die Stärke der Reflexion vom Einschallwinkel des Ultraschall zur Längsachse des Nervs ab. Deshalb erhält man die besten Bilder, wenn im rechten Winkel zur Nervenlängsachse geschallt wird. Daraus ergibt sich auch, dass für dieses Anwendungsgebiet ein Sektorscanner ungeeignet ist, weil dieser nur im zentralen Sehfeld, aber nicht in den Randgebieten geeignete Reflexbedingungen aufweist. Als optimal gelten lineare multifrequente Digitalschallköpfe von 7,5 – 10 MHz unter Verwendung einer Gerätesoftware, die für den Anwendungszweck der Small Parts Sonography berechnet wurde.

Silvestri u. Mitarb. (157) haben sich mit der Korrelation der mikroskopischen Struktur der Nerven und dem sonographischen Erscheinungsbild auseinandergesetzt. Die Arbeitsgruppe kam zu dem Ergebnis, dass Nerven im Längsschnitt als hypoechogene Bänder, die von der hyperechogenen Umgebung scharf abzugrenzen sind, zur Darstellung kommen. Im Querschnitt erscheinen die Nerven als runde bis ovale hypoechogene Figuren (wie „Ballönchen"), die bei Bewegungen des Schallkopfes in ihrer Form erhalten bleiben. Bei genauer Betrachtung dieser rundlichen Figuren fallen die feinen Reflexe auf, die innerhalb des Lumens liegen. Diese feinsten Reflexe entsprechen den faszikulären Strukturen der Nervenhüllen und -bündel. Auf diese Weise ist auch die unterschiedliche, jedoch unter gleichen Bedingungen reproduzierbare Darstellung von Nerven erklärbar. So ist der N. ulnaris anders aufgebaut als der N. ischiadicus, der sich im Übrigen sonographisch am schlechtesten darstellen lässt (Anmerkung der Autoren).

Der Ultraschall ist im Gegensatz zur peripheren Nervenstimulation zweidimensional. Deshalb ist es möglich, die räumliche Verteilung des Lokalanästhetikums zu visualisieren und zu beobachten, wie Nerven von dem Lokalanästhetikum eingeschlossen werden. Das Lokalanästhetikum wirkt aufgrund seiner wässrigen Konsistenz im Ultraschall wie ein Kontrastmittel. So ist die Blockade von Nerven sicher zu prognostizieren und die Ausbreitung (z. B. von Plexusanteilen) vorherzusagen.

Die ersten Veröffentlichungen über den Einsatz von Ultraschall zur Durchführung peripherer Nervenblockaden sind 1989/90 erschienen (178). Inzwischen wurden von der Arbeitsgruppe um Kapral und Marhofer die Anwendungsmöglichkeiten insbesondere für den Plexus brachialis, aber auch für den N. femoralis (sog. „3-in-1"-Technik) untersucht und klinisch überprüft (92, 110).

> Es konnte gezeigt werden, dass sich die Sonographie für die Darstellung des Nervenverlaufes und der Verteilung des Injektionsvolumens sehr gut eignet.

Im Vergleich zur Nervenstimulation kann die Anschlagzeit mit Hilfe der Sonographie signifikant verkürzt und der Bedarf an Lokalanästhetikum bei gleicher Blockade deutlich gesenkt werden. Darüber hinaus konnte die Arbeitsgruppe nachweisen, dass die Methode gegenüber der Nervenstimulation sowohl eine ausgedehntere Blockade als auch eine signifikant höhere Trefferquote aufweist (111, 113, 114).

Die ultraschallgezielte Blockade der peripheren Nerven ist für den Bereich des Plexus brachialis und für die Blockade des N. femoralis (sog. „3-in-1"-Technik, s. dort) sehr gut geeignet. Zusätzlich kann bei den supraklavikulären Blockadetechniken durch die Darstellung der Pleura auch ein Pneumothorax vermieden werden (131).

Die Anwendung der Technik bedarf einiger Übung und eines qualitativ hochwertigen Gerätes. Unter diesen Voraussetzungen kann der Sonographie in der Zukunft eine wesentliche Bedeutung bei der Durchführung der Regionalanästhesie und auch bei der Lagekontrolle von Kathetern zukommen. D. L. Brown (17) hat diesem Verfahren das Potenzial zugesprochen, die Durchführung der Plexus-brachialis-Anästhesie zu revolutionieren.

Oberflächenthermometer

Die Blockade peripherer Nerven führt in Abhängigkeit von dem Anteil der sympathischen Fasern des Nervs zu einer regionalen Sympathikolyse. Der Anteil der sympathischen Fasern ist z. B. bei dem Plexus brachialis und dem N. ischiadicus (s. dort) sehr hoch. Die Blockadeeffekte können sehr gut durch die Kontrolle der Hauttemperatur überprüft werden. Da die C-Fasern (postganglionäre Fasern des Sympathikus) zuerst blockiert werden, ist ein Anstieg der Hauttemperatur distal vom Blockadeort ein früher und deutlicher Hinweis auf den Blockadebeginn. Der Anstieg der Hauttemperatur beträgt in Abhängigkeit vom Ausgangswert 2–8 °C und kann durch ein Oberflächenthermometer schnell und unproblematisch nachvollzogen werden.

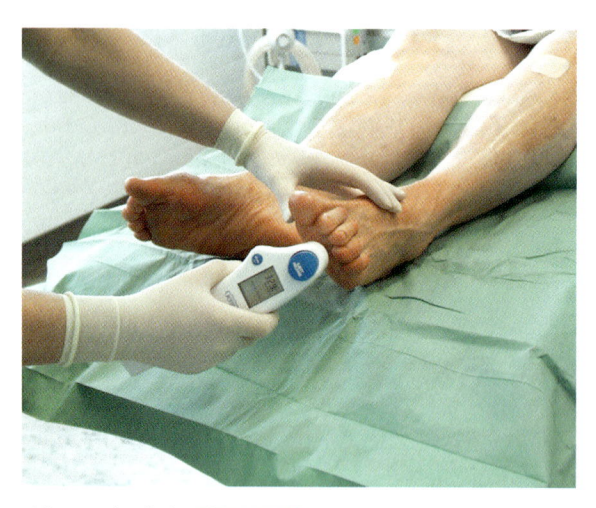

Abb. 7.4 Oberflächenthermometer („First Temp Genius"; Sherwood Medical, Schwalbach) (Foto: G. Meier).

Ein geeignetes Thermometer (einstellbar auf Oberflächentemperatur) ist z. B. das „First Temp Genius" (Fa. Sherwood Medical, Schwalbach) (Abb. 7.4).

Periphere Nervenstimulation (PNS)

Der Tübinger Chirurg Perthes (134) hat 1912 zum ersten Mal über die elektrische Stimulation zur Lokalisation von Nerven berichtet. Doch erst 50 Jahre später haben G.M. Greenblatt und J.S. Denson die Technik wieder aufgegriffen und die erste Plexus-brachialis-Anästhesie mit peripherer Nervenstimulation beschrieben (69). Lange Zeit galt es für unabdingbar, die Lokalisation eines Nervs durch das Auslösen von Parästhesien zu sichern. „No paraesthesia, no anaesthesia" – dieser Leitsatz, 1954 von Moore (124) geprägt, wird bis in die Gegenwart regelmäßig zitiert.

Die Notwendigkeit der peripheren Nervenstimulation (PNS) zur Durchführung von Leitungsanästhesien wird nach wie vor kontrovers diskutiert (153). Auch ohne Nervenstimulation kann eine regionale Anästhesie erfolgreich durchgeführt werden. Dieses gilt insbesondere für Techniken, die aus anatomischen Gegebenheiten (gemeinsame Faszienhülle der Nerven) eine Widerstandsverlusttechnik erlauben (z. B. axilläre Plexusanästhesie). Hierbei dient die PNS der zusätzlichen Orientierung.

> Obligat jedoch sollte der Einsatz eines Nervenstimulators bei schwierigen anatomischen Verhältnissen und Nervenblockaden bei großer Haut-Nerv-Distanz (z. B. N. ischiadicus) sein.

Bei rein oder überwiegend motorischen Nerven (z. B. N. femoralis) kann die PNS besonders angezeigt sein, da durch das Fehlen sensibler Fasern nicht in jedem Fall Parästhesien ausgelöst werden können und deshalb Verletzungen des Nervs nicht auszuschließen sind. Bei reinen Motorneuronen ist überproportional häufig mit einer intraneuralen Injektion zu rechnen (67, 181).

Die PNS kann nicht als Ersatz für anatomische Kenntnisse betrachtet werden, sondern als ein wertvolles Hilfsmittel für eine genaue Lokalisation des Nervs.

> In der klinischen Praxis ermöglicht die periphere Nervenstimulation das leichtere Erlernen einer Methode und kann bei adäquater Durchführung zu einer hohen Erfolgsrate beitragen.

Vorteile der peripheren Nervenstimulation

- Die PNS macht eine Methode leicht erlernbar und erbringt auch bei weniger häufiger Anwendung hohe Erfolgsraten.
- Eine Kooperation mit dem Patienten ist nicht erforderlich, sodass die Regionalanästhesie auch unter leichter Sedierung erfolgen kann.
- Es können periphere Blockaden durchgeführt werden in Gebieten, die durch proximalere (z. B. plexus- oder rückenmarksnahe) Blockaden schon teilweise oder ganz anästhesiert sind.
- Die Gefahr einer Nervenläsion wird auf ein Minimum beschränkt, da ein direkter Kontakt der Nadel mit dem Nerv bewusst vermieden wird.

Wird durch elektrische Impulse ein Nerv mit motorischen und sensiblen Nervenfasern gereizt, werden – abhängig von der Impulsdauer – die motorischen Aα-Fasern bei einer geringeren Stromstärke früher depolarisiert als die sensorischen Aδ-Fasern und C-Fasern. Die Aα-Fasern haben die kürzeste Chronaxie (50–100 μs), die Fasern der Schmerzempfindung, Aδ und C, benötigen bei minimaler Stromstärke einen längeren Impuls (150–400 μs). Deshalb ist es möglich, motorische Kontraktionen hervorzurufen, ohne dass der Patient schmerzhafte Parästhesien empfindet.

Die Entfernung zwischen der explorierenden Nadel und dem Nerv kann an der erforderlichen Stromstärke abgeschätzt werden. Ruft eine sehr geringe Stromstärke (0,2 mA) eine maximale Muskelkontraktion hervor, liegt die Nadel in unmittelbarer Nähe des Nervs. Im Tierexperiment hat Ford (56) nachgewiesen, dass eine direkte Beziehung zwischen dem benötigten Stimulationsstrom und dem Abstand der Nadelspitze einer isolierten Nadel vom Nerv besteht. In einer Untersuchung von Kaiser u. Mitarb. wurde dieses klinisch bestätigt (91). Eine zu große Nähe der Kanülenspitze sollte aus Sicherheitserwägungen, insbesondere bei einem sedierten Patienten, vermieden werden (35, 127).

> Eine Untersuchung von Neuburger u. Mitarb. kommt zu dem Ergebnis, dass bei regionalen Blockaden bei Patienten ohne Polyneuropathie effektive und sichere Blockadeerfolge zu erzielen sind bei minimalen Stromstärken von 0,3 mA bei einer Impulsbreite von 0,1 ms (128). Stromstärken über 0,5 mA führen vermehrt zu Versagern und inkompletten Anästhesien.

Die Stimulation rein sensibler Nerven (z. B. N. saphenus) ist ebenfalls möglich, dann jedoch wird die Wahl eines längeren Impulses (1,0 ms) empfohlen (38).

> Beim Anschluss des Nervenstimulators (Abb. 7.5) ist es wichtig, dass der Kathodenausgang (negativ) an die UP-Kanüle angeschlossen wird, denn die Nervenstimulation ist einfacher, da der Strom zur negativ geladenen Nadel hinfließt und eine Depolarisation des Nervs bewirkt.

Eine als Anode gepolte Kanüle verursacht an der Nervenmembran zunächst eine Hyperpolarisation und erfordert deshalb eine bis zu vierfach höhere Stromstärke (136).

Praktische Hinweise

- Im deutschen Sprachraum wird die Impulsbreite mit „ms" für Millisekunde angegeben. Diese Abkürzung steht im angloamerikanischen Sprachraum für „microns". Der Unterschied (Faktor 1000) kann zu Missverständnissen führen.
- Bei wachen Patienten sollte zur Stimulation am gemischten Nerv eine Impulsbreite von 0,1 ms eingestellt werden und zunächst mit einer Impulsamplitude von 0,1–1,0 mA aufsteigend begonnen werden.
- Bei sedierten Patienten ist zunächst die Wahl eines längeren Impulses (1,0 ms) sinnvoll, um frühzeitig eine Reizantwort zu erhalten. Sobald Kontraktionen in der Kennmuskulatur ausgelöst werden, sollte der Nervenstimulator auf den kürzeren Impuls (0,1 ms) umgestellt werden.
- Eine Injektion bei einer Reizantwort unter 0,2 mA bei einer Impulsbreite von 0,1 ms ist zu vermeiden.
- Praktische klinische Erfahrungen haben gezeigt, dass eine Reizantwort bei 0,2–0,3 mA/1,0 ms häufig einer Reizantwort von 0,5–0,6 mA/0,1 ms entspricht. Um Anästhesieversager zu vermeiden, sollten 0,5 mA/ 0,1 ms bei der Stimulation eines gemischten Nervs unterschritten werden.
- Bei Patienten mit einer Polyneuropathie (z. B. Diabetes mellitus) ist die Wahl eines längeren Impulses (1,0 ms) sinnvoll.
- Ein Mindestabstand zwischen Elektrode und Stimulationskanüle ist nicht festgelegt.
- Eine PNS kann auch bei Patienten mit einem Herzschrittmacher durchgeführt werden.
- Nervenstimulatoren sollten auch ohne einen Assistenten steril gehandhabt werden können. (Von den Herstellern werden z. T. sterilisierbare Drehknöpfe angeboten. Aber auch die sterile Vorgehensweise bei Geräten mit Tastenbetätigung ist z. B. mit der Kanülenschutzkappe der Stimulationsnadel möglich.)
- Es werden auch Geräte angeboten, die nicht nur die Nervenstimulation (0,0–6 mA), sondern darüber hinaus auch die Muskelrelaxometrie über transkutane Stimulationselektroden (0,0–60 mA) ermöglichen (MultiStim Vario, Fa. Pajunk).

Stimulationskanülen

Die Gefahr der Verletzung eines Nervs durch die Nadelspitze oder durch intraneurale Injektion ist durch die Verwendung spezieller Nadeln in Kombination mit peripherer Nervenstimulation deutlich reduziert. Die Autoren überblicken mehr als 20 000 periphere Regionalanästhesien mit isolierten Kanülen (Unipolarkanülen) und PNS ohne neurologische Defizite bei den Patienten (22). Deshalb unterstützen wir die Ansicht von Gentili, der den Leitsatz von Moore aufgegriffen und abgeändert hat: „no paraesthesia, no dysaesthesia" (63).

Als Stimulationskanülen werden am Schaft isolierte und an der Spitze leitfähige (monopolare bzw. unipolare) Kanülen verwendet.

> Bei den Kanülen sollten sämtliche Schliffflächen ummantelt und elektrisch isoliert sein bis auf die punktförmig leitende Spitze.

Hierdurch kommt es bei der unipolaren Kanüle zu einer höheren Dichte des Strömungsfeldes in unmittelbarer Nähe ihrer Spitze, und daraus folgt, dass auch minimale Stromimpulse eine Depolarisation auslösen (136). Welche isolierte Nadel (Nadeltyp) verwendet

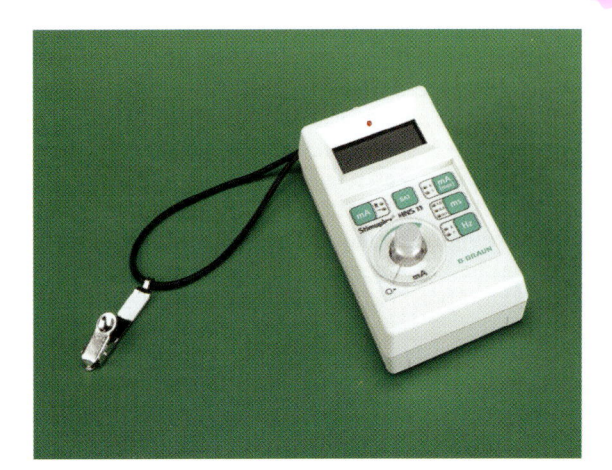

Abb. 7.5 Nervenstimulator (Stimuplex HNS 11; Fa. Braun, Melsungen) (Foto: Fa. Braun).

werden sollte, hängt ganz entscheidend von den anatomischen Voraussetzungen und der durchzuführenden (Katheter-)Technik ab.

Kann eine Technik mit „Widerstandsverlust" (z. B. axilläre Plexusanästhesie) erfolgreich ausgeführt werden, ist eine Nadel mit einem 45°-Schliff (sog. stumpfer Schliff) sinnvoll.

Bei Leitungsanästhesien, bei denen das widerstandsfreie Gleiten der Nadel vorteilhaft ist (z. B. Ischiadikusblockade), kann eine Kanüle mit einer bleistiftartigen Spitze (Pencil Point) oder einem 30°-Schliff besser eingesetzt werden.

Nadeln mit einem sog. scharfen bzw. langen Schliff (15°) gleiten am besten durch das Gewebe, die Verletzungsgefahr des Nervs ist jedoch nach Untersuchungen von Selander erhöht (1–3%) (155). Rice u. Mitarb. (144) haben in ihrer Arbeit die Ergebnisse von Selander nicht bestätigen können. Selander wies jedoch darauf hin, dass seine Studien und die Untersuchungen von Rice aufgrund eines unterschiedliche Studiendesigns nicht ohne weiteres miteinander verglichen werden könnten (156). Während Selander die Häufigkeit der Nervenverletzungen in vivo und in vitro untersucht hat, beschäftigte sich Rice im Tierexperiment mit der Art der Verletzung und kam zu dem Ergebnis, dass der Schaden am Nerv durch eine kurz geschliffene Nadel größer sei.

Bei Verletzungen der Nerven kommt aber auch der Stichrichtung der Kanüle eine wesentliche Bedeutung zu. Diese sollte, sofern anatomisch möglich, im spitzen Winkel und parallel zum Nervenverlauf erfolgen (75). Für Kanülen mit einem 15°-Schliff ist in jedem Fall die Kombination mit einem Nervenstimulator zu empfehlen (80).

Auch nicht isolierte Kanülen in Kombination mit einem Nervenstimulator finden Verwendung. Ihr Vorteil beruht auf einem niedrigeren Preis, einer besseren Gleitfähigkeit durch den Verzicht auf die (aufgedampfte) Isolierschicht und – hierdurch bedingt – auf einem geringeren Durchmesser. Nachteilig ist vor allem, dass auch vom Nadelschaft ausgehend Depolarisationen ausgelöst werden können, wenn die Nadel den Nerv bereits passiert hat. Deshalb wird bei der Verwendung dieser Nadeln empfohlen, die Nadel so lange vor und zurück zu schieben, bis der Ort der maximalen Muskelkontraktion gefunden ist (139). Von einer solchen Vorgehensweise muss nach Meinung der Autoren allerdings dringend abgeraten werden, da sie in ihrer Aussagekraft unzuverlässig ist, den Nerv gefährdet und den Patienten belastet.

Kanülen für die Kathetertechnik

Bei den Kathetertechniken sollten zur Nervenstimulation ebenfalls ausschließlich isolierte Kanülen verwendet werden. Hierbei bieten sich zwei sowohl vom Material als auch von der Vorgehensweise unterschiedliche Techniken an.

▸ **Kanülen mit Kunststoffverweilteil.** Koons beschrieb 1969 die Verwendung von Venenkanülen mit Kunststoffverweilteil bei der Regionalanästhesie. Hierbei diente die Kunstoffhülse als Isolation des Schaftes (98). 1984 wurden im Abstand von nur einem Monat zwei verschiedene Kanülensysteme vorgestellt. Krebs und Hempel hatten eine Verweilkanüle mit einem soliden Stahlmandrin und kurzem (45°-)Schliff entwickelt (100). Dieser sog. stumpfe Schliff wurde später von Büttner zusätzlich an der Spitze abgerundet (Abb. 7.**6**) (21). Postel und März stellten ebenfalls eine Kombinationsnadel vor. Bei diesem System dient der Kunststoffverweilteil als Isolierung für eine Hohlnadel mit einem langem Schliff (15°) (137). Weitere Varianten sind in den folgenden Jahren entwickelt worden. So werden inzwischen auch isolierte Kanülen mit einer zusätzlichen Verweilkanüle angeboten (z. B. Contiplex D, Fa. Braun; UPK, Fa. Pajunk).

Der Vorteil des sog. stumpfen 45°-Schliffes beruht auf der guten Einsatzmöglichkeit bei „Widerstandsverlusttechniken", da beim Durchdringen der Gefäß-Nerven-Scheide ein deutlicher Perforationsklick verspürt wird. Im Vergleich mit einer Hohlnadel soll der Vorteil eines soliden Stahlmandrins auf der Vermeidung von „Stanzläsionen" des Nervs beruhen.

Nach erfolgreicher Stimulation und nachdem bei den Kombinationskanülen der Mandrin aus dem Verweilanteil entfernt worden ist, wird das Lokalanästhetikum injiziert. Die Verweilkanüle kann zunächst noch zur Nachinjektion oder Augmentation belassen werden, oder es wird der Katheter durch die Verweilkanüle vorgeschoben. Dieser kann dann zur Schmerztherapie (kontinuierliche Technik) verwendet werden.

▸ **Isolierte Kanülen (mit Katheter-durch-Nadel-Technik).** Schon Perthes hatte 1912 eine bis zur Öffnung mit einem nichtleitenden Lack überzogene Injektionskanüle verwendet. Heute wird die Oberfläche der Kanülen entweder mit einer Isolierschicht bedampft oder in einem Tauchverfahren beschichtet. (Anmerkung: Hierbei gibt es sehr große qualitative Unterschiede in der Verarbeitung. Bei der Entscheidung für ein Produkt ist die Überprüfung mit einem Mikroskop sehr aufschlussreich.)

Nach erfolgreicher Identifikation des Nervs und Injektion des Lokalanästhetikums kann durch die Kanüle der Katheter vorgeschoben werden. Die isolierten Nadeln haben einen 30°-Schliff oder aber eine Pencil-Point-Spitze mit einer seitlichen Öffnung. Durch diese kann der Katheter in eine gewünschte Richtung vorgeschoben werden. Der Durchmesser der Kanülen sollte im Hinblick auf die Traumatisierung des Gewebes so gering wie möglich gehalten werden. Dennoch muss gewährleistet sein, dass die Nadel z. B. für Blockaden in der Tiefe ausrei-

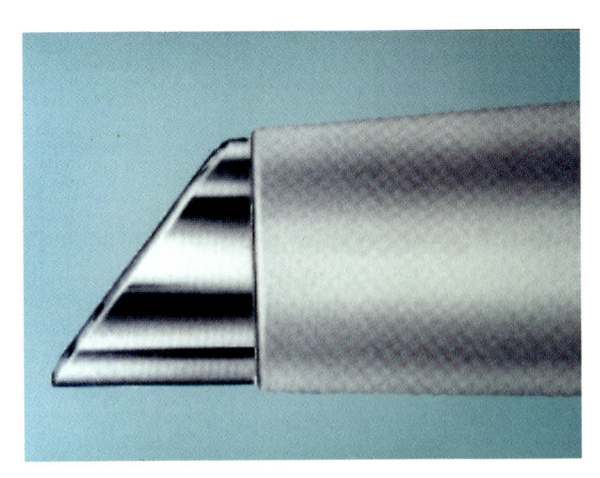

7.7 Technische Hilfsmittel zur Durchführung einer peripheren Nervenblockade

Abb. 7.6 Kombinationskanüle (45°-Schliff, abgerundete Kanten).

chend stabil ist und bei kontinuierlichen Verfahren ein Katheter mit ausreichendem Durchmesser (20 G) angelegt werden kann.

Kanülen für Kathetertechniken
Kombinationskanülen (Punktionsnadel mit Teflon-Verweilteil)

- Kombinationskanüle für die axilläre Plexusanästhesie (18 G, 51 mm; Klein- bzw. Schulkinder: 20 G) und für die axilläre/interskalenäre Plexusanästhesie (oder N.-femoralis-Blockade) mit massivem Stahlmandrin, Plastikverweilkanüle und 45°-Schliff mit verrundeten Kanten (im Set mit 20-G-Katheter mit seitlicher Öffnung) (Fa. Pajunk, Geisingen).
- Kombinationskanüle für die hohe axilläre Plexusanästhesie (oder 3-in-1-Technik) (16 G, 83 mm) mit massivem Stahlmandrin und 45°-Schliff mit verrundeten Kanten (im Set mit 19-G-Katheter mit seitlicher Öffnung) (Fa. Pajunk, Geisingen).

- Plexuskanüle mit massivem Stahlmandrin und 45°-Schliff für die axilläre (20 G,18 G,16 G), interskalenäre (18 G) oder N.-femoralis-Blockade (im Set mit 20-G- bzw. 19-G-Katheter mit seitlicher Öffnung) (Fa. Reganesth, Villingen).

Unipolare Kombinationskanülen
- Contiplex-D-Kanüle: Unipolarkanüle mit 15°- oder 30°-Schliff und Verweilkanüle (Abb. 7.7 u. Abb. 7.8) (Fa. Braun, Melsungen).
- UPK/UPKS: Unipolarkanüle mit Verweilkanüle und Katheter; Facetten-, Sprotte- oder Tuohy-Schliff (Fa. Pajunk, Geisingen).
- Consanest Cath Katheterset mit Unipolarkanüle, 15°- oder 30°-Schliff und Katheter (Fa. Femed, Meckenheim).

Unipolarkanülen mit Zuspritzschlauch (zur Aspiration/Injektion) und Katheter-durch-Nadel-Technik
- Plexolong Katheterset, UP-Kanüle und Pencil-Point-Spitze mit seitlicher Öffnung (19,5 G, 60 mm) für die Plexus-brachialis-Anästhesie (interskalenär, infraklavikulär) und den distalen Ischiadikusblock, 20-G-Katheter mit zentraler Öffnung (Abb. 7.9) (Fa. Pajunk, Geisingen).
- Plexolong Katheterset, UP-Kanüle und Pencil-Point-Spitze oder Tuohy-Schliff (19,5 G, 120 mm) für die Psoaskompartmentblockade, 20-G-Katheter mit zentraler Öffnung (Abb. 7.10) (Fa. Pajunk, Geisingen).
- Plexolong Katheterset, UP-Kanüle und Facettenschliff oder Tuohy-Schliff (19,5 G, 100 mm) für die proximale oder distale Ischiadikusblockade, 20-G-Katheter (Abb. 7.11).
- Plexolong Katheterset, UP-Kanüle und Facettenschliff (19,5 G, 15 cm) für die Anästhesie des N. ischiadicus und den Psoaskompartmentblock, 20-G-

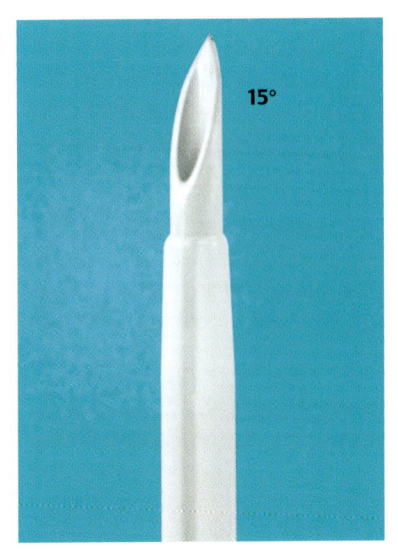

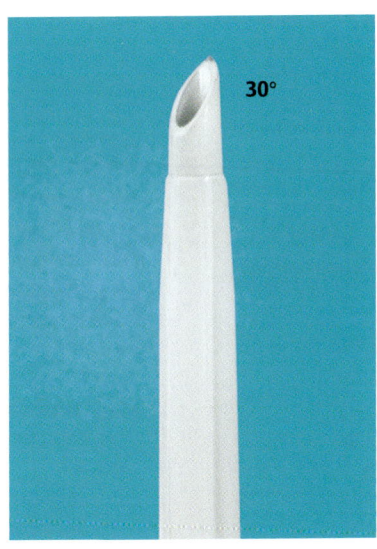

Abb. 7.7 Unipolarkanüle (15°-Schliff; Contiplex D; Fa. Braun, Melsungen).

Abb. 7.8 Unipolarkanüle (30°-Schliff; Contiplex D; Fa. Braun, Melsungen).

Abb. 7.7

Abb. 7.8

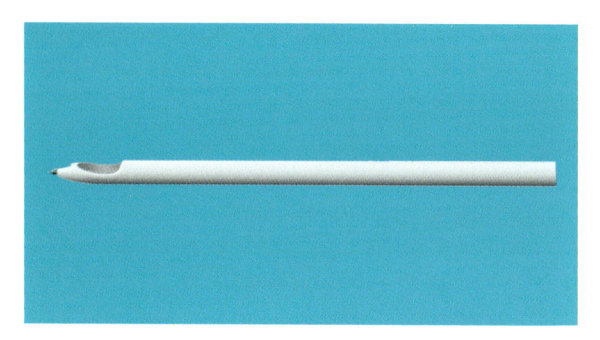

Abb. 7.9 Unipolarkanüle (Sprotte-Spitze, Plexolong; Fa. Pajunk, Geisingen).

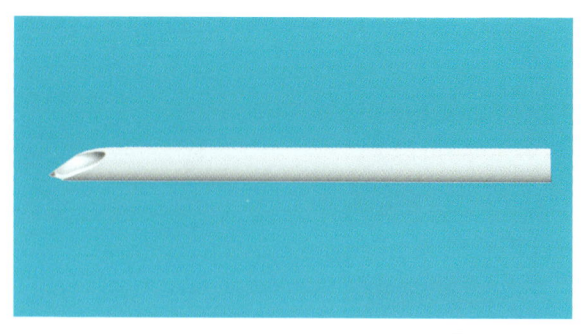

Abb. 7.11 Unipolarkanüle (Facettenschliff, Plexolong; Fa. Pajunk, Geisingen).

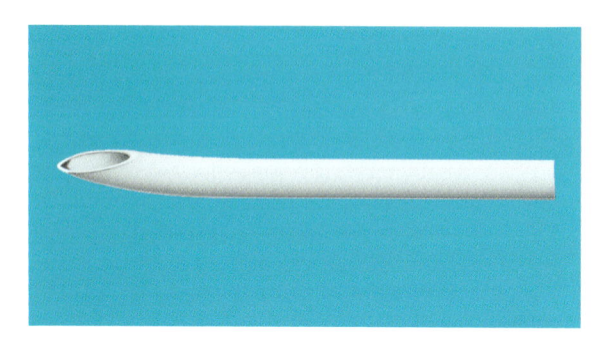

Abb. 7.10 Unipolarkanüle (Tuohy-Schliff, Plexolong; Fa. Pajunk, Geisingen).

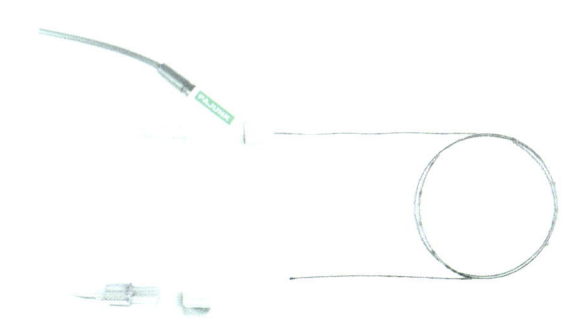

Abb. 7.12 Stimulierbarer Katheter (Stimulong plus; Fa. Geisingen).

Katheter mit zentraler Öffnung (Fa. Pajunk, Geisingen) (Abb. 7.11).

Praktischer Hinweis
- Es werden spezielle stimulierbare Katheter angeboten, die eine Lagekontrolle ermöglichen. Diese Katheter können sinnvoll eingesetzt werden, um z. B. bei schwierigen anatomischen Bedingungen eine sehr genaue Platzierung des Katheters vorzunehmen. Ein stimulierbarer Katheter eignet sich auch zur Differenzialdiagnose von Dislokation/Tachyphylaxie (Abb. 7.12) (z. B. Stimulong plus; Fa. Pajunk, Geisingen).

7.8
Allgemeine Grundlagen bei der Anlage einer kontinuierlichen Regionalanästhesie

Die einzelnen Schritte der Anlage einer kontinuierlichen Regionalanästhesie sind nachfolgend aufgeführt, dabei sind auch besondere Vorsichtmaßnahmen zu treffen.

- Der Punktionsort und seine Umgebung werden desinfiziert und mit sterilen Lochtüchern abgedeckt.
- Die lokale Betäubung mit einer 26-G-Nadel sollte nicht zu tief durchgeführt werden, um eine vorzeitige Anästhesie oberflächlich verlaufender Plexusanteile zu vermeiden.
- Anschließend erfolgt mit einer Lanzette eine Inzision der Haut. Dieses ist bei kurzem Schliff der Kanülenspitze notwendig, um die Nadel druckfrei durch das Gewebe vorschieben zu können. Gleichzeitig wird einer Verschleppung von ausgestanztem Material vorgebeugt.
- Die Kanüle wird subkutan mit einer leichten Drehung der Nadelspitze vorgeschoben (ggf. leichtes „Schütteln" der Nadelspitze, um diese von dem umgebenden Gewebe zu lösen).
- Bei der **Widerstandsverlusttechnik**: Vorschieben der Kanüle bis zum „Faszienklick". Dann wird der Nervenstimulator angeschlossen (von 0,1 mA bis 1,0 mA aufsteigend, Impulsbreite 0,1 ms).
- Bei der Stimulation sensibler Nerven sollte ein längerer Impuls (1,0 ms) gewählt werden.
- Die Entfernung der Hautelektrode vom Stimulationsort ist nicht von Bedeutung, ein ausreichender Abstand muss aber aus Sterilitätsgründen gewährleistet sein.
- Maximale Muskelkontraktionen sind zu vermeiden, da der Patient dieses als unangenehm empfinden kann.
- Die Stimulationskanüle wird behutsam vorgeschoben. Bei „immobiler Nadeltechnik" ist die intermit-

- tierende Aspiration über den Zuspritzschlauch zum Ausschluss einer intravasalen Lage sinnvoll.
- Eine kontinuierliche Aspiration sollte unterlassen werden, da hierbei das Kanülenlumen durch Gewebe okkludieren kann.
- Werden während der Punktion vom Patienten Schmerzen angegeben, kann Lokalanästhetikum nachinjiziert werden, sofern noch keine Reizantwort in der Kennmuskulatur erfolgt ist.
- Bei einer Reizantwort wird schrittweise die Stromstärke reduziert, bis Muskelkontraktionen im Bereich des Ausbreitungsgebietes des gesuchten Nervs (Kennmuskulatur) bei einer Impulsamplitude von 0,3 mA (0,2 bis maximal 0,5 mA) und 0,1 ms Impulsbreite gerade noch sichtbar sind. Anschließend wird das Lokalanästhetikum injiziert.
- Nach der Injektion von einigen Millilitern Lokalanästhetikum wird die Stromstärke auf 1,0 mA erhöht. Hierdurch kann indirekt eine Lagekontrolle der Kanülenspitze vorgenommen werden, da bei korrekter Lage durch das Volumen der Nadel-Nerv-Abstand vergrößert wird und die Reizantwort verschwindet.
- Die Platzierung des Katheters sollte erst nach der Injektion des Lokalanästhetikums erfolgen, da sich der Katheter erfahrungsgemäß dann besser vorschieben läßt.
- Der Katheter wird in der Regel 3–5 cm über das distale Kanülenende hinaus vorgeschoben. Sollte im weiteren Verlauf eine Fehllage des Katheters festgestellt werden, so kann dieser bis zur ursprünglichen Stimulationstiefe zurückgezogen werden.

7.9 Analgosedierung

Anlage peripherer Schmerzkatheter

Eine der Hauptängste vor der Regionalanästhesie ist die Furcht vor der Punktion (33). Diese wird auch als Hauptgrund für eine ablehnende Haltung gegenüber der Regionalanästhesie genannt (44). Trotz eines 94 %igen Blockadeerfolgs waren nach einer mittels Multistimulationstechnik durchgeführten Plexus-brachialis-Anästhesie nur 74 % der Patienten bereit, sich unter gleichen Voraussetzungen noch einmal einer derartigen Blockade zu unterziehen (41).

Regionale Blockaden zur postoperativen Schmerztherapie können am narkotisierten Patienten oder unter einer Spinalanästhesie durchgeführt werden, wenn sie unter sachgerechtem Einsatz eines Nervenstimulators und unter Verwendung atraumatischer Kanülen mit Unipolarspitze angelegt werden. Der wache, kooperative Patient ist jedoch der beste Garant für die Vermeidung einer Nervenschädigung, insbesondere, wenn Schmerzkatheter gelegt werden. Unter einer zu starken Sedierung mit Midazolam oder Propofol sind die Patienten während der Durchführung der Blockade häufig sehr unruhig und daher schlecht zu führen.

> **Folgende Schemata** zur Analgosedierung ermöglichen die Anlage einer regionalen peripheren Nervenblockade an einem gut sedierten, aber kooperativen Patienten:
> Sufentanil 5 µg + Midazolam 1 mg (62).
>
> Alternativ: Remifentanil 0,05 µg/kgKG/min, ggf. nach einer „Loading-Dose" von 0,3 µg/kgKG.

Die angegebene Remifentanildosis schafft ideale Voraussetzungen zur Anlage einer Nervenblockade, erfordert aber eine Überwachung der Ventilation. Es empfiehlt sich, während der Anlage der Blockade O_2 über eine Maske zu verabreichen.

> **Nach erfolgreicher Blockade** darf der Patient unter laufender Remifentanilgabe nicht unbeobachtet bleiben!

Begleitende Maßnahmen während einer Operation in Regionalanästhesie

Remifentanil hat sich in der o. g. Dosierung auch zur Analgosedierung während der Operation bewährt (102). Es wurden zusätzlich geringfügige Mengen von Midazolam (1–4 mg) verabreicht. Als Nebenwirkungen wurde intraoperativ vermehrt Übelkeit im Vergleich zur Placebogruppe beobachtet, postoperativ waren keine signifikanten Unterschiede zur Placebogruppe festzustellen.

> **Intraoperative Sedierung** mit Remifentanil unter Regionalanästhesie:
> Remifentanil 0,05 µg/kgKG/min (67).

Holas u. Mitarb. (81) fanden unter der gleichen Remifentanildosierung (0,05 µg/kgKG/min) bei ophtalmologischen Operationen unter Regionalanästhesie die beste Analgesie und den besten Patientenkomfort im Vergleich zu Propofol oder der Kombination von Remifentanil und Propofol, beobachteten jedoch eine stärkere Atemdepression sowie vermehrt postoperative Übelkeit.

> **Unter Abwägung** des gewünschten Effektes und der Nebenwirkungen empfehlen Holas u. Mitarb. die Kombination von Propofol und Remifentanil in folgender Dosierung:
> Remifentanil 0,03 µg/kgKG/min + Propofol 0,7 mg/kgKG/h (56).

Auch die „Target-controlled Infusion" mit Propofol wird zur Sedierung während regionaler Blockaden empfohlen (87, 172), diese kann auch patientengesteuert erfolgen (85).

7.10
Allgemeine Grundsätze zur Verabreichung von Lokalanästhetika bei peripheren Blockaden

Zur klinischen Anwendung kommen heute im Wesentlichen mittellang und lang wirkende Amidlokalanästhetika.

Die Entscheidung, welches Lokalanästhetikum zur Durchführung einer peripheren Blockade gewählt wird, wird von folgenden Überlegungen beeinflusst sein:

- Periphere Blockaden weisen eine relative lange Anschlagzeit auf, sodass ein Lokalanästhetikum mit raschem Wirkungseintritt wünschenswert ist. Aufgrund ihrer chemischen Struktur weisen unter diesem Aspekt die mittellang wirkenden Lokalanästhetika Vorteile auf. Allerdings ließ sich mit 0,75 %igem Ropivacain eine dem 2 %igen Mepivacain vergleichbare Anschlagzeit bei einem kombinierten Femoralis-Ischiadikus-Block erzielen (28).
- Bei Durchführung einer „Single-Shot"-Technik ist ein lang wirkendes Lokalanästhetikum häufig aufgrund der zu erwartenden Operationsdauer erforderlich, darüber hinaus gewährt das lang wirkende Lokalanästhetikum eine entsprechend lang anhaltende postoperative Analgesie. Beim Ropivacain ist mit einer mittleren analgetischen Wirkdauer von 12–14 Stunden (28, 185) zu rechnen, im Einzelfall kann der Effekt bis zu 20 Stunden anhalten. Ein partieller Motorblock kann annähernd für den gleichen Zeitraum beobachtet werden. Die Patienten sind auf die voraussichtliche Dauer des Blockadeeffektes hinzuweisen, damit sie nicht unnötig beunruhigt sind.
- Bei peripheren Blockaden werden relativ hohe Dosen des Lokalanästhetikums appliziert. Viele periphere Techniken beinhalten das Risiko einer versehentlichen intravasalen Injektion. Aus diesem Grund ist den Lokalanästhetika mit der geringsten Toxizität der Vorzug zu geben. Mittellang wirkende Lokalanästhetika sind weniger toxisch als lang wirkende Lokalanästhetika. Unter den lang wirkenden Lokalanästhetika ist Ropivacain weniger toxisch als Bupivacain. Während für zentrale Blockaden eine geringere Potenz des Ropivacains gegenüber dem Bupivacain diskutiert wird (43), gibt es zahlreiche Studien, die eine Äquipotenz des Ropivacains gegenüber dem Bupivacain bei peripheren Blockaden belegen (27, 29, 70, 78, 79, 97). Bertini (9) fand sogar eine Überlegenheit von 0,5 %igem Ropivacain gegenüber 0,5 %igem Bupivacain zur axillären Plexus-brachialis-Anästhesie.
- Gelegentlich werden Mischungen eines lang wirkenden Lokalanästhetikums mit einem mittellang wirkenden verwendet. Man will hierdurch den Effekt der relativ kurzen Anschlagzeit des mittellang wirkenden Lokalanästhetikums mit der langen Wirkdauer verbinden. Die am besten untersuchte Kombination ist die Mischung von Prilocain und Bupivacain (179, 183), Mischungen mit Ropivacain sind denkbar. Neben Befürwortern (179, 183) gibt es auch kritische Stimmen zu Mischungen von Lokalanästhetika.

> Grundsätzlich ist zu bedenken, dass die Toxizität der Lokalanästhetika sich additiv verhält.

Dosierungen

> In Abhängigkeit von Alter und körperlicher Konstitution können für alle stammnahen peripheren Nervenblockaden beim normgewichtigen Erwachsenen 30–50 ml einer 1 %igen Lösung („Single Shot") eines mittellang wirkenden Lokalanästhetikums (1 %iges Prilocain, alternativ 1 %iges Mepivacain) oder maximal 40 ml eines lang wirkenden Lokalanästhetikums (0,75 %iges Ropivacain, alternativ 0,5 %iges Bupivacain) empfohlen werden.

Hier wird in erster Linie Mepivacain oder Prilocain zur Anwendung kommen. Die empfohlene Höchstdosis für Prilocain beträgt 600 mg. Wegen der durch Prilocain hervorgerufenen Methämoglobinämie sollen keine Repetitionsdosen nach Ausschöpfen der Höchstdosis verabreicht werden. Die empfohlene Höchstdosis für Mepivacain beträgt 500 mg. Dosierungen bis zu 750 mg beim normgewichtigen Erwachsenen werden problemlos vertragen (37, 158). Nach einer Initialdosis von 400 mg Mepivacain können Repetitionsdosen von bis zu 400 mg Mepivacain in 2-stündigem Abstand für die axilläre kontinuierliche Plexusanästhesie bis zu 3-mal gegeben werden, ohne dass toxische Blutspiegel oder klinische Zeichen einer Überdosierung befürchtet werden müssen (19). Als lang wirkendes Lokalanästhetikum erweist sich das Ropivacain als weniger toxisch als das Bupivacain bei vermutlich gleicher Potenz bei peripheren Blockaden (s. o.).

> Für die axilläre Plexusanästhesie haben sich 300 mg 0,75 %iges Ropivacain als effektive Dosis ohne Nebenwirkungen erwiesen (185).

> Bei einer kombinierten Femoralis-Ischiadikus-Blockade wird man die festgelegten Höchstdosen überschreiten müssen, um einen ausreichenden Blockadeeffekt für beide Techniken zu erzielen.

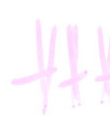

Üblicherweise stellt die Toxizität der Lokalanästhetika aufgrund der verzögerten Resorption bei Beinnervenblockaden kein klinisch relevantes Problem dar (106), vorausgesetzt, es kommt zu keiner versehentlichen intravasalen Injektion. Geiger u. Mitarb. (61) kombinierten Ropivacain in einer Dosierung bis zu 500 mg für den Femoralisblock mit 300 mg Prilocain für den Ischiadikusblock, ohne toxische Symptome beobachtet zu haben. Hier handelt es sich allerdings um Dosierungen, die für den klinischen Alltag als deutlich zu hoch angesehen werden müssen. Bei Durchführung kontinuierlicher Techniken können beide Blockaden mit einem mittellang wirkenden Lokalanästhetikum eingeleitet werden. Wird keine kontinuierliche Technik angewandt und eine länger anhaltende Analgesie gewünscht, so kann eine Kombination aus einem mittellang wirkenden Lokalanästhetikum (Prilocain, Mepivacain) mit Ropivacain erfolgen. Die Gesamtdosis sollte in diesem Fall nicht mehr als 150 mg Ropivacain und 300–400 mg Prilocain oder Mepivacain betragen.

Nach Einschätzung der Autoren kann auf einen Adrenalinzusatz bei peripheren Blockaden generell verzichtet werden. Sollte Adrenalin dennoch eingesetzt werden, so sind Kontraindikationen und Nebenwirkungen unbedingt zu beachten (s. Kapitel 2).

Maßnahmen zur Verkürzung der Latenzzeit

Ein Problem der peripheren Nervenblockaden ist ihre relativ lange Anschlagzeit, sodass zahlreiche Anstrengungen unternommen wurden, um die Anschlagzeit der Lokalanästhetika zu verkürzen. Im Wesentlichen gibt es drei Ansätze:

- **Karbonisierung des Lokalanästhetikums.** Der zunächst erhoffte Vorteil der Verwendung eines Lokalanästhetikums als Salz der Kohlensäure gegenüber der HCl-Aufbereitung (z. B. Mepivacain-CO_2 vs. Mepivacain-HCl) konnte nicht bestätigt werden (48, 101). Es wurden keine schnelleren Anschlagzeiten bei peripheren Blockaden gefunden, dafür aber höhere Blutspiegel, die auf eine raschere Resorption der CO_2-haltigen Lösung schließen lassen.
- **Alkalinisierung des Lokalanästhetikums.** Zahlreiche randomisierte, größtenteils doppelblind durchgeführte Studien konnten eine raschere Anschlagzeit bei peripheren Blockaden durch Alkalinisierung nachweisen (20, 26, 40, 47, 66, 79, 138, 175, 177). Darüber hinaus wurden eine bessere Toleranz der Blutsperre (176), eine profundere motorische Blockade (177) sowie insgesamt eine bessere Blockadewirkung (138) beobachtet. Nur wenige Studien zeigten keinen günstigen Effekt der Alkalinisierung auf die Anschlagzeit (6, 24, 34). Die Ursache hierfür liegt vermutlich in einer zu starken Anhebung des pH-Wertes (6, 24). Hierdurch kommt es zu einer Präzipitation des Lokalanästhetikums.

Zur Alkalinisierung des Lokalanästhetikums muss ein genaues Mischungsverhältnis von Lokalanästhetikum und Natriumbicarbonat eingehalten werden, welches von dem verwendeten Lokalanästhetikum und dessen Konzentration beeinflusst wird. Folgendes Mischungsverhältnis ist gut erprobt (20): 10 ml 1 %iges (oder 1,5 %iges) Mepivacain + 1 ml 8,4 %iges $NaHCO_3$.

Vermutlich lässt sich dieses Mischungsverhältnis auch auf Prilocain übertragen. Die Alkalinisierung von Prilocain ist lediglich für die intraartikuläre Anwendung (145) bzw. für die intravenöse Regionalanästhesie (3) beschrieben. Als Nebeneffekt der Alkalinisierung hat sich eine Reduktion des Injektionsschmerzes bei Hautinfiltration gezeigt (115, 132). Die Akalinisierung von Ropivacain ist theoretisch möglich (z. B. 0,1 ml Bicarbonat/20 ml Ropivacain [57]), wird aber aufgrund der frühzeitigen Präzipitation für den klinischen Alltag nicht empfohlen (123).

- **Erwärmen des Lokalanästhetikums.** Ein Erwärmen des Lokalanästhetikums auf Körpertemperatur führt zu einer signifikanten Beschleunigung der Anschlagzeit (73). Der Mechanismus ist unklar. Eine Überhitzung muss ausgeschlossen sein.

7.11 Adjuvanzien

Durch Zusatz verschiedener Adjuvanzien wird versucht, die Blockadequalität zu verbessern und die Wirkdauer zu verlängern.

- **Clonidin.** Es führt als Zusatz zu verschiedenen Lokalanästhetika zu einer signifikanten Verlängerung der postoperativen Analgesie (23, 30, 51). In Verbindung mit 0,75 %igem Ropivacain zur axillären Plexusblockade konnte allerdings kein Effekt nachgewiesen werden (53). Die optimale Dosierung scheint bei 0,5–1 µg Clonidin/kgKG als Zusatz zum Lokalanästhetikum zu liegen (8, 163). Höhere Dosierungen sind von systemischen Nebenwirkungen wie Sedierung und Hypotension begleitet (23). Bei der intravenösen Regionalanästhesie zeigte sich unter dem Zusatz von 150 µg Clonidin eine bessere Toleranz der Blutsperre (62).
- **Opioide.** Der Benefit eines Zusatzes von Opioiden zu Lokalanästhetika bei peripheren Blockaden ist derzeit nicht gesichert (16, 106, 125, 130). Magistris (106) und Bouaziz (16) fanden keinerlei Vorteil durch die Opiatgabe, dafür aber eine gehäufte Rate an Nebenwirkungen (13).
- **Neostigmin.** Es scheint sich günstig auf die postoperative Analgesie auszuwirken, führt aber zu keiner Beschleunigung der Blockade (11).

7.12 Kontinuierliche periphere Nervenblockaden

Vorteile kontinuierlicher regionaler Verfahren nach extrem schmerzhaften Eingriffen

Während früher das Hauptaugenmerk auf die intraoperative Gefährdung des Patienten gerichtet wurde, so wendet man heute mit zunehmender Sicherheit der Anästhesie die Aufmerksamkeit vermehrt der Gefährdung des Patienten in der perioperativen Phase zu. Hier hat die Schmerztherapie offensichtlich einen Einfluss auf das „Outcome" der Patienten. Die Häufigkeit myokardialer ischämischer Episoden war in der postoperativen Phase im Gegensatz zur intraoperativen Anästhesiephase bei gefährdeten Patienten signifikant erhöht (39). Eine suffiziente Schmerztherapie ist in der Lage, dieses Risiko zu minimieren (39). Ausgedehntere Extremitäteneingriffe, insbesondere an Schulter und Kniegelenk, sind postoperativ mit extremen Schmerzen verbunden.

Eine suffiziente Schmerztherapie mit systemisch verabreichten Opiaten kann, auch in Kombination mit nichtsteroidalen Antiphlogistika, bei den peripheren Blockaden ein nicht zu lösendes Problem darstellen, insbesondere dann, wenn eine frühzeitige Mobilisation angezeigt ist. Die Opiatdosierung wird aus Sicherheitsgründen meist (zu) niedrig angesetzt, auch die patientenkontrollierte Analgesie (PCA) stößt hier gelegentlich an ihre Grenzen. Darüber hinaus besteht die Gefahr der Atemdepression, deren Häufigkeit mit 0,4 % angegeben wird (189). Übelkeit und Erbrechen sind unangenehme Nebenwirkungen der Therapie mit Opiaten. Insbesondere für den Risikopatienten mit kardialen Problemen stellt daher der periphere regionale Schmerzkatheter das Verfahren der Wahl zur postoperativen Schmerztherapie dar. Es zeichnet sich durch maximale Effektivität bei minimaler Beeinträchtigung von Atmung und Kreislauf aus.

Die Überlegenheit der peripheren Nervenblockaden zur postoperativen Analgesie nach großen Schulter- und Knieeingriffen gegenüber der systemischen intravenösen PCA mit Opioiden wurde eindeutig nachgewiesen (14, 25, 162). Für die ausgedehnte Kniechirurgie werden die kontinuierliche Epiduralanalgesie und der kontinuierliche Femoraliskatheter als gleich effektiv beurteilt, aufgrund des geringeren Risikos sollte dem peripheren Verfahren der Vorzug gegeben werden (s. u.). Neben der Überlegenheit bezüglich der analgetischen Wirkung ließ sich aber auch ein signifikant vorteilhafter Effekt auf die Dauer der Rehabilitation bzw. auf die Qualität der zu bestimmten Zeitpunkten erreichten Rehabilitationsergebnisse durch die Regionalanalgesie nachweisen (25).

Vorteile kontinuierlicher peripherer Verfahren gegenüber der kontinuierlichen Epiduralanalgesie

Spinale Hämatome und Abszesse durch Epiduralkatheter sind eine seltene, aber schwerwiegende Komplikation. Die Folge kann eine dauerhafte Behinderung bis hin zur Paraplegie sein (44). Durch sofortige Intervention bei einer sich entwickelnden spinalen Raumforderung kann eine Restitutio ad integrum erzielt werden. Dies setzt ein frühzeitiges Erkennen der Kardinalsymptome voraus. Ein wesentliches Frühsymptom ist eine sich entwickelnde motorische Schwäche. Gerade diese lässt sich aber speziell bei der lumbalen Epiduralanalgesie differenzialdiagnostisch nur schwer von der durch das Lokalanästhetikum hervorgerufenen motorischen Schwäche abgrenzen. Auch die als Frühsymptom bezeichnete Harninkontinenz ist aus den gleichen Gründen oft schwer einzuschätzen. Zudem werden die meisten Patienten ohnehin mit einer dauerhaften Harnableitung versorgt sein. Mit Hilfe einer kontinuierlichen peripheren Blockade lassen sich diese schwerwiegenden Komplikationen sicher vermeiden.

Der kontinuierliche Femoralisblock wird in seiner Effektivität gegenüber dem epiduralen Katheter als gleichwertig eingestuft. Nachteil der Epiduralkatheter zur postoperativen Schmerztherapie ist, dass diese eine einseitig betonte Wirkung aufweisen können, bei 50 % der Patienten ist hier die falsche Seite betroffen. Mit Hilfe des peripheren Katheters lässt sich zuverlässig eine Blockade der betroffenen Extremität erzielen. Für große Eingriffe an der unteren Extremität (totale Knieendoprothese) hat sich die Kombination einer kontinuierlichen Blockade des N. femoralis mit einer kontinuierlichen Ischiadikusblockade bewährt. So lässt sich eine komplette Analgesie der betroffenen Extremität erzielen.

Der periphere Schmerzkatheter an der unteren Extremität ermöglicht eine frühzeitige Mobilisierung, da lediglich eine Extremität betroffen ist. Es muss allerdings berücksichtigt werden, dass bei liegendem Femoraliskatheter eine motorische Schwäche in dem betroffenen Bein vorhanden ist und so eine Mobilisierung aus dem Bett nur unter Aufsicht erfolgen darf. Im Gegensatz zur epiduralen Blockade ist hier keine dauerhafte Harnableitung erforderlich.

Die Kontraindikationen bezüglich rückenmarksnaher Techniken sind wesentlich weiter gefasst als für periphere Blockaden, sodass in zahlreichen Fällen ein peripherer kontinuierlicher Schmerzkatheter gelegt werden kann, wo ein rückenmarksnahes Verfahren kontraindiziert oder technisch nicht durchführbar ist.

Indikationen peripherer regionaler Schmerzkatheter

- **Starke postoperative Schmerzen.** Eingriffe an Schulter- und Kniegelenk gehen mit starken postoperativen Schmerzen einher, die in der Regel länger als 24 Stunden anhalten. Insbesondere, wenn eine frühzeitige postoperative Mobilisierung erwünscht ist, stellt der periphere Schmerzkatheter das analgetische Verfahren der Wahl dar. Auch Patella- sowie Quadrizepssehnenrupturen können postoperativ sehr schmerzhaft sein. Ein kontinuierlicher Femoralisblock ist hier sehr effektiv. 50 % der Patienten sind nach Eingriffen am Fuß nur unzureichend analgetisch abgedeckt (160). Der distale Ischiadikuskatheter ist ein einfaches und sehr effektives Verfahren für die postoperative Schmerztherapie nach großer Fußchirurgie (119, 120, 160). Insbesondere kardial gefährdete Patienten profitieren von diesem Verfahren. Zur postoperativen Analgesie nach Hüftendoprothetik hat sich die Schmerztherapie mit einem Psoaskompartmentkatheter (168) oder alternativ mit einem kontinuierlichen Fascia-iliaca-Block als sehr effektiv erwiesen (187). Bei präoperativer Anlage des Psoaskompartmentblocks kommt es darüber hinaus zu einer Reduktion des Blutverlustes, wie er auch für die Epiduralanalgesie beschrieben ist (168).

  Gelegentlich bekommen Patienten erst postoperativ wegen therapieresistenter stärkster Schmerzen einen Schmerzkatheter gelegt. Dieses Vorgehen sollte, insbesondere wenn Unklarheiten über den Umfang des operativen Eingriffs bestehen, präoperativ als Option mit dem Patienten abgesprochen sein. Im Einzelfall muss es aber auch unter dem Aspekt der mutmaßlichen Einwilligung des Patienten als Notfallbehandlung durchgeführt werden.

  > Nach Legen des Schmerzkatheters kann es bei den Patienten, die bereits häufig eine große Menge an Opiaten erhalten haben, unter Wegfall der Schmerzen zu einer erheblichen Atemdepression durch die Opiate kommen; deshalb müssen diese Patienten längerfristig im Aufwachraum beobachtet werden!

- **Posttraumatische Schmerzzustände.** Frakturen und Weichteilverletzungen, welche mit starken Schmerzen einhergehen, können nach einer orientierenden neurologischen Untersuchung bereits bei Aufnahme mit einem Schmerzkatheter versorgt werden. Dieses Vorgehen sollte in Abstimmung mit den operativen Partnern erfolgen. So kann eine Schenkelhalsfraktur sehr effektiv mit einem Femoraliskatheter analgetisch abgedeckt werden, insbesondere, wenn keine sofortige Versorgung geplant ist. Dieses Vorgehen erleichtert dem Patienten darüber hinaus die gesamte bevorstehende Diagnostik sowie das oft schmerzhafte Einschleusen in den OP-Trakt.

- **Physiotherapeutische Behandlung.** Mobilisierung von schmerzhaft eingesteiften Gelenken lassen sich häufig erst mit Hilfe eines peripheren Schmerzkatheters durchführen (z. B. „Frozen Shoulder").

- **Sympathikolyse.** Periphere Blockaden sind in ihrer sympathikolytischen Effektivität anderen Techniken wie der Ganglion-stellatum-Blockade oder der intravenösen Regionalanästhesie mit Guanethidin gleichzusetzen (50, 109, 190). Im Falle der sympathischen Reflexdystrophie (CRPS I = komplexes regionales Schmerzsyndrom) sind sie u. a. dann empfehlenswert, wenn neben der Sympathikolyse auch eine Schmerzlinderung bis Schmerzfreiheit im Rahmen der physiotherapeutischen Behandlung erwünscht ist (46, 49, 126, 143, 184). Neben der Therapie wird der Einsatz der regionalen Blockaden auch zur Prophylaxe des CRPS I empfohlen (46).

  Grenzwertige Durchblutungsverhältnisse, schwere Weichteiltraumata und trophische Störungen der Haut stellen eine Indikation für kontinuierliche periphere Katheter dar. Bei mikrovaskulären Eingriffen wie Replantationen von abgetrennten Gliedmaßen oder einem Zehentransfer als Fingerersatz kommt es unter der kontinuierlichen regionalen Blockade zu einer deutlichen Verbesserung der Perfusion des Replantates (7, 50).

  Für freie Lappenplastiken zur Defektdeckung an der unteren Extremität – in der Regel handelt es sich um Latissimus-dorsi-Lappen – wird das Legen eines Periduralkatheters zur besseren Perfusion des Lappens empfohlen (154, 186). Dieses Vorgehen ist nicht unumstritten, da es bei nicht ausgeglichenem Volumenstatus zu einer unerwünschten Perfusionsminderung des Lappens kommen kann, hervorgerufen durch einen durch die epidurale Sympathikolyse bedingten Blutdruckabfall. Für freie Lappen im Bereich des Unterschenkels und des Fußes stellt der kontinuierliche distale Ischiadikuskatheter eine geeignete, vermutlich bessere Alternative als der Epiduralkatheter dar. Er bedingt eine effektive Analgesie und Sympathikolyse, ohne einen Einfluss auf das systemische Kreislaufverhalten auszuüben.

  Fallberichte weisen auf den Wert kontinuierlicher regionaler Schmerzblockaden bei Erfrierungen, versehentlichen intraarteriellen Injektionen und arteriellen Durchblutungsstörungen hin (72, 99).

- **Prophylaxe und Therapie von Stumpf- und Phantomschmerzen.** Der prophylaktische Wert regionalanästhesiologischer Verfahren zur Prophylaxe von Phantomschmerzen ist nach wie vor nicht abschließend geklärt (5, 86, 129, 151). Es sind vorwiegend Epiduralkatheter zum Einsatz gekommen. Günstige Erfahrungen bestehen mit intraoperativ an den Nervenstumpf angelegten Schmerzkathetern, die kontinuierlich mit Lokalanästhetika bestückt werden (55). Über die Effektivität peripherer kontinuierlicher Nervenblockaden zur Prophylaxe des Phantomschmerzes gibt es keine kontrollierten Untersuchungen. Sie sollten aber alternativ zur Anlage eines Epiduralkatheters in Betracht gezogen werden, unbenommen vom prophylaktischen Effekt lässt sich mit ihrer Hilfe eine effektive postoperative Analgesie erzielen. Zur Therapie bestehender Phantomschmerzen, insbesondere nach akuter traumatischer Amputation, sind die peripheren Katheter ein ideales Analgesieverfahren.

Fallbericht: Ein 48-jähriger Mann erleidet im Rahmen eines Motorradunfalls eine traumatische Unterschenkelamputation, darüber hinaus zeigen sich Frakturen im Bereich des 3.–5. Lendenwirbels ohne neurologische Ausfälle. Nach operativer Versorgung des Amputationsstumpfes sowie dorsaler Stabilisierung der Wirbelfrakturen wird der Patient nach 24-stündiger Nachbeatmung extubiert. Der Patient ist wach und voll orientiert. Er klagt über extreme Phantomschmerzen, die sich trotz Höchstdosen von Opiaten nicht beherrschen lassen. Durch das Opiat kommt es zu rezidivierendem stärkstem Erbrechen, welches sich auch durch Gabe von Serotoninantagonisten nicht beherrschen lässt. Die Anlage eines Periduralkatheters war aufgrund der operativ versorgten Wirbelfrakturen nicht möglich. Der Patient willigte in die Anlage eines anterioren N.-ischiadicus- und eines N.-femoralis-Katheters bei gleichzeitig bestehender Patellafraktur ein. Die Anlage des anterioren Ischiadikuskatheters erfolgte unter Zuhilfenahme des Nervenstimulators dergestalt, dass der Patient aufgefordert wurde, anzugeben, wenn er spürt, dass sich der Fuß („Phantomfuß") bewege. Eine visuelle Reizantwort war durch die Amputation nicht zu erwarten. Die Anlage der Schmerzkatheter ließ sich problemlos durchführen, der Patient war völlig schmerzfrei, die Opiatgabe konnte eingestellt werden, was zu einem prompten Sistieren des Erbrechens führte. Im weiteren Verlauf waren wiederholte Bolusgaben über den Ischiadikuskatheter erforderlich. Nach Zurückziehen des Katheters um 2–3 cm ließ sich die Effektivität deutlich verbessern. Vermutlich war der Katheter zu weit über die Nadelspitze vorgeschoben worden.

Lokalanästhetika bei kontinuierlichen peripheren Verfahren

Art der Applikation und Dosierung

Es sind verschiedene Arten der Applikation zu unterscheiden:
- intermittierende Bolusgaben,
- kontinuierliche Applikation,
- patientenkontrollierte Bolusgaben mit oder ohne Basisrate.

Welches der genannten Verfahren zum Einsatz kommt, hängt u. a. von den organisatorischen Voraussetzungen ab. Zahlreiche Varianten der Verabreichung des Lokalanästhetikums zur postoperativen Schmerztherapie über kontinuierliche periphere Schmerzkatheter sind untersucht worden (122, 164, 165).

> Folgende Dosierungsempfehlungen können für die Langzeitanwendung von Lokalanästhetika gegeben werden:
> 6–10 ml 0,2- bis 0,375 %iges Ropivacain pro Stunde.
>
> Alternativ: 5–10 ml 0,125- bis 0,375 %iges Bupivacain pro Stunde, maximal 30 mg/h.

Aufgrund der geringeren Toxizität und der geringeren motorischen Beeinträchtigung in den niedrigen Konzentrationsbereichen (12) ist dem Ropivacain der Vorzug zu geben. In den ersten 24 Stunden postoperativ erwies sich 0,2 %iges Ropivacain in einer Dosierung von 0,25 mg/kgKG/h als ineffektiv (148). Häufig wird hier das 0,33- bis 0,375 %ige Ropivacain eingesetzt, um eine effektive analgetische Wirkung zu erzielen.

Bei insuffizienter Analgesie sind bisweilen, besonders in der unmittelbaren postoperativen Phase, zusätzliche Boli von bis zu 20 ml 0,75 %iges Ropivacain erforderlich.

> Entscheidend für eine suffiziente Analgesie durch die periphere Nervenblockade ist u. a. der unmittelbare Beginn der kontinuierlichen Applikation nach Gabe eines Bolus!

Bei den kontinuierlichen Techniken der Regionalanästhesie hat sich der Einsatz von **Infusionspumpen** oder **Spritzenpumpen** bewährt. Die kontinuierliche Gabe kann über Perfusorspritzen erfolgen. Nachteil ist der häufige Spritzenwechsel, der bei der relativ hohen Infusionrate (6–10 ml/h) erforderlich ist. Seit einigen Jahren sind allerdings auch Spritzenpumpen mit frei wählbarem Volumen pro Bolus erhältlich, die für größere Volumina (60–100 ml) geeignet sind.

Bewährt haben sich besonders Geräte, die sowohl eine kontinuierliche als auch eine patientengesteuerte (PCA) Applikation ermöglichen. An diese Pumpen kann beispielsweise ein handelsüblicher Beutel mit 200 ml Ropivacain angeschlossen werden (Abb. 7.**13**). Wird eine höhere Konzentration des Ropivacains gewünscht, so können durch Zugabe von 40 ml des 1 %igen Ropivacains 240 ml einer 0,33 %igen Lösung hergestellt werden. Neben dem Vorteil des selteneren Wechsels, was auch unter hygienischen Gesichtspunkten von Bedeutung ist, ermöglichen diese Pumpen dem Patienten mehr Mobilität. Die Kombination mit großvolumigen Infusionseinheiten führt zu erheblich verbesserten organisatorischen Möglichkeiten.

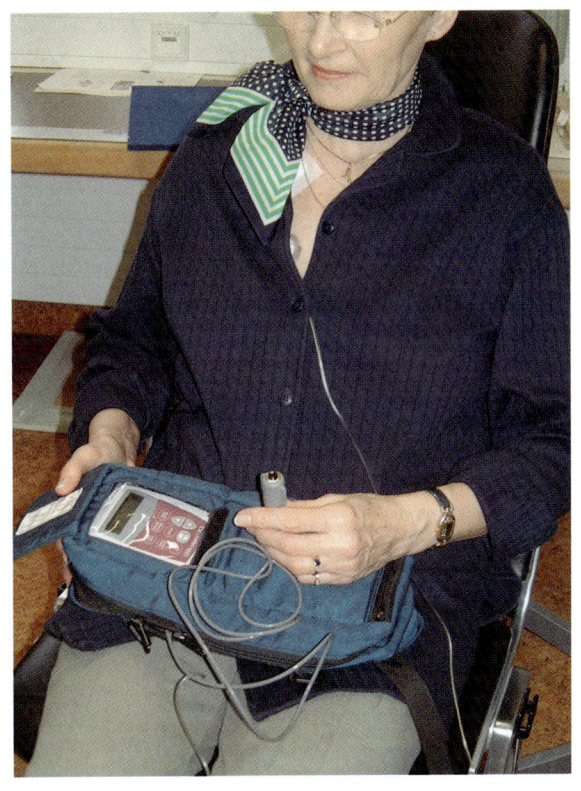

Abb. 7.13 Infusionspumpe (Deltec CADD Legacy PCA; Fa. SIMS Deltec, Kirchseeon) (Foto: G. Meier).

Die Geräte unterliegen dem Medizinproduktegesetz (MPG). Die Bestimmungen erfordern u. a. eine Einweisung des Anwenders (Arzt, Pflegepersonal usw.). Die gesetzlichen Erfordernisse haben zu einer größtmöglichen Gerätesicherheit beigetragen, sodass Fehlbedienung und -programmierung weitestgehend ausgeschlossen werden können.

Spritzenpumpen und Infusionspumpen

Bewährt haben sich u. a. die nachfolgend aufgeführten Pumpen.
- **Spritzenpumpen:**
  - PCAM P5000 (Fa. Alaris Medical Systems, Giessen),
  - Perfusorspritzen 60–100 ml (Fa. BD).
- **Infusionspumpen:**
  - Deltec CADD Legacy PCA (Abb. 7.13) (Fa. SIMS Deltec, Kirchseeon),
  - Poly-bag, 200 ml Naropin 0,2 % (Fa. Astra),
  - Rythmic PCAP (Fa. Alaris Medical Systems, Giessen),
  - Multifuse PCA (Fa. Braun, Melsungen),
  - Pegasus Vario-PCA (Fa. LogoMed, Windhagen),
  - Graseby 9300 PCA (Fa. Graseby Medizintechnik, Hamburg),
  - I-Pump-System (Fa. Baxter, Unterschleißheim).

Betreuung peripherer Schmerzkatheter auf der Allgemeinstation

Grundsätzlich sind an die Betreuung peripherer kontinuierlicher Blockaden die gleichen Forderungen wie bei rückenmarksnahen Verfahren zu stellen. Die Besonderheiten gegenüber rückenmarksnahen Verfahren sind zu berücksichtigen.

Der Wechsel der Spritzen oder Lokalanästhetikabeutel sowie der Leitung oder des Filters kann nach Auffassung des wissenschaftichen Arbeitskreises Regionalanästhesie prinzipiell an nichtärztliche Mitarbeiter übertragen werden, vorausgesetzt, dass diese Mitarbeiter spezielle Kenntnisse und Erfahrungen in Bezug auf mögliche Komplikationen der Applikation, Nebenwirkungen der Medikamente und erste Maßnahmen bei Zwischenfällen besitzen (182). Dies sieht auch die „Vereinbarung zur Organisation der postoperativen Schmerztherapie des Berufsverbandes Deutscher Anästhesisten und des Berufsverbandes Deutscher Chirurgen" vor. Voraussetzung ist danach nicht die erfolgreich absolvierte Weiterbildung zur Fachpflegekraft Anästhesie-/Intensivmedizin, sondern eine Prüfung der Qualifikation vor der Aufgabendelegation und eine kurzfristige Verfügbarkeit eines Arztes während des Verfahrens. Welcher Arzt für die Unterweisung und Qualifikationsüberprüfung zuständig ist, hängt von der Organisation der Schmerztherapie im einzelnen Krankenhaus ab. Eine klare Absprache zwischen den Fachabteilungen und der Pflegedienstleitung über Zuständigkeiten und Verantwortungsbereiche wird dringend empfohlen.

Bei unzureichender Analgesie sollten die nachfolgenden Überlegungen angestellt und entsprechende Maßnahmen eingeleitet werden:
- Es sollte eine **chirurgische Komplikation** in Betracht gezogen werden. Die Erfahrung hat gezeigt, dass auch bei effektiv wirkenden Schmerzkathetern sich entwickelnde Komplikationen wie Kompartmentsyndrom oder Infektion zu einem überdurchschnittlich hohen Bedarf an Lokalanästhetika bzw. zusätzlichen Schmerzmitteln führen. Eine unkritische Verabreichung kann hier gefährlich sein. Der Chirurg sollte informiert werden, um die Situation zu beurteilen.
- Es sollte an eine **Katheterdislokation** gedacht werden. Die ursprüngliche Eindringtiefe des Katheters sollte notiert sein, um so eine offensichtliche Dislokation festzustellen. Gelegentlich kann aber auch ein zu weites Vorschieben Ursache einer unzureichenden Analgesie durch den regionalen Schmerzkatheter sein. So kann ein zu weit vorgeschobener interskalenärer Plexuskatheter eine komplette motorische und sensorische Blockade im Bereich der Hand bewirken, bei persistierenden Schmerzen im Bereich der operierten Schulter. Durch ein Zurückziehen um ca. 3 cm (bei einer ursprünglichen Ein-

dringtiefe von ca. 9 cm) lässt sich der gewünschte Blockadeerfolg herstellen. Gelegentlich entfernt sich ein zu weit über die Kanülenspitze hinaus vorgeschobener Katheter auch zunehmend von den zu blockierenden Nerven. Hier kann das Zurückziehen auf annähernd die Tiefe, in der mit der Kanüle der Nerv stimuliert wurde, zu einem Blockadeerfolg führen. Bestehen Zweifel an der korrekten Lage eines regionalen Schmerzkatheters, so ist anhand einer einmaligen effektiven Dosis eines Lokalanästhetikums zu prüfen, ob sich ein Blockadeerfolg einstellt. Ist dieses nicht der Fall, so ist der Katheter zu entfernen.

- Es sollte bei korrekter Katheterlage nach Gabe eines Bolus des Lokalanästhetikums eine **Dosiserhöhung** vorgenommen werden.

Komplikationen peripherer Schmerzkatheter
Infektion

Die gefürchtetste und relevanteste Komplikation peripherer Schmerzkatheter ist die Infektion. Oberflächliche Rötungen der Einstichstelle werden in einer Häufigkeit von 5–10 % beobachtet (116). Schwerwiegende Infektion kommen nach eigenen Daten etwa bei 0,2 % vor.

Folgende vorbeugende Maßnahmen zur Vermeidung einer Infektion sind einzuhalten:
- **absolute Asepsis** beim Legen des Katheters,
- **tägliche Kontrolle** der Einstichstelle.

Entscheidender Hinweis ist weniger die Rötung als vielmehr Sekret, welches sich aus der Einstichstelle entleert (nicht zu verwechseln mit Lokalanästhetikum, welches gelegentlich über die Einstichstelle abfließt!). Ganz besonders aber sind Schmerzen im Bereich der Einstichstelle zu beachten, diese sind der empfindlichste Parameter einer sich anbahnenden Infektion. Im Zweifelsfall ist der Katheter unmittelbar zu entfernen. Der Patient ist in den nachfolgenden Tagen weiterhin zu kontrollieren, da sich das Vollbild eines Abszesses trotz Entfernen des Katheters erst in den nächsten Tagen entwickeln kann. Bei Vorliegen einer Abszedierung muss eine chirurgische Intervention erfolgen.

Nervenschäden durch periphere Katheter

Angaben über Häufigkeit von Nervenschäden speziell durch periphere Schmerzkatheter, welche unabhängig vom Legen auftreten, gibt es nicht. Die Frage, inwieweit ein neurologisches „Fenster" eingehalten werden soll, um zu prüfen, ob ein Nervenschaden durch die Punktion oder den Katheter vorliegt, ist unbeantwortet. Gelegentlich, insbesondere postoperativ, wünscht der Operateur, die Neurologie beurteilen zu können. In diesem Fall empfiehlt es sich, die Blockade mit einem kurz wirksamen Lokalanästhetikum durchzuführen, um nach der neurologischen Untersuchung eine kontinuierlich Verabreichung des Lokalanästhetikums (nach Gabe eines suffizienten Bolus) einzuleiten.

Katheterabriss und Schlingenbildung

Eine versehentliche Durchtrennung des Katheters beim Entfernen oder ein Katheterabriss sollte hier – im Gegensatz zum Epiduralkatheter – chirurgisch angegangen werden. Bei einem zu weiten Vorschieben sind Katheterknoten und Schlingenbildungen möglich (100). Tritt beim Entfernen des Katheters ein Widerstand auf, sollte der Vorgang abgebrochen und eine Röntgenaufnahme mit Kontrastmittel durchgeführt werden. Gegebenenfalls muss der Katheter chirurgisch entfernt werden.

Liegedauer peripherer Schmerzkatheter

Die Liegedauer peripherer Schmerzkatheter ist im Hinblick auf die Infektionsgefahr so kurz wie möglich zu halten. Die mittlere Liegedauer wird im Allgemeinen mit 4–6 Tagen angegeben (18, 116).

Die Notwendigkeit des Einsatzes eines Schmerzkatheters muss täglich neu hinterfragt werden!

Im Zweifel kann ein „Auslassversuch" die Frage nach der weiteren Notwendigkeit des Katheters klären. Im Rahmen der Therapie chronischer Schmerzzustände wird über mittlere Liegedauern von 37,4 Tagen mit einem Maximum von 240 Tagen berichtet (150). In diesen Fällen empfiehlt sich eine Untertunnelung des Katheters. Auch die subkutane Implantation eines „Portsystems" ist für die axilläre Blockade zur Langzeitanalgesie bei Patienten mit CRPS I und II beschrieben (1, 2). Die längste Liegedauer betrug 16 Monate.

Auf dem „Deutschen Schmerztag 2000" sind von Meier u. Mitarb. die Ergebnisse von 3683 peripheren Kathetern vorgestellt worden. Diese wurden im Überblick in Tab. 7.3 zusammengefasst.

7.13
Periphere Blockaden an der Extremität bei ambulanten Eingriffen

In Nordamerika werden inzwischen schon 65 % der chirurgischen Eingriffe ambulant durchgeführt (89). Die gesundheitspolitischen Rahmenbedingungen werden in den nächsten Jahren auch in Deutschland dazu führen, dass viele Operationen ambulant durchgeführt werden müssen. Zur Weiterentwicklung des krankenhausambulanten Operierens nach §115b SGBV wurde ein mehrstufiger Katalog erarbeitet, der zu weitreichenden Veränderungen führen wird. Auch Patienten mit größeren, zurzeit noch stationär durchzuführenden Eingriffen, sind in Zukunft ambulant zu betreuen. Dies

Tabelle 7.3 Liegedauer peripherer Schmerzkatheter (Ergebnisse von 3683 peripheren Kathetern)

Technik	Anzahl	Alter	Chronische Polyarthritis	Liegedauer	Fehllagen	Korrektur
Interskalenäre Plexusanästhesie	206	56 (max.82)	88 %	5,6 (max.20)	11 (5,3 %)	6 (55 %)
Axilläre Plexusanästhesie	2769	52 (max.83)	89 %	4,4 (max.23)	110 (3,9 %)	65 (63 %)
„3-in-1"-Blockade	405	43 (max.80)	83 %	5,1 (max.23)	10 (2,5 %)	6 (60 %)
Ischiadikusblockade (distal)	303	56 (max.82)	81 %	4,5 (max.21)	26 (8,5 %)	21 (81 %)
Gesamt	3683	52	85 %	5,0	157 (5,0 %)	98 (65 %)

Technik	Dislokation	Lokale Entzündung	Abszess	Allgemeine Infektion	Zufriedenheit
Interskalenäre Plexusanästhesie	8 (4 %)	6 (3 %)	0	0	96 %
Axilläre Plexusanästhesie	120 (4 %)	120 (4 %)	2	0	95 %
„3-in-1"-Blockade	18 (4 %)	20 (5 %)	0	0	96 %
Ischiadikusblockade (distal)	9 (3 %)	15 (5 %)	0	0	94 %
Gesamt	4 %	4 %	0,05 %	0	95 %

betrifft ebenfalls Eingriffe, die für den Patienten in der postoperativen Phase mit stärkeren Schmerzen verbunden sein können. Aufgabe des Anästhesisten wird es in zunehmendem Maße sein, auch bei diesen Patienten eine adäquate Anästhesie und postoperative Analgesie zu gewährleisten. Für die Durchführung ambulanter Anästhesien sind die Möglichkeiten der regionalen Anästhesie von besonderer Bedeutung. Als Voraussetzung gelten die gleichen Bedingungen für die Durchführung einer Regionalanästhesie, wie sie für stationäre Operationen gefordert werden. Vor allem müssen postoperative Kontroll- und Überwachungsrichtlinien, die die besondere Situation berücksichtigen, mit einbezogen werden (25, 32).

Zur postoperativen Schmerztherapie ist es häufig sinnvoll, nach einem multimodalen Konzept vorzugehen. In der Extremitätenchirurgie sollte die Indikation für eine einzeitige und ggf. auch kontinuierliche periphere Regionalanästhesie berücksichtigt werden (171). Der Einsatz peripherer Schmerzkatheter zur Therapie akuter (z. B. postoperativer) Schmerzzustände im ambulanten Bereich wird zunehmend diskutiert und empfohlen (32, 96, 140).

Die Tab. 7.4 gibt einen Überblick über periphere Nervenblockaden, die in der ambulanten Anästhesie eingesetzt werden können. In dieser Tabelle wurden die intravenöse Regionalanästhesie (IVRA) (s. Kapitel 9, S. 377) und intraartikuläre Injektionen (s. Kapitel 9, S. 375) nicht berücksichtigt.

Kontinuierliche Verfahren sind bei fast allen Leitungsblockaden möglich und bei Kenntnis der Technik leicht durchzuführen (142).

Durch die Innovationen von Technik und Material sind die Voraussetzungen für die Durchführung zur Anästhesie und Schmerztherapie bei ambulanten Operationen verbessert worden (161). Dieses gilt vor allem auch für die kontinuierliche Infusion oder die patientenkontrollierte regionale Anästhesie (PCRA). Eine Studie von Rawal u. Mitarb. mit 1030 Patienten, bei denen ein ambulanter Eingriff durchgeführt worden war, zeigte, dass über 30 % der Patienten zu Hause unter z. T. sehr starken Schmerzen gelitten hatten. Dies betraf insbesondere Patienten nach orthopädischen Operationen (141). Die Arbeitsgruppe hat inzwischen bei über 500 Patienten eine ambulante kontinuierliche regionale Anästhesie (PCRA) durchgeführt. 90 % der Patienten hatten eine gute bis sehr gute Analgesie. Es wurden keine Infektionen oder andere Komplikationen beobachtet (142).

Ambulante kontinuierliche periphere Nervenblockaden (obere Extremität)

Die Blockade des Plexus brachialis hat im Vergleich zur Allgemeinanästhesie viele Vorteile (weniger Nebenwirkungen, bessere postoperative Analgesie, regionale Sympathikolyse). Neue Entwicklungen führen zu einer höheren Erfolgsrate, und durch kontinuierliche Verfahren wird eine bessere postoperative Analgesie ermöglicht.

7 Allgemeine Aspekte peripherer Nervenblockaden der Extremitäten

Tabelle 7.4 Techniken für ambulante periphere Nervenblockaden

	Interskalenär	Infraklavikulär	Perivaskulär axillär	Multi-injektion	Handblock	N.-femoralis-Block („3-in-1")	Proximale Ischiadikusblockade	Distale Ischiadikusblockade	Fußblock
Indikationen	Schultereingriffe (ASK, offene Operationen, Mobilisation), evtl. Eingriffe am Oberarm	Eingriffe an Oberarm, Unterarm und Hand	Eingriffe an Ellenbogen, Unterarm und Hand	Eingriffe an Ellenbogen, Unterarm und Hand	Eingriffe an der Hand, kleine Handchirurgie	Femurfraktur; Kniegelenksmobilisation in Kombination mit proximaler Ischiadikusblockade; alle Eingriffe am Bein	Eingriffe am Fuß, in Kombination mit N.-femoralis-Blockade („3-in-1"): alle Eingriffe am Bein	Eingriffe am Fuß, in Kombination mit N.-saphenus-Blockade. Eingriffe am Sprunggelenk	Eingriffe am Fuß, sog. kleine Fußchirurgie
Kontraindikationen (allgemeine Kontraindikationen s. u.)	kontralaterale Phrenikusparese, kontralaterale Rekurrensparese, Einschränkung der Lungenfunktion (COPD)	cave: Pneumothoraxgefahr, Zurückhaltung wird empfohlen							
Problem	Pneumothorax (bei Technik n. Winnie); Horner-Syndrom; einseitige Phrenikusparese; einseitige Rekurrensparese	Pneumothorax (aufklärungspflichtig!); Phrenikusparese (Fallbericht)				lang anhaltende Anästhesie möglich (cave: Gehunfähigkeit)	lang anhaltende Anästhesie möglich (cave: Gehunfähigkeit)	lang anhaltende Anästhesie möglich, dadurch eingeschränkte Gehfähigkeit	

Interskalenäre Plexus-brachialis-Anästhesie

Operationen an der Schulter werden häufig in Allgemeinanästhesie durchgeführt, jedoch sind die Operationen auch in interskalenärer Plexusanästhesie allein möglich und werden von den meisten Patienten gut toleriert (173). Nicht nur offene, sondern auch arthroskopische Operationen an der Schulter können zu starken postoperativen Schmerzen führen. Deshalb ist es sinnvoll, bei diesen Operationen ebenso auf eine effektive postoperative Schmerztherapie zu achten (42).

> Im Vergleich zu der parenteralen Opioidapplikation gewährleistet die interskalenäre Plexusblockade oder – als interessante Alternative – die Blockade des N. suprascapularis die effizientere Schmerztherapie (104).

Möglicherweise ist die kontinuierliche intraartikuläre Infusion eines Lokalanästhetikums eine Alternative zur interskalenären Plexusblockade (149). Eine kontrollierte Studie, in welcher die Effekte einer intraartikulären Infusion mit einer kontinuierlichen interskalenären Plexusblockade verglichen werden, steht jedoch noch aus. Mit einer interskalenären Katheterplexusanästhesie wird im Vergleich zu einer patientenkontrollierten intravenösen Analgesie (PCA) mit Morphin die bessere Schmerzreduktion erreicht (15, 103). Bewährt hat sich eine basale Infusionsrate mit der Option eines PCA-Bolus (15, 165).

Borgeat u. Mitarb. (12) haben 0,15 %iges Bupivacain und 0,2 %iges Ropivacain miteinander verglichen und festgestellt, dass mit beiden Lokalanästhetika eine effektiven Schmerztherapie erreicht werden konnte. Ropivacain hatte jedoch die Motorik weniger stark beeinträchtigt.

Auch Kabongo u. Mitarb. (90) haben die kontinuierliche Gabe von Bupivacain mit Ropivacain verglichen und kamen zu dem Ergebnis, dass 0,1 %iges Bupivacain und 0,2 %iges Ropivacain gleich effektiv waren. 0,2 %iges Bupivacain führte zu einer höheren Inzidenz an motorischer Blockade und 0,1 %iges Ropivacain zu einer unzureichenden Analgesie. Aufgrund des besseren Sicherheitsprofiles sollte Ropivacain das Lokalanästhikum der Wahl sein.

Klein u. Mitarb. (95) untersuchten die Sicherheit und Effektivität der kontinuierlichen interskalenären Plexusanästhesie nach Operation der Rotatorenmanschette bei ambulanten Patienten. Die Patienten erhielten 0,2 %iges Ropivacain (10 ml/h) nach einem initialen Bolus von 30 ml 0,5 %igem Ropivacain mit Epinephrin. Die Patienten wurden nach 12 und 24 Stunden untersucht. Die Schmerztherapie konnte effektiv und ohne Probleme durchgeführt werden.

> Die traditionelle interskalenäre Technik nach Winnie ist für die Anlage eines Plexuskatheters ungeeignet, da die Platzierung des Katheters erschwert ist und nach erfolgter Katheteranlage dieser häufig disloziert (116).

Darüber hinaus führt die Technik oft zu einer ipsilateralen Phrenikusparese. Diese wiederum kann die Lungenfunktion beeinträchtigen. Eine Beeinträchtigung der Lungenfunktion wurde auch bei der intravenösen PCA mit Opioiden festgestellt (13). Durch modifizierte Techniken, wie sie von Pham-Dang u. Mitarb. (135), Boezaart u. Mitarb. (10) oder Meier u. Mitarb. (116) propagiert werden, können beide Probleme, d.h. sowohl Katheteranlage als auch Phrenikusparese, reduziert werden.

Axilläre Plexus-brachialis-Anästhesie

Die axilläre Plexusblockade ist die am weitesten verbreitete regionale Anästhesietechnik bei Operationen am Unterarm und an der Hand. Eine „multiple Injektionstechnik" mit PNS kann zu einer schnellen und kompletten Blockade führen, eignet sich aber nicht zur Anlage eines Katheters. In der ambulanten Anästhesie ist die perivaskuläre Technik für eine kontinuierliche Plexus-brachialis-Anästhesie sehr gut geeignet (140).

> Bei schmerzhaften Operationen am Unterarm oder an der Hand sollte eine kontinuierliche Plexusblockade die Norm sein (161).

Die Durchführung der Schmerztherapie durch PCA-Bolus mit oder ohne kontinuierlicher Basalinfusion (z. B. 10 ml 0,2 %iges Ropivacain pro Stunde) gilt als die empfehlenswerte Methode (68, 107, 117, 118).

Infraklavikuläre Plexusblockade

Im Vergleich mit der axillären Plexusblockade hat der infraklavikuläre Zugang einige Vorteile. Die Anästhesiequalität ist bezüglich der Tourniquettoleranz besser und die Erfolgsrate der N.-musculocutaneus-Blockade höher (161). Ootaki u. Mitarb. (131) empfehlen eine Durchführung der Blockade unter sonographischer Kontrolle. Sie demonstrierten, dass durch diese technische Unterstützung eine höhere Erfolgsrate zu erzielen war. Unter dem Aspekt der Sicherheit, gerade auch bei ambulanten Operationen, kann durch die Sonographie eine Pleurapunktion vermieden werden. Bei der Indikation für eine infraklavikuläre Plexusblockade muss die Gefahr eines Pneumothorax mit berücksichtigt werden (152). Deshalb ist eine Aufklärung des Patienten über dieses methodenimmanente Problem und die Erstellung von Verhaltensrichtlinien erforderlich.

Nach einer Untersuchung von Rodriguez u. Mitarb. wird die respiratorische Funktion nicht beeinträchtigt (147). In einem Fallbericht jedoch wurde eine unilaterale Phrenikusparese nach einer vertikalen infraklavikulären Plexusanästhesie beschrieben (166). Diese Beobachtung sollte ebenfalls bei der Indikationsstellung, z. B. bei Patienten mit COPD, berücksichtigt werden.

Ambulante kontinuierliche periphere Nervenblockaden (untere Extremität)

In den letzten Jahren ist das Interesse an der regionalen Anästhesie der unteren Extremität gewachsen. Auch bei ambulanten Patienten geht die Entwicklung über die Spinalanästhesie hinaus und wendet sich verstärkt hin zu den peripheren Blockaden, zum Teil ebenfalls in kontinuierlicher Technik für die postoperative Analgesie. Für die orthopädischen Operationen an der unteren Extremität wird erwartet, dass die peripheren Blockaden die in Zukunft favorisierte Technik sein wird (52, 83).

Die kombinierte periphere regionale Blockade an der unteren Extremität weist viele Vorteile gegenüber der Spinal- oder Epiduralanästhesie auf, diese beziehen sich u. a. auf die Kreislaufreaktion, die fehlende Beeinträchtigung der Blasenfunktion, auf postspinale Kopfschmerzen oder Gerinnungsprobleme (64).

Dorsale und ventrale Plexus-lumbalis-Anästhesie

Die Entwicklung von neuen Materialtechniken (PNS, lange Unipolarkanülen usw.) hat das Interesse an der Plexus-lumbalis-Anästhesie wieder geweckt. Die Psoaskompartmentblockade führt zwar zu einer kompletteren Anästhesie im Vergleich zu anterioren Zugängen, ist aber auch die technisch größere Herausforderung (36, 133, 168). Vor allem die Kombination mit einer Ischiadikusblockade bietet auch im ambulanten Bereich eine interessante Alternative zu einer Spinalanästhesie.

Die inguinale paravaskuläre Plexus-lumbalis-Anästhesie, der sog. „3-in-1"-Block oder auch eine Fascia-iliaca-Kompartment-Blockade, eröffnet die Möglichkeit, über einen anterioren Zugang den Plexus lumbalis zu erreichen. Bei diesen Techniken kann jedoch durch eine mangelhafte N.-obturatorius-Blockade bei einer Oberschenkelblutleere ein Tourniquetschmerz auftreten (s. Kapitel 9, S. 325).

> Vorteil der anterioren Blockade ist vor allem die technisch einfache Durchführung.

In der postoperativen Schmerztherapie konnte nachgewiesen werden, dass eine kontinuierliche Applikation des Lokalanästhetikums über einen sog. „3-in-1"-Katheter im Vergleich zu einer intravenösen PCA effektiver war und die Schmerztherapie vergleichbar einer Epiduralanästhesie, jedoch ohne die Nebenwirkungen derselben (159). Untersuchungen von Singelyn u. Mitarb. (162) und Chelly u. Mitarb. (31) zur Schmerztherapie nach großen Knieoperationen (Knieendoprothesen) führten zu vergleichbaren Ergebnissen. Darüber hinaus stellten Singelyn u. Mitarb. fest, dass sowohl eine kontinuierliche Applikation des Lokalanästhetikums als auch die patientenkontrollierte Bolusgabe über einen Katheter zur Analgesie und erhöhten Patientenzufriedenheit geführt haben. Auch Ganapathy u. Mitarb. (60) und Capdevila u. Mitarb. (25) haben bei dieser Technik eine signifikante Verkürzung der postoperativen Rehabilitationsphase und des Krankenhausaufenthaltes im Vergleich zur intravenösen Schmerztherapie festgestellt.

> Bei der Gegenüberstellung von Vorteilen und Nachteilen sollte die kontinuierliche N.-femoralis-Blockade die Technik der Wahl bei der Schmerztherapie nach Operationen an der proximalen unteren Extremität sein (161).

Plexus-sacralis-Blockaden (N.-ischiadicus-Blockaden)

Die proximalen N.-ischiadicus-Blockaden eignen sich in Kombination mit einer posterioren oder anterioren Plexus-lumbalis-(N.-femoralis-)Blockade für Operationen am Kniegelenk. Vorteilhaft ist, dass die Nebenwirkungen einer Allgemein-, Epidural- oder Spinalanästhesie nicht berücksichtigt werden müssen (71). Eine kurze Anschlagzeit von 15 Minuten und eine lang dauernde postoperative Analgesie des N. ischiadicus von bis zu 15 Stunden kann mit 0,75 %igem Ropivacain erreicht werden (30).

> Die Patienten sollten jedoch über die möglicherweise lange Wirkdauer aufgeklärt werden, um Irritationen bei ihnen und ihren Angehörigen zu vermeiden.

Bei ambulanten Patienten, die sich einem Eingriff am Sprunggelenk oder Fuß unterziehen, kann sehr gut eine distale Ischiadikusblockade durchgeführt werden. Diese eignet sich besonders als kontinuierliche Technik und/oder PCRA zur postoperativen Schmerztherapie (119, 120, 160). Gerade auch bei den z. T. sehr schmerzhaften Operationen am Fuß ist die distale Ischiadikusblockade eine gute Alternative zum sog. Fußblock.

> Die distale Ischiadikusblockade gilt einzeitig oder kontinuierlich durchgeführt als sichere und effektive Technik für ambulant zu operierende Patienten (59, 96).

Kernaussagen

1

▸ **Vorteile der peripheren Blockaden** Periphere Blockaden bieten gegenüber der Allgemeinanästhesie und den neuraxialen Blockaden Vorteile. So ist die Kreislaufbeeinträchtigung für die intraoperative Anästhesie bei Eingriffen an den Extremitäten geringer.

2

▸ **Problematik der peripheren regionalen Blockaden** Es ist jedoch zu beachten, dass periphere Blockaden auch zu Schwierigkeiten führen können. So muss immer mit inkompletten Blockaden gerechnet werden. Zudem gehen periphere Nervenblockaden signifikant häufiger mit Krampfanfällen einher als rückenmarksnahe Blockaden (4).

3

▸ **Komplikationen peripherer Nervenblockaden** Periphere Nervenblockaden können zu toxischen Reaktionen und zu neurologischen Spätschäden führen. Die Nervenschäden nach peripheren Nervenblockaden weisen in der Regel aber eine gute Prognose auf (54, 167).

4

▸ **Allgemeine Kontraindikationen peripherer Nervenblockaden** Kontraindikationen für periphere Nervenblockaden sind Infektionen und Gerinnungsstörungen. Insbesondere stellen Infektionen im Bereich der Punktionsstelle eine absolute Kontraindikation für jede Art von Regionalanästhesie dar.

5

▸ **Hygienische Anforderungen an die Durchführung peripherer Nervenblockaden** Für den Umgang mit kontinuierlichen regionalen Schmerzkathetern müssen strengste hygienische Standards gefordert werden.

6

▸ **Allgemeine Grundlagen zur Aufklärung, Vorbereitung, Überwachung und Lagerung** Neurologische Vorerkrankungen oder periphere Nervenläsionen akuter oder chronischer Genese stellen per se keine Kontraindikation für ein peripheres regionales Verfahren dar, sollten aber vor Durchführung der Blockade gut dokumentiert sein.
Auf eine für den Patienten möglichst komfortable Lagerung sollte geachtet werden.
Überwacht werden müssen Bewusstsein, Kreislauf, Ventilation, Oxygenation und Körpertemperatur. Die kontinuierliche EKG-Ableitung sollte bei Durchführung jeder Regionalanästhesie und zur perioperativen Kontrolle durchgeführt werden.

7

▸ **Technische Hilfsmittel** Die Regionalanästhesie kann durch verschiedene technische Hilfsmittel unterstützt werden:
Ein Gefäß-Doppler kann der Orientierung über den Verlauf von Gefäßen und der Vermeidung artifizieller Gefäßpunktionen dienen.
Die Sonographie ist für die Darstellung des Nervenverlaufes und der Verteilung des Injektionsvolumens sehr gut geeignet.
Blockadeeffekte können durch die Kontrolle der Hauttemperatur überprüft werden.
Die periphere Nervenstimulation kann als ein wertvolles Hilfsmittel für die genaue Lokalisation des Nerven eingesetzt werden. Die Gefahr der Verletzung eines Nervs durch die Nadelspitze oder durch intraneurale Injektion ist durch die Verwendung spezieller Nadeln in Kombination mit peripherer Nervenstimulation deutlich reduziert; als Stimulationskanülen werden am Schaft isolierte und an der Spitze leitfähige (monopolare bzw. unipolare) Kanülen verwendet.

8

▸ **Analgosedierung** Eine Analgosedierung kann bei der Anlage des peripheren Schmerzkatheters sowie als begleitende Maßnahme während einer Operation in Regionalanästhesie durchgeführt werden.

9

▸ **Allgemeine Grundsätze zur Verabreichung von Lokalanästhetika bei peripheren Blockaden** Ein Problem der peripheren Nervenblockade ist die relativ lange Anschlagzeit. Im Wesentlichen gibt es drei Ansätze zur Verkürzung der Anschlagzeit: Karbonisierung, Alkalinisierung und Erwärmen des Lokalanästhetikums.

10

▸ **Adjuvanzien** Durch Zusatz verschiedener Adjuvanzien (Clonidin, Opioide und Neostigmin) wird versucht, die Blockadequalität zu verbessern und die Wirkdauer zu verlängern.

11

▸ **Kontinuierliche periphere Nervenblockaden** Kontinuierliche periphere Nervenblockaden sind von großer Bedeutung, ihre Überlegenheit zur postoperativen Analgesie nach großen Schulter- und Knieeingriffen gegenüber der systemischen intravenösen PCA mit Opioiden konnte eindeutig nachgewiesen werden (14, 25, 162). Für die ausgedehnte Kniechirurgie werden die kontinuierliche Epiduralanalgesie und der kontinuierliche Femoraliskatheter als gleich effektiv beurteilt, aufgrund des geringeren Risikos sollte dem peripheren Verfahren der Vorzug gegeben werden. Indikationen peripherer regionaler Schmerzkatheter sind starke postoperative Schmerzen, posttraumatische Schmerzzustände, physiotherapeutische Behandlungen, Sympathikolyse sowie die Prophylaxe und Therapie von Stumpf- und Phantomschmerzen.

12

▸ **Periphere Blockaden an der Extremität bei ambulanten Eingriffen** In den nächsten Jahren werden die gesundheitspolitischen Rahmenbedingungen in Deutschland dazu führen, dass viele Operationen ambulant durchgeführt werden müssen. Für die Durchführung ambulanter Anästhesien sind die Möglichkeiten der regionalen Anästhesie von besonderer Bedeutung.

Literatur

1. Aguilar JL, Domingo V, Samper D. Long term brachial plexus anesthesia using a subcutaneous implatable injection system. Reg Anesth 1995;20:242–5.
2. Aguilar JL, Mendiola MA, Valdivia J. Long-term continuous axillary brachial plexus blockade using an implanted port. In: Urmey WF, ed. Techniques in regional anesthesia and pain management. Philadelphia:Saunders;1998:74–8.
3. Armstrong P, Brockway M, Wildsmith JA. Alkalinisation of prilocaine for intravenous regional anaesthesia. Anaesthesia 1990;45:11–3.
4. Auroy Y, Narchi P, Messiah A. Serious complications related to regional anesthesia. Anesthesiology 1997;87:479–86.
5. Bach S, Noreng MF, Tjellden NU. Phantom limb pain in amputees during the first 12 months following limb amputation, after preoperative lumbar epidural blockade. Pain 1988;33:297–301.
6. Bedder MD, Kozody R, Craig DB. Comparison of bupivacaine and alkalinized bupivacaine in brachial plexus anesthesia. Anesth Analg 1988;67:48–52.
7. Berger A, Tizian C, Zenz M. Continuous plexus blockade for improved circulation in microvascular surgery. Ann Plast Surg 1985;14:16–9.
8. Bernard JM, Macaire P. Dose-range effects of clonidine added to lidocaine for brachial plexus block. Anesthesiology 1997;87:277–84.
9. Bertini L, Tagariello V, Mancini S, et al. 0,75% and 0,5% ropivacaine for axillary brachial plexus block: a clinical comparison with 0,5% bupivacaine. Reg Anesth Pain Med 1999;24:514–8.
10. Boezaart A, de Beer J, du Toit C. A new technique of continuous interscalene nerve block. Can J Anesth 1999;46:275–81.
11. Bone HG, Van Aken H, Brooke M, et al. Enhancement of axillary brachial plexus block anaesthesia by coadministration of neostigmine. Reg Anesth Pain Med 1999;24:405–10.
12. Borgeat A, Kalberer F, Jacob H. Patient-controlled interscalene analgesia with ropivacaine 0,2% versus bupivacaine 0,15% after major open shoulder surgery: The effects on hand motor function. Anesth Analg 2001;92:218–23.
13. Borgeat A, Perschak H, Bird P. Patient-controlled interscalene analgesia with ropivacaine 0,2% vs patient-controlled intravenous analgesia after major surgery: effects on diaphragmatic and respiratory function. Anesthesiology 2000; 92:102–8.
14. Borgeat A, Schäppi B, Biasca N. Patient-controlled analgesia after major shoulder surgery. Anesthesiology 1997;87:1343–7.
15. Borgeat A, Tewes E, Biasca N. Patient-controlled interscalene analgesia with ropivacaine after major shoulder surgery: PCIA vs PCA. Br J Anaest 1998;81:603–5.
16. Bouaziz H, Kinirons BP, Macalou D, et al. Sufentanil does not prolong the duration of analgesia in a mepivacaine brachial plexus block: a dose response study. Anesth Analg 2000;90:383–7.
17. Brown DL. Anatomic imaging: seeing into the future. Reg Anesth 1998;23:529–30.
18. Büttner J, Klose R, Hammer H. Die kontinuierliche axilläre Plexusanästhesie – eine Methode zur postoperativen Analgesie und Sympathikolyse nach handchirurgischen Eingriffen. Handchir Mikrochir Plast Chir 1989;21: 29–32.
19. Büttner J, Klose R, Hoppe U. Serum levels of mepivacaine-HCl during continuous axillary brachial plexus block. Reg Anesth 1989;14:124–7.
20. Büttner J, Klose R. Alkalinisierung von Mepivacain zur axillären Katheterplexusanaesthesie. Reg Anesth 1991;14:17–24.
21. Büttner J, Kemmer A, Argo A, Klose R, Forst R. Axilläre Blockade des Plexus brachialis. Eine prospektive Auswertung von 1133 Katheterplexusanästhesien. Reg Anesth 1988;11:7–11.
22. Büttner J, Meier G. Kontinuierliche periphere Techniken zur Regionalanästhesie und Schmerztherapie – obere und untere Extremität. Bremen:UNI-MED-Verlag;1999.
23. Büttner J, Ott B, Klose R. Der Einfluß von Clonidinzusatz zu Mepivacain: axilläre Plexus-brachialis Blockade. Anaesthesist 1992;41:548–54.
24. Candido KD, Winnie AP, Covino BG. Addition of bicarbonate to plain bupivacaine does not significantly alter the onset or duration of plexus anesthesia. Reg Anesth 1995;20:133–8.
25. Capdevila X, Barthelet Y, Biboulet P. Effects of perioperative analgesic technique on the surgical outcome and duration of rehabilitation after major knee surgery. Anesthesiology 1999;91;8–15.

26 Capogna G, Celleno D, Laudano D. Alkalinization of local anesthetics. Which block, which local anesthetic? Reg Anesth 1995;20:369–77.
27 Casati A, Fanelli G, Albertin A, et al. Interscalene brachial plexus aneshesia with either 0,5% ropivacaine or 0,5% bupivacaine. Minerva Anesthesiol 2000;66:39–44.
28 Casati A, Fanelli G, Borghi B. Ropivacaine or 2% mepivacaine for lower limb peripheral nerve blocks. Anesthesiology 1999;90:1047–52.
29 Casati A, Fanelli G, Magistris L. Minimum local anesthetic volume blocking the femoral nerve in 50% of cases: a double-blinded comparison between 0,5% ropivacaine and 0,5% bupivacaine. Anesth Analg 2001;92:205–8.
30 Casati A, Magistris L, Fanelli G, et al. Small-dose clonidine prolongs postoperative analgesia after sciatic-femoral nerve block with 0,75% ropivacaine for foot surgery. Anesth Analg 2000;91:388–92.
31 Chelly J, Greger J, Gebhard R. Continuous femoral blocks improve recovery and outcome of patients undergoing total knee arthroplasty. J.Arthroplasty 2001;16:436–45.
32 Chelly JE, Greger J, Gebhard R. Ambulatory continuous perineural infusion: are we ready? Anesthesiology 2000; 93:581.
33 Cheney FW, Domino KB, Caplan RA. Nerve injury associated with anesthesia. Anesthesiology 1999;90:1062–9.
34 Chow MY, Sia ATH, Koay CK. Alkalinization of lidocaine does not hasten the onsetof axillary brachial plexus block. Anesth Analg 1998;86:566–8.
35 Choyce A, Cahan VWS, Middleton WJ, Knight PR, McCartney CJL. What is the relationship between paresthesia and nerve stimulation für axillary brachial plexus block? Reg Anesth Pain Med 2001;26:100–4.
36 Chudinov A, Berkenstadt H, Salai M. Continuous psoas compartment block for anesthesia and perioperative analgesia in patients with hip fractures. Reg Anesth Pain Med 1999;24:563–8.
37 Cockings E, Moore PL, Lewis RC. Transarterial brachial plexus blockade using high doses of 1,5% mepivacaine. Reg Anesth 1987;12:159–64.
38 Comfort VK, Lang SA, Yip RW. Saphenus nerve anaesthesia – a nerve stimulator technique. Can J Anesth 1996;43: 852–7.
39 Coriat P. Reducing cardiovascular risc in patients undergoing non-cardiac surgery. Curr Opin Anesthesiol 1998; 11:311–4.
40 Coventry DM, Todd JG. Alcalinization of bupivacaine for sciatic nerve blockade. Anaesthesia 1989;44:467–70.
41 Currie JM. Measurement of the depth to the extradural space using ultrsound. B J Anesth 1984;56:345–7.
42 D'Alessio J, Rosenblum M, Shea K. A retrospective comparison of interscalene block and general anesthesia for ambulatory surgery shoulder arthroscopy. Reg Anesth Pain Med 1995;20:62–8.
43 D'Angelo R, James R. Is ropivacaine less toxic than bupivacaine? Editorial. Anesthesiology 1999;90:941–3.
44 Dahlgren N, Törnebrandt K. Neurological complications after anesthesia. A follow up of 18 000 spinal and epidural anesthetics performed over three years. Acta Anesthesiol Scand 1995;39:872–80.
45 De Andres J, Valia JC, Gil A. Predictors of patient satisfaction with regional anesthesia. Reg Anesth 1995;20:498–505.
46 Dertwinkel R, Tryba M, Zenz M. Sympathische Reflexdystrophie, Stumpf- und Phantomschmerz. Dtsch Ärztebl 1994;91:B1275–82.
47 DiOrio S, Ellis R. Comparison of pH-adjusted and plain solutions of mepivacaine for brachial plexus anaesthesia. Reg Anesth 1988;13:1–3(Abstract):
48 Dreesen H, Buettner J, Klose R. Wirkungsvergleich und Serumspiegel von Mepivacain-HCl und Mepivacain-CO_2 bei axillärer Plexus-brachialis Anaesthesie. Reg Anesth 1986;9:42–5:
49 Dzwierzynski WW, Sanger JR. Reflex sympathetic dystrophy. Hand Clinics 1994;10:29–44:
50 Ebert B, Braunschweig R, Reil P. Quantifizierung der Perfusionsänderung des Armes nach Plexusanästhesie mittels Farbdopplersonographie. Anaesthesist 1995;44: 859–62:
51 El Saied AH, Steyn MP, Ansermino JM. Clonidine prolongs the effect of ropivacaine for axillary brachial plexus blockade. Can J Anesth 2000;47:962–7:
52 Enneking K, Wedel D. The art ans science of peripheral nerve blocks. Anesth Analg 2000;90:1–2:
53 Erlacher W, Schuschnig C, Orlicek F. The effects of clonidine on ropivacaine 0,75% in axillary perivascular brachial plexus block. Acta Anesthesiol Scand 2000;44:53–7:
54 Fanelli G, Casati A, Garancini P. Nerve Stimulator and multiple injection technique for upper and lower limb blockade: Failure rate, patient acceptance, and neurologic complications. Anesth Analg 1999;88:847–52:
55 Fisher A, Meller Y. Continuous postoperative regional analgesia by nerve sheath block for amputation surgery-a pilot study. Anesth Analg 1991;72:300–3.
56 Ford DJ, Pither CE, Raj P. Comparison of insulated and uninsulated needles for locating peripheral nerve stimulator. Anesth Analg 1984; 63:925–8.
57 Fulling PD, Peterfreund RA. Alkalinization and precipitation characteristics of 0,2% ropivacaine. Reg Anesth Pain Med 2000;25:518–21.
58 Gajraj NM, Sharma SK, Souter AJ, et al. A survey of obstetrical patients who refuse regional anaesthesia. Anaesthesia 1995;50:740–1.
59 Ganapathhy S, Amendola A, Lichfield R. Elastomeric pumps for ambulatory patient controlled regional analgesia. Can J Anesth 2000;47:897–902.
60 Ganapathy S, Wasserman R, Watson J. Modifiied continuous three-in-one block for postoperative pain after total knee arthroplasty. Anesth Analg 1999;88:1197–1202.
61 Geiger P, Oldenburger K, Ventour W. Ropivacaine 0,5% vs 0,75% vs 1% for 3-in-1 block combined with sciatic nerve block in orthopaedic knee surgery. Intern Monit Reg Anesth 1998;10:3–47(Abstract).
62 Gentili M, Bernard JM, Bonnet F. Adding clonidine to lidocaine for intravenous regional anesthesia prevents tourniquet pain. Anesth Analg 1999;88:1327–30.
63 Gentili ME, Wargnier JP. Peripheral demage and regional anaesthesia. B J Anesth 1993;71:323–4.
64 Gligorijevic S. Lower extremity blocks for day surgery. Techn Reg Anesth Pain Management 2000;4:30–7.
65 Goering M, Agarwal K. Georg Perthes – the man behind the technique of nerve-tracer technology. Reg Anesth Pain Med 2000;25:296–301.
66 Gormley WP, Hill DA, Murray J. The effect of alkalinisation of lignocaine on axillary brachial plexus anaesthesia. Anaesthesia 1996;51:185–8.
67 Graf BM, Martin E. Periphere Nervenblockaden – eine Übersicht über neue Entwicklungen einer alten Technik. Anaesthesist 2001;50:312–22.
68 Grant StA, Nielsen KC, Greengrass RA, Steele SM, Klein StM. Continuous peripheral nerve block for amulatory surgery. Reg Anesth Pain Med 2001:26:209–14.
69 Greenblatt GM, Denson JS. Needle nerve stimulator-locator: nerve blocks with a new instrument for locating nerves. Anesth Analg 1962;41:599–602.
70 Greengrass RA, Klein SM, D'Ercole JF. Lumbar plexus and sciatic nerve block for knee arthroplasty: comparison of ropivacaine and bupivacaine. Can J Anesth 1998;45: 1094–6.
71 Hansen E, Eshelman M, Cracchiolo A. Popliteal fossa neural blockade as the Anesthetic technique for outpatient foot and ankle surgery. Foot Ankle Int 2000;21:38–44.

72 Haynsworth RF, Heavner JE, Racz GB. Continuous brachial plexus blockade using an axillary catheter for treatment of accidental intra-arterial injections. Reg Anesth 1985;10: 187–90.
73 Heath PJ, Brownlie GS, Herrick MJ. Latency of brachial plexus block, the effect on onset time of warming local anaesthetic solutions. Anaesthesia 1990;45:297–301.
74 Hebl JR, Horlocker TT, Pritchard DJ. Diffuse brachial plexopathy after interscalene blockade in a patient receiving cisplatin chemotherapy: the pharmacologic double crush syndrome. Anesth Analg 2001;92:249–51.
75 Hempel V, Baur KF. Regionalanästhesie für Schulter, Arm und Hand. München:Urban & Schwarzenberg;1982.
76 Hempel V. Interscalenusblock bei Infektionen der Schulter. Anaesthesist 1998;47:940.
77 Hickey R, Hoffman J, Ramamurthy S. A comparison of ropivacaine 0,5 % and bupivacaine 0,5 % for brachial plexus block. Anesthesiology 1991;74:639–42.
78 Hickey R, Rowley CL, Candido KD. A comparative study of 0,25 % ropivacaine and 0,25 % bupivacaine for brachial plexus block. Anesth Analg 1992;75:602–6.
79 Hilgier M. Alkalinization of bupivacaine for brachial plexus block. Reg Anesth 1985;8:59–61.
80 Hirasawa Y, Katsuni Y, Küsswetter W, Sprotte G. Experimentelle Untersuchungen zu peripheren Nervenverletzungen durch Injektionsnadeln. Reg Anesth 1990;13:11–15.
81 Holas A, Krafft P, Marcovic M. Remifentanil, propofol or both for conscious sedation during eye surgery under regional anaesthesia. Eur J Anesth 1999;16:741–8.
82 Horlocker T, O'Driscoll SW, Dinapoli RP. Recurring brachial plexus neuropathy in a diabetic patient after shoulder surgery and continuous interscalene block. Anesth Analg 2000;91:688–90.
83 Horlocker T. Peripheral nerve blocks: regional anesthesia for the new millenium. Reg Anesth Pain Med 1998; 23:237–40.
84 Hullander M, Spillane W, Leivers D. The use of Doppler ultrasound to assist with sciatic nerve blocks. Reg Anesth 1991;16:282.
85 Irwin MG, Thompson N, Kenny GNC. Patient-maintained propofol sedation. Assessment of a target-controlled infusion system. Anaesthesia 1997;52:525–30.
86 Jahangiri M, Jayatunga AP, Bradley JW. Prevention of phantom pain after major lower limb amputation by epidural infusion of diamorphine, clonidine and bupivacaine. Ann R Coll Surg Engl 1994;76:324–6.
87 Janzen PRM, Hall WJ, Hopkins PM. Setting targets for sedation with a target- controlled propofol infusion. Anaesthesia 2000;55:666–9.
88 Jöhr M. Späte Komplikation der kontinuierlichen Blockade des N. femoralis. Regionalanaesthesie 1987;10:37–8.
89 Junger A, Benson M, Klasen J, Sciuk G, Fuchs C, Sticher J, Hempelmann G. Einflussfaktoren und Prädiktoren für die ungeplante stationäre Aufnahme tageschirurgischer Patienten. Anaesthesist 2000;49:875–80.
90 Kabongo K, Delaunay L, Foletti A. Bupivacaine or ropivacaine to maintain continuous interscalene brachial plexus block after open shoulder surgery. (Abstract) Anesthesiology 2000;93:A993.
91 Kaiser H, Niesel HC, Klimpel L. Einfluß der Reizstromstärke der Nervenstimulation auf Latenz und Erfolg der hinteren Ischiadicusblockade. Reg Anesth 1988,11:92–7.
92 Kapral St, Krafft P, Eibenberger K, Fitzgerald R, Gosch M, Weinstabl Ch. Ultrasound-Guided supraclavicular approach for Regional Anesthesia of brachial plexus. Anesth Analg 1994;78:507–13.
93 Kiefer RT. Eliciting paresthesias for peripheral nerve block: a harmful clinical standard? Anesth Analg 2001;92: 795–6.
94 Kinirons BP, Bouaziz H, Paqueron X, et al. Sedation with sufentanil and midazolam decreases pain in patients undergoing upper limb surgery under multiple nerve block. Anesth Analg 2000;90:1118–21.
95 Klein S, Grant S, Greengrass R. Interscalene brachial plexus block with a continuous catheter insertion system and a disposable pump. Anesth Analg 2000;91:1473–8.
96 Klein SM, Greengrass RA, Gleason DH. Major ambulatory surgery with continuous regional anesthesia and a disposable infusion pump. Anesthesiology 1999;91:563–70.
97 Klein SM, Greengrass RA, Steele SM, et al. A comparison of 0,5 % bupivacaine, 0,5 % ropivacaine, and 0,75 % ropivacaine for interscalene brachial plexus block. Anesth Analg 1998;87:1316–9.
98 Koons RA. The use of the block aid monitor and plastik intravenous cannulas for nerve blocks. Anesthesiology 1969;30:290–1.
99 Köster U, Mutschler B, Hempel V. Therapie von Extremitäten-Erfrierungen durch kombinierte Armplexus- und Periduralanaesthesie. Reg Anesth1987;10:93–5.
100 Krebs P, Hempel V. Eine neue Kombinationsnadel für die hohe axilläre Plexus-brachialis-Anästhesie. Anästh Intensivmed 1984;25:219.
101 Krebs P, Hempel V. Mepivacain zur axillären Plexusanästhesie. Reg Anesth 1985;8:33–5.
102 Lauwers M, Camu F, Breivik H, et al. The safety and effectiveness of remifentanil as an adjunct sedative for regional anesthesia. Anesth Analg 1999;88:134–40.
103 Lehtipalo S, Koskinen LO, Johansson G. Continuous interscalene brachial plexus block for postoperative analgesia following shoulder surgery. Acta Anesthesiol Scand 1999;43:258–64.
104 Lhotel L, Fabre B, Okais I. Postoperative anagesia after arthroscopic shoulder surgery: suprascapular nerve block, intraaticular analgesia or interscalene brachial plexus block. (Abstract) Reg Anesth Pain Med 2001;26:35.
105 Macrae WA. Lower limb blocks. In: Wildsmith JA, Armitage EN, eds. Principles and practice of regional anaesthesia. Edinburgh:Churchill Livingstone;1987:156–67.
106 Magistris L, Casati A, Albertin A, et al. Combined sciatic-femoral nerve block with 0,75 % ropivacaine: effects of adding a systemically inactive dose of fentanyl. Eur J Anesth 2000;17:348–53.
107 Mak P, Tsui S, Ip W. Brachial plexus infusion of ropivacaine with patient-controlled supplementation (Case report). Can J Anesth 2000;47:903–6.
108 Malamut RI, Marques W, Engl JD. Postsurgical idiopathic brachial neuritis. Muscle Nerve 1994;17:320–4.
109 Manriquez RG, Pallares V. Continuous brachial plexus block for prolonged sympathectomy and control of pain. Anesth Analg 1978;57:128–30.
110 Marhofer P, Nasel C, Sitzwohl C, Kapral S. Magnetic resonance imaging of the distribution of local anaesthetic during the three-in-one block. Anesth Analg 2000;90: 119–24.
111 Marhofer P, Oismüller C, Faryniak B, Sitzwohl C, Mayer N, Kapral S. Three-in-one blocks with ropivacaine: evaluation of sensory onset time and quality of sensor block. Anesth Analg 2000;90:125–8.
112 Marhofer P, Schrögendorfer K, Koinig H. Kombinierte Ischiadikus/3-in1-Blockade bei einem Hochrisikopatienten. AINS 1998;33:399–401.
113 Marhofer P, Schrögendorfer K, Wallner T, Koinig H, Kapral S, Weinstabl C, Mayer N. Ultrasonographic guidance improves sensory block and onset time of the three-in-one blocks. Anesth Analg 1997;85:854–7.
114 Marhofer P, Schrögendorfer K, Wallner T, Koinig H, Mayer N, Kapral S. Ultrasonographic guidance reduces the amount of local anesthetic for 3-in-1 blocks. Reg Anesth Pain Med 1998;23:584–8.
115 McKay W, Morris R, Mushlin P. Sodium bicarbonate

attenuates pain on skin infiltration with lidocaine, with or without epinephrine. Anesth Analg 1987;66:572-4.
116 Meier G, Bauereis C, Heinrich C. Der interscalenäre Plexuskatheter zur Anästhesie und postoperativen Schmerztherapie. esist 1997;46:715-9.
117 Meier G, Bauereis CH, Meier Th. Schmerztherapie nach handchirurgischen Operationen. Schmerz 1998;1:87(Abstract).
118 Meier G, Heinrich Ch. Der axilläre Plexuskatheter zur postoperativen Schmerztherapie; Ergebnisse einer Auswertung von 1152 axillären Plexuskathetern zur postoperativen Schmerztherapie. Anaesthesist 1994:43:213 (Abstractt).
119 Meier G. Der kontinuierliche distale Ischiadikusblock zur Anästhesie und postoperativen Schmerztherapie. Anaesthesist 1996;45:100(Abstract).
120 Meier G. Periphere Nervenblockaden der unteren Extremität. Anaesthesist 2001;50:536-59.
121 Meyer J, Herrmann M. Prävention katheterassoziierter Infektionen. Anaesthesist 1998;47:136-42.
122 Mezzatesta JP, Scott DA, Schweitzer SA. Continuous axillary brachial plexus block for postoperative pain relief-intermittent bolus versus continuous infusion. Reg Anesth 1997;22:357-62.
123 Milner QJ, Guard BC, Allen JG. Alkalinizaton of amide local anaesthetics by addition of 1% sodium bicarbonate solution. Eur J Anesthesiol 2000;17:38-42.
124 Moore DC. Regional block. 1st ed. Springfeld IL:Thomas Publ.;1954.
125 Murphy DB, McCartney CJ, Chan VW. Novel analgesic adjuncts for brachial plexus block: a systematic review. Anesth Analg 2000;90:1122-8.
126 Murray P, Floor K, Atkinson RE. Continuous axillary brachial plexus block for reflex sympathetic dystrophy. Anaesthesia 1995;50:633-5.
127 Neal JM. How close is close enough? Defining the „paresthesia chad". Reg Anesth Pain Med 2001;26:97-9(Editorial).
128 Neuburger M, Rotzinger M, Kaiser H. Elektrische Nervenstimulation in Abhängigkeit von der benutzen Impulsbreite. Anaesthesist 2001;50:181-6.
129 Nikolajsen L, Ikjaer S, Christensen JH. Randomised trial of epidural bupivacaine and morphine in prevention of stump and phantom pain in lower-limb amputation. Lancet 1997;350:1353.
130 Nishikawa K, Kanaya N, Nakayama M. Fentanyl improves analgesia but prolonges the onset of axillary brachial plexus block by peripheral mechanism. Anesth Analg 2000;91:384-7.
131 Otaki C, Hayashi H, Amano M. Ultrsound-guided infraclavicular brachial plexus block: an alternative technique to anatomical landmark-guided approaches. Reg Anesth Pain Med 2000;25:600-4.
132 Palmon SC, Lloyd AT, Kirsch JR. The effect of needle gauge and lidocaine pH on pain during intradermal injection. Anesth Analg 1998;86:379-81.
133 Parkinson S, Mueller J, Little W. Extent of blockade with various approaches to the lumbar plexus. Anesth Analg 1989;243-8.
134 Perthes G. Über Leitungsanästhesie unter Zuhilfenahme elektrischer Reizung. Münch Med Wschr 1912;47:2545-51.
135 Pham-Dang C, Gunts J-P, Gouin F. A novel suprascapular approach to brachial plexus block. Anesth Analg 1997; 85:111-6.
136 Pither CE, Ford PP, Raj P. Peripheral nerve stimulation with insulated and uninsulated needles: efficacy and characteristics. Reg Anesth 1984;9:42-6.
137 Postel J, März P. Elektrische Nervenlokalisation und Kathetertechnik. Reg Anesth 1984;7:104.
138 Quinlan JJ, Oleksey K, Murphy FL. Alkalinization of mepivacaine for axillary block. Anesth Analg 1992;74:371-4.
139 Raj PP. Handbook of regional anesthesia. New York:Churchill Livingstone;1985.
140 Rawal N, Axelsson K, Hylander J. Postoperative patient-controlled local anesthetic administration at home. Anesth Analg 1998;86:86-9.
141 Rawal N, Hylander J, Nydahl PA. Survey of postoperative analgesia following ambulatory surgery. Acta Anesthesiol Scand 1997;41:1017-22.
142 Rawal N. Patient-controlled regional analgesia at home. Techn Reg Anesth Pain Management 2000;62-6.
143 Ribbers GM, Geurts AC, Rijken RA. Axillary brachial plexus blockade for the reflex sympathetic dystrophy syndrome. Int J Rehabil Res 1997;20:371-80.
144 Rice AS, McMahon S. Peripheral nerve injury caused by injection needles used in regional anaesthesia: Influence of bevel configuration, studied in a rat model. B J Anesth 1992;69:433-8.
145 Richmond CE. Alkalinization of local anaesthetic for intra-articular instillation during arthroscopy. Br J Anesth 1994;73:190-3.
146 Rodgers A, Walker N, Schug S, et al. Reduction of postoperative mortality and morbidity with epidural or spinal anaesthesia: results from overview of randomized trials. BMJ 2000;321:112.
147 Rodriguez J, Barcena M, Rodriguez V. Infraclavicalar brachial plexus block effects on respiratory function ans extent of the block. Reg Anesth Pain Med 1998;23:564-8.
148 Salonen MH, Haasio J, Bachmann M. Evaluation of efficacy and plasma concentrations of ropivacaine in continuous axillary brachial plexus block: high dose for surgical anesthesia and low dose for postoperative analgesia. Reg Anesth Pain Med 2000;25:47-51.
149 Savoie FH, Field LD, Jenkins N, Mallon WJ, Phleps RA. The pain control infusion pump for postoperative pain control in shoulder surgery. Arthroscopy 2000;16:339-42.
150 Schreiber T, Meissner W, Ullrich K. Continuous vertical infraclavicular brachial plexus block: an alternative to the axillary plexus catheter? Intern Monitor Reg Anesth 1997;9:3,49 (Abstract).
151 Schug SA, Burrell R, Payne J. Pre-emptive epidural analgesia may prevent phantom limb pain. Reg Anesth 1995; 20:25.
152 Schüpfer GK, Jöhr M. Infraclavicular vertical plexus blockade: a safe alternative to the axillary approach? Anesth Analg 1997;84:23.
153 Schwarz U, Zenz M, Strumpf M, Junger S. Braucht man wirklich einen Nervenstimulator für regionale Blockaden? Anästhesiol Intensivmed 1998;12:609-15.
154 Scott GR, Rothkopf DM, Walton RL. Efficacy of epidural anaesthesia in free flaps to the lower extremity. Plast Reconstr Surg 1993;91:673-7.
155 Selander D, Dhuner KG, Lundborg G. Peripheral nerve injury due to injection needles used for regional anaesthesia. Acta Anesth Scand 1977;21:182-8.
156 Selander D. Peripheral nerve injury caused by injection needles. B J Anesth 1993;71:323.
157 Silvestri E, Martinoli C, Derchi LE. Echotexture of peripheral nerves: correlation between US and histologic findings and criteria to differentiate tendons. Radiology 1995; 197:291-6.
158 Simon MA, Gielen MJ, Lagerwerf AJ. Plasma concentrations after high doses of mepivacaine with epinephrine in combined psoas compartement/sciatic nerve block. Reg Anesth 1990;15:256-60.
159 Singelyn F, Gouverneur JM. Postoperative analgesia after total hip arthroplasty: IV PCA with morphin, patient-controlled epidural analgesia, or continuous „3-in-1"block?: a

prospective evaluation by our acute pain service in more than 1300 patients. J Clin Anesth 1999;11:550–4.
160 Singelyn FJ, Aye F, Gouverneur M. Continuous popliteal sciatic nerve block: An original technique to provide postoperative analgesia after foot surgery. Anesth Analg 1997;84:383–6.
161 Singelyn FJ, Capdevila X. Regional anaesthesia for orthopaedic surgery. Curr Opin Anesthesiol 2001;14:733–40.
162 Singelyn FJ, Deyaert M, Joris D. Effects of intravenous patient-controlled analgesia with morphine, continuous epidural analgesia, and continuous three-in-one block on postoperative pain and knee rehabilitation after unilateral knee arthroplasty. Anesth Analg 1998;87:88–92.
163 Singelyn FJ, Gouverneur JM, Robert A. A minimum dose of clonidine added to mepivacaine prolongs the duration of anaesthesia and analgesia after axillary brachial plexus block. Anesth Analg 1996;83:1046–50.
164 Singelyn FJ, Gouverneur JM: Extended „three-in-one" block after total knee arthroplasty: continuous versus patient-controlled techniques. Anesth Analg 2000;91:176–80.
165 Singelyn FJ, Seguy S, Gouverneur JM. Interscalene brachial plexus analgesia after open shoulder surgery: continuous versus patient-controlled infusion. Anesth Analg 1999;89:1216–20.
166 Stadelmeyer W, Neubauer J, Finkl RO, Groh J. Unilateral phrenic nerve paralysis after vertical infraclavicular plexus block (case report). Anaesthesist 2000;49:1030–3.
167 Stan TC, Krantz MA, Solomon DL. The incidence of neurovascular complications following axillary brachial plexus block using a transarterial approach. Reg Anesth 1995;20:486–92.
168 Stevens RD, Van Gessel E, Flory N. Lumbar plexus block reduces pain and blood loss associated with total hip arthroplasty. Anesthesiology 2000;93:115–21.
169 Stierwald R, Ulsamer B. Komplikationen bei Anwendung eines Katheters zur kontinuierlichen Blockade des Plexus lumbalis bei Implantation einer Totalendoprothese des Hüftkopfes. Reg Anesth 1991;14:38–9.
170 Stöhr M. Iatrogene Nervenläsionen. 2.Aufl. Stuttgart:Thieme;1996.
171 Sukhani R, Frey K. Multimodal analgesia approach to postoperative pain management in ambulatory surgery. Techn Reg Anesth Pain Management 1997;1:79–87.
172 Sutcliffe N. Sedation during loco-regional anaesthesia. Acta Anesth Belg 2000;51:153–6.
173 Tetzlaff J, Yoon H, Brems J. Patient acceptance of interscalene block for shoulder surgery. Reg Anesth Pain Med 1993;18:30–3.
174 Tetzlaff JE, Dilger J, Yap E. Idiopathic brachial plexitis after total shoulder replacement with interscalene brachial plexus block. Anesth Analg 1997;85:644–6.
175 Tetzlaff JE, Yoon HJ, Brems J, et al. Alkalinization of mepivacaine accelerates onset of interscalene block for shoulder surgery. Reg Anesth 1990;15:242–4.
176 Tetzlaff JE, Yoon HJ, Brems J, et al. Alkalinization of mepivacaine improves the quality of interscalene brachial plexus block for shoulder surgery. Anesth Analg 1993;76:432(Abstract).
177 Tetzlaff JE, Yoon HJ, Brems J, et al. Alkalinization of mepivacaine improves the quality of motor block associated with interscalene brachial plexus anesthesia for shoulder surgery. Reg Anesth 1995;20:128–32.
178 Ting PL, Sivagnanaratnam V. Ultrasonographic study of the spread of local anaesthetic during axillary brachial plexus block. B J Anesth 1989;63:326–9.
179 Tryba M, Börner P. Klinische Wirksamkeit und systemtoxizität verschiedener Mischungen von Prilocain und Bupivacain zur axillären Plexusblockade. Reg Anesth 1988;11:40–9.
180 Tryba M. Hämostaseologische Voraussetzungen zur Durchführung von Regionalanästhesien. Regionalanaesthesie 1989;12:127–31.
181 Urmey FW. Femoral nerve block for the management of postoperative pain. Techn Reg Anesth Pain Management 1997;2:88–92.
182 Van Aken H, Klose R, Wulf H. Zum täglichen Wechsel von Spritzenpumpe, Leitung und Filtern bei liegendem Periduralkatheter. Stellungnahme des wissenschaftlichen Arbeitskreises Regionalanästhesie der DGAI. Anästh Intensivmed 2001;42:973–4.
183 Voges O, Hofmockel R, Benad G. Vergleich verschiedener Mngenverhältnisse von Prilocain und Bupivacain zur axillären Plexusanästhesie. Anesthesiol Reanimat 1997;22:63–8.
184 Wang LK, Chen HP, Kang FC, Tsai YC. Axillary brachial plexus block with patient controlled analgesia for complex regional pain syndrome type I: a case report. Reg Anesth Pain Med 2001;26:68–71.
185 Wank W, Büttner J. A pharmacokinetic and tolerability study of ropivacaine 7,5 mg/ml used for brachial plexus block in patients undergoing surgery of the upper limb. Intern Monitor Reg Anesth 1997;9:45(Abstract).
186 Weber S, Bennet CR, Jones NF. Improvement in blood flow during lower extremity microsurgical free tissue transfer associated with epidural anesthesia. Anesth Analg 1988;67:703–5.
187 Williams DP, Longo SR, Cronin AJ. Continuous lumbar plexus analgesia via the fascia iliaca compartment after total hip arthroplasty. Am J Anesthesiol 1998;25:177–80.
188 Winchell SW, Wolfe R. The incidence of neuropathy following upper extremity nerve blocks. Reg Anesth 1985;10:12–5.
189 Wulf H, Neugebauer E, Maier C. Die Behandlung akuter perioperativer und posttraumatischer Schmerzen. Stuttgart:Thieme;1997.
190 Zenz M, Tryba M, Horch C. Sympathikusblockade nach Plexusanästhesie. Reg Anesth 1986;9:84–7.

8 Nervenblockaden an den oberen Extremitäten
J. Büttner

268	8.1	Historischer Überblick
269	8.2	Anatomie
272	8.3	Interskalenäre Plexusanästhesie
276	8.4	Blockaden im Bereich der Faszikel (supra- und infraklavikulär)
281	8.5	Axilläre Blockaden
287	8.6	Blockaden einzelner Nerven im Schulterbereich
289	8.7	Blockaden peripherer Nerven im Bereich des Armes
294	8.8	Leitungsanästhesien der Finger
294	8.9	Intravenöse Regionalanästhesie (IVRA)
296	8.10	Intraarterielle Regionalanästhesie
296	8.11	Intravenöse regionale Sympathikusblockade mit Guanethidin (Ismelin)
297	8.12	Plexus-cervicalis-Blockade

8.1
Historischer Überblick

Transkutane Techniken zur Blockade des Plexus brachialis wurden erstmals 1911 beschrieben. Hirschel berichtet über den axillären (39), Kulenkampff über den supraklavikulären Zugang zur Blockade des Plexus brachialis (57). Die axilläre Blockade setzte sich zunächst nicht durch, obwohl sie mit weniger Komplikationen als die supraklavikuläre Technik behaftet war.

Erst 1958 verhalf Burnham der **axillären Blockade** zu erneuter Popularität (14). Burnham erkannte erstmals, dass Gefäße und Nerven in der axillären Region von einer gemeinsamen bindegewebigen Hülle umgeben sind. Er sprach von einem charakteristischen „Klick" beim Durchdringen der Faszie mit der Nadel. Es war so nicht mehr nötig, die Nerven mit Hilfe von Parästhesien aufzusuchen bzw. zu identifizieren. De Jong (22) fand aufgrund anatomischer Studien, dass ein Volumen von mindestens 40–50 ml erforderlich ist, um alle großen, den Arm versorgenden Nerven in der axillären Region mit Hilfe einer Injektion von einer Injektionsstelle aus zu blockieren. Eriksson (26) u. Winnie (112) waren die Ersten, die aufgrund dieser Erkenntnisse eine einmalige Injektion eines ausreichenden Volumens in die Gefäß-Nerven-Scheide empfahlen.

Bereits 1946 wurde eine kontinuierliche Technik der Plexus-brachialis-Blockade beschrieben (1). Diese war sehr aufwendig und als Routinetechnik nicht brauchbar. Selander (89) punktierte 1977 erstmals die Gefäß-Nerven-Scheide mittels einer Venenverweilkanüle und hat damit die Voraussetzung zur kontinuierlichen perineuralen Infusion geschaffen.

Trotz des offensichtlichen Erfolges ist die Diskussion um eine einheitliche einmalige Injektion in die Gefäß-Nerven-Scheide, die dem Lokalanästhetikum eine ungehinderte Ausbreitung zu allen den Arm versorgenden Hauptnerven innerhalb eines präformierten Raumes (Schlauches) erlaubt, bis heute nicht abgeschlossen. Dies liegt u. a. in der relativ hohen Versagerquote von ca. 5–30 % begründet, die wir bei allen Techniken zur axillären Plexusanästhesie finden. Thompson u. Rorie (100) kommen aufgrund anatomischer Studien zu dem Ergebnis, dass innerhalb der axillären Gefäß-Nerven-Scheide eine Septierung vorliegt, welche eine gleichmäßige Ausbreitung des Lokalanästhetikums verhindert; damit sei die „Single Injection Technique" unlogisch und wertlos. Dies widerspricht aber gänzlich den Erfolgsquoten von 70–80 %, wie sie auch für die „Single Injection Technique" angegeben werden. Pardridge u. Mitarb. (74) hinterfragten die Ergebnisse von Thompson u. Rorie und kamen aufgrund eigener Untersuchungen zu dem Schluss, dass die Septen innerhalb der Gefäß-Nerven-Scheide zwar existieren, jedoch funktionell inkomplett sind und damit einer gleichmäßigen Ausbreitung des Lokalanästhetikums in der Regel nicht im Wege stehen. Grundsätzlich bietet die „Single Injection Technique" den Vorteil, technisch rasch und einfach sowie unter Verzicht auf das Auslösen von Parästhesien durchführbar zu sein. Das Auslösen von Parästhesien ist, zumindest unter Verwendung von scharfen Kanülen ohne den Einsatz eines Nervenstimulators, nachgewiesenermaßen mit einer höheren Rate an postanästhesiologischen Nervenschäden verbunden (78, 90). Insbesondere aber bietet die „Single Shot Technique" die Basis der kontinuierlichen regionalen Blockade. Nachteile der „Single Shot Technique" in der axillären Region sind die verhältnismäßig lange Anschlagzeit sowie möglicherweise eine höhere Versagerquote gegenüber der Multiinjektionstechnik, bei der an mehreren Orten ein Depot des Lokalanästhetikums gespritzt wird.

Die Multiinjektionstechnik ist in den letzten Jahren durch den Gebrauch des Nervenstimulators wieder zunehmend in den Mittelpunkt des Interesses gerückt (50, 53). Dupré beschrieb 1994 den sog. „Bloc du Plexus brachial au Canal huméral" (24). Auch hierbei handelt es sich um eine Multiinjektionstechnik, bei der die Nerven allerdings etwas weiter peripher (Übergang vom proximalen zum mittleren Drittel des Oberarmes) aufgesucht werden. Diese Blockade findet in der Literatur große Resonanz (7, 17, 31). Wesentlicher Nachteil der Multiinjektionstechniken ist, dass die Zeit zur Durchführung erheblich länger als bei einer „Single-Injection-Methode" sein kann. Die Patientenakzeptanz ist deshalb gering (27). Diese Techniken sind generell nicht als kontinuierliche Methoden geeignet.

Die **supraklavikuläre Technik** zur Blockade des Plexus brachialis ist seit jeher als „Single Injection-Technique" beschrieben worden. 1911 berichtete Kulenkampff (57) über diese Technik, die allerdings heute aufgrund des vergleichsweise hohen Risikos eines Pneumothorax weitgehend verlassen worden ist. Alternativ haben Winnie u. Collins (114) die supraklavikuläre perivaskuläre Blockade beschrieben, die auch als kontinuierliche Technik genutzt werden kann. Über zahlreiche andere Zugangswege zur supraklavikulären Blockade wurde später berichtet, beispielhaft sei hier die „Plumb Bob Technique" nach Brown (12) erwähnt.

Hintergrund der Einführung neuer Techniken zur supraklavikulären Blockade war stets, das Risiko eines Pneumothorax zu minimieren. Ein Restrisiko weisen allerdings alle klavikulanah durchgeführten Techniken auf, auch die erstmals 1914 von Bazy (2) beschriebene **infraklavikuläre Technik** sowie deren Modifikationen u. a. durch Raj (80), Sims (92), Whiffler (109) und Kilka (42). Nachteil dieser Techniken ist das Fehlen eindeutiger Landmarken (43); auch im klavikulanahen Bereich hat sich der Gebrauch des Nervenstimulators durchgesetzt (92, 109). Es handelt sich hier ebenfalls um sog. „Single-Shot"-Techniken.

Die **interskalenäre Blockade** wurde erstmals 1970 von Winnie (113) beschrieben. Sie ist vorwiegend für operative Eingriffe und zur Schmerztherapie im Bereich der Schulter und des proximalen Oberarmes geeignet. Problem der Technik nach Winnie ist die unmittelbar auf die risikoträchtigen Strukturen gerichtete Stichrichtung (A. vertebralis, Wirbelkanal mit Epiduralraum und Rückenmark, Lunge und Pleura). Darüber hinaus ist die Blockade nach Winnie als kontinuierliche Technik ungeeignet. Die von Meier u. Mitarb. 1997 (64) beschriebene Variante der interskalenären Technik weist aufgrund ihrer nach lateral ausgerichteten Stichrichtung eine erheblich größere Sicherheit auf und bietet darüber hinaus die Möglichkeit, einen Verweilkatheter im Sinne einer kontinuierlichen Blockade einzulegen.

Neben dem anterioren Zugang zum interskalenären Plexus brachialis wurde bereits Anfang des 20. Jahrhunderts ein posteriorer Zugang beschrieben. Von Pippa wurde diese Technik wieder aufgegriffen (77). Auch diese Technik kann als kontinuierliches Verfahren angewandt werden.

Die **Blockaden einzelner peripherer Nerven** des Armes und der Hand haben durch die Einführung des Nervenstimulators eine neue Bedeutung zur Komplettierung inkompletter stammnaher Plexus-brachialis-Blockaden erlangt. Während ohne den Einsatz des Nervenstimulators eine weiter peripher durchgeführte Blockade an einem bereits teilanästhesierten Arm potenziell mit der Gefahr eines Nervenschadens verbunden ist, da der Patient u. U. nicht mehr in der Lage ist, Parästhesien als Warnzeichen einer intraneuralen Injektion anzugeben, weist der Nervenstimulator zumindest bei den größeren motorische Fasern führenden Nerven (Oberarm-Ellenbogen-Bereich) auch bei einem teilanästhesierten Arm auf eine korrekte Kanülenlage hin.

Die **Blockade des N. suprascapularis** wurde bereits 1958 von Bonica (5) zur Behandlung von Schmerzen im Schultergelenk eingesetzt. Auch hier wurde von Meier u. Mitarb. eine kontinuierliche Technik beschrieben (65), die in bestimmten Fällen als Alternative zur interskalenären Plexusblockade angesehen werden kann.

Die **intravenöse Regionalanästhesie** wurde 1908 von August Bier (4) erstmals durchgeführt. Grundsätzlich hat sich an der von ihm beschriebenen Technik bis heute nichts Grundlegendes geändert.

Die **zervikale Plexusblockade** hat durch die Karotischirurgie eine zunehmende Bedeutung erhalten. Zahlreiche Zentren gehen dazu über, die Karotisendarteriektomie wegen der besseren Möglichkeit einer neurologischen Überwachung in einer Regionalanästhesie durchzuführen (18, 96). Der Stellenwert der tiefen bzw. oberflächlichen Blockade des Plexus cervicalis wird nach wie vor kontrovers diskutiert (73, 95).

8.2
Anatomie

Der Plexus brachialis wird von den Rr. anteriores der Spinalnerven C_5–C_8 und Th_1 gebildet. Bei mehr als 60 % der Menschen enthält der Plexus brachialis zusätzlich Anteile von C_4 und bei über 30 % von Th_2. Die Wurzeln der Spinalnerven treten aus dem Spinalkanal hinter der A. vertebralis aus und überqueren den Processus transversus des korrespondierenden Wirbelkörpers. Anschließend verbinden sie sich zu drei **Trunci** und laufen gemeinsam auf die erste Rippe zu (Abb. 8.1). Der **Truncus superior** entsteht durch die Vereinigung der Wurzeln C_5 und C_6, bereits hier zweigt aus dem Truncus superior lateral der **N. suprascapularis** ab. Der **Truncus medius** wird von der Wurzel C_7 gebildet, der **Truncus inferior** von den Wurzeln C_8 und Th_1. Die hier übereinander liegenden Trunci durchqueren die Skalenuslücke zwischen dem M. scalenus anterior und dem M. scalenus medius (Abb. 8.2). Knapp oberhalb der Klavi-

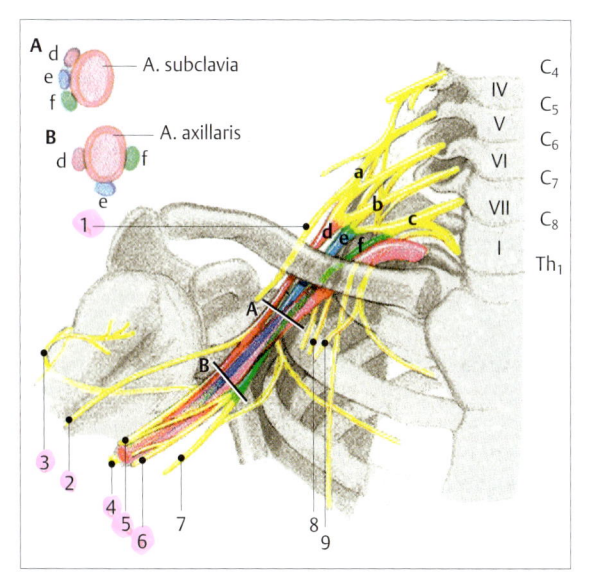

Abb. 8.1 Anatomie des Plexus brachialis. A und B: Schnittebenen in infraklavikulärer und axillärer Region; man beachte die Lage der Faszikel (nach Lechenbauer N., AstraZeneca; aus Meier G, Büttner J. Kompendium der peripheren Blockaden. München: Arcis; 2001).

a = Truncus superior (C_5 und C_6)
b = Truncus medius (C_7)
c = Truncus inferior (C_8 und Th_1)
d = Fasciculus lateralis
e = Fasciculus posterior
f = Fasciculus medialis
1 = N. suprascapularis
2 = N. musculocutaneus
3 = N. axillaris
4 = N. radialis
5 = N. medianus
6 = N. ulnaris
7 = N. cutaneus antebrachii medialis
8 = N. cutaneus brachii medialis
9 = N. intercostobrachialis I

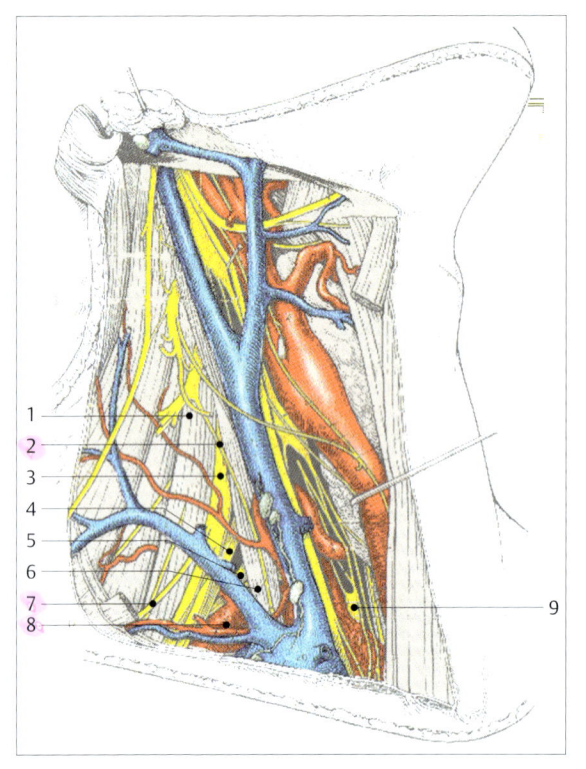

Abb. 8.2 Anatomie der interskalenären Region (aus Platzer W. Taschanatlas der Anatomie. Bd. 1. 7. Aufl. Stuttgart: Thieme; 1999).
1 = M. scalenus medius
2 = N. phrenicus
3 = Truncus superior
4 = Truncus medius
5 = Truncus inferior
6 = M. scalenus anterior
7 = N. suprascapularis
8 = A. subclavia
9 = Ganglion stellatum

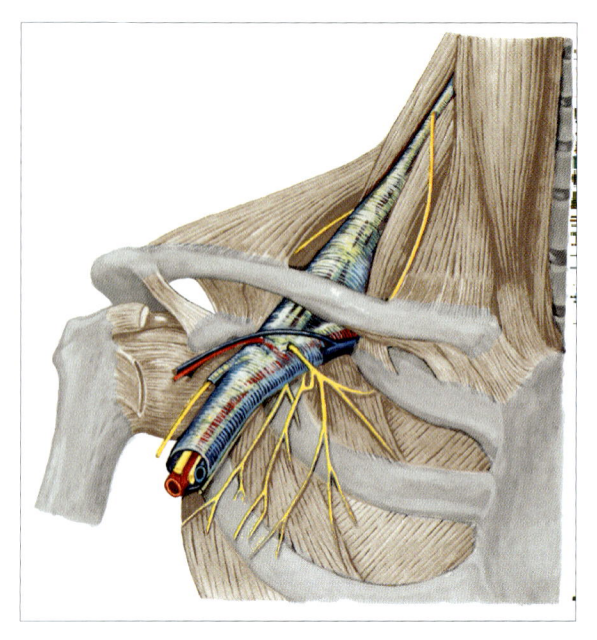

Abb. 8.3 Bindegewebige Hülle um Gefäße und Nerven (aus Büttner J, Meier G. Kontinuierliche periphere Techniken zur Regionalanästhesie und Schmerztherapie – Obere und untere Extremität. Bremen: Unimed; 1999).

kel teilen sich die Trunci jeweils in einen vorderen und hinteren Anteil.

Die drei hinteren Anteile der Trunci vereinen sich zum **posterioren Faszikel**, die vorderen Anteile des Truncus superior und Truncus medius bilden den **lateralen Faszikel**, der **mediale Faszikel** ist die Fortsetzung des vorderen Anteils des Truncus inferior. In der interskalenären Region haben wir es demzufolge mit den Trunci, in der unmittelbaren supra- wie infraklavikulären Region zunächst mit der Aufzweigung, dann mit den **Faszikeln** zu tun. Die Faszikel befinden sich in der infraklavikulären Region sehr dicht beieinander. Am oberflächlichsten liegt der **laterale Faszikel**, etwas tiefer und leicht lateral (!) finden wir den **posterioren**, in der Tiefe den **medialen Faszikel**. Die Faszikel liegen kranial bzw. lateral der A. subclavia, welche gemeinsam mit dem Plexus brachialis durch die Skalenuslücke tritt. A. subclavia und Plexus brachialis ziehen kaudal des Processus coracoideus in die Achselhöhle.

Insgesamt kommt es hierbei zu einer Drehung der Faszikel um die A. axillaris um ca. 90°, wobei der mediale Faszikel unter der Arterie hindurchtritt, um sich dann mit dem lateralen Faszikel zur Medianusgabel zu vereinen, aus der sich der **N. medianus** fortsetzt. In der Axilla liegen die Faszikel ihrer Bezeichnung entsprechend nun tatsächlich medial, lateral und dorsal. Aus dem medialen Faszikel entstammen der **N. ulnaris**, die Nn. cutanei brachii medialis und antebrachii medialis sowie ein Anteil der Medianusgabel. Nachdem aus dem lateralen Faszikel der **N. musculocutaneus** entsprungen ist, vereint sich der laterale Faszikel mit Teilen des medialen Faszikels zur Medianusgabel, um so den **N. medianus** zu bilden. Der posteriore Faszikel wird, nachdem der N. axillaris entsprungen ist, zum **N. radialis**.

Vom Durchtritt durch die Skalenuslücke bis in die axilläre Region ist der gesamte Plexus brachialis von einer derben bindegewebigen Hülle umgeben. Neben den Nerven enthält diese auch die Gefäße (A. und V. axillaris). Die A. subclavia tritt mit dem Plexus brachialis durch die Skalenuslücke, während sich die V. subclavia erst nach deren Durchtritt dazugesellt (Abb. 8.3). Innerhalb dieser sog. Gefäß-Nerven-Scheide gibt es bindegewebige Septierungen. Diese scheinen aber bei der Mehrheit der Menschen eine gleichmäßige Ausbreitung des Lokalanästhetikums nicht zu verhindern, sodass insbesondere in der supra- und infraklavikulären, aber auch in der axillären Region eine Blockade des gesamten Plexus brachialis durch eine einzige Injektion möglich ist.

8.2 Anatomie

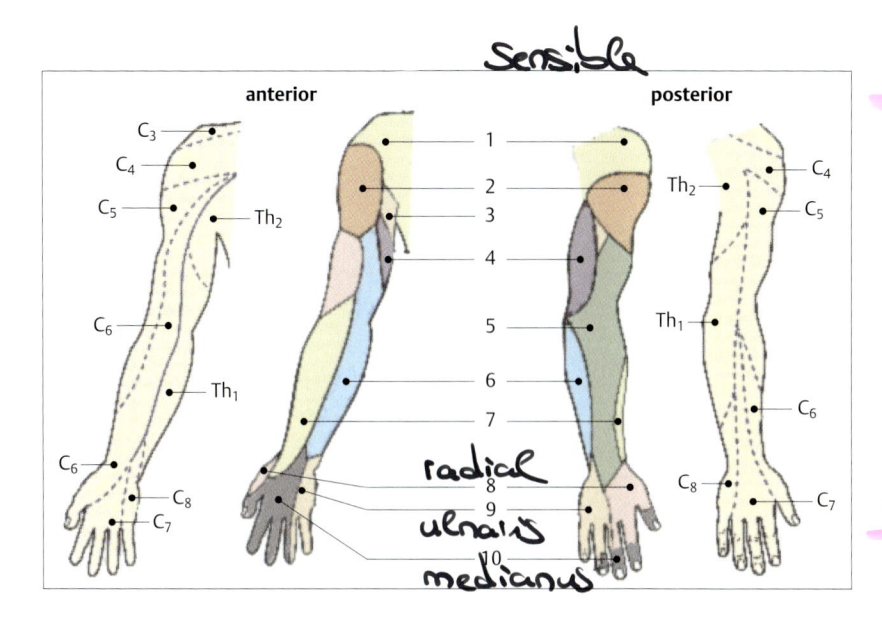

Abb. 8.4 Sensible Versorgung der oberen Extremität (nach Lechenbauer N., AstraZeneca; aus Meier G, Büttner J. Kompendium der peripheren Blockaden. München: Arcis; 2001).
1 = N. supraclavicularis
2 = N. axillaris (cutanus brachii lateralis)
3 = N. intercostobrachialis
4 = N. cutaneus brachii medialis
5 = N. cutaneus antebrachii dorsalis (N. radialis)
6 = N. cutaneus antebrachii medialis
7 = N. cutaneus antebrachii lateralis (N. musculocutaneus)
8 = N. radialis
9 = N. ulnaris
10 = N. medianus

Im weiteren Verlauf unterkreuzt der N. radialis den Humerus, um in der lateralen Ellenbeuge wieder zu erscheinen. Der N. musculocutaneus verlässt sehr hoch in der Axilla die bindegewebige Gefäß-Nerven-Scheide, sodass er aus diesem Grund häufig bei der axillären Plexusanästhesie nicht mit erfasst wird. Der N. ulnaris verläuft im Ellenbogenbereich durch den Sulcus ulnaris.

Die **sensiblen Hautareale**, welche durch die unterschiedlichen Nerven versorgt werden, sind in Abb. 8.4 dargestellt.

Die **motorischen Reizantworten** der einzelnen Nerven sind folgende (Abb. 8.5):
- **N. suprascapularis:** Abduktion und Außenrotation im Schultergelenk (M. supra- und M. infraspinatus),
- **N. musculocutaneus:** Beugung im Ellenbogenbereich (M. biceps humeri),
- **N. medianus:** Volarflexion im Handgelenk, Pronation des Vorderarmes, Beugen in den Mittelphalangen der Finger, Beugung in den Endgliedern D II und D III, Beugung des Daumens,
- **N. ulnaris:** Ulnarflexion des Handgelenks, Flexion der Grundglieder III–V, Adduktion des Daumens,
- **N. radialis:** Strecken im Ellenbogengelenk (M. triceps), Strecken (und Radialabduktion) im Handgelenk, Supination des Vorderarmes und der Hand, Extension der Finger.

Anatomisch-topographische Verhältnisse im Bereich des Plexus brachialis

Der **N. phrenicus** verläuft auf dem Muskelbauch des M. scalenus anterior (Abb. 8.2). Wird bei der interskalenären Blockade eine Reizantwort durch den N. phrenicus ausgelöst (Zwerchfellkontraktionen), muss eine Korrektur der Nadelspitze nach lateral-dorsal erfolgen. Durch die lokalanästhetische Wirkung kann eine Phrenikusparese erzeugt werden. Gelegentlich kommt es zu einer Blockade des **N. recurrens** mit Heiserkeit.

Zervikale und thorakozervikale sympathische Ganglien liegen in unmittelbarer Nachbarschaft (Abb. 8.2). Durch die lokalanästhetische Wirkung kann ein Horner-Syndrom (Miosis, Ptosis, Enophthalmus) ausgelöst werden. Auch ein durch die Sympathikolyse hervorgerufener Brochospasmus bei asthmatischen

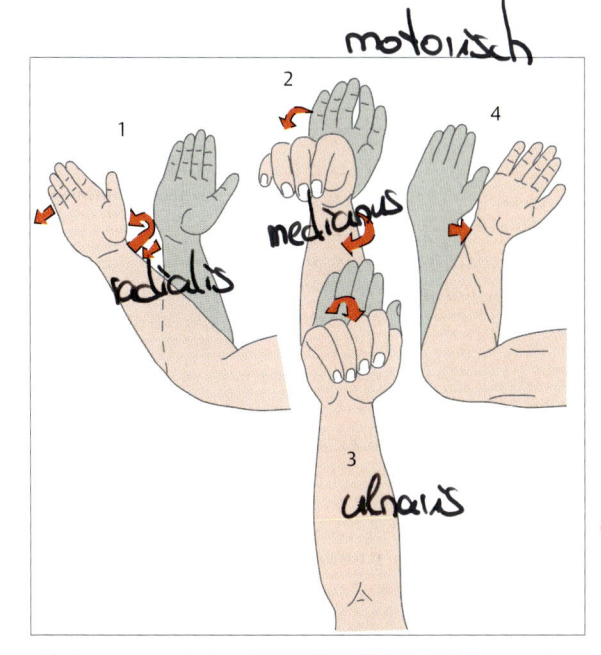

Abb. 8.5 Motorische Reizantwort der peripheren Nerven der oberen Extremität (nach Lechenbauer N., AstraZeneca; aus Meier G, Büttner J. Kompendium der peripheren Blockaden. München: Arcis; 2001).
1 = N. radialis
2 = N. medianus
3 = N. ulnaris
4 = N. musculocutaneus

Patienten wird diskutiert, ist jedoch nicht unumstritten.

Die **Pleurakuppel** reicht deutlich über die erste Rippe und befindet sich in unmittelbarer Nachbarschaft der hier angegebenen Strukturen. Die Gefahr eines Pneumothorax muss daher bei den entsprechenden Techniken im supra- und infraklavikulärem Raum bedacht werden.

Die **A. vertebralis** liegt ventral des Austritts der Spinalnerven durch die Foramina intervertebralia. Bei falscher Stichrichtung bei der interskalenären Blockade nach Winnie bzw. bei der tiefen Blockade des Plexus cervicalis kann es zu einer intravasalen Injektion des Lokalanästhetikums kommen. Bereits wenige Milliliter reichen aus, um einen Krampfanfall auszulösen, da das Lokalanästhetikum über die Arterie direkt in das Gehirn gelangt.

Der **zervikale Epidural- und Subarachnoidalraum** kann durch die Foramina intervertebralia versehentlich punktiert werden. Es kann zu einer zervikalen Epidural- oder hohen Spinalanästhesie kommen. Auch bleibende zervikale Rückenmarksschädigungen mit Tetraplegie nach interskalenärer Plexusblockade sind beschrieben (3), allerdings nur, wenn diese Technik in Allgemeinanästhesie durchgeführt wurde.

8.3
Interskalenäre Plexusanästhesie

Vorderer Zugang
Technik nach Winnie und Technik nach Meier
Lagerung und Leitstrukturen

Der Patient liegt mit leicht zur Gegenseite gewandtem Kopf auf dem Rücken (Abb. 8.6).

Zur Orientierung dient der Hinterrand des M. sternocleidomastoideus, dieser tritt deutlich hervor, wenn der Patient den Kopf leicht von der Unterlage anhebt. Hinter dem M. sternocleidomastoideus ist der M. scalenus anterior zu tasten, die Finger gleiten über den M. scalenus anterior nach lateral in die Skalenuslücke, die von den Mm. scaleni anterior und medius gebildet wird.

- Die Skalenuslücke ist in aller Regel gut zu tasten, sie verläuft posterolateral vom M. sternocleidomastoideus leicht nach lateral. Die direkt oberhalb der Klavikel tastbare A. subclavia markiert das distale Ende der Skalenuslücke. Diese kann auch mit Hilfe einer Gefäß-Doppler-Sonographie dargestellt werden. Die Skalenuslücke tastet sich wie die Lücke zwischen zwei leicht aneinander gelegten Fingern, bei tiefer Inspiration tritt sie bisweilen besser hervor. Distal wird die Skalenuslücke vom meist gut zu palpierenden M. omohyoideus überquert.
- Ist die Skalenuslücke nicht zu tasten, so kann man in Höhe des Ringknorpels (C_6) eine horizontale Linie von 3 cm Länge vom Hinterrand des M. sternocleidomastoideus nach lateral ziehen. Der Endpunkt dieser Linie liegt in der Skalenuslücke (66).

Durchführung der Technik nach Winnie
Die Einstichstelle liegt in Höhe des Krikoids in der interskalenären Furche (Skalenuslücke). Häufig überquert an dieser Stelle die V. jugularis externa die Skalenuslücke, sie ist durch die palpierenden Finger auf die Seite zu schieben.

Die **Stichrichtung** verläuft senkrecht zur Haut (medial, kaudal und dorsal) (Abb. 8.7). Der Plexus brachialis ist bei dieser Stichrichtung nicht tiefer als nach 2,5 cm

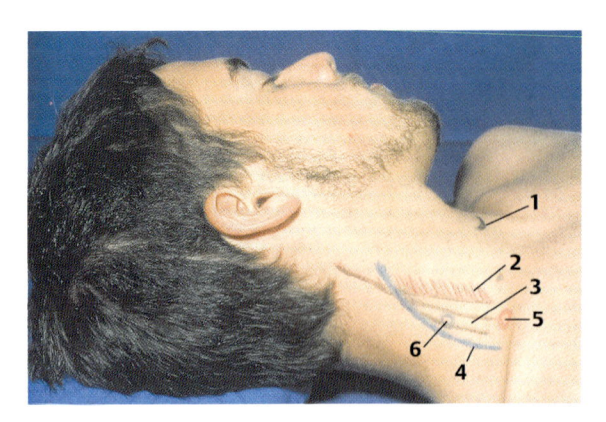

Abb. 8.6 Interskalenäre Blockade nach Winnie; anatomische Leitlinien (mit freundl. Genehmigung der Firma AstraZeneca).
1 = Cartilago cricoideus
2 = Hinterrand des M. sternocleidomastoideus
3 = Skalenuslücke
4 = V. jugularis externa
5 = A. subclavia
6 = Punktionsstelle

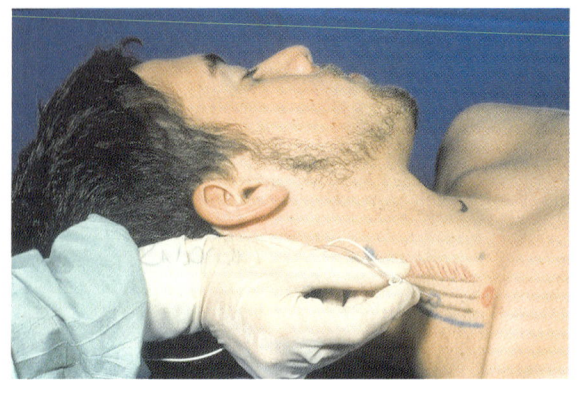

Abb. 8.7 Interskalenäre Plexusanästhesie nach Winnie; Stichrichtung (mit freundl. Genehmigung der Firma AstraZeneca).

zu erwarten. Die Technik sollte grundsätzlich mit Hilfe eines Nervstimulators durchgeführt werden (Reizantwort s. u.).

Punktionskanüle: immobile 4-cm-UPS-Kanüle (UPS = Unipolarspitze, s. auch Kapitel 7).

Anmerkungen zur Technik: Bei nicht strenger Einhaltung der empfohlenen Stichrichtung kann es zu schwerwiegenden **Komplikationen** kommen:

- Punktion der A. vertebralis, wobei schon die Injektion von wenigen Millilitern des Lokalanästhetikums einen Krampfanfall auslösen kann.
- Punktion des zervikalen Epidural- oder Subarachnoidalraumes mit der Folge einer zervikalen Epidural- oder Spinalanästhesie (19).
- Inkomplette bleibende Tetraplegien sind nach interskalenären Blockaden durch Verletzung des Halsmarkes beschrieben (3); in allen Fällen wurde die Technik in Allgemeinanästhesie durchgeführt.
- Unter allen Umständen ist eine leicht kaudale Stichrichtung einzuhalten. Eine horizontale oder gar nach kranial ausgerichtete Stichrichtung ermöglicht ein Eindringen der Punktionskanüle in das Foramen intervertebrale.
- Aufgrund der unmittelbaren Nachbarschaft zur Pleurakuppel sind Pneumothoraces beschrieben.
- Da die Kanüle senkrecht auf den Plexus brachialis gelangt, ist das Vorschieben eines Verweilkatheters im Sinne einer kontinuierlichen Blockade schwierig bis unmöglich.

Durchführung der Technik nach Meier

Zur Vermeidung der oben erwähnten Komplikationen und zur Erleichterung der Durchführung einer kontinuierlichen Blockade wird folgendes Vorgehen empfohlen:

Die Einstichstelle liegt kranial der von Winnie beschriebenen Punktionsstelle (Abb. 8.8). Die Skalenuslücke wird palpiert, der obere Finger der palpierenden Hand gleitet in der Skalenuslücke nach kranial, bis diese unter dem M. sternocleidomastoideus verschwindet. Der Hinterrand des M. sternocleidomastoideus wird leicht nach kranial verdrängt, der untere Finger befindet sich weiter distal in der Skalenuslücke. Die Einstichstelle liegt soweit kranial wie möglich, meistens direkt unterhalb des kranial palpierenden Fingers. Die Punktion erfolgt in Richtung der Skalenuslücke (Abb. 8.9). Je nach Stichwinkel (ca. 30° zur Haut) wird der Plexus brachialis nach ca. 2,5 cm bis maximal 5 cm erreicht. Bei der Penetration der Fascia praevertebralis wird häufig ein deutlicher Klick verspürt.

Diese Technik kann als „Single Shot" oder als kontinuierliche Technik durchgeführt werden.

Punktionskanüle:

Single Shot: immobile 5- bis 6-cm-UPS-Kanüle.

Kontinuierliche Technik: Kanüle mit „Pencil-Point"-Spitze und seitlicher Öffnung, da sich hierdurch der Katheter wesentlich besser vorschieben lässt.

- Die Technik nach Meier ist grundsätzlich mit Nervenstimulator durchzuführen.
- Die motorische Reizantwort entsteht in der Regel durch Stimulation des Truncus superior (M. deltoideus oder M. biceps femoris). Diese Reizantwort ist ausreichend und anzustreben (91, 102).
- Bei einer Reizantwort des N. phrenicus (Zwerchfellzuckungen, „Singultus") ist die Kanüle zu weit medial-vorn, sie muss nach lateral-hinten korrigiert werden.
- Bei einer Reizantwort des N. suprascapularis (M. supra- und M. infraspinatus: Außenrotation und Abduktion in der Schulter) befindet sich die Kanüle am äußeren Rand des Plexus brachialis, sie muss ggf. nach medial-vorn korrigiert werden.
- Eine Reizantwort im Bereich der Hand ist nicht anzustreben.

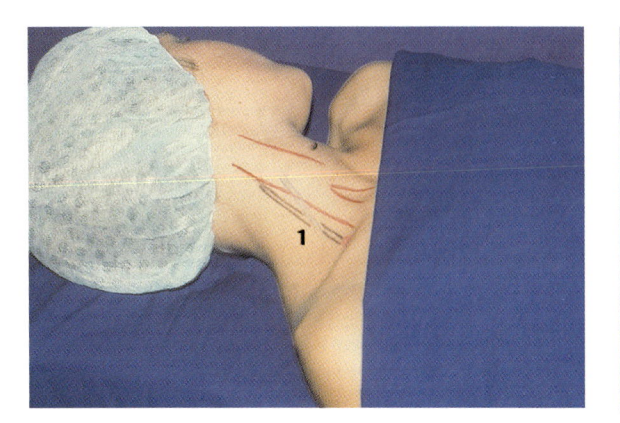

Abb. 8.8 Interskalenäre Plexusanästhesie nach Meier; Lagerung und Leitlinien (mit freundl. Genehmigung der Firma AstraZeneca).
1 = Skalenuslücke

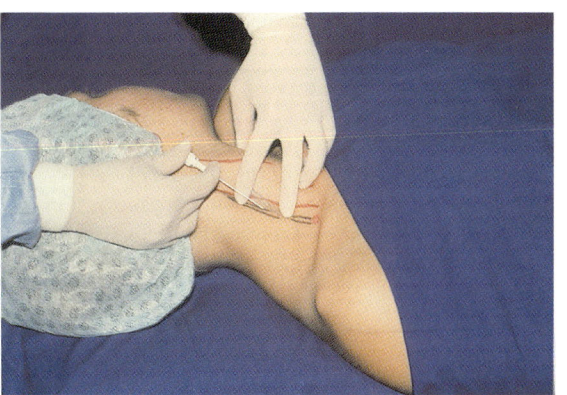

Abb. 8.9 Interskalenäre Plexusanästhesie nach Meier; Stichrichtung (mit freundl. Genehmigung der Firma AstraZeneca).

8 Nervenblockaden an den oberen Extremitäten

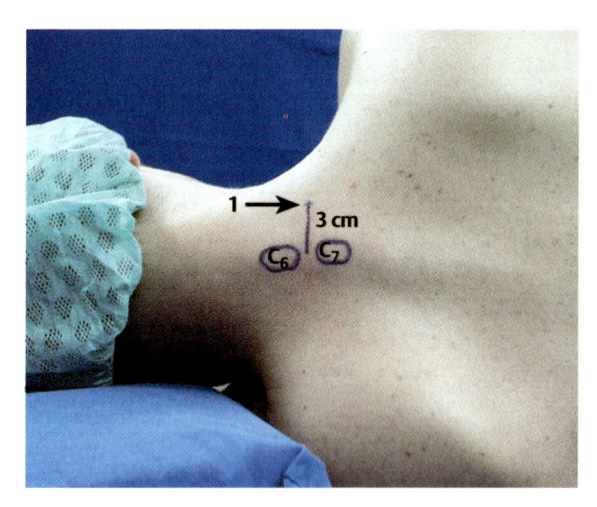

Abb. 8.10 Interskalenäre Plexusblockade nach Pippa. Posteriorer Zugang in Seitenlage, anatomische Leitpunkte (Foto: J. Büttner).
1 = Punktionsort

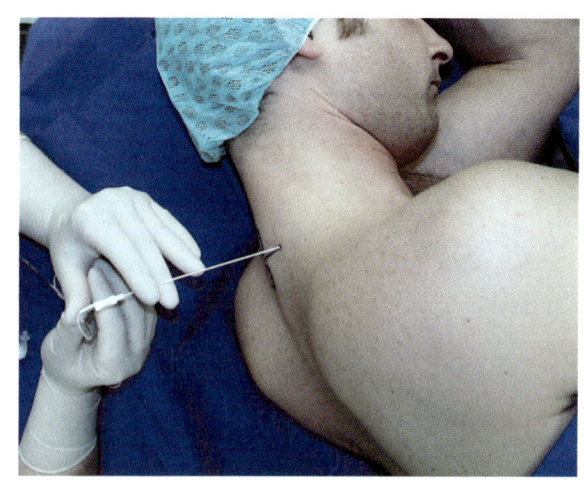

Abb. 8.11 Zugang nach Pippa (in Seitenlage); Stichrichtung (Foto: J. Büttner).

- Bei korrekter Durchführung ist ein Pneumothorax ausgeschlossen.
- Bei der kontinuierlichen Technik ist eine Pencil-Point-Kanüle mit seitlicher Öffnung zu verwenden. Die Öffnung sollte nach erfolgreicher Stimulation und Applikation eines Teils des Lokalanästhetikums nach anterolateral zeigen, damit der Katheter gut vorgeschoben werden kann. Dieser gleitet in der Regel auf dem Truncus superior entlang. Die Katheterspitze sollte nicht mehr als 3–4 cm über die Kanülenspitze vorgeschoben werden. Das Hautniveau des Katheters liegt gewöhnlich bei 7 cm. Die Dislokationshäufigkeit ist extrem gering.

Hinterer Zugang
Technik nach Pippa
Lagerung und Leitstrukturen
Der Patient befindet sich in sitzender Position oder in Seitenlage. Der Kopf ist dabei achsengerecht zu lagern, die Halswirbelsäule maximal zu kyphosieren.

Leitpunkt ist der Dornfortsatz des 7. HWK (C_7 = Vertebra prominens), der in der Regel gut zu tasten ist. Bei maximaler Beugung des Kopfes ist über dem Dornfortsatz des 7. HWK auch der Dornfortsatz des 6. HWK gut zu tasten. Von der Mitte zwischen beiden Dornfortsätzen (C_6/C_7) wird eine horizontale Linie von 3 cm nach lateral gezogen. Hier befindet sich die Einstichstelle (Abb. 8.10).

Durchführung
Die Punktion erfolgt mit einer 10 cm langen Kanüle streng in der Sagittalebene senkrecht zur Haut (Abb. 8.11), eine Abweichung nach medial ist unter allen Umständen zu vermeiden. Nach 4–7 cm stößt man auf den Processus transversus des 7. HWK. Nach leichter Korrektur wird die Kanüle kranial über den Processus transversus um weitere 1–2 cm vorgeschoben, bis der Plexus brachialis erreicht ist (Abb. 8.12).

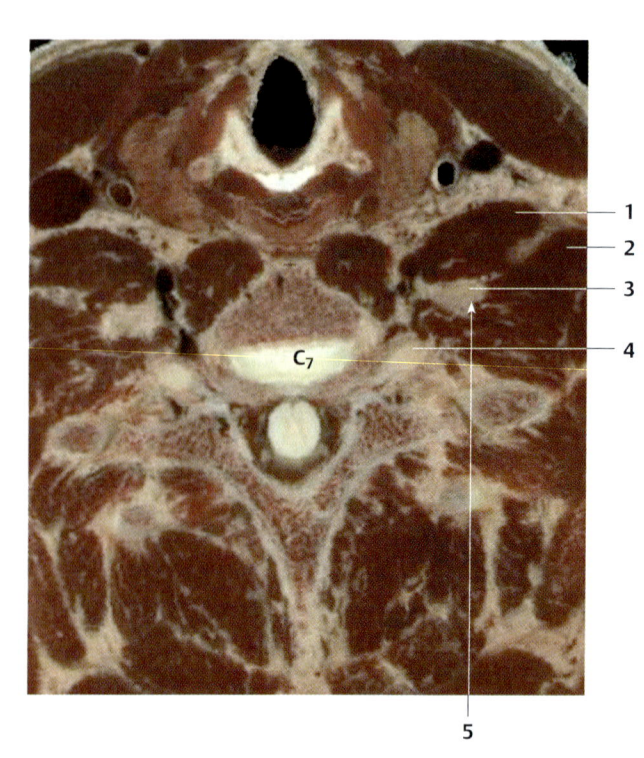

Abb. 8.12 Technik nach Pippa; Querschnitt durch den Hals (Bildquelle: Internet http://visiblehuman.epfl.ch/surface/index.html).
1 = M. scalenus anterior
2 = M. scalenus medius
3 = Truncus superior
4 = Wurzel C_7
5 = Kanüle (Stichrichtung)

Punktionskanüle: 10–12 cm lange immobile UPS-Kanüle, Kathetertechnik möglich.

> - Die Technik nach Pippa sollte vorwiegend in Seitenlage durchgeführt werden, da mit vasovagalen Synkopen gerechnet werden muss.
> - Zur Identifizierung des Plexus brachialis sollte immer ein Nervenstimulator verwendet werden.
> - Die Technik kann auch als kontinuierliche Blockade durchgeführt werden.

Generelle Maßnahmen
Dosierung der Lokalanästhetika
Für alle angeführten Techniken sollten 30–50 ml eines mittellang oder lang wirkenden Lokalanästhetikums in ausreichender Konzentration appliziert werden. Zur kontinuierlichen Applikation s. Kapitel 7.

Indikationen
- Anästhesie und Analgesie für arthroskopische und offene Eingriffe an der Schulter und im proximalen Oberarmbereich.
- Reposition bei Schulterluxation.
- Physiotherapeutische Behandlung im Schulterbereich postoperativ oder bei Schultersteife („Frozen Shoulder").
- Therapie von Schmerzsyndromen (CRPS, Sympathikolyse).

Anmerkungen
- Die interskalenäre Plexusblockade erfasst zuverlässig die Trunci superior und medius, der Truncus inferior wird aufgrund seiner Lage häufig nicht mit erfasst. Daher kommt es zu Aussparungen im Versorgungsgebiet des N. ulnaris, der dem Truncus inferior entspringt. Somit ist die interskalenäre Blockade für den Bereich distaler Oberarm, Unterarm und Hand nicht geeignet.
- Inwieweit eine interskalenäre Plexusanästhesie als alleinige Anästhesieform für die offene Schulterchirurgie ausreicht, hängt von der Schnittführung ab. Insbesondere der anterior-inferiore (halbaxilläre) oder der vordere axilläre Zugangsweg bei Operationen der langen Bizepssehne, einer vorderen Schulterluxation oder einer Luxationsfraktur des Humerus ist problematisch, weil die Schnittführung im Bereich der vorderen Achselfalte liegt (66). Dieser Bereich von Th_2 wird vom N. intercostobrachialis innerviert. Hier wäre eine zusätzliche Interkostalblockade vom 1. bis 3. Interkostalnerv bzw. eine Paravertebralblockade der oberen Thorakalsegmente erforderlich.
- Bei arthroskopischen Operationen erweist sich bisweilen der N. suprascapularis als nicht ausreichend blockiert.
- Hinweise für eine zur Freigabe zur Operation ausreichende Blockade sind das sog „Deltoid Sign" (die Abduktion des Armes [N. axillaris] ist nicht mehr möglich) (110) sowie das „Money Sign" (9). Hier können Daumen und Mittelfinger nicht mehr aneinander gerieben werden.
- Häufig scheint eine Kombination eines präoperativ angelegten interskalenären Blocks mit einer Allgemeinanästhesie empfehlenswert; in Abhängigkeit von der Lagerung kann diese mit Hilfe einer Laryngealmaske oder als Intubationsnarkose durchgeführt werden. Schulteroperationen gehören neben Knieoperationen zu den schmerzhaftesten Eingriffen, daher sollte die Indikation zur kontinuierlichen interskalenären Blockade für große Schulteroperationen großzügig gestellt werden.
- Von den oben angeführten Techniken erscheint die Technik nach Meier (65, 66) die am einfachsten durchzuführende und die risikoärmste Methode zu sein.

Kontraindikationen
Neben den allgemeinen Kontraindikationen peripherer Nervenblockaden sind bei der interskalenären Blockade folgende spezielle Kontraindikationen zu beachten:
- kontralaterale Phrenikusparese,
- kontralaterale Rekurrensparese (41),
- COPD (Chronic obstructive pulmonary Disease)/Asthma bronchiale (relativ).

Komplikationen und Nebenwirkungen
Auf die Möglichkeit einer intravasalen Injektion (A. vertebralis), einer hohen Spinal- oder Epiduralanästhesie oder gar einer irreversiblen zervikalen Rückenmarksschädigung in Verbindung mit der Technik nach Winnie wurde oben bereits hingewiesen. Auch Pneumothoraces wurden nur bei der Methode nach Winnie beobachtet.

Als methodenimmanente Nebenwirkungen müssen das Horner-Syndrom, eine ipsilaterale Phrenikusparese und Rekurrensparese angesehen werden.
- **Horner-Sydrom:** Die Häufigkeit wird mit 12,5–75 % angegeben. Es entsteht durch Diffusion des Lokalanästhetikums zu den zervikalen sympathischen Ganglien und klingt in der Regel deutlich vor Nachlassen des eigentlichen Blockadeeffektes ab. Die Häufigkeit des Auftretens ist abhängig vom verabreichten Volumen; insbesondere bei kontinuierlicher Technik wird es selten beobachtet.
- **Hörverlust:** Ebenfalls durch eine Sympathikolyse hervorgerufen kann es zu einer reversiblen Beeinträchtigung des Hörvermögens kommen (86).
- **Bronchospasmus:** Die oberen sympathischen Thorakalganglien versorgen die glatte Muskulatur der Bronchien. Ein durch die Sympathikolyse ausgelös-

ter Bronchospasmus im Rahmen einer interskalenären Blockade ist beschrieben (61, 99), scheint aber ein extrem seltenes Ereignis zu sein, sodass auch hier Risiko und Nutzen sorgfältig gegeneinander abzuwägen sind. Urmey (103) gibt zu bedenken, dass es sich hierbei auch um Aspiration kleiner Mengen von Schleim oder Flüssigkeit handeln könnte, durch die ein Bronchospasmus ausgelöst wird.

- **Rekurrensparese:** In 6–8 % der Fälle muss mit einer ipsilateralen Rekurrensparese gerechnet werden. Eine gleichzeitig bestehende kontralaterale Rekurrensparese kann ein akutes Atemnotsyndrom auslösen, welches eine sofortige Intubation erforderlich macht (41). Patienten müssen über eine passagere Heiserkeit aufgeklärt werden, die Nahrungsaufnahme sollte in dieser Zeit wegen der Gefahr der Aspiration unterbleiben.
- **Phrenikusparese:** Der N. phrenicus entspringt aus den Wurzeln der Segmente C_3–C_5 und liegt ventral auf dem Bauch des M. scalenus anterior, um im weiteren Verlauf relativ weit medial in die obere Thoraxapertur einzutreten. Eine Phrenikusparese wird in Verbindung mit der interskalenären Plexusblockade in bis zu 100 % der Fälle beschrieben (106). Es kann zu einer Beeinträchtigung der forcierten Vitalkapazität (FVC) und der forcierten 1-Sekunden-Kapazität bei ca. 30 % der Blockaden kommen (87, 105). Weder eine digitale Kompression kranial der Injektionsstelle (87, 105) noch eine Reduktion des verabreichten Volumens (87, 104) kann dieses Phänomen verhindern. Im Vergleich zur Dauer der motorischen und sensiblen Blockade scheint dieser Effekt nach einer einmaligen Gabe des Lokalanästhetikums jedoch wesentlich schneller als die gewünschte Blockadewirkung abgeklungen zu sein (34). Beim Gesunden wird die Beeinträchtigung der Zwerchfellatmung durch eine Steigerung der Brustatmung kompensiert (29). Atemzugvolumen (AZV), Atemminutenvolumn (AMV) sowie paCO_2 bleiben konstant, es kann lediglich zu einem leichten Abfall des pO_2 kommen. Bei der nach der Technik nach Meier (64, 66) durchgeführten interskalenären Blockade kommt es nur in 7 % der Fälle zu klinischen Zeichen einer Phrenikusparese, eine klinisch relevante Ateminsuffizienz wurde nicht beobachtet.

Eine respiratorische Insuffizienz ausgeprägteren Schweregrades stellt dennoch eine relative Kontraindikation für eine interskalenäre Blockade dar. Im Einzelfall muss die äußerst effiziente Analgesie durch die interskalenäre Blockade bei großer Schulterchirurgie, welche ohne eine Beeinträchtigung der Vigilanz dem Patienten häufig erst eine suffiziente Atmung ermöglicht, gegenüber den nachteiligen Effekten einer systemischen Analgesie abgewogen werden. Bei einem Vergleich des Einflusses der patientenkontrollierten interskalenären Analgesie mit der patientenkontrollierten intravenösen Analgesie auf das Diaphragma und die respiratorische Funktion im Rahmen der postoperativen Schmerztherapie nach großen Schultereingriffen konnten keine Unterschiede in Hinblick auf die respiratorische Funktion gefunden werden (6). Die patientenkontrollierte interskalenäre Analgesie bewirkte eine wesentlich bessere Schmerztherapie, eine größere Patientenzufriedenheit und war insgesamt mit weniger Nebenwirkungen verbunden (6).

- **Bezold-Jarisch-Reflex:** Bei etwa 10 % der Patienten wird nach der Lagerung in die sog. „Beach Chair Position" ein mit einer Bradykardie einhergehender Blutdruckabfall beobachtet. Das Ereignis tritt im Mittel ca. 60 Minuten nach Anlegen der Blockade auf (20, 60, 83). Es kann bis zu einem reanimationspflichtigen Herz-Kreislauf-Stillstand kommen. In diesem Zusammenhang sei auf die Notwendigkeit einer kontinuierlichen Überwachung der Patienten im Rahmen eines operativen Eingriffs hingewiesen. Der Patient sollte stets Sauerstoff über eine Maske zugeführt bekommen. Die Therapie besteht in Volumengabe, ggf. Kopftieflage und Gabe eines Vasokonstriktors (z. B. Akrinor). Prophylaktisch wird die Gabe von Metoprolol empfohlen (20, 60). Unter der kontinuierlichen Applikation des Lokalanästhetikums zur postoperativen Schmerztherapie wurde dieses Phänomen nicht beschrieben und nicht beobachtet.

8.4
Blockaden im Bereich der Faszikel (supra- und infraklavikulär)

Supraklavikuläre Blockadetechniken

Die klassische supraklavikuläre Blockade, 1911 von Kulenkampff (57) beschrieben, wird heute wegen der relativen Häufigkeit von Pneumothoraces in Verbindung mit dieser Blockadetechnik nur noch selten durchgeführt. Winnie u. Collins (112, 114) beschrieben die supraklavikuläre perivaskuläre Blockade als Alternative, bei welcher die Wahrscheinlichkeit eines Pneumothorax geringer sein soll. Alternativ zur vertikal-infraklavikulären Blockade wird eine supraklavikulär durchgeführte sog. „Plumb-Bob"-("Lot"-)Technik beschrieben (auch als „paraskalenäre Technik" bezeichnet), bei der die Nadel senkrecht (lotrecht) zur Unterlage geführt wird (12). Alle in dieser Region durchgeführten Blockaden (supra- wie infraklavikulär) beinhalten jedoch das Risiko eines Pneumothorax.

Perivaskuläre supraklavikuläre Blockade nach Winnie und Collins

Lagerung und Leitstrukturen

Der Patient liegt in Rückenlage, der Kopf ist leicht zur kontralateralen Seite geneigt, der gestreckte Arm liegt dem Körper an.

Als Leitstruktur dient das distale Ende der Skalenuslücke. Diese wird entsprechend dem bei der interskalenären Blockade beschriebenen Vorgehen identifiziert. Der tastende Finger gleitet in der Skalenuslücke bis an die Klavikula, hierbei wird in der Regel der M. omohyoideus als quer über die Skalenuslücke verlaufende Struktur zu palpieren sein. Am distalen Ende ist die A. subclavia häufig zu tasten. Der Plexus brachialis liegt hier kranial bzw. seitlich und leicht hinter der A. subclavia näher am M. scalenus medius als am M. scalenus anterior. Der Punktionsort befindet sich etwa in Klavikulamitte ca. 1,5–2 cm lateral des klavikulären Ansatzes des M. sternocleidomastoideus sowie 1–2 cm oberhalb der Klavikula.

> - Eine zu starke Seitwärtswendung des Kopfes zur Gegenseite kann das Palpieren der Skalenuslücke erschweren.
> - Die A. subclavia lässt sich mit Hilfe einer Gefäß-Doppler-Sonographie gut darstellen.

Durchführung

Technik: Der palpierende Finger wird in das distale Ende der Skalenuslücke gelegt. Es wird hierbei nicht versucht, die A. subclavia zu tasten. Die Nadel wird unmittelbar kranial des Fingers unter dem Finger in der Längsachse des Körpers nach kaudal und nahezu horizontal (ggf. leicht dorsal) vorgeschoben (Abb. 8.**13**). In dieser Region ist der Plexus brachialis von einer Faszie umgeben, deren Durchdringen bei Verwenden einer entsprechenden Kanüle als „Klick" verspürt wird. Die Technik sollte mit Hilfe eines Nervenstimulators durchgeführt werden; nach ca. 2 cm ist mit einer Reizantwort zu rechnen. Diese sollte in der Hand des Patienten sein, andernfalls ist eine Korrektur der Nadelspitze vorzunehmen.

Werden beim Vorschieben der Kanüle alle drei Faszikel verfehlt, so stößt man auf die erste Rippe. Nach Zurückziehen der Kanüle muss eine Korrektur nach dorsolateral vorgenommen werden.

Punktionskanüle: 4–5 cm lange immobile, atraumatische UPS-Nadel, Kathetertechnik möglich.

> - Kanüle eher in leicht lateraler Richtung unter den palpierenden Finger vorschieben.
> - Eine mediale Stichrichtung ist unter allen Umständen zu vermeiden.
> - Ein Kontakt zur ersten Rippe wird nicht angestrebt.
> - Bei Punktion der A. subclavia ist die Punktion zu weit ventral und medial erfolgt.
> - Die Blockade kann auch als kontinuierliche Technik durchgeführt werden.

Anmerkungen zur Technik: Franco u. Mitarb. (28) berichten über 1001 perivaskuläre supraklavikuläre Blockaden, welche unter Zuhilfenahme eines Nervenstimulators durchgeführt wurden. In 97,2 % der Fälle wurde ein kompletter Blockadeerfolg verzeichnet, 1,6 % waren inkomplett, 1,2 % wurden als komplette Versager eingestuft. Es wurde in dieser Serie kein Pneumothorax beobachtet, auch andere schwerwiegende Komplikationen werden nicht erwähnt.

Plumb-Bob-Technik

Lagerung und Leitstrukturen

Der Patient liegt auf dem Rücken mit leicht zur kontralateralen Seite geneigtem Kopf.

Durch Anheben des Kopfes tritt der M. sternocleidomastoideus deutlich hervor. Am lateralen Rand des klavikulären Ansatzes dieses Muskels („at the point of the lateral-most insertion of the sternocleido-mastoid muscle onto the clavicle"; 12) befindet sich die Einstichstelle direkt oberhalb der Klavikula.

Durchführung

Technik: Die Stichrichtung ist lotrecht zur Unterlage in der Parasagittalebene (Abb. 8.**14**). Die Technik sollte stets mit Unterstützung des Nervenstimulators durchgeführt werden. Falls keine Reizantwort ausgelöst wird, kommt es in der Regel zu einem Kontakt mit der ersten Rippe. In diesem Fall muss nach Zurückziehen die Kanülenrichtung in einem Winkel von maximal 30° zunächst nach kranial, dann nach kaudal verändert werden, wobei zu beachten ist, dass man sich weiterhin streng in der Sagittalebene bewegt. Über kontinuierliche Blockaden ist im Zusammenhang mit dieser Technik nicht berichtet worden.

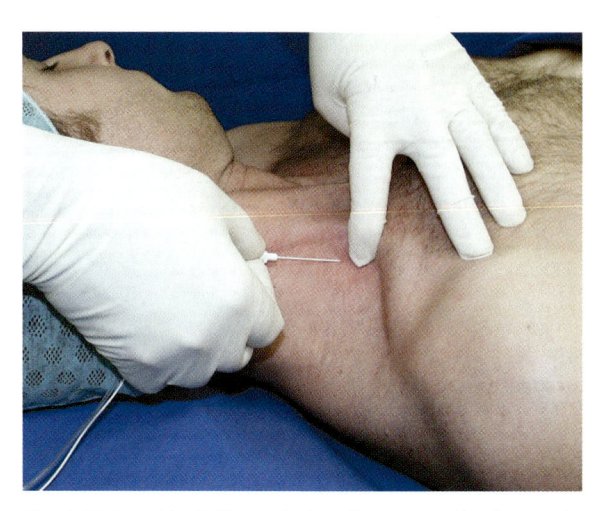

Abb. 8.13 Supraklavikuläre Technik nach Winnie und Collins; Stichrichtung (Foto: J. Büttner).

8 Nervenblockaden an den oberen Extremitäten

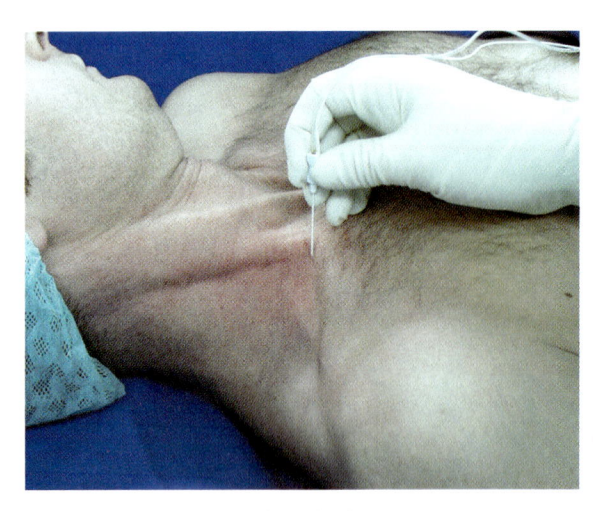

Abb. 8.14 Plumb-Bob-Technik; Stichrichtung (Foto: J. Büttner).

Punktionskanüle: 4–5 cm lange, immobile atraumatische UPS-Kanüle.

Anmerkungen zur Technik: Das Pneumothoraxrisiko wird mit 0,5–5 % genannt (11). Über Erfolgsquoten gibt es keine Angaben in der Literatur.

Infraklavikuläre Blockadetechniken

Zahlreiche Techniken zur infraklavikulären Blockade wurden beschrieben. Die vermutlich gängigsten Techniken seien hier nachfolgend vorgestellt.

Vertikal-infraklavikuläre Technik nach Kilka, Geiger und Mehrkens

Im Gegensatz zu den anderen infraklavikulären Techniken weist diese Technik eindeutige Leitstrukturen auf.

Lagerung und Leitstrukturen

Der Patient befindet sich in Rückenlage, eine spezielle Lagerung des Armes ist nicht erforderlich. Wenn möglich, sollte die Hand des Patienten bequem auf dem Bauch liegen.

Als Leitstrukturen dienen das ventrale Ende des Akromions sowie die Mitte der Fossa jugularis. Die Halbierung der Linie zwischen diesen beiden Punkten markiert die Einstichstelle, welche hier knapp unterhalb der Klavikula liegt (Abb. 8.15).

Durchführung

Die Punktion erfolgt knapp unterhalb der Klavikula streng senkrecht (lotrecht) zur Unterlage (Abb. 8.16). Nach Durchdringen der häufig sehr derben Fascia claviculopectoralis kommt es nach 2,5–4 cm zu einer Reizantwort, welche häufig primär durch Stimulation des Fasciculus lateralis hervorgerufen wird (Kontraktion der Mm. biceps brachii und pronator teres). Eine derartige Stimulation im Bereich des Fasciculus lateralis ist jedoch häufiger mit einer partiellen Blockade verbunden. Als erfolgversprechende Stimulationsantwort werden periphere Muskelkontraktionen in der Fingerregion angestrebt (Fasciculus posterior/N. radialis, Fasciculus lateralis/N. medianus, Fasciculus medialis/N. ulnaris). Um eine erfolgversprechende Reizantwort zu erhalten, muss die Kanüle bis unter die Haut zurückgezogen werden. Nach leichtem Verschieben der Haut nach lateral (0,5–1,0 cm) wird die Kanüle erneut senkrecht zur Unterlage vorgeschoben, die erwünschte Reizantwort findet sich ca. 0,5 cm tiefer, sie liegt dann gewöhnlich im Bereich des Fasciculus posterior, der hier lateral (!) und tiefer als der laterale Faszikel liegt (Abb. 8.17).

Punktionskanüle: 4–6 cm lange atraumatische immobile UPS-Kanüle, eine Kathetertechnik ist möglich.

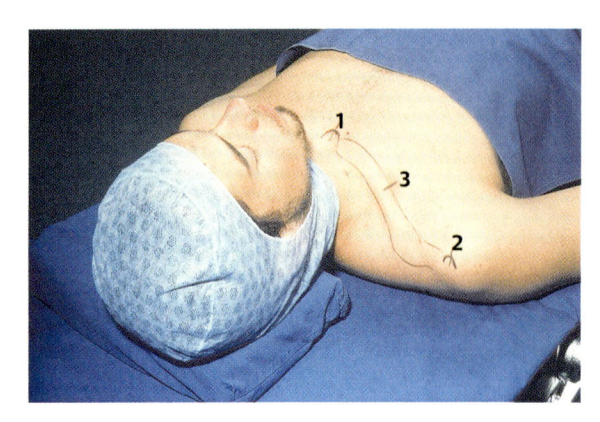

Abb. 8.15 Vertikal-infraklavikuläre Plexusblockade; Landmarken (mit freundl. Genehmigung der Firma AstraZeneca).
1 = Mitte der Fossa jugularis
2 = ventraler Anteil des Akromions
3 = Punktionsstelle

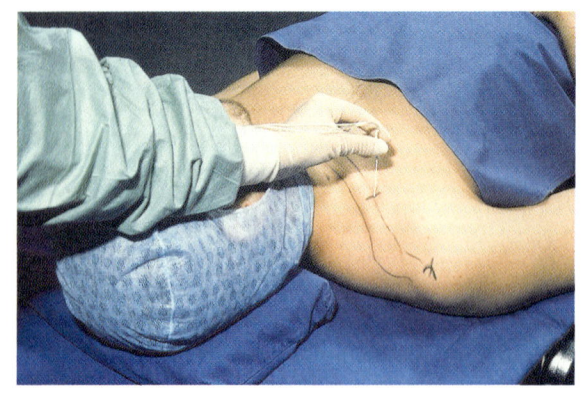

Abb. 8.16 Vertikal-infraklavikuläre Plexusblockade; Stichrichtung (mit freundl. Genehmigung der Firma AstraZeneca).

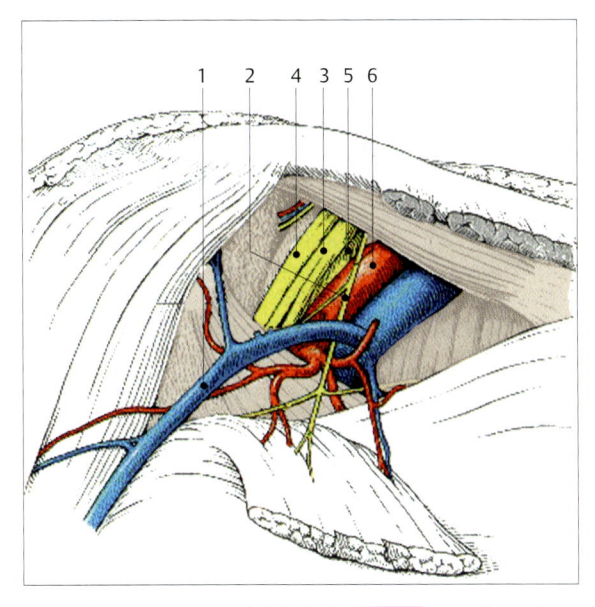

Abb. 8.17 Anatomie der infraklavikulären Region (aus Platzer W. Taschanatlas der Anatomie. Bd. 1. 7.Aufl. Stuttgart: Thieme; 1999).
1 = V. cephalica
2 = Nn. pectorales
3 = Fasciculus lateralis
4 = Fasciculus posterior
5 = Fasciculus medialis
6 = A. subclavia

- Wegen der potenziellen Gefahr eines Pneumothorax sollten eine mediale Stichrichtung, ein zu weit medial gelegener Punktionsort und eine zu tiefe Punktion unter allen Umständen vermieden werden. Die Punktionstiefe darf auch bei kräftigen Patienten nie mehr als 6 cm betragen. Bei asthenischen Patienten mit einem kurzen Akromion – Jugulum – Abstand (< 18 cm) ist das Risiko eines Pneumothorax erhöht, hier befindet sich der Plexus mitunter bereits in einer Tiefe von 2,5–3 cm. Auch bei Einhaltung aller Regeln lässt sich ein Pneumothorax nicht absolut vermeiden (70).
- Die Identifizierung des ventralen Endes des Akromions bereitet häufig Schwierigkeiten. Es empfiehlt sich, von dorsal den lateralen Rand der Spina scapulae aufzusuchen. Hier beginnt die laterale Begrenzung des Akromions, sie verläuft in einem rechten Winkel zur Spina scapulae nach vorn. Tastet man sich an der lateralen Begrenzung entlang nach ventral (vorn), kommt man automatisch zum ventralen Ende des Akromions. Verfolgt man das Akromion weiter über den „Scheitelpunkt" (= ventrales Ende), so gelangt man zum Akromioklavikulargelenk, welches medial und leicht dorsal des ventralen Endes liegt. Auf keinen Fall darf das ventrale Ende mit dem Humeruskopf oder dem Processus coracoideus verwechselt werden. Der Humerus bewegt sich bei Rotation des Armes unter dem tastenden Finger und kann so gut vom Akromion abgegrenzt werden.
- Die Erfahrung hat gezeigt, dass die nach der Originaltechnik beschriebene Einstichstelle tendenziell eher etwas weiter lateral gewählt werden kann.
- Entgegen den Erwartungen lässt sich hier ein Katheter einführen, obwohl die Öffnung der Kanüle relativ senkrecht auf den Plexus brachialis trifft.
- Die Verwendung einer Kanüle mit „Pencil-Point"-Spitze und seitlicher Öffnung wäre wünschenswert; die Kanüle hat sich jedoch für diese Technik als „zu stumpf" erwiesen, da das Überwinden der Fascia claviculopectoralis einen erheblichen Druck benötigt, der ein kontrolliertes Vorschieben nicht erlaubt.
- Der Widerstandsverlust durch Überwinden der Fascia claviculopectoralis zeigt nicht die korrekte Kanülenlage an, es handelt sich bei dieser Technik demzufolge nicht um eine Widerstandsverlustmethode. Ein Nervenstimulator zur Durchführung dieser Technik ist unverzichtbar.
- Es kommt relativ häufig zu Gefäßpunktionen (10–30 %) (42, 69). In der Regel wird nicht die A. subclavia punktiert, sondern die V. cephalica, die in diesem Bereich die Punktionsstelle überquert. Eine Gefäßpunktion deutet auf einen zu weit medialen Punktionsort hin.
- Bei einer Kontraktion des M. pectoralis liegt die Punktionsstelle ebenfalls zu weit medial (die Nn. pectorales verlaufen medial der Faszikel), lokale Kontraktionen der infraklavikulären Muskulatur sind nicht als richtige Reizantwort zu interpretieren.
- Die Erfolgsquote wird mit 88 % bzw. 94,8 % zur operativen Anästhesie angegeben, 9 % bzw. 5,2 % konnten erfolgreich supplementiert werden, 3 % bzw. 0 % wurden als komplette Versager eingestuft (42, 69). In beiden zitierten Studien wurden keine Pneumothoraces beschrieben, wenngleich es Fallberichte über derartige Komplikationen gibt. Es ist von einem Pneumothoraxrisiko von 0,2–0,7 % auszugehen (70). (Weitere Anmerkungen s. u.)

Infraklavikuläre Plexusanästhesie nach Raj, modifiziert nach Sims

Das Problem aller beschriebenen Techniken – mit Ausnahme der vertikal-infraklavikulären Plexusanästhesie – ist das Fehlen klarer Landmarken. Sims modifizierte 1977 (92) die 1973 von Raj (80) beschriebene Technik der infraklavikulären Plexusanästhesie.

Lagerung und Leitstrukturen
Der Patient befindet sich in Rückenlage, der Arm sollte um 90° abduziert und der Kopf zur Gegenseite gewandt sein. Die Technik ist aber auch bei angelagertem Arm und normal gelagertem Kopf möglich (79).

Medial vom Processus coracoideus unterhalb der Klavikula tastet man eine Grube. Diese wird medial vom oberflächlichen Teil des M. pectoralis major, kranial von der Klavikula und lateral vom Processus coracoideus begrenzt. In der so identifizierten Grube befindet sich der Injektionspunkt.

Durchführung
Von dem Injektionsort aus wird eine ca. 5–10 cm lange Kanüle nach lateral, kaudal-dorsal in Richtung auf den Apex der Axilla vorgeschoben. Nach ca. 2–3 cm wird mit Hilfe des Nervenstimulators eine Reizantwort ausgelöst. Diese sollte im Unterarm-Hand-Bereich liegen. Bei adipösen Patienten kann eine Punktionstiefe von 6–8 cm erforderlich sein.

Punktionskanüle: Je nach Konstitution des Patienten ist eine 5–10 cm lange atraumatische immobile UPS-Kanüle zu verwenden, eine kontinuierliche Technik ist gut möglich.

Anmerkungen zur Technik: Größere Statistiken über Erfolgsquoten und Komplikationen liegen nicht vor. Grundsätzlich soll – bedingt durch die laterale Stichrichtung – die Gefahr eines Pneumothorax sehr unwahrscheinlich sein. Gefäßpunktionen erfolgen häufiger, wobei diese in der Regel kein größeres Problem darstellen sollten (79).

Weitere Techniken zur infraklavikulären Plexusblockade

Whiffler (109) beschreibt den sog. **„Coracoid Block".** Die Injektionsstelle liegt leicht medial und kaudal des Processus coracoideus, die Landmarken sind aber ebenfalls nicht eindeutig. Nachteil dieser Technik ist die Möglichkeit einer Punktion der A. axillaris bei 50 % der Patienten. In Anlehnung an diesen, sich am Processus coracoideus orientierenden Block beschreibt **Grossi** (35) eine Technik, deren Injektionsstelle 2 cm medial und 2 cm kaudal der Spitze des Processus coracoideus liegt. Eine 8 cm lange immobile UPS-Kanüle wird unter Gebrauch des Nervenstimulators senkrecht zur Unterlage bzw. in einem Winkel von 0–15° nach lateral-kaudal in Richtung Achselhöhle vorgeschoben. Die Tiefe, in der der Plexus brachialis erreicht wird, beträgt im Durchschnitt 5,1 cm (2,25–7,75 cm beim Mann, 2,25–6,5 cm bei der Frau). Der Arm des Patienten sollte nicht mehr als 45° abduziert sein, kann aber auch am Körper anliegen. Bei korrekter Technik ist das Auftreten eines Pneumothorax unwahrscheinlich, auch eine respiratorische Beeinträchtigung durch eine Phrenikusparese ist nicht zu erwarten. Die häufigste Komplikation ist hier ebenfalls die Gefäßpunktion. Aus diesem Grund muss während der Injektion öfter aspiriert werden, um eine intravasale Lage der Kanüle auszuschließen. Auf eine langsame Injektion ist zu achten, um eine intravasale Injektion frühzeitig zu bemerken. Diese Technik wird auch als ideal für ein kontinuierliches Verfahren empfohlen (35). **Wilson u. Mitarb.** (111) konnten anhand einer mittels MRT durchgeführten Studie den von Grossi beschriebenen Injektionspunkt sowie die Injektionstiefen bestätigen.

Klaastad u. Mitarb. (44) beschreiben einen alternativen Zugang zum infraklavikulären Plexus brachialis, welchen sie als „Lateral Approach" bezeichnen, der sich an die Technik von Raj anlehnt. Es wird eine Linie von dem Punkt, an dem die A. subclavia unter die Klavikula tritt, zu dem Punkt, an welchem die A. brachialis unter dem lateralen Rand des M. pectoralis major hervortritt, gezogen. Auf dieser Linie in einem Abstand von 2,5 cm vom Unterrand der Klavikula in Richtung Axilla befindet sich die Einstichstelle. Die Stichrichtung wird durch den Verlauf dieser Linie vorgegeben (lateral-kaudal), der Stichwinkel zur Haut nach dorsal liegt im Mittel bei 67°. Die Präzision war bei einem um 90° abduzierten Arm größer als bei einem um 45° abduzierten Arm. Die Autoren empfehlen, mit einem Stichwinkel von 40° zu beginnen und diesen in Schritten auf maximal 80° zu steigern; die Gefahr eines Pneumothorax entsteht erst bei Stichwinkeln von > 80°.

Auch ultraschallgesteuerte Techniken zur infraklavikulären Blockade wurden beschrieben (71).

Maßnahmen für klavikulanah durchgeführten Blockaden

Dosierungen der Lokalanästhetika
Für alle angeführten Techniken sollte ein Volumen von 30–50 ml eines mittellang wirkenden (z. B. 1 %iges Mepivacain, 1 %iges Prilocain) oder lang wirkenden (z. B. 0,5- bis 0,75 %iges Ropivacain) Lokalanästhetikums verwendet werden. (Für kontinuierliche Blockaden s. Kapitel 7.)

Indikationen der klavikulanahen (supra- und infraklavikulären) Blockaden
Im Bereich der Klavikula liegen die Divisiones bzw. Faszikel des Plexus brachialis sehr dicht beieinander, sodass hier mit einer sehr profunden Blockade aller den Arm versorgenden Nerven gerechnet werden kann. Die weiter kranial abgehenden Nerven (z. B. N. suprascapularis) werden nicht erfasst. Daher sind Blockaden supra- wie infraklavikulär für eine Anästhesie bzw. Analgesie und Sympathikolyse im Bereich des distalen Oberarmes, Ellenbogens, Unterarmes und der Hand geeignet. Für eine Anästhesie und Analgesie in der Region der Schulter und des proximalen Oberarmes sollte die interskalenäre Blockade durchgeführt werden. Aufgrund des weitgehend identischen Indikationsbereiches der axillären Plexus-brachialis-Blockade müssen

Nutzen und Risiken dieser Techniken gegeneinander abgewogen werden.

> Kontraindikationen der klavikulanahen (supra- und infraklavikulären) Blockaden

- Kontralaterale Phrenikusparese: Während bei den supraklavikulären Blockaden über eine Phrenikusparese in unterschiedlicher Häufigkeit berichtet wird (68), ist diese Komplikation bei der infraklavikulären Blockade eher unwahrscheinlich (85), kann aber auftreten (93). Aus diesem Grund sollte die kontralaterale Phrenikusparese auch bei der infraklavikulären Plexusanästhesie, insbesondere bei der vertikalen Technik, als Kontraindikation gelten.
- Kontralaterale Rekurrensparese: Analog zur Phrenikusparese ist bei der supra- wie infraklavikulären Blockade aufgrund der anatomischen Nähe potenziell mit einer Rekurrensparese zu rechnen, wenngleich es hierüber im Zusammenhang mit der infraklavikulären Technik keine Angaben gibt.
- Eine ausgeprägte respiratorische Insuffizienz gilt als relative Kontraindikation.
- Thoraxdeformitäten und disloziert verheilte Klavikulafrakturen: Hierdurch wird die anatomische Orientierung erschwert, die Gefahr eines Pneumothorax ist dementsprechend erhöht.
- Eine beiderseitig durchgeführte Blockade hat wegen des Pneumothoraxrisikos als kontraindiziert zu gelten. Auch ein kontralateral vorhandener Pneumothorax oder ein Zustand nach kontralateraler Pneumektomie gilt als Kontraindikation für alle Verfahren, die das Risiko eines Pneumothorax beinhalten.

> Nebenwirkungen und Komplikationen der klavikulanahen (supra- und infraklavikulären) Blockaden

- **Horner-Syndrom:** Es entsteht durch Mitbetäubung des Ganglion stellatum und imponiert durch Miosis, Ptosis und Enophthalmus. Der Patient gibt in diesem Zusammenhang oft an, dass die entsprechende Gesichtshälfte warm wird. Während für die klavikulanahe supraklavikuläre Blockadetechnik lediglich über das Phänomen berichtet wird ohne Zahlenangaben, wird bei der vertikal-infraklavikulären Technik über eine Häufigkeit zwischen 1% und 6,9% berichtet (42, 69).
- **Heiserkeit, Fremdkörpergefühl im Hals:** Sie werden vermutlich durch eine Blockade des N. laryngeus recurrens hervorgerufen.

Beim **Horner-Syndrom** und bei der **Heiserkeit** handelt es sich mehr um „Begleiterscheinungen" als um Komplikationen. Diese Phänomene sind in der Regel von kürzerer Dauer als der eigentliche Blockadeeffekt und bei kontinuierlicher Gabe selten anhaltend zu beobachten. Der Patient sollte auf diese Erscheinungen im Rahmen der Prämedikation hingewiesen werden.

- **Phrenikusparese:** Während bei der interskalenären Blockadetechnik über eine Häufigkeit bis zu 100% und bei der supraklavikulären von 30–50% (68) berichtet wird, gibt es nur indirekte Angaben zur Häufigkeit bei der infraklavikulären Blockade. Insgesamt kommt es beim Gesunden zu keiner Beeinträchtigung der respiratorischen Funktion durch supra- und infraklavikuläre Blockaden (68, 85). Allerdings wird über eine akute respiratorische Insuffizienz in Zusammenhang mit einer vertikal-infraklavikulären Blockade, bedingt durch eine unilaterale Phrenikusparese, berichtet (93). Daher sollte auch hier die ausgeprägte respiratorische Insuffizienz als relative Kontraindikation gelten.
- **Pneumothorax:** Hierbei handelt es sich um eine gefürchtete Komplikation aller klavikulanah durchgeführten Blockaden. Die Häufigkeitsangaben schwanken zwischen 0,2 und 6% (40, 69) in Abhängigkeit von der Blockadetechnik. Grundsätzlich ist mit dieser Komplikation zu rechnen und der Patient darüber entsprechend aufzuklären. Insbesondere in Verbindung mit einer Allgemeinanästhesie mit positiver Druckbeatmung (z. B. nichtkompletter Block zur Operation) muss auch an die mögliche Entstehung eines lebensbedrohlichen Spannungspneumothorax gedacht werden. Eine einseitige Abschwächung des Atemgeräusches nach Anlegen der Blockade ist differenzialdiagnostisch von einer ipsilateralen Phrenikusparese abzugrenzen. Insbesondere wegen der Gefahr eines Pneumothorax gelten ambulante Regionalanästhesien in diesem Bereich als relative Kontraindikation.

8.5 Axilläre Blockaden

Zahlreich Modifikationen der axillären Plexus-brachialis-Blockade sind seit ihrem Erstbeschreiber Hirschel (1911) veröffentlicht und diskutiert worden. Anfänglich wurde davon ausgegangen, dass jeder der den Arm versorgenden Nerven einzeln zu blockieren sei. Burnham hat durch die Beschreibung eines bindegewebigen „Schlauches", in dem sich Gefäße und Nerven befinden, die Basis für eine einmalige Injektion des Lokalanästhetikums an einer Stelle geschaffen (14), was zu einer Blockade aller den Arm versorgenden Nerven, die sich innerhalb dieser Gefäß-Nerven-Scheide befinden, führt. Dieses Konzept wurde lange angezweifelt. Insbesondere Thompsen u. Rorie versuchten anhand von CT- und Kadaverstudien nachzuweisen, dass es keine einheitliche Gefäß-Nerven-Scheide gibt, sondern dass diese durch bindegewebige Septen in verschiedene Kompartments unterteilt sei (100). Dem widerspricht die klinische Erfahrung, dass in der Überzahl eine einmalige Injektion zu einem kompletten Blockadeerfolg führt. Pardridge u. Mitarb. konnten nachweisen, dass die von Thompson u. Rorie beschriebenen Septen zwar bestehen, der Ausbreitung des Lokalanästhetikums aber in der Mehrzahl der Fälle nicht entgegenstehen (74). Selander (89) war der erste, der durch Einlegen einer Verweilkanüle in die axilläre Gefäß-Nerven-Scheide die Grundlage zu den kontinuierlichen peripheren Nervenblockaden mittels Verweilkatheter geschaffen hat.

In der axillären Region haben sich aus den Faszikeln bereits die peripheren Nerven gebildet. Diese liegen nicht mehr so kompakt zusammen wie in der supra- bzw. infraklavikulären Region. Daher bietet die axilläre Blockade im Vergleich zu diesen Techniken zwei Nachteile:
- Sie weist häufiger inkomplette Blockaden auf,
- die Anschlagzeit ist, abhängig von der Technik, im Allgemeinen länger als bei den klavikulanahen Blockaden.

Gelegentlich wird auch über vermehrte Probleme mit der Blutsperre im Zusammenhang mit der axillären Blockade berichtet. Ein großer Vorteil im Vergleich zu den klavikulanahen Blockaden ist das deutlich geringere Risiko schwerwiegender Komplikationen, insbesondere muss nicht mit Pleuraverletzungen (Pneumothorax) gerechnet werden.

Vom Indikationsspektrum her unterscheidet sich die axilläre Blockade nicht von den klavikulanahen Blockaden. Insbesondere für Eingriffe im distalen Oberarm und Ellenbogenbereich ist die axilläre Blockade im Gegensatz zur weit verbreiteten Meinung hervorragend geeignet (88). Während der N. medianus und der N. ulnaris in aller Regel kein Problem der axillären Blockadetechnik darstellen, kommt es häufiger zu inkompletten Blockaden im Bereich des N. musculocutaneus und des N. radialis.

Nachdem die sog. „Multiinjektionstechnik" (Aufsuchen jedes einzelnen Nerven und gezielte Applikation des Lokalanästhetikums) aufgrund vermehrter neurologischer Schäden weitestgehend zugunsten der einmaligen Injektion oder der sog. transarteriellen Technik verlassen worden war, gewinnt sie heute durch die Einführung des Nervenstimulators wieder an Aktualität.

Es haben sich drei Arten der axillären Blockade etabliert:
- die perivaskuläre Single-Injection-Technik,
- die Multiinjektionstechnik,
- die transarterielle Technik.

Perivaskuläre „Single-Injection"-Technik
Lagerung und Leitstrukturen
Der Patient befindet sich in Rückenlage, der Arm ist um ca. 90° abduziert, im Ellenbogen um ca. 90° gebeugt und nach außen rotiert (Abb. 8.18).

Als Leitstruktur dient die A. axillaris, die in der Regel gut zu tasten ist. Kranial der A. axillaris verläuft der M. coracobrachialis (Abb. 8.19). Die tastenden Finger suchen die Lücke zwischen A. axillaris und M. coracobrachialis etwas distal der Achselfalte auf. Der Injektionsort befindet sich dort, wo der laterale Rand des M. pectoralis major die A. axillaris kreuzt.

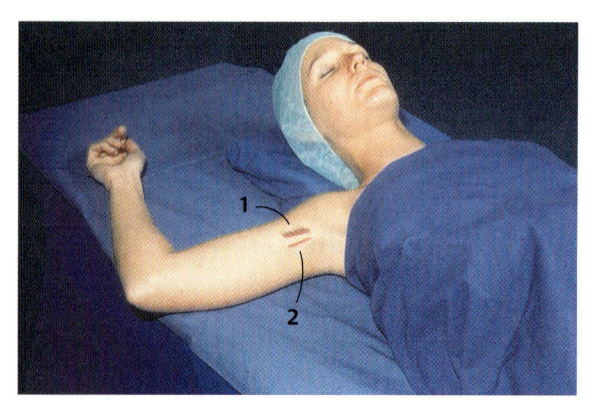

Abb. 8.18 Axilläre perivaskuläre Plexusanästhesie; Lagerung (mit freundl. Genehmigung der Firma AstraZeneca).
1 = M. coracobrachialis
2 = A. axillaris

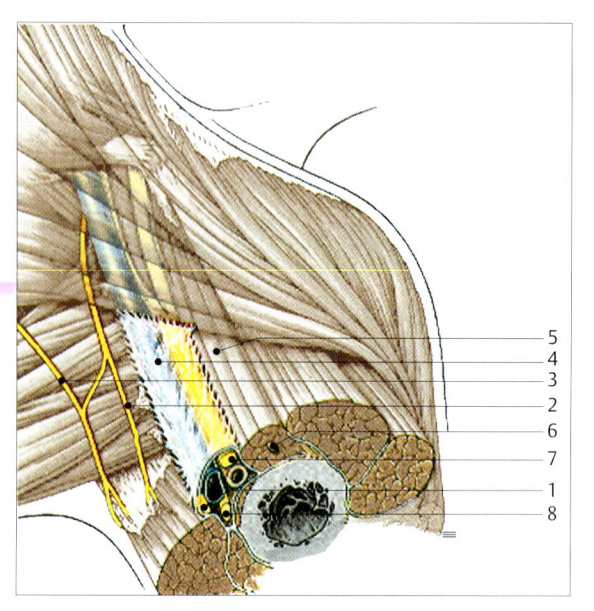

Abb. 8.19 Anatomie der axillären Region (aus Winnie AP. Plexus anesthesia: perivascular technique of brachial plexus block. Vol. I. Fribourg: Mediglobe; 1993).
1 = N. ulnaris
2 = N. cutaneus brachii medalis
3 = N. intercostobrachialis
4 = bindegewebige Gefäß-Nerven-Scheide
5 = M. coracobrachialis
6 = N. musculocutaneus
7 = N. medianus
8 = N. radialis

Durchführung

Nach einer mehr intrakutanen Hautquaddel erfolgt eine ausgiebige Inzision der Haut mit einem Hämostilett. Die zur Punktion verwendete Kanüle sollte einen stumpfen Schliff aufweisen. Dieser dient der Identifikation der Faszie der Gefäß-Nerven-Scheide. Die Kanüle wird in einem Winkel von ca. 30–45° parallel zur Arterie in die getastete Lücke eingeführt (Abb. 8.**20**), nach wenigen Millimetern wird man einen merklichen Widerstand spüren, der mit einem kontrollierten Druck zu überwinden ist. Unmittelbar nach Überwinden des Widerstands wird die Kanüle abgesenkt und in der Gefäß-Nerven-Scheide nach proximal bis zum Anschlag vorgeschoben. Zur Überprüfung der korrekten Kanülenlage kann jetzt ein Nervenstimulator eingesetzt werden. Mit Hilfe kleiner „Wackelbewegungen" lassen sich häufig mehrere Nerven stimulieren (N. medianus, N. ulnaris, N. radialis). Gelegentlich befindet sich die Kanülenspitze hinter dem N. medianus, sodass es hilfreich sein kann, die Kanülenspitze gegen die Haut (nach ventral) zu verändern, um eine Reizantwort zu erzielen. Es besteht hier im Gegensatz zu allen anderen Blockaden keine direkte Korrelation zwischen der Höhe der Reizamplitude und der Erfolgsquote. Eine Reizantwort des N. musculocutaneus lässt auf eine falsche Kanülenlage schließen. Die Kanüle liegt dann vermutlich im M. coracobrachialis außerhalb der Gefäß-Nerven-Scheide (Abb. 8.**19**). Alternativ zum Einsatz eines Nervenstimulators kann die korrekte Kanülenlage auch durch Auslösen von Parästhesien mittels kühlschrankkalter isotoner Kochsalzlösung verifiziert werden. Von der Effektivität her ist dieses Vorgehen dem Einsatz eines Nervenstimulators vergleichbar (84), für die Patienten ist es jedoch mit unangenehmen Parästhesien verbunden. Parästhesien durch die Nadel sollten wegen der erhöhten Gefahr der Nervenschädigung nicht bewusst ausgelöst werden.

Die nach dieser Methode durchgeführte Technik der axillären Plexusanästhesie ist eine der wenigen Techniken, welche auch ohne den Einsatz eines Nervenstimulators durchgeführt werden können. Hierfür ist eine 18-G-Verweilkanüle mit solidem Stahlmandrin, 45°-Schliff und verrundeten Kanten hilfreich, da so der Widerstandsverlust deutlich zu spüren ist. Abgesehen von Kälteparästhesien und/oder einer Reizantwort durch den Nervenstimulator gelten folgende Kriterien als Hinweis auf eine korrekte Kanülenlage:

- eindeutiger Widerstandsverlust,
- glattes Vorschieben der Kanüle bis zum Anschlag.

Häufigste Fehler bei der Punktion sind eine falsche Orientierung (Arterie nicht korrekt geortet) sowie eine zu tiefe Punktion. Die Kanüle darf unmittelbar nach Überwinden des Widerstands nicht weiter in die Tiefe vorgeschoben werden, sondern ist abzusenken und tangential vorzuschieben entsprechend dem Vorgehen bei einer peripheren Venenpunktion.

Diese Technik eignet sich hervorragend zur kontinuierlichen Kathetertechnik.

Punktionskanüle: „Single-Shot"-Technik: 5–6 cm lange atraumatische UPS-Kanüle mit stumpfem Schliff, auch Pencil-Point-Spitze möglich.

Kontinuierliche Technik:

Für Erwachsene: 18-G-Verweilkanüle mit stumpfem Mandrin (z. B. 45°-Schliff) verwenden. Nach erfolgreicher Platzierung Entfernen des Mandrins, Vorschieben eines flexiblen Katheters durch die Verweilkanüle, Entfernen der Verweilkanüle.

Für Kinder: 20-G-Verweilkanüle mit solidem Stahlmandrin verwenden.

> - Der Plexus brachialis liegt direkt subkutan, häufig erfolgt die Punktion zu tief im Gewebe.
> - Bei Schwierigkeiten, die A. axillaris zu identifizieren, kann eine Gefäß-Doppler-Sonographie eingesetzt werden.
> - Es hat sich bewährt, die Technik grundsätzlich (auch als „Single-Shot"-Methode) mit Hilfe einer Verweilkanüle (18 G) mit solidem Mandrin durchzuführen. Wird keine kontinuierliche Blockade benötigt, so kann zumindest die Verweilkanüle bis zum OP-Ende belassen werden, um ggf. durch Nachspritzen von Lokalanästhetikum die Blockade zu supplementieren oder zu verlängern.
> - Die Verweilkanüle verlagert den Injektionspunkt für das Lokalanästhetikum nach proximal, sodass die Wahrscheinlichkeit, den N. musculocutaneus erfolgreich zu blockieren, groß ist.
> - Es sollte stets ein ausreichend großes Volumen (40–50 ml beim Erwachsenen) eines ausreichend hoch konzentrierten Lokalanästhetikums verwendet werden, um einen guten Blockadeerfolg zu erzielen (s. auch Kapitel 7).
> - Bei Verwendung einer Verweilkanüle und eines ausreichend hohen Volumens gibt es extrem wenig Probleme mit der Blutsperre (6,1 %) (15).

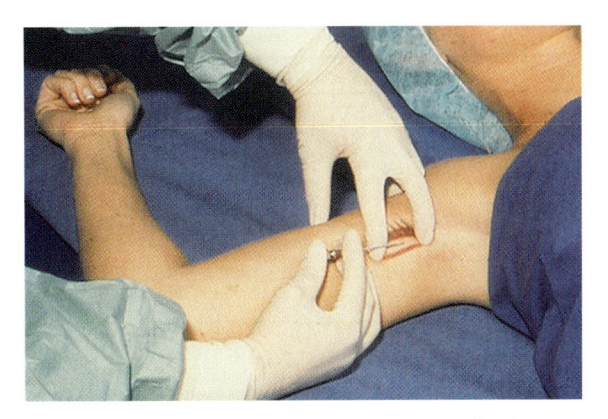

Abb. 8.20 Axilläre perivaskuläre Plexusanästhesie; Stichrichtung (mit freundl. Genehmigung der Firma AstraZeneca).

- Bei korrekter Punktionstechnik sind Gefäßpunktionen sehr selten (1,1 %) (15).
- Nervenschäden treten bei dieser Technik sehr selten auf (15, 56).
- Eine zusätzliche Blockade der oberflächlichen Hautnerven, die die Innenseite des Oberarmes versorgen, insbesondere des N. intercostobrachialis, wird gelegentlich in Form einer subkutanen Infiltration empfohlen.
- Ein Abbinden oder Abdrücken distal der Injektionsstelle scheint keinen zusätzlichen Vorteil zu bringen (54).
- Die **Häufigkeit kompletter Blockaden** liegt bei dieser Technik bei 70–75 % (15, 69), ca. 20–25 % lassen sich supplementieren (s. u.), ca. 5 % benötigen eine Allgemeinanästhesie.
- Während der N. musculocutaneus bei Verwendung einer Verweilkanüle und eines ausreichenden Volumens des Lokalanästhetikums in der Regel kein Problem darstellt, sind die häufigsten **Versager** auf eine inkomplette Blockade des N. radialis zurückzuführen. Die Vermutung, dass ein während der Verabreichung des Lokalanästhetikums am Körper angelegter Arm die Wahrscheinlichkeit einer erfolgreichen Blockade des N. radialis erhöht (108) – Voraussetzung hierzu ist das Einliegen einer Verweilkanüle oder eines Katheters – konnte nicht bestätigt werden (48).
- Ist eine Anästhesie im Bereich des N. radialis erforderlich und konnte dieser Nerv bei der Elektrostimulation nicht erregt werden, empfiehlt es sich, in gleicher Sitzung direkt im Anschluss an die Plexusblockade eine zusätzliche selektive Blockade unter Zuhilfenahme des Nervenstimulators und einer geeigneten Kanüle in der Mitte des Oberarmes vorzunehmen (s. u.). Hierdurch können Erfolgsquote und Anschlagzeit günstig beeinflusst werden.
- Inkomplette Blockaden können durch selektive periphere Nervenblockaden mit Hilfe des Nervenstimulators und geeigneter Kanülen vervollständigt werden.
- Der große Vorteil dieser Technik liegt in ihrer leichten Erlernbarkeit und der Geschwindigkeit ihrer Anlage. Dagegen wird man in der Regel mit einer längeren **Anschlagzeit** (mindestens 20–30 min) im Vergleich zur „Multiple-Injection"-Technik (50), aber auch zur vertikal-infraklavikulären Blockade (69) rechnen müssen.
- Die **Anschlagzeit** lässt sich u. a. durch den Zusatz von Natriumbicarbonat zu einem mittellang wirkenden Lokalanästhetikum beschleunigen (16) (s. Kapitel 7).

Dosierungen des Lokalanästhetikums

Es werden beim Erwachsenen 40–50 ml eines mittellang wirkenden (z. B. 1 %iges Mepivacain, 1 %iges Prilocain) oder eines lang wirkenden (z. B. 0,5–0,75 %iges Ropivacain) Lokalanästhetikums appliziert.

Für eine kontinuierliche Applikation s. Kapitel 7.

„Multiple-Injection"-Technik

Mit der Einführung des Nervenstimulators und entsprechender atraumatischer Kanülen werden in jüngster Zeit wieder zunehmend Techniken propagiert, bei welchen jeder einzelne den Arm versorgende Nerv mittels Nervenstimulator aufgesucht und blockiert wird (24, 46, 50, 53). Grundsätzlich lässt sich im Vergleich zu anderen Techniken der axillären Plexusblockade hierdurch eine höhere Erfolgsquote erzielen, auch eine raschere Anschlagzeit wird beschrieben. Nachteil ist, dass eine längere Zeit benötigt wird, um die Blockade durchzuführen (50), darüber hinaus scheint die gezielte Blockade der einzelnen Nerven häufiger mit einem Tourniquetschmerz einherzugehen (46, 50). Die Patientenakzeptanz ist bei Einsatz von Multistimulationstechniken deutlich vermindert, sodass eine zusätzliche Sedierung empfohlen wird (27).

Dupré beschrieb 1994 den „Bloc du Plexus brachial au Canal huméral" (24), der im angloamerikanischen Schrifttum fälschlicherweise als „Mid-humeral Approach" bezeichnet wird. Tatsächlich handelt es sich hier um eine Technik, welche am Übergang vom proximalen zum mittleren Drittel des Oberarmes durchgeführt wird. Diese Methode sei hier stellvertretend für alle Multistimulationstechniken beschrieben.

Lagerung und Leitstrukturen

Der Patient befindet sich in Rückenlage, der um 80° abduzierte gestreckte Arm liegt auf einem Armtisch.

Die A. brachialis wird am Übergang vom proximalen zum mittleren Drittel des Oberarmes aufgesucht. Prinzip ist, von einer Injektionstelle durch entsprechendes Zurückziehen der Kanüle unter die Haut und erneutes Vorschieben mit veränderter Stichrichtung die vier den Arm versorgenden Hauptnerven aufzusuchen und zu blockieren (Abb. 8.**21**).

Durchführung

Zunächst wird der N. medianus aufgesucht (Abb. 8.**22**). Unter Palpation der A. brachialis wird die Kanüle tangential zur Haut nach proximal-kranial und parallel zur Arterie unter die Fascia brachialis vorgeschoben, nach Auslösen einer für den N. medianus typischen motorischen Reizantwort werden 8–10 ml des Lokalanästhetikums gespritzt. Nach Blockade des N. medianus wird die Kanüle zurück unter die Haut gezogen. Durch eine a.-p. (Richtung Unterlage) ausgerichtete Stichrichtung wird nun der N. ulnaris aufgesucht (Abb. 8.**23**), anschließend nach erneutem Zurückziehen

8.5 Axilläre Blockaden 285

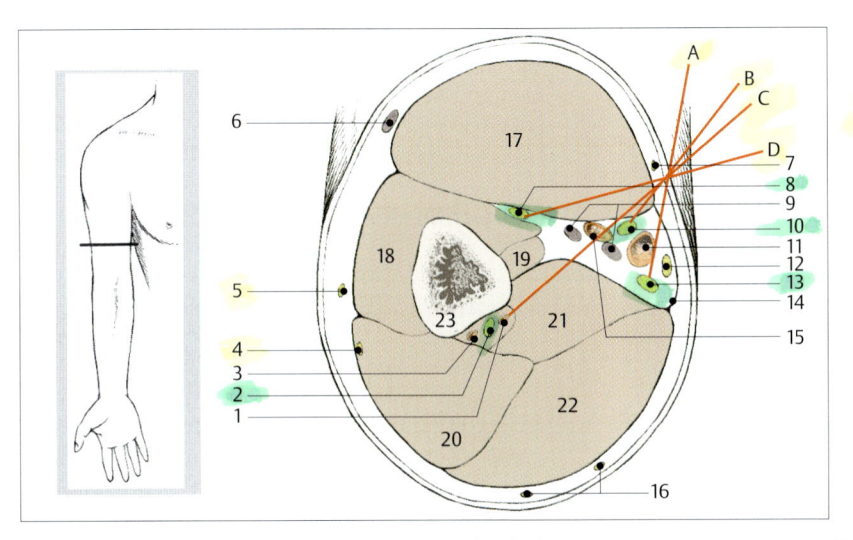

Abb. 8.21 Axilläre Plexusblockade, Technik nach Dupré. Stichrichtung für einzelne Nerven angedeutet (A = N. ulnaris, B = N. medianus, C = N. radialis, D = N. musculocutaneus) (aus Hempel V. Anästhesie an der oberen Extremität. In: Niesel HC. Regionalanästhesie – Lokalanästhesie – Regionale Schmerztherapie. Stuttgart: Thieme; 1994).

1 = A. collateralis
2 = N. radialis
3 = A. collateralis radialis
4 = N. cutaneus brachii lateralis inferior
5 = N. cutaneus brachii lateralis
6 = V. cephalica
7 = N. cutaneus brachii medialis
8 = N. musculocutaneus
9 = Vv. brachiales
10 = N. medianus
11 = V. basilica
12 = N. cutaneus antebrachii medialis
13 = N. ulnaris
14 = Fascia brachii
15 = A. brachialis
16 = Zweige des N. cutaneus brachii medialis
17 = M. biceps brachii
18 = M. brachialis
19 = M. coracobrachialis
20 = Caput laterale m. tricipitis humeri
21 = Caput mediale m. tricipitis humeri
22 = Caput longum m. tricipitis humeri
23 = Humerus

wird die Kanüle Richtung Unterkante des Humerus vorgeschoben, bis eine motorische Reizantwort im Bereich des N. radialis ausgelöst wird (Extension der Hand bzw. der Finger). Eine muskuläre Antwort im M. triceps hat hierbei als nicht zufriedenstellend zu gelten. Der N. musculocutaneus wird durch horizontales Vorschieben der Kanüle unter den Bauch des M. biceps brachii aufgesucht, hierbei ist es hilfreich, den Muskelbauch mit Hilfe eines Klammergriffs etwas anzuheben (Abb. 8.24). Pro Nerv werden 8–10 ml Lokalanästhetikum verabreicht. Alle Nerven werden mit Hilfe des Nervenstimulators nach den üblichen Anwendungskriterien aufgesucht. Am Ende wird der N. cutaneus brachii medialis durch eine subkutane Infiltration blockiert.

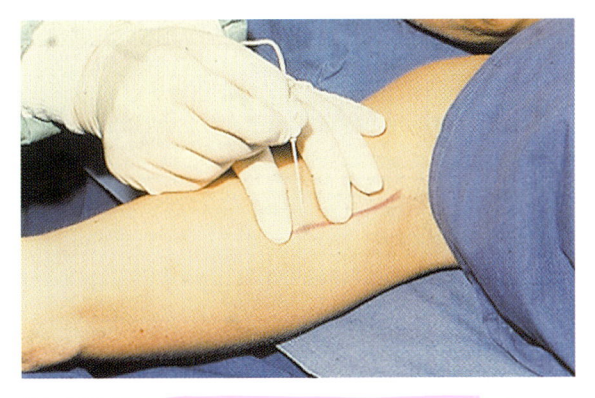

Abb. 8.23 Blockade des N. ulnaris, Technik nach Dupré (mit freundl. Genehmigung der Firma AstraZeneca).

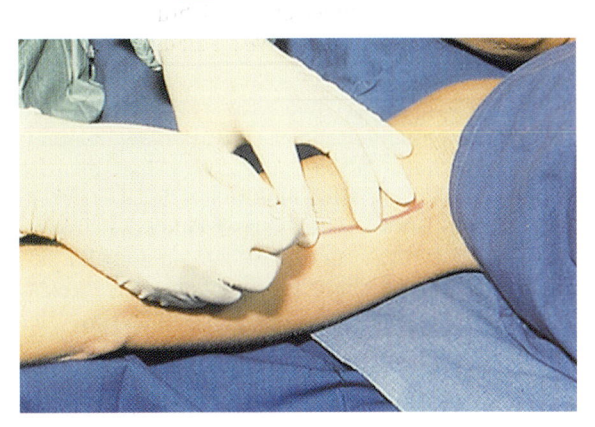

Abb. 8.22 Blockade des N. medianus, Technik nach Dupré (mit freundl. Genehmigung der Firma AstraZeneca).

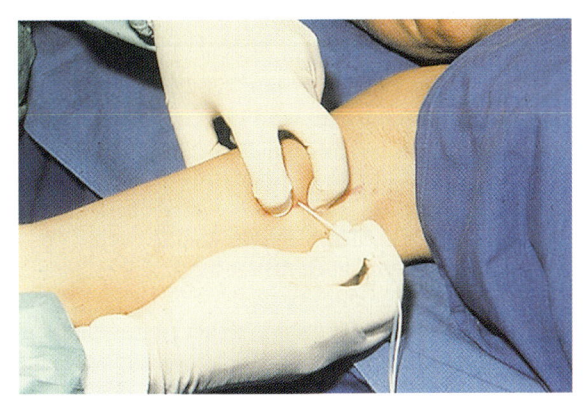

Abb. 8.24 Blockade des N. musculocutaneus, Technik nach Dupré (mit freundl. Genehmigung der Firma AstraZeneca).

Punktionskanüle: 5–8 cm lange atraumatische, immobile UPS-Kanüle.

- Die Multiple-Injection-Technik ist nicht als kontinuierliche Blockade geeignet.
- Die **Erfolgsquote** wird mit 82,1 % (31), 88 % (7) bzw. 95 % (17) angegeben.
- Eine Komplettierung durch selektive Blockaden im Ellenbogenbereich ist mit Hilfe des Nervenstimulators möglich.
- Der Vorteil der weiter distal durchgeführten multiplen Injektionstechnik besteht darin, dass hier die Nerven weitgehend getrennt voneinander liegen, sodass eine Nervenschädigung durch die Injektion in einen bereits mitbetäubten Nerven unwahrscheinlicher wird.
- Verglichen mit den anderen Nerven ist bei dieser Methode der N. ulnaris mit einer etwas geringeren Erfolgsquote blockiert (7).
- Die Technik erlaubt eine differenzierte Blockade der einzelnen Nerven. So kann der Nerv, in dessen Versorgungsgebiet die postoperativen Schmerzen zu erwarten sind, mit einem lang wirkenden Lokalanästhetikum zur postoperativen Schmerztherapie versorgt werden, während ein kürzer wirkendes Lokalanästhetikum eine postoperativ bald wieder hergestellte Sensibilität und Motorik der übrigen Nerven ermöglicht.

Transarterielle Technik

Lagerung
Der Patient befindet sich in Rückenlage, der Arm ist um ca. 90° abduziert, nach außen rotiert und im Ellenbogengelenk gebeugt.

Durchführung
Die Punktionsstelle liegt etwas distal der Achselfalte. Mit einer immobilen 24-G-Kanüle wird die Arterie in einem Winkel von 30° zur Haut in Richtung auf die Achselhöhle unter ständig leichter Aspiration aufgesucht. Eine blutige Aspiration zeigt die Punktion der Arterie an. Die Kanüle wird nun weiter vorgeschoben, bis kein Blut mehr zu aspirieren ist. Unter Aspiration und Drehen der Kanüle um 180° wird eine intravasale Lage ausgeschlossen. Jetzt wird langsam entweder das gesamte Volumen (40 ml) des Lokalanästhetikums hinter die Arterie gespritzt oder lediglich die Hälfte (20 ml). In letzterem Fall wird das restliche Lokalanästhetikum nach Zurückziehen der Kanüle vor die Arterie gespritzt. Das Vorgehen richtet sich dabei nach dem zu erwartenden Operationsgebiet.

Um eine intravasale Injektion sicher auszuschließen, sind folgende Vorsichtsmaßnahmen unbedingt einzuhalten:
- Es ist langsam zu spritzen unter ständigem verbalem Kontakt zum Patienten.
- Wiederholt (nach jeweils 5 ml Lokalanästhetikum) hat eine Aspiration zu erfolgen unter Rotation der Kanüle zum Ausschluss einer intravasalen Lage.
- Ein erhöhter Widerstand bei der Injektion zeigt eine Lage der Kanülenspitze in der Gefäßwand an.

Punktionskanüle: atraumatische immobile Kanüle mit 30°-Schliff.

- Die **Erfolgsquote** der transarteriellen Technik wird mit 88,8 % angegeben (94).
- Unbeabsichtigte Parästhesien wurden bei 12 % ausgelöst, bei 0,2 % wurden neurologische Spätschäden (sensorische Parästhesien) beobachtet.
- Vaskuläre **Komplikationen** traten in der Studie von Stan (94) in 1,4 % der Fälle auf, hierunter eine intravasale Injektion des Lokalanästhetikums in 0,2 %.
- Pseudoaneurysmen der A. brachialis wurden in dieser Studie nicht beobachtet, sind aber im Rahmen der axillären Blockade beschrieben, wenn diese mit einer Punktion der A. axillaris einhergeht (33, 72, 116). Pseudoaneurysmen äußern sich u. a. in neurologischen Defiziten, da die Nerven (N. radialis, N. ulnaris, N. medianus) sich in unmittelbarer Nachbarschaft zur A. axillaris befinden.
- Die Technik eignet sich nicht als kontinuierliche Blockade.

Generelle Betrachtungen zur axillären Plexusanästhesie

Wertung der einzelnen axillären Techniken im Vergleich

Die Multistimulationstechnik wie auch die transarterielle Technik sind mit einer höheren Erfolgsquote und einer rascheren Anschlagzeit als die perivaskuläre „Single-Shot"-Methode behaftet. Nachteil der Multistimulationstechnik ist die längere Dauer, die benötigt wird, die Blockade durchzuführen; daraus resultiert auch eine geringere Akzeptanz der Patienten. Die transarterielle Technik verlangt bewusst eine Punktion der Arterie, was mit einer erhöhten Rate an intravaskulären Injektionen und gefäßbedingten Komplikationen (Hämatom, Gefäßspasmus, Pseudoaneurysma) einhergeht. Der überzeugende Vorteil der perivaskulären kontinuierlichen Technik ist ihre Einfachheit und die Geschwindigkeit ihrer Durchführung; sie ist extrem atraumatisch, neurologische Folgeschäden sind äußerst selten. Sie erlaubt im Gegensatz zu den anderen Blockaden eine kontinuierliche Applikation des Lokalanästhetikums über einen längeren Zeitraum. Der Problemnerv bei dieser Technik ist der N. radialis. Es hat sich bewährt, bei Operationen, welche im Versorgungsgebiet des N. radialis liegen, diesen Nerven, sofern er nicht stimuliert wurde, mit einer zusätzlichen selektiven Blockade in der Mitte des Oberarmes (S. 290) im Rahmen der Anlage der Plexusanästhesie von vornherein zu anästhesieren.

Indikationen der axillären Plexusanästhesie
- Alle operativen Eingriffe an distalem Oberarm, Ellenbogen, Unterarm und Hand. Im distalen Oberarm- und Ellenbogenbereich lässt sich mit der axillären Blockade eine hervorragende Analgesie- und Anästhesiequalität erzielen (88).

Indikationen der kontinuierlichen axillären Blockade
- Postoperative Schmerztherapie.
- Physiotherapeutische Behandlung (z. B. Mobilisation eingesteifter Gelenke).
- Prophylaxe und Therapie chronischer Schmerzzustände (CRPS, Postamputationsschmerz).
- Sympathikolyse (z. B. nach Replantation amputierter Gliedmaßen).
- Erfrierungen, Vasospasmus nach versehentlicher intraarterieller Injektion (z. B. Thiopental)

Kontraindikationen der axillären Blockade
Es gelten die allgemeinen Kontraindikationen peripherer Blockaden; es gibt keine speziellen Kontraindikationen.

Vergleich der axillären mit den klavikulanahen Techniken
Das Indikationsspektrum beider Zugangswege zum Plexus brachialis ist weitgehend identisch. Bei komplexen Verletzungen des Armes kann eine Auslagerung sehr schmerzhaft sein. Hier erweisen sich die klavikulanahen Techniken als vorteilhaft, welche ohne Auslagerung des Armes durchzuführen sind (vertikal-infraklavikuläre Plexusanästhesie, „Coracoid Approach" nach Grossi). Die vertikal-infraklavikuläre Technik zeichnet sich insbesondere im Vergleich zur perivaskulären axillären Methode durch eine raschere Anschlagzeit und eine höhere Erfolgsquote aus (69).

Die multiple Injektionstechnik der axillären Blockade dagegen weist ebenfalls eine hohe Erfolgsquote auf, benötigt aber eine längere Zeit für die Anlage. Bei einem Vergleich der axillären „Multistimulationstechnik" mit dem infraklavikulären „Coracoid Approach" zeigte die mittels „Multistimulationstechnik" durchgeführte axilläre Blockade eine raschere Anschlagzeit sowie eine deutlich bessere Erfolgsquote (49). Ein ganz wesentlicher Vorteil aller axillären Blockaden ist das fehlende Risiko eines Pneumothorax, welches bei jeglicher klavikulanahen Blockade nicht sicher auszuschließen ist.

Welche Blockade im einzelnen bevorzugt wird, hängt ganz entscheidend von der Erfahrung des die Blockade Durchführenden ab. Im Bereich der ambulanten Anästhesie ist die axilläre Blockade zu bevorzugen.

8.6 Blockade einzelner Nerven im Schulterbereich

N.-suprascapularis-Blockade
Anatomie
Der Truncus superior bildet sich aus den Wurzeln C_5 und C_6. Der N. suprascapularis zweigt bereits im Bereich des Truncus superior vom Plexus brachialis ab. Er zieht in der Fossa supraclavicularis entlang des lateralen Randes des Plexus brachialis bis zur Incisura scapulae. Nach Durchtritt durch die Inzisur gelangt er in die Fossa supraspinata (Abb. 8.25). Er teilt sich in einen motorischen Ast zum M. supraspinatus und M. infraspinatus und gibt einen sensiblen Ast zum Schultergelenk ab. Der N. suprascapularis liegt in der Fossa supraspinata wie in einer „Wanne" (Abb. 8.26) und lässt sich am Boden dieser Wanne gut blockieren.

Lagerung und Leitstrukturen
Der Patient befindet sich in sitzender Position mit gebeugtem Kopf.

Über den Verlauf der Spina scapulae wird eine Linie vom medialen Ende bis zum lateralen hinteren Rand des Akromions gezogen. Durch den Halbierungspunkt dieser Linie wird eine Parallele zur Wirbelsäule gelegt. Die Injektionsstelle liegt etwa 2,5–3 cm kranial des Schnittpunktes beider Geraden.

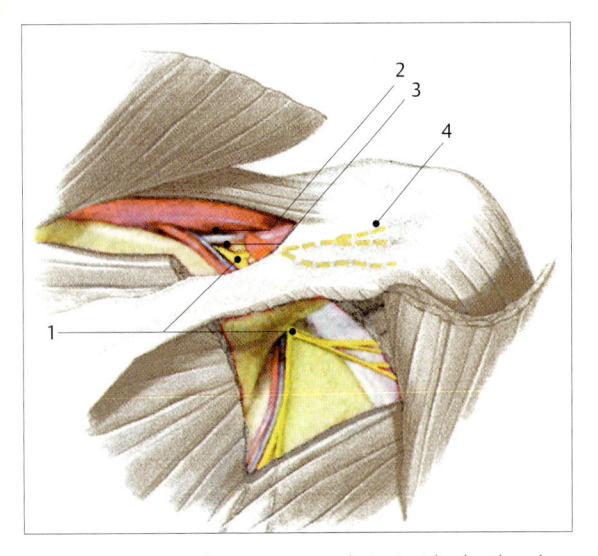

Abb. 8.25 Anatomie des N. suprascapularis. Ansicht der Skapula von dorsal (nach Lechenbauer N., AstraZeneca; aus Meier G, Büttner J. Kompendium der peripheren Blockaden. München: Arcis; 2001).
1 = N. suprascapularis
2 = Lig. transversum scapulae
3 = Incisura scapulae
4 = Akromion

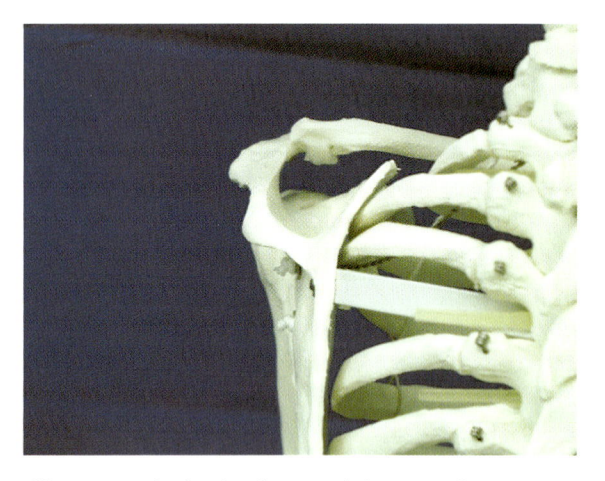

Abb. 8.26 Ansicht der Skapula von medial, „Wannenform" (Foto: J. Büttner).

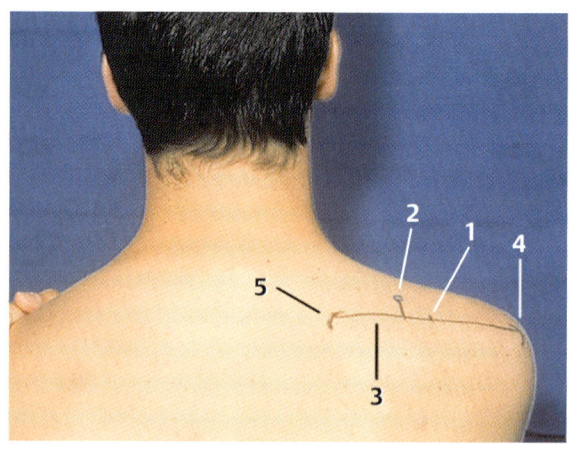

Abb. 8.27 N.-suprascapularis-Blockade, Technik nach Meier; anatomische Leitpunkte (mit freundl. Genehmigung der Firma AstraZeneca).
1 = Mitte Spina scapulae
2 = Punktionsort (2 cm medial, 2 cm kranial)
3 = Spina scapulae
4 = Akromion (hinterer Anteil)
5 = Angulus superior

Durchführung
Eine 5–7 cm lange Kanüle wird senkrecht zur Hautoberfläche langsam in Richtung der Incisura scapulae vorgeschoben. Nach 3,5–5 cm wird Knochenkontakt erreicht, durch mediales bzw. laterales „Entlangtasten" an dem Knochen wird die Incisura scapulae aufgesucht. Nach sorgfältiger Aspiration werden 5–10 ml des Lokalanästhetikums gespritzt. Das gezielte Aufsuchen von Parästhesien ist nicht erforderlich, häufig gibt aber der Patient ein Ziehen in der Schulter oder im Oberarm an.

- Bei der Durchführung der N.-suprascapularis-Blockade besteht grundsätzlich die Gefahr eines Pneumothorax. Parris empfiehlt, die Hand der zu blockierenden Seite auf die gegenüberliegende Schulter zu legen, wodurch der Abstand der Skapula zur Pleura erheblich vergrößert wird (75).
- Die Technik kann auch mit Hilfe eines Nervenstimulators durchgeführt werden. Die motorische Reizantwort ist eine Außenrotation (M. infraspinatus) und eine Abduktion (M. supraspinatus). Häufig wird der Patient jedoch nur einen Impuls in der Schulter angeben, der als „Ticken" bezeichnet wird.
- Grundsätzlich ist es mit Hilfe dieser Technik auch möglich, einen Katheter einzulegen. Aufgrund des relativ begrenzten Raumes in der vom Lig. transversum scapulae superius überspannten Inzisur kann es jedoch leicht zum Engpasssyndrom kommen.

Kontinuierliche N.-suprascapularis-Blockade nach Meier

Um die o. g. Probleme (Pneumothorax, erschwertes Einlegen eines Verweilkatheters mit der Gefahr eines Engpasssyndroms im Bereich der Incisura scapulae) zu umgehen, wurde von Meier (65) eine alternative Technik beschrieben. Diese Methode macht sich die Tatsache zu Nutzen, dass die Fossa supraspinata wie eine Wanne geformt ist (Abb. 8.26). Es ist zu bedenken, dass die Skapula nicht vertikal am Brustkorb anliegt, sondern entsprechend dem sich nach oben verjüngenden Brustkorb schräg gestellt ist. Sieht man von seitlich auf die Skapula, so bildet sie in der Originallage mit der Spina eine V-förmige Wanne. Der N. suprascapularis verläuft nach Durchtritt durch die Inzisur am Boden dieser Wanne nach lateral, um durch das Collum scapulae in die Fossa infraspinata bzw. zum Schultergelenk zu gelangen. Meier konnte anhand anatomischer Studien nachweisen, dass Farbstoff, wenn dieser an den Boden der Wanne injiziert wird, über die Inzisur abläuft, so also sicher den N. suprascapularis erreicht. Zu ähnlichen Ergebnissen kommen auch Dangoisse u. Mitarb. (21).

Lagerung und Leitstrukturen
Der Patient befindet sich in sitzender Position mit gebeugtem Kopf. Die Hand des Patienten liegt auf der gegenüberliegenden Schulter (s. o.) (Abb. 8.27).
Es wird eine Linie von dem medialen Ende der Spina scapulae zum lateralen hinteren Rand des Akromions gezogen. Nach Halbierung dieser Linie wird von diesem Punkt aus 2 cm nach medial und 2 cm nach kranial die Injektionsstelle festgelegt.

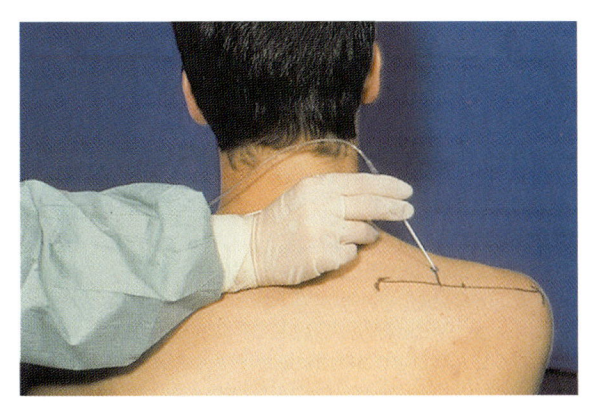

Abb. 8.28 N.-suprascapularis-Blockade, Technik nach Meier; Stichrichtung (mit freundl. Genehmigung der Firma AstraZeneca).

Effektivität bei traumatisch verursachten Schmerzsyndromen (8), bei rheumatisch bedingten Schulterschmerzen und Bewegungseinschränkungen (25, 30, 107) sowie bei Schulterschmerzen, welche im Rahmen einer Hemiplegie auftreten (38, 58).

Im direkten Vergleich erweist sich allerdings die interskalenäre Blockade zur unmittelbaren postoperativen Schmerztherapie nach Schulteroperationen gegenüber dem N.-suprascapularis-Block als deutlich überlegen. Beide Blockaden waren wesentlich effektiver als die intraartikuläre Gabe von Lokalanästhetika oder die systemische intravenöse Schmerztherapie (59).

Kontraindikationen
- Es gelten die allgemeinen Kontraindikationen peripherer Blockaden; es gibt keine speziellen Kontraindikationen.

8.7 Blockaden peripherer Nerven im Bereich des Armes

Allgemeine Aspekte

Indikationen
Die peripheren Blockaden einzelner oder mehrerer Nerven im Bereich der oberen Extremität haben folgende Indikationen:
- **Ergänzung inkompletter weiter proximal durchgeführter Blockaden.** Unter diesen Umständen sollten die Blockaden der Nerven im Oberarm-Ellenbogen-Bereich, welche motorische Fasern aufweisen, generell mit einem Nervenstimulator und entsprechenden immobilen UPS-Kanülen durchgeführt werden. Nur hierdurch kann das Risiko einer versehentlichen intraneuralen Injektion eines möglicherweise weiter proximal schon teilblockierten Nervs, bei dem der Patient keine Parästhesien mehr angeben kann, minimiert werden.
- **Kleinere Eingriffe im Innervationsgebiet der einzelnen Nerven** (z. B. Blockade des N. cutaneus antebrachii lateralis für Cimino-Shunt).

Kontraindikationen
Es gelten die allgemeinen Kontraindikationen für periphere Nervenblockaden, spezielle Kontraindikationen gibt es nicht.

Im Bereich bereits irritierter Nerven sollten keine Blockaden durchgeführt werden (z. B. keine N.-medianus-Blockade handgelenksnah bei Karpaltunnelsyndrom oder keine N.-unlnaris-Blockade im Ellenbogenbereich bei Sulcus-ulnaris-Syndrom).

Durchführung
Mit Hilfe einer 6 cm langen UPS-Nadel wird unter Einsatz des Nervenstimulators die Kanüle in einem Winkel von 75° zur Hautoberfläche in lateraler Richtung auf den Boden der Wanne vorgeschoben (Abb. 8.28). Die Stichrichtung ist etwa auf den Humeruskopf auszurichten. Das Vorliegen einer motorischen Reizantwort bei 0,3–0,5 mA und 0,1 ms zeigt eine korrekte Kanülenlage an. Mit Hilfe einer Pencil-Point-Kanüle mit seitlicher Öffnung, die nach lateral ausgerichtet sein sollte, lässt sich problemlos ein Katheter vorschieben. Initial werden 10–15 ml eines Lokalanästhetikums appliziert.

- Die N.-suprascapularis-Blockade nach Meier ist selbstverständlich auch als Single-Shot-Methode durchzuführen.
- Lässt sich keine Reizantwort auslösen bei Knochenkontakt, wird die Kanüle zurückgezogen und etwas nach lateral (flacherer Winkel zur Haut) korrigiert.

Indikationen
- Schmerztherapie bei Schulterschmerzen jeglicher Genese. Der N. suprascapularis ist für ca. 70 % der sensiblen Innervation des Schultergelenks verantwortlich (10). Da er keine Hautareale innerviert, ist seine alleinige Blockade für operative Zwecke unzureichend. In der Schmerztherapie stellt die N.-supraclavicularis-Blockade eine Alternative zur interskalenären Technik dar. Das Risikoprofil ist günstiger, insbesondere kommt es zu keiner motorischen Beeinträchtigung im Bereich des Armes und der Hand mit Ausnahme der vom N. suprascapularis innervierten Muskeln. Der N.-suprascapularis-Block hat sich u. a. zur perioperativen Schmerztherapie in Verbindung mit einer Allgemeinanästhesie sehr bewährt (82). Zahlreiche Arbeiten belegen seine

Blockaden im Bereich des Oberarmes

Mit Hilfe des sog. „Midhumeral Approach" lassen sich auch einzelne den Arm versorgende Nerven selektiv blockieren. In Verbindung mit einer axillären Plexusanästhesie sollte für eine selektive Blockade einzelner Nerven im Sinne einer Komplettierung der Blockade eine weiter distal gelegene Injektionsstelle gewählt werden, da eine Wirkung des proximal applizierten Lokalanästhetikums bei der unmittelbaren Nachbarschaft nicht sicher auszuschließen ist. Sehr bewährt dagegen hat sich in Verbindung mit einer perivaskulären („Single-Shot"-)Plexusanästhesie eine zusätzlich Blockade des N. radialis in der Mitte des Oberarmes. (Anmerkung: Der sog „Mid-humeral Approach" wird am Übergang vom proximalen zum mittleren Drittel des Oberarmes durchgeführt, s. S. 284 ff.)

N.-radialis-Blockade (Mitte Oberarm)

Anatomie

Der N. radialis unterquert in der Mitte des Humerus den Knochen im Sulcus nervi radialis und gelangt so an die Außenseite des Oberarmes, um radial beugeseitig in die Ellenbeuge einzutreten (Abb. 8.29).

Durchführung

Der Arm ist wie zur perivaskulären Plexusanästhesie gelagert (s. o.). In der Mitte des Oberarmes wird die Furche zwischen Beugern und Streckern aufgesucht (Abb. 8.30). Die Hinterkante des Humerus wird palpiert. Von unten kommend (unterhalb der A. brachialis) wird mit einer 4–8 cm langen UPS-Kanüle die Hinterkante des Humerus aufgesucht. Bei Knochenkontakt wird versucht, die Kanüle unter dem Humerus hindurch weiter vorzuschieben. Die Technik sollte generell – bei bereits vorher durchgeführter axillärer Blockade obligat – mit Nervenstimulator und immobiler UPS-Kanüle durchgeführt werden. Bei einer eindeutigen Reizantwort bei entsprechender Reizstärke und Impulsdauer (0,3–0,5 mA, 0,1 ms) werden unter wiederholter Aspiration 8–10 ml des Lokalanästhetikums appliziert.

Die Reizantwort sollte bei der N.-radialis-Blockade im Oberambereich in der Hand sein (Strecken des Handgelenkes oder der Finger).

Indikationen

- **Ergänzung der Plexus-brachialis-Anästhesie:** Es hat sich bewährt, diese Blockade in Kombination mit einer perivaskulären Blockade durchzuführen, wenn bei der axillären Blockade der N. radialis nicht speziell erregt worden ist. Im Gegensatz zur „Multistimulationstechnik" ist dieses nur mit dem direkten Aufsuchen eines Nervs verbunden, von der Zeit der Durchführung her vermutlich schneller, von der Patientenakzeptanz her sicherlich besser und von der Effektivität her der Multistimulationstechnik vergleichbar.

Blockaden im Ellenbogenbereich

Anatomie

Der **N. radialis** erscheint nach Unterqueren des Humerus radialseitig in der Ellenbeuge lateral der Bizepssehne zwischen dem M. brachioradialis und dem M. brachialis. Er teilt sich hier in einen sensiblen R. superficialis und einen stärkeren, vorwiegend motorischen R. profundus.

Der N. cutaneus antebrachii lateralis ist der sensible Endast des **N. musculocutaneus** und versorgt sensibel die Radialseite des Unterarmes. Er liegt radialseitig, lateral der Bizepssehne bereits epifaszial, also sehr oberflächlich (!). Der **N. medianus** durchläuft die Ellenbeuge medial (ulnarseitig) der A. brachialis (Merksatz: N. **med**ianus = **med**ial) (Abb. 8.31). Der **N. ulnaris** verläuft durch den Sulcus ulnaris (Abb. 8.32).

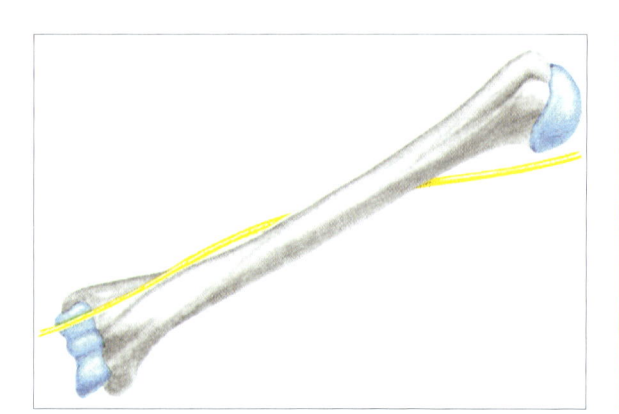

Abb. 8.29 Verlauf des N. radialis am Oberarm; Ansicht von ventral (nach Lechenbauer N., AstraZeneca; aus Meier G, Büttner J. Kompendium der peripheren Blockaden. München: Arcis; 2001).

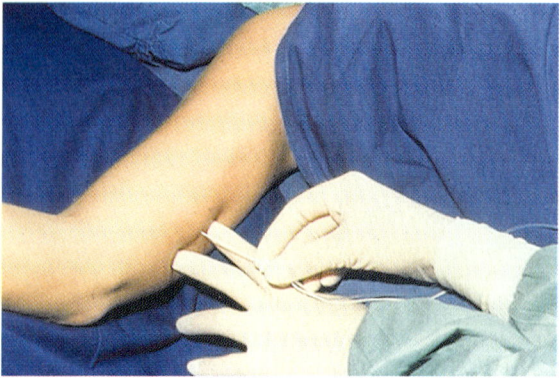

Abb. 8.30 N.-radialis-Blockade Mitte Oberarm; Stichrichtung (mit freundl. Genehmigung der Firma AstraZeneca).

8.7 Blockaden peripherer Nerven im Bereich des Armes

N.-radialis-Blockade (Ellenbeuge)

Der gestreckte Arm wird ausgelagert, nach außen rotiert und im Unterarm supiniert. Die Bizepssehne ist gut zu tasten. 1–2 cm lateral (radial) der Bizepssehne in Höhe der interkondylären Linie liegt die Injektionsstelle. Die (Stimulations-)Kanüle wird leicht nach proximal und lateral in Richtung des Epicondylus humeri lateralis vorgeschoben (Abb. 8.33). Bei Auslösen von Parästhesien werden 5–10 ml eines Lokalanästhetikums gespritzt. Sollten keine Parästhesien ausgelöst werden, wird die Kanüle bis zum Knochenkontakt eingeführt, nach Applikation von 3–4 ml Lokalanästhetikum wird dieser Vorgang fächerförmig wiederholt.

> ▸ Die N.-radialis-Blockade in der Ellenbeuge kann auch mit Hilfe eines Nervenstimulators durchgeführt werden.
> ▸ Mit gleicher Injektion kann beim Zurückziehen der Kanüle mittels fächerförmiger subkutaner Injektion der N. cutaneus antebrachii lateralis (Endast des N. musculocutaneus) mit blockiert werden.

N.-musculocutaneus-Blockade (Ellenbeuge)

Im Bereich der Ellenbeuge verläuft der N. cutaneus antebrachii lateralis, ein sensibler Endast des N. musculocutaneus. Seine Blockade erfolgt durch subkutane Infiltration lateral der Bizepssehne in Richtung auf den Epicondylus lateralis mit einer 24-G- oder 25-G-Kanüle von ca. 5 cm Länge (Abb. 8.34).

> Die Blockade des N. musculocutaneus lässt sich gut mit der des N. radialis in der Ellenbeuge kombinieren.

N.-medianus-Blockade (Ellenbeuge)

Der gestreckte Arm wird ausgelagert, nach außen rotiert und im Unterarm supiniert. Auf der interkondylären Linie wird der Puls der A. brachialis getastet. Medial der Arterie wird eine 24-G-UPS-Kanüle in einem

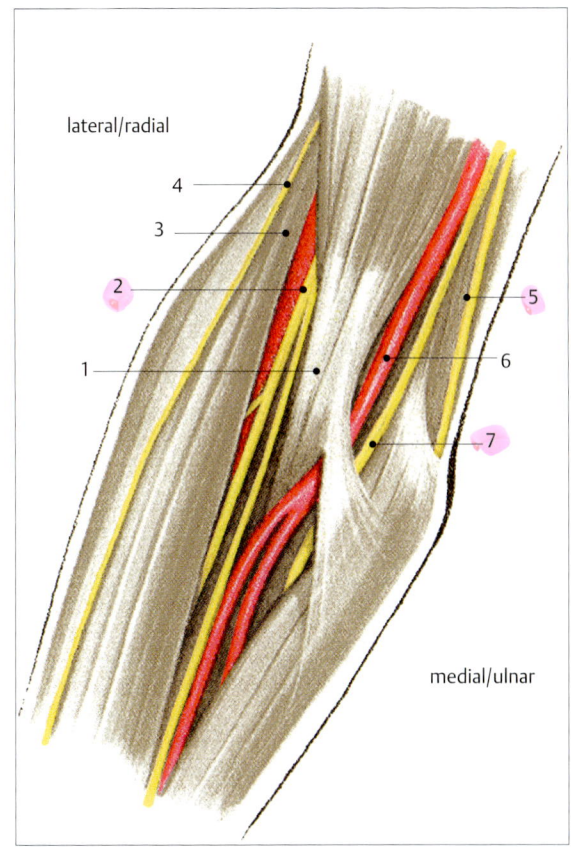

Abb. 8.31 Anatomie der Ellenbeuge (nach Lechenbauer N., AstraZeneca; aus Meier G, Büttner J. Kompendium der peripheren Blockaden. München: Arcis; 2001).
1 = M. biceps brachii
2 = N. radialis
3 = M. brachioradialis
4 = N. cutaneus antebrachii lateralis (Endast des N. musculocutaneus)
5 = N. ulnaris
6 = A. brachialis
7 = N. medianus

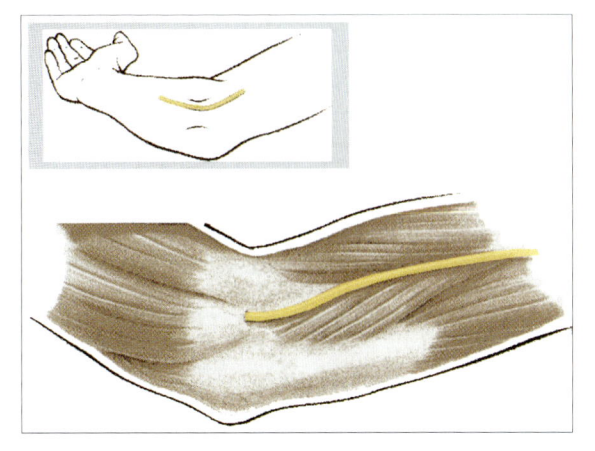

Abb. 8.32 Blockade des N. ulnaris am Ellenbogen; Anatomie (nach Lechenbauer N., AstraZeneca; aus Meier G, Büttner J. Kompendium der peripheren Blockaden. München: Arcis; 2001).

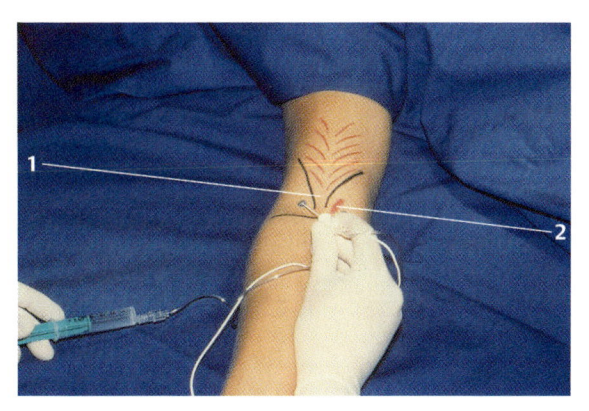

Abb. 8.33 Blockade des N. radialis in der Ellenbeuge; Stichrichtung (mit freundl. Genehmigung der Firma AstraZeneca).
1 = Sehne des M. biceps
2 = A. brachialis

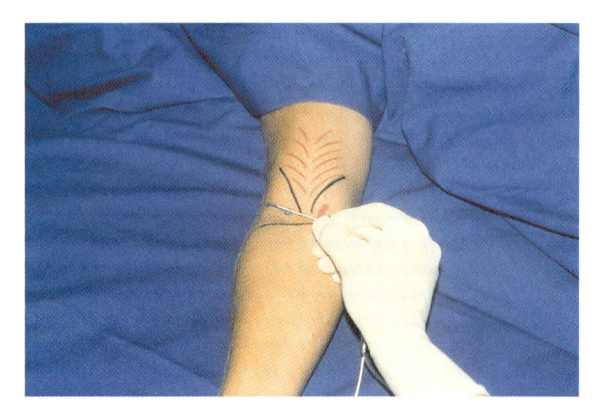

Abb. 8.34 Blockade des N. musculocutaneus in der Ellenbeuge; Stichrichtung (mit freundl. Genehmigung der Firma AstraZeneca).

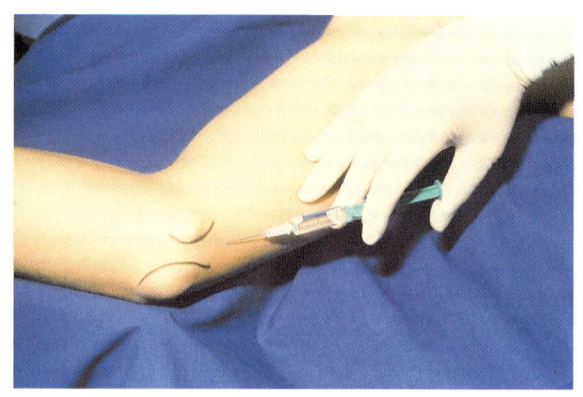

Abb. 8.36 Blockade des N. ulnaris am Ellenbogen; Stichrichtung (mit freundl. Genehmigung der Firma AstraZeneca).

Winkel von ca. 45° zur Haut parallel zur Arterie nach kranial unter Stimulation vorgeschoben (Abb. 8.35), nach 1–2 cm werden bei einer entsprechenden Reizantwort (s. Kapitel 7) ca. 5 ml des Lokalanästhetikums gespritzt. Alternativ können auch durch fächerförmige Exploration mit der Kanüle Parästhesien aufgesucht werden.

N.-ulnaris-Blockade (Ellenbeuge)

Der Arm ist abduziert, nach außen rotiert und im Ellenbogengelenk um 90° gebeugt. Der Sulcus ulnaris befindet sich zwischen dem Epicondylus humeri medialis und dem Olekranon, hier ist der N. ulnaris häufig gut zu tasten. Der N. ulnaris liegt nur bei gebeugtem Ellenbogen im Sulcus ulnaris. Die Punktion sollte wegen der Gefahr eines Druckschadens nicht direkt im Sulcus ulnaris, sondern ca. 1–2 cm kranial davon erfolgen. Hierbei ist die Kanüle tangential an den Nerv heranzuführen (Abb. 8.36). Unter Verwendung einer 3,5–5 cm langen immobilen UPS-Kanüle und eines Nervenstimulators werden bei einer entsprechenden motorischen Reizantwort ca. 5 ml des Lokalanästhetikums fächerförmig appliziert.

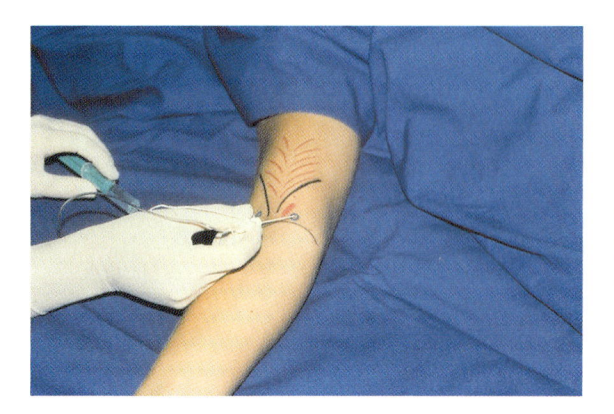

Abb. 8.35 Blockade des N. medianus in der Ellenbeuge; Stichrichtung (mit freundl. Genehmigung der Firma AstraZeneca).

Der N. ulnaris ist sehr empfindlich gegenüber Irritationen: Neuritiden nach Punktion des N. ulnaris wurden beobachtet.

Blockaden im Bereich des Handgelenks (Handblock)

Anatomie

Der **N. medianus** liegt im Handgelenksbereich volarseitig zwischen der Sehne des M. flexor carpi radialis (radialseitig) und der Sehne des M. palmaris longus. Er zieht hier durch den Karpaltunnel in die Hohlhand.

Der **N. ulnaris** verläuft volarseitig neben der Sehne des M. flexor carpi ulnaris und tritt hier in die Hohlhand ein. Von medial (ulnar) nach lateral liegen unmittelbar nebeneinander: die Sehne des M. flexor carpi ulnaris, der N. ulnaris und die A. ulnaris (Abb. 8.37).

Der **N. radialis** weist im Handgelenk ausschließlich sensible Fasern auf. Etwa 7–8 cm proximal des Handgelenkes unterquert der bis dahin beugeseitig verlaufende Nerv die Sehne des M. brachioradialis, überquert nun die Außenkante des Handgelenkes und gelangt so auf die Streckseite des Unterarmes (Abb. 8.38). Im Wesentlichen liegt er hier epifaszial subkutan und lässt sich dementsprechend durch eine subkutane Infiltration blockieren.

N.-medianus-Blockade (Handgelenk)

Der Arm ist abduziert und gestreckt, der Unterarm supiniert. Durch einen kräftigen Faustschluss stellen sich die Sehnen der Mm. flexor carpi radialis und palmaris longus gut dar. Mit tangential auf den Nerv ausgerichteter Stichrichtung wird eine kurze 24- bis 25-G-Kanüle zwischen den beiden Sehnen im Bereich der Handgelenksfalte eingeführt (Abb. 8.39). Bei Auslösen von Parästhesien wird die Kanüle minimal zurückgezogen, es werden ca. 3 ml des Lokalanästhetikums injiziert. Gelegentlich ist die Sehne des M. palmaris longus nicht ausgebildet, in diesen Fällen hat die Punktion ulnar der Sehne des M. flexor carpi radia-

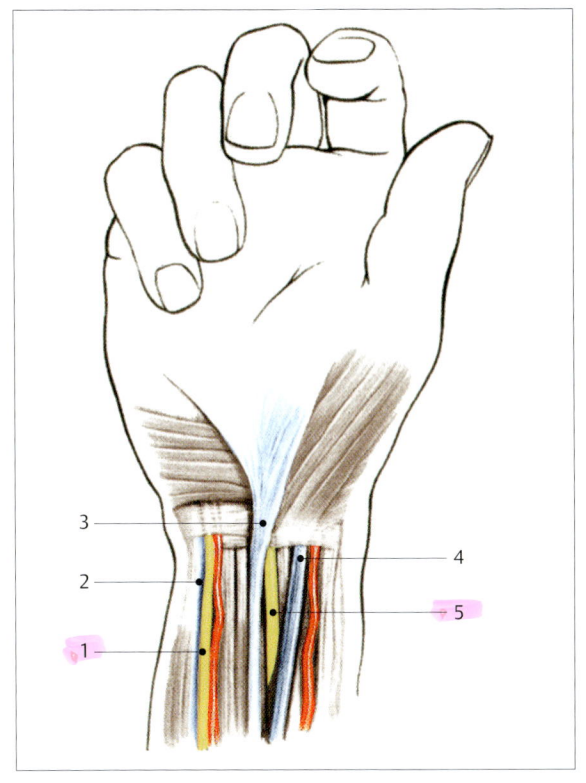

8.7 Blockaden peripherer Nerven im Bereich des Armes

Abb. 8.37 Anatomie des Handgelenkes beugeseitig (nach Lechenbauer N., AstraZeneca; aus Meier G, Büttner J. Kompendium der peripheren Blockaden. München: Arcis; 2001).
1 = N. ulnaris
2 = Sehne des M. flexor carpi ulnaris
3 = Sehne des M. palmaris longus (variabel vorhanden)
4 = Sehne des M. flexor carpi radialis
5 = N. medianus

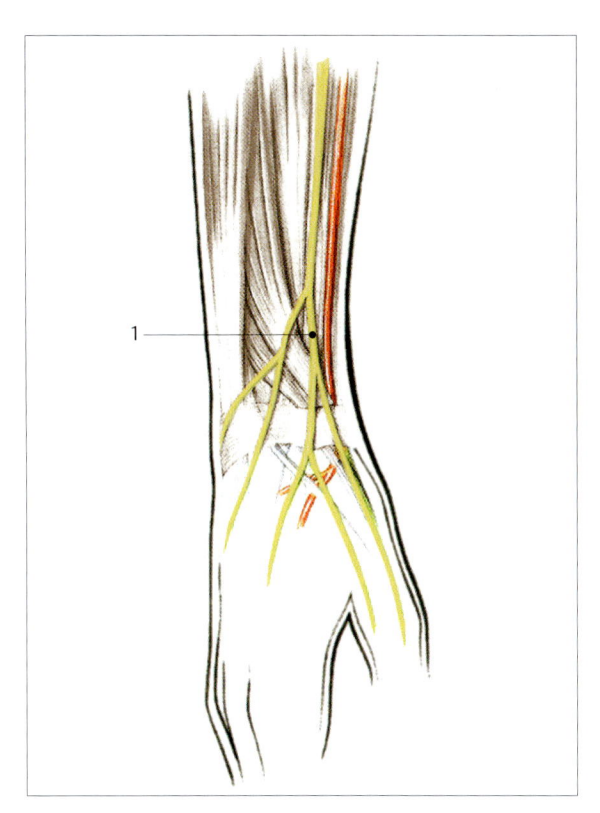

Abb. 8.38 Anatomie des Handgelenkes radialseitig (nach Lechenbauer N., AstraZeneca; aus Meier G, Büttner J. Kompendium der peripheren Blockaden. München: Arcis; 2001).
1 = sensible Endäste des N. radialis

lis zu erfolgen. Eine anschließende subkutane Infiltration nach radial und ulnar gewährleistet eine schmerzfreie Blockade der Nn. ulnaris und radialis.

N.-ulnaris-Blockade (Handgelenk)

Die Punktion erfolgt 3–4 Querfinger proximal der Handwurzel direkt radial der Sehne des M. flexor carpi ulnaris, eine 25-G-Kanüle wird langsam tangential gegen den Nerv vorgeschoben (Abb. 8.40). Bei Auslösen von Parästhesien minimales Zurückziehen der Kanüle, anschließend werden ca. 3 ml des Lokalanästhetikums verabreicht. Werden keine Parästhesien ausgelöst, wird ein Depot unter die Sehne des M. flexor carpi ulnaris gespritzt. In jedem Fall sollte die Blockade um eine subkutane Injektion medial der Sehne des M. flexor carpi ulnaris in Richtung Processus styloideus ergänzt werden, um so den R. dorsalis mit zu blockieren.

N.-radialis-Blockade (Handgelenk)

Von der Tabatière („Sniffbox") ausgehend wird eine subkutane Infiltration mit 5 ml Lokalanästhetikum entlang der Sehne des M. extensor pollicis longus in Richtung auf den Handgelenksrücken durchgeführt. Nach Zurückziehen der Kanüle erfolgt eine weitere subkutane Infiltration im rechten Winkel zur vorhergehenden Stichrichtung nach volar. Es werden weitere 5 ml Lokalanästhetikum verabreicht.

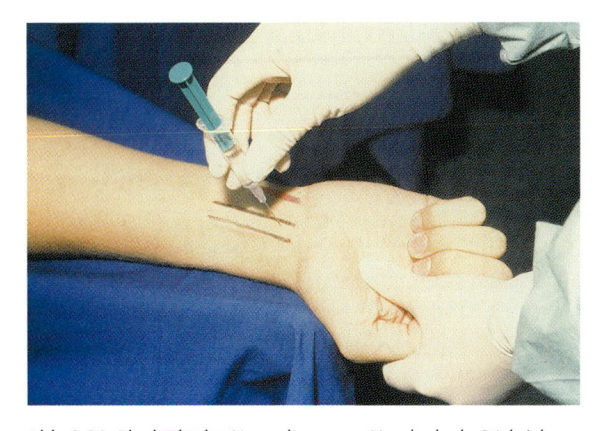

Abb. 8.39 Blockade des N. medianus am Handgelenk; Stichrichtung (mit freundl. Genehmigung der Firma AstraZeneca).

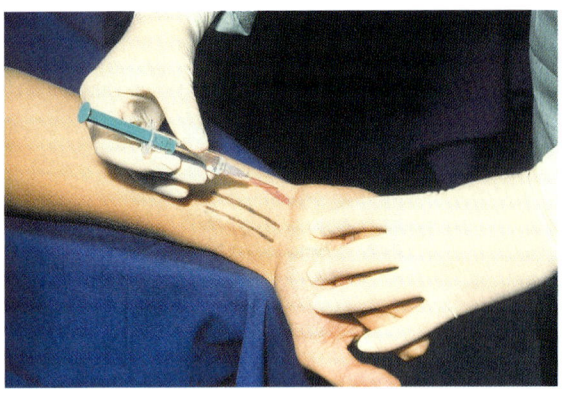

Abb. 8.40 Blockade des N. ulnaris am Handgelenk; Stichrichtung (mit freundl. Genehmigung der Firma AstraZeneca).

Abb. 8.41 Subkutaner Wall zur Blockade des N. radialis am Handgelenk (mit freundl. Genehmigung der Firma AstraZeneca).

Alternativ kann radialseitig ein subkutaner Wall mit Lokalanästhetikum gespritzt werden (Abb. 8.41).

8.8 Leitungsanästhesien der Finger

Die sog. „Oberst"-Leitungsblockade ermöglicht die Anästhesie einzelner Finger. Der Finger wird von vier Nerven versorgt, die an den vier „Ecken" des Fingers verlaufen. Sie werden von der Basis der proximalen Phalanx ausgehend aufgesucht. Die Hand liegt mit der Volarseite auf, die Punktion erfolgt von dorsal, ulnar und radial. Die Kanüle wird tangential am Knochen vorbei in Richtung auf die Unterlage vorgeschoben, wobei ein Depot von jeweils 0,5–0,8 ml des Lokalanästhetikums an allen vier Ecken gespritzt wird (Abb. 8.42). Im Allgemeinen wird eine 1%ige Lösung eines mittellang wirkenden Lokalanästhetikums ohne Adrenalinzusatz empfohlen.

> - Keine adrenalinhaltigen Lösungen bei der Leitungsanästhesie der Finger verwenden!
> - Zu große Volumina können die Durchblutung gefährden!

8.9 Intravenöse Regionalanästhesie (IVRA)

1908 beschrieb der Kieler Chirurg August Bier (4) die Technik der intravenösen Regionalanästhesie, die auch heute noch unter dem Begriff „Bier-Block" geläufig ist. Es handelt sich hier um ein Verfahren, bei welchem ein Lokalanästhetikum in eine (relativ) blutleere Extremität intravenös injiziert wird. Dabei wird das Abfließen des Lokalanästhetikums wie auch der Einstrom von Blut durch eine Blutsperre verhindert (Abb. 8.43). Der primäre Wirkort des Lokalanästhetikums befindet sich im Bereich der peripheren Nervenendigungen (101).

Durchführung

An der zu blockierenden Extremität wird möglichst peripher (in der Regel am Handrücken) eine Venenverweilkanüle gelegt (20 G). Die korrekte Lage sollte zur Sicherheit durch Injektion einer kleinen Menge physiologischer Kochsalzlösung überprüft werden. Anschließend wird eine Blutleere durch Auswickeln des Armes hergestellt. Sollte ein Auswickeln nicht möglich sein (z. B. schmerzhafte Radiusfraktur), kann die Exsanguination auch durch Anheben des betroffenen Armes für einige Minuten erzielt werden, unterstützend sollte die A. brachialis dabei an der Innenseite des Oberarmes komprimiert werden. Nach erfolgreicher Exsanguina-

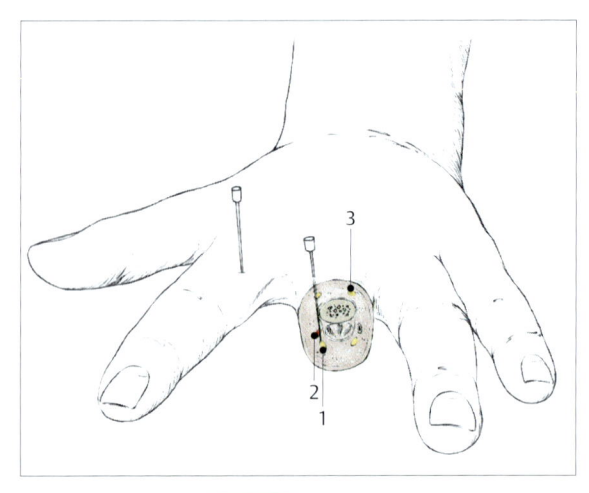

Abb. 8.42 Oberst-Leitungsanästhesie (aus Hempel V. Anästhesie an der oberen Extremität. In: Niesel HC. Regionalanästhesie – Lokalanästhesie – Regionale Schmerztherapie. Stuttgart: Thieme; 1994).
1 = N. digitalis palmaris
2 = A. digitalis palmaris
3 = N. digitalis dorsalis

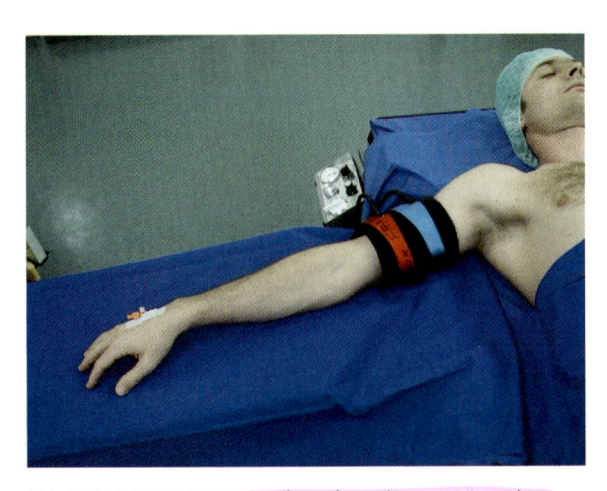

Abb. 8.43 Intravenöse Regionalanästhesie (Foto: J. Büttner).

Medikamente und Dosierungen
Beim Erwachsenen werden 40 ml 0,75%iges Prilocain (alternativ 40 ml 0,5%iges Mepivacain) appliziert.

> Bupivacain gilt als obsolet für die intravenöse Regionalanästhesie.

Aufgrund der deutlich höheren Toxizität sind Todesfälle unter Bupivacain in Verbindung mit der intravenösen Regionalanästhesie beschrieben worden (37). Wenngleich es positive Berichte über die intravenöse Regionalanästhesie mit Ropivacain gibt (36), wird auch dieses Lokalanästhetikum aus dem gleichen Grund wie Bupivacain (höhere Toxizität als mittellang wirkende Lokalanästhetika) derzeit nicht für die IVRA empfohlen.

Ein Problem der intravenösen Regionalanästhesie ist, dass mit Öffnen der Blutleeremanschette die anästhetische Wirkung innerhalb weniger Minuten nachlässt. Häufig wird zum Zweck einer effektiven Blutstillung das Tourniquet kurzfristig vor dem definitiven Wundverschluss geöffnet. Diese ist dann nicht mehr ohne Schmerzempfindung möglich. Auch eine anhaltende postoperative Analgesie ist aus Gründen des sofortigen Nachlassens der Blockade nach Öffnen der Blutsperre nicht vorhanden. Zahlreiche Versuche wurden unternommen, um einen über den Zeitpunkt des Öffnens der Blutsperre hinaus gehenden Effekt der anästhetischen/analgetischen Wirkung der IVRA durch Zusatz von Adjuvanzien zum Lokalanästhetikum zu erzielen. Opiatzusätze erwiesen sich im Wesentlichen als ineffizient. Clonidin hat sich in einer Dosierung von 1 µg/kgKG als nützlich in Hinblick auf die postoperative Analgesie erwiesen (81). Insbesondere im ambulanten Bereich sollten Patienten, die einen Clonidinzusatz erhalten haben, aufgrund potenzieller Nebenwirkungen lange genug beobachtet werden.

Indikationen
Kleinere chirurgische Eingriffe im Bereich der distalen oberen Extremität von weniger als einer Stunde Dauer.
Eingriffe im Bereich des Ellenbogen sind prinzipiell möglich.

Kontraindikationen
Keine speziellen Kontraindikationen.
Als relative Kontraindikationen gelten ein schlecht eingestellter Hypertonus sowie sehr kräftige, kurze Oberarme, welche ein problemloses Anlegen des Tourniquets verhindern.
Schlechte Venenverhältnisse können eine IVRA unmöglich machen. Alternativ kann hier u. U. eine intraarterielle Regionalanästhesie durchgeführt werden (s. u.).

tion wird eine pneumatische Manschette, deren Druck mindestens 100(–150) mm Hg über dem systolischen Blutdruck liegen sollte, aufgepumpt. Im Allgemeinen wird ein Tourniquetdruck von 300 mm Hg eingesetzt. Bei Verwenden einer Doppelmanschette wird zunächst die proximale Kammer aufgepumpt. Nach nochmaliger Vergewisserung einer gut sitzenden und gefüllten Blutleeremanschette wird die zum Auswickeln verwendete Binde entfernt und das Lokalanästhetikum über die Verweilkanüle appliziert. Es sollte langsam injiziert werden (ca. 90 s), da andernfalls durch zu hohe Drücke im Gefäßsystem ein Übertritt des Lokalanästhetikums in den Kreislauf möglich wäre (32).

Der Wirkeintritt erfolgt relativ rasch. Es sollten aber dennoch mindestens 5–10 Minuten bis zum Eintritt der chirurgischen Anästhesie abgewartet werden. Nach dieser Zeit kann bei Verwenden einer Doppelmanschette die distale Kammer aufgepumpt und anschließend der Druck aus der proximalen Kammer abgelassen werden. Hierdurch wird der Druck des Tourniquets in ein bereits anästhesiertes Areal verlagert.

> Das endgültige Öffnen des Tourniquets darf frühestens nach 20 Minuten erfolgen. Ein zu frühes (akzidentelles) Öffnen kann zu einer akuten Intoxikation mit Lokalanästhetikum führen.

Lange Zeit wurde diskutiert, ob ein intermittierendes Ablassen des Lokalanästhetikums vorteilhaft ist, um durch den Einstrom des Lokalanästhetikums bedingte Spitzenspiegel im Blut zu vermeiden. Es konnte kein Unterschied bezüglich der maximalen Plasmaspiegel des Lokalanästhetikums in Hinblick auf einmaliges oder intermittierendes Ablassen des Lokalanästhetikums gefunden werden (98). Ein intermittierendes Ablassen kann zu einer unerwünschten venösen Stauung im Operationsgebiet führen.

- Die IVRA erfordert eine Absprache mit dem operierenden Partner, ein Öffnen der Blutleere während der Operation ist nicht möglich.
- Das gesamte Team muss mit dem Verfahren vertraut sein, nur so kann verhindert werden, dass es zu einem Öffnen der Blutleere vor Ablauf von 20 Minuten kommt.
- Die Tourniquetmanschette und der pneumatisch Apparat zum Aufblasen des Tourniquets müssen funktionsfähig sein und in der Anwendung beherrscht werden.
- Aus Sicherheitsgründen muss immer am nicht zu operierenden Arm ein weiterer venöser Zugang gelegt werden. Wie bei jeder Regionalanästhesie, bei der größere Mengen eines Lokalanästhetikums verabreicht werden, ist die IVRA nur unter entsprechenden Sicherheitsvorkehrungen durchzuführen (Intubationsmöglichkeit, Beatmungsgerät usw.).
- EKG und Pulsoxymetrie gehören zur Routineüberwachung.
- Ein vorzeitiges Öffnen der Blutsperre oder eine Überdosierung des Lokalanästhetikums führt zu den typischen Intoxikationserscheinungen durch Lokalanästhetika. Die Therapie muss prompt erfolgen (Gabe von O_2 und Benzodiazepin, ggf. Intubation und Beatmung).
- Das Verfahren eignet sich nur für kleinere chirurgische Eingriffe von maximal 1 Stunde Dauer, da die Blutleere auch beim Einsatz einer „Doppelmanschette" nach ca. 45–60 Minuten für den Patienten sehr unangenehm werden kann („Ischämieschmerz"). Gelegentlich kommt es zu erheblichen Blutdruckanstiegen, teilweise ist unter diesen Umständen eine Allgemeinanästhesie erforderlich.
- Ein Öffnen der Blutsperre vor definitivem Wundverschluss ist nur möglich, wenn eine lokale Infiltration oder eine zusätzliche gezielte periphere Nervenblockade des Operationsgebietes vorgenommen wurde.
- Auch die IVRA benötigt eine Anschlagzeit! Mit Versagern muss gerechnet werden (ca. 2–6%) (13, 23).
- Ein zu tief eingestellter Hypertonus stellt eine relative Kontraindikation für dieses Verfahren dar.

8.10
Intraarterielle Regionalanästhesie

Als Variante der IVRA wurde von Koscielniak-Nielsen (47, 51) die intraarterielle Regionalanästhesie für handchirurgische Eingriffe beschrieben. Sie ist besonders in Fällen anzuwenden, in denen extrem schlechte Venenverhältnisse vorliegen und eine andere Form der Regionalanästhesie nicht gewünscht oder nicht möglich ist. Die empfohlene Dosierung beträgt ca. 1,5– 3,0 mg/kgKG 0,5%iges Lidocain (55). Um den Injektionsschmerz zu mildern, wird eine Alkalinisierung des Lidocains empfohlen (52). Anschlagzeit, Blockadequalität und Nebenwirkungsrate sind der intravenösen Regionalanästhesie vergleichbar (47).

8.11
Intravenöse regionale Sympathikusblockade mit Guanethidin (Ismelin)

Guanethidin entleert die Noradrenalinspeicher der postganglionären sympathischen Nervenendigungen und führt zu einer Hemmung der Wiederaufnahme von Noradrenalin für mehrere Tage. Es wurde früher als Antihypertensivum eingesetzt. Im Rahmen einer intravenösen Regionalanästhesie führt eine Serie von Blockaden zu einer länger anhaltenden Sympathikolyse der betroffenen Region. Das Medikament ist in Deutschland nur über die Auslandsapotheke zu erhalten.

Die intravenöse regionale Sympathikusblockade mit Guanethidin stellt eine Alternative zur Stellatum- bzw. Plexusblockade im Rahmen der Therapie chronischer Schmerzen dar.

Indikationen
- Komplexes regionales Schmerzsyndrom: CRPS I (sympathische Reflexdystrophie) und CRPS II (Kausalgie).
- Durchblutungsstörungen (Raynaud-Krankheit, ischämische Ulcera, diabetische Angioneuropathien).

Kontraindikationen und Nebenwirkungen
Spezielle Kontraindikationen sind nicht bekannt.
Nach der Blockade kann es zu Hypotension und Müdigkeit, gelegentlich auch zu einer allgemeinen Schwäche kommen. Die Patienten sind im Aufklärungsgespräch darauf hinzuweisen.

Durchführung
Die Durchführung erfolgt wie bei der oben beschriebenen intravenösen Regionalanästhesie.

Häufig ist eine Venenpunktion bei Patienten, welche unter einer der oben angegebenen Indikationen leiden, extrem schwierig und schmerzhaft.

- Ein Okklusivpflaster mit einer ein Lokalanästhetikum enthaltenden Salbe (EMLA-Pflaster) kann vor der Punktion hilfreich sein.
- Gegebenenfalls kann die intravenöse Blockade mit Guanethidin auch in Verbindung mit einer kontinuierlichen Plexusanästhesie/-analgesie erfolgen.

Dosierungen

Es werden 15–20 mg Guanethidin in 20–30 ml isotoner Kochsalzlösung gegeben. Bei der Injektion kann es zu einem starken Schmerz kommen, der differenzialdiagnostisch pathognomonisch für das Vorliegen eines CRPS sein kann. Zur Abschwächung des Schmerzes kann anstelle der physiologischen Kochsalzlösung ein Lokalanästhetikum in niedriger Konzentration verwendet werden (z. B. 20 ml 0,5 %iges Prilocain).

Erfolgskontrolle

Durch die Sympathikolyse kommt es:
- zu einer Gefäßerweiterung mit Anstieg der Hauttemperatur;
- zur Hemmung der Schweißdrüsenfunktion, was zu einer Hauttrockenhaut führt; der Effekt kann mit Hilfe des psychogalvanischen Reflexes objektiviert werden.

8.12 Plexus-cervicalis-Blockade

Blockade der Plexus cervicalis profundus und superficialis

Eine Blockade im Bereich des Plexus cervicalis gewinnt zunehmend im Rahmen der Karotischirurgie an Bedeutung (45). Unter einer oberflächlichen und/oder tiefen Anästhesie des Plexus cervicalis kann die Karotisdesobliteration in Regionalanästhesie am wachen oder leicht sedierten Patienten durchgeführt werden. Unter diesen Umständen ist ein engmaschiges neurologisches Monitoring während der Operation durch eine direkte Kommunikation mit dem Patienten möglich.

Anatomie

Der Plexus cervicalis setzt sich aus den Rr. anteriores der zervikalen Spinalnerven C_{1-4} zusammen. Diese bilden drei Schleifen zwischen C_1 und C_2, C_2 und C_3 sowie C_3 und C_4 (Abb. 8.44). Der Plexus liegt vor dem M. levator scapulae und dem M. scalenus medius und ist nach vorn bedeckt von der V. jugularis interna und dem M. sternocleidomastoideus. Er teilt sich in tiefe und oberflächliche Äste. Die tiefen Äste enthalten vorwiegend motorische Fasern für die Halsmuskulatur und den N. phrenicus. Die oberflächlichen Äste versorgen nach Durchdringen der Fascia cervicalis die Haut von Teilen des Gesichtes sowie des vorderen Halses (N. occipitalis minor, N. auricularis magnus, N. cutaneus colli), der Schultern und des oberen Brustkorbes (Nn. supraclaviculares) (Abb. 8.45). Wie beim Plexus brachialis ist die enge anatomische Beziehung zu der A. vertebralis, den sympathischen Halsganglien, dem N. recurrens, dem N. phrenicus und dem Wirbelkanal zu beachten. Hieraus leiten sich die teilweise schwerwiegenden Komplikationen in Verbindung mit der tiefen Blockade des Plexus cervicalis ab.

Durchführung der Blockade des Plexus cervicalis profundus

Technik nach Moore (67). Leitpunkte: Processus mastoideus, Hinterrand des M. sternocleidomastoideus, Processus transversus von C_6, Querfortsätze von C_2, C_3, C_4, und C_5.

Der Patient liegt auf dem Rücken, der Kopf ist leicht nach hinten gebeugt und um ca. 45° zur gegenüberliegenden Seite gewendet. Ein leichtes Anheben des Kopfes hilft, den Hinterrand des M. sternocleidomastoideus darzustellen. Es wird eine Verbindungslinie vom kaudalen Ende des Processus mastoideus zum Querfortsatz des 6. HWK (Tuberculum caroticum) gezogen. Diese Linie deckt sich mit der Hinterkante des M. sternocleidomastoideus. Circa 0,5–1,0 cm hinter dieser Linie werden die Querfortsätze von C_2–C_4 palpiert und markiert

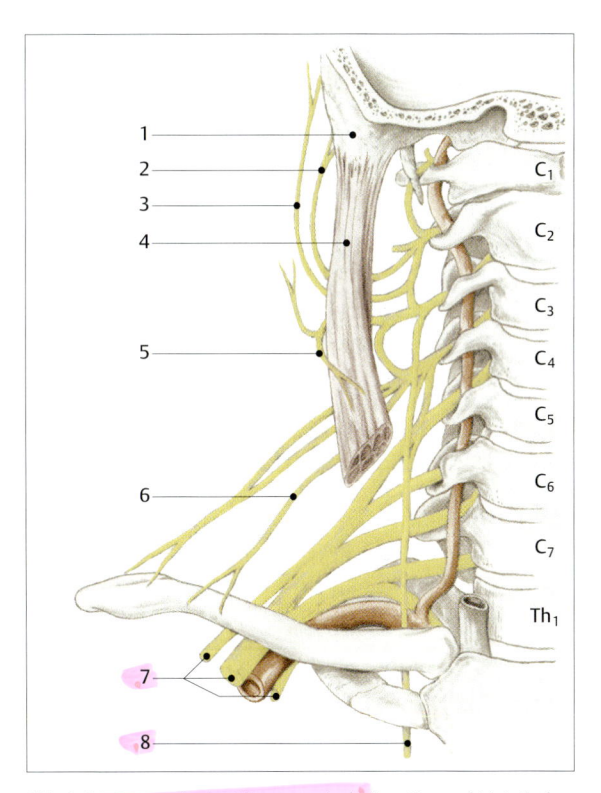

Abb. 8.44 Anatomie des Plexus cervicalis (aus Hempel V. Anästhesie an der oberen Extremität. In: Niesel HC. Regionalanästhesie – Lokalanästhesie – Regionale Schmerztherapie. Stuttgart: Thieme; 1994).
1 = Mastoid
2 = N. occipitalis minor
3 = N. auricularis magnus
4 = M. sternocleidomastoideus
5 = N. transversus colli
6 = Nn. supraclaviculares
7 = Plexus brachialis
8 = N. phrenicus

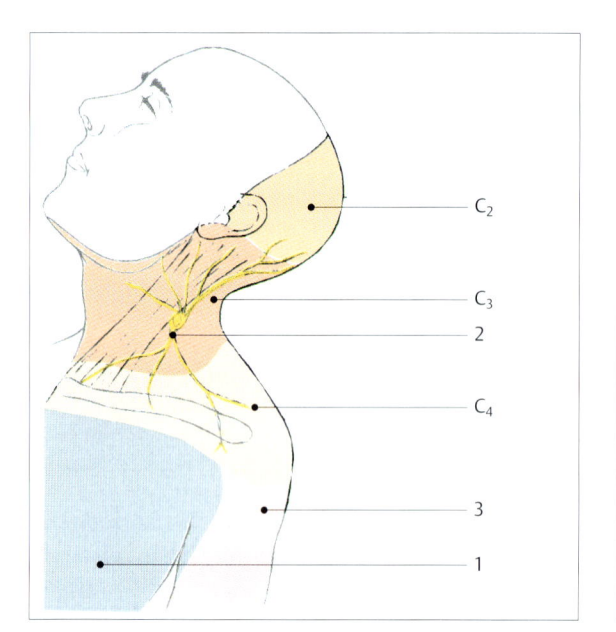

Abb. 8.45 Segmentale Innervation durch den Plexus cervicalis (aus Hempel V. Anästhesie an der oberen Extremität. In: Niesel HC. Regionalanästhesie – Lokalanästhesie – Regionale Schmerztherapie. Stuttgart: Thieme; 1994).
1 = thorakale Segmente
2 = superfizielle Äste
3 = Plexus brachialis

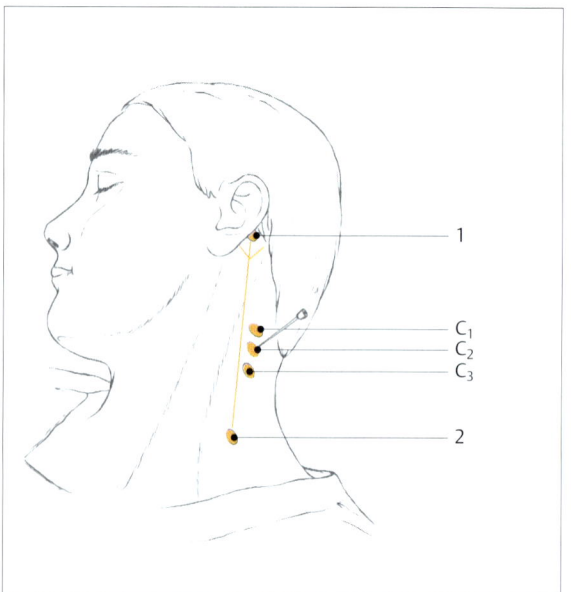

Abb. 8.46 Blockade des Plexus cervicalis profundus; Leitlinien. Eine Hilfslinie verbindet den Warzenfortsatz mit dem Tuberculum caroticum. Die Querfortsätze von C_2, C_3 und C_4 sind ca. 1,5 cm hinter dieser Hilfslinie tastbar. Die Punktion erfolgt mit leicht kaudal gerichteter Kanüle auf die Querfortsätze zu. (Aus Hempel V. Anästhesie an der oberen Extremität. In: Niesel HC. Regionalanästhesie – Lokalanästhesie – Regionale Schmerztherapie. Stuttgart: Thieme; 1994.)
1 = Warzenfortsatz
2 = Tuberculum caroticum

(Abb. 8.**46**). Diese liegen jeweils in einem Abstand von etwa 1,5 cm auseinander. Pro Querfortsatz wird eine immobile 5 cm lange 22-G-Punktionskanüle senkrecht zur Haut (leicht nach kaudal) bis zum Knochenkontakt vorgeschoben. Der Abstand der Querfortsätze von der Haut variiert zwischen 1,5 und 3,5 cm. Nach Knochenkontakt oder nach Auslösen von Parästhesien wird die Kanüle minimal zurückgezogen und unter wiederholter Aspiration das Lokalanästhetikum appliziert.

Variante nach Winnie (115). Es wird lediglich ein Querfortsatz (C_3, C_4 oder C_5) aufgesucht und hier eine entsprechend größere Menge eines Lokalanästhetikums (z. B. 20 – 30 ml 0,375 %- bis 0,75 %iges Ropivacain) verabreicht.

Inwieweit das Auslösen von Parästhesien im Versorgungsgebiet des Plexus cervicalis zu einem besseren Blockadeerfolg führt, ist umstritten (96). Zu unbeabsichtigten Parästhesien kommt es bei 30 – 50 % der Punktionen (96). Mit Hilfe eines Nervenstimulators kann der Erfolg der Blockade verbessert werden (63). Es werden Parästhesien im Bereich der Schulter angegeben bzw. eine motorische Reizantwort im Bereich der Nackenmuskulatur oder Schulter (N. suprascapularis) beobachtet.

▸ Die Technik nach Moore ist heute weitgehend verlassen worden. Es empfiehlt sich, die „Single-Shot"-Technik nach Winnie durchzuführen. Grundsätzlich unterscheidet sich das Vorgehen nicht von der klassischen interskalenären Technik nach Winnie. Es sollte vorzugsweise in Höhe des Querfortsatzes des 5. bzw. 4. HWK eingegangen werden, doch auch mit dem klassischen interskalenären Block nach Winnie (Eingehen in Höhe des Krikoids/Querfortsatzes 6. HWK) lässt sich bei einem ausreichenden Volumen des Lokalanästhetikums (30 – 40 ml) eine suffiziente Blockade des Plexus cervicalis profundus erzielen. Grundsätzlich sollte hierbei mit Hilfe des Nervenstimulators eine motorische Reizantwort der Nackenmuskulatur bzw. in der Schulter gesucht werden.
▸ Auf bewussten Knochenkontakt oder auf das Auflösen von Parästhesien sollte verzichtet werden.
▸ Die Stichrichtung sollte medial, dorsal, vor allem aber leicht kaudal ausgerichtet sein, um nicht versehentlich in das Foramen intervertebrale zu gelangen.
▸ Die Technik darf nur am wachen Patienten durchgeführt werden.

Durchführung der Blockade des Plexus cervicalis superficialis
Von der Mitte der Hinterkante des M. sternocleidomastoideus aus wird fächerförmig entlang der gesamten Hinterkante nach kranial und kaudal das Lokalanästhetikum subkutan sub- und epifaszial infiltriert. Eine zusätzliche Infiltration nach ventral und dorsal wird empfohlen.

Indikationen (Plexus cervicalis superficialis und profundus)
- Diagnostisch zur Lokalisation und Differenzierung von Schmerzzuständen.
- Operativ für Eingriffe in der Halsregion, insbesondere für die Karotisendarteriektomie (Karotis-TEA).
- Eine Blockade der Nn. supraclaviculares kann als Ergänzung der interskalenären Blockade für Eingriffe im Schulterbereich nützlich sein.

Plexus-cervicalis-Blockade zur Karotis-TEA
Vorteile
- Die Operation in Regionalanästhesie ist das sicherste „Neuromonitoring" zur Identifikation einer zerebralen Ischämie nach Abklemmen der A. carotis communis.
- In Regionalanästhesie kann die Effizienz einer intraluminären Shuntinsertion absolut zuverlässig überwacht werden.
- Bei Verwendung eines lang wirkenden Lokalanästhetikums ist eine deutlich geringere Intensität postoperativer Schmerzen zu verzeichnen.
- Es werden weniger postoperative Komplikationen beobachtet (AP, Myokardinfarkt).
- Das Verfahren ist kostengünstiger als eine Operation in Allgemeinanästhesie unter Einsatz eines dann aufwendigen (und weniger zuverlässigen) Neuromonitorings.

Nachteile
- Der „Patientenkomfort" ist deutlich geringer. Nicht jeder Patient ist für dieses Verfahren geeignet.
- Bei einer Blockade des Plexus cervicalis profundus ist regelhaft mit einer ipsilateralen Phrenikusparese zu rechnen. Hierdurch kommt es zu einer ungünstigen Beeinflussung der alveolären Ventilation, insbesondere der basalen Lungenabschnitte.

Ob eine Blockade der Plexus cervicalis profundus oder superficialis allein ausreichend ist für eine **Karotisoperation** oder ob eine Kombination beider Blockaden erforderlich ist, ist weiterhin Gegenstand der Diskussion.
Die Plexus-cervicalis-superficialis-Blockade ist eindeutig mit weniger schwer wiegenden Komplikationen behaftet. Stoneham u. Mitarb. (95) fanden keinen Unterschied der Blockadequalität bei einer ausschließlich profunden im Vergleich zu einer ausschließlich superfiziellen Blockade. In einer prospektiv randomisierten Studie konnte auch eine vergleichbare Qualität der Plexus-cervicalis-superficialis-Blockade allein gegenüber der kombinierten – superfizialen und profunden – Blockade nachgewiesen werden. Die Blockade des Plexus cervicalis superficialis wurde in dieser Studie mit 30 ml 0,375 %igem Bupivacain durchgeführt (73). Die gleiche Menge Lokalanästhetikum wurde für die kombinierte Blockadetechnik verwendet. Es ist allerdings zu berücksichtigen, dass bei einer ausschließlichen Blockade des Plexus cervicalis superficialis mitunter eine unkontrollierte Menge Lokalanästhetikum durch den Operateur lokal appliziert wird. Hierdurch kann es zu entsprechenden Komplikationen durch das Lokalanästhetikum kommen.

> Um den durch den am Unterkiefer anliegenden Retraktor hervorgerufenen Schmerz bei Karotisoperationen zu vermeiden, sollte eine Infiltration an der Unterkante des Unterkiefers zur Blockade der Äste des N. mandibularis, die diese Region versorgen, vorgenommen werden.

Medikamente und Dosierungen
Die ausschließliche Verwendung eines mittellang wirkenden Lokalanästhetikums birgt die Gefahr einer zu kurzen Wirkdauer für einen operativen Eingriff an der A. carotis (96). In der Literatur wird daher 0,375 %iges Bupivacain in einer Gesamtmenge von 30 ml (73) allein oder in Kombination mit einem mittellang wirkenden Lokalanästhetikum (1 %iges Mepivacain oder 1 %iges Prilocain) empfohlen. Bei der kombinierten Blockade wird ein Teil der Gesamtmenge tief, der andere oberflächlich appliziert. Die Verteilung schwankt zwischen $2/3$ (tief) zu $1/3$ (oberflächlich) und $1/3$ zu $2/3$ (96). Die Erfahrung zeigt, dass ein Gesamtvolumen von 40 ml Lokalanästhetikum erforderlich ist, um eine suffiziente Plexus-superficialis- und -profundus-Blockade für eine Karotisoperation zu erzielen. Die Höchstdosen für Lokalanästhetika sind zu beachten. Zu bedenken ist, dass bereits kleinste Mengen des Lokalanästhetikums, wenn sie in die A. vertebralis injiziert werden, toxische zerebrale Symptome im Sinne eines Krampfanfalls auslösen können. Das Ropivacain ist dem Bupivacain aufgrund der geringeren Zerebro- und Kardiotoxizität vorzuziehen; sein Gebrauch ist für diese Technik beschrieben (62). Eine Mischung aus 150 mg 0,75 %igem Ropivacain und 250 mg 1 %igem Prilocain wurde erfolgreich für eine kombinierte tiefe und oberflächliche Blockade des Plexus cervicalis zur Karotisendarteriektomie eingesetzt (76).

Kontraindikationen
Plexus cervicalis profundus: kontralaterale Phrenikusparese, kontralaterale Rekurrensparese, respiratori-

sche Insuffizienz, Gerinnungsstörungen, unkooperativer Patient;
allgemeine Kontraindikationen der Regionalanästhesie.

> Komplikationen und Nebenwirkungen (Plexus cervicalis profundus)
- Intraarterielle Injektion des Lokalanästhetikums in die A. vertebralis mit daraus resultierendem Grand-Mal-Anfall.
- Punktion des zervikalen Epidural- oder Subarachnoidalraumes mit hoher Spinal- bzw. Epiduralanästhesie, Verletzung des Zervikalmarkes.
- Phrenikusparese (häufig), Rekurrensparese mit Heiserkeit, Schluckstörungen, Horner-Syndrom, lokale Hämatome.

- Häufig ist intraoperativ die lokale Applikation eines mittellang wirkenden Anästhetikums in kleinen Portionen von ca. 1 ml im Sinne einer Oberflächenanästhesie zur Komplettierung der Blockade insbesondere im Bereich der A. carotis erforderlich. Die A. carotis ist von autonomen Nervenfasern innerviert, welche durch die Blockade des Plexus cervicalis nicht sicher mit blockiert werden; durch Manipulationen kann es zu unangenehmen Sensationen kommen. Die Oberflächenanästhesie im Operationsgebiet erfolgt durch Beträufeln mit Lokalanästhetikum oder durch Infiltration mittels Kanüle. Im Rahmen dieser lokalen Infiltration kann u. U. durch intravasale Injektion kleinster Mengen des Lokalanästhetikums ein zerebraler Krampfanfall ausgelöst werden (97).
- Für die tiefe Blockade stets immobile Nadel mit Nervenstimulator verwenden.
- ==Häufige Aspiration bei Injektion des Lokalanästhetikums zum Ausschluss einer intraarteriellen Injektion.==
- Bei respiratorisch insuffizienten Patienten auf tiefe Blockade verzichten.
- Über eventuelle Begleiterscheinungen aufklären.
- Die Blockade des Plexus cervicalis superficialis kann als Ergänzung einer interskalenären Blockade zur Schulterchirurgie nützlich sein.

Kernaussagen

1

▶ **Interskalenäre Plexusanästhesie** Die interskalenäre Plexusanästhesie ist vorwiegend für operative Eingriffe und zur Schmerztherapie im Bereich der Schulter und des proximalen Oberarmes geeignet.
Problem der Technik nach Winnie ist die unmittelbar auf empfindliche Strukturen gerichtete Stichrichtung (A. vertebralis, Wirbelkanal mit Epiduralraum und Rückenmark, Lunge und Pleura). Als kontinuierliche Technik ist die Blockade nach Winnie ungeeignet.
Die von Meier u. Mitarb. 1997 (64) beschriebene Variante der interskalenären Technik ist aufgrund ihrer nach lateral ausgerichteten Stichrichtung erheblich sicherer. Darüber hinaus ist es möglich, einen Verweilkatheter im Sinne einer kontinuierlichen Blockade einzulegen. Neben dem anterioren Zugang zum interskalenären Plexus brachialis wurde bereits Anfang des 20. Jahrhunderts ein posteriorer Zugang beschrieben. Von Pippa wurde diese Technik wieder aufgegriffen (77). Auch diese Technik kann als kontinuierliches Verfahren angewandt werden.

2

▶ **Blockaden im Bereich der Faszikel** Die klassische supraklavikuläre Blockade im Bereich der Faszikel, 1911 von Kulenkampff (57) beschrieben, wird heute wegen der relativen Häufigkeit von Pneumothoraces nur noch selten durchgeführt.
Winnie u. Collins (112, 114) stellten die supraklavikuläre perivaskuläre Blockade als Alternative dar, bei welcher die Wahrscheinlichkeit eines Pneumothorax geringer sein soll.
Alternativ zur vertikal-infraklavikulären Blockade wird eine supraklavikulär durchgeführte sog. „Plumb-Bob"-(„Lot"-)Technik eingesetzt (auch als „paraskalenäre Technik" bezeichnet), bei der die Nadel senkrecht (lotrecht) zur Unterlage geführt wird (12). Alle in dieser Region durchgeführten Blockaden (supra- wie infraklavikulär) beinhalten jedoch das Risiko eines Pneumothorax.

3

▶ **Axilläre Blockaden** Im Vergleich zu den Blockaden der interskalenären und der supraklavikulären Region ist die axilläre Blockade häufiger inkomplett. Hiervon sind insbesondere der N. musculocutaneus und der N. radialis betroffen. Verursacht wird die unvollständige Blockade dadurch, dass sich in der axillären Region aus den Faszikeln bereits die peripheren Nerven gebildet haben. Diese liegen nicht mehr so kompakt zusammen wie in der supra- bzw. infraklavikulären Region. Die Anschlagzeit der axillären Blockade ist im Allgemeinen länger als bei den klavikulanahen Blockaden. Gelegentlich wird auch über vermehrte Probleme mit der Blutsperre im Zusammenhang mit der axillären Blockade berichtet.
Ein großer Vorteil im Vergleich zu den klavikulanahen Blockaden ist aber das deutlich geringere Risiko schwerwiegender Komplikationen, insbesondere muss nicht mit Pleuraverletzungen (Pneumothorax) gerechnet werden. Vom Indikationsspektrum her unterscheidet sich die axilläre Blockade nicht von den klavikulanahen Blockaden. Insbesondere für Eingriffe im distalen Oberarm- und Ellenbogenbereich ist die axilläre Blockade im Gegensatz zur weit verbreiteten Meinung sehr gut geeignet (88).
Nachdem auf die sog. „Multiinjektionstechnik" (Aufsuchen jedes einzelnen Nerven und gezielte Applikation des Lokalanästhetikums) aufgrund vermehrter neurologischer Schäden zugunsten der einmaligen Injektion oder der sog. transarteriellen Technik verzichtet wurde, gewinnt sie zur Zeit durch die Einführung des Nervenstimulators wieder an Aktualität. Im Wesentlichen haben sich heute drei Arten der axillären Blockade etabliert, und zwar die perivaskuläre Single-Injection-Technik, die Multiinjektionstechnik und die transarterielle Technik.

4

▶ **Blockaden einzelner Nerven im Schulterbereich** Die Blockade des N. suprascapularis wurde bereits 1958 von Bonica (5) zur Behandlung von Schmerzen im Schultergelenk eingesetzt. Auch hier wurde von Meier u. Mitarb. eine kontinuierliche Technik angewandt (64), die in bestimmten Fällen als Alternative zur interskalenären Plexusblockade angesehen werden kann.

5

▶ **Blockaden peripherer Nerven im Bereich des Armes** Nach Einführung des Nervenstimulators haben die Blockaden einzelner peripherer Nerven des Armes und der Hand haben eine neue Bedeutung zur Komplettierung inkompletter stammnaher Plexus-brachialis-Blockaden erlangt. Während ohne den Einsatz des Nervenstimulators eine weiter peripher durchgeführte Blockade an einem bereits teilanästhesierten Arm potenziell mit der Gefahr eines Nervenschadens verbunden ist, da es dem Patienten u. U. nicht mehr möglich sein kann, Parästhesien als Warnzeichen einer intraneuralen Injektion anzugeben, weist der Nervenstimulator zumindest bei den größeren motorische Fasern führenden Nerven (Oberarm-Ellenbogen-Bereich) auch bei einem teilanästhesierten Arm auf eine korrekte Kanülenlage hin.

6

▸ **Intravenöse Regionalanästhesie** Die intravenöse Regionalanästhesie wurde 1908 von August Bier (4) erstmals durchgeführt. An der von ihm beschriebenen Technik hat sich bis heute nichts Grundlegendes geändert.

7

▸ **Plexus-cervicalis-Blockade** Die zervikale Plexusblockade hat durch die Karotischirurgie eine zunehmende Bedeutung erhalten. Zahlreiche Zentren gehen dazu über, die Karotisendarteriektomie wegen der besseren Möglichkeit einer neurologischen Überwachung in einer Regionalanästhesie durchzuführen (18, 96). Der Stellenwert der tiefen bzw. oberflächlichen Blockade des Plexus cervicalis wird nach wie vor kontrovers diskutiert (73, 95).

Literatur

1. Ansbro FP. A method of continuous brachial plexus block. Am J Surg. 1946;71:716–22.
2. Bazy L. L'anesthesie du plexus brachial. In: Pauchet V, Sourdat P, Labouré J, eds. L'anesthesie regionale. Paris:Doin;1917:222–5.
3. Benumof JL. Permanent loss of cervical spinal cord function associated with interscalene block performed under general anesthesia. Anesthesiology. 2000;93:1541–4.
4. Bier A. Über einen Weg, Lokalanästhesie an den Gliedmaßen zu erzeugen. Arch Klin Chir. 1908;86:204.
5. Bonica JJ. Diagnostic and therapeutic blocks. A reappraisal based on 15 years experience. Anesth Analg. 1958;27:58–68.
6. Borgeat A, Perschak H, Bird P. Patient-controlled interscalene analgesia with ropivacaine 0,2% versus patient-controlled intravenous analgesia after major shoulder surgery. Anesthesiology. 2000;92:102–8.
7. Bouaziz H, Narchi P, Mercier FJ, et al. Comparison between conventional axillary block and a new approach at the midhumeral level. Anesth Analg. 1997;84:1058–62.
8. Breen TW, Haigh JD. Continuous suprascapular nerve block for analgesia of scapular fracture. Can J Anesth. 1990;37:786–8.
9. Brown A. Early sign of successful bupivacaine interscalene block: the money sign. Reg Anesth. 1996;21:166–7.
10. Brown DE, James DC, Roy S. Pain relief by suprascapular nerve block in gleno-humeral arthritis. Scand J Rheumatology. 1988;17:411–5.
11. Brown DL, Cahill DR, Bridenbaugh LD. Supraclavicular nerve block: anatomic analysis of a method to prevent pneumothorax. Anesth Analg. 1993;76:530–4.
12. Brown DL. Atlas of regional anesthesia. 2nd ed. Philadelphia:Saunders;1999:33–40.
13. Brown EM, Mcgriff JT, Malinowski RW. Intravenous regional anaestesia (Bier block): review of 20 years' experience. Can J Anaesth. 1989;36:307–10.
14. Burnham PJ. Simple regional nerve block for surgery for the hand and forearm. JAMA1959;169:941–3.
15. Büttner J, Kemmer A, Argo A. Axilläre Blockade des Plexus brachialis. Reg Anaesth. 1988;11:7–11.
16. Büttner J, Klose R. Alkalinisierung von Mepivacain zur axillären Katheterplexusanästhesie. Reg Anaesth. 1991;14:17–24.
17. Carles M, Pulcini A, Macchi P. An evaluation of the brachial plexus block at the humeral canal using a neurostimulator (1417 patients): the efficacy, safety, and predictive criteria of failure. Anesth Analg. 2001;92:194–8.
18. Cheng MA, Theard MA, Tempelhoff R. Anesthesia for carotid endarterectomy: a survey. J Neurosurg Anesthesiol. 1997;9:211–6.
19. Cook LB. Unsuspected extradural catheterization in an interscalene block. Br J Anaesth. 1991;67:473–5.
20. D'Alessio JG, Weller RS, Rosenblum M. Activation of the Bezold-Jarisch reflex in the sitting position for shoulder arthroscopie using interscalene block. Anesth Analg 1995; 80:1158–62.
21. Dangoisse MJ, Wilson DJ, Glynn CJ. MRI and clinical study of an easy and safe technique of suprascapular nerve blockade. Acta Anaesth Belg. 1994;45:49–54.
22. De Jong RH. Axillary block of the brachial plexus. Anesthesiology. 1961;22:215–25.
23. Dunbar RW, Mazze RI. Intravenous regional anesthesia: experience with 779 cases. Anesth Analg. 1967;46:806–13.
24. Dupré LJ. Bloc du plexus brachial au canal huméral. Cah Anesthésiol. 1994;42:767–9.
25. Emery P, Bowman S, Wedderburn L. Suprascapular nerve block for chronic shoulder pain in rheumatoid arthritis. BMJ 1989;299:1079–80.
26. Eriksson E. Illustrated handbook in lokal anaesthesia. 2nd ed. Copenhagen:Schultz;1979:82–3.
27. Fanelli G, Casati A, Garancini P. Nerve stimulator and multiple injection technique for upper and lower limb blockade: failure rate, patient acceptance, and neurologic complications. Anesth Analg. 1999;88:847–52.
28. Franco CD, Vieira Z. 1001 subclavian perivascular brachial plexus blocks: success with a nerve stimulator. Reg Anesth. 2000;25:41–6.
29. Fujimura N, Namba H, Tsunoda K. Effect of hemidiaphragmatic paresis caused by interscalene brachial plexus block on breathing pattern, chest wall mechanics, and arterial blood gases. Anesth Analg. 1995;81:962–6.
30. Gado K, Emery P. Modified suprascapular nerve block with bupivacaine alone effectively controls chronic shoulder pain in patients with rheumatoid arthritis. Ann Rheum Dis. 1993;52:215–8.

31 Gaertner E, Kern O, Mahoudeau G. Block of the brachial plexus branches by the humeral route. A prospective study in 503 ambulatory patients. Proposal of a nerve-blocking sequence. Acta Anaesthesiol Scand. 1999;43:609–13.
32 Grice SC, Morell RC, Balestrieri FJ. Intravenous regional anesthesia: evaluation and prevention of leakage under the tourniquet. Anesthesiology 1986;65:316–20.
33 Groh GI, Gainor JB, Jeffries JT. Pseudoaneurysm of the axillary artery with median-nerve deficit after axillary block anesthesia. Bone Joint Surg 1990;72:1407–8.
34 Grossi P, Calliada S, Carlino C. Interscalene brachial plexus block causes time limited phrenic nerve block. Intern Mon Reg Anaesth.1997;9:3:99(Abstract).
35 Grossi P, Coluccia R, Tassi A. The infraclvicular brachial plexus block. In: Urmey WF, ed. Techniques in regional anesthesia and pain management. Vol 3. Philadelphia:Saunders;1999;217–21.
36 Hartmannsgruber MW, Silverman DG, Halaszynski TM et al. Comparison of ropivacaine 0.2 % and lidocaine 0.5 % for intravenous regional anesthesia in volunteers. Anesth Analg. 1999;89:727–31.
37 Heath ML. Death after intravenous regional anaesthesia. BMJ 1982;285:913–4.
38 Hecht JS. Suprascapular nerve block in the painful hemiplegic shoulder. Arch Phys Med Rehabil. 1992;73:1036–9.
39 Hirschel G. Die Anästhesierung des Plexus brachialis bei Operationen an der oberen Extremität. Münch Med Wschr 1911;58:1555–6.
40 Jankovic D. Regionalblockaden in Klinik und Praxis. 2. Aufl. Berlin:Blackwell;2000:58–86.
41 Kempen PM, O'Donnell J, Lawler R. Acute respiratory insufficiency during interscalenen plexus block. Anesth Analg. 2000;90:1415–6.
42 Kilka HG, Geiger P, Mehrkens HH. Die vertikale infraklavikuläre Blockade des Plexus brachialis. Anaesthesist. 1995;44:339–44.
43 Klaastad Ø, Lilleås FG, Røtnes JS. Magnetic resonance imaging demonstrates lack of precision in needle placement by the infraclavicular brachial plexus block described by Raj et al. Anesth Analg. 1999;88:593–8.
44 Klaastad Ø, Lilleås FG, Røtnes JS. A magnetic resonance imaging study of modifications to the infraclavicular brachial plexus block. Anesth Analg. 2000;91:929–33.
45 Knighton JD, Stoneham MD. Carotid endarterectomy. Anaesthesia. 2000;55:475–88.
46 Koscielniak-Nielsen ZJ, Stens-Pedersen HL. Intra-arterial regional analgesia of the hand. Br J Anaesth. 1991;66:719–20.
47 Koscielniak-Nielsen ZJ, Horn A. Intra-arterial versus intravenous regional analgesia for hand surgery. Anaesthesia. 1993;48:769–72.
48 Koscilniak-Nielsen ZJ, Christensen LQ, Pedersen HL. Effect of digital pressure on the neurovascular sheath during perivascular axillary block. Br J Anaesth. 1995;75:702–6.
49 Koscielniak-Nielsen ZJ, Horn A, Nielsen PR. Effect of arm position on the effectiveness of perivascular axillary nerve block. Br J Anaesth 1995;74:387–91.
50 Koscielniak-Nielsen ZJ, Stens-Pedersen HL, Kjaerbo EJ. Intra-arterial regional anaesthesia for hand surgery with alkalinized 0.5 % lignocaine. Acta Anaesthesiol Scand. 1995;39:1048–52.
51 Kosielniak-Nielsen ZJ, Hesselbjerg L. Intra-arterial regional anaesthesia for hand surgery: a dose-finding study. Acta Anaesthesiol Scand. 1997;41:197–203.
52 Koscielniak-Nielsen ZJ, Stens-Pedersen HL, Lippert FK. Readiness for surgery after axillary block: single or multiple injection techniques. Eur J Anaesthesiol. 1997;14:164–71.
53 Koscielnak-Nielsen ZJ, Nielsen PR, Nielsen SL. Comparison of transarterial and multiple nerve stimulation techniques for axillary block using a high dose of mepivacaine with adrenaline. Acta Anaesthesiol Scand. 1999;43:398–404.
54 Koscielniak-Nielsen ZJ, Nielsen PR, Sørensen T. Low dose axillary block by targeted injections of the terminal nerves.Can J Anesth 1999;46:658–64.
55 Koscielniak-Nielsen ZJ, Nielsen PR, Mortensen C. A comparison of coracoid and axillary approaches to the brachial plexus. Acta Anaesthesiol Scand. 2000;44:274–9.
56 Krebs P, Hempel V. Eine neue Kombinationsnadel für die hohe axilläre Plexus brachialis-Anästhesie. Anästh Intensivmed. 1984;25:219.
57 Kulenkampff D. Die Anästhesierung des Plexus brachialis. Zentralblatt Chir. 1911;38:1337.
58 Lee KH, Khunadorn F. Painful shoulder in hemeplegic patinents: a study of the suprascapular nerve. Arch Phys Med Rehabil. 1986;67:818–20.
59 Lhotel L, Fabre B, Okais I. Postoperative analgesia after arthroscopic shoulder surgery: suprascapular nerve block, intraarticular analgesia or interscalene brachialplexus block. Reg Anesth Pain Med. 2001;26Suppl:34.
60 Ligouri GA, Kahn RL,Gordon J. The use of metoprolol and glycopyrrolate to prevent hypotension/bradycardic events during shoulder arthroscopy in the sitting position under interscalene block. Anesth Analg. 1998;87:1320–5.
61 Lim EK. Interscalene brachial plexus block in asthmatic patients. Anaesthesia .1979:34:370.
62 Lorregian B, Ruffa D, Greco P et al. Cervical plexus block with ropivacaine for carotid endarterectomy. Br J Anaesth. 1998;80(Suppl. I):A374.
63 Mehta Y, Juneja R. Regional analgesia for carotid artery endarterectomy by Winnie's single injection technique using a nerve detector. J Cardiothorac Vasc Anesth. 1992;6:772–3.
64 Meier G, Bauereis C, Heinrich C. Der interscalenäre Plexuskatheter zur Anästhesie und postoperativen Schmerztherapie. Anästhesist 1997;46:715–9.
65 Meier G, Bauereis C. Die kontinuierliche N. suprascapularis-Blockade zur Schmerztherapie der Schulter. Anästhesist 2002;51:747–53.
66 Meier G, Bauereis C, Maurer H, Meier Th. Interscalenäre Plexusblockade. Anästhesist 2001;50:333–41.
67 Moore DC. Regional block: a handbook for use in the clinical practice of medicine and surgery. 4th ed. Springfield, Illinois:Thomas;1978.
68 Neal JM, Moore JM, Kopacz DJ. Quantitative analysis of respiratory, motor, and sensory function after supraclavicular block. Anesth Analg. 1998;86:1239–44.
69 Neuburger M, Kaiser H, Rembold-Schuster I. Vertikale infraklavikuläre Plexus-brachialis Blockade. Anaesthesist. 1998;47:595–9.
70 Neuburger M, Landes H, Kaiser H. Kasuistik: Pneumothorax bei der vertikalen infraklavikulären Blockade des Plexus brachialis. Fallbericht einer seltenen Komplikation. Anaesthesist 2000;49:901–4.
71 Ootaki C, Hideaki H, Amano M. Ultrasound-guided infraclavicular brachial plexus block: an alternative technique to anatomical landmark-guided approaches. Reg Anesth Pain Med. 2000;25:600–4.
72 Ott B, Neuberger L, Frey HP. Obliteration of the axillary artery after axillary block. Anaesthesia. 1989;44:773–4.
73 Pandit JJ, Bree S, Dillon P. A comparison of superficial versus combined (superficial and deep) cervikal plexus block for carotid endarterectomy: a prospective, randomized study. Anesth Analg. 2000;91:781–6.
74 Pardridge BI, Katz J, Benirschke K. Functional anatomy of the brachial plexus sheath: implications for anesthesia. Anesthesiology. 1987;66:743–7.
75 Parris WC. Suprascapular nerve block: a safer technique. Anesthesiology. 1990;72:580–1.
76 Petersen J, Pipa A, Krenz G. Pharmakologische Unter-

suchung zu Ropivacain und Prilocain nach einseitiger Blockade des Plexus cervikalis profundus et superficialis zur Carotisendarteriektomie. J Anästh Intensivbeh. 2000; 3:167 – 8.
77 Pippa P, Cominelli E, Marinelle C. Brachial plexus block using the posterior approach. Eur J Anaesth. 1990;7: 411 – 20.
78 Plevak DJ, Lindstromberg JW, Danielson DR. Paresthesia vs non-paresthesia. The axillary block. Anesthesiology. 1983; 59:A216.
79 Raj PR, Montgomery SJ, Nettles D. Infraclavicular brachial plexus block – a new approach. Anesth Analg. 1973;52: 897 – 903.
80 Raj PR. Infraclavicular approaches to brachial plexus anesthesia In: Urmey WF, ed. Techniques in regionl anesthesia and pain management. Vol. 1. Philadelphia:Saunders; 1997;169 – 77.
81 Reuben SS, Steinberg RB, Klatt JL. Intravenous regional anesthesia using lidocaine and clonidine. Anesthesiology. 1999;91:645 – 58.
82 Ritchie ED, Tong D, Chung F. Suprascapular nerve block for postoperative pain relief in arthroscopic shoulder surgery: a new modality? Anesth Analg. 1997;84:1306 – 12.
83 Roch J, Sharrok NE. Hypotension during shoulder arthroscopy in the sitting position under interscalene block. Reg Anesth. 1991;1(Suppl):64.
84 Rodríguez J, Bárcena M, Alvarez J. Axillary brachial plexus anesthesia: electrical versus cold saline stimulation. Anesth Analg. 1996;83:752 – 4.
85 Rodríguez J, Bárcena M, Rodríguez V. Infraclavicular brachial plexus block effects on respiratory function and extend of the block. Reg Anesth Pain Med. 1998;23:564 – 8.
86 Rosenbrg PH, Lamberg TS, Tarkkila P. Auditory disturbance associated with interscalene brachial plexus block. Br J Anaesth 1995;74:89 – 91.
87 Sala-Blanch X, Lázaro JR, Correa J. Phrenic nerve block caused by intersclene brachial plexus block: effects of digital pressure and a low volume of local anesthetic. Reg Anesth. 1999;24:231 – 5.
88 Schroeder LE, Horlocker TT, Schroeder DR. The efficacy of axillary block for surgical procedures about the elbow. Anesth Analg. 1996;83:47 – 51.
89 Selander D. Catheter technique in axillary plexus block. Acta Anaesthesiol Scand. 1977;21:324 – 9.
90 Selander D, Edshage S, Wolff T. Paresthesia os no paresthesia? Acta Anaesthesiol Scand.1978;3:27 – 33.
91 Silverstein WB, Saiyed MU, Brown AR. Interscalene block with a nerve stimulator: a deltoid motor response is satisfactory endpoint for successful block. Reg Anesth. 2000;25:356 – 9.
92 Sims JK. A modification of landmarks for infraclavicular approach to brachial plexus block. Anesth Analg. 1977; 56:554 – 5.
93 Stadlmeyer W, Neubauer J, Finkl RO. Unilaterale Phrenikusparese bei vertikaler infraclavikulärer Plexusblockade (VIP). Anaesthesist. 2000;49:1030 – 3.
94 Stan TC, Krantz MA, Solomon DL. The incidence of neurovascular complications following axillary brachial plexus block using a transarterial approach. Reg Anesth. 1995;20:486 – 92.
95 Stoneham MD, Doyle AR, Knighton JD. Prospective, randomized comparison of deep or superficial plexus block for carotid endarterectomy surgery. Anesthesiology. 1998;89: 907 – 12.
96 Stoneham MD, Knighton JD. Regional anaesthesia for carotid endarterectomy. Br J Anaesth. 1999;82:910 – 9.
97 Stoneham MD, Steve EP. Epileptic seizure during awake carotid endarterectomy. Anesth Analg. 1999;89:885 – 6.
98 Sukhani R, Garcia CJ, Munhall RJ. Lidocaine disposition following intravenous regional anesthesia with different tourniqut deflation technics. Anesth Analg. 1989;68: 633 –.7
99 Thiagarajah S, Lear E, Azar I. Bronchospasm following interscalene brachial plexus block. Anesthesiology. 1984; 61:759 – 61.
100 Thompson GE, Rorie DK. Functional anatomy of the brachial plexus sheath. Anesthesiology. 1983;59:117 – 22.
101 Tryba M. Neue Aspekte zum Wirkmechanismus der intravenösen Regionalanästhesie. Reg Anaesth. 1985;8:21 – 4.
102 Urmey WF, Talts KH, Sharrock NE. One hundred percent incidence of hemidiaphragmatic paresis associated with interscalene brachial plexus block as diagnosed by ultrasonography. Anesth Analg. 1991;72:498 – 503.
103 Urmey WF, Gloeggler PJ. Pulmonary function changes during interscalene block: effects of decreasing local anesthetic injection volume. Reg Anesth. 1993;18:244 – 9.
104 Urmey WF, Grossi P, Sharrok NE. Didital pressure during interscalene block is clinically ineffective in preventing anesthetic spread to the cervical plexus. Anesth Analg. 1996;83:366 – 70.
105 Urmey WF. New considerations in brachial plexus anasthesia. In: Urmey WF, ed. Techniques in regional anesthesia and pain management. Vol. 1. Philadelphia:Saunders;1997:185 – 93.
106 Urmey WF. Interscalene block: the truth about twitches. Reg Anesth. 2000;25:340 – 2.
107 Vecchio PC, Adebajo AO, Hazleman BL. Suprascapular nerve block for persistent rotator cuff lesions. J Rheumatol 1993;20:453 – 5.
108 Vester-Andersen T, Broby-Johansen U, Bro-Rasmussen F. Perivascular axillary block VI: the distribution of gelatine solutions injected into the axillary neurovascular shaeth of cadavers. Acta Anaesthesiol Scand 1986;30:18 – 22.
109 Whiffler K. Coracoid block – a safe and easy technique. Br J Anaesth 1981;53:845 – 8.
110 Wiener D, Speer K. The deltoid sign. Anesth Analg. 1994; 79:192.
111 Wilson JL, Brown DL, Wong GY. Infraclavicular brachial plexus block: parasagittal anatomy important to the coracoid technique. Anesth Analg. 1998;87:870 – 3.
112 Winnie AP, Collins VJ. The subclavian perivascular technique of brachial plexus anesthesia. Anesthesiology. 1964; 25:353 – 63.
113 Winnie AP. The interscalene brachial plexus block. Anesth Analg. 1970;49:455 – 66.
114 Winnie AP, Ramamurthy S, Durrani Z. Interscalene cervical plexus block. A single injection technique. Anesth Analg. 1975;54:370 – 5.
115 Winnie AP. Plexus anesthesia: perivascular technique of brachial plexus block. Vol.I. Fribourg,Switzerland:Mediglobe;1993.
116 Zipkin M, Backus WW, Scott B. False aneurysm of the axillary artery following brachial plexus block. J Clin Anesth. 1991;3:143 – 5.

9 Nervenblockaden an den unteren Extremitäten
G. Meier

9.1 306 Historischer Überblick

9.2 307 Anatomie des Plexus lumbosacralis

9.3 316 Blockadetechniken im Einzelnen

9.1 Historischer Überblick

Im Jahre 1784 wurde von dem englischen Chirurgen James Moore (1762–1860) ein kleines Buch mit dem Titel „A Method of Preventing or Diminishing Pain in Several Operations of Surgery" veröffentlicht. Es handelt unter anderem von der isolierten Betäubung des N. ischiadicus. Moore hatte damals dem Chirurgen John Hunter vom St. George's Hospital vorgeschlagen, den N. ischiadicus mit einer Metallklemme zu komprimieren, um so eine Fußamputation möglichst schmerzarm ausführen zu können. Der Versuch gelang, aber die Methode setzte sich nicht durch, weil die heftigen Schmerzen, die durch die starke Kompression verursacht wurden, denen des operativen Eingriffs kaum nachstanden (28).

1853 wurde von Alexander Wood aus Edinburgh eine Hohlnadel entwickelt, die die Injektion von Medikamenten unter die Haut erlaubte. Im selben Jahr stellte Charles Gabriel Pravaz aus Frankreich eine Glasspritze vor, mit der in Verbindung mit der Hohlnadel von Wood Medikamente injiziert werden konnten.

1860 gelang es den Chemikern Albert Niemann und Wilhelm Lossen aus Göttingen zum ersten Mal, das Hauptalkaloid der Kokapflanze, dem Niemann den Namen „Cocain" gegeben hat, zu isolieren. Thomas Moreno y Maiz aus Peru berichtete 1868, dass die Injektion von Cocainlösung in den Oberschenkel von Ochsenfröschen zu einer völligen Anästhesie geführt hatte. Moreno y Maiz schloss seine Veröffentlichung mit der Frage: „Könnte man Cocain nicht als örtliches Schmerzbetäubungsmittel verwenden? Die Zukunft wird es zeigen" (43, 300).

Die Voraussetzungen zur Durchführung von regionalen Anästhesien waren also schon im 19. Jahrhundert gegeben. Doch erst in der 1. Hälfte des 20. Jahrhunderts brachte die Entwicklung neuer Lokalanästhetika (Novocain, Procain, Lidocain) auch neue Impulse und damit auch Fortschritte bei der Durchführung der Blockade peripherer Nerven. Schon 1904 hat Nyström die Blockade des N. cutaneus femoris lateralis beschrieben. Läwen kombinierte diese dann mit einer N.-femoralis-Blockade (44). 1911 – im selben Jahr, in dem auch Hirschel aus Heidelberg und Kulenkampff aus Zwickau über ihre Techniken zur Blockade der oberen Extremität berichteten – erschien eine Veröffentlichung von A. Läwen, der zu diesem Zeitpunkt Oberarzt der Chirurgie in Leipzig war: „Über Leitungsanästhesie an der unteren Extremität, mit Bemerkungen über die Technik von Injektionen an den Nervus ischiadicus bei Behandlung der Ischias" (186). Es gelang Läwen, mit mehrfachen separaten Injektionen in der Umgebung des N. ischiadicus und des N. femoralis die gesamte untere Extremität schmerzfrei zu bekommen. Aufgrund dieser mehrfachen Injektionen wurde von ihm selbst das Verfahren für den klinischen Alltag als nur bedingt praktikabel eingestuft.

12 Jahre später (1923) veröffentlichte Gaston Labat (181), Begründer der amerikanischen Gesellschaft für Regionalanästhesie, in seinem Buch „Regional Anesthesia" die transgluteale Technik der N.-ischiadicus-Blockade. Über paralumbale Anästhesietechniken wurde ebenfalls zu Beginn des letzen Jahrhunderts berichtet (77, 89, 304), und bereits 1929 beschrieb Braun (45) eine Reihe von Blockadetechniken des lumbalen Plexus.

In der Hoffnung, eine Methode mit einem paravertebralen Zugang gefunden zu haben, über welchen mit einer Injektion eine Blockade des gesamten Plexus lumbosacralis ermöglicht werden kann, wurde von Winnie 1974 der Begriff der kombinierten lumbosakralen Plexusanästhesie geprägt. Zwei Jahre später berichteten Chayen u. Mitarb. (63) über eine vergleichbare Technik und bezeichneten diese als Psoaskompartmentblock (PCB).

Brands und Callanan (42) beschrieben 1978 eine kontinuierliche Technik der Psoaskompartmentblockade, die prinzipiell nach der von Chayen inaugurierten Technik durchgeführt wird. Sie gingen jedoch zwischen dem Processus costalis des 3. und 4. Lendenwirbelkörpers ein und schoben dann einen Epiduralkatheter über eine 18-G-Nadel 5 cm in das Psoaskompartment vor. Von herausragender Bedeutung für die Entwicklung der kontinuierlichen Regionalanästhesie waren die Erkenntnisse von Alon Winnie (386), der 1973 die inguinale paravaskuläre Technik der Blockade des Plexus lumbalis („3-in-1"-Block) beschrieb. Winnie hatte dabei das Konzept eines gemeinsamen Faszienraums zwischen M. psoas major und M. iliacus für die Nn. femoralis, obturatorius und cutaneus femoris lateralis entwickelt und postulierte, dass durch eine Verteilung des Lokalanästhetikums über die Fascia iliopsoas (Fascia iliaca) die Nerven des Plexus lumbalis anästhesiert werden konnten. In den folgenden Jahren wurde dann auch über kontinuierliche Methoden, sowohl für die Psoaskompartmentblockade als auch erstmalig 1980 von Rosenblatt (295) über den kontinuierlichen sog. „3-in-1"-Block berichtet. Der „3-in-1"-Block fand insbesondere in der Kombination mit einer Blockade des N. ischiadicus weite Verbreitung (46, 100, 216, 224, 234, 252, 375, 376).

Die Plexus-sacralis-Blockade in Form einer Ischiadikusblockade kann als dorsale, anteriore, laterale oder popliteale Technik durchgeführt werden. Häufig zitiert wird die dorsale transgluteale Technik nach Labat (181), die inzwischen auch als Standardtechnik bezeichnet wird (252). Von Sutherland (343) wurde 1998 ein dorsaler, aber sehr aufwendiger Zugang beschrieben, der eine kontinuierliche Technik ermöglicht. Weitere Modifikationen sind im Verlaufe der Jahre veröffentlicht worden. Bemerkenswert ist, dass es sich meist um Fallberichte handelt und keine Studien mit größeren Fallzahlen vorliegen.

Über eine parasakrale Blockade des N. ischadicus berichtete 1993 Mansour (202). Morris erweiterte das Spektrum der dorsalen parasakralen Blockadetechniken um die Möglichkeit einer kontinuierlichen Anästhesie durch Katheteranlage (240).

Von Beck wurde 1963 die anteriore (ventrale) Ischadikusblockade beschrieben (23). Die Leitstrukturen bei der anterioren Technik nach Beck sind bei adipösen Patienten oder bei Patienten mit einer Hüftgelenkendoprothese auf der zu anästhesierenden Seite nur schwer auffindbar. 1997 veröffentlichte Chelly (66) eine Arbeit, in welcher er neue Leitlinien für die anteriore Technik der Ischadikusblockade angab, die eine anatomische Orientierung erleichtern. Für Meier und Herrmann war die Untersuchung der bestmöglichen Voraussetzungen für eine kontinuierliche Technik der anterioren Ischadikusblockade der Anlass für intensive anatomische Studien (222). Die von Meier (220) auf der Grundlage dieser Untersuchungen entwickelte Modifikation der klassischen Technik wird als kontinuierlicher anteriorer Ischadikusblock (KAI) bezeichnet. Eine kontinuierliche Technik wird vor allem bei der Behandlung von Schmerzen im Bereich der Kniekehle und von Schmerzsyndromen am Unterschenkel bzw. im Fußbereich eingesetzt (225).

Eine schon seit langem angewandte Methode der Ischadikusblockade ist der sog. „Knieblock", eine Blockade des N. tibialis und des N. peronaeus in der Kniekehle. Als einzeitiger („single dose") „Poplitealblock" in der Kniekehle ist dieses Verfahren seit Jahrzehnten bewährt. Über kontinuierliche popliteale Ischadikusblockaden, die nicht nur zur Schmerztherapie, sondern auch sehr gut zur Verbesserung der Durchblutung im Fußbereich eingesetzt werden können, wird erst seit einigen Jahren berichtet. Es haben sich mehrere Arbeitsgruppen mit den Möglichkeiten einer distalen Ischadikusblockade (DIB) auseinandergesetzt. Vloka und Hadzic u. Mitarb. beschäftigten sich sehr intensiv mit den anatomischen Verhältnissen im Bereich der Fossa poplitea und veröffentlichten ihre eindrucksvollen anatomischen Studien 1996 (369, 370). Im selben Jahr haben Singelyn u. Mitarb. (322, 326) und Meier u. Mitarb. (22, 218, 221, 223) über ein Verfahren zur kontinuierlichen distalen Ischadikusblockade berichtet. Singelyn wählte einen Zugang 10 cm kranial der Kniekehlenfalte in der Mittellinie, Meier lateral der proximalen Begrenzung der Fossa poplitea.

Nervenblockaden am Unterschenkel, Sprunggelenk und Fuß wurden bereits zu Beginn des 20. Jahrhunderts durchgeführt und von zahlreichen Autoren beschrieben. Hierüber gibt es jedoch nur sehr wenige wissenschaftliche Veröffentlichungen (184, 253, 254). 1967 publizierten Nolte u. Dam (82) eine Methode, die durch Kombination einzelner peripherer Blockaden eine komplette Anästhesie des Fußes ermöglicht und nannten diese Technik „Fußblock". Ihren Ursprung hatte die Methode in Island. Der Fußblock wurde dort bei der operativen Versorgung von Fußverletzungen, die bei Fischern sehr zahlreich vorkamen, mit großem Erfolg und ohne nennenswerte Nebenwirkungen durchgeführt. In der ambulanten Versorgung und zur Komplettierung von Regionalanästhesien haben diese Techniken nach wie vor ihre Bedeutung.

9.2 Anatomie des Plexus lumbosacralis

Ärzte ohne Anatomie sind wie Maulwürfe:
Sie arbeiten im Dunkeln,
und das Ergebnis ihrer Arbeit sind Erdhügel
(Tiedemann [274]).

Die ventralen Äste der lumbalen, sakralen und kokzygealen Spinalnerven bilden gemeinsam den Plexus lumbosacralis (Abb. 9.1 u. 9.2).

Ähnlich wie der Plexus brachialis des Arms entwickelt sich auch der Beinplexus aus einer dorsalen und ventralen Plexusplatte (Tab. 9.1). Die Nervenstämme des ventralen Teils gelangen unter dem Leistenband oder durch den Canalis obturatorius zum Oberschenkel, z. T. auch oberhalb vom Leistenband zur Bauchwand und zum Genitale, die Stämme des dorsalen Teils verlaufen ausnahmslos durch das Foramen ischiadicum majus zur Glutäalregion und zum Bein.

Gliederung des Plexus lumbosacralis:
- Plexus lumbalis: Th_{12}–$L_{3/4}$,
- Plexus sacralis: L_4–S_5.

Der Plexus lumbalis und der Plexus sacralis werden durch den 4. Lendennerven zum Plexus lumbosacralis verbunden. Dieser Nerv ist gegabelt (N. furcalis) und gehört sowohl dem Plexus lumbalis als auch dem Plexus sacralis an (26, 69, 291). Der Plexus sacralis kann nochmals unterteilt werden in den Plexus ischiadicus (L_4–S_3), den Plexus pudendus (S_2–S_4) und den Plexus coccygeus (S_5/Co) (69).

Tabelle 9.1 Ursprung der großen Beinnerven (aus Wagner F. Beinnervenblockaden. In: Niesel HC, Hrsg. Regionalanästhesie – Lokalanästhesie – Regionale Schmerztherapie. Stuttgart: Thieme; 1994)

N. genitofemoralis aus L_1–L_2

N. cutaneus femoris lateralis aus L_2–L_3

N. femoralis aus $L_{1/2}$–L_4

N. obturatorius aus L_2–L_4

N. ischiadicus aus $L_{4/5}$–S_3

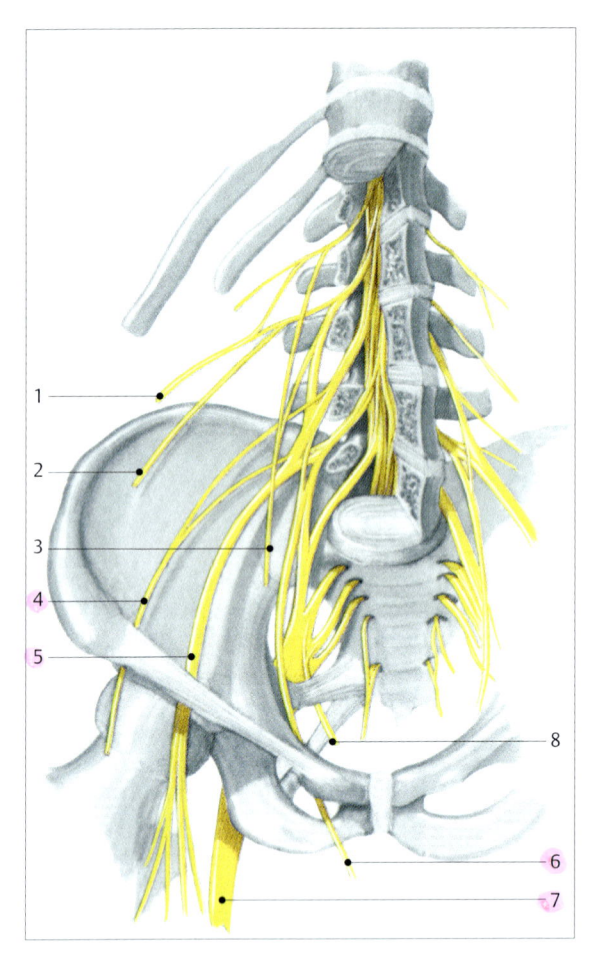

9 Nervenblockaden an den unteren Extremitäten

Abb. 9.1 Ventrale Ansicht des Plexus lumbosacralis (nach Lechenbauer, AstraZeneca; aus Meier G, Büttner J. Kompendium der peripheren Blockaden. München: Arcis; 2001).
1 = N. iliohypogastricus
2 = N. ilioinguinalis
3 = N. genitofemoralis
4 = N. cutaneus femoris lateralis
5 = N. femoralis
6 = N. obturatorius
7 = N. ischiadicus
8 = N. pudendus

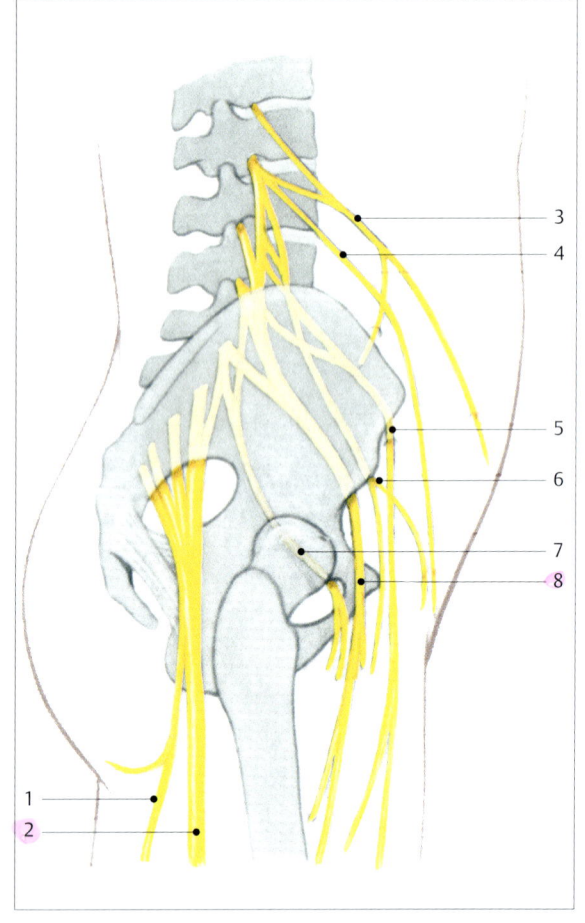

Abb. 9.2 Seitliche Ansicht des Plexus lumbosacralis (nach Lechenbauer, AstraZeneca; aus Meier G, Büttner J. Kompendium der peripheren Blockaden. München: Arcis; 2001).
1 = N. cutaneus femoris posterior
2 = N. ischiadicus
3 = N. iliohypogastricus
4 = N. ilioinguinalis
5 = N. cutaneus femoris lateralis
6 = N. genitofemoralis
7 = N. obturatorius
8 = N. femoralis

Auf die ausgeprägte individuelle Variabilität des lumbosakralen Plexus hat Paterson schon 1894 hingewiesen (262).

> Im Gegensatz zur oberen Extremität ist für die periphere Anästhesie der gesamten unteren Extremität die Betäubung sowohl des Plexus lumbalis als auch des Plexus sacralis und hierbei vornehmlich des N. ischiadicus notwendig.

Dieses bedeutet, dass in der Regel zwei Injektionen durchgeführt werden müssen, da eine komplette Anästhesie durch eine Injektion nicht zuverlässig erreicht werden kann (126).

Plexus lumbalis

Der Plexus lumbalis (Abb. 9.3) wird aus Fasern des 12. Thorakalsegmentes und aus den ventralen Ästen der 1.–4. Lumbalnerven gebildet. In der Regel beteiligen sich die Segmente L_2–L_4 an der Bildung von N. femoralis, N. obturatorius und N. cutaneus femoris lateralis (Abb. 9.4). Der Plexus verläuft nach seinem Austritt aus den Foramina intervertebralia, meist vom M. psoas bedeckt, nach peripher. Nachdem sich bereits die Nn. iliohypogastricus und ilioinguinalis abgespalten haben, verlassen schon frühzeitig die Nn. genitofemoralis und cutaneus femoris lateralis den Plexus.

9.2 Anatomie des Plexus lumbosacralis

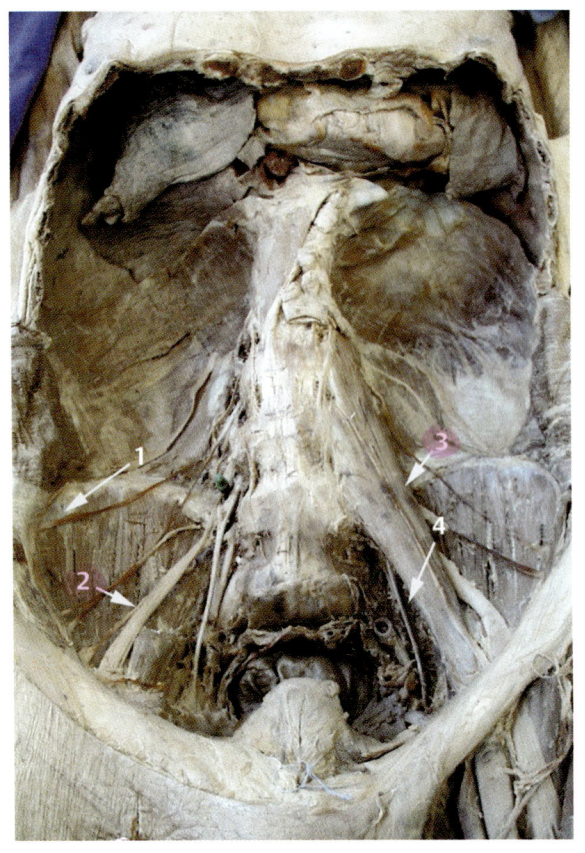

Abb. 9.3 Übersicht des Plexus lumbalis, rechts wurde der M. psoas entfernt (Foto: G. Meier).
1 = N. cutaneus femoris lateralis
2 = N. femoralis
3 = M. psoas
4 = N. obturatorius

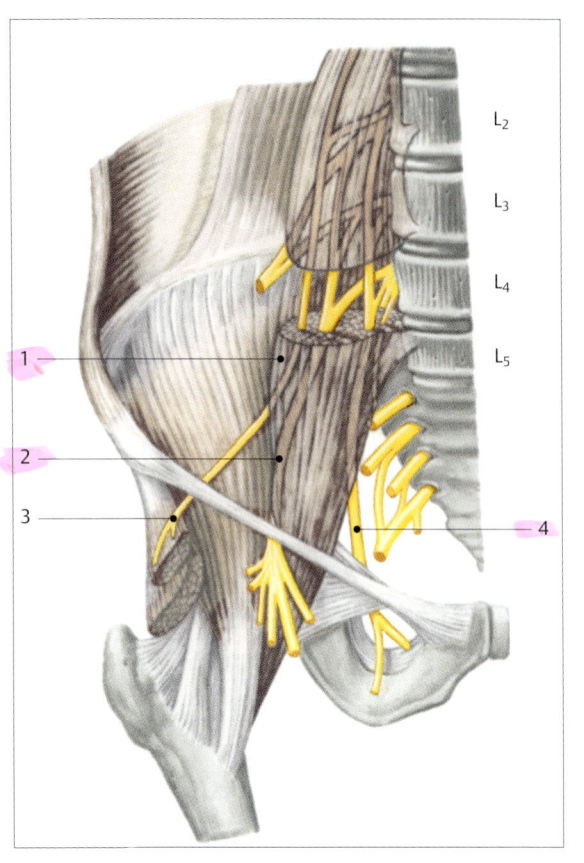

Abb. 9.4 Plexus lumbalis (nach Schlich, AstraZeneca; aus Büttner J, Meier G. Kontinuierliche periphere Techniken zur Regionalanästhesie und Schmerztherapie – obere und untere Extremität. Bremen: Unimed; 1999).
1 = M. psoas (durchgeschnitten)
2 = N. femoralis
3 = N. cutaneus femoris lateralis
4 = N. obturatorius

N. femoralis (L_1–L_4)

Der N. femoralis entsteht in der Regel aus 4 starken Wurzeln (L_1–L_4) – manchmal jedoch auch nur aus L_2–L_4 – noch innerhalb des M. psoas und ist der stärkste Nerv des Plexus lumbalis. Er liegt zunächst in der Rinne des M. psoas major und M. iliacus und wird von der Fascia iliaca, die auch als Fascia iliopsoas bezeichnet wird, bedeckt (274). Stark abgeflacht zieht der Nerv auf dem M. iliopsoas unter dem Leistenband durch die Lacuna musculorum auf die Vorderseite des Oberschenkels (Trigonum femorale). Dort liegt er lateral der A. femoralis und hinter oder gleich unter dem Leistenband, aber stets noch innerhalb der Faszie des M. iliopsoas. Unterhalb des Leistenbands teilt der N. femoralis sich sogleich fächerförmig in seine Endäste, unter welchen man eine vordere, vorzugsweise sensible, und eine hintere, vorzugsweise motorische, Gruppe unterscheiden kann (69).

Die sensiblen Zweige versorgen die Vorderseite des Oberschenkels und die Innenfläche des Unterschenkels, die motorischen die vordere Muskelgruppe des Oberschenkels.

▶ **Anästhesierelevante Äste des N. femoralis.** Die Rr. articulares innervieren das Hüftgelenk (gemeinsam mit dem N. obturatorius und dem Plexus ischiadicus).

Der N. arteriae femoralis proprius ist ein sehr dünner Ast, der die Gefäße in der Lacuna vasorum erreicht und feine Äste zur A. femoralis, zur Vorderseite des Femurperiostes und zum distalen Teil der Markhöhle des Femurs führt.

Die Rr. cutanei femoris ventrales können in manchen Fällen teilweise oder auch ganz den N. cutaneus femoris lateralis ersetzen. Die Rr. cutanei femoris ventrales durchbohren in verschiedener Höhe die Faszie und innervieren die Vorder- und Innenseite des Oberschenkels bis zum Knie, nur die vom N. genitofemoralis versorgte Leistenbeuge erhält keine Hautäste des N. femoralis.

Die Rr. musculares distales innervieren die Streckmuskeln (M. sartorius und M. quadriceps femoris).

Die Rr. articulares führen zum Kniegelenk und die Rr. periostales zur Vorderseite des Femurperiostes.

> **Klinischer Hinweis.** Bei Verletzungen oder Anästhesie des Nervenstamms kann die Sensibilität bis nahe zum Leistenband und weit über den medialen und lateralen Umfang des Oberschenkels hinaus herabgesetzt sein („Maximalgebiet") und fällt in einem großen Bezirk auf der Vorderfläche des Oberschenkels vollständig aus. Motorisch kann das Bein im Knie nicht mehr aktiv gestreckt werden; das (passiv) gestreckte Bein knickt bei Belastung (Gehen, Stehen) zusammen. Infolge der Lähmung des M. quadriceps fehlt der Patellarsehnenreflex. Die Beugung im Hüftgelenk ist geschwächt, aber nicht völlig aufgehoben, da auch die vorderen Adduktoren beugen können (69).

Der N. femoralis verläuft in der Lacuna musculorum im Faszienschlauch des Iliopsoas. Abszesse, die von der Wirbelsäule ihren Ursprung nehmen, können sich im Faszienschlauch bis unter das Leistenband senken (Senkungsabszesse). Aufgrund der Reizung des M. iliopsoas hält der Patient das Bein leicht gebeugt und außenrotiert (s. N. femoralis, S. 321) (26).

N. saphenus (L_3 und L_4)

Der N. saphenus ist der längste Hautast des N. femoralis und liegt von dessen Endästen am weitesten tibial. Er läuft über den Ansatz der Adduktoren neben einem starken Muskelzweig für den M. vastus medialis distalwärts, nähert sich dabei immer mehr der A. femoralis und liegt zuerst lateral, dann vor und schließlich medial von ihr. Er tritt mit diesem Gefäß in den Adduktorenkanal, durchbricht aber dann zusammen mit der A. genus descendens die Lamina vasoadductoria. Dann zieht er, noch immer innerhalb der Faszie gelegen, vom M. sartorius gedeckt, in der Rinne zwischen M. vastus medialis und M. adductor magnus zur tibalen Seite des Knies herab. Hier durchbricht der N. saphenus die Faszie und gelangt an der Sehne des M. sartorius unter die Haut und zur V. saphena magna, mit der zusammen er über die Außenfläche des Pes anserinus und dann über die tibiale Unterschenkelfläche vor dem medialen Knöchel zum medialen Fußrand zieht.

▶ **Anästhesierelevante Äste des N. saphenus.** Der N. saphenus gibt den R. infrapatellaris zur Haut an der tibialen Seite des Kniegelenks bis zur Vorderfläche der Kniescheibe ab, außerdem die Rr. cutanei femoris ventrales zur Haut an der Innenseite des Unterschenkels bis zum medialen Fußrand (manchmal sogar bis zur Großzehe) und versorgt somit im Anschluss an die Rr. cutanei femoris ventrales die Haut auf der Vorder- und namentlich auf der Innenseite des Unterschenkels bis etwa zur Mitte des inneren Fußrandes. Die gesamte übrige Haut des Unterschenkels und Fußes wird nicht aus dem Plexus lumbalis, sondern aus dem Plexus sacralis (s. S. 312) versorgt.

Der N. saphenus geht mit dem N. obturatorius und mit dem N. peroneus superficialis (Synonym: N. fibularis superficialis) Verbindungen ein; in seltenen Fällen endigt er schon am Knie und wird dann am Unterschenkel von einem Zweig des N. tibialis ersetzt.

> **Klinischer Hinweis.** Bei Verletzungen des N. saphenus kann die Sensibilitätsstörung auch auf die fibulare Seite des Unterschenkels und auf die mediale Seite der großen Zehe übergreifen („Maximalgebiet"); nur in dem Bereich, in dem die Haut der Tibia (Schienbein) direkt anliegt, fällt die Sensibilität ganz aus (69).

N. obturatorius (L_2–L_4)

Der N. obturatorius tritt auf der Höhe des Articulus sacroiliacus an der medialen Seite des M. psoas hervor, gelangt hinter den Vasa iliaca in das kleine Becken und zieht nach ventral und kaudal zum Canalis obturatorius, wobei er der Fascia iliaca eng anliegt. Die gleichnamige Arterie verläuft kaudal des Nerven und schließt sich diesem erst im Canalis obturatorius an. Noch innerhalb des Canalis obturatorius oder sofort nach dem Austritt teilt sich der Nerv in seine beiden Endäste, die auf der proximalen Kante des M. adductor brevis reiten.

Der N. obturatorius versorgt motorisch sämtliche Adduktoren sowie einen Teil des M. pectineus und beteiligt sich an der sensiblen Versorgung des Hüftgelenks und (sehr variabel) der Innenfläche des Oberschenkels.

▶ **Anästhesierelevante Äste des N. obturatorius.** Der *R. superficialis (anterior)* innerviert mit seinen Muskelästen 4 Muskeln (M. pectineus, Mm adductor brevis et longus, M. gracilis). Er verläuft quer vor dem M. adductor brevis und tritt unter dem distalen Rand des M. pectineus hervor, um dann unter dem proximalen Rand des M. adductor longus zu verschwinden und endet als R. cutaneus femoris medialis. Dieser Hautzweig durchbohrt zwischen dem M. adductor longus und M. gracilis die Oberschenkelfaszie und versorgt in wechselnder Ausdehnung einen Hautstreifen an der Innenfläche des Oberschenkels. Er verbindet sich fast regelmäßig mit den tibialen Rr. cutanei ventrales oder mit dem N. saphenus und kann gelegentlich überhaupt fehlen (!), dann wird sein Gebiet von den genannten Hautnerven mitversorgt.

Das anatomische Gebiet des Hautastes des R. superficialis aus dem N. obturatorius breitet sich in der distalen Hälfte der Innenseite des Oberschenkels und an der Innenseite der Kniegegend aus („Maximalgebiet").

> Klinischer Hinweis. Bei Verletzungen fällt nur ein schmaler kurzer Streifen zwischen dem M. gracilis und M. adductor magnus völlig aus.

Der *R. profundus (posterior)* gelangt zwischen dem M. obturator externus und dem M. adductor brevis zur Vorderfläche des M. adductor magnus und gibt 3 Äste ab. Die Rr. articulares für das Hüftgelenk, die Rr. musculares für den M. adductor magnus und die Rr. periostales für das Periost an der Rückseite des Femur, für dessen Markhöhle sowie für die Hinterfläche des Kniegelenks (69). Nach Lang und Wachsmuth gibt der R. posterior nur gelegentlich einen Zweig an die Dorsalseite des Kniegelenks ab (182).

Manchmal findet man noch einen zusätzlichen Nervenast, N. accessorius (L_3–L_4), der Zweige an das Hüftgelenk und den M. pectineus abgibt und sich mit dem Hauptnerven verbindet.

> Klinischer Hinweis. Da der N. obturatorius entlang der Linea terminalis und im Canalis obturatorius dem Knochen ungepolstert anliegt, wird er bei Knochenbrüchen häufig mitverletzt.
> Bei Lähmungen oder z. B. einer kompletten Anästhesie des N. obturatorius fällt fast die gesamte Adduktorenmuskulatur aus: Gang und Stand werden unsicher, der Schenkelschluss ist unmöglich. Das betroffene Bein kann nicht mehr über das andere geschlagen werden.
> Reizungen des N. obturatorius können sich bei Erkrankungen benachbarter Beckeneingeweide (Adnexe, Harnleiter) sowie bei Herniae obturatoriae in dem Auftreten von Schmerzen äußern, die bis zur tibialen Kniefläche ausstrahlen.

Nerven des Plexus lumbalis im Überblick

Abschließend seien die Nerven aus dem Plexus lumbalis noch einmal im Überblick dargestellt (Abb. 9.5 u. 9.6). (Die drei kranialen Fasern – N. iliohypogastricus, N. ilioinguinalis, N. genitofemoralis – sind für die Anästhesie des Beins von untergeordneter Bedeutung.)

- Der **N. iliohypogastricus** (Th_{12}/L_1) zieht aus dem M. psoas nach lateral durch den M. transversus abdominis und versorgt sensorisch die suprapubische und ventrale Hüftregion.
- Der **N. ilioinguinalis** (L_1) zieht durch den Leistenkanal und versorgt sensorisch die proximalen Anteile des medialen Oberschenkels und den anterioren Anteil des Skrotums bzw. der Labien. Bei 35 % der Bevölkerung vereinigt er sich mit dem N. genitofemoralis.
- Der **N. genitofemoralis** (L_1/L_2) teilt sich in einen genitalen und femoralen Ast. Die genitalen Fasern ziehen zur Haut und dem Skrotum bzw. den Labien sowie zu der angrenzenden Oberschenkelregion. Der femorale Ast versorgt die Haut der Leistenregion.
- Der **N. cutaneus femoris lateralis** (L_2/$_3$) zieht über den M. iliacus medial der Spina iliaca anterior supe-

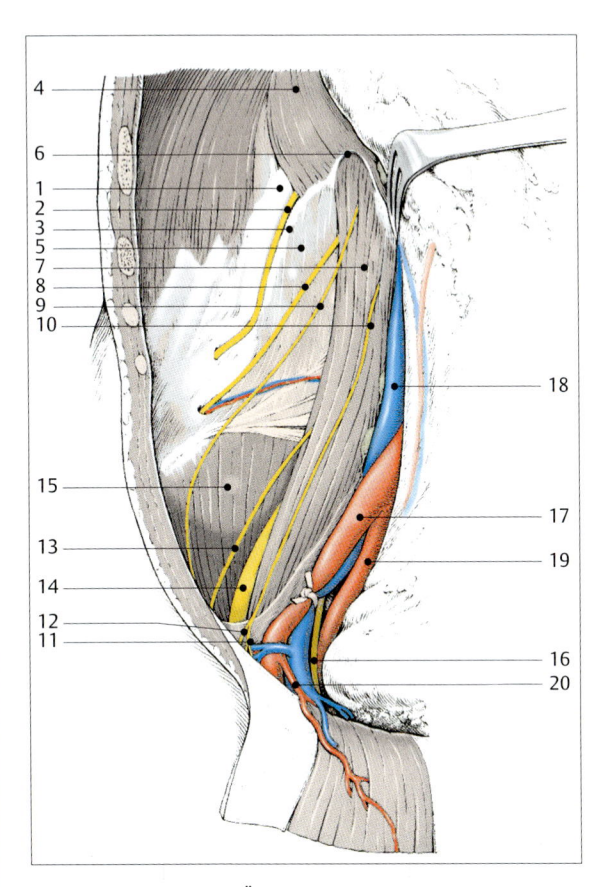

Abb. 9.5 Darstellung der Äste des Plexus lumbalis – 1. Schicht (aus Platzer W. Taschenatlas der Anatomie. Bd. 1. Stuttgart: Thieme; 1999).
1 = 12. Rippe
2 = N. subcostalis
3 = Lig. arcuatum laterale
4 = Pars lumbalis diaphragmatis
5 = M. quadratus lumborum
6 = Lig. arcuatum mediale
7 = M. psoas major
8 = N. iliohypogastricus
9 = N. ilioinguinalis
10 = N. genitofemoralis
11 = R. genitalis n. genitofemoralis
12 = R. femoralis n. genitofemoralis
13 = N. cutaneus femoris lateralis
14 = N. femoralis
15 = M. iliacus
16 = N. obturatorius
17 = A. iliaca externa
18 = V. cava inferior
19 = A. iliaca interna
20 = A. epigastrica inferior

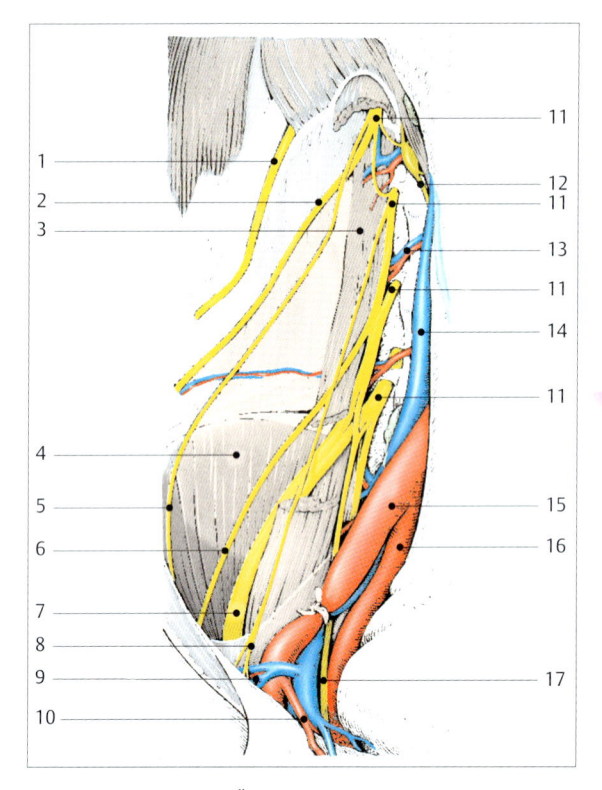

Abb. 9.6 Darstellung der Äste des Plexus lumbalis – 2. Schicht (aus Platzer W. Taschenatlas der Anatomie. Bd. 1. Stuttgart: Thieme; 1999).
 1 = N. subcostalis
 2 = N. iliohypogastricus
 3 = Pars profunda des M. psoas major
 4 = M. iliacus
 5 = N. ilioinguinalis
 6 = N. cutaneus femoralis lateralis
 7 = N. femoralis
 8 = N. genitofemoralis
 9 = A. und V. circumflexa ilium profunda
10 = A. epigastrica inferior
11 = Rr. ventrales nervorum lumbalium
12 = Truncus sympathicus
13 = Aa. und Vv. lumbales
14 = V. cava inferior
15 = A. iliaca externa
16 = A. iliaca interna
17 = N. obturatorius

rior unter dem Leistenband hindurch und innerviert als rein sensibler Nerv die Haut der lateralen Oberschenkelseite.
- Der **N. obturatorius** (L$_2$/L$_4$) verlässt den Plexus medial des M. psoas und zieht gemeinsam mit der V. und A. obturatoria durch den Canalis obturatorius zur Oberschenkelinnenseite. Bei 9 % aller Menschen findet sich ein N. obturatorius accessorius, der die Hüftgelenkskapsel innerviert. Der N. obturatorius hat ein sehr variables sensibles Versorgungsgebiet am medialen Oberschenkel und innerviert motorisch die Adduktoren.

- Der **N. femoralis** (L$_2$/L$_4$) ist der größte Nerv aus dem Plexus lumbalis und versorgt sensibel die Oberschenkelvorderseite, sowie die Innenseite des Unterschenkels bis zum Sprunggelenk. Er zieht ventral des M. psoas unter dem Leistenband durch die Lacuna musculorum und ist motorisch für die Mm. quadriceps femoris, sartorius und pectineus zuständig.

Plexus sacralis

Der Plexus sacralis stellt die untere, größere Hälfte des Plexus lumbosacralis und das stärkste Nervengeflecht des menschlichen Körpers überhaupt dar. Der Plexus entsteht durch das Zusammenkommen der ventralen Äste der 5 Nn. sacrales und des N. coccygeus und erhält außerdem noch von den Lendennerven ein mächtiges Bündel, den Truncus lumbosacralis, der sich aus dem ganzen R. ventralis des 5. Lendennerven und aus einem Bündel des 4. Lendennerven zusammensetzt. Der Plexus sacralis liefert die Nerven für die Teile der unteren Extremität, die nicht vom Plexus lumbalis versorgt werden, also für einen Teil der Hüftmuskulatur, für die Beugeseite des Oberschenkels, für sämtliche Muskeln des Unterschenkels und des Fußes. Außerdem innerviert er die Haut in einem Teil der Gesäßgegend, der hinteren Seite des Oberschenkels, der hinteren, fibularen und vorderen Seite des Unterschenkels und des Fußes.

Der Plexus sacralis kann in 3 Teile gegliedert werden:
- Plexus pudendus,
- Plexus coccygeus und
- Plexus ischiadicus (26, 69, 291).

(Nicht in allen anatomischen Lehrbüchern wird der Plexus sacralis nochmals unterteilt. Da die Teilung jedoch unter klinischen Aspekten von Vorteil ist, dient diese hier als Grundlage.)

> Für die Anästhesie des Beins ist nur der Plexus ischiadicus von Bedeutung.

- **Plexus ischiadicus.** Er bezieht seine Wurzeln aus einem Teil des R. ventralis des 4. Lendennerven und aus dem ganzen R. ventralis des 5. Lendennerven, die zusammen den Truncus lumbosacralis bilden, sowie aus den Rr. ventrales des 1. und 2. und einem Teil des 3. Sakralnerven (Abb. 9.7). Der ventrale Ast des 1. Sakralnerven ist nicht nur der stärkste Ast des Plexus lumbosacralis, sondern der stärkste R. ventralis überhaupt. Alle Wurzeln des Plexus konvergieren von ihren Austrittsstellen gegen das Foramen ischiadicum majus, sodass das Geflecht eine dreieckige Platte bildet, deren Spitze gegen das Foramen infrapiriforme gerichtet ist und den N. ischiadicus hervorgehen lässt.

Das Nervengeflecht liegt größtenteils dem M. piriformis auf und wird beckenwärts von dem Peritoneum pa-

9.2 Anatomie des Plexus lumbosacralis

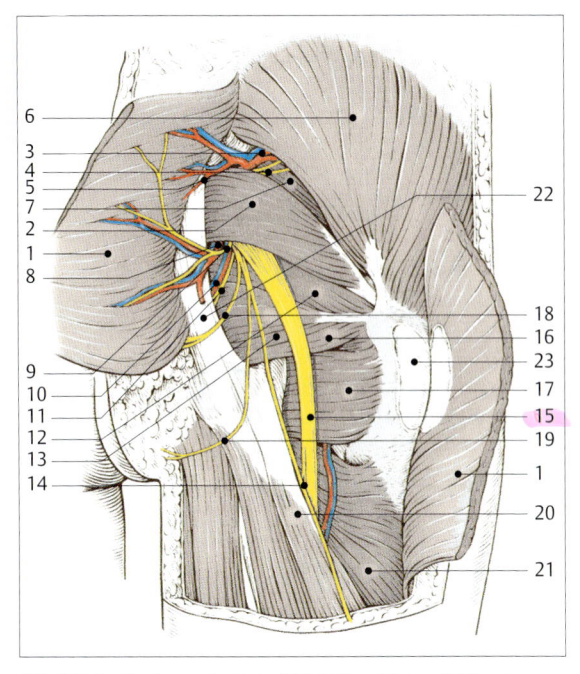

Abb. 9.7 Regio glutaealis, tiefe Schicht (aus Platzer W. Taschenatlas der Anatomie. Bd. 1. Stuttgart: Thieme; 1999).
 1 = M. glutaeus maximus
 2 = M. piriformis
 3 = A. und V. glutaea superior
 4 = N. glutaeus superior
 5 = A. glutaea superior
 6 = M. glutaeus medius
 7 = M. glutaeus minimus
 8 = A. und V. glutaea inferior
 9 = N. glutaeus inferior
10 = A. und V. pudenda interna
11 = N. pudendus
12 = M. gemellus superior
13 = M. obturator internus
14 = N. cutaneus femoris posterior
15 = N. ischiadicus
16 = M. gemellus inferior
17 = M. quadratus femoris
18 = Rr. clunium inferiores
19 = R. perinealis
20 = Caput longum m. bicipitis
21 = M. adductor magnus
22 = Lig. sacrotuberale
23 = Bursa trochanterica m. glutaei maximi

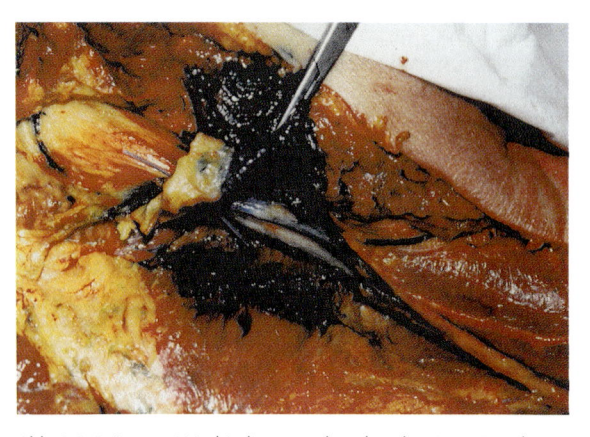

Abb. 9.8 Präparat: N.ischiadicus vor dorsal nach seinem Durchtritt aus dem Foramen infrapiriforme. Die beiden Anteile sind mit Methylenblau angefärbt, die Faszie wurde hochgezogen, der Katheter liegt von anterior (s.a. kontinuierliche anteriore Technik) (Foto: G. Meier).

N. ischiadicus (L_4–S_3)

Der N. ischiadicus bezieht seine Fasern aus allen Wurzeln des Plexus sacralis. Er ist der stärkste und längste Nerv des Körpers, versorgt das ausgedehnteste Gebiet und besitzt gleichzeitig die größte Widerstandsfähigkeit unter allen Nervensträngen; seine Reißfestigkeit liegt bei 91,5 kg (!). Übersteigerte Dehnung kann den Nervenstamm sogar an seinen Wurzeln im Rückenmark abreißen. Die Wurzeln des N. ischiadicus vereinigen sich unmittelbar vor dem Foramen ischiadicum majus am unteren Rand des M. piriformis zum Stamm. Er besteht aus zwei Komponenten, dem N. peronaeus communis (Synonym: N. fibularis communis) und dem N. tibialis, die im kleinen Becken und im Oberschenkel von einer gemeinsamen Bindegewebshülle umgeben sind und daher als einheitlicher Nervenstamm imponieren. Die Teilung in die beiden Äste kann in unterschiedlicher Höhe stattfinden. Bei der Präparation (Abb. 9.**8**) lässt sich der Nerv praktisch immer bis in die Hüftgegend in seine beiden Anteile zerlegen, auch wenn sie lange in einer gemeinsamen Hülle verlaufen (69).

Der N. ischiadicus verlässt in der Regel das kleine Becken durch das Foramen infrapiriforme als ein 1,4 cm (bis zu 3 cm) breiter und 0,4–0,5 cm (bis zu 0,9 cm) dicker Nervenstrang und tritt in die Regio glutaea ein. Im weiteren Verlauf zieht er über die Mm. obturatorius, gemelli, quadratus femoris und adductor magnus nach kaudal. Er unterkreuzt auf der Faszie des M. adductor magnus distalwärts ziehend das Caput longum m. bicipitis femoris. Zwischen den medialen Adduktoren und lateralen Flexoren verlaufend erreicht er die Kniekehle. Spätestens beim Eintritt in die Kniekehle teilt er sich in den N. tibialis und den N. peronaeus communis (Synonym: N. fibularis communis). Der N. ischiadicus versorgt motorisch mit seinem Tibialisanteil sämtliche Beugemuskeln des Oberschenkels (mit Ausnahme des

rietale bzw. dem darunter liegenden Gewebe und den Ästen der A. iliaca interna gedeckt. Die A. glutaea superior und die A. glutaea inferior treten mit dem Plexus in Beziehung, in dem erstere zwischen dem Truncus lumbosacralis und der Wurzel des 1. Sakralnerven, letztere zwischen dem 2. und 3. Sakralnerven hindurchtritt.

Aus dem Plexus ischiadicus stammen Rr. articulares, die Teile der Hüftgelenkkapsel versorgen, und Rr. periostales, die das Periost von Tuber ossis ischii, Trochanter major und Trochanter minor innervieren.

kurzen Kopfes des M. biceps femoris) und des Unterschenkels und mit seinem Peronaeusanteil den kurzen Kopf des M. biceps femoris, sowie die Mm. peronaei und alle Stecker des Unterschenkels und des Fußes. Sensibel innerviert er mit beiden Anteilen die Haut des Unterschenkels und des Fußes.

> Klinischer Hinweis. Bei einer Lähmung des Stammes des N. ischiadicus ist das Außenrollen des Oberschenkels und das Beugen im Kniegelenk stark beeinträchtigt. Eine komplette Anästhesie führt zu den entsprechenden Einschränkungen. Durch die streckende Wirkung des M. quadriceps wirkt das Bein wie eine „Stelze". Der Fuß ist im Sprunggelenk instabil und kann nicht mehr angehoben werden.

N. tibialis (L_4–S_3)

Der N. tibialis ist der wesentlich stärkere Endzweig und setzt die Verlaufsrichtung des Stamms fort; er zieht durch die Mitte der Fossa poplitea, oberflächlicher und lateral der Vasa poplitea und verlässt die Kniekehle am distalen Winkel, indem er zwischen den Köpfen des M. gastrocnemius verschwindet. Er tritt unter dem Sehnenbogen des M. soleus hindurch und zieht mit der A. tibialis posterior zwischen oberflächlichen und tiefen Wadenmuskeln distalwärts. Am tibialen Rand der Achillessehne kommt er unter dem ihn bedeckenden M. triceps surae wieder hervor und zieht in dieser subfaszialen Lage – gedeckt vom Lig. laciniatum – etwa in der Mitte zwischen tibialem Knöchel und Kalkaneus zwischen den großen Gefäßen zur medialen Seite des Fußgelenks. Hinter dem medialen Knöchel spaltet er sich in seine beiden Endzweige, die als N. plantaris medialis und N. plantaris lateralis zur Fußsohle ziehen.

Der N. tibialis versorgt motorisch die Beugemuskeln am Unterschenkel und ist für die Zehen- und Fußbeuger verantwortlich. Sensibel innerviert er die Haut des lateralen Unterschenkels, die Fußsohle und nach dem Zusammenschluss mit dem R. communicans des N. peronaeus als N. suralis den lateralen Fersen- und Fußrand.

> Klinischer Hinweis. Eine vollständigen Anästhesie des N. tibialis macht die Plantarbeugung des Fußes und der Zehen sowie das Spreizen und Schließen der Zehen unmöglich.
> Bei einer Lähmung durch Verletzung bildet sich auch am Fuß (wie bei einem lang dauernden Nervenschaden der Hand) durch die Lähmung der Mm. interossei eine Krallenstellung, in diesem Fall der Zehen (mit dorsaler Streckung der Grundphalangen und plantarer Beugung der Mittel und Endphalangen) aus. Infolge sekundärer Kontraktur der Strecker entwickelt sich allmählich eine maximale Dorsalflexion des Fußes, sodass beim Gehen nur noch die Ferse auftritt (Pes calcaneus).

N. peronaeus communis (L_4–S_2)

Der N. peronaeus communis wird auch als N. fibularis communis bezeichnet. Die beiden Bezeichnungen sind einander gleichwertig.

Der N. peronaeus communis verläuft in der Fossa poplitea lateral vom N. tibialis und medial des M. biceps femoris bis zu dessen Ansatz am Fibulaköpfchen, um das sich der Nerv bogenförmig herumschlingt und so an die Vorderseite des Unterschenkels gelangt. Hier tritt er in die Spalte zwischen den Ursprüngen des M. peronaeus longus ein und teilt sich sofort in seine 2 Äste auf. Der eine ist vorwiegend sensibel (N. peronaeus superficialis) und der andere vorwiegend motorisch (N. peronaeus profundus).

> Klinischer Hinweis. Der N. peronaeus superficialis versorgt „wenig Muskulatur und viel Haut", nämlich motorisch nur die Mm. peronaei, sensibel dagegen die Haut des Unterschenkels, des Fußrückens und der Zehen.
> Der N. peronaeus profundus versorgt dagegen „viel Muskulatur und wenig Haut", nämlich motorisch alle Extensoren des Unterschenkels, sensibel nur die einander zugekehrten Hälften der 1. und 2. Zehe.

N. cutaneus femoris posterior (S_1–S_3)

Der N. cutaneus femoris posterior, der die dorsale Seite des Oberschenkels sensibel versorgt, verlässt das Becken zusammen mit dem N. ischiadicus und dem N. glutaeus inferior durch das Foramen infrapiriforme (Abb. 9.9). Der Nerv liegt dabei mediokaudal des N. ischiadicus und gelangt unter dem M. glutaeus maximus an die Rückfläche des Oberschenkels. Bei einer hohen Teilung des N. ischiadicus ist der N. cutaneus femoris dorsalis auch in zwei Äste geteilt: der hintere Ast entspringt in der Regel aus S_1 (und L_5) gemeinsam mit den unteren Wurzeln des N. glutaeus inferior und enthält die Fasern für die Gesäßgegend und den seitlichen Bereich auf der Rückseite des Oberschenkels. Der vordere Ast entspringt in der Regel aus S_1 und S_2 gemeinsam mit dem N. pudendus und versorgt die Gegend des Dammes und des medialen Bezirkes an der Hinterseite des Oberschenkels. Die Ausbreitung des N. cutaneus femoris dorsalis reicht variabel vom distalen Drittel des Gesäßes bis zum distalen Rand der Kniekehle.

> Klinischer Hinweis. Eine Abschwächung der Sensibilität des Nerven kann sich darüber hinaus bis in die Mitte der seitlichen Hüftgegend, in der Dammgegend auf den seitlichen Umfang des Skrotums bzw. der Labien und bis über die Mitte der Wade hinaus distalwärts erstrecken („Maximalgebiet"). Vollkommener Ausfall der Sensibilität besteht nur in einem schmalen Muskelstreifen der Oberschenkelrückseite von der Gesäßfurche bis zum proximalen

9.2 Anatomie des Plexus lumbosacralis

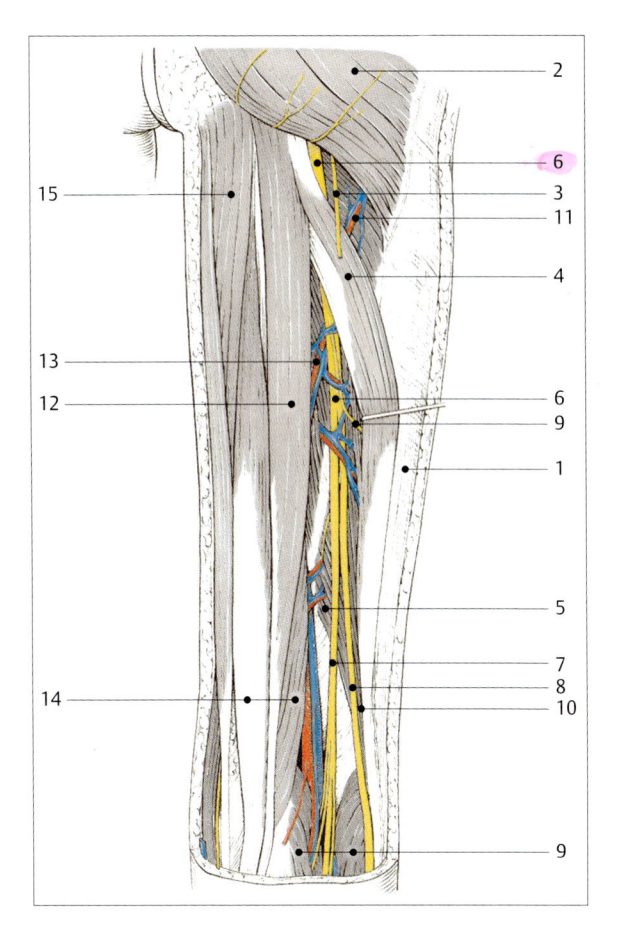

Abb. 9.9 Regio femoris posterior (aus Platzer W. Taschenatlas der Anatomie. Bd. 1. Stuttgart: Thieme; 1999).
1 = Tractus iliotibialis
2 = M. glutaeus maximus
3 = N. cutaneus femoris
4 = Caput longum m. bicipitis femoris
5 = Caput breve m. bicipitis femoris
6 = N. ischiadicus
7 = N. tibialis
8 = N. peronaeus (fibularis) communis
9 = Capita m. gastrocnemii
10 = M. biceps femoris
11 = A. perforans prima
12 = M. semitendinosus
13 = A. perforans secunda
14 = M. semimembranosus
15 = M. adductor magnus

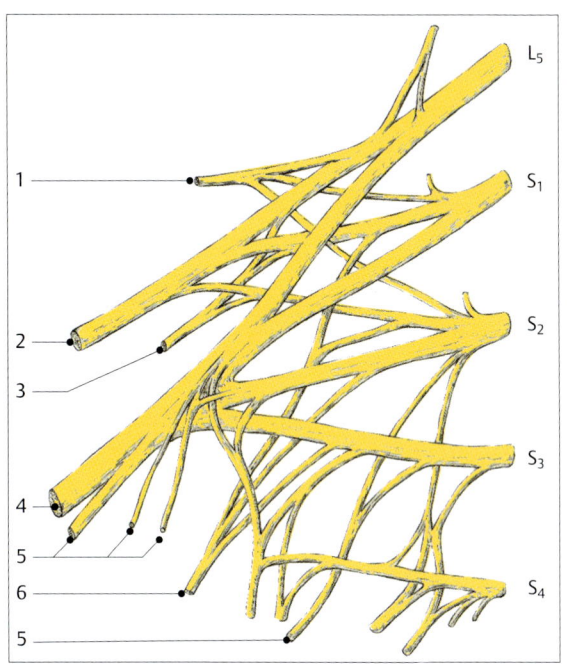

Abb. 9.10 Schematische Übersicht über den Plexus sacralis (nach Sobotta u. Becher aus Wagner F. Beinnervenblockaden. In: Niesel HC, Hrsg. Regionalanästhesie – Lokalanästhesie – Regionale Schmerztherapie. Stuttgart: Thieme; 1994).
1 = N. glutaeus superior
2 = N. peronaeus (fibularis)
3 = N. glutaeus inferior
4 = N. tibialis
5 = Rr. musculares
6 = N. cutaneus femoris posterior

Anfang der Kniekehle. Für die Anlage einer Oberschenkelblutleere (Tourniquet) ist die Anästhesie dieses Nerven von großer Bedeutung.

Nerven des Plexus ischiadicus im Überblick

Abschließend seien die Nerven aus dem Plexus ischiadicus noch einmal im Überblick dargestellt (Abb. 9.10). Zum Plexus ischiadicus gehören der N. glutaeus superior und der N. glutaeus inferior sowie der N. cutaneus femoris posterior und der N. ischiadicus.

Eine Bedeutung für die Anästhesie bzw. Analgesie des Beins haben nur der N. ischiadicus (N. tibialis, N. peronaeus [Synonym: N. fibularis] communis) und der N. cutaneus femoris posterior.

Die Nerven aus dem Plexus ischiadicus im Überblick (291):

- Der N. glutaeus superior (L_4–L_5) verlässt das Becken durch das Foramen suprapiriforme und verzweigt sich dann zwischen dem M. glutaeus medius und minimus, die er motorisch versorgt. Ein Endast erreicht den M. tensor fasciae latae.
- Der N. glutaeus inferior (L_5, S_1–S_2) tritt durch das Foramen infrapiriforme und teilt sich sofort in mehrere Äste für den M. glutaeus maximus sowie die kleinen Außenrotatoren des Hüftgelenks (M. quadratus femoris, Mm. gemelli, M. obturatorius internus)
- Der N. cutaneus femoris posterior (S_1–S_2) ist ein rein sensibler Nerv. Er verlässt das kleine Becken durch das Foramen infrapiriforme und zieht an der Rückseite des Oberschenkels abwärts bis zur Kniekehle.
- Der N. ischiadicus (L_4–L_3) ist der größte Nerv des Körpers. Er bezieht seine Fasern aus allen Wurzeln des Plexus sacralis und versorgt den gesamten

Unterschenkel und Fuß sowie die ischiokruralen Muskeln des Oberschenkels und die kleinen Außenroller des Hüftgelenks. Er verlässt das Becken durch das Foramen infrapiriforme, zieht dann etwa zwischen dem Tuber ischiadicum und dem Trochanter major abwärts. Spätestens im Bereich der Kniekehle teilt er sich in seine beiden Endäste auf, den N. tibialis für die Beugemuskulatur des Unterschenkels und die Fußsohle sowie den N. peronaeus communis (Synonym: N. fibularis communis) für die Streckseite des Unterschenkels und den Fußrücken.

Zusammenfassung:
Die relevanten anatomische Verhältnisse (**Periostinnervation**) für die Anästhesie und Schmerztherapie können wie folgt dargestellt werden:
Das Periost des Oberschenkels wird von dorsal im oberen Drittel vom N. ischiadicus, im mittleren Drittel vom N. obturatorius und im distalen Drittel lateral vom N. ischiadicus und medial von den Nn. femoralis und obturatorius versorgt.
Die Innervation des Kniegelenks erfolgt ventral durch Äste des N. femoralis und des N. ischiadicus, dorsal durch Anteile des N. ischiadicus, des N. obturatorius und des N. saphenus.
Das Periost der Tibia und der Fibula wird bis auf den lateralen Tibiakopf und das Caput fibulae (N. peronaeus communis) vom N. tibialis versorgt (wichtig für Unterschenkelamputationen, Frakturen).
Das Sprunggelenk erhält die sensible Versorgung durch den N. tibialis und den N. suralis.
Das Periost der Fußwurzelknochen wird vom N. suralis und Anteilen des N. tibialis, die Metatarsalia und die Phalangen vom N. peronaeus profundus und den Endästen des N. tibialis innerviert (nach Wagner, 377)

9.3
Blockadetechniken im Einzelnen

Psoaskompartmentblockaden
Anatomischer Überblick
Hinter dem oberflächlichen Teil des M. psoas auf der Pars profunda liegen die Rr. ventrales der ersten 4 Lumbalnerven und bilden den Plexus lumbalis. Der Ast des 4. Lumbalnerven teilt sich in einen kranialen und einen kaudalen Zweig. Dieser vereinigt sich mit dem R. ventralis des 5. Lumbalnerven zum Truncus lumbosacralis, der an der Bildung des Plexus sacralis beteiligt ist.
Am lateralen Rand des M. psoas major liegt der erste Ast aus dem Plexus lumbalis, der N. iliohypogastricus. Ihm folgt meist, durch den M. psoas hindurchziehend, nahezu parallel verlaufend, der N. ilioinguinalis. Als nächster durchbricht der N. genitofemoralis den M. psoas major, der sich in unterschiedlicher Höhe in den R. genitalis und in den R. femoralis teilt. Als weiterer Ast des Plexus lumbalis liegt am lateralen Rand des M. psoas major der N. cutaneus femoralis lateralis, der ganz lateral, nahe der Spina iliaca anterior superior die Lacuna musculorum erreicht. Der kräftigste Ast, der N. femoralis, verläuft in der Rinne zwischen M. iliacus und M. psoas major und zieht durch die Lacuna musculorum zum Oberschenkel. Der letzte Ast, der N. obturatorius, verläuft als einziger medial des M. psoas major und erreicht nach Unterkreuzung von A. und V. iliaca externa den Canalis obturatorius.

Psoaskompartmentblockade nach Chayen
Leitstrukturen und Lagerung
Die Lage des Plexus lumbalis zwischen den Faszien des M. psoas, des M. quadratus lumborum, der Fascia dorsalis und den Wirbelkörpern (Psoaskompartment) erlaubt eine kraniale Blockade des Plexus lumbalis (Abb. 9.**11** u. 9.**12**) (274).

Eine Verbindungslinie zwischen den Cristae iliacae markiert den Dornfortsatz des 4. Lendenwirbels. Vom Dornfortsatz L$_4$ wird eine 3 cm lange interspinale Linie nach kaudal gezogen. Vom Endpunkt dieser Linie wird im rechten Winkel eine 5 cm lange Linie nach lateral auf die zu blockierende Seite angelegt. Diese 2. Linie

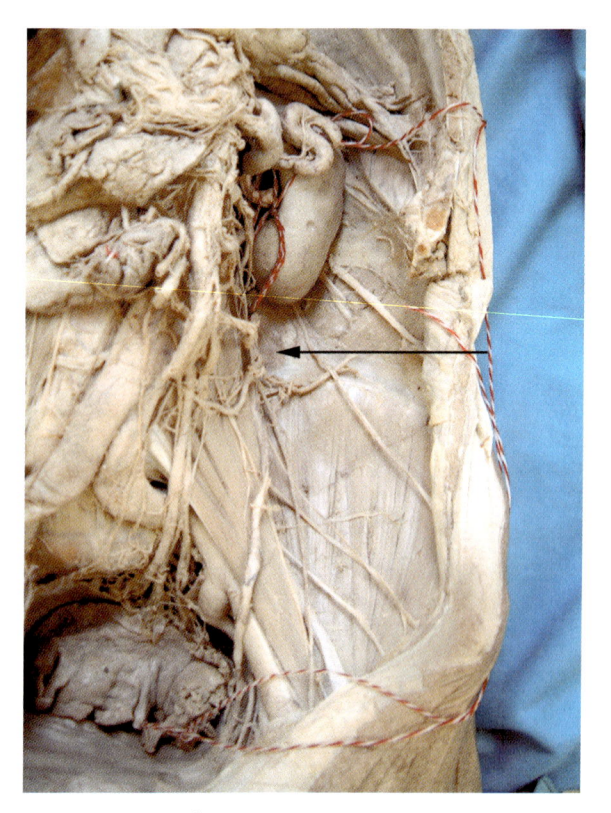

Abb. 9.11 Präparat: Überblick über den Plexus lumbalis, links (Pfeil zeigt den Injektionsort an) (Foto: G. Meier).

9.3 Blockadetechniken im Einzelnen

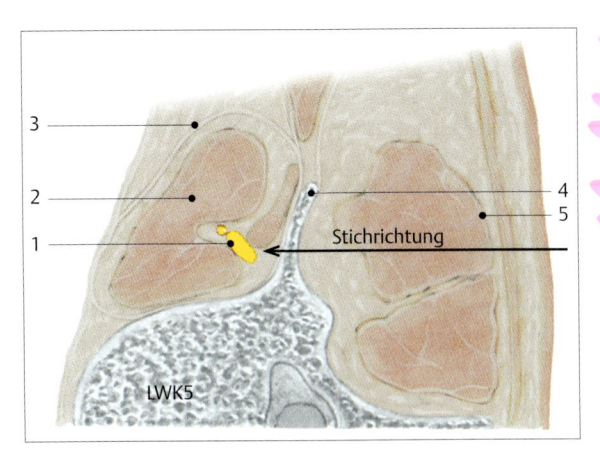

Abb. 9.12 Querschnitt durch das Psoaskompartment (nach Lechenbauer, AstraZeneca; aus Meier G, Büttner J. Kompendium der peripheren Blockaden. München: Arcis; 2001).
1 = Plexus lumbalis
2 = M. psoas major
3 = Fascia iliaca
4 = Processus costalis
5 = autochtone Rückenmuskulatur

endet etwas vor dem medialen Rand der Crista iliaca oberhalb der Spina iliaca posterior superior und entspricht der Einstichstelle (Abb. 9.13).

Der Patient wird mit angezogenen Beinen mit der zu anästhesierenden Seite nach oben und kyphosiertem Rücken in Seitenlage gelagert. Alternativ kann der Patient in sitzender Position gelagert werden, vergleichbar mit der rückenmarksnahen Anästhesie.

Durchführung

Nach einer Wischdesinfektion, lokalen Betäubung und Inzision der Haut wird eine Unipolarkanüle an einen Nervenstimulator angeschlossen. Unter kontinuierlicher Stimulation mit 0,5–1,0 mA Reizstromstärke wird eine 10–13 cm lange Kanüle im rechten Winkel zur Haut in streng sagittaler Richtung (senkrecht zu allen Ebenen) vorgeschoben (Abb. 9.14). Zunächst wird ein Kontakt der Nadelspitze mit dem Querfortsatz des 5. Lendenwirbels in 5 cm bis maximal 8 cm Tiefe gesucht.

Während die Nadel die paravertebrale Muskulatur passiert, kann ein „dumpfes Gefühl" verspürt werden (18). Nach Knochenkontakt und Zurückziehen der Nadel um ca. 4 cm wird die Stichrichtung nach kranial korrigiert und die Nadel erneut vorgeschoben. Wenn die Kanüle den Querfortsatz des 5. Lendenwirbels passiert hat, zeigt der Widerstandsverlust beim Durchtritt durch den M. quadratus lumborum das Erreichen des Psoaskompartments an.

> Muskelkontraktionen des M. quadriceps (ventraler Oberschenkel) bei einer Reizstromstärke von 0,3 mA und 0,1 ms Impulsbreite lassen auf die richtige Lage der Kanülenspitze in der Nähe des N. femoralis schließen.

Nach sorgfältiger Aspiration wird eine Testdosis von 5 ml eines Lokalanästhetikums zum Ausschluss einer intrathekalen Fehllage injiziert. Anschließend erfolgt eine Injektion von 30–50 ml Lokalanästhetikum von mittellanger bzw. langer Wirkdauer. Nach jeweils 10 ml sollte eine erneute Aspiration erfolgen, um eine akzidentelle intravasale Lage auszuschließen. Als Lokalanästhetika können initial z. B. 40 ml 1 %iges Prilocain oder 1 %iges Mepivacain oder 30 ml 1 %iges Prilocain und 10 ml 0,75 %iges Ropivacain injiziert werden (55, 122, 216).

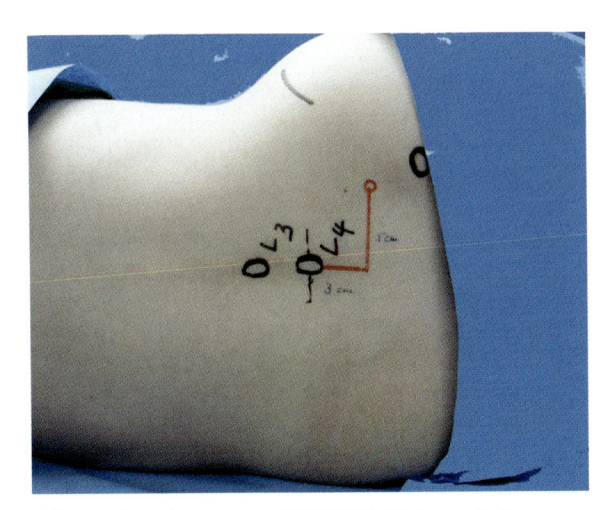

Abb. 9.13 Psoaskompartmentblockade, Leitlinien nach Chayen (Foto: G. Meier).

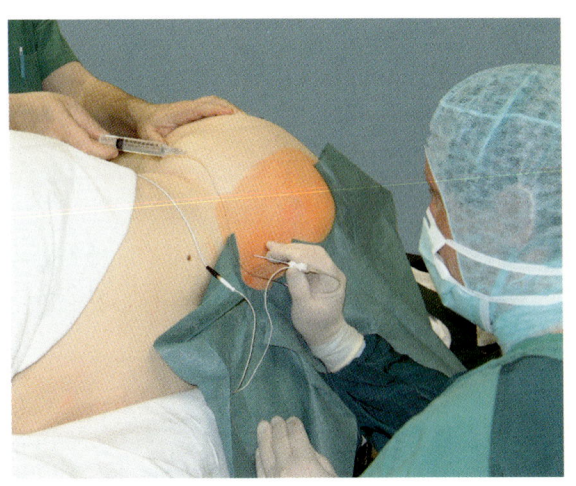

Abb. 9.14 Psoaskompartmentblockade, Durchführung (Foto: G. Meier).

Kontinuierliche Psoaskompartmentblockade nach Mehrkens und Geiger

Durchführung

Die anatomische Orientierung entspricht den von Chayen angegebenen Leitlinien (s. o.). Die Punktion erfolgt mit einer 13 cm langen 22-G-Stimulationskanüle mit 15°-Schliff in einer 11 cm langen 18-G-Teflonhülse. Beim Vorschieben der Kanüle wird der Querfortsatz des 5. Lendenwirbels nicht unbedingt gezielt aufgesucht. Kontraktionen des M. quadriceps zeigen die unmittelbare Nähe des N. femoralis an. Nach korrekter Stimulation bei 0,3 mA/0,1 ms, negativer Aspirationsprobe und Testdosis eines Lokalanästhetikums zum Ausschluss einer intrathekalen Lage, werden anschließend 50 ml Lokalanästhetikum injiziert. Die Stimulationskanüle wird entfernt, der Katheter über die Teflonhülse eingeführt und etwa 5 cm über das Hülsenende hinaus nach kaudal in das Psoaskompartment vorgeschoben. Ein leichter Widerstand beim Vorschieben ist hierbei normal und wird durch den Übergang von Teflonhülse bzw. Kanülenspitze zum Gewebe verursacht. Dieser geringfügige Widerstand ist in der Regel leicht überwindbar (122). Zum Ausschluss einer intravasalen Lage wird eine Probeaspiration über den Katheter vorgenommen und abschließend ein Bakterienfilter angeschlossen.

> **Als Lokalanästhetika** können initial z. B. 40 ml 1 %iges Prilocain und 10 ml 0,5 %iges Ropivacain injiziert werden, zur kontinuierlichen Applikation z. B. 5–15 ml 0,2 %iges Ropivacain pro Stunde oder Bolusgaben von 20 ml 0,2 %- bis 0,375 %igem Ropivacain (max. 37,5 mg/h) (55, 216, 224).

Der korrekte Sitz des Katheters kann durch eine Röntgendarstellung überprüft werden (Abb. 9.**15**).

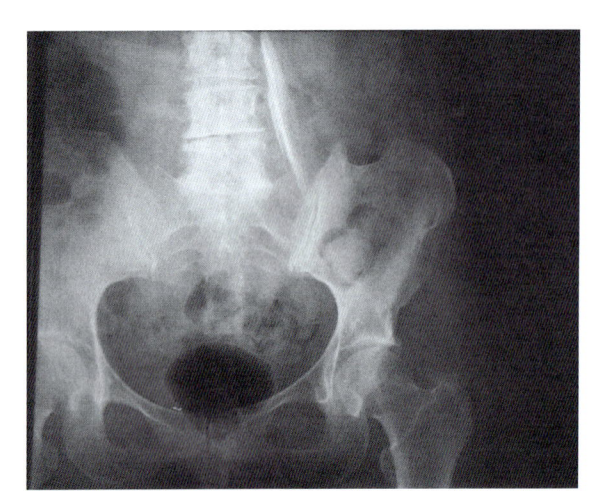

Abb. 9.15 Psoaskompartmentblockade mit Katheter, links. Röntgendarstellung mit 10 ml Kontrastmittel (Foto: G. Meier).

Indikationen und Kontraindikationen

In Kombination mit einer Blockade des N. ischadicus (Plexus sacralis) können alle Eingriffe am Bein durchgeführt werden (einschließlich Endoprothetik).

Indikationen sind:
- Schmerztherapie nach Operationen am Kniegelenk oder Hüftgelenk (z. B. nach Kreuzbandplastik, Synovektomie, Endoprothetik),
- Wundversorgung, Hauttransplantation im ventralen und lateralen Oberschenkelbereich,
- Mobilisation (Frühmobilisation nach Operation, Krankengymnastik, Übungsbehandlung).

Kontraindikationen sind:
- allgemeine Kontraindikationen (S. 239),
- manifeste Gerinnungsstörung,
- peritoneale Infektion,
- relativ: gravierende Veränderungen der Wirbelsäule (z. B. Kyphoskoliose).

Probleme und Komplikationen
- Bei sehr hohem Abgang des N. cutaneus femoris lateralis aus dem Plexus ist eine inkomplette Anästhesie der Oberschenkelaußenseite möglich (selten im Vergleich zur inguinalen Plexus-lumbalis-Blockade) (54),
- bilaterale Anästhesie (epidurallähnliche Ausbreitung),
- subkapsuläres Hämatom der Niere (selten) (4),
- peritoneale Injektion (107),
- totale Spinalanästhesie (238).

Praktische Hinweise
- Die Leitlinien sollten von L_4, nicht von L_3 ausgehen (s. u.).
- Zur Orientierung ist der Kontakt mit dem Querfortsatz von L_5 vorteilhaft.
- Die Durchführung sollte mit Nervenstimulation erfolgen. Eine Kombination mit einer Widerstandsverlusttechnik kann das Vorgehen vereinfachen.
- Eine zu tiefe Injektion (über 11 cm) sollte vermieden werden (s. u.).
- Eine Testdosis ist unverzichtbar (Ausschluss einer intrathekalen Lage).
- Für eine suffiziente Anästhesie ist ein Volumen von 30–50 ml des Lokalanästhetikums erforderlich.
- Eine intrathekale oder epidurale Katheterlage kann durch eine radiologische Lagekontrolle ausgeschlossen werden.

Anmerkungen zur Technik der Psoaskompartmentblockaden

Der Psoaskompartmentblock erhielt seinen Namen nach der von Chayen u. Mitarb. (63) 1976 vorgestellten Technik. Chayen machte sich die Tatsache zunutze, dass in Höhe des 4. Lendenwirbels die Äste des Plexus

9.3 Blockadetechniken im Einzelnen

nahe beieinander liegen und durch eine einzige Injektion zwischen die Querfortsätze von L₄ und L₅ blockiert werden können. Hierbei ist Chayen davon ausgegangen, dass der Plexus von einer gemeinsamen, durchgehenden Faszienhülle umgeben ist. Dieses Postulat scheint nicht immer den Gegebenheiten zu entsprechen. In anatomischen Untersuchungen haben sowohl Farny (107) als auch Ritter (287, 288) keine einheitliche Faszienhülle gefunden.

Chudinov u. Mitarb. (68) haben bei 15 Verstorbenen innerhalb der ersten 48 Stunden post mortem in der Technik nach Chayen Psoaskompartmentinjektionen mit Methylenblau durchgeführt und Katheter gelegt. Auch diese Autoren kommen zu dem Ergebnis, dass ein anatomisch gut definiertes Psoaskompartment nicht nachgewiesen werden kann. Es muss davon ausgegangen werden, dass erhebliche Variationen vorliegen können und dass dies auch ein Grund für inkomplette Blockaden sein kann (107, 108, 288). Bei anatomischen Untersuchungen haben Farny u. Mitarb. bei Frauen eine durchschnittliche Distanz zwischen der Haut und N. femoralis von 9,0 (+/- 1,4 cm) und 9,9 cm (+/- 2,1 cm) bei Männern festgestellt (107). Deshalb hält Farny bei einer Nadellänge von 11 cm und mehr eine peritoneale Injektion für möglich. Aus diesem Grund sollte die UP-Kanüle nicht länger als 10–13 cm sein oder zumindest nicht weiter vorgeschoben werden.

Im Gegensatz zu Winnie, der bei seiner Methode auf dem Auslösen von Parästhesien besteht, hat Chayen die Blockade mit einer „Widerstandsverlust-Technik" ausgeführt.

> Der Widerstandsverlust beim Durchtritt durch den M. quadratus lumborum zeigt das Erreichen des Psoaskompartments an.

Bei einem weiteren Vorschieben der Nadel würde die Nadelspitze dorsal auf den M. psoas treffen und dieses, ein behutsames Vorgehen vorausgesetzt, erneut durch einen erhöhten Widerstand angezeigt werden (333). 1989 und 1990 erfolgten erste Veröffentlichungen über die Vorteile der Durchführung von Psoaskompartmentblockaden unter Zuhilfenahme der peripheren Nervenstimulation (PNS) (52, 79, 259). In weiteren Untersuchungen nachfolgender Jahre wurde festgestellt, dass die PNS die Durchführung erleichtert und die Erfolgsrate verbessert (18, 215, 260, 363). Auf den Nervenstimulator sollte deshalb bei dieser Technik nicht mehr verzichtet werden (167). Bewährt hat sich die Kombination von PNS und Widerstandverlusttechnik. Deshalb sind auch UP-Kanülen mit einer kurzgeschliffenen oder Pencil-Point-Spitze für diese Technik gut geeignet. Die Stimulationsantwort bei der peripheren Nervenstimulation muss Rückschlüsse auf die in unmittelbarer Nachbarschaft zur Nadelspitze gelegenen Plexusanteile zulassen.

> Eine direkte Stimulation des M. psoas major (mit Hüftbeugung) kann in die Irre führen. Es sollte eine Kontraktion der Mm. vasti oder der Adduktoren erzielt werden.

Bei der anatomischen Orientierung während der Durchführung ist der Kontakt der Nadel zum Processus costalis, dem Querfortsatz des 5. Lendenwirbels, hilfreich (63, 259, 260). Wird eine Richtungskorrektur der Kanüle vorgenommen, sollte diese nur nach kranial über den Processus costalis und nicht nach medial erfolgen. Der Querfortsatz des 5. Lendenwirbels ist sehr kurz, und deshalb kann es bei einer medialen Stichrichtung zu einer Reizantwort aus Anteilen des Plexus sacralis kommen, denn diese Nerven liegen am weitesten medial und paravertebral, während der N. femoralis in der Mitte des Plexus lumbosacralis liegt. Das führt häufig zu einer unerwünschten paravertebralen, epidural ähnlichen Ausbreitung der Anästhesie mit den entsprechenden Nebenwirkungen, ohne jedoch eine komplette Plexus-lumbosacralis-Anästhesie zu erreichen (18, 126). Aber auch bei einer korrekten Durchführung muss mit einer bilateralen Ausbreitung der Blockade gerechnet werden. Die Angaben liegen zwischen 8 und 88 % (122, 260, 290, 363). Die bilateralen Effekte sind wahrscheinlich auf eine Diffusion des Lokalanästhetikums in den Epiduralraum zurückzuführen (108, 122, 135).

> Wie bei allen paravertebralen Blockaden kann es auch beim Psoaskompartmentblock, vor allem bei Deformität im Lendenwirbelbereich, zur versehentlichen intrathekalen (238) oder epiduralen Injektion kommen (33). Deshalb sollte eine intraspinale Lage ausgeschlossen werden und das Lokalanästhetikum erst im Anschluss an eine negative Aspiration und nach einer Testdosis in kleinen Mengen von 5–10 ml injiziert werden.

Die Überwachung der Patienten muss der einer rückenmarksnahen Anästhesie entsprechen, da auch eine negative Aspiration eine intrathekale Fehllage nicht absolut ausschließt und akzidentelle Spinalanästhesien beschrieben worden sind (123, 350). Eine intrathekale oder epidurale Katheterlage kann im weiteren Verlauf auch durch eine radiologische Lagekontrolle ausgeschlossen werden (94). Erste Untersuchungen sprechen dafür, dass die Orientierung bei der Durchführung der Psoaskompartmentblockade und die Lagekontrolle des Katheters – wie in anderen Bereichen (Plexus brachialis, N. femoralis) auch – zukünftig durch den Einsatz der Sonographie verbessert und erleichtert werden kann (175, 176).

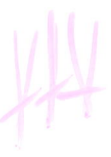

> Der N. cutaneus femoris lateralis verlässt den Plexus lumbalis häufig sehr weit kranial, deshalb sind inkomplette Anästhesien im Versorgungsgebiet des Nerven auch bei korrekter Durchführung möglich (54).

Es wurde diskutiert, ob durch einen noch weiter kranial gelegen Punktionsort eine effektivere Anästhesie zu erreichen wäre. Die von Dekrey gelehrte – aber von ihm selbst nie publizierte – Technik, die sich an L_3 orientiert, wurde von Parkinson u. Mitarb. mit einer eigenen Technik in Höhe L_4 verglichen. Hierbei waren beide Techniken gleich effektiv und die Nn. femoralis, obturatorius und cutaneus femoris lateralis zu > 95 % erfolgreich blockiert (260). Auch andere Untersuchungen konnten keinen Vorteil durch eine Punktionshöhe bei L_3 finden (21). In 2 Fallberichten ist nach Psoaskompartmentblockade über ein subkapsuläres Hämatom der Niere berichtet worden (4). In beiden Fällen waren die Leitlinien von L_3 ausgegangen.

Bei der Diskussion um **Nebenwirkungen** oder **Komplikationen** der Technik wird wenig über die Durchführung bei Gerinnungsstörungen berichtet. Theoretisch hat der Psoaskompartmentblock unter Antikoagulanzientherapie das bessere Risiko-/Nutzen-Verhältnis im Vergleich zur epiduralen Anästhesie. Es wurden unter Antikoagulation Psoaskompartmentblockaden beschrieben, die ohne Probleme durchgeführt worden sind (18). Eine Psoaskompartmentblockade bei Gerinnungsstörungen sollte jedoch nur in gut begründeten Ausnahmefällen durchgeführt werden, da Komplikationen in Betracht gezogen werden müssen. In einer Fallbeschreibung hat ein Patient unter Antikoagulation nach einem Psoaskompartmentblock ein retroperitoneales Hämatom mit Beeinträchtigung der Psoasmuskulatur und begleitendem Plexusschaden entwickelt (177).

In Untersuchungen, die sich mit den Auswirkungen auf die intraoperativen Kreislaufverhältnisse der Patienten beschäftigt haben, wurde festgestellt, dass im Vergleich zur Allgemeinanästhesie oder rückenmarksnahen Anästhesie weniger und kürzere hypotensive Phasen zu verzeichnen waren (42, 381). Eyrolle u. Mitarb. (104) stellten ebenfalls fest, dass die hämodynamischen Verhältnisse bei der Psoaskompartmentblockade stabiler sind und Blutdruckabfälle weniger ausgeprägt verlaufen. In einer weiteren prospektiven Studie haben Visme u. Mitarb. (368) diesen Effekt bestätigt.

> Voraussetzung für eine suffiziente Anästhesie bei einem Psoaskompartmentblock ist die Injektion eines ausreichenden Lokalanästhetikavolumens. Hierfür ist ein Mindestvolumen von 30 ml Lokalanästhetikum erforderlich.

Die Versagerquote wird bei einer Dosierung von 30 ml mit bis zu 10 % angegeben (346). Vaghadia (363) hat kontinuierliche Psoaskompartmentblockaden mit einem sehr hohen Volumen bis zu 70 ml durchgeführt. Im Ergebnis wird angeführt, dass bei den untersuchten 3 Patienten eine komplette Anästhesie sowohl des Plexus lumbalis als auch des Plexus sacralis erreicht worden ist. Dieser Effekt wird in keiner weiteren Untersuchung bestätigt. Chudinov (68) betont sogar ausdrücklich, dass eine komplette Anästhesie beider Plexusbereiche weder durch anatomische noch durch klinische Studien nachvollzogen werden konnten. Geiger u. Mitarb. (122) haben in einer prospektiven Untersuchung Psoaskompartmentblockaden mit 80 ml Prilocain 0,5 % durchgeführt und fanden bei 8 von 16 Patienten allenfalls eine diskrete Hypästhesie im Bereich des N. cutaneus femoris posterior bzw. des N. peronaeus. Auch die Ergebnisse der anatomischen Untersuchungen dieser Arbeitsgruppe führen zu der Schlussfolgerung, dass ein kompletter Block des gesamten Beins – auch mit sehr hohen Lokalanästhetikavolumina – kaum erreicht werden kann, da die Entfernung vom Injektionsort zum Plexus sacralis anatomisch ungünstig weit ist (21). Für Operationen in Oberschenkelblutleere und im Innervationsgebiet des N. ischiadicus ist eine Blockade von Psoaskompartment und Plexus sacralis (N. ischiadicus und N. cutaneus femoris posterior) notwendig. Das bedeutet, dass verhältnismäßig hohe Lokalanästhetikavolumina benötigt werden.

Die von Chayen hierzu empfohlene Dosierung von 25 ml Lokalanästhetikum für den Psoaskompartmentblock und 15 ml für den Ischiadikusblock ist jedoch als zu gering anzusehen (313). Bei der kombinierten Blockade sollte man dem Plexus lumbalis den größeren Volumenanteil zukommen lassen. Praktisch alle Untersucher mit großen Fallzahlen bestätigen, dass die Versagerquote viel mehr durch mangelnde Anästhesie im Bereich des Plexus lumbalis, als durch ineffektive Analgesie im Ausbreitungsgebiet des Plexus sacralis (= N. ischiadicus) bedingt ist (377). Der N. ischiadicus wird mit 20–25 ml Lokalanästhetikum ausreichend blockiert. Bei der Blockade des Plexus lumbalis im Psoaskompartment führen Volumina von 40–50 ml zu einer hohen Effektivität, die allerdings durch eine weitere Steigerung des Volumens nicht mehr verbessert werden kann.

Bei der Kombination von Psoaskompartment- und Ischiadikusblockade (320) wurden trotz sehr hoher Dosierung von 731,3 mg Mepivacain (55 ml Mepivacain 1,33 % mit Adrenalin = 731,5 mg) mit einer Ausnahme (1/19 Patienten mit 7,07 µg/ml, ohne Toxizitätszeichen) keine über 6 µg/ml hinausgehenden Blutspiegelwerte gefunden.

Bei der Kombination von 600 mg Prilocain plus 75 mg Bupivacain betrugen die durchschnittlichen Maximalwerte für Prilocain 1,45 μg/ml und für Bupivacain 0,58 μg/ml (121). Bewährt haben sich nach Empfehlungen der Arbeitsgruppe von Mehrkens und Geiger initial z. B. 40 ml Prilocain 1 % und optional 10 ml Ropivacain 0,5 %. Für die Kombination mit einer Ischiadikusblockade empfiehlt die Arbeitsgruppe zusätzlich 30 ml Prilocain 1 %. Der Vorteil einer Psoaskompartment-/Ischiadikusblockade im Vergleich zu einer inguinalen N. femoralis-/Ischiadikusblockade bei Kniegelenkoperationen beruht auf der kompletten Plexus-lumbalis-Anästhesie, die auch die Möglichkeit einer N. obturatorius-Anästhesie mit einschließt (194, 358). Das Hüftgelenk wird von Ästen des Plexus lumbalis und des Plexus sacralis innerviert (32). Die kraniale Anästhesie des Plexus lumbalis kann auch erfolgreich zur Anästhesie für Operationen an der Hüfte (Totalendoprothese) in Kombination mit einer Ischiadikusblockade und Sedierung des Patienten eingesetzt werden (53, 68, 118, 229, 356, 368). Weitere Untersuchungen weisen auf einen günstigen Effekt bezüglich eines verminderten Blutverlustes bei Hüftoperationen hin (336, 357). Über die positiven Ergebnisse in Bezug auf eine gute intraoperative Anästhesie mit im Vergleich geringerer Beeinträchtigung der hämodynamischen Parameter hinaus bietet die kontinuierliche Technik die Möglichkeit zur postoperativen Schmerztherapie.

Brands und Callanan (42) haben 1978 eine kontinuierliche Technik der Psoaskompartmentblockade beschrieben, die prinzipiell nach der von Chayen inaugurierten Technik durchgeführt wurde. Sie gingen jedoch zwischen dem 3. Und 4. Querfortsatz ein und haben einen Epiduralkatheter über eine 18-G-Nadel 5 cm in das Psoaskompartment vorgeschoben. Mit einer Erfolgsrate von 50 % bei 30 ml Lokalanästhetikum waren die Ergebnisse verbesserungswürdig. Nach diesen ersten Erfahrungen mit einer kontinuierliche Technik der Psoaskompartmentblockade ist jedoch inzwischen von höheren Erfolgsraten auszugehen (25, 122, 299). Durch eine Verbesserung der Effektivität darf ebenfalls eine höheren Patientenzufriedenheit erwartet werden. Dieses wurde in einer prospektiven Untersuchung mit 40 Patienten untersucht. Bei 20 Patienten wurde ein kontinuierlicher Psoaskompartmentblock mit Bupivacain 0,25 % plus Adrenalin über 72 Stunden durchgeführt. Die 20 Patienten der Kontrollgruppe erhielten Pethidin. Die Analgesie beim Psoaskompartmentblock wurde von den Patienten signifikant besser beurteilt, als in der Pethidingruppe und die Patientenzufriedenheit war signifikant höher (68). Geiger und Mehrkens (122) haben die Effektivität der postoperativen Analgesie der Psoaskompartmentblockade mit der inguinalen N.-femoralis-Blockade (sog. 3-in-1-Block) bei Knieoperationen verglichen. Die Schmerztherapie erfolgte mit 20 ml Bupivacain 0,25 %. Die Schmerzreduktion betrug 86 % und war im Vergleich zur inguinalen N.-femoralis-Blockade signifikant besser. Um die organisatorischen Be-

lange zu verbessern, empfiehlt die Arbeitsgruppe eine kontinuierliche Applikation. Hierbei hat sich in den letzten Jahren Ropivacain, auch wegen der im Vergleich zum Bupivacain geringeren Toxizität, bewährt. Empfohlen werden von Mehrkens u. Mitarb. 5–15 ml/h Ropivacain 0,2 %.

> **Zusammenfassung:**
> Der **Psoaskompartmentblock** kann in sitzender Position oder in Seitenlage des Patienten durchgeführt werden. Es handelt sich um einen kranialen Zugang zum Plexus lumbalis mit einer hohen Erfolgsrate. Die Durchführung erfordert sterile Kautelen, vergleichbar einer epiduralen Anästhesie. Eine lückenlose Überwachung und Monitoring muss gewährleistet sein. Bei der Überwachung muss die Möglichkeit einer epidural ähnlichen Ausbreitung oder auch einer Spinalanästhesie berücksichtigt werden. Als Kontraindikation müssen peritoneale Infekte, manifeste Gerinnungsstörungen und gravierende Veränderungen der Wirbelsäule beachtet werden. Die Technik führt in Kombination mit der Plexus-sacralis-Blockade zu einer suffizienten Anästhesie bei Operationen am Bein und ist zur Schmerztherapie und Mobilisation bei Operationen an der Hüfte und dem Kniegelenk gut geeignet.

N.-femoralis-Blockaden
Anatomischer Überblick

Der N. femoralis zieht in dem Faszienraum zwischen M. psoas major und M. iliacus durch die Lacuna musculorum zum Oberschenkel (Abb. 9.**16**). Die Lacuna musculorum und damit auch der N. femoralis ist durch den Arcus iliopectineus von der Lacuna vasorum, durch die Lymphgefäße und die A. und V. femoralis verlaufen, getrennt. Im Bereich des Leistenbands liegt der N. femoralis ca. 1 cm lateral der Arterie, um sich hier bald zu verzweigen. Auf der Höhe des Lig. inguinale und lateral der Arterie teilt sich der Nerv, nachdem er Hautäste (Rr. cutanei femoris anteriores), die die Fascia lata durchbrechen, abgegeben hat, in einen anterioren und einen posterioren Abschnitt. Diese Anteile des Nerven liegen im Bereich des Trigonum femoris unter der Fascia lata und der Fascia iliaca (135, 274, 391). (s. Anatomie, S. 309) Der N. femoralis versorgt sensibel den ventralen Oberschenkel und beteiligt sich an der Innervation von Hüft- und Kniegelenk sowie des Femurs. Motorisch versorgt er die Kniestrecker und Hüftbeuger.

N.-femoralis-Blockade nach Labat
Leitstrukturen und Lagerung

Leitstrukturen sind Spina iliaca anterior superior, Tuberculum pubicum und A. femoralis. Die Verbindungslinie zwischen der Spina iliaca anterior superior und dem Tuberculum pubicum wird markiert (Leisten-

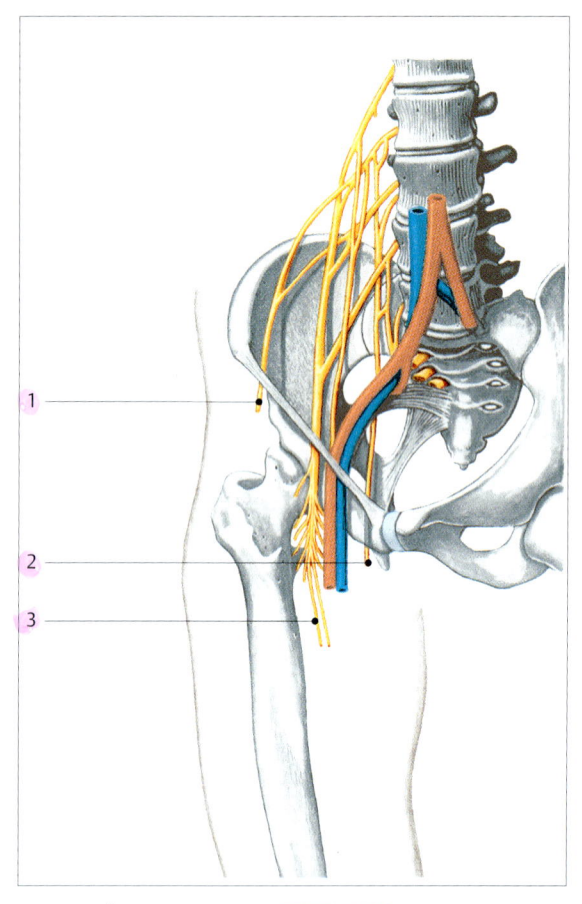

Abb. 9.16 Übersicht über den Plexus lumbalis (nach Schlich, Astra-Zeneca; aus Büttner J, Meier G. Kontinuierliche periphere Techniken zur Regionalanästhesie und Schmerztherapie – obere und untere Extremität. Bremen: Unimed; 1999).
1 = N. cutaneus femoris lateralis
2 = N. obturatorius
3 = N. femoralis

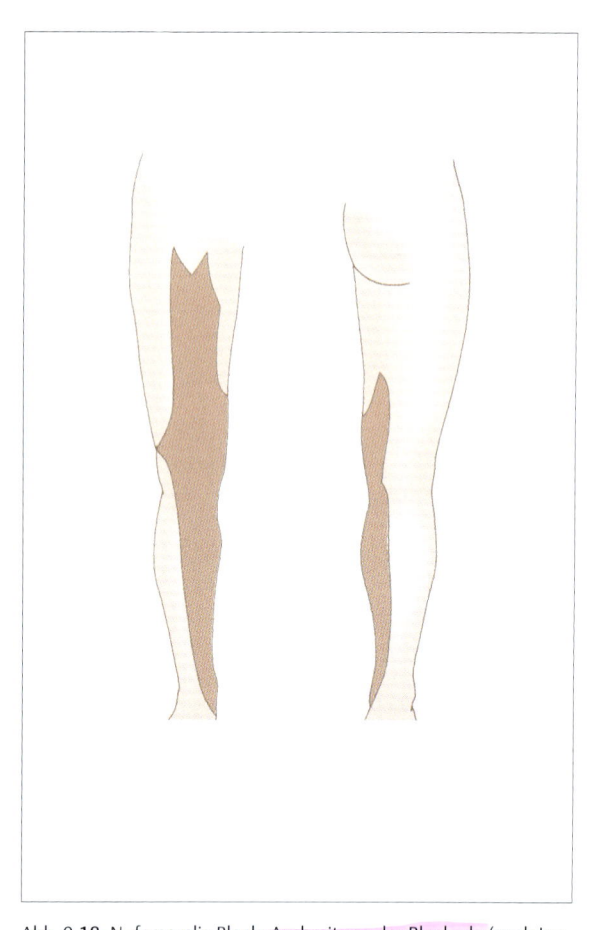

Abb. 9.18 N.-femoralis-Block: Ausbreitung der Blockade (nach Lee u. Atkinson und Moore aus Wagner F. Beinnervenblockaden. In: Niesel HC, Hrsg. Regionalanästhesie – Lokalanästhesie – Regionale Schmerztherapie. Stuttgart: Thieme; 1994).

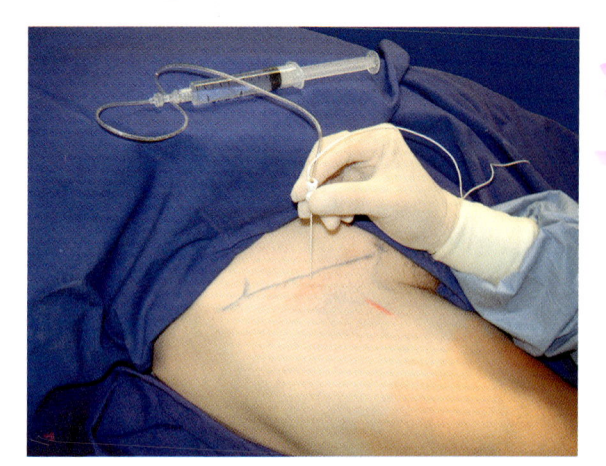

Abb. 9.17 N.-femoralis-Blockade: klassische Leitlinien und Stichrichtung (mit PNS) (Foto: G. Meier).

band) (Abb. 9.**17**). Auf dieser Linie liegt die Punktionsstelle unmittelbar lateral der A. femoralis und direkt unterhalb des Leistenbands.

Der Patient liegt auf dem Rücken, das zu anästhesierende Bein wird leicht abduziert.

Durchführung

Nach einer Wischdesinfektion, lokaler Betäubung und Inzision der Haut wird eine 3–4 cm lange 24-G- oder 22-G-Nadel senkrecht zur Hautoberfläche durch die Fascia lata und die Fascia iliaca vorgeschoben. Nach sorgfältiger Aspirationskontrolle werden 10–20 ml eines mittellang oder lang wirkenden Lokalanästhetikums injiziert. Das Gesamtvolumen des Lokalanästhetikums wird fächerförmig in einzelnen Portionen von lateral nach medial bis zur Arterie injiziert, sodass sämtliche Äste des N. femoralis in diesem Bereich erfasst werden (181, 135).

Die Ausbreitung der Blockade ist in Abb. 9.**18** dargestellt.

Indikationen und Kontraindikationen
Die N.-femoralis-Blockade nach Labat wird durchgeführt:
- in Kombination mit anderen Nervenblockaden zur kompletten Anästhesie des Beins,
- bei Muskelbiopsie im Bereich des M. quadriceps,
- bei Wundversorgung im anterioren Bereich des Oberschenkels,
- bei Femurschaftfraktur und Patellafraktur.

Kontraindikationen sind:
- allgemeine Kontraindikationen s. S. 239,
- Status nach inguinaler gefäßchirugischer Operation,
- Läsion des N. femoralis distal der Blockade.

Nebenwirkungen und Komplikationen
Nebenwirkungen bzw. Komplikationen können sein:
- intravaskuläre Injektionen (arteriell oder venös),
- Hämatome,
- Nervenschädigung.

Praktische Hinweise
- Je näher der Nerv am Leistenband aufgesucht wird, desto tiefer ist er zu suchen (190).
- Je distaler der Nerv aufgesucht wird, umso oberflächlicher und umso verzweigter ist er (274).
- Die Durchführung sollte mit einem Nervenstimulator (PNS) erfolgen (s. u.).

Anmerkungen zur Technik
Die klassische Technik wurde 1924 von Labat (181) beschrieben. Bei dieser Technik wird als Punktionshöhe das Leistenband angegeben. Vloka u. Mitarb. (372) haben diese Punktionshöhe bei 9 Leichen (an 17 Extremitäten) untersucht und mit 3 weiteren häufig beschriebenen Punktionsstellen verglichen.

> In den Sektionsbefunden konnte überzeugend die günstigere Lage der Nadelspitze bei der Punktionshöhe im Bereich der Leistenfalte nachgewiesen werden.

Im Vergleich zu dem Punktionsort im Bereich des Leistenbands war der N. femoralis an dieser Stelle breiter (14,0 mm vs. 9,8 mm) und lag deutlich näher unter der Fascia lata (6,8 vs. 26,4 mm).

> Als Schlussfolgerung der Ergebnisse wird die Punktion im Bereich der Leistenfalte empfohlen und nicht – wie bei der klassischen Technik der N.-femoralis-Blockade – in Höhe des Leistenbands.

Bei der N.-femoralis-Blockade nach Labat werden Parästhesien nicht unbedingt gesucht. Wenn keine Parästhesie ausgelöst wird, sollte die Nadel so nahe an die Arterie herangeführt werden, bis eine maximale Pulsation der Nadel auf der lateralen Seite der Arterie die bestmögliche Lage der Nadelspitze anzeigt. Bei der Orientierung an der Pulsation werden 7–10 ml Lokalanästhetikum fächerförmig in lateraler Richtung infiltriert und die gleiche Dosis zusätzlich neben die Arterie injiziert. Casati u. Mitarb. (58) haben die Technik als multiple Injektionstechnik mit PNS modifiziert beschrieben und diese mit der klassischen N.-femoralis-Blockade verglichen. Sie kamen zu dem Ergebnis, dass die Anschlagszeit und der Blockadeeffekt signifikant verbessert werden konnte. Bei solchem Vorgehen muss jedoch bedacht werden, dass abhängig von der Durchführungsdauer auch Injektionen in zumindest teilweise anästhesierte Nervenfasern möglich sein können. Casati (59) geht davon aus, dass es sich nur um ein theoretisches Problem handelt, das für die Praxis keine Bedeutung hat. Andere Autoren weisen jedoch ausdrücklich auf die Gefahren hin (55, 126, 216).

Blockade des Fascia-iliaca-Kompartments nach Dalens
Leitstrukturen und Lagerung
Leitstrukturen sind die Spina iliaca anterior superior und das Tuberculum pubicum. Eine Verbindungslinie zwischen dem vorderen Anteil der Spina iliaca anterior superior und dem Tuberculum pubicum wird gezogen und diese in 3 gleiche Abschnitte geteilt (Abb. 9.19). Die Einstichstelle liegt 0,5–1 cm unterhalb des Punktes, der den Übergang von lateralen zum mittleren Drittel markiert.

Der Patient liegt in Rückenlage, das zu anästhesierende Bein wird leicht abduziert.

Durchführung
Nach einer Wischdesinfektion, lokaler Betäubung und Inzision der Haut an der Einstichstelle wird die 22-G- oder 24-G-Kanüle in einem Einstichwinkel von 90° zur Haut vorgeschoben. Die kurzgeschliffene Seite

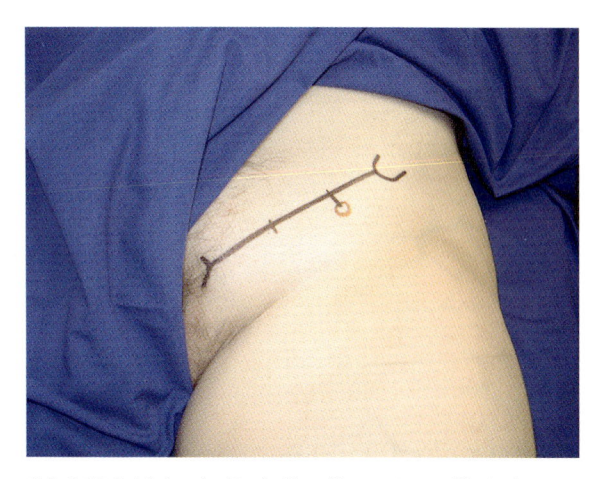

Abb. 9.19 Leitlinien der Fascia-iliaca-Kompartment-Blockade (Foto: G. Meier).

der Kanülenspitze sollte in Richtung auf die Haut zeigen. Während die Kanüle vorgeschoben wird, kann beim Durchtritt der Kanülenspitze durch die Fascia lata und Fascia iliaca jeweils ein Widerstandsverlust gespürt werden. Nach negativer Aspiration erfolgt die Injektion von 30–40 ml eines mittellang oder lang wirkenden Lokalanästhetikums. Hierbei sollte durch digitalen Druck distal des Injektionsortes die Verteilung des Lokalanästhetikums im Fascia-iliaca-Kompartment unterstützt werden.

Indikationen und Kontraindikationen

Die Blockade des Fascia-iliaca-Kompartments nach Dalens ist indiziert bei:
- Operationen am Hüftgelenk mit einer chirugischen Schnittführung unterhalb des Trochanter major (in Kombination mit einer proximalen Ischiadikusblockade) (272),
- Operationen am Knie (in Kombination mit einer proximalen Ischiadikusblockade),
- Femurfrakturen,
- Eingriffe am vorderen und seitlichen Oberschenkel (z. B. Hauttransplantationen).

Kontraindikationen sind:
- allgemeine Kontraindikationen (S. 239),
- Status nach inguinaler Gefäßoperation (relativ).

Nebenwirkungen und Komplikationen

Nebenwirkungen und Komplikationen sind selten. In einem Fallbericht wurde eine Neuropathie des N. femoralis beschrieben (14).

Praktische Hinweise
- Es werden keine Parästhesien gesucht.
- Auf periphere Nervenstimulation kann verzichtet werden.
- Eine Kathetertechnik ist möglich.

Anmerkungen zur Technik

Die Fascia-iliaca-Kompartmentblockade kann bei Erwachsenen und Kindern durchgeführt werden, wurde aber von Dalens zunächst in der Kinderanästhesie eingesetzt. Dalens u. Mitarb. (80) haben sowohl postmortale als auch klinische Untersuchungen durchgeführt und die Ergebnisse 1989 veröffentlicht.

Die anatomischen Untersuchungen an Kindern unterstützen die Ansicht, dass ein ausreichendes Volumen eines Lokalanästhetikums, dass direkt hinter die Fascia iliaca injiziert wird, sich auf der Innenseite der Faszie ausbreiten kann und die Nn. femoralis, cutaneus femoris lateralis, genitofemoralis und obturatorius erreicht.

In der prospektiven Studie mit 120 Kindern zwischen 7 Monaten und 17 Jahren wurde bei 60 Patienten ein Fascia-iliaca-Kompartmentblock und bei weiteren 60 Patienten ein sog. „3-in-1"-Block (S. 325) durchgeführt und anschließend die Ergebnisse miteinander verglichen. Die radiologische Auswertung der Kontrastmittelverteilung zeigte eine deutlich bessere Verteilung des mit Kontrastmittel gemischten Lokalanästhetikums in Richtung Psoaskompartment beim Fascia-ilaca-Kompartmentblock im Vergleich zum sog. „3-in-1"-Block.

Auch in Bezug auf die Effektivität lagen die Vorteile deutlich bei dem Fascia-iliaca-Kompartmentblock, der in 90 % erfolgreich durchführt worden war. Eine erfolgreiche Fascia-iliaca-Kompartmentblockade sollte regelmäßig neben der Anästhesie des N. femoralis auch zu einer Betäubung des N. cutaneus femoris lateralis führen. Bei kritischer Betrachtung bleibt die Frage offen, wie bei den Kindern die Blockade der einzelnen Nerven, insbesondere auch die des N. obturatorius, getestet worden ist. Bei Kindern besteht das Problem, dass Angaben über Parästhesien altersbedingt u. U. gar nicht oder nur unzuverlässig gemacht werden können.

Der Vorteil der Methode liegt in der einfachen Durchführung auch ohne Nervenstimulator. Der Widerstandsverlust beim Durchdringen der kurzgeschliffenen Nadel durch die Faszien ist deutlich. Als weiterer Vorteil wird immer wieder erwähnt, dass Verletzungen von Nerven nicht zu erwarten sind. Atchabahian (14) hat jedoch 2001 in einem Fallbericht eine Neuropathie des N. femoralis nach Fascia-iliaca-Kompartmentblockade beschrieben. Jöhr (162) hält die Fascia-iliaca-Kompartmentblockade nur bei Kleinkindern für indiziert, da bei diesen die Lokalanästhetika gut diffundieren, und er merkt an, dass die Blockaden deutlich weniger intensiv sind und weniger lang anhalten als die gezielte Blockade des N. femoralis.

Peutrell weist daraufhin, dass auch eine Kathetertechnik durchgeführt werden kann (272). In einer Studie von Paut u. Mitarb. (270) mit 20 Kindern (Durchschnittsalter von 9,9 Jahren) war über 48 Stunden 0,1 % Bupivacain (0,135 mg/kg/h) infundiert worden. Die Plasmakonzentrationen des Bupivacain lagen in einem unkritischen Bereich und der analgetische Effekt war sehr zufriedenstellend. In einer weiteren prospektiven Arbeit haben Capdevila u. Mitarb. (57) die Technik mit dem „3-in-1"-Block bei Erwachsenen verglichen. Nach der Untersuchung von Capdevila tritt die Anästhesie von N. femoralis und N. cutaneus femoris lateralis bei einem Fascia- iliaca-Kompartmentblock im Vergleich mit dem „3-in-1"-Block schneller und die Blockade der beiden o. g. Nerven zur gleichen Zeit ein. Der N. femoralis war bei beiden Blockadetechniken gleich und unabhängig vom Alter des Patienten am konstantesten betäubt. Eine zuverlässige Blockierung des N. obturatorius war in beiden Gruppen nicht zu erreichen. Nicht nur bei Kindern, sondern auch bei Erwachsenen kann die Technik als kontinuierliches Verfahren eingesetzt

9.3 Blockadetechniken im Einzelnen

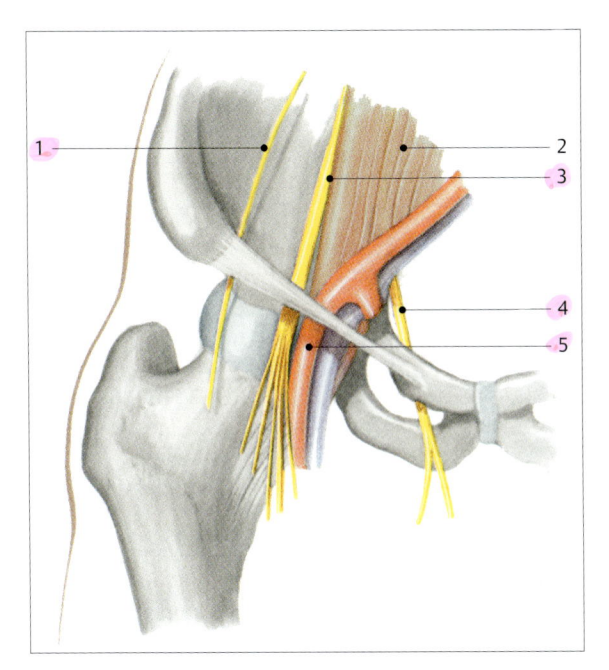

Abb. 9.20 Anatomische Strukturen in der N.-femoralis-Region (nach Lechenbauer, AstraZeneca; aus Meier G, Büttner J. Kompendium der peripheren Blockaden. München: Arcis; 2001).
1 = N. cutaneus femoris lateralis
2 = M. psoas major
3 = N. femoralis
4 = N. obturatorius
5 = A. femoralis

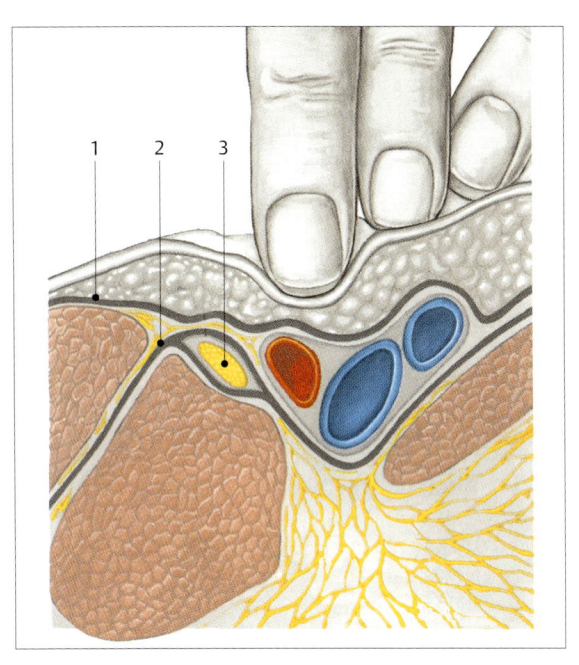

Abb. 9.21 Querschnitt durch die anatomischen Strukturen der N.-femoralis-Region (nach Schlich, AstraZeneca; aus Büttner J, Meier G. Kontinuierliche periphere Techniken zur Regionalanästhesie und Schmerztherapie – obere und untere Extremität. Bremen: Unimed; 1999).
1 = Fascia lata
2 = Fascia iliaca
3 = N. femoralis

werden und wird in einigen Arbeiten als vorteilhaft und effektiv beschrieben (191, 237, 383).

Inguinale paravaskuläre Plexus-lumbalis-Anästhesie („3-in-1"-Block nach Winnie)

Leitstrukturen und Lagerung

Die anatomischen Strukturen sind in Abb. 9.20 aufgeführt. Leitstrukturen für den „3-in-1-Block" nach Winnie sind Spina iliaca anterior superior, Tuberculum pubicum und A. femoralis.

Der Patient befindet sich in Rückenlage, das Bein wird leicht abduziert und außenrotiert. Bei schwierigen anatomischen Verhältnissen kann ein flaches Kissen unter das Gesäß des Patienten gelegt werden, um die Topographie der Leistengegend besser darstellen zu können.

Durchführung

Die Spina iliaca anterior superior und das Tuberculum pubicum werden markiert und mit einer Linie verbunden. Diese Verbindungslinie entspricht dem Leistenband. Danach wird die A. femoralis palpiert (Abb. 9.21); ist sie nicht tastbar, kann ein handlicher Gefäß-Doppler zur Orientierung eingesetzt werden. Die Einstichstelle liegt 1 cm unterhalb des Leistenbands und ca. 1,5 cm lateral der A. femoralis (Abb. 9.22 u. Abb. 9.23).

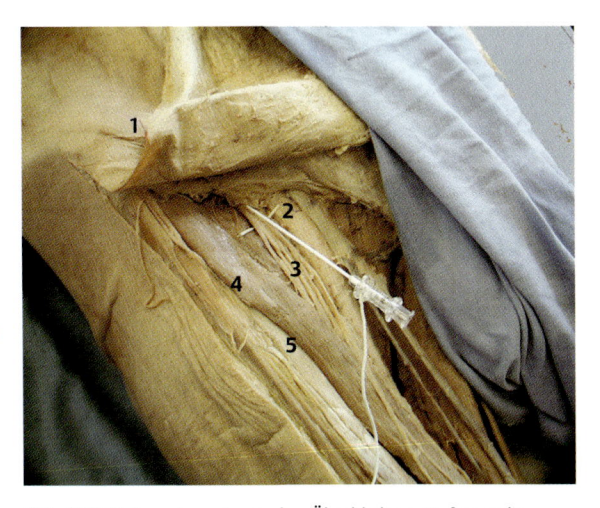

Abb. 9.22 Präparat: anatomischer Überblick zur N.-femoralis-Blockade (sog. „3-in-1"-Block) (Foto: G. Meier).
1 = Spina iliaca anterior superior (rechts)
2 = A. femoralis
3 = N. femoralis
4 = M. sartorius
5 = M. rectus femoris

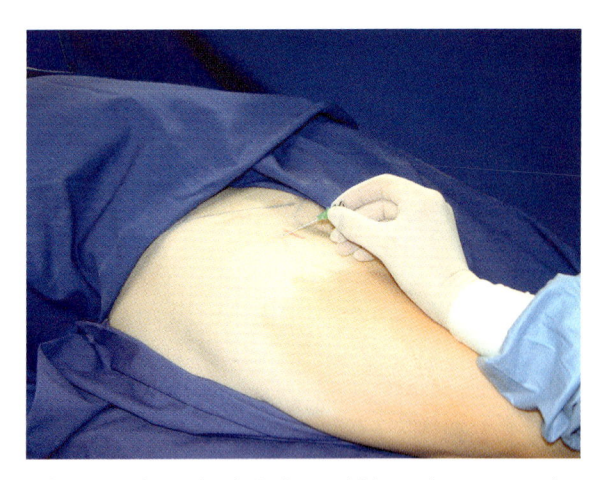

9 Nervenblockaden an den unteren Extremitäten

Abb. 9.23 N.-femoralis-Blockade: Durchführung (Foto: G. Meier).

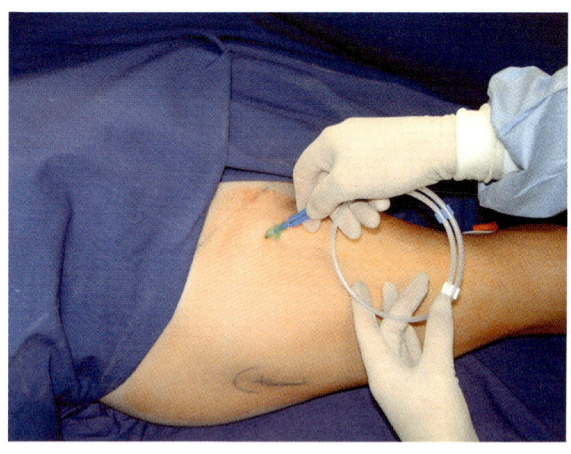

Abb. 9.24 N.-femoralis-Blockade: Katheteranlage (Foto: G. Meier).

> Merke: IVAN = Innen ▶ Vene, Arterie, Nerv.

Nach einer Wischdesinfektion und einer intra- bzw. nicht zu tiefen subkutanen lokalen Betäubung wird nach Winnie 1 cm unterhalb des Leistenbands bzw. nach Angaben von Moore oder Härtel ca. 3 cm (140, 233) unterhalb des Leistenbands und ca. 1,5 cm lateral der Arterie die Haut mit einer kleinen Lanzette inzidiert. Die Punktionskanüle wird in einem Winkel von 30° zur Haut und parallel zur Arterie nach kranial und dorsal vorgeschoben, bis der derbe Widerstand der Fascia lata verspürt wird. Bei einer kurzgeschliffenen Nadel sollte die Schliffrichtung parallel zur Arterie sein. Mit einem kontrollierten Druck wird der Widerstand überwunden. Unter behutsamem Vorschieben der Kanüle erfolgt häufig noch ein weiterer Widerstandsverlust beim Durchtritt der Kanülenspitze durch die Fascia iliaca (sog. „Doppelklick"). Das Kanülenende sollte dann abgesenkt und unter Stimulation (PNS) weiter parallel zur Arterie nach kranial und dorsal vorgeschoben werden.

> Kontraktionen im M. quadriceps femoris und ein sog. „Tanzen" der Patella bei einer Impulsstärke von 0,3 mA und 0,1 ms Impulsbreite zeigen die korrekte Lage der Nadelspitze in der unmittelbaren Nähe des N. femoralis an.

Nach negativer Aspiration werden 20–40 ml eines mittellang oder lang wirkenden Lokalanästhetikums injiziert. Hierbei kann durch digitalen Druck distal der Kanüle eine Verteilung des Lokalanästhetikums nach kranial unterstützt werden.

Ist eine kontinuierliche Technik vorgesehen, wird nach der Injektion des Lokalanästhetikums ein flexibler 20-G-Katheter 5 cm über das Kanülenende hinaus vorgeschoben (Abb. 9.24). Vor der Konnektion des Katheters mit einem Bakterienfilter sollte nochmals – zum Ausschluss einer intravasalen Lage – über den Katheter aspiriert werden (Anmerkungen zur Technik s. S. 327). Die korrekte Lage des Katheters kann durch eine Röntgendarstellung überprüft werden (Abb. 9.25).

„Bending Sign Technique"

Bei Patienten, die postoperativ zur Schmerztherapie eine N.-femoralis-Blockade erhalten sollen, ist ggf. zu diesem Zeitpunkt schon ein kompressibler Verband angelegt, der die Identifikation der korrekten Nadellage durch das „Tanzen der Patella" unmöglich macht. In

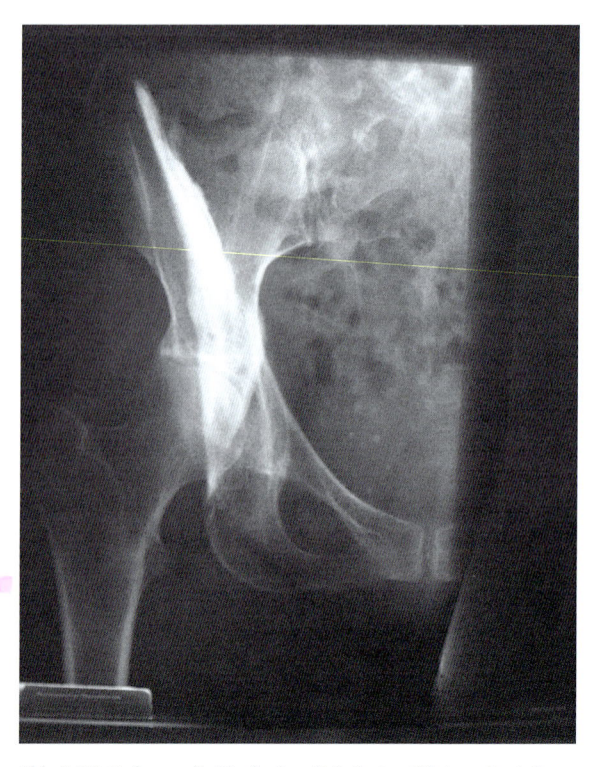

Abb. 9.25 N.-femoralis-Blockade mit Katheter. Röntgendarstellung mit 10 ml Kontrastmittel (Foto: G. Meier).

diesen Fällen hat sich nachfolgend beschriebene Vorgehensweise bewährt:

> Die UP-Kanüle wird 1 cm lateral der Arterie und ca. 2 cm unterhalb der Leistenfalte in einem Winkel von 45° vorgeschoben, bis eine muskuläre Reizantwort im Oberschenkel verspürt wird. Durch geringe Bewegungen („Biegung", „Bending") der Kanüle nach medial und nach lateral versucht man, unterschiedliche muskuläre Reizantworten auszulösen und zu ertasten.

Wird die Kanülenspitze nach medial bewegt, kann eine Kontraktion der medial gelegenen Muskeln (M. vastus medialis, M. adductor longus, M. pectineus) ausgelöst werden. Wird die Spitze der Stimulationskanüle ein wenig nach lateral bewegt, werden Kontraktionen im Bereich der lateralen Muskulatur (M. rectus femoris, M. vastus intermedius, M. vastus lateralis, M. sartorius) ausgelöst. Die unterschiedlichen Reizantworten zeigen die Nähe zum N. femoralis an und sind ein guter Hinweis darauf, dass die Kanülenspitze nicht intramuskulär im M. sartorius oder M. pectineus liegt (245).

Indikationen und Kontraindikationen
Indikationen sind:
- alle Eingriffe am Bein (einschließlich Endoprothetik) in Kombination mit einer Blockade des N. ischiadicus (Plexus sacralis),
- Wundversorgung und Hauttransplantationen am ventralen und lateralen Oberschenkel und der Unterschenkelinnenseite,
- Schmerztherapie nach Operationen am Kniegelenk (z. B. arthroskopische Operationen, vordere Kreuzbandplastik, Endoprothetik etc.) und Schmerzreduktion nach Hüftgelenksoperationen oder Oberschenkelamputation,
- Schmerztherapie (z. B. bei Femurschaftfraktur, Patellafraktur, schmerzarme Lagerung zur Spinalanästhesie, z. B vor Operationen bei Schenkelhalsfrakturen, Mobilisation, Krankengymnastik).

Kontraindikationen sind:
- allgemeine Kontraindikationen (S. 239),
- Tumor in der Leiste (relativ: schmerzhafte Lymphknoten in der Leiste),
- Status nach inguinaler Gefäßoperation (relativ).

Nebenwirkungen und Komplikationen
Eine Gefäßpunktion mit anschließendem Hämatom ist möglich. N.-femoralis-Läsionen sind in Fallberichten beschrieben worden.

Praktische Hinweise
- Die Identifikation des perineuralen Raums ist prinzipiell auch ohne Nervenstimulator und nur mit der Widerstandsverlusttechnik möglich. Auf den Nervenstimulator sollte jedoch nicht verzichtet werden, da der N. femoralis in erster Linie ein motorischer Nerv ist und deshalb nicht in jedem Fall bei einer (unbeabsichtigten) Punktion des Nerven, Parästhesien ausgelöst werden (361).
- Der N. femoralis ist durch die Fascia iliopectinea von der Arterie getrennt. Deshalb ist eine transarterielle Technik, wie sie z. B. für den Plexus brachialis beschrieben wurde, nicht möglich (296, 361).
- Fehlinterpretationen durch Muskelkontraktionen bei direkter intramuskulärer Stimulation des M. sartorius sind möglich. Deshalb sollte auf das sog. „Tanzen" der Patella geachtet werden.
- Durch ein weites Vorschieben des Katheters und/oder ein noch größeres Injektionsvolumen wird die Anästhesiequalität nicht verbessert (324).
- Die Anästhesie kann über den N. saphenus (sensibler Endast des N. femoralis) in einigen Fällen die Großzehe mit einschließen (69).
- Persistierende präpatellare Schmerzen bei effektiver N.-femoralis-Blockade können auf eine insuffiziente N.-obturatorius-Blockade hinweisen (268).
- Die Technik ist weniger geeignet für Operationen am hinteren Keuzband. Dies betrifft auch die M.-semitendinosus-Präparation.

Anmerkungen zur Technik
Der N. femoralis verläuft kranial des Lig. inguinale in einer Faszienhülle, die posterolateral von der Fascia iliaca, medial von der Psoasfaszie und ventral von der Fascia transversalis gebildet wird. Bei seinem Durchtritt unter dem Lig. inguinale beginnt der Nerv sich in der Tiefe aufzuspalten, um schon bald, weiter an die Oberfläche kommend, in seine einzelnen Äste zu zerfallen. Unmittelbar unterhalb des Leistenbands ist der N. femoralis von der Arterie durch die Fascia iliopectinea getrennt, welche nun den medialen Teil der den Nerv weiter umgebenden Faszienhülle bildet, die sich posterolateral aus der verschmolzenen Iliopsoasfaszie und ventral aus der Fascia lata zusammensetzt.

Alon Winnie (386) postulierte 1973, dass diese Faszienhülle als eine den Nervenplexus vom proximalen Psoaskompartment bis zur distalen Aufzweigung durchgehend ummantelnde Hülle zu verstehen ist. Dieser Faszienschlauch kann nach Winnie bei entsprechender Injektionstechnik nicht nur von kranial als Psoaskompartmentblock, sondern auch von der Leiste her „gefüllt" werden.

> Nach Winnie sollten mit 20 ml Lokalanästhetikum die Nn. femoralis, obturatorius und cutaneus femoris lateralis des Plexus lumbalis erreicht werden. Die Technik wird auch als ventraler Zugang zum Psoaskompartment beschrieben (135). Winnie bezeichnete die Methode als „3-in-1-Technik" (385, 386).

Bei der Durchführung wird die Anwendung eines Verbindungsschlauchs zwischen Nadel und Injektionsspritze empfohlen. Hierdurch kann die im perineuralen Raum liegende Nadel während der Injektion leichter und sicherer fixiert werden. Bei dieser als „immobile Nadeltechnik" beschriebenen Vorgehensweise kann ein Assistent die Injektion durchführen, ohne dass die Nadellage verändert wird (387). Während der Injektion sollte ein Finger den Faszienschlauch unmittelbar distal der Nadelspitze komprimieren. Die Kompression wird zunächst auch nach Beendigung der Injektion beibehalten und die Injektionsgegend nach kranial „massiert" (388, 389).

Das Konzept einer gemeinsamen Faszienhülle wurde allgemein akzeptiert, da es zu einer wesentlichen Vereinfachung bei der Durchführung peripherer Blockaden an der unteren Extremität beigetragen hat. Aufgrund aktueller Erkenntnisse wird das klassische Konzept von Winnie zur Zeit diskutiert. In anatomischen Untersuchungen konnte die beschriebene gemeinsame und durchgehende Faszienhülle nicht immer gefunden werden. Vor allem wird bezweifelt, dass der N. obturatorius bei dieser Blockade überhaupt erreicht wird (57, 61, 96, 180, 288). Lang hat in einer prospektiven Studie festgestellt, dass bei der Technik nach Winnie in 81 % der N. femoralis anästhesiert und in 96 % der N. cutaneus femoris lateralis, aber nur in 4 % der N. obturatorius blockiert war. Dass die Betäubung des N. obturatorius bei dieser Technik ein Problem darstellt, wurde durch weitere Untersuchungen bestätigt (117, 183). Das sensible Versorgungsgebiet dieses Nerven an der Oberschenkelinnenseite ist sehr inkonstant und eignet sich nicht zur Überprüfung (29). Der Nachweis ist deshalb sehr schwierig. Paul u. Mitarb. (265) haben bei isolierten N.-obturatorius-Blockaden einen komplett anästhesierten Bereich in 5 % der Fälle gefunden. Aufgrund dieser Beobachtungen scheint der N. obturatorius für die Innervation des Knies von nachgeordneter Bedeutung zu sein. Das würde den sehr effektiven Einsatz der sog. „3- in-1"-Technik erklären, auch wenn diese wahrscheinlich nur zu einem „2-in-1"-Block führt (296). Wie häufig und komplett der N. cutaneus femoris lateralis anästhesiert wird, ist zur Zeit noch nicht geklärt. Nach Madej (199) ist der N. cutaneus femoris lateralis in über 30 % nicht ausreichend blockiert. Dieses widerspricht der Untersuchung von Lang, ist aber möglicherweise eine der Ursachen bei einer Tourniquetintoleranz. Die Abgrenzung zum Versorgungsgebiet von N. obturatorius, N. genitofemoralis und N. cutaneus femoris lateralis kann im Einzelfall sehr variieren. Die einzelnen Innervationsgebiete sind nur sehr schwer zu differenzieren (s. Anatomie, S. 310).

Bei Untersuchungen mit Ultraschall und Magnetresonanzdarstellung konnte eine nur sehr umschriebene Ausbreitung des Lokalanästhetikums nachgewiesen werden. Dieses Ergebnis veranlasste zu der Feststellung, dass man statt von einer „3-in-1"-Technik besser von einer „1,5-in-1"-Technik sprechen sollte (128, 204).

Bei der von Winnie beschriebenen Technik wurde der Punktionsort 1 cm unterhalb des Leistenbands mit einer senkrechten Stichrichtung auf den Nerven gewählt. An dieser Stelle liegt der N. femoralis noch verhältnismäßig tief. Löfström nennt eine Tiefe von 3,5–4 cm (190). Deshalb haben schon Härtel und später auch Moore eine Einstichstelle 2–3 cm weiter distal empfohlen (140, 234). In seinem weiteren Verlauf wird der Nerv sehr schnell oberflächlicher und teilt sich auf. Vloka u. Mitarb. haben anhand von anatomischen Untersuchungen an 17 Extremitäten, ausgehend von 4 verschiedenen Punktionsorten, die Nähe der 5 cm langen Kanülen zum N. femoralis überprüft.

> Vloka u. Mitarb. stellten fest, dass die Punktionsstelle in Höhe der Leistenfalte und direkt lateral der Arterie mit 71 % am häufigsten zu einem Kontakt von Kanüle und Nerv geführt hatte.

Der Nerv war an dieser Stelle signifikant breiter (14,0 vs. 9,8 mm) und lag näher an der Fascia lata (6,8 vs. 26,4 mm) als in der Höhe des Leistenbands (372). Wegen der Aufzweigung des Nerven könnte jedoch eine Punktionsstelle noch weiter distal problematisch sein und möglicherweise auch die Platzierung eines Katheters erschweren (361).

Winnie hat bei der Durchführung Parästhesien ausgelöst und immer ohne periphere Nervenstimulation gearbeitet. Parästhesien sollten jedoch nicht mehr gesucht werden. Auch ohne das Auslösen von Parästhesien ist eine gute anatomische Orientierung möglich.

> Der sog. „Doppelklick", ein Widerstandsverlust, der beim Durchdringen der Fascia lata und der Fascia iliaca bei Verwendung kurzgeschliffener Nadeln gespürt werden kann, ist ein sehr verlässlicher Hinweis auf eine korrekte Lage der Kanülenspitze; darauf haben 1983 Khoo und Brown (173) hingewiesen.

Ob durch die periphere Nervenstimulation bei der N.-femoralis-Blockade die Erfolgsrate verbessert werden kann, ist umstritten. Während Geier keinen Vorteil sieht, berichten Urmey und auch Mackenzie über eine Steigerung der Erfolgsrate auf über 90 % bei Einsatz der peripheren Nervenstimulation (116, 198, 361). Da der N. femoralis mehrheitlich über motorische Fasern verfügt, kann es schwierig sein, eine Parästhesie auszulösen, und theoretisch könnte eine intraneurale Injektion zunächst unbemerkt bleiben, da der Patient nicht über schmerzhafte Sensationen klagt. Bei reinen Motoneuronen ist überporportional häufig mit einer intraneuralen Injektion zu rechnen (125, 128, 361). Vereinzelt wird über eine sehr lange Wirkdauer bis zu 10 Tagen berichtet, und möglicherweise sind diese prolongierten Anästhesien auf versehentliche intraneurale Injektionen zurückzuführen (111, 196). Deshalb ist trotz der guten anatomischen Orientierungsmöglichkeiten und einer hoher Erfolgsrate der Einsatz der peripheren Nervenstimulation sinnvoll.

> Eine in die Zukunft weisende Methode ist die Durchführung der N.-femoralis-Blockade unter sonographischer Kontrolle (48, 314).

Nach Untersuchungen von Marhofer u. Mitarb. können Anschlagzeit und Qualität der sensorischen „3-in-1"-Blockade im Vergleich zur Technik mit Einsatz eines Nervenstimulators signifikant verbessert werden (48, 206, 207). Hierbei sind Ultraschall und die Nervenstimulation keine Konkurrenten, sondern sich ideal ergänzende Partner. Während mit der peripheren Nervenstimulation die Nähe der Nadelspitze zum Nerven gesichert werden kann, ist mit dem Ultraschall über die Positionierung hinaus die Kontrolle der Verteilung des Lokalanästhetikums und ggf. eine Korrektur der Nadellage während der Injektion möglich (208).

Die Indikationen für eine inguinale paravaskuläre N.-femoralis-Blockade als alleiniges intraoperatives Anästhesieverfahren sind sehr begrenzt.

Durch Anlage schon bei der Aufnahme in die Klinik kann sie bei Schenkelhalsfrakturen oder Femurschaftfrakturen die Untersuchung unter Analgesie und auch die schmerzarme Durchführung einer Spinalanästhesie zur Operation ermöglichen.

> Eine komplette Schmerzfreiheit im Hüftgelenk kann nicht erreicht werden, da das Hüftgelenk auch aus dem Plexus sacralis versorgt wird, wohl aber eine deutliche Schmerzreduktion (103, 109).

Eine Kombination von Spinalanästhesie und dem sog. „3-in-1"-Block bei transurethralen Operationen an der Blasenwand zur Ausschaltung des Obturatoriusreflexes führt nicht zu dem erwünschten Effekt. Durch die Blockade des N. obturatorius sollen Kontraktionen der Adduktorenmuskulatur durch eine unbeabsichtigte Reizung bei der Elektroresektion verhindert werden. Der sog. „3-in-1"-Block führt jedoch nicht nur zu einer unzureichenden N.-obturatorius-Blockade, sondern liegt kranial des intraoperativen Stimulationsortes. Um eine effektive Blockade des N. obturatorius für diesen Zweck zu erzielen, muss eine selektive N.-obturatorius-Blockade distal der Blase durchgeführt werden (S. 358).

Die inguinale paravaskuläre N.-femoralis-Blockade kann in Kombination mit einer Ischiadikusblockade für Operationen am Bein sehr erfolgreich durchgeführt werden (7, 100, 119, 121, 168, 198, 252, 332).

> Für komplexere Operationen in Oberschenkelblutleere und Operationen am Kniegelenk, bei denen dorsale Anteile des Gelenks mit einbezogen werden, ist die Kombination mit einer proximalen N.-ischiadicus-Blockade immer erforderlich. Hierzu werden 20–40 ml für den N. femoralis („3-in-1"-Block) plus 20–30 ml eines 1 % mittellang wirksamen Amids für den N. ischiadicus empfohlen (55, 216, 376, 377). Auch mit 20 ml Ropivacain 0,5 % oder 20 ml Bupivacain 0,5 % kann eine suffiziente Anästhesie des N. femoralis („3-in-1"-Block) erreicht werden (205, 206).

Seeberger und Urwyler konnten keinen signifikanten Unterschied in dem Erfolg einer „3-in-1"-Blockade mit 20 ml im Vergleich zu 40 ml Mepivacain 1 % feststellen. Auch mit mehr als 40 ml Lokalanästhetikum ist eine Verbesserung der Erfolgsrate nicht zu erreichen (61). Selbst mit 60 ml Prilocain 1 % konnte keine wesentlich über 90 % hinausgehende Erfolgsquote erzielt werden (121).

Deshalb kann insbesondere bei der Kombination der N.-femoralis-Blockade mit einem Ischiadikusblock eine niedrige Dosierung von z. B. 30 ml gewählt werden und damit das insgesamt benötigte Volumen auf 60 ml begrenzt werden (24, 168, 224, 306, 313). 1980 wurde, basierend auf der paravaskulären Technik nach Winnie, von Rosenblatt (295) in einem Fallbericht eine inguinale paravaskuläre Kathetertechnik beschrieben. Rosenblatt hat unmittelbar unterhalb des Leistenbands punktiert und unter Nervenstimulation die (Spinal-)Kanüle in einem 30°-Winkel zur Haut nach kranial vorgeschoben.

Postel und März (276) modifizierten 1984 die Technik und verlegten den Einstichpunkt 1 cm lateral der Arterie und 2 cm kaudal des Leistenbands. Bei dieser Technik beträgt der Einstichwinkel 40° zum Hautniveau. Die „stumpfe" Seite der Spitze der Kombinationskanüle zeigt auf die Arterie. Die kraniale Stichrichtung orientiert sich nicht an der Oberschenkelachse, denn dieses würde bei dem abduzierten Bein zu einer zu medialen Stichrichtung führen, sondern verläuft parallel zur Arterie. Nach Auslösen von Quadrizepskontraktionen wird die Teflonkanüle einer Kombinationsnadel vorgeschoben und der Stahlmandrin der Kombinationsnadel zurückgezogen. Nach negativer Aspiration und Injektion des Lokalanästhetikums wird in Seldinger-Technik der Katheter eingeführt. Kaiser u. Mitarb. (168) geben bei ähnlicher Technik einen Einstichwinkel von 45° an und bedienen sich ebenfalls eines Nervenstimulators. Auch bei dieser Technik wird ein 18-G-Katheter über eine Verweilkanüle, jedoch ohne Seldinger-Technik, vorgeschoben und der Katheter 5–8 cm tief in der Faszienloge platziert. Die kontinuierliche Technik ist vielfach variiert worden, hat aber keine grundsätzliche Veränderung erfahren. Einige Autoren empfehlen den Katheter 15–20 cm weit in die Faszienloge vorzuschieben (128, 249, 306). Der Katheter sollte jedoch bei der kontinuierlichen inguinalen paravaskulären Technik nicht mehr als 5 cm über die Kanülenspitze hinaus platziert werden, da das weite Vorschieben keinen Vorteil für die Effektivität erbringt und durch Aberration des Katheters zu Komplikationen führen kann (55, 242, 266, 337).

> In der postoperativen Schmerztherapie eignet sich eine kontinuierliche inguinale paravaskuläre Blockade besonders für Operationen im ventralen Bereich des Knies, z. B. nach einer vorderen Kreuzbandplastik, arthroskopischer Operation sowie für Eingriffe am Femur oder der Patella (193).

In einer Studie von Edkin u. Mitarb. (97) haben 92 % der Patienten nach einer vorderen Kreuzbandplastik postoperativ kein zusätzliches Analgetikum benötigt. Die hohe Effektivität wird auch in weiteren Studien bestätigt (6, 114, 195, 244, 271, 345, 360).

Bei Operationen am Femurschaft oder an der Patella bzw. auch bei Frakturen in diesem Bereich ist eine komplette Schmerzfreiheit zu erreichen.

> Die inguinale N.-femoralis-Blockade ist die Technik der Wahl zur Schmerztherapie nach Femurschaftfrakturen (161, 351).

Nach Hüftgelenkoperationen können die Schmerzen deutlich herabgesetzt werden (361). Singelyn fand eine vergleichbare Effizienz der Schmerztherapie mit einer kontinuierlichen Epiduralanästhesie, jedoch ohne deren Nebenwirkungen (325). Auch bei komplexen Eingriffen im Kniegelenk (z. B. Knieendoprothese) führt die N.-femoralis-Blockade zu einer guten Analgesie (275, 323, 355). Diese sollte aber durch zusätzliche schmerztherapeutische Maßnahmen (z. B. NSAR, Opioide, N.-ischiadicus-Katheter) ergänzt werden. Nach Knieoperationen ist die Schmerzreduktion und Mobilisation im Vergleich zu i. v. PCA mit Opioiden deutlich besser. Insbesondere bei schmerzhaften Eingriffen mit postoperativer Mobilisationsbehandlung (z. B. vordere Kreuzbandplastik) führt die inguinale N.-femoralis-Blockade zu einer deutlichen Schmerzreduktion (341).

Schwerwiegende **Komplikationen** wurden nur selten veröffentlicht. In Fallberichten werden Probleme beschrieben, die auf Verletzungen des Nerven zurückgeführt worden sind (163, 361). Über Probleme oder Komplikationen der Kathetertechnik liegen nur wenige Studien mit größeren Fallzahlen vor (57, 249, 269). Neßler u. Mitarb. (249) haben 1990 die Protokolle von 390 „3-in-1"-Kathetern mit einer mittleren Liegedauer von 3,8 Tagen ausgewertet. 94 % der Katheter wurden als effektiv bezeichnet. Bei 20 Kathetern ist eine Rötung an der Einstichstelle bzw. Druckschmerzhaftigkeit im Leistenbereich festgestellt worden. 6 Katheter waren disloziert. In einer Arbeit über das Risiko einer katheterbedingten Infektion haben Paul u. Mitarb. (266) 132 Patienten mit einer durchschnittlichen Katheterliegedauer von 6,5 Tagen untersucht. Bei der Entfernung der Katheter nach spätestens 9 Tagen war die Einstichstelle bei 97 Patienten unauffällig und zeigte bei 35 Patienten eine Rötung. Eine klinische Relevanz wurde nicht nachgewiesen und keine Infektionen beobachtet. Kaiser u. Mitarb. (168) fanden bei 1 % der Fälle ein Hämatom, in 1 % bzw. 6 % der Fälle verstopfte bzw. dislozierte Katheter. Bei 5 % der Patienten kam es zu Rötungen der Injektionsstelle (249). Paul u. Mitarb. (266) haben bei 1800 N.-femoralis-Kathetern ein interventionsbedürftiges Hämatom, das durch lokale Schwellung und inadäquate Taubheit des Oberschenkels aufgefallen war, behandelt. Goodfellow (127) weist daraufhin, dass bei einer Infektion die Druck produzierende Pathologie in der Leiste und der Iliopsoasrinne gesucht werden muss. Dieses sollte bei einer eventuell vorgesehenen chirurgischen Intervention berücksichtigt werden (s. Anatomie, S. 309).

Eine primäre intravasale Fehllage eines N.-femoralis-Katheters ist selten. Eine sekundäre Dislokation des liegenden Katheters in ein Gefäß wurde von Paul u. Mitarb. (266) bei 25.000 Injektionen einmal, bei einer Lagekorrektur durch Zurückziehen des Katheters, gesehen. Die Folgen der intravasalen Injektion des Lokalanästhetikums beschränkten sich auf kurzfristigen Schwindel und eine verwaschene Sprache. Auch wenn eine sekundäre intravasale Fehllage des Katheters zu den extrem seltenen Ereignissen gehört, ist jede Injektion nach einer Lagekorrektur wie eine Erstinjektion zu behandeln (268).

Die Kathetertechnik kann zur postoperativen Schmerztherapie und auch zur Analgesie bei Mobilisation des Kniegelenks eingesetzt werden. Anke-Möller u. Mitarb. (7, 8) haben die Wirkung der postoperativen Analgesie von 0,14 ml/kg/h Bupivacain 0,125 % mit Bupivacain 0,25 % miteinander verglichen und kamen zu dem Ergebnis, dass mit beiden Konzentrationen ein gleichwertiger Effekt erzielt werden kann. Singelyn u. Mitarb. (323) haben die Effektivität der postoperativen Schmerztherapie nach Knieendoprothesenimplantation mit einer kontinuierlichen Infusion von 10 ml/h 0,125 % Bupivacain mit 1 µg/ml Clonidin, von 5 ml/h Bupivacain 0,125 % plus einem PCA-Bolus von 2,5 ml (Sperrzeit 30 Minuten) mit der Bolusgabe von 10 ml Bupivacain 0,125 % plus 1 µg/ml Clonidin und einer Sperrzeit (lockout time) von 60 Minuten miteinander verglichen (103). Alle drei therapeutischen Konzepte führten zu einer guten Schmerzreduktion und hoher Patientenzufriedenheit.

Die Bolusgabe führte zu dem geringsten Lokalanästhetikaverbrauch.

Der Einsatz von Ropivacain zur Schmerztherapie scheint sich ebenfalls zu bewähren. Geiger u. Mitarb. (120) haben in einer prospektiven Studie mit einer Infusion von 6 ml/h (maximal 15 ml/h) 0,2 % Ropivacain über einen sog. „3-in-1"-Katheter über eine sehr gute Analgesie nach elektiven Knieoperationen berichtet. Auch in einer randomisierten, doppelblind durchgeführten Studie von Morau u. Mitarb. (237) war die Schmerztherapie mit einer kontinuierlichen Gabe von 0,2 % Ropivacain (0,1 ml/kg/h und Bolus von 0,5 ml/kg) sehr effektiv.

Hirst (147) hat in einer prospektiven randomisierten Studie in drei Gruppen die Ergebnisse der Schmerztherapie nach Implantation von Knieendoprothesen miteinander verglichen. Die Operationen waren in Allgemeinanästhesie durchgeführt worden, und zusätzlich hatten die Patienten in einer Gruppe präoperativ einen einzeitigen sog. „3-in-1"-Block bzw. in einer 2. Gruppe einen „3-in-1"-Katheter (kontinuierlich) erhalten. Alle Patienten hatten die Möglichkeit, patientenkontrolliert (PCA) Morphin abzurufen. Im Aufwachraum hatten die Patienten mit der N.-femoralis-Blockade weniger Schmerzen. Im weiteren postoperativen Verlauf jedoch hatte die Gruppe mit der kontinuierlichen Gabe von Bupivacain über den N.-femoralis-Katheter keine effektivere Schmerztherapie. Der Vorteil beruhte lediglich auf den geringeren Nebenwirkungen bezüglich Übelkeit und Erbrechen. Der unbefriedigende Effekt in dieser Studie wurde darauf zurückgeführt, dass die Innervation des Kniegelenks u. a. auch über den N. ischiadicus erfolgt (s. Ischiadikusblockaden, S. 331). Allen u. Mitarb. (6) weisen daraufhin, dass die Anästhesie beider Bereiche für die Operation einer Knieendoprothese notwendig ist, haben jedoch angemerkt, dass bei der postoperativen Schmerztherapie dem N. ischiadicus die geringere Bedeutung zukommt. Den Ergebnissen der Arbeit von Hirst u. Mitarb. steht eine größere Anzahl von Publikationen gegenüber, in denen übereinstimmend eine deutliche Schmerzreduktion durch die sog. „3-in-1"-Blockade auch bei großen Knieoperationen festgestellt wird (315, 323, 325, 362).

Über die direkte postoperative Schmerzbehandlung nach Knieoperationen hinaus hat sich die kontinuierliche inguinale N.-femoralis-Blockade in der Rehabilitationsphase als vorteilhaft erwiesen. Capdevila u. Mitarb. (56) haben nachgewiesen, dass im Vergleich zur Allgemeinanästhesie das angestrebte funktionelle Ergebnis früher erreicht werden kann und die Dauer des Aufenthaltes im Rehabilitationszentrum bis zum Erreichen der physiotherapeutischen Zielvorgaben bei Patienten, die eine koninuierliche N.-femoralis-Blockade erhalten, signifikant geringer war.

> Zusammenfassung:
> Die Technik der **N.-femoralis-Blockade** ist leicht erlernbar, einfach durchzuführen und sicher. In der Kombination mit einer proximalen Ischiadikusblockade ermöglicht sie Operationen an der unteren Extremität. Als kontinuierliche Schmerztherapie führt die N.-femoralis-Blockade bei Eingriffen am Femur und der Patella zu einer suffizienten Analgesie und bei Eingriffen an der Hüfte oder am Knie zu einer Schmerzreduktion. In der Rehabilitation nach Knieoperationen führt die kontinuierliche N.-femoralis-Blockade im Vergleich zur Allgemeinanästhesie zu einer kürzeren Aufenthaltsdauer und besseren funktionellen Ergebnissen.

Proximale N.-ischiadicus-Blockaden in Rückenlage des Patienten
Anatomischer Überblick

Der N. ischiadicus (L_4–S_3) ist der größte und längste Nerv des Menschen. Er besteht aus zwei Komponenten, dem N. peroneus communis und dem N. tibialis, die im kleinen Becken und im Oberschenkel von einer gemeinsamen Bindegewebshülle umgeben sind und daher als einheitlicher Nervenstamm imponieren (Abb. 9.**26**). Der N. ischiadicus verlässt in der Regel das kleine Becken als ein 1,4 cm (bis zu 3 cm) breiter und 0,4–0,5 cm (bis zu 0,9 cm) dicker Nervenstrang durch das Foramen infrapiriforme und tritt in die Regio glutaea ein. Im weiteren Verlauf zieht er über die Mm. Obturatorius, gemelli, quadratus femoris und adductor magnus nach kaudal. Er unterkreuzt auf der Faszie des M. adductor magnus distalwärts ziehend das Caput longum m. bicipitis femoris. Zwischen Adduktoren und Flexoren verlaufend, erreicht er die Kniekehle zwischen den medialen und lateralen Flexoren. Spätestens beim Eintritt in die Kniekehle teilt er sich in den N. tibialis und den N. peroneus communis (s. Anatomie, S. 313). (Anmerkung: Der N. peroneus wird auch als N. fibularis bezeichnet. In der anatomischen Nomenklatur sind beide Bezeichnungen gleichwertig.)

Nach seinem Austritt aus dem Foramen infrapiriforme liegt der N. ischiadicus zwischen dem Trochanter major und dem Tuber ischiadicum. Auf der Vorderseite ist er bedeckt vom M. quadratus femoris sowie den Mm. Iliopsoas, rectus femoris und sartorius.

Anteriore Blockade des N. ischiadicus nach Beck
Leitstrukturen und Lagerung

Leitstrukturen der anterioren Blockade des N. ischiadicus nach Beck sind Trochanter major, Spina iliaca anterior superior und Tuberculum pubicum (Abb. 9.27).

Der Patient liegt auf dem Rücken, das zu anästhesierende Bein ist ausgestreckt.

9 Nervenblockaden an den unteren Extremitäten

Abb. 9.26 Anatomische Übersicht über den N. ischiadicus (nach Schlich, AstraZeneca; aus Büttner J, Meier G. Kontinuierliche periphere Techniken zur Regionalanästhesie und Schmerztherapie – obere und untere Extremität. Bremen: Unimed; 1999).
1 = N. ischiadicus

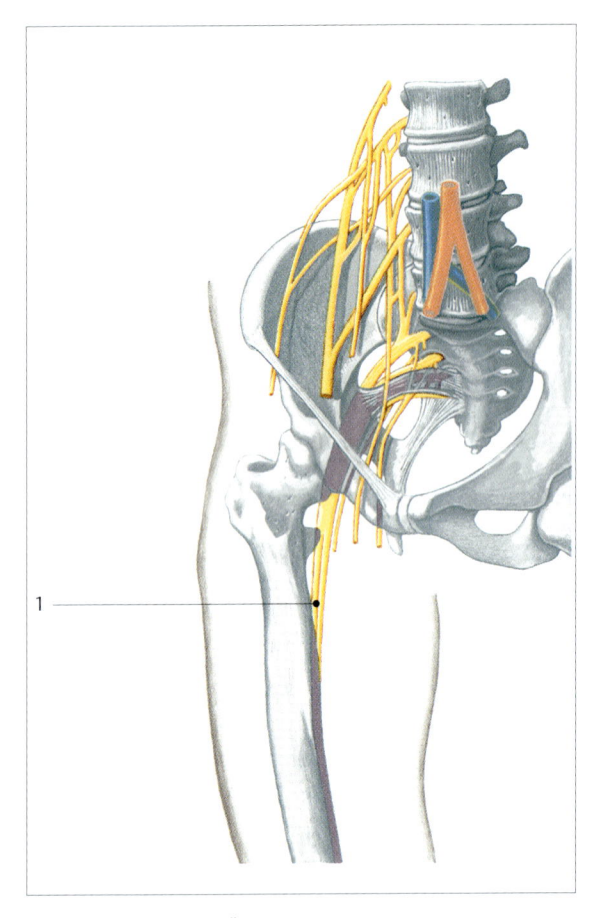

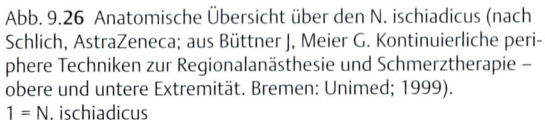

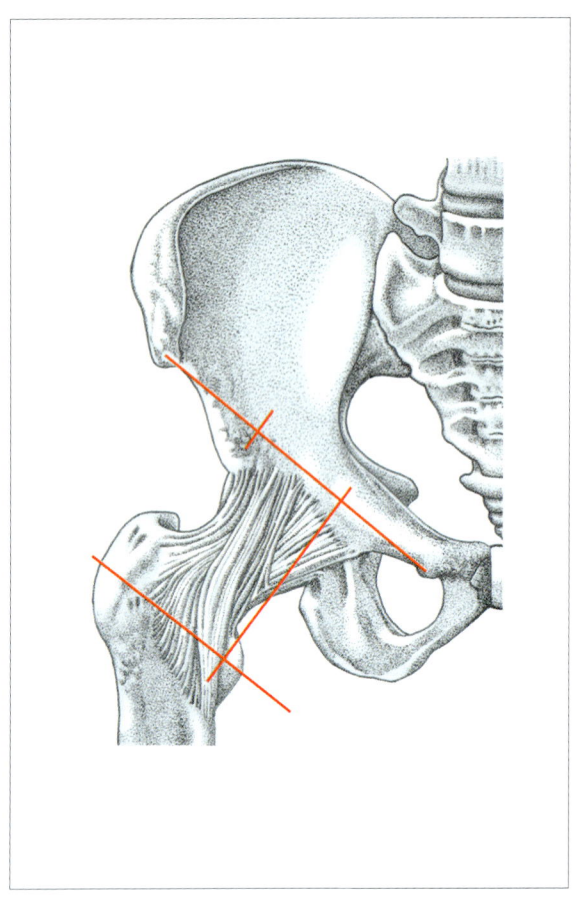

Abb. 9.27 Anteriore Ischiadikusblockade nach Beck: Leitlinien (nach Schlich, AstraZeneca; aus Büttner J, Meier G. Kontinuierliche periphere Techniken zur Regionalanästhesie und Schmerztherapie – obere und untere Extremität. Bremen: Unimed; 1999).

Durchführung

Der Punktionsort ergibt sich durch die Kreuzung zweier Linien: der Senkrechten auf dem Übergang vom mittleren zum medialen Drittel der Verbindungslinie zwischen Spina iliaca anterior superior und Tuberculum pubicum (Leistenband) sowie der Parallelen hierzu durch den Trochanter major (Abb. 9.**28**).

Nach der Desinfektion, einer lokalen Betäubung und Inzision der Haut an der Einstichstelle wird eine 10–15 cm lange 20-G-Unipolarkanüle an einen Nervenstimulator angeschlossen. Die Kanüle wird vom Einstichpunkt in leicht lateraler Richtung auf die mediale Seite des Femurs bis zum Knochenkontakt vorgeschoben und die Distanz zum Femur, in der Regel 4,5–6 cm, notiert. Dann wird die Kanüle bis zur Subkutis zurückgezogen und nun erneut in senkrechter Richtung und am Femur vorbei 5 cm weiter vorgeschoben. Es werden keine Parästhesien gesucht.

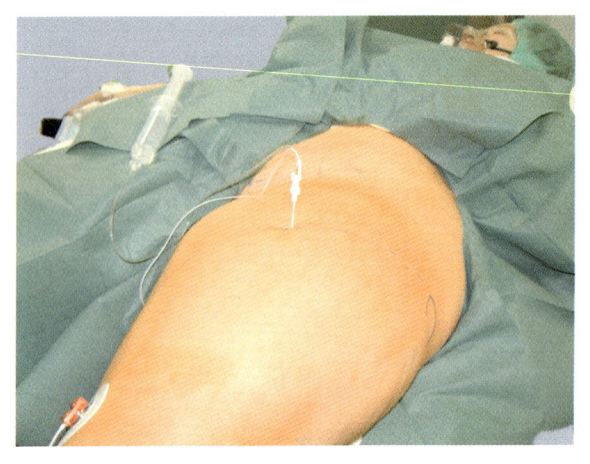

Abb. 9.28 Anteriore Ischiadikusblockade nach Beck: Durchführung (Foto: G Meier).

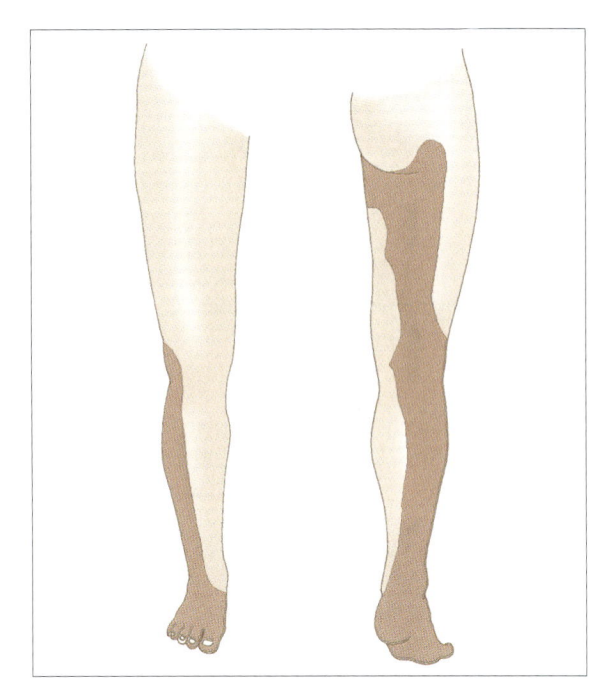

Abb. 9.29 N.-ischiadicus-Block: Ausbreitung der Blockade (aus Wagner F. Beinnervenblockaden. In: Niesel HC, Hrsg. Regionalanästhesie – Lokalanästhesie – Regionale Schmerztherapie. Stuttgart: Thieme; 1994).

> Eine motorische Reizantwort des N. ischiadicus distal des Kniegelenks bzw. im Fußbereich (N. tibialis: Plantarflexion, N. peronaeus: Dorsalflexion) zeigt die Nähe der Kanülenspitze zum N. ischiadicus an.

Die Nadellage wird soweit optimiert, dass bei einer Impulsamplitude von 0,3 mA und einer Impulsbreite von 0,1 ms die Reizantwort gerade noch erkennbar ist. Anschließend erfolgt die Injektion von 20 – 30 ml eines mittellang oder lang wirkenden Lokalanästhetikums.

Die Ausbreitung der Blockade ist in Abb. 9.29 dargestellt.

Indikationen, Kontraindikationen, Nebenwirkungen, Komplikationen

Siehe anteriore (kontinuierliche) Blockade des N. ischiadicus, S. 336.

Praktische Hinweise

- Zur sicheren Identifikation des Nerven sollte die Technik mit peripherer Nervenstimulation durchgeführt werden.
- Wird die Ischiadikusblockade mit einer N.-femoralis-Blockade kombiniert, ist zunächst die Anästhesie des N. femoralis sinnvoll, da diese zu einer Betäubung des ventralen Oberschenkels führt und zur Verbesserung des Patientenkomforts beiträgt.
- Die Anästhesie des N. ischiadicus erfolgt relativ weit distal und erreicht nicht immer den N. cutaneus femoris posterior (Tourniquetschmerz bei Oberschenkelblutleere).
- Bei adipösen Patienten kann die Palpation des Tuberculum pubicum schwierig sein.
- Die anatomische Orientierung am Trochanter major ist bei Patienten mit einer Hüftendoprothese auf der zu anästhesierenden Seite problematisch.
- Die Technik nach Beck ist für eine Katheteranlage ungeeignet.

Anmerkungen zur Technik

Die klassische Technik der anterioren (ventralen) N.-ischiadicus-Blockade wurde 1963 von Beck (23) beschrieben.

> Die Technik erlaubt eine Blockade des N. ischiadicus in Rückenlage des Patienten, es ist keine Lageveränderung erforderlich. Die Anästhesie kann deshalb z. B. auch bei Wirbelfrakturen, bei Frakturen des Beckens oder der langen Röhrenknochen, sowie bei Adipositas, chronischer Polyarthritis und anderen Lagerungsproblemen durchgeführt werden.

Es handelt sich um eine Blockade des Nerven gerade distal des Trochanter major. Hier ist der N. ischiadicus ca. 1,5 – 2 cm breit und 0,3 – 0,9 cm dick und liegt hinter den Mm. gemelli, obturator internus und quadratus femoris und vor dem M. glutaeus maximus. In dieser Höhe ist der N. cutaneus femoris posterior (L_1–L_3), der die Rückseite des Oberschenkels sensibel versorgt, häufig schon abgezweigt.

Bei der Durchführung der Blockade sollte auf die periphere Nervstimulation nicht mehr verzichtet werden (167). Eine Widerstandsverlusttechnik ist allerdings generell möglich. Hierbei wird, vergleichbar mit der Vorgehensweise bei der Epiduralanästhesie, ein kontinuierlicher Druck auf den Stempel der Spritze ausgeübt, so lange, bis die Nadel die Faszie durchdrungen hat und dieses durch einen plötzlichen Widerstandsverlust angezeigt wird (211, 377). Während Beck nach der Injektion von 30 ml Lidocain 1,5 % über eine 95 %ige Erfolgsquote berichtet, werden von anderen Autoren höhere Versagerquoten angegeben (252).

> Mit einer nicht zufriedenstellenden Anästhesie für eine Oberschenkelblutleere muss in der Kombination mit einem sog. „3-in-1"- Block (S. 325) gerechnet werden, da bei dieser Kombination möglicherweise weder der N. cutaneus femoris posterior noch der N. obturatorius betäubt sind.

Die Durchführung kann durch das gezielte Aufsuchen des Femurs und den damit verbundenen Periostkontakt schmerzhaft sein und die Akzeptanz für das Verfahren bei dem Patienten herabsetzen. Für die Durchführung wird durch den Verzicht auf eine Umlagerung des Patienten im Vergleich zur transglutäalen Technik weniger Zeit benötigt. In einer Untersuchung mit 60 Patienten sind 3 Techniken (nach Beck, nach Labat, nach Raj) miteinander verglichen worden. Der Zeitbedarf von der Lagerung bis zur Freigabe zur Operation betrug zwischen 30 und 40 Minuten. Aufgrund der Lagerung auf die Seite musste für die transglutäale Technik 6 Minuten mehr Zeit aufgewendet werden (219).

Eine kontinuierliches Verfahren wurde nach der Technik von Beck nur in Fallberichten beschrieben (377). Durch die steile Stichrichtung der Nadel bedingt, lässt sich der Katheter häufig nicht vorschieben.

> Zusammenfassung:
> Der Vorteil der **anterioren N.-ischiadicus-Blockaden nach Beck** ist, dass keine Lageveränderung des Patienten vorgenommen werden muss. Der gezielte Periostkontakt bei der Durchführung vermindert die Akzeptanz des Verfahrens durch den Patienten. Da mit einer inkompletten Anästhesie auf der Rückseite des Oberschenkels gerechnet werden muss, sollte bei einer Operation mit Oberschenkelblutleere die modifizierte Technik der anterioren Ischiadikusblockade (s. u.) oder eine andere proximale Technik der Ischiadikusblockade gewählt werden.

Anteriore Blockade des N. ischiadicus nach Chelly

Leitstrukturen und Lagerung
Leitstrukturen der anterioren Blockade des N. ischiadicus nach Chelly sind der Unterrand der Spina iliaca anterior superior und der obere äußere Rand der Symphyse (Abb. 9.**30**).

Der Patient liegt auf dem Rücken, das zu anästhesierende Bein befindet sich in Neutralstellung.

Durchführung
Der Unterrand der Spina iliaca anterior superior wird mit einer Linie zum oberen äußeren Rand der Symphyse verbunden. Die Linie wird halbiert und von dieser Stelle aus eine senkrechte Linie 8 cm nach kaudal gezogen. Der Endpunkt dieser Linie entspricht der Einstichstelle.

Nach Desinfektion der Haut, lokaler Betäubung und Inzision der Haut an der Einstichstelle wird eine 10–15 cm lange Unipolarkanüle an einen Nervenstimulator angeschlossen und dieser auf eine Impulsamplitude von 0,8–1,0 mA eingestellt. Die Kanüle wird langsam senkrecht vorgeschoben.

Wenn eine **motorische Reizantwort** aus dem Innervationsgebiet des N. femoralis (ventraler Oberschenkel) ausgelöst wird, sollte die Nadel nach lateral korrigiert werden.

Femurkontakt wird nicht gezielt gesucht. Bei einer motorischen Reizantwort des N. ischiadicus, d. h. Plantarflexion des Fußes (N. tibialis) oder Dorsalflexion des Fußes (N. peronaeus communis) bei 0,3 mA und 0,1 ms werden 20–30 ml Lokalanästhetikum von mittellanger oder langer Wirkdauer injiziert.

Indikationen, Kontraindikationen, Komplikationen, Nebenwirkungen
Siehe anteriore (kontinuierliche) N.-ischiadicus-Blockade, S. 335.

Praktische Hinweise
- Für die anatomische Orientierung wird der Trochanter major nicht benötigt.
- Die Symphyse kann auch bei adipösen Patienten gut getastet werden.
- Die Einstichstelle und die Stichrichtung der Nadel entsprechen im Prinzip der Technik nach Beck, deshalb muss auch bei dieser modifizierten Technik mit Problemen bei der Oberschenkelblutleere (Tourniquetschmerz) gerechnet werden.

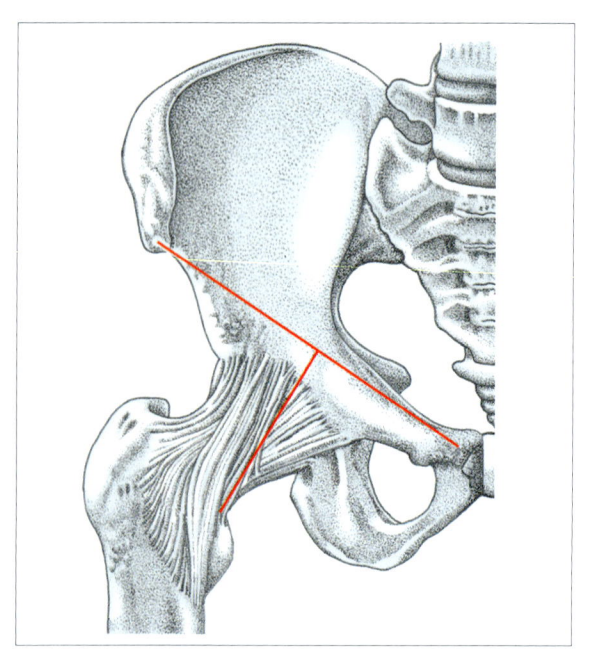

Abb. 9.**30** Anteriore Ischiadikusblockade, Leitlinien nach Chelly (nach Schlich, AstraZeneca; aus Büttner J, Meier G. Kontinuierliche periphere Techniken zur Regionalanästhesie und Schmerztherapie – obere und untere Extremität. Bremen: Unimed; 1999).

9.3 Blockadetechniken im Einzelnen

Anmerkungen zur Technik
Die Technik wurde von Chelly u. Mitarb. 1997 erstmals beschrieben und 1999 veröffentlicht (64, 66).

> Der Vorteil beruht auf der sehr einfachen anatomischen Orientierung durch gute Leitlinien- bzw. Leitpunkte, die auch bei adipösen Patienten oder Patienten mit Hüftgelenkendoprothese auf der zu anästhesierenden Seite nachvollziehbar sind.

Der Zugang nach Chelly vereinfacht die Durchführung einer anterioren Ischiadikusblockade erheblich. In einer Studie mit 22 Patienten wurde der N. ischiadicus nach durchschnittlich 10,5 cm erreicht. Für das Aufsuchen des Nerven waren 1,2 bis maximal 5 Minuten benötigt worden. Nach der Injektion von 30 ml Mepivacain 1,5 % betrug die Anschlagszeit bis zu einer kompletten sensorischen Blockade 5–25 Minuten. Die Wirkdauer lag im Mittel bei 4,6 Stunden, konnte jedoch durch eine Kombination von 15 ml Mepivacain 1,5 % und 15 ml Ropivacain 0,75 % auf durchschnittlich 13,8 Stunden verlängert werden (65).

> **Zusammenfassung:**
> Die gute anatomische Orientierung erleichtert die Durchführung der **anterioren Ischiadikusblockade nach Chelly**. Durch Verzicht auf den Femurkontakt kann die Patientenakzeptanz erhöht werden. Da aufgrund der relativ distalen Injektionsstelle eventuell der N. cutaneus femoris posterior nicht anästhesiert wird, muss bei einem Oberschenkeltourniquet mit Schmerzen im dorsalen Oberschenkelbereich gerechnet werden.

Anteriore Blockade des N. ischiadicus nach Meier
Leitstrukturen und Lagerung
Leitstrukturen der anterioren Blockade des N. ischiadicus nach Meier sind Spina iliaca anterior superior, Symphyse, Trochanter major sowie die Muskellücke zwischen dem M. rectus femoris und dem M. sartorius (Abb. 9.31).

Der Patient befindet sich in Rückenlage, das zu anästhesierende Bein liegt in Neutralstellung.

Durchführung
Einen anatomischen Überblick liefert der Querschnitt durch den Oberschenkel (Abb. 9.32).

Zur Orientierung wird eine Verbindungslinie zwischen Spina iliaca anterior superior und der Mitte der Symphyse gezogen. Diese Linie wird in 3 gleich lange Abschnitte unterteilt. Vom Übergang des medialen (symphysennahen) zum mittleren Drittel wird eine Senkrechte kaudalwärts gezogen. Die Schnittstelle dieser Senkrechten mit einer zweiten Linie, die durch den Trochanter major parallel zur ersten gezogen wird, ent-

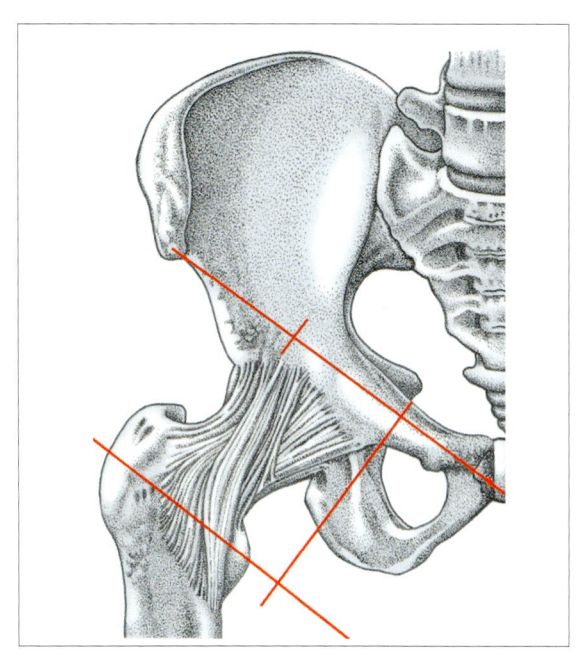

Abb. 9.31 Anteriore Ischiadikusblockade, Leitlinien nach Meier (nach Schlich, AstraZeneca; aus Büttner J, Meier G. Kontinuierliche periphere Techniken zur Regionalanästhesie und Schmerztherapie – obere und untere Extremität. Bremen: Unimed; 1999).

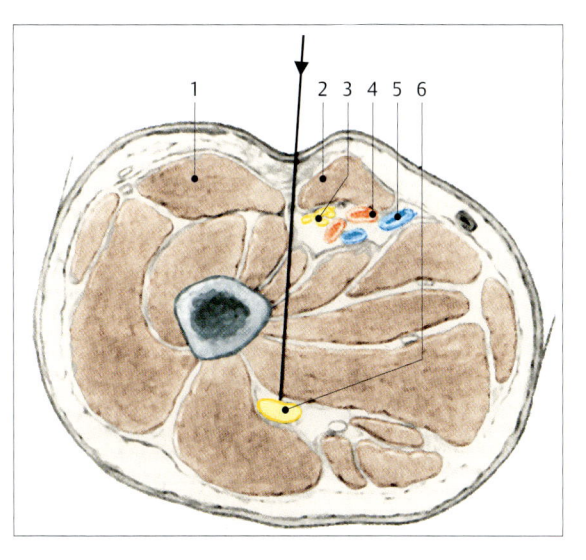

Abb. 9.32 Querschnitt durch den rechten Oberschenkel (nach Lechenbauer, AstraZeneca; aus Meier G, Büttner J. Kompendium der peripheren Blockaden. München: Arcis; 2001).
1 = M. rectus femoris
2 = M. sartorius
3 = N. femoralis
4 = A. femoralis
5 = V. femoralis
6 = N. ischiadicus

spricht der Einstichstelle. (Diese liegt 1–2 cm weiter medial, also vom Femur entfernt, und 1–2 cm weiter kaudal als nach den Leitlinien, die bei der klassischen anterioren Technik von Beck [23] angegeben worden sind.)

Nach der Markierung der Einstichstelle, Desinfektion und subkutaner Infiltration mit einem Lokalanästhetikum wird die Haut an der Einstichstelle mit einer Lanzette inzidiert. Anschließend wird mit dem Ring- und Zeigefinger die Muskelloge zwischen dem M. rectus femoris und dem M. sartorius getastet (Abb. 9.33). In dieser Muskellücke wird mit beiden Fingern vertikal Druck auf den Femur ausgeübt und der Oberschenkelknochen als Widerlager genutzt („Zweifingergriff"). Durch diesen Handgriff werden die Gefäße nach medial verdrängt und die Wahrscheinlichkeit einer akzidentellen Gefäßpunktion reduziert. Anschließend wird eine 10–15 cm lange Unipolarkanüle an einen Nervenstimulator angeschlossen und im Winkel von 75–85° zur Haut nach kranial, dorsal und ein wenig nach lateral vorgeschoben. Hierbei werden häufig nach wenigen Zentimetern Äste des N. femoralis stimuliert. Die Lage der Kanülenspitze wird korrigiert (in der Regel nach lateral), bis keine Reizantwort aus dem M. quadriceps mehr nachweisbar ist und dann weiter vorgeschoben. Stimuliert wird zunächst mit einer Impulsamplitude von 0,8 mA–1,0 mA. Nach 6–10 cm wird das Erreichen der Adduktorenfaszie häufig durch einen deutlichen Widerstandsverlust angezeigt. Es erfolgt ein weiteres Vorschieben der UP-Kanüle, bis eine motorische Reizantwort in einem der beiden Anteile des N. ischiadicus ausgelöst wird (N. peronaeus: Dorsalflexion, N. tibialis: Plantarflexion).

> Die korrekte Lage der Kanülenspitze wird durch eine motorische Reizantwort im Fuß bei einer Reizstromstärke von 0,3 mA und 0,1 ms Impulsbreite angezeigt.

Anschließend werden 30 ml eines mittellang oder lang wirkenden Lokalanästhetikums injiziert.

Bei der kontinuierlichen Technik wird im Anschluss an die Injektion des Lokalanästhetikums ein 20-G-Katheter durch die Unipolarkanüle 4 cm weit nach proximal vorgeschoben, die korrekte Lage kann durch eine Röntgendarstellung überprüft werden (Abb. 9.34).

Indikationen und Kontraindikationen

Die N.-ischiadicus-Blockade ist indiziert (z. T. in Kombination mit einer inguinalen paravaskulären N.-femoralis-Blockade) bei:
- Operationen am Knie, Unterschenkel oder Fuß (z. B. bei Knieendoprothese, Tibiakopfumstellung, Arthrodese, Außenbandnaht, Vorfußoperation),
- Reposition nach Frakturen im Unterschenkel- und Fußbereich,
- Amputationen im Unterschenkel- und Fußbereich,
- regionaler Sympathikolyse (z. B. Durchblutungsstörungen, Wundheilungsstörungen, CRPS 1),
- Schmerztherapie (z. B. postoperativ, Achillodynie, Oligoarthritis),
- Traumatologie (z. B. schmerzfreie Lagerung zur Diagnostik).

Kontraindikationen sind:
- allgemeine Kontraindikationen (s. S. 239),
- spezielle Kontraindikationen: keine.

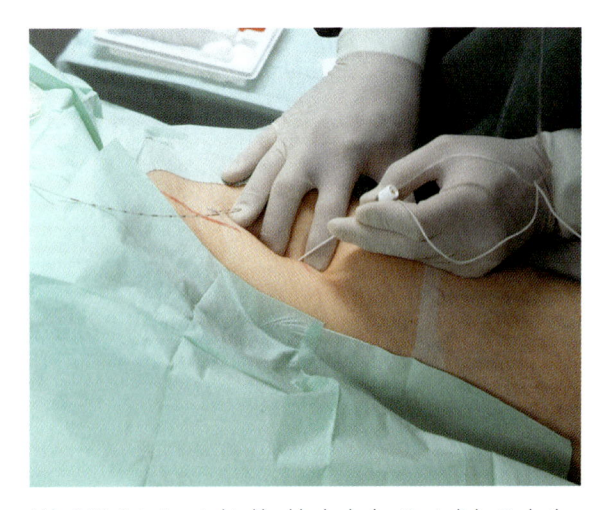

Abb. 9.33 Anteriore Ischiadikusblockade, kontinuierliche Technik: Durchführung (Foto: G. Meier).

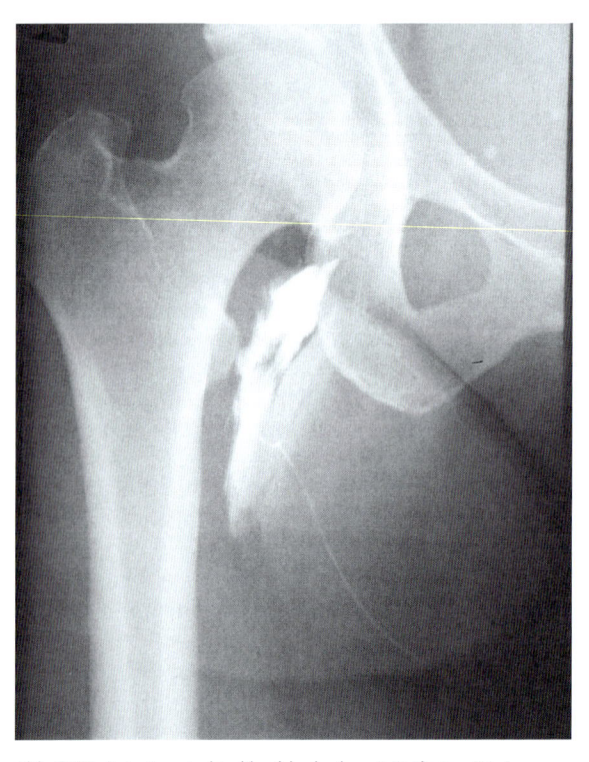

Abb. 9.34 Anteriore Ischiadikusblockade mit Katheter. Röntgendarstellung mit 10 ml Kontrastmittel (Foto: G. Meier).

Nebenwirkungen und Komplikationen

Spezielle Komplikationen der Ischiadikusblockaden sind nicht bekannt. Über Nebenwirkungen wurde nur wenig berichtet. Schwerwiegende Komplikationen, auch Spätfolgen gelten als sehr selten. Dysästhesien über 1–3 Tage, die sich spontan zurückgebildet haben, sind beschrieben worden (46, 252).

Praktische Hinweise

- Bei der Lagerung muss darauf geachtet werden, dass das Bein in neutraler Stellung und nicht außenrotiert liegt. Eine leichte Innenrotation kann das Aufsuchen des Nerven erleichtern (371).
- Durch die digitale Unterstützung („Zweifingergriff") ist die Gefahr einer artifiziellen Gefäßpunktion deutlich verringert, und der Haut-Nerven-Abstand wird erheblich verkürzt (225).
- Im Vergleich zur klassischen anterioren Technik nach Beck liegt die Punktionsstelle ca. 1–1,5 cm weiter medial und distal, dadurch wird der Kontakt mit dem Periost des Femurs vermieden (222).
- Mit einem Gefäß-Doppler kann auch der Verlauf der tiefen Gefäße festgestellt werden (55).
- Durch Stichrichtung (Winkel) und ausreichende Nadellänge erreicht die Kanülenspitze die Nähe des Nerven 3–4 cm weiter proximal als bei der von Beck beschriebenen Technik. Deshalb kann auch der N. cutaneus femoris posterior anästhesiert werden (225).
- Wird keine Reizantwort ausgelöst, sollte die Kanüle zurückgezogen und nach lateral korrigiert werden (224).
- Der Katheter lässt sich besser vorschieben, wenn das Lokalanästhetikum vorher injiziert worden ist.
- Das Vorschieben des Katheters mehr als 4 cm über die Kanülenspitze hinaus hat keine Vorteile.
- In Kombination mit einem paravaskulären inguinalen N.-femoralis-Block ist keine Umlagerung des Patienten erforderlich.
- Der Blockadebeginn (Sympathikolyse) kann über den plantaren Temperaturanstieg mit Hilfe eines Oberflächenthermometers überprüft werden (55).

Anmerkungen zur Technik

Bei der klassischen anterioren Technik nach Beck (23) wird der N. ischiadicus relativ weit distal erreicht. Aus diesem Grund kommt es bei der Technik nach Beck häufig zur nicht ausreichenden Anästhesie des N. cutaneus femoris posterior und somit zu einer unzureichenden Anästhesie für eine Oberschenkelblutleere (Tourniquetschmerz) auf der dorsalen Oberschenkelseite.

> Mit der modifizierten Technik wird durch die Stichrichtung im Winkel von ca. 75° zur Haut bewirkt, dass die Nadel 3–4 cm weiter nach proximal vorgeschoben wird und damit sowohl den N. ischiadicus als auch den N. cutaneus femoris posterior erreicht wird (222).

Der Durchmesser des N. ischiadicus, des größten Nerven des Menschen, ist beeindruckend. Bei anatomischen Untersuchungen war nach der Injektion von 10 ml Methylenblau über den Katheter der Nerv nur zu einem Teil angefärbt (222).

> Um eine komplette Anästhesie des Nerven zu erreichen, sollten mindestens 20 ml eines Lokalanästhetikums injiziert werden.

Bei der Lagerung des Patienten ist zu beachten, dass das zu anästhesierende Bein in Neutralstellung liegt. Knochenkontakt ist nicht notwendig, und die Stimulationskanüle kann bei einer Lagerung des Beins in Neutralstellung sehr viel leichter am Femur (Trochanter minor) vorbeigeschoben werden. Aktuelle anatomische Untersuchungen bestätigen diese klinische Erfahrung (371). Die Distanz von der Haut des ventralen Oberschenkels bis zum N. ischiadicus beträgt beim Erwachsenen ca. 6 cm (4–10 cm), deshalb muss die Injektionsnadel ausreichend lang sein (46, 49, 66, 199). Parästhesien sollten nicht ausgelöst werden. Bei der Stimulation ist zu beachten, dass Kontraktionen des M. glutaeus maximus oder des M. tensor fasciae latae keine adäquate Reizantwort darstellen. Die Nähe des N. ischiadicus wird durch eine Reizantwort im Versorgungsbereich des Nerven (ischiocrurale Muskulatur, M. triceps surae, M. tibialis anterior, Peronaeusgruppe) angezeigt (167, 375, 377).

> Die motorische Reizantwort sollte so weit optimiert werden, dass im Fuß eine Plantarflexion (N. tibialis) oder eine Dorsalflexion (N. peronaeus communis) mit 0,3 mA und einer Impulsbreite von 0,1 ms gerade noch ausgelöst wird.

In einer Untersuchung von Neuburger und Kaiser (250) hatte die stimulierte Muskelgruppe keinen Einfluss auf das Blockadeergebnis. Bei korrekter Stimulation (unter 0,5 mA) ist eine über 95%ige Erfolgsquote erreichbar (64, 252). Eine Vorgehensweise mit „immobiler Nadeltechnik" ist vorteilhaft, da sie neben der Aspiration zum Ausschluss einer artifiziellen Gefäßpunktion auch die Nachinjektion eines Lokalanästhetikums ermöglicht (55, 387).

Zur Anästhesie sollten 30 ml eines mittellang (z. B. Prilocain 1%) oder lang wirkenden (z. B. Ropivacain 0,5%) Lokalanästhetikums mit ausreichender Konzentration injiziert werden (46, 65, 376). In der Kombination mit einer Plexus-lumbalis-Blockade (Psoaskompartment- oder sog. „3-in-1"-Block) werden für diese Blockade zusätzlich 30–40 ml Lokalanästhetikum benötigt (s. dort). Sofern vorgesehen (z. B. Oberschenkelblutleere), ist zunächst die Durchführung der inguinalen paravaskulären Plexus-lumbalis-Anästhesie sinnvoll, denn dann können die Leistengegend und der Oberschenkel des zu blockierenden Beins gleichzeitig desinfiziert und steril abgedeckt werden. Dieses Vorgehen bringt den Vorteil der Zeitersparnis und der schmerzarmen bzw. schmerzfreien Durchführung der Ischiadikusblockade (219).

Bei kontinuierlichen Verfahren zur Augmentation der Anästhesie, der postoperativen Analgesie und Behandlung von Schmerzsyndromen wird ein 20-G-Katheter durch die Unipolarkanüle vorgeschoben. Die Katheteranlage und kontinuierliche Anästhesie bzw. Analgesie ist gut durchführbar, weil der N. ischiadicus von seinem Durchtritt aus dem Foramen infrapiriforme bis zu seinem Eintritt in die Fossa poplitea von einer Faszienhülle umgeben ist (26, 69, 222).

Ein zu weites Vorschieben des Katheters (über 4–5 cm hinaus) kann zu einer Aberration des Katheters in das kleine Becken führen und sollte vermieden werden.

In einer Untersuchung von Meier (225) mit 85 Patienten betrug die Liegedauer der Katheter im Durchschnitt 4 Tage (max. 8 Tage). Lokale katheterbedingte Infektionen an der Einstichstelle wurden nicht beobachtet. Nebenwirkungen, Komplikationen oder neurologische Defizite sind nicht festgestellt worden.

Die Schmerztherapie über einen kontinuierlichen anterioren Ischiadikusblock (KAI) kann mit 6 ml Ropivacain 0,2 %/h oder als Bolusinjektion mit 20 ml Ropivacain 0,2–0,375 % alle 6–8 Stunden fortgeführt werden (224). Die maximale Dosierung von Ropivacain sollte 37,5 mg/h nicht überschreiten. Blutspiegeluntersuchungen über die kontinuierliche Infusion von Ropivacain bei peripheren Kathetern liegen – im Gegensatz zur epiduralen Anwendung – zur Zeit noch nicht vor. Daher sind die Angaben auf der Basis allgemeiner pharmakologischer Daten erstellt (s. Kapitel Pharmakologie). In der klinischen Praxis überblicken Büttner und Meier (55) die kontinuierliche Schmerztherapie mit Ropivacain bei mehr als 6000 peripheren Kathetern, die ohne Komplikationen durchgeführt wurden.

Zusammenfassung:
Die **anteriore** (ventrale) Technik erlaubt eine **Blockade des N. ischiadicus in Rückenlage** des Patienten. Es ist keine Lageveränderung erforderlich. Die Anästhesie kann deshalb auch z. B. bei Wirbelfrakturen, bei Frakturen des Beckens oder der langen Röhrenknochen, sowie bei Adipositas, chronischer Polyarthritis und anderen Lagerungsproblemen durchgeführt werden. Wird eine inguinale paravaskuläre N.-femoralis-Blockade vor der anterioren Ischiadikusblockade durchgeführt, kann die Technik schmerzarm bzw. schmerzfrei ausgeführt werden. Die modifizierte Technik ermöglicht eine Anästhesie, die auch den N. cutaneus femoris posterior mit einschließt. Eine Katheteranlage ist gut und ohne die potenziellen Gefahren der transglutäalen oder parasakralen Ischiadikusblockade (s. S. 345) möglich. Als kontinuierliche Technik kann das Verfahren zur postoperativen Schmerztherapie nach großen chirurgischen Eingriffen am Knie und distal des Knies, zur Behandlung von Schmerzsyndromen distal des Knies und zur regionalen Sympathikolyse eingesetzt werden.

Proximale dorsodorsale N.-ischadicus-Blockade nach Raj in Rückenlage
Leitstrukturen und Lagerung
Der N. ischiadicus verlässt das Becken durch das Foramen ischiadicum majus und zieht zwischen dem Trochanter major und dem Tuber ischiadicum zum Oberschenkel. Bei einer Beugung der Extremität im Hüftgelenk verläuft der N. ischiadicus gestreckt und relativ oberflächlich unter dem M. gluteus maximus durch die Rinne zwischen Trochanter major und Tuber ischiadicum (Abb. 9.**35**).

Als anatomische Leitpunkte werden Trochanter major und Tuber ischiadicum mit einer Linie verbunden. Die Mitte der Verbindungslinie gibt den Einstichpunkt an.

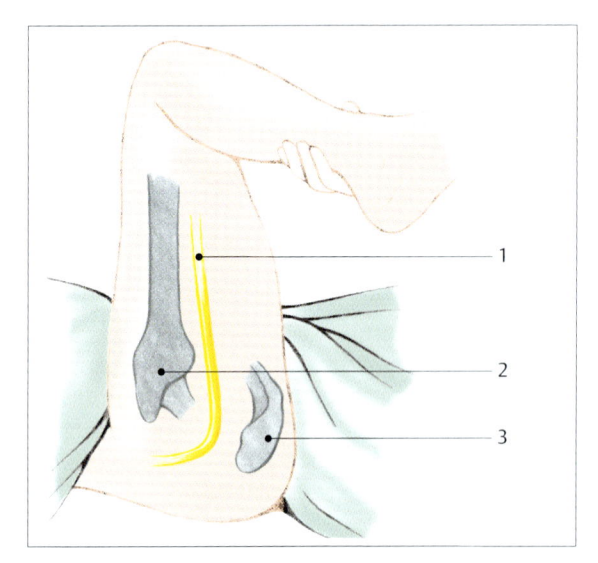

Abb. 9.**35** Dorsodorsale Ischiadikusblockade: Leitstrukturen (nach Lechenbauer, AstraZeneca; aus Meier G, Büttner J. Kompendium der peripheren Blockaden. München: Arcis; 2001).
1 = N. ischiadicus
2 = Trochanter major
3 = Tuber ischiadicum

9.3 Blockadetechniken im Einzelnen

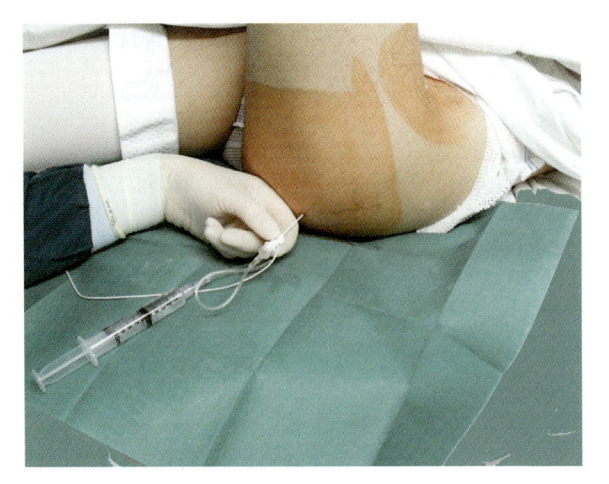

Abb. 9.36 Dorsodorsale Ischiadikusblockade: Durchführung (Foto: G. Meier).

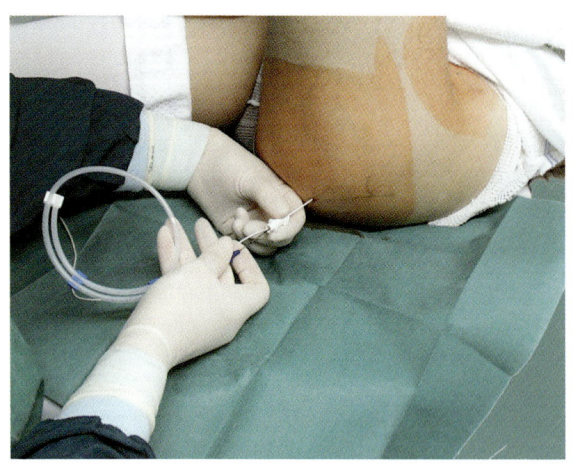

Abb. 9.37 Dorsodorsale Ischiadikusblockade: Katheteranlage (Foto: G. Meier).

Der Patient liegt auf dem Rücken. Die zu blockierende Extremität wird maximal (90–120 °) im Hüftgelenk und 90 ° im Kniegelenk gebeugt. Der N. ischiadicus verläuft nun gestreckt und relativ oberflächlich unter dem M. gluteus maximus durch die Rinne zwischen Trochanter major und Tuber ischadicum.

Durchführung
Es erfolgt zunächst eine Desinfektion der Haut sowie die lokale Anästhesie und Inzision der Haut an der Einstichstelle. Eine 10–15 cm lange 20-G-Unipolarkanüle wird an einen Nervenstimulator angeschlossen und senkrecht zur Haut nach proximal vorgeschoben (Abb. 9.**36**). Die Nähe des N. ischiadicus wird nach 5–10 cm erreicht. Bei einer motorischen Reizantwort im Fuß (Plantarflexion oder Dorsalflexion) bei 0,3 mA/0,1 ms werden 30 ml eines mittellang oder lang wirkenden Lokalanästhetikums injiziert.

▸ **Kontinuierliche Technik.** Der Katheter wird im Anschluss an die Injektion 4–5 cm nach proximal vorgeschoben (Abb. 9.**37**), die korrekte Lage kann durch eine Röntgendarstellung überprüft werden (Abb. 9.**38**).

Indikationen, Kontraindikationen, Nebenwirkungen, Komplikationen
Siehe anteriore Technik, S. 336.

Hinweise zur Technik
- Raj (279) hat die Technik als einzeitiges Verfahren beschrieben, aber eine Katheteranlage und somit eine kontinuierliche Technik ist möglich (s. u.).
- Das zu blockierende Bein kann auf einer Beinhalterung gelagert werden (Lithotomieposition) (216).
- Die Technik ist eine gute Alternative zur anterioren Technik. Sollte sich die Durchführung der anterioren Technik problematisch gestalten, kann sie unter Beibehaltung der Rückenlage des Patienten durchgeführt werden.

Anmerkungen zur Technik
Die Technik nach Raj, die auch als dorsodorsale Technik bezeichnet wird, wurde 1975 inauguriert (279). Sie ist einfach durchzuführen und eine Alternative zur anterioren Technik (219).

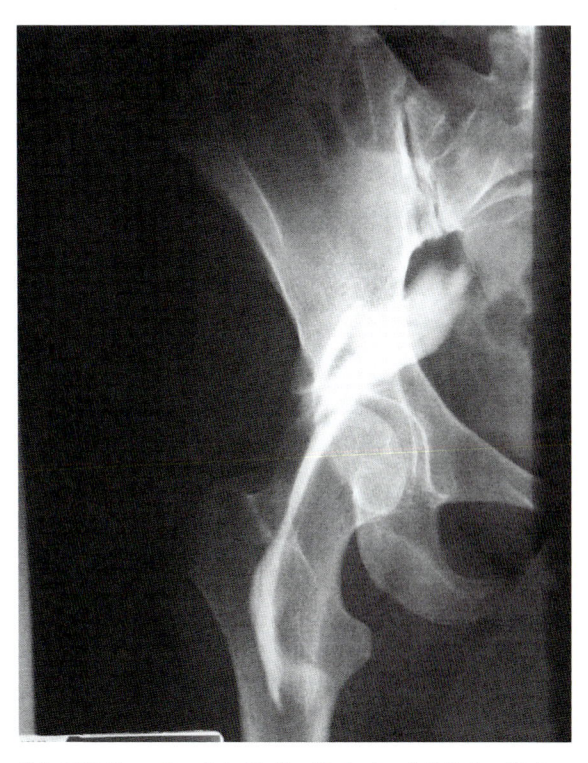

Abb. 9.38 Dorsodorsale Ischiadikusblockade mit Katheter. Röntgendarstellung mit 20 ml Kontrastmittel (Foto: G. Meier).

> Der Patient kann in Rückenlage verbleiben. Der Vorteil der Technik nach Raj liegt in der kürzeren Distanz zum N. ischiadicus.

Nachteilig ist die Notwendigkeit der Lageveränderung der zu blockierenden Extremität, da das Bein gehalten werden muss und die Lageveränderung z. B. bei Frakturen Schmerzen verursachen kann. Sofern keine Schmerzen den Patienten beeinträchtigen, kann das zu anästhesierende Bein in einer Beinhalterung hoch gelagert werden. Für eine wissenschaftliche Bewertung der Technik fehlen Studien mit größeren Fallzahlen.

> Zur Anästhesie eignen sich 30 ml Prilocain 1 % oder Mepivacain 1 % oder die Kombination eines mittellang mit einem lang wirkenden Lokalanästhetikum (z. B. 20 ml Prilocain 1 % mit 10 ml Ropivacain 0,75 %).

Für die Anschlagzeit, also den Zeitraum von der Injektion bis zur Freigabe zur Operation muss mit 15–30 Minuten gerechnet werden (219). Eine kontinuierliche Technik wurde bislang nicht veröffentlicht. Ein Katheter lässt sich jedoch erfahrungsgemäß aufgrund der Strichrichtung gut und unproblematisch platzieren (216). Sofern eine kontinuierliche Technik vorgesehen ist, sollte der Katheter nach der Injektion des Lokalanästhetikums 4–5 cm über die Stimulationskanüle nach proximal vorgeschoben werden. (Anmerkung: Der Katheter wird im weiteren Verlauf vom Patienten auch im Sitzen sehr gut toleriert.)

> Zusammenfassung:
> Die **dorsodorsale Ischiadikusblockade** ist eine einfach durchzuführende und komplikationsarme Technik. Ihr Vorteil beruht auf der verhältnismäßig kurzen Distanz zum N. ischiadicus. Die Methode eignet sich als Alternative zur anterioren Blockade, sofern die Lagerung des zu anästhesierenden Beins schmerzfrei möglich ist.

Proximale laterale Blockade des N. ischiadicus nach Guardini

Leitstrukturen und Lagerung

Leitstrukturen sind Trochanter major und Tuber ischiadicum (Abb. 9.**39**).

Der Patient liegt auf dem Rücken, das zu anästhesierende Bein befindet sich in Neutralstellung. Ein kleines Kissen wird unter die Kniekehle gelegt, damit der Trochanter major ein wenig nach ventral verlagert werden kann.

Durchführung

Der Trochanter major wird getastet. Ausgehend vom prominentesten lateralen Anteil des Trochanter major wird eine 3 cm lange Linie nach kaudal gezogen. Der Endpunkt dieser Linie markiert die Einstichstelle (Abb. 9.**40**).

Nach einer Desinfektion der Haut, der lokalen Anästhesie und Inzision der Haut an der Einstichstelle wird eine 10–15 cm lange Unipolarkanüle an einen Nervenstimulator angeschlossen. Die Kanüle wird von Punktionsort aus an der dorsalen Seite des Femurs in Richtung auf das Sitzbein (Tuber ischiadicum) vorgeschoben. Muskuläre Kontraktionen an der Oberschenkelrückseite sind häufig (126).

> Der N. ischiadicus wird nach 8–12 cm erreicht, und die korrekte Lage der Kanülenspitze in der Nähe des Nerven wird durch eine motorische Reizantwort im Fußbereich (Dorsalflexion oder Plantarflexion) bei einer Impulsamplitude von 0,3 mA und einer Impulsbreite von 0,1 ms bestätigt.

Nach sorgfältiger Aspiration werden 20–30 ml eines mittellang oder lang wirkenden Lokalanästhetikums injiziert.

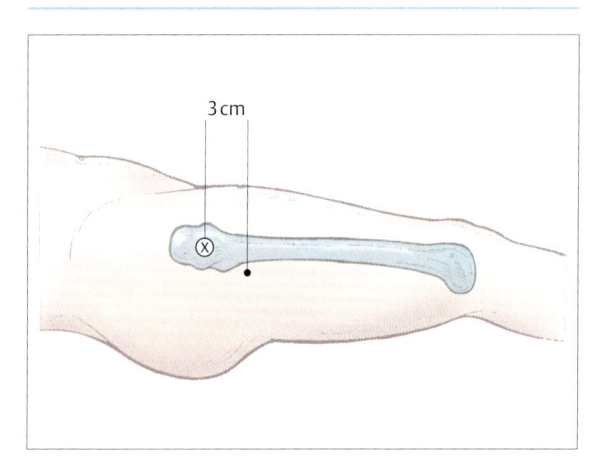

Abb. 9.39 Lateraler Zugang: Leitlinien nach Guardini.

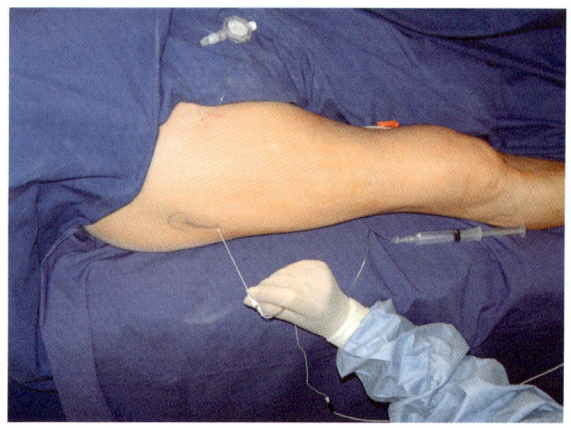

Abb. 9.40 Laterale Ischiadikusblockade: Durchführung (Foto: G. Meier).

Indikationen, Kontraindikationen, Nebenwirkungen, Komplikationen

Siehe anteriore N.-ischiadicus-Blockade, S. 336.

Praktische Hinweise

- Um die anatomische Orientierung zu verbessern, kann eine Hand unter das Gesäß gelegt werden, um das Sitzbein (Tuber ischiadicum) zu tasten.
- Kann keine Reizantwort ausgelöst werden, sollte die Nadel zurückgezogen und beim erneuten Vorschieben nach ventral korrigiert werden.
- Der N. peronaeus liegt bei der angegebenen Stichrichtung vor dem N. tibialis. Deshalb erfolgt bei dieser Technik in der Regel zunächst eine Dorsalflexion des Fußes als motorische Reizantwort.

Anmerkungen zur Technik

Nachdem die erste Beschreibung eines lateralen, proximalen Zuganges durch Ichiyanagi (157) keine weite Verbreitung gefunden hat, wurde die Technik von Guardini u. Mitarb. (130) 1985 erneut aufgegriffen und in modifizierter Form beschrieben. Guardini hat eine Erfolgsquote von 95 % angegeben. Die Methode kann ohne Lageveränderung des Patienten durchgeführt werden. Für Patienten mit Frakturen im Bereich des Schenkelhalses, Hämatom in diesem Bereich oder bei Zustand nach Hüftgelenkendoprothese (anatomische Orientierung) auf der zu anästhesierenden Seite ist das Verfahren ungeeignet. In der Höhe, in welcher der N. ischiadicus erreicht wird, verläuft der Nerv gemeinsam mit der A. glutaea inferior hinter dem M. quadratus femoris. Die Arterie liegt medial vom N. ischiadicus. Der N. cutaneus femoris posterior, der sich vom N. ischiadicus in der Regel weiter kranial entfernt, wird u. U. nicht anästhesiert, und bei einer Operation mit einem Oberschenkeltourniquet können dann Schmerzen auf der Oberschenkelrückseite auftreten.

> **Zusammenfassung:**
> Die **proximale laterale Ischiadikusblockade** eignet sich als einzeitiges Verfahren in Kombination mit einer Plexus-lumbalis-Anästhesie für Operationen am Bein ohne Oberschenkelblutleere. Bei einem großen Oberschenkelumfang kann die anatomische Orientierung Probleme bereiten.

Proximale N.-ischiadicus-Blockaden in Seitenlage des Patienten

Die Glutäalregion wird begrenzt durch ein Dreieck, dessen Spitze die Spina iliaca posterior superior bildet, dessen mediale Begrenzung durch den Tuber ischiadicum und dessen laterale Begrenzung durch den Trochanter major festgelegt wird.

Die beiden Seiten und die Basis des Dreiecks bilden **3 Orientierungslinien**:

- Spina-Tuber-Linie (Abb. 9.**44** A),
- Spina-Trochanter-Linie (Abb. 9.**44** B),
- Tuber-Trochanter-Linie (Abb. 9.**44** C).

Diese Linien sind die Grundlage der anatomischen Orientierung bei allen proximalen, dorsalen Blockadetechniken des N. ischiadicus.

Dorsale transglutäale Blockade des N. ischiadicus nach Labat

Die posteriore Technik nach Labat wird auch als Standardtechnik bezeichnet und in Seitenlage des Patienten durchgeführt. Das Verfahren kann besonders gut gemeinsam mit einem Psoaskompartmentblock kombiniert werden, da hierbei keine Lageveränderung des Patienten mehr vorgenommen werden muss.

Leitstrukturen und Lagerung

Leitstrukturen sind Spina iliaca posterior superior und Trochanter major (Abb. 9.**41**).

Der Patient wird in Seitenlage mit der zu blockierenden Seite nach oben gelagert. Das unten liegende Bein kann gestreckt gelagert werden, das obere, zu blockierende Bein, wird im Hüftgelenk um ca. 30–40° und im Kniegelenk um ca. 70° gebeugt. Als anatomische Leitpunkte werden die Spina iliaca posterior superior sowie der Trochanter major aufgesucht, markiert und mit einer Linie verbunden (Abb. 9.**42**).

Das zu blockierende Bein wird in seiner Hüftbeugung so angepasst, dass der Femurschaft mit der angezeichneten Verbindungslinie eine Gerade bildet.

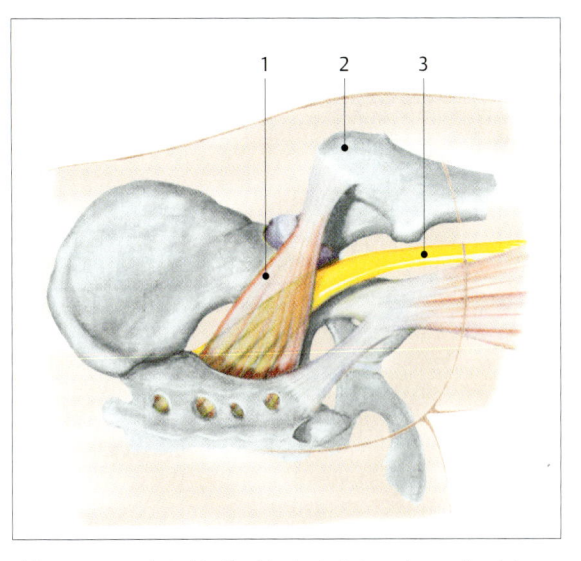

Abb. 9.**41** Dorsale Ischiadikusblockade: Leitstrukturen (nach Lechenbauer, AstraZeneca; aus Meier G, Büttner J. Kompendium der peripheren Blockaden. München: Arcis; 2001).
1 = M. piriformis
2 = Trochanter major
3 = N. ischiadicus

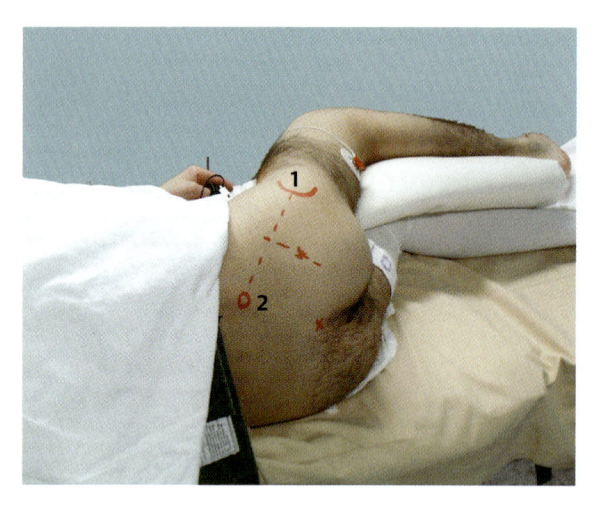

Abb. 9.42 Dorsale Ischiadikusblockade rechte Seite: Leitlinien nach Labat (Foto: G. Meier).
1 = Trochanter major
2 = Spina iliaca posterior superior

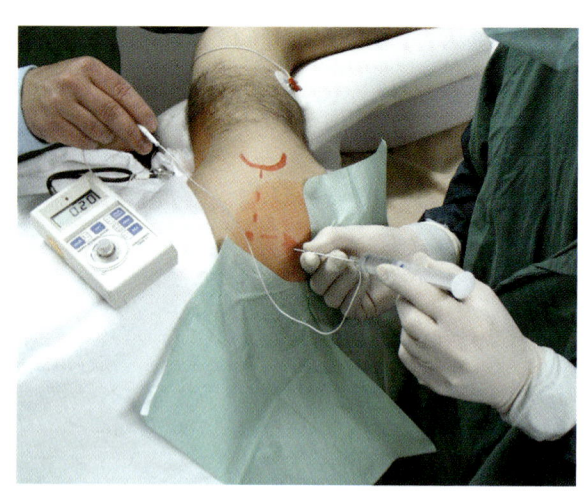

Abb. 9.43 Dorsale Ischiadikusblockade rechte Seite: Durchführung (Foto: G. Meier).

Durchführung

Die Verbindungslinie zwischen Spina und Trochanter wird genau halbiert, anschließend wird von ihrem so gefundenen Mittelpunkt aus eine Linie im rechten Winkel nach kaudal gezogen und nach 4 (max. 5) cm die Punktionsstelle markiert. Als zusätzliche Orientierungshilfe kann eine Verbindungslinie zwischen Trochanter major und Hiatus sacralis gezogen werden (389). Die zuvor bestimmte Punktionsstelle wird in der Regel auf der Hälfte der Verbindungslinie liegen.

Nach Desinfektion, lokaler Betäubung und Inzision der Haut an der Einstichstelle wird eine 10 cm bis 15 cm lange unipolare Stimulationskanüle an einen Nervenstimulator angeschlossen und die Nadel behutsam senkrecht zur Hautoberfläche vorgeschoben (Abb. 9.43). Eine immobile Nadeltechnik ermöglicht Aspiration und ggf. Nachinjektion des Lokalanästhetikums, sofern noch keine motorische Reizantwort erfolgt ist. Bei Knochenkontakt wird die Nadel ausreichend weit zurückgezogen, um bei dem erneuten Vorschieben eine Lagekorrektur zu ermöglichen. Diese sollte zuerst nach medial erfolgen. Die Nadellage wird so lange korrigiert, bis bei einer Reizstromstärke von 0,3 mA und einer Impulsbreite von 0,1 ms eine distale motorische Reizantwort im Bereich des N. ischiadicus (N. tibialis, N. peronaeus) immer noch sichtbar ist. Der Nerv wird nach 7,5–15 cm erreicht (65). Anschließend werden 30 ml bis 40 ml eines mittellang oder lang wirkenden Lokalanästhetikums ausreichender Konzentration injiziert.

Dorsale transglutäale kontinuierliche Ischiadikusblockade nach Meier und Bauereis

Leitstrukturen und Lagerung

Leitstrukturen sind Spina iliaca posterior, Trochanter major, Tuber ischiadicum. Die Leitlinien werden durch die Spina-Tuber-Linie und die Tuber-Trochanter-Linie festgelegt (Abb. 9.44) (275, 292). Die Spina-Tuber-Linie ist die Linie von der Spina iliaca posterior superior und dem Tuber ischiadicum. In der Mitte dieser Linie liegt das Foramen infrapiriforme. Die Spina-Tuber-Linie wird halbiert und an dieser Stelle der Einstichpunkt markiert. Die Tuber-Trochanter-Linie ist die Linie vom Tuber ischiadicum zum Trochanter major und diese wird

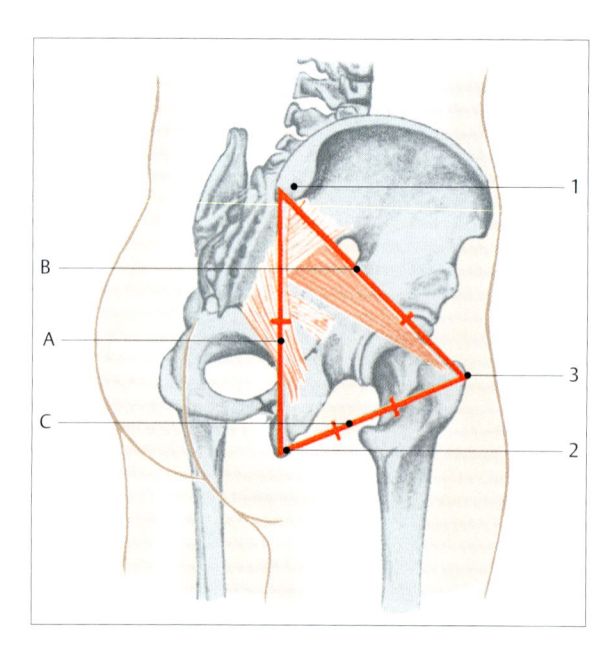

Abb. 9.44 Hintere Ischiadikusblockade, Leitlinien (nach Rohen u. Mitarb.): A = Spina-Tuber-Linie, B = Spina-Trochanter-Linie, C = Tuber-Trochanter-Linie.
1 = Spina iliaca posterior superior
2 = Tuber ischiadicum
3 = Trochanter major

gedrittelt. Zwischen dem inneren und mittleren Drittel verläuft der N. ischadicus.

Der Patient wird in Seitenlage mit der zu blockierenden Seite nach oben gelagert. Das untere Bein wird gestreckt, das obere, zu blockierende Bein wird im Hüftgelenk um ca. 30–40° und im Kniegelenk ca. 70° gebeugt.

Durchführung

Nach Desinfektion, lokaler Anästhesie und Inzision der Haut an der Einstichstelle wird eine Unipolarkanüle in einem Winkel von ca. 45° zur Haut in Richtung auf den Übergang vom inneren zum mittleren Drittel der Tuber-Trochanter-Linie vorgeschoben (Abb. 9.45). Die Unipolarkanüle erreicht den N. ischiadicus nach 10–12 cm. Ist eine Korrektur der Stichrichtung notwendig, so sollte diese nach medial erfolgen. Nachdem die Reizantwort im Fuß bei 0,3 mA/0,1 ms die korrekte Lage der Kanülenspitze anzeigt, werden 20–30 ml eines mittellang oder lang wirkenden Lokalanästhetikums injiziert. Durch die tangentiale Annäherung der Kanülenspitze an den N. ischiadicus wird eine Katheteranlage ermöglicht. Der Katheter wird 3–5 cm nach kaudal vorgeschoben. Die korrekte Lage kann durch eine Röntgendarstellung bestätigt werden (Abb. 9.46).

Indikationen und Kontraindikationen

Die dorsale transgluteäle Blockade des N. ischiadicus nach Labat ist indiziert (z. T. in Kombination mit z. B. einer Psoaskompartmentblockade) bei:
- Operationen am Knie, Unterschenkel oder Fuß (einschließlich Blutleere bei z. B. Knieendoprothese, Tibiakopfumstellung, Arthrodese, Außenbandnaht, Vorfußoperationen),
- Reposition nach Frakturen im Unterschenkel und Fußbereich,
- Amputation im Unterschenkel und Fußbereich,
- regionaler Sympathikolyse (Durchblutungsstörungen, Wundheilungsstörungen, CRPS 1),
- Schmerztherapie (z. B. postoperativ, Achillodynie, Oligoarthritis),
- Traumatologie (z. B. schmerzfreie Lagerung zur Diagnostik).

Kontraindikationen sind:
- allgemeine Kontraindikationen (S. 239),
- manifeste Gerinnungsstörung.

Komplikationen und Nebenwirkungen

Über Komplikationen oder Nebenwirkungen wurde nur wenig berichtet. Schwerwiegende Komplikationen oder auch Spätfolgen gelten als sehr selten.

Praktische Hinweise
- Die Kombination mit einem Psoaskompartmentblock ermöglicht eine suffiziente Anästhesie des gesamten Beins.
- Da der N. cutaneus femoris posterior in der Regel ebenfalls anästhesiert ist, gewährleistet die Technik eine gute Toleranz des Oberschenkeltourniquets auf der Oberschenkelrückseite.
- Häufig wird zunächst der M. glutaeus maximus direkt stimuliert, die adäquate motorische Reizantwort liegt jedoch im Unterschenkel- und Fußbereich.

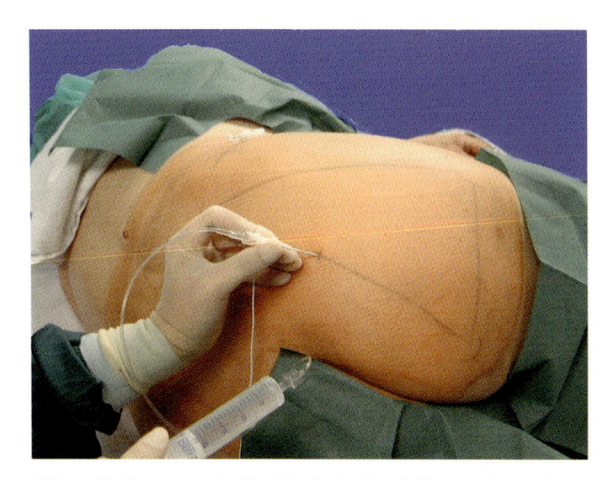

Abb. 9.45 Hintere Ischiadikusblockade: Durchführung (Foto: G. Meier).

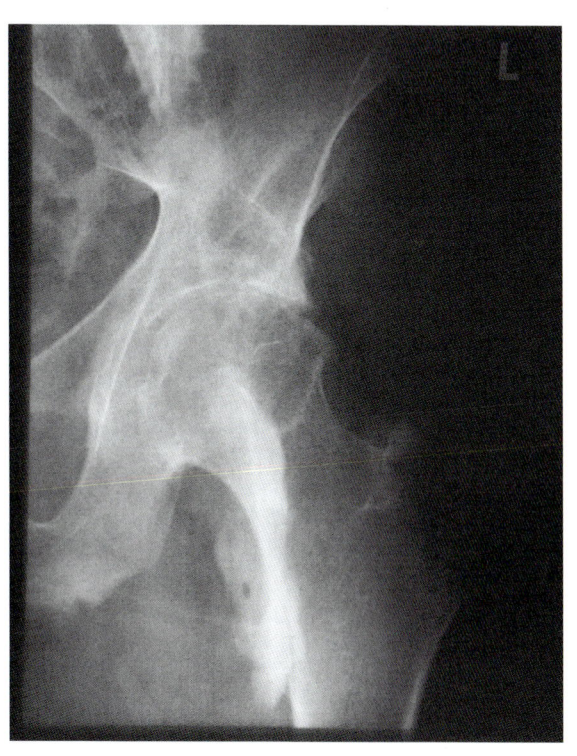

Abb. 9.46 Hintere Ischiadikusblockade mit Katheter. Röntgendarstellung mit 10 ml Kontrastmittel (Foto: G. Meier).

- Die Punktion großer Gefäße ist möglich und kann durch den Einsatz eines Gefäß-Dopplers vermieden werden.
- Zur Festlegung des Blockadebeginns kann mit einem Oberflächenthermometer plantar der Temperaturanstieg gemessen werden.

Anmerkungen zur Technik

Die dorsale transglutäale Technik der Ischiadikusblockade wurde erstmals 1924 von Labat (181) beschrieben. Die wichtigste Ergänzung erfuhr die Methode durch eine weitere Leitlinie, die durch Winnie hinzugefügt wurde (389). Diese Linie vom Trochanter major zum Hiatus sacralis erleichtert die Festlegung des Punktionsortes. Bei zwei weiteren Modifikationen, die von Rucci u. Mitarb. (298) vorgeschlagen wurden, haben sich die weniger praktikablen Leitlinien nicht bewährt (64). Die transglutäale Technik der Ischiadikusblockade gewährleistet eine gute bis sehr gute Anästhesiequalität. Es kann praktisch der gesamte Plexus sacralis ausgeschaltet werden.

Eine komplette Plexus-sacralis-Anästhesie bedeutet aber auch, dass eine Betäubung des N. glutaeus inferior und des N. pudendus erfolgt (202, 377). Dieses führt zur Hypästhesie im perinealen Bereich und ggf. auch zur Harnretention. Es sollte daher auf eine Blasenfunktionsstörung geachtet werden.

Bei der Technik nach Labat besteht die Möglichkeit einer Aberration der Nadel in das kleine Becken. Es können auch unbeabsichtigt Gefäße punktiert werden, insbesondere die A. glutaea inferior (224, 377). Die A. glutaea inferior, die größte Arterie aus dem Bereich der A. iliaca interna, verläuft bei der proximalen Technik in Seitenlage 1 cm bis 2 cm medial der Linie vom Einstichort. In einer Studie mit 20 Patienten hatte ausschließlich diese Arterie als Orientierungshilfe gedient und die anschließende Blockade 2 cm lateral der Arterie eine 70 %ige Erfolgsrate ergeben (156). Diese Vorgehensweise wird nicht empfohlen, zeigt aber die Nähe der Gefäße zur Einstichstelle eindrucksvoll auf. Deshalb sollte die Linie, die den Punktionsort anzeigt, auf 3–4 cm verkürzt werden. Ist es aus besonderen Gründen notwendig, bei einem Patienten mit einer Gerinnungsstörung eine transglutäale Ischiadikusblockade durchzuführen, kann ein Gefäß-Doppler zur Vermeidung einer akzidentellen Gefäßpunktion hilfreich sein.

> **Die Blockade** sollte immer mit peripherer Nervenstimulation durchgeführt werden. Hierbei muss die motorische Reizantwort im Unterschenkel und Fuß erfolgen.

Ob die stimulierte Muskelgruppe (N. tibialis oder N. peronaeus communis) einen Einfluss auf das Blockadeergebnis hat, ist umstritten. In einer Untersuchung von Neuburger u. Mitarb. (250) konnte kein Zusammenhang beobachtet werden. Auch Vloka und Hadzic (373) konnten keinen Zusammenhang bestätigen. Für die transglutäale Technik der Ischiadikusblockade ist eine „Doppelinjektionstechnik" beschrieben worden (20, 58). Hierbei werden nacheinander beide Anteile des N. ischiadicus aufgesucht und selektiv anästhesiert. Die anatomische Erklärung für die Möglichkeit einer selektiven Reizantwort der beiden Nervenanteile aus dem N. ischiadicus beruht darauf, dass der Nerv zwar als ein großer Nervenstamm imponiert, aber dass dieser in 15 % der Fälle schon bei seinem Durchtritt durch das Foramen infrapiriforme in seine beiden Äste unterteilt ist (274). Darüber hinaus kann bei der Präparation häufig der N. ischiadicus, der sich optisch noch einheitlich darstellt, anatomisch unterteilt werden (69, 274, 291). Der Anteil des N. peronaeus liegt lateral und der des N. tibialis medial. Dieses führt in der klinischen Praxis zu der Möglichkeit einer selektiven Stimulation.

> **Die anatomische Nähe** birgt jedoch bei der Doppelinjektionstechnik das potenzielle Risiko einer Nervenverletzung, da durch die vorangegangene Injektion des Lokalanästhetikums schon ein Teilbereich anästhesiert sein kann (126). Dieses gilt insbesondere, wenn für das Aufsuchen des zweiten Nerven ein längerer Zeitraum benötigt wird.

Die Ischiadikusblockade als selektives Anästhesieverfahren zur Operation ist nur bei wenigen Indikationen (z. B. Fußoperationen) indiziert. Bei einem Oberschenkeltourniquet muss eine Kombination mit einer Plexus-lumbalis-Blockade erfolgen. Für eine Operation in Oberschenkelblutleere ist bei der dorsalen Technik eine Kombination mit einem Psoaskompartmentblock sinnvoll, da beim Patienten keine Lageveränderung mehr vorgenommen werden muss. Wird eine Operation in Unterschenkelblutleere durchgeführt, ist eine N.-saphenus-Blockade ausreichend.

Bei der Kombination von zwei Blockadetechniken (Plexus lumbalis und Plexus sacralis) sind in der Regel 60 ml eines Lokalanästhetikums von ausreichender Konzentration notwendig.

Von Nachteil ist bei der Technik nach Labat die Stichrichtung der Stimulationskanüle senkrecht zum Nervenverlauf. Die Stichrichtung bedingt, dass sich ein Katheter häufig nicht bzw. nicht problemlos vorschieben lässt. Für eine Katheteranlage muss die Stichrichtung verändert werden. Sutherland (343) hat 1998 eine modifizierte Technik vorgestellt, die eine kontinuierliche Technik ermöglicht. Dieser Zugang wurde von ihm als „In-Line-Approach" bezeichnet. Die Durchführung der Technik zur Katheteranlage ist jedoch sehr aufwendig. Meier und Bauereis führen routinemäßig kontinuierliche dorsale Ischiadikusblockaden durch, die sich an einfachen anatomischen Leitstrukturen orientieren.

Die Leitlinien werden durch die „Spina-Tuber"-Linie und die „Tuber-Trochanter"-Linie festgelegt. Es handelt sich dabei um eine einfach nachvollziehbare Technik, welche sich in der klinischen Praxis unproblematisch und in großer Anzahl durchgeführt, bewährt hat (224). Im Vergleich mit der kontinuierlichen parasakralen Technik der Ischiadikusblockade (S. 346) besteht keine Gefahr, die Gefäße und Organe des kleinen Beckens zu perforieren.

Eine Katheteranlage ist nur sinnvoll, wenn aufgrund des Krankheitsverlaufs (Schmerztherapie, Sympathikolyse) oder postoperativ mit Schmerzen gerechnet werden muss, die länger als 24 Stunden anhalten. Dieses gilt z. B. für die Knieendoprothetik. Insbesondere bei vorbestehender Beugekontraktur kann diese Operation postoperativ mit stärksten Schmerzen im dorsalen Bereich des Kniegelenks einhergehen. Für die kontinuierliche Technik empfiehlt Chelly (64) 0,2 % Ropivacain mit einer Infusionsrate von 6–10 ml/h.

Da der N. ischiadicus über einen hohen Anteil an sympathischen Fasern verfügt, ist es sinnvoll, die Sympathikolyse bei der kontinuierlichen Ischiadikusblockade therapeutisch und diagnostisch zu nutzen (327). Der Beginn der Blockadewirkung kann daher über einen plantaren Temperaturanstieg überprüft werden, wobei sich der Einsatz eines Oberflächenthermometers bewährt hat. Der Temperaturanstieg erfolgt schon nach wenigen Minuten, ist in Abhängigkeit von der Ausgangstemperatur häufig sehr ausgeprägt und kann ohne vorbestehende Gefäßerkrankung bei einer vollständigen regionalen Sympathikolyse annähernd die Körperkerntemperatur erreichen.

> Zusammenfassung:
> Die **transglutäale Ischiadikusblockade** ist als Standardtechnik ein seit Jahrzehnten bewährtes Anästhesieverfahren mit hoher Effektivität. In Kombination mit z. B. einem Psoaskompartmentblock (S. 316) gewährleistet die Methode eine komplette Anästhesie des Beins. Von Nachteil ist die Notwendigkeit der Umlagerung. Komplikationen sind sehr selten.

Parasakrale Blockade des N. ischiadicus nach Mansour

Leitstrukturen und Lagerung

Leitstrukturen sind Spina iliaca posterior superior und Tuber ischiadicum (Abb. 9.47).

Der Patient liegt auf der Seite, das zu anästhesierende Bein nach oben. Das untere Bein kann gestreckt gelagert werden, das obere Bein wird im Hüftgelenk um ca. 30–40° gebeugt und im Kniegelenk ca. 70° gebeugt.

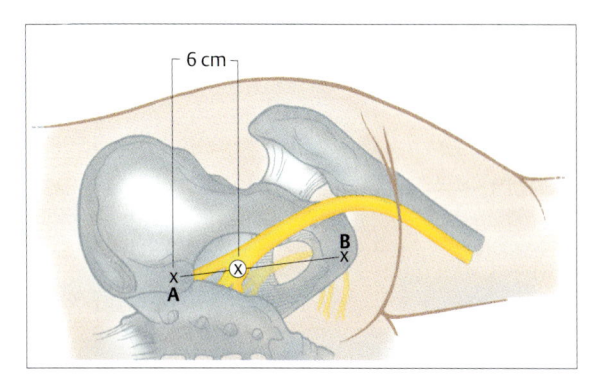

Abb. 9.47 Parasakrale Ischiadikusblockade: Leitlinien nach Mansour.

Durchführung

Die Spina iliaca posterior superior und das Tuber ischiadicum (Sitzbein) werden identifiziert und mit einer Linie verbunden. Von der Spina iliaca posterior superior ausgehend, werden auf dieser Linie 6 cm abgemessen. Der Endpunkt dieser Linie entspricht der Einstichstelle.

Nach der Desinfektion der Haut, einer lokalen Betäubung und Inzision der Haut an der Einstichstelle wird eine 10–15 cm lange Unipolarkanüle an einen Nervenstimulator angeschlossen (Abb. 9.48). Die Kanüle wird in sagittaler (senkrecht zu allen Ebenen) Richtung vorgeschoben, bis die motorische Reizantwort im Fuß bei einer Impulsamplitude von 0,3 mA und einer Impulsbreite von 0,1 ms die Nähe des N. ischadicus in 10–15 cm Tiefe anzeigt. Anschließend werden 30 ml eines mittellang oder lang wirkenden Lokalanästhetikums injiziert. Bei der kontinuierlichen Technik wird der Katheter im Anschluss an die Injektion 4–5 cm durch die Kanüle nach kaudal vorgeschoben.

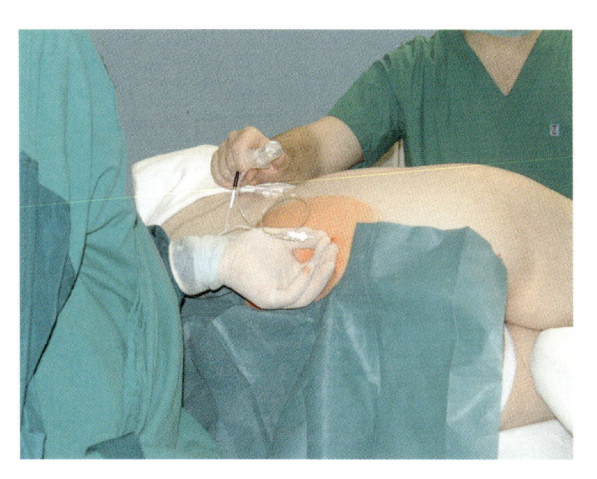

Abb. 9.48 Parasakrale Ischiadikusblockade: Durchführung (Foto: G. Meier).

Indikationen, Kontraindikationen, Nebenwirkungen, Komplikationen
Siehe transglutäale Technik, S. 343.

Praktische Hinweise
- Da der Trochanter major zur anatomischen Orientierung nicht benötigt wird, eignet sich die Technik gut für Patienten mit einer Hüftgelenkendoprothese auf der zu anästhesierenden Seite.
- Erfolgt keine Reizantwort bei einer Einstichtiefe von bis zu 10 cm, sollte die Stichrichtung 5–10° nach kaudal korrigiert werden (224).
- Bei knöchernem Kontakt während der Durchführung sollte die Kanüle zurückgezogen und 1–2 cm weiter kaudal auf der Spina-Tuber-Linie erneut vorgeschoben werden (239, 241).
- Da der N. ischiadicus über einen hohen Anteil an sympathischen Fasern verfügt, ist es sinnvoll, die Sympathikolyse bei der kontinuierlichen Ischiadikusblockade therapeutisch und diagnostisch zu nutzen (327).
- Der Beginn der Blockadewirkung kann bei allen Ischiadikusblockadetechniken über einen plantaren Temperaturanstieg überprüft werden, wobei sich der Einsatz eines Oberflächenthermometers bewährt hat (55).

Anmerkungen zur Technik
Die parasakrale Technik der Ischiadikusblockade wurde 1993 von Mansour beschrieben (202). Bei der parasakralen Anästhesie des N. ischiadicus wird der Nerv so weit proximal erreicht, dass eine Blockade des gesamten Plexus sacralis erfolgt. Morris und Lang gehen davon aus, dass, bedingt durch die anatomische Nähe, zusätzlich auch der N. obturatorius betäubt wird. Deshalb vertreten sie die Ansicht, dass eine parasakrale Blockade des N. ischiadicus zusammen mit einem sog. „3-in-1"-Block zur kompletten Anästhesie des Beins führt (240). Da die Technik in Seitenlage durchgeführt wird, ist aber auch die Kombination von parasakraler Ischiadikusblockade mit dem Psoaskompartmentblock sinnvoll. Bei dieser Vorgehensweise ist eine Umlagerung des Patienten nicht notwendig. Diese Kombination wurde von Oosthuysen u. Mitarb. (256) in einer Pilotstudie mit 5 Patienten, bei denen ein chirurgischer Eingriff an der Hüfte durchgeführt wurde, untersucht. Die Patienten hatten eine suffiziente Anästhesie während der Operation. Daraus haben die Autoren abgeleitet, dass der Effekt einer epiduralen Anästhesie entspricht, jedoch ohne die Nebenwirkungen derselben. Morris u. Mitarb. (239) haben in einer prospektiven Untersuchung mit 30 Patienten bei 97 % der Patienten eine suffiziente Anästhesie festgestellt. Eine perineale Betäubung auf der ipsilateralen Seite hatten 80 % der Patienten und bei 93 % wurde eine Anästhesie des N. obturatorius festgestellt. Kein Patient aus dieser Studie hatte eine Beeinträchtigung der Blasenfunktion. Die Autoren stellten fest, dass die Technik sehr leicht zu erlernen ist, denn alle Blockaden waren von einem Anästhesisten ohne Erfahrung mit dieser Technik durchgeführt worden. Die leichte Erlernbarkeit hatten auch schon Bruelle u. Mitarb. (54) konstatiert, die bei 104 Patienten eine Erfolgsrate von 98 % erreichen konnten. Souron (330) bestätigt diese Erfahrungen, weist aber daraufhin, dass theoretisch und bislang nicht publiziert, das Risiko einer Perforation iliakaler Gefäße, des Ureters oder des Rektums besteht. Morris und Lang (240) haben 1997 die ersten beiden Fallberichte über die kontinuierliche Technik publiziert. Die Katheterliegedauer betrug 48 Stunden. Gaertner u. Mitarb. (112) haben bei 21 Patienten mit großen Knieoperationen (KTP, Amputation usw.) und 2 Fußoperationen eine Plexus-lumbalis-(Psoaskompartment- oder sog. „3-in-1"-Blockade) in Kombination mit einer kontinuierlichen parasakralen Plexusblockade durchgeführt und die Katheterlage röntgenologisch kontrolliert. Alle Patienten hatten eine exzellente Anästhesie, die Katheteranlage gelang problemlos. Die Katheterliegedauer betrug 72 Stunden. Souron (330) berichtet ebenfalls über die gute Effektivität mit der kontinuierlichen Technik. Die Katheter wurden 3–4 Tage belassen, und die Analgesie war suffizient. Er weist daraufhin, dass eine Kontrolle der Katheterlage mit Kontrastmittel eine typische Verteilung des Kontrastmittels zeigte (s. Anatomie, S. 312).

Zur Anästhesie verwendet Morris (241) 30 ml Lidocain 1,5 % mit Adrenalin 1 : 200 000 zu Beginn und postoperativ zur Augmentation 20 ml Bupivacain 0,375 % mit Adrenalin 1 : 200 000 und eine kontinuierliche Infusion mit Bupivacain 0,1 % 8 ml/h für 48 Stunden. Gaertner (112) injiziert initial Ropivacain 0,75 % plus Lidocain 2 % mit Adrenalin 1 : 200 000 im Verhältnis 3 : 1 und schließt eine kontinuierliche Infusion von Ropivacain 0,2 % 5 ml/h an. Souron (330) verwendet initial 20 ml Bupivacain 0,5 % mit Adrenalin 1 : 200 000 und Clonidin 0,5 µg/kg und injiziert postoperativ zur Augmentation 20 ml Bupivacain 0,25 % mit Adrenalin 1 : 200 000. Die Patienten erhalten Bolusinjektionen (top-up) alle 8 Stunden.

> **Zusammenfassung:**
> Die **parasakrale Anästhesie des N. ischiadicus** ist leicht zu erlernen und hat eine hohe Erfolgsrate. Die Technik wird in Seitenlage des Patienten ausgeführt und eignet sich für Patienten, die schmerzfrei in dieser Position gelagert werden können.
> Bei adipösen Patienten kann die anatomischen Orientierung Probleme bereiten. Eine Katheteranlage ist sehr gut durchführbar und die Analgesie effektiv. Diese kann auch zur Vorbeugung eines chronischen Schmerzsyndroms eingesetzt werden. Aufgrund der

anatomische Nähe des kleinen Beckens mit seinen Gefäßen und Organen sollte zur Lagekontrolle eines Katheters eine röntgenologische Darstellung mit Kontrastmittel in Betracht gezogen werden. Für eine suffiziente Anästhesie sollten 20–30 ml eines mittellang oder lang wirkenden Lokalanästhetikums injiziert werden. Zur kontinuierlichen Infusion eignet sich Ropivacain 0,2 % 6 ml/h bzw. 20 ml Ropivacain 0,2–0,375 % alle 6–8 Stunden.

Transsakraler Block (Sakralnervenblockade)
Anatomischer Überblick

Das Os sacrum ist ein dreieckiger keilförmiger Knochen, der aus der Fusion der 5 Sakralwirbelkörper entsteht (Abb. 9.**49a** u. **b**). Der Spinalkanal enthält im Bereich des Os sacrum die Cauda equina, deren Fortsetzung als Filum terminale zum Os coccygis reicht. Die Rr. anteriores und posteriores der Sakralnervenwurzeln verlassen das Kreuzbein durch die Foramina sacralia anteriora und posteriora.

Es gibt drei Cristae sacrales, jede markiert die Fusion von Teilen der Sakralwirbel. Die Crista sacralis mediana entsteht durch Verschmelzung der Dornfortsätze der ersten 4 Sakralwirbel in der Mittellinie. Die Foramina sacralia posteriora, durch welche die sakralen Rr. posteriores das Kreuzbein verlassen, liegen direkt lateral einer beidseitigen Kette von Knochenerhebungen, der Crista sacralis intermedia. Sie entstehen durch Vereinigung der Gelenkfortsätze der Sakralwirbel. Seitlich der Foramina sacralia posteriora liegt auf jeder Seite die Crista sacralis lateralis, die der Fusion der Querfortsätze der Sakralwirbel entspricht. Somit liegen die Foramina sacralia in der Vertiefung zwischen der Crista sacralis intermedia und der Crista sacralis lateralis.

Der Sakralkanal enthält die 5 paarigen Sakralnerven, die nach kaudal ziehen und durch die Foramina sacralia austreten. Der Plexus sacralis sammelt die anterioren Verzweigungen des 4. und 5. Lumbal- sowie des 1.–3. Sakralnerven. Diese Nerven verlaufen medial des M. piriformis und vereinigen sich im Foramen ischiadicum majus zum N. ischiadicus. Der N. gluteus inferior tritt durch das Foramen infrapiriforme und versorgt den M. gluteus maximus.

Der N. pudendus geht normalerweise aus den anterioren Teilen der 2.–5. Sakralnerven sowie dem N. coccygeus hervor. Die 3. und 4. Sakralnerven versorgen das anorektale Gebiet sensorisch und über die Nn. rectales inferiores des N. pudendus die Mm. sphincter ani externus, levator ani und coccygeus motorisch. Harnblase, Urethra und äußeres Genitale werden hauptsächlich von Nerven aus S_2 bis S_4 innerviert.

Leitstrukturen und Lagerung

Leitstrukturen sind Foramina sacralia, Spina iliaca posterior superior und Cornua sacralia. Die Cornua sacralia und die Spinae iliacae posteriores superiores werden markiert.

Das Foramen von S_1 liegt 1 cm medial der Spina iliaca posterior superior, das S_2-Foramen befindet sich 1 cm medial und 1 cm kaudal der Spina. Das Foramen von S_4 liegt unmittelbar lateral und direkt oberhalb des Cornu sacrale. Das S_3-Foramen findet man genau zwischen dem S_2- und dem S_4-Foramen. Die S_5-Wurzel verläuft 1–2 cm kaudal des S_4-Foramens unterhalb der Cornua sacralia.

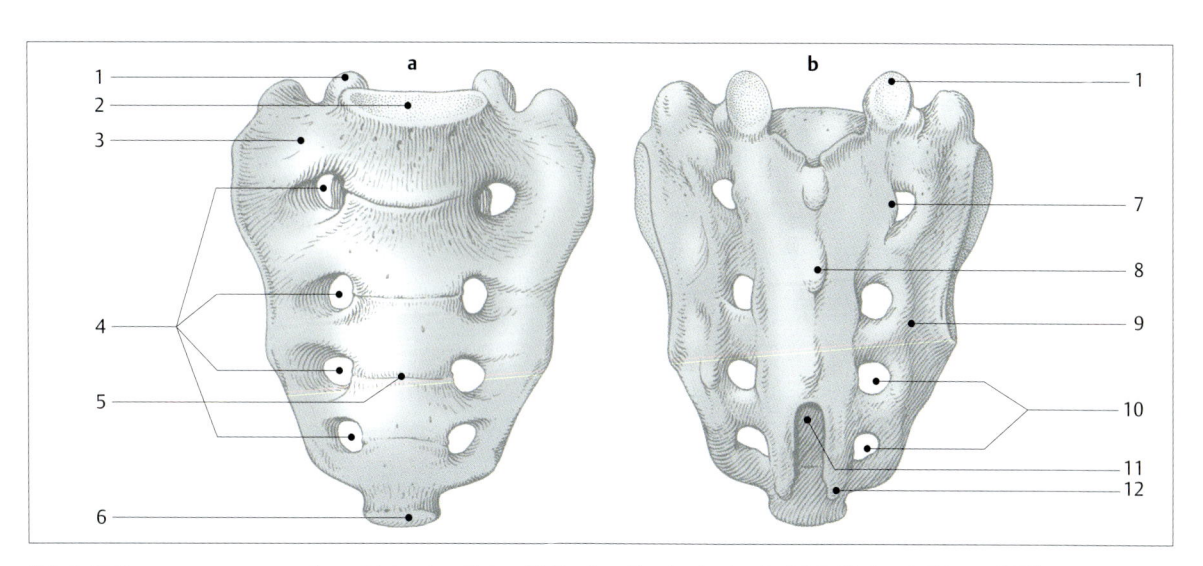

Abb. 9.49 Os sacrum **a** von vorne, **b** von hinten (aus Platzer W. Taschenatlas der Anatomie. Bd. 1. Stuttgart: Thieme; 1999).
1 = Processus articulares superiores
2 = Basis ossis sacri
3 = Pars lateralis ossis sacri
4 = Foramina sacralia anteriora
5 = Lineae transversae
6 = Apex ossis sacri
7 = Crista sacralis intermedia
8 = Crista sacralis mediana
9 = Crista sacralis lateralis
10 = Foramina sacralia posteriora
11 = Hiatus sacralis
12 = Cornua sacralia

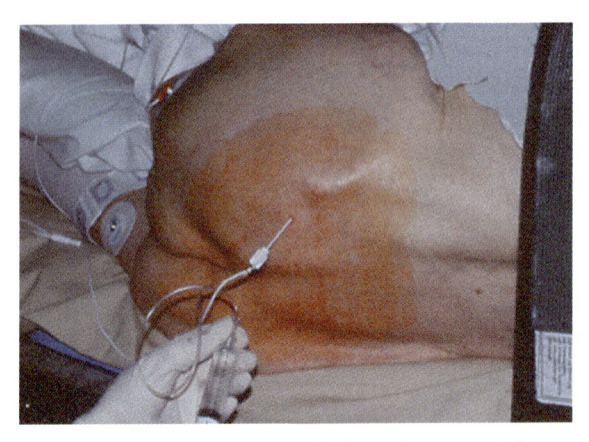

Abb. 9.50 Transsakraler Block: Durchführung (Foto: G. Meier).

Der Patient liegt in Bauchlage (aus lagerungstechnischen oder anatomischen Gründen auch Seitenlagerung, siehe Abb. 9.**50**). Das Becken wird unterpolstert. Die Beine werden leicht abduziert und die Füße nach innen rotiert (zur Relaxation der Glutäalmuskulatur).

Durchführung

Um zu verhindern, dass das Desinfektionsmittel in den perinealen Bereich gelangt, wird ein Tupfer in die Gesäßfalte eingelegt.

Nach einer Wischdesinfektion der Haut und lokaler Betäubung an der markierten Einstichstelle, wird mit einer 5–10 cm langen 22-G-Spinalnadel senkrecht zur Haut punktiert, bis das Os sacrum erreicht wird (Abb. 9.**50**). Anschließend wird die Nadel ein wenig zurückgezogen und bei den oberen zwei sakralen Nerven leicht nach kranial und lateral und bei den unteren beiden leicht nach kaudal und lateral ausgerichtet. Die Nadel wird dann durch das dorsale Foramen bis zum anterioren Foramen je nach Foramen 0,5–2 cm (Tab. 9.**2**) vorgeschoben. Sobald man eine Parästhesie ausgelöst hat – je nach betroffenem Foramen in Bein, Penis, Vagina, Gesäß oder Rektum –, wird die Nadel minimal zurückgezogen. Nach negativer Aspirationskontrolle auf Blut oder Liquor werden 3–5 ml Lokalanästhetikum von mittlerer oder langer Wirkdauer injiziert. Zur Röntgenkontrolle kann noch 1 ml Kontrastmittel injiziert werden.

> Es muss beachtet werden, dass durch die Schräglage des Kreuzbeins die Distanz von der Hautoberfläche von oben nach unten abnimmt. Ebenso verringert sich auch mit der Verjüngung des Kreuzbeins nach kaudal die Einschublänge der Nadel in das jeweilige Foramen.

Für das zweite Sakralforamen kann – bei entsprechendem Patienten – eine 10 cm lange Nadel notwendig sein. Für das vierte genügt im Durchschnitt eine Nadellänge von 5 cm.

Indikationen

Die Sakralnervenblockade (transsakraler Block) ist indiziert bei:
- Lokalisation des betroffenen Segments bei lumbosakralen Radikulopathien und pathologischen Veränderungen der Lumbosakralwirbelsäule mit diffusen Rückenschmerzen,
- perinealen oder suprapubischen Schmerzen,
- Schmerztherapie bei Blasensphinkterspasmus (Rückenmarksverletzungen), wenn ein guter Tonus der Blasenmuskulatur zystometrisch sichergestellt ist,
- Unterstützung der Schmerztherapie bei malignen Prozessen des Beckens,
- Komplettierung einer Kaudalanästhesie.

Nebenwirkungen und Komplikationen

Es besteht die Gefahr einer intrathekalen oder intravasalen Injektion oder eines Nadelabbruchs. Darm- und Harninkontinenz bzw. Impotenz oder ein Hämatom sind mögliche Komplikationen (135, 159).

Tabelle 9.2 Komplikationen und deren Prophylaxe (aus Schulte Steinberg W. Kaudalanästhesie – transsakrale Anästhesie – sakral-intervertebrale Epiduralanästhesie. In: Niesel HC, Hrsg. Regionalanästhesie – Lokalanästhesie – Regionale Schmerztherapie. Stuttgart: Thieme; 1994)

Komplikationen	Prophylaxe	
Infektion	sorgfältige Asepsis!	
Intravasale Injektion	Aspiration, Sprechkontakt mit dem Patienten	
Intrathekale Injektion	Nadeleinführung in die Foramina nicht weiter als:	
	S_1: 1,5–2 cm	Nadellänge: 8 cm
	S_2: 1,5–2 cm	Nadellänge: 7,5–8 cm
	S_3: 1–1,5 cm	Nadellänge: 6,5–7 cm
	S_4: 0,5–1 cm	Nadellänge: 4 cm
	S_5: bis zum Knochenkontakt	Nadellänge: 4 cm
	sorgfältige Aspiration auf Liquor!	
Bruch von Nadeln	Nadeln vorher prüfen und nicht in voller Länge einführen!	

Praktische Hinweise
- Es sollte beachtet werden, dass der Abstand der Foramina sacralia auf den beiden Körperseiten nicht immer identisch sein muss.
- Aufgrund der anatomischen Variabilität des Os sacrum empfiehlt sich eine Röntgenkontrolle.
- Ein transsakraler Block eignet sich nicht für operative Eingriffe als Anästhesieverfahren erster Wahl. Möglich wären jedoch Operationen an Hämorrhoiden, Exzision von Pilonidalzysten sowie die Kokzygektomie.

Anmerkungen zur Technik

In der Geburtshilfe und für Operationen ist die transsakrale Nervenblockade selten das Anästhesieverfahren der Wahl. Da nur wenige Operationen auf ein Dermatom beschränkt sind, müssen mehrere Segmente blockiert werden. Weiterhin ist es schwierig, eine erfolgreiche Blockade ohne röntgenologische Kontrolle durchzuführen. Der zeitliche und technische Aufwand schränkt somit den Einsatz der transsakralen Blockade in der Chirurgie und Geburtshilfe ein. Eine Indikation für eine transsakrale Blockade kann eine Harnblasendysfunktion darstellen. Der Miktionsvorgang wird durch die Sakralnerven 2–4 beeinflusst. In den meisten Fällen ist die Wurzel S_3- oder S_4 für die muskuläre Miktionskontrolle verantwortlich. Durch eine selektive transsakrale Blockade kann der betreffende Nerv identifiziert werden, sodass eine Schwäche des M. detrusor vesicae oder eine Strangurie mit Inkontinenz, die nicht auf andere Ursachen zurückzuführen ist, mit Lokalanästhetika behandelt werden kann. Wenn mit Lokalanästhetika allein keine nachhaltige Besserung zu erzielen ist, kann eine transsakrale Neurolyse durchgeführt werden. Hierfür werden 1–2 ml Phenol 6 % empfohlen (135). Die röntgenologische Dokumentation der Nadellage ist in diesen Fällen unverzichtbar. Als Alternative zur intrathekalen Neurolysen besitzen transsakrale Blockaden den Vorteil, weniger ausgeprägte Inkontinenzerscheinungen oder motorische Dysfunktionen auszulösen.

Wenn bei querschnittsgelähmten Patienten Katheterisierung und zytometrische Untersuchungen ergeben, dass ein guter Blasentonus besteht, kann durch transsakrale Blockade des 3., häufig auch des 2. Sakralnervenpaares der Sphinkterspasmus gelöst werden. Hierzu sollten lang wirkende Lokalanästhetika verwendet werden.

Die Sakralnerven werden von einer Duramanschette zum Foramen begleitet. Eine Injektion des Lokalanästhetikums kann eine Spinalanästhesie bewirken, wenn die Nadelspitze diese Manschette durchdringt. Bei der Durchführung einer S_4-Blockade kommt es gelegentlich zu einem Kaudalblock, weil der Hiatus sacralis in unmittelbarer Nachbarschaft liegt. Eine negative Aspiration schützt nicht absolut vor einer intrathekalen oder intravasalen Injektion. Zur frühzeitigen Erkennung von Problemen und zur Vermeidung von Komplikationen ist neben der Beachtung der Einschublänge der Nadel in das Foramen und dem Aspirationstest auch der Gesprächskontakt mit dem Patienten während der Injektion wichtig. Nach der Punktion können vorübergehende schmerzhafte Nervenirritationen auftreten oder sensorische Störungen, die durch eine gleichzeitige Blockade des R. posterior des Sakralnerven bedingt sind. Bei einer Mitbeteiligung der anterioren Äste kann es zu einer Blockade der perinealen Äste kommen (35, 74, 135, 159).

Blockaden im Kniebereich
Anatomischer Überblick

Der N. ischiadicus (L_4–S_3), besteht aus zwei Komponenten, dem N. peronaeus communis (Synonym: N. fibularis communis) und dem N. tibialis, die im kleinen Becken und im Oberschenkel von einer gemeinsamen Bindegewebshülle umgeben sind und daher als einheitlicher Nervenstamm imponieren. Die Teilung in die beiden Äste kann in unterschiedlicher Höhe stattfinden. Spätestens beim Eintritt in die Kniekehle endet die gemeinsame Bindegewebshülle, und der Nerv teilt sich in den N. tibialis und den N. peronaeus communis.

Der N. peronaeus communis (L_4–S_2) teilt sich unterhalb der Kniekehle in den N. peronaeus profundus und den N. peronaeus superficialis. Der N. peronaeus profundus innerviert die Streckmuskeln des Unterschenkels und des Fußes. Der N. peronaeus superficialis versorgt die Muskeln der Peronaeusgruppe. Der N. tibialis (L_4–S_3) ist motorisch für die Zehen- und Fußbeuger verantwortlich.

Der N. tibialis innerviert die Haut des lateralen Unterschenkels, die Fußsohle und nach dem Zusammenschluss mit dem R. communicans des N. peronaeus als N. suralis den lateralen Fersen- und Fußrand. Der Fußrücken wird bis auf das Gebiet zwischen Großzehe und die 2. Zehe (N. peronaeus profundus) vom N. peronaeus superficialis innerviert.

Praktische Hinweise
- Der N. peronaeus superficialis versorgt „wenig Muskulatur und viel Haut", nämlich motorisch nur die Mm. peronaei, sensibel dagegen die Haut des Unterschenkels, des Fußrückens und der Zehen. Der N. peronaeus profundus versorgt dagegen „viel Muskulatur und wenig Haut", nämlich motorisch alle Extensoren des Unterschenkels, sensibel nur die einander zugekehrten Hälften der 1. und 2. Zehe (69).
- Das Periost der Tibia und der Fibula wird bis auf den lateralen Tibiakopf und das Caput fibulae (N. peronaeus communis) vom N. tibialis versorgt (wichtig für Unterschenkelamputationen, Frakturen). Die Fußwurzelknochen werden vom N. suralis und Anteilen

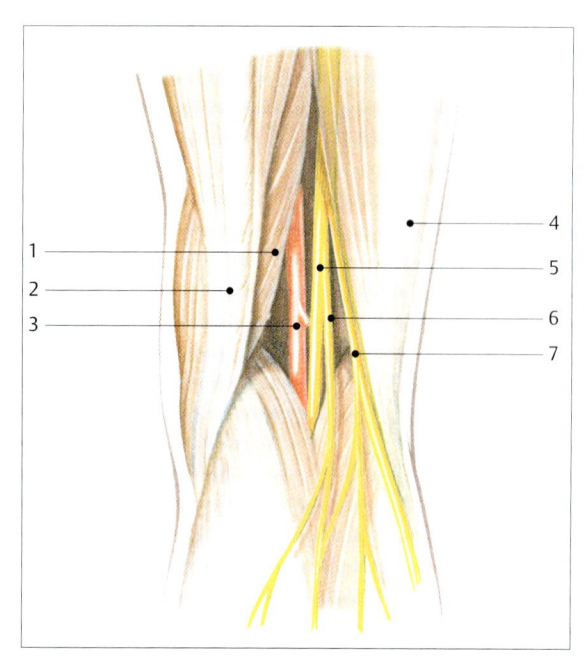

Abb. 9.51 Fossa poplitea, rechtes Bein: Leitstrukturen (nach Lechenbauer, AstraZeneca; aus Meier G, Büttner J. Kompendium der peripheren Blockaden. München: Arcis; 2001).
1 = M. semimembranosus
2 = M. semitendinosus
3 = A. poplitea
4 = M. biceps femoris
5 = N. ischiadicus
6 = N. tibialis
7 = N. peronaeus (fibularis) communis

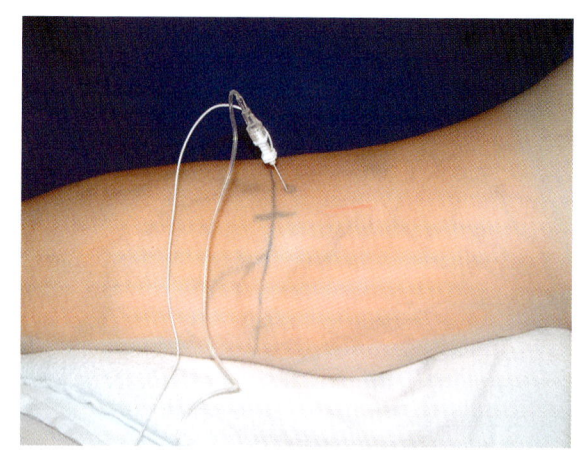

Abb. 9.52 Poplitealblock, linkes Bein (Foto G. Meier).

des N. tibialis, die Metatarsalia und die Phalangen vom N. peronaeus profundus und den Endästen des N. tibialis innerviert (377).

Poplitealblock, dorsaler Zugang
Leitstrukturen und Lagerung
Die Kniekehle hat die Form einer Raute. Distal wird sie vom medialen und vom lateralen Kopf des M. gastrocnemius begrenzt, proximal bilden der lange Ansatz des M. biceps femoris die laterale und die Sehnen der Mm. semitendinosus und semimembranosus die mediale Grenze (Abb. 9.51). In der Kniekehle verlaufen, von reichlich Fett- und Bindegewebe umgeben, die Nn. tibialis und peronaeus communis sowie die Poplitealgefäße. Leitstrukturen sind Fossa poplitea und Kniekehlenfalte.

Der Patient liegt auf dem Bauch oder in Seitenlage mit dem zu anästhesierenden Bein nach oben. Eine Rückenlage des Patienten ist ebenfalls möglich, das Bein wird dann in der Hüfte und im Kniegelenk gebeugt und von einem Assistenten gehalten.

Eine Verbindungslinie zwischen den Kondylen bzw. der Kniekehlenfalte dient als Basis für ein Dreieck. Die laterale Seite des Dreiecks bildet der M. biceps femoris, und die mediale Seite bilden die Mm. semimembranosus und semitendinosus. Dieses entspricht den proximalen Grenzen der Fossa poplitea. Die Basis des Dreiecks (Kniekehlenfalte) wird halbiert. Von dieser Stelle aus wird 1 cm lateral und 7 cm proximal der Punktionsort festgelegt. In Abb. 9.52 ist eine Modifikation der klassischen Technik dargestellt.

Durchführung
Nach der Desinfektion der Haut der Fossa poplitea, einer lokalen Anästhesie und der Inzision der Haut wird eine 5 cm lange 22-G-Unipolarkanüle, die an einen Nervenstimulator angeschlossen ist, im Winkel von 45 ° zur Haut vorgeschoben. Nach 2–5 cm ist eine motorische Reizantwort zu erwarten. Wird zuerst der N. peronaeus stimuliert (Dorsalflexion des Fußes) und ist eine motorische Reizantwort bei einer Impulsamplitude von 0,3 mA gerade noch gegeben, werden 15 ml eines Lokalanästhetikums injiziert. Anschließend wird die Nadel bis unter die Haut zurückgezogen und die Stichrichtung nach medial korrigiert. Die UP-Kanüle wird erneut vorgeschoben, bis eine motorische Reizantwort des N. tibialis (Plantarfexion) bei 0,3 mA die Nähe der Nadelspitze zum Nerven anzeigt. Wiederum werden 15 ml eines mittellang oder lang wirksamen Lokalanästhetikums injiziert.

Praktische Hinweise
- Die Durchführung ist sowohl in Rückenlage des Patienten als auch in Seitenlage oder Bauchlage möglich.
- Bei einem Poplitealblock sollte die lokale Anästhesie auf die Subkutis begrenzt bleiben, da bei schlanken Patienten die beiden Nerven relativ oberflächlich verlaufen können.
- Wenn zuerst der N. tibialis stimuliert wurde, muss die Kanüle nach lateral korrigiert werden, um den N. peronaeus zu erreichen.

- Durch die „Doppelinjektionstechnik" ist eine kurze Anschlagszeit des Lokalanästhetikums gegeben.
- Die Anlage eines Katheters zur kontinuierlichen Anästhesie ist problematisch, da in dieser Höhe eine gemeinsame Faszienhülle der Nerven in der Fossa poplitea nicht mehr vorhanden ist.

Anmerkungen zur Technik

Die Anästhesie des N. ischiadicus bzw. seiner beiden Anteile (N. peronaeus und N. tibialis) ist als sog. Poplitealblock oder „Knieblock" bekannt und vielfach beschrieben worden. Es handelt sich dabei um eine Technik mit sehr hoher Effektivität, die unproblematisch durchführbar ist. Der Nachteil des klassischen Poplitealblocks in der Kniekehlenfalte oder etwas weiter kranial ist die Notwendigkeit, zwei Nerven getrennt aufsuchen zu müssen, um den gesamten Fuß anästhesieren zu können. Die hier beschriebene Technik erspart dem Patienten jedoch zwei Einstichstellen. Es werden in der Literatur unterschiedliche Modifikationen beschrieben. Die Einstichstellen variieren von der Kniekehlenfalte bis 12 cm kranial der Kniekehlenfalte (27, 223, 292, 321). Aufgrund anatomischer Untersuchungen ist ein Punktionsort so weit kranial wie möglich sinnvoll, da der N. ischiadicus bzw. seine beiden Anteile bis zum Eintritt in die Fossa poplitea noch von einer gemeinsamen Faszienhülle umgeben sind (217). Eine getrennte Blockade von N. peronaeus und N. tibialis in Höhe der Kniekehlenfalte kann trotz der engen Nachbarschaft der beiden Nerven durchgeführt werden, da eine Richtungsänderung der Kanüle zur selektiven Stimulation der beiden Nerven vorgenommen wird. Die Injektion des Lokalanästhetikums während der Stimulation und die sofortige Unterbindung der Reizantwort lässt auf die Nähe zum Nerven schließen. Der Abstand zwischen Nadelspitze und Nerv wird durch das injizierte Volumen vergrößert und deshalb die Reizantwort abgeschwächt oder aufgehoben (27, 46). Die sofortige Unterbrechung der Reizantwort ist nicht gleichbedeutend mit einer Anästhesie. Deshalb kann anschließend noch der zweite Nerv stimuliert werden (20). Hierbei sollte berücksichtigt werden, dass sich in der Fossa poplitea auch sehr viel Fettgewebe befindet. Deshalb ist eine ausreichende Annäherung der Spitze der Stimulationskanüle an den Nerven für eine effektive Blockade unbedingt notwendig.

> Die Injektion des Lokalanästhetikums sollte erst erfolgen, wenn bei einer Impulsstärke von 0,3 mA und einer Impulsbreite von 0,1 ms die vorher deutliche motorische Reizantwort verschwindet.

> Eine „Doppelinjektionstechnik" setzt eine zügige und gezielte Vorgehensweise voraus, da abhängig vom Zeitbedarf die Gefahr einer intraneuralen Injektion größer wird (126).

Die „Doppelinjektionstechnik" führt zu einer kurzen Anschlagszeit und effizienten Blockade (20). Singelyn u. Mitarb. (322) haben in einer prospektiven Untersuchung 625 Blockaden mit Nervenstimulation durchgeführt. Es wurden 30 ml Mepivacain 1 % oder Bupivacain 0,5 % injiziert. Eine suffiziente Blockade wurde bei 92 % der Patienten erreicht und bei weiteren 5 % konnte der Block erfolgreich supplementiert werden. Bei zwei Patienten (0,3 %) wurde die Poplitealarterie punktiert. Die Patientenzufriedenheit lag bei 95 %. Der Poplitealblock gilt als sichere Technik. 303 Patienten, die einen Poplitealblock erhalten hatten, sind an der Thomas-Jefferson-Universität in Philadelphia nachuntersucht worden. Bei keinem Patienten wurde ein neurologisches Defizit festgestellt (158).

Poplitealblock, lateraler Zugang
Leitstrukturen und Lagerung

Leitstrukturen sind Patella, Tractus iliotibialis und M. biceps femoris.

Der Patient liegt auf dem Rücken.

Durchführung

Der Oberrand der Patella und die Vertiefung zwischen dem Tractus iliotibialis und dem Sehnenansatz des M. biceps femoris wird getastet. Der Patient wird aufgefordert, sein Bein zu beugen und wieder zu strecken, um die Muskellücke eindeutig identifizieren zu können. Anschließend wird eine Linie vom Oberrand der Patella nach lateral gezogen. Der Punkt, an dem diese Linie die Muskellücke erreicht, ist der Punktionsort.

Die Haut wird desinfiziert und eine lokale Anästhesie an der Einstichstelle durchgeführt. Die 5–8 cm lange 22-G-Unipolarkanüle, die an einen Nervenstimulator angeschlossen ist, wird in einem Winkel von 20–30° zur Horizontalebene nach posterior und ein wenig nach kaudal vorgeschoben (Abb. 9.53). Die mo-

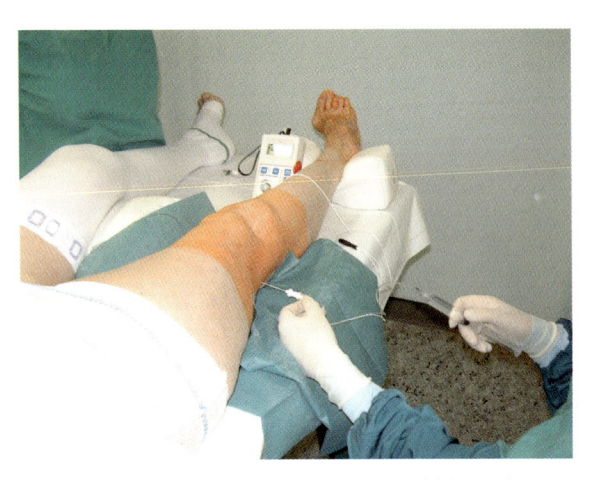

Abb. 9.53 Poplitealblock, lateraler Zugang: Durchführung (Foto: G. Meier).

torische Reizantwort erfolgt zunächst im Innervationsgebiet des N. peroneus (Fußheber). Bei einer Impulsstärke von 0,3 mA werden 10 ml eines mittellang oder lang wirkenden Lokalanästhetikums injiziert. Die Stimulationskanüle wird zurückgezogen und erneut, diesmal nach medial und posterior, vorgeschoben, um den N. tibialis zu erreichen. Bei einer adäquaten Reizantwort (Plantarflexion) bei 0,3 mA werden ebenfalls 10 ml Lokalanästhetikum injiziert.

Praktische Hinweise
- Der Vorteil der Technik beruht darauf, dass der Patient in Rückenlage verbleiben kann.
- Die „Doppelinjektionstechnik" führt zu einer kurzen Anschlagszeit.
- Eine artifizielle Punktion der Poplitealgefäße ist nicht zu erwarten.

Anmerkungen zur Technik
Mehrere Arbeitsgruppen haben sich seit der ersten Beschreibung 1993 von Collum und Coutney (71) mit dem lateralen Poplitealblock beschäftigt (210, 211, 393).

> Das Problem bei der Durchführung ist eine zu horizontale Stichrichtung, die letztlich zu Knochenkontakt führt.

Vloka u. Mitarb. (369) haben die anatomischen Voraussetzungen für die Durchführung der lateralen Blockade an Präparaten untersucht. Aufgrund der Ergebnisse sollte ein Winkel von 30° zur Horizontalebene eingehalten werden. Weiterhin stellt sich die Frage, ob die Stimulation sowohl des N. peroneus als auch die des N. tibialis für eine erfolgreiche Blockade notwendig ist. Aufgrund von klinischen Studienergebnissen mit Kontrastmittel hält Bouaziz die selektive Stimulation beider Nerven für erforderlich (40). In einer prospektiven, randomisierten Studie von Paqueron u. Mitarb. (258) mit 50 Patienten hat die Arbeitsgruppe festgestellt, dass die Doppelinjektionstechnik im Vergleich zur einzeitigen Injektion zu einer kürzeren Anschlagszeit und höheren Erfolgsrate führt. In beiden Gruppen waren 20 ml Lokalanästhetikum injiziert worden. Inwieweit dieser Effekt durch eine Erhöhung des Volumens, z. B. auf 30 ml bei einzeitiger Injektion, ausgeglichen werden kann, wurde noch nicht untersucht bzw. veröffentlicht. In einem Kommentar zu der Arbeit von Paqueron hat Aguilar darauf hingewiesen, dass die „Doppelinjektionstechnik" auch mit dem Problem der intraneuralen Injektion behaftet sein kann, da möglicherweise schon durch die erste Injektion in Teilbereichen eine Anästhesie eingetreten sein könnte.

> In der klinischen Praxis ist es bei der „Doppelinjektionstechnik" sinnvoll, zunächst den N. tibialis aufzusuchen. Erst im Anschluss daran und nach dem Zurückziehen der Stimulationskanüle erfolgt dann die Stimulation des N. peroneus communis, der bei dieser Stichrichtung vor dem N. tibialis liegt (Anmerkung der Autorin).

Nach Angaben von Bouaziz beträgt die Durchführungszeit bei der „Doppelinjektionstechnik" 4 +/− 1,6 min, und der Abstand zwischen den beiden Nerven 21 mm (14 – 36 mm). Der Vorteil der Technik beruht darauf, dass der Patient in Rückenlage verbleiben kann. Eine Punktion der Poplitealgefäße, die bei der angegebenen Stichrichtung medial und dorsal der beiden Nerven liegen, muss nicht befürchtet werden. Nachteilig ist, dass aufgrund der Stichrichtung der Nadel, ohne eine Modifikation des Verfahrens, eine Katheteranlage nicht zuverlässig durchführbar ist (39). Lévecque u. Mitarb. (188) haben darauf hingewiesen, dass durch eine Veränderung der Stichrichtung auch eine kontinuierliche Technik möglich wird. Sie haben eine Stichrichtung nach medial, posterior und kaudal vorgeschlagen. Der Katheter wird nach der Injektion von 20 ml Lokalanästhetikum 10 cm weit durch die UP-Kanüle vorgeschoben. Zur Schmerztherapie erhielten die Patienten in der zitierten Untersuchung eine kontinuierliche Infusion mit Bupivacain 0,25 % mit Adrenalin 2,5 ml/h über 48 Stunden.

Poplitealblock nach Singelyn
Leitstrukturen und Lagerung
Leitstrukturen sind Fossa poplitea, Mitte zwischen M. biceps femoris und M. semimembranosus, 10 cm oberhalb der Kniekehlenfalte (Abb. 9.**54**).

Der Patient liegt auf dem Bauch oder in Seitenlage.

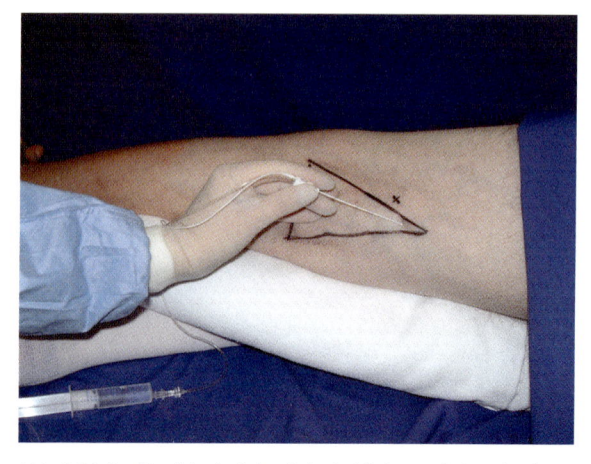

Abb. 9.**54** Poplitealblock, linkes Bein: Leitlinien nach Singelyn (Foto: G. Meier).

Durchführung

Der Patient wird gebeten, sein Bein anzuheben. Die obere muskuläre Begrenzung der Fossa poplitea ist so leicht zu tasten. Anschließend wird nach der Hautdesinfektion eine lokale Anästhesie durchgeführt und die vorgesehene Einstichstelle mit einer Lanzette inzidiert. Eine 10 cm lange Stimulationskanüle wird in einem Winkel von 45° zur Haut nach kranial vorgeschoben und eine motorische Reizantwort im Fuß gesucht. Anschließend wird die Distanz zwischen Haut und Nerven ermittelt. Ein Mandrin wird durch die Kanüle bis zur Stimulationstiefe vorgeschoben und die UP-Kanüle zurückgezogen. Der Katheter wird nun über den Mandrin vorgeschoben („Seldinger-Technik"). Für eine Anästhesie werden 30 ml eines Lokalanästhetikums von mittellanger bis langer Wirkdauer injiziert.

Distale Blockade des N. ischiadicus nach Meier
Leitstrukturen und Lagerung

Ein anatomischer Überblick über die Fossa-poplitea-Region ist in Abb. 9.**55** dargestellt.

Der N. ischadicus teilt sich spätestens bei seinem Eintritt in die Fossa poplitea in seine beiden Hauptäste, N. tibialis und N. peronaeus communis. Die gemeinsame Faszienhülle ist in der Fossa poplitea nicht mehr nachweisbar. Deshalb ist es aus anatomischen Gründen naheliegend, den N. ischiadicus möglichst weit kranial, noch vor seiner Teilung, aufzusuchen und zu anästhesieren, also eine distale Ischiadikusblockade durchzuführen.

Leitstrukturen sind Fossa poplitea, Epicondylus femoris medialis und lateralis. Zur topographischen Orientierung wird eine Verbindungslinie zwischen dem Epicondylus femoris medialis und lateralis gezogen und diese Linie halbiert. Die Linie bildet die Basis eines Dreiecks. Die Spitze dieses Dreiecks liegt in der Regel 8–12 cm proximal der Kniekehlenfalte (Abb. 9.**56**).

Der Patient liegt auf der Seite mit dem zu blockierenden Bein nach oben. Das untere Bein wird im Knie gebeugt, das obere locker gestreckt. (Lagerungsvariante: Der Patient liegt auf dem Rücken, die zu blockierende Extremität wird angehoben und in der Hüfte und im Kniegelenk gebeugt [Lithotomieposition].)

Durchführung

Der Patient (in Seitenlage) wird gebeten, sein Bein im Kniegelenk zu beugen. Die proximalen Begrenzungen der Fossa poplitea, der M. biceps femoris auf der lateralen Seite und die Mm. semimembranosus und semitendinosus auf der medialen Seite sind dann gut zu tasten. Das Bein wird anschließend gestreckt. Ausgehend von den Epikondylen oder der Kniekehlenfalte als Basis, wird ein gleichschenkliges Dreieck nach proximal gebildet. Dieses kann zur Orientierung auch dargestellt werden, indem der Daumen und der Mittelfinger auf die Epikondylen gelegt und mit dem Zeigefinger ein Dreieck gebildet wird („Dreifingergriff"). Der Punktionsort liegt ca. 1 cm lateral der Spitze, medial vom M. biceps femoris und lateral der Poplitealgefäße (223).

Nach Desinfektion, lokaler Betäubung und Inzision der Haut an der Einstichstelle wird die 6–10 cm lange 19,5-G-Unipolarkanüle an einen Nervenstimulator angeschlossen und behutsam bei einer Stromstärke von 0,8–1,0 mA in einem Winkel von 30–45° zur Haut nach kranial und leicht nach medial vorgeschoben (Abb. 9.**56**). Beim Erreichen der Faszie ist häufig ein deutlicher Widerstand („Klick") spürbar. Der N. ischiadicus bzw. seine Anteile werden nach 4–6 cm erreicht. Durch die lateral gelegene Einstichstelle wird in der Regel zunächst der N. peronaeus und bei weiterem Vorschieben der Nadel nach posterior und medial die Nähe des N. tibialis erreicht. Die Lage der Kanülenspitze ist optimal, wenn bei einer Reizstromstärke von 0,3 mA

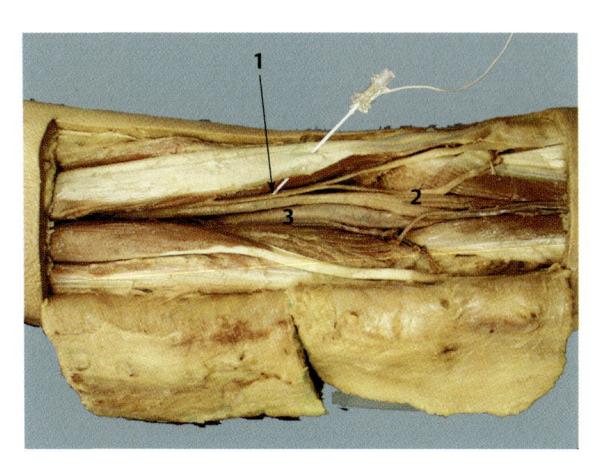

Abb. 9.**55** Präparat: Fossa poplitea, rechtes Bein (Foto: G. Meier).
1 = N. peronaeus (fibularis)
2 = N. tibialis
3 = A. poplitea

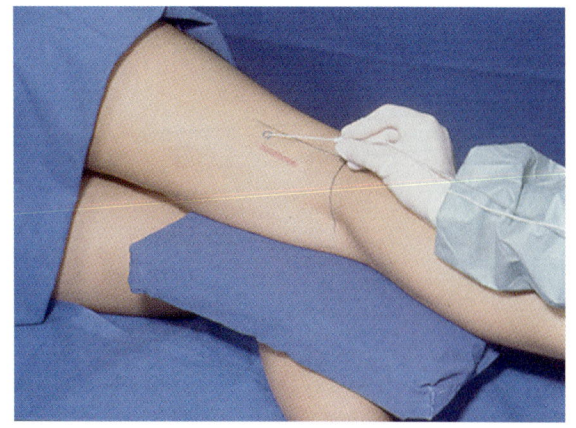

Abb. 9.**56** Distale Ischiadikusblockade, rechtes Bein: Durchführung (Foto: G. Meier).

und 0,1 ms Impulsbreite eine Pronation des Fußes mit Dorsalflexion (Peronäusanteil) erfolgt.

Da die Nervenanteile so weit proximal noch eng zusammenliegen, kann durch eine leichte mediale Verlagerung der Kanülenspitze und ggf. weiteres Vorschieben der Stimulationskanüle auch eine motorische Reizantwort des N. tibialis (Supination des Fußes mit Plantarflexion) ausgelöst werden.

> Nachdem beide Reizantworten durch minimale Verlagerung der Kanülenspitze mit 0,3 mA/0,1 ms ausgelöst werden können, erfolgt die Injektion von 30–40 ml eines Lokalanästhetikums von mittellanger oder langer Wirkdauer.

Bei der kontinuierlichen Technik wird der Katheter nach der Injektion des Lokalanästhetikums durch die Kanüle 4–5 cm über die Kanülenspitze hinaus nach kranial vorgeschoben, die korrekte Lage ist durch eine Röntgendarstellung zu überprüfen (Abb. 9.57).

Indikationen und Kontraindikationen

Indikationen für einzeitige und kontinuierliche N.-ischiadicus-Blockaden (z. T. in Kombination mit einem N.-saphenus-Block) sind:
- Anästhesie zur Operation am Fuß oder am Sprunggelenk (z. B. Außenbandnaht, Resektionsarthroplastik, Arthrodese, Amputation),
- Anästhesie und Schmerztherapie bei Frakturen distal des Knies,
- postoperative Schmerztherapie (z. B. Sprunggelenk- und Fußbereich),
- Schmerztherapie (z. B. diabetische Gangrän, CRPS 1),
- regionale Sympathikolyse (Durchblutungs- und Wundheilungsstörungen, CRPS 1).

Kontraindikationen sind:
- allgemeine Kontraindikationen (S. 239),
- Status nach peripherer Gefäßchirurgie (relativ).

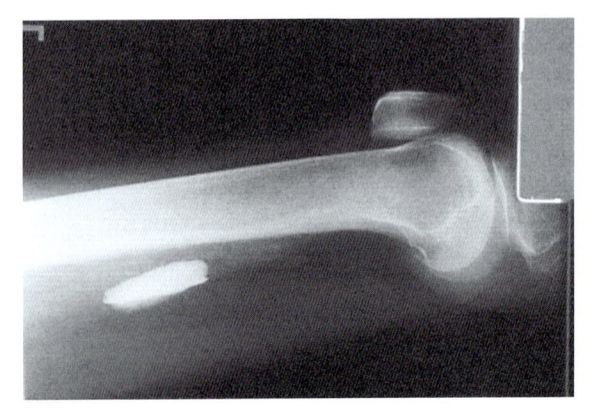

Abb. 9.57 Distale Ischiadikusblockade mit Katheter. Röntgendarstellung mit 10 ml Kontrastmittel (Foto: G. Meier).

Komplikationen und Nebenwirkungen

Spezielle Komplikationen und Nebenwirkungen sind nicht bekannt.

Praktische Hinweise

- Wird zuerst der N. tibialis stimuliert, muss die Lage der Kanülenspitze nach lateral korrigiert werden, um die Nähe des N. peronaeus zu erreichen.
- Eine Gefäßpunktion ist bei der lateralen Technik und bei einer distalen N.-ischiadicus-Blockade nicht zu erwarten.
- Bei einer Polyneuropathie sollte die periphere Nervenstimulation mit einer Impulsbreite von 1,0 ms durchgeführt werden.
- Erfolgt die Operation in Unterschenkelblutleere, ist es sinnvoll, eine zusätzliche Anästhesie des N. saphenus, des sensiblen Endastes des N. femoralis, durchzuführen (S. 359).

Anmerkungen zur Technik der kontinuierlichen poplitealen/distalen N.-ischiadicus-Blockade

Labat hat 1924 (181) die Blockade des N. ischiadicus in der Fossa poplitea zum ersten Mal beschrieben. Der Poplitealblock wird in unterschiedlicher Variation häufig in der klinischen Praxis eingesetzt.

> Die Operationen am Fuß können postoperativ sehr schmerzhaft sein. Häufig sind Opioide zur Schmerztherapie nicht ausreichend (35, 36). Deshalb ist der Einsatz von kontinuierlichen regionalen Techniken zur postoperativen Schmerztherapie bei schmerzhaften Operationen am Sprunggelenk und Fuß indiziert.

Für den Erfolg einer kontinuierlichen Technik (Kathetertechnik) ist die Existenz einer Faszienhülle eine wesentliche Voraussetzung. Die Faszie konnte in mehreren anatomischen Studien am Präparat nachgewiesen werden (217, 293, 369, 370). Auch die radiologische Kontrolle mit einem Kontrastmittel zeigt reproduzierbar die gleichmäßige Verteilung in einem durch die Faszienhülle begrenzten Raum (22). Ein Injektionsort und die Platzierung des Katheters noch innerhalb dieser Faszienhülle ist deshalb sinnvoll.

> Da der Injektionsort sehr weit proximal gewählt wird und die beiden Anteile des N. ischiadicus noch sehr eng zusammenliegen, sollte auf eine „Doppelinjektionstechnik" verzichtet werden, um intraneurale Injektionen zu vermeiden.

Welche Reizantwort für den Blockadeerfolg günstiger ist, wird immer wieder diskutiert. Mach (197) konnte in seiner Untersuchung mit 112 Patienten, bei denen ein posteriorer Poplitealblock durchgeführt worden war, keine Unterschiede zwischen der Stimulation von N. tibialis und N. peronaeus und dem Blockadeerfolg feststellen. Da der N. tibialis etwa den doppelten Durchmesser des N. peronaeus besitzt, ist zu erwarten, dass der Zeitbedarf für eine komplette Blockade des N. tibialis größer ist. Wie bei allen Techniken, bei denen das Lokalanästhetikum in einen Raum injiziert wird, der von Bindegewebe bzw. Faszien umgeben ist, sollte ein ausreichendes Volumen und eine ausreichende Konzentration des Lokalanästhetikums gewählt werden. Für die distalen Ischiadikusblockaden 30–40 ml, z. B. Prilocain 1 % oder Mepivacain 1 % oder Ropivacain 0,5 % bzw. 0,75 % (218, 221).

1997 haben Singelyn u. Mitarb. (321) den Verlauf und die Effektivität einer kontinuierlichen dorsalen Technik der N.-ischiadicus-Blockade bei 30 Patienten untersucht. Bei allen Patienten wurde eine Operation am Fuß durchgeführt. In 93 % der Fälle konnte die Technik problemlos ausgeführt werden. Eine motorische Reizantwort wurde in einer Stichtiefe von 4–5,5 cm ausgelöst. Die Patienten erhielten 40 ml Mepivacain 1 % mit Adrenalin und eine kontinuierliche Infusion von Bupivacain 0,25 %. Die Anästhesie war bei 28 Patienten (93 %) suffizient. Weniger als 10 % der Patienten benötigten in der postoperativen Phase ein Opioid. Singelyn empfiehlt für die kontinuierliche Applikation 0,125 %iges Bupivacain 7 ml/h und bei Bedarf zusätzliche PCA-Boli von 2,5 ml/30 min über 48–72 Stunden (325).

Bei der kontinuierlichen Technik, die von Meier 1996 (223) als distale Ischiadikusblockade beschrieben worden ist, liegt die Einstichstelle sehr weit proximal. Da der N. ischiadicus (bzw. seine beiden Anteile) lateral der A. poplitea verläuft, befindet sich der Punktionsort lateral der Spitze des Dreiecks, das die proximale Begrenzung der Fossa poplitea bildet, und medial des M. biceps femoris. Der Punktionsort lateral der Arterie wurde gewählt, um artifizielle Gefäßpunktionen zu vermeiden. Der N. ischiadicus wird bei einem Einstichwinkel 30–40° zur Haut in 5–6 cm Tiefe erreicht (217). Bei größerem Oberschenkelumfang kann – insbesondere unter Berücksichtigung der eher tangentialen Stichrichtung – die Distanz zum N. ischiadicus auch größer sein. Für diese Patienten eignen sich 10 cm lange UP-Kanülen. Die Kanüle wird in einem spitzen Winkel zum Nervenverlauf vorgeschoben. Dieses ist bei der Durchführung einer Kathetertechnik von Vorteil, denn ein Katheter kann dann in der Regel unproblematisch platziert werden (22, 220, 224).

In einer Untersuchung von Meier u. Mitarb. (218) mit 303 Patienten wurde für eine Operation am Fuß oder Sprunggelenk und anschließende Schmerztherapie ein distaler Ischiadikuskatheter gelegt. Die Patienten erhielten zur Anästhesie 10 ml Mepivacain 2 % und 20 ml Mepivacain 1 %. Die postoperative Schmerztherapie wurde patientengesteuert (PCA) mit 20 ml Ropivacain 0,375 % oder 20 ml Bupivacain 0,25 % durchgeführt. Die durchschnittliche Liegedauer der Katheter betrug 4,5 Tage (maximal 21 Tage). Lokal begrenzte Entzündungszeichen an der Kathetereinstichstelle wurden bei 5 % der Patienten beobachtet. Die bakteriologischen Untersuchungen der Katheterspitzen waren negativ. 3 % der Katheter sind disloziert. Bei 26 Patienten (8,6 %) wurde eine Katheterfehllage festgestellt, die in 81 % der Fälle durch Zurückziehen des Katheters korrigiert werden konnte. Die Patienten benötigten 2–3 Injektionen am Tag. 10 % erhielten ein zusätzliches Analgetikum. Nebenwirkungen oder Komplikationen konnten nicht beobachtet werden. Die Akzeptanz der Patienten für dieses Verfahren war außerordentlich hoch. 94 % der Patienten waren zufrieden oder sehr zufrieden.

> **Zusammenfassung:**
> Die **poplitealen** und **distalen Blockadetechniken des N. ischiadicus** sind sehr gute regionalanästhesiologische Anästhesieverfahren für Operationen am Sprunggelenk und im Fußbereich. In Kombination mit einer Blockade des N. saphenus (S. 359) können die Operationen in Unterschenkelblutleere durchgeführt werden. Die kontinuierlichen Techniken eignen sich sehr gut zur Schmerztherapie oder regionalen Sympathikolyse. Die Verfahren sind komplikationsarm, mit Nervenstimulation durchgeführt sicher und effektiv.

Periphere Blockaden der unteren Extremität (Leitungsblockaden)
Blockade des N. cutaneus femoris lateralis (klassische Technik)
Anatomischer Überblick

Der N. cutaneus femoris lateralis (L_2–L_3) ist ein rein sensibler Nerv und verläuft nach dem Austritt aus dem Plexus lumbalis über den M. iliacus lateral des M. psoas. Hierbei liegt der Nerv unter der Fascia iliaca und tritt unmittelbar unterhalb und medial der Spina iliaca anterior superior durch die Faszie und teilt sich in anteriore und posteriore Fasern auf, die einige Zentimeter distal der Spina iliaca anterior superior subkutan verlaufen. Die anterioren Fasern versorgen die Haut des lateralen Oberschenkels und münden in den Plexus praepatellaris. Die posterioren Fasern innervieren die Haut der seitlichen Hüftregion unterhalb des Trochanter major bis zur Mitte des Oberschenkels.

Leitstrukturen und Lagerung

Leitstruktur ist die Spina iliaca anterior superior. Die Einstichstelle liegt 2 cm distal und 2 cm medial der Spina iliaca anterior superior.

Der Patient liegt auf dem Rücken.

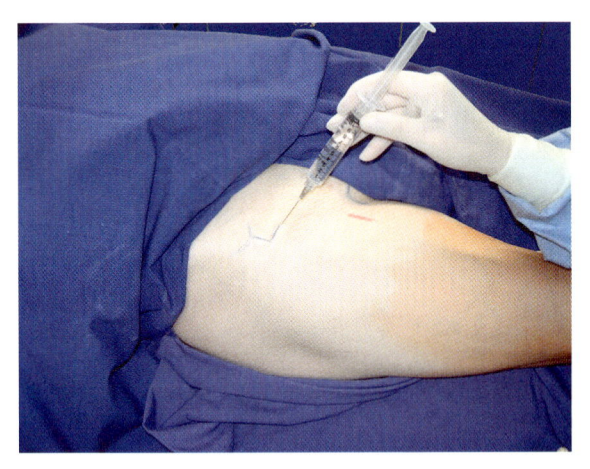

Abb. 9.58 N.-cutaneus-femoris-lateralis-Blockade, rechte Seite (Foto: G. Meier).

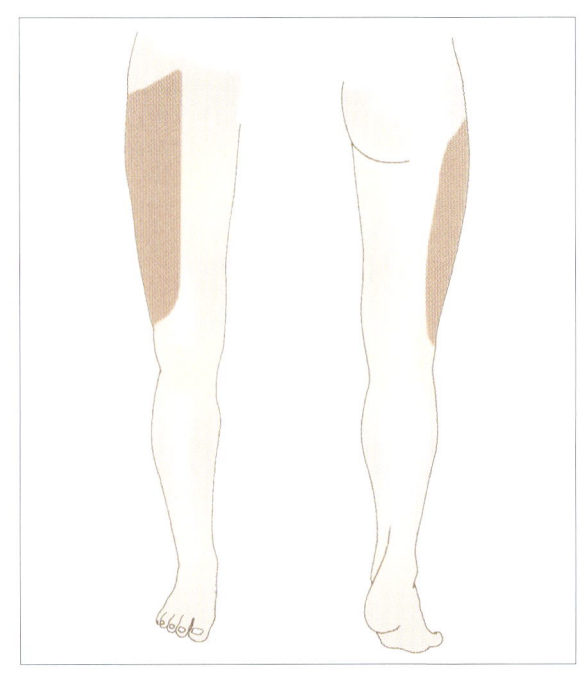

Abb. 9.59 N.-cutaneus-femoris-lateralis-Block: Ausbreitung der Blockade (nach Lee u. Atkinson und Moore aus Wagner F. Beinnervenblockaden. In: Niesel HC, Hrsg. Regionalanästhesie – Lokalanästhesie – Regionale Schmerztherapie. Stuttgart: Thieme; 1994).

Durchführung

Die Spina iliaca anterior superior der zu anästhesierenden Seite wird palpiert und 2 cm kaudal und 2 cm medial der Punktionsort festgelegt. Nach der Desinfektion erfolgt eine lokale subkutane Anästhesie. An der markierten Stelle wird eine 4–6 cm lange 24-G-Nadel senkrecht zur Haut vorgeschoben (Abb. 9.**58**).

Beim Durchtritt der Nadelspitze durch die Faszie kann ein Widerstandsverlust verspürt werden.

Nach negativer Aspiration erfolgt die Injektion von insgesamt 15 ml eines mittellang oder lang wirkenden Lokalanästhetikums zunächst subfaszial und nach Zurückziehen der Nadel oberhalb der Faszie fächerförmig. Die Vorgehensweise entspricht einem Feldblock (74, 135, 296).

Die Ausbreitung der Blockade ist in Abb. 9.**59** dargestellt.

Blockade des N. cutaneus femoris lateralis (alternative Technik)
Durchführung

Als Punktionsort wird ebenfalls die Stelle 2 cm kaudal und 2 cm medial der Spina iliaca anterior superior gewählt. Die 6 cm lange Nadel wird nach kranial ausgerichtet, durchsticht die Fascia lata und wird vorgeschoben, bis ein knöcherner Widerstand das Erreichen der Crista iliaca anzeigt. Zwischen der Fascia lata und der Crista iliaca werden 5 ml Lokalanästhetikum injiziert. Dieses wird zweimal mit jeweils 5 ml Lokalanästhetikum wiederholt und dabei die Nadel jedesmal weiter nach medial ausgerichtet. Hierdurch entsteht unterhalb des Leistenbands ein Lokalanästhesiewall mit 15 ml Lokalanästhetikum.

Indikationen

Die Blockade des N. cutaneus femoris lateralis ist indiziert:
- zur Analgesie der lateralen Oberschenkelseite bei inkompletter Plexus-lumbalis-Blockade,
- zur Hautentnahme am lateralen Oberschenkel und zur Muskelbiopsie,
- bei Meralgia paraesthetica (diagnostisch und therapeutisch, z. B. nach Hüftgelenkendoprothese).

Kontraindikationen und Nebenwirkungen

Kontraindikationen gibt es keine, klinisch bedeutsame Nebenwirkungen sind nicht bekannt.

Praktische Hinweise

- Da die anterioren Anteile des Nerven präpatellar enden, ist die Anästhesie des N. cutaneus femoris lateralis in der Regel für ausgedehnte (offene) Operationen am Knie notwendig (99).
- Der größte Anteil des Lokalanästhetikums muss unter die Faszie injiziert werden.
- Die Durchführung ist auch mit peripherer Nervstimulation möglich (316). Hierbei muss die Impulsbreite auf 1,0 ms eingestellt werden. Der Patient empfindet bei richtiger Lokalisation der UP-Kanüle Kribbelparästhesien im lateralen Bereich des Oberschenkels (s. u.).

Anmerkungen zur Technik

> Der Verlauf des Nerven ist sehr variabel. Das betrifft sowohl seine individuelle Aufspaltung, als auch sein Versorgungsgebiet. In 4–6 % der Fälle soll er sogar überhaupt nicht angelegt sein und kann möglicherweise als ein getrennt verlaufender Ast des N. femoralis betrachtet werden (38, 154). Die „Anästhesieversager" bei einer selektiven Blockade sind aus diesem Grund auch anatomisch nachvollziehbar.

Die enge Beziehung zwischen N. femoralis und N. cutaneus femoris lateralis wird durch Berichte über Blockadeeffekte im Bereich des N. femoralis nach Leitungsanästhesie des N. cutaneus femoris lateralis unterstrichen (179, 192, 319). Um eine höhere Erfolgsrate zu gewährleisten, haben Shannon u. Mitarb. (316) 1995 eine periphere Nervenstimulationstechnik beschrieben. Hierbei erfolgt die Nervenstimulation zunächst transdermal. Die Elektroden werden medial der Spina iliaca anterior superior und direkt unterhalb des Leistenbands platziert. Ausgehend von einer Impulsamplitude von 20 mA und einer Impulsfrequenz von 2 Hz wird nach Parästhesien im lateralen Oberschenkelbereich gesucht. An der Stelle, an der die deutlichste Parästhesie ausgelöst werden kann, wird eine 22-G-Unipolarkanüle eingeführt und die Lage der Nadelspitze mit peripherer Nervstimulation weiter optimiert, bis der Patient auch bei 0,6 mA/1 Hz noch („Kribbel"-)Parästhesien angibt. Morris u. Mitarb. (241) weisen daraufhin, dass die Parästhesien synchron mit dem Impuls des Nervenstimulators angegeben werden und die Injektion von nur 6 ml Lokalanästhetikum zum Anästhesieerfolg führt. Somit liegen die möglichen Vorteile in der Einsparung an Lokalanästhetika bei der Durchführung kombinierter Anästhesien und einer höheren Erfolgsrate, denn Shannon berichtet von einer Steigerung der Erfolgsrate von 85 % auf 100 %. Rosenquist hält die Vorgehensweise jedoch für verhältnismäßig aufwendig. Aus diesem Grund wird eine PNS nicht für den routinemäßigen Ablauf empfohlen (296).

Als isolierte Technik findet die Blockade des N. cutaneus femoris lateralis ihren Platz in der Schmerztherapie zur Behandlung bei Meralgia paraesthetica und zur Anästhesie, z. B. für Muskelbiopsie und bei oberflächlichen Eingriffen am lateralen Oberschenkel (35, 159, 301).

N.-obturatorius-Blockade (klassische Technik)

Anatomischer Überblick

Der N. obturatorius (L_2–L_4) entstammt dem Plexus lumbalis und ist ein Nerv mit sowohl sensiblen als auch motorischen Nervenfasern. Er verläuft an der medialen Grenze des M. psoas durch das Becken abwärts, begleitet von der A. und V. obturatoria (Abb. 9.**60**). Mit diesen zieht er gemeinsam durch das Foramen obturatorium und durch den Canalis obturatorius zum Oberschenkel. Hier teilt sich der Nerv in den R. anterior (superficialis), der die anterioren Adduktoren und das Hüftgelenk innerviert und in einem Hautast endet, der sehr variabel die mediale Seite des Oberschenkels sensibel versorgt, und in den R. posterior (profundus), der für die tiefen Adduktoren zuständig ist und einen Ast zum dorsalen Kniegelenk sendet (s. Anatomie, S. 310).

Leitstrukturen und Lagerung

Das Tuberculum pubicum stellt die knöcherne Leitstruktur für die Blockade des N. obturatorius dar. Das Tuberculum pubicum der zu blockierenden Seite wird palpiert und die Einstichstelle wird 1,5 cm lateral und kaudal vom Tuberculum pubicum markiert (Abb. 9.**61**).

Der Patient liegt auf dem Rücken. Das Bein ist leicht abduziert.

Durchführung

Nach einer Wischdesinfektion, lokalen Anästhesie und Inzision der Haut wird eine 8 cm lange Unipolarkanüle senkrecht zur Hautoberfläche ausgerichtet und vorgeschoben. Nach 2–5 cm erreicht sie den horizontal verlaufenden R. superior ossis pubis (Schambeinast), der sich in einer Tiefe von 1,5–4 cm befindet. Nach dem Knochenkontakt wird die Nadel etwas zurückgezogen, die Distanz zum Schambeinast registriert und die Nadel erneut nach laterokaudal (mehr lateral und nur leicht kaudal) 2–3 cm über die vorher registrierte Distanz hinaus weiter vorgeschoben. Hierbei passiert

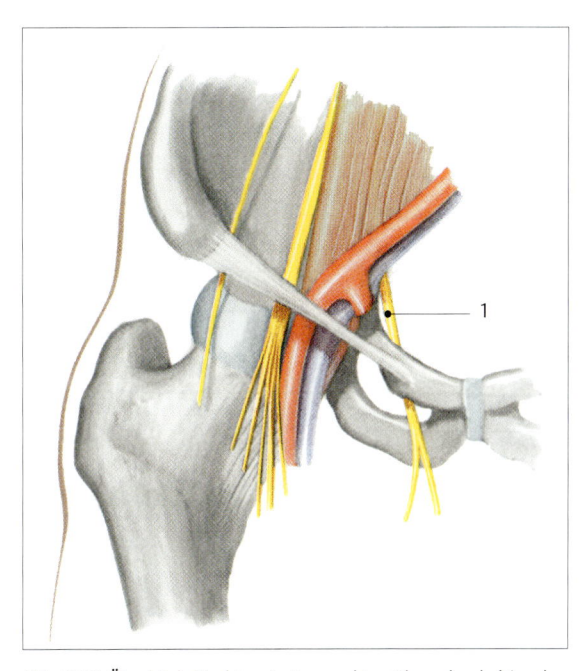

Abb. 9.**60** Überblick: N.obturatorius, rechter Oberschenkel (nach Lechenbauer, AstraZeneca; aus Meier G, Büttner J. Kompendium der peripheren Blockaden. München: Arcis; 2001).
1 = N. obturatorius

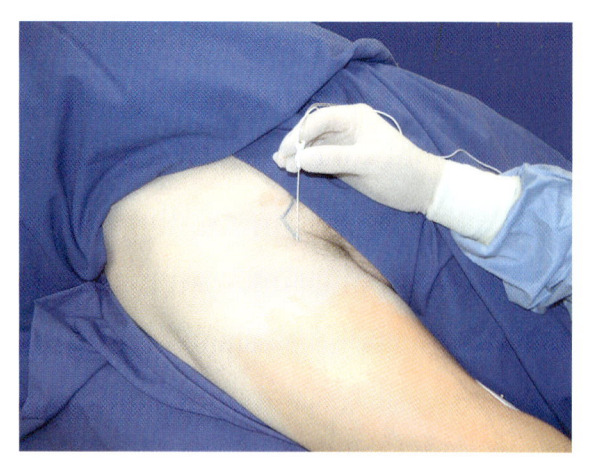

9 Nervenblockaden an den unteren Extremitäten

Abb. 9.61 N.-obturatorius-Blockade, klassische Technik: Durchführung (Foto: G. Meier).

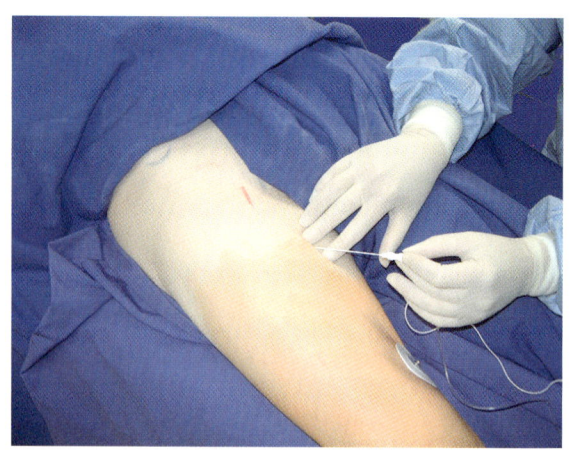

Abb. 9.63 N.-obturatorius-Blockade, modifizierte Technik: Durchführung (Foto: G. Meier).

sie den unteren Rand des Schambeinastes und liegt dicht beim Canalis obturatorius. Nach Kontraktionen der Adduktoren bei einer Reizstromstärke von 0,3 mA und 0,1 ms Impulsbreite erfolgt nach negativer Aspiration die Injektion von 15 ml mittellang oder lang wirkendem Lokalanästhetikum.

Indikationen und Kontraindikationen
Indikationen sind:
- inkomplette Plexus-lumbalis-Blockade,
- Diagnostik und Therapie von Schmerzsyndromen im Hüftgelenk und der Leistengegend (Regio subinguinalis) (152),
- Adduktorenspasmus (374),
- transurethrale Resektion von Blasenseitenwandtumoren (zur Ausschaltung des Obturatoriusreflexes in Spinalanästhesie) (17).

Kontraindikationen sind:
- allgemeine Kontraindikationen (S. 239),
- eine manifeste Gerinnungsstörung.

Komplikationen und Nebenwirkungen
Intravasale Injektion, Hämatom, Nervenverletzung (342).

Praktische Hinweise
- Nur durch den Kontakt der Nadelspitze am Schambeinast kann sichergestellt werden, dass die Nadel den Canalis obturatorius erreicht und nicht benachbarte Weichteile (Blase, Vagina) perforiert (46).
- Eine erfolgreiche Blockade ist an der eingeschränkten Adduktionsfähigkeit zu erkennen (274).

N.-obturatorius-Blockade (alternative Technik)
Leitstrukturen und Lagerung
Der anatomische Überblick über die N.-obturatorius-Region ist in Abb. 9.62 dargestellt. Leitstrukturen für die alternative Technik der N.-obturatorius-Blockade sind der proximale Sehnenansatz des M. adductor longus, die A. femoralis sowie die Spina iliaca anterior superior.

Der Patient befindet sich in Rückenlage. Das Bein auf der zu anästhesierenden Seite wird abduziert und außenrotiert.

Durchführung
Der proximale Sehnenansatz (Ursprung) des M. adductor longus wird palpiert. Nach Desinfektion und einer lokalen Anästhesie erfolgt der Einstich mit einer 8–12 cm langen 22-G-Unipolarkanüle unmittelbar lateral neben dem Sehnenansatz (Abb. 9.63). Die Stich-

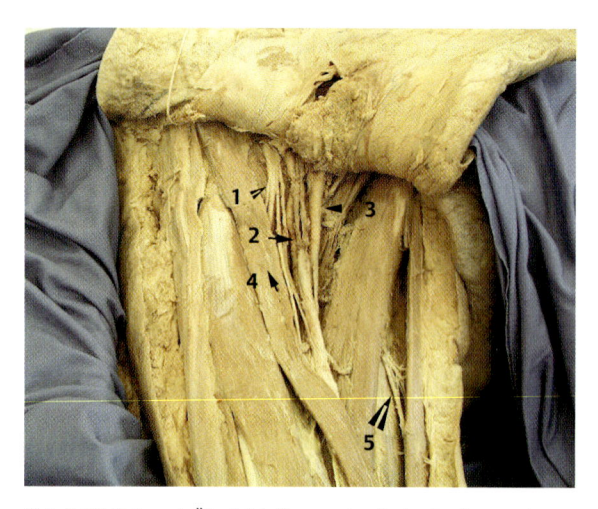

Abb. 9.62 Präparat: Überblick über anatomische Strukturen der N.-obturatorius-Region, rechter Oberschenkel (Foto: G. Meier).
1 = N. femoralis
2 = A. femoralis
3 = V. femoralis
4 = M. sartorius
5 = N. obturatorius

richtung der Kanüle zielt auf die ipsilaterale Spina iliaca anterior superior. Der Einstichwinkel zur Längsachse des Beins beträgt ca. 45°.

> In einer Tiefe von 3–8 cm zeigen Kontraktionen der Adduktoren bei einer Impulsstärke von 0,3 mA die Nähe des N. obturatorius an (46, 225).

Nach negativer Aspiration erfolgt die Injektion von 15 ml eines mittellang oder lang wirkenden Lokalanästhetikums. Bei der Durchführung einer kontinuierlichen Technik wird der Katheter im Anschluss an die Injektion durch die Kanüle 3–5 cm nach kranial vorgeschoben.

Indikationen, Kontraindikationen, Nebenwirkungen, Komplikationen
Siehe N.-obturatorius-Blockade (klassische Technik), S. 358.

Praktische Hinweise
- Bei der Vorbereitung sollte beachtet werden, dass die Haut im Genitalbereich nicht mit dem Desinfektionsmittel in Berührung kommt.
- Bei dem abduzierten Oberschenkel wölbt sich der Ursprung des M. adductor longus unter der Haut deutlich hervor, und die Muskellücke zwischen dem M. adductor longus und dem M. sartorius ist gut zu tasten (274).
- Die modifizierte Technik hat den Vorteil, dass die Punktionsrichtung nicht geändert werden muss und der in der Regel schmerzhafte Periostkontakt vermieden wird.
- Die Technik ermöglicht eine Katheteranlage (217).

Anmerkungen zur Technik
Bei 30 % der Patienten entspringt aus den Wurzeln von L_3 und L_4 ein akzessorischer N. obturatorius (105, 342). Dieser wurde schon 1744 erstmals von Schmitt (31) beschrieben. Der zusätzliche Nerv gibt Äste zum Hüftgelenk ab und verläuft nicht durch das Foramen obturatorium, sondern gemeinsam mit dem N. femoralis und kann dann auch mit diesem blockiert werden (74). Persistiert ein Adduktorenspasmus, obwohl der N. obturatorius anästhesiert worden ist, kann dieses auf den akzessorischen Nervenast zurückzuführen sein (374). Um eine suffiziente Anästhesie des N. obturatorius zu erreichen, wird für die Blockade ein Volumen von 10–15 ml Lokalanästhetikum benötigt (16, 36, 149, 159, 190, 267). Yazaki u. Mitarb. (392) injizierten bei elektrischer Stimulation am Punkt der maximalen Adduktorenkontraktion Lidocain 1 % bis zum völligen Verschwinden der muskulären Reizantwort. Von 78 Blockaden waren bei dieser Vorgehensweise 96 % erfolgreich. Dieses stimmt mit den Ergebnissen von Parks und Kennedy (261) überein, die über eine 95 %ige Erfolgsquote berichtet haben.

> Es wird häufig davon ausgegangen, dass eine rückenmarksnahe Anästhesie zu einer Ausschaltung des Obturatoriusreflexes führt. Dieses ist nicht zutreffend, da die Unterbrechung der Nervenleitung proximal der transurethralen elektrischen Reizung liegt.

Deshalb kann – insbesondere bei urologischen Operationen (z. B. transurethrale Resektion von Harnblasentumoren) in Spinalanästhesie – eine zusätzliche N.-obturatorius-Blockade sinnvoll sein, um den Obturatoriusreflex zu unterdrücken (17, 115).

Eine wichtige praktische Indikation ist die selektive Blockade des Nerven bei inkompletter Plexus-lumbalis-Anästhesie. Dieses gilt insbesondere für den sog. „3-in-1"-Block (S. 325). Die sensible Versorgung der medialen Oberschenkelseite ist sehr variabel und deshalb zur Kontrolle für den Erfolg einer Obturatoriusblockade ungeeignet (29, 117, 241). Einerseits kann sich die Ausbreitung der Analgesiezone von der Oberschenkelinnenseite bis zum oberen tibialen Unterschenkeldrittel ausdehnen, auf der anderen Seite kann aber das sensible Hautgebiet von so geringer Ausdehnung sein, dass eine kutane Anästhesie fehlt, obwohl eine motorische Blockade der Adduktoren auf einen suffizienten Block hinweist. Je nach Ausbreitungsgrad der Hautinnervation am Oberschenkel kann jedoch eine insuffiziente Blockade zu Problemen bei einer Oberschenkelblutleere führen (374). Auch ist bisher noch nicht geklärt, inwieweit das Periost des Kniegelenks vom N. obturatorius versorgt wird. Klagt ein Patient z. B. nach einer inguinalen paravaskulären Nervenblockade bei Knieoperation über Schmerzen vor allem auf der medialen Seite des Knies, muss eine insuffiziente Blockade des N. obturatorius in Betracht gezogen werden (s. inguinale paravaskuläre Blockade, S. 325). Wird in diesem Fall eine selektive Betäubung des Nerven durchgeführt, ist die Blockade zugleich Diagnose und Schmerztherapie. Dies gilt auch für die Diagnostik von Schmerzen im Hüftgelenkbereich (352). Die Anästhesie des N. obturatorius bei Patienten mit Hemiparese und Adduktorenspasmus kann sehr wirkungsvoll sein. Die Variante der Technik (s. o.) ist eine Weiterentwicklung einer von Wassef (378) beschriebenen Technik, die dieser als „Interadductor Approach" beschrieben hat und die bei Quadriplegie und multipler Sklerose zur Behandlung des Adduktorenspasmus erfolgreich durchgeführt worden ist. Die Weiterentwicklung führt zu einer Vereinfachung der technischen Durchführung, ermöglicht die Anlage eines Katheters und erschließt der Methode ein erweitertes Indikationsspektrum (55, 216).

N.-saphenus-Blockade (klassische Technik)
Anatomischer Überblick
Der N. saphenus (L_2/L_4) ist der sensible Endast des N. femoralis. Er verläuft gemeinsam mit der A. femora-

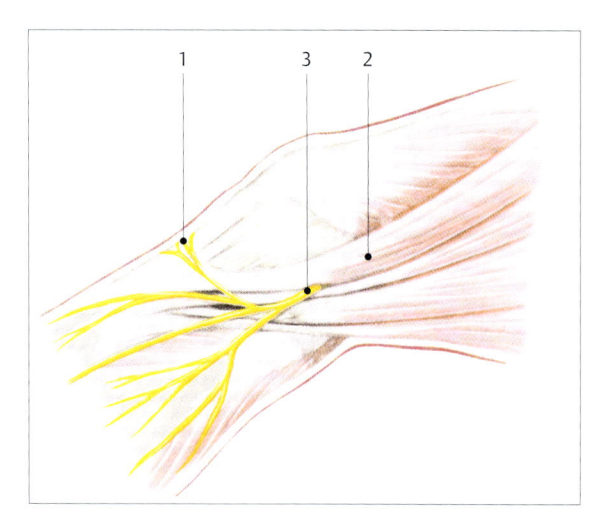

9 Nervenblockaden an den unteren Extremitäten

Abb. 9.64 Anatomie der N.-saphenus-Region, rechtes Bein (nach Lechenbauer, AstraZeneca; aus Meier G, Büttner J. Kompendium der peripheren Blockaden. München: Arcis; 2001).
1 = R. infrapatellaris
2 = M. sartorius
3 = N. saphenus

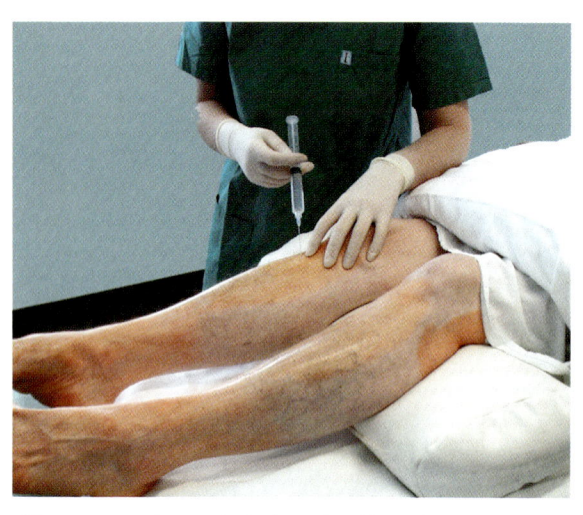

Abb. 9.65 N.-saphenus-Blockade, rechts, klassische Technik (Foto: G. Meier).

lis und der V. femoralis bis zum Hiatus adductorius. In diesem Bereich verlaufen die Gefäße weiter durch den Canalis adductorius in die Fossa poplitea. Der Nerv setzt jedoch seinen Weg getrennt von den Gefäßen hinter dem M. sartorius im subsartorialen Fettgewebe fort (Abb. 9.64) und durchbohrt medial neben dessen Sehne in Höhe der Kniescheibe die Fascia lata (Fascia genu). Als oberflächlicher Hautnerv verzweigt er sich unterhalb des Knies und begleitet die V. saphena magna bis zum Innenknöchel oder darüber hinaus.

Der N. saphenus innerviert die Haut der Unterschenkelinnenseite vom Knie variabel bis in den Fußrücken und strahlt in bis zu 20 % der Fälle bis zur Großzehe aus (234).

Leitstrukturen und Lagerung

Leitstrukturen für die klassische Technik der N.-saphenus-Blockade sind Tuberositas tibiae und das Caput mediale des M. gastrocnemius.

Der Patient liegt auf dem Rücken, das Bein ist ausgestreckt. Unter das Knie kann ein kleines Polster (Knierolle) gelegt werden.

Durchführung

Die Tuberositas tibiae wird getastet. Nach der Desinfektion wird von der Tuberositas aus mit einer 6 cm langen 24-G-Kanüle eine subkutane Infiltration mit 5–10 ml Lokalanästhetikum in Richtung auf das Caput mediale des M. gastrocnemius durchgeführt (Abb. 9.65).

Die Ausbreitung der Blockade ist in Abb. 9.66 dargestellt.

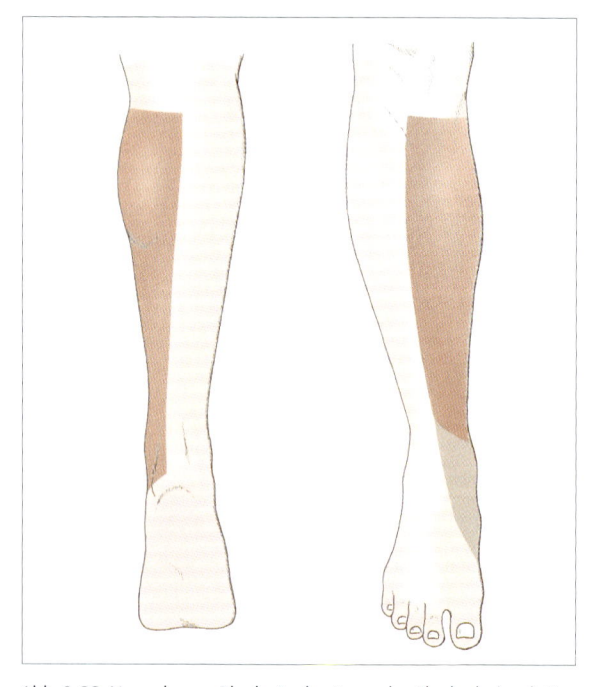

Abb. 9.66 N.-saphenus-Block: Ausbreitung der Blockade (nach Hoerster aus Wagner F. Beinnervenblockaden. In: Niesel HC, Hrsg. Regionalanästhesie – Lokalanästhesie – Regionale Schmerztherapie. Stuttgart: Thieme; 1994).

Indikationen und Kontraindikationen

Indikationen sind:
- inkomplette Plexus-lumbalis-Blockade (im distalen Innervationsgebiet des N. femoralis),
- Kombination mit distalem Ischiadikusblock bzw. Poplitealblock (Unterschenkelblutleere, Operationen im Bereich des medialen Unterschenkels, Venenoperationen),
- Eingriffe und Schmerztherapie im Bereich des medialen Unterschenkels (z. B. Muskelbiopsie, Hautentnahme).

Kontraindikationen:
- Eine relative Kontraindikation ist ein ausgeprägter Status varicosus.

Nebenwirkungen und Komplikationen

Es sind keine speziellen Nebenwirkungen oder Komplikationen bekannt.

Praktische Hinweise
- Bei der Technik handelt es sich um eine einfache Infiltrationsanästhesie.
- Die Injektion kann für den Patienten durch Periostkontakt der Nadelspitze schmerzhaft sein, da über der Tibia nur sehr wenig subkutanes Gewebe liegt.
- Eine intermittierende Aspiration sollte während der Infiltration vorgenommen werden, um eine versehentliche Injektion in die V. saphena magna auszuschließen.
- Die Anästhesiedauer beträgt mit 5 ml Bupivacain 0,25 % 6 Stunden und mit 5 ml Ropivacain 0,375 % 17 Stunden (85).

Transsartoriale Technik der N.-saphenus-Blockade

Bei der transsartorialen Technik handelt es sich um eine Kompartmentblockade des N. saphenus zwischen dem M. sartorius und dem Septum intermusculare vastoadductorium (274).

Leitstrukturen und Lagerung

Der anatomische Überblick über die N.-saphenus-Region ist in Abb. 9.**67** dargestellt. Leitstrukturen für die transsartoriale N.-saphenus-Blockade sind mediale Seite des Oberschenkels, M. vastus medialis, Patella und M. sartorius.

Der Patient liegt auf dem Rücken, das zu anästhesierende Bein ist gestreckt.

Durchführung

Zur anatomischen Orientierung wird der Patient gebeten, sein Bein aktiv zu strecken. Hierbei kontrahieren sich der M. sartorius und der M. vastus medialis. Die Konturen der beiden Muskeln auf der medialen Seite des Oberschenkels sind gut tastbar. Die Einstichstelle befindet sich 2 Querfinger kranial und medial des Oberrandes der Patella im distalen Anteil des M. sartorius (Abb. 9.**68**).

Nach Desinfektion, Lokalanästhesie und Inzision der Haut wird eine 22-G- oder 19,5-G-Kanüle senkrecht zur Haut an der medialen Seite des Oberschenkels ca. 3 Querfinger proximal des medialen Kniegelenkspaltes durch den M. sartorius vorgeschoben, bis ein Widerstandsverlust nach ca. 2–4 cm die richtige Lage der Kanülenspitze im subsartorialen Fettgewebe anzeigt. Nach erfolgter negativer Aspiration werden 10 ml eines mittellang bis lang wirksamen Lokalanästhetikums injiziert. Bei der kontinuierlichen Technik wird im Anschluss an die Injektion ein 20-G-Katheter durch die 19,5-G-Kanüle 3–5 cm vorgeschoben.

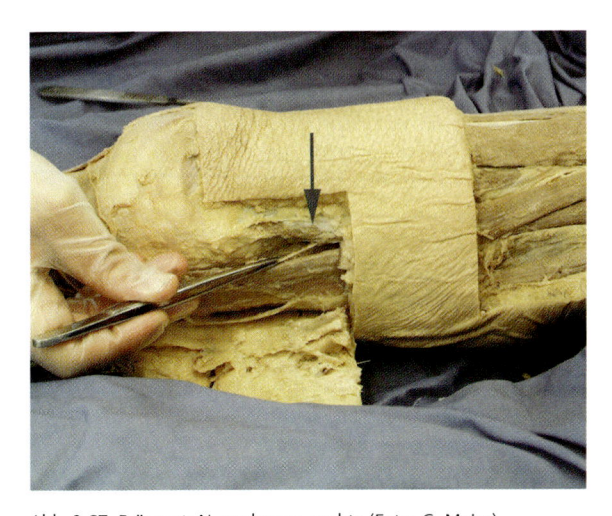

Abb. 9.**67** Präparat: N. saphenus, rechts (Foto: G. Meier).

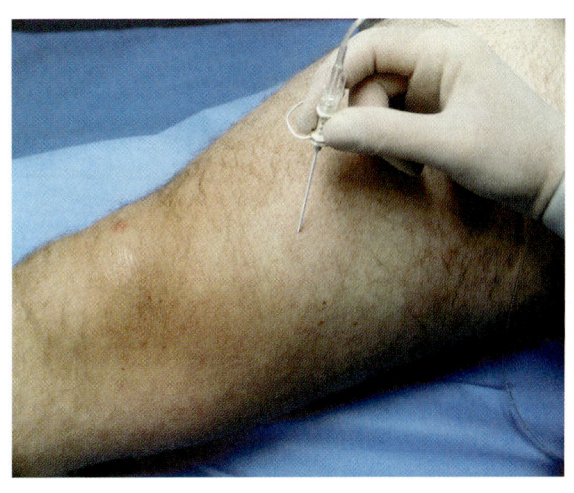

Abb. 9.**68** N.-saphenus-Blockade rechts: transsartoriale Blockade (Foto: G. Meier).

Indikationen, Kontraindikationen, Nebenwirkungen, Komplikationen

Siehe N.-saphenus-Blockade (klassische Technik), S. 360.

Praktische Hinweise

- Der Vorteil der Technik liegt in der schmerzfreien bzw. schmerzarmen Durchführung (kein Periostkontakt) und der hohen Erfolgsrate (239).
- Da es sich um eine „Widerstandsverlusttechnik" handelt, ist der Einsatz von kurzgeschliffenen Nadeln sinnvoll.
- Die Technik kann auch mit PNS durchgeführt werden (72).
- Die Technik ermöglicht eine Katheteranlage (216).

Anmerkungen zur Technik

Die transsartoriale Technik wurde von 1993 von van der Wahl als „Loss-of-Resistance"-Methode (LOR-Methode) beschrieben (367). 1997 berichteten Morris u. Mitarb. (239) von einer 100 %igen Erfolgsrate der transsartorialen N.-saphenus-Blockade bei 80 Patienten. Die Blockade wurde mit 10 ml Lidocain 1,5 % mit Adrenalin 1 : 200 000 durchgeführt. Die Anschlagszeit betrug 5 Minuten.

> **Die transsartoriale Technik** bietet für den Patienten den Vorteil der schmerzfreien Durchführung, da das Periost der Tibia von der Nadelspitze nicht berührt wird.

Die N.-saphenus-Blockade weiter distal (klassische Technik) hat darüber hinaus den Nachteil, relativ häufig zu einer nicht ausreichenden Blockade zu führen. Nach Morris hat die klassische Technik der N.-saphenus-Blockade nur eine Erfolgsrate von 39 % (241). Über eine subsartoriale Blockade des N. saphenus hat Mansour (203) 1993 berichtet. Im Vergleich zur transsartorialen Technik ist die von Mansour beschriebene subsartoriale Technik bezüglich der angegebenen Leitstrukturen und der Lagerung des Patienten schwierig durchzuführen (39).

Eine interessante Überlegung von Mansour war jedoch die Kombination mit einer peripheren Nervenstimulation. Hierbei machte er sich die Tatsache zunutze, dass der sensible N. saphenus zusammen mit einem motorischen Ast aus dem N. femoralis der den M. vastus medialis innerviert, kranial vom Adduktorenkanal gemeinsam und lateral der Arterie verlaufen, bevor der N. saphenus auf die mediale Seite der Arterie kreuzt. Noch in ihrem gemeinsamen Verlauf wird der Nervenast zum M. vastus medialis mittels Nervenstimulation aufgesucht. Kontraktionen des M. vastus medialis zeigen die korrekte Lage der Nadelspitze an, und die Injektion des Lokalanästhetikums anästhesiert beide Nerven.

Basierend auf dieser anatomischen Voraussetzung gibt Bouaziz weitere Leitlinien für eine proximale Technik der N.-saphenus-Blockade an. Hierbei wird in der Leistenfalte 0,5 cm lateral der A. femoralis mit einer 5 cm langen 22-G-Stimulationskanüle nach einer motorischen Reizantwort im Bereich des M. vastus medialis gesucht. Anschließend werden 5 – 10 ml Lokalanästhetikum injiziert (s. N.-femoralis-Block, Multiinjektionstechnik, S. 326). In einer Pilotstudie lag die Erfolgsrate bei 80 % (39).

Eine weitere Möglichkeit der N.-saphenus-Blockade ist die periphere Stimulation des sensiblen N. saphenus. Hierbei sollte jedoch eine Impulsbreite von 1,0 ms gewählt werden. Der Patient gibt bei der korrekten Lage der Spitze der UP-Kanüle Kribbelparästhesien im Innervationsgebiet des N. saphenus an.

Comfort u. Mitarb. (72) haben eine prospektive Studie mit 2 Gruppen durchgeführt. In der ersten Gruppe mit 25 Probanden wurde die Widerstandverlustmethode (LOR) und eine Technik mit PNS durchgeführt. Hierbei wurde die Stimulationskanüle 3,5 cm posterior der Prominenz der medialen Femurkondyle vorgeschoben. Als adäquate Reizantwort wurden Parästhesien im Bereich des medialen Malleolus bei 0,4 mA und 1,0 ms Impulsbreite angesehen. Die Blockade mit 10 ml Lidocain 2 % mit 1 : 200 000 Adrenalin war bei 100 % der Probanden (25/25) mit der PNS-Methode erfolgreich, mit der Widerstandsverlusttechnik nur in 72 % der Fälle (18/25). Anschließend wurde in einer weiteren Gruppe die Methode mit PNS bei 21 Patienten durchgeführt. Es konnte eine 95 %ige Erfolgsrate erreicht werden. Zur Durchführung wurden für die periphere Nervenstimulation im Vergleich zur Widerstandsverlustmethode durchschnittlich 5 Minuten mehr benötigt. Problem der Technik ist, dass die Kooperation eines wachen und differenzierten Patienten notwendig ist.

> **Für die klinische Praxis** bietet sich eine Kombination der Widerstandsverlustmethode (van der Wahl) mit der peripheren Nervenstimulation (Kontraktionen des M. vastus), wie diese von Mansour beschrieben worden ist, für die N.-saphenus-Blockade an.

Die Vorteile beider Verfahren können hierdurch genutzt werden (216).

Die periphere Nervenstimulation ermöglicht darüber hinaus diagnostische Blockaden des N. saphenus, z. B. bei N.-saphenus-Neuralgie. Wird ausschließlich der sensible N. saphenus aufgesucht, sind eine Impulsbreite von 1,0 ms und die Kooperation des Patienten erforderlich (88).

Die transsartoriale Technik wurde ursprünglich als einzeitige Technik inauguriert. Über eine kontinuierliche Technik der transsartorialen N.-saphenus-Blockade wurde bislang keine Studie veröffentlicht. Eine Katheteranlage ist jedoch sehr einfach durchzuführen (55). Hierbei wird der Katheter 3 cm in den subsartorialen Raum vorgeschoben. Diese Möglichkeit erweitert die Indikation der N.-saphenus-Blockade über die ergänzende Blockade bei inkompletter Plexus-lumbalis-Anästhesie oder der Kombinationsanästhesie beim Fußblock hinaus. Eine Kathetertechnik kann z. B bei Wundheilungsstörungen oder in der plastischen Chirurgie (Hauttransplantation, Ulcera, Verbrennung usw.) sinnvoll eingesetzt werden.

N.-peronaeus-Blockade (dorsale Technik)

Anmerkung zur anatomischen Nomenklatur: Die Bezeichnungen N. peronaeus und N. fibularis sind synonyme Bezeichnungen. Daher wird diese Technik auch als N.-fibularis-Blockade bezeichnet.

Anatomischer Überblick

Der N. peronaeus communis (L_4–L_5 und S_1–S_2) hat sowohl sensible als auch motorische Nervenfasern und ist der kleinere der beiden Endäste des N. ischiadicus. Er verläuft zunächst zwischen der Sehne des M. biceps femoris und dem lateralen Kopf des M. gastrocnemius, zieht dann um das Fibulaköpfchen herum und liegt anschließend unmittelbar unter der Faszie auf dem Knochen (Abb. 9.**69**).

Der N. fibularis communis versorgt sensibel das Kniegelenk, die Haut des lateralen Unterschenkels, des Knöchels und der Ferse.

Motorisch innerviert er die Muskeln des vorderen seitlichen Unterschenkels und ist verantwortlich für Dorsalflexion und Pronation des Fußes.

Leitstrukturen und Lagerung

Das zu anästhesierende Bein wird leicht angewinkelt und das Fibulaköpfchen markiert.
Der Patient liegt auf den Rücken.

Durchführung

Das Fibulaköpfchen wird palpiert. Nach der Desinfektion und subkutanen bzw. intrakutanen Lokalanästhesie erfolgt der Einstich 2 cm kaudal und dorsal des Fibulaköpfchens senkrecht zur Haut (Abb. 9.**70**). Behutsames Vorschieben der kurzen 24-G- oder 22-G-Unipolarkanüle, bis der Durchtritt durch die Faszie verspürt wird bzw. die motorische Reizantwort des N. peronaeus communis (Dorsalflexion des Fußes) bei einer Impulsstärke von 0,3 mA sichtbar wird. Anschließend erfolgt die Injektion von 2–5 ml eines Lokalanästhetikums. Parästhesien werden nicht ausgelöst.

N.-peronaeus-Blockade (laterale Technik)

Leitstrukturen und Lagerung

Der anatomische Überblick ist in Abb. 9.**69** dargestellt. Leitstruktur ist das Fibulaköpfchen.
Der Patient liegt mit ausgestreckten (oder auch leicht angewinkelten) Beinen auf dem Rücken.

Durchführung

Nach der Hautdesinfektion wird eine feine Nadel ca. 2 cm unterhalb und lateral des Fibulaköpfchens senkrecht zur Haut eingestochen. Die Nadel wird ca. 1 cm bis zum Auslösen von Parästhesien vorgeschoben und ein Lokalanästhetikumdepot in den Raum hinter das Fibulaköpfchen gesetzt (Abb. 9.**70**) (148).

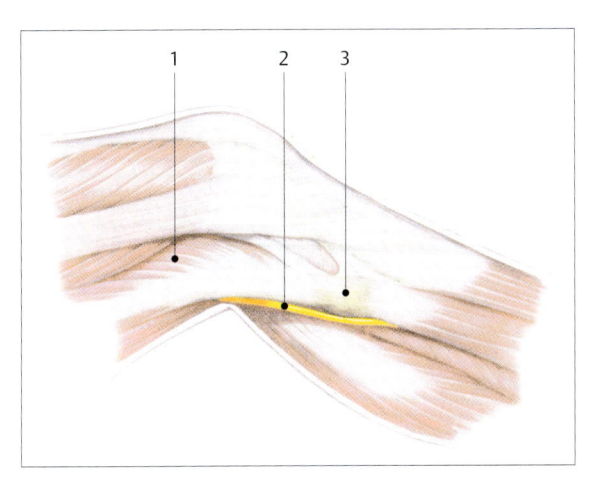

Abb. 9.**69** Anatomie der N.-peronaeus(fibularis)-Region rechts (nach Lechenbauer, AstraZeneca; aus Meier G, Büttner J. Kompendium der peripheren Blockaden. München: Arcis; 2001).
1 = M. biceps femoris
2 = N. peronaeus (fibularis) communis
3 = Caput fibulae

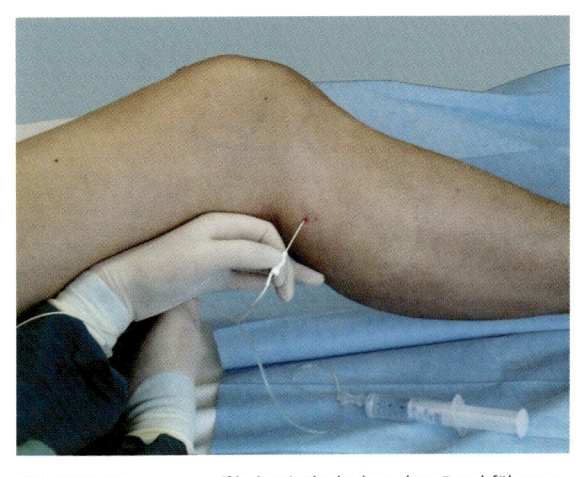

Abb. 9.**70** N.-peronaeus(fibularis)-Blockade rechts: Durchführung (Foto: G. Meier).

Indikationen und Kontraindikationen
Indikationen sind:
- inkomplette Anästhesie nach proximaler Blockade des N. ischiadicus,
- diagnostische Blockade,
- Schmerztherapie.

Kontraindikationen:
- Relative Kontraindikationen sind Nervenläsionen (vorherige Dokumentation erforderlich).

Komplikationen und Nebenwirkungen
Mögliche Komplikationen sind Neuropathien, da es bei einer perineuralen Infiltration zu Druckschäden infolge des großen Volumens des Lokalanästhetikums kommen kann.

Praktische Hinweise
- Da der Nerv auf Parästhesien sehr sensibel reagiert – in der Literatur wird über langanhaltende Dysästhesien berichtet – wird PNS empfohlen.
- Eine erfolgreiche Blockade führt zu einer Parese der Fußheber („Steppergang").

Anmerkungen zur Technik
Der N. peronaeus kann im Prinzip in seinem gesamten Verlauf durch die Fossa poplitea bis distal des Fibulaköpfchens blockiert werden. Snyder u. Mitarb. (328) fanden den Nerv bei ihren anatomischen Untersuchungen konstant 0,5 cm (bis 1 cm) medial neben der (posterior) prominentesten Stelle des Fibulaköpfchens und medial der Sehne des M. biceps femoris. Zur Blockade des N. peronaeus im Kniebereich ist eine Vielzahl von Variationen beschrieben worden.

> Für eine Anästhesie ist eine Injektion von 5–10 ml Lokalanästhetikum ausreichend.

Hierbei ist zu beachten, das eine Betäubung der Unterschenkelaußenseite und des Fußrückens erreicht werden kann, der laterale Fußrand jedoch wird vom N. suralis versorgt und ggf. muss dieser Nerv zusätzlich blockiert werden. Die Techniken können unterteilt werden in Blockaden im Bereich der Fossa poplitea (s. „Knieblock", S. 350) (3, 187, 380), des Fibulaköpfchens (15, 148, 331) und distal des Fibulaköpfchens in der Fibularis-Extensoren-Loge (394). Die beiden nachfolgend beschrieben Methoden sind leicht zu erlernen und gelten als sicher (252). Als Komplikation der N.-peronaeus-Blockade sind Fibularisneuritis und die Fibularisparese beschrieben worden (148).

> Bei einer Fibularisparese (Peronaeusparese) muss auch ein lagerungsbedingter Druckschaden oder eine Läsion infolge eines Tourniquets (S. 381) in Betracht gezogen werden (232, 338).

Die eleganteste und für praktische Zwecke häufig günstigste Technik besteht in der Blockade des N. peronaeus communis im proximalen Anteil der Fossa poplitea zusammen mit dem N. tibialis (s. „Knieblock", distale Ischiadikusblockade, S. 350).

Periphere Blockaden der Nerven im Bereich des Fußgelenks
Der Fuß wird von fünf Nerven versorgt, vier davon stammen aus dem N. ischiadicus (N. tibialis, N. peronaeus superficialis, N. peronaeus profundus und N. suralis). Der N. suralis ist ein gemeinsamer Endast mit sensiblen Nervenfasern aus dem N. peronaeus und dem N. tibialis. Der 5. Nerv, der N. saphenus, ist der sensible Endast des N. femoralis aus dem Plexus lumbalis (S. 310).

Drei der fünf Nerven verlaufen im subkutanen Fettgewebe direkt oberhalb der Fascia cruris: die Nn. saphenus, suralis und fibularis superficialis. Diese werden durch subkutane Infiltrationen betäubt. Die restlichen zwei Nerven, der N. tibialis und der N. fibularis profundus, verlaufen im Sprunggelenkbereich unter der Fascia cruris und werden direkt neben ihren Leitstrukturen durch direkte Blockade betäubt.

Jeder dieser Nerven kann separat blockiert werden. Die Erfolgsrate ist sehr hoch.

Anatomischer Überblick
N. tibialis. Der N. tibialis (L_4–L_5 bis S_1–S_3) ist der größere der beiden Ischiadikusäste und gelangt im distalen Unterschenkelabschnitt medial der Achillessehne an die Oberfläche. Dabei liegt er hinter der A. tibialis posterior und zwischen den Sehnen der Mm. flexor digitorum longus et tibialis posterior und dem M. flexor hallucis longus, gedeckt vom Retinaculum flexorum (Abb. 9.71). Er verläuft immer in enger Beziehung zu den Vasa tibialia posterioria und wird deshalb auch im angelsächsischen Schrifttum als N. tibialis posterior bezeichnet – im Gegensatz zum N. tibialis anterior, der im deutschen

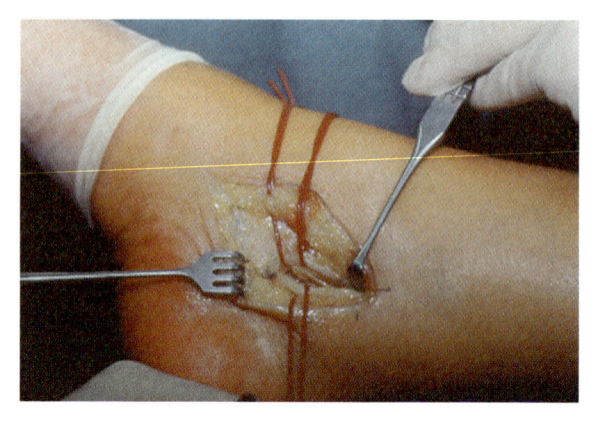

Abb. 9.71 Darstellung des N. tibialis, rechter Fuß (Foto: G. Meier).

Sprachraum üblicherweise N. peronaeus profundus heißt. Der N. tibialis gibt Rr. calcanei mediales an die Innenseite der Ferse ab und teilt sich dann hinter dem medialen Knöchel in den N. plantaris medialis und den N. plantaris lateralis. Diese beiden Nerven laufen, gedeckt vom M. abductor hallucis, abwärts zur Fußsohle und versorgen diese sensibel. Der N. tibialis versorgt motorisch die Beugemuskulatur (Plantarflexion) und sensibel den vorderen und medialen Bereich der Fußsohle (s. Abb. 9.**84**, s. S. 370).

▸ **N. suralis.** Der N. suralis ist ein Hautnerv, der durch die Vereinigung eines Astes des N. tibialis (N. cutaneus surae medialis) mit einem Ast des N. peronaeus communis (N.cutaneus surae lateralis) gebildet wird. Die Stämme vereinigen sich meist bereits im mittleren Unterschenkeldrittel und durchstoßen dort die Faszie. Der N. suralis, der auch als N. saphenus externus bezeichnet wird, verläuft dann in der Subkutanschicht und zieht zusammen mit der V. saphena parva auf der Fascia cruris hinter dem lateralen Knöchel abwärts zum äußeren Rand des Fußes. Er versorgt sensibel die laterale Fersenregion, den Außenknöchelbereich und als N. cutaneus dorsalis lateralis den lateralen Fußrand bis zur Kleinzehe (s. Abb. 9.**84**, s. S. 370).

▸ **N. peronaeus superficialis (Synonym: N. fibularis superficialis).** Der N. peronaeus superficialis zweigt, aus dem N. peronaeus communis kommend, am Caput fibulae ab. Er zieht subkutan lateral der Tibiakante, direkt der Fascia cruris aufliegend, nach distal und verzweigt sich bereits oberhalb der Knöchelebene breitgefächert über den ganzen Fußrücken, den er komplett sensibel versorgt (Abb. 9.**72**). Dieser superfiziale Ast wird auch als N. musculocutaneus (des Beins) bezeichnet (46) (Hautinnervationsgebiet s. Abb. 9.**85**, s. S. 370).

▸ **N. peronaeus profundus (Synonym: N. fibularis profundus).** Der N. peronaeus profundus zieht an der Vorderseite der Membrana interossea cruris abwärts und liegt zwischen dem M. tibialis anterior und dem M. extensor hallucis longus (Abb. 9.**73**). Danach läuft er, gedeckt vom Retinaculum mm. extensorum superius und inferius, weiter auf dem Fußrücken entlang. Dort innerviert er die kurzen Zehenstrecker sowie die Haut an der Lateralseite der Großzehe und über der Medialseite der zweiten Zehe. Während seines Verlaufes in der vorderen Muskelloge des Unterschenkels liegt die A. tibialis medial zum Nerv. Weiter distal unterkreuzt der Nerv jedoch die Arterie, die danach lateral zu ihm liegt. In der Höhe des Retinaculum extensorum werden der Nerv und die Arterie von der medial verlaufenden Sehne des M. extensor hallucis longus überkreuzt. Am Übergang zum Fuß liegt daher die A. tibialis anterior lateral des N. peronaeus profundus, während die Sehne des M. extensor hallucis longus medial des Nerven verläuft (s. Abb. 9.**85**, s. S. 370).

▸ **N. saphenus.** Der N. saphenus ist der sensible Endast aus dem N. femoralis. Er durchbricht in der Region des Pes anserinus am medialen Kniegelenkspalt die Fascia cruris und verläuft mit der V. saphena magna auf der medialen Seite der Tibia subkutan nach distal, erreicht die Knöchelregion ventral vom Innenknöchel und zieht mit Ausläufern am medialen Fußrand bis zum Hallux. Die sensible Versorgung des medialen Fersenbereiches, des Innenknöchels und des medialen Fußrandes, manchmal auch bis zum Hallux, erfolgt durch den N. saphenus.

Praktische Hinweise

▸ Die Nn. saphenus, peronaeus superficialis und suralis lassen sich relativ leicht in Höhe des oberen Sprunggelenks blockieren.
▸ Bei der Blockade des N. saphenus, des N. suralis und des N. peronaeus superficialis handelt es sich bei allen Techniken um eine subkutane Blockade (Infiltrationsanästhesie). Wird mit diesen subkutanen Blockaden begonnen, ist die Penetration der Haut

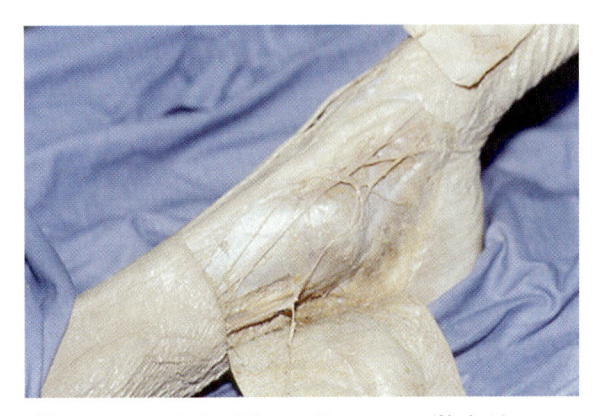

Abb. 9.72 Anatomisches Präparat: N. peronaeus (fibularis) superficialis, linker Fuß (Foto: G. Meier).

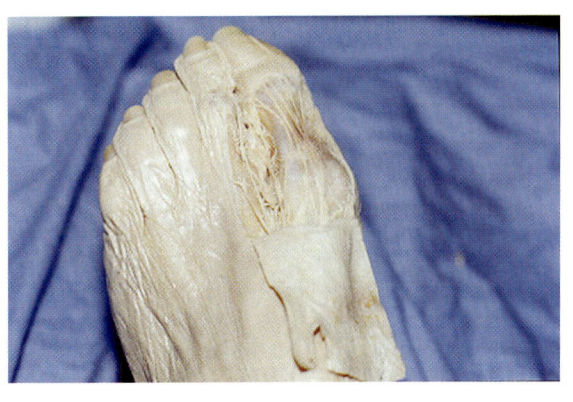

Abb. 9.73 Anatomisches Präparat: N. peronaeus (fibularis) profundus, linker Fuß (Foto: G. Meier).

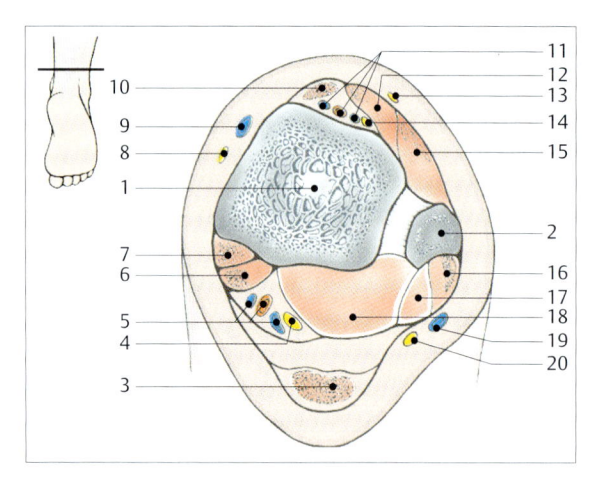

9 Nervenblockaden an den unteren Extremitäten

Abb. 9.74 Querschnitt durch das distale Drittel des Unterschenkels (aus Platzer W. Taschenatlas der Anatomie. Bd. 1. Stuttgart: Thieme; 1999).
1 = Tibia
2 = Fibula
3 = M. triceps surae
4 = N. tibialis
5 = A. und V. tibialis posterior
6 = M. flexor digitorum longus
7 = M. tibialis posterior
8 = N. saphenus
9 = V. saphena magna
10 = M. tibialis anterior
11 = A. und V. tibialis anterior
12 = M. extensor hallucis longus
13 = N. peroneaus (fibularis) superficialis
14 = N. peroneaus (fibularis) profundus
15 = M. extensor digitorum longus
16 = M. peroneaus (fibularis) longus
17 = M. peroneaus (fibularis) brevis
18 = M. flexor hallucis longus
19 = V. saphena parva
20 = N. suralis

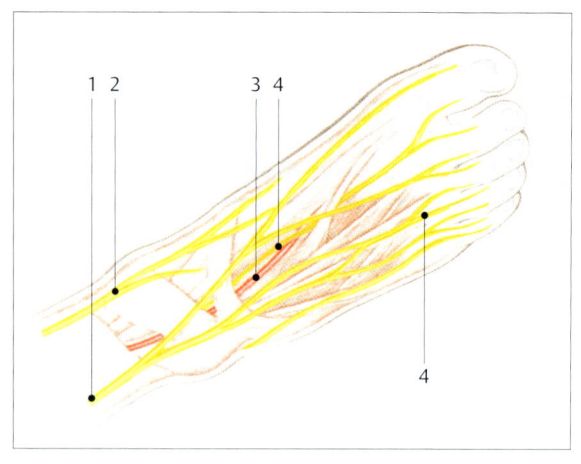

Abb. 9.75 Nervenverlauf im Fußbereich (nach Lechenbauer, AstraZeneca; aus Meier G, Büttner J. Kompendium der peripheren Blockaden. München: Arcis; 2001).
1 = N. peroneaus (fibularis) superficialis
2 = N. saphenus
3 = A. dorsalis pedis
4 = N. peroneaus (fibularis) profundus

bei den nachfolgenden Blockaden schmerzfrei. Wichtig für die Durchführung der Blockade ist ihre Reihenfolge.
- Eine vollständige zirkuläre Anästhesie ist zu vermeiden, um die Durchblutung nicht zu gefährden. Subkutane Infiltrationswälle können stattdessen in verschiedener Höhe angelegt werden. So kann z. B. zur Komplettierung nach semizirkulärer Blockade von N. suralis und N. peroneaus superficialis eine supramalleoläre Saphenusblockade durchgeführt werden oder eine Blockade des N. saphenus in Kniehöhe (S. 360).
- Die Nn. tibialis und peroneaus superficialis müssen selektiv aufgesucht werden.
- Die Blockade im Fußgelenkbereich – entweder als vollständige Blockade oder als Blockade einzelner Nerven – eignet sich gut für Operationen am Fuß und an den Zehen.
- Es sollten adrenalinfreie Lokalanästhetika benutzt werden.

Indikationen und Kontraindikationen
Periphere Blockaden der Nerven im Bereich des Fußgelenks sind indiziert bei:
- inkompletter Plexus-lumbosacralis-Anästhesie,
- kombiniertem Fußblock bei Operationen am Fuß (z. B. Hallux valgus, Fußgangrän),
- Schmerztherapie,
- diagnostischen Blockaden.

Kontraindikationen:
- allgemeine Kontraindikationen (S. 239),
- Nervenläsionen (relativ; vorherige Dokumentation erforderlich).

Komplikationen und Nebenwirkungen
Spezielle Komplikationen oder Nebenwirkungen sind nicht bekannt.

Für die Durchführung der Blockade der peripheren Nerven des Beins im Fußgelenkbereich gibt es eine große Anzahl unterschiedlicher Techniken. Nachfolgend werden Methoden beschrieben, die sich in der klinischen Praxis bewährt haben.

Blockade von N. saphenus, N. peroneaus superficialis und N. suralis
Leitstrukturen, Lagerung und Durchführung
Die anatomischen Strukturen sind in Abb. 9.**74** und der Nervenverlauf im Fußbereich in Abb. 9.**75** dargestellt.

Leitstrukturen sind Tibiavorderkante, Malleolus medialis und lateralis sowie die Achillessehne.

Der Patient liegt auf dem Rücken.

Nach der Desinfektion des Unterschenkels und Fußes auf der zu anästhesierenden Seite erfolgt die Leitungsanästhesie mit einer 6 cm langen 24-G-Nadel.

Durchführung der N.-saphenus-Blockade
Ausgehend von der Tibiavorderkante werden 4 Querfinger oberhalb des Malleolus medialis bis zur Achillessehne 10 ml eines mittellang oder lang wirkenden Lokalanästhetikums subkutan injiziert.

Durchführung der N.-fibularis-superficialis-Blockade
Zwischen Tibiavorderkante und 3–4 Querfinger oberhalb des Malleolus lateralis wird ein subkutaner Hautwall von 5–10 ml eines Lokalanästhetikums (z. B. Prilocain 1 %) aufgebaut (Abb. 9.75 u. 9.78).

Durchführung der N.-suralis-Blockade
Im Anschluss an die N.-fibularis-superficialis-Blockade kann die Injektion des Lokalanästhetikums weiter nach lateral in Richtung auf die Achillessehne fortgesetzt werden.

Praktische Hinweise
- Der N. suralis ist ein rein sensibler Nerv, der von Fasern aus den Nn. tibialis und fibularis communis gebildet wird. Der Nerv innerviert den lateralen Maleollus und die laterale Fußkante.
- Eine selektive Blockade des N. suralis ist nur selten indiziert (z. B. Fersensporn, Warzenplatte). Die Nadel wird dann unmittelbar anterior der Achillessehne in Höhe des lateralen Oberrandes des Malleolus subkutan in Richtung auf den Außenknöchel vorgeschoben. Hierbei werden 5 ml des Lokalanästhetikums injiziert.
- Wird mit diesen subkutanen Blockaden begonnen und eine ringförmige Anästhesie durchgeführt, ist die Penetration der Haut bei den nachfolgenden Blockaden schmerzfrei.

N.-fibularis-profundus-Blockade
Leitstrukturen und Durchführung
Leitstrukturen sind die Sehne des M. extensor hallucis longus und die A. dorsalis pedis, der Nervenverlauf ist in Abb. 9.76 dargestellt.

Die Einstichstelle liegt auf dem Fußrücken unmittelbar zwischen der Sehne des M. extensor hallucis longus und der A. dorsalis pedis.

Die Kanüle wird senkrecht zur Haut eingeführt, leicht unter die Arterie vorgeschoben und nach negativer Aspiration werden ca. 3 ml des Lokalanästhetikums tief bis zur Faszie, dem Retinaculum der Extensoren, injiziert (Abb. 9.75 u. 9.77). Dann wird die Nadel zurückgezogen und medial der Arterie werden nach negativer Aspiration nochmals ca. 3 ml Lokalanästhetikum (z. B. Prilocain 1 % oder Ropivacain 0,75 %) injiziert.

Praktische Hinweise
- Die Orientierung bei nicht tastbarem Puls ist manchmal schwierig. Hilfreich kann dann der Einsatz eines kleinen Gefäß-Dopplers sein.
- Die Sehne des M. extensor hallucis longus ist durch Dorsalflexion des Fußes gut tastbar. Die Arterie liegt immer lateral dieser Sehne.
- Eine selektive Blockade ist nur sinnvoll bei Schmerzen oder Operationen auf der medialen Seite der Großzehe und/oder auf der lateralen Seite der 2. Zehe (z. B. Unguis incarnatus).

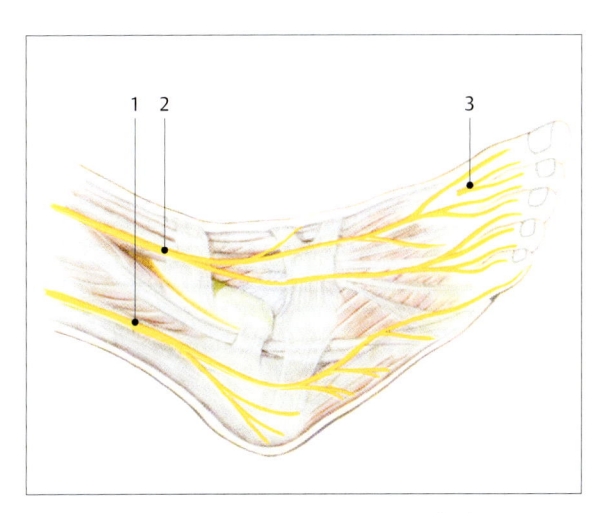

Abb. 9.76 Nervenverlauf im Fußbereich (nach Lechenbauer, Astra-Zeneca; aus Meier G, Büttner J. Kompendium der peripheren Blockaden. München: Arcis; 2001).
1 = N. suralis
2 = N. peronaeus (fibularis) superficialis
3 = N. peronaeus (fibularis) profundus

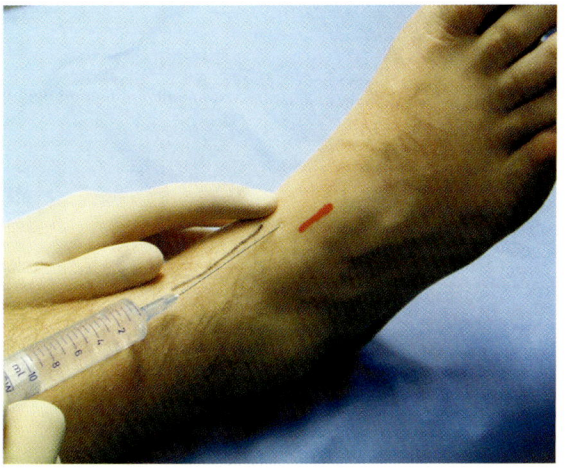

Abb. 9.77 N.-peronaeus(fibularis)-profundus-Blockade: Durchführung (Foto: G. Meier).

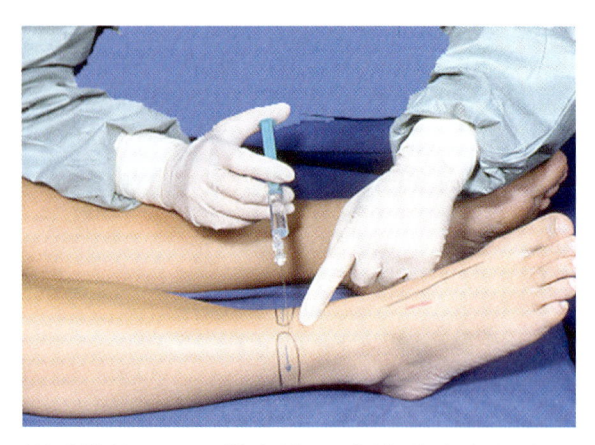

Abb. 9.78 N.-peronaeus(fibularis)-superficialis-Blockade: Durchführung (Foto: G. Meier).

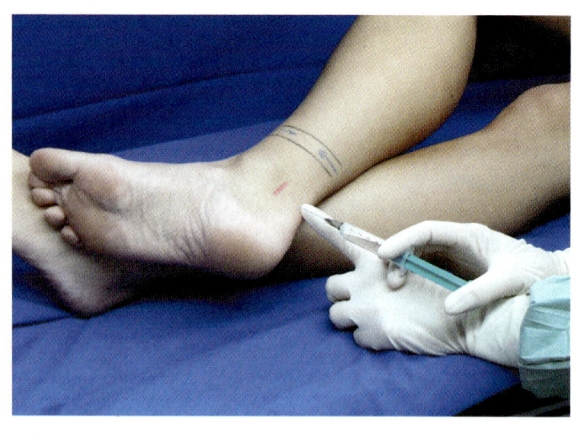

Abb. 9.80 N.-tibialis-Blockade: Durchführung (Foto: G. Meier).

N.-tibialis-posterior-Blockade
Leitstrukturen und Lagerung
Leitstrukturen sind Malleolus medialis und Achillessehne, der Verlauf von N. tibialis, N. saphenus und A. tibialis posterior ist in Abb. 9.79 dargestellt.

Der Patient verbleibt in Rückenlage, das Bein wird mit dem Unterschenkel auf die Tibia des anderen Beins gelagert (sog. Viererstellung).

Durchführung
Der Nerv wird in seinem Verlauf hinter dem Malleolus medialis blockiert. Etwas lateral der A. tibialis posterior oder – wenn diese nicht palpabel ist – unmittelbar medial der Achillessehne wird nach der Desinfektion in Höhe des kranialen Abschnittes des medialen Knöchels die Haut subkutan infiltriert.

Eine 5–8 cm lange 24-G-Kanüle wird an dieser Stelle senkrecht zur Haut eingeführt und behutsam und unter intermittierender Aspiration bis zur Tibiahinterkante vorgeschoben (Abb. 9.80).

Parästhesien werden nicht gezielt aufgesucht, sind jedoch relativ häufig. Nach Erreichen der Tibiahinterkante wird die Kanüle um ca. 1 cm zurückgezogen. Im Anschluss an eine negative Aspiration werden 10 ml eines mittellang oder lang wirkenden Lokalanästhetikums injiziert.

Praktische Hinweise
- Parästhesien sollten nicht gesucht werden. Wird aber eine Parästhesie (plantar) ausgelöst, dann muss der Patient auf diese unangenehme Sensation vorbereitet sein, damit Patient und Therapeut nicht durch eine plötzliche Ausweichbewegung gefährdet werden.
- Die Anästhesie kann sehr gut mit PNS (Abb. 9.81) durchgeführt werden (Reizantwort: Plantarflexion der Zehen) (110).

Anmerkungen zur Technik
Bridenbaugh (46) gibt eine Dosierung von 3–5 ml bei Auslösung von Parästhesien und ohne solche eine Dosis von 5–7 ml an, während Auberger und Niesel (16) und Löfström (190) bei Auslösung einer Parästhesie 5–8 ml und andernfalls 10–12 ml Lokalanästhetikum injizieren. Die praktische Erfahrung hat gezeigt, dass ohne die Auslösung von Parästhesien das höhere Volumen injiziert werden sollte. Die Analgesie erstreckt sich auf den Bereich der Fußsohle (mit Ausnahme der Ferse) und den medialen Fußrand. Bei Auslösung von Parästhesien kann nach der Injektion mit einer Latenzzeit von 5–10 Minuten gerechnet werden, ohne Parästhesien muss mit einer Anschlagszeit von 30 Minuten gerechnet werden.

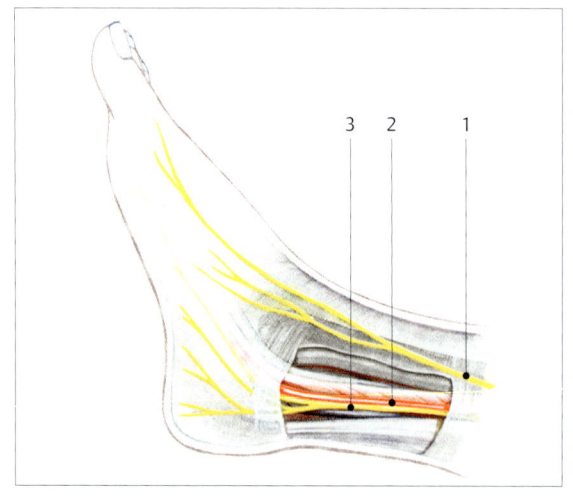

Abb. 9.79 Nervenverlauf im Fußbereich (nach Lechenbauer, AstraZeneca; aus Meier G, Büttner J. Kompendium der peripheren Blockaden. München: Arcis; 2001).
1 = N. saphenus
2 = A. tibialis posterior
3 = N. tibialis

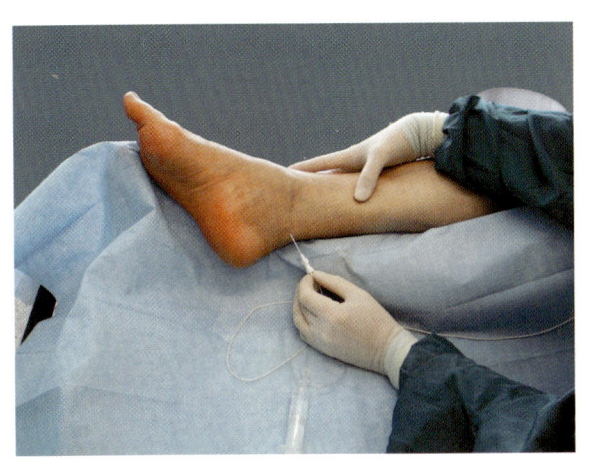

Abb. 9.81 N.-tibialis-Blockade, Durchführung mit PNS (Foto: G. Meier).

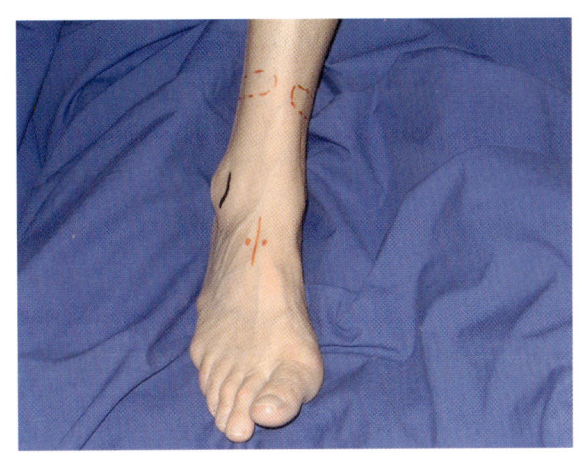

Abb. 9.82 N.-peronaeus(fibularis)-superficialis- und N.-peronaeus(fibularis)-profundus-Blockade: Leitlinien nach Hoerster (Foto: G. Meier).

Spezielle Komplikationen sind nicht zu erwarten. Vereinzelt wurden Dysästhesien beschrieben (308).

Blockade der peripheren Nerven des Beins im Fußgelenkbereich (sog. Fußblock nach Löfström)
N.-tibialis-Blockade
Leitstrukturen und Lagerung

Leitstrukturen sind Malleolus medialis und A. tibialis posterior.

Der Patient befindet sich in Bauchlage mit einer Rolle unter dem Fußgelenk.

Durchführung

Der Nerv wird in seinem Verlauf hinter dem medialen Knöchel blockiert. Nach einer Hautdesinfektion des Gebietes einschließlich der Ferse, Achillessehne und des medialen Knöchels versucht man, die A. tibialis posterior zu palpieren. Etwas lateral der Arterie oder – wenn diese nicht palpabel ist – unmittelbar medial der Achillessehne wird in Höhe des kranialen Abschnittes des medialen Knöchels eine Hautquaddel angelegt. Dann wird senkrecht zur Rückseite der Tibia mit einer 6–8 cm langen Kanüle punktiert. Die Kanüle sollte möglichst dicht lateral von der A. tibialis posterior liegen. Lässt man nun die Kanüle in mediolateraler Richtung wandern, so kommt es meist zur Auslösung von Parästhesien.

> Die Kanüle wird ein wenig zurückgezogen, und anschließend werden 5–8 ml eines mittellang oder lang wirkenden Lokalanästhetikums injiziert.

Wird keine Parästhesie ausgelöst, können 10–12 ml des Lokalanästhetikums an die Rückseite der Tibia injiziert werden, während die Kanüle 1 cm zurückgezogen wird.

> **Praktischer Hinweis**
> Auch ohne die Auslösung einer Parästhesie wird in der Regel eine gute Anästhesie der Planta pedis erreicht. Die Latenzzeit bis zur vollständigen Wirkung kann dann jedoch bis zu 30 Minuten betragen.

N.-suralis-Blockade
Durchführung

Der Nerv wird durch einen subkutanen Infiltrationswall zwischen der Achillessehne und dem lateralen Knöchel blockiert. Diese Blockade wird am einfachsten zusammen mit der N. tibialis-Blockade durchgeführt. Hierzu wird mit einer feinen Kanüle lateral der Achillessehne und symmetrisch zu der Injektionsstelle für die Tibialisblockade punktiert. Die Kanüle wird im subkutanen Gewebe zwischen lateralem Knöchel und Achillessehne fächerförmig hin und her geführt und dabei werden 5–10 ml Lokalanästhetikum injiziert.

N.-peronaeus-superficialis-Blockade
Lagerung und Durchführung

Der Patient befindet sich in Rückenlage.

Der Nerv wird unmittelbar oberhalb des Talokruralgelenks blockiert. Mit 5–10 ml eines Lokalanästhetikums wird ein subkutaner Anästhesiewall angelegt, der sich von der vorderen Tibiakante bis zum lateralen Knöchel erstreckt.

N.-peronaeus-profundus-Blockade
Durchführung

Der Nerv wird im unteren Unterschenkelbereich anästhesiert, indem eine Kanüle zwischen den Sehnen des M. tibialis anterior und des M. extensor hallucis longus in Richtung auf die Tibia vorgeschoben wird und 5–10 ml Lokalanästhetikum injiziert werden.

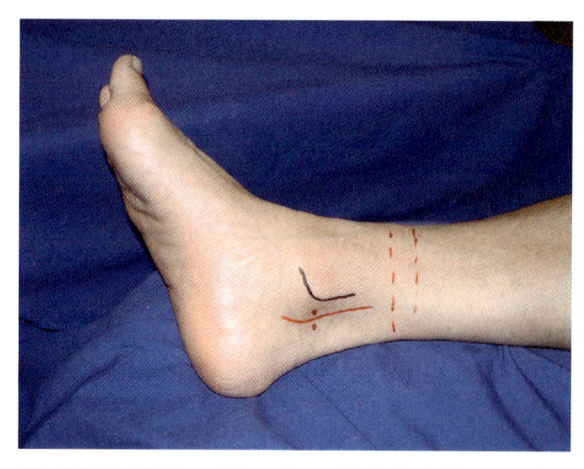

Abb. 9.83 N.-tibialis- und N.-saphenus-Blockade: Leitlinien nach Hoerster (Foto: G. Meier).

N.-saphenus-Blockade
Durchführung

Die Anästhesie des Nerven erfolgt durch eine subkutane Infiltration dicht oberhalb des Malleolus medialis. Hierbei werden 5–10 ml Lokalanästhetikum um die V. saphena magna herum injiziert.

Praktische Hinweise
- Eine intravenöse Injektion ist möglich, deshalb sind bei der Durchführung wiederholte Aspirationen notwendig.
- Bei dieser Technik der Blockade der peripheren Nerven im Fußgelenkbereich sollte eine vollständige zirkuläre Anästhesie vermieden werden. Subkutane Infiltrationwälle können stattdessen in verschiedener Höhe angelegt werden.

Blockaden im Bereich des Fußgelenkes (sog. Fußblock nach Hoerster)

Blockade der Nn. peronaeus superficialis, saphenus und suralis

Leitlinien und Lagerung

Leitlinien sind der Innenknöchel, der Außenknöchel, die Achillessehne und die Tibiavorderkante (Abb. 9.82 u. 9.83)

Der Patient liegt auf dem Rücken.

Durchführung

Eine Handbreit oberhalb des Malleolus medialis wird in die Mitte der medialen Unterschenkelseite subkutan ein kleines Depot Lokalanästhetikum injiziert und von dort die Kanüle vorsichtig in Richtung Achillessehne quer zur Knöchelebene vorgeschoben. Dabei werden sehr kleine Mengen von Lokalanästheti-

Abb. 9.84 N.-tibialis-Block: Ausbreitung der Blockade (nach Hoerster aus Wagner F. Beinnervenblockaden. In: Niesel HC, Hrsg. Regionalanästhesie – Lokalanästhesie – Regionale Schmerztherapie. Stuttgart: Thieme; 1994).
1 = N. suralis
2 = N. plantaris lateralis
3 = N. plantaris medialis

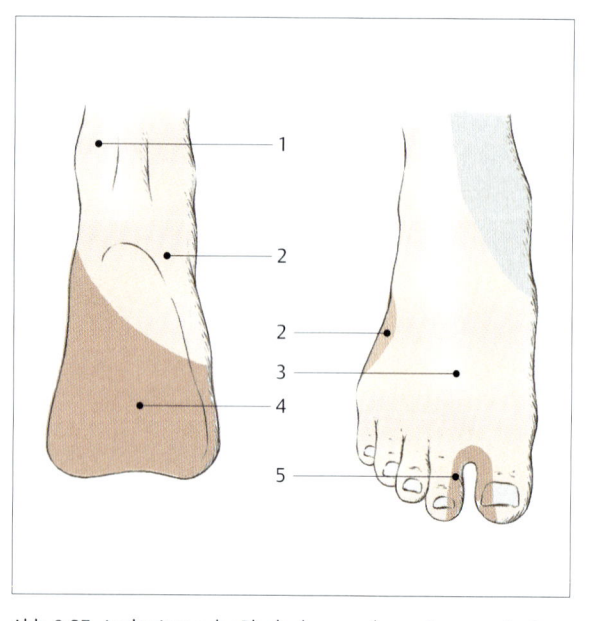

Abb. 9.85 Ausbreitung der Blockaden am oberen Sprunggelenk (nach Hoerster aus Wagner F. Beinnervenblockaden. In: Niesel HC, Hrsg. Regionalanästhesie – Lokalanästhesie – Regionale Schmerztherapie. Stuttgart: Thieme; 1994).
1 = N. saphenus
2 = N. suralis
3 = N. peronaeus (fibularis) superficialis
4 = N. tibialis
5 = N. peronaeus (fibularis) profundus

kum (0,3 ml) injiziert. Beim Zurückziehen der Kanüle in das subkutane Depot wird der Infiltrationswall durch weitere Injektionen bis zu insgesamt ca. 5 ml Lokalanästhetikum zusätzlich vergrößert. Die Kanülenführung wird um 180° gedreht, die Kanüle unter Injektion von wenigen ml Lokalanästhetikum bis zur Tibiakante vorgeschoben, und beim Zurückziehen in das ursprüngliche Depot werden die restlichen 5 ml Lokalanästhetikum in Form eines Hautwalls subkutan appliziert. Dazu werden je nach anatomischen Verhältnissen 6–10 ml Lokalanästhetikum eines mittellang bis lang wirksamen Lokalanästhetikums benötigt. Mit dieser Infiltration werden Anteile des N. fibularis superficialis und des N. saphenus erfasst.

Der Fuß wird anschließend leicht nach medial verlagert. Mit einer gefüllten 10-ml-Spritze und einer 12er-Kanüle wird entsprechend der Vorgehensweise auf der Innenseite auch auf der Außenseite des Unterschenkels eine subkutane Infiltration etwa eine Handbreit oberhalb der Knöchelebene durchgeführt. Die Infiltration geht von einem Depot in der Mitte der Außenseite aus und wird sowohl in Richtung auf die Achillessehne als auch bis zur Tibiakante durchgeführt.

| **Praktische Hinweise**
▸ Es ist darauf zu achten, dass keine Lücke in der Haut ohne Infiltration des Lokalanästhetikums bleibt und dass die Infiltration direkt über der Fascia cruris (subkutan) erfolgt.
▸ Die Blutleeremanschette wird über dem Hautwall angelegt.

N.-tibialis-Blockade
Leitstrukturen
Der N. tibialis verläuft mit seiner Leitstruktur, der A. tibialis posterior, an der tiefsten Stelle des Sulkus zwischen der Ferseninnenseite und dem Innenknöchel. Wenn die Pulsation der A. tibialis posterior dort nicht zu tasten ist, orientiert man sich an der tiefsten Stelle des Sulkus. Häufig ist auch ein knöcherner Vorsprung des Talus am distalen, ventralen Teil des Sulkus zu tasten; unmittelbar darunter verläuft der N. tibialis (s. Abb. 9.**83**).

Durchführung
Medial der A. tibialis wird mit einer dünnen, 2–3 cm langen Kanüle senkrecht zur Haut eingestochen und die Kanüle vorsichtig 0,5–2 cm vorgeschoben, bis erste Parästhesien auftreten oder – wenn keine Parästhesien ausgelöst worden sind – bis zum ersten Knochenkontakt. Die Kanüle wird dann 1–2 mm zurückgezogen und mit der freien Hand in situ fixiert.

Nach sorgfältiger Aspiration in zwei Ebenen werden, wenn Parästhesien ausgelöst wurden, 3–5 ml Lokalanästhetikum injiziert. Wurden keine Parästhesien ausgelöst, werden 2,5 ml Lokalanästhetikum appliziert und die Punktion auf der kontralateralen Seite der Arterie durchgeführt. Nach korrekter Platzierung der Kanülenspitze direkt lateral der Arterie und unterhalb der Faszie werden die restlichen 2,5 ml der Gesamtdosis von 5 ml Lokalanästhetikum injiziert.

| **Praktischer Hinweis**
▸ Dieses Vorgehen sichert den Blockadeerfolg auch bei variablen Verläufen des N. tibialis zu seiner Leitarterie.

N.-fibularis-profundus-Blockade
Durchführung
Unmittelbar medial der A. dorsalis pedis auf dem Fußrücken wird mit einer dünnen, 2–3 cm langen Kanüle senkrecht zur Haut eingestochen und die Kanüle vorsichtig bis zum knöchernen Widerstand vorgeschoben. Nach Zurückziehen um 0,5 mm wird die Kanüle in situ mit der freien Hand fixiert.

Nach Aspiration in zwei Ebenen werden 2,5 ml Lokalanästhetikum injiziert. Wegen des variablen Verlaufes des N. fibularis profundus zu seiner Leitarterie wird die Punktion auf der kontralateralen Seite wiederholt und nach Aspirationstest werden weitere 2,5 ml Lokalanästhetikum unter die Faszie appliziert.

| **Praktische Hinweise**
▸ Die Durchführung eines Fußblocks dauert je nach Übung und anatomischer Situation zwischen 5–15 Minuten, die Wirkung setzt nach 15 Minuten ein und ist nach 30 Minuten komplett. Sollten noch Areale am Fuß sensibel bleiben, so können durch periphere (subkutane) Infiltrationen auch diese Lücken geschlossen werden.
▸ Der Druck einer Blutleeremanschette über dem subkutanen Infiltrationswall wird bis zu 2 Stunden toleriert.

| **Anmerkungen zur Kombinationsblockade (Fußblock)**
Die Kombination der beschriebenen Einzelblockaden wird traditionell als **Fußblock** bezeichnet und ist in vielen Lehrbüchern beschrieben.

Es handelt sich um eine einfach durchzuführende Technik mit einer geringen Komplikations- und hohen Erfolgsrate (172, 201).

Bei Eingriffen im Knöchelbereich ist immer darauf zu achten, dass die Blockade oberhalb der eigentlichen Knöchelregion durchgeführt wird. In diesen Fällen ist zu überlegen, ob ein Poplitealblock oder distaler Ischiadikusblock (S. 353) eine sinnvolle Alternative darstellen. Eine komplette Fußblockade ist – trotz ihrer relativen Sicherheit – vom technischen Standpunkt aus gesehen für den Anfänger eher aufwendig, umfasst sie doch zusätzlich zu den oberflächlichen Ringblockaden noch zwei Einzelblockaden, nämlich die des N. tibialis posterior und die des N. peronaeus profundus. Dabei erfordert die Blockade aller Nerven angesichts variabler Anastomosen und der insgesamt großen anatomischen Variationsbreite entweder eine gute Technik oder die Gabe von größeren Volumina. McCutcheton (209) fand bei 100 Blockaden für die Ausbreitungsgebiete von N. suralis und N. saphenus nur eine 60- bzw. 84%ige Übereinstimmung mit den Angaben anatomischer Lehrbücher.

Andererseits wird auch über sehr hohe Erfolgsraten von 95% (178) und 100% (308) berichtet. Sharrok und Mineo (317) haben beim Fußblock niedrige Lokalanästhetikablutspiegel gemessen, sodass davon ausgegangen werden darf, dass die für eine erfolgreiche Anästhesie benötigten Volumina gut toleriert werden. Deshalb wird auch die Kombination von zwei Fußblockaden bei einem Patienten für vertretbar gehalten (73). Dennoch sollten die Maximaldosierungen für die einzelnen Lokalanästhetika nicht überschritten werden (Tab. 9.**3**).

Der Fußblock kann auch für Operationen mit einem Unterschenkeltourniquet durchgeführt werden. Delgado-Martinez u. Mitarb. (90) haben in einer prospektiven Untersuchung überprüft, ob dann die Blockade einzelner Nerven ausreichend ist. Aufgrund ihrer Ergebnisse kommen sie zu der Empfehlung, dass ein kompletter „Fußblock" – d. h. eine Anästhesie aller fünf Nerven – durchgeführt werden sollte. Wenn eine Blutleere benötigt wird, kann die Blutleeremanschette oberhalb vom Sprunggelenk angelegt werden. Der Druck in der Manschette wird unterschiedlich hoch angegeben (110). Eine Studie mit Probanden ermittelte, dass ein Druck von 225 mm Hg (+/- 46 mm Hg) bei einer schmalen Manschette und ein Druck von 284 mm Hg (+/- 42 mm Hg) bei einer breiten Manschette als sicher angesehen werden kann (30). Andere Autoren halten die Ermittlung des individuell notwendigen Drucks, gemessen mit einem Doppler oder Stethoskop, für ausreichend (92, 263). Anhand einer elektrophysiologischen Studie wurde keine erhöhte Gefährdung der Nerven bei einem Tourniquet oberhalb des Sprunggelenks festgestellt (67). In einer retrospektiven Studie von 3027 Patienten, die während der Operation ein Tourniquet mit einem Manschettendruck von 325 mm Hg erhalten hatten, wurde bei 3 Patienten ein Posttourniquetsyndrom festgestellt (91). Da dieses offensichtlich vom Manschettendruck abhängig ist, sollte die in dieser Untersuchung Inzidenz von 0,1% bei einem Druck von 250 mm Hg oder weniger noch deutlich geringer sein.

Der Fußblock gilt als ein sicheres Anästhesieverfahren. Es sind nur selten Komplikationen beschrieben worden. In wenigen Untersuchungen wird über vereinzelte anhaltende Parästhesien berichtet, die nach 4–6 Wochen spontan wieder abgeklungen sind (308, 318). In einer Untersuchung mit 1295 Patienten, die einen Fußblock erhalten hatten, wurden 4 Komplikationen verzeichnet (in drei Fällen vasovagale Reaktionen sowie eine supraventrikuläre Tachykardie), bei keinem Patienten wurde eine Neuritis, ein Hämatom oder eine Infektion festgestellt (247). In einer prospektiven Studie mit 284 Patienten wurden keine postanästhetischen Neuralgien oder andere Komplikationen festgestellt (178). Auch in weiteren Studien wird über keine Komplikationen berichtet (248, 303, 379)

> **Zusammenfassung:**
> Der sog. **Fußblock** ist ein komplikationsarmes und sicheres Anästhesieverfahren für Operationen am Fuß. Für die gezielte Blockade einzelner Nerven zur Diagnostik oder zur Komplettierung einer Regionalanästhesie ist der „Fußblock" hervorragend geeignet. Es sollte jedoch darauf geachtet werden, dass der Patient so wenig wie möglich schmerzhafte Einstiche während der Durchführung erhält. Die komplette Anästhesie des Fußes kann bei der distalen Ischiadikusblockade oder einem Poplitealblock (S. 353) auch mit einer Injektion erreicht werden.

Midtarsal-Block

Als Alternative zum traditionellen Fußblock beschrieben Sharrock u. Mitarb. (318) eine technisch einfache Variante: die Blockade im Metatarsalbereich. Der N. tibialis posterior bzw. seine Äste und der N. peronaeus profundus werden bei dieser Blockade wesentlich distaler anästhesiert.

N.-tibialis-posterior-Blockade
Leitstrukturen und Durchführung
Leitstrukturen der N.-tibialis-posterior-Blockade sind A. tibialis posterior und Malleolus medialis.

Nach der Desinfektion des Fußrückens und der medialen Seite des Fußes werden bei 20° Außenrotation

Tabelle 9.3 Dosierungsempfehlung für den Fußblock

Nerv	Volumen	Dosis
N. saphenus	5–10 ml	50–100 mg
N. peronaeus superficialis + N. suralis	10 ml	100 mg
N. tibialis	3–5 ml	30–50 mg
N. peronaeus profundus	2–5 ml	20–50 mg
Prilocain 1%	**20–30 ml**	**200–300 mg**

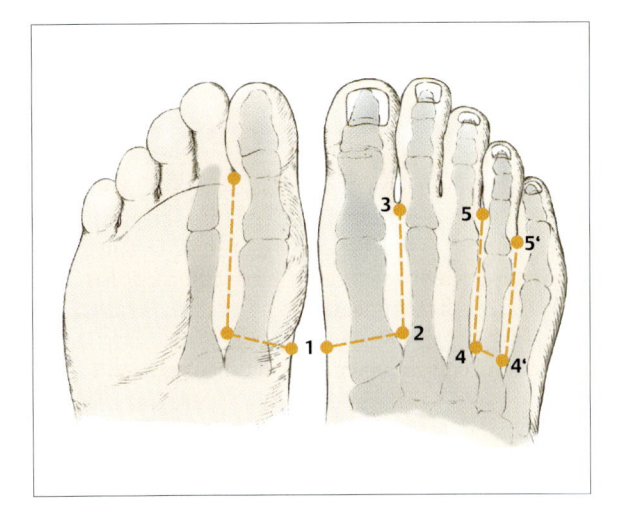

Abb. 9.86 Midtarsal-Block: Der interossäre Bereich wird von den Injektionspunkten 2 und 3 bzw. 4 und 5 aus infiltriert, der mediale Fußrand bis zur Sohle von Injektionspunkt 1 aus. Die Injektionspunkte werden durch eine subkutane Infiltration (---) verbunden (nach Adriani aus Wagner F. Beinnervenblockaden. In: Niesel HC, Hrsg. Regionalanästhesie – Lokalanästhesie – Regionale Schmerztherapie. Stuttgart: Thieme; 1994).

Abb. 9.87 Leitungsanästhesie der Zehen. Querschnitt des Hallux in Höhe der Articulatio interphalangea (nach Lang u. Wachsmuth aus Wagner F. Beinnervenblockaden. In: Niesel HC, Hrsg. Regionalanästhesie – Lokalanästhesie – Regionale Schmerztherapie. Stuttgart: Thieme; 1994).
1 = N. hallucis plantaris lateralis (Ansicht von ventral-vorn)
2 = N. hallucis dorsalis lateralis (N. peronaeus profundus)
3 = N. hallucis dorsalis medialis
4 = N. hallucis plantaris medialis

des Malleolus medialis distal des Flexorenretinakulums mit einer 4 cm langen 25-G-Kanüle beiderseitig der A. tibialis posterior jeweils 5 ml Lokalanästhetikum tief in die Faszie infiltriert (Abb. 9.**86**).

N.-peronaeus-profundus-Blockade
Leitstrukturen und Durchführung
Leitstrukturen sind die A. dorsalis pedis und die Sehne des M. extensor hallucis longus.

Der N. peronaeus profundus bzw. seine Äste werden distal des Retinaculum mm. extensorum und lateral der Sehne des M. extensor hallucis longus blockiert. Auch hierbei wird beiderseits der Arterie (A. dorsalis pedis) durch die Faszie infiltriert.

Blockade der Nn. saphenus, peronaeus superficialis und suralis
Die oberflächlichen Nerven werden wie beim traditionellen Fußblock (S. 366) mit einer subkutanen Infiltration blockiert.

Praktischer Hinweis
▶ Die Blockade kann mit einem Mittelfußtourniquet kombiniert werden. Nach der Exsanguination kann die (sterile) Bandage im Mittelfußbereich über dem anästhesierten Bereich als steriles Tourniquet belassen werden (46, 318).

Blockaden im Zehenbereich
Anatomischer Überblick
Die den Fuß sensibel versorgenden Nerven sind Endäste des N. ischiadicus (Abb. 9.**87**). Der mediale Fußrand wird gelegentlich bis hin zur Großzehe vom terminalen Ast des N. femoralis, dem N. saphenus, versorgt. Die Nn. tibialis et peronaeus profundus liegen tiefer und versorgen dementsprechend auch die tiefer liegenden Strukturen (Knochen, Gelenke, Muskeln), der N. tibialis auch die Fußsohle und der N. peronaeus profundus die Haut an der lateralen Seite der Großzehe und der medialen Seite der zweiten Zehe. Die übrigen Nerven verlaufen subkutan und innervieren die Haut der medialen (N. saphenus) und lateralen Fußseite (N. suralis) sowie des Fußrückens und der Zehen (N. peronaeus superficialis).

Leitungsanästhesie der Zehen nach Oberst

> Die Leitungsanästhesie der Zehen (sog. Oberst-Leitungsanästhesie) ist eine sehr weit verbreitete und erfolgssichere Methode, die vornehmlich zur Leitungsblockade an den Fingern eingesetzt wird.

Die Methode findet aber auch bei der Leitungsanästhesie an den Zehen Verwendung.

Leitstrukturen, Lagerung und Durchführung
Leitstruktur für die Leitungsanästhesie der Zehen nach Oberst ist die dorsale Seite des Zehs.

Abb. 9.88 Leitungsanästhesie der Zehe nach Oberst: Durchführung (Foto: G. Meier).

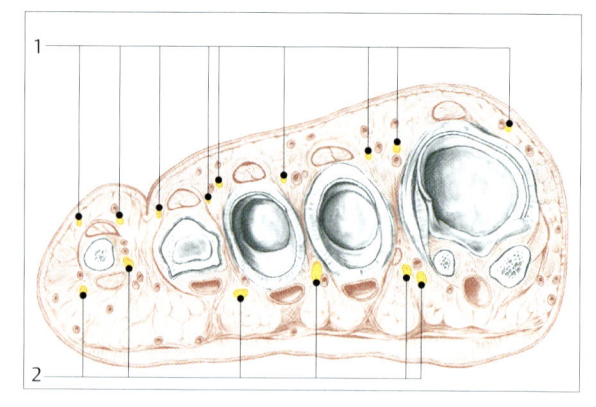

Abb. 9.89 Interdigitale Blockade. Transversalschnitt in Höhe der Articulationes metatarsophalangeae I–III (nach Lang u. Wachsmuth aus Wagner F. Beinnervenblockaden. In: Niesel HC, Hrsg. Regionalanästhesie – Lokalanästhesie – Regionale Schmerztherapie. Stuttgart: Thieme; 1994).
1 = Nn. digitales dorsales
2 = Nn. digitales plantares

Der Patient befindet sich in Rückenlage.

Mit einer dünnen Kanüle wird die Zehe in der Mitte des Basisgliedes von dorsal beidseitig tangential zum Knochen punktiert, wobei fast die Plantarseite erreicht werden soll (Abb. 9.88). Durch Gegenhalten mit dem eigenen Finger kann kontrolliert werden, wie weit die Nadel nach plantar gelangt ist. Es werden auf jeder Seite 0,5–1 ml eines 1 %igen Lokalanästhetikums injiziert.

Praktische Hinweise
- Die Injektion sollte langsam erfolgen, da der Druck, der durch das Injektionsvolumen erzeugt wird, vom Patienten als sehr unangenehm empfunden wird.
- Die Oberst-Leitungsanästhesie kann für den Großzehenbereich noch empfohlen werden, eignet sich aber wegen des schon derben Gewebes weniger für die übrigen Zehen.
- Als schonende Alternative bietet sich eine interdigitale Blockade im distalen oder proximalen Zehenbereich oder im Metatarsalbereich an (Abb. 9.86) (S. 372).

Interdigitale Blockade
Leitstrukturen, Lagerung und Durchführung
Einen anatomischen Überblick liefert die Abb. 9.89. Leitstruktur für die interdigitale Blockade ist der distale Metatarsalbereich.

Der Patient liegt auf dem Rücken.

Nach der Desinfektion wird mit einer feinen Nadel zunächst subkutan und subfaszial infiltriert. Anschließend wird dann in die Weichteile der Interdigitalräume bzw. der Fußränder ein fächerförmiges Depot gesetzt und ggf. über die plantare Faszie hinaus bis ins Subkutangewebe der Fußsohle mit z. B. 0,5 % Prilocain infiltriert (3).

Anmerkungen zur Technik
Die grundsätzliche Gefahr einer blockadebedingten Gangrän wird von Moore (208) besonders betont, und es dürfen in jedem Fall nur adrenalinfreie Lösungen verwendet werden.

> Es sollten nie mehr als 8 bis maximal 10 ml Lokalanästhetikum pro Zeh bzw. Blockade infiltriert werden, auch wenn Lee und Atkinson (178) für eine Blockade im Metatarsalbereich zur Hallux-valgus-Operation 30–50 ml Lokalanästhetikum für nötig erachten.

Auberger (16) empfiehlt 2–5 ml Prilocain 1 % pro Einstich, sowohl im Zehen als auch im Metatarsalbereich.

Die Indikation für diese peripheren Blockadetechniken stellt sich vor allem im ambulanten Bereich und bei Risikopatienten, bei welchen kleinere Eingriffe am Zehen oder am Vorfuß wie z. B. Nagelextraktionen, korrektive Eingriffe bei Frakturen oder Hammerzehe, Amputationen von Zehen oder Operationen im Phalangenbereich durchgeführt werden müssen.

> Wegen der Gangrängefahr sind die distalen Blockadetechniken bei Patienten mit peripheren Durchblutungsstörungen einschließlich Raynaud-Syndrom relativ kontraindiziert und sollten, wenn überhaupt, nur nach gründlicher Abwägung von Vor- und Nachteilen bzw. Alternativen (z. B. distaler Ischiadikusblock, S. 353) durchgeführt werden.

In diesen o. g. Fällen sollte ein Tourniquet nicht länger als 15 Minuten angelegt und die Injektionsmenge von 3 ml pro Zeh möglichst nicht überschritten werden (41). Die Maximaldosis für das Lokalanästhetikum pro Glied wird mit 8 ml angegeben (2).

Intraartikuläre Lokalanästhesie und Analgesie des Kniegelenks
Intraartikuläre Lokalanästhesie
Indikationen und Kontraindikationen
Indikationen sind:
- diagnostische Arthroskopie,
- arthroskopische Entfernung eines freien Gelenkkörpers,
- arthroskopische Meniskusoperation.

Kontraindikationen sind:
- Infektion des Kniegelenks,
- Kombination mit einer offenen Arthrotomie,
- Kreuzbandplastik,
- Kapselruptur,
- Operation in Oberschenkelblutleere.

Nebenwirkungen und Komplikationen
Es kann zu einer unzureichenden Muskelrelaxierung sowie zu Kreislauf- und zentralen Komplikationen durch Lokalanästhetikaintoxikation kommen.

Durchführung
Die Instillation des Lokalanästhetikums wird wie bei jeder Punktion des Kniegelenks unter sterilen Bedingungen vorgenommen.

Zunächst wird der laterale Kniebereich rautenförmig umspritzt. Hierbei wird bis auf die Gelenkkapsel infiltriert. Die Punktion des Kniegelenks gelingt am besten von lateral am möglichst gestreckten Kniegelenk des in Rückenlage befindlichen Patienten. Die Einstichstelle befindet sich zwischen dem oberen lateralen Patellapol und dem distalen Femur (Abb. 9.**90**). Wird die Patella leicht lateralisiert, spannt sich das Retinakulum über dem nun gut abgrenzbaren femoropatellaren Gleitraum. Es erfolgt eine Stichkanalanästhesie mit 2 ml mittellang wirkendem Lokalanästhetikum. Der Einstich mit einer 5 cm langen Nadel (8,8 × 50 mm) erfolgt in geringgradig kaudaler Richtung, um einer Verletzung der Knorpeldecke vorzubeugen. Zunächst wird die Gelenkschleimhaut infiltriert. Gelangt die Nadelspitze in den Gelenkinnenraum, kann das Lokalanästhetikum plötzlich sehr leicht injiziert werden. Hierdurch wird die richtige Lage der Nadelspitze angezeigt.

> Das Kniegelenk wird nun mit 20 ml Lokalanästhetikum aufgefüllt (144). Nach der Injektion sollte wenigstens 10–15 Minuten gewartet werden. Die Anschlagszeit beträgt in der Regel 20 Minuten (144, 243).

Liegt kein Erguss vor, so kann die Punktion auch am sitzenden Patienten bei rechtwinklig gebeugtem Kniegelenk von anterolateral oder anteromedial durchgeführt werden. Die Injektionsstelle liegt knapp lateral oder medial des Lig. patellae und 1 cm oberhalb der tastbaren Tibiavorderkante. Die Nadel (0,7 × 32 mm) wird parallel zur Tibiagelenkfläche in Richtung auf die Fossa intercondylaris vorgeschoben, wobei eine Verletzung der Knorpeldecke des lateralen bzw. medialen Femurkondylus oder – durch zu weites Vorschieben – der Kreuzbandregion zu vermeiden ist.

> Die Dauer der Anästhesie beträgt bei lang wirkenden Lokalanästhetika 60–120 Minuten.

- **Lokalanästhetikum.** Für die rautenförmige Umspritzung werden z. B. 20 ml Prilocain 0,5 % oder 1 % und für die intraartikuläre Anästhesie z. B. 20 ml Ropivacain 0,75 % benötigt.

Praktische Hinweise
- Bei richtiger Positionierung der Nadel besteht während der Injektion kein nennenswerter Stempeldruck.
- Tritt ein verstärkter Widerstand auf, so sollte die Nadel etwas weiter zurückgezogen werden, um nicht Injektionsflüssigkeit in das Kreuzband oder den Hoffa-Fettkörper zu applizieren.
- Wird die anteromediale Injektion von einem Patienten als äußerst schmerzhaft empfunden, so kann hierfür ggf. eine Verletzung oder Reizung eines Astes des R. infrapatellaris des N. saphenus verantwortlich sein.

Anmerkungen zur Technik

> Eine wichtige Kontrolle, ob tatsächlich der Knieinnenraum aufgefüllt ist und nicht etwa der Hoffa-Fettkörper, erfolgt durch die Abnahme der Spritze von der Kanüle.

Korrekt ist das langsame Heraustropfen des artifiziellen Ergusses aus dem Kanülenende. Tritt das

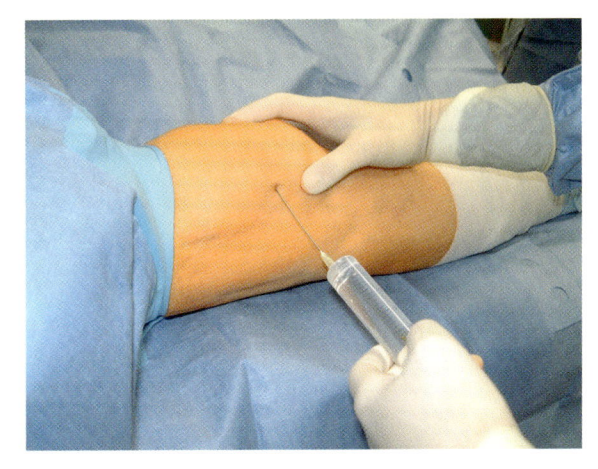

Abb. 9.**90** Intraartikuläre Injektion (Foto: G. Meier).

Lokalanästhetikum im Strahl aus dem Kanülenende, so ist der Hoffa-Fettkörper oder ein anderes Gebilde im Kniegelenk infiltriert. Der Patient gibt dann auch ein Druckgefühl während der Injektion an. Bei korrekter Instillierung des Anästhetikums wird vom Patienten keine Schmerzäußerung, sondern meist nur ein ganz geringes Druckgefühl, evtl. auch ein Kältegefühl, angegeben. Empfehlenswert ist in jedem Fall bei nicht sicher intraartikulär liegender Nadelspitze, den Injektionsort zu wechseln und evtl. die Infiltration des Lokalanästhetikums suprapatellar zu wählen. Das unerwünschte Auffüllen des Hoffa-Fettkörpers von anterolateral kann die Untersuchung unmöglich machen oder zumindest sehr stark erschweren.

Intraartikuläre Analgesie
Indikationen und Kontraindikationen
Die intraartikuläre Analgesie des Kniegelenks ist zur Schmerztherapie nach arthroskopischen Operationen indiziert.

Kontraindikationen sind Kniegelenksinfektionen.

Nebenwirkungen und Komplikationen
Es können Kreislauf- und zentrale Komplikationen durch Lokalanästhetika- bzw. Opioidintoxikation hervorgerufen werden.

Leitstrukturen und Lagerung
Siehe intraartikuläre Anästhesie, S. 375.

Durchführung
Im Operationssaal wird unter sterilen Bedingungen über den Outflow-Zugang eine Redondrainage in das Kniegelenk eingebracht. Über diese werden 20 ml Lokalanästhetikum bzw. ein Opioid (s. u. Anmerkungen zur Technik, S. 376) injiziert. Die Redon-Flaschen werden verschlossen gehalten, und nach 30 Minuten (frühestens nach 10 Minuten) wird der Unterdruck der Redon-Flaschen geöffnet.

▶ **Lokalanästhetika:** z. B. 20 ml Ropivacain 0,75 %, Opioide: z. B. 5 mg Morphin in 10 ml NaCl 0,9 %; Kombination: z. B. 5 mg Morphin in 10 ml plus 10 ml Ropivacain 0,75 % (185, 243).

Anmerkungen zur Technik der intraartikulären Anästhesie und Analgesie des Kniegelenks
Die intraartikuläre lokale Anästhesie des Kniegelenks wird seit der Einführung diagnostischer und operativer arthroskopischer Eingriffe durchgeführt (344). In älteren Lehrbüchern (102), aber auch in der neueren Literatur (86) werden Lokalanästhesietechniken für arthroskopische Operationen des Kniegelenks beschrieben. Eine arthroskopische Operation in lokaler Anästhesie kann nur ohne Blutleere und bei einer sehr begrenzten Anzahl von Operationsindikationen durchgeführt werden. Von Anästhesisten und Operateuren wird immer wieder auf die mangelnde Muskelrelaxierung hingewiesen und auf die Notwendigkeit der besonderen Erfahrung des Operateurs bei der Durchführung von Operationen mit dieser Anästhesietechnik (144, 344).

> **Als Anästhesiemethode** zur Operation kann der Lokalanästhesie des Knies nur ein nachgeordneter Rang zukommen, da rückenmarksnahe Anästhesien oder proximale Blockadetechniken peripherer Nerven zu einer zuverlässigen und suffizienten Anästhesie ohne die genannten Nachteile führen.

Als Verfahren zur postoperativen Schmerztherapie, z. B. nach Operationen am Knie in Allgemeinanästhesie, können intraartikuläre Injektionen jedoch eine interessante Alternative darstellen. Der analgetische Effekt von Lokalanästhetika intraartikulär ist nachgewiesen (78, 185, 231). Die intraartikuläre Effektivität von Opioiden wird sehr unterschiedlich und z. T. kontrovers beurteilt (1, 34, 81, 87, 93, 141, 145, 174, 166). Die Identifikation und Einteilung der peripheren Opioidrezeptoren (μ, δ, κ) und die Option, diese unter bestimmten Voraussetzungen gelenknah zu blockieren, haben Möglichkeiten zur Verbesserung der postoperativen Schmerztherapie eröffnet. Stein u. Mitarb. publizierten 1991 die erste klinische Studie, die eine periphere Opioidwirkung nach intraartikulärer Morphingabe aufzeigte (334). Es liegen jedoch auch Untersuchungen vor, die keinen oder nur einen geringen analgetischen Effekt nach intraartikulärer Opioidgabe aufzeigen. Als Erklärung für die unterschiedlichen Studienergebnisse, die in einigen Untersuchungen über eine gute Analgesie und in anderen über unbefriedigende Effekte berichten, werden zwei Möglichkeiten diskutiert (227): Einerseits ist es möglich, dass es bei elektiven Arthroskopien ohne wesentliche entzündliche Schleimhautbeteiligung im Krankheitsverlauf noch nicht zu einer Ausbildung wirksamer intraartikulärer Opioidrezeptoren kommen konnte. Deshalb können die Opioide peripher nicht wirken, denn die Ausbildung peripherer Opioidrezeptoren hängt von der Präsenz chemischer Mediatoren ab, die insbesondere in entzündlichem Gewebe auftreten (164, 335). Andererseits wird auch der Blutsperre (Einwirkzeit) eine wichtige Rolle beigemessen, denn es wird ein Zusammenhang zwischen der Dauer der Schmerzreduktion durch intraartikuläre Morphingabe und der Zeit bis zum Öffnen der Blutsperre beschrieben (165). Natürlich können auch beide Möglichkeiten gemeinsam, d. h. eine zu kurze Einwirkzeit und fehlende Rezeptoren, zu einer insuffizienten Analgesie führen.

> Die **Wirksamkeit** intraartikulärer Lokalanästhetika konnte für die ersten Stunden postoperativ nachgewiesen werden (143, 145, 185). Für Opioide wird eher eine später einsetzende, länger andauernde Wirkung postuliert. Deshalb ist empfohlen worden, Opioide und Lokalanästhetika zu kombinieren (34, 170, 214).

DeAndrés kommt auf der Basis von Studienergebnissen, die von ihm überprüft worden sind, zu dem Ergebnis, dass mit der Kombination von Opioiden und Bupivacain keine bessere Schmerztherapie zu erzielen ist (86). In einer prospektiven Studie haben Müller u. Mitarb. (243) die postoperative analgetische Wirksamkeit von intraartikulärer Morphingabe sowie Ropivacaingabe als Lokalanästhetikum und einer Kombination aus beiden bei Kniegelenksarthroskopien untersucht. Die Patienten erhielten eine Arthroskopie wegen einer Meniskusläsion oder wegen eines degenerativen Knorpelschadens. Im Ergebnis zeigten alle Gruppen eine Schmerzreduktion im Vergleich mit einer Kontrollgruppe, die NaCl erhalten hatte. Ropivacain hatte in dieser Studie einen besseren Effekt auf die Schmerzreduktion als Morphin.

Die Wirksamkeit von Ropivacain scheint dosisabhängig zu sein und wird bei niedriger Dosierung (75 mg) von der Einwirkdauer beeinflusst. Es wurde ein signifikant niedrigerer Schmerzmittelkonsum in einer Dosierung von 150 mg Ropivacain unabhängig von der Einwirkzeit festgestellt. Die Kombination von Morphin mit Ropivacain hatte keine günstigere Schmerzreduktion gegenüber alleiniger Ropivacain-Gabe. Unterschiedliche Morphindosen oder die Dauer der Einwirkzeit zeigten keine Unterschiede in der postoperativen Schmerzreduktion.

Bei der Entscheidung, ob ein Patient zur Schmerztherapie eine intraartikuläre Opioidinjektion erhält, sollte einerseits der Vorbefund berücksichtigt werden und andererseits das Operationsverfahren. Bei einer längeren Erkrankungsdauer mit Entzündungsaktivität und einem Operationsverfahren in Blutleere kann die intraartikuläre Injektion von Opioiden zur postoperativen Schmerztherapie sinnvoll eingesetzt werden. Hierbei eignet sich Bupivacain mit einem Volumen von 20 ml und einer Konzentration von 0,25 %. Da klinische Toleranzstudien zeigten, dass Ropivacain eine geringere Zerebro- und Kardiotoxizität aufweist als Bupivacain, eine längere analgetische Wirkung im Vergleich zum Bupivacain besitzt und sich sehr gut für die Infiltration eignet, sollte dem Ropivacain (20 ml 0,75 %) der Vorzug gegeben werden (5, 160, 243, 309).

Intravenöse Regionalanästhesie (IVRA)

Im Jahr 1908 beschrieb der Kieler Chirurg August Bier (31) die Methode der „Venen-Anästhesie", die auch heute noch im englischen Sprachgebrauch unter dem Begriff „Bier's Block" (74) geläufig ist. Das Konzept war fast in Vergessenheit geraten, bis Holmes (150) die Technik 1963 erneut aufgegriffen hat.

Die intravenöse Regionalanästhesie (IVRA) wurde durch weitere Entwicklungen u. a. durch die Einführung der Doppelmanschette durch Hoyle 1964 (155) zu einer einfachen, erfolgreichen und v. a. in Nordamerika zu einer weitverbreiteten Regionalanästhesietechnik. Nach einer Umfrage aus dem Jahr 1997 wird die intravenöse Regionalanästhesie in Nordamerika von 85 % der Anästhesisten regelmäßig und vornehmlich für ambulante Operationen durchgeführt und ist die am häufigsten durchgeführte Regionalanästhesietechnik in den USA (132, 146). In Europa werden nach einem Überblick über 17 europäische Länder aus dem Jahr 1995 die peripheren Blockaden im Vergleich zu den rückenmarksnahen Anästhesieverfahren weniger häufig durchgeführt. Eine Ausnahme stellt nur die IVRA dar (282). Die Akzeptanz der intravenösen regionalen Anästhesie bei den deutschen Anästhesisten ist jedoch nicht sehr hoch. Eine Umfrage von Enzmann im Jahr 1986 ergab, dass die Technik von 62 % der 100 befragten Anästhesisten nicht praktiziert wurde (101).

> Bei der **intravenösen** regionalen Anästhesie (IVRA) handelt es sich um ein Verfahren, bei welchem ein Lokalanästhetikum in eine (relativ) blutleere Extremität intravenös injiziert und durch eine Blutsperre das Abfließen des Lokalanästhetikums verhindert wird.

Der Wirkort war lange Zeit umstritten, jedoch wurde die Wirkung schon von Bier auf eine direkte Analgesie an den Nerven und eine indirekte Analgesie durch Kompression und Ischämie zurückgeführt. Inzwischen wurden Wirkmechanismus, Lokalanästhetika und technische Modifikationen umfassend untersucht.

1972 postulierten Raj u. Mitarb. (280), dass die Lokalanästhetika über die Vasa nervorum in die größeren Nervenstämme gelangen und dort ihre Wirkung entfalten. Hierdurch wurde erklärt, dass die distalen Abschnitte der Extremität über die gefäßnahen zentralen Fasern zuerst blockiert werden. Tryba (354) konnte 1985 durch Untersuchungen mit Kontrastmittel und Radioisotopen nachweisen, dass auch geringe, in die Ellenbogenvene injizierte Volumina sich in distale Abschnitte der Finger ausbreiten. Tryba verhinderte diesen Einstrom durch ein zusätzliches Tourniquet am Mittelfinger. Die Wirkung war in diesem Bereich nur sehr unvollständig. Deshalb konnte daraus gefolgert werden, dass der primäre Wirkort an den peripheren Nervenendigungen liegt. Auch die Ergebnisse von Untersuchungen von Lillie u. Mitarb. (189) weisen auf diesen Wirkmechanismus hin. Andere Untersuchungsergebnisse lassen darauf schließen, dass eine effektive Anästhesie auf einer Blockade sowohl der großen Nervenstämme als auch auf einer Blockade peripherer Fasern beruht (101, 136, 151, 286, 294). Die Bedeutung von Ischämie und Kompression ist nach wie vor unklar (284).

Die intravenöse Regionalanästhesie wird vorwiegend an der oberen Extremität durchgeführt. Nur 5–15 % der Eingriffe betreffen die untere Extremität (50, 348).

Indikationen und Kontraindikationen

Indikationen sind kleinere, zeitlich begrenzte (bis zu 1 Stunde) Operationen in Blutleere an der Extremität.

Absolute Kontraindikationen sind:
- Ablehnung des Verfahrens durch den Patienten,
- Allergie gegen Lokalanästhetika,
- arterielle Gefäßerkrankungen (z. B. Raynaud-Krankheit),
- Thrombosen, Phlebitiden,
- schwere Lebererkrankung,
- Sichelzellkrankheit,
- Infektionen distal der Blutleere.

Relative Kontraindikationen sind:
- unbehandelter Hypertonus,
- Status varicosus,
- Herzrhythmusstörungen (Überleitungsstörungen im kardialen Reizleitungssystem, bei denen durch hohe systemische Lokalanästhetikakonzentrationen höhergradige AV-Blockierungen induziert werden können, spielen beim Prilocain unter der Beachtung der Maximaldosen keine klinisch bedeutsame Rolle),
- Epilepsie,
- Hämatome oder Narbengewebe (können die Ausbreitung des Lokalanästhetikums verhindern),
- Sklerodermie.

Vorbereitung

Für die Durchführung einer IVRA müssen folgende Voraussetzungen gewährleistet sein:
- Überwachung des Patienten (kontinuierliches EKG- und Kreislaufmonitoring, Interventionsmöglichkeit zur Notfallbehandlung),
- i. v. Verweilkanüle an der oberen Extremität,
- Doppelmanschette oder zwei Manschetten,
- Überprüfung der pneumatischen Druckmanschette (Doppelmanschette) vor jeder IVRA.

Technik der IVRA an der unteren Extremität

Lagerung und Durchführung

Der Patient befindet sich in Rückenlage.

Am Unterschenkel des zu anästhesierenden Beins wird mindestens 6 cm distal des Fibulaköpfchens oder 3 Querfinger kranial des Malleolus lateralis, eine Doppelmanschette (oder alternativ zwei schmale Manschetten nebeneinander) angelegt. Der Verschluss wird mit einem zusätzlichen Pflaster gesichert. Die Manschette sollte gut unterpolstert werden.

Am Fuß wird möglichst weit distal und nicht im eigentlichen Operationsgebiet, eine Verweilkanüle (20 G) angelegt und fixiert. Die korrekte intravasale Lage der Verweilkanüle sollte mit der Injektion einiger Milliliter physiologischer Kochsalzlösung überprüft werden. Die Exsanguination erfolgt bei schmerzhaften Erkrankungen der Extremität durch Anheben und manuelles „Ausstreichen" des Beins für einige Minuten. Bei schmerzfreier Extremität wird das Bein mit einer Esmarch-Bandage von distal nach proximal ausgewickelt (Abb. 9.92). Anschließend wird die proximale Kammer der Doppelmanschette – oder die obere der beiden Manschetten – auf einen Druck von 100–150 mm Hg über den systolischen Blutdruck insuffliert und das Lokalanästhetikum (z. B. 40 ml Prilocain 0, 75 %) langsam in die Verweilkanüle injiziert. Nach 5–10 Minuten kann der distale Anteil der Dop-

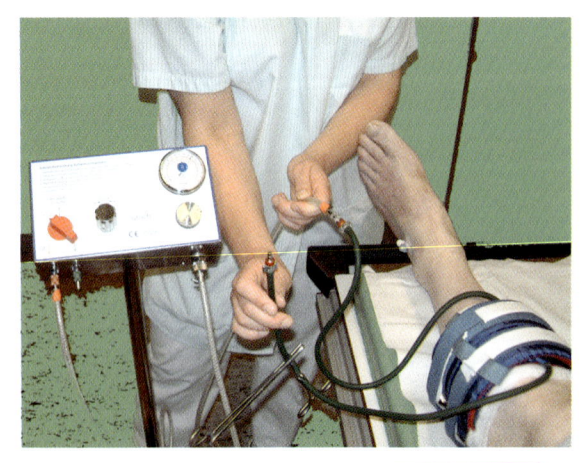

Abb. 9.91 Intravenöse Regionalanästhesie, Doppelmanschette (Foto: G. Meier).

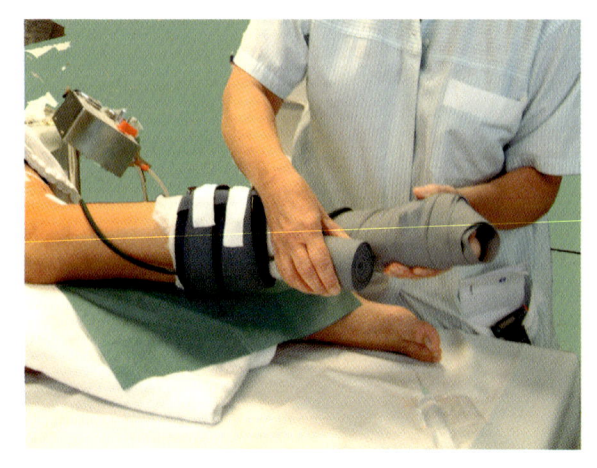

Abb. 9.92 Intravenöse Regionalanästhesie: Durchführung und Auswickeln (Foto: G. Meier).

pelmanschette bzw. die distal gelegene 2. Manschette aufgepumpt und der Druck in der proximalen Kammer (Manschette) abgelassen werden, um damit das Tourniquet in den anästhesierten Bereich zu verlagern (Abb. 9.91). Die Verweilkanüle am Fuß wird anschließend entfernt.

Die Blutleere darf frühestens nach 20 Minuten geöffnet werden.

Praktische Hinweise
- Schlechte Venenverhältnisse können durch ein warmes Wasserbad verbessert werden.
- Das Anwärmen des Lokalanästhetikums auf Körpertemperatur führt zu einer kürzeren Anschlagszeit (264).
- Bei schwierigen Hautverhältnissen (z. B. nach Cortisonbehandlung) sollte zunächst ein elastokompressibler Verband angelegt werden, der die unangenehmen Sensationen beim Auswickeln der Extremität vermindert und die Haut schont (278).
- Es muss darauf geachtet werden, dass bei der chirurgischen Desinfektion das Desinfektionsmittel sich nicht zwischen Haut und Druckmanschette verteilt (294).
- Narbengewebe kann die Ausbreitung des Lokalanästhetikums verhindern (101).
- Missempfindungen durch das Tourniquet entwickeln 25 – 30 % der Patienten und dann typischerweise nach 30 – 40 Minuten (277).
- Durch eine zusätzliche präoperative selektive Leitungsanästhesie des Operationsgebietes kann nach Öffnen der Blutleere die Operation schmerzfrei (Blutstillung, Hautnaht) zu Ende geführt werden.
- Die Erfolgsquote lässt sich durch Veränderung des Verhältnisses Konzentration vs. Volumen beeinflussen, nicht jedoch die Versagerinzidenz von 3 – 5 % (19, 307, 277).

Anmerkungen zur Technik
Auf die Beschreibung der Durchführung der IVRA am Oberschenkel oder direkt distal des Knies wurde bewusst verzichtet. Die hierbei benötigten Mengen des Lokalanästhetikums oder das Tourniquet können zu Nebenwirkungen oder Problemen führen, die diese Technik am Oberschenkel als ungeeignet erscheinen lassen (255, 257, 294, 151, 252). In diesen Fällen sollte anderen Verfahren der Regionalanästhesie der Vorzug gegeben werden.

Die Vorteile der Technik distal des Knies im Vergleich zum Fußblock beruhen auf der einfachen Durchführung ohne multiple Injektionen und kompletter Anästhesie auch im Bereich der Ferse (19).

Das Tourniquet sollte mindestens 6 cm unterhalb des Fibulaköpfchens bzw. 3 Querfinger oberhalb des Malleolus lateralis angelegt werden, um Druckschäden an den Nerven zu vermeiden.

Bei der Exsanguination ist es wichtig, eine möglichst komplette Blutleere zu erreichen (129). Ein Problem kann sonst durch die Injektion des relativ großen Lokalanästhetikumvolumens ein relativ „feuchtes" Operationsgebiet sein. Ebenso wichtig ist eine langsame Injektion des Lokalanästhetikums, da sich bei hohem Druck sog. „Cuff-Leckagen" bilden können, durch die ein Teil des Lokalanästhetikums vorzeitig abfließen kann. Der Manschettendruck wird auf 350 mm Hg, mindestens aber um 100 mm Hg über den systolischen Blutdruck aufgepumpt (83, 84, 101, 129, 137, 255, 305).

Um den untersten Grenzwert für den benötigten Manschettendruck zu bestimmen, kann eine Palpation des Arterienpulses, Doppler-Kontrolle oder Pulsoxymetrie durchgeführt werden. Anschließend wird die Manschette 100 – 150 mm Hg über den ermittelten Wert aufgepumpt.

Nach der Injektion (Injektionsgeschwindigkeit etwa 3 s/ml) sollte die Verweilkanüle entfernt werden. Die Punktionsstelle wird anschließend noch einige Minuten komprimiert. Nach 5 – 10 Minuten kann die distale Manschette insuffliert und der Druck der oberen Manschette abgelassen werden. Die distale Manschette liegt nun im anästhesierten Bereich.

Frühestens 20 Minuten (spätestens 120 Minuten) nach Beendigung der Injektion wird die Manschette wieder geöffnet (311).

Die meisten Autoren empfehlen entweder ein intermittierendes Öffnen und Schließen – zumindest bei kurz dauernden Eingriffen mit Tourniquetzeiten von unter 40 Minuten (31, 50, 51, 150, 349) – oder ein langsames Ablassen der Manschette (101, 151, 284). Prien (278) befasste sich in einer Arbeit mit den Vorteilen und Nachteilen einer intermittierenden Öffnung der Blutleeremanschette. Er fand nur 4 wissenschaftliche Untersuchungen zu diesem Thema (169, 227, 302, 340). Die Ergebnisse belegen, dass sich die Lokalanästhetikaspitzenspiegel im Blut durch zyklische Entlastungstechniken nicht wesentlich senken lassen. Da jedoch durch intermittierendes Öffnen der Blutleere die Anflutungsgeschwindigkeit des Lokalanästhetikums reduziert werden kann und die Lokalanästhetikatoxizität nicht nur von der Gesamtmenge, sondern auch von der Anflutungsgeschwindigkeit abhängt, sollte die Dekompression intermittierend erfolgen (310). Allerdings kann es bei zu kurzen Öffnungsphasen zu Kongestionserscheinungen kommen, wenn der arterielle Einstrom den venösen Abstrom überwiegt. Um das damit aus theoretischen Gründen erhöhte Einblutungsrisiko zu minimieren, sollte daher vor intermittierendem Öffnen der Blutleere ein komprimierender Wundverband angelegt sein. Im Übrigen lassen sich Kongestionserscheinungen bei 10 Sekunden langen Öffnungsintervallen vermeiden (278). Da die Blockade schon 5–10 Minuten nach Öffnen der Blutleeremanschette wieder abklingt, ist sie für ambulante Operationen gut geeignet. Der Patient sollte noch 2 Stunden überwacht werden (101, 294).

Medikamente und Dosierungen

Die IVRA ist eine sehr sichere Anästhesiemethode. Komplikationen sind auf unsachgemäße Handhabung oder auf das Lokalanästhetikum zurückzuführen (50, 136, 294). Alle in der Literatur berichteten fatalen Zwischenfälle während der IVRA traten bei Anwendung von Bupivacain auf (75, 142, 283, 307).

> Angesichts der hohen Kardiotoxizität gilt Bupivacain für die IVRA als obsolet.

Besonders im Hinblick auf die metabolischen Veränderungen nach Tourniquetöffnung und den damit verbundenen Auswirkungen auf die Proteinbindung im Sinne eines erhöhten, für die Toxizität verantwortlichen freien Anteils des Lokalanästhetikums, weisen hochproteingebundene Substanzen wie Bupivacain (ca. 95% Plasmaproteinbindung) deutliche Nachteile gegenüber den geringergradig gebundenen Lokalanästhetika, wie z.B. Prilocain (ca. 55% Plasmaproteinbindung), auf (382).

> Als Medikament der Wahl gilt Prilocain in einer Konzentration von 0,25–1% (75, 84, 101, 151, 184, 307, 347, 353). Die empfohlenen Injektionsvolumina liegen zwischen 0,2 und 1,5 ml/kgKG. Am häufigsten werden Volumina von 0,5–0,6 ml/kgKG eingesetzt in Konzentrationen von 0,5–1%.

Blutspiegeluntersuchungen haben bei diesen Dosierungen Konzentrationen gezeigt, die nur 20% des toxischen Grenzwertes betrugen. Dieses wird auf die gute Diffusion in die Gewebe und auf die hohe Lungenclearance des Prilocain zurückgeführt. Prien und Goeters (277) haben in einer prospektiven Untersuchung mit 300 Patienten, bei denen eine IVRA für eine Operation an Arm oder Fuß durchgeführt wurde, die Effekte von 40 ml 0,5%igem, 0,75%igem und 1%igem Prilocain verglichen. Bei der Verwendung von 40 ml Prilocain 0,75% war die Anästhesiequalität besser als bei Verwendung von Prilocain 0,5%. Eine Steigerung der Konzentration auf 1% erhöhte das Intoxikationsrisiko, ohne dass die Erfolgsrate weiter gesteigert wurde. 25–30% der Patienten hatten – unabhängig von der Konzentration des Lokalanästhetikums – den Tourniquetdruck als unangenehm empfunden. Die Versagerquote konnte durch Steigerung der Konzentration von 0,5% auf 0,75% nicht reduziert werden und betrug 3%. Die Erfolgsrate lag auch bei anderen publizierten Ergebnissen zwischen 94% und 100% (50, 95, 251)

In Nordamerika ist Lidocain zur IVRA am weitesten verbreitet (136, 146). Chloroprocain wäre aufgrund der geringen Toxizität eine ideale Substanz, kann aber eine Thrombophlebitis verursachen (257, 273). Die Wirkung von Ropivacain im Vergleich zu Lidocain wurde an Probanden untersucht. Als Ergebnis waren die Effektivität vergleichbar gut, die Wirkdauer nach Öffnung der Blutleere verlängert und die Nebenwirkungen gering. Dennoch muss mit Nachdruck betont werden, dass Ropivacain zwar weniger toxisch als Bupivacain, jedoch aufgrund seiner Proteinbindung toxischer als Prilocain einzustufen ist. Deshalb kann der Einsatz von Ropivacain für die IVRA nicht uneingeschränkt empfohlen werden (13, 62, 75, 284).

Adjuvanzien zur intravenösen Anästhesie

Um die Wirkung zu verbessern und das Volumen zu verringern, werden bei der IVRA zum Lokalanästhetikum auch Analgetika (Morphin, Fentanyl, Sulfentanil) hinzugefügt. Die Ergebnisse mit dem Zusatz von Opioiden sind allgemein enttäuschend (131). 0,2 mg Fentanyl führte zwar zu einer verlängerten postoperativen Analgesie, war aber von einer hohen Inzidenz an Übelkeit begleitet (10, 11, 274). Auch bei anderen Analgetika wurde eine erhöhte Nebenwirkungsrate (Sedierung, Übelkeit, Erbrechen, Schwindel) festgestellt (311). Der Zusatz von 150 µg Clonidin führt während der IVRA zu einer verbesserten Tourniquettoleranz, hat aber postoperativ häufig einen sedierenden Effekt (124). Die Alkalisierung von Prilocain mit Bicarbonat führt zu einer kürzeren Anschlagszeit und verbessert den Blockadeerfolg (9, 329).

Verlängerte IVRA

Die intravenöse Regionalanästhesie gilt als sehr gute Methode für kurzdauernde Eingriffe in Blutleere. Es wurde über die Möglichkeit berichtet, die Anästhesiedauer zu verlängern. Bei dieser Variante wird die Verweilkanüle nach Injektion des Lokalanästhetikums belassen. Nach einer Stunde wird das Tourniquet für 5 Minuten geöffnet. Der Operateur hebt anschließend die Extremität und exsanguiniert diese mit einer sterilen Esmarch-Binde. Dann wird die Manschette wieder insuffliert, und 50% der initialen Dosis des Lokalanästhetikums werden in die Verweilkanüle injiziert (51).

Reexsanguination-IVRA (Re-IVRA)

Bei der Durchführung der Operation in einer IVRA ist eine nicht optimale Blutleere und damit ein „feuchtes" Operationsgebiet ein häufiges Problem. Das hohe

Volumen des Lokalanästhetikums, kombiniert mit einer Blutung aus den intramedullaren Gefäßen, führt zu diesem unerwünschten Effekt. Um dem entgegenzuwirken, hat Rawal 1993 eine Re-IVRA-Technik vorgeschlagen.

> Bei dieser Technik wird 15–20 Minuten nach der Injektion des Lokalanästhetikums die Extremität ein zweites Mal (aus zeitlichen Gründen steril vom Operateur) ausgewickelt, das Touniquet kurz geöffnet, die Manschette erneut aufgepumpt und abschließend die Esmarch-Binde entfernt.

Diese Technik wurde in einer prospektiven Untersuchung mit 120 Patienten mit der konventionellen IVRA verglichen. Das Ergebnis bestätigte, dass die modifizierte Technik zu einer besseren Blutleere und einer Verbesserung der Tourniquettoleranz führt. Die Plasmakonzentrationen von Prilocain, Lidocain und Mepivacain zeigten nur eine geringfügige Erhöhung und lagen unterhalb eines kritischen Bereichs (282).

Intravenöse Regionalanästhesie nach Hannington-Kiff

Die intravenöse Blockade des Sympathikus ist technisch vergleichbar mit der IVRA, und die Vorbereitung und Überwachung des Patienten müssen entsprechend den für diese Technik geltenden Vorgaben durchgeführt werden.

Indikationen und Kontraindikationen
Indikation ist das komplexe regionale Schmerzsyndrom (CRPS 1).
Kontraindikationen s. IVRA, S. 378.

Nebenwirkungen und Komplikationen
Siehe IVRA, Hypotension, S. 378.

Durchführung
Nach der Vorbereitung entsprechend einer IVRA wird eine Vene am Fuß punktiert und eine Verweilkanüle angelegt.

> Es sollte darauf geachtet werden, dass die Punktion nicht in dem für den Patienten schmerzhaften Bereich erfolgt.

Das Bein wird angehoben und behutsam „ausgestrichen". Auf eine Exsanguination mit einer Esmarch-Bandage sollte verzichtet werden. Anschließend wird der obere Teil der Doppelmanschette oder bei zwei Manschetten die obere der beiden Manschetten 100–150 mm Hg über den systolischen Wert des Blutdruckes insuffliert. 20 mg Guanethidin mit 20–40 ml NaCl 0,9 % werden über die Verweilkanüle injiziert. Typischerweise und dieses gilt auch als diagnostisches Kriterium für CRPS 1 ist die Injektion schmerzhaft. Da das Vorgehen jedoch so schmerzarm wie möglich sein sollte, wird vielfach empfohlen, 20 mg Guanethidin mit 20–40 ml Prilocain 0,5 % zu injizieren. Das Touniquet wird 20 Minuten (mindestens 10 Minuten) belassen (137, 138, 139, 151).

Praktische Hinweise
- Guanethidin führt zu einer deutlichen Hyperämie der Extremität nach Öffnen der Blutleere und ist ein Zeichen für eine gute Effektivität.
- Im weiteren Verlauf kann der Effekt (Temperaturanstieg) mit einem Thermometer überprüft werden.
- Die Patienten müssen darüber informiert werden, das die Möglichkeit einer (in der Regel leichten) Hypotension besteht, die bis zu 48 Stunden anhalten kann.

> Zusammenfassung:
> Die **intravenöse Regionalanästhesie des Fußes** ist ein technisch einfaches und wirkungsvolles Verfahren der Regionalanästhesie. Die Technik eignet sich gut für kleinere Operationen von kurzer Dauer in Blutleere. Sie sollte an der unteren Extremität auf den Unterschenkel begrenzt bleiben. Insbesondere bei ambulanten Operationen ist die IVRA des Fußes eine gute Alternative und bietet den Vorteil, dass die Anästhesie wenige Minuten nach Öffnen der Blutleere abklingt. Eine zweistündige Überwachung muss jedoch gewährleistet sein.

Tourniquet (Tourniquetschmerz, Tourniquetparese)

Der Tourniquetschmerz ist ein Phänomen, das nicht nur bei peripheren Nervenblockaden auftritt, sondern insbesondere auch bei – im Übrigen vollständiger – Spinalanästhesie. Es wird als ein „bizarres Schmerzphänomen" (213) beschrieben, das Anästhesisten schon lange beschäftigt und für die Patienten – vor allem bei länger dauernden Eingriffen – ein Toleranzproblem darstellt. Der Schmerz wird als brennend, tief und dumpf geschildert, tritt häufig – bei großer individueller Schwankungsbreite – nach 45–60 Minuten Tourniquetzeit auf (70, 76, 98, 171) und lässt nach Ablassen des Druckes sofort nach. Bei der intravenösen Regionalanästhesie entwickeln 25–30 % der Patienten Missempfindungen durch das Tourniquet und dann typischerweise nach 30–40 Minuten (277).

Die Annahme, es handle sich beim Tourniquetschmerz um einen lokalen Ischämieschmerz, wird nicht mehr ernsthaft diskutiert. Tourniquetschmerzen und eine infolge dieser Schmerzen hypertensive Kreislaufreaktion kann durch eine lumbale Sympathikusblockade nicht unterbunden werden (364, 365). Die Ursache bzw. der Ursprung des Schmerzes und seine

Fort- und Weiterleitung in das Zentralnervensystem ist unklar.

Ein Tourniquetschmerz tritt bei nicht anästhesierten Patienten nach ca. 30 Minuten auf (134). Bei rückenmarksnaher Anästhesie muss in mehr als einem Drittel der Fälle mit Tourniquetschmerz gerechnet werden (37, 339). Er ist die Ursache von hypertensiven Reaktionen, insbesondere unter Allgemeinanästhesie und vor allem bei Tourniquetzeiten von über 1 Stunde (364, 365). Die Wahrscheinlichkeit des Auftretens von hypertensiven Reaktionen liegt nach einer Untersuchung von Kaufmann u. Walts (171) zwischen 1 % unter Regionalanästhesie und bis zu 67 % unter „balanced anaesthesia". Bei kombinierter Beinnervenblockade wird angenommen, dass in bis zu 20 % ein Tourniquetschmerz auftritt, eher weniger häufig als unter rückenmarksnaher Leitungsanästhesie (376). Sowohl bei peripherer als auch bei rückenmarksnaher Leitungsanästhesie kommt es jedoch in aller Regel zu keiner ausgeprägten hypertensiven Reaktion (377).

Neben den Schmerzen und der Kreislaufreaktion sollte die Möglichkeit der Entstehung von Nervenläsionen durch die Staubinde (Tourniquetparese) beachtet werden.

> Der entscheidende pathogenetische Faktor für die Entstehung von Tourniquetparesen ist nicht eine Ischämie, sondern der Druckgradient zwischen komprimierten und nicht komprimierten Nervenabschnitten (338).

Tourniquetparesen an der unteren Extremität betreffen bei einem Manschettensitz am Oberschenkel den N. ischiadicus, bei Auftreten am proximalen Unterschenkel häufiger nur den N. peronaeus communis. Der Schädigungsgrad variiert in Abhängigkeit von dem Sitz der Manschette, der Höhe des Manschettendrucks, der Dauer der Blutleere und konstitutionellen Faktoren. Meist liegt lediglich eine partielle oder komplette Neurapraxie mit einer Leitungsblockade in Höhe des komprimierten Nervensegments vor. Da keine Kontinuitätsunterbrechung der Axone eintritt, bleibt die Erregbarkeit der geschädigten Nerven distal der Läsionsstelle voll erhalten; die dort evozierten Muskel- und Nervenaktionspotenziale sind normal. Die Prognose dieser Fälle ist gut. Eine vollständige Restitution kann innerhalb von 3–6 Monaten erwartet werden (338).

> Sinnvoll ist das Anlegen einer relativ breiten Manschette, da hierdurch der notwendige Inflationsdruck gesenkt werden kann und damit auch die Gefahr neurologischer Komplikationen; die Toleranz hingegen wird nicht verbessert (236).

In einer Arbeit von Gali (113) wird festgestellt, dass die Inzidenz einer Läsion des N. peronaeus nach Knieendoprothese bei 500 Patienten 1,8 % betragen hat. Bei 8 von 9 Patienten haben sich die neurologischen Defizite wieder zurückgebildet. Ein Patient hatte auch nach zwei Jahren keine komplette Rückbildung der Nervenläsion. Bei der Analyse der Patientendaten, der Operation, der Anästhesie und der Tourniquetzeit konnte kein Hinweis auf den ursächlichen Zusammenhang ermittelt werden. In einer retrospektiven Untersuchung von 3027 Patienten mit einem pneumatischen Tourniquet am Unterschenkel von 325 mmHg wurden 3 Fälle mit einem Posttourniquetsyndrom festgestellt (91). Middleton und Varian (228) haben 630 000 Fälle, in welchen mit einem Tourniquet gearbeitet worden ist, nachuntersucht. Hierbei fanden sie Nervenläsionen mit einer Inzidenz von 1 : 8000. Die Inzidenz war höher an der oberen Extremität (1 : 5000) als an der unteren Extremität (1 : 13 000). Bei 27 Patienten war an der oberen Extremität eine totale Lähmung eingetreten. Bei 8 dieser Patienten war die Parese nach der Anlage einer pneumatischen Blutleeremanschette, bei 19 Patienten nach einer Esmarch-Bandage diagnostiziert worden. Die Tourniquetzeit betrug 20 Minuten bis 2,5 Stunden. Bei allen Patienten kam es zu einer vollständigen Rückbildung der Lähmung. An der unteren Extremität hatten 30 Patienten neurologische Defizite, alle nach einem Tourniquet mit einer Esmarch-Bandage. Die Blutleerezeit variierte zwischen 30 Minuten und 4,5 Stunden. Die Autoren konnten keinen gemeinsamen Faktor für die Entwicklung einer Paralyse erkennen. Moldaver (230) postulierte, in Übereinstimmung mit Stöhr, dass der direkte mechanische Druck in seiner Bedeutung für die Ursache höher als die mögliche Ischämie einzuschätzen ist. Deshalb sollte das Tourniquet unterpolstert und so platziert werden, dass die Nerven nicht direkt gegen knöcherne Strukturen gepresst werden.

Für die Anlage eines Tourniquets sollte beachtet werden (151, 338):
- Das Abbinden einer Extremität ist obsolet.
- Das pneumatische Tourniquet (Manschette) sollte in der Weite 20 % größer sein als der Durchmesser des Arms/Beins
- Das Tourniquet sollte immer an einer Stelle angebracht werde, an der die Nerven bestmöglich durch Muskulatur geschützt werden.
- Der Tourniquetdruck sollte nicht mehr als 100 mm Hg über dem „Okklusionsdruck" (definiert als nicht mehr nachweisbarer Puls an der Extremität bei Aufpumpen der Manschette) liegen.
- Die Manschette sollte nicht abgeklemmt werden.
- Die Dauer der Blutleere sollte 2 Stunden nicht überschreiten.

9.3 Blockadetechniken im Einzelnen

Anhang

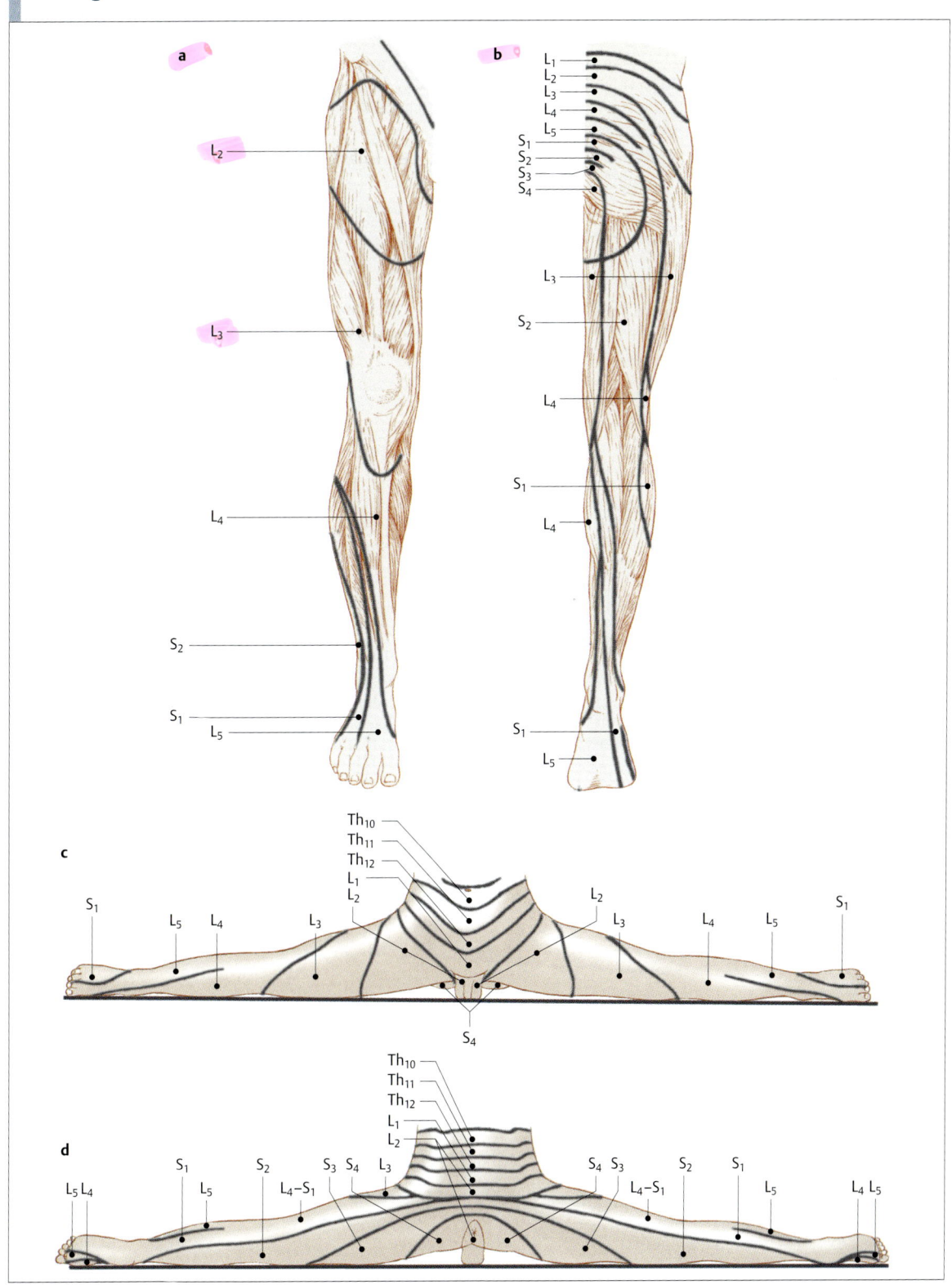

Abb. 9.93a–d Segmentäre Versorgung der Haut – Dermatome/Hautinnervation (nach Hansen u. Schliack und Lang u. Wachsmuth aus Wagner F. Beinnervenblockaden. In: Niesel HC, Hrsg. Regionalanästhesie – Lokalanästhesie – Regionale Schmerztherapie. Stuttgart: Thieme; 1994): **a** ventral, **b** dorsal, **c** ventral, **d** dorsal.

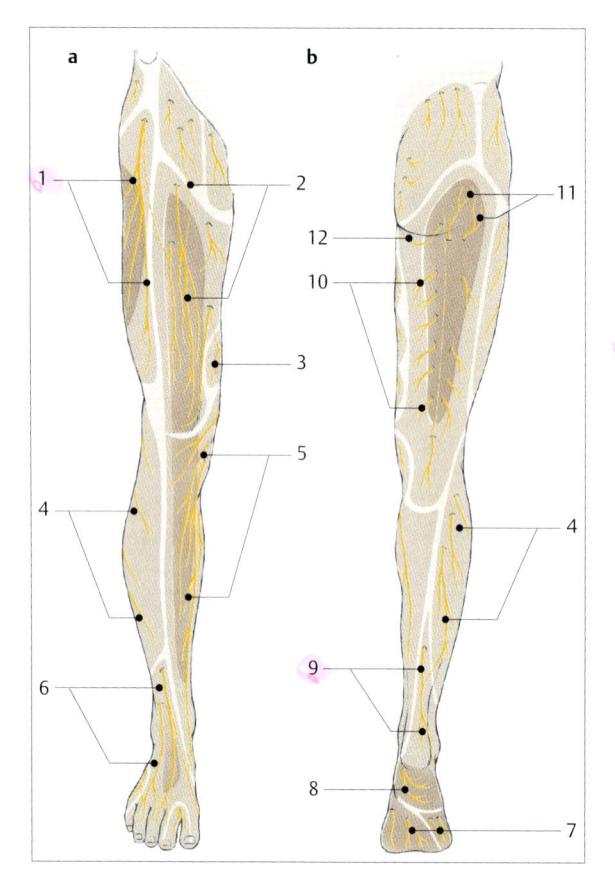

Abb. 9.94a u. b Sensible Versorgung der Haut nach Nerven. Nerven mit ihrer Area propria (nach Lang u. Wachsmuth aus Wagner F. Beinnervenblockaden. In: Niesel HC, Hrsg. Regionalanästhesie – Lokalanästhesie – Regionale Schmerztherapie. Stuttgart: Thieme; 1994): a ventral, b dorsal.
 1 = N. cutaneus femoris lateralis
 2 = Rr. cutanei anteriores n. femoralis
 3 = R. cutaneus n. obturatorii
 4 = N. cutaneus surae lateralis
 5 = Rr. cutanei n. sapheni
 6 = Nn. cutanei dorsales medialis et intermedius
 7 = Rr. digitales plantares medialis et lateralis
 8 = Rr. calcanei mediales
 9 = N. suralis et Rr. calcanei laterales
10 = N. cutaneus femoris posterior
11 = Rr. clunium inferiores

Tabelle 9.4 Segmentäre Zuordnung der Muskelgruppen (nach Wachsmuth aus Schulte Steinberg W. Kaudalanästhesie – transsakrale Anästhesie – sakral-intervertebrale Epiduralanästhesie. In: Niesel HC, Hrsg. Regionalanästhesie – Lokalanästhesie – Regionale Schmerztherapie. Stuttgart: Thieme; 1994)

L_1	L_2	L_3	L_4	L_5	S_1	S_2	S_3
Rumpf-Becken-Muskeln							
	Oberschenkelstrecker, Hüftbeuger						
		Adduktorengruppe					
			Unterschenkelextensoren				
				Unterschenkelreflexoren			
				Gesäßmuskulatur			
				Pronatoren			
					ischiokrurale Muskeln		
					Fußrückenmuskulatur		
						Fußsohlenmuskulatur	

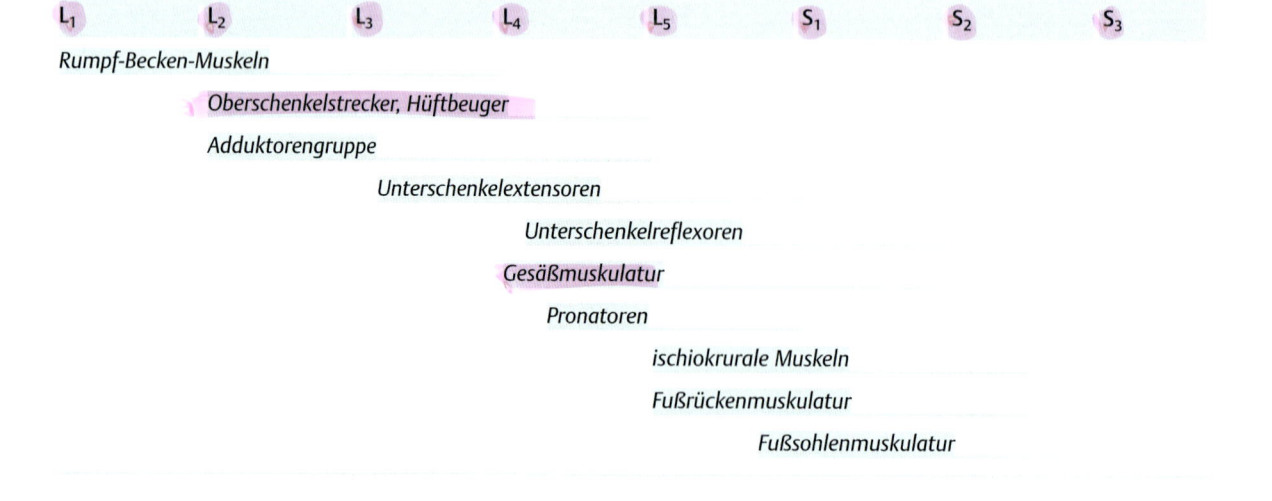

9.3 Blockadetechniken im Einzelnen

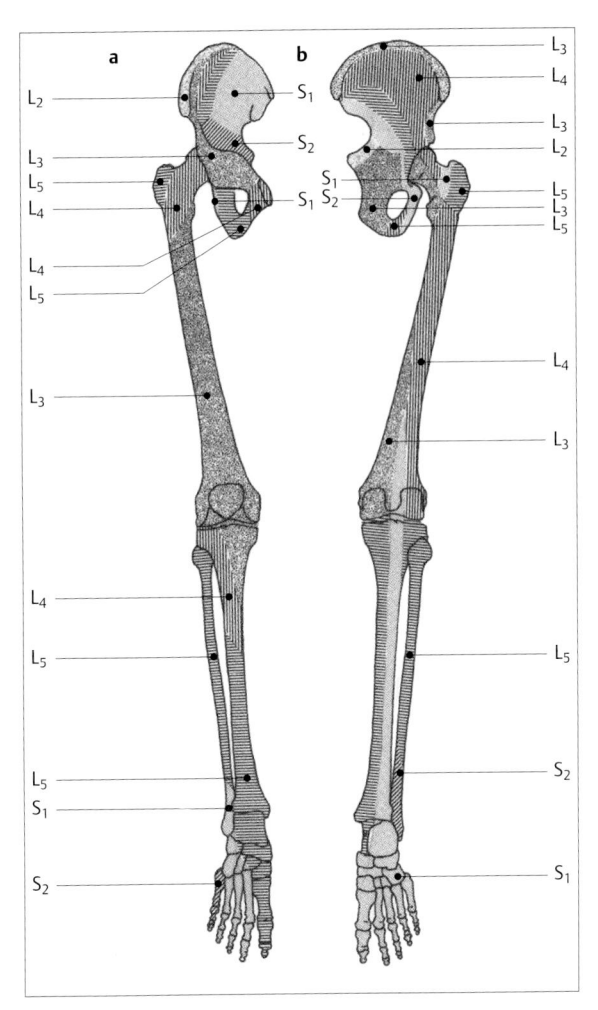

Abb. 9.**95a** u. **b** Segmentäre Versorgung der Knochensklerotome – Periostinnervation (nach Jenkner aus Wagner F. Beinnervenblockaden. In: Niesel HC, Hrsg. Regionalanästhesie – Lokalanästhesie – Regionale Schmerztherapie. Stuttgart: Thieme; 1994): **a** ventral, **b** dorsal.

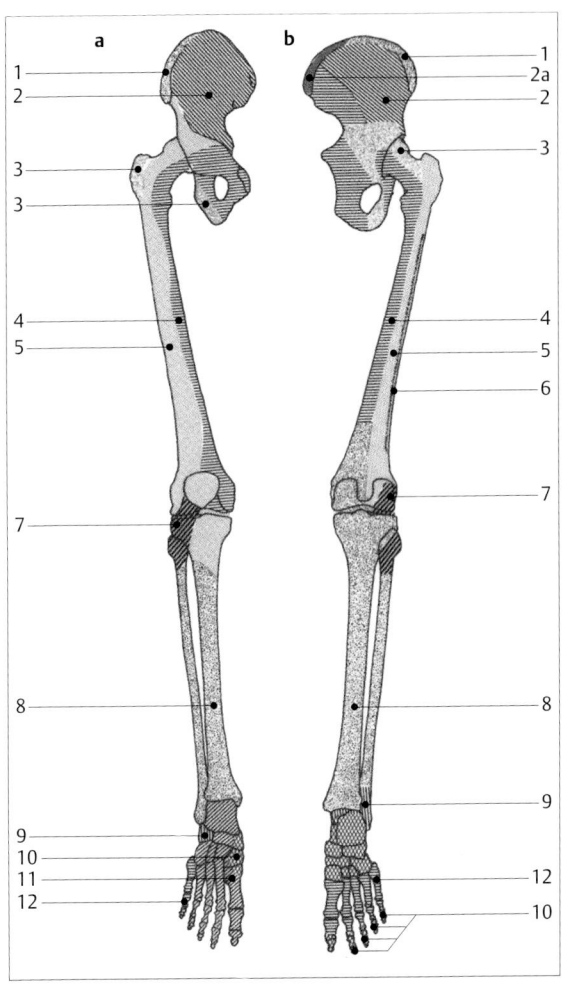

Abb. 9.**96a** u. **b** Sensible Versorgung der Knochen nach Nerven – Periostinnervation (nach Jenker aus Wagner F. Beinnervenblockaden. In: Niesel HC, Hrsg. Regionalanästhesie – Lokalanästhesie – Regionale Schmerztherapie. Stuttgart: Thieme; 1994): **a** ventral, **b** dorsal.
  1 = N. femoralis
  2 = N. glutaeus inferior
  2a = N. glutaeus superior
  3 = Nn. sacrales
  4 = N. obturatorius
  5 = N. ischiadicus
  6 = N. femoralis
  7 = N. peronaeus (fibularis) communis
  8 = N. tibialis
  9 = N. suralis
 10 = N. plantaris medialis
 11 = N. peronaeus (fibularis) profundus
 12 = N. plantaris lateralis

Tabelle 9.5 Segmentäre Zuordnung der Reflexe (nach Wachsmuth aus Schulte Steinberg W. Kaudalanästhesie – transsakrale Anästhesie – sakral-intervertebrale Epiduralanästhesie. In: Niesel HC, Hrsg. Regionalanästhesie – Lokalanästhesie – Regionale Schmerztherapie. Stuttgart: Thieme; 1994)

Reflexbogen	Reflex	Reiz	Afferenz	Efferenz	Antwort
L_1–L_2	Kremasterreflex	Streichen der Haut über den Adduktoren	R. femoralis n. genitofemoralis	R. genitalis n. genitofemoralis	Raffung des Hodensacks
L_2–L_4	Adduktorreflex	Schlag auf den Condylus medialis der Tibia	N. saphenus	N. obturatorius	Adduktion im Hüftgelenk
L_2–L_4	Patellarsehnenreflex	Schlag auf Lig. patellae	N. saphenus	N. femoralis	Strecken des Kniegelenks
L_4–L_5	Glutäalreflex	Streichen der Nates	Nn. clunium	Nn. glutaei	Zusammenziehen der Gesäßmuskeln
L_5–S_2	Achillessehnenreflex	Schlag auf Achillessehne	N. suralis	N. tibialis + N. peronaeus	Plantarflexion des Fußes
S_1–S_2	Fußsohlenreflex	Bestreichen der Fußsohle	Nn. plantares	N. tibialis	Beugen der Zehen
S_5	Afterreflex	Stechen des Dammes	N. pudendus	Nn. anococcygei	Schluss des Anus

Tabelle 9.6 Zuordnung der Nerven zu Muskeln (nach Braus u. Elze aus Schulte Steinberg W. Kaudalanästhesie – transsakrale Anästhesie – sakral-intervertebrale Epiduralanästhesie. In: Niesel HC, Hrsg. Regionalanästhesie – Lokalanästhesie – Regionale Schmerztherapie. Stuttgart: Thieme; 1994)

Nerv	Segment	Hauptmuskeln
N. femoralis	L_1–L_4	M. iliopsoas, M. quadriceps, M. sartorius
N. obturatorius	L_2–L_4	Mm. adductores, M. abturatorius externus, M. pectineus, M. gracilis
N. glutaeus superior	L_4–L_5	Mm. glutaei medius et minimus, M. tensor fasciae latae
N. glutaeus inferior	L_5–S_2	M. glutaeus maximus
N. tibialis	L_4–S_3	M. biceps femoris (caput longum), M. semitendinosus, M. semimembranosus, M. soleus, M. tibialis posterior, Mm. flexores
N. peronaeus	L_4–S_2	M. biceps femoris (caput breve), Mm. peronaei, M. tibialis anterior, Mm. extensores

Tabelle 9.7 Zuordnung der Funktionen zu Muskeln, Nerven und Segmenten (nach Wachsmuth aus Schulte Steinberg W. Kaudalanästhesie – transsakrale Anästhesie – sakral-intervertebrale Epiduralanästhesie. In: Niesel HC, Hrsg. Regionalanästhesie – Lokalanästhesie – Regionale Schmerztherapie. Stuttgart: Thieme; 1994)

Funktion	Muskeln*	Nerven	Kernsegmente
Hüftbeugen	M. rectus femoris	N. femoralis	L_2–L_4
	M. iliopsoas	N. femoralis	L_1–L_3
Hüftstrecken	M. glutaeus maximus	N. glutaeus inferior	L_5–S_2
	M. adductor magnus	N. obturatorius	L_3–L_5
Adduktion	M. adductor magnus	N. obturatorius	L_3–L_5
	M. adductor longus	N. obturatorius	L_2–L_4
Abduktion	M. glutaeus medius	N. glutaeus superior	L_4–S_1
	M. tensor fasciae latae	N. glutaeus superior	L_4–L_5
Außenrotation	M. glutaeus maximus	N. glutaeus superior	L_5–S_2
	M. glutaeus medius	N. glutaeus superior	L_4–S_1
Innenrotation	M. adductor magnus	N. obturatorius	L_3–L_4
	M. adductor longus	N. obturatorius	L_2–L_4
Kniestrecken	M. rectus femoris	N. femoralis	L_2–L_4
	M. vastus	N. femoralis	L_2–L_4
Kniebeugen	M. semimenbranosus	N. ischiadicus	L_5–S_2
	M. semitendinosus	N. ischiadicus	L_5–S_2
Außenrotation	M. biceps femoris	N. ischiadicus	S_1–S_2
Innenrotation	M. semimenbranosus	N. ischiadicus	L_5–S_2
Plantarflexion	M. gastrocnemius	N. tibialis	S_1–S_2
	M. soleus	N. tibialis	S_1–S_2
Dorsalflexion	M. tibialis anterior	N. peronaeus profundus	L_4–L_5
	M. extensor digitorum longus	N. perponaeus profundus	L_5–S_1
Pronation	M. perponaeus longus	N. peronaeus superficialis	L_5–S_1
	M. peronaeus brevis	N. peronaeus superficialis	L_5–S_1
Supination	M. gastrocnemius	N. tibialis	S_1–S_2
	M. soleus	N. tibialis	S_1–S_2

* Es werden die jeweils 1–2 wichtigsten Muskeln genannt, welche in der Regel auch über 50 % der Gesamtleistung (Funktion) erbringen

L₃-Kennmuskel	=	M. quadriceps femoris
L₄-Kennmuskel	=	M. vastus medialis und M. tibialis anterior
L₅-Kennmuskel	=	M. extensor hallucis longus (+ digitorium brevis)
S₁-Kennmuskel	=	M. fibularis brevis (+ Caput mediale des M. gastrocnemius)
L₃/₄-Syndrom	=	PSR-Verminderung (M. quadriceps)
L₅-Syndrom	=	Verminderung des Tibialis-posterior-Reflexes (in 30 % überhaupt nicht auslösbar!)
S₁-Syndrom	=	ASR-Verminderung (M. triceps surae)

Tabelle 9.8 Kennmuskeln und Syndrome nach Hansen (aus Schulte Steinberg W. Kaudalanästhesie – transsakrale Anästhesie – sakral-intervertebrale Epiduralanästhesie. In: Niesel HC, Hrsg. Regionalanästhesie – Lokalanästhesie – Regionale Schmerztherapie. Stuttgart: Thieme; 1994)

Anatomie des Plexus lumbosacralis, es finden sich:

– 4 lumbale Wurzeln in	65 % der Fälle (53/82)
– eine kraniale Ausdehnung in	44 % der Fälle (121/273)
– eine kaudale Ausdehnung in	13 % der Fälle (53/410)
– N. furcalis bei L₃ in	2 % der Fälle (10/566)
N. furcalis bei L₄ in	85 % der Fälle (484/566)
N. furcalis bei L₅ in	13 % der Fälle (72/566)
– 3 sakrale Wurzeln in	81 % der Fälle (22/27)

Tabelle 9.9 Variationen der Anatomie des Plexus lumbosacralis (Sammelstatistik nach Hovelacque) (aus Schulte Steinberg W. Kaudalanästhesie – transsakrale Anästhesie – sakral-intervertebrale Epiduralanästhesie. In: Niesel HC, Hrsg. Regionalanästhesie – Lokalanästhesie – Regionale Schmerztherapie. Stuttgart: Thieme; 1994)

Anatomie des Plexus lumbalis, es finden sich für

	N. femoralis	N. obturatorius	N. cutaneus femoris lateralis
1 Wurzel	–	3/418	151/172
2 Wurzeln	11/418	84/418	6/172
3 Wurzeln	238/418	220/418	–
4 Wurzeln	169/418	111/418	–
davon aus:			
Th₁₂	1 ×	–	–
L₁	120 ×	86 ×	32 ×
L₂	404 ×	327 ×	109 ×
L₃	417 ×	411 ×	32 ×
L₄	413 ×	398 ×	–
L₅	55 ×	45 ×	–

Tabelle 9.10 Variationen der Anatomie des Plexus lumbalis (Sammelstatistik nach Hovelacque) (aus Schulte Steinberg W. Kaudalanästhesie – transsakrale Anästhesie – sakral-intervertebrale Epiduralanästhesie. In: Niesel HC, Hrsg. Regionalanästhesie – Lokalanästhesie – Regionale Schmerztherapie. Stuttgart: Thieme; 1994)

Tabelle 9.11 Variationen der Anatomie des Plexus lumbalis. Nach Matuyama (208 a) finden sich immer mindestens 4 Wurzeln, in 25 % (w) bis 38,5 % (m) 5 Wurzeln und 6 Wurzeln in 2,5 %, wobei in ca. 60 % die Wurzeln aus L_1–L_4 kommen, in ca. 30 % Th_{12} teilnimmt und in ca. 10 % L_5 beteiligt ist. Die japanischen Zahlen stimmen jedoch nicht unbedingt mit den europäischen überein, wie sich am Vergleich von Hirasawa (146 a) mit Severeano, Ancel u. Sencert (zit. nach 154) zeigen lässt (aus Schulte Steinberg W. Kaudalanästhesie – transsakrale Anästhesie – sakral-intervertebrale Epiduralanästhesie. In: Niesel HC, Hrsg. Regionalanästhesie – Lokalanästhesie – Regionale Schmerztherapie. Stuttgart: Thieme; 1994)

Der Plexus lumbalis kommt aus						
Th_{12}	–L_4 in	40,5 %	(jap.)	bzw.	18,3 %	(europ.)
L_1	–L_4 in	52 %	(jap.)	bzw.	71,3 %	(europ.)
L_1	–L_5 in	5,5 %	(jap.)	bzw.	7,3 %	(europ.)
Th_{12}	–L_5 in	2 %	(jap.)	bzw.	3 %	(europ.)

Der Plexus lumbalis erstreckt sich also über die Segmente Th_{12}–L_5, wobei nur die Segmente L_{1-4} beständig zu finden sind, was dem Typ II (mit 63,8 %) nach Matuyama (208a) entspricht.

Tabelle 9.12 Variationen der Anatomie des Plexus lumbalis (Sammelstatistik nach Matuyama [208a]). Dieselbe Variationsbreite – wie für den Plexus insgesamt – findet sich auch für seine einzelnen Nerven: So unterteilt Matuyama den N. femoralis in 3 Typen mit bis zu 7 Untertypen, wobei sich der Haupttypus (Typ I) mit Ursprung in L_{1-4} in über 60 % der Fälle findet, während dieser Typus bei Europäern (Ancerl, zit. nach 154) nur zu 25 % vertreten ist und man hier in über 70 % der Fälle den Typ II mit nur 3 Wurzeln (L_{2-4}) findet (aus Schulte Steinberg W. Kaudalanästhesie – transsakrale Anästhesie – sakral-intervertebrale Epiduralanästhesie. In: Niesel HC, Hrsg. Regionalanästhesie – Lokalanästhesie – Regionale Schmerztherapie. Stuttgart: Thieme; 1994)
Matuyama unterteilt den N. obturatorius in 5 Typen mit bis zu 3 Untertypen, wobei sich der Haupttypus (Typ II) mit Ursprung in L_{2-4} bei Japanern in über 70 % der Fälle und bei Europäern in nur knapp 50 % der Fälle findet.
Für den N. cutaneus femoris lateralis finden sich sogar 6 Typen mit bis zu 5 Untertypen. Der Haupttypus (Typ IV) mit Ursprung in L_{2+3} findet sich in ca. 55 % der Fälle

Nervus	Anzahl der Typen	Häufigster Typ	Ursprung	% der Fälle
– iliohypogastricus	3	III	L_1	72,5
– ilioinguinalis	5	III	L_1	80,0
– genitofemoralis	4	III	L_{1+2}	57,5
– cutaneus femoris lateralis	6	IV	L_{2+3}	55,0
– obturatorius	5	II	L_{2-4}	72,5
– femoralis	3	I	L_{1-4}	63,8
– furcalis	5	III	L_4	83,8

Tabelle 9.13 Variationen der Anatomie des Plexus sacralis (nach Matwejew aus Schulte Steinberg W. Kaudalanästhesie – transsakrale Anästhesie – sakral-intervertebrale Epiduralanästhesie. In: Niesel HC, Hrsg. Regionalanästhesie – Lokalanästhesie – Regionale Schmerztherapie. Stuttgart: Thieme; 1994)

L_3–S_2 in 0 – 4,1 %
L_3–S_3 in 2 – 4,1 %
L_5–S_3 in 6,1 – 5,2 %
L_5–S_4 in 2 – 3,1 %
L_4–S_2 in 8,2 – 18,7 %
L_4–S_3 in 53,1 – 64,5 %
L_4–S_4 in 28,5 – 0 %

L_3–L_4 stellt damit die Extremgrenzen für den sakralen Plexus dar. Der Plexus pudendus beginnt somit in der Regel bei $S_{2/3}$, in 62 % der Fälle bei S_2 und in 38 % bei S_3.

Bei Thomson (zit. nach Hovelacque [154] finden sich für die kaudale Begrenzung des Plexus sacralis folgende Zahlen: 1/27 bis S_1, 4/27 bis S_2 und 22/27 bis S_3. Die kraniale Begrenzung des Plexus wird durch den N. furcalis bestimmt

9 Nervenblockaden an den unteren Extremitäten

Tabelle 9.14 Dosierungsempfehlungen für die einzelnen Blockaden (z. B. Prilocain 1 %*) (aus Schulte Steinberg W. Kaudalanästhesie – transsakrale Anästhesie – sakral-intervertebrale Epiduralanästhesie. In: Niesel HC, Hrsg. Regionalanästhesie – Lokalanästhesie – Regionale Schmerztherapie. Stuttgart: Thieme; 1994)

Blockade	Erwachsenendosis	Kinderdosis
Psoaskompartment	ca. 30 ml	bis 0,5 ml/kg
Ischiadikusblock	20–25 ml	bis 0,5 ml/kg
3-in-1-Block	30–40 ml	bis 0,5 ml/kg
N. femoralis	10–20 ml	0,3 ml/kg
N. obturatorius	10–20 ml	< 10 ml
N. cutaneus femoris lateralis	5–15 ml	< 10 ml
Blockaden im Kniebereich**	je ca. 10 ml	je < 5 ml
Blockaden im Fußbereich**	je 5–10 ml	je 1–2 ml
Intravenöse Regionalanästhesie	30–40 ml	ca. 0,5 ml/kg
bzw. Prilocain/Lidocain 0,5 %	60–80 ml	ca. 1 ml/kg

* Bei Säuglingen kein Prilocain – hier besser Lidocain – geben; bei kleinen Kindern die Konzentration niedriger wählen, um bei Gabe des empfohlenen Volumens nicht die höchstzulässige Gesamtmenge an Lokalanästhetikum zu überschreiten.
** Die Angaben beziehen sich auf die Einzelnerven; und wie immer, muss bei Kombinationsblockaden die Gesamtdosis nachgerechnet und auf eine mögliche Überschreitung der toxikologisch zulässigen Höchstdosis überprüft werden.

Kernaussagen

1

▶ **Anatomie des Plexus lumbalis und Plexus sacralis** Das Periost des Oberschenkels wird von dorsal im oberen Drittel vom N. ischiadicus, im mittleren Drittel vom N. obturatorius und im distalen Drittel lateral vom N. ischiadicus und medial von den Nn. femoralis und obturatorius innerviert. Das Kniegelenk wird ventral von den Ästen des N. femoralis und des N. ischiadicus sowie dorsal von Anteilen des N. ischiadicus, des N. obturatorius und des N. saphenus versorgt. Das Periost von Tibia und Fibula wird bis auf den lateralen Tibiakopf und das Caput fibulae (N. peronaeus communis) vom N. tibialis innerviert. Die sensible Versorgung des Sprunggelenks geschieht durch den N. tibialis und den N. suralis. Das Periost der Fußwurzelknochen wird vom N. suralis und Anteilen des N. tibialis innerviert. Metatarsalia und Phalangen werden vom N. peronaeus profundus und den Endästen des N. tibialis versorgt.

2

▶ **Psoaskompartmentblockaden** Eine Psoaskompartmentblockade kann in sitzender Position oder in Seitenlage des Patienten durchgeführt werden. Der Plexus lumbalis wird kranial erreicht. Die Erfolgsrate ist hoch. Bei der Durchführung müssen sterile Bedingungen geschaffen werden. Der Patient ist ständig zu überwachen, wobei an die Möglichkeit einer epiduralen Ausbreitung oder einer Spinalanästhesie gedacht werden muss. Kontraindikation sind peritoneale Infekte, manifeste Gerinnungsstörungen und gravierende Veränderungen der Wirbelsäule. In Verbindung mit einer Plexus-sacralis-Blockade führt die Technik zu einer guten Anästhesie bei Operationen am Bein. Zudem ist sie zur Schmerztherapie und Mobilisation bei Operationen an der Hüfte und dem Kniegelenk gut geeignet.

3

▶ **N.-femoralis-Blockaden** Die Technik der N.-femoralis-Blockaden ist leicht erlernbar, einfach durchzuführen und sicher. In Verbindung mit einer proximalen Ischiadikusblockade führt die Technik zu einer guten Anästhesie bei Operationen am Bein. Als kontinuierliche Schmerztherapie führt die N.-femoralis-Blockade bei Eingriffen am Femur und an der Patella zu einer guten Analgesie, bei Eingriffen an der Hüfte oder am Knie zu einer Schmerzminderung. Im Vergleich zur Allgemeinanästhesie führt die kontinuierliche N.-femoralis-Blockade in der Rehabilitationsphase nach Knieoperationen zu einer kürzeren Aufenthaltsdauer und zu besseren funktionellen Ergebnissen.

4

▶ **Proximale N.-ischiadicus-Blockaden in Rückenlage des Patienten** Der Vorteil der Technik nach **Beck** ist, dass keine Lageveränderung des Patienten vorgenommen werden muss. Von Nachteil ist jedoch, dass der gezielte Periostkontakt die Akzeptanz des Verfahrens durch den Patienten herabsetzt. Es muss mit einer inkompletten Anästhesie auf der Rückseite des Oberschenkels gerechnet werden, sodass bei einer Operation mit Oberschenkelblutleere die modifizierte Technik der anterioren Ischiadikusblockade oder eine andere proximale Technik der Ischiadikusblockade gewählt werden sollte.

Eine gute anatomische Orientierung vereinfacht die Durchführung der anterioren Ischiadikusblockade nach **Chelly**. Der Verzicht auf den Femurkontakt erhöht die Patientenakzeptanz. Aufgrund der relativ distalen Injektionsstelle besteht die Gefahr, dass der N. cutaneus femoris posterior nicht anästhesiert wird, sodass bei einem Oberschenkeltourniquet mit Schmerzen im dorsalen Oberschenkelbereich gerechnet werden.

Die Technik nach **Meier** erlaubt eine Blockade des N. ischiadicus in Rückenlage des Patienten. Daher kann die Anästhesie auch z. B. bei Wirbelfrakturen, bei Frakturen des Beckens oder der langen Röhrenknochen sowie bei Adipositas, chronischer Polyarthritis und anderen Lagerungsproblemen durchgeführt werden. Wird eine inguinale paravaskuläre N.-femoralis-Blockade vor der anterioren Ischiadikusblockade durchgeführt, ist die Technik schmerzarm bzw. schmerzfrei. Die modifizierte Technik ermöglicht eine Anästhesie, die auch den N. cutaneus femoris posterior mit einschließt. Eine Katheteranlage ist gut und ohne die potenziellen Gefahren der transglutäalen oder parasakralen Ischiadikusblockade möglich. Als kontinuierliche Technik kann das Verfahren zur postoperativen Schmerztherapie nach großen chirugischen Eingriffen am Knie und distal des Knies, zur Behandlung von Schmerzsyndromen distal des Knies und zur regionalen Sympathikolyse angewandt werden.

Die Ischiadikusblockade nach **Raj** ist einfach durchzuführen und komplikationsarm. Ihr Vorteil beruht auf der verhältnismäßig kurzen Distanz zum N. ischiadicus. Die Methode kann als Alternative zur anterioren Blockade eingesetzt werden, wenn die Lagerung des zu anästhesierenden Beins schmerzfrei möglich ist.

In Kombination mit einer Plexus-lumbalis-Anästhesie ist die Ischiadikusblockade nach **Guardini** für Operationen am Bein als einzeitiges Verfahren geeignet. Bei einem großen Oberschenkelumfang kann die anatomische Orientierung allerdings Probleme bereiten.

5

▶ **Proximale N.-ischiadicus-Blockaden in Seitenlage des Patienten** Die **transglutäale Ischiadikusblockade** ist als Standardtechnik ein seit Jahrzehnten bewährtes Anästhesieverfahren mit hoher Effektivität. In Kombination mit z. B. einem Psoaskompartmentblock ist eine komplette Anästhesie des Beins möglich. Komplikationen sind äußerst selten. Von Nachteil ist allerdings die Notwendigkeit der Umlagerung.
Die parasakrale Anästhesie des N. ischiadicus nach **Mansour** ist leicht zu erlernen und hat eine hohe Erfolgsrate. Die Methode eignet sich für Patienten, die schmerzfrei in Seitenlage gelagert werden können. Bei adipösen Patienten kann die anatomischen Orientierung schwierig sein. Eine Katheteranlage ist sehr gut durchführbar, und die Analgesie ist effektiv. Letztere kann auch zur Vorbeugung chronischer Schmerzen angewandt werden. Aufgrund der anatomische Nähe des kleinen Beckens mit seinen Gefäßen und Organen kann zur Lagekontrolle eines Katheters eine röntgenologische Kontrastmitteldarstellung erwogen werden. Für eine ausreichende Anästhesie sollten 20–30 ml eines mittellang oder lang wirkenden Lokalanästhetikums injiziert werden. Zur kontinuierlichen Infusion eignet sich Ropivacain 0,2 % 6 ml/h bzw. 20 ml Ropivacain 0,2 % bis 0,375 % alle 6–8 Stunden.

6

▶ **Sakralnervenblockade** Eine Sakralnervenblockade wird in Bauchlage des Patienten durchgeführt. Sie ist indiziert bei lumbosakralen Radikulopathien und pathologischen Veränderungen der Lumbosakralwirbelsäule mit diffusen Rückenschmerzen, perinealen oder suprapubischen Schmerzen, zur Schmerztherapie bei Blasensphinkterspasmus (Rückenmarksverletzungen), wenn ein guter Tonus der Blasenmuskulatur zystometrisch sichergestellt ist, zur Unterstützung der Schmerztherapie bei malignen Prozessen des Beckens und zur Komplettierung einer Kaudalanästhesie.

7

▶ **Blockaden im Kniebereich** Die poplitealen und distalen Blockadetechniken des N. ischiadicus sind sehr gute regionalanästhesiologische Anästhesieverfahren für Operationen am Sprunggelenk und im Fußbereich. In Kombination mit einer Blockade des N. saphenus können die Operationen in Unterschenkelblutleere durchgeführt werden. Die kontinuierlichen Techniken sind zur Schmerztherapie oder zur regionalen Sympathikolyse gut geeignet. Die Verfahren sind komplikationsarm, mit Nervenstimulation durchgeführt, sicher und effektiv.

8

▶ **Periphere Blockaden (Leitungsblockaden) der unteren Extremität** Zu ihnen zählen Blockaden des N. cutaneus femoris lateralis, des N. obturatorius, des N. saphenus und des N. peronaeus.

9

▶ **Periphere Blockaden der Nerven im Bereich des Fußgelenks** Der sog. **Fußblock** ist ein komplikationsarmes und sicheres Anästhesieverfahren für Operationen am Fuß. Für die gezielte Blockade einzelner Nerven zur Diagnostik oder zur Vervollständigung einer Regionalanästhesie ist der „Fußblock" hervorragend geeignet. Es sollte darauf geachtet werden, dass der Patient möglichst wenige schmerzhafte Einstiche während der Durchführung erhält. Die komplette Anästhesie des Fußes kann bei der distalen Ischiadikusblockade oder einem Poplitealblock auch mit einer Injektion erzielt werden.

10

▶ **Midtarsal-Block** Es handelt sich hierbei um eine technisch einfache Variante des traditionellen Fußblocks.

11

▶ **Blockaden im Zehenbereich** Zu ihnen zählen die sog. Oberst-Leitungsanästhesie und die interdigitale Blockade.

12

▶ **Intraartikuläre Lokalanästhesie und Analgesie des Kniegelenks** Die intraartikuläre Lokalanästhesie des Kniegelenks kann durchgeführt werden bei diagnostischer Arthroskopie, arthroskopischer Entfernung eines freien Gelenkkörpers und bei der arthroskopischen Meniskusoperation. Von Anästhesisten und Operateuren wird immer wieder auf die mangelnde Muskelrelaxierung hingewiesen und auf die Notwendigkeit der besonderen Erfahrung des Operateurs bei der Durchführung von Operationen mit dieser Anästhesietechnik. Die intraartikuläre Analgesie des Kniegelenks kann zur Schmerztherapie nach arthroskopischen Operationen eingesetzt werden.

13

▶ **Intravenöse Regionalanästhesie** Die intravenöse Regionalanästhesie des Fußes ist ein technisch einfaches und wirkungsvolles Verfahren der Regionalanästhesie. Die Technik kann bei kleineren Operationen von kurzer Dauer in Blutleere eingesetzt werden. Sie sollte an der unteren Extremität auf den Unterschenkel begrenzt bleiben. Insbesondere bei ambulanten Operationen ist die IVRA des Fußes eine gute Alternative. Von Vorteil ist, dass die Anästhesie wenige Minuten nach Öffnen der Blutleere abklingt. Eine zweistündige Überwachung muss jedoch eingehalten werden.

Literatur

1 Aasbo V, Raeder JC, Grögaard B, Röise O. No additional analgesic effect of intraarticular morphine or bupivacaine compared with placebo after elective knee arthroscopy. Acta Anaesthesiol Scand 1996;40:585–8.
2 Adriani J. Labat's regional anesthesia. Techniques and clinical applications. 4th ed. St. Louis:Green;1984:373–84.
3 Adriani J. Local and regional anesthesia for minor surgery. Surg Clin Amer 1951;31:1507.
4 Aida S, Takahashi H, Shimoji K. Renal subcapsular hematoma after lumbar plexus block. Anesthesiology 1996;84: 452–5.
5 Akerman B, Hellber IB, Tossvik C. Primary evaluation of the local anaesthetic properties of the amino amide agent ropivacaine. Acta Anaesthesiol Scand 1988;32:271–8.
6 Allen H, Liu S, Ware P, Nairn C, Owens B. Peripheral nerve blocks improve analgesia after total knee replacement surgery. Anesth Analg 1998;97:93–7.
7 Anke-Moller E, Dahl JB, Spangsberg NLM, Schultz P, Wernberg M. Inguinal paravascular block (three-in-one block). Ugeskr Laeger 1990;152:1655–8.
8 Anke-Moller E, Spangsberg N, Dahl JB. Continuous blockade of the lumbar plexus. Plasma concentrations and analgesic effect of bupivacaine 0,25% vs 0,125%. Int Monitor Reg Anesth 1990;(A 2:20.
9 Armstrong P, Watters J, Whitefield A. Alkanization of prilocaine for intravenous regional anesthesia. Suitability for clinical use. Anaesthesia 1990;(A)45:935.
10 Armstrong P, Power I, Wildsmith JAW. Addition of fentanyl to prilocaine for intravenous regional anaesthesia. Anaesthesia 1991;(A)46:278.
11 Arthur JM, Heavner JE, Mian T. Fentanyl and lidocaine versus lidocaine for Bier block. Reg Anesth 1992;17: 223–7.
12 Atanasoff PG, Hartmannsgruber MWB. Regional anesthesia for knee surgery. Techniques in Regional Anesthesia and Pain Management 1999; 3:107–112.
13 Atanasoff PG, Hartmannsgruber MWB. Is ropivacaine 0,2% an alternative to lidocaine 0,5% for intravenous regional anaesthesia? Br J Anaesth 1998;(A)80:377.
14 Atchabahain A, Brown AR. Postoperative neuropathy following fascia iliaca compartment blockade. Anesthesiology 2001;94:534–5.
15 Auberger H. Beckengürtel und untere Extremität. In: Killian H, Hrsg. Lokalanästhesie und Lokalanästhetika. 2. Aufl. Stuttgart:Thieme;1973:673–97.
16 Auberger H, Niesel HC. Praktische Lokalanästhesie. 4. Aufl. Stuttgart:Thieme;1982:11–127.
17 Augspurger R, Donohue RE. Prevention of obturator nerve stimulation during transurethral surgery. J Urol 1980;123: 170–1.
18 Ayers J, Kayser EF. Continuous lower extremitiy techniques. Techn Reg Anesth Pain Management 1999;3: 47–57.
19 Bachmann B, Biscoping J, Hempelmann G. Leitungsanästhesie peripherer Nerven. In: Biscoping J, Hempelmann G, Hrsg. Regionalanästhesiologische Aspekte III. Kleins Druck- und Verlagsanst;1988:79.
20 Bailey SL, Parkinson S, Little WI. Sciatic nerve block. A comparison of single versus double injection technique. Reg Anesth 1994;19:9–13.
21 Bartmann E, Mehrkens HH, Geiger P, Herrmann M. Anatomic examinations to optimize the paravertebral approach to the psoas compartment. Surgical and radiologic anatomy. Springer Internat J Clin Anatomy 1993;15:3.
22 Bauereis Ch, Meier G. The continuous distal sciatic nerve block for anaesthesia and postoperative pain management. Internat Monitor Reg Anesth 1997;A)9:96.
23 Beck GP. Anterior approach to sciatic nerve block. Anesthesiology 1963;24:222–4.
24 Beland B, Prien T, Van Aken H. Differentialindikation zentraler und peripherer Leitungsanästhesien. Anaesthesist 2000;49:495–504.
25 Ben-David B, Lee E, Croitoru M. Psoas block for surgical repair of hip fracture. a case report and description of a catheter technique. Anesth Analg 1990;71:298–301.
26 Benninghoff A, Goerttler K. Lehrbuch der Anatomie des Menschen. 11. Aufl. München:Urban & Schwarzenberg; 1975.
27 Benzon HAT. Popliteal sciatic nerve block. Posterior approach. Techniques Reg Anesth Pain Management 1999;3: 23–7.
28 Bergmann NA. James Moore (1762–1860). An 18th century advocate of mitigation of pain during surgery. Anesthesiology 1994;80:657–62.
29 Bergmann RA. Compendium of human anatomic variations. München:Urban & Schwarzenberg;1994:143–17.
30 Biehl WC, Morgan JM, Wagner FW. The safety of the Esmarch tourniquet. Foot & Ankle 1993;14:278–83.
31 Bier A. Über einen neuen Weg Lokalanästhesie an den Gliedmaßen zu erzeugen. Arch Klein Chir 1908;86:1007.
32 Birnbaum K, Prescher A, Hepler S, Heller KD. The sensory innervation of the hip joint – an anatomical study. Surg Radiol Anat 1997;19:371–5.
33 Biscoping J. Plexus-Blockaden der unteren Extremität. Regionalanästhesie 1989;(A)38:33.
34 Boden BP, Fassler S, Cooper S, Marchetto PA, Moyer RA. Analgesic effect of intraarticular morphine, bupivacaine and morphine/bupivacaine after arthroscopic knee surgery. Arthroscopy 1994;10:104–7.
35 Bonica JJ. Local anaesthesia and regional blocks. In: Wall PD, Melzack R. Textbook of pain. Edinburgh:Churchill Livingstone;1984:541–57.
36 Bonica JJ. The management of pain. Philadelphia:Lea & Febinger;1980:1205–9.
37 Bonnet F, Zozime P, Marcandoro J, Buisson VB, Touboul C, Saada M. Tourniquet pain during spinal anesthesia. Reg Anesth 1988;13:29.
38 Bonniot A. Anatomie du plexus lombaire chez l'homme. Lyon:These;1922/23.
39 Bouaziz H, Narchi P, Zetlaoui PJ, Paqueron X, Benhamou D. Lateral approach to the sciatic nerve at the popliteal fossa combined with saphenous nerve block. Techniques Reg Anesth Pain Management 1999;3:19–22.
40 Bouaziz H, Paqueron X, Macalou D. The lateral approach of the sciatic nerve at the popliteal level. one or two stimulations? Anesthesiology 1998;(A)89:838.
41 Bradfield WJD. Digital block anaesthesia and it's complications. Brit J Surg 1962;50.
42 Brands E, Callahan VI. Continuous lumbar plexus block. Anaesth Intens Care 1978;256–8.
43 Brandt L. Illustrierte Geschichte der Anästhesie. Stuttgart:Wiss.Verl-Ges.;1997:230–8.
44 Braun H. Anesthesia – its scientific basis in practical use. 2nd ed. Philadelphia:Lea & Febinger;1924.
45 Braun H. Geschichte der örtlichen Betäubung. Chirurg 1929;1:462.
46 Bridenbaugh PhO, Wedel DJ. The lower extremity. In: Cousins MJ, Bridenbaugh PhO, eds. Neural blockade in clinical anesthesia and management of pain. 3rd ed. Philadelphia:Lippincott-Raven;1998:373–409.
47 Brown DL. Atlas of regional anesthesia. 2nd ed. Philadelphia:Saunders;1999.
48 Brown DL. Anatomic imaging. Seeing into the future. Reg Anesth 1998;6:529–30.

49. Brown DL. Regional anesthesia and analgesia. Philadelphia: Saunders;1996:279–88.
50. Brown EM, McGriff JT, Malinowski RW. Intravenous regional anaesthesia (Bier block). Rewiew of 29 year's expearience. Canad J Anaesth 1989;36:307–10.
51. Brown EM. Intravenous regional anesthesia. Pitfalls and modifications of standard technique. Reg Anesth 1979; 4:13–4.
52. Bruce BD, Lee E, Croitoru M. Psoas block for surgical repair of hip fractures. a case report and description of a catheter technique. Anesth Analg 1990;71:298–301.
53. Bruckenmeier CC, Xenos JS, Nilsen SM. Lumbar plexus block with perineural catheter and sciatic nerve block for total hip arthroplasty. Int Monitor Reg Anesth 2001;(A)53.
54. Bruelle P, Cuvillon P, Ripart J, Eledjam JJ. Scatic nerve block. Parasakral approach. Reg Anesth 1998;23:78.
55. Büttner J, Meier G. Kontinuierliche periphere Techniken zur Regionalanästhesie und Schmerztherapie – obere und untere Extremität. Bremen:Uni-Med-Verlag;1999.
56. Capdevila X, Barthelet Y, Biboulet P, Ryckwaert Y, Rubenovitch J, D'Athis F. Effects of perioperative analgesic technique on the surgical outcome and duration of rehabilitation after knee surgery. Anesthesiology 1999;91:8–15.
57. Capdevila X, Biboulet P, Bouregba M, Barthelet Y, Rubenovitch J, D'Athis F. Comparison of the three in one and fascia ilica compartment blocks in adults. clinical and radiographic analysis. Anesth Analg 1998;86:1039–44.
58. Casati A, Fanelli G, Beccaria P, Cappelleri G, Berti M, Aldegheri G, Torri G. The effects of the single or multiple injection technique on the onset time of femoral nerve blocks with 0,75% ropivacaine. Anesth Analg 2000;91: 181–4.
59. Casati A, Fanelli G, Beccaria P, Magistris L, Albertin A, Torri G. The effect of single or multiple injections on the volume of 0,5% ropivacaine required for femoral nerve blockade. Anesth Analg 2001;93:183–6.
60. Casati A, Fanelli G, Borghi B, Torri G. Ropivacaine or 2% mepivacaine for lower limb peripheral nerve blocks? Anesth Analg 1999;90:1047–52.
61. Cauhepe C, Oliver M, Colombani R. The „3- in-1" block: myth or reality? Ann Fr Anesth Reanim 1989;376–8.
62. Chan VWS, Weisbrod MJ, Kazas S. Comparison of ropivacaine and lidocaine for intravenous regional anesthesia in volunteers. A preliminary study on anesthestic efficacy and blood level. Anesthesiology 1999;90:1602–8.
63. Chayen D, Nathan H, Cayen M. The psoas compartment block. Anaesthesiology 1976;45:95–9.
64. Chelly JE, Delaunay L, Matuszczak M, Hagberg C. Sciatic nerve blocks. Techniques Reg Anesth Pain Management 1999;3:39–46.
65. Chelly JE, Delaunay L. A new anterior approach to the sciatic nerve block. Anesthesiology 1999;6:1655–60.
66. Chelly JE, Greger J, Howart G. Simple anterior approach for sciatic blockade. Reg Anesth 1997;(A)22:114.
67. Chu J, Fox I, Jassen M. Pneumatic ankle tourniquet. Clinical and electrophysiologic study. Arch Phys Med Rehabil 1981;62:570–5.
68. Chudinov A, Berkenstadt H, Salai M, Cahana A, Perel A. Continuous psoas compartment block for anesthesia and perioperative analgesia in patients with hip fractures. Reg Anesth Pain Medicine 1999;24:563–8.
69. Clara M. Das Nervensystem des Menschen. 3. Aufl. Leipzig:Barth;1959.
70. Cole F. Tourniquet pain. Anesth Analg 1952;31:63–4.
71. Collum CR, Courtney PG. Sciatic nerve blockade by the lateral approach to the popliteal fossa. Anaesth Intens Care 1993;21:236–7.
72. Comfort Au, Kim V, Lang S, Yip R. Saphenus nerve anaesthesia: a nerve stimulator technique. Can J Anaesth 1996;43:852–7.
73. Concepcion M. Ankle block. Techniques Reg Anesth Pain Management 1999;3:241–6.
74. Cousins MJ, Bridenbaugh PhO. Neural blockade. In: Cousins MJ, Bridenbaugh PO, eds. Neural blockade in clinical anesthesia and management of pain. 3rd ed. Philadelphia: Lippincott-Raven;1998:378–88.
75. Covino BG, Wildsmith JAW. Clinical pharmacology of local anesthetic agents. In: Cousins MJ, Bridenbaugh PO, eds. Neural blockade in clincal anesthesia and management of pain. 3rd ed. Philadelphia:Lippincott-Raven;1998:97–128.
76. Crews JC, Selhorst CS. Primate model for the study of tourniquet pain. Region Anesth 1989;14:73.
77. Curbelo MM. Continuous peridural segmental anesthesia by means of urethral catheter. Anesth Analg Curr Res 1949;28:13–23.
78. Dahl MR, Dasta JF, Zuelzer W. Lidocaine local anesthesia for arthroscopic knee surgery. Anesth Analg 1990;71: 670–4.
79. Dahlens B, Tanguy A, Vanneuville G. Lumbar plexus block in children: a comparison of two procedures in 50 patients. Anesth Analg 1988;67:750–8.
80. Dalens B, Vanneuville G, Tanguy A. Comparison of the fascia iliaca compartment block with the 3-in-1-block in children. Anesth Analg 1989;69:705–13.
81. Dalsgaard J, Felsby S, Juelesgaard P, Froekjaer J. Low-dose intra-articular morphine analgesia in day case knee arthroscopy: a randomized double-blind prospective study. Pain 1994;56:151–4.
82. Dam W, Nolte H. Anästhesie unter primitiven Bedingungen und während Massenkatastrophen. Wehrdienst und Gesundheit. Bd. 15. Darmstadt:Wehr und Wissen;1967: 225–31.
83. Davies JAH, Walford J. Intravenous regional anaesthesia for foot surgery. Acta Anaesth Scand 1986;30:145–7.
84. Davies JAH. Intravenous regional anaesthesia with prilocaine for foot surgery. Anaesthesia 1989;44:902–6.
85. De Mey JC, De Baerdemaeker L, Fonck K, Cammu G, Mortier E. Combined sciatic and saphenous nerve block with bupivacaine 0,375% versus 0,25% with or without sufentanil for postoperative analgesia. Int Monitor Reg Anesth 2000;(A)12:73.
86. DeAndrés J, Monzó E. Regional techniques for day surgery. Intraarticular anesthesia and analgesia. Techniques Reg Anesth Pain Management 2000;4:54–61.
87. DeAndrés JA, Valia JC, Barrera L. Intraarticular analgesia after arthroscopic knee surgery: comparison on three different regimes. Eur J Anesth 1998;15:10–5.
88. Defalque RJ, McDanal JT. Proximal saphenous neuralgia after coronary bypass. Reg Anesth 1994;(A)19:90.
89. Degenhardt H. Die Leitungsanästhesie des Plexus lumbalis. Zentralbl Chirurgie 1926;25:1570–2.
90. Delgado-Martinez AD, Marchal JM, Molina M, Palma A. Forefoot surgery with ankle tourniquet. Complete or selectiv ankle block. Reg Anesth 2001;26:184(letter).
91. Derner R, Buckholz J. Surgical hemostasis by pneumatic ankle tourniquet during 3027 pediatric operations. Foot Ankle Surg 1995;34:236–46.
92. Diamond EL, Sherman M, Lenet M. A quantitative method of determining the pneumatic ankle tourniquet setting. J Foot Surg 1985;24:330–4.
93. Dierking GW, Ostergaard HAT, Dissing CK, Kristensen JE, Dahl JB. Analgesic effect of intra-articular morphine after arthroscopic meniscectomy. Anaesthesia 1994;49:627–9.
94. Douglas I, Bush D. The use of patient-controlled bolus of local anaesthetic via a psoas sheath catheter in the management of malignant pain. Pain 1999;82:105–7.
95. Dunbar RW, Mazze RI. Intravenous anesthesia. Expierience with 779 cases. Anesth Analg 1967;46:806–13.
96. Dupré LJ. Bloc „3 in 1" ou bloc fémoral. Que faut-il faire et comment le faire? Ann Fr Anesth Réanim 1996;15: 1099–1106.

97 Edkin BS, Spindler KP, Flanagan FJK. Femoral nerve block as an alternative to parenteral narcotics for pain control after anterior cruciate ligament reconstruction. Arthroscopy 1995;11:404–9.
98 Egbert L, Deas TC. Cause of pain from a pneumatic tourniquet during spinal anesthesia. Anesthesiology 1962; 23:287–90.
99 Ellis H, Feldman S. Anatomy for anaesthetists. 7th ed. Blackwell;1996.
100 Elmas C, Atanassoff PG. Combined inguinal paravascular (3-in-1) and sciatic nerve blocks for lower limb surgery. Reg Anesth 1993;2:88–92.
101 Enzmann V. Für und Wider der intravenösen Regionalanästhesie. Anästh Intensivmed 1987;28:205–11.
102 Eriksson E. Lokalanästhesie bei Arthroskopie. In: Eriksson E, Hrsg. Atlas der Lokalanästhesie. 2.Aufl. Heidelberg: Springer;1980.
103 Esteve M, Veillette Y, Ecoffey C, Orhant EE. Continuous block of femoral nerve after surgery of the knee. pharmacocinetics of bupivacaine. Ann Fr Anesth Reánim 1990;9: 322–5.
104 Eyrolle L, Zetlaoui P, Belbachir A, Rosencher N, Conseiller C. Regional anaesthesia for femoral neck fracture surgery. Comparison of lumbar plexus block and spinal anaesthesia. Br J Anaesth 1998;(A)80:383.
105 Falsenthal G. Nerve blocks in the lower extremities: anatomic considerations. Arch Phys Med Rehabil 1974;55: 504–7.
106 Fanelli G, Casati A, Beccaria P, Aldegheri G, Bert M, Tarantino F, Torri G. A double-blind comparison of ropivacaine, bupivacaine and mepivacaine during sciatic and femoral nerve blockade. Anesth Analg 1998;87:597–600.
107 Farny J, Drolet P, Girad M. Anatomy of the posterior approach to the lumbar plexus block. Can J Anaesth 1994;41:480–5.
108 Farny J, Girard M, Drolet P. Posterior approach to the lumbar plexus combined with a sciatic nerve block using lidocaine. Can J Anaesth 1994;41:486–91.
109 Fournier R, van Gessel E, Gaggero G, Boccovi S, Forster A, Gamulin Z. Postoperative analgesia with „3-in-1" femoral nerve block after prosthetic hip surgery. Can J Anaesth 1998;45:34–8.
110 Frederic A, Bouchon Y. Analgesia in surgery of the foot. Can Anesthesiol 1996;44:115–8.
111 Frerk CM. Palsy after femoral nerve block. Anaesthesia 1988;43:167–8.
112 Gaertner R, Petit S, Cuby C, Calon B. Parasakral catheter placement for lower limb surgery. Reg Anesth Pain Medicine 2001;26:70.
113 Gali B, Horlocker T, Burkle C, Zepada F, Jankowski C, Hebl J, Schroeder D. Peroneal nerve palsy following prolonged tourniquet time during total knee arthroplasty. Reg Anesth Pain Medicine 2001;26:72.
114 Ganapathy S, Wassermann RA, Watson JT, Bennett J, Armstrong KP, Stockall CA, Chess DG, MacDonald C. Modified continuous femoral three-in-one block for postoperative pain after total knee arthroplasty. Anesth Analg 1999;89:1197–1202.
115 Gasparich JP, Mason JT, Berger RE. Use of nerve stimulator for simple and accurate obturator nerve block before transurethral resection. J Urol 1984;132:291–3.
116 Geier KO. Is a peripheral nerve stimulator (PNS) really necessary to block the femoral nerve? Int Monitor Reg Anesth 2000;(A)12:3.
117 Geiger M, Wild M, Bartl A, Völk C, Kunz C, Mehrkens HH. 3-in-1 block – reality or fantasy? Int Monitor Reg Anesth 2000;(A)12:74.
118 Geiger P, Bartmann E, Gelowicz-Maurer M, Mehrkens HH. Combined sciatic nerve plus continuous paravertebral lumbar plexus block in orthopaedic knee surgery. XIII Annual ASRA-Congress, Barcelona (special abstract issue). 1994;57.
119 Geiger P, Moßbrucker H, Gelowicz-Maurer M, Mack E, Mehrkens HH. Postoperative analgesia with 3-in-1- or psoas-compartment-catheter – are there differences in efficiency? XIV Annual ESRA Congress, Prague (special abstract issue). 1995;68.
120 Geiger P, Oldenburger K, Ventour W, Mehrkens HH. Continuous postoperative analgesia with ropivacaine 0,2 % via 3-in-1 catheter in orthopaedic knee surgery. Int Monitor Reg Anesth 1998;10:46.
121 Geiger P, Weindler M, Wollinsky KH, Mehrkens HH, Winkelmann J, Blomenkemper W, Schleinzer W. Met-Hb-Spiegel bei kombiniertem Ischiadicus/3-in-1-Block mit alleiniger Verwendung von Prilocain im Vergleich zu einer Prilocain-Bupivacain-Kombination. Zentraleuropäischer Anästhesiekongress, Innsbruck. 1989.
122 Geiger P. Der Psoas Kompartment-Block. In: Mehrkens HH, Büttner J, Hrsg. Kontinuierliche periphere Leitungsblockaden zur postoperativen Analgesie. München:Arcis;1999:29–42.
123 Gentili M, Aveline C, Bonnet F. Total spinal anesthesia after posterior lumbar plexus block. Ann Fr Anesth Reanim 1998;17:40–742.
124 Gentili M, Bernard JM, Bonnet F. Adding clonidine to lidocaine for intravenous regional anesthesia prevents tourniquet pain. Anesth Analg 1999;88:1327–30.
125 Gentili ME, Wargnier JP. Peripheral nerve damage and regional anaesthesia. Br J Anaesth 1993;71:324–5.
126 Gligorijevic S. Lower extremity blocks for day surgery. Techniques Reg Anesth Pain Management 2000;4.30–7.
127 Goodfellow J, Fearn CB, Metthews JM. Iliacus haematoma – a common complication of haemophilia. J Bone Joint Surg 1967;49:748–56.
128 Graf BM, Martin E. Periphere Nervenblockaden – eine Übersicht über neue Entwicklungen einer alten Technik. Anaesthesist 2001;50:312–22.
129 Grice SC, Morelli RC, Balestrieri FJ, Stump DA, Howard G. Intravenous regional anesthesia. Evaluation and prevention of leakage under the tourniquet. Anesthesiology 1986;65:316–20.
130 Guardini R, Waldron BA. Sciatic nerve block. A new lateral approach. Acta Anaesthesiol Scand 1985;29:515–9.
131 Gupta A, Björnsson A, Sjöberg F. Lack of peripheral analgesic effect of low-dose morphine during intravenous regional anesthesia. Reg Anesth 1993;18:250–3.
132 Hadzic A, Vloka JD, Kuroda MM. The use of peripheral nerve blocks in anesthesia practise. A national survey. Reg Anesth Pain Medicine 1998;23:241–6.
133 Hadzic A, Vloka JD. Anesthesia for ankle and foot surgery. Techniques Reg Anesth Pain Management 1999;3:113–9.
134 Hagenouw RR, Bridenbaugh PO, van Egmond J, Suebing R. Tourniquetpain: a volunteer study. Anesth Analg 1986;65: 1175–80.
135 Hahn MB, McQuillan PM, Sheplock GJ. Regional anesthesia: an atlas of anatomy and techniques. St. Louis:Mosby;1996.
136 Hallén J, Rawal N, Harrtvig P. Parmacocinetic and pharmacodynamic studies of ^{11}C-lidocaine following intravenous regional anaesthesia (IVRA) using positron emission tomography. Acta Anaesthesiol Scand 1991;35:214.
137 Hannington-Kiff J. Bier's block revisited: intercuff block. J Roy Soc Med 1990;83:155–60.
138 Hannington-Kiff J. Intravenous regional sympathetic block with guanethidine. Lancet 1974;1:1019.
139 Hannington-Kiff J. Pain relief. London:Heinemann;1974: 70.
140 Härtel F. Die Lokalanästhesie. Stuttgart:Enke;1916.
141 Haynes TK, Appadurai IR, Power I. Intra-articular morphi-

ne and bupivacaine analgesia after arthroscopic knee surgery. Anaesthesia 1994;49:54–6.
142 Heath ML. Death after intravenous regional anaesthesia. BMJ 1982;285:913–4.
143 Hege-Scheuing G, Michaelsen K, Buhler A, Kustermann J, Seeling W. Analgesie durch intraartikuläres Morphin nach Kniegelenksarthroskopien? Anaesthesist 1995;44:351–8.
144 Henche H, Holder J. Die Arthroskopie des Kniegelenkes. 2. Aufl. Heidelberg:Springer;1987.
145 Henderson CL, Campion ER, DeMasi RA, Taft NT. Post-arthroscopy analgesia with bupivacain. A prospective randomized, blinded evaluation. Am J Sports Med 1990;18:14–7.
146 Henderson CL, Warriner CB, McEwen A. A North American survey of intravenous regional anesthesia. Anesth Analg 1997;85:858–63.
146a Hirasawa K. Der Plexus lumbalis und seine Äste. Japanische Stiftung für Lehrmittelforschung. Shingakusha 1980;557–748.
147 Hirst GC, Lang SA, Dust WN, Cassidy JD, Yip RW. Femoral nerve block. Single injection versus continuous infusion for total knee arthroplasty. Reg Anesth 1996;21:292–7.
148 Hoerster W. Blockaden im Bereich des Fußgelenkes. In: Astra Chemicals, Hrsg. Regionalanästhesie. Stuttgart:Fischer;1988:133–9.
149 Hoffmann P, Meyer O. Der Obturatoriusreflex und seine Ausschaltung durch gezielte Blockade. Reg Anästh 1980;3:55–6.
150 Holmes MK. Intravenous regional analgesia. A useful method of introducing analgesia of the limbs. Lancet I 1963;245.
151 Holmes MK. Intravenous regional blockade. In: Cousins MJ, Bridenbaugh PO, eds. Neural blockade in clinical anesthesia and management of pain. 3rd ed. Philadelphia:Lippincott-Raven;1989:395–409.
152 Hong Y, O'Grady T, Lopresti D, Carlson C. Diagnostic obturator nerve block for inguinal and back pain. A recovered opinion. Pain 1996;67:507–9.
153 Hopkins PM, Ellis FR, Halsall PJ. Evaluation of local anaesthetic blockade of the lateral cutaneous nerve. Anaesthesia 1991;46:95–6.
154 Hovelacque A. Anatomie des nerfs craniens et rachidiens du systeme grand sympathique chez l'homme. Paris:Doin;1927:534–638.
155 Hoyle JR. Tourniquet for intravenous regional analgesia. Anaesthesia 1964;19:294.
156 Hullander M, Spillane W, Leivers D. The use of doppler ultrasound to assist with sciatic nerve blocks. Reg Anesth 1991;16:282.
157 Ichiyanagi K. Sciatic nerve block: lateral approach with the patient supine. Anesthesiology 1959;20:601.
158 Jan RA, Kerner M, Provenzano DA, Adams SB, Viscusi ER. Popliteal nerve block and its safety in foot and ankle surgery. Anesth Analg 2000;59:371–6.
159 Jenkner FL. Nervenblockaden. 4.Aufl. Wien:Springer;1983:65–75.
160 Johansson B, Glise H, Hallerbäck, Dalman P, Kristofferson AS. Preoperative local infiltration for postoperative pain. Anaesth Analg 1994;78:210–4.
161 Johnson CM. Continuous femoral nerve blockade for analgesia in children with femoral fractures. Anaesth Intens Care 1994;22:281–3.
162 Jöhr M. Kinderanästhesie. 5. Aufl. München:Urban & Fischer;2001.
163 Jöhr M. Späte Komplikation der kontinuierlichen Blockade des N. femoralis. Reg Anaesth 1987;10:37–8.
164 Joris JL, Dubner R, Haregraves KM. Opioid analgesia at peripheral sites: a target for opioids released during stress and inflammation. Anesth Analg 1987;66:1277–81.
165 Joshi GP, McCaroll SM, Brady OH, Hurson BJ, Walsh G. Intraarticular morphine for pain relief after knee arthroscopy. Br J Anaesth 1993;70:87–8.
166 Joshi GP, McCaroll SM, Cooney CM, Blunnie WP, O'Brien TM, Lawrence AJ. Intra-articular morphine for pain relief after knee arthroscopy. J Bone Joint Surg Br 1992;74:749–51.
167 Kaiser H, Niesel HC, Klimpel L. Grundlagen und Anforderungen der peripheren elektrischen Nervenstimulation. Ein Beitrag zur Erhöhung des Sicherheitsstandards in der Regionalanästhesie. Reg Anästh 1990;13:143–4.
168 Kaiser H., Niesel HC, Klimpel L, Menge M. Technik und Indikationen der kontinuierlichen 3-in1-Blockade. In: Hempelmann G, Biscoping J, Hrsg. Regionalanästhesiologische Aspekte I. Kontinuierliche Verfahren der Regionalanästhesie. Wedel:Astra;1986:83–94.
169 Kalso E, Tuominen M, Rosenberg PH, Alila A.. Bupivacaine blood levels after intravenous regional anesthesia of the arm. Reg Anaesth 1982;5:81–4.
170 Karlsson J, Rydgren B, Eriksson B, Jarvholm U, Gundin O, Sward L, Hedner T. Postoperative analgesic effects of intraarticular bupivacaine and morphine after arthroscopic cruciate ligament surgery. Knee Surg Sports Traumatol Arthroscop 1995;3:55–9.
171 Kaufmann RD, Walts LF. Tourniquet-induced hypertension. Brit J Anaesth 1982;333–6.
172 Kay J. Ankle block. Techniques Reg Anesth Pain Management 1999;3:3–8.
173 Khoo ST, Brown KC. Femoral nerve block: the anatomical basis for a single injection technique. Anaesth Intens Care 1983;11:40.
174 Khoury GF, Chen AC, Garland DE. Intraarticular morphine, bupivacaine, and morphine/bupivacaine for pain control after knee videoarthroscopy. Anesthesiology 1992;77:263–6.
175 Kirchmair L, Entner T, Burger R, Künzel KH, Maurer H, Mitterschiffthaler G. Ultrasound (US) guided psoas compartment block (PCB). Verification of a new technique with CT. Int Monitor Reg Anesth 2000;(A)12:199.
176 Kirchmair L, Entner T, Burger R, Wissel J, Moriggl B, Maurer H, Mitterschiffthaler G. Ultrasound (US) guided psoas compartment block (PCB): anatomical fundamentals. Int Monitor Reg Anesth 2000;(A)12:197.
177 Klein SM, D'Ercole F, Greengrass R. Enoxaparin associated with psoas hematoma and lumbar plexopathy after lumbar plexus block. Anesthesiology 1997;87:1576–9.
178 Kofoed H. Peripheral nerve blocks at the knee and ankle in operations for common foot disorders. Clin Orthop 1982;168:97–101.
179 Konder H, Moysich F, Mattusch E. Akzidentelle motorische Blockade des N. cutaneus femoris lateralis. Regionalanästh 1990;13:122–3.
180 Kozlov SP, Shartrov AI, Svetlov VA. The inguinal paravascular technique of lumbar plexus block – anatomical pretests were unsuccessful. Anesteziologia I Reanimatologia 1991;5:37–9.
181 Labat G. Regional anesthesia. Its technique and clinical application. Philadelphia:Saunders;1924:45.
182 Lang J, Wachsmuth W. Bein und Statik. 2.Aufl. Berlin:Springer;1972.
183 Lang SA, Yip RW, Chang PC. The femoral 3-in-1-Block revisited. J Clin Anaesth 1993;5:292–6.
184 Lange M. Der Fußblock – ein Erfahrungsbericht zur Anwendung bei orthopädischen Operationen. In: Mehrkens HH, Büttner J, Hrsg. Kontinuierliche periphere Leitungsblockaden zur postoperativen Analgesie. Regionalanästhesiologische Aspekte. Bd. XI. München:Arcis;1999:59–64.
185 Laurent SC, Nolan JP, Pozo JL, Jones CJ. Addition of morphine to intra-articular bupivacaine does not improve

analgesia after daycase arthroscopy. Br J Anaesth 1994; 72:170–3.
186 Läwen A. Über Leitungsanästhesie an der unteren Extremität, mit Bemerkungen über die Technik von Injektionen an den Nervus ischiadicus bei Behandlung der Ischias. Dtsch Zeitschr Chir 1911;111:252–68.
187 Lecron L. Anesthesie du membre inferieur. In: Lecron L. Anesthesie loco-regionale. 2ième ed. Paris:Arnette;1990: 327–48.
188 Lévecque JP, Borne M, Saissy JM. Analgesia with continuous lateral posterior tibial nerve block. Reg Anesth Pain Medicine 1999;24:193(letter).
189 Lillie PE, Glynn CJ, Fenwick DG. Site of action of intravenous regional anesthesia. Anesthesiology 1984;61:507.
190 Löfström B. Blockaden der peripheren Nerven des Beines. In: Eriksson E, Hrsg. Atlas der Lokalanästhesie. 2. Aufl. Berlin:Springer;1980:101–15.
191 Longo S, Williams D. Bilateral fascia iliaca catheters for postoperative pain control after bilateral total knee arthroplasty: a case report and description of a catheter technique. Reg Anesth 1997;22:372–7.
192 Lonsdale M. 3-in-1 block: confirmation of Winnie's anatomical hypothesis. Anesth Analg 1988;67:601–2.
193 Löwe J, Gnutzmann KH, Wulf H. Femoral nerve block with ropivacaine or bupivacaine in ACL-reconstruction. Clinical effect and pharmacokinetics. Int Monitor Reg Anesth 2000;(A)12:205.
194 Luber MJ, Greengrass R, Vail TP. Patient satisfaction and effectiveness of lumbar plexus and sciatic nerve block for total knee arthroplasty. J Arthroplasty 2001;16:17–21.
195 Lynch J, Trojan S, Arhelger S, Krings-Ernst I. Intermittent femoral nerve blockade for anterior cruciate ligament repair. Use of a catheter technique in 208 patients. Acta Anaesthesiol Belg 1991;42:207–12.
196 Lynch J. Prolonged motor weakness after femoral nerve block with bupivacaine 0,5%. Anaesthesia 1990;45:421.
197 Mach D. Is the type of motor response an important factor in determining the quality of the sciatic nerve block with a relatively small volume of local anaesthetics? Int Monitor Reg Anesth 2000;(A)12:203.
198 Mackenzie JW. 3-in-1 block via femoral nerve sheath cannula: a simple method of pain relief for fractured neck of femur. Int Monitor Reg Anesth 1997;(A)91.
199 Madej TH, Ellis FR, Halsall PJ. Prolonged femoral nerve block with 0,5% bupivacaine. Anaesthesia 1988;43: 607–8(letter).
200 Magora FR, Pessachovitch B, Shoham I. Sciatic nerve block by anterior approach for operations on the lower extremity. B J Anaesth 1974;46:121–3.
201 Malloy RE. Ankle block. In: Benson B, Malloy RE, Strichartz G, eds. Essentials of pain medicine and regional anesthesia. Philadelphia:Churchill Livingstone;1999:437.
202 Mansour NY, Benetts FE. An observational study of combined continous lumbar plexus and single-shot sciatic nerve blocks for post-knee surgery analgesia. Reg Anesth 1996; 21:287–91.
203 Mansour NY. Reevaluating the sciatic nerve block. Another landmark for consideration. Reg Anesth 1993;18:322–3.
204 Mansour NY. Subsartorial saphenous nerve block with the aid of nerve stimulator. Reg Anesth 1993;18:266–8.
205 Marhofer P, Nasel C, Sitzwohl C, Kapral S. Magnetic resonance imaging of the distribution of local anaesthetic during the three-in-one block. Anesth Analg 2000; 90:119–24.
206 Marhofer P, Oismüller C, Faryniak B, Sitzwohl C, Mayer N, Kapral S. Three-in-one blocks with ropivacaine: evaluation of sensory onset time and quality of sensor block. Anesth Analg 2000;90:125–8.
207 Marhofer P, Schrögendorfer K, Wallner T, Koinig H, Kapral S, Weinstabl C, Mayer N. Ultrasonographic guidance improves sensory block and onset time of the three-in-one blocks. Anesth Analg 1997;85:854–7.
208 Marhofer P, Schrögendorfer K, Wallner T, Koinig H, Mayer N, Kapral S. Ultrasonographic guidance reduces the amount of local anesthetic for 3-in-1 blocks. Reg Anesth Pain Medicine 1998;23:584–8.
208a Matuyama T. Über den Plexus lumbalis bei Japanern. Folia Psychiat Neurol Jap 1950;4:3.
209 McCutcheon R. Regional anaesthesia for the foot. Can Anaesth Soc J 1965;12:465.
210 McLeod Dh, Wong DHW, Claridge RJ, Merrick PM. Lateral popliteal sciatic nerve block compared with subcutaneous infiltration for analgesia following foot surgery. Can J Anaesth 1994;41:673–6.
211 McLeod DH, Wong DHW, Vaghadia H. Lateral popliteal sciatic nerve block compared with ankle block for analgesia following foot surgery. Can J Anaesth 1995;42: 765–9.
212 McNichol LR. Anterior approach to sciatic nerve block in children. loss of resistance or nerve stimulator for identifying the neurovascular compartment. Anesth Analg 1987; 66:1199–200.
213 McNichol LR. Sciatic nerve block for children. Anaesthesia 1985;40:410.
214 McSwiney M, Joshi GP, Kenny P, McCaroll SM. Analgesia following arthroscopic knee surgery. a controlled study of intra-articular morphine, bupivacaine or both. Anaesth Intens Care 1993;21:201–3.
215 Mehrkens HH, Schleinzer W, Geiger P. Successful peripheral regional anaesthesia by aid of an improved nerve stimulator. Abstract. 6. Annual Meeting, ESRA. Paris 1987.
216 Meier G, Büttner J. Regionalanästhesie – Kompendium der peripheren Blockaden. München:Arcis;2001.
217 Meier G, Bauereis Ch, Meier Th, Maurer H, Huber Ch. Schmerztherapie mit distalen Ischiadicuskathetern – anatomische Voraussetzungen. Schmerz 1999; S1:75.
218 Meier G, Bauereis Ch, Meier Th. Kontinuierliche distale Ischiadikusblockaden zur Schmerztherapie. Schmerz 1999;S1:74–5.
219 Meier G, Heinrich Ch. Sciatic nerve block: a comparison of three different techniques. 24th Central European Congress on Anesthesiology. Bologna:Monduzzi;1995:509–12.
220 Meier G. Der distale Ischiadikusblock (DIB) mit Katheter (DIK). In: Büttner J, Meier G. Kontinuierliche periphere Techniken zur Regionalanästhesie und Schmerztherapie – obere und untere Extremität. Bremen:Uni-Med-Verlag; 1999:140–4.
221 Meier G. Der distale Ischiadikuskatheter (DIK). In: Mehrkens HH, Büttner J, Hrsg. Kontinuierliche periphere Leitungsblockaden. München:Arcis;1999:43–6.
222 Meier G. Der kontinuierliche anteriore Ischiadikuskatheter (KAI). In: Mehrkens HH, Büttner J, Hrsg. Kontinuierliche periphere Leitungsblockaden. München:Arcis;1999:47–8.
223 Meier G. Der kontinuierliche Ischiadikusblock zur Anästhesie und postoperativen Schmerztherapie. Anaesthesist 1996;S2:45:100.
224 Meier G. Periphere Blockaden der unteren Extremität. Anaesthesist 2001;50:536–59.
225 Meier G. Technik der kontinuierlichen anterioren Ischiadikusblockade (KAI). In: Büttner J, Meier G, Hrsg. Kontinuierliche periphere Techniken zur Regionalanästhesie und Schmerztherapie – obere und untere Extremität. Bremen:Uni-Med-Verlag;1999:132–7.
226 Meiser A, Laubenthal H. Klinische Studien zur peripheren Wirksamkeit von Opioiden nach Kniegelenk-Operationen. Anaesthesist 1997;46:867–79.
227 Merrifield AJ, Carter SJ. Intravenous regional analgesia. Lidocaine blood levels. Anaesthesia 1965;20:287–93.
228 Middleton RWD, Varian JP. Tourniqet paralysis. Aust N Z J Surg 1974;44:124.

229 Mitchell ME. Regional anesthesia for hip surgery. Techniques Reg Anesth Pain Medicine 1999;3:94–106.
230 Moldaver J. Tourniquet paralysis syndrome. Arch Surg 1954;68:136.
231 Monzó E, Manzanos A, Cruz A. Local anesthesia of the knee für arthroscopic surgery. Our experience in 1000 cases. Rev Esp Anesthesiol Reanim 1992;39:312–5.
232 Moore DC, Multoy MF, Thompson GE. Peripheral nerve damage and regional anaesthesia (Editorial). Br J Anaesth 1994;73:435–6.
233 Moore DC. Lesions of the peripheral nerves. In: Moore DC, ed. Complications of regional anesthesia. Philadelphia:Davis;1969:112–8.
234 Moore DC. Regional block. Block of the sciatic and femoral nerves. Springfield:Thomas;1976:275–99.
235 Moore JM, Liu SS. How acute pain management affects outcome. Techniques Reg Anesth Pain Management 1997;1:64–71.
236 Moore MR, Garfin SR, Hargens AR. Wide tourniquets eliminate blood flow at low inflation pressures. J Hand Surg 1987;12:1006–11.
237 Morau D, Barthelet Y, Ryckwaert Y, Bernhard N, Capdevila X. Continuous „3-in-1"-block or fascia ilica compartment blocks. Is there a difference in the obtained catheter migration and sensory block? Reg Anesth Pain Medicine 2001;26:52.
238 Morisot P. Les blocs du membre inférieur. Encyclop Med-Chir Anesthesie 1979;363:23.
239 Morris GF, Lang SA, Dust WN, van der Wal M. The parasacral scatic nerve block. Reg Anesth 1997;22:100–4.
240 Morris GF, Lang SA. Continuous parasacral sciatic nerve block: two case reports. Reg Anesth 1997;22:469–72.
241 Morris GF, Lang SA. Innovations in lower extremity blockade. Techniques Reg Anesth Pain Management 1999; 3:9–18.
242 Motamed C, Bouaziz H, Mercier FJ. Knotting of a femoral catheter. Reg Anesth 1997;22:5(letter).
243 Müller M, Burkhardt J, Borchardt E, Büttner-Janz K. Postoperative analgetische Wirksamkeit intraartikulärer Morphin- oder Ropivacaingabe nach Kniegelenkarthroskopie – prospektive randomisierte Doppelblindstudie. Schmerz 2001;15:3–9.
244 Mulroy MF, Larkin KL, Batra MS, Hodgson PS, Owens BD. Femoral nerve block with 0,25 % or 0,5 % bupivacaine improves postoperative analgesia following outpatient arthroscopic anterior cruciate ligament repair. Reg Anesth Pain Medicine 2001;26:24–9.
245 Muret G, Aliaga L, Villa Landeira JM: Bending sign technique. A trick to perform femoral block. Reg Anesth Pain Medicine 2000;25:661–2(letter).
246 Muret G, Iglesias P, Castro A, Aliaga L, Villar Landeira JM. Continuous femoral block for postoperative analgesia after knee arthroplasty: bupivacaine 0,25 % versus ropivacaine 0,375 %. International Monitor 2000;(A)12:84.
247 Myerson MS, Ruland CM, Allon SM. Regional anesthesia for foot and ankle surgery. Foot & Ankle 1992;13:282–8.
248 Needoff M, Radford P, Costigan P. Local anesthesia for postoperative pain relief after foot surgery. A prospective clinical trial. Foot Ankle Int 1995;16:11–3.
249 Neßler R, Jacobs W, Lynch J. Die postoperative Schmerztherapie bei Eingriffen am Knie mit der kontinuierlichen Blockade des Plexus lumbalis. Anaesth Intensivmed 1990; 31:134–6.
250 Neuburger M, Rotzinger M, Kaiser H. Elektrische Nervenstimulation in Abhängigkeit von der benutzten Impulsbreite – eine quantitative Untersuchung zur Annäherung der Nadelspitze an den Nerven. Anaesthesist 2001;50: 181–6.
251 Niemi L, Pitkänen M, Tuominen M, Björkenhein JM, Rosenberg PH. Intraarticular morphine for pain relief after knee arthroscopy performed under regional anaesthesia. Acta Anaesthesiol Scand 1994;38:402–5.
252 Niesel HC. Regionalanästhesie, Lokalanästhesie, Regionale Schmerztherapie.Stuttgart:Thieme;1994.
253 Nolte H. Ist die Lokalanästhesie unter Feld- und Katastrophenbedingungen zu empfehlen? Wehrmed Mschr 1966; 10:74–5.
254 Nolte H. Technische Möglichkeiten der Lokalanästhesie unter Feldverhältnissen. Wehrmed Mschr 1966;10:103–5.
255 Nusbaum LM, Hamelberg W. Intravenous regional anesthesia for surgery on the foot and ankle. Anesthesiology 1986;64:91–2.
256 Oosthuysen SA, Cook AC, Kale SS, Mansour NY, Paget J. A pilot observational study on the combination of paravertebral lumbar plexus and parasakral sciatic sacral plexus blockade for hip surgery. Int Monitor Reg Anesth 2000; (A)12:82.
257 Palas T, Gerber HR. Intravenous anesthesia for operations in the lower limb. Reg Anesth 1982;7:29–32.
258 Paqueron X, Bouaziz H, Macalou D, Labaille T, Merle M, Laxenaire MC, Benhamou D. The lateral approach to the sciatic nerve at the popliteal fossa. one or two injections? Anesth Analg 1999;89:1221–5.
259 Parkinson S, Mueller JB. A simple technique for continuous lumbar sympathetic blockade. Anesth Analg 1989;68:218.
260 Parkinson S, Mueller WL, Little S, Bailey L. Extent of blockade with various approaches to the lumbar plexus. Anesth Analg 1989;68:243–8.
261 Parks CR, Kennedy WF. Obturator nerve block: a simplified approach. Anesthesiology 1967;28:775.
262 Paterson A. The origin and distribution of the nerves to the lower limb. J Anat Physiol 1894;28:169.
263 Pauers RS, Carocci MA. Low pressure pneumatic tourniquets. Effectiveness at minimum recommended inflation pressures. J Foot Ankle Surg 1994;33:605–9.
264 Paul DL, Logan MR, Wildsmith JAW. The effects of injected solution temperature on intravenous regional anaesthesia. Anaesthesia 1988;43:362–4.
265 Paul W, Drechsler HJ. Clinical efficacy and radiological representation of continuous 3-in-1 block placed by the Seldinger technique. Int Monitor Reg Anesth 1993;(A) 31–2.
266 Paul W, Werner T, Heilen E, Drechsler HJ. Risk of infection and hygienic management of continuous femoral nerve block. (Abstract). Annual ESRA Congress Prague. Int Monitor Reg Anesth 1995;45
267 Paul W, Wiesner D, Drechsler HJ. Postoperative pain after total knee replacement. obturator nerve block may be needed additionally to sciatic and high volume femoral nerve block. Int Monitor 1996;(A)31–2.
268 Paul W. Die kontinuierliche Blockade des N. femoralis. In: Mehrkens HH, Büttner J, Hrsg. Kontinuierliche periphere Leitungsblockaden. München:Arcis;1999:49–58.
269 Paul W. Kontinuierliche Blockade des N. femoralis. Komplikationen, Gefahren, Probleme. J Anästh Intensivbeh 2000;58–60.
270 Paut O, Sallabery M, Schreiber-Deturmeny E, Ramond C, Bruguerolle B, Camboulives J. Continuous fascia ilica compartment block in children. a prospective evaluation of plasma bupivacain concentrations, pain scores, and side effects. Anesth Analg 2001;92:1159–63.
271 Peng P, Claqxton A, Chung F, Chan V, Miniaci A, Krishnathas A. Femoral nerve block and keterolac in patients undergoing anterior cruciate ligament reconstruction. Can J Anaesth 1999;46:919–24.
272 Peutrell JM. Lower limb nerve blocks. In: Peutrell JM, Mather SJ, eds. Regional anaesthesia in babies and children. Oxford:Oxford Univ. Press;1997:161–7.
273 Pitkänen MT, Rosenberg PH, Pere PJ. Fentanyl-prilocaine

mixture for intravenous regional anaesthesia in patients undergoing surgery. Anaesthesia 1992;47:39.
274 Platzer W. Taschenatlas der Anatomie – Bewegungsapparat. 7. Aufl. Stuttgart:Thieme;1999.
275 Polino F, Castro A, Bello R, Sanchez Pena J, Ojeda R, Fornes C. Postoperative analgesia by continuous 3-in-1-blockade in total hip arthroplasty. Int Monitor Reg Anesth 2000; (A)12:245.
276 Postel J, März P. Die kontinuierliche Blockade des Plexus lumbalis („3-in-1"-Block) in der perioperativen Schmerztherapie. Reg Anaesth 1984;7:140 – 3.
277 Prien Th, Goeters Ch. Intravenöse Regionalanästhesie an Arm und Fuß mit 0,5 – 0,75- und 1,0 prozentigem Prilocain. Anästh Intensivtherap Notfallmed 1990;25:59 – 63.
278 Prien Th. Nach intravenöser Regionalanästhesie muss die Blutleere intermittierend geöffnet werden – Faktum oder Fiktion? Anästh Intensivtherap Notfallmed 1994;29: 425 – 427.
279 Raj PP, Parks Ri, Watson TD, Jenkins MT. A new single position supine approach to sciatic nerve block. Anesth Analg 1975;54:489 – 93.
280 Raj PP. Site of action of intravenous regional anesthesia. Reg Anesth 1979;4:8 – 10.
281 Raja SN, Dickstein RE, Johnson CA. Comparison of postoperative analgesic effects of intraarticular bupivacaine and morphine following arthroscopic knee surgery. Anaesthesiology 1992;77:1143 – 7.
282 Rawal N, Hallen J, Amillon A, Hellstrand P. Improvement in i.v. regional anaesthesia by re-exsanguination before surgery. Br J Anaesth 1993;70:280.
283 Rawal N. European approaches to postoperative pain management. Techniques Reg Anesth Pain Management 1997;1:93 – 100.
284 Rawal N. Intravenous regional anesthesia. Techniques Reg Anesth Pain Management 2000;4:51 – 3.
285 Ready B. Acute pain. Lessons learned from 25 000 patients – American Society of Regional Anesthesia 1999. Gaston Labat Lecture. Reg Anesth Pain Medicine 1999;24: 499 – 505.
286 Risdall JE, Young PC, Jones DA. A comparison of intercuff and single cuff techniques of intravenous regional anesthesia using 0,5% prilocaine mixed with technetium-99 m-labelled BRIDA. Anaesthesia 1997;52:842 – 8.
287 Ritter J, Zimpfer M. Femoral nerve sheath for lumbar plexus block is not found in cadavers. Anesthesiology 1993;(A)79:821.
288 Ritter JW. Femoral sheath for inguinal paravascular lumbar plexus block is not found in human cadavers. J Clin Anesth 1996;7:470 – 3.
289 Ritter MA, Koehler M, Keating EM, Faris PM, Meding JB. Intra-articular morphine and/or bupivacaine after total knee replacement. J Bone Joint Surg Br 1999;81:301 – 3.
290 Rogers NR, Ramamurthy S. Lower extremity blocks. In: Brown, DL, ed. Regional anesthesia and analgesia. 1st ed. Philadelphia:Saunders;1996:284 – 5.
291 Rohen J, Yokochi C, Lütjen-Drecoll E. Anatomie des Menschen. 4.Aufl. Stuttgart:Schattauer;1998.
292 Rongstad K, Mann RA, Prieskorn D. Popliteal sciatic nerve block for postoperativ analgesia. Foot Ankle Int 1996;17: 378 – 82.
293 Rorie DK, Byer DE, Nelson DO. Assessment of block of the sciatic nerve in the popliteal fossa. Anesth Analg 1980; 59. 371 – 376.
294 Rosenberg PH. Intravenous regional anesthesia. In: Brown DL, ed. Regional anesthesia and analgesia. 1st ed. Philadelphia:Saunders;1996:385 – 94.
295 Rosenblatt RM. Continuous femoral anesthesia for lower extremity surgery. Anesth Analg 1980;59. 631 – 2.
296 Rosenquist RW, Lederhaas G. Femoral and lateral femoral cutaneous nerve block. Techniques Reg Anesth Pain Management 1999;3:33 – 8.
297 Rosseland LA, Stubhaug A, Skoglund A, Breivik H. Intra-articular morphine for pain relief after knee arthroscopy. Acta Anaesthesiol Scand 1999;43:252 – 7.
298 Rucci FS, Trafficante FG, Moresi M. A new approach to sciatic nerve block in the gluteal region. Eur J Anaesthesiol 1989;6:363 – 72.
299 Rung G, Hanks G, Kalenak A, Satterfield B. Continuous lumbar plexus block after anterior cruciate ligament repair. Reg Anesth 1990;15:53.
300 Rushman GB, Davies NJH, Atkinson RS. A short history of anaesthesia. Oxford:Butterworth-Heinemann;1996:137 – 50.
301 Rybock JD. Diagnostic and therapeutic nerve blocks. In: Tollison CD, ed. Handbook of chronic pain management. Baltimore:Williams & Wilkins;1989:115 – 224.
302 Salo M, Kanto J, Jalonen J, Laurikainen E.. Plasma lidocaine concentrations after different methods of releasing the tourniquet during intravenous regional anaesthesia. Ann Clin Research 1979;11:164 – 8.
303 Sarrafian SK, Ibrahim IN, Breihan JH. Ankle – foot peripheral nerve block for mid and forefoot surgery.Foot & Ankle 1983;4:86 – 90.
304 Schlesinger A. Über Versuche den Plexus lumbalis zu anästhesieren. Zentralbl Chirurgie 1915;22:385 – 8.
305 Schulte-Steinberg O. Intravenous regional anaesthesia. In: Saint-Maurice C, ed. Regional anaesthesia in children. Fribourg:Mediglobe;1990:159 – 60.
306 Schultz P, Anker-Moeller E, Dahl JB, Christensen EF, Spangsberg N, Fauno P. Postoperative pain treatment after open knee surgery. continuous lumbar plexus block with bupivacaine versus epidural morphine. Reg Anesth 1991; 16:34 – 7.
307 Schürg R, Biscoping J, Bachmannn MB, Hempelmann G. Die intravenöse Regionalanästhesie (IVRA) des Fußes mit Prilocain. Reg Anaesth 1990;13:118 – 21.
308 Schurmann DJ. Ankle-block anesthesia for foot surgery. Anesthesiology 1976;44:348 – 52.
309 Scott DB, Lee A, Fagan D, Bowler GM, Bloomfield P, Lundh R. Acute toxity of ropivacaine compared with that of bupivacaine. Anesth Analg 1989;69:563 – 9.
310 Scott DB. Evaluation of the toxicity of local anaesthetic agents in man. Br J Anaesth 1975;47:56 – 61.
311 Scott DB. Complications of intravenous regional anesthesia. Reg Anesth 1979;4:14.
312 Scott DB. Techniken der Regionalanästhesie. Weinheim: VCH;1991.
313 Seeberger MD, Urwyler A. Paravascular lumbar plexus block. block extension after femoral nerve stimulation and injection of 20 vs 40 ml mepivacaine 10 mg/ml. Acta Anaesthesiol Scand 1995;39:769 – 73.
314 Seelander D. See the plexus: ultrasound guidance for brachial plexus block. Int Monitor Reg Anesth 1995;7: 17 – 8.
315 Serpell MG, Millar FA, Thomson MF. Comparison of lumbar plexus block versus conventional opioid analgesia after total knee replacement. Anaesthesia 1991;46:275 – 7.
316 Shannon J, Lang SA, Yip RW. Lateral femoral cutaneous nerve block revisited. A nerve stimulator technique. Reg Anesth 1995;20:100 – 4.
317 Sharrock NE, Mineo R. Venous lidocaine and bupivacaine levels following midtarsal ankle block. Reg Anesth 1988; 13:75.
318 Sharrock NE, Waller JF, Fierro LE. Midtarsal block for surgery of the forefoot. Br J Anaesth 1986;58:37 – 40.
319 Sharrock NE. Inadvertent 3-in-1-block following injection of the lateral cutaneous nerve of the thigh. Anesth Analg 1980;59:887 – 8.
320 Simon MAM, Gielen MJM, Lagerwerf AJ, Vree TB. Plasma concentrations after high doses of mepivacaine with epinephrine in the combined psoas compartment/sciatic nerve block. Reg Anesth 1990;15:256 – 60.

321 Singelyn FJ, Aye F, Gouverneur JM. Continuous popliteal sciatic nerve block. An original technique to provide postoperative analgesia after foot surgery. Anesth Analg 1997; 84:383–6.
322 Singelyn FJ, Gouverneur JM, Gribomont BF. Popliteal sciatic nerve block aided by a nerve stimulator. a reable technique for foot and ankle surgery. Reg Anesth 1991;16:278–81.
323 Singelyn FJ, Gouverneur JM. Extended „three-in-one-block" after total knee arthroplasty. Continuous versus patient-controlled techniques. Anesth Analg 2000;91: 176–80.
324 Singelyn FJ, Gouverneur JMA, Goossens F, van Roy C. During continuous "3-in-1" block a high position of the catheter increases the success rate of the technique. Int Monitor Reg Anesth 1996;(A)8:105.
325 Singelyn FJ. Continuous femoral and popliteal sciatic nerve blockades. Techniques Reg Anesth Pain Management 1998;2:90–5.
326 Smith BE, Fischer ABJ, Scott PU. Continuous sciatic nerve block. Anaesthesia 1984;39:155.
327 Smith BE, Siggins D. Low volume, high concentration block of the sciatic nerve. Anaesthesia 1988;43:8–11.
328 Snyder MD, DeBoard JW, Beger TH, Gibbons JJ. Anatomy of the common peroneal nerve at the knee. a cadaver study. Reg Anesth 1989;14:38.
329 Solak M, Akturk G, Erciyes N. The addition of sodium bicarbonate to prilocaine solution during IV regional anaesthesia. Acta Anaesthesiol Scand 1991;35:572.
330 Souron V, Eyrolle L, Rosencher N. The Mansour's sacral plexus block. An effective technique for continuous block. Reg Anesth Pain Medicine 2000;25:208–12(letter).
331 Sparks CJ. Higeleo T. Foot surgery in Vanuata. results of combined tibial common peroneal and saphenous nerve blocks in fiftysix adults. Anaesth Intens Care 1989;17: 336–9.
332 Sprotte G. Die inguinale Blockade des Plexus lumbalis als Analgesie-Verfahren in der prä- und postoperativen Traumatologie und Orthopädie. Regional Anästhesie 1981;4: 39–41.
333 Stamatos JM, McQuillan PM, Hahn MB. Plexus lumbalis. In: Hahn MB, McQuillan PM, Sheplock GJ, Hrsg. Regionalanästhesie – Anatomie und Techniken. Wiesbaden:Ullstein Med.;1999:133–7.
334 Stein C, Comisel K, Haimerl E, Yassouridis A, Lehberger K, Herz A, Peter K. Analgesic effect of intraarticular morphine after arthroscopic knee surgery. N Engl J Med 1991;325: 1123–6.
335 Stein C. Peripheral mechanisms of opioid analgesia. Anesth Analg 1993;76:182–91.
336 Stevens RD, van Gessel E, Flory N, Fournier R, Gamulin Z. Lumbar plexus block reduces pain and blood loss associated with total hip arthroplasty. Anesthesiology 2000; 93:115–21.
337 Stierwald R, Ulsamer B. Komplikationen bei Anwendung eines Katheters zur kontinuierlichen Blockade des Plexus lumbalis bei Implantation einer Totalendoprothese des Hüftkopfes. Reg Anästh 1991;14:18–19.
338 Stöhr M. Iatrogene Nervenläsionen. Injektionen, Operation, Lagerung, Strahlentherapie. 2.Aufl. Stuttgart:Thieme;1996.
339 Stonemetz JL, Bermann JM, Nicodemus HF. Incidence of tourniquet pain under spinal anesthesia with tetracaine. Anesthesiology 1985;(A)63:249.
340 Sukhani R, Garcia CJ, Munhall RJ, Winnie AP, Rodvold KA. Lidocaine disposition following intravenous regional anesthesia with different tourniquet deflation technics. Anesth Analg 1989;68:633–7.
341 Sukhani R, R, Frey K. Multimodal analgesia approach to postoperative pain management in ambulatory surgery. Techniques Reg Anesth Pain Management 1997;1:79–87.
342 Sunderland S. Obturator nerve. In: Sunderland S, ed. Nerves and nerve injuries. Edinburgh:Livingstone;1968: 1096–1109.
343 Sutherland IDB. Continuous sciatic nerve infusion: expanded case report describing a new approach. Reg Anesth Pain Medicine 1998;23:496–501.
344 Takagi K. The arthroscope. J Jpn Orthop Assoc 1939; 359–441.
345 Tetzlaff JE, Andrish J, O'Hara J, Dilger J, Yoon HJ. Effectiveness of bupivacaine administered via femoral nerve catheter for pain control after anterior cruciate ligament repair. J Clin Anesth 1997;9:542–5.
346 Thompson GE, Brown DL. The common nerve blocks. In: Nunn JF, Utting JE, Brown BR, eds. General anaesthesia. 5th ed. London:Butterworth;1989:1177–85.
347 Thorn-Almquist AM. Intravenous regional anesthesia. a 7-year survey. Acta Anaesthesiol Scand 1971;15:23.
348 Thorn-Alquist AM. Intravenöse Lokalanästhesie. In: Eriksson E, Hrsg. Atlas der Lokalanästhesie. 2. Aufl. Berlin:Springer;1980:80.
349 Thornburn JK, Rogers M. Orthopaedic surgery. In: Henderson JJ, Nimmo WS, eds. Practical regional anaesthesia. Oxford:Blackwell;1983:184–214.
350 Tiberiu E, Szmuk P, Priscu V, Soroker D. Combined lumbosacralplexus block. Can J Anaesth 1993;40:189(letter).
351 Tobias JD. Continuous femoral nerve block to provide analgesia following femur fracture in paediatric ICU population. Anaesth Intensive Care 1994;22:616–8.
352 Trainer N, Bowser BL, Dahm L. Obturator nerve block for painful hip in adult cerebral palsy. Arch Phys Med Rehabil 1986;67:829–30.
353 Tryba M, Hausmann E, Zenz M, Wellhöner HH. Toxizität von Prilocain und Bupivacain in der intravenösen Regionalanästhesie. Anästh Intensivther Notfallmed 1982;17: 207.
354 Tryba M. Neue Gesichtspunkte zur Wirkungsweise der intravenösen Regionalanästhesie. Regionalanästhesie 1985; 8:21–4.
355 Tuncer S, Akkoyun Ö, Apilliogullari S, Yosunkaya A, Celik J, Ökesli S. 3-in-1 block application in postoperative pain treatment. Int Monitor Reg Anesth 2000;(A)12:192.
356 Türker G, Uckunkaya N, Yilmazlar A. Postoperative analgesia with psoas compartment block after prosthetic hip surgery. Int Monitor Reg Anesth 2000;(A)12:246.
357 Twyman R, Kirwan T, Fenelly M. Blood loss reduced during hiparthroplasty by lumbar plexus block. J Bone Joint Surg Br 1990;72:770–1.
358 Uckunkaya N, Türker G, Yilmazlar A, Sahin S. Combined psoas compartment and sciatic nerve blocks for lower limb surgery. Int Monitor Reg Anesth 2000;(A)12:196.
359 Uhrbrand AB, Jensen TT. Iatrogenic n. femoralis neuropathy after blockade of plexus lumbalis (3-in-1-block). Ugeskr Laeger 1988;150:428–9.
360 Urmey W, Stanton J, Portnoy R, O'Brien S, Wickiewicz T. Femoral nerve block for postoperative analgesia in outpatient anterior cruciate ligament reconstruction. Reg Anesth Pain Medicine 1998;23:88.
361 Urmey WF. Femoral nerve block for the management of postoperative pain. Techniques Reg Anesth Pain Management 1997;1:88–92.
362 Uzeirbegovic D, Goroszeniuk T, Ruprah M, Earnshow P. A randomised, prospective, double-blind comparision of 0,5 % with 0,75 % ropivacain for 3-in-1-block in total knee replacement. Int Monitor Reg Anesth 2000;(A)12:20.
363 Vaghadia H, Kapnoughis P, Jenkins L, Taylor D. Continuous lumbosacral block using a Tuohy needle and catheter technique. Can J Anaesth 1992;39:75–8.
364 Valli H, Rosenberg PH, Kyttä J, Nurminen M. Arterial hypertension associated with the use of a tourniquet with

either general or regional anesthesia. Acta Anaesthesiol Scand 1987;12:174–80.
365 Valli H, Rosenberg PH. Effects of three anaesthesia methods on haemodynamic responses connected with the use of thigh tourniquet in orthopaedic patients. Acta Anaesthesiol Scand 1985;29:142–7.
366 Valli H, Rosenberg PH. Intravenous regional anesthesia below the knee. Anaesthesia 1986;41:1196–201.
367 Van der Wahl M, Scott AL, Ray WY. Transsartorial approach for saphenous nerve block. Can J Anaesth 1993;40:542–6.
368 de Visme V, Picart F, le Jouan R, Legrand A, Savry Ch, Morin V. Combined lumbar and sacral plexus block compared with plain bupivacaine spinal anesthesia for hip fractures in the elderly. Reg Anesth Pain Medicine 2000;25:158–62.
369 Vloka J, Hadzic A, Kitain E, Lesser B, Kuroda M, April, EW, Thys D. Anatomic considerations for sciatic nerve block in the popliteal fossa through the lateral approach. Reg Anesth 1996;21:414–8.
370 Vloka J, Hadzic A, Lesser J, April EW, Gaetz H, Kitain E, Thys DM. Presence and anatomical characteristics of a common perineural sheath in the popliteal fossa. Reg Anesth 1996;21:2–13.
371 Vloka Jd, Hadzic A, April E, Thys DM. Anterior approach to the sciatic nerve block. The effects of leg rotation. Anesth Analg 2001;92:460–2.
372 Vloka JD, Hadzic A, Drobnik L, Ernest A, Reiss W, Thys DM. Anatomical landmarks for femoral nerve blocks. a comparison of four needle insertion sites. Anesth Analg 1999;89:1467–70.
373 Vloka JD, Hadzic A. The intensity of the current at which sciatic nerve stimulation is achieved is more important factor in determining the quality of nerve block than the type of motor response obtained. Anesthesiology 1998;5:1108–9.
374 Vloka JD, Hadzic A. Obturator and genitofemoral nerve blocks. Techniques Reg Anesthesia Pain Mangement 1999;3:28–32.
375 Wagner F, Mißler B. Kombinierter Ischiadicus/3-in-1-Block. Anaesthesist 1987;46:195–200.
376 Wagner F, Taeger L. Kombinierter Ischiadicus/3-in-1-Block III. Prilocain1 % vs. Mepivacain1 %. Regionalanästhesie 1988;11:61.
377 Wagner F. Beinnervenblockaden In: Niesel HC, Hrsg. Regionalanästhesie, Lokalanästhesie, Regionale Schmerztherapie. Stuttgart:Thieme;1994:417–521.
378 Wassef MR. Interadductor approach to obturator nerve blockade for spastic conditions of adductor thigh muscles. Reg Anesth 1992;18:13–7.
379 Wassef MR. Posterior tibial nerve block. A new approach using only landmark of the sustentaculum tali. Anaesthesia 1991;46:841–4.
380 Wassef MR. The suprapopliteal approach for siciatic nerve block: effect of needle placement on success rate at sensory nerve distribution. Reg Anesth 1989;14:88.
381 White IWC, Chappell WA. Anaesthesia for surgical correction of fractured femoral neck. A comparison of three techniques. Anaesthesia 1980;35:1107–10.
382 Wildsmith JAW, Armitage EN. Principles and practice of regional anaesthesia. Edinburgh:Churchill Livingstone; 1987.
383 Williams DP, Longo SR, Cronin AJ. Continuous lumbar plexus analgesia via the fascia iliaca compartment after total hip arthroplasty. Am J Anesth 1998;7:177–80.
384 Williams G. The age of agony. Chicago:Academy Chicago Publ.;1986.
385 Winnic AP, Ramamurthy S, Durrani Z, Radonjic R. Plexus blocks for lower extremity surgery. New answers to old problems. Anesthesiol Rev 1974;11–6.
386 Winnie AP, Ramamurthy S, Durrani Z. The inguinal paravascular technique of lumbar plexus anaesthesia. The „3-in-1"-Block. Anesth Analg 1973;52:989–96.
387 Winnie AP. An immobile needle for nerve blocks. Anesthesiology 1969;31:577.
388 Winnie AP. Regional anesthesia for the extremities. ASA, Annual Refresher Course 1986;174:1–6.
389 Winnie AP. Regional Anesthesia. Surg Clin N Amer 1975; 54:861.
390 Wolff AP, Groen GJ, Crul BJP. Diagnostic lumbosacral segmental nerve blocks with local anesthetics. A prospective double-blind study on the variability and interpretation of segmental effects. Reg Anesth Pain Medicine 2001;26:147–55.
391 Woodburne RT. The lower limb. In: Woodburne RT, ed. Essentials of human anatomy. 7th ed. New York:Oxford Univ. Press;1983:557–71.
392 Yazaki T, Ishikawa H, Kanoh S, Koiso K. Accurate obturator nerve block in transurethral surgery. Urology 1985;26:588.
393 Zetlaoui PJ, Bouaziz H. Lateral approach of the sciatic nerve in the popliteal fossa. Anesth Analg 1998;87:79–82.
394 Zinke R. Die perivasale Anästhetikuminfiltration als einfache Methode zur peripheren Sympathikusblockade bei Schmerzzuständen der Extremitäten. Z Ärztl Fortbild 1985;79:77.

10 Regionalanästhesie an Kopf und Stamm
H. C. Niesel

10.1 Einführung — 404

10.2 Kopf — 404

10.3 Nackenregion — 406

10.4 Thorax und Bauchwand — 408

10.5 Rippenbereich und Sternum — 409

10.6 Abdomen — 413

10.7 Inguinalregion — 415

10.8 Beckenboden — 420

10.9 Harnröhre und Blase — 422

10.10 Vorteile der operativen und postoperativen regionalen Anästhesie — 423

10.1 Einführung

Infiltrationstechniken stellen bei kleinen Eingriffen die zweckmäßigste Technik einer Schmerzausschaltung dar. Ausgedehntere operative Interventionen verlangen eine weiter reichende Betäubung, die auch tiefere Strukturen erfasst. Die Infiltrationstechnik stößt hier sowohl bezüglich der Zuverlässigkeit der Schmerzausschaltung wie auch des Volumens an Lokalanästhetika auf Grenzen. Allgemein- oder Regionalanästhesien, wie subarachnoidale oder epidurale Blockaden, typische Plexus oder klassische Leitungsanästhesien, vermögen dann eine Schmerzausschaltung sicherzustellen. Kleine bis mittelgroße Operationen ergeben die typischen Indikationen für die in diesem Kapitel angeführten Verfahren.

> Vorteile dieser Verfahren liegen in der Möglichkeit der Versorgung von nicht nüchternen Patienten.

Es muss berücksichtigt werden, dass stark vegetativ innervierte Regionen (z. B. im Abdomen) insofern eine Grenzsituation bedeuten, als die Ausschaltung des vegetativen Nervensystems durch regionale Verfahren eine relativ hohe Dosierung erfordert. In Einzelfällen kann die lokale Infiltration oder Leitungsanästhesie dringend angeraten werden, wenn durch anatomische Schwierigkeiten sowohl die rückenmarksnahen und Plexusanästhesien als auch Narkosen mit erheblichen Schwierigkeiten verbunden sind, z. B. bei eingeschränkten technischen Möglichkeiten in Entwicklungsländern. Vorteilhaft sind diese Verfahren auch, wenn Gerinnungsstörungen zentrale Blockaden verbieten und Allgemeinanästhesien vermieden werden sollen. Weitere Vorteile zeigen Tab. 10.1 u. 10.2 auf.

Vor Durchführung dieser Techniken muss betont werden, dass eine angemessene Abwägung der verschiedenen Verfahren vorausgehen sollte. Das Einverständnis des Patienten ist Voraussetzung für die Kooperation während des Eingriffs. Die lokale Anatomie muss überschaubar sein. Einwände gegen lokale Verfahren ergeben sich bei entzündlichen Veränderungen. Sicherheitsvoraussetzungen gelten wie bei allen ausgedehnten Regionalanästhesien.

> Wenn nicht anders angeführt, werden mittellang wirkende Lokalanästhetika wie Prilocain, Mepivacain oder Lidocain (0,5–1 %, ohne oder mit Adrenalin) empfohlen.

10.2 Kopf

Die Schädelkalotte bezieht ihre Innervation aus dem Versorgungsgebiet des N. trigeminus durch die Nn. supraorbitales, frontales, auriculotemporales mit ihren Rr. zygomaticotemporales bzw. palpebrales. Das Hinterhaupt wird vom Plexus cervicalis erreicht, der seine oberflächlichen Äste dorsal vom M. sternocleidomastoideus nach kranial sendet, teilweise auch Verbindungen zu den tiefen Ästen herstellt. Die tiefen Anteile bilden die Nn. occipitales mit ihren drei Anteilen – major, minor und tertius. Die Nackenregion wird von den dorsalen Ästen der Spinalnerven versorgt.

▶ **Durchführung der Blockaden:** Bei Wundversorgungen, Eingriffen an der Schädelkalotte oder Exzisionen im Bereich der Kopfhaut beginnt die Anästhesie entsprechend dem Nervenverlauf proximal des Operationsgebietes (Abb. 10.1). Eine ausgedehnte Anästhesie des Schädeldaches wird mit einer zirkulären Infiltration eröffnet. Die Injektion erstreckt sich über das Ausbreitungsgebiet des 2. und 3. Trigeminusastes. Anschließend werden die kranialen Anteile des Plexus cervicalis durch die Fortsetzung der Infiltration am Hinterhaupt vervollständigt. Dabei sollte auch eine Infiltration der tieferen Partien, beispielsweise im Bereich der Temporalmuskulatur, erfolgen. Die frontalen Anteile des N. trigeminus können durch eine Leitungsanästhesie an der Stirn (Abb. 10.2) oder

Tabelle 10.1 Vorteile der operativen Regionalanästhesie

- Reduktion des Bedarfs an Allgemeinanästhetika
- Intubation seltener notwendig (Kinder)
- Reduktion der Stressantwort
- Verhinderung der zentralen Schmerzperzeption
- Muskelentspannung regionär
- Aufwachphase unkomplizierter
- Erwachen schmerzarm
- Umweltbelastung reduziert

Tabelle 10.2 Vorteile der postoperativen Regionalanästhesie

- Reduziertes Erbrechen
- Reduzierter Analgetikabedarf
- Nahrungsaufnahme oral früher möglich
- Lungenfunktion besser
- Mobilisation schneller

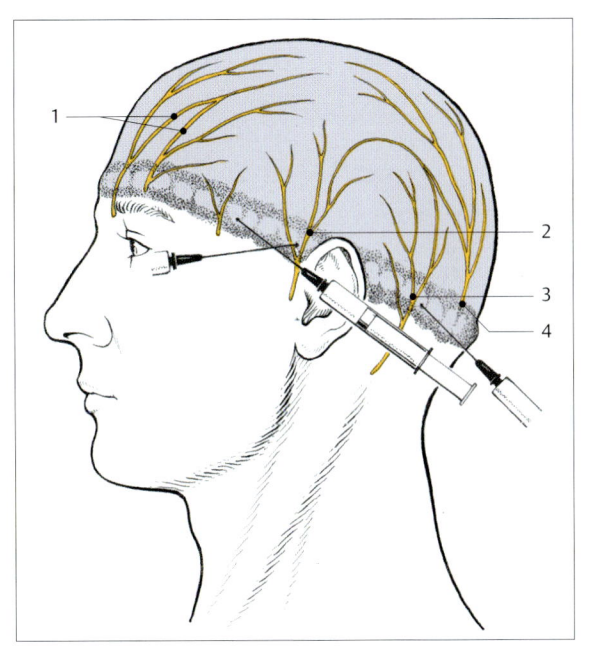

Abb. 10.1 Infiltration im Bereich des Schädels (seitliche Ansicht) (aus Niesel HC. Regionalanästhesie an Kopf und Stamm. In: Niesel HC, Hrsg. Regionalanästhesie – Lokalanästhesie – Regionale Schmerztherapie. Stuttgart: Thieme; 1994).
1 = N. supraorbitalis
2 = N. auriculotemporalis
3 = N. occipitalis minor
4 = N. occipitalis major

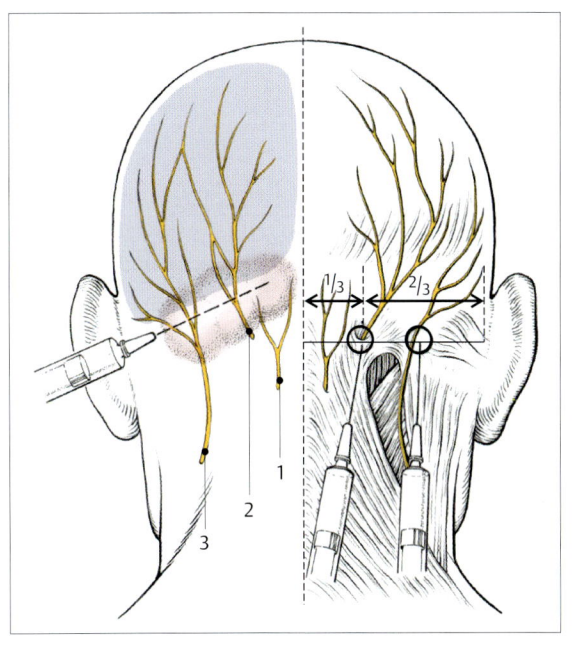

Abb. 10.3 Verlauf der Nerven am Hinterhaupt. Rechts: Leitungsanästhesie des N. occipitalis major und N. occipitalis minor, links: Infiltration und Anästhesieausdehnung (aus Niesel HC. Regionalanästhesie an Kopf und Stamm. In: Niesel HC, Hrsg. Regionalanästhesie – Lokalanästhesie – Regionale Schmerztherapie. Stuttgart: Thieme; 1994).
1 = N. occipitalis tertius
2 = N. occipitalis major
3 = N. occipitalis minor

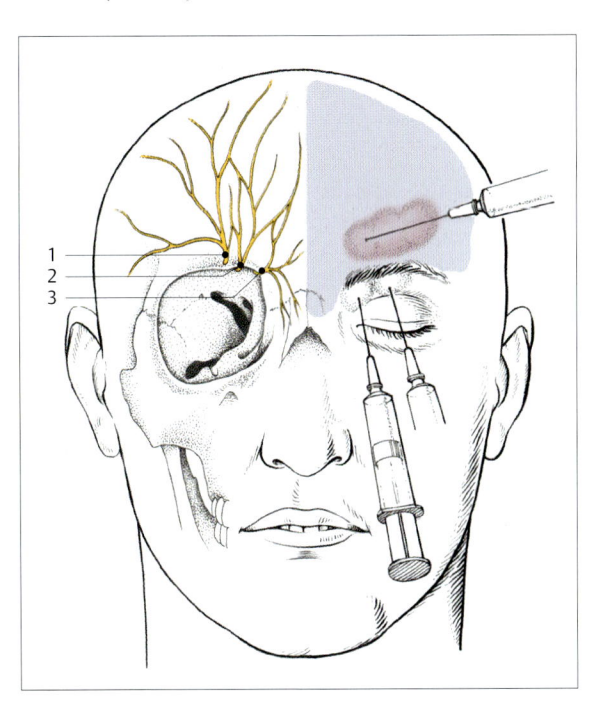

Abb. 10.2 Infiltration im Bereich des Schädels (Stirnregion) (aus Niesel HC. Regionalanästhesie an Kopf und Stamm. In: Niesel HC, Hrsg. Regionalanästhesie – Lokalanästhesie – Regionale Schmerztherapie. Stuttgart: Thieme; 1994).
1 = R. lateralis n. frontalis
2 = R. medialis n. frontalis
3 = N. supratrochlearis

durch eine zirkuläre Infiltration an der Stirn erfasst werden.

Auch am Hinterhaupt wird proximal begonnen. Das Hinterhaupt und der Nacken werden von den Rr. dorsales der Halsnerven und vom Plexus cervicalis versorgt. Der N. occipitalis major tritt durch die Nackenmuskulatur und erreicht die Subkutangegend etwa 2–3 cm lateral der Mittellinie (Abb. 10.3). Der N. occipitalis minor entstammt dem Plexus cervicalis und versorgt die laterale Hinterhauptregion unter Verbindung mit dem N. occipitalis major und dem N. auricularis magnus.

Nach der basalen, diagonalen Infiltration wird die Blockade vom teilanästhesierten Gebiet nach distal in Form eines Rhombus ergänzt (Abb. 10.4).

> Im Bereich des Kopfes sollte in die Galea injiziert werden, nicht unter das Periost.

In anderen Bereichen der Schädeldecke injiziert man zunächst ein kleines Depot subkutan und dehnt dann die Anästhesie langsam in die gewünschte Richtung aus. Die 5-cm-Nadel (0,6 mm) besitzt einen vorteilhaften Schliff und lässt eine ausreichend zuverlässige Führung zu.

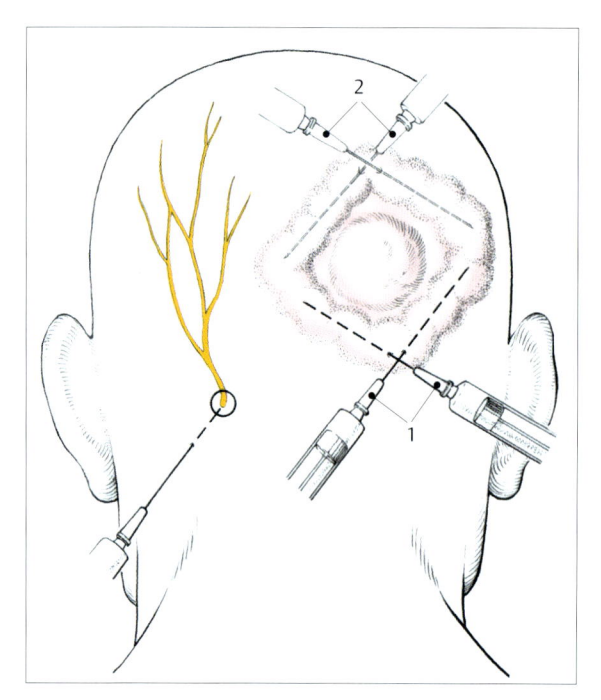

Abb. 10.4 Infiltration am Hinterhaupt. Rechts: Beginn der Injektion (1), distale Ergänzungsinjektion (2); links: Leitungsanästhesie des N. occipitalis major (aus Niesel HC. Regionalanästhesie an Kopf und Stamm. In: Niesel HC, Hrsg. Regionalanästhesie – Lokalanästhesie – Regionale Schmerztherapie. Stuttgart: Thieme; 1994).

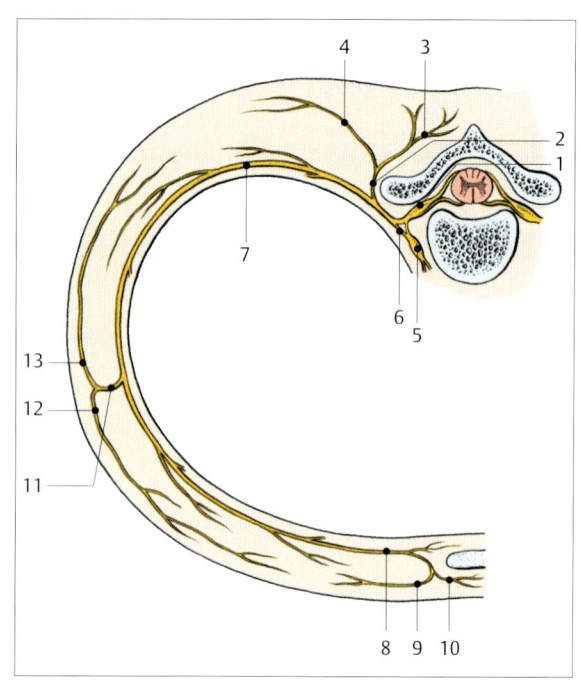

Abb. 10.5 Verlauf der Spinalnerven in der Thoraxregion (R. ventralis n. intercostalis und R. dorsalis) (aus Niesel HC. Regionalanästhesie an Kopf und Stamm. In: Niesel HC, Hrsg. Regionalanästhesie – Lokalanästhesie – Regionale Schmerztherapie. Stuttgart: Thieme; 1994).
 1 = Ganglion spinale
 2 = R. dorsalis
 3 = R. medialis
 4 = R. lateralis
 5 = sympathisches Ganglion (Truncus sympathicus)
 6 = Rr. communicantes
 7 = R. ventralis
 8 = R. cutaneus anterior
 9 = lateraler Ast
10 = medialer Ast
11 = R. cutaneus lateralis
12 = ventraler Ast
13 = dorsaler Ast

Bei der Versorgung von infizierten Regionen und von offenen Wunden muss ein ausreichender Abstand eingehalten werden, andernfalls ist die Verschleppung von keimhaltigem Material nicht auszuschließen, oder das Lokalanästhetikum fließt aus dem eröffneten Gebiet ab. Dadurch ist eine Beurteilung des wirklich injizierten Gesamtvolumens des Lokalanästhetikums nicht möglich, und die Anästhesie wird unzuverlässig. Bei sicherem Abstand vom verletzten Gebiet ist eine schmerzfreie Versorgung der Wunde, wenn man das Nervenausbreitungsgebiet berücksichtigt, gewährleistet.

Selbst Schädeltrepanationen können mit dieser Technik unter erschwerten Bedingungen ausgeführt werden. Um den Anästhetikabedarf während einer Allgemeinanästhesie für neurochirurgische Eingriffe zu reduzieren und die lokale Analgesie zu verbessern, ist eine ergänzende Lokalanästhesie möglich. Bei Zusatz von Vasokonstriktoren, deren Auswahl zwischen Operateur und Anästhesist wegen möglicher Nebenwirkungen abgestimmt werden muss, ist eine blutarme Inzision im Operationsgebiet möglich, und die Gefäße können übersichtlich ligiert werden.

10.3
Nackenregion

Bei der Infiltration im Nackenbereich muss beachtet werden, dass die dorsalen Äste der Spinalnerven sich sowohl von medial (Rr. mediales) als auch von lateral nach medial (Rr. laterales) erstrecken. Eine Infiltration folgt diesem Verlauf.

Eine zuverlässige Lagerung sollte vorausgehen, um die Nackenregion zu entfalten. Die Infiltration erfolgt in Längsrichtung unmittelbar lateral der Mittellinie, bei Eingriffen in der Mittellinie beidseitig. Bei lateralen Eingriffen muss eine zusätzliche Infiltration der von lateral eintretenden Nerven des Plexus cervicalis erfolgen (Abb. 10.5 u. 10.6). Infiltrationen der Nackenregion

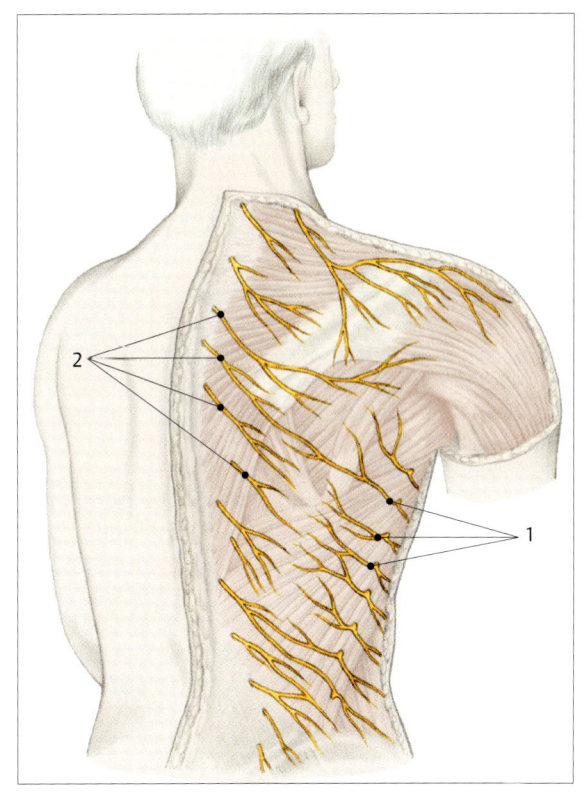

Abb. 10.6 Verlauf der kutanen Rückennerven (aus Niesel HC. Regionalanästhesie an Kopf und Stamm. In: Niesel HC, Hrsg. Regionalanästhesie – Lokalanästhesie – Regionale Schmerztherapie. Stuttgart: Thieme; 1994).
1 = Rr. cutanei der Rr. dorsales nn. thoracicorum
2 = Rr. dorsales der Rr. cutanei laterales (Nn. intercostales)

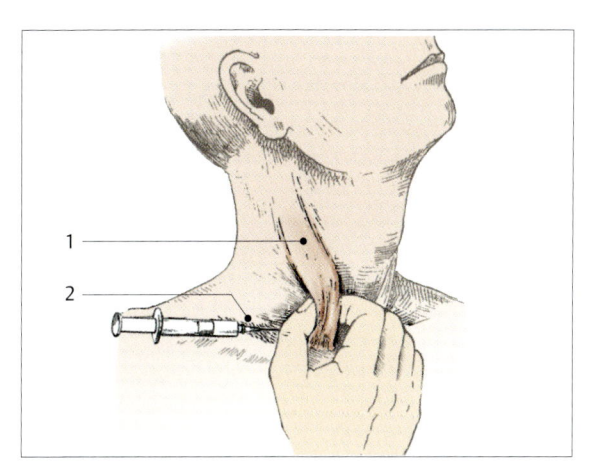

Abb. 10.7 Phrenikusblockade: Der Daumen zieht den M. sternocleidomastoideus nach medial; der Einstichpunkt der Nadel liegt 2–3 cm oberhalb der Klavikula (nach Auberger u. Niesel).
1 = M. sternocleidomastoideus
2 = Klavikula

erfordern relativ große Mengen an Lokalanästhetika. Andererseits ist diese Region infolge ihres Anteils an Muskulatur stark durchblutet. Mit einer erhöhten Resorption ist zu rechnen, falls die Muskulatur infiltriert wird. Die Dosierung entspricht dann der eingeschränkten Menge, die sich für den HNO-ärztlichen Bereich als noch zulässig erwiesen hat.

> Bei Einführen langer Nadeln in die subokzipitale Region sind subarachnoidale Injektionen mit Lähmung des Zentralnervensystems beschrieben worden (38)!

Phrenikusblockade

▸ **Durchführung:** Die Blockade wird in Rückenlange ausgeführt, der Kopf wird zur Gegenseite gedreht. Der Injektionspunkt liegt 2–3 cm oberhalb des Schlüsselbeins am lateralen Rand des M. sternocleidomastoideus. Durch leichtes Anheben des Kopfes ist der Hinterrand des Muskels gut tastbar. Mit Daumen und Zeigefinger der freien Hand wird der M. sternocleidomastoideus nach medial gezogen, um die A. carotis vom Nerven abzuziehen. Der M. scalenus wird dann mit dem Daumen tastbar. Außerdem kann man mit dem Daumen das Vorbewegen der Nadel überwachen.

Die Nadel (0,6 mm, 40 mm) wird an der Dorsalseite des M. sternocleidomastoideus, also quer zur Körperachse, auf die Dorsalseite der Trachea gerichtet, 2 cm tief eingeführt (Abb. 10.7). Nach sorgfältiger Aspiration werden 10 ml 1%ige Lösung eines mittellang wirkenden Lokalanästhetikums (z. B. Prilocain) injiziert. Da der Nerv auch subfaszial im M. scalenus anterior verlaufen kann, wird bei erfolgloser Ausschaltung etwas tiefer subfaszial, also 1 cm tiefer, injiziert. Wenn die Blockade erfolgreich und nebenwirkungsfrei verläuft, kann bei Wiederholungsblockaden 0,25%iges Bupivacain oder 0,5%iges Ropivacain eingesetzt werden. Der Einsatz eines Nervenstimulators sichert in Ausnahmefällen die Lokalisation.

> Gefahren stellen intravasale Injektionen dar. Führt man die Nadel fälschlicherweise zu tief ein, sind die Nebenwirkungen durch Erreichen der paravertebralen Zone oder der Pleura zu beachten.

Indikation ist ein hartnäckiger Singultus, der verschieden verursacht wird. Wenn auch der Erfolg nicht garantiert ist, kann der Singultus bei einzelnen Patienten, auch nach Einzelblockaden, anhaltend sistieren.

> Die wenig belastende Maßnahme sollte großzügig eingesetzt werden, um dem Patienten eingreifendere Maßnahmen oder eine Dauermedikation zu ersparen.

10.4
Thorax und Bauchwand

Kleinere Eingriffe können in Infiltrationsanästhesie oder Leitungsblockade ausgeführt werden. Im Thoraxbereich versorgen die dorsalen Äste der Interspinalnerven die mediale Rückenregion (Abb. 10.5). Eine Interkostalblockade erfasst diese Nerven nicht, da sie lateral ausgeführt wird. Eine Paravertebralblockade im Thoraxbereich ist mit einem höheren Pneumothoraxrisiko belastet, sodass sie als Verfahren der Leitungsanästhesie im Thoraxbereich nicht empfohlen werden kann.

Im Rückenbereich (Abb. 10.6 wird lateral der Mittellinie eine von kranial nach kaudal verlaufende Infiltration angelegt, von dieser erfolgt dann die ergänzende distale Injektion (Abb. 10.8).

Die Infiltration im Bereich der vorderen Brustwand schließt sowohl Eingriffe im Bereich der Haut, der Brust wie auch – im beschränkten Maß – der Rippen ein (Narbenexzisionen, Weichteiltumoren, plastische Korrekturen).

▶ **Durchführung der Blockaden:** Man beginnt mit einer Infiltration zwischen Axilla und Mamma am Pektoralisrand (Abb. 10.9), die sich nach kranial und kaudal erstreckt. Anschließend dehnt man die Anästhesie bedarfsweise nach medial von den Endpunkten der Infiltration aus. Tiefe Injektionen an der Basis der Brust, am Übergang zum M. pectoralis, ergänzen die Anästhesie (Abb. 10.10). Dadurch können die aus der Muskulatur austretenden Nerven, die zur Brustdrüse ziehen, ausgeschaltet werden. Die Brust sollte so gehalten werden, dass eine Nadelführung entsprechend tief und nicht in die Brustdrüse selber erfolgt, was in der Regel an einem erhöhten Injektionswiderstand erkennbar ist. Man muss berücksichtigen, dass ein ausgedehnter Eingriff hohe Volumina erfordert.

Isolierte Eingriffe an der Brust können in Infiltrationsanästhesie durchgeführt werden. Man beginnt mit einer intrakutanen bzw. subkutanen Infiltration, die dem angegebenen Nervenverlauf folgt. Dann erfolgt die rhombische Ergänzung im Sinne eines Feldblocks. Bei vorsichtiger Infiltration in der Tiefe muss ein zu hoher Injektionsdruck vermieden werden. Wichtig ist eine ausreichend lange Wartezeit, da das Lokalanästheti-

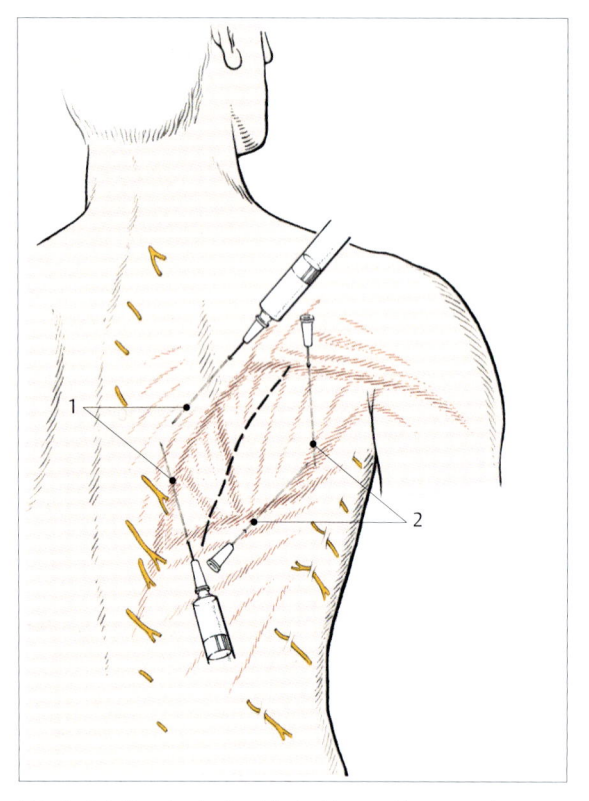

Abb. 10.8 Infiltration im Bereich der hinteren Thoraxwand: proximale (1) und distale (2) Injektion (aus Niesel HC. Regionalanästhesie an Kopf und Stamm. In: Niesel HC, Hrsg. Regionalanästhesie – Lokalanästhesie – Regionale Schmerztherapie. Stuttgart: Thieme; 1994).

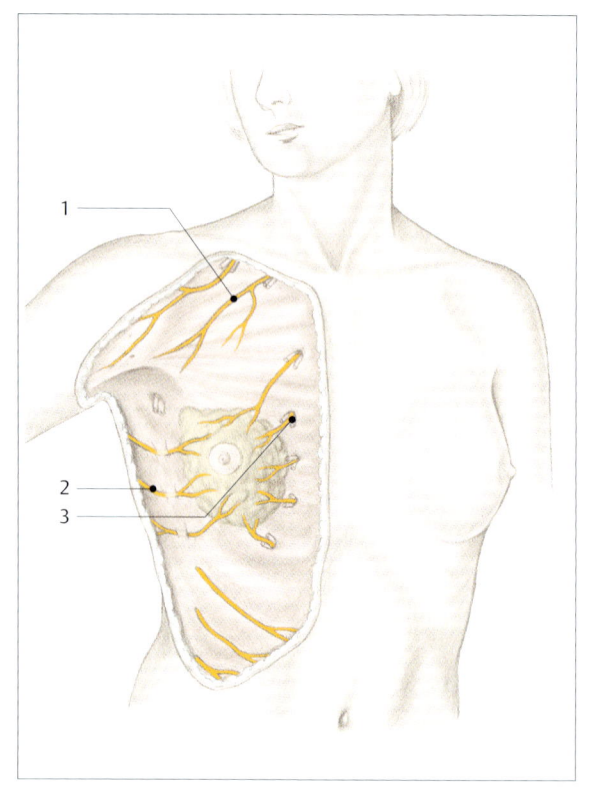

Abb. 10.9 Nervale Versorgung der vorderen Thoraxwand (Brust) (aus Niesel HC. Regionalanästhesie an Kopf und Stamm. In: Niesel HC, Hrsg. Regionalanästhesie – Lokalanästhesie – Regionale Schmerztherapie. Stuttgart: Thieme; 1994).
1 = Rr. cutanei (Plexus cervicalis et brachialis)
2 = Rr. cutanei laterales n. intercostalis
3 = Rr. cutanei anteriores n. intercostalis

10.5 Rippenbereich und Sternum

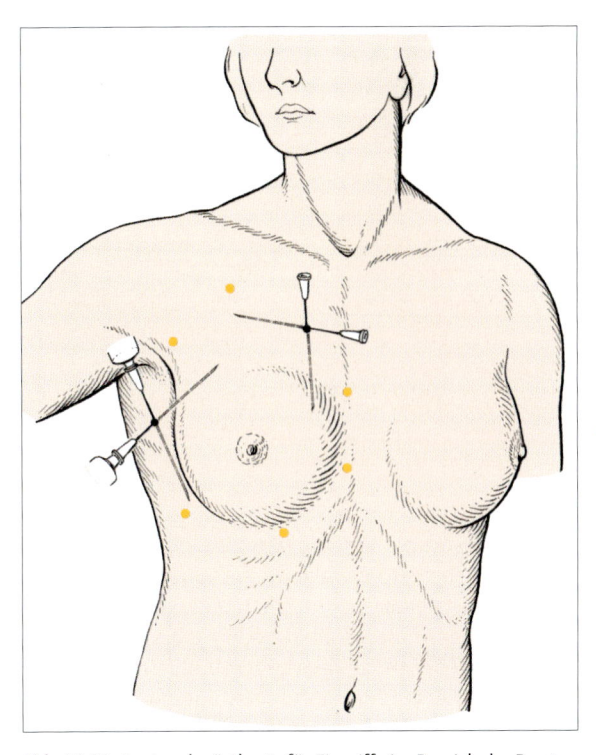

Abb. 10.10 Regionalanästhesie für Eingriffe im Bereich der Brust (Injektionspunkte) (aus Niesel HC. Regionalanästhesie an Kopf und Stamm. In: Niesel HC, Hrsg. Regionalanästhesie – Lokalanästhesie – Regionale Schmerztherapie. Stuttgart: Thieme; 1994).

kum in fibrösem Gewebe und im Bereich der Brustdrüse nur langsam diffundiert.

10.5
Rippenbereich und Sternum

Die Intubationsnarkose stellt die Voraussetzung für eine zuverlässige Ventilation, eine ruhige, der Operation angepasste Lagerung und eine zuverlässige Bronchialtoilette für intrathorakale Eingriffe sowie ausgedehnte Operationen im Bereich der Brustwand dar. Bei Verschwartung des Pleuraraumes kann eine Infiltrationstechnik für eine Drainage unter Durchführung einer Rippenresektion in begrenztem Umfang sinnvoll sein (19).

Zunächst wird im proximalen Anteil der Rippe eine subkutane Infiltration durchgeführt, die bis zum Periost der Rippe reicht. Anschließend folgt die interkostale Blockade, die dann durch eine von proximal nach distal gerichtete Infiltration ergänzt wird.

> Nur die Infiltration ober- und unterhalb der zu resezierenden Rippe stellt sicher, dass auch der parietale Anteil der äußeren Thoraxwand ausreichend schmerzfrei ist. Eine Injektion in das infizierte Gebiet muss vermieden werden.

Interkostalblockade

Die Blockade der Interkostalnerven (S. 410) eignet sich sehr gut als operative Methode in Kombination mit Narkose wie auch als postoperative regionale Analgesie.

> Die Interkostalblockade ist für die mittlere und untere Thoraxregion ein zuverlässiges Verfahren, im oberen Thoraxbereich erfordert sie Erfahrung und wegen des höheren Pneumothoraxrisikos auch entsprechende Überwachungsmöglichkeiten.

Da postoperativ und bei eingeschränkter Lungenfunktion die Bauchlage erschwert ist, wird die Durchführung in Rechts- oder Linksseitenlage empfohlen. Um den Zugang zu erleichtern, ist es zweckmäßig, den Arm nach ventral und kranial zu extendieren. Dadurch werden die Rippen besser tastbar. Eine sorgfältige intra- und subkutane Infiltration mit einer dünnen Nadel ist für jedes einzelne Segment erforderlich, bevor die 23-G-Kanüle an das Rippenperiost und unter die Rippe geführt wird (Abb. 10.11). Die Lagerung entspricht der Position in Abb. 10.15a.

▶ **Durchführung:** Die Durchführung der Interkostalblockade ist auch im Sitzen möglich. Bei Bauchlagerung werden die Rippen im oberen und mittleren Drittel des Thorax nicht so gut entfaltet. Für operative Zwecke sollte die Injektion lateral der Paravertebralmuskulatur vorgenommen werden. Die gut extendierte Skapula gibt den Zugang auch zu den mittleren und oberen Rippen frei.

Eine unzureichende oder kurze Anästhesie wird durch folgende Fehler verursacht:
- Die Infiltrationsanästhesie ist ungenügend und infolgedessen gibt es Abwehrbewegungen des Patienten.
- Es ist keine sichere Orientierung durch einen korrekten Knochenkontakt an der Rippe vorhanden.
- Die Injektion wird zu weit ventral gewählt und erfasst nicht den kutanen Ast, falls dieser bereits den Interkostalnerv verlassen hat.
- Eine unzulängliche Lagerung verhindert eine korrekte anatomische Orientierung.

Auch eine Anwendung bei Kindern ergibt eine wirksame postoperative Analgesie (32).

▶ **Dosierung:** 3(–5) ml 0,5%iges Bupivacain je Nerv mit oder ohne Adrenalin.
Kinder: 1–3 ml 0,25%iges Bupivacain je Nerv (bis 2 mg/kgKG).

Bei anatomisch genauer Applikation beträgt die durchschnittliche Wirkdauer 10 Stunden. Sollen ausgedehnte Bereiche anästhesiert werden, besonders in Form beidseitiger Interkostalblockaden für Oberbaucheingriffe, muss die Konzentration entsprechend auf

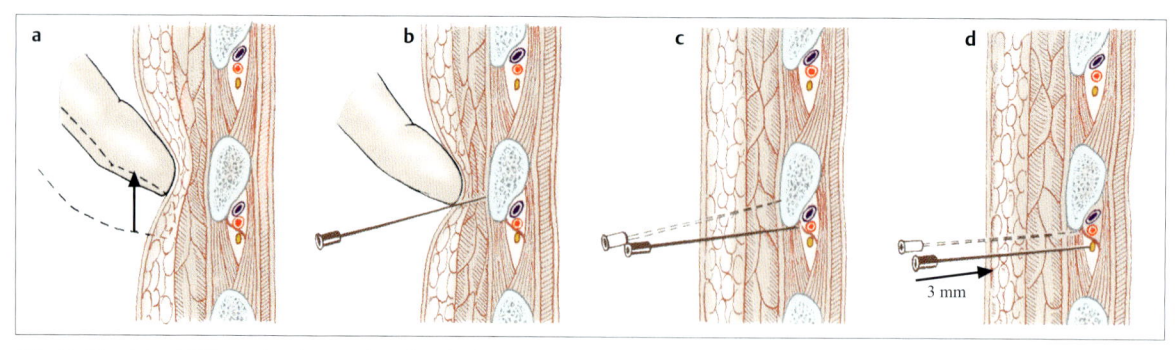

Abb. 10.11a–d Nadelführung bei der Interkostalblockade (nach Auberger u. Niesel).
a Sorgfältiges Tasten der Rippen.
b Führen der Nadel bis zum Rippenkontakt.
c Vorschieben der Kanüle unter vorsichtigem Rippenkontakt bis zum Vorbeigleiten am kaudalen Rippenrand.
d Die Nadel wird 3 mm tiefer in die Nervenloge eingeführt (nicht tiefer!).

0,25 % reduziert werden. Adrenalin verlängert die Wirkdauer und senkt die Blutspiegel des resorbierten Lokalanästhetikums in beschränktem Ausmaß. Ein Beispiel einer erzielbaren Anästhesieausdehnung ist in Abb. 10.12 dargestellt.

> Möglicherweise wird die nach Thorakotomien beobachtete längere Wirkung durch die langsamere Resorption im Operationsgebiet der Rippen erklärt.

Selbst sehr hohe Gaben, die über den empfohlenen Grenzdosierungen liegen, zeigen niedrigere Blutspiegel als nach der interpleuralen Analgesie. Differenzialindikation, Vorteile und Nachteile der einzelnen Methoden sind in Tab. 10.3 gegenübergestellt.

Die Reduktion des Analgetikaverbrauchs nach einer präoperativen Interkostalblockade in Kombination mit einer Allgemeinanästhesie liegt bei mehr als 50 %. Gleichzeitig ist die Kombination mit Kreislaufstabilität verbunden. Insbesondere kommt es viel seltener zu hypertensiven Reaktionen (Abb. 10.13). Eine einmalige postoperative Interkostalblockade verbessert die Lungenfunktion länger als 24 Stunden (Abb. 10.14).

Eine Variante der einzeitigen Interkostalblockade mehrerer benachbarter Nerven ist die kontinuierliche Interkostalblockade. Nach Aufsuchen des subkostalen Raumes mit einer Epiduralnadel wird ein Epiduralkatheter, soweit möglich, eingeschoben. Die nach der Injektion von 20 ml 0,5 %igem Bupivacain erzielte Anästhesie ist deutlich kürzer als bei der einzeitigen Interkostalblockade. Dies ist dadurch zu erklären, dass sich das Lokalanästhetikum subpleural ausbreitet und wirksam hohe Konzentrationen perineural nicht erreicht werden. Insofern hat diese Technik wie die kontinuierliche paravertebrale Analgesie keinen Vorteil gegenüber den o. g. Maßnahmen. Die interpleurale Technik,

Tabelle 10.3 Vergleich verschiedener Regionalanästhesien für Thorax und oberes Abdomen

	Einzeitige Interkostalblockade	Kontinuierliche Interkostalblockade	Interpleurale Blockade	Epiduralkatheter (kontinuierlich)
Dosis	mittel	hoch	hoch	niedrig
Wirkdauer	lang (10 h)	mittel (3–7 h)	mittel (3–7 h)	kurz – mittel (2–6 h)
Blutspiegel	mittel	hoch	hoch	mittel
Technik	einfach	mittel	mittel	höher
Kontinuierlich	nein	ja	ja	ja
Neurolyse	ja	nein	nein	nein
Risiko	Pneumothorax	Pneumothorax (bei Repetition Intoxikation möglich)*	Pneumothorax	spezifisch
Sympathikolyse	nein	nein (?)	fraglich (Diffusion)	ja
Kreislaufreaktion	nein**	nein	fraglich	ja

*dosisabhängig, ** bei wirbelsäulennaher Injektion ist sympathikolytische Wirkung und Kreislaufreaktion möglich

10.5 Rippenbereich und Sternum

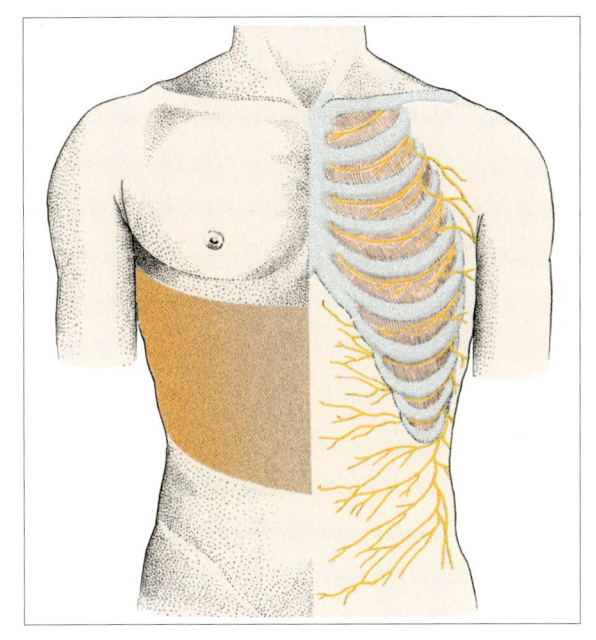

Abb. 10.12 Ausdehnung einer Interkostalblockade der Segmente Th$_{6-10}$ (nach Auberger und Niesel aus Niesel HC. Regionalanästhesie an Kopf und Stamm. In: Niesel HC, Hrsg. Regionalanästhesie – Lokalanästhesie – Regionale Schmerztherapie. Stuttgart: Thieme; 1994).

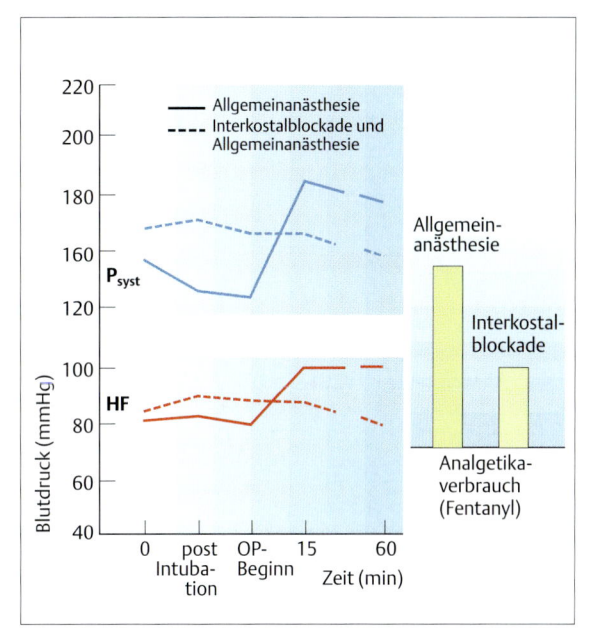

Abb. 10.13 Verlauf von systolischem Blutdruck, Herzfrequenz und intraoperativem Opioidverbrauch unter Neuroleptanalgesie mit und ohne präoperative Interkostalblockade (aus Niesel HC. Regionalanästhesie an Kopf und Stamm. In: Niesel HC, Hrsg. Regionalanästhesie – Lokalanästhesie – Regionale Schmerztherapie. Stuttgart: Thieme; 1994).

in der Wirkdauer vergleichbar, ist technisch einfacher zu applizieren.

Interpleurale Analgesie

Als eine zusätzliche Möglichkeit für die Ausschaltung von thorakalen und Oberbauchschmerzen dient die interpleurale (intraplcurale) Blockade. Obwohl die Injektion zwischen die Pleurablätter erfolgt, kann auch der Begriff „intrapleural" benutzt werden, da die viszerale und parietale Pleura einen gemeinsamen entwicklungsgeschichtlichen Ursprung besitzen.

> Durch Diffusion des Lokalanästhetikums werden Schmerzrezeptoren und Nerven, die der parietalen Pleura anliegen oder benachbart sind, anästhesiert.

▶ **Durchführung:** Nach Lagerung auf die nicht operierte bzw. schmerzfreie Seite wird als Injektionsort der 4. oder 5. Interkostalraum in der hinteren Axillar- oder Medioaxillarlinie ausgewählt (Abb. 10.**15a**). Beim wachen Patienten geht eine sorgfältige intra- und subkutane Infiltration voraus, die bis an das Rippenperiost reichen muss. Danach wird eine Tuohy-Kanüle bis zum Oberrand der unteren Rippe (z. B. 6. Rippe bei Punktion des 5. Interkostalraumes) geschoben. Die in etwa 45° kranialer Richtung geführte Nadel wird dann in ihrer Richtung so weit verändert, dass die Kanülenspitze über den Oberrand der Rippe gleiten kann. Nach Entfernen des Mandrins wird eine 10-ml-Glasspritze aufgesetzt, die vorher mit Kochsalz- oder Lokalanästhesielösung angefeuchtet worden ist.

> Die absolut leichte Gängigkeit des Stempels – unmittelbar vor der Verwendung geprüft – ist Voraussetzung für eine zuverlässige Durchführung.

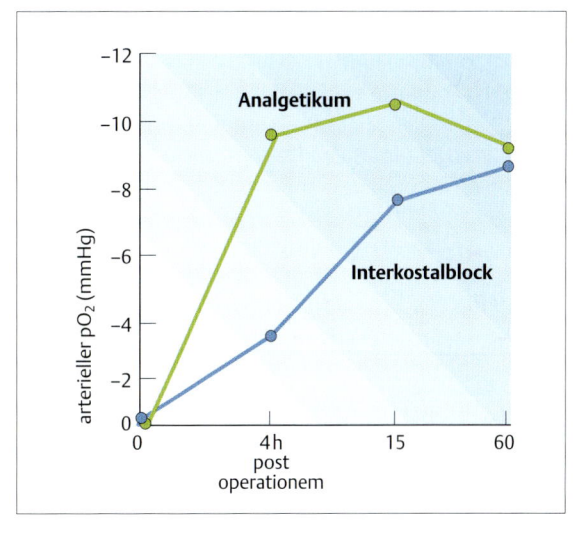

Abb. 10.14 Abweichung des postoperativen pO$_{2a}$ vom präoperativen Wert nach Interkostalblock bzw. Opioid (nach Engberg aus Niesel HC. Regionalanästhesie an Kopf und Stamm. In: Niesel HC, Hrsg. Regionalanästhesie – Lokalanästhesie – Regionale Schmerztherapie. Stuttgart: Thieme; 1994).

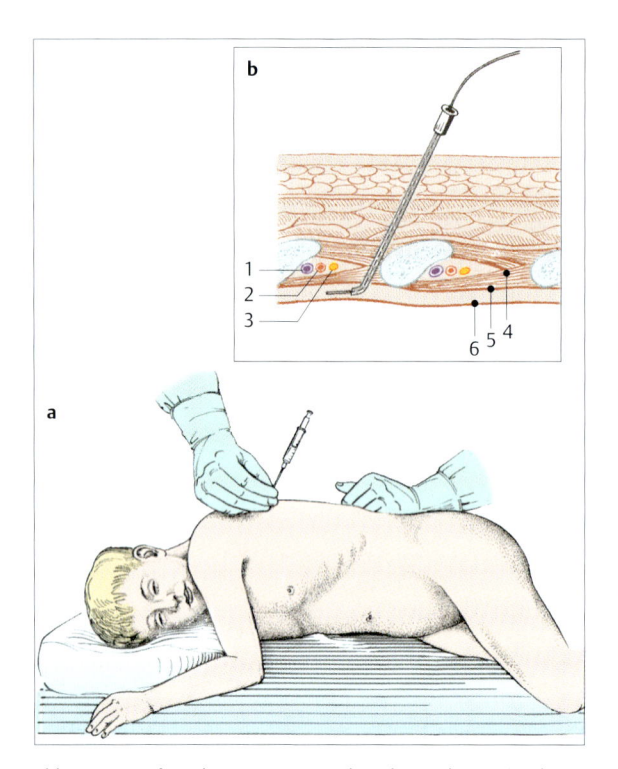

Abb. 10.15a u. b Anlegen eines interpleuralen Katheters (nach Auberger u. Niesel aus Niesel HC. Regionalanästhesie an Kopf und Stamm. In: Niesel HC, Hrsg. Regionalanästhesie – Lokalanästhesie – Regionale Schmerztherapie. Stuttgart: Thieme; 1994).
1 = V. intercostalis   4 = M. intercostalis
2 = A. intercostalis   5 = Pleura parietalis
3 = N. intercostalis   6 = Pleura pulmonalis

Handschuhpuder kann die Beweglichkeit des Spritzenstempels beeinträchtigen. Die Spritze wird dann auf die Nadel aufgesetzt und die Nadel weiter in Richtung auf den interpleuralen Raum geführt. Die Nadelspitze sollte so geführt werden, dass die abgerundete Seite der Tuohy-Nadel auf die Pleura weist. Nach einem „Klick" – dem Perforieren der inneren Interkostalmuskulatur und der parietalen Pleura – wird durch den Unterdruck im interpleuralen Raum der Spritzenstempel durch negativen Druck etwas eingesogen. Nach Entfernen der Spritze wird sofort ein Epiduralkatheter bis etwa 5–6 cm über die Nadelspitze hinaus eingeführt (Abb. 10.**15b**). Danach wird die Nadel über den Katheter zurückgezogen, der Katheter durch eine Naht oder ein sehr zuverlässiges Pflaster fixiert und ein Sterilfilter angelegt. Eine stumpfere Epiduralnadel vermittelt bei diesem Vorgehen ein besseres Gewebsgefühl. Der Katheter muss sich widerstandslos einführen lassen.

Eine andere Technik weicht von dieser Originalmethode ab. Auf die Epiduralnadel wird ein Y-Stück mit einer luftdicht verschlossenen Katheterpforte aufgesetzt. An diesem Y-Stück ist ein Latexkontrollballon befestigt. Dieser kollabiert bei einem Unterdruck von 2–4 cm H_2O. Nach dem Kollabieren des Ballons wird der Katheter durch die Katheterpforte eingeschoben. Vorteile dieses Verfahrens sind die optisch sichtbare Positionierung und die weitgehende Sicherheit, dass unmittelbar vor dem Einlegen des Katheters keine Luft in den Interpleuralraum dringen kann. Ob dieses Verfahren das Risiko eines Pneumothorax herabsetzt, muss erst durch weitere Anwendungen bestätigt werden. Eine „Loss-of-Resistance"-Methode kann nicht empfohlen werden. Sie widerspricht dem ursprünglichen Konzept, das die Lokalisation durch den interpleuralen Unterdruck sichert.

> **Während die Originalmethode** mit einem Pneumothoraxrisiko von weniger als 0,1 % belastet ist, haben andere Techniken bisher noch nicht diesen Sicherheitsstandard bewiesen.

Für Oberbauch- und Thoraxeingriffe, Cholezystektomien, Nephrektomien, Splenektomien, Mammaplastiken, Eingriffe am Thorax, Rippenserienfrakturen und therapeutische Indikationen wurde die interpleurale Technik untersucht. Abweichend von der Originalmethode wurde auch die kontinuierliche Infusion von Lokalanästhetika geprüft, die jedoch mit hohen Blutspiegeln verbunden ist. Nach der Gabe von 20 ml 0,5 %igem Bupivacain (100 mg) als Bolus und der Infusion von 15 mg 0,5 %igem Bupivacain pro Stunde (ohne Adrenalin) wurden Anfangsmaxima nach 15 Minuten beobachtet. Die mittleren Maxima lagen bei 1,51 µg/ml, in Einzelfällen wurden Werte von 2,57 µg/ml erreicht, während der Infusion sogar Werte über 4,36 µg/ml.

Obwohl die hohe posttraumatische bzw. postoperative Proteinbindung eine gewisse Sicherheit verleiht, müssen die hohen Plasmaspiegel bei kontinuierlicher Gabe kritisch bewertet werden. Während die Verwendung in der posttraumatischen Versorgung von Rippenserienfrakturen eine wirksame Analgesie zeigte, ist das Verfahren nach Thorakotomien nicht so zuverlässig wie Interkostal- oder thorakale Epiduralblockaden. Die Anwendung bei Kindern ist unter Beachtung der Resorptionsverhältnisse und einer Dosisbeschränkung möglich. Werden Ergebnisse der Pharmakokinetik berücksichtigt, wird eine Einzeldosis von 20 ml 0,25 %iger Bupivacainlösung beim Erwachsenen als sicher anzunehmen sein. Die Maximalspiegel werden durch Adrenalinzusatz nur relativ wenig erniedrigt. Die Wirkdauer liegt bei 3–7 Stunden. Unsicherheit über die erforderliche Dosierung besteht dann, wenn ein ausgedehnter Erguss die injizierte Substanz verdünnt oder hohe Verluste aus Pleuradrainagen berücksichtigt werden müssen.

> **Im Gegensatz zur Bolusgabe** erzielt die kontinuierliche Infusion nicht die erforderliche Ausdehnung im Pleuraspalt. Daher wird die 3- bis 6-malige Applikation in 24 Stunden als Bolus empfohlen.

Regionalanästhesie im Sternumbereich

Indikationen für regionale Anästhesien im Bereich des Sternums stellen Rippenfrakturen und Eingriffe im Bereich des Sternums dar. Da Eingriffe am Sternum selber Teil einer größeren Operation sind, wird eine Intubationsnarkose die Regel sein. Um die durch eine intensive Schmerzreaktion ausgelöste Stressantwort zu vermeiden, kann eine Regionalanästhesie vor der Sternotomie sinnvoll sein. Zunächst wird durch einen subkutanen Wall der oberflächliche Hautast des N. intercostalis ausgeschaltet. Anschließend geht man in die Tiefe und anästhesiert den tiefen Ast im Interkostalraum (Abb. 10.**16**).

10.6 Abdomen

> Infiltrationen bzw. Regionalanästhesien müssen dem segmentalen Nervenverlauf angepasst werden (Abb. 10.**17**).

Medial anastomosieren bzw. überschreiten die Nerven die Mittellinie; bei einseitigen, unmittelbar lateral der Mittellinie liegenden operativen Interventionen muss dies beachtet werden. Eine kontinuierliche Blockade im Operationsgebiet kann das Einlegen eines Katheters im Innervationsgebiet der Operationswunde ermöglichen. Bei Verwendung von 20 ml 0,25 %igem Bupivacain wird eine Analgesiewirkdauer von 6–8 Stunden erzielt, sodass 3-mal täglich injiziert werden muss. Auch eine Wundinfiltration ist für eine postoperative Analgesie möglich.

Intraabdominelle Eingriffe sind die Domäne der Intubationsnarkose, der Epidural- und Spinalanästhesie.

> Vital indizierte operative Eingriffe bei moribunden Patienten sind durch ausgedehnte lokale Anästhesien nicht zuverlässig versorgt, sondern werden erst nach Stabilisierung der Ventilation sicherer durchführbar

Eingriffe im Bereich der Bauchwand können in Regionalanästhesie erfolgen. Es handelt sich um Narbenkorrekturen, begrenzte Tumorexzisionen und um Hernienoperationen, die in einer entsprechenden Regionalanästhesie durchführbar sein können (Abb. 10.**18** u. 10.**19**). Nach Darstellung des parietalen Peritoneums muss dieses ergänzend infiltriert werden (vgl. Abb. 10.**23**). Die alleinige Anästhesie der Bauchdecken schließt die viszeralen vegetativen Fasern nicht ein.

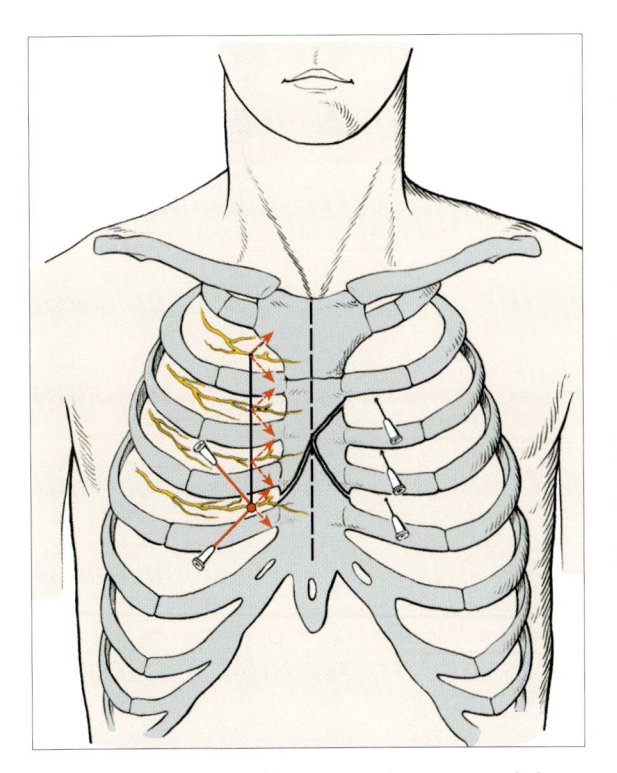

Abb. 10.**16** Leitungs- und Infiltrationsanästhesie im Bereich der vorderen Thoraxwand und des Sternums. Links: Anästhesie der kutanen Äste, rechts: Anästhesie der Rr. ventrales n. intercostalis (vgl. Abb. 10.**5**) (aus Niesel HC. Regionalanästhesie an Kopf und Stamm. In: Niesel HC, Hrsg. Regionalanästhesie – Lokalanästhesie – Regionale Schmerztherapie. Stuttgart: Thieme; 1994).

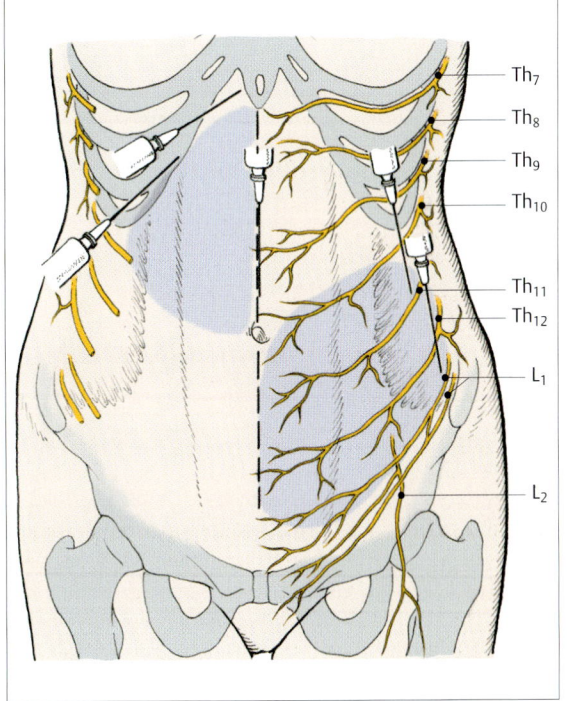

Abb. 10.**17** Infiltration im Bereich der Bauchwand und erzielte Anästhesieausdehnung (aus Niesel HC. Regionalanästhesie an Kopf und Stamm. In: Niesel HC, Hrsg. Regionalanästhesie – Lokalanästhesie – Regionale Schmerztherapie. Stuttgart: Thieme; 1994).

Die hintere Splanchnikusblockade nach Kappis schaltet diese Fasern aus. Sie gestattet bei korrekter Ausführung eine komplette Anästhesie des viszeralen Peritoneums. Da sie jedoch nur in Kombination mit einer parietalen Lokalanästhesie für operative Zwecke infrage kommt, relativ große Mengen an Lokalanästhetika erfordert und von Nebenwirkungen begleitet wird, die rückenmarknahen Blockaden vergleichbar sind, ist ihre operative Anwendung selten geworden. Lediglich das Anlegen einer Gastroenterostomie oder Kolostomie kann die Indikation einer regionalen Anästhesie für einen intraperitonealen Eingriff ergeben, wenn besondere Gründe oder extreme organisatorische Bedingungen dafür sprechen. Die Durchführung folgt der Injektionsrichtung, wie sie in Abb. 10.17 u. 10.19 beschrieben ist. Eine stärkere Eventration des Darmes bzw. des Magens ist unter dieser Anästhesie schwierig, da das Ziehen am Darm einen schmerzhaften Reiz mit vegetativen Reaktionen auslöst. Man erleichtert dem Patienten den Eingriff, indem man den vorzulagernden Darm oder Magen mit zarter Hand führt und einen abrupten Zug vermeidet.

> Die Gabe von Analgetika zur Ergänzung der Anästhesie wegen der vegetativen Reaktion ist bei Spontanatmung als risikoreich anzusehen.

Die paravertebrale Blockade, von Sellheim und Läwen eingeführt, war eines der ersten Verfahren zur operativen Leitungsanästhesie. Da für eine ausreichende Anästhesie die Ausschaltung mehrerer Segmente – die Nachbarschaft ober- und unterhalb des Operationsgebietes einschließend – erforderlich ist, wird für den operativen Einsatz keine Indikation mehr beschrieben. Eine gute postoperative Analgesie nach Flankenschnitt (Nierenoperation) wird durch die Interkostal- und paravertebrale Blockade von $Th_{11}-L_2$ erreicht.

Die vordere Splanchnikusblockade nach Braun oder die Injektion von Lokalanästhetika in das Mesenterium, von Payr, Läwen und anderen in die operative Praxis eingeführt, wird nicht mehr empfohlen. Der Operateur führte nach Eröffnung des Abdomens eine lange Nadel in den Retroperitonealraum und injizierte unter Sicht das Lokalanästhetikum, das für eine suffiziente Blockade in hohem Volumen bei niedrigen Konzentrationen notwendig war. Alternativ kann eine Oberflächenanästhesie mit einem sehr niedrig konzentrierten Lokalanästhetikum in hohem Volumen in das Abdomen eingebracht werden. Danach muss jedoch mit einer höheren Resorption gerechnet werden.

Nach begrenzten Eingriffen (z. B. einer laparoskopischen Cholezystektomie) wurde das Einlegen eines

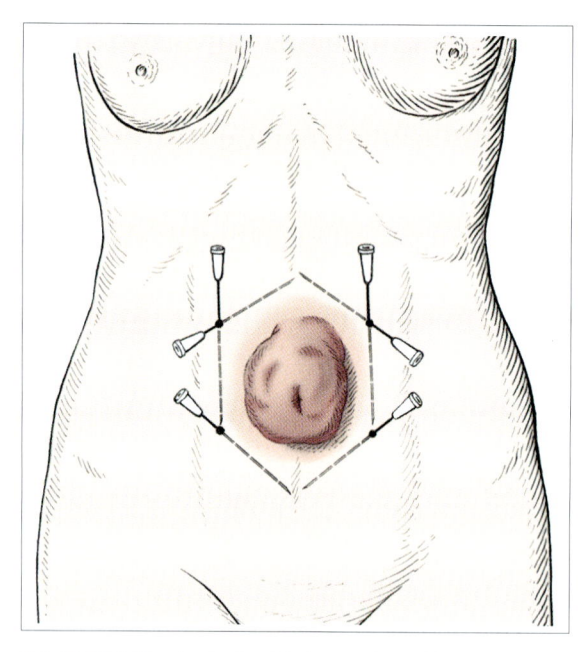

Abb. 10.18 Infiltration im Bereich der Bauchwand für eine Herniotomie. Auch der ventrale Ast des N. intercostalis oder eines entsprechenden Anteils der lumbalen Spinalnerven muss ausgeschaltet werden (aus Niesel HC. Regionalanästhesie an Kopf und Stamm. In: Niesel HC, Hrsg. Regionalanästhesie – Lokalanästhesie – Regionale Schmerztherapie. Stuttgart: Thieme; 1994).

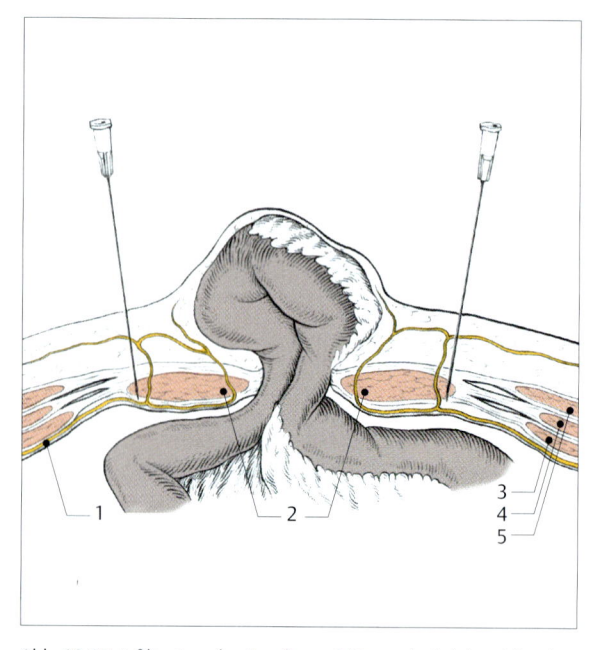

Abb. 10.19 Infiltration der Bauchwand (Querschnitt) (aus Niesel HC. Regionalanästhesie an Kopf und Stamm. In: Niesel HC, Hrsg. Regionalanästhesie – Lokalanästhesie – Regionale Schmerztherapie. Stuttgart: Thieme; 1994).
1 = N. intercostalis
2 = M. rectus
3 = M. transversus abdominis
4 = M. obliquus internus abdominis
5 = M. obliquus externus abdominis

Peridualkatheters in den subphrenischen Raum beschrieben. Postoperativ werden 20 ml 0,25 %iges Bupivacain injiziert. Die erzielte peritoneale Anästhesie vermeidet besonders in die rechte Schulter-Thorax-Seite ausstrahlende Schmerzen.

> Es ist mit einer Anästhesiedauer von 4–6 Stunden zu rechnen, sodass die Anästhesie 3- bis 4-mal täglich einseitig wiederholt werden muss.

10.7 Inguinalregion

> Unter Berücksichtigung der heute bestehenden Möglichkeiten für eine ideale Schmerzausschaltung unter Einschluss der vegetativen Fasern durch Epiduralanästhesie, eventuell auch Spinal- oder Allgemeinanästhesie, kann der nicht eingeklemmte, anatomisch gut darstellbare Leistenbruch als Indikation gelten.

Die dargestellten Techniken sind andererseits ideale Ergänzungen für die postoperative Analgesie, sowohl im Erwachsenen- wie im Kindesalter (Herniotomien, Hydrozelenoperation, Orchidopexien u. a.). Die Inguinalregion wird sensibel vom 12. Interkostalnerv, von N. iliohypogastricus, N. ilioinguinalis und N. genitofemoralis versorgt. Der N. iliohypogastricus zieht parallel zum 12. Interkostalnerv und gelangt im Bereich der Crista iliaca zwischen die Mm. transversus et obliquus abdominis externus. Er gibt einen lateralen kutanen Ast ab und versorgt sensibel die Region des äußeren Leistenringes. Der N. ilioinguinalis liegt weiter kaudalwärts und zieht durch den Leistenkanal. Die kutanen Äste versorgen die mediale Leistengegend und angrenzende Teile des Oberschenkels, die medialen Äste das Skrotum bzw. die Labia majora. Der N. genitofemoralis begleitet mit seinem R. genitalis den Samenstrang und versorgt das Skrotum bzw. die Labia majora, während der femorale Ast die Haut des Oberschenkels unterhalb des Leistenbandes erreicht (Abb. 10.20).

▶ **Durchführung der Blockaden:** Zunächst wird 2,5 cm medial der Spina iliaca anterior superior nach intrakutaner Quaddel subkutan injiziert (Abb. 10.21, links) und dann die Muskulatur mit etwa 15–20 ml infiltriert (Abb. 10.22). Anschließend führt man die Nadel mediokaudal und injiziert etwa 15–20 ml unmittelbar nach Durchstechen der Externusaponeurose ebenso in kaudaler Richtung. Die subkutane Infiltration mit etwa 20 ml erfolgt anschließend. Danach wird über dem Tuberculum pubicum von distal infiltriert. Man injiziert in das Subkutangewebe in lateraler Richtung. Die Nadel wird dann durch die Externusaponeurose bis an das präperitoneale Gewebe ober- und unterhalb des Bruchsackes geführt, es werden je 10 ml injiziert.

Alternativ ist es möglich, die mediale Leistenregion durch eine Injektion von oberhalb des inneren Leistenringes zu infiltrieren. Nach zunächst subkutaner Injektion wird auch dort die Externusaponeurose durchstochen, und es wird um den Leistenkanal infiltriert. Bei nicht reponiblem Bruch ist die Injektion im Bereich des äußeren Leistenringes mit äußerster Vorsicht durchzuführen, bei Einklemmungszeichen kann aus Vor-

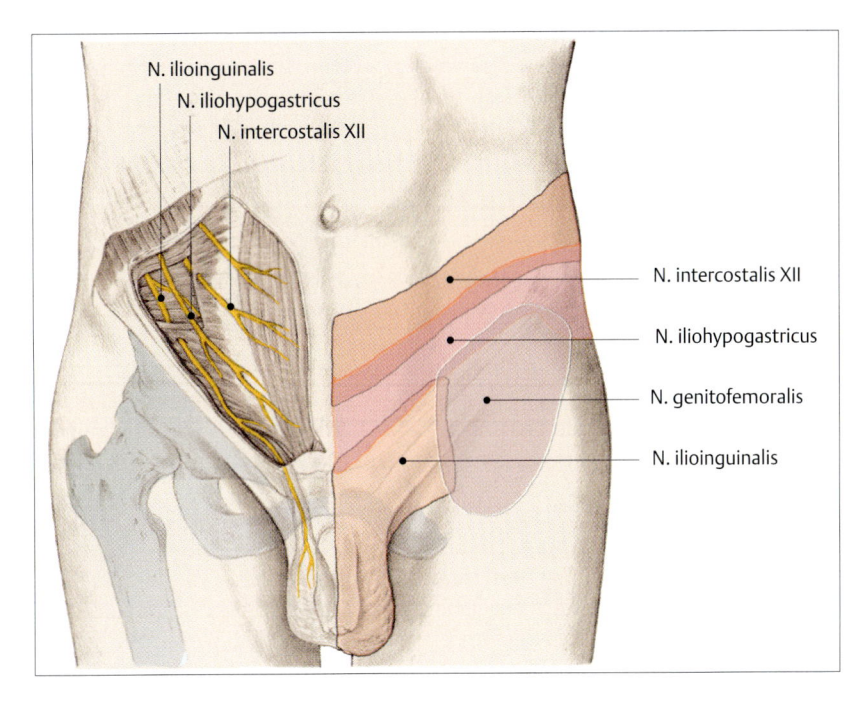

Abb. 10.20 Sensible Versorgung der Leistenregion (aus Niesel HC. Regionalanästhesie an Kopf und Stamm. In: Niesel HC, Hrsg. Regionalanästhesie – Lokalanästhesie – Regionale Schmerztherapie. Stuttgart: Thieme; 1994).

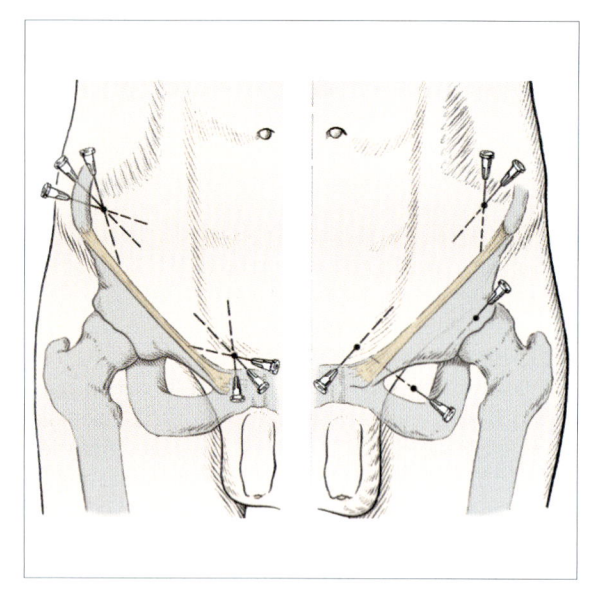

Abb. 10.21 Leitungsanästhesie der kutanen sowie subaponeurotischen Anteile der inguinalen Nerven und Infiltrationsanästhesie. Links: Leistenhernie, rechts: Schenkelhernie (aus Niesel HC. Regionalanästhesie an Kopf und Stamm. In: Niesel HC, Hrsg. Regionalanästhesie – Lokalanästhesie – Regionale Schmerztherapie. Stuttgart: Thieme; 1994).

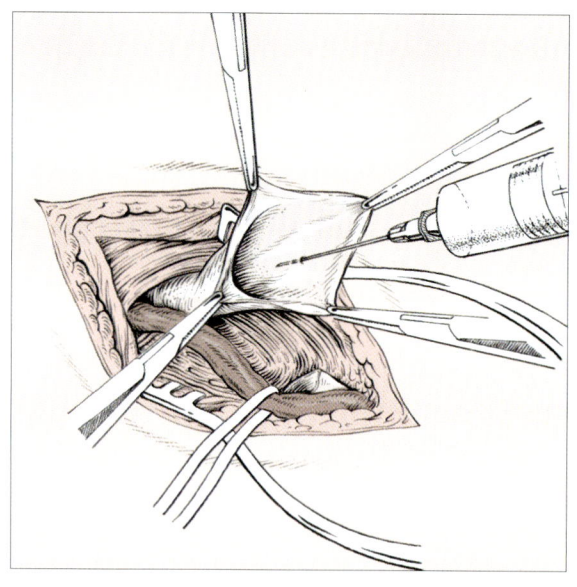

Abb. 10.23 Infiltration des freigelegten Bruchsackes (aus Niesel HC. Regionalanästhesie an Kopf und Stamm. In: Niesel HC, Hrsg. Regionalanästhesie – Lokalanästhesie – Regionale Schmerztherapie. Stuttgart: Thieme; 1994).

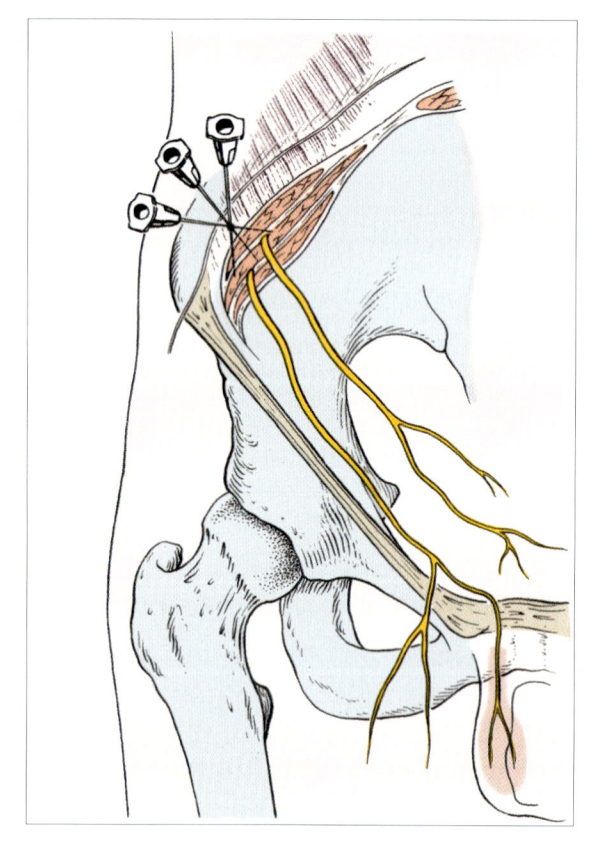

Abb. 10.22 Leitungsanästhesie der Nn. iliohypogastricus et ilioinguinalis (aus Niesel HC. Regionalanästhesie an Kopf und Stamm. In: Niesel HC, Hrsg. Regionalanästhesie – Lokalanästhesie – Regionale Schmerztherapie. Stuttgart: Thieme; 1994).

sichtsgründen die unmittelbare Infiltration des Bruchsackes zweckmäßiger sein, nachdem dieser zuvor freigelegt wurde (Abb. 10.23). Dies hat den Vorteil, dass die vegetative peritoneale Sensibilität zuverlässiger ausgeschaltet wird. Diese Region ist außerordentlich empfindlich und reagiert insbesondere auf Zug bei der Exploration. Bei irreponiblen Brüchen kann eine solche Infiltration in der beschriebenen Form nicht durchgeführt werden. Dann muss die subkutane Infiltration ober- und unterhalb des Bruches ausreichend weit nach distal geführt werden, und es muss von femoral (Abb. 10.21, rechts) sowie von der Mittellinie her eine subkutane bzw. subaponeurotische Infiltration vorgenommen werden.

> **Danach ist die Ergänzung der Infiltration** nach Freilegen des Bruchsackes unter Sicht die einzige sichere Möglichkeit, eine versehentliche Injektion in den Bruchsackinhalt zu vermeiden.

Ein ähnliches Vorgehen ist für die Schenkelhernienanästhesie zweckmäßig, da die Innervation dort die femoralen Anteile der Inguinalnerven (N. ilioinguinalis und N. genitofemoralis) einschließen muss (Abb. 10.21, rechts).

Das erforderliche Volumen kann bis zu 100 ml betragen. Daher ist die Anwendung einer 0,5 %igen Lösung (Prilocain, Mepivacain) notwendig, bei Verwendung von Lidocain kann die Konzentration sogar auf 0,25 % reduziert werden. Dies gilt besonders bei ungünstiger Anatomie, die jedoch bevorzugt eine Indikation für die Durchführung von rückenmarksnahen Anästhesien oder Narkosen ist.

▶ **Durchführung bei Kindern:** Eine 22-G-Nadel wird vom Einstichpunkt 1 cm (in Abhängigkeit vom Alter zwischen 0,5 und 2 cm variierend) oberhalb und medial der Spina iliaca anterior superior auf die Darmbeinwand gerichtet, in die Muskulatur eingestochen, bis man das Perforieren der Aponeurose spürt. Wird die Darmbeinwand erreicht, muss die Nadel einige Millimeter zurückgezogen werden. Danach folgt die Injektion des Lokalanästhetikums. Für die postoperative Analgesie reicht die Injektion an dieser Stelle. Man kann jedoch die Nadel zusätzlich unter die Aponeurose nach medial einstechen und auch dort eine ergänzende Injektion vornehmen.

▶ **Dosierung:** Bupivacain 1,5–2 mg/kgKG als 0,25 %ige Lösung.

Ilioinguinaler und kaudaler Block führen zu einer vergleichbaren, sehr guten postoperativen Analgesie (Übersicht bei 16). Durch die ilioinguinale Anästhesie wird mit seltenen Ausnahmen kein motorischer Block verursacht, während dieser nach der Kaudalanästhesie eher möglich ist. Nach ilioinguinalem Block ist die Resorption an Lokalanästhetikum etwas höher: Die mittleren Maxima der Blutspiegel lagen mit 0,79 µ/ml (nach 1,25 mg/kgKQ) gegenüber 0,57 µg/ml nach Kaudalanästhesie (2 mg/kgKG Bupivacain) nach 22,3 bzw. 29,6 Minuten im sicheren Bereich.

Eingriffe am Skrotum

Das Skrotum wird komplex durch den N. ilioinguinalis, den N. genitofemoralis, den N. pudendus und die perinealen Nerven innerviert. Bei Beschränkung eines Eingriffs auf das Skrotum erfolgt die Anästhesie durch eine basale Infiltration des Skrotums, die die zirkulär eintretenden Nerven erfasst (Abb. 10.24). Dieses Verfahren stellt jedoch nicht eine komplette Ausschaltung, insbesondere vegetativer Nervenstrukturen, die den Samenstrang begleiten, sicher. Dazu muss eine zusätzliche Infiltration im Samenstrangbereich mit einigen Millilitern einer 0,5 %igen Lösung, ergänzend während des Eingriffs, vorgenommen werden.

> Nur bei einer Infiltration, die auch die perinealen Nerven einschließt, kann Schmerzfreiheit erwartet werden (4).

▶ **Topische Anwendung:** Die topische Anwendung wird wenig geübt, erzielt aber eine deutliche Wirkung. Die Anwendung eines Lidocainsprays (2 ml mit 100 mg/ml) vor Wundverschluss wurde gegen Placebo- und Kontrollgruppe verglichen. Postoperative Schmerz-Scores zeigten für die Lidocainspray-Gruppe signifikante Vorteile über 24 Stunden. Plasma-β-Endorphin war 1 Stunde nach der Applikation in der Therapiegruppe unverändert, während es in der Kontrollgruppe signifikant anstieg. Offenbar führen die lokalen Wundreaktionen zu einer relativ langsamen Resorption und einer lang dauernden Wirkung. Ein entzündungshemmender Effekt kann zusätzlich als Ursache angenommen werden. Wundheilungsstörungen wurden nicht beobachtet (Tab. 10.4).

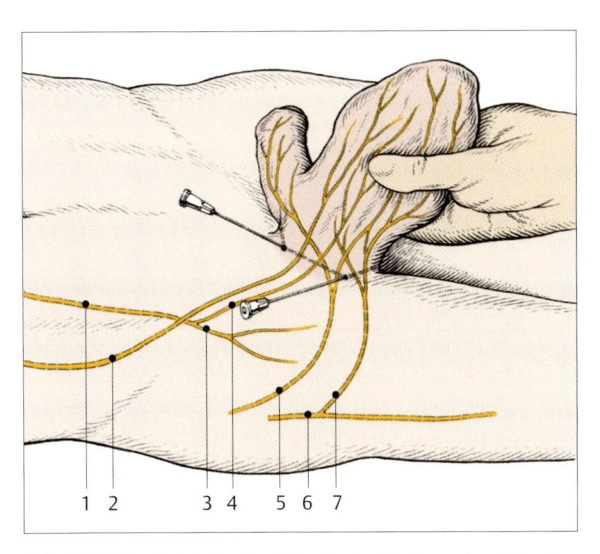

Abb. 10.24 Basale Regionalanästhesie des Skrotums (aus Niesel HC. Regionalanästhesie an Kopf und Stamm. In: Niesel HC, Hrsg. Regionalanästhesie – Lokalanästhesie – Regionale Schmerztherapie. Stuttgart: Thieme; 1994).
1 = N. genitofemoralis
2 = N. ilioinguinalis
3 = R. femoralis n. genitofemoralis
4 = R. genitalis n. genitofemoralis
5 = N. pudendus
6 = N. cutaneus femoris posterior
7 = Rr. perineales

Tabelle 10.4 Ursachen des günstigen lokalen, primär nicht analgetischen Effektes lokalanästhetischer Substanzen (nach Cassuto u. Mitarb., Culler u. Haschke, Goldstein u. Mitarb., Hammer u. Mitarb., Horrobin u. Manku, Seeman, Sinclair u. Mitarb.)

1. Entzündungshemmender Effekt (antiinflammatorisch) infolge der Strukturähnlichkeit zu Steroiden

2. Entzündungshemmender Effekt durch Prostaglandinhemmung

3. Hemmung der Leukozytenimmigration

4. Hemmung der Leukozytenaktivation

5. Hemmung der Freisetzung lysosomaler Enzyme aus den Leukozyten

6. Reduktion der vaskulären Permeabilität, z. B. als Peritonitishemmung

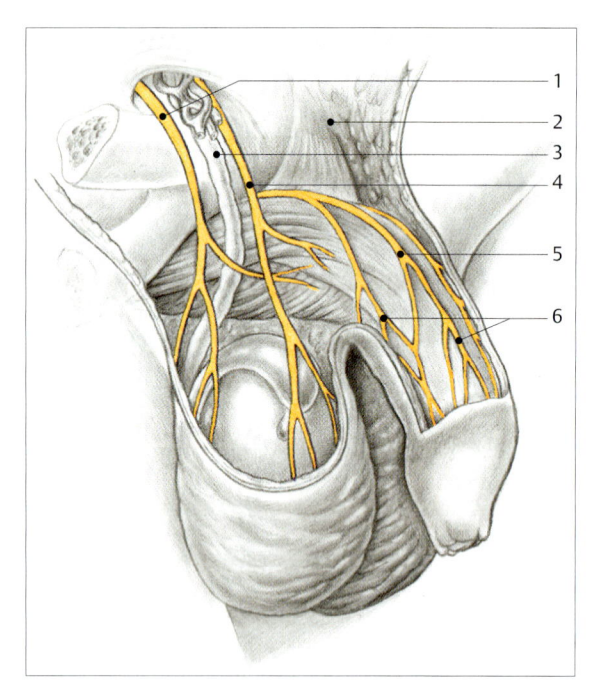

Abb. 10.25 Sensible Versorgung von Penis und Skrotum (aus Niesel HC. Regionalanästhesie an Kopf und Stamm. In: Niesel HC, Hrsg. Regionalanästhesie – Lokalanästhesie – Regionale Schmerztherapie. Stuttgart: Thieme; 1994).
1 = N. genitofemoralis
2 = Lig. suspensorium
3 = Vas deferens
4 = N. ilioinguinalis
5 = N. dorsalis penis
6 = vordere und hintere Nervenäste

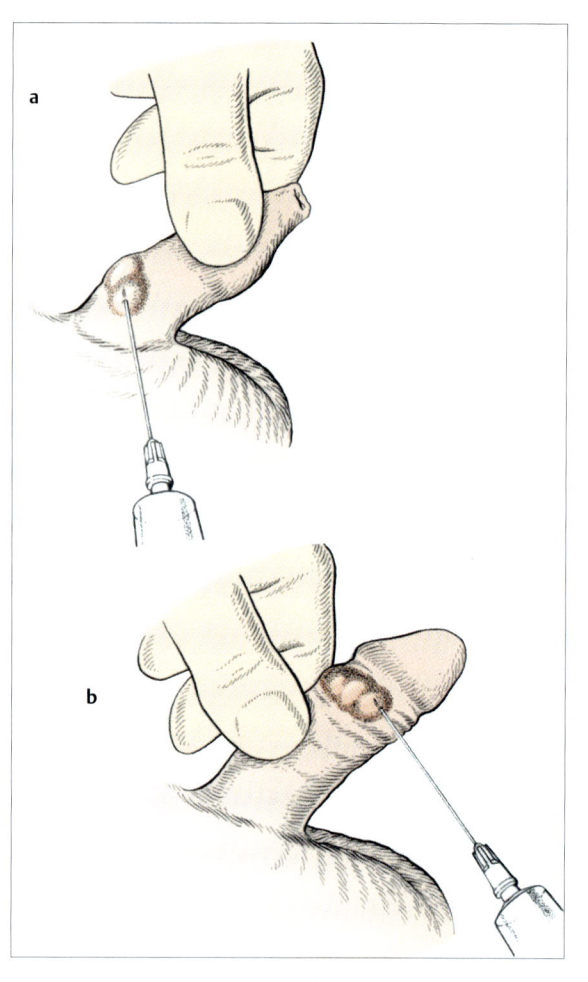

Abb. 10.26a u. b Infiltration des Penis: proximal (a), distal (b) (aus Niesel HC. Regionalanästhesie an Kopf und Stamm. In: Niesel HC, Hrsg. Regionalanästhesie – Lokalanästhesie – Regionale Schmerztherapie. Stuttgart: Thieme; 1994).

Blockade des Penis

Die den Penis versorgenden Nerven entspringen aus 3 verschiedenen Nervenanteilen (Abb. 10.25):

- Nn. dorsales penis, die Endzweige des N. pudendus, nehmen ihren Ursprung aus S III sowie aus S II und S IV: Sie treten zusammen durch das Diaphragma urogenitale und erreichen lateral der Aa. dorsales penis den Penisrücken. Dort verlaufen sie unter der Fascia penis. In der Mittellinie befindet sich die V. dorsalis penis profunda. Auf dem Penisrücken werden 8–10 Äste abgegeben, die die die Haut versorgen, 4–5 Einzeläste ziehen bis zur Glans.
- Skrotale Äste des N. pudendus (Rr. scrotales posteriores), von kaudal kommend, versorgen die kaudale Unterseite des Skrotums.
- Kutane Äste der Nn. genitofemorales und ilioinguinales innervieren dorsale Basisanteile des Penis.

Die komplexe Innervation, die variieren kann, erschwert die einfache Blockade der Hauptnerven, der Nn. dorsales penis.

Infiltration: Die subkutane Infiltration im proximalen Anteil des Penis entspricht dem ursprünglichen Verfahren von Braun (4) (Abb. 10.26a). Mit einer dünnen 27-G-Nadel wird subkutan infiltriert. Durch diese Infiltration wird zwar die anatomische Struktur verändert; wenn man nach der Injektion jedoch die Diffusion des Lokalanästhetikums abwartet, ist die Anatomie nicht mehr stärker verändert, und eine ausreichende Analgesie ist zu erzielen. Die Injektion muss langsam ohne Gewebsdruck erfolgen.

Eine Infiltration im distalen Bereich (Abb. 10.26b) nahe dem Präputium wird unter Verwendung kleiner Volumina (je Injektionspunkt 0,5 ml) vorgenommen. Die distale Infiltration sollte bevorzugt als Ergänzungsverfahren für die proximale Infiltration oder die Blockade des N. dorsalis penis eingesetzt werden. Der Bereich des Frenulums ist sehr sensibel, ggf. ist dort eine zusätzliche komplettierende Infiltration notwendig.

10.7 Inguinalregion

> Die erzielte Analgesie dient der postoperativen Schmerzerleichterung, reicht aber nicht zuverlässig für einen operativen Eingriff ohne zusätzliche leichte Allgemeinanästhesie aus.

Es ist möglich, durch eine zirkuläre Infiltration an der Basis, verbunden mit einem Block des N. dorsalis penis, die Anästhesie zu verbessern. Die ringförmige proximale Infiltration ist auch bei Kindern möglich.

▶ **Dosierung:** Erwachsene: Mepivacain, Prilocain 0,5 – 1 %, maximal 15 ml.
Kinder (postoperative Analgesie): 1,5 ml (18 Monate) bis 5 ml (10 Jahre) 0,25 %iges Bupivacain.
Alle Angaben ohne Adrenalin!

Penisblock (Peniswurzelblock)

> Der N. dorsalis penis kann nur durch eine subfasziale dorsale Infiltration ausgeschaltet werden. Wegen der unmittelbaren Nachbarschaft zu den Corpora cavernosa ist eine zu tiefe Injektion zu vermeiden, es kann sonst zu einer versehentlichen intravasalen Injektion oder zu einem Hämatom kommen.

Als Komplikation wurde eine geringe umschriebene Nekrose der Haut angeführt, bei der ein Zusammenhang mit der Anästhesie offen blieb. Die in der älteren Literatur erwähnte Impotenz scheint ebenfalls keinen Zusammenhang mit der Anästhesie zu haben, da bei der beschriebenen Technik unter Beachtung des Gefäß- und Nervenverlaufs Komplikationen vermeidbar sind.

> Alle Injektionen haben ohne Adrenalinzusatz zu erfolgen! Wie bei der Infiltration sollte eine ausreichende Prämedikation, auch in Verbindung mit Analgetika, vorausgehen.

▶ **Durchführung:** Zunächst wird der Schambogen mit der freien Hand getastet. Nach Anlegen einer intrakutanen Injektion vor bzw. unterhalb der Symphyse mit einer 27-G-Nadel wird eine 23-G-Nadel (0,6 mm, 40 mm) vom Injektionspunkt in der Haut in gering lateraler Richtung auf die Peniswurzel geführt. Bei dieser Führung bleibt man rechts bzw. links lateral des Lig. suspensorium penis und erreicht die Fascia penis profunda. Die Perforation wird als „Klick" gespürt. Nach sorgfältiger Aspiration werden 2 ml Lösung injiziert. Man zieht die Nadel danach bis in die Subkutis zurück und verfährt auf der Gegenseite genauso. Die Lage der Nadelspitze entspricht dann der 10.30- bzw. 1.30-Uhr-Position. Man vermeidet so den einzeitigen Zugang in der Mitte, bei dem man leichter die V. dorsalis penis trifft (Variante A, Abb. 10.**27**).

Wählt man einen distaleren Zugang, sollte von zwei getrennten Injektionsquaddeln aus die Nadel durch die Fascia penis profunda geführt werden, da man wegen der dünnen Subkutanschicht die V. dorsalis penis schlechter umgehen kann (Variante B, Abb. 10.**27**). Wird die Nadel nach Passieren der Fascia penis profunda in die Tiefe geführt, trifft man auf den festeren Widerstand der Tunica albuginea, die keinesfalls perforiert werden darf. Andernfalls injiziert man in die Corpora cavernosa, was unbedingt zu vermeiden ist. Die lateralen Anteile der sensiblen Penisversorgung können durch eine zusätzliche subkutane Infiltration bei 3 bzw. 9 Uhr ausgeschaltet werden. Diese Ergänzungsinjektionen entsprechen der in Abb. 10.**26a** beschriebenen Infiltrationstechnik. Der Wirkungseintritt ist nach 5 – 10 Minuten zu erwarten. Bei inkompletter Anästhesie ist eine subkutane Ergänzungsanästhesie möglich.

▶ **Durchführung der Blockade bei Kindern:** Wegen der guten Diffusionsverhältnisse beim Kind ist die Perforation der Fascia penis profunda nicht Voraussetzung für eine Anästhesie. Unter einer leichten Allgemeinanästhesie wird der Penis etwas gestreckt. Am Übergang von der Bauchwand zur Peniswurzel wird die Symphyse von Zeige- und Mittelfinger der Gegenhand

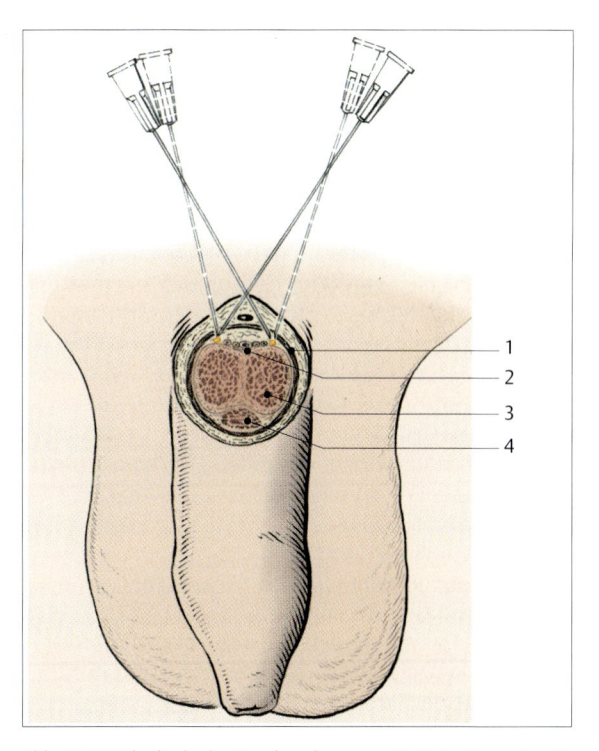

Abb. 10.**27** Blockade der Nn. dorsales penis. Variante A: proximale Wurzelblockade, von einem Einstich ausgehend; Variante B: zweiseitige Injektion (aus Niesel HC. Regionalanästhesie an Kopf und Stamm. In: Niesel HC, Hrsg. Regionalanästhesie – Lokalanästhesie – Regionale Schmerztherapie. Stuttgart: Thieme; 1994).
1 = Fascia penis (Buck-Faszie)
2 = V., A., N. dorsalis penis
3 = Corpus cavernosum
4 = Urethra

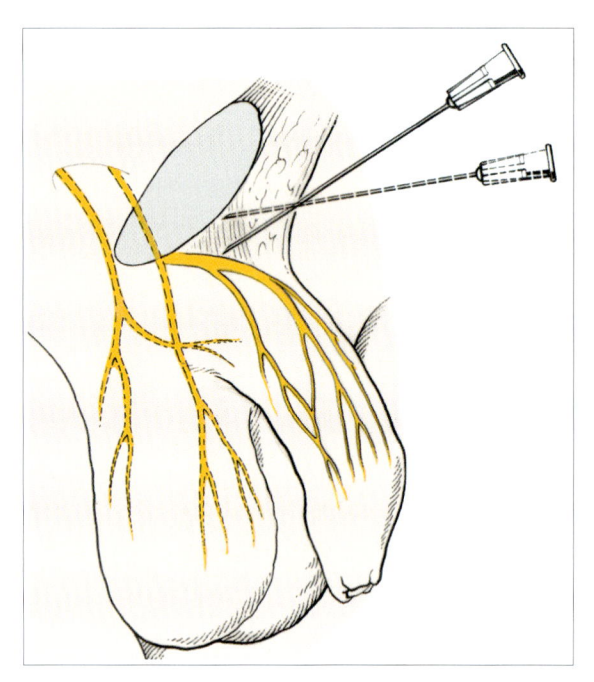

Abb. 10.28 Nadelführung bei der Blockade der Nn. dorsales penis (seitliche Ansicht) (aus Niesel HC. Regionalanästhesie an Kopf und Stamm. In: Niesel HC, Hrsg. Regionalanästhesie – Lokalanästhesie – Regionale Schmerztherapie. Stuttgart: Thieme; 1994).

getastet. Der tastende Finger spürt in der Tiefe unterhalb des Symphysenrandes die Peniswurzel. Eine dünne 27-G- (oder 25-G-)Nadel wird nun in Richtung des unteren Symphysenrandes bzw. des Os pubis geführt (Abb. 10.28). Nach Periost- (nicht Knochen-) Kontakt wird die Nadel etwas zurückgezogen und in Richtung auf die Peniswurzel etwas tiefer – maximal 5 mm – eingeführt. Es ist möglich, in der Mitte zu injizieren oder beiderseits der Mittellinie das Volumen auf 2 getrennte Einzelinjektionen zu verteilen. Die laterale Injektion vermeidet Gefäße, die in der Mittellinie leichter getroffen werden können. Eine einseitige Injektion führt bei Kindern wegen der guten Diffusionsverhältnisse in der Regel zu einer zuverlässigen Analgesie für die postoperative Phase.

▸ **Dosierung:** Erwachsene: Es reichen total 5–6 ml, also 2,5–3 ml je Seite (subkutane Ergänzung s. o.).
Kinder: 1–0,5 mg/kgKG bzw. 0,2–0,1 ml/kgKG 0,5%iges Bupivacain (Neugeborene: 0,5–0,8 ml; 6–12 Monate: 1 ml; 3–5 Jahre: 3 ml; 6–12 Jahre: 4 ml).

Als Vorteil gegenüber der Kaudalanästhesie erweist sich, dass keine Bewegungseinschränkung der unteren Extremität nach dem Block auftritt. Beide Methoden können in Bezug auf Miktionsbeschwerden als vergleichbar angesehen werden. Für alle Patienten, besonders deutlich bei Kindern, erweisen sich postoperative Schmerzerleichterung und selteneres Erbrechen als besonderer Vorteil der regionalen Methoden. Wie ausgeprägt die Schmerzausschaltung bei der leider auch noch ohne Anästhesie ausgeführten Zirkumzision des Neugeborenen durch den Block möglich ist, zeigt Abb. 10.29.

▸ **Komplikationen:** Injektion in die Corpora cavernosa mit sofortiger hoher Resorption des Lokalanästhetikums, besonders bei kleinen Kindern mit Intoxikationsrisiko. Die beschriebenen Komplikationen wie lokale Nekrose und Impotenz nach Zirkumzision müssen wahrscheinlich auf den operativen Eingriff zurückgeführt werden. Ein ausgedehntes Hämatom und eine Gefäßverletzung können die Durchblutung behindern, ein lokales Hämatom sollte daher vermieden werden. Der Zusatz von Adrenalin ist kontraindiziert. Sowohl bei subkutaner Infiltration wie beim Penisblock sollte kein stärkerer Gewebsdruck durch die Injektion ausgeübt werden.

▸ **Topische Anwendung:** Eine wirksame Schmerzerleichterung wird durch die Oberflächenanästhesie mit Lidocain erzielt (46). Lidocain kann als Spray (Lokalanästhetikumfilm durch 1–2 Spraystöße entspricht 10–20 mg der 10%igen Lösung) oder Lidocaingel (0,5–1 ml des 2%igen Gels) verwendet werden. Die Wirkdauer der Analgesie beträgt etwa 5–6 Stunden.

10.8
Beckenboden

Der Beckenboden wird sensibel vom N. pudendus, der aus den unteren sakralen Nerven entspringt, versorgt, er gibt die Nn. perineales und Nn. rectales inferiores ab. Teilweise erfolgt eine Versorgung durch die Rr. perineales des N. cutaneus femoris posterior. Im Übrigen sind die Nn. genitofemorales und Nn. ilioinguinales an der Versorgung von Labien und Skrotum beteiligt (Abb. 10.30).

▸ **Durchführung der Blockaden:** In entspannter Steinschnittlage tastet man bei der perkutanen perinealen Technik der Pudendusblockade (Abb. 10.30, Injektionsort 3) den Sitzbeinhöcker (Tuber ischiadicum). In der Mitte der Verbindungslinie zwischen Anus und Tuber wird nach intrakutaner Quaddel eine 10 cm lange und 0,8 mm starke Nadel in Richtung auf den Sitzbeinhöcker geführt. Medial des Tubers erfolgt die Injektion. Zur Einhaltung der Richtung kann bei der Frau von vaginal die Nadelführung so gesichert werden, dass eine Perforation in Vagina und Rektum vermieden wird. Beim Mann kann der rektal eingeführte Finger eine sichere Führung der Nadel gewährleisten.

▸ **Dosierung:** 10 ml Lösung (1%iges Prilocain, Lidocain oder Mepivacain mit oder ohne Adrenalin oder 0,5%iges Ropivacain für eine postoperative Analgesie).

10.8 Beckenboden

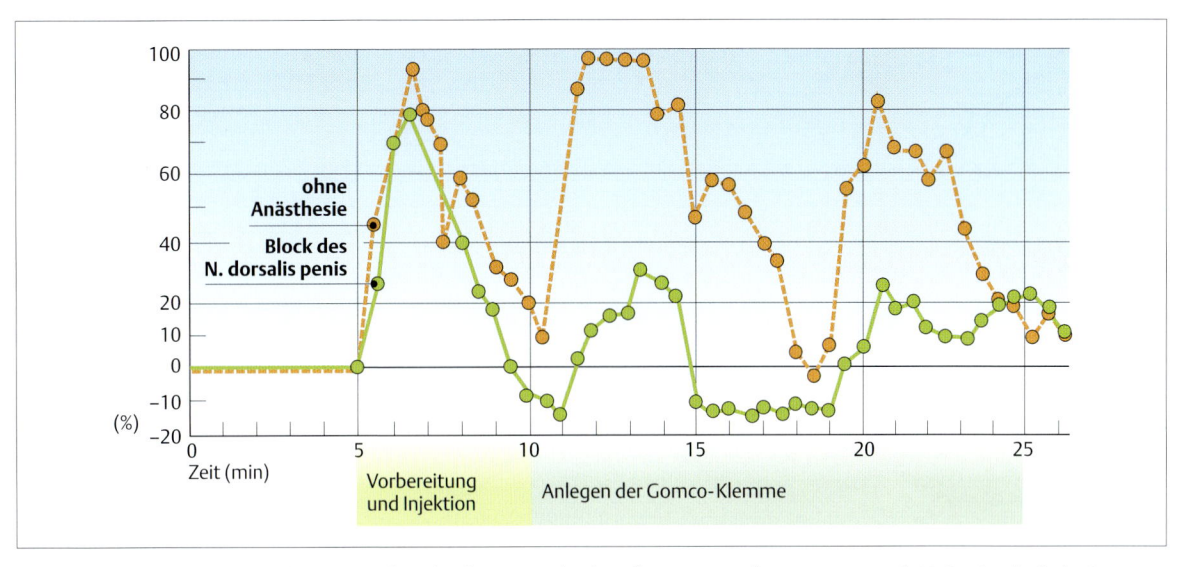

Abb. 10.29 Verhalten von Neugeborenen während Zirkumzision (nach Williamson u. Williamson aus Niesel HC. Regionalanästhesie an Kopf und Stamm. In: Niesel HC, Hrsg. Regionalanästhesie – Lokalanästhesie – Regionale Schmerztherapie. Stuttgart: Thieme; 1994): Häufigkeit (% von 30-Sekunden-Intervallen) des Schreiens (Abweichung in % vom Ausgangswert), Herzfrequenz parallel verlaufend! grün: Block des N. dorsalis penis, orange: ohne Anästhesie

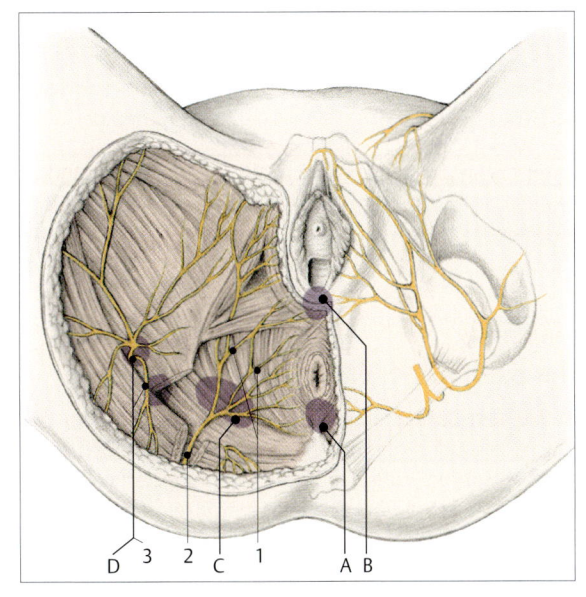

Abb. 10.30 Sensible Versorgung des Beckenbodens und Injektionspunkte für eine Regionalanästhesie (aus Niesel HC. Regionalanästhesie an Kopf und Stamm. In: Niesel HC, Hrsg. Regionalanästhesie – Lokalanästhesie – Regionale Schmerztherapie. Stuttgart: Thieme; 1994).
A = dorsaler Injektionspunkt
B = perinealer Injektionspunkt
C = Pudendusblockade (perkutane Technik)
D = Blockade des N. cutaneus femoris posterior
1 = Nn. perineales
2 = N. pudendus
3 = Rr. perineales n. cutanei femoris posterioris

> Richtet man sich nach dem Verlauf der Nerven, lässt sich auch eine periphere Blockade der Nerven für anale oder perianale Eingriffe realisieren (Abb. 10.**31**).

Von einem Injektionsort dorsal des Anus (Punkt 1, Abb. 10.**30**) aus injiziert man nach intra- und subkutaner Infiltration nach lateral. Von dort wird die Nadel sowohl rechts wie links wieder nach medial – ventral des Anus – geführt (Punkt 2, Abb. 10.**30**). Es sind je Injektionspunkt 10 ml Lokalanästhetikum erforderlich.

Ein ähnliches Vorgehen ist sinnvoll, wenn eine Fistel in Lokalanästhesie exzidiert werden muss (Abb. 10.**32**). Dazu wird zunächst lateral die Infiltration begonnen. Danach wird die Leitungsblockade so fortgesetzt, dass die zum Anus ziehenden Anteile des N. pudendus und des N. cutaneus femoris posterior eingeschlossen werden.

Bei gut applizierter Anästhesie ist auch die Sphinktermuskulatur entspannt. Bei nicht zuverlässigen anatomischen Verhältnissen sind jedoch hohe Volumina, deutlich mehr als 10 ml je Injektionspunkt, erforderlich. Man stößt dann mit diesen Techniken an die Grenze einer sinnvollen Anästhesie. Bei anusnaher Injektion ist eine versehentliche Perforation des Rektums möglich. Die Sicherung der Nadelführung durch das rektale Tasten mit dem Zeigefinger der Gegenhand ist bei schmerzhaften Analerkrankungen für den Patienten sehr unangenehm. In diesen Situationen sollten andere Regionalanästhesieverfahren (Spinal-, Epidural- oder Kaudalanästhesie) gewählt werden, da sie vom Operationsgebiet entfernt eine zuverlässige Anästhesie, falls

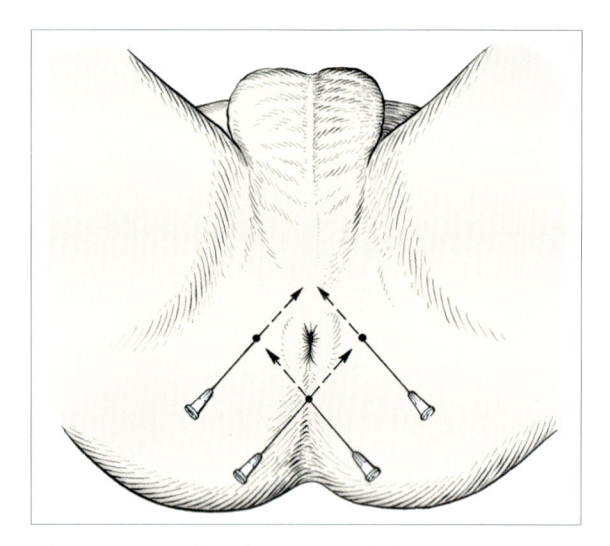

Abb. 10.31 Regionalanästhesie im Bereich des Anus beim Mann (aus Niesel HC. Regionalanästhesie an Kopf und Stamm. In: Niesel HC, Hrsg. Regionalanästhesie – Lokalanästhesie – Regionale Schmerztherapie. Stuttgart: Thieme; 1994).

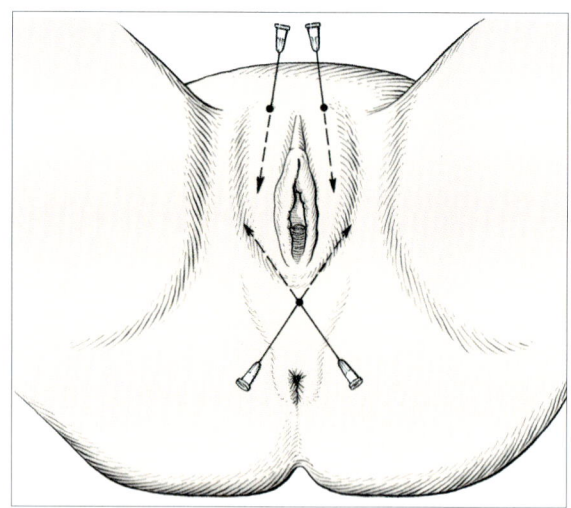

Abb. 10.33 Regionalanästhesie bei der Frau (aus Niesel HC. Regionalanästhesie an Kopf und Stamm. In: Niesel HC, Hrsg. Regionalanästhesie – Lokalanästhesie – Regionale Schmerztherapie. Stuttgart: Thieme; 1994).

erforderlich mit Entspannung, gewährleisten. Man muss eine angemessene Anästhesieausdehnung erzielen, wenn man eine schmerzfreie Fixation von Tüchern durch diese lokalen Verfahren gewährleisten will.

> **Bei ausgedehnten Fistelsystemen** verbieten sich diese Regionalverfahren ebenso wie bei ausgedehnteren entzündlichen Miterkrankungen, besonders wenn die Lokalisation der Fistelsysteme unsicher ist.

Werden Eingriffe im Bereich der Labien geplant, lässt sich, dem Verlauf der sensiblen Versorgung entsprechend, eine lokale Leitungsanästhesie ausführen. Entsprechend dem Injektionspunkt 2 in Abb. 10.30 wird mit der Infiltration begonnen. Lateral der Labien kann die Anästhesie nach ventral zur Ausschaltung der peripheren Anteile des N. pudendus ergänzt werden (Abb. 10.33). Da die sensible Versorgung durch die peripheren Anteile des Plexus lumbalis von ventral erfolgt, muss die Anästhesie anschließend von ventral erweitert werden.

10.9
Harnröhre und Blase

Die Instillation einer Lokalanästhesielösung in die Harnröhre oder die Blase ist als lokales Anästhesierungsverfahren möglich. Die Wirkung einer verdünnten Lösung ist im Bereich der Harnröhre unzureichend. Die Instillation einer größeren Flüssigkeitsmenge in die Blase kann Anlass zu einer erhöhten Resorption sein. Daher ist die Verwendung des topischen Lokalanästhetikums als Gel zweckmäßiger.

▶ **Topische Anwendung:** Das Gel wird nach dem vorsichtigen Einsetzen des mitgelieferten Konus mit einer Spritze oder unmittelbar aus der Tube langsam in die Harnröhre instilliert. Danach wird der Penis distal durch eine Klemme verschlossen. Bis zum Wirkungseintritt muss mindestens 5 Minuten gewartet werden. Um den proximalen Anteil der Urethra gut zu anästhesieren, kann man den Patienten nach dem Instillieren der ersten Hälfte des Volumens bitten, zu pressen.

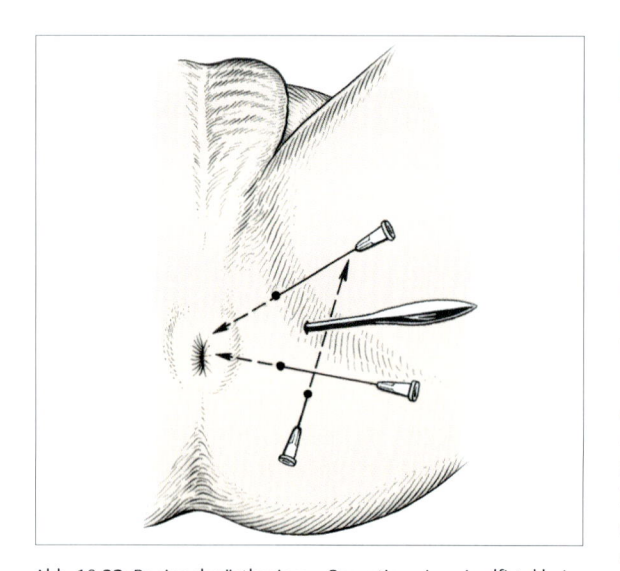

Abb. 10.32 Regionalanästhesie zur Operation einer Analfistel beim Mann (aus Niesel HC. Regionalanästhesie an Kopf und Stamm. In: Niesel HC, Hrsg. Regionalanästhesie – Lokalanästhesie – Regionale Schmerztherapie. Stuttgart: Thieme; 1994).

Während des Pressens wird die zweite Hälfte des erforderlichen Volumens instilliert. Durch das Pressen erschlafft der interne Sphinkter, und das Lokalanästhetikum erreicht zuverlässiger den Blasenhals.

Die erforderliche Dosierung beträgt 15 ml. Wird unter zu hohem Druck instilliert, kann es infolge einer bulbokavernösen Verbindung zu einem Übertritt des Lokalanästhetikums in den Kreislauf kommen. Bei blutigem Rückfluss aus der Urethra sollte der Patient genau überwacht werden.

Für die Instillation der weiblichen Harnröhre sind nur wenige Millimeter des Gels erforderlich. Der Rückfluss wird durch Zusammenpressen der Vulva oder durch den Verschluss mit einer sterilen Kompresse vermieden, bis die Wirkung eingetreten ist.

Regionale Anästhesie bei suprapubischen Maßnahmen

Alle ausgedehnten Eingriffe erfordern eine entsprechende Regional- oder Allgemeinanästhesie.

Suprapubische Blasenpunktionen lassen sich in Infiltrationsanästhesie der Bauchdecke ausführen. Ein ausreichendes Volumen kann bis zu 20 ml einer 1 %igen Lösung (Prilocain, Mepivacain oder Lidocain mit Adrenalin) betragen. Nach der Infiltration der Bauchdecken sollte die Injektion auch die oberen Partien des Cavum Retzii erfassen (Abb. 10.**34**). Eine unzureichende Anästhesie kann zu Abwehrbewegungen des Patienten führen und alle Maßnahmen erschweren.

Will man unter eingeschränkten organisatorischen und technischen Verhältnissen oder bei einem Risikopatienten einen Eingriff in der Blase ausführen, muss nach der Infiltration der Bauchdecken mit 20 ml das Cavum Retzii mit einem Volumen von mindestens 10 ml anästhesiert werden. Eine sorgfältige Aspiration ist vor der Injektion notwendig, da der retropubische Raum zahlreiche Venen enthält.

10.10 Vorteile der operativen und postoperativen regionalen Anästhesie

Neben zentral wirkenden und rückenmarksnah applizierten Substanzen kann die periphere Anwendung von lokalanästhetisch wirksamen Substanzen die Schmerzperzeption wesentlich beeinflussen (Abb. 10.**35**).

Sehr früh hat bereits Läwen (1912) auf diese Möglichkeit hingewiesen. Folgt man anatomischen und pharmakologischen Gesichtspunkten, weist die operative Regionalanästhesie, auch bei Verwendung peripherer Verfahren, eine Reihe von Vorteilen auf (Tab. 10.**1** u. 10.**2**). Für die lokale Wirksamkeit von Lokalanästhetika kommen offenbar weit über den neurogenen, analgetischen Effekt hinaus eine Reihe von biochemischen Phänomenen infrage (Tab. 10.**4**). Diese günstigen Wirkungen sind bisher nur vereinzelt geprüft und wenig genutzt worden.

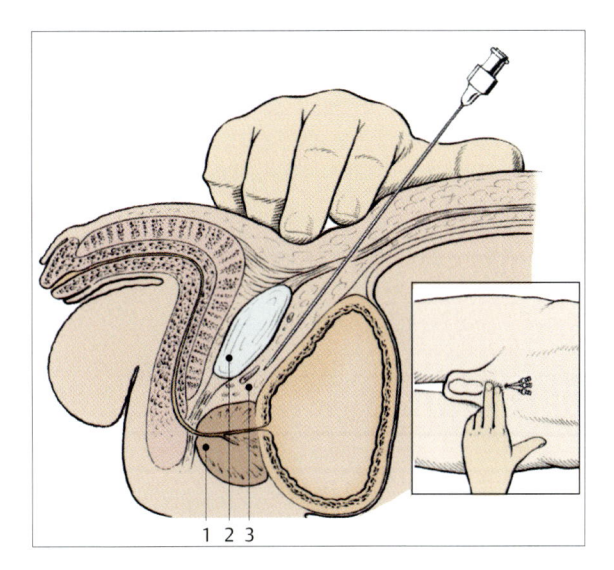

Abb. 10.**34** Retropubische Regionalanästhesie (Cavum Retzii) (aus Niesel HC. Regionalanästhesie an Kopf und Stamm. In: Niesel HC, Hrsg. Regionalanästhesie – Lokalanästhesie – Regionale Schmerztherapie. Stuttgart: Thieme; 1994).
1 = Prostata
2 = Symphyse
3 = Spatium retropubicum (Cavum Retzii)

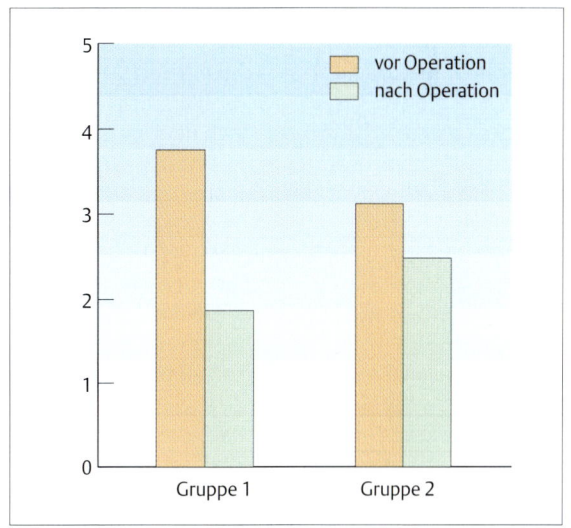

Abb. 10.**35** Postoperative Lungenfunktion (FVC) nach Infiltration von 50 ml 0,25 %igem Bupivacain (subkutan, intramuskulär, peritoneal) vor Wundverschluss nach Cholezystektomie. Gruppe 1 ohne, Gruppe 2 mit Infiltration (nach Patel u. Mitarb. aus Niesel HC. Regionalanästhesie an Kopf und Stamm. In: Niesel HC, Hrsg. Regionalanästhesie – Lokalanästhesie – Regionale Schmerztherapie. Stuttgart: Thieme; 1994).

Kernaussagen

1

▸ **Allgemeines** Bei kleinen Eingriffen stellen Infiltrationstechniken die zweckmäßigste Technik einer Schmerzausschaltung dar. Kleine bis mittelgroße Operationen ergeben die typischen Indikationen für die in diesem Kapitel aufgeführten Verfahren. Ihre Vorteile liegen auch in der Versorgung von nicht nüchternen Patienten.

2

▸ **Kopf** Bei lokalen Blockaden im Bereich des Kopfes ist der Nervenverlauf zu berücksichtigen: Die Schädelkalotte bezieht ihre Innervation aus dem Versorgungsgebiet des N. trigeminus. Das Hinterhaupt wird vom Plexus cervicalis erreicht. Die Infiltration soll immer proximal am Nerven beginnen. Die periphere Ergänzung wird dann weitgehend schmerzfrei möglich.

3

▸ **Nacken-Hals-Region** Bei der Infiltration im Nackenbereich muss beachtet werden, dass die dorsalen Äste der Spinalnerven sich sowohl von medial als auch von lateral nach medial erstrecken. Eine Infiltration muss diesem Verlauf folgen. Es wird medial mit der Injektion begonnen und anschließend lateral ergänzend infiltriert. Die Blockade des N. phrenicus ist eine wenig belastende Maßnahme zur Therapie eines hartnäckigen Singultus und sollte großzügig eingesetzt werden, um dem Patienten eingreifendere Maßnahmen oder eine Dauermedikation zu ersparen.

4

▸ **Thorax, Bauchwand, Rippenbereich und Sternum**
Eine Infiltration im Bereich der vorderen Brustwand schließt sowohl Eingriffe im Bereich der Haut, der Brust wie auch – im beschränkten Maß – der Rippen ein (Narbenexzisionen, Weichteiltumoren, plastische Korrekturen).
Eingriffe im Bereich der Bauchwand können ebenfalls in Regionalanästhesie durchgeführt werden: Narbenkorrekturen, begrenzte Tumorexzisionen und Hernienoperationen.
Nervenblockaden im Bereich der Rippen umfassen insbesondere die Interkostalblockade sowie die interpleurale Analgesie und sind ggf. bei Operationen im Sternumbereich indiziert. Es ist zu berücksichtigen, dass die Interkostalblockade für die mittlere und untere Thoraxregion ein zuverlässiges Verfahren ist, im oberen Thoraxbereich jedoch Erfahrung und wegen des höheren Pneumothoraxrisikos auch entsprechende Überwachungsmöglichkeiten erforderlich sind. Indikationen für regionale Anästhesien im Bereich des Sternums stellen Rippenfrakturen und Eingriffe im Bereich des Sternums dar.

5

▸ **Abdomen** Unter Berücksichtigung der heute bestehenden Möglichkeiten für eine ideale Schmerzausschaltung unter Einschluss der vegetativen Fasern durch Epiduralanästhesien, evtl. auch Spinal- oder Allgemeinanästhesie, kann der nicht eingeklemmte, anatomisch gut darstellbare Leistenbruch als Indikation für eine periphere Nervenblockade gelten.

6

▸ **Inguinalregion** Bei Beschränkung eines Eingriffs auf das Skrotum erfolgt die Anästhesie durch eine basale Infiltration des Skrotums, die die zirkulär eintretenden Nerven erfasst. Zusätzlich muss eine Infiltration im Samenstrangbereich durchgeführt werden.
Die distale Infiltration sollte bevorzugt als Ergänzungsverfahren für die proximale Infiltration oder die Blockade des N. dorsalis penis eingesetzt werden. Der N. dorsalis penis kann nur durch eine subfasziale dorsale Infiltration ausgeschaltet werden. Wegen der unmittelbaren Nachbarschaft zu den Corpora cavernosa ist eine zu tiefe Injektion zu vermeiden! Nie Adrenalin verwenden!

7

▸ **Beckenboden** Der Beckenboden wird sensibel vom N. pudendus versorgt; er gibt die Nn. perineales und Nn. rectales inferiores ab. Teilweise erfolgt eine Versorgung durch die Rr. perineales des N. cutaneus femoris posterior. Die Nn. genitofemorales und Nn. ilioinguinales sind an der Versorgung von Labien und Skrotum beteiligt. Richtet man sich nach dem komplexen Verlauf der Nerven, lässt sich u. a. eine periphere Blockade der Nerven für anale oder perianale Eingriffe realisieren.

8

▸ **Harnröhre und Blase** Die Instillation einer Lokalanästhesielösung in die Harnröhre oder die Blase ist als lokales Anästhesierungsverfahren einfach durchführbar (Wirkungseintritt abwarten!). Suprapubische Blasenpunktionen lassen sich in Infiltrationsanästhesie der Bauchdecke ausführen.

9

▸ **Vorteile der operativen und postoperativen regionalen Anästhesie** Von besonderer Bedeutung ist, dass neben dem regional analgetischen lokalanästhetische Substanzen einen günstigen entzündungshemmenden Effekt zeigen.

Literatur

1. Adriani J. Regional anesthesia. 4th ed. St. Louis:Green;1985.
2. Amesbury B, O'Riordan J, Dolin S. The use of interpleural analgesia using bupivacaine for pain relief in advanced cancer. Palliative Medicine1999;13:153.
3. Auberger H, Niesel HC. Praktische Lokalanästhesie, Regionale Schmerztherapie. Stuttgart:Thieme;1990.
4. Braun H, Läwen A. Die örtliche Betäubung. 8. Aufl. Leipzig:Barth;1933.
5. Broadman LM, Hannallah RS, Belman AB, Elder PT, Ruttimann U, Epstein BS. Post-circumcision analgesia. a prospective evaluation of subcutaneous ring block of the penis. Anesthesiology 1987;67:399.
6. Brown TCK, Weidner NJ, Bouwmeester J. Dorsal nerve of penis block. anatomical and radiological studies. Anaesth Intens Care 1989;17:34.
7. Cassuto J, Rimbäck G, Sinclair R, Nellgard P, Wesstlander G. Inhibition of peritonitis by local anesthetics (abstract). Acta Anaesthesiol Scand 1987;Suppl. 86:145.
8. Cullen BF, Haschke RH. Local anesthetic inhibition of phagocytosis and metabolism of human leucocytes. Anesthesiology 1974;40:142.
9. Defalque RJ. Simplified penile block for adult surgery. Region Anesth 1987;12:172.
10. Engberg G. Single-dose intercostal nerve block with etidocaine for pain relief after upper abdominal surgery. Acta Anaesthesiol Scand 1975;Suppl. 60:43.
11. Eppstein RH, Larijani GE, Wolfson PJ, Ala-Kokko TI, Boemer TF. Plasma bupivacaine concentrations following ilioinguinal-iliohypogastric nerve blockade in children. Anesthesiology 1988;69:773.
12. Eriksson E. Atlas der Lokalanästhesie. Berlin:Springer; 1980.
13. Giaufre E, Bruguerolle B, Rastello C, Coquet M, Lorec AM. New regimen for interpleural block in children. Paediatric Anaesth 1995;5:125.
14. Goldstein IM, Lind S, Hoffstein S, Weissmann G. Influence of local anesthetics upon human polymorphonuclear leucocyte function in vitro: reduction of lysosomal enzyme release and superoxide anion production. J Exp Med 1977;146:483.
15. Hammer R, Dahlgren C, Stendahl O. Inhibition of human leucocyte metabolism and random motility by local anesthesia. Acta Anaesthesiol Scand 1985;29:520.
16. Hannallah RS, Broadman LM, Belrnann AB, Abramowitz MD, Epstein BS. Comparison of caudal and ilioinguinal/iliohypogastric nerve block for control of post-orchidopexy pain in pediatric ambulatory surgery. Anesthesiology 1987;66:832.
17. Horrobin DF, Manku MS. Roles of prostaglandins suggested by the agonist/antagonist actions of local anaesthetic, anti-arrhythmic, anti-malarial, tricyclic antidepressant and methylxanthine compounds, effects on membranes and on nucleic acid function. Med Hypothes 1977;3:71.
18. Johansson A, Renck H, Aspelin P, Jacobsen H. Multiple intercostal blocks by a single injection? A clinical and radiological investigation. Acta Anaesthesiol Scand 1985; 29:524.
19. Killian H. Lokalanästhesie und Lokalanästhetika. Stuttgart:Thieme;1973.
20. Li S, Coloma M, White PF, Watcha MF, Chiu JW, Li H, Huber jr. PJ. Comparison of the costs and recovery profiles of three anesthetic techniques for ambulatory anorectal surgery. Anesthesiology 2000;93:1225.
21. Markham SJ, Tomlinson J, Hain WR. Ilioinguinal nerve block in children: a comparision with caudal block for intra and postoperative analgesia. Anaesthesia 1986;41: 1998.
22. McIlvaine WB, Knox RF, Fennessey PV, Goldstein M. Continuous infusion of bupivacaine via intrapleural catheter for analgesia after thoracotomy in children. Anesthesiology 1988;69:261.
23. Moffitt DL, De Berker DA, Kennedy CT, Shutt LE. Assessment of ropivacaine as a local anesthetic for skin infiltration in skin surgery. Dermatol Surg 2001;27:437.
24. Moore DC. Intercostal nerve block. Spread of India ink injected to the rib's costal groove. Brit J Anaesth 1981;53:325.
25. Mulroy MF, Burgess FW, Emanuelsson BM. Ropivacaine 0,25 % and 0,5 %, but not 0,125 %, provide effective wound infiltration analgesia after outpatient hemia repair, but with sustained plasma drug levels. Reg Anesth Pain Medicine 1999;24:136.
26. Murphy DF. Continuous intercostal nerve blockade for pain relief following cholecystectomy. Brit J Anaesth1983; 55:521.
27. Niesel HC, Klimpel L, Kaiser S, Al-Rafai S. Die einzeitige Interkostalblockade – operative und therapeutische Indikation. Regionalanästh 1989;12:1.
28. Patel JM, Lanzafame RJ, Williams JS, Mullen BV, Hinshaw JR. The effect of incisional infiltration of bupivacaine hydrochloride upon pulmonary functions, atelectasis and narcotic need following elective cholecystectomy. Surg Gynecol Obstet 1983;157:338.
29. Reid MG., Harris R, Phillips PD, Barker I, Pereira NH, Bennet NR. Day-case hemiotomy in children: a comparison of ilio-inguinal nerve block and wound infiltration for postoperative analgesia. Anaesthesia 1987;42:658.
30. Richardson J, Sabanathan S, Meams AJ, Shah RD, Goulden C. A prospective, randomized comparison of interpleural and paravertebral analgesia in thoracic surgery. Brit J Anaesth 1995;75:405.
31. Rosenberg PH, Scheinin MJA, Lepäntalo M, Lindfors O. Continuous intrapleural infusion of bupivacaine for analgesia after thoracotomy. Anesthesiology 1987;67:811.
32. Rothstein P, Arthur GR, Feldman HS, Kopf GS, Convino BG. Bupivacaine for intercostal nerve blocks in children. Blood concentrations and pharmacokinetics. Anesth Analg 1986; 65:625.
33. Seemann P. The membran actions of anesthetics and tranquilizers. Pharmacol Rev 1972;24:583.
34. Silomon M, Claus T, Ruwer R, Biedler A, Larsen R, Molter G. Interpleural analgesia does not influence postthoracotomy pain. Anesth Analg 2000;91:44.
35. Sinclair R, Cassuto J, Högström S, Linden I, Faxen A, Hedner T, Ekma R. Typical anesthesia with lidocaine aerosol in the control of postoperative pain. Anesthesiology 1988;68: 895.
36. Sinclair R, Cassuto J, Thomsen P. Local anesthetics inhibit leucocyte activation induced by immune complexes and opsonized zymosan particles (abstract). Acta Anaesthesiol Scand 1987;Suppl. 86:144.
37. Smith BCC, Jones SEF. Analgesia after herniotomy in a paediatric day unit. Brit Med J 1982;285:1466.
38. Stofer AR, Ulrich L, Steinsiepe KF, Egger G. Klinischer und experimenteller Beitrag zur Pathogenese akuter lebensbedrohlicher Zwischenfälle bei Nackenanästhesien. Schweiz Med Wschr 1975;105:12.
39. Stow PJ, Scott A, Phillips A, White JB. Plasma bupivacaine concentrations during caudal analgesia an ilioinguinal-iliohypogastric nerve block in children. Anaesthesia 1988; 43:650.
40. Sydow FW, Haindl H. Eine neue Technik der interpleuralen Blockade. Anaesthesist 1990;39:280.

41 Sydow FW. Intrapleurale Analgesie. Wedel:Astra;1989.
42 Tree-Trakarn T, Pirayavaraporn S. Postoperative pain relief for circumcision in children: comparison among morphine, nerve block, and topical analgesia. Anesthesiology 1985;62:519.
43 Vater M, Wandless J. Caudal or dorsal nerve block? A comparison of two local anasthetic techniques for postoperative analgesia following day case circumcision. Acta Anaesthesiol Scand 1985;29:175.
44 Vinson-Bonnet B, Coltat JC, Fingerhut A, Bonnet F. Local infiltration with ropivacaine improves immediate postoperative pain control after hemorrhoidal surgery. Diseases Colon Rectum 2000;45:104.
45 Williamson PS, Williamson ML. Physiologic stress by local anesthetic during new-born circumcision. Pediatrics 1983;71:36.
46 Wulf H, Jeckström W, Maier Ch, Winckler K. Interpleurale Katheteranalgesie bei Patienten mit Rippenserienfrakturen. Anaesthesist 1990;40:19.
47 Zhang XW, Thorlacius H. Inhibitory actions of ropivacaine on tumor necrosis factor-alpha-induced leukocyte adhesion and tissue accumulation in vivo. Europ J Pharmacol 2000;392:1.

11
Regionalanästhesie im Kindesalter
M. Jöhr, A. Reich und M. Hornung

11.1 Stellenwert der Regionalanästhesie bei Kindern — 428

11.2 Anatomische und physiologische Besonderheiten bei Kindern — 430

11.3 Zentrale Blockaden — 435

11.4 Periphere Blockaden — 456

11.5 Regionalanästhesie als Teil eines Konzepts — 467

11.1
Stellenwert der Regionalanästhesie bei Kindern

M. Jöhr

Grundlagen

Die Techniken der Regionalanästhesie unterscheiden sich bei Kindern nicht grundlegend von denen, die bei Erwachsenen verwendet werden; Kinder gehören zur „gleichen Spezies" mit weitgehend identischer Anatomie (12). Was Kinder von Erwachsenen unterscheidet, sind der klinische Stellenwert einzelner Techniken sowie gewisse Aspekte ihrer praktischen Durchführung. Im Folgenden wird das Schwergewicht vor allem auf diese Unterschiede gelegt.

Kinder sind seltene Patienten für Anästhesisten, so wurden 1996 in Frankreich nur 12 % aller Anästhesien bei Kindern durchgeführt (4) und weit weniger als 1 % bei Säuglingen; Neugeborene oder gar Frühgeborene sind noch viel seltenere Patienten. Das bedeutet, dass die globale Erfahrung mit der Regionalanästhesie bei Kindern viel geringer ist als bei Erwachsenen.

> Viele Techniken der Regionalanästhesie bei Kindern sind – mit Ausnahme der Kaudalanästhesie – erst in kleinen Fallserien beschrieben. So sind viele – an sich denkbare – Komplikationen deshalb noch nicht aufgetreten oder noch nicht bemerkt worden; dies bedeutet jedoch noch lange nicht, dass sie nicht auftreten können.

Unser vermeintliches Wissen ist meist auf die Lehrmeinung von Autoritäten zurückzuführen und nicht auf objektive, durch klinische Studien gewonnene Daten; sehr viel ist hier noch zu tun. So ist es z. B. – mit Ausnahme für die Kaudalanästhesie – noch weitgehend unbekannt, welche die optimalen Konzentrationen der Lokalanästhetika für die verschiedenen Verfahren sind.

Die Probleme und die Ungenauigkeit der Schmerzmessung bei Kindern machen es schwierig, die Wirksamkeit von Verfahren für die postoperative Schmerztherapie objektiv zu erfassen. Sie lassen auch Zweifel an der Aussagekraft von Studien aufkommen, die ohne Kontrollgruppe ein Regionalverfahren mit einem anderen vergleichen und daraus z. B. schließen, die Instillation eines Lokalanästhetikums in eine Wunde sei gleich wirksam wie eine Nervenblockade.

> „Kinder gehören zur selben Spezies" wie Erwachsene, deshalb haben die Grundregeln der Regionalanästhesie auch für Kinder ihre Gültigkeit.

> Die globale Erfahrung mit den Techniken der Regionalanästhesie ist bei Kindern weitaus geringer als bei Erwachsenen. Die Häufigkeit von seltenen Komplikationen ist noch weitgehend unbekannt.

Historische Entwicklung und gegenwärtiger Stand

Regionalanästhesie wurde schon sehr früh – zu Beginn des 20. Jahrhunderts (3, 7, 17) – auch bei Kindern eingesetzt, vielfach mit dem Gedanken, die als zu schwierig angesehene und für gefährlich erachtete Allgemeinanästhesie zu vermeiden (9) (Tab. 11.1).

Erst die Erkenntnis, dass der primäre Stellenwert der Regionalanästhesie auf der Möglichkeit beruht, den Kindern postoperativ Schmerzfreiheit zu verschaffen, hat diesen Techniken in den 80er und 90er Jahren breite Akzeptanz verschafft. Die Einführung lang wirkender Lokalanästhetika wie Bupivacain, Ropivacain und Levobupivacain hat diese Entwicklung begünstigt.

Tabelle 11.1 Meilensteine in der Geschichte der Regionalanästhesie bei Kindern

Jahr	Ereignis	Autor
1909	Spinalanästhesie	Tyrell-Gray (17)
1920	Infiltrationsanästhesie	Farr (7)
1933	Kaudalanästhesie	Campbell (3)
1954	lumbale und thorakale Epiduralanästhesie	Ruston (16)
ab 1975	zunehmende Verbreitung und Publikation von Übersichtsarbeiten	Melman (14)
1984	Renaissance der Spinalanästhesie für Neugeborene und Säuglinge	Abajian (1)
1990	Publikation des ersten Lehrbuchs ausschließlich über Regionalanästhesie bei Kindern	Dalens (6)
1996	vertiefte Diskussion von Sicherheitsaspekten	Giaufré (10)
1997	nationale Empfehlungen und Standards in Frankreich	Murat (15)

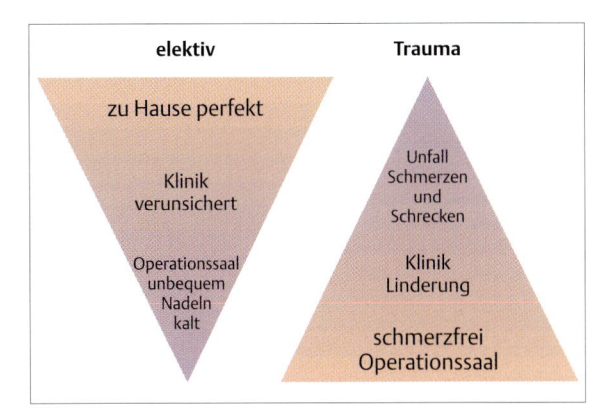

Abb. 11.1 Zunehmender Komfort wird von Kindern gut, abnehmender Komfort schlecht ertragen.

Regionalanästhesie als Ersatz der Narkose ist heutzutage bei Kindern in den meisten Zentren eine große Ausnahme und meist auf Sonderfälle wie ehemalige Frühgeborene, Kinder mit neuromuskulären Leiden oder nicht nüchterne Notfälle beschränkt. Die überwiegende Zahl der Kinder zieht es vor, möglichst wenig vom Operationssaal mitzubekommen; lediglich für Kinder mit einem Trauma (Abb. 11.1) kann die Regionalanästhesie allein eine Alternative sein, die sie zwar nicht selber wählen, mit der sie aber dank der rasch eintretenden völligen Schmerzfreiheit sehr zufrieden sind (12).

> Regionalanästhesie wird bei Kindern vorwiegend für die postoperative Analgesie eingesetzt. Kinder wollen keine Spritzen und möchten meistens von der Operation nichts mitbekommen (12).

Risiken und Komplikationen

Regionalanästhesie bei Kindern wird gemeinhin als sehr sicher und frei von Komplikationen angesehen; vielfach wird eine prospektive Studie französischsprachiger Kinderanästhesisten (10), die bei 24 000 Regionalanästhesien keinen einzigen bleibenden Schaden fanden, als Beweis angeführt.

> Einzig für die lumbale Epiduralanästhesie wurde vermehrt über Komplikationen berichtet (2, 8).

Große Fallzahlen liegen allerdings nur für die Single-Shot-Kaudalanästhesie vor (5, 10, 11). Sonst gilt meist das Phänomen der kleinen Fallzahl: Techniken werden bei Kindern als sicher dargestellt, weil bis zu diesem Zeitpunkt noch keine schwerwiegenden Komplikationen beschrieben worden sind, obwohl die Techniken bei nüchterner Analyse deutlich erhöhte Risiken in sich bergen. Typische Beispiele dafür scheinen das Einführen von kaudalen Kathetern bis in den thorakalen Bereich oder die Punktion des thorakalen Epiduralraums bei anästhesierten Säuglingen und Kleinkindern zu sein.

Bei Kindern werden die Blockaden fast ausnahmslos in Narkose angelegt. Nur so können sie sicher und für den kleinen Patienten komfortabel durchgeführt werden. Dies bringt aber das Risiko einer unerkannten intraneuralen oder intravasalen Injektion mit sich. Trotzdem wird dieses Vorgehen nach sorgfältiger Risikoabwägung weltweit von Kinderanästhesisten unterstützt (13). Ganz besondere Vorsicht ist jedoch erforderlich, und Techniken, bei denen fern von neuralen Strukturen injiziert wird, sind vorzuziehen.

Die totale Schmerzfreiheit unter Regionalanästhesie birgt auch Risiken in sich: Druckstellen oder Logensyndrome können auftreten. So ist es unklug, bei Eingriffen, die postoperativ kaum schmerzhaft sind, lang wirkende Blockaden zu verwenden; bei allen Eingriffen, die anschließend mit einem redressierenden Gipsverband versorgt werden, ist es oft besser, von der Regionalanästhesie ganz abzusehen.

> Vorsicht: Druckstellen oder Logensyndrome können bei einer Regionalanästhesie übersehen werden. Redressierende Gipsverbände sprechen gegen die Verwendung lang wirkender Blockaden.

Ausblick in die Zukunft

Die Regionalanästhesie – v. a. einfache und risikoarme Techniken wie Kaudalanästhesie, Penisblockade oder Wundinfiltration – wird allgemeine Verbreitung finden, und so wird es z. B. in Zukunft als Substandard gelten, die postoperativen Schmerzen nach einer Zirkumzision mittels Penisblock abzudecken. Die Regionalanästhesie beginnt, sich als wichtigstes Verfahren für die postoperative Schmerzbekämpfung bei Säuglingen und Kindern zu etablieren.

Etablierte Standards der Regionalanästhesie werden auch bei Kindern allgemein Anwendung finden: Es gibt z. B. keine Argumente, für eine kaudal-epidurale Injektion beim Kind einen anderen hygienischen Standard zu tolerieren als für eine Spinalanästhesie beim Erwachsenen. Für kleine Patienten angepasste Materialien und vorgefertigte Sets, die die Risiken einer Kontamination oder Fehlhandlung minimieren, werden auch bei Kindern verwendet werden.

Die kontinuierlichen peripheren Blockaden, die bei Erwachsenen eine große Rolle spielen und die die Schmerztherapie nach Schulter- und Knieoperationen revolutioniert haben, werden in Einzelfällen auch bei Kindern zur Anwendung kommen.

Mit zunehmender Verbreitung der Regionalanästhesie und ihrer Anwendung nicht nur durch Fachspezialisten werden aber leider auch Berichte über Komplikationen folgen, und die einzelnen Techniken werden in Zukunft einer kritischen Nutzen-Risiko-Analyse unterzogen werden müssen.

Kernaussagen

1

▸ **Grundlagen** Es gibt keine grundlegenden Unterschiede zwischen den bei Kindern ausgeführten Techniken der Regionalanästhesie und den bei Erwachsenen angewandten. Im Wesentlichen unterscheiden sich lediglich der klinische Stellenwert einzelner Techniken sowie gewisse Aspekte der praktischen Durchführung.

Zu bedenken ist, dass Kinder relativ seltene Patienten für Anästhesisten sind, sodass viele denkbare Komplikationen noch nicht aufgetreten oder nicht bemerkt worden sind. Dies bedeutet jedoch nicht, dass sie ausgeschlossen werden können.

2

▸ **Gegenwärtiger Stand** Regionalanästhesien werden bei Kindern überwiegend in Narkose angelegt und dienen der postoperativen Analgesie. Die Mehrzahl der Kinder zieht es vor, die Abläufe im Operationssaal nicht wach zu erleben.

3

▸ **Risiken und Komplikationen** Bei sorgfältigem Vorgehen ist die Regionalanästhesie auch bei Kindern eine komplikationsarme und sichere Methode. Bei lang wirkenden Blockaden können Druckstellen und Logensyndrome übersehen werden.

Literatur

1. Abajian JC, Mellish RW, Browne AF, Perkins FM, Lambert DH, Mazuzan JE, Jr. Spinal anesthesia for surgery in the high-risk infant. Anesth Analg 1984;63:359–62.
2. Breschan C, Krumpholz R, Jost R, Likar R. Intraspinal haematoma following lumbar epidural anaesthesia in a neonate. Paediatr Anaesth 2001;11:105–8.
3. Campbell MF. Caudal anesthesia in children. J Urol 1933;30:245–9.
4. Clergue F, Auroy Y, Péquignot F, Jougla E, Lienhart A, Laxenaire MC. French survey of anesthesia in 1996. Anesthesiology 1999;91:1509–20.
5. Dalens B, Hasnaoui A. Caudal anesthesia in pediatric surgery: success rate and adverse effects in 750 consecutive patients. Anesth Analg 1989;68:83–9.
6. Dalens B. Pediatric regional anesthesia. Boca Raton (FL): CRC Press;1990.
7. Farr RE. Local anesthesia in infancy and childhood. Arch Pediatr 1920;37:381–3.
8. Flandin-Bléty C, Barrier G. Accidents following extradural analgesia in children. The results of a retrospective study. Paediatr Anaesth 1995;5:41–6.
9. Fortuna A, Fortuna AO. The history of paediatric anaesthesia. Baillière's Clin Anaesthesiol 2000;14:625–39.
10. Giaufré E, Dalens B, Gombert A. Epidemiology and morbidity of regional anesthesia in children: a one-year prospective survey of the french-language society of pediatric anesthesiologists. Anesth Analg 1996;83:904–12.
11. Gunter J. Caudal anesthesia in children: a survey. Anesthesiology 1991;75:A936.
12. Jöhr M. Kinderanästhesie. 5. Aufl. München:Urban&Fischer;2001.
13. Krane EJ, Dalens BJ, Murat I, Murrell D. The safety of epidurals placed during general anesthesia (editorial). Reg Anesth Pain Med 1998;25:433–8.
14. Melman E, Penuelas JA, Marrufo J. Regional anesthesia in children. Anesth Analg 1975;54:387–90.
15. Murat I. Anesthésie locorégionale chez l'enfant. Conférence d'experts (Congrès Sfar 1997). Ann Fr Anesth Réanim 1997;16:985–1029.
16. Ruston FG. Epidural anaesthesia in infants and children. Can Anaesth Soc J 1954;1:37–43.
17. Tyrell-Gray C. A study of spinal anesthesia in children and infants. Lancet 1909;II:913–9.

11.2

Anatomische und physiologische Besonderheiten bei Kindern

A. Reich

Nozizeptives System

Voraussetzung für die Wahrnehmung und Verarbeitung von Schmerzreizen ist das Vorhandensein der anatomischen und neurophysiologischen Strukturen. Schmerzreize gelangen durch ein kompliziertes und mit Rückkopplungsmechanismen versehenes System in den Körper und werden auf verschiedenen Ebenen des zentralen Nervensystems (ZNS) moduliert und verarbeitet.

Über Nozizeptoren, die in fast allen Körpersegmenten und Organen vorhanden sind, werden Reize empfangen und neuronal kodiert.

Afferente sensorische Fasern leiten sie in das zentrale Nervensystem (ZNS) weiter. Schmerzreize werden vorwiegend über Aδ- oder C-Fasern vermittelt. Im Rückenmark werden sie nach Umschaltung in einem spinalen Ganglion entweder in Form motorischer oder vegetativer Reflexe direkt beantwortet oder in das Gehirn weitergeleitet. Auf dieser Ebene können hemmende Mechanismen die spinalen Reflexe sowohl an den aufsteigenden als auch an den absteigenden Bahnen modulieren. Die durch die aufsteigenden Bahnen in das Gehirn kommenden Impulse werden in verschiedenen Zentren verarbeitet. Im Kortex erfolgt die Verarbeitung zu bewussten Empfindungen mit entsprechenden Folgen auf das Denken, die Motorik und Handlungen.

Subkortikal verarbeitete Schmerzreize werden im limbischen System und dem Hypothalamus zu affektiven Schmerzwahrnehmungen verarbeitet.

11.2 Anatomische und physiologische Besonderheiten bei Kindern

> Es liegt eine Vielzahl von Daten vor, die für das Vorhandensein entsprechender Strukturen bei kleinen Kindern sprechen. Schon in einer frühen Phase der intrauterinen Entwicklung können beim Föten Reaktionen auf Schmerzreize beobachtet werden.

Auch Frühgeborene mit einem Geburtsgewicht von weniger als 1000 g zeigen unspezifische Wegziehreflexe auf Schmerzreize, ebenso kann ein Schmerzgedächtnis beobachtet werden (Abb. 11.2) (2, 11).

Auch wenn die anatomischen Strukturen in wesentlichen Teilen denen von Erwachsenen entsprechen, sind funktionell signifikante Unterschiede erkennbar, die für die klinische Behandlung von großer Bedeutung sind.

> Insbesondere Früh- und Neugeborenen fehlt in der Struktur ihres somatosensorischen Systems im Rückenmark eine klare Differenzierung des nozizeptiven vom nichtnozizeptiven System.

Auch nichtschmerzhafte, unterschwellige Reize führen bei entsprechender Disposition in der Summe zur Bahnung von Schmerzzuständen (Allodynie). Es konnte gezeigt werden, dass wiederholtes Berühren von Frühgeborenen Abwehrreize und Erregungszustände induzieren kann (22).

Da bei Früh- und Neugeborenen bei der Geburt schmerzhemmende Mechanismen fehlen, können Erregungen von Schmerzfasern (A- und C-Fasern) ungebremst zum Gehirn gelangen und eine zentrale Sensibilisierung auslösen. Die Ursache der fehlenden Modulationsmöglichkeit von Reizen auf Rückenmarksebene liegt in dem Fehlen hemmender interneuronaler Synapsen begründet. Einfache Schmerzreize können dadurch in einen Zustand der Hyperalgesie münden. Erst mit Ausbildung der Synapsen, zunächst im absteigenden, dann auch im aufsteigenden System, sind modulative Prozesse auf der Ebene des Rückenmarks möglich (3).

> Eine weitere anatomische Besonderheit begünstigt eine lang dauernde Aktivierung schmerzfördernder Prozesse. Nach Verletzungen von peripherem Gewebe sprossen bei Neugeborenen A- und C-Fasern in das betroffene Areal. Der Zustand der Hyperinnervation überdauert das akute Trauma und kann bis in das Erwachsenenalter anhalten (26).

Es existieren nur wenige Studien zur Erfassung chronischer Effekte durch akute, kurz dauernde Schmerzreize, jedoch konnte durch Untersuchungen Anfang der 90er Jahre ein klinisches Korrelat zu den anatomischen Strukturen nachgewiesen werden. Reife Neugeborene können auf postpartale Schmerzreize mit Verhaltensänderungen reagieren, die noch Monate nach dem eigentlichen Ereignis nachzuweisen sind (29, 30). Schwieriger einzuordnen sind Relevanz und Langzeitwirkung des Geburtstraumas oder der physiologischen Schutz- und Lernfunktion von Schmerzreizen in der frühkindlichen Entwicklung.

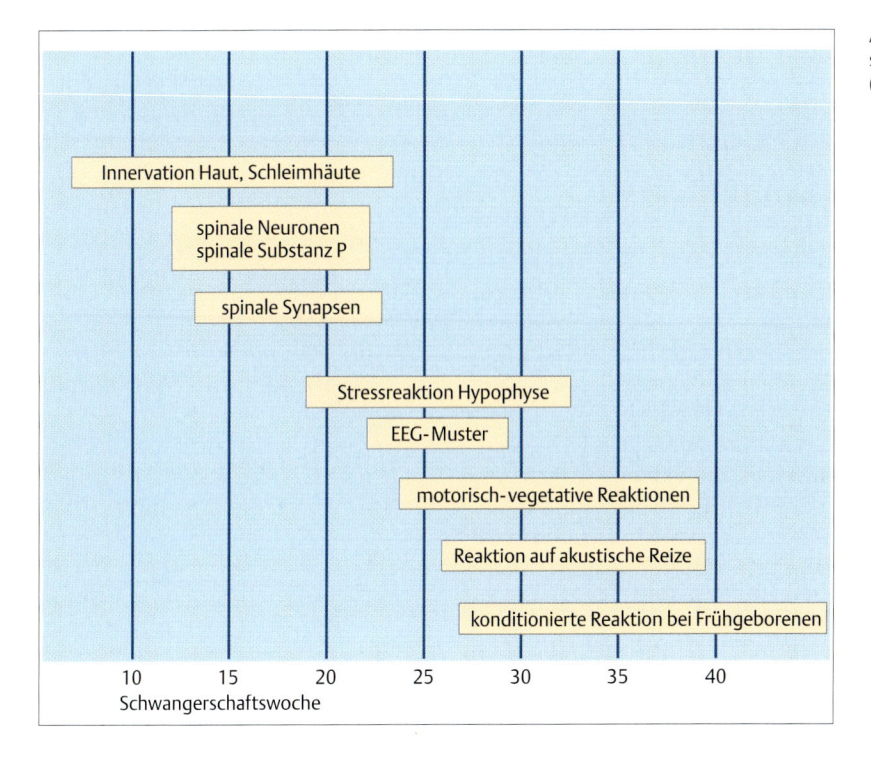

Abb. 11.2 Entwicklung des somatosensorischen Systems beim Fetus (nach Zimmermann).

Auch wenn Früh- und Neugeborene keine sprachliche Artikulierungsmöglichkeit für Schmerzen besitzen, scheinen unbewusste Lernvorgänge und Konditionierungsschritte im Sinne eines Schmerzgedächtnisses möglich zu sein. Erfahrungen in der frühen Kindheit werden in diesem Gedächtnis gespeichert und sind in späteren Lebensstadien einer direkten Erinnerung nicht mehr zugänglich.

Zusammenfassend lassen alle bislang gewonnenen Ergebnisse den Schluss zu, dass Früh- und Neugeborene schon in einer frühen Phase ihres Lebens in der Lage sind, Schmerzen wahrzunehmen und zu verarbeiten, teilweise mit Konsequenzen, die weit über die Akutphase eines Traumas hinausreichen können. Obwohl der Weg der Schmerzverarbeitung zwischen Kindern und Erwachsenen unterschiedlich zu sein scheint, deutet einiges darauf hin, dass im Produkt ähnliche Reaktionen erzeugt werden und dass vielleicht sogar bei Kindern aus dem Erleiden von Schmerzen schwerwiegendere Konsequenzen erwachsen.

> In Kenntnis dieser Fakten ergibt sich gerade bei Früh- und Neugeborenen die Notwendigkeit, Schmerzen nicht nur zu therapieren, sondern auch mit präventiven Maßnahmen zu verhindern.

Ein vordringliches Ziel besteht in der Evaluation geeigneter Methoden und Pharmaka, die aus Furcht vor potenziellen Nebenwirkungen häufig nicht verwendet werden. Der Einsatz von Lokalanästhetika bietet sich zur Abschirmung perioperativer Schmerzreize an, da sie im Vergleich zu potenten analgetischen Substanzen wie den Opioiden eine relativ hohe therapeutische Breite aufweisen und das Rückenmark effektiver vor Schmerzreizen schützen.

> Früh- und Neugeborene besitzen im Prinzip alle Mechanismen der Schmerzempfindung, verfügen jedoch nur über unzureichende Mittel der Schmerzabwehr.

Anatomische Voraussetzungen

In der embryonalen Phase füllt das Rückenmark den gesamten Spinalkanal aus. Nach Erreichen der fetalen Periode wachsen die knöchernen Strukturen innerhalb des Rückensegments deutlich stärker als die neuralen Strukturen innerhalb des Rückenmarks. Bis zum Ende des 1. Lebensjahres verlieren die Wachstumsprozesse an Dynamik, aber das Ende des Rückenmarks und des Durasacks projizieren sich auf tiefere knöcherne Strukturen als bei Erwachsenen. Die neuronalen Strukturen des Rückenmarks sind bei Geburt vollständig vorhanden (Abb. 11.3).

Der Durasack endet im Neonatenalter knapp 1 cm oberhalb der Membrana sacrococcygea. Selbst bei 10–13-jährigen Kindern liegen nur 25–35 mm zwischen diesen beiden Strukturen. Eine zu tiefe Punktion kann zur akzidentiellen Perforation führen (1).

Beim Neugeborenen zeigt der Rücken eine regelmäßige runde Form: Die Orientierung der Nadel im Verhältnis zum Epiduralraum ist immer gleich, egal, auf welchem Niveau die Punktion stattfindet. Mit Entwicklung der zervikalen Flexur (ca. 3.–6. Lebensmonat) und der lumbalen Lordose (ca. 8.–9. Lebensmonat) muss die Stichrichtung entsprechend angepasst werden.

Während der ersten 6 Lebensjahre sind die Wirbelkörper noch knorpelförmig und können durch eine scharfe Nadel leicht verletzt oder auch penetriert werden.

Das Os sacrum besteht zunächst aus einzelnen Wirbelkörpern, die erst mit dem 25. Lebensjahr knöchern fusioniert sind. Dies erlaubt während der gesamten Kindheit eine intervertebrale Punktion auch auf sakralen Ebenen.

Die Myelinisierung der Nervenfasern ist bei Geburt noch nicht vollständig entwickelt. Dieser Vorgang beginnt in den zervikalen Neuronen während der fetalen Entwicklung und ist etwa mit dem 12. Lebensjahr vollständig vollzogen. Das Fehlen von Myelinscheiden erleichtert die Penetration von Lokalanästhetika in die Nervenfasern. Dieser Prozess wird zusätzlich begünstigt durch den verminderten Durchmesser der Nervenfasern und die kürzere Distanz zwischen den Ranvier-Schnürringen. Infolgedessen wird eine Nervenblockade selbst mit niedrig konzentrierten Lokalanästhetika sehr

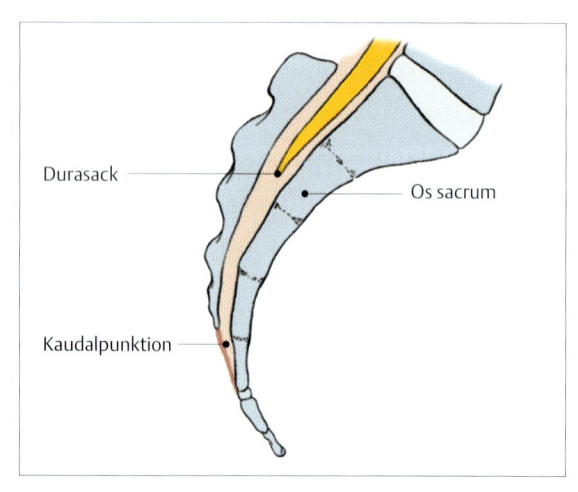

Abb. 11.3 Beziehung zwischen Ende des Durasackes und Einstichstelle für eine Kaudalanästhesie (nach Adewale).

viel schneller und kompletter erreicht als bei Erwachsenen. Eine weitere anatomische Besonderheit besteht in der losen Aneinanderreihung verschiedener Nerven und der lockeren Verbindung zu umliegenden Strukturen, die eine Ausbreitung des Lokalanästhetikums entlang der Nervenwurzeln begünstigt und zu einer kompletteren Nervenblockade führt.

Physiologische und psychologische Voraussetzungen

Kinder erhalten die gleichen Analgetika zur Schmerzausschaltung wie Erwachsene. Daher ist die Kenntnis der speziellen physiologischen Voraussetzungen im Kindesalter essenziell für eine sichere Anwendung. Im Neugeborenenalter sind die meisten Organsysteme noch unreif. Der Metabolismus und die Ausscheidung von Medikamenten sind gestationsabhängig entwickelt und in den ersten Lebenswochen und -monaten verlängert (23).

> Der im Vergleich zum Erwachsenen höhere Flüssigkeits- und geringere Fettgehalt vergrößert das Verteilungsvolumen der Lokalanästhetika bei Kindern und führt zu niedrigeren Spitzenspiegeln sowie einer verzögerten Elimination aus dem Körper.

Nach Absorption in das Gefäßbett werden Lokalanästhetika an Proteine und Erythrozyten gebunden.

In den ersten 6–9 Lebensmonaten ist der Serumspiegel des Akute-Phase-Proteins Saures-α_1-Glykoprotein und Albumin stark schwankend und kann perioperativ zu einer höheren Fraktion des freien und damit biologisch aktiven Pharmakons führen (25). Der Gesamtproteingehalt ist bei Neonaten im Vergleich zu älteren Kindern und Erwachsenen erniedrigt.

> Eine Interferenz des Lokalanästhetikums mit anderen proteingebundenen Pharmaka oder Bilirubin kann daher in den ersten 6–9 Lebensmonaten zu unvorhersagbaren Schwankungen der Plasmaspiegel führen.

Erythrozyten, die fetales Hämoglobin enthalten, vermögen Lokalanästhetika im Gegensatz zu solchen mit adultem Hämoglobin stärker zu binden und so die Elimination aus dem Körper zu verzögern. Im Vergleich zur Proteinbindung spielt die Transportkapazität der Erythrozyten allerdings eine untergeordnete Rolle.

Für das Auftreten toxischer Komplikationen ist weniger der Gesamtserumspiegel als vielmehr der freie Anteil der Substanz im Serum entscheidend (7, 27). Wegen des Fehlens altersspezifischer toxischer Spiegel wird auf die für Erwachsene geltenden Werte zurückgegriffen.

> Toxische Lokalanästhetikaspiegel können bei kontinuierlicher Applikation nach wenigen Stunden auftreten (4, 16, 18, 19, 28). Für die kontinuierliche Applikation von Lokalanästhetika bei Neugeborenen und Säuglinge muss daher besondere Vorsicht gelten.

Nach einer epiduralen Einzelinjektion sind die Spitzenspiegel der Lokalanästhetika zwischen 30–90 Minuten im Serum nachweisbar. Mit Ausnahme von Säuglingen verhalten sich die Spitzenspiegel umgekehrt reziprok zum Lebensalter (12).

> Physiologische Faktoren, die die Toxizität eines Lokalanästhetikums erhöhen, sind:
> - niedrigere Eiweißbindung im Serum,
> - längere Eliminationshalbwertszeit,
> - verminderte hepatische Metabolisierung,
> - verminderte renale Clearance,
> - Neugeborenes/Säugling.
>
> Ein physiologischer Faktor, der die Toxizität eines Lokalanästhetikums verringert, ist ein hohes Verteilungsvolumen (Tab. 11.2).

Unabhängig vom Alter des Patienten induziert ein chirurgischer Eingriff eine hormonelle Stressantwort mit katabolen Effekten und Modulation der Immunkompetenz. Zentrale Nervenblockaden blockieren diese Stressantwort des Körpers deutlich effektiver als eine Allgemeinanästhesie (31, 32).

Epidurale Blockaden beeinflussen bis zu einem Alter von etwa 8 Jahren die linksventrikuläre Funktion nicht und sind quasi frei von messbaren hämodynamischen Veränderungen im Sinne von Blutdruckabfällen (6). Bei älteren Patienten beträgt der Blutdruckabfall aufgrund der sympathischen Blockade in der Regel weniger als 20–25 % der Basiswerte vor der Einleitung. Eine Vorlaufinfusion mit Kochsalz oder die Benutzung von Sympathomimetika ist nicht erforderlich.

Ein schmerzfreier perioperativer Verlauf hat günstige psychologische Effekte für den Patienten, seine Familie und auch für das betreuende medizinische Personal.

> Trotz alledem können auch negative psychologische Effekte beobachtet werden: Kleine Kinder empfinden eine persistierende Motorblockade oder das Fehlen von Sensibilität in der blockierten Extremität als unerträglich.

Diese Angst kann genommen werden, indem präoperativ mit den Eltern und auch dem Kind – sofern erforderlich und möglich – alle Konsequenzen einer Nervenblockade besprochen werden. Auf jeden Fall sollten hoch konzentrierte Anästhetika zur Erzielung einer profunden Motorblockade auf Patienten beschränkt werden, bei denen es aufgrund der Operation unbe-

Tabelle 11.2 Pharmakokinetische Daten verschiedener Lokalanästhetika bei Kindern und Erwachsenen

Substanz	V_{dss}* (l/kg)	Proteinbindung (%)	Clearance (ml/kg/min)	Eliminations-halbwertszeit (h)	Referenz
Lidocain					
Neugeborenes	2,5	25	5–18	2,9–3,3	23, 25
0,5–3 Jahre	1,1	?	11	1	10
Erwachsener	0,7	55–65	9,7	0,75	10
Bupivacain					
Neugeborenes	?	?	?	6–22	5
1–6 Monate	3,9	50–70	?	7,7	20, 21
1–7 Jahre	3,4	?	11	3,6	24
Erwachsener	0,8–1,6	85–95	7–9	1,2–2,9	5, 20
Ropivacain					
1–6 Monate	2,1		5,1	5,1	14
1–8 Jahre	2,4	94	5,5–7,7	3,9	13, 17
Erwachsener	0,5–1,1	94	10–13	2,6–2,9	8, 9, 15

*V_{dss} = Verteilungsvolumen im Steady State

dingt erforderlich ist. In jedem anderen Fall sollten Lokalanästhetikakonzentrationen gewählt werden, die eine Motorblockade unwahrscheinlich machen.

Eine Epiduralanästhesie bewirkt:
- eine effektive hormonelle Blockade der neuroendokrinen Stressantwort,
- keine signifikanten hämodynamischen Reaktionen bei Kindern unter 8 Jahren,
- bei Verwendung niedriger Lokalanästhetikakonzentrationen eine differenzierte Analgesie (d. h. ohne motorische Blockade).

Kernaussagen

1

▶ **Noziceptives System** Obwohl die kindlichen anatomischen Strukturen im Wesentlichen denen des Erwachsenen entsprechen, treten bei Kindern funktionelle Unterschiede auf, die für die klinische Behandlung von großer Bedeutung sind. So fehlen bei Früh- und Neugeborenen schmerzhemmende Mechanismen, sodass Erregungen von Schmerzfasern (A- und C-Fasern) ungeschwächt in das Gehirn geleitet werden und eine zentrale Sensibilisierung auslösen können.

Eine weitere anatomische Besonderheit begünstigt eine lang dauernde Aktivierung schmerzfördernder Prozesse: Wird peripheres Gewebe verletzt, so sprossen bei Neugeborenen A- und C-Fasern in das betroffene Areal. Dieser Zustand der Hyperinnervation überdauert das akute Trauma und kann bis in das Erwachsenenalter anhalten (26). Daher ergibt sich gerade bei Früh- und Neugeborenen die Notwendigkeit, Schmerzen nicht nur zu therapieren, sondern ihre Entstehung mit präventiven Maßnahmen zu verhindern.

2

▶ **Anatomische Voraussetzungen** Der Durasack endet im Neonatenalter knapp 1 cm oberhalb der Membrana sacrococcygea, und sogar im Alter von 10–13 Jahren besteht nur ein Abstand von 25–35 mm zwischen diesen beiden Strukturen. Daher besteht die Gefahr, dass eine zu tiefe Punktion zu einer akzidentiellen Perforation führt. Zudem sollte beachtet werden, dass die Wirbelkörper während der ersten 6 Monate noch von knorpelförmiger Struktur sind und durch eine scharfe Nadel leicht verletzt oder auch penetriert werden können.

3

▶ **Physiologische und psychologische Voraussetzungen** Da der Flüssigkeitsgehalt des kindlichen Körpers höher, der Fettgehalt jedoch geringer als der des Erwachsenen ist, ist das Verteilungsvolumen der Lokalanästhetika bei Kindern höher. Dies führt zu niedrigeren Spitzenspiegeln sowie einer verzögerten Elimination aus dem kindlichen Körper.

Es sollte zudem beachtet werden, dass kleine Kinder eine persistierende Motorblockade oder eine fehlende Sensibilität in der blockierten Extremität als unerträglich empfinden. Daher sollte eine Lokalanästhetikakonzentration gewählt werden, die eine Motorblockade unwahrscheinlich macht.

Literatur

1 Adewale L, Dearlove O, Wilson B, Hindle K, Robinson DN. The caudal canal in children: a study using magnetic resonance imaging. Paediatr Anaesth 2000;10:137–41.
2 Andrews K, Fitzgerald M. The cutaneous withdrawal reflex in human neonates: sensitization, receptive fields, and the effects of contralateral stimulation. Pain 1994;56:95–101.
3 Bicknell HR Jr., Beal JA. Axonal and dendritic development of substantia gelatinosa neurons in the lumbosacral spinal cord of the rat. J Comp Neurol 1984;226:508–22.
4 Booker PD, Taylor C, Saba G. Perioperative changes in alpha 1-acid glycoprotein concentrations in infants undergoing major surgery. Br J Anaesth 1996;76:365–8.
5 Caldwell J, Moffatt JR, Smith RL, et al. Determination of bupivacaine in human fetal and neonatal blood samples by quantitative single ion monitoring. Biomed Mass Spectrom 1977;4:322–5.
6 Dohi S, Naito H, Takahashi T. Age-related changes in blood pressure and duration of motor block in spinal anesthesia. Anesthesiology 1979;50:319–23.
7 Ecoffey C. Pharmacokinetics of local anesthetics in children (In Französisch). Cah Anesthesiol 1992;40:533–6.
8 Emanuelsson BM, Zaric D, Nydahl PA, Axelsson KH. Pharmacokinetics of ropivacaine and bupivacaine during 21 hours of continuous epidural infusion in healthy male volunteers. Anesth Analg 1995;81:1163–8.
9 Emanuelsson BM, Persson J, Sandin S, et al. Intraindividual and interindividual variability in the disposition of the local anesthetic ropivacaine in healthy subjects. Ther Drug Monit 1997;19:126–31.
10 Finholt DA, Stirt JA, DiFazio CA, Moscicki JC. Lidocaine pharmacokinetics in children during general anesthesia. Anesth Analg 1986;65:279–82.
11 Fitzgerald M, Millard C, McIntosh N. Cutaneous hypersensitivity following peripheral tissue damage in newborn infants and its reversal with topical anaesthesia. Pain 1989;39:31–6.
12 Haberer JP, Dalens, BJ. Local anesthetics and additives. In: Dalens BJ, ed. Pediatric regional anesthesia. Boca Raton:CRC-Press;1990.
13 Habre W, Bergesio R, Johnson C, et al. Pharmacokinetics of ropivacaine following caudal analgesia in children. Paediatr Anaesth 2000;10:143–7.
14 Hansen TG, Ilett KF, Reid C, et al. Caudal ropivacaine in infants: population pharmacokinetics and plasma concentrations. Anesthesiology 2001;94:579–84.
15 Katz JA, Bridenbaugh PO, Knarr DC, et al. Pharmacodynamics and pharmacokinetics of epidural ropivacaine in humans. Anesth Analg 1990;70:16–21.
16 Larsson BA, Lonnqvist PA, Olsson GL. Plasma concentrations of bupivacaine in neonates after continuous epidural infusion. Anesth Analg 1997;84:501–5.
17 Lonnqvist PA, Westrin P, Larsson BA, et al. Ropivacaine pharmacokinetics after caudal block in 1–8 year old children. Br J Anaesth 2000;85:506–1.
18 Luz G, Innerhofer P, Bachmann B, et al. Bupivacaine plasma concentrations during continuous epidural anesthesia in infants and children. Anesth Analg 1996;82:231–4.
19 Luz G, Wieser C, Innerhofer P, et al. Free and total bupivacaine plasma concentrations after continuous epidural anaesthesia in infants and children. Paediatr Anaesth 1998;8:473–8.
20 Mather LE, Cousins MJ. Local anaesthetics and their current clinical use. Drugs 1979;18:185–205.
21 Mazoit JX, Denson DD, Samii K. Pharmacokinetics of bupivacaine following caudal anesthesia in infants. Anesthesiology 1988;68:387–91.
22 McIntosh N. Pain in the newborn, a possible new starting point. Eur J Pediatr 1997;156:173–7.
23 Morselli PL, Franco-Morselli R, Bossi L, et al. Clinical pharmacokinetics in newborns and infants. Age-related differences and therapeutic implications. Clin Pharmacokinet 1980;5:485–527.
24 Murat I, Montay G, Delleur MM, et al. Bupivacaine pharmacokinetics during epidural anaesthesia in children. Eur J Anaesthesiol 1988;5:113–20.
25 Nau H. Clinical pharmacokinetics in pregnancy and perinatology. I. Placental transfer and fetal side effects of local anaesthetic agents. Dev Pharmacol Ther 1985;8:149–81.
26 Reynolds ML, Fitzgerald M. Long-term sensory hyperinnervation following neonatal skin wounds. J Comp Neurol 1995;358:487–98.
27 Roper A, Lauven PM. Pharmacokinetik bei Neugeborenen und Säuglingen. Anasthesiol Intensivmed Notfallmed Schmerzther 1999;34:616–25.
28 Scherhag A, Kleemann PP, Vrana S, et al. Plasmakonzentrationen von Bupivacain bei kontinuierlicher Periduralanästhesie bei Kindern. Anaesthesist 1998;47:202–8.
29 Taddio A, Goldbach M, Ipp M, Stevens B, Koren G. Effect of neonatal circumcision on pain responses during vaccination in boys. Lancet 1995;345:291–2.
30 Taddio A, Katz J, Ilersich AL, Koren G. Effect of neonatal circumcision on pain response during subsequent routine vaccination . Lancet 1997;349:599–603.
31 Wolf AR, Eyres RL, Laussen PC, et al. Effect of extradural analgesia on stress responses to abdominal surgery in infants. Br J Anaesth 1993;70:654–60.
32 Wolf AR, Doyle E, Thomas E. Modifying infant stress responses to major surgery: spinal vs extradural vs opioid analgesia. Paediatr Anaesth 1998;8:305–11.

11.3 Zentrale Blockaden

A. Reich

Grundlagen

Zentrale Blockaden zur perioperativen Schmerzabschirmung werden in der Kinderanästhesie in großem Umfang genutzt. Die meisten Kinder, die sich einer Operation unterziehen, können von Regionalanästhesietechniken profitieren, entweder als einzigem Anästhesieregime oder – was die Regel ist – in Kombination mit einer Allgemeinanästhesie. Bei sachgemäßer Anwendung sind Sicherheit und Zuverlässigkeit gewährleistet und Komplikationen kaum zu erwarten.

Es gibt Hinweise, dass durch eine effektive epidurale Analgesie bei Kindern ähnlich wie bei Erwachsenen nach Hochrisikoeingriffen Morbidität und Mortalität günstig beeinflusst werden können (45, 46, 71, 82, 86, 98, 108, 109).

Indikationen

Zentrale Nervenblockaden stellen dann eine alternative Anästhesietechnik dar, wenn eine Allgemeinanästhesie kontraindiziert ist (91). In der Mehrzahl der Fälle ist ihr Einsatz jedoch keine Alternativentscheidung zwischen zwei gleichwertigen Anästhesieverfahren, sondern dient als supplementäre Analgesietechnik anderen Zwecken. Regionalanästhesien interferieren weder mit der pulmonalen Funktion noch sind sie altersabhängig, d. h. sie können bei ehemaligen Frühgeborenen wie bei Adoleszenten eingesetzt werden. Nicht zuletzt in der ambulanten Chirurgie sind sie in Kombination mit einer flachen Allgemeinanästhesie von besonderem Interesse, da sie ein schnelles und schmerzfreies Erwachen am Ende des Eingriffs ermöglichen, nicht mit einer Entlassung wenige Stunden nach dem Eingriff interferieren und den Patientenkomfort erhöhen.

> Die Anlage von epiduralen Kathetern für die perioperative Phase oder auf der Intensivstation kann sinnvoller Baustein einer multimodalen Schmerztherapie sein (53, 109).

Kontraindikationen

Absolute Kontraindikationen für die Anlage von zentralen Nervenblockaden sind:
- Ablehnung durch Patienten/Einwilligungsberechtigte,
- Gerinnungsstörung oder antikoagulatorische Therapie,
- Infektionen an der Punktionsstelle, Septikämien und Meningitis,
- Allergie auf Lokalanästhetika,
- unkorrigierte Hypovolämie.

Wenn auch wesentliche vertebrale Anomalien als Kontraindikation für zentrale Nervenblockaden berücksichtigt werden sollten, so sind doch kleinere bis mäßige lumbosakrale spinale Anomalien (wie das Tethered-Cord-Syndrom), ein funktionierender ventrikuloperitonealer Shunt oder eine Krampfanamnese prinzipiell keine Kontraindikationen für die Anlage zentraler Nervenblockaden. Degenerative axonale Erkrankungen wurden lange als absolute Kontraindikationen angesehen, aber bislang existieren keine Daten, die eine Erhöhung der perioperativen Morbidität oder Mortalität durch eine Regionalanästhesie belegen. Trotzdem sollte der Anästhesist aus juristischen Gründen auf die Anlage eines Blocks verzichten.

Bei Patienten, bei denen Schmerzen die einzigen Warnzeichen für Druckerhöhungen in abgeschlossenen Kompartimenten darstellen, muss ein entsprechendes Monitoring der Zirkulation (Temperatur, Hautfarbe und Rezirkulationszeit) der abhängigen Extremität gewährleistet sein, um eine schwerwiegende Komplikation rechtzeitig erkennen zu können. Die Einwilligungsverweigerung durch Eltern und schwere psychoneurotische Störungen sollten ebenfalls als Kontraindikation betrachtet werden. Spezielle Kontraindikationen bezüglich der einzelnen Techniken werden im weiteren Verlauf besprochen.

Selektion der Anästhetika

Die Auswahl des Lokalanästhetikums hängt von verschiedenen Faktoren ab. Neben den pharmakologischen Eigenschaften des Lokalanästhetikums und dem physischen Status des Patienten sind Ort und Dauer des chirurgischen Eingriffs sowie die erwartete Dauer der postoperativen Schmerzen von Bedeutung. Die am häufigsten benutzten Lokalanästhetika und ihre empfohlenen Dosierungen sind in Tab. 11.3 aufgeführt. Die niedrigeren Dosisempfehlungen beziehen sich auf Neugeborene und Säuglinge, die höheren auf Klein- und Schulkinder.

> Für die optimale zeitliche Ausnutzung der analgetischen Effekte empfiehlt sich die Verwendung lang wirksamer Lokalanästhetika. Kaudal verabreichtes Bupivacain und Ropivacain haben eine vergleichbar lange Wirkung von 2–4 Stunden.

Zur Erzielung einer perioperativen Analgesie ist Bupivacain in Konzentrationen zwischen 0,125 % und 0,25 % beschrieben, die optimale Konzentration liegt wahrscheinlich im unteren Bereich (42, 110). Höhere Konzentrationen machen eine motorische Blockade wahrscheinlicher, ohne gleichzeitig die analgetische Qualität zu erhöhen, niedrigere Konzentrationen sind analgetisch unzuverlässig (110). In einer Reihe von Studien wurde Ropivacain für den kaudalen Gebrauch bei Kindern evaluiert (2, 44, 49, 50, 58, 69). Konzentrationen von 0,375 % erzeugen deutlich weniger motorische Blockaden als Bupivacain (28). Als analgetisch optimal

Tabelle 11.3 Medikamente und empfohlene Höchstdosierungen

Medikament	Einzeldosis (mg/kg)	Kontinuierliche Gabe (mg/kg/h)
Bupivacain	2–3	0,2–0,4
Ropivacain	3–4	?
Lidocain	7–10	2–4

werden in verschiedenen Studien Konzentrationen zwischen 0,2 und 0,25 % beschrieben (2, 29, 50, 58, 59, 69, 113). Die für den epiduralen Gebrauch bei Kindern zugelassene Konzentration enthält 0,2 % Ropivacain.

Bei einer äquipotenten Konzentration ist die Wirkdauer von kaudal verabreichtem Ropivacain vergleichbar mit der von Bupivacain (29, 59). Im Vergleich beider Agenzien ist die Anschlagzeit bei Ropivacain geringfügig schneller (12 vs. 13 Minuten), und die Spitzenspiegel im Plasma sind erst später (60–90 vs. 30 Minuten) nachweisbar (2, 44, 51, 113).

> Für eine perioperative Analgesie im Rahmen einer Allgemeinanästhesie reichen niedrig konzentrierte Lokalanästhetika – z. B. 0,125 %iges Bupivacain oder 0,2 %iges Ropivacain – aus.

Das Mischen von Lokalanästhetika mit dem Ziel, die positiven Effekte zweier Agenzien zu kombinieren und gleichzeitig die Toxizität der Monosubstanzen zu senken, wird häufig benutzt, aber kontrovers diskutiert (8). Die Toxizität einer Mixtur von Lokalanästhetika ist additiv. Eine Mischung kurz und lang wirksamer Lokalanästhetika zur Erzielung einer schnellen Anschlagzeit macht bei Kindern selten Sinn, da selbst lang wirksame Medikamente wie Bupivacain innerhalb von 15 Minuten nach epiduraler Injektion einen ausreichenden analgetischen Effekt entwickeln (51).

Außer der Lokalanästhetikaapplikation ist ein Zusatz von Komedikamenten möglich. Adrenalin hat sich in verschiedenen Untersuchungen als wirkungsverlängernd erwiesen. Ob dies einer anästhetischen Wirkung der Substanz zuzuschreiben ist oder ob es zu einer Resorptionsverzögerung des Lokalanästhetikums aus dem Epiduralraum kommt, ist umstritten.

Epidural verabreichtes Clonidin hat in einer Dosierung von 1–2 µg/kg eine Wirkungsverlängerung von 100–150 % zur Folge. In diesen Dosierungen ist als Nebenwirkung mit einer klinisch unbedeutenden Bradykardieneigung und mit einer leichten Sedierung zu rechnen. In höheren Dosierungen bis zu 5 µg/kg sind die klinischen Nebenwirkungen stärker ausgeprägt (81). Bei sehr kleinen Kindern sind nach kaudaler Clonidinapplikation Apnoen beschrieben worden (17).

Als Opiat wird international besonders das Morphin für den epiduralen Gebrauch eingesetzt. Als stark hydrophobe Substanz besitzt Morphin einen ausgeprägten analgesieverlängernden Effekt, der bis zu 24 Stunden anhalten kann (6). Da jedoch während der gesamten Wirkdauer des Medikamentes eine respiratorische Insuffizienz auftreten kann, ist ein Gebrauch nur unter entsprechendem Monitoring (EKG, Pulsoxymeter) zulässig und verbietet sich bei ambulanten Anästhesien (19). Buprenorphin in einer Dosierung von 4 µg/kg gilt als sichere Alternative zu Morphin, allerdings lässt sich ein atemdepressiver Effekt nach epiduraler Anwendung nicht antagonisieren (3, 39, 55). Die epidurale Applikation anderer Opioide wie Tramadol, Fentanyl oder Sufentanil ist nicht sinnvoll, da weder die Analgesiequalität noch die Analgesielänge günstig beeinflusst wird und die Gefahr potenzieller Nebenwirkungen bleibt (9, 25, 83, 99). Remifentanil liegt als lyophilisiertes Pulver vor und muss vor Gebrauch in Wasser gelöst werden. Als Trägersubstanz fungiert Glycin, das als inhibitorischer Neurotransmitter eine epidurale und intrathekale Applikation von Remifentanil verbietet (103).

Als potenter N-Methyl-D-Aspartat-Antagonist bieten sich Ketamin bzw. S-Ketamin als zentral wirkende Analgetika für die epidurale Applikation an. In verschiedenen Studien an Kindern wurden dem Lokalanästhetikum 0,5–1 mg/kg Ketamin bzw. S-Ketamin beigemengt. Ohne wesentliche klinische Nebenwirkungen kann das analgetikafreie Intervall auf bis zu 12 Stunden verlängert werden (26, 33, 54, 69, 77, 84, 96). Auch wenn für die Wirksubstanz selber bislang keine Hinweise auf eine potenzielle Neurotoxizität vorliegen, gelten die Konservierungsstoffe Benzethoniumchlorid und Chlorbutanol als neurotoxisch (74, 75, 96). Eine epidurale oder intrathekale Anwendung darf nur unter Vermeidung der Konservierungsstoffe erfolgen (Tab. 11.4).

Tabelle 11.4 Komedikation bei epiduraler Applikation

Substanz	Dosis	Bewertung
Clonidin	1–2 µg/kg	Verlängerung der Analgesie um 100–150 %, evtl. leichte Sedierung, Bradykardie
Morphin	30–40 µg/kg	Analgesie bis 24 Stunden
		cave: Atemdepression während gesamter Wirkdauer
Buprenorphin	4 µg/kg	lange Analgesie
		cave: Antagonisierung bei epiduraler Anwendung nicht möglich
Ketamin	0,5–1 mg/kg	Analgesieverlängerung bis auf 12 Stunden
		cave: Neurotoxizität der Konservierungsstoffe

Selektion des Punktionsmaterials
Kaudalanästhesie

Wegen des seltenen Auftretens von Komplikationen gibt es zurzeit keine eindeutigen Hinweise, dass bestimmte Kanülen nicht verwendet werden sollten.

Nach Lumbalpunktionen mit resterilisierbaren Nadeln ist eine gehäufte Entstehung von Epidermoidtumoren beobachtet worden. Bei Benutzung von Hohlnadeln zur Kaudalanästhesie ist in über 50 % der Nadeln epidermales Gewebe nachweisbar (40). Da die Entwicklung von Epidermoidtumoren langsam verläuft und extrem selten ist, wird die Verwendung einer Kanüle mit Mandrin empfohlen (66).

Die Hypothese, dass kurzgeschliffene Nadeln im Vergleich zu scharfgeschliffenen Injektionskanülen die Inzidenz akzidentieller Gefäßperforationen senken, konnte in kleineren Patientenkollektiven bislang nicht nachgewiesen werden (85). Da inzwischen speziell gefertigte Kaudalkanülen kommerziell erhältlich sind, sollte aus Sicherheitsgründen eine sakrale epidurale Punktion nur mit Material durchgeführt werden, das gewisse Minimalvoraussetzungen erfüllt:

- ein kurzer Kanülenschliff, um akzidentielle Gefäß- und Nervenverletzungen zu minimieren,
- ein Mandrin, um die Einschleppung von Hautzylindern in den Epiduralraum zu verhindern,
- eine Längenmarkierung, um die Eindringtiefe abschätzen zu können.

In der Praxis haben Kaudalkanülen eine Länge von 25 – 40 mm, einen Schliff zwischen 30 – 40 ° und einen Obturator. Neonatale Spinalnadeln sind eine akzeptable Alternative.

Für die Anlage von Kaudalkathetern sind 19/20-G-Tuohy-Nadeln mit den entsprechenden Kathetern geeignet (Abb. 11.**4**). Aufgrund der kranialen Stichrichtung im Bereich des Hiatus sacralis kann bei der Anlage eines epiduralen Katheters die gebogene Tuohy-Nadel durch eine gerade Punktionsnadel ersetzt werden.

Intervertebrale Epiduralanästhesie

Eine intervertebrale Epiduralanästhesie wird mit altersentsprechenden Touhy-Nadeln (30 – 80 mm lang, 18 bzw. 19/20 G stark) durchgeführt.

Im eigenen Zentrum werden bei Kindern unter einem Körpergewicht von 20 kg pädiatrische Epiduralsets (19/20-G-Kanüle mit entsprechend dünnem Katheter) verwendet. Bei größeren Kindern können normale Erwachsenensets benutzt werden.

Die Katheterspitze sollte bei Verwendung der kleinen Katheter, die nur eine endständige Öffnung besitzen, maximal 2 – 3 cm in den Epiduralraum eingebracht werden. Die größeren Katheter erlauben eine Positio-

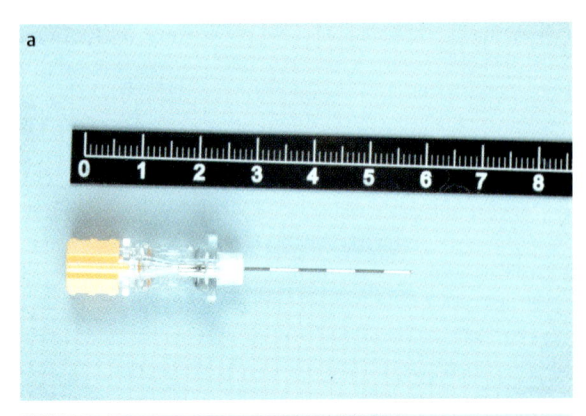

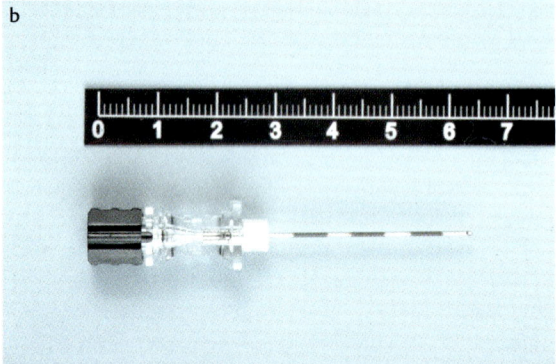

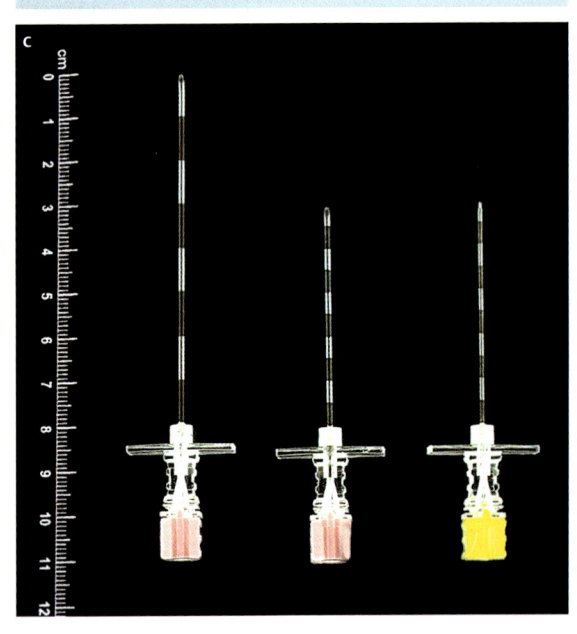

Abb. 11.**4a–c** Gebräuchliche Kaudalnadeln in 25 G (**a**) und 22 G (**b**) (Epican paed; Fa. Braun, Melsungen) und **c** Tuohy-Nadeln in 18 G, 20 G und verschiedenen Längen (Perican; Fa. Braun, Melsungen).

nierung von 4–5 cm epidural. Je kleiner der Katheter ist, umso wahrscheinlicher sind katheterassoziierte Komplikationen (Kinking, Dislokation, Okklusion des Katheters) (80, 93). Aufgrund der lockeren Gewebestrukturen und des kurzen Wegs zwischen Haut und Epiduralraum sind Leckagen mit Austritt des Lokalanästhetikums möglich.

Techniken zur Erkennung der anatomischen Räume
Kaudalraum
Im Bereich der sakrokokzygealen Membran steht der Epiduralraum in losem Kontakt zu der Haut, während Durasack und – viel wichtiger noch – das Ende des Rückenmarks signifikant höher enden. Damit ist die Gefahr einer akzidentiellen Rückenmarksverletzung oder einer spinalen Punktion minimiert. Eine direkte Punktion des Kaudalraums mit einer Nadel ohne LOR-Technik ist der geeignetste Weg zur Penetration dieses Raums.

Intervertebraler Epiduralraum
Das Benutzen von NaCl oder medizinischem CO_2 gilt als adäquat und sicher zur Identifikation des Epiduralraums (21, 90). Die Verwendung mit Luft als Medium bei einer Loss-of-Resistance-(LOR-)Technik ist mit zahlreichen potenziellen Komplikationen behaftet. Luftblasen im Epiduralraum können die gleichmäßige Verteilung des Lokalanästhetikums verhindern und zu fleckförmigen Anästhesieausfällen führen (30). Luftembolien bei akzidentieller Injektion sind beschrieben worden (41, 95, 97). Untersuchungen bei Erwachsenen zeigen, dass selbst kleinere Mengen Luft nach epiduraler Injektion schon wenige Sekunden später mittels transösophagealer Echokardiographie im Herzen detektiert werden können (52).

Sicherheitsaspekte
Da Punktionen im Kindesalter in der Regel nach Induktion einer Allgemeinanästhesie oder in tiefer Sedierung vorgenommen werden, fehlt die Rückkopplung des Patienten bei der Auslösung von Parästhesien oder anderen Komplikationen. Daher ist die Beachtung indirekter Zeichen zur Detektion vermeintlicher Komplikationen wichtig.

> **Ein Großteil** deletärer Komplikationen beruht auf der Verwendung falscher Materialien oder einer falschen Punktionstechnik oder auf Unerfahrenheit (35, 37).

Bis vor wenigen Jahren musste bei der Anwendung von Regionalanästhesietechniken bei Kindern auf die Verwendung von Erwachsenensets zurückgegriffen werden (32). Mit steigender Verbreitung von Regionalanästhesien im Kindesalter sind für die meisten Blockadetechniken gewichts- und altersadaptierte Punktionsmaterialien erhältlich.

Eine neuromuskuläre Blockade sollte für die intervertebrale epidurale Punktion und Katheteranlage vermieden werden, um Reflexbewegungen durch die herannahende Kanüle möglich zu machen (18). Bei noch vorhandener Spontanatmung ist die Apnoe das erste Zeichen einer akzidentiellen intrathekalen Injektion mit Entwicklung einer hohen Spinalanästhesie.

Da mit zunehmender Zahl der Punktionsversuche die Komplikationsrate zunimmt, sollte im Einzelfall auf die Katheteranlage verzichtet werden (60, 62).

Eine akzidentielle intravasale Punktion kann durch den positiven Rückfluss von Blut festgestellt werden. Nicht immer gelingt es, durch Aspiration eine intravasale Lage der Kanüle zu detektieren (34, 76).

> **Nach Injektion** einer kleinen Menge der Wirkdosis sollte die Spritze diskonnektiert werden, um ein passives Zurücklaufen von Flüssigkeit zu ermöglichen (70).

Es ist nicht geklärt, welche Adrenalindosis als Testdosis ausreichend ist, wie die Wirkung des Katecholamins durch die volatilen Anästhetika beeinflusst wird und welche Herzfrequenzsteigerung als signifikant angesehen werden muss. Die positiv chronotrope Eigenschaft von Adrenalin ist bei der Verwendung von Sevofluran deutlich weniger evident als bei der von Halothan (63, 64). Bei Kindern werden eine Herzfrequenzsteigerung um mehr als 10 Schläge pro Minute, eine Erhöhung des systolischen Blutdrucks um mehr als 15 mmHg und eine Erhöhung der T-Wellen-Amplitude > 25 % in Ableitung II als wesentliche Kriterien angesehen (102). Eine sichere intravasale Lage kann durch die epidurale Applikation von Adrenalin nicht immer verifiziert werden.

> **Als akzeptable Adrenalinkonzentration** werden 2,5–5 µg/ml angesehen.

Auf die Relevanz eines funktionierenden Schmerzdienstes bei der Anwendung kontinuierlicher Katheterverfahren muss eindrücklich hingewiesen werden. Alle beteiligten Personen – Pflegekräfte, Ärzte sowie die Eltern – sollten über die potenziellen Gefahren informiert sein. Neurologische Komplikationen müssen schnell erkannt und diagnostische und therapeutische Schritte sofort eingeleitet werden. Das Zeitfenster zur effektiven Behebung obstruierender Prozesse im Bereich des Spinal- und Epiduralraums beträgt wenige Stunden. Nur durch konsequentes Handeln kann innerhalb dieser Zeitspanne ein bleibender Schaden für den Patienten verhindert werden (89).

Wesentliche Sicherheitsaspekte bei einer intervertebralen epiduralen Punktion sind:
- der Größe und dem Gewicht des Kindes angepasstes Material,
- Erfahrenheit des Anästhesisten,
- Verzicht auf neuromuskuläre Blockade während der intervertebralen epiduralen Punktion,
- erhaltene Spontanatmung,
- LOR-Technik mit NaCl oder CO_2,
- Abbruch bei Problemen,
- Abbruch nach mehr als 3 Versuchen,
- Anwendung einer Testdosis,
- langsame Injektion des Lokalanästhetikums, Applikation einer Testdosis vor jeder erneuten Injektion,
- funktionierender Schmerzdienst,
- klare Handlungsrichtlinien bei neurologischen Auffälligkeiten.

Blockaden mit Einzelinjektionstechnik
Kaudalanästhesie

Die Kaudalanästhesie ist die am weitesten verbreitete Technik der Epiduralanästhesie bei Kindern. Ihr Prinzip besteht aus der Injektion eines Lokalanästhetikums in den kaudalen Bereich des Epiduralraums unterhalb des Conus medullaris und der Cauda equina durch den Hiatus sacralis und die sakrokokzygeale Membran. Das Ziel besteht in einer symmetrischen Ausbreitung der Anästhesie über beide unteren Extremitäten bis zum unteren Teil des Abdomens.

Meist wird die Kaudalanästhesie als Single-Shot-Technik durchgeführt. In Ausnahmefällen kann über eine kaudale Punktion ein kontinuierliches Katheterverfahren angewandt werden.

> Bei Kindern unter einem Lebensjahr ist das Vorschieben eines Katheters bis in thorakale Segmente möglich.

Die meisten chirurgischen Eingriffe an den unteren Extremitäten, dem Becken und dem unteren Teil des Abdomens bis zum Nabel sind für eine Kaudalanästhesie bei Säuglingen und kleinen Kindern zugänglich. Spezielle Kontraindikationen bestehen bei größeren Malformationen des Sakrums (nicht bei kleineren wie der Spina bifida occulta), einer Myelomeningozele oder einer Meningitis.

Der Patient wird in Seitenlange mit der zu operierenden Seite nach unten gelagert; alternativ kann eine Bauchlage mit einem Kissen unter dem Beckengürtel probiert werden (Abb. 11.5).

Die beiden sakralen Höcker oberhalb des sakrokokzygealen Gelenks, die am Ende der Processus spinosi zu palpieren sind, bilden ein gleichschenkliges Dreieck mit direktem Bezug zum Hiatus sacralis. Die Nadel wird zentral im Bereich des Hiatus sacralis in einem Winkel von 45–60° durch die Haut gestochen, bis die sakrokokzygeale Membran durchdrungen wird; dann wird die Nadel rostral gesenkt und wenige Millimeter in den Sakralkanal hineingeschoben, um eine komplette Penetration des Nadelschliffs in den Sakralkanal zu gewährleisten. Unabhängig vom Alter des Patienten (der Abstand wird nur wenig von Alter und Gewicht des Patienten beeinflusst), ist die Eindringtiefe selten größer als 25 mm. Nach Aspiration wird eine Testdosis injiziert und ca. 1 Minute gewartet. Nach fehlender hämodynamischer Reaktion wird die übrige Menge des Anästhetikums langsam injiziert. Die Spritze sollte mindestens einmal während der Injektion diskonnektiert werden, um einen passiven Rückfluss von Blut zu detektieren. Mit Beendigung der Injektion wird die Nadel aus dem Kaudalkanal entfernt und das Kind für die Operation gelagert.

Das optimale Volumen des Lokalanästhetikums ist Gegenstand vieler Publikationen und mathematischer Formeln. In der Routinepraxis bietet das Schema von Armitage unabhängig vom verwendeten Lokalanästhetikum einen einfachen und verlässlichen Ansatz zur Errechnung des benötigten Injektionsvolumens (4) (Tab. 11.5).

In Einzelfällen kann ein größeres Volumen (1,25 ml/kg) zu einer höheren Anästhesie bis zum midthorakalen Niveau (oberhalb von Th_4) führen. Limitierender Faktor für die Gesamtinjektionsmenge bei Kaudalanästhesien ist die empfohlene Höchstdosis, die sich über die Konzentration errechnet. Bei einer Konzentration von 0,25 % ist mit 1 ml/kg Bupivacain die Maximalmenge erreicht. Eine Dilution auf niedrigere Konzentrationen erlaubt optional größere Injektionsmengen.

Einzelne Autoren empfehlen, eine Gesamtdosis von 20 ml nicht zu überschreiten. Alternativ kann entweder auf eine Punktion auf höherem Niveau (transsakral, lumbal) oder – was vorzuziehen ist – eine periphere Blockade (z.B. Ilioinguinalis-, Ischiadikusblock) ausgewichen werden.

Die Ausbreitung der Anästhesie ist unabhängig vom Alter und allein abhängig von der Gesamtmenge der epidural injizierten Lösung (Ausnahme: Kinder in den ersten Lebensmonaten; hier wird eine höhere Anästhesieausbreitung erzeugt).

Tabelle 11.5 Dosierungsschema nach Armitage (4) zur Ermittlung eines definierten Analgesieniveaus nach kaudaler Applikation eines Lokalanästhetikums

Dosis (ml/kg)	Erreichtes Dermatom
0,5	L_1
0,75	Th_{12}
1	Th_{10}
1,25	Th_{6-8}

11.3 Zentrale Blockaden

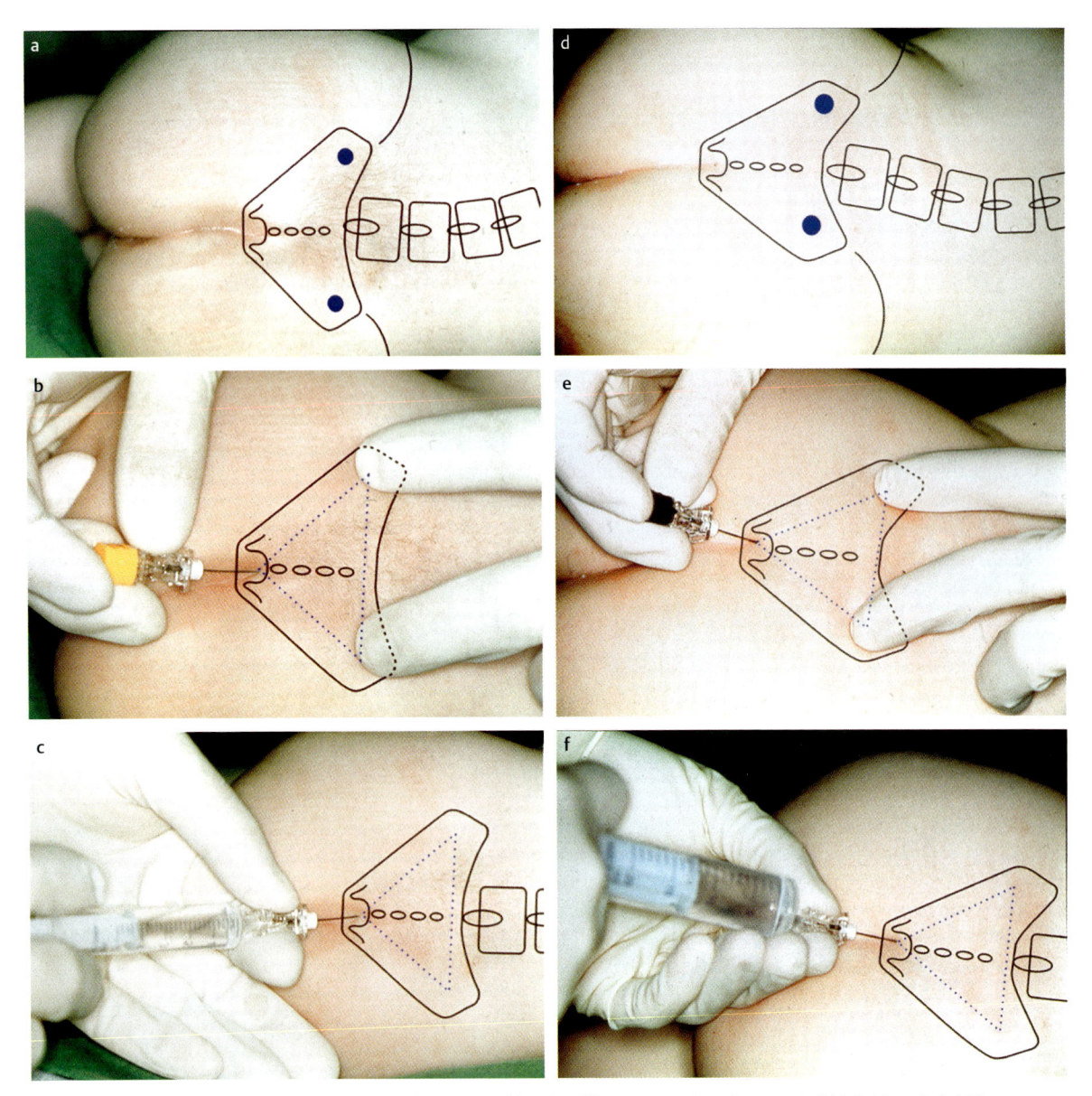

Abb. 11.5a–f Kaudalanästhesie bei einem 4,5 kg schweren Kind (a–c) und bei einem 14 kg schweren Kind (d–f) (Foto: A. Reich).

> Auch wenn die Kaudalanästhesie quasi frei von ernsten Komplikationen ist, ist bei falscher Punktionstechnik, ungeeignetem Punktionsmaterial und falschen Medikamenten über eine Vielzahl von Nebenwirkungen berichtet worden.

Zu den häufigsten Komplikationen gehören opioidbedingte Atemdepressionen, Gefäß- oder Duraperforationen und hohe bzw. totale Spinalanästhesien (1, 36, 56, 85, 112). In einer prospektiven Untersuchung fand sich eine Gesamtkomplikationsrate von 0,7/1000 Anästhesien. Bei insgesamt über 15 000 Kaudalanästhesien traten schwere Komplikationen in Form von 4 Duraperforationen, 4 Spinalanästhesien, einer postoperativen Apnoe und einer rektalen Perforation auf (37).

Transsakrale, lumbale und thorakale Blockaden

Einzelinjektionen auf transsakraler, lumbaler oder thorakaler Ebene sind prinzipiell möglich, aber aufgrund des unverhältnismäßig hohen Risikos und des zweifelhaften Nutzens bei Kindern nur in Ausnahmefällen (bei Kontraindikationen für eine Allgemeinanästhesie) indiziert. Punktionstechnik und Auswahl der Medikamente entsprechen in der Vorgehensweise den kontinuierlichen Verfahren und werden dort besprochen.

Katheterassoziierte Epiduralanästhesie
Indikationen und Kontraindikationen

Eine Epiduralanästhesie kann für quasi jeden operativen Eingriff im Bereich der unteren Extremitäten, des Beckengürtels und des Körperstamms bis in den thorakalen Bereich eine adäquate perioperative Analgesie erzeugen. Da in der Kinderanästhesie lediglich die lumbale epidurale Anästhesie routinemäßig praktiziert wird, sind auch die Hauptindikationen üblicherweise auf den Bereich des unteren Abdomens und der orthopädischen Eingriffe an unteren Extremitäten beschränkt und gleichen denen für eine Kaudalanästhesie. In Einzelfällen mag es schwierig sein, die Indikation für einen der beiden Zugangswege zu wählen. Prinzipiell gilt, dass der kaudale Zugangsweg bei jüngeren Patienten vorzuziehen ist, bei denen die perioperative Schmerztherapie durch eine Einzelinjektion eines Lokalanästhetikums ausreichend ist.

Die Kontraindikationen für eine Epiduralanästhesie beinhalten schwere anatomische Veränderungen der Wirbelsäule und des Rückenmarks.

> Patienten mit Hydrozephalus, schweren Krampfanfällen oder psychotischen Störungen, mit intrazerebralen Implantaten und erhöhtem intrakranialen Druck sollten nicht epidural punktiert werden.

Zugangswege

Da eine epidurale Punktion auf thorakaler oder lumbaler Ebene am anästhesierten Patienten nicht unproblematisch ist, kann über eine kaudale Verlagerung des Punktionsortes versucht werden, die Risiken zu minimieren. Die besonderen anatomischen Bedingungen im Kindesalter lassen es zu, nach einer kaudalen Punktion einen Katheter bis in den Thorakalbereich vorzuschieben. Dies gelingt umso leichter, je kleiner das Kind ist.

Kaudaler Zugangsweg

Ähnlich der kaudalen Einzelinjektion kann über eine Punktionskanüle ein Katheter im Epiduralraum platziert werden. Aufgrund der engen räumlichen Beziehung zwischen Punktionsstelle und Windelbereich ist eine Tunnelung kraniolateral zu empfehlen, um einer Besiedlung des Katheters vorzubeugen (11, 107).

Besonders bei Neugeborenen und Säuglingen gelingt es, über einen kaudalen Zugangsweg einen Katheter bis in den epiduralen Thorakalraum vorzuschieben (12, 88, 109). Bei Kindern über einem Lebensjahr lassen sich die Katheter in der Mehrzahl der Fälle nur unzuverlässig in höhere Segmente vorschieben (24, 43). Daher sollte eine derartige Katheteranlage auf Kinder im Säuglingsalter beschränkt bleiben (Tab. 11.6).

Sakrale Epiduralanalgesie

Die Ossifikation des Sakrums ist bis zum Alter von 20–25 Jahren inkomplett. Eine Punktion in diesem Bereich ist auf allen sakralen Ebenen prinzipiell möglich. Die von Busoni 1987 beschriebene Technik der transsakralen epiduralen Punktion bei Kindern wird sowohl als Alternative zur kaudalen Single-Shot-Anästhesie als auch zur Anlage kontinuierlicher Katheterverfahren benutzt (20, 21, 87). Ein medianer Zugangsweg ist bei den rudimentär angelegten Processus spinosi sicher und technisch einfach. Der Abstand zwischen Haut und Epiduralraum ist deutlich geringer als auf lumbaler Ebene. Außer einer akzidentiellen Duraperforation wurden kaum Komplikationen mit diesem Verfahren beschrieben (22, 94). Die Punktionstechnik ähnelt der auf lumbaler Ebene.

Lumbale Punktion

Über einen lumbalen Zugangsweg kann bei Kindern ein Epiduralkatheter entweder segmental platziert oder bis in thorakale Bereiche vorgeschoben werden.

Die Verwendung lumbaler Epiduralkatheter zur perioperativen Analgesie wird bei orthopädischen und urologischen Eingriffen eingesetzt (57). Zwar besteht auch in dieser Punktionshöhe die potenzielle Gefahr einer Duraperforation, jedoch ist die Verletzung des soliden Rückenmarksstrangs ab einer Punktionshöhe von L3 und tiefer unwahrscheinlich. Wird ein lumbaler Katheter benutzt, um eine Analgesie bis in thorakale Segmente auszudehnen, sind in den ersten Lebensjahren keine wesentlichen hämodynamischen Effekte zu erwarten (31).

> Das Vorschieben von Epiduralkathetern von lumbal nach thorakal gelingt bei Kindern, die älter als ein Jahr sind, nur unsicher.

Bei dem Versuch, den Katheter vorzuschieben, kann es zu einem Kinking bzw. einer Knotenbildung kom-

Tabelle 11.6 Kaudothorakaler Epiduralkatheter

Vorteile	Nachteile
Gefahrlose Punktion, leichtes Vorschieben besonders bei kleinen Kindern, kleines Injektionsvolumen	hygienisch bedenklicher Bereich „Windelbereich", Strecke bis zum gewünschten Dermatom lang, radiologische Kontrolle erforderlich, bei Kindern > 1 Jahr unzuverlässig, potenzielle Gefäß- und Nervenverletzung bei älteren Kindern

Tabelle 11.7 Lumbothorakaler Epiduralkatheter

Vorteile	Nachteile
Großer Epiduralraum, hygienisch unbedenklich	Katheter nicht bis thorakal vorschiebbar (Kinder > 1 Jahr), für thorakale Analgesie hohe Volumina notwendig, Nebenwirkungen und Komplikationen addieren sich, motorische Blockade der unteren Extremität möglich, potenzielle Gefäß- und Nervenverletzung bei älteren Kindern

men, die die Gefahr von Nerven- und Gefäßverletzungen potenziell erhöhen (10) (Tab. 11.7).

Wie bei der Kaudalanästhesie wird der Patient auf die zu operierende Seite gelegt; alternativ kann die Punktion in einer sitzenden Position beim wachen Kind durchgeführt werden. Als anatomische Orientierungsmarken dienen die Dornfortsätze L4/L5 oder L5/S1 (Taylor-Zugang). Bei Säuglingen und kleineren Kindern durchscheidet die Verbindungslinie der beiden Beckenkämme den 5. (nicht den 4. wie bei Erwachsenen) Lendenwirbelkörper; der entsprechende Dornfortsatz ist durch Palpation leicht aufzufinden.

Die Nadel wird im rechten Winkel durch die Haut bis zu den Ligg. interspinalia vorgeschoben. Anschließend wird der Obturator zurückgezogen und die LOR-Spritze aufgesetzt. Unter kontinuierlichem Druck (mit Flüssigkeit) bzw. oszillierendem Druck (mit Gas) wird die Nadel langsam vorgeschoben. Mit Perforieren des Lig. flavum erreicht die Spitze der Nadel den Epiduralraum, und das in der Spritze befindliche Medium lässt sich leicht injizieren. Anschließend wird die Spritze diskonnektiert und bei fehlendem Rückfluss von Blut oder Liquor der Epiduralkatheter inseriert.

Der Abstand zwischen Haut und Epiduralraum ist bei Kindern zwischen 6 Monaten und 10 Jahren grob mit dem Körpergewicht korreliert; es kann eine geschätzte Distanz von etwa 1 mm/kgKG als Anhalt für die Eindringtiefe genommen werden (13). Da eine große interindividuelle Variation besteht, muss bei jeder Punktion extrem vorsichtig agiert werden.

Technische Schwierigkeiten können bei Verwendung einer nicht geeigneten Punktionsstelle, einer unzureichenden Flexion des Rückens oder bei Deformitäten der Wirbelsäule (Skoliose, Wirbelkörperanomalien) auftreten. In diesen Fällen kann der paramediane Punktionsweg versucht werden; die Erfolgsquote ist hoch, und die Punktion erfordert nicht mehr Erfahrung als bei der medianen Punktion.

Eine kombinierte Spinalepiduralanästhesie (CSE) ist im Kindesalter nicht gebräuchlich, obwohl prinzipiell keine Kontraindikationen gegen dieses Verfahren bestehen.

Thorakale Epiduralanästhesie

Die thorakale Epiduralanästhesie bei kleinen Kindern ist kein Routineverfahren. Eine Punktion auf thorakaler Ebene bietet eine optimale Selektion der zu blockierenden Dermatome bei ausgedehnten abdominellen und thorakalen Eingriffen oder zur Schmerztherapie (27, 104, 105). Damit kann die zu applizierende Lokalanästhetikamenge auf ein Minimum reduziert werden und eine motorische Blockade der unteren Extremität vermieden werden.

> In der Population älterer Kinder, die sich größeren thorakalen oder abdominellen Eingriffen unterziehen müssen, bietet sich die thorakale Anästhesie als adjuvantes Verfahren der Schmerztherapie an (78).

Bei jüngeren Kindern muss im Einzelfall das potenzielle Risiko einer Punktion in Narkose gegen den Nutzen einer effektiven Schmerztherapie abgewogen werden.

Aufgrund der längeren Dornfortsätze mit steilerer Stellung ist der mediane Zugangsweg häufiger schwieriger als der auf lumbaler Ebene und erfordert eine steilere Nadelposition (45–60° rostral). Alternativ zur medianen Punktion kann der paramediane Weg gewählt werden (Abb. 11.6).

Das anästhesierte Kind wird auf die Seite gedreht. Wichtig ist eine ausreichende Fixierung des Körpers durch Pflaster, besser durch eine Assistenzperson, die auch die optimale Krümmung des Rückens gewährleisten kann.

Aufgrund der steileren Stellung der Dornfortsätze im thorakalen Bereich ist bei einer medianen Punktion eine steilere Nadelposition erforderlich als bei der lumbalen Punktion. Je jünger das Kind ist, umso flacher kann jedoch die Punktionsrichtung gewählt werden. Ein paramedianer Zugang ist im Gegensatz zum Erwachsenen selten erforderlich.

Die Punktionstechnik entspricht der für den lumbalen Bereich beschriebenen LOR-Technik mit einem flüssigen Medium oder mit medizinischem CO_2 (Tab. 11.8).

Tabelle 11.8 Thorakaler Epiduralkatheter

Vorteile	Nachteil
Selektive Blockade, kleines Injektionsvolumen, hygienisch unbedenklich, im Vergleich zu anderen zentralen Blockaden geringere Anzahl neurologischer Komplikationen	hohes Punktionsrisiko

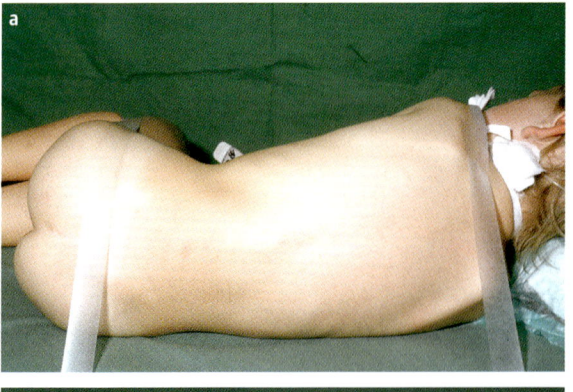

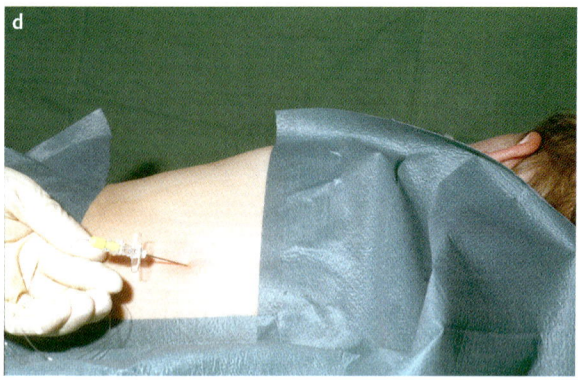

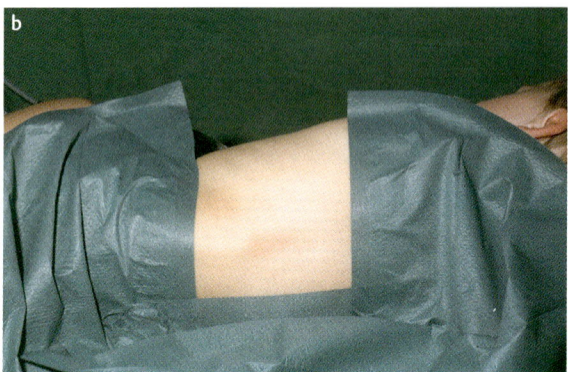

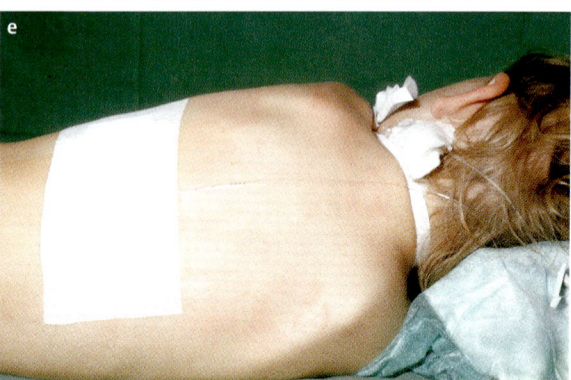

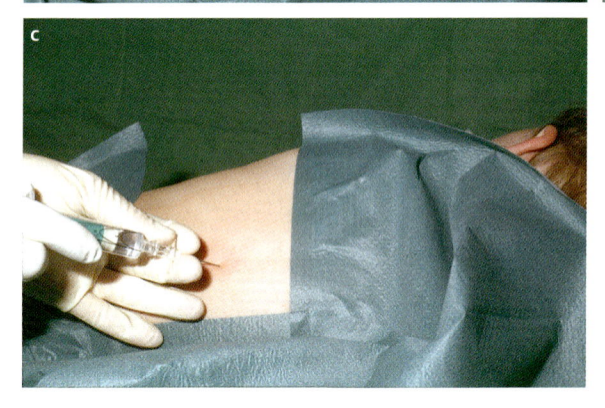

Abb. 11.6a–e Thorakale Katheteranlage bei einem 18 kg schweren Kind (Foto: A. Reich).

Medikamente bei liegendem Katheter

Nach einer Aufsättigungsdosis von 0,5–0,75 ml/kg Bupivacain 0,25 % werden zur postoperativen Schmerztherapie PCA-Pumpen verwendet oder intermitterend Boli verabreicht. Die in der Literatur beschriebenen Lokalanästhetikakonzentrationen von Bupivacain zur postoperativen Schmerztherapie liegen im Bereich zwischen 0,1 und 0,20 %, die von Ropivacain bei 0,2 % (11, 46, 73, 86, 108). Die Grundeinstellung richtet sich nach Alter und Gewicht des Kindes und liegt zwischen 0,1 und 0,4 ml/kg/h. Je nach Konzentration des verwendeten Lokalanästhetikums und Lebensalter des Patienten werden damit die empfohlenen Höchstdosen erreicht.

Besonders bei Kindern unter einem Lebensalter von 6 Monaten sollten Konzentration und Laufmenge des Lokalanästhetikums so gewählt werden, dass eine Menge von 0,2 mg/kg/h nicht überschritten wird (14, 67, 73).

Die Lokalisation der blockierten Segmente ist abhängig vom Punktionsort bzw. der peridural liegenden Katheterspitze und der applizierten Menge.

Eine Austestung der Analgesieausbreitung ist unerlässlich zur Evaluierung der für eine Analgesie notwendigen Dosierung, die individuell sehr unterschiedlich sein kann. Eine Beimengung von Opioiden (z. B. 0,75 µg/ml Sufentanil, 1 µg/ml Fentanyl) verbessert die Analgesiequalität, ist aber wegen der möglichen Ne-

Tabelle 11.9 Grundeinstellung einer patientenkontrollierten epiduralen Analgesie (PCEA) zur postoperativen Schmerztherapie bei Kindern

Lokalanästhetikum
Bupivacain 0,176 % oder Ropivacain 0,2 %

Opioidzusatz
bei Kindern > 12 Jahren Sufentanil 0,75 µg/ml

Rate
0,1–0,2 ml/kg/h

Bolus
1–2 ml

Sperrzeit
20 min

benwirkungen nicht unproblematisch. Im eigenen Zentrum werden ab dem 12. Lebensjahr Opioide epidural verwendet (Tab. 11.9).

Komplikationen

> Zentrale Nervenblockaden sind bei Erwachsenen und Kindern mit einer Komplikationsrate von etwa 0,95/1000 behaftet (7, 37).

Die Ergebnisse widersprechen der These, dass eine in Allgemeinanästhesie durchgeführte Regionalanästhesie zwangsläufig gefährlicher ist. In der Summe finden sich bei Kindern weniger schwere Komplikationen und insbesondere bei Kindern unter einem Jahr auch eine deutlich niedrigere Inzidenz.

Eine epidurale Punktion – unabhängig von der Punktionsebene – gelingt bei Kindern fast immer. Im Vergleich zu anderen zentralen Blockaden sind punktionsbedingte Komplikationen bei thorakalen Punktionen seltener angegeben (14, 16, 37, 86). Da die Zahlen im Vergleich zu lumbalen und kaudalen Punktionen sehr viel kleiner sind, ist ihre Aussagekraft nur sehr begrenzt. Allerdings bestätigen sie im Trend Zahlen aus anderen Untersuchungen bei Erwachsenen, die eine niedrigere Inzidenz von Duraperforationen im mittleren und oberen thorakalen Niveau im Vergleich zum unteren thorakalen und lumbalen Niveau feststellen konnten (38, 101). Als Erklärung für die niedrigere thorakale Perforationsquote wurden die größere Erfahrung des Untersuchers und der steilere Stichwinkel mit tangentialem Auftreffen der Nadel auf einen anatomisch kleineren Raum genannt. Die Nadel wird bei einer thorakalen Punktion nicht mit der Spitze, sondern mit der stumpfen Rundung gegen die Dura vorgeschoben (38, 48).

Aus dem Fehlen von Berichten über epidurale Hämatome nach thorakaler Punktion darf im Umkehrschluss keinesfalls gefolgert werden, dass eine Punktion bei Kindern in Narkose oder vor einer Heparinisierung ungefährlich sei. Die Inzidenz epiduraler Hämatome ist so gering, dass eine Zahl von mehreren Tausend Patienten eingeschlossen werden müsste, um valide Aussagen machen zu können (100).

Das Auftreten von postpunktionellen Kopfschmerzen (PDPH) scheint nicht altersabhängig zu sein und bewegt sich in der Größenordnung bei Erwachsenen (61, 62, 106). Der Verlauf wird meist moderater beschrieben, nur in wenigen Einzelfällen ist die Anlage eines epiduralen Blutpatches notwendig (92).

Neurologische Komplikationen sind häufiger nach lumbaler oder kaudaler Punktion beschrieben worden (35, 37, 86). Meist handelt es hierbei um Parästhesien oder radikuläre Symptome, die voll reversibel sind (35, 86).

Die überwiegende Anzahl an Komplikationen erwächst aus den verwendeten Medikamenten. Zu den häufigsten Nebenwirkungen der Medikamente zählen Übelkeit und Erbrechen, Juckreiz und Harnverhalt (86, 111). Die Verwendung epiduraler Opioide birgt die Gefahr einer respiratorischen Depression, die in Einzelfällen auftritt (56, 65, 86, 111). Andere Komplikationen betreffen Leckagen an der Einstichstelle, lokale Rötungen, Katheterokklusion und Motorblockade (14, 111).

> Mit der Verwendung von Lokalanästhetika und Opioiden können potenziell gefährliche Komplikationen wie respiratorische Insuffizienz und Krampfanfälle hervorgerufen werden (14).

Da die erste Medikamentendosis in Narkose verabreicht wird, können erste Warnzeichen einer Intoxikation verwischt werden. Als seltene Begleiterscheinung einer thorakalen Epiduralanästhesie kann ein Horner-Syndrom auftreten (5, 47).

Lumbale und thorakale Epiduralkatheter sind nach den bisherigen Erfahrungen auch bei einer mehrtägigen Schmerztherapie hygienisch unbedenklich und führen nur in Einzelfällen zu Komplikationen. Bei kleinen Kindern besteht bei Kaudalkathetern die Gefahr der Verschmutzung des Pflasterverbandes mit Darmkeimen durch die räumliche Nähe von Punktions- und Katheteraustrittsstelle. Bis zu 20 % der Katheter sind innerhalb von 24 Stunden besiedelt (79). Eine Tunnelung nach kraniolateral wird als Strategie zur Reduzierung von Keimbefall des Katheters beschrieben (11, 107).

Komplikationen können sich bis 24–72 Stunden nach Entfernen des Katheters manifestieren (68, 80).

> Auch nach Entfernen eines Periduralkatheters können Komplikationen auftreten. Eine Visitierung des Patienten muss daher zusätzlich 24–72 Stunden nach Entfernung des Katheters erfolgen.

Zusammenfassung

- Die zunehmende Anwendung kontinuierlicher epiduraler Analgesietechniken beruht zu einem großen Teil auf der gestiegenen Sensibilität gegenüber dem Faktor „Schmerz" im Kindesalter, zum anderen auf immer aggressiveren Operationstechniken bei immer kleineren Kindern. Ihre Verwendung in der klinischen Praxis beschränkt sich inzwischen nicht nur auf den perioperativen Bereich, sondern hat ihren Platz sowohl in der intensivmedizinischen Therapie als auch der Behandlung chronischer Schmerzen gefunden (72).
- Im Einzelfall muss geprüft werden, welche Verfahren für welche Kinder in dem eigenen Arbeitsbereich eingesetzt werden können. Die Schwere des Eingriffs, der mögliche Nutzen für das Kind und die Infrastruktur eines Schmerzdienstes sowie Pflegekräfte, Eltern und Ärzte, die mit dem jeweiligen Verfahren umgehen können, sind bei der Auswahl des infrage kommenden Verfahrens zu berücksichtigen.
- Für den Fall von Komplikationen bei zentralen Blockaden ist es unerlässlich, feste Algorithmen formuliert zu haben sowie diagnostische Einheiten (MRT, CT) und eine geeignete chirurgische OP-Einheit in kürzester Zeit zur Verfügung zu haben.
- Kaudale Punktionen gewähren den einfachsten Zugang zum Epiduralraum und bieten bei Verwendung von Kathetern eine effektive Analgesie über mehrere Tage, sind aber aus hygienischen Gründen nicht unumstritten. Das Vorschieben eines kaudalen Katheters bis in lumbale oder thorakale Segmente ist ausschließlich für Kinder unter einem Jahr geeignet. Transsakrale und lumbale Punktionen weisen ein kalkulierbares Punktionsrisiko und wahrscheinlich unbedenkliche hygienische Verhältnisse auf. Die in Studien aufgefallene erhöhte Inzidenz neurologischer Komplikationen ist noch ungeklärt und bedarf einer weiteren Abklärung. Der wesentliche Nachteil einer lumbalen Epiduralanästhesie für abdominelle oder thorakale Eingriffe liegt in der Summierung potenzieller Komplikationen (Toxizität der Lokalanästhetika, motorische Blockade der unteren Extremität, ggf. hämodynamische Reaktionen). Thorakale Katheterverfahren sind effektiv und in den Händen erfahrener Anwender sicher, müssen aber in jedem Fall einer strengen Indikationsstellung unterworfen werden. Sie sollten speziellen Zentren und spezialisierten Anästhesisten vorbehalten bleiben.
- Regeln und Standards für Regionalanästhesien können nicht automatisch von Erwachsenen auf Kinder übertragen werden. In der Zukunft muss eine differenzierte Betrachtungsweise helfen, sichere und verlässliche Regeln für den Umgang mit Regionalanästhesieverfahren – nicht nur den rückenmarksnahen – im Kindesalter zu formulieren.
- Rückenmarksnahe Regionalanästhesieverfahren sind ein sinnvolles und nützliches Element der perioperativen Schmerztherapie bei Kindern und sollten im Rahmen einer rationalen Therapie in Kenntnis der kindlichen Besonderheiten eingesetzt werden (14).

Kernaussagen

1

- **Grundlagen** Zentrale Blockaden zur perioperativen Schmerzabschirmung werden in der Kinderanästhesie in großem Umfang genutzt. Bei sachgemäßer Anwendung sind Sicherheit und Zuverlässigkeit gewährleistet und Komplikationen kaum zu erwarten.

2

- **Indikationen** In der Mehrzahl der Fälle dient der Einsatz zentraler Nervenblockaden einer supplementären Analgesietechnik. Die Anlage von epiduralen Kathetern für die perioperative Phase oder auf der Intensivstation kann sinnvoller Baustein einer multimodalen Schmerztherapie sein.

3

- **Selektion der Anästhetika** Die Auswahl des Lokalanästhetikums hängt von verschiedenen Faktoren ab: den pharmakologischen Eigenschaften des Lokalanästhetikums, dem physischen Status des Patienten, Ort und Dauer des chirurgischen Eingriffs sowie der erwarteten Dauer der postoperativen Schmerzen. Für die optimale zeitliche Ausnutzung der analgetischen Effekte empfiehlt sich die Verwendung lang wirksamer Lokalanästhetika. Kaudal verabreichtes Bupivacain und Ropivacain haben eine vergleichbar lange Wirkung von 2 – 4 Stunden. Es können zusätzlich wirkungsverlängernde Substanzen gegeben werden, wie z. B. Adrenalin, Clonidin, Morphin oder Buprenorphin.

4

- **Selektion des Punktionsmaterials** Für die Anlage von Kaudalkathetern sind 19/20-G-Tuohy-Nadeln mit den entsprechenden Kathetern geeignet. Eine intervertebrale Epiduralanästhesie wird bei Kindern < 20 kg mit 19/20-G-Tuohy-Nadeln durchgeführt; bei größeren Kindern können Erwachsenensets verwendet werden.

5

- **Sicherheitsaspekte** Da Punktionen im Kindesalter in der Regel nach Induktion einer Allgemeinanästhesie oder in tiefer Sedierung erfolgen, fehlt die Rückkopplung des Patienten bei der Auslösung von Komplikationen; deshalb ist die Beachtung indirekter Zeichen äußerst wichtig. Bei noch vorhandener Spontanatmung ist eine Apnoe das erste Zeichen einer akzidentiellen intrathekalen Injektion mit Entwicklung einer hohen Spinalanästhesie. Eine akzidentielle intravasale Punktion zeigt sich durch den Rückfluss von Blut.

Bei der Anwendung kontinuierlicher Katheterverfahren muss ein funktionierender Schmerzdienst vorhanden sein. Pflegekräfte, Ärzte und Eltern müssen über die potenziellen Gefahren informiert sein, damit neurologische Komplikationen rasch erkannt und therapeutische Schritte schnell eingeleitet werden können.

6

▸ **Blockaden mit Einzelinjektionstechnik** Die Kaudalanästhesie ist die am weitesten verbreitete Technik der Epiduralanästhesie bei Kindern, meist wird sie als Single-Shot-Technik durchgeführt. In Ausnahmefällen kann über eine kaudale Punktion ein kontinuierliches Katheterverfahren angewandt werden. Transsakrale, lumbale und thorakale Einzelinjektionen sind nur in Ausnahmefällen indiziert.

7

▸ **Katheterassoziierte Epiduralanästhesie** Eine Epiduralanästhesie kann im Gebiet der unteren Extremitäten, des Beckengürtels und des Körperstamms bis in den thorakalen Bereich eine adäquate perioperative Analgesie erzeugen. Besonders bei Neugeborenen und Säuglingen gelingt es, über einen kaudalen Zugangsweg einen Katheter bis in den epiduralen Thorakalraum vorzuschieben.

8

▸ **Komplikationen** Zentrale Nervenblockaden sind bei Erwachsenen und Kindern mit einer Komplikationsrate von 0,95/1000 behaftet. Bei der Punktion kann es zu einer Duraperforation, einem epiduralen Hämatom, postpunktionellen Kopfschmerzen oder neurologischen Komplikationen wie Parästhesien und radikulären Symptomen kommen. Zu den häufigsten Nebenwirkungen, die durch Medikamente verursacht werden, zählen Übelkeit und Erbrechen, Juckreiz sowie Harnverhalt. Die Verwendung epiduraler Opioide birgt die Gefahr einer respiratorischen Depression.

Literatur

1 Afshan G, Khan FA. Total spinal anaesthesia following caudal block with bupivacaine and buprenorphine. Paediatr Anaesth 1996;6:239–42.
2 Ala-Kokko TI, Partanen A, Karinen J u. Mitarb. Pharmacokinetics of 0.2% ropivacaine and 0.2% bupivacaine following caudal blocks in children. Acta Anaesthesiol Scand 2000; 44:1099–102.
3 Anilkumar TK, Karpurkar SA, Shinde VS. Post-operative pain relief in children following caudal bupivacaine and buprenorphine–a comparative study. J Postgrad Med 1994;40:61–4.
4 Armitage EN. Regional anaesthesia in paediatrics. Clin Anaesthesiol 1985;3:353.
5 Aronson LA, Parker GC, Valley R, Norfleet EA. Acute Horner syndrome due to thoracic epidural analgesia in a paediatric patient. Paediatr Anaesth 2000;10:89–91.
6 Attia J, Ecoffey C, Sandouk P, et al. Epidural morphine in children: pharmacokinetics and CO_2 sensitivity. Anesthesiology 1986;65:590–4.
7 Auroy Y, Narchi P, Messiah A, et al. Serious complications related to regional anesthesia: results of a prospective survey in France. Anesthesiology 1997;87:479–86.
8 Berde C. Regional anesthesia in children: what have we learned? Anesth Analg 1996;83:897–900.
9 Bichel T, Rouge JC, Schlegel S, et al. Epidural sufentanil during paediatric cardiac surgery: effects on metabolic response and postoperative outcome. Paediatr Anaesth 2000;10:609–17.
10 Blanco D, Llamazares J, Martinez Mora J, Vidal F. Thoracic epidural anesthesia by the caudal route in pediatric anesthesia: age is a limiting factor. Rev Esp Anesthesiol Reanim 1994;41:214–6.
11 Boos K, Beushausen T, Ohrdorf W. Periduralkatheter für die postoperative Langzeitschmerztherapie bei Kindern. Anasthesiol Intensivmed Notfallmed Schmerzther 1996; 31:362–7.
12 Bosenberg AT, Bland BA, Schulte-Steinberg O, Downing JW. Thoracic epidural anaesthesia via caudal route in infants. Anesthesiology 1988;69:265–9.
13 Bosenberg AT, Gouws E. Skin-epidural distance in children. Anaesthesia 1995;50:895–7.
14 Bosenberg AT. Epidural analgesia for major neonatal surgery. Paediatr Anaesth 1998;8:479–83.
15 Bosenberg AT, Ivani G. Regional anaesthesia – children are different. Paediatr Anaesth 1998;8:447–50.
16 Bourlon-Figuet S, Dubousset AM, Benhamou D, Mazoit JX. Transient neurologic symptoms after epidural analgesia in a five-year-old child. Anesth Analg 2000;91:856–7.
17 Breschan C, Krumpholz R, Likar R, et al. Can a dose of 2 microg.kg (-1) caudal clonidine cause respiratory depression in neonates? Paediatr Anaesth 1999;9:81–3.
18 Bromage PR. Neurological complications of subarachnoid and epidural anaesthesia [editorial; comment] [see comments]. Acta Anaesthesiol Scand 1997;41:439–44.
19 Brouwers MJ, Driessen JJ, Severijnen RS. Clinical letter: epidural analgesia in a newborn with Hirschsprung's disease, associated with congenital central hypoventilation syndrome. Eur J Anaesthesiol 2000;17:751–3.
20 Busoni P, Sarti A. Sacral intervertebral epidural block. Anesthesiology 1987;67:993–5.
21 Busoni P, Messeri A, Sarti A. The lumbosacral epidural block: a modified Taylor approach for abdominal urologic surgery in children. Anaesth Intensive Care 1991;19: 325–8.
22 Busoni P. Trans-sacral extradural anesthesia in pediatrics (In Französisch). Cah Anesthesiol 1992;40:484–6.
23 Busoni P, Messeri A. Loss of resistance technique to air for

identifying the epidural space in infants and children. Use an appropriate technique! Paediatr Anaesth 1995;5:397.
24 Casta A. Attempted placement of a thoracic epidural catheter via the caudal route in a newborn. Anesthesiology 1999;91:1965–6.
25 Constant I, Gall O, Gouyet L, et al. Addition of clonidine or fentanyl to local anaesthetics prolongs the duration of surgical analgesia after single shot caudal block in children. Br J Anaesth 1998;80:294–8.
26 Cook B, Grubb DJ, Aldridge LA, Doyle E. Comparison of the effects of adrenaline, clonidine and ketamine on the duration of caudal analgesia produced by bupivacaine in children. Br J Anaesth 1995;75:698–701.
27 Courreges P, Poddevin F, Lecoutre D, Bayart R. Epidural anesthesia and esophageal atresia. Apropos of a case (In Französisch). Cah Anesthesiol 1995;43:471–4.
28 Da Conceicao MJ, Coelho L. Caudal anaesthesia with 0.375% ropivacaine or 0.375% bupivacaine in paediatric patients. Br-J-Anaesth 1998;80:507–8.
29 Da Conceicao MJ, Coelho L, Khalil M. Ropivacaine 0.25% compared with bupivacaine 0.25% by the caudal route. Paediatr Anaesth 1999;9:229–33.
30 Dalens B, Tanguy A, Vanneuville G. Lumbar plexus block in children: a comparison of two procedures in 50 patients. Anesth Analg 1988;67:750–8.
31 Dohi S, Naito H, Takahashi T. Age-related changes in blood pressure and duration of motor block in spinal anesthesia. Anesthesiology 1979;50:319–23.
32 Ecoffey C, Dubousset AM, Samii K. Lumbar and thoracic epidural anesthesia for urologic and upper abdominal surgery in infants and children. Anesthesiology 1986;65: 87–90.
33 Findlow D, Aldridge LM, Doyle E. Comparison of caudal block using bupivacaine and ketamine with ilioinguinal nerve block for orchidopexy in children. Anaesthesia 1997;52:1110–3.
34 Fisher QA, Shaffner DH, Yaster M. Detection of intravascular injection of regional anaesthetics in children. Can J Anaesth 1997;44:592–8.
35 Flandin-Blety C, Barrier G. Accidents following extradural analgesia in children. The results of a retrospective study. Paediatr Anaesth 1995;5:41–6.
36 Foulk DA, Boakes J, Rab GT, Schulman S. The use of caudal epidural anesthesia in clubfoot surgery. J Pediatr Orthop 1995;15:604–7.
37 Giaufre E, Dalens B, Gombert A. Epidemiology and morbidity of regional anesthesia in children: a one-year prospective survey of the French-Language Society of Pediatric Anesthesiologists. Anesth Analg 1996;83:904–12.
38 Giebler RM, Scherer RU, Peters J. Incidence of neurologic complications related to thoracic epidural catheterization. Anesthesiology 1997;86:55–63.
39 Girotra S, Kumar S, Rajendran KM. Caudal buprenorphine for postoperative analgesia in children: a comparison with intramuscular buprenorphine. Acta Anaesthesiol Scand 1993;37:361–4.
40 Goldschneider KR, Brandom BW. The incidence of tissue coring during the performance of caudal injection in children. Reg Anesth Pain Med 1999;24:553–6.
41 Guinard JP, Borboen M. Probable venous air embolism during caudal anesthesia in a child. Anesth Analg 1993; 76:1134–5.
42 Gunter JB, Dunn CM, Bennie JB u. Mitarb. Optimum concentration of bupivacaine for combined caudal-general anesthesia in children. Anesthesiology 1991;75:57–61.
43 Gunter JB, Eng C. Thoracic epidural anesthesia via the caudal approach in children. Anesthesiology 1992;76:935–8.
44 Habre W, Bergesio R, Johnson C, et al. Pharmacokinetics of ropivacaine following caudal analgesia in children. Paediatr Anaesth 2000;10:143–7.

45 Hammer GB. Regional anesthesia for pediatric cardiac surgery. J Cardiothorac Vasc Anesth 1999;13:210–3.
46 Hammer GB, Ngo K, Macario A. A retrospective examination of regional plus general anesthesia in children undergoing open heart surgery. Anesth Analg 2000;90: 1020–4.
47 Hered RW, Cummings RJ, Helffrich R, et al. Persistent Horner's syndrome after spinal fusion and epidural analgesia. A case report. Spine 1998;23:38–90.
48 Hirabayashi Y, Saitoh K, Fukuda H, et al. Magnetic resonance imaging of the extradural space of the thoracic spine. Br J Anaesth 1997;79:563–6.
49 Ivani G, Lampugnani E, Torre M, et al. Comparison of ropivacaine with bupivacaine for paediatric caudal block. Br J Anaesth 1998;81:247–8.
50 Ivani G, Mereto N, Lampugnani E, et al. Ropivacaine in paediatric surgery: preliminary results. Paediatr Anaesth 1998;8:127–9.
51 Ivani G, Lampugnani E, De Negri P, et al. Ropivacaine vs bupivacaine in major surgery in infants. Can J Anaesth 1999;46.
52 Jaffe RA, Siegel LC, Schnittger I, et al. Epidural air injection assessed by transesophageal echocardiography. Reg Anesth 1995;20:152–5.
53 Jöhr M. Postoperative Schmerztherapie bei Kindern. Anaesthesist 1998;47:889–99.
54 Johnston P, Findlow D, Aldridge LM, Doyle E. The effect of ketamine on 0.25% and 0.125% bupivacaine for caudal epidural blockade in children. Paediatr Anaesth 1999; 9:31–4.
55 Kamal RS, Khan FA. Caudal analgesia with buprenorphine for postoperative pain relief in children. Paediatr Anaesth 1995;5:101–6.
56 Karl HW, Tyler DC, Krane EJ. Respiratory depression after low-dose caudal morphine. Can J Anaesth 1996;43: 1065–7.
57 Kart T, Walther Larsen S, Svejborg TF, Feilberg V, Eriksen K, Rasmussen M. Comparison of continuous epidural infusion of fentanyl and bupivacaine with intermittent epidural administration of morphine for postoperative pain management in children. Acta Anaesthesiol Scand 1997;41: 461–5.
58 Khalil S, Campos C, Farag AM, et al. Caudal block in children: ropivacaine compared with bupivacaine. Anesthesiology 1999;91:1279–84.
59 Koinig H, Krenn CG, Glaser C, et al. The dose-response of caudal ropivacaine in children. Anesthesiology 1999;90: 1339–44.
60 Kokki H, Hendolin H. Comparison of spinal anaesthesia with epidural anaesthesia in paediatric surgery. Acta Anaesthesiol Scand 1995;39:896–900.
61 Kokki H, Salonvaara M, Herrgard E, Onen P. Postdural puncture headache is not an age-related symptom in children: a prospective, open-randomized, parallel group study comparing a 22-gauge Quincke with a 22-gauge Whitacre needle. Paediatr Anaesth 1999;9:429–34.
62 Kokki H, Heikkinen M, Turunen M, et al. Needle design does not affect the success rate of spinal anaesthesia or the incidence of postpuncture complications in children. Acta Anaesthesiol Scand 2000;44:210–3.
63 Kozek-Langenecker SA, Marhofer P, Krenn CG, Glaser C, Kozek ME, Semsroth M. Simulation of an epidural test dose with intravenous isoproterenol in sevoflurane- and halothane-anesthetized children. Anesth Analg 1998;87: 549–52.
64 Kozek-Langenecker SA, Marhofer P, Jonas K, et al. Cardiovascular criteria for epidural test dosing in sevoflurane- and halothane-anesthetized children. Anesth Analg 2000;90:579–83.
65 Krane EJ, Tyler DC, Jacobson LE. The dose response of

caudal morphine in children. Anesthesiology 1989;71: 48–52.
66 Krane EJ. Spinal epidermoid tumors: will a forgotten complication rise again? Reg Anesth Pain Med 1999;24: 494–6.
67 Larsson BA, Lonnqvist PA, Olsson GL. Plasma concentrations of bupivacaine in neonates after continuous epidural infusion. Anesth Analg 1997;84:501–5.
68 Larsson BA, Lundeberg S, Olsson GL. Epidural abscess in a one-year-old boy after continuous epidural analgesia. Anesth Analg 1997;84:1245–7.
69 Lee HM, Sanders GM. Caudal ropivacaine and ketamine for postoperative analgesia in children. Anaesthesia 2000;55: 806–10.
70 Lerman J. Local anaesthetics belong in the caudal/epidural space, not in the veins! Can J Anaesth 1997;44:582–6.
71 Lin YC, Sentivany-Collins SK, Peterson KL, et al. Outcomes after single injection caudal epidural versus continuous infusion epidural via caudal approach for postoperative analgesia in infants and children undergoing patent ductus arteriosus ligation. Paediatr Anaesth 1999;9: 139–43.
72 Lloyd-Thomas AR. Modern concepts of paediatric analgesia. Pharmacol Ther 1999;83:1–20.
73 Luz G, Innerhofer P, Bachmann B, et al. Bupivacaine plasma concentrations during continuous epidural anesthesia in infants and children. Anesth Analg 1996;82:231–4.
74 Malinovsky JM, Cozian A, Lepage JY, et al. Ketamine and midazolam neurotoxicity in the rabbit. Anesthesiology 1991;75:91–7.
75 Malinovsky JM, Lepage JY, Cozian A, et al. Is ketamine or its preservative responsible for neurotoxicity in the rabbit? Anesthesiology 1993;78:109–15.
76 Mancuso TJ, Bacsik J, Overbey E. Positive test dose in a neonate with a caudally placed epidural catheter. Paediatr Anaesth 2000;10:565–6.
77 Marhofer P, Krenn CG, Plochl W, et al. S (+)-ketamine for caudal block in paediatric anaesthesia. Br J Anaesth 2000;84:341–5.
78 McBride WJ, Dicker R, Abajian JC, Vane DW. Continuous thoracic epidural infusions for postoperative analgesia after pectus deformity repair. J Pediatr Surg 1996;31: 105–7.
79 McNeely JK, Trentadue NC, Rusy LM, Farber NE. Culture of bacteria from lumbar and caudal epidural catheters used for postoperative analgesia in children. Reg Anesth 1997; 22:428–31.
80 Meunier JF, Norwood P, Dartayet B, et al. Skin abscess with lumbar epidural catheterization in infants: is it dangerous? Report of two cases. Anesth Analg 1997;84: 1248–9.
81 Motsch J, Bottiger BW, Bach A, et al. Caudal clonidine and bupivacaine for combined epidural and general anaesthesia in children. Acta Anaesthesiol Scand 1997;41:877–83.
82 Murrell D, Gibson PR, Cohen RC. Continuous epidural analgesia in newborn infants undergoing major surgery. J Pediatr Surg 1993;28:548–52.
83 Murthy BV, Pandya KS, Booker PD, et al. Pharmacokinetics of tramadol in children after i.v. or caudal epidural administration. Br J Anaesth 2000;84:346–9.
84 Naguib M, Sharif AM, Seraj M, et al. Ketamine for caudal analgesia in children: comparison with caudal bupivacaine. Br J Anaesth 1991;67:559–64.
85 Newman PJ, Bushnell TG, Radford P. The effect of needle size and type in paediatric caudal analgesia. Paediatr Anaesth 1996;6:459–61.
86 Peterson KL, DeCampli WM, Pike NA, et al. A report of two hundred twenty cases of regional anesthesia in pediatric cardiac surgery. Anesth Analg 2000;90: 1014–9.
87 Quinot JF, Coquelin G. Trans-sacral caudal anesthesia in ambulatory practice in infants. Our experience (In Französisch). Cah Anesthesiol 1993;41:347–8.
88 Rasch DK, Webster DE, Pollard TG, Gurkowski MA. Lumbar and thoracic epidural analgesia via the caudal approach for postoperative pain relief in infants and children. Can J Anaesth 1990;37:359–62.
89 Reich A, Strümper D. Lumbar and thoracic epidural anaesthesia in children. Clin Anaesthesiol 2000;14:731–43.
90 Roelants F, Veyckemans F, Van Obbergh L, et al. Loss of resistance to saline with a bubble of air to identify the epidural space in infants and children: a prospective study. Anesth Analg 2000;90:59–61.
91 Rowney DA, Doyle E. Epidural and subarachnoid blockade in children. Anaesthesia 1998;53:980–1001.
92 Roy L, Vischoff D, Lavoie J. Epidural blood patch in a seven-year-old child. Can J Anaesth 1995;42:621–4.
93 Sage FJ, Lloyd Thomas AR, Howard RF. Paediatric lumbar epidurals: a comparison of 21-G and 23-G catheters in patients weighing less than 10 kg. Paediatr Anaesth 2000; 10:279–82.
94 Saint Maurice C, Landais A, Othmani H, Khalloufi M. The trans-sacral route. Can the technique be simplified? (In Französisch). Cah Anesthesiol 1993;41:235–6.
95 Schwartz N, Eisenkraft JB. Probable venous air embolism during epidural placement in an infant. Anesth Analg 1993;76:1136–8.
96 Semple D, Findlow D, Aldridge LM, Doyle E. The optimal dose of ketamine for caudal epidural blockade in children. Anaesthesia 1996;51:1170–2.
97 Sethna NF, Berde CB. Venous air embolism during identification of the epidural space in children. Anesth Analg 1993;76:925–7.
98 Shayevitz JR, Merkel S, O'Kelly SW, Reynolds PI, Gutstein HB. Lumbar epidural morphine infusions for children undergoing cardiac surgery. J Cardiothorac Vasc Anesth 1996;10:217–24.
99 Steinstra R, van Poorten F. Immediate respiratory arrest after caudal epidural sufentanil. Anesthesiology 1989;71: 993–4.
100 Steven JM, McGowan FX, Jr. Neuraxial blockade for pediatric cardiac surgery: lessons yet to be learned. Anesth Analg 2000;90:1011–3.
101 Tanaka K, Watanabe R, Harada T, Dan K. Extensive application of epidural anesthesia and analgesia in a university hospital: incidence of complications related to technique. Reg Anesth 1993;18:34–8.
102 Tanaka M, Nishikawa T. Evaluating T-wave amplitude as a guide for detecting intravascular injection of a test dose in anesthetized children. Anesth Analg 1999;88:754–8.
103 Thompson JP, Rowbotham DJ. Remifentanil – an opioid for the 21 st century. Br J Anaesth 1996;76:341–3.
104 Tobias JD. Indications and application of epidural anesthesia in a pediatric population outside the perioperative period. Clin Pediatr Phila 1993;32:81–5.
105 Tobias JD, Lowe S, O'Dell N, Holcomb GW. Thoracic epidural anaesthesia in infants and children. Can J Anaesth 1993;40:879–82.
106 Tobias JD. Applications of intrathecal catheters in children. Paediatr Anaesth 2000;10:367–75.
107 Vas L, Naik V, Patil B, Sanzgiri S. Tunnelling of caudal epidural catheters in infants. Paediatr Anaesth 2000;10: 149–54.
108 Wilson GA, Brown JL, Crabbe DG, et al. Is epidural analgesia associated with an improved outcome following open Nissen fundoplication? Paediatr Anaesth 2001;11: 65–70.
109 Wilson JM, Lund DP, Lillehei CW, Vacanti JP. Congenital diaphragmatic hernia-a tale of two cities: the Boston experience. J Pediatr Surg 1997;32:401–5.
110 Wolf AR, Valley RD, Fear DW, et al. Bupivacaine for caudal

analgesia in infants and children: the optimal effective concentration. Anesthesiology 1988;69:102–6.
111 Wood CE, Goresky GV, Klassen KA, Kuwahara B, et al. Complications of continuous epidural infusions for postoperative analgesia in children. Can J Anaesth 1994;41:613–20.
112 Wrigley MW. Inadvertant dural puncture during caudal anaesthesia for Saethre-Chotzen syndrome. Anaesthesia 1991;46:705.
113 Wulf H, Peters C, Behnke H. The pharmacokinetics of caudal ropivacaine 0.2 % in children A study of infants aged less than 1 year and toddlers aged 1–5 years undergoing inguinal hernia repair. Anaesthesia 2000;55:757–60.

Spinalanästhesie bei Kindern
M. Hornung

Historische Entwicklung und heutiger Stand
Die erste Veröffentlichung über Spinalanästhesien bei Kindern im Alter zwischen 3 Monaten und 8 Jahren erfolgte durch Bainbridge im Jahr 1901 (4). Bis etwa Mitte der 50er Jahre erfreute sich diese Methode einer gewissen Beliebtheit, bevor sie durch die moderne Narkoseentwicklung zunehmend in Vergessenheit geriet (5).

Mitte der 80er Jahre erlebte die Spinalanästhesie in der Kinderanästhesie eine Renaissance, als nach Narkosen, insbesondere bei ehemaligen Frühgeborenen vor Erreichen der 50. postkonzeptionellen Woche, über schwerwiegende postoperative Atemstörungen berichtet wurde (1, 16, 18).

> **Das Risiko einer Ateminsuffizienz** oder schwerwiegender Apnoephasen, die oft in Zusammenhang mit Bradykardien stehen, ist bei diesen Hochrisikokindern in den ersten 24 Stunden postoperativ deutlich erhöht (2, 3, 17, 19, 22, 30, 35, 37).

Auf der anderen Seite führten die Weiterentwicklungen in der Neonatologie, der Geburtshilfe und auch in der Kinderanästhesie zu einer Zunahme der Anzahl der Neonaten, die sich einer Operation unterziehen müssen. Ehemalige Frühgeborene zeigen zudem eine wesentlich höhere Inzidenz beim Auftreten von Leistenhernien mit einem relativ hohen Risiko einer Inkarzeration.

Ein bisher sicher nur wenig beachteter Effekt der Spinalanästhesie liegt in der verminderten Stressantwort. So konnten Wolf u. Mitarb. zeigen, dass unter Spinalanästhesie bei Säuglingen sowohl Herzfrequenz als auch arterieller Blutdruck konstant blieben. Die Messungen der Blutspiegel der Stressparameter Adrenalin, Noradrenalin und Glucose ergaben unter Spinalanästhesie keinen Anstieg nach Operationsbeginn. Im Gegensatz hierzu wurde unter Opioidanalgesie eine hochsignifikante Zunahme beobachtet (39).

Anatomie und Physiologie
Das Rückenmark reicht bei Neugeborenen bis in Höhe von L_3, der Spinalraum bis zum 3. Sakralwirbel. Insbesondere bei sehr kleinen Frühgeborenen und farbigen Säuglingen kann beides sehr weit nach kaudal reichen (Abb. 11.7).

> **Die Punktion zur Spinalanästhesie** muss bei Frühgeborenen in Höhe $L_{4/5}$ oder dem bei Kindern auch sehr gut zugänglichen Zwischenwirbelraum L_5/S_1 erfolgen. Der Abstand Haut – Spinalraum beträgt in dieser Altersstufe 8–15 mm (27).

Das Liquorvolumen ist bis zum Alter von 3 Jahren mit 4 ml/kg – bezogen auf das Körpergewicht – doppelt so groß wie beim Erwachsenen. Das Verteilungsvolumen ist somit größer und die Absorptionsrate aufgrund einer stärkeren Vaskularisation des Epiduralraums erhöht. Die notwendige Dosis an Lokalanästhetikum ist gegenüber einem erwachsenen Patienten relativ höher. Die Wirkdauer beträgt bei einer schnellen und sehr variablen Regression zum Teil nur ein Viertel der Zeit, die bei Erwachsenen gefunden wird.

Eine sensible Austestung ist nur relativ ungenau durchführbar, sodass eine Orientierung anhand der motorischen Blockade erfolgt, die innerhalb von Sekunden nach Injektion des Lokalanästhetikums einsetzt. Mit kardiovaskulären Reaktionen durch eine Sympathi-

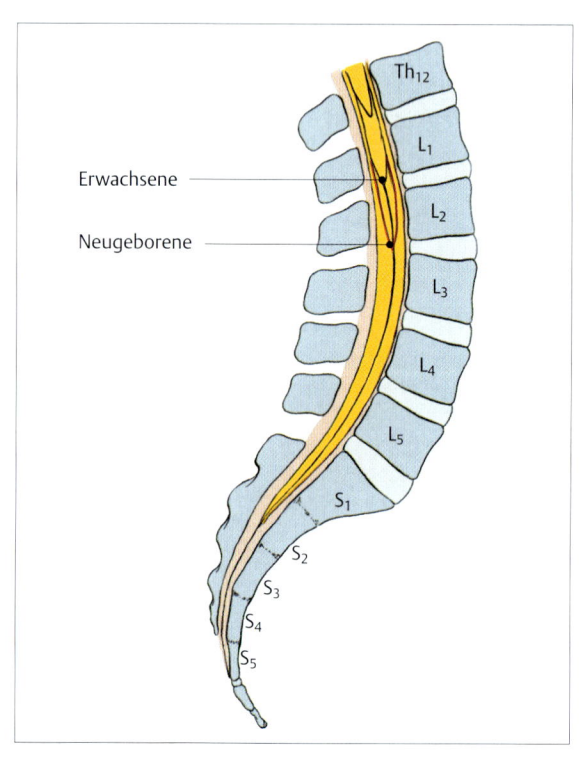

Abb. 11.7 Ausdehnung des Rückenmarks beim Säugling im Vergleich zum Erwachsenen.

kusblockade ist bis zu einem Alter von 8 Jahren nicht zu rechnen (6, 23).

Indikationen und Kontraindikationen

Die Spinalanästhesie eignet sich als alleiniges Verfahren für Operationen mit überschaubarer Dauer bis etwa in Höhe des Dermatoms Th_{10}, also Herniotomien und Eingriffe an der unteren Extremität (Tab. 11.**10**).

> Die Kombination einer Spinalanästhesie mit einer Allgemeinanästhesie ist im Allgemeinen nicht sinnvoll.

Es gibt auch einige Berichte über erfolgreiche Spinalanästhesien bei abdominellen Eingriffen. Vane u. Mitarb. berichten über die Durchführung einer Spinalanästhesie bei Gastroschisis als alleinigem Verfahren (34). Williams und Abajian führten erfolgreich Spinalanästhesien nach Intubation zur Ligatur eines Ductus arteriosus Botalli durch (38).

In einigen Fällen kann eine leichte Sedierung zur Punktion des Spinalraums oder zur Operation durchgeführt werden. Eine Sedierung darf jedoch nicht bei ehemaligen Frühgeborenen (insbesondere mit Anamnese von Apnoen, bronchiopulmonaler Dysplasie oder RDS) erfolgen, da selbst geringe Dosen – etwa von Ketamin – die Vorteile gegenüber einer Intubationsnarkose wieder aufheben (37). Neben der Indikation bei ehemaligen Frühgeborenen bis zur 50. postkonzeptionellen Woche ist eine Spinalanästhesie sinnvoll bei reifen Neugeborenen und Säuglingen mit einer schwierigen oder unmöglichen Intubation (Missbildungen im Gesicht oder Pharynx, Pierre-Robin-Syndrom usw.), bei Muskelerkrankungen, bei Notfalleingriffen und Nichtnüchternheit des Patienten sowie Infekten der Luftwege und dringlicher Operationsindikation, z. B. bei rezidivierender Hernieninkarzeration.

Die Kontraindikationen sind die gleichen wie im Erwachsenenalter.

Medikamente und Dosierung

Zur Anwendung gelangten bisher hauptsächlich Lidocain, Tetracain und Bupivacain. Dem letztgenannten, lang wirksamen Lokalanästhetikum sollte wegen der längeren Wirkdauer der Vorzug gegeben werden. Tetracain als einzige Esterverbindung befindet sich im europäischen Raum allerdings kaum noch in Gebrauch und ist in Deutschland nicht mehr im Handel.

> Der Zusatz von Adrenalin scheint eine Verlängerung der Wirkdauer um bis zu 50 % zu bewirken (10, 24, 25).

In eigenen Untersuchungen variierte die Streubreite der Wirkdauer bei Verwendung von Bupivacain hyperbar in einer mittleren Dosierung von 0,9 mg/kgKG mit Adrenalinzusatz bei einem Mittelwert von 106 Minuten erheblich zwischen 42 und 183 Minuten. Eine Erhöhung der Dosis bewirkt bei hyperbaren Lösungen sowohl bei Tetracain als auch bei Bupivacain eine deutliche Verlängerung der Wirkdauer (25, 26). Verwendet wurden bisher sowohl isobare als auch hyperbare Lösungen. Bei Anwendung der isobaren Lösung ist allerdings mit einer unsicheren Analgesieausbreitung über das Dermatom Th_{10} zu rechnen.

Die Dosierungen werden in der Literatur sehr unterschiedlich angegeben und liegen für Tetracain und Bupivacain zwischen 0,2 und 1,2 mg/kgKG, in der neueren Literatur mit einer Tendenz zu höheren Dosierungen (1, 9, 11, 13, 16, 18, 24, 25, 36).

> **Dosis.** Der Autor verwendet mit guten Erfahrungen bei ehemaligen Frühgeborenen eine Dosis von 1,0 mg/kgKG Bupivacain 0,5 % hyperbar mit Adrenalinzusatz 5 µg/0,1 ml.

Dies führt regelmäßig zu einer Anästhesieausdehnung bis Th_4, was aufgrund der schnellen Regression insbesondere bei beidseitigen Herniotomien notwendig ist. Die zu erwartenden Blutspiegel liegen unterhalb des toxischen Bereiches.

> **Dosis.** Bei älteren Kindern reichen je nach Alter und Höhe der gewünschten Anästhesieausbreitung Dosierungen zwischen 0,2 und 0,5 mg/kgKG aus (18, 26) (Tab. 11.**11**).

> Je höher das Alter, umso eher muss die gewichtsbezogene Dosis zurückgenommen werden.

Durchführung

> Die Technik der Spinalanästhesie bei Neugeborenen und Säuglingen sollte nur von sowohl in der Kinderanästhesie als auch in der Regionalanästhesie erfahrenen Anästhesisten durchgeführt werden.

Tabelle 11.10 Indikationen der Spinalanästhesie

Ehemalige Frühgeborene
Nichtnüchternheit
Verdacht auf Muskelerkrankung
Schwierige Intubation
Infekt der oberen Luftwege und dringliche Operationsindikation

Tabelle 11.11 Literaturübersicht: Spinalanästhesie bei ehemaligen Frühgeborenen

Lokalanäs-thetikum	Dosis (mg/kg)	Dauer (min)	Versager-quote	Mittleres Alter*	Mittleres Gewicht**	N	Autor
Tetracain hyperbar + Adrenalin	0,32	109 (80–145)	16,6 %	?	3420	36	Abajian (1)
Tetracain hyperbar	0,41 (0,24–0,65)	71 ± 14	?	?	?	20	Harnik (16)
Tetracain hyperbar + Adrenalin	0,4–0,6	?	0	40,9	?	20	Welborn (36)
Tetracain hyperbar + Adrenalin	0,55	195 (67–600)	16,5 %	41,5	3340	164	Gerber (13, 14)
Tetracain hyperbar + Adrenalin	1,0	177 ± 25	6,6 %	46,7	?	15	Ramamoorthy (25)
Tetracain hyperbar + Adrenalin	1,2	201 ± 46	6,6 %	41,8	?	15	Ramamoorthy (25)
Bupivacain hyperbar + Adrenalin	0,6	84 (64–110)	0	4 Mon.	5700	12	Parkinson (24)
Bupivacain hyperbar + Adrenalin	0,9 (0,5–1,3)	106 (42–183)	11,5 %	43,1	3327	216	Hornung
Bupivacain hyperbar + Adrenalin	1,0	121 ± 39	0	59,8	?	15	Ramamoorthy (25)
Bupivacain hyperbar + Adrenalin	1,2	147 ± 37	0	42,8	?	15	Ramamoorthy (25)
Bupivacain isobar + Adrenalin	0,6	60–90	16,6 %	40,0	2690	12	Fösel (9, 10)
Bupivacain isobar + Adrenalin	0,8 ± 0,2	70 ± 25			4500	12	Mahe (18)
Bupivacain isobar	0,86 ± 0,1	81 ± 18			4800	16	Mahe (18)
Bupivacain isobar	?	75 ± 15	12,9 %	43	3425	380	Fouckhardt-Bradt (11)

* Alter zum Operationszeitpunkt in postkonzeptioneller Woche
** Gewicht zum Operationszeitpunkt (in g)

> Mindestens 30 Minuten vor der geplanten Durchführung sollte die Punktionsstelle mit einer Lokalanästhetikaemulsion (EMLA) versorgt werden. Hierdurch erhält man einen ruhigeren Patienten und erleichterte Punktionsverhältnisse bei weitgehend schmerzfreier Technik.

Eine Störung der Blutgerinnung sollte präoperativ laborchemisch ausgeschlossen werden. Vor Anlage der Blockade muss das Narkosegerät auf Vollständigkeit und Funktion überprüft worden sein. Alle notwendigen Medikamente zur Narkoseeinleitung sollten bereitliegen und das Kind an EKG und Pulsoxymeter angeschlossen sein. Bei schwierigen Venenverhältnissen kann eine Venenverweilkanüle auch erst nach Beginn der Spinalanästhesie an der unteren Extremität angelegt werden, da Kreislaufreaktionen nach der Spinalanästhesie nicht zu erwarten sind.

Unter sterilen Kautelen werden in einer Insulinspritze 50 µg Adrenalin und das gewünschte Lokalanästhetikum bis auf 1 ml aufgezogen. Bis auf die unter Berücksichtigung des Totraums der Spinalkanüle ermittelte Dosis wird die Füllung der Spritze aus Sicherheitsgründen wieder reduziert. Die Punktion kann im Sitzen oder besser in Seitenlage erfolgen. Hierbei ist auf eine Parallelstellung des Schultergürtels und des Beckens zu achten (Abb. 11.8). Die Flexion der Wirbelsäule durch eine Hilfsperson sollte geschehen, ohne den Kopf des Säuglings zu beugen und damit seine Atmung zu beeinträchtigen.

Nach ausgiebiger Hautdesinfektion und Abdeckung wird der Beckenkamm getastet und die Punktionsstelle kaudal hiervon mit dem Fingernagel markiert. Dann erfolgt die Punktion in Höhe $L_{4/5}$ oder L_5/S_1 ähnlich wie beim Erwachsenen mittels einer kurzen (2,5 cm) 25-G-Neonatenspinalkanüle mit Mandrin. Die Schliffrichtung der Kanüle muss parallel zu den Durafasern stehen, um diese nicht zu durchschneiden. Bei Erreichen des Epiduralraums kann es zu einem spontanen Blutfluss kommen, der eine erneute Punktion notwendig macht. Die Penetration des Subarachnoidalraums ist deutlich an einem „Klickphänomen" zu erkennen. Im Allgemeinen stellt sich sofort ein spontaner Liquorfluss ein (Abb. 11.9), ansonsten kann versucht werden, ihn durch Druck auf die Stirnfontanelle auszulösen. In Einzelfällen kann im Gegensatz zum Erwachsenen auch bei „trockener" Punktion und eindeutigem Klick eine Spinalanästhesie erfolgreich durchgeführt werden.

Um einen Liquorverlust zu vermeiden, wird nach erfolgreicher Punktion sofort die mit Lokalanästhetikum gefüllte Insulinspritze aufgesetzt und evtl. eine minimale Aspirationsprobe vorgenommen. Das Lokalanästhetikum wird je nach Mobilität des Kindes nun langsam oder etwas zügiger injiziert und die Kanüle mit aufgesetzter Spritze für einige Sekunden belassen, um einen Liquoraustritt aus dem Stichkanal zu verhindern. Anschließend wird das Kind in Rückenlage gebracht.

> Wurde ein hyperbares Lokalanästhetikum verwendet, darf das Kind auch zum Anlegen der neutralen Elektrode auf keinen Fall in Kopftieflage gebracht werden. Ein Anheben des Beckens über den Schultergürtel hat eine unmittelbar einsetzende hohe oder totale Spinalanästhesie zur Folge und erfordert eine künstliche Beatmung.

Kopf und Schulter werden mit einem schmalen Kissen unterlegt, um die Ausbreitung der Anästhesie in der Höhe des Dermatoms Th_4 zu begrenzen. Die motorische und die sensible Blockade setzen sofort ein. An der unteren Extremität wird nun die Blutdruckmessung und – falls noch nicht geschehen – ein venöser Zugang angebracht. Die Operation kann und sollte unmittelbar erfolgen. Bei noch unruhigen Kindern ist nun

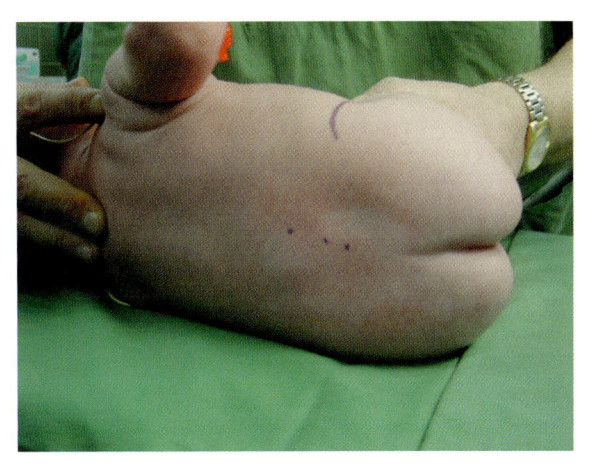

Abb. 11.8 Lagerung eines Neugeborenen zur Spinalanästhesie in Seitenlage. Die Beine sind angewinkelt, der Kopf wird nicht anteflektiert (Foto: M. Hornung).

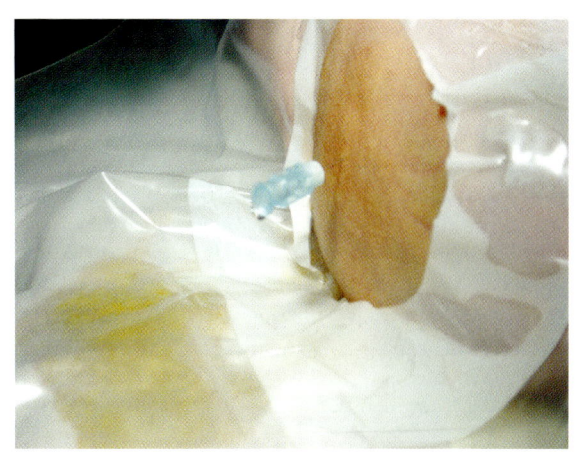

Abb. 11.9 Freier Liquorabfluss durch eine 25-G-Spinalnadel (Foto: M. Hornung).

die Zuwendung des Anästhesisten gefragt, evtl. unterstützt durch einen mit Honig benetzten Schnuller oder bei gesicherter Blockade auch durch Trinken aus einem Teefläschchen.

Probleme und Komplikationen

Ein Nachteil der Spinalanästhesie liegt in der fehlenden postoperativen Analgesie aufgrund der kurzen Wirksamkeit. Für eine ausreichende postoperative Analgesie ist deshalb Sorge zu tragen.

Einige Autoren berichten über die erfolgreiche Durchführung einer kontinuierlichen Spinalanästhesie oder die Kombination mit einer Epiduralanästhesie (CSE), auch bei ehemaligen Frühgeborenen (31, 32). Das erhöhte Risiko dieser Methoden lässt sich aber nur in Ausnahmefällen rechtfertigen. Die kurze Wirkdauer der Spinalanästhesie erfordert eine enge zeitliche Zusammenarbeit zwischen Kinderchirurgen und Anästhesisten. Eine Regression der Anästhesie während der Operation kann den Umstieg auf eine Allgemeinanästhesie notwendig machen. Bei beidseitigen Herniotomien kann es erforderlich werden, zweizeitig zu operieren.

Eine Sedierung während der Operation kann das Risiko von Atemstörungen erhöhen und ist auch nicht notwendig, da zumindest die sehr kleinen Kinder meist unmittelbar nach Anlegen der Spinalanästhesie in einen tiefen Schlaf fallen. Dieser einer Agonie ähnliche Zustand ist bisher nicht zu erklären (14).

Die Inzidenz des postspinalen Kopfschmerzes lässt sich in dieser Altersgruppe nicht erfassen, wird aber eher als gering beurteilt, insbesondere bei Verwendung von 25-G- anstelle von 22-G-Kanülen. Dagegen wird bei älteren Kindern sowohl nach Spinalanästhesien als auch nach Liquorpunktionen eine in etwa vergleichbare Inzidenz an postspinalen Kopfschmerzen beobachtet wie bei jungen Erwachsenen. Auch scheinen Nadelstärke und Schliff einen großen Einfluss darauf zu haben (19).

Eine Bradykardie oder Hypotension als Folge der Sympathikusblockade ist bei Säuglingen nicht zu sehen, bei jüngeren Kindern treten die Reaktionen abgeschwächt auf (6, 23). Ebenso konnte eine Harnretention bei Säuglingen von uns nicht beobachtet werden. Die seltene Komplikation einer totalen Spinalanästhesie erfordert eine Beatmung (12). Bei sehr hoher Ausdehnung der Anästhesie muss bei ehemaligen Frühgeborenen die respiratorische Funktion sehr genau beobachtet werden.

Die meisten Untersuchungen gehen von einer verminderten postoperativen Komplikationsrate bei ehemaligen Frühgeborenen nach Spinalanästhesie im Vergleich zur Allgemeinanästhesie aus (2, 21, 28, 29, 36), allerdings gibt es auch Autoren, die keinen signifikanten Unterschied fanden (20). Insbesondere bei Kindern mit entsprechender Anamnese von respiratorischen Störungen ist postoperativ eine besondere Überwachung der Atemfunktion mittels Pulsoxymeter oder Apnoewarner über 24 Stunden nach dem Eingriff erforderlich (33).

Das Risiko schwerwiegender Komplikationen scheint sehr gering zu sein. In einer retrospektiven Studie wurden bei 705 Spinalanästhesien 4 Fälle von Krämpfen, Apnoen oder extensiver Ausbreitung der Blockade beschrieben (8). Eine anschließende prospektive Studie fand eine akzidentielle intravasale Injektion des Lokalanästhetikums ohne relevante klinische Symptomatik bei 506 Spinalanästhesien (15).

Über die Inzidenz postspinaler neuronaler Läsionen können derzeit noch keine Aussagen gemacht werden. Easley beschreibt den Fall einer aseptischen Meningitis nach Spinalanästhesie, wie auch schon nach pädiatrischen Liquorpunktionen beobachtet (7). Theoretisch sind bei Kindern sämtliche Komplikationen der Spinalanästhesie bei Erwachsenen möglich.

Die Versagerquote durch Nichtidentifikation des Subarachnoidalraums liegt umso höher, je kleiner die Kinder sind. Ein Versagen erfordert das Umsteigen auf eine Kaudalanästhesie und/oder eine Intubationsnarkose.

Kernaussagen

1

▸ **Historische Entwicklung und heutiger Stand** - Mitte der 80er Jahre erlebte die Spinalanästhesie in der Kinderanästhesie eine Renaissance, als nach Narkosen, insbesondere bei ehemaligen Frühgeborenen vor Erreichen der 50. postkonzeptionellen Woche, über schwerwiegende postoperative Atemstörungen berichtet wurde (1, 16, 18). Diese Komplikation tritt bei einer Spinalanästhesie nicht auf. Ein weiterer Vorteil liegt in der verminderten Stressantwort.

2

▸ **Anatomie und Physiologie** Das Liquorvolumen ist bis zum Alter von 3 Jahren mit 4 ml/kg doppelt so groß wie beim Erwachsenen, sodass das Verteilungsvolumen eines Lokalanästhetikums beim Kind größer ist. Daher ist die relative Dosis eines Lokalanästhetikums gegenüber der des erwachsenen Patienten höher. Aufgrund einer stärkeren Vaskularisation des Epiduralraums ist die Absorptionsrate höher. Die Wirkdauer beträgt bei einer schnellen und sehr variablen Regression zum Teil nur ein Viertel der Zeit, die bei Erwachsenen beobachtet wird.

3

▶ **Indikationen und Kontraindikationen** Die Spinalanästhesie eignet sich als alleiniges Verfahren für Operationen mit überschaubarer Dauer bis etwa in Höhe des Dermatoms Th$_{10}$, also Herniotomien und Eingriffe an der unteren Extremität.

4

▶ **Medikamente und Dosierung** Es werden zumeist Lidocain, Tetracain und Bupivacain verwandt. Der Zusatz von Adrenalin scheint eine Verlängerung der Wirkdauer um bis zu 50 % zu bewirken (10, 24, 25). Bei ehemaligen Frühgeborenen hat sich eine Dosis von 1,0 mg/kgKG Bupivacain 0,5 % hyperbar mit Adrenalinzusatz 5 µg/0,1 ml bewährt. Bei älteren Kindern reichen je nach Alter und Höhe der gewünschten Anästhesieausbreitung Dosierungen zwischen 0,2 und 0,5 mg/kgKG aus.

5

▶ **Durchführung** Die Technik der Spinalanästhesie bei Neugeborenen und Säuglingen sollte nur von einem sowohl in der Kinderanästhesie als auch in der Regionalanästhesie erfahrenen Anästhesisten durchgeführt werden.
Mindestens 30 Minuten vor der geplanten Durchführung muss die Punktionsstelle mit einer Lokalanästhetikaemulsion (EMLA) versorgt werden. Hierdurch erreicht man, dass der Patient ruhiger und die Punktion leichter durchführbar ist.

6

▶ **Probleme und Komplikationen** Ein Nachteil der Spinalanästhesie besteht in der fehlenden postoperativen Analgesie aufgrund der kurzen Wirksamkeit. Für eine ausreichende postoperative Analgesie ist deshalb Sorge zu tragen.
Bradykardie, Hypotension und Harnretention wurden bei Säuglingen nicht beobachtet, bei jüngeren Kindern in seltenen Fällen abgeschwächt.

Literatur

1. Abajian JC, Mellish PWI, Browne AE, Perkins FM, Lambert DH, Mazuzian JE. Spinal anesthesia for the high risk infant. Anesth Analg 1984;63:359–62.
2. Abel M Postoperative Apnoen-Eine besondere Gefahr für ehemalige Frühgeborene. Anästh Intensivther Notfallmed 1990;25:396–8.
3. Allen GS, Cox CS Jr, White N, Khalil S, Rabb M, Lally KB. Postoperative respiratory complications in ex-premature infants after inguinal herniorrhaphy. J Pediatr Surg 1998; 33:1095–8.
4. Bainbrige WS. Report 712. Operations on infants and young children under spinal anaesthesia. Arch Pediatr 1901;18:510.
5. Berkowitz S, Greene BA. Spinal anesthesia in children. Report based on 350 patients under 13 years of age. Anesthesiology 1951;12:376.
6. Dohi S, Naito H, Takahashi T. Age related changes in blood pressure and duration of motor block in spinal anesthesia. Anesthesiology 1979;50:319–23.
7. Easley RB, George R, Connors D, Tobias JD. Aseptic meningitis after spinal anesthesia in an infant. Anesthesiology 1999;91:305–7.
8. Flandin-Bléty C, Barrier G. Accidents following extradural analgesia in children. The results of a retrospective study. Paediatr Anaesth 1995;5:41–6.
9. Fösel T, Larsen R, Schwaiger C. Spinalanästhesie zur Operation von respiratorisch gefährdeten Säuglingen – erste Erfahrungen mit 12 Patienten. Anästhesiol Intensivmed Notfallmed Schmerzther 1992;27:403–5.
10. Fösel T, Wilhelm W, Grueness V. Spinal anesthesia in infancy using 0,5 % bupivacaine: the effect of an adrenaline addition on duration and hemodynamics. Anästhesist 1994;43:26–9.
11. Fouckhardt-Bradt B, Steffan U, Hanekop G, Kettler D. Spinal anaesthesia for inguinal hernia repair and other minor surgery below the umbilicus in preterm and term infants. BJA 1995;74(Suppl.1):A327.
12. Garnier JC. High spinal anaesthesia in an infant. Paediatr Anaesth 1998;6:523–4.
13. Gerber AC, Baitella LC, Dangel PH. Spinal anaesthesia in former preterm infants. Paediatr Anaesth 1993;3:153–6.
14. Gerber AC. Persönliche Mitteilung 1999.
15. Giaufré E, Dalens B, Gombert A. Epidemiology and morbidity of regional anesthesia in children: A one-year prospective survey of the french-language society of pediatric anesthesiologists. Anesth Analg 1996;83:904–12.
16. Harnik EV, Hoy GR, Potolicchio S, Steward DJ, Siegelman RE. Spinal anesthesia in premature infants recovering from respiratory distress syndrome. Anesthesiology 1986;64: 95–9.
17. Kokki H, Hendolin H, Turunen M. Postdural puncture headache and transient neurologic symptoms in children after spinal anaesthesia using cutting and pencil point spinal needles. Acta Anaesthesiol Scand 1998;42:1076–82.
18. Krane EJ, Haberkern CM, Jacobson LE. Postoperative apnea, bradycardia, and oxygen desaturation in formerly premature infants: prospective comparison of spinal and general anesthesia. Anesth Analg 1995;80:7–13.
19. Kunst G, Linderkamp O, Holle R, Motsch J, Martin E. The proportion of high risk preterm infants with postopertive apnea and bradycardia is the same after gerneral and spinal anesthesia. Can J Anaesth 1999;46:94–5.
20. Liu LMP, Cote CJ, Goudsouzian NG, Ryan JF, Firestone S, Dedrick DF, Liu PL, Todres ID. Life-threatening apnoea in infants recovering from anesthesia. Anesthesiology 1983; 59:506–10.
21. Mahe V, Ecoffey C. Spinal anesthesia with bupivavaine in infants. Anesthesiology 1988;68:601–3.
22. Malviya S, Swartz J, Lerman J. Are all preterm infants younger than 60 weeks postconceptual age at risk for postanesthetic apnea? Anesthesiology 1993;78:1076–81.
23. Oberlander TF, Berde CB, Lam KH, Pappaport LA, Saul JP. Infants tolerate spinal anesthesia with minimal overall autonomic changes: analysis of heart rate variability in former premature infants undergoing hernia repair. Anesth Analg 1995;80:20–7.
24. Parkinson SK, Little WL, Malley RA, Pecsok JL, Mueller JB, Whalen TV. Use of hyperbaric bupivacaine with epinephrine for spinal anesthesia in infants. Anesthesiology 1990; 15:86–8.

25 Ramamoorthy C, Sukhani R, Black PR. Pediatric spinals without supplement: In search of the optimal drug and dose. Anesthesiology 1991;75:A915.
26 Rice LJ, DeMars PD, Whalen DV. Duration of spinal anesthesia in infants less than one year of age. Reg Anesth 1994;19:325–9.
27 Saint-Maurice C. Spinalanästhesie. In: Saint-Maurice C, Schulte-Steinberg O. Regionalanästhesie bei Kindern. Stuttgart:Fischer;1992:119–25.
28 Sartorelli KH, Abajian JC, Kreutz JM, Vane DW. Improved outcome utilizing spinal anesthesia in high-risk infants. J Pediatr Surg 1992.
29 Somri M, Gaitini L, Vaida S, Collins G, Sabo E, Mogilner G. Postoperative outcome in high-risk infants undergoing heriorrhaphy: comparsion between spinal and gerneral anaesthesia. Anaesthesia 1998;53:762–6.
30 Steward DJ. Preterm infants are more prone to complications following minor surgery than are term infants. Anesthesiology 1982;56:304–6.
31 Tobias JD, Lowe S, O'Dell N, Pietsch JB, Neblett WW. Continuous regional anaesthesia in children. Can J Anaesth 1993;40:1065–8.
32 Tobias JD. Combined spinal/epidural in neonates and children. Can J Anaesth 1997;44:1320–1.
33 Tobias JD, Burd RS, Helikson MA. Apnea following spinal anaesthesia in two former pre-term infants. Can J Anaesth 1998;45:985–9.
34 Vane DW, Abajian JC, Hong AR. Spinal anaesthesia for primary repair of gastroschisis: a new and safe technique for selected patients. J Ped Surg 1994;29:1234–5.
35 Welborn LG, Ramirez NOT, Ruttiman UE, Fink R, Guzzetta P, Epstein BS. Postanesthetic apnea and periodic breathing in infants. Anesthesiology 1986;65:658–61.
36 Welborn LG, Rice LJ, Hannallah RS, Broadman LM, Ruttiman UE, Fink R. Postoperative apnea in former preterm infants: prospective comparison of spinal and gerneral anesthesia. Anesthesiology 1990;72:838–42.
37 Welborn LG. Post-operative apnoea in the former preterm infant: a review. Paediatr Anaesth 1992;2:37.
38 Williams RK, Abajian JC. High spinal anaesthesia for repair of patent ductus arteriosus in neonates. Paediatr Anaesth 1997;7:205–9.
39 Wolf AR, Doyle E, Thomas E. Modifying infant stress response to major surgery: spinal vs extradural vs opioid analgesia. Paediatr Anaesth 1998;8:305–11.

11.4
Periphere Blockaden

M. Jöhr

Grundlagen

Die zu blockierenden Nerven werden in Rumpf- und Kopfbereich mittels anatomischer Kenntnisse aufgesucht. Im Bereich der Extremitäten ist ergänzend die Verwendung eines Nervenstimulators Goldstandard (vgl. Kapitel 4). Besondere Vorsicht ist nötig, um beim narkotisierten Kind eine intraneurale Injektion zu vermeiden. Es gilt der Grundsatz: „Lieber einen Versager als einen bleibenden Nervenschaden riskieren" (53).

Es ist unbekannt, welches die optimalen Mengen Lokalanästhetikum für die einzelnen Verfahren sind.

Dosis. Für die meisten großen Leitungsblockaden haben sich ¾ ml/kgKG als Richtlinie bewährt. Der Autor verwendet bei Kombination mit einer Allgemeinnarkose 0,25 %iges Bupivacain oder 0,375 %iges Ropivacain. Wird die Regionalanästhesie als alleiniges Verfahren eingesetzt, nimmt er Mischungen von 1 %igem Prilocain mit 0,5 %igem Bupivacain oder 0,75 %igem Ropivacain.

Clonidin (1–2 μg/ml) wird als Zusatz zu Bupivacain von manchen Kinderanästhesisten verwendet, obgleich eine wissenschaftliche Abstützung dieses Vorgehens zurzeit noch fehlt.

Der Anästhesist soll vor der Durchführung der Blockade abschätzen, in welcher Tiefe die Nerven zu erwarten sind (29, 53), um das Nadelmaterial entsprechend zu wählen und Verletzungen von inneren Organen bei Fehlpunktionen zu vermeiden.

> **Ein Abschätzen** der voraussichtlichen Einführtiefe und die Wahl einer entsprechenden Nadel ist nötig, um sicher und erfolgreich Regionalanästhesien bei Kindern anzuwenden.

Kopfbereich
Skalpblock

Eine ringförmige Blockade oberhalb einer Linie Augenbraue – Ohr („da, wo der Lorbeerkranz getragen wird") anästhesiert die Skalphaut (96) und kann zur perioperativen Analgesie bei Kraniotomien verwendet werden. Die Infiltration entlang der Hautinzision durch den Chirurgen ist eine Alternative (47, 48); diese erfolgt meist auch mit dem Ziel, die Blutung durch einen Vasokonstriktorzusatz zu minimieren. Eine Studie bei Kindern liegt vor (47). Beide Verfahren helfen, die hämodynamischen Auswirkungen einer Kraniotomie zu verringern (47, 48, 96).

Dosis. Lang wirkende Lokalanästhetika wie 0,25 %iges Bupivacain oder 0,2 %iges Ropivacain eignen sich, meist wird 2,5–5 μg/ml Adrenalinzusatz verwendet.

- Besondere Vorsicht ist bei Kindern mit offenen Schädelnähten erforderlich, damit nicht versehentlich intrakraniell injiziert wird.
- Es wird vermutet, dass die Resorption der Lokalanästhetika aus der Skalphaut rasch erfolgt und hohe Plasmaspiegel resultieren können.
- Auch bei sorgfältiger Infiltrationstechnik können durch die Verletzung arterieller Gefäße lokale Hämatome entstehen; eine prophylaktische Kompression der Infiltrationslinie während 1–3 Minuten ist von Vorteil.
- Sichtbare Infiltrationslinien supraorbital im Stirnbereich sind für Eltern bei Inzisionen im Bereich

des behaarten Kopfs oft unerwartet und müssen daher schon beim Prämedikationsgespräch angesprochen werden.
- Bei allen Infiltrationsanästhesien vor dem Ohr und im Bereich des Mastoids kann eine Blockade von Fazialisästen resultieren (54), diese nimmt dem Auge vorübergehend den schützenden Lidschluss.

Infraorbitalis-Blockade

Die Blockade des N. infraorbitalis (vgl. Kapitel 15) perkutan (13) oder enoral wird zur Analgesie nach Lippenspaltenkorrektur empfohlen (13, 78, 90, 97). Sie ist auch hilfreich, um ausnahmsweise bei größeren Kindern nur unter Sedierung Oberlippenverletzungen zu versorgen.

Bei der vom Autor bevorzugten enoralen Technik (53) wird eine 23- bis 25-G-Nadel in der Umschlagsfalte des Vestibulum oris entlang der Maxilla eingeführt bis in die Mitte der Strecke Mundwinkel – Lidmitte, bei größeren Kindern bis in die Mitte der Strecke Eckzahn – Orbitaunterrand. Volumina von 0,5 – 3 ml (Säuglinge – Adoleszente) sind ausreichend.

- Die lokale Schmerzfreiheit im Lippenbereich genügt oft nicht, um Kinder nach der Korrektur von Lippenspalten total komfortabel zu halten; die zusätzliche Gabe von Opiaten ist meist erforderlich. Dies relativiert den Stellenwert dieser Blockade zur Analgesie nach Lippenspaltenkorrektur bei Säuglingen.
- Anästhesiebedingte Hämatome können das kosmetische Resultat einer Lippenkorrektur gefährden und das Verschieben des Eingriffs erfordern.
- Spezifische Risiken sind die retrograde Embolisation der intrakraniellen Strombahn durch eine Injektion in den Canalis infraorbitalis (75) oder die Verletzung des Bulbus (130).

Infiltration der Tonsillenlogen

Die Infiltration der Tonsillenlogen als Ergänzung zu einer Allgemeinnarkose bewirkt nur eine geringe und kurz anhaltende Schmerzreduktion nach Tonsillektomie (92, 117, 132) – auch bei der Verwendung von Bupivacain oder Ropivacain. Dies steht im Widerspruch zur Erfahrung, dass beim Erwachsenen eine Tonsillektomie unter Lokalanästhesie allein möglich ist. Ein präemptiver Effekt der Tonsilleninfiltration auf das postoperative Schmerzgeschehen konnte nicht nachgewiesen werden (88, 94). Die Infiltration mit adrenalinhaltigen Lösungen verringert aber den Blutverlust (116).

In Anbetracht von Aufwand und potenziellem Risiko lohnt sich aus Sicht des Autors die Infiltration der Tonsillenlogen nicht als schmerztherapeutische Maßnahme bei Kindern, die unter Allgemeinnarkose tonsill-

ektomiert werden. Neben Nichtopiatanalgetika sind eine oder mehrere Dosen eines Opiats ohnehin unerlässlich für eine adäquate Schmerzkontrolle.

- Die nur kurz anhaltende Schmerzreduktion relativiert den Stellenwert der Infiltration der Tonsillenlogen zur postoperativen Analgesie bei Operation unter Allgemeinnarkose.
- Adrenalinhaltige Lösungen verringern den Blutverlust.
- Rasche Resorption und hohe Lokalanästhetikaspiegel sind zu beachten (14).

Blockaden im Augen- und Mundbereich

Retrobulbär- (3) und Peribulbäranästhesien sind bei Kindern machbar, sie spielen jedoch klinisch kaum eine Rolle. Kinder können und sollen meist nicht wach am Auge operiert werden, und die postoperativen Schmerzen nach Schieloperationen lassen sich mit systemischer Medikation adäquat behandeln. Fazialisblockaden, z. B. nach van Lindt, sind gelegentlich hilfreich, um bei Hornhautverätzungen unter Ketaminarkose das wiederholte Spülen des Auges zu erleichtern.

Zahnärztliche Infiltrationsanästhesien (vgl. Kapitel 15) finden breite Anwendung, sei es zur postoperativen Schmerzbekämpfung oder um mittels Vasokonstriktorzusatz die Blutung zu minimieren.

Rumpfbereich
Ilioinguinalis-Iliohypogastrikus-Blockade

Die Ilioinguinalisblockade gewährt gute postoperative Analgesie nach inguinalen Inzisionen, z. B. Hernienplastik (15, 31, 46) oder Orchidopexie (45, 76). Ein intraoperativer Zug am Peritoneum oder am Samenstrang ist nicht voll abgedeckt.

Die Nn. ilioinguinalis und iliohypogastricus verlaufen zwischen dem M. transversus abdominis und dem M. obliquus internus abdominis. Die Punktion erfolgt medial der Spina iliaca anterior superior auf einer Linie Spina – Nabel, ein Viertel dieser Strecke medial der Spina iliaca anterior superior. Alternativ wird eine Einstichstelle einen Fingerbreit neben der Spina iliaca anterior superior angegeben. Eine kurzgeschliffene Nadel wird vorgeschoben, bis die Externusaponeurose mit einem deutlichen Klick perforiert wird. Die Hauptmenge des Lokalanästhetikums, z. B. 0,5 ml/kg Bupivacain 0,25 % oder Ropivacain 0,375 % wird subfaszial, ein kleiner Teil beim Zurückziehen der Nadel subkutan injiziert. Verschiedene Modifikationen der Technik wurden beschrieben. Dalens empfiehlt eine zusätzliche Infiltration von medial her (29). Wenn zusätzlich vor der Leistenininzision zur Beurteilung der anatomischen Situation laparoskopiert wird, ist die Kaudalanästhesie vorzuziehen (124).

Die Ilioinguinalisblockade kann präoperativ durch den Anästhesisten oder intraoperativ durch den Chirurgen erfolgen (127). Das bloße Ausspülen der Wunde mit Bupivacain soll zwar ähnlich wirksam sein wie ein Ilioinguinalisblock (18). Dies widerspricht jedoch der persönlichen Erfahrung des Autors. Zudem fehlen gute placebokontrollierte Studien.

- Auch bei korrekter Technik ist eine Blockade des N. femoralis möglich (1, 68, 103, 104, 109). Femoralisblockaden sind ebenfalls möglich, wenn intraoperativ durch den Chirurgen lokal infiltriert wird (118). Eine Femoralisblockade kann die Entlassung nach ambulanter oder tagesklinischer Operation erheblich verzögern.
- Die Resorption der Lokalanästhetika erfolgt aus der Bauchwand rasch, und es können hohe Spiegel resultieren (35, 115), vor allem bei kleinen Kindern (112).
- Eine unbemerkte Perforation der Bauchwand mit der Punktion von Darmteilen ist möglich und kann zu differenzialdiagnostischen Schwierigkeiten führen (55). Die Verwendung von Nadeln mit kurzem Schliff ermöglicht eine eindeutige Identifikation der Externusaponeurose und hilft, diese Komplikation zu vermeiden.

Penisblockade

Die Penisblockade ist die wirksamste Methode, Schmerzen nach Penischirurgie zu lindern; oft sind nach Zirkumzision keine weiteren Analgetika mehr nötig (51).

Verschiedene Techniken wurden beschrieben. Beim subpubischen Penisblock, wie von Dalens beschrieben (26), werden zwei paramediane Injektionen unter die oberflächliche Faszie – bevor sie zur Buck-Faszie wird – in den fettgefüllten subpubischen Raum gelegt. Alternativen sind der subkutane Penisringblock, der wahrscheinlich weniger Analgesielücken hat (63), aber kürzer wirksam ist (50), sowie die topische Analgesie mit EMLA. Diese Analgesie ist besser als eine Operation ohne jegliche Anästhesie beim wachen Neugeborenen (87, 120), ist jedoch intra- (16) und postoperativ (67) dem Penisblock weit unterlegen. Der Penisblock ist Goldstandard für die Analgesie nach Zirkumzision.

- **Mögliches Vorgehen.** Der Penis wird mit Heftpflaster an den Oberschenkeln fixiert, und zwei 23- bis 25-G-Nadeln werden paramedian, 0,5–1,5 cm lateral der Mittellinie sowie 10–20° medial und 10–20° kaudal gerichtet, eingeführt, bis die Perforation der Skarpafaszie als Klick verspürt wird (Abb. 11.**10**); wird die Nadel jetzt losgelassen, weicht sie nicht mehr zurück. Es werden je Seite 0,1 ml/kg (maximal 4 ml) Bupivacain 0,5 %–0,75 % ohne Adrenalin injiziert. Es gibt keine wissenschaftlichen Daten darüber, welches die optimalen Konzentrationen und Volumina sind. Es erscheint aber sinnvoll, bei beschränktem Volumen hohe Konzentrationen zu verwenden. Die subpubische Penisblockade erfolgt im Bereich der Abdominalwand und bewirkt keine sichtbaren Veränderungen des Penis für den Operateur.

- Es sind zwingend Lokalanästhetika ohne Adrenalinzusatz zu verwenden, schwerwiegende Komplikationen sind sonst möglich (9).
- Komplikationen kommen bei korrekter Technik kaum vor; der Penisblock soll keinem Kind mit Penischirurgie vorenthalten werden.

Paravertebralblockade, interpleurale Katheter

Die paravertebrale Blockade (70) kann zur postoperativen Analgesie nach Thorakotomien (57, 98, 110) oder unilateralen Flankeninzisionen (71) eingesetzt werden.

Infusionsraten von 0,25 mg/kg/h Bupivacain sind als sicher zu erachten (20). Die Methode ist technisch anspruchsvoll, und das Vorschieben des Katheters gelingt nicht konstant. Eine Möglichkeit ist, anlässlich der Thorakotomie den Katheter durch den Chirurgen einlegen zu lassen.

Pleurale Katheter können zur postoperativen Analgesie nach Thorakotomien (125) eingesetzt werden. Die nötigen Lokalanästhetikamengen sind jedoch hoch (43, 131), und die Analgesie oft nicht optimal (121).

- Das Legen von paravertebralen Kathetern ist technisch anspruchsvoll.
- Große Mengen von Lokalanästhetika sind nötig.

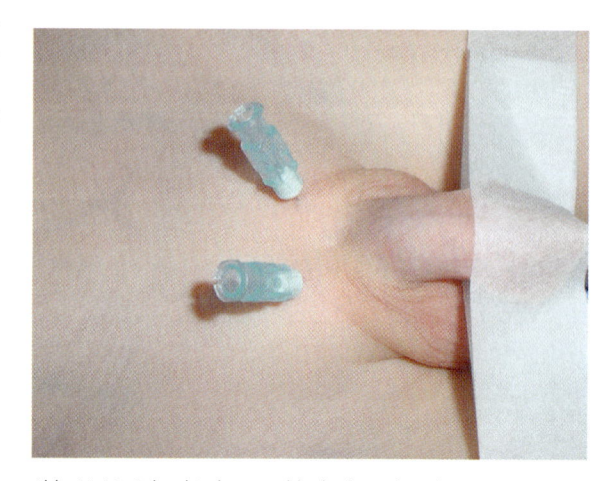

Abb. 11.**10** Subpubische Penisblockade nach Dalens: Zwei paramediane Injektionen werden in den subpubischen Raum gelegt (Foto: M. Jöhr).

Obere Extremität
Interskalene Plexusblockade

Die interskalene Blockade nach Winnie oder in der Modifikation nach Meier ist für Schultereingriffe bei Adoleszenten reserviert, wenn die Blockade beim wachen Kind für die postoperative Schmerztherapie durchgeführt werden kann. Es scheint unklug, als Routineverfahren bei narkotisierten Kindern interskalenäre Injektionen durchzuführen, da hier der Plexus mit einem erhöhten Schädigungsrisiko in einem engen Raum fixiert ist und zudem die Warnzeichen einer intrathekalen oder gar intramedullären Fehlinjektion beim narkotisierten Kind fehlen (8).

Paraskalene Plexusblockade

Dalens versuchte, die Risiken der interskalenen Blockade zu vermeiden, indem er fern von der Wirbelsäule – lateral der Skalenuslücke – injizierte (27). Bei maximal zur kontralateralen Seite geneigtem Kopf wird eine Linie von der Klavikulamitte zum Querfortsatz C6 (Tubercule de Chassaignac) gelegt. Zwischen dem unteren und dem mittleren Drittel dieser Linie wird lotrecht zur Tischfläche mit der Nadel eingegangen. Das Verfahren kann zur postoperativen Analgesie bei Oberarm- und Schultereingriffen verwendet werden (82); die Technik hat nur eine geringe Verbreitung gefunden und eignet sich kaum als alleiniges Anästhesieverfahren.

Vertikale infraklavikuläre Plexusanästhesie

Die bei Erwachsenen zunehmend bevorzugte vertikale infraklavikuläre Plexusanästhesie nach Kilka (58) hat ein Pneumothoraxrisiko (89, 108) und sollte daher bei Kindern Einzelfällen vorbehalten bleiben. In einer Serie von 222 Blockaden bei Kindern wurde über einen Pneumothorax berichtet (113). Es fehlen auch die anatomischen Basisdaten für Kinder, wie sie für Erwachsene erarbeitet worden sind (58).

> Blockaden mit Pneumothoraxrisiko sind bei Kindern bei einer kritischen Nutzen-Risiko-Analyse kaum je indiziert.

Axilläre Plexusanästhesie

Die axilläre Plexusanästhesie hat bei Kindern einen breiten Indikationsbereich (123):
- postoperative Analgesie ab dem Neugeborenenalter, z. B. Syndaktylie, Handkorrekturen,
- oder als alleiniges Anästhesieverfahren vor allem in der Traumatologie.

Es ist über Serien von 250 (37) bzw. 118 (42) Blockaden ohne relevante Komplikationen berichtet worden; in diesen Fällen wurden scharfe Venenverweilkanülen verwendet und die Blockaden in Narkose angelegt.

Die axilläre Plexusblockade kann bei kleinsten Frühgeborenen eingesetzt werden, um schmerzfreie Punktionen von Arterien oder Venen zu ermöglichen (85). Bis zum Alter von 6–8 Jahren haben Injektionen in eine einzige Stelle eine hohe Erfolgsrate (17); ab 8–10 Jahren sind nur mit multiplen Injektionen an die einzelnen Nerven konstant hohe Erfolgsraten zu erreichen (62). Die spindelförmige Auftreibung der Gefäß-Nerven-Scheide zeigt bei kleinen Kindern eine erfolgreiche axilläre Blockade schon während der Injektion an (Abb. 11.11).

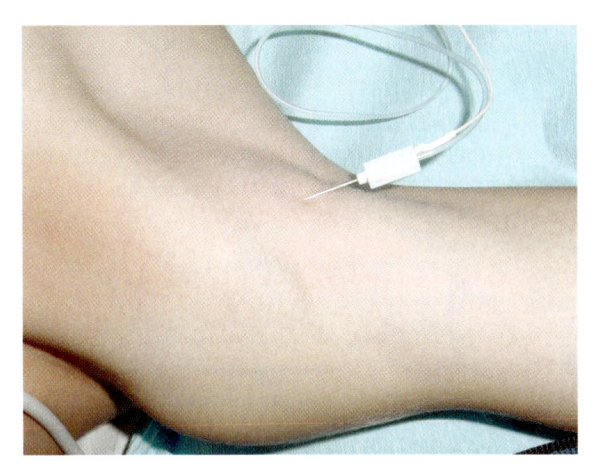

Abb. 11.11 Die spindelförmige Auftreibung der Gefäß-Nerven-Scheide zeigt bei Kindern eine erfolgreiche axilläre Plexusblockade an (Foto: M. Jöhr).

Blockaden im Handbereich

Der „**Handblock**" (Medianus, Ulnaris, Radialis) kann beim wachen Adoleszenten für alle Eingriffe im Finger-Hand-Bereich, die keine Oberarmblutsperre erfordern, verwendet werden. Die straffe Fixation der Nn. ulnaris und medianus im Handgelenkbereich lässt jedoch die Blockade dieser Nerven beim narkotisierten Kind als unklug erscheinen und wird vom Autor deshalb nicht verwendet.

Der „**Fingerblock**", die sog. Oberst-Leitungsblockade, kann als alleiniges Verfahren oder zur postoperativen Analgesie in Kombination mit einer Allgemeinnarkose eingesetzt werden. Fingerverletzungen, Teilamputationen oder Nagelluxationen sind bei Kindern häufig; der „Fingerblock" bringt große Erleichterung, auch wenn die Versorgung unter Vollnarkose erfolgt. Bei Verwendung von Bupivacain 0,5–0,75 % kann vielfach eine Analgesiedauer von mehr als 24 Stunden erreicht werden.

Komplikationen im Sinne von Durchblutungsstörungen werden nur beobachtet, wenn zu hohe Volumina oder ein Vasokonstriktorzusatz verwendet werden. Die Injektion soll mit einer 23- bis 25-G-Nadel proximal der Schwimmhaut erfolgen, um das Entstehen zu hoher lokaler Gewebedrücke zu vermeiden.

Untere Extremität
Plexus-lumbalis-Blockade

Die Blockade des Plexus lumbalis (24) erfolgt in Seitenlage paravertebral in Höhe von L_4 oder L_5 und ermöglicht eine gute und lang anhaltende Analgesie nach ausgedehnten Eingriffen im Hüft-Oberschenkel-Bereich. Der Plexus sacralis wird nicht oder nicht intensiv blockiert, sodass die postoperative Beurteilung der Funktion des N. ischiadicus durch den Kinderorthopäden möglich bleibt.

In Seitenlage, wobei die zu blockierende Seite oben liegt, wird die Einstichstelle markiert. Bei der Technik nach Chayen wird beim Adoleszenten und Erwachsenen 3 cm unterhalb und 5 cm lateral von L_4 senkrecht zur Oberfläche eingegangen und in der Regel zuerst der Querfortsatz L_5 aufgefunden. Die Nadel wird zurückgezogen und über den Querfortsatz geführt, bis eine motorische Antwort bevorzugt im Quadrizepsbereich aufgefunden wird. Beim Kind liegt die Einstichstelle zwischen lateralem und mittlerem Drittel der Strecke Spina iliaca posterior superior und L_4 (Abb. 11.**12**) (53).

> Das Verfahren ist invasiv, Gefäßpunktionen sind relativ häufig, und die epidurale Ausbreitung des Lokalanästhetikums kommt vor (24). Eine totale Spinalanästhesie ist möglich.

Femoralisblockade

Die Blockade des N. femoralis (84) bewirkt eine gute und lang dauernde Analgesie nach Eingriffen oder bei Frakturen im Bereich des Femurs distal der pertrochanteren Region (30, 52, 100, 122), am Kniegelenk und im Gebiet der medialen Tibia. Der Femoralisblock ermöglicht als alleiniges Anästhesieverfahren Muskelbiopsien aus dem Quadrizeps bei Verdacht auf maligne Hyperthermie (10, 72, 106, 128) und in Kombination mit einer Ischiadikusblockade alle Eingriffe ab der Mitte des Oberschenkels. Bei Kindern wird die Blockade überwiegend zur Analgesie bei Femurfrakturen oder nach Knieeingriffen verwendet. Ein Femoralisblock, bereits in der Notfallaufnahmestation durchgeführt, kann Schmerzen bei Umlagerung und Abklärung verhindern.

> Femoralisblockaden mit Bupivacain oder Ropivacain können 24–36 Stunden wirken und damit eine Entlassung am Operationstag verhindern.

Fascia-iliaca-Kompartment-Block

Bei Kindern ist der Fascia-iliaca-Kompartment-Block eine gebräuchliche Alternative zur Femoralisblockade (28). Hier wird das Lokalanästhetikum fern von neuralen Strukturen unter die Fascia iliaca injiziert, es resultiert bei hohem Volumen (1 ml/kg) eine Blockade der Nn. femoralis und cutaneus femoris lateralis. Die Einstichstelle befindet sich 1–2 cm kaudal des Übergangs vom lateralen zum mittleren Drittel des Lig. inguinale. Bei Verwendung einer kurz geschliffenen Nadel sind die Klicks von Fascia lata und Fascia iliaca sehr deutlich zu verspüren. Die Blockaden sind weitaus weniger intensiv und kürzer dauernd als bei der gezielten Blockade des N. femoralis; dies geht allerdings aus der Literatur noch nicht hervor.

Ischiadikusblockade

Ischiadikusblockaden sind bei einseitigen Eingriffen eine Alternative zur Kaudalanästhesie. Die Vorteile sind eine verlängerte Wirkungsdauer, eine Begrenzung der Anästhesie auf das operierte Gebiet sowie die (wahrscheinlich) fehlende Beeinträchtigung der Blasenfunktion. Verschiedene Zugänge sind möglich (Tab. 11.**12**). Die elektrische Nervenstimulation ist etablierter Standard. Die früher gelegentlich verwendete Loss-of-Resistance-Technik für den vorderen Zugang ist nicht mehr zeitgemäß (83).

Zugänge

▶ **Klassische Labat-Technik.** Sie spielt in der Kinderanästhesie eine untergeordnete Rolle, da sie ein Umlagern erfordert und die Risiken einer Schädigung etwas größer erscheinen, wenn ein Nerv an der Stelle geblockt wird, wo er straff über fibröse und ossäre Strukturen verläuft.

▶ **Dorsodorsaler Zugang.** Hierbei handelt es sich um eine bei Säuglingen und Kleinkindern (< 25 kg) gerne angewandte Alternative zur Labat-Technik, da die noch leichten Beine von der Hilfsperson mühelos gehalten werden können, und der Nerv, der distal des Hüftgelenks in loses Gewebe gebettet ist, weniger lädierbar erscheint.

Das Kind liegt auf dem Rücken, das Hüft- und das Kniegelenk sind um 90° gebeugt und werden von einer

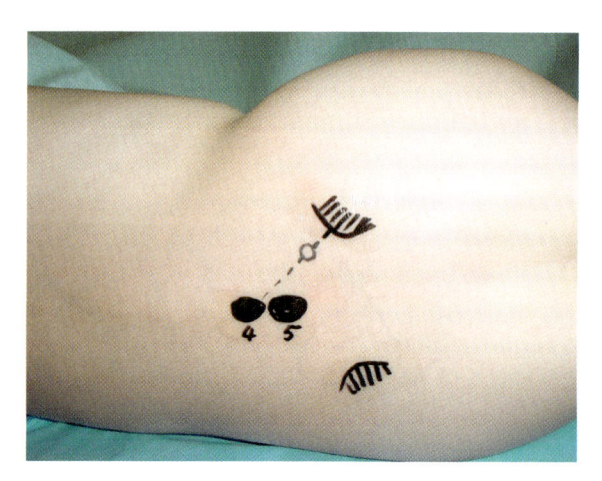

Abb. 11.**12** Landmarken für den Psoaskompartmentblock bei Kindern: Die Einstichstelle befindet sich zwischen dem mittleren und lateralen Drittel einer Linie L4–Spina iliaca posterior superior (Foto: M. Jöhr).

Tabelle 11.12 Auswahl des Zugangs für Ischiadikusblockaden bei Kindern

Zugang	Vorteile	Nachteile
Labat-Technik	erste Wahl, wenn alleiniges Anästhesieverfahren	theoretische Risiken bei Blockaden in Narkose, Umlagern nötig (Wahrung der Intimsphäre bei Adoleszenten beachten!)
Dorsodorsaler Zugang	erste Wahl bei Säuglingen und Kleinkindern < 25 kg in Narkose, Lagerung bei Säuglingen noch kein Problem	Hilfsperson nötig
Lateraler Zugang	bei größeren Kindern > 25 kg in Narkose an Stelle des dorsodorsalen Zugangs	langer Weg der Nadel
Vorderer Zugang	nur bei Frakturen, die ein Umlagern nicht gestatten, meist wache Adoleszente	langer Weg der Nadel, lange Anschlagzeit, Blockade des N. cutaneus femoris posterior kann fehlen
Poplitealer Zugang	lange Wirkungsdauer, Blockade ausschließlich distal des Kniegelenks	langsame Anschlagzeit

Hilfsperson gehalten. In der Mitte zwischen Trochanter und Tuber ischiadicum – optisch Mitte des Oberschenkels – wird ein wenig distal der Glutäalfalte die Nadel parallel zur Körperlängsachse und parallel zur Unterlage eingeführt (Abb. 11.13).

▶ **Lateraler Zugang.** Ab einem Körpergewicht des Kindes von 25 kg wird es zunehmend beschwerlich für die Hilfsperson, das Bein für den dorsodorsalen Zugang zu halten. Der laterale Zugang ist dann eine Alternative.

In Rückenlage wird der Fuß leicht nach innen rotiert und mit Heftpflaster fixiert. Kaudal des Trochanter major wird unmittelbar unterhalb des Femurs parallel zur Unterlage eingegangen, bis eine motorische Antwort im Ischiadikusbereich erzielt wird (Tab. 11.13).

▶ **Vorderer Zugang.** Er ist für Fälle reserviert, wo nicht umgelagert werden kann und andere, weniger invasive Zugänge nicht möglich sind (25).

Eine Linie von der Spina iliaca anterior superior zur Mitte der Symphyse wird in 3 Teile eingeteilt. Am Übergang vom medialen zum mittleren Drittel wird eine Senkrechte gelegt. Die Einstichstelle liegt da, wo diese Senkrechte eine Parallele zur ersten Linie schneidet, die durch den Trochanter major gelegt wird. Die Nadel trifft in der Regel zuerst auf den Femur im Bereich des Trochanter minor und wird dann medial an ihm vorbei geleitet. Das Durchstoßen der Adduktorenmuskulatur kann auch mittels einer Loss-of-Resistance-Technik verifiziert werden (83) (Tab. 11.13).

▶ **Poplitealer Zugang.** Er erlaubt auf den Unterschenkel beschränkte Blockaden (60, 102, 126). Es werden zudem keine Muskeln perforiert, und die Wirkungsdauer ist außerordentlich lang. Er entspricht dem Prin-

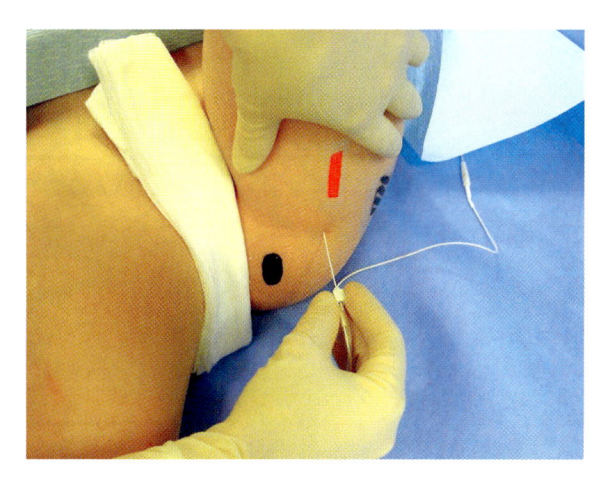

Abb. 11.13 Dorsodorsale Ischiadikusblockade beim Kind (Foto: M. Jöhr).

Tabelle 11.13 Durchschnittliche Tiefe der Ischiadikusblockade (nach 23)

Körpergewicht	Posteriorer Zugang	Lateraler und vorderer Zugang
3 kg	18 (12–25) mm	28 (20–48) mm
5 kg	19 (13–28) mm	30 (22–32) mm
10 kg	22 (15–31) mm	38 (28–58) mm
15 kg	25 (18–34) mm	42 (34–64) mm
20 kg	28 (20–39) mm	50 (38–70) mm
25 kg	32 (23–41) mm	58 (42–78) mm
30 kg	36 (25–46) mm	62 (46–82) mm
40 kg	42 (30–51) mm	78 (58–98) mm
50 kg	48 (33–58) mm	90 (62–112) mm
60 kg	55 (39–64) mm	102 (78–122) mm

zip, dass immer so distal wie möglich blockiert werden soll. In Bauch- oder Seitenlage wird von einem Punkt aus, der 1 cm pro 10 kgKG proximal der Kniebeugefalte und leicht lateral der Mittellinie liegt, die Nadel in einem Winkel von 45° zur Haut gegen proximal eingeführt. Die voraussichtliche Einführtiefe kann abgeschätzt werden (60); eine sorgfältigste Elektrostimulation ist jedoch nötig, da der Nerv bereits nach 13 mm angetroffen werden kann. Bei Säuglingen und Kleinkindern ist die Injektion an einer Stelle erfolgversprechend (60); bei wachen Adoleszenten sind die tibiale und die peronäale Portion getrennt aufzusuchen, um zuverlässig intensive Blockaden zu erreichen (59).

Fußblock

Der Fußblock ist mit seinen multiplen Einstichen für Kinder kein akzeptables Verfahren. Eine isolierte Blockade einzelner Nerven hingegen kann in Einzelfällen hilfreich sein, um postoperative Schmerzen zu lindern. Der N. tibialis wird am Innenknöchel hinter der A. tibialis liegend blockiert, der N. peronaeus profundus lateral der Sehne des Extensor hallucis longus. Alle anderen Nerven sind mit subkutanen Infiltrationen zu erreichen.

Infiltrationsanästhesie und topische Anästhesie
Wundinfiltration

Die Wundinfiltration, z. B. mit 0,25- bis 0,5 %igem Bupivacain oder 0,2- bis 0,75 %igem Ropivacain, ist einfach und soll immer erwogen werden, um Kindern postoperative Schmerzen zu ersparen.

Vorsicht ist jedoch im Kopfbereich geboten, denn eine Blockade des N. facialis nimmt dem Auge den schützenden reflektorischen Lidschluss. Im Halsbereich sind intravaskuläre Injektionen relativ häufig, und unbeabsichtigte Blockaden der Nn. phrenicus und recurrens können kleine Kinder erheblich gefährden.

Bei wachen Kindern, z. B. für Wundversorgungen, ist eine schmerzarme Injektionstechnik besonders wichtig: Eine langsame, intrakutane Injektion von Lidocainbicarbonat mit einer dünnen Nadel schmerzt am wenigsten (Abb. 11.14). Bei offenen Wunden soll von der Wundinnenseite her und nicht durch die intakte Haut injiziert werden; die Desinfektion der offenen Wundfläche erfolgt bei eingetretener Schmerzfreiheit (Tab. 11.14).

Die Infiltrationsanästhesie der Haut ist die am häufigsten verwendete Technik überhaupt. Daher sind besondere Anstrengungen notwendig, allen Ärzten beizubringen, wie sie möglichst schmerzarm erfolgen kann.

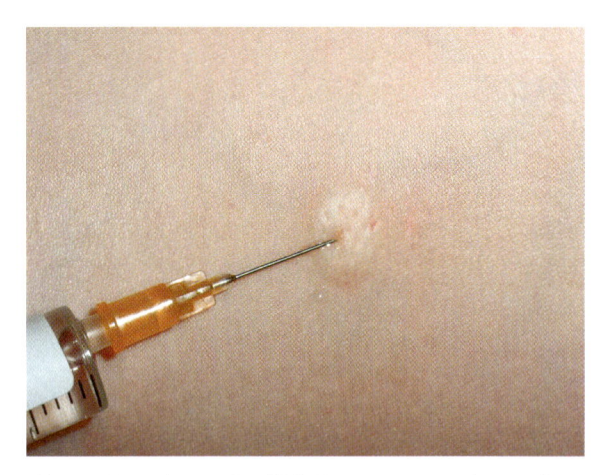

Abb. 11.14 Intrakutane Quaddel: Die zuerst rein intrakutane, langsame Injektion von alkalinisiertem Lidocain ist weitgehend schmerzfrei (Foto: M. Jöhr).

Lidocain-Prilocain-Creme

Die topische Analgesie mit Lidocain-Prilocain (EMLA) (39, 41) spielt eine sehr große Rolle in der Kinderanästhesie, sie hat die Venenpunktion humaner gemacht (74) und gilt als Standard vor jeder geplanten Venenpunktion.

EMLA ist die Emulsion einer 5 %igen eutektischen Mischung von Prilocain und Lidocain. Eine Lidocain-Prilocain-Mischung hat im Gegensatz zu den Einzelsubstanzen einen Schmelzpunkt von 18 °C und liegt somit als ölige Flüssigkeit vor, die emulgiert werden kann. Die Emulsion setzt viele Lidocain- und Prilocainmoleküle frei, die gut diffundieren, was die gute Wirkung der EMLA-Creme erklärt. Die Wirkung ist am Ende der Applikationsdauer noch nicht maximal und nimmt noch eine gewisse Zeit zu (2, 12). EMLA wird als Creme unter einem Okklusivverband oder als Patch (19, 91), der einfacher zu applizieren ist, verwendet.

Tabelle 11.14 Maßnahmen zur Gewährleistung einer schmerzarmen Injektion („die 5 Regeln des Komforts")

Maßnahme	Literatur
Alkalinisiertes Lidocain (Lidocainbicarbonat)	5, 4, 22, 38, 40, 77, 81, 93
Dünne Nadel	95
Langsame Injektion	107
Vom Wundrand her	7
Nur ein Einstich, eine zweite Injektion ist schmerzhafter	6

Wichtig ist eine genügende Menge (111), um eine sichere Schmerzfreiheit bei der Venenpunktion zu gewährleisten. EMLA muss rechtzeitig (60–120 Minuten vorher) an der richtigen Stelle („wer sticht, soll kleben") (53) verabreicht werden. Optimal ist es, EMLA 10–15 Minuten vor der geplanten Punktion zu entfernen.

EMLA sollte keinem Kind vorenthalten werden. In Ausnahmefällen kann EMLA als alleiniges Anästhesieverfahren für das Lösen von präputialen Adhäsionen (69, 73) oder andere oberflächliche Eingriffe (49) verwendet werden. Das Abtragen von Mollusca contagiosa (101, 105, 129) oder die Punktion von Port-à-Cath-Reservoiren (44, 86) sind häufige Indikationen. EMLA wird vor Spinalanästhesien bei ehemaligen Frühgeborenen oder für Lumbal- und Knochenmarkspunktionen (33, 44, 56, 61) verwendet. Impfungen sind weniger schmerzhaft (119). Die Anwendung von EMLA vor Fersenblutentnahmen bei Neugeborenen hingegen lohnt sich nicht (64, 80, 114).

- Prilocain kann zu Methämoglobinbildung führen, allerdings sind die Spiegel bei Verwendung von beschränkten Mengen EMLA auch bei Frühgeborenen (114), Neugeborenen (36, 65) und Säuglingen (34) minimal.
- Kinder unter 2 Jahren regen sich gelegentlich maßlos über den Okklusivverband auf, die Indikation ist hier gelegentlich zu hinterfragen.

EMLA hat andere topische Lidocainpräparationen („Lidocaingel") weitgehend ersetzt. Topisches Tetracaingel (11, 21, 66, 99) oder ein Tetracainpatch (32, 79) scheinen ähnlich (11, 21) oder möglicherweise besser (66, 79, 99) wirksam zu sein.

Kernaussagen

1
- **Grundlagen** Bisher ist noch nicht bekannt, welches die optimalen Mengen Lokalanästhetikum für die einzelnen Verfahren sind. Für die meisten großen Leitungsblockaden haben sich jedoch ¾ ml/kgKG als Richtlinie bewährt.

2
- **Kopfbereich** Eine ringförmige Blockade oberhalb einer Linie Augenbraue – Ohr anästhesiert die Skalphaut (96) und kann zur perioperativen Analgesie bei Kraniotomien verwendet werden. Eine Alternative ist die Infiltration entlang der Hautinzision durch den Chirurgen (47, 48).

Nach einer Lippenspaltenkorrektur wird die Blockade des N. infraorbitalis (vgl. Kapitel 15) perkutan (13) oder enoral zur postoperativen Analgesie empfohlen (13, 78, 90, 97). Dieses Verfahren kann auch angewandt werden, wenn bei älteren Kindern Oberlippenverletzungen versorgt werden müssen.
Nach einer Tonsillektomie können die Tonsillenlogen als Ergänzung zu einer Allgemeinnarkose infiltriert werden. Diese Methode führt allerdings nur zu einer geringen und kurz anhaltenden Schmerzreduktion (92, 117, 132).
Retrobulbär- (3) und Peribulbäranästhesien sind bei Kindern machbar, spielen jedoch klinisch kaum eine Rolle. Zahnärztliche Infiltrationsanästhesien (vgl. Kapitel 15) finden hingegen eine breite Anwendung.

3
- **Rumpfbereich** Die Ilioinguinalisblockade gewährt eine gute postoperative Analgesie nach inguinalen Inzisionen. Die Penisblockade ist die wirksamste Methode, Schmerzen nach einer Operation im Penisbereich zu vermindern. Die paravertebrale Blockade (70) kann zur postoperativen Analgesie nach Thorakotomien (57, 98, 110) oder unilateralen Flankeninzisionen (71) verwandt werden. Pleurale Katheter können zur postoperativen Analgesie nach Thorakotomien (125) eingesetzt werden.

4
- **Obere Extremität** Die interskalene Blockade nach Winnie oder in der Modifikation nach Meier kann bei Schultereingriffen im Adoleszentenalter eingesetzt werden. Hierbei wird die Blockade beim wachen Kind zur postoperativen Schmerztherapie verwandt. Die paraskalene Plexusblockade kann zur postoperativen Analgesie bei Oberarm- und Schultereingriffen verwandt werden (82); die Technik hat allerdings nur eine geringe Verbreitung gefunden und eignet sich kaum als alleiniges Anästhesieverfahren. Die vertikale infraklavikuläre Plexusanästhesie nach Kilka (58) hat ein relativ hohes Pneumothoraxrisiko (89, 108) und sollte daher bei Kindern nur in Einzelfällen durchgeführt werden.
Die axilläre Plexusanästhesie hat bei Kindern einen breiten Indikationsbereich (123). Sie dient der postoperativen Analgesie ab dem Neugeborenenalter bei Syndaktylie, Handkorrekturen oder als alleiniges Anästhesieverfahren vor allem in der Traumatologie. Der „Handblock" (Medianus, Ulnaris, Radialis) kann beim wachen Adoleszenten für alle Eingriffe im Finger-Hand-Bereich, die keine Oberarmblutsperre erfordern, eingesetzt werden. Der Fingerblock, die sog. Oberst-Leitungsblockade, kann als alleiniges Verfahren oder zur postoperativen Analgesie in Kombination mit einer Allgemeinnarkose verwandt werden.

5

▸ **Untere Extremität** Die Blockade des Plexus lumbalis (24) ermöglicht eine gute und lang anhaltende Analgesie nach ausgedehnten Eingriffen im Hüft-Oberschenkel-Bereich. Die Blockade des N. femoralis (84) bewirkt eine ausreichende Analgesie nach Eingriffen oder bei Frakturen im Bereich des Femurs distal der pertrochanteren Region (30, 52, 100, 122), am Kniegelenk und im Bereich der medialen Tibia. Bei Kindern ist der Fascia-iliaca-Kompartment-Block eine gebräuchliche Alternative zur Femoralisblockade (28). Bei einseitigen Eingriffen stellen Ischiadikusblockaden eine Alternative zur Kaudalanästhesie dar. Dagegen ist der Fußblock mit seinen multiplen Einstichen für Kinder kein akzeptables Verfahren.

6

▸ **Infiltrationsanästhesie und topische Anästhesie**
Die Wundinfiltration ist einfach durchführbar und sollte immer erwogen werden, um Kindern postoperative Schmerzen zu ersparen. Auch die topische Analgesie mit Lidocain-Prilocain (EMLA) (39, 41) spielt eine sehr große Rolle in der Kinderanästhesie und gilt als Standard vor jeder geplanten Venenpunktion.

Literatur

1 Ang BL. Transient quadriceps paresis after ilioinguinal nerve block. Singapore Med J 1997;38:83–4.
2 Arendt-Nielsen L, Bjerring P. The effect of topically applied anaesthetics (EMLA cream) on thresholds to thermode and argon laser stimulation. Acta Anaesthesiol Scand 1989;33: 469–73.
3 Ates Y, Ünal N, Cuhruk H, Erkan N. Postoperative analgesia in children using preemptive retrobulbar block and local anesthetic infiltration in strabismus surgery. Reg Anesth Pain Med 1998;23:569–74.
4 Bartfield JM, Ford DT, Homer PJ. Buffered versus plain lidocaine for digital nerve blocks. Ann Emerg Med 1993; 22:216–9.
5 Bartfield JM, Gennis P, Barbera J, Breuer B, Gallagher EJ. Buffered versus plain lidocaine as a local anesthetic for simple laceration repair. Ann Emerg Med 1990;19:1387–9.
6 Bartfield JM, Pauze D, Raccio-Robak N. The effect of order on pain of local anesthetic infiltration. Acad Emerg Med 1998;5:105–7.
7 Bartfield JM, Sokaris SJ, Raccio-Robak N. Local anesthesia for lacerations: pain of infiltration inside vs outside the wound. Acad Emerg Med 1998;5:100–4.
8 Benumof JL. Permanent loss of cervical spinal cord function associated with interscalene block performed under general anesthesia. Anesthesiology 2000;93:1541–4.
9 Berens R, Pontus SP, Jr. A complication associated with dorsal penile nerve block. Reg Anesth 1990;15:309–10.
10 Berkowitz A, Rosenberg H. Femoral block with mepivacaine for muscle biopsy in malignant hyperthermia patients. Anesthesiology 1985;62:651–2.
11 Bishai R, Taddio A, Bar-Oz B, Freedman MH, Koren G. Relative efficacy of amethocaine gel and lidocaine-prilocaine cream for Port-a-Cath puncture in children. Pediatrics 1999;104:E31.
12 Bjerring P, Arendt-Nielsen L. Depth and duration of skin analgesia to needle insertion after topical application of EMLA cream. Br J Anaesth 1990;64:173–7.
13 Bösenberg AT, Kimble FW. Infraorbital nerve block in neonates for cleft lip repair: anatomical study and clinical application. Br J Anaesth 1995;74:506–8.
14 Brown RE, Jr., Wilhoit RDI, Samuel MP. Excessively high plasma bupivacaine concentrations after tonsillar bed and adenoidal injection of 0.25% bupivacaine. Paediatr Anaesth 1993;3:287–90.
15 Bugedo GJ, Cárcamo CR, Mertens RA, Dagnino JA, Munoz HR. Preoperative percutaneous ilioinguinal and iliohypogastric nerve block with 0.5% bupivacaine for post-herniorrhaphy pain management in adults. Reg Anesth 1990;15:130–3.
16 Butler-O'Hara M, LeMoine C, Guillet R. Analgesia for neonatal circumcision: a randomized controlled trial of EMLA cream versus dorsal penile nerve block. Pediatrics 1998;101:E5.
17 Carre P, Joly A, Cluzel Field B, Wodey E, Lucas MM, Ecoffey C. Axillary block in children: single or multiple injection? Paediatr Anaesth 2000;10:35–9.
18 Casey WF, Rice LJ, Hannallah RS, Broadman L, Norden JM, Guzzetta P. A comparison between bupivacaine instillation versus ilioinguinal/iliohypogastric nerve block for postoperative analgesia following inguinal herniorrhaphy in children. Anesthesiology 1990;72:637–9.
19 Chang PC, Goresky GV, O'Connor G, Pyesmany DA, Rogers PC, Steward DJ, u. Mitarb. A multicentre randomized study of single-unit dose package of EMLA patch vs EMLA 5% cream for venepuncture in children. Can J Anaesth 1994; 41:59–63.
20 Cheung SLW, Booker PD, Franks R, Pozzi M. Serum concentrations of bupivacaine during prolonged continuous paravertebral infusion in young infants. Br J Anaesth 1997;79:9–13.
21 Choy L, Collier J, Watson AR. Comparison of lignocaine-prilocaine cream and amethocaine gel for local analgesia before venepuncture in children. Acta Paediatr 1999;88: 961–4.
22 Christoph RA, Buchanan L, Begalla K, Schwartz S. Pain reduction in local anesthetic administration through pH buffering. Ann Emerg Med 1988;17:117–20.
23 Dalens B. Blocs périphériques de conduction chez l'enfant. In: Dalens B, editor. Comptes rendus du congrès annuel de l'ADARPEF. Paris:Éditions Pradel;1995:257–87.
24 Dalens B, Tanguy A, Vanneuville G. Lumbar plexus block in children: a comparison of two procedures in 50 patients. Anesth Analg 1988;67:750–8.
25 Dalens B, Tanguy A, Vanneuville G. Sciatic nerve blocks in children: comparison of the posterior, anterior, and lateral approaches in 180 pediatric patients. Anesth Analg 1990; 70:131–7.
26 Dalens B, Vanneuville G, Dechelotte P. Penile block via the subpubic space in 100 children. Anesth Analg 1989;69: 41–5.
27 Dalens B, Vanneuville G, Tanguy A. A new parascalene approach to the brachial plexus in children: comparison with the supraclavicular approach. Anesth Analg 1987;66: 1264–71.
28 Dalens B, Vanneuville G, Tanguy A. Comparison of the fascia iliaca compartment block with the 3-in-1 block in children. Anesth Analg 1989;69:705–13.

29. Dalens BJ. Pediatric regional anesthesia. Boca Raton (FL): CRC Press;1990.
30. Denton JS, Manning MP. Femoral nerve block for femoral shaft fractures in children: brief report. J Bone Joint Surg (Br) 1988;70:84.
31. Ding Y, White PF. Post-herniorrhaphy pain in outpatients after pre-incision ilioinguinal-hypogastric nerve block during monitored anaesthesia care. Can J Anaesth 1995; 42:12–5.
32. Doyle E, Freeman J, Im NT, Morton NS. An evaluation of a new self-adhesive patch preparation of amethocaine for topical anaesthesia prior to venous cannulation in children. Anaesthesia 1993;48:1050–2.
33. Elson JA, Paech MJ. EMLA cream prior to insertion of elective epidurals. Anaesth. Intensive Care 1995;23:339–41.
34. Engberg G, Danielson K, Henneberg S, Nilsson A. Plasma concentrations of prilocaine and lidocaine and methaemoglobin formation in infants after epicutaneous application of a 5% lidocaine-prilocaine cream (EMLA). Acta Anaesthesiol Scand 1987;31:624–8.
35. Epstein RH, Larijani GE, Wolfson PJ, Ala-Kokko TI, Boerner TF. Plasma bupivacaine concentrations following ilioinguinal-iliohypogastric nerve blockade in children. Anesthesiology 1988;69:773–6.
36. Essink-Tjebbes CM, Hekster YA, Liem KD, van Dongen RT. Topical use of local anesthetics in neonates . Pharm World Sci 1999;21:173–6.
37. Fisher WJ, Bingham RM, Hall R. Axillary brachial plexus block for perioperative analgesia in 250 children. Paediatr Anaesth 1999;9:435–8.
38. Fitton AR, Ragbir M, Milling MA. The use of pH adjusted lignocaine in controlling operative pain in the day surgery unit: a prospective, randomised trial. Br J Plast Surg 1996; 49:404–8.
39. Freeman JA, Doyle E, Tee Im NG, Morton NS. Topical anaesthesia of the skin: a review. Paediatr Anaesth 1993;3:129–38.
40. Friedman HE, Jules KT, Springer K, Jennings M. Buffered lidocaine decreases the pain of digital anesthesia in the foot. J Am Paediatr Med Assoc 1997;87:219–23.
41. Gajraj NM, Pennant JH, Watcha MF. Eutectic mixture of local anesthetics (EMLA) cream. Anesth Analg 1994; 78:574–83.
42. Gautschi-Meyer S, Gerber AC. Axillary plexus block for postoperative analgesia in children. Br J Anaesth 1994;72 (Suppl. 1):A183.
43. Giaufré E, Bruguerolle B, Rastello C, Coquet M, Lorec AM. New regimen for interpleural block in children. Paediatr Anaesth 1995;5:125–8.
44. Halperin DL, Koren G, Attias D, Pellegrini E, Greenberg ML, Wyss M. Topical skin anesthesia for venous, subcutaneous drug reservoir and lumbar punctures in children. Pediatrics 1989;84:281–4.
45. Hannallah RS, Broadman LM, Belman AB, Abramowitz MD, Epstein BS. Comparison of caudal and ilioinguinal/iliohypogastric nerve blocks for control of post-orchiopexy pain in pediatric ambulatory surgery. Anesthesiology 1987;66:832–4.
46. Harrison CA, Morris S, Harvey JS. Effect of ilioinguinal and iliohypogastric nerve block and wound infiltration with 0.5% bupivacaine on postoperative pain after hernia repair. Br J Anaesth 1994;72:691–3.
47. Hartley EJ, Bissonnette B, St-Louis P, Rybczynski J, McLeod ME. Scalp infiltration with bupivacaine in pediatric brain surgery. Anesth Analg 1991;73:29–32.
48. Hillman DR, Rung GW, Thompson WR, Davis NJ. The effect of bupivacaine scalp infiltration on the hemodynamic response to craniotomy under general anesthesia. Anesthesiology 1987;67:1001–3.
49. Hoebeke P, Depauw P, Van Laecke E, Oosterlinck W. The use of EMLA cream as anaesthetic for minor urological surgery in children. Acta Urol Belg 1997;65:25–8.
50. Holder KJ, Peutrell JM, Weir PM. Regional anaesthesia for circumcision. Subcutaneous ring block of the penis and subpubic penile block compared. Eur J Anaesthesiol 1997; 14:495–8.
51. Ishigooka M, Yaguchi H, Hashimoto T, Hayami S, Sasagawa I, Nakada T, u. Mitarb. Penile block via subpubic space for children who underwent superficial operation of the penis. Urol Int 1994;53:147–9.
52. Johnson CM. Continuous femoral nerve blockade for analgesia in children with femoral fractures. Anaesth Intensive Care 1994;22:281–3.
53. Jöhr M. Kinderanästhesie. 5. Aufl. München:Urban&Fischer;2001.
54. Jöhr M, Sossai R. Facial nerve palsy after bat ear surgery. Anesth Analg 1996;83:434.
55. Jöhr M, Sossai R. Colonic puncture during ilioinguinal nerve block in a child. Anesth Analg 1999;88:1051–2.
56. Kapelushnik J, Koren G, Solh H, Greenberg M, DeVeber L. Evaluating the efficacy of EMLA in alleviating pain associated with lumbar puncture; comparison of open and double-blinded protocols in children. Pain 1990;42:31–4.
57. Karmakar MK, Booker PD, Franks R, Pozzi M. Continuous extrapleural paravertebral infusion of bupivacaine for post-thoracotomy analgesia in young infants. Br J Anaesth 1996;76:811–5.
58. Kilka HG, Geiger P, Mehrkens HH. Die vertikale infraklavikuläre Blockade des Plexus brachialis. Eine neue Methode zur Anästhesie der oberen Extremität. Eine anatomische und klinische Studie. Anaesthesist 1995;44:339–44.
59. Kilpatrick AWA, Coventry DM, Todd JG. A comparison of two approaches to sciatic nerve block. Anaesthesia 1992; 47:155–7.
60. Konrad C, Jöhr M. Blockade of the sciatic nerve in the popliteal fossa: a system for standardization in children. Anesth Analg 1998; 87:1256–8.
61. Koscielniak-Nielsen Z, Hesselbjerg L, Brushoj J, Jensen MB, Pedersen HS. EMLA patch for spinal puncture. A comparison of EMLA patch with lignocaine infiltration and placebo patch. Anaesthesia 1998; 53:1218–22.
62. Koscielniak-Nielsen ZJ, Stens-Pedersen HL, Lippert FK. Readiness for surgery after axillary block: single or multiple injection techniques. Eur J Anaesthesiol 1997; 14 (2):164–71.
63. Lander J, Brady-Fryer B, Metcalfe JB, Nazarali S, Muttitt S. Comparison of ring block, dorsal penile nerve block, and topical anesthesia for neonatal circumcision: a randomized controlled trial . JAMA 1997; 278:2157–62.
64. Larsson BA, Jylli L, Lagercrantz H, Olsson GL. Does a local anaesthetic cream (EMLA) alleviate pain from heel-lancing in neonates? Acta Anaesthesiol Scand 1995; 39:1028–31.
65. Law RMT, Halpern S, Martins RF, Reich H, Innanen V, Ohlsson A: Measurement of methemoglobin after EMLA analgesia for newborn circumcision. Biol Neonate 1996; 70:213–7.
66. Lawson RA, Smart NG, Gudgeon AC, Morton NS: Evaluation of an amethocaine gel preparation for percutaneous analgesia before venous cannulation in children. Br J Anaesth 1995; 75:282–5.
67. Lee JJ, Forrester P: EMLA for postoperative analgesia for day case circumcision in children. A comparison with dorsal nerve of penis block. Anaesthesia 1992; 47:1081–3.
68. Leng SA: Transient femoral nerve palsy after ilioinguinal nerve block. Anaesth Intensive Care 1997; 25:92.
69. Lim A, Saw Y, Wake PN, Croton RS. Use of a eutectic mixture of local anaesthetics in the release of preputial adhesions: is it a worthwhile alternative? Br J Urol 1994; 73:428–30.

70 Lönnqvist PA: Continuous paravertebral block in children. Initial experience. Anaesthesia 1992; 47:607–9.
71 Lönnqvist PA, Olsson GL: Paravertebral vs epidural block in children. Effects on postoperative morphine requirement after renal surgery. Acta Anaesthesiol Scand 1994; 38:346–9.
72 Maccani RM, Wedel DJ, Melton A, Gronert GA. Femoral and lateral femoral cutaneous nerve block for muscle biopsies in children. Paediatr Anaesth 1995; 5:223–7.
73 MacKinlay GA. Save the prepuce. Painless separation of preputial adhesions in the outpatient clinic. BMJ 1988; 297:590–1.
74 Manner T, Kanto J, Iisalo E, Lindberg R, Viinamaki O, Scheinin M. Reduction of pain at venous cannulation in children with a eutectic mixture of lidocaine and prilocaine (EMLA cream): comparison with placebo cream and no local premedication. Acta Anaesthesiol Scand 1987; 31:735–9.
75 Markham JW. Sudden loss of vision following alcohol block of the infraorbital nerve. Case report. J Neurosurg 1973; 38:655–7.
76 Markham SJ, Tomlinson J, Hain WR. Ilioinguinal nerve block in children. A comparison with caudal block for intra- and postoperative analgesia. Anaesthesia 1986; 41:1098–1103.
77 Martin AJ. pH-adjustment and discomfort caused by the intradermal injection of lignocaine. Anaesthesia 1990; 45:975–8.
78 Mayer MN, Bennaceur S, Barrier G, Couly G. Infra-orbital nerve block in early primary cheiloplasty. Rev Stomatol Chir Maxillofac 1997; 98:246–7.
79 McCafferty DF, Woolfson AD. New patch delivery system for percutaneous local anaesthesia. Br J Anaesth 1993; 71:370–4.
80 McIntosh N, van Veen L, Brameyer H. Alleviation of the pain of heel prick in preterm infants. Arch Dis Child Fetal Neonatal Ed 1994; 70:F177-F181.
81 McKay W, Morris R, Mushlin P. Sodium bicarbonate attenuates pain on skin infiltration with lidocaine, with or without epinephrine. Anesth Analg 1987; 66:572–4.
82 McNeely JK, Hoffman GM, Eckert JE. Postoperative pain relief in children from the parascalene injection technique. Reg Anesth 1991; 16:20–2.
83 McNicol LR. Sciatic nerve block for children – Sciatic nerve block by anterior approach for postoperative pain relief. Anaesthesia 1985; 40:410–4.
84 McNicol LR. Lower limb blocks for children. Lateral cutaneous and femoral nerve blocks for postoperative pain relief in paediatric practice. Anaesthesia 1986; 41: 27–31.
85 Messeri A, Calamandrei M. Percutaneous central venous catheterization in small infants: axillary block can facilitate the insertion rate. Paediatr Anaesth 2000; 10:527–30.
86 Miser AW, Goh TS, Dose AM, O'Fallon JR, Niedringhaus RD, Betcher DL, et al. Trial of a topically administered local anesthetic (EMLA cream) for pain relief during central venous port accesses in children with cancer. J Pain Symptom Manage 1994; 9:259–64.
87 Mohan CG, Risucci DA, Casimir M, Gulrajani-LaCorte M. Comparison of analgesics in ameliorating the pain of circumcision. J Perinatol 1998; 18:13–9.
88 Molliex S, Haond P, Baylot D, Prades JM, Navez M, Elkhoury Z, et al. Effect of pre- vs postoperative tonsillar infiltration with local anesthetics on postoperative pain after tonsillectomy. Acta Anaesthesiol Scand 1996; 40: 1210–5.
89 Neuburger M, Landes H, Kaiser H. Pneumothorax bei der Vertikalen Infraklavikulären Blockade des Plexus brachialis. Anaesthesist 2000; 49:901–4.
90 Nicodemus HF, Ferrer MJ, Cristobal VC, de Castro L. Bilateral infraorbital block with 0.5 % bupivacaine as post-operative analgesia following cheiloplasty in children. Scand J Plast Reconstr Surg Hand Surg 1991; 25:253–7.
91 Nilsson A, Boman I, Wallin B, Rotstein A. The EMLA patch - a new type of local anaesthetic application for dermal analgesia in children. Anaesthesia 1994; 49:70–2.
92 Nordahl SH, Albrektsen G, Guttormsen AB, Pedersen IL, Breidablikk HJ. Effect of bupivacaine on pain after tonsillectomy: a randomized clinical trial. Acta Otolaryngol 1999; 119:369–76.
93 Orlinsky M, Hudson C, Chan L, Deslauriers R. Pain comparison of unbuffered versus buffered lidocaine in local wound infiltration. J Emerg Med 1992; 10:411–5.
94 Orntoft S, Longreen A, Moiniche S, Dhal JB. A comparison of pre- and postoperative tonsillar infiltration with bupivacaine on pain after tonsillectomy. A pre-emptive effect? Anaesthesia 1994; 49:151–4.
95 Palmon SC, Lloyd AT, Kirsch JR. The effect of needle gauge and lidocaine pH on pain during intradermal injection. Anesth Analg 1998; 86:379–81.
96 Pinosky ML, Fishman RL, Reeves ST, Harvey SC, Patel S, Palesch Y, et al. The effect of bupivacaine skull block on the hemodynamic response to craniotomy. Anesth Analg 1996; 83:1256–61.
97 Prabhu KP, Wig J, Grewal S. Bilateral infraorbital nerve block is superior to peri-incisional infiltration for analgesia after repair of cleft lip. Scand J Plast Reconstr Surg Hand Surg 1999; 33:83–7.
98 Richardson J, Sabanathan S, Mearns AJ, Shah RD, Goulden C. A prospective, randomized comparison of interpleural and paravertebral analgesia in thoracic surgery. Br J Anaesth 1995; 75:405–8.
99 Romsing J, Henneberg SW, Walther-Larsen S, Kjeldsen C. Tetracaine gel vs EMLA cream for percutaneous anaesthesia in children. Br J Anaesth 1999; 82:637–8.
100 Ronchi L, Rosenbaum D, Athouel A, Lemaitre JL, Bermon F, de Villepoix C, et al. Femoral nerve blockade in children using bupivacaine. Anesthesiology 1989; 70: 622–4.
101 Ronnerfalt L, Fransson J, Wahlgren CF. EMLA cream provides rapid pain relief for the curettage of molluscum contagiosum in children with atopic dermatitis without causing serious application-site reactions. Pediatr Dermatol 1998; 15:309–12.
102 Rorie DK, Byer DE, Nelson DO, Sittipong R, Johnson KA. Assessment of block of the sciatic nerve in the popliteal fossa. Anesth Analg 1980; 59:371–6.
103 Rosario DJ, Jacob S, Luntley J, Skinner PP, Raftery AT. Mechanism of femoral nerve palsy complicating percutaneous ilioinguinal field block. Br J Anaesth 1997; 78: 314–6.
104 Rosario DJ, Skinner PP, Raftery AT. Transient femoral nerve palsy complicating preoperative ilioinguinal nerve blockade for inguinal herniorrhaphy. Br J Surg 1994; 81:897.
105 Rosdahl I, Edmar B, Gisslen H, Nordin P, Lillieborg S. Curettage of molluscum contagiosum in children: analgesia by topical application of a lidocaine/prilocaine cream (EMLA). Acta Derm Venereol 1988; 68:149–53.
106 Rosen KR, Broadman LM. Anaesthesia for diagnostic muscle biopsy in an infant with Pompe's disease. Can Anaesth Soc J 1986; 33:790–4.
107 Scarfone RJ, Jasani M, Gracely EJ. Pain of local anesthetics: rate of administration and buffering. Ann Emerg Med 1998; 31:36–40.
108 Schüpfer GK, Jöhr M. Infraclavicular vertical plexus blockade: a safe alternative to the axillary approach? Anesth Analg 1997; 84:233.
109 Selway RP. Transient femoral nerve block following groin surgery in children. Pediatr Surg Int 1994; 9:191–2.
110 Shah R, Sabanathan S, Richardson J, Mearns A, Bembridge J. Continuous paravertebral block for post thoracotomy analgesia in children. J Cardiovasc Surg 1997; 38:543–6.

111 Sims C. Thickly and thinly applied lignocaine-prilocaine cream prior to venepuncture in children. Anaesth Intensive Care 1991; 19:343–5.
112 Smith T, Moratin P, Wulf H. Smaller children have greater bupivacaine plasma concentrations after ilioinguinal block. Br J Anaesth 1996; 76:452–5.
113 Steur RJ. Infraclavicular block in children: is it an alternative to axillary block? Br J Anaesth 1998; 80 [Suppl. 1], A493
114 Stevens B, Johnston C, Taddio A, Jack A, Narciso J, Stremler R, et al. Management of pain from heel lance with lidocaine-prilocaine (EMLA) cream: is it safe and efficacious in preterm infants? J Dev Behav Pediatr 1999;20: 216–21.
115 Stow PJ, Scott A, Phillips A, White JB. Plasma bupivacaine concentrations during caudal analgesia and ilioinguinal-iliohypogastric nerve block in children. Anaesthesia 1988; 43:650–3.
116 Strub KA, Tschopp K, Frei F, Kern C, Erb T. Zur lokalen Infiltration von Epinephrin und Bupivacain vor Tonsillektomie. HNO 1996; 44:672–6.
117 Stuart JC, MacGregor FB, Cairns CS, Chandrachud HR. Peritonsillar infiltration with bupivacaine for paediatric tonsillectomy. Anaesth Intensive Care 1994; 22:679–82.
118 Szell K. Local anaesthesia and inguinal hernia repair: a cautionary tale. Ann R Coll Surg Engl 1994; 76:139–40.
119 Taddio A, Nulman I, Goldbach M, Ipp M, Koren G. The use of lidocaine-prilocaine cream for vaccination pain in infants. J Pediatr 1994; 124:643–8.
120 Taddio A, Stevens B, Craig K, Rastogi P, Ben-David S, Shennan A, et al. Efficacy and safety of lidocaine-prilocaine cream for pain during circumcision. N Engl J Med 1997; 336:1197–1201.
121 Tobias JD. Analgesia after thoracotomy in children: a comparison of interpleural, epidural, and intravenous analgesia. South Med J 1991; 84:1458–61.
122 Tobias JD. Continuous femoral nerve block to provide analgesia following femur fracture in a paediatric ICU population. Anaesth Intensive Care 1994; 22:616–8.
123 Tobias JD. Brachial plexus anaesthesia in children. Paediatr Anaesth 2001; 11:265–75.
124 Tobias JD, Holcomb GW, III, Brock JW, III, Morgan WM, III, O'Dell N, Lowe S, et al. Analgesia after inguinal herniorrhaphy with laparoscopic inspection of the peritoneum in children. Caudal block versus ilioinguinal/iliohypogastric block. Am J Anesthesiol 1995; 22:193–7.
125 Tobias JD, Martin LD, Oakes L, Rao B, Wetzel RC. Postoperative analgesia following thoracotomy in children: interpleural catheters. J Pediatr Surg 1993; 28:1466–70.
126 Tobias JD, Mencio GA. Popliteal fossa block for postoperative analgesia after foot surgery in infants and children. J Pediatr Orthop 1999; 19:511–4.
127 Trotter C, Martin P, Youngson G, Johnston G: A comparison between ilioinguinal-iliohypogastric nerve block performed by anaesthetist or surgeon for postoperative analgesia following groin surgery in children. Paediatr Anaesth 1995; 5:363–7.
128 Urwyler A, Censier K, Seeberger MD, Drewe J, Rothenbuhler JM, Frei F. Diagnose der Maligne-Hyperthermie-Empfindlichkeit mittels In-vitro-Muskelkontrakturtestung in der Schweiz. Schweiz Med Wochenschr 1991; 121:566–71.
129 Waard-Van Der Spek FB, Oranje AP, Lillieborg S, Hop WC, Stolz E. Treatment of molluscum contagiosum using a lidocaine/prilocaine cream (EMLA) for analgesia. J Am Acad Dermatol 1990; 23:685–8.
130 Weinand FS, Pavlovic S, Dick B. Endophthalmitis nach enoraler Blockade des N. infraorbitalis. Klin Monatsbl Augenheilkd 1997; 210:402–4.
131 Weston PJ, Bourchier D. The pharmacokinetics of bupivacaine following interpleural nerve block in infants of very low birthweight. Paediatr Anaesth 1995; 5:219–22.
132 Wong AK, Bissonnette B, Braude BM, Macdonald RM, St Louis PJ, Fear DW. Post-tonsillectomy infiltration with bupivacaine reduces immediate postoperative pain in children. Can J Anaesth 1995; 42:770–4.

11.5
Regionalanästhesie als Teil eines Konzepts
M. Jöhr

Kleinere Eingriffe

Nach kleineren Eingriffen geht es Kindern gut, wenn sie ihre normale Aktivität, d. h. Spielen, möglichst rasch wieder aufnehmen können. Die Regionalanästhesie ermöglicht eine hervorragende postoperative Analgesie; die Kinder sind meist völlig schmerzfrei im Aufwachraum, wo weinende Kinder heute die Ausnahme und nicht mehr die Regel sind. Die Regionalanästhesie hat die Kinderanästhesie revolutioniert. Der üblicherweise problemlose postoperative Verlauf ermunterte nun die Ärzte, ambulantes oder tagesklinisches Operieren bei Kindern auszuweiten.

Die Wirkungsdauer der Regionaltechniken ist aber beschränkt. Es liegen allerdings (ausgenommen Kaudalanästhesie) kaum Daten über die genaue Dauer der Schmerzfreiheit bei Verwendung der einzelnen Verfahren oder Medikamente vor. Vielfach wird dies jedoch vom Anästhesisten nicht beachtet, weil er das Potenzial zu schweren Schmerzen am Abend des Operationstags oft unterschätzt (2). Große Anstrengungen sind nötig, um eine adäquate Schmerztherapie auch im weiteren Verlauf zu sichern. Die rechtzeitige, schon prophylaktische Gabe von nichtsteroidalen Antirheumatika und Paracetamol in adäquater Dosierung kann die Probleme nach kleinerer Chirurgie – z. B. Hernienplastik, Orchidopexie oder Zirkumzision – weitgehend lösen.

Große Chirurgie

Nach größeren Eingriffen ist der Wundschmerz nur ein Teil des Leidens, das Kinder zu bewältigen haben. Sie liegen – sonst an die dauernde Aktivität im Spiel gewöhnt – immobilisiert im Bett, behindert durch Drainagen, Infusionen oder Gipsverbände. Ab dem 2. Lebenshalbjahr spielen zudem viele, oft irrationale Ängste vor medizinischen Maßnahmen oder auch nur fremden Dingen eine zentrale Rolle. Die hervorragende Schmerzfreiheit, die kontinuierliche Regionalanästhesietechniken gewähren, reicht deshalb meist nicht aus. Systemische Medikamente, die wie die Opiate auch sedieren, werden deshalb trotz ihrer Nachteile wie Atemdepression, verzögerte Darmtätigkeit oder Nausea ihren Stellenwert behalten (1) (Tab. 11.**15**).

Tabelle 11.15 Konzept der balancierten Schmerztherapie bei Kindern

Die 3 Säulen der Therapie:	1. Regionalanästhesie	2. Nichtsteroidale Antirheumatika, Paracetamol, Metamizol	3. Opiate
Kleinere Eingriffe	Single-Shot-Regionalanästhesie	erste Dosis als prophylaktische Gabe, dann Gabe bei Bedarf	oft entbehrlich
Größere Eingriffe	a) Single-Shot-Regionalanästhesie	regelmäßige Gabe	Opiatdauerinfusion oder PCA/NCA
	b) kontinuierliche Regionalanästhesie	regelmäßige Gabe	Bolusgabe bei Bedarf

PCA: patientenkontrollierte Analgesie
NCA: schwesternkontrollierte Analgesie

Kernaussagen

1

▸ **Kleinere Eingriffe** Die Regionalanästhesie ermöglicht nach kleineren Eingriffen eine hervorragende postoperative Analgesie.

2

▸ **Große Chirurgie** Nach größeren Operationen ist zusätzlich die Gabe von systemischen Medikamenten notwendig, die auch eine sedierende Wirkung besitzen.

Literatur

1. Jöhr M. Postoperative Schmerztherapie bei Kindern. Anaesthesist 1998;47:889–99.
2. Wolf AR. Tears at bedtime: a pitfall of extending paediatric day-case surgery without extending analgesia. Br J Anaesth 1999;82:319–20.

12
Geburtshilfliche Regionalanästhesie
W. Gogarten und H. Van Aken

471	**12.1**	Historische Entwicklung
471	**12.2**	Physiologische Veränderungen während der Schwangerschaft
472	**12.3**	Regulation der uteroplazentaren Durchblutung
474	**12.4**	Aortokavales Kompressionssyndrom
474	**12.5**	Physiologie von Schmerzen unter der Geburt
475	**12.6**	In der Geburtshilfe verwendete Substanzen
478	**12.7**	Plazentarer Transfer
479	**12.8**	Regionalanalgesieverfahren zur vaginalen Entbindung
483	**12.9**	Mobilität unter der Geburt („Walking Epidural")
483	**12.10**	Regionalanästhesieverfahren zur Sectio caesarea
484	**12.11**	Testdosis
485	**12.12**	Nebenwirkungen und Komplikationen

12.13
488   Vaginale Entbindung nach vorangegangener Sectio caesarea

12.14
488   Schwangerschaftsinduzierte Hypertonie und HELLP-Syndrom

12.15
489   Aspirationsrisiko und Prophylaxe

12.16
490   Besonderheiten der Aufklärung in der Geburtshilfe

12.1
Historische Entwicklung

Die Entwicklung der Regionalanästhesie in der Geburtshilfe begann bereits 1900 mit der erstmaligen Durchführung von Spinalanalgesien zur Entbindung durch den Schweizer Gynäkologen Oscar Kreis (41). 1909 berichtete der Marburger Gynäkologe W. Stoeckel über die ersten Kaudalanalgesien zur Entbindung (72), und beide waren insbesondere von der fehlenden systemischen Wirkung und somit der Wachheit der Patientinnen im Vergleich zu dem damals häufig durchgeführten „Dämmerschlaf" mit Morphium und Scopolamin angetan. Nach der Einführung von Pencil-Point-Nadeln mit Abnahme der hohen Inzidenz an postpunktionellen Kopfschmerzen nach Spinalanästhesien sowie der fraktionierten Gabe von Lokalanästhetika bei epiduraler Injektion mit Reduktion der toxischen Komplikationen haben Regionalanästhesien Allgemeinanästhesien bei der Anästhesie zur Sectio caesarea abgelöst und stellen das Verfahren der Wahl dar. So werden in den USA mittlerweile über 80 % aller Schnittentbindungen in Regionalanästhesie durchgeführt (30). Eine Analyse der Müttersterblichkeit in Bayern von 1983–1994 zeigt, dass immerhin 7 mütterliche Todesfälle auf 100 000 Lebendgeborene durch die Anästhesie hervorgerufen wurden, hiervon waren 2 auf eine Asystolie bei der Anästhesieeinleitung, 2 auf eine fehlgeschlagene Intubation, 2 auf eine Aspiration, und 1 Todesfall auf eine Läsion der A. subclavia zurückzuführen (4). Dennoch wurden laut einer Umfrage von 1996 in Deutschland nur 39 % aller elektiven und 17 % aller dringlichen Schnittentbindungen in Regionalanästhesie durchgeführt (71).

Trotz der vielen Fortschritte in der Medizin ist die Therapiebedürftigkeit von Schmerzen unter der Geburt auch heute noch nicht allgemein akzeptiert. Dies mag zum einen an fehlenden Kenntnissen über die positiven Wirkungen einer Epiduralanalgesie (EDA), zum anderen aber auch an einem Autonomiebedürfnis der Hebammen und Geburtshelfer sowie der fehlenden Verfügbarkeit eines Anästhesisten liegen. Für eine effektive Analgesie mittels Regionalanästhesieverfahren sind Kenntnisse über die physiologischen und pathophysiologischen Veränderungen während der Schwangerschaft sowie über die an der Nozizeption beteiligten Nervenfasern und über die Pharmakologie der verwendeten Substanzen notwendig.

12.2
Physiologische Veränderungen während der Schwangerschaft

Respiration

Respiratorische Veränderungen zeigen sich in einer ca. 50 %igen Steigerung des Atemminutenvolumens am Entbindungstermin. Dies beruht vor allem auf einer Erhöhung des Tidalvolumens, während die Atemfrequenz weitestgehend unverändert bleibt. Hierdurch kommt es zu einer geringfügigen mütterlichen Hypokapnie. Die funktionelle Residualkapazität (FRC) der Lunge nimmt bis zum Ende der Schwangerschaft um 15–20 % ab (Tab. 12.1). Das Höhertreten des Zwerchfells wird durch eine Zunahme des Thoraxdiameters kompensiert, sodass die Vitalkapazität weitestgehend unverändert bleibt. Der Sauerstoffverbrauch ist deutlich erhöht und wird durch schmerzhafte Kontraktionen weiter gesteigert. Eine Steigerung des Atemminutenvolumens unter Wehenschmerzen kann zu einer ausgeprägten mütterlichen respiratorischen Alkalose mit einer Verschiebung der Sauerstoffdissoziationskurve nach links führen, sodass der Sauerstoff nur erschwert an das Gewebe und damit auch an den Fetus abgegeben werden kann. Im Extremfall kann hieraus eine fetale Asphyxie resultieren.

Tabelle 12.1 Physiologische Veränderungen während der Schwangerschaft

Respiratorisches System	Kardiovaskuläres System	Blut	Gastrointestinaltrakt
Atemminutenvolumen 50 % ↑	Herzminutenvolumen 35–40 % ↑	Plasmavolumen 40 → 70 ml/kg	Motilität des Gastrointestinaltrakts ↓
FRC 15–20 % ↓	Schlagvolumen 35–40 % ↑	Erythrozytenvolumen 25 → 30 ml/kg	gastroösophagealer Reflux ↑
Sauerstoffverbrauch ↑	Herzfrequenz ↑	kolloidonkotischer Druck 14 % ↓	
Respiratorische Alkalose	systemvaskulärer Widerstand ↓	Gerinnungsfaktoren VII, VIII, X, XII, Fibrinogen ↑	
	arterieller Druck unverändert		

Herz-Kreislauf-System

Neben Veränderungen der Respiration wird aber auch das Herz-Kreislauf-System durch die Schwangerschaft deutlich verändert. So nehmen Herzminutenvolumen und Schlagvolumen um 35–40% zu, daneben kommt es zu einer Steigerung der Herzfrequenz. Der Blutdruck bleibt aufgrund eines reduzierten systemischen und pulmonalarteriellen Gefäßwiderstandes während einer normalen Schwangerschaft unverändert.

Hämatopoetisches System

Das Plasmavolumen nimmt bis zum 3. Trimenon von 40 auf 70 ml/kg zu, während das Erythrozytenvolumen nur von 25 auf 30 ml/kg steigt, welches zu einer relativen Anämie führt. Hiervon werden während einer normalen vaginalen Entbindung 500 ml verloren, bei einer Sectio caesarea sind es ca. 1000 ml. Der kolloidonkotische Druck nimmt bis zum Ende der Schwangerschaft um 14% ab. Dies kann zusammen mit einer Volumenüberladung die Entwicklung eines Lungenödems fördern (Abb. 12.1).

Gerinnungssystem

Während der Schwangerschaft nehmen die Gerinnungsfaktoren VII, VIII, X und XII sowie das Fibrinogen zu und führen zu einer Hyperkoagulabilität mit einem erhöhten Risiko für tiefe Venenthrombosen. Diese Hyperkoagulabilität schützt die Schwangere vor größeren Blutverlusten unter der Geburt.

Gastrointestinaltrakt

Durch den hoch stehenden Uterus wird der Magen in seiner Lage variiert und der untere Ösophagussphinkter in seiner Funktion beeinträchtigt. Auch die Motilität des Magens wird verzögert. Dies führt zu einem gesteigerten gastroösophagealen Reflux mit dem Risiko von Regurgitation, Erbrechen und pulmonaler Aspiration.

Epiduralraum

Aufgrund des erhöhten intraabdominellen Drucks und der Kavakompression kommt es zur Umverteilung des Blutes aus den unteren Extremitäten über den inneren vertebralen Plexus mit einer Dilatation epiduraler Venen. Dies führt zu einem erhöhten Risiko einer akzidentellen vaskulären Punktion bei Anlage eines Epiduralkatheters.

Die erweiterten Epiduralvenen führen zu einer reduzierten Größe des Epiduralraums, sodass insgesamt für eine definierte Blockadeausdehnung eine geringere Lokalanästhetikummenge benötigt wird. Des Weiteren scheinen Schwangere auf Lokalanästhetika empfindlicher zu reagieren, sodass der Lokalanästhetikabedarf um ca. 25–30% verringert wird.

12.3 Regulation der uteroplazentaren Durchblutung

> Der uterine Blutfluss steigt während der Schwangerschaft auf 700–900 ml/min am Termin an, dies bedeutet einen Anstieg des Anteils am Herzzeitvolumen von 5 auf 12%. Diese Zunahme beruht auf einer Umverteilung des Blutflusses aus der A. iliaca communis zur A. uterina mit einem Steal-Phänomen an der A. iliaca externa. Die Umverteilung des Blutflusses zugunsten des Uterus wird durch eine schwan-

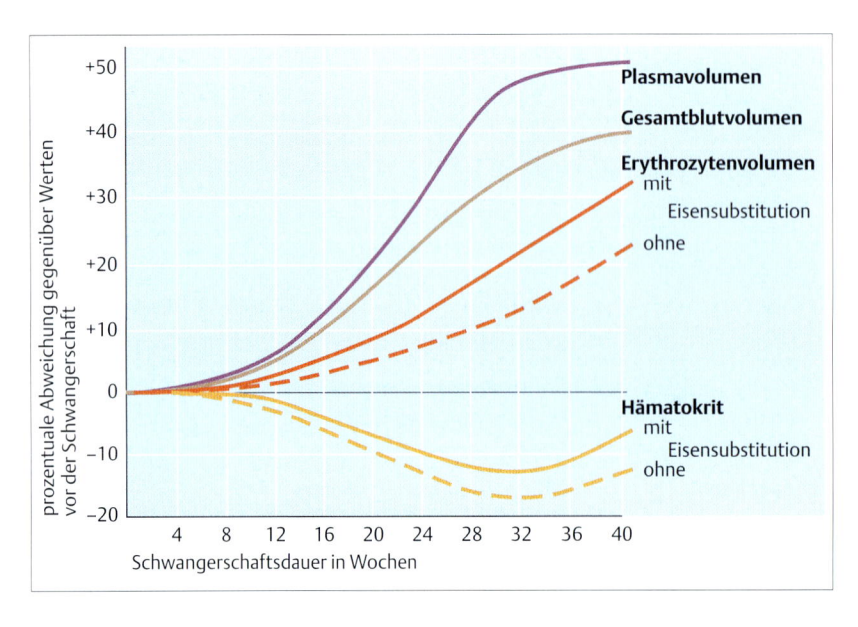

Abb. 12.1 Veränderungen der Blutbestandteile in der Schwangerschaft. Charakteristisch für eine Schwangerschaftshydrämie ist die überproportionale Zunahme des Plasmavolumens. Da das Erythrozytenvolumen ohne Eisensubstitution lediglich um 20% ansteigt, kommt es folglich zu einem Hämatokritabfall. Die Zunahme des Gesamtblutvolumens beträgt 40% (nach Pitkin aus Schneider H. Schwangerschaftsveränderungen des mütterlichen Organismus. In: Pfleiderer A, Breckwoldt M, Martius G, Hrsg. Gynäkologie und Geburtshilfe. 3. Aufl. Stuttgart: Thieme; 2000).

12.3 Regulation der uteroplazentaren Durchblutung

gerschaftsbedingte verminderte Reaktivität auf Vasokonstriktoren gefördert, welche eine Abnahme des peripheren Widerstands begünstigt und an uterinen Gefäßen im Vergleich zu systemischen Gefäßen stärker ausgeprägt ist.

Gleichzeitig kommt es während der Schwangerschaft zu einer funktionellen sympathischen Denervierung des Uterus. Die Veränderungen des Blutflusses werden durch erhöhte Angiotensin-II-Spiegel gefördert. Angiotensin II führt bei intakter Endothelzellschicht zu einer Steigerung der lokalen Prostacyclinsynthese, welche an uterinen Gefäßen wesentlich stärker als an systemischen Gefäßen ausgeprägt ist. Dementsprechend kommt es über eine Steigerung der cAMP-Synthese zu einer stärkeren uterinen Vasodilatation (47). Weitere Mechanismen der uterinen Vasodilatation sind eine unter dem Einfluss von Östrogenen gesteigerte Stickstoffmonoxidsynthese (84), die über cGMP ebenfalls zu einer uterinen Vasodilatation führt (Abb. 12.2). Auf diesen Effekt wird die bei Gabe von Ephedrin aufrechterhaltene uteroplazentare Perfusion zurückgeführt, der protektive Effekt scheint aber auch für α-Rezeptoragonisten wie Phenylephrin zu gelten. Das bedeutet nicht, dass Ephedrin nicht zu einer Vasokonstriktion der A. uterina führt, vielmehr ist die Vasokonstriktion zu höheren Dosierungen verschoben.

> **Durch eine Störung der Endothelzellfunktion** reagieren uterine Arterien von Patientinnen mit einer Präeklampsie nicht mit einer erhöhten Prostacyclin- oder Stickstoffmonoxidsynthese, sodass mit einer direkten Vasokonstriktion der A. uterina und einer Reduktion der uteroplazentaren Perfusion nach Gabe von Vasokonstriktoren gerechnet werden muss.

Der uterine Perfusionsdruck nimmt bei Abfall des arteriellen Drucks oder Zunahme des uterinen venösen Drucks ab – eine Autoregulation ist nicht vorhanden. Ursachen für einen verminderten Perfusionsdruck können eine durch Sympatholyse bedingte Hypotonie, Wehen, eine Überstimulation mit Oxytocin oder auch hohe Lokalanästhetikakonzentrationen bei akzidenteller intravenöser Injektion bzw. Parazervikalblockaden sein. Endogene oder exogen zugeführte Vasokonstriktoren erhöhen in steigenden Dosierungen ebenfalls den uterinen arteriellen Gefäßwiderstand mit einer hieraus resultierenden Abnahme des Blutflusses.

Unter der Entbindung ist die Aufrechterhaltung des uterinen Blutflusses von großer Bedeutung, weil der fetale Gasaustausch vollständig von diesem abhängig ist. Der fetale PO_2 sinkt kontinuierlich mit fallendem uterinen Blutfluss: Bei einer Abnahme des uterinen Blutflusses um 65 % kommt es innerhalb von 10 min zu einer fetalen Azidose. Corke u. Mitarb. (18) zeigten bereits 1982, dass auch eine sofortige Therapie einer Hypotension mit Volumen und Ephedrin zu einer Zunahme des kindlichen PCO_2 und der Wasserstoffionenkonzentration führt.

> **Um eine fetale Azidose zu vermeiden,** wird eine engmaschige Blutdruckkontrolle mit Vermeiden einer Hypotonie oder überschießenden Hypertonie angestrebt. Als Definition der mütterlichen Hypotonie gelten ein Abfall des systolischen arteriellen Drucks um 20 % des Ausgangswertes bzw. unter 100 mmHg.

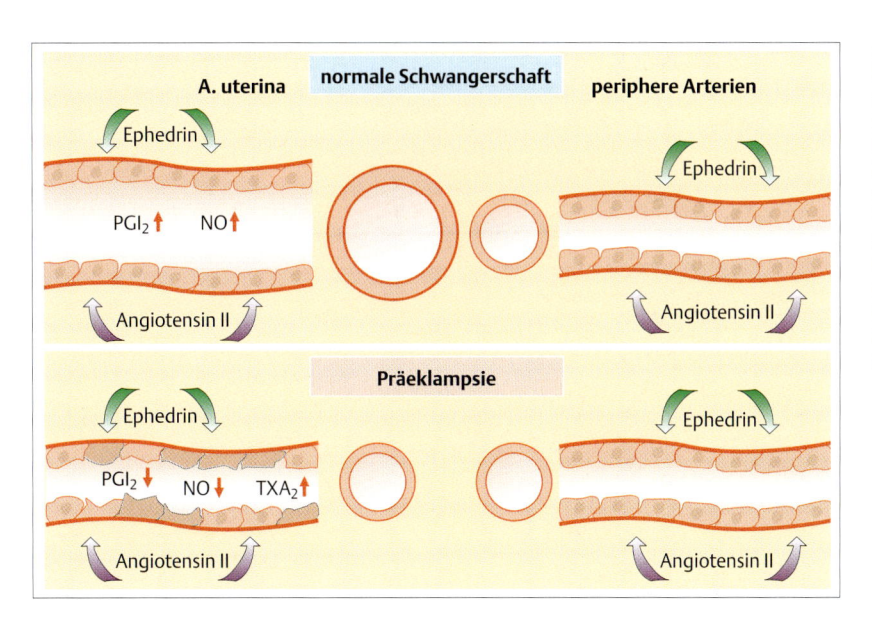

Abb. 12.2 Regulation des uterinen Blutflusses. Die erhöhte lokale Ausschüttung von Stickstoffmonoxid (NO) und Prostacyclin (PGI_2) in uterinen Gefäßen führt nach Gabe von Ephedrin oder Angiotensin zu einer stärkeren systemischen als uterinen Vasokonstriktion. Die beeinträchtigte Endothelzellfunktion bewirkt bei Präeklampsie eine Abnahme der NO- und PGI_2-Synthese sowie eine erhöhte Thromboxanausschüttung (TXA_2) mit einer direkten Vasokonstriktion der uterinen Gefäße.

12.4
Aortokavales Kompressionssyndrom

Bei 15–20 % aller Schwangeren kommt es in Rückenlage zur Ausbildung einer Schocksymptomatik mit Blutdruckabfall, Tachykardie, Schweißausbruch, Übelkeit und Schwindel. Hierbei kann eine komplette Obstruktion der V. cava inferior mit vermindertem venösen Rückstrom durch den graviden Uterus nachgewiesen werden. Die Kompression der V. cava führt zu einem verminderten venösen Rückstrom mit einer Abnahme des Schlagvolumens und einer Hypotonie. Aufgrund der venösen Stauung kann es auch ohne Hypotension zu einer verminderten uterinen Durchblutung mit Mangelversorgung des Fetus kommen.

Neben einer Okklusion der V. cava inferior führt die Rückenlage auch zu einer partiellen Verlegung der Aorta mit einem Druckabfall in den unteren Extremitäten und uterinen Gefäßen, welche ebenfalls zu einer fetalen Asphyxie führen kann. Dies bedeutet, dass eine fetale Minderversorgung bereits bei einem normalen mütterlichen Druck in den oberen Extremitäten eintreten kann. Mit einem aortokavalen Kompressionssyndrom ist ab der 28. Schwangerschaftswoche zu rechnen.

Anästhetika mit vasodilatierenden Eigenschaften oder eine Epiduralanalgesie mit Sympathikusblockade verstärken das aortokavale Kompressionssyndrom, indem der venöse Rückstrom bei fehlender kompensierender Vasokonstriktion weiter abnimmt. Dies erklärt die ausgeprägtere arterielle Hypotension bei Schwangeren im Vergleich zu Nichtschwangeren.

Zur Prävention des aortokavalen Kompressionssyndroms erfolgt eine Lagerung in Linksseitenlage (16). Hierdurch können während einer Sectio caesarea verbesserte Apgar-Werte und eine geringere fetale Azidose erzielt werden.

12.5
Physiologie von Schmerzen unter der Geburt

Die Schmerzen in der Eröffnungsphase der Geburt entstehen neben schmerzhaften Kontraktionen des Uterus durch die Dilatation des unteren uterinen Segmentes und der Zervix. Die nozizeptiven Afferenzen werden über Aδ- und C-Fasern weitergeleitet, welche sympathische Nervenfasern ab L_2–L_3 begleiten und sich mit dem Rückenmark in Höhe von Th_{10}–L_1 vereinigen (Abb. 12.3). Für eine effektive Analgesie in der Eröffnungsphase ist dementsprechend eine Blockadeausdehnung bis Th_{10} erforderlich. In der Austreibungsphase kommt es zur Dehnung des Geburtskanals und des Beckenbodens. Die Schmerzen werden jetzt überwiegend über sakrale Fasern (S_1–S_4) sowie den N. pudendus weitergeleitet, welcher das untere Scheidendrittel, die Vulva und den Damm innerviert. Für eine effektive Analgesie in der Austreibungsperiode ist eine Blockade des lumbosakralen Bereiches erforderlich.

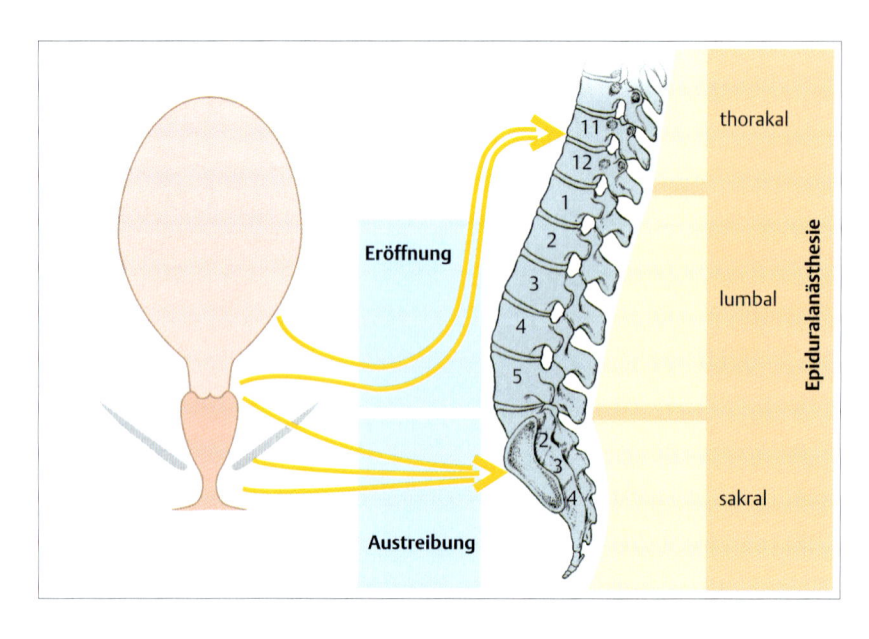

Abb. 12.3 Für die Eröffnungs- und Austreibungsphase relevante Nervenfasern (nach Killian aus Gogarten W, Marcus MA, Van Aken H. Gynäkologie und Geburtshilfe. In: Kochs E, Krier C, Buzello W, Adams HA, Hrsg. Anästhesiologie. ains Band 1. Stuttgart: Thieme; 2001).

12.6 In der Geburtshilfe verwendete Substanzen

Lokalanästhetika
Bupivacain

Bupivacain, ein Razemat aus Dextro- und Levobupivacain, ist das am häufigsten verwendete Lokalanästhetikum in der Geburtshilfe. Nachteile der Substanz liegen vor allem in der geringen therapeutischen Breite mit einer hohen kardialen und zentralnervösen Toxizität bei akzidentieller intravenöser Injektion. Durch Blockade von kardialen Natriumkanälen kommt es zu einem Reentryphänomen mit Auslösung von ventrikulären Tachyarrhythmien. Hat man früher angenommen, dass Schwangere aufgrund des veränderten hormonellen Milieus empfindlicher auf die kardialen Nebenwirkungen von intravenös applizierten Lokalanästhetika, insbesondere Bupivacain, reagieren, so geht man heute davon aus, dass fehlgeschlagene Reanimationen vor allem auf das aortokavale Kompressionssyndrom mit einem behinderten venösen Rückstrom sowie auf die schneller eintretende Hypoxie zurückzuführen sind. Nach tödlichen Zwischenfällen mit Bupivacain untersagte die American Food and Drug Administration 1984 die Verwendung von 0,75 %igem Bupivacain in der Geburtshilfe. Entscheidender als die verwendete Konzentration von Bupivacain ist jedoch der Ausschluss einer intravasalen Katheterlage sowie die fraktionierte Gabe von Lokalanästhetika, wodurch die mütterliche Mortalität unter Regionalanästhesien deutlich gesenkt werden konnte (29). Zentralnervöse und kardiale Nebenwirkungen spielen vor allem bei einer Epiduralanästhesie zur Sectio caesarea eine Rolle, während entsprechende Plasmaspiegel bei einer EDA zur vaginalen Entbindung in der Regel nicht erreicht werden. Ein weiterer Nachteil von Bupivacain ist die in Abhängigkeit von der Dosierung hohe Inzidenz von motorischen Blockaden. In der Geburtshilfe gebräuchliche Konzentrationen von Bupivacain sind 0,5 % zur Sectio caesarea und 0,0625 – 0,125 % zur Epiduralanalgesie bei der Entbindung. Diese niedrigen Konzentrationen müssen für eine adäquate Schmerzlinderung mit einem Opioid kombiniert werden, höherprozentige Lösungen ohne Opioidzusatz gelten aufgrund der Beeinträchtigung der Motorik mit Erhöhung der instrumentellen Entbindungsrate als obsolet.

> Bei Epiduralanalgesien zur Entbindung muss bei alleiniger Gabe von Lokalanästhetika mit einer erheblichen Rate an motorischen Blockaden und instrumentellen Entbindungen gerechnet werden, sodass immer mit einem Opioid bei gleichzeitiger Reduktion der Lokalanästhetikummenge kombiniert werden sollte.

Levobupivacain

Levobupivacain ist das S(-)Isomer des razemischem Bupivacains, für welches in Tierversuchen eine geringere kardiale und zentralnervöse Toxizität nachgewiesen wurde. Bei Schweinen beträgt das kardiale Toxizitätsrisiko von Bupivacain zu Levobupivacain und Ropivacain 2 : 1, 2 : 1 (51). Die molare analgetische Potenz von Levobupivacain zu Bupivacain wurde mit 0,87 bestimmt (46).

> Da sowohl Levobupivacain als auch Bupivacain und Ropivacain zur Sectio in gleicher Dosierung gegeben werden können (15 – 20 ml einer 0,5 %igen Lösung) ist der Vorteil von Levobupivacain in der Kardiotoxizität nur gegenüber Bupivacain gegeben, während er im Vergleich zu Ropivacain unbedeutend ist.

In der geburtshilflichen Analgesie scheint es vergleichbar mit Ropivacain unter Levobupivacain bei gleicher analgetischer Wirksamkeit und Dauer zu einer geringeren motorischen Blockade zu kommen (81). Der Stellenwert der Substanz ist aufgrund der begrenzten Datenlage noch ungewiss und die Substanz wurde bisher nicht in Deutschland eingeführt.

Ropivacain

Ropivacain ist ein neueres Lokalanästhetikum vom Amidtyp, welches ebenfalls als einzelnes Stereoisomer vorliegt. Obwohl Ropivacain aufgrund einer geringeren Proteinbindung zu höheren mütterlichen und fetalen Plasmaspiegeln an freien Substanzen führt, ist die Eliminationshalbwertszeit mit 5,2 versus 10,9 Stunden signifikant kürzer, sodass ein geringeres Risiko einer Akkumulation besteht (20). Letzteres ist vermutlich auf die geringere Lipidlöslichkeit von Ropivacain zurückzuführen (Octanol/Puffer-Qotient 2,9 versus 10,0). Trotz nachgewiesener kindlicher Plasmaspiegel kommt es nicht zu einer Beeinträchtigung des Neugeborenen.

> Ropivacain führt zu einer so genannten Differenzialblockade, dies bedeutet, dass bei niedrigeren Lokalanästhetikakonzentrationen eine bevorzugte sensorische (Schmerzempfindung) ohne gleichzeitige motorische Blockade eintritt.

Diese Vorteile von Ropivacain führen bei Verwendung einer in der Geburtshilfe nicht mehr gebräuchlichen 0,25 %igen Lösung im Vergleich zu Bupivacain zu einer geringeren motorischen Blockade und weniger instrumentellen Entbindungen bei vergleichbarer analgetischer Wirksamkeit (85). Toxische kardiovaskuläre und zentralnervöse Nebenwirkungen treten bei Ropivacain im Vergleich zu Bupivacain erst bei einer höheren Gesamtmenge an Lokalanästhetikum auf, hierbei muss jedoch eine möglicherweise bestehende unterschiedliche Potenz der einzelnen Lokalanästhetika berücksichtigt werden.

> Die relative analgetische Potenz der einzelnen Lokalanästhetika kann mit Hilfe der minimalen Lokalanästhetikumkonzentration (MLAC) bestimmt werden, welche in einem Volumen von 20 ml epidural verabreicht wird und als diejenige Konzentration definiert ist, bei welcher 50 % aller Patientinnen nach einem einmaligen Bolus innerhalb der ersten 30 min eine Schmerzintensität von weniger als 10 mm auf einer visuellen Analogskala von 0–100 mm erreichen (EC50) (16).

MLAC-Werte von in der Geburtshilfe gebräuchlichen Lokalanästhetika mit und ohne Opioidzusatz sind in Tab. 12.2 aufgeführt.

> Die relative analgetische Potenz der einzelnen Lokalanästhetika ergibt sich hieraus in absteigender Reihenfolge:
> Bupivacain = Levobupivacain > Ropivacain > Lidocain > Chlorprocain

Anhand der MLAC-Werte wurde die relative analgetische Potenz von Ropivacain im Vergleich zu Bupivacain mit 0,6 als deutlich niedriger bestimmt (7). Andererseits werden die MLAC-Werte von dem Zusatz von Opioiden beeinflusst und steigen mit fortschreitendem Geburtsverlauf sowie mit der Schmerzintensität und dem Alter der Patientinnen. Letzteres erklärt die in verschiedenen Studien differierenden MLAC-Werte für Bupivacain, sodass die erhobenen Werte zwar für den Vergleich der relativen Potenz geeignet sind, aber nicht als Absolutwerte herangezogen werden sollten. Eine weitere Schwierigkeit bei der Interpretation der MLAC-Werte besteht darin, dass nur die EC50, nicht jedoch die EC95 bestimmt wird. Letztere ist die Konzentration, bei welcher 95 % aller Patientinnen einen Schmerzscore < 10 mm aufweisen. In der klinischen Praxis wird jedoch die EC95 und nicht die EC50 angestrebt, während gleichzeitig Schmerzscores < 30 mm als effektiv gelten.

Tabelle 12.2 Minimale Lokalanästhetikakonzentrationen (MLAC)*

Lokalanästhetikum	Ohne Opioid	Mit Opioid
Lidocain	0,37	
Chlorprocain	0,43	0,26
Bupivacain	0,065–0,104	0,048
Levobupivacain	0,083–0,091	0,047
Ropivacain	0,111–0,156	0,09

*Angaben in % Weight/Volume, bezogen auf einen epiduralen Bolus von 20 ml

Die EC95 der einzelnen Lokalanästhetika scheint weniger große Unterschiede aufzuweisen. Entsprechend konnte bei epiduralen Bolusgaben von 10 ml Bupivacain 0,125 % oder 10 ml Ropivacain 0,125 %, jeweils mit Sufentanil, kein Unterschied in der analgetischen Wirksamkeit bei einer etwas reduzierten motorischen Blockade unter Ropivacain nachgewiesen werden (24). In der gleichen Untersuchung wies Bupivacain 0,1 % plus Sufentanil eine deutlich geringere analgetische Wirksamkeit auf, sodass die MLAC-Werte in der Praxis nur eine untergeordnete Bedeutung zu haben scheinen und von einer gleichen analgetischen Potenz beider Substanzen in klinisch relevanten Konzentrationen auszugehen ist.

> Gebräuchliche Konzentrationen von Ropivacain in Kombination mit Opioiden in der Geburtshilfe sind 0,1–0,175 % zur vaginalen Entbindung. Bei der Sectio führen 15–20 ml Ropivacain 0,5 % im Vergleich zu Bupivacain neben den Vorteilen der geringeren Toxizität zu einer vergleichbaren Anschlagzeit und Blockadeausdehnung bei gleichzeitig kürzer anhaltender motorischer Blockade, sodass die Patientinnen schneller wieder umhergehen können (20).

Bei einer eiligen Sectio kann eine schnellere Blockadeausdehnung mit der epiduralen Gabe von 15–20 ml 2 %igem Lidocain erreicht werden.

Opioide

Opioide werden in der Geburtshilfe sowohl spinal als auch epidural verabreicht, um aufgrund der synergistischen Wirkung mit Lokalanästhetika die applizierte Lokalanästhetikamenge zu reduzieren (Tab. 12.3).

> Vorteile der Kombination aus Opioiden und Lokalanästhetika (83) sind:
> ▶ schnellerer Wirkungseintritt,
> ▶ verbesserte Analgesiequalität,
> ▶ verlängerte Wirkdauer,
> ▶ Reduktion der Lokalanästhetikamenge,
> ▶ verminderte motorische Blockade,
> ▶ verminderte instrumentelle Entbindungen.

Als häufigste Begleiterscheinung von Opioiden kommt es bei vielen Schwangeren zu Juckreiz, welcher am stärksten nach der spinalen Gabe von Morphin ausgeprägt ist. Bei einigen Patienten können Übelkeit und Erbrechen auftreten. Die am häufigsten in der Geburtshilfe rückenmarknah eingesetzten Opioide sind Sufentanil, Morphin und Fentanyl. Letzteres wird vor allem in angloamerikanischen Ländern aufgrund des Preisvorteils eingesetzt.

Tabelle 12.3 Lokalanästhetika und Opioide zur geburtshilflichen Epidural- und Spinalanästhesie

Epiduralanalgesie	Spinalanalgesie	Spinalanästhesie	Epiduralanästhesie
Bupivacain 0,125 % plus Sufentanil 0,75 µg/ml Bupivacain 0,0625 % plus Fentanyl 1,0–2,5 µg/ml* Ropivacain 0,125–0,175 % plus Sufentanil 0,75 µg/ml	Fentanyl 10–25 µg Sufentanil 2,5–5 µg Clonidin 15–30 µg plus Bupivacain 2,5 mg oder Ropivacain 2–4 mg	8–12,5 mg Bupivacain plus 10–25 µg Fentanyl (intrathekal in Deutschland nicht zugelassen) 2,5–5 µg Sufentanil (intrathekal in Deutschland nicht zugelassen) oder 100 µg Morphin alternativ Ropivacain 20–25 mg plus Opioid	15–20 ml Lidocain 2 % 15–20 ml Bupivacain 0,5 % 15–25 ml Ropivacain 0,5–0,75 % plus Sufentanil 20 µg

* Fentanyl ist in Deutschland in der Geburtshilfe rückenmarksnah nicht zugelassen, in dieser Dosierung deutlich höhere Infusionsgeschwindigkeiten pro Stunde für eine effektive Analgesie notwendig.

Morphin

Morphin wird in der Geburtshilfe überwiegend bei Spinalanästhesien zur Sectio caesarea verwendet, während epidural lipophile Opioide wie Fentanyl und Sufentanil bevorzugt werden. Die hohe Hydrophilie von Morphin sorgt einerseits für eine sehr gute, bis zu 24 Stunden anhaltende Analgesie, andererseits kann die hierdurch bedingte lange Verweildauer im Liquor zu einer rostralen Ausdehnung mit dem Risiko von späten Atemdepressionen noch Stunden nach der Injektion führen.

> Atemdepressionen nach spinalem Morphin sind dosisabhängig und wurden bei Dosierungen ab 200 µg bei 1 % aller Frauen beobachtet (2). Die Gabe von 100 µg Morphin ist zur Sectio ausreichend, um eine signifikante Analgesie mit Abnahme des Analgetikabedarfs in den ersten 24 Stunden zu erzielen. Eine weitere Dosissteigerung erhöht die Rate an Nebenwirkungen wie Pruritus, Übelkeit und Erbrechen und Atemdepressionen, ohne Analgesiedauer oder Analgesiequalität zu verbessern (19).

Aufgrund der hohen Hydrophilie setzt die Analgesie bei rückenmarksnaher Morphingabe erst nach 30–60 Minuten ein und die maximale Wirkung wird 4–7 Stunden nach spinaler Gabe entfaltet, sodass es zur Linderung des Geburtsschmerzes wenig geeignet ist. Es wird dementsprechend in der klinischen Praxis weder spinal noch epidural zur vaginalen Entbindung routinemäßig verwendet. Es ist in Deutschland das einzige zur spinalen Anwendung zugelassene Opioid und das Opioid der Wahl zur spinalen postoperativen Schmerztherapie bei der Sectio caesarea.

Sufentanil

Sufentanil ist ein Opioid mit einem hohen Octanol-Puffer-Quotienten und somit einer hohen Lipophilie. Diese hohe Lipophilie sorgt im Vergleich zu Morphin zu einem schnelleren Wirkungsbeginn, da es zu einer schnelleren Penetration durch die Meningen und in das lipidhaltige Rückenmark kommt. Zum anderen führt die Lipophilie von Sufentanil zu einer geringen Verweildauer im Liquor mit einer weniger ausgeprägten rostralen Ausdehnung. Atemdepressionen treten dementsprechend frühzeitig auf, während mit einem späteren Risiko nicht zu rechnen ist. Die hohe Lipophilie von Sufentanil bewirkt jedoch ebenfalls, dass ein hoher Anteil der Substanz im epiduralen Fettgewebe und in der weißen Rückenmarkssubstanz sequestriert wird, und somit am eigentlichen Wirkort, der grauen Rückenmarkssubstanz, nicht zur Verfügung steht (76).

Aufgrund der besseren Analgesiequalität und einem hierdurch bedingten geringeren Lokalanästhetikabedarf im Vergleich zu Fentanyl stellt Sufentanil zur Zeit das Opioid der Wahl zur epiduralen Gabe unter der Entbindung dar (13). Die kindliche Opioidbelastung ist trotz einer höheren Plazentapassage der freien Substanz geringer, da die Lipophilie von Sufentanil gleichzeitig dafür sorgt, dass weniger Sufentanil in das mütterliche Plasma aufgenommen wird (45). Es ist in Deutschland das einzige epidural zugelassene Opioid zur Entbindung.

> Um die kindliche Opioidbelastung unter der Geburt gering zu halten, wird bei einem schnellen Geburtsverlauf empfohlen, eine Obergrenze von 30 µg Sufentanil nicht zu überschreiten.

Bei der spinalen Gabe zur Sectio führt Sufentanil zu einer Wirkdauerverlängerung von Bupivacain, welche im Mittel 3–6 Stunden anhält und somit deutlich kürzer als nach Morphin ist.

Fentanyl

In angloamerikanischen Ländern wird anstelle von Sufentanil meist Fentanyl zur geburtshilflichen Regionalanästhesie eingesetzt. Wie bereits angeführt, kommt es hierbei ebenfalls zu einer Dosiseinsparung von Lokalanästhetika, der Effekt ist jedoch weniger ausgeprägt als nach Sufentanil. Bei einer gleichzeitig stärker ausgeprägten Resorption in das Gefäßsystem und somit höheren mütterlichen Plasmaspiegeln, muss bei höheren Dosierungen auch nach epiduraler Gabe mit einer kindlichen Beeinträchtigung gerechnet werden (17). Nach spinaler Gabe von 10–25 µg Fentanyl ist nur eine geringfügige Verlängerung der Analgesiedauer auf 2–3 Stunden zu beobachten, sodass Fentanyl auch hier keine Vorteile im Vergleich zu Sufentanil besitzt (19).

Alfentanil

Alfentanil wurde in einer Dosierung von 0,25 mg intrathekal bei kombinierten Spinal-Epidural-Anästhesien verwendet und führt zu einer zufriedenstellenden Analgesiequalität (36). Es ist jedoch aufgrund der kurzen Wirkdauer von 55 min in Kombination mit Bupivacain wenig geeignet. Die kurze Wirkdauer von Alfentanil beruht vor allem auf einer schnellen Umverteilung (76).

Andere Additiva
Clonidin

Clonidin (Catapresan), ein α_2-Rezeptoragonist, führt zu einer verlängerten Wirkung epidural oder intrathekal verabreichter Substanzen bei gleichzeitiger Reduktion des Lokalanästhetika- und Opioidbedarfs (57). Die additive Wirkung von Clonidin bewirkt vor allem im Vergleich mit einer alleinigen Lokalanästhetikagabe eine Reduktion des Lokalanästhetikabedarfs (11), jedoch nicht bei einer Kombination mit Opioiden. Maximale Liquorspiegel werden innerhalb von 30 min nach epiduraler Gabe erreicht.

> Bei epiduralen Bolusgaben von 75–100 µg Clonidin kommt es bei über 50 % der Frauen innerhalb von 30 min zu einer deutlichen Sedierung und Hypotonie, bei Dosierungen über 150 µg können aufgrund der hohen Plazentapassage mit einem fetalen zu mütterlichen Plasmaspiegelverhältnis von 0,89 fetale Bradykardien und Hypotonien auftreten (11).

Da mütterliche Hypotonie und Sedierung auch bei niedrigerer Dosierung sowie nach spinaler Gabe beobachtet wurden (57, 69), ist der Nutzen eines Clonidinzusatzes bei fehlender Reduktion anderer Nebenwirkungen in der Geburtshilfe umstritten. Hierbei sollte auch berücksichtigt werden, dass eine Mischung einer Vielzahl von Substanzen das Risiko von Infektionen und Fehldosierungen erhöhen kann. Hingegen besitzt die Substanz als Alternative zu Opioiden bei Regionalanästhesieverfahren einen Stellenwert.

Neostigmin

Da analgetische Effekte auf spinaler Ebene auch über Acetylcholin weitergeleitet werden, wurden Untersuchungen zur analgetischen Wirksamkeit von spinal verabreichtem Neostigmin in der Geburtshilfe unternommen. Bei freiwilligen Probanden sind Dosierungen von 100 µg spinalem Neostigmin nach 30–60 min analgetisch wirksam, führen jedoch zu Übelkeit und Erbrechen, Anstieg von Blutdruck und Herzfrequenz, Halluzinationen, einer motorischen Schwäche und vaginalen Kontraktionen (34). In der Geburtshilfe zu Studienzwecken verwendete Dosierungen von 10 µg zeigen bei einer fehlenden analgetischen Wirksamkeit ein vermindertes Nebenwirkungsprofil im Vergleich zu höheren Dosierungen, in Kombination mit Sufentanil wird die ED_{50} von Sufentanil um ca. 25 % gesenkt (53). Wie für Clonidin gilt auch für Neostigmin, dass der Zusatz von Neostigmin zu einer Lokalanästhetika-Opioid-Lösung die Nebenwirkungen nicht senkt und somit nicht empfohlen werden kann.

12.7 Plazentarer Transfer

Neben Veränderungen des mütterlichen und fetalen Blutflusses sowie der mütterlichen und kindlichen Pharmakokinetik ist die Plazentapassage von rückenmarksnah verabreichten Substanzen abhängig von ihrer Resorption in das Gefäßsystem, ihrer Proteinbindung, dem pKa-Wert, dem Molekulargewicht und der Lipophilie, wobei bevorzugt lipophile Substanzen mit einem mittleren Molekulargewicht die Plazenta passieren können. Die Plazentapassage geschieht überwiegend durch passive Diffusion. Dies führt dazu, dass das lipophilere Sufentanil im Vergleich zu Fentanyl zwar eine höhere Plazentapassage aufweist (F/M-Ratio 0,81 versus 0,57), andrerseits aber mehr Sufentanil im Fettgewebe gebunden und nicht vaskulär absorbiert wird, sodass die resultierenden mütterlichen und damit auch kindlichen Plasmaspiegel geringer bleiben (45).

Nach epidural verabreichten Lokalanästhetika können signifikante Mengen im Fetus nachgewiesen werden, ohne dass es hierdurch zu einer Beeinträchtigung des Neugeborenen kommt. Postpartale Apgar-Werte und Nabelschnur pH-Werte bleiben unverändert. Da Lokalanästhetika wie Bupivacain und Ropivacain eine hohe Bindung an α_1-Glykoprotein aufweisen, bleibt das Verhältnis von fetalen zu mütterlichen Plasmaspiegeln niedrig. Weder Lidocain, noch Chlorprocain, Bupivacain oder Ropivacain führen zu einer Beeinträchtigung der NAC-Scores (Neurologic Adaptive Capacity Score) (1).

> Bei der epiduralen Gabe von Opioiden zeichnen sich vor allem Morphin und Pethidin durch eine hohe Plazentapassage aus. Im Gegensatz hierzu liegen die fetalen Plasmaspiegel von Sufentanil nach einer epiduralen Gesamtdosis von 30 µg gerade oberhalb der Nachweisgrenze (45), sodass bis zu dieser Menge keine nachteiligen Folgen für das Neugeborene zu erwarten sind.

> Untersuchungen über das neurologische und adaptive Verhalten von Neugeborenen ergeben ein besseres Abschneiden nach Regional- als nach Allgemeinanästhesien während der ersten 24 h (65). Die Neugeborenen sind wacher und weisen einen höheren Muskeltonus sowie einen stärkeren Saugreflex auf.

Während diese Veränderungen meist nur einer größeren Aufmerksamkeit bedürfen, ohne dass sie von größerem Nachteil für ein gesundes Kind sind, können sie bei beeinträchtigten Kindern eine entscheidende Bedeutung erlangen, sodass hier ein Regionalanästhesieverfahren bevorzugt werden sollte.

12.8 Regionalanalgesieverfahren zur vaginalen Entbindung

Epiduralanalgesie

Die Epiduralanalgesie (EDA) ist der Goldstandard in der geburtshilflichen Schmerztherapie unter der Entbindung, da sie bei einer sehr guten Schmerzlinderung mit der geringsten mütterlichen und kindlichen medikamentösen Belastung einhergeht. Im Gegensatz zu Pudendus- oder Parazervikalblockaden ist es mit einer EDA möglich, alle am Geburtsschmerz involvierten Nervenfasern gleichermaßen zu blockieren (Abb. 12.3). Eine EDA steigert nicht nur das Wohlbefinden der Mutter, sondern kann auch die uteroplazentare Durchblutung positiv beeinflussen. So kann die uteroplazentare Perfusion bei gesunden Schwangeren durch eine Epiduralanalgesie um 35 %, bei einer Präklampsie oder Eklampsie sogar um 77 % erhöht werden, wenn eine Hypotonie vermieden wird (33, 37). Die mütterliche Stressreaktion mit Ausschüttung von Katecholaminen, erhöhtem Sauerstoffverbrauch, mütterlicher Hyperventilation, erhöhtem Blutdruck sowie erhöhtem systemvaskulärem Widerstand werden gemildert bzw. vollständig aufgehoben.

> Bei den Regionalanalgesie- und -anästhesieverfahren hat die Kombination aus Lokalanästhetika und Opioiden die alleinige Gabe von Lokalanästhetika aufgrund der besseren analgetischen Wirkung bei gleichzeitiger Reduktion von Nebenwirkungen in den letzten Jahren abgelöst. Die alleinige Gabe von Lokalanästhetika zur vaginalen Entbindung ist obsolet.

Empfohlene Dosierungen sind in Tab. 12.3 dargestellt.

Möglichkeiten der epiduralen Lokalanästhetikagabe

Epidurale Lokalanästhetikagaben können intermittierend als Boli durch den Anästhesisten oder die Hebammen gegeben werden, sie können pumpengesteuert als patientenkontrolliertes Epiduralanalgesieverfahren (PCEA) oder als kontinuierliche Infusionen durchgeführt werden.

Während in Europa überwiegend intermittierende Bolusgaben durch den Anästhesisten oder vereinzelt durch Hebammen bevorzugt werden, hat sich in den USA die kontinuierliche Gabe durchgesetzt. Kontinuierliche epidurale Infusionen von Lokalanästhetika erhöhen im Vergleich zu Bolusgaben die Zufriedenheit der Patientinnen, da die kontinuierlichen Gaben unabhängig von der Verfügbarkeit eines Anästhesisten sind. Sie führen jedoch auch zu einem deutlich höheren Lokalanästhetikaverbrauch, da die Dosierung nicht an die individuellen Bedürfnisse der Patientinnen angepasst wird. Die PCEA kombiniert die Vorteile einer hohen Patientenzufriedenheit bei gleichzeitig individuell angepasstem und somit niedrigem Lokalanästhetikaverbrauch (78). Aufgrund der individuellen Steuerung sind weniger ärztliche Interventionen als bei kontinuierlichen Verfahren und intermittierenden Bolusgaben erforderlich.

> Mögliche Einstellung einer PCEA: Bupivacain oder Ropivacain 0,125 % plus Sufentanil 0,75 µg, initialer Bolus: 10 ml, Pumpeneinstellung 4 ml Bolus, Sperrintervall 15 Minuten, keine Infusion.

Auf eine zusätzliche kontinuierliche Infusion sollte im PCEA-Modus verzichtet werden, da hierdurch der Lokalanästhetikaverbrauch gesteigert wird, ohne die Analgesiequalität zu verbessern.

Einfluss von Regionalanästhesieverfahren auf den Geburtsverlauf

Der Einfluss von Regionalanästhesien auf die Rate an instrumentellen Entbindungen und Sectiones wird durch die Menge und die Konzentration an verwendeten Lokalanästhetika beeinflusst. So zeigen ältere Studien in der Regel eine erhöhte Sectiorate, während dies in neueren Studien mit Einsatz von niedrig konzentrierten Lokalanästhetika unter gleichzeitiger Gabe von Opioiden nicht mehr der Fall ist. Auch die Annahme, dass der frühzeitige Beginn einer EDA einen negativen Einfluss auf die Sectiorate hat, konnte widerlegt werden. Chestnut u. Mitarb. (10) verglichen Nulliparae, die eine Epiduralanalgesie bei einer Muttermundweite zwischen 3 und 5 cm erhalten hatten, mit Patientinnen, bei denen eine EDA erst bei einer Muttermundweite über 5 cm angelegt wurde. Es zeigte sich kein Unterschied bis zum Erreichen einer vollständigen Muttermunderöffnung, der Rate an kindlichen Malrotationen, instrumentellen Entbindungen oder Sectiones. Eine Unterstützung der Wehentätigkeit mit Oxytocin war auch nach Beginn der EDA nicht erforderlich.

> Die bisher in vielen Kliniken noch ausgeübte Praxis, eine Epiduralanalgesie bis zu einer willkürlich festgelegten Muttermundweite hinauszuzögern, ist nicht mehr zu rechtfertigen und führt u. U. durch die intramuskuläre Gabe von Analgetika zu einer unnötigen Opioidbelastung des Kindes. Gleichermaßen ist es nicht notwendig, eine EDA bei einer modernen Vorgehensweise in der Austreibungsphase ausklingen zu lassen.

Bei gleicher Rate an Sectiones und instrumentellen Entbindungen scheinen jedoch sowohl Epiduralanalgesien als auch kombinierte Spinal-Epidural-Anästhesien die Dauer der Eröffnungsperiode und der Austreibungsperiode zu verlängern (23, 28), ohne zu einer Beeinträchtigung des Neugeborenen zu führen. Allerdings kann anhand einiger Studien nicht differenziert werden, ob die EDA tatsächlich den Geburtsverlauf verlängert oder ob ein erwarteter protrahierter Geburtsverlauf bzw. eine kindliche Fehllage zu der Anlage einer EDA führte. Neben Regionalanästhesieverfahren haben das Alter sowie die Größe des Kindes und insbesondere die Praxis der Geburtshelfer einen erheblichen Einfluss auf den Anteil an Sectiones. Durch gezielte Schulungen von Geburtshelfern, Hebammen und Patientinnen sowie Erhöhung der Zahl an vaginalen Entbindungen nach vorangegangenem Kaiserschnitt lässt sich die Rate an Sectiones trotz einer Zunahme an Epiduralanalgesien um bis zu 50 % senken (42).

> Die Sectiorate beeinflussende Faktoren sind: Parität (Primipara > Multipara), Alter der Mutter, Gestationsalter und Geburtsgewicht, schmerzhafte Wehentätigkeit, Gewohnheiten des Geburtshelfers.

Sogar nichtmedizinische Gründe wie der Versicherungsstatus der Mutter können einen Einfluss haben, wobei in der Regel bei privat versicherten Patientinnen eine höhere Sectiorate zu beobachten ist (27).

Epiduralanalgesie und mütterliches Fieber

Bei 10 % aller Schwangeren kommt es unter der Entbindung zu einem Anstieg der Körpertemperatur. Temperaturanstiege sind häufiger bei Erstgebärenden und einem verlängerten Geburtsverlauf über 12 Stunden zu beobachten. Mütterliche Temperaturen können ein Hinweis auf ein Amnioninfektionssyndrom mit potenzieller Gefährdung des Kindes sein. Als weiterer Risikofaktor unter der Entbindung gelten Epiduralanalgesien, bei denen es im Vergleich zu einer systemischen Analgetikagabe häufiger zu mütterlichen Temperaturanstiegen kommt (60). Da Temperaturanstiege unter Epiduralanalgesien jedoch nur bei Erstgebärenden zu beobachten sind, ist ein kausaler Zusammenhang nicht eindeutig geklärt. Die Annahme, dass Epiduralanalgesien mit einer erhöhten Rate an kindlichen Sepsis-Evaluierungen oder Infektionen verbunden sind, konnte in prospektiven Studien nicht bestätigt werden.

Epiduralanalgesie und Stillen

Während es keine ausreichenden Daten über ein erfolgreiches Stillen nach Epiduralanalgesien zur Entbindung gibt, zeigen Untersuchungen nach Sectiones, dass Frauen häufiger ihre Kinder vollständig stillen, wenn die Sectio in Regional- und nicht in Allgemeinanästhesie durchgeführt wurde (32). Dies wird auf eine frühzeitigere Mutter-Kind-Bindung zurückgeführt, welche durch die geringere Erschöpfung und bessere Analgesie unter einer Regionalanästhesie gefördert wird.

Kombinierte Spinal-Epidural-Analgesie

Kombinierte Spinal-Epidural-Analgesien (CSE) wurden in den letzten Jahren in der Geburtshilfe zunehmend propagiert, um die Mobilität der Mutter unter der Entbindung nicht einzuschränken. Theoretische Vorteile liegen in einem frühzeitigeren Analgesiebeginn nach spinaler Opioidgabe, einem erniedrigten Lokalanästhetikabedarf, einer erhöhten hämodynamischen Stabilität sowie einer geringeren Inzidenz motorischer Blockaden. Zur CSE in der Geburtshilfe existiert eine Vielzahl von Studien unterschiedlicher Qualität. Allen Untersuchungen gemeinsam ist, dass Unterschiede in der Analgesiequalität, Patientenzufriedenheit, Inzidenz von motorischen Blockaden und instrumentellen Entbindungen nur dann festgestellt werden konnten, wenn die Patientinnen epidural unterschiedliche Infusionen erhielten, wobei Patientinnen mit einer alleinigen Epiduralanästhesie in der Regel höhere Lokalanästhetikakonzentrationen, zum Teil ohne Opioide, erhielten (15). Werden epidural hingegen identische Substanzmischungen verabreicht, so liegt der einzige Unterschied im schnelleren Analgesiebeginn von 2–8 Minuten (38, 54). Während dieser Zeitunterschied klinisch wenig relevant erscheint, erleiden Patientinnen durch die intrathekale Opioidgabe in 50–80 % einen zum Teil therapiebedürftigen Pruritus. Bei der spinalen Gabe von 10 µg Sufentanil kommt es bei 40 % aller Patientinnen zu einer erheblichen Sedierung.

> Die intrathekale Gabe von Opioiden kann aufgrund einer rostralen Ausbreitung in seltenen Fällen zu einer Sedierung und schweren Atemdepression führen. Die Patientinnen sollten deshalb innerhalb der ersten Stunde nach Anlage der Spinalanalgesie engmaschig überwacht und eine kontinuierliche Pulsoxymetrie durchgeführt werden (3).

Da die korrekte Lage und zuverlässige Funktion eines Epiduralkatheters im Rahmen einer CSE erst nach Abklingen der spinalen Wirkdosis überprüft wird, sollten Patientinnen, bei denen eine Sectio mit hoher Wahrscheinlichkeit erwartet wird, eine konventionelle Epiduralanalgesie erhalten.

Zusammenfassend scheinen CSE eine mit einer Epiduralanalgesie vergleichbare Analgesie hervorzurufen, ohne die mütterliche und kindliche Sicherheit zu gefährden. Sie können somit als gleichwertig mit einer Epiduralanalgesie betrachtet werden. Da der einzige Vorteil in einer wenige Minuten früher einsetzenden Analgesie besteht, ist jedoch die Notwendigkeit einer Duraperforation mit dem Risiko von Atemdepressionen sowie vereinzelten Meningitiden zu hinterfragen.

Kontinuierliche Spinalanalgesie

Nach anfänglich negativen Erfahrungen mit kontinuierlichen Spinalanästhesietechniken aufgrund von Nervenschäden und Katheterbrüchen werden kontinuierliche Katheterspinalanalgesien aufgrund verbesserter Mikrokatheter erneut wieder eingesetzt. Ob die Einsparung von Lokalanästhetika mit ihren theoretischen Vorteilen im Vergleich zu einer niedrig dosierten Epiduralanalgesie auch zu klinischen Vorteilen führt, muss abgewartet werden. Erste Erfahrungen in der Geburtshilfe weisen auf eine hohe Rate von postpunktionellen Kopfschmerzen hin. Das Einführen eines Epiduralkatheters in den Spinalkanal nach akzidenteller Duraperforation hat sich ebenfalls nicht durchsetzen können, da nach dem Entfernen des Katheters mit einer vergleichbaren Rate an postpunktionellen Kopfschmerzen zu rechnen ist.

> In den Spinalkanal eingeführte Epiduralkatheter bergen ein hohes Potenzial von Fehldosierungen aufgrund von Verwechslungen; dies kann zu hohen bis totalen Spinalanästhesien führen.

Kaudalanalgesie

Kaudalanalgesien zur Entbindung wurden erstmalig 1909 durch den deutschen Gynäkologen W. Stoeckel in Marburg durchgeführt und erfreuten sich bis Ende der 70er Jahre einer großen Beliebtheit. Sie werden heutzutage aufgrund der größeren technischen Schwierigkeiten so gut wie nicht mehr eingesetzt. Risiken beinhalten die akzidentielle spinale Injektion sowie Injektionen in das Sakrum oder Rektum sowie Verletzungen des Kindes.

Aufgrund der Katheterlage sind im Vergleich zu Epiduralanästhesien größere Mengen an Lokalanästhetika erforderlich, um eine ausreichende lumbale und tiefe thorakale Ausdehnung in der Eröffnungsperiode zu erreichen. Hierbei werden gleichzeitig in dieser Phase nicht erforderliche sakrale Segmente blockiert. Aufgrund der frühzeitig eintretenden sakralen Blockade wurde das Verfahren meist erst bei weit fortgeschrittener Geburt eingesetzt und den Schwangeren für Stunden eine effektive Analgesie vorenthalten. Weitere Bedenken bestehen in der potenziell erhöhten Infektionsgefahr aufgrund des Punktionsortes.

Sympathikusblockade

Mit Hilfe von Sympathikusblockaden kann eine effektive Schmerzausschaltung in der Eröffnungsphase erzielt werden, während die afferenten Schmerzfasern des Perineums unberührt bleiben und somit eine Schmerzlinderung in der Austreibungsphase nicht gegeben ist. Es gibt Hinweise, dass eine ausgeprägte Sympathikusblockade aufgrund der abfallenden Katecholaminspiegel zu einer Beschleunigung des Geburtsverlaufes führen kann (44).

> Die Punktion erfolgt beidseits in Höhe des Processus spinosus des 3. Lendenwirbels 8 cm lateral. In ca. 9–12 cm Tiefe werden der M. psoas mit Hilfe der Widerstandsverlustmethode aufgesucht und 10 ml Bupivacain nach sorgfältiger Aspiration zum Ausschluss einer intrathekalen oder intravasalen Fehlpunktion injiziert. Die erforderlichen Lokalanästhetikamengen führen bei akzidentieller intravasaler Gabe zu einem kardiovaskulären Kollaps und zerebralen Krampfanfällen, bei akzidentieller intrathekaler Gabe zu einer rasch auftretenden totalen Spinalanästhesie.

Ein weiterer Nachteil ist die Schmerzhaftigkeit der Injektionen sowie die fehlende Möglichkeit eines kontinuierlichen Verfahrens, die bei Bedarf wiederholte Punktionen erforderlich machen. Aus diesem Grunde ist das Verfahren weitestgehend in Vergessenheit geraten, wird jedoch vereinzelt bei Patientinnen eingesetzt, bei welchen die Anlage einer Epiduralanalgesie technisch nicht möglich ist.

Parazervikalblockade

Parazervikalblockaden dienen der Schmerzausschaltung in der Eröffnungsperiode und werden meist durch den Geburtshelfer ausgeführt. Das Ziel ist die Ausschaltung der Schmerztransmission durch die parazervikalen Ganglien, welche direkt hinter und lateral des zervikouterinen Überganges liegen, die sog. Frankenhäuser-Ganglien. Die technische Durchführung ist relativ einfach, da das Kind in dieser Phase noch nicht tief in den Geburtskanal eingetreten ist.

Für eine effektive Schmerzausschaltung ist eine beidseitige Injektion größerer Mengen einer verdünnten Lokalanästhetikalösung erforderlich. Hierfür werden meist 10 ml 0,125- bis 0,25%iges Bupivacain verwendet, alternativ kommen 20 ml 1%iges Lidocain oder 2%iges Chlorprocain zum Einsatz. Die Schmerzausschaltung beinhaltet nur die Innervation der Zervix, während die das Perineum versorgenden Schmerzfasern (S_1-S_4) unberührt bleiben, sodass das Verfahren in der Austreibungsperiode nicht geeignet ist. Für eine dauerhafte Schmerzausschaltung in der Eröffnungsperiode sind wiederholte Injektionen erforderlich.

> **Die für eine Parazervikalblockade** erforderlichen hohen Lokalanästhetikamengen werden direkt in die Nähe uteriner Gefäße injiziert. Von dort werden die Lokalanästhetika absorbiert und gelangen in hohen Konzentrationen in den Fetus, sodass häufig fetale Bradykardien beobachtet werden (68). Bei akzidenteller Injektion in uterine Gefäße kann es zu einer uterinen Vasokonstriktion mit fetaler Minderversorgung kommen. Eine bestehende Plazentainsuffizienz oder fetale Asphyxie gilt als Kontraindikation.

Aufgrund der hohen Rate an Nebenwirkungen werden Parazervikalblockaden kaum noch durchgeführt.

Pudendusblockade

Der N. pudendus setzt sich aus somatischen Nervenfasern des 2.–4. Sakralnervs zusammen und innerviert die unteren Anteile der Vagina, die Vulva und das Perineum. Motorische Fasern versorgen perineale Muskeln sowie den externen Sphincter ani. Dies bedeutet, dass eine Blockade des N. pudendus nur in der Austreibungsphase wirksam ist, während eine Schmerzausschaltung in der Eröffnungsphase nicht gelingt. Dementsprechend werden Pudendusblockaden in der Regel nach vollständig eröffnetem Muttermund bei Patientinnen durchgeführt, welche keine Epiduralanalgesie zur Entbindung erhalten haben. Der Zugang ist bevorzugt transvaginal (Abb. 12.4), obwohl auch transperineale Punktionstechniken beschrieben sind. Injiziert werden meist 7–10 ml 0,25%iges Bupivacain oder 1%iges Lidocain beidseits.

Obwohl Komplikationen selten sind, besteht insbesondere bei wiederholten Injektionen ein erhöhtes Toxizitätsrisiko, da die verabreichten Lokalanästhetika auch nach einmaliger Injektion in signifikanten Mengen im mütterlichen und fetalen Plasma nachgewiesen werden können. Weitere mütterliche Komplikationen beinhalten Verletzungen der Vagina, vaginale und ischiorektale Hämatome sowie Abszesse. Zu den seltenen fetalen Komplikationen gehören Punktionsverletzungen sowie akzidentelle fetale Lokalanästhetikainjektionen.

Bei erfolgreicher beidseitiger Blockade ist die Analgesie für eine spontane vaginale Entbindung zufriedenstellend. Von Nachteil sind jedoch die hohe Versagerrate von 50% sowie die nicht ausreichende Analgesiequalität bei instrumentellen Entbindungen oder manuellen Explorationen des Uterus (67). Aufgrund der hohen Versagerquote wird häufig eine perineale Lokalanästhetikainfiltration durchgeführt.

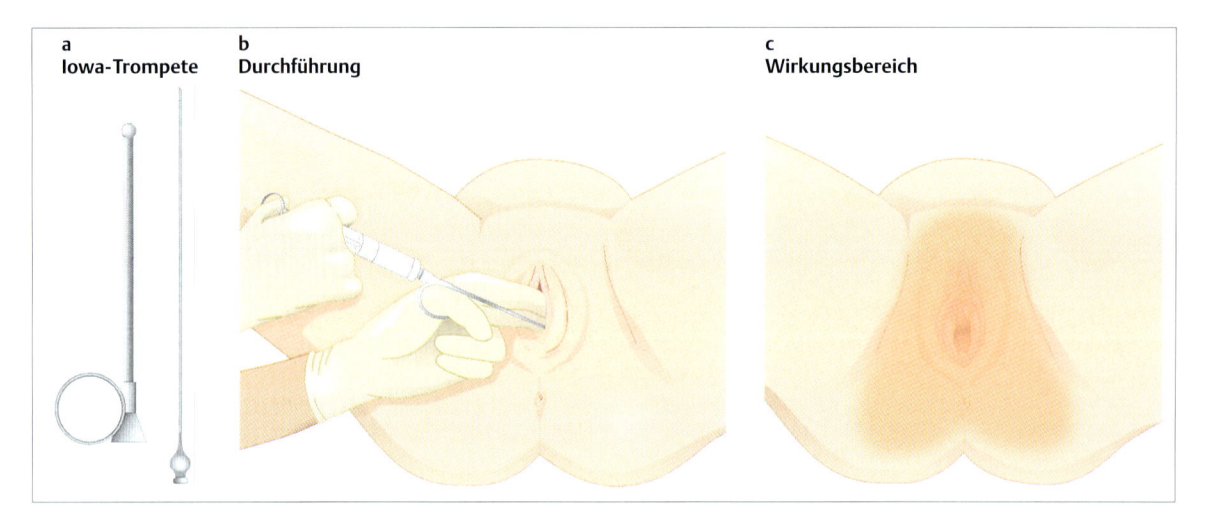

a Iowa-Trompete
b Durchführung
c Wirkungsbereich

Abb. 12.4a–c Technik der transvaginalen Pudendusanästhesie (aus Schneider H. Überwachung und Leitung der Geburt. In: Pfleiderer A, Breckwoldt M, Martius G, Hrsg. Gynäkologie und Geburtshilfe. 3. Aufl. Stuttgart: Thieme; 2000).
a Bei der Iowa-Trompete handelt es sich um eine spezielle Injektionsnadel mit Führungshülse.
b Die Iowa-Trompete wird unter Führung von Zeige- und Mittelfinger an die Seitenwand der Vagina im Bereich unterhalb der Spina ischiadica angelegt. Dann wird der Injektionsnadel vorgeschoben, die Scheidenwand so seitlich durchstoßen und die Nadel in Richtung auf die tastbare Spina ischiadica vorgeführt. Unterhalb der Spina ischiadica erfolgt schließlich die Injektion des Lokalanästhetikums.
c Die Schmerzausschaltung bei der Pudendusanästhesie betrifft das untere Drittel der Vagina sowie die Vulva- und Dammregion.

12.9 Mobilität unter der Geburt (Walking Epidural)

Einer der wesentlichen Vorteile der CSE wird in der Ermöglichung des Umhergehens unter der Entbindung gesehen, das durch die geringe Menge an spinal verabreichten Opioiden und/oder Lokalanästhetika ermöglicht wird. Dementsprechend wurden CSE auch als „Walking Epidurals" bezeichnet.

> Vergleichende Untersuchungen mit einer Epiduralanalgesie zeigen, dass die motorische Funktion bei beiden Verfahren in gleichem Ausmaß erhalten ist (54, 59). Eine wesentliche Voraussetzung ist, dass epidural keine klassische Testdosis verabreicht wird, da diese aufgrund der hohen Lokalanästhetikamenge erheblich zu einer motorischen Blockade beiträgt (14).

Motorische Blockaden nach intrathekaler Gabe von 2,5 mg Bupivacain werden meist mit 4 % angegeben, vereinzelt wurde jedoch eine verminderte Muskelkraft bei 60 % aller Patientinnen beobachtet (36). In 2 Studien zeigte sich sogar eine besser erhaltene Motorik bei einer Epiduralanalgesie (54, 61).

Während eine aufrechterhaltene Mobilität unter der Geburt für die werdende Mutter wünschenswert ist, scheint hierdurch entgegen früherer Annahmen die Dauer der Eröffnungs- und Austreibungsphase oder die Rate an instrumentellen Entbindungen nicht beeinflusst zu werden (6).

> Unabhängig davon, ob eine CSE oder eine Epiduralanalgesie durchgeführt wird, sollten zunächst direkt am Bett die Muskelkraft und die Propriozeption überprüft werden und die Schwangere nur in Begleitung umhergehen, da es auch mit einer niedrig dosierten Lokalanästhetikumgabe bei ca. 15 % der Schwangeren zu einer Einschränkung der motorischen Hinterhornfunktion kommt, die klinisch nicht immer offensichtlich ist (59). Für die Überprüfung der Muskelkraft reicht die Einschätzung anhand des Bromage-Score nicht aus, sondern die Schwangere sollte in der Lage sein, eine Kniebeuge zu machen.

12.10 Regionalanästhesieverfahren zur Sectio caesarea

> Regionalanästhesieverfahren gelten heute in der Geburtshilfe als das Verfahren der 1. Wahl zur Sectio caesarea. Dies liegt zum einen an der guten Analgesiequalität bei gleichzeitig geringer medikamentöser Belastung des Neugeborenen, zum anderen aber vor allem an der geringeren mütterlichen Mortalität durch Vermeiden einer bei Schwangeren schwierigeren Atemwegssicherung (29).

Epiduralanästhesien

Epiduralanästhesien haben lange Zeit als das sicherste Verfahren zur Sectio gegolten, weil mit ihnen aufgrund der langsamer eintretenden Sympatholyse eine größere hämodynamische Stabilität und somit eine bessere Aufrechterhaltung der uteroplazentaren Perfusion ohne Verwendung großer Mengen an Vasokonstriktoren gelingt. Nachteile waren eine vermeintlich schlechtere Blockadeausdehnung und Analgesiequalität, welche bei Zusatz von Opioiden – z. B. 20 μg Sufentanil – jedoch nicht zu beobachten sind (82). Ein wesentlicher Nachteil ist der relativ hohe Zeitaufwand, sodass Epiduralanästhesien bei einer dringlichen Sectio kaum in Betracht kommen.

> Der Stellenwert der Epiduralanästhesie zur Sectio liegt heute vor allem in der Blockadeausdehnung bei einem bereits liegenden Epiduralkatheter, in der geplanten Verwendung des Epiduralkatheters zur postoperativen Analgesie sowie in der schonenderen Einleitung bei kardialen Risikopatientinnen und solchen mit einer schweren Präklampsie.

Spinalanästhesie und kombinierte Spinal-Epidural-Anästhesie

Spinalanästhesien stellen das am häufigsten durchgeführte Regionalanästhesieverfahren zur Entbindung dar. Aufgrund des etwas stärker ausgeprägten Blutdruckabfalls kommt es im Vergleich zu einer Epiduralanästhesie zu einer größeren kindlichen Azidose, welche jedoch klinisch meist nicht relevant ist. Erste retrospektive Analysen zeigen auch bei Patientinnen mit einer Präklampsie keine größere hämodynamische Instabilität (35), allerdings erhielten schwerer erkrankte Patientinnen in dieser Untersuchung bevorzugt eine Epiduralanästhesie. Vorteile der Spinalanästhesie sind insbesondere die schnelle Blockadeausdehnung – sodass sie auch bei dringlichen Sectiones durchgeführt werden kann – sowie das geringere Punktionstrauma.

Die Spinalanästhesie zur Sectio wird überwiegend mit 0,5 %igem Bupivacain in isobarer oder hyperbarer

Technik durchgeführt, wobei mit hyperbarem Bupivacain eine zuverlässigere Blockadeausdehnung bei gleichzeitig kürzerer motorischer Blockadedauer erzielt werden kann. Alternativ kann auch Ropivacain eingesetzt werden, dieses muss aufgrund seiner intrathekal zum Tragen kommenden geringeren Potenz in höherer Dosierung verwendet werden, die ED_{95} bei alleiniger Lokalanästhetikumgabe beträgt 25,8 mg (39).

Mit einer kombinierten Spinal-Epidural-Anästhesie können theoretisch die Vorteile eines schnellen Wirkungseintrittes mit der Möglichkeit der epiduralen Nachinjektion kombiniert werden. Dies ist vor allem dann sinnvoll, wenn der Epiduralkatheter auch zur postoperativen Analgesie weiter verwendet wird.

> **Für eine CSE** wird die intrathekale Dosierung häufig niedriger gewählt, als es für eine alleinige Spinalanästhesie ausreichend wäre. Anschließend wird das gewünschte Niveau von Th_4 epidural in dem Bestreben hochtitriert, eine zu hohe Spinalanästhesie mit ausgeprägten Hypotonien zu vermeiden (80).

> **Je niedriger** die intrathekale Dosierung gewählt wird, desto eher gleicht das Verfahren allerdings einer Epiduralanästhesie, da die Zeitdauer für Punktion und Katheranlage sowie bis zur Blockadeausdehnung deutlich verlängert wird.

Durch den Zusatz von Opioiden zur Spinalanästhesie kann die Dosis von Bupivacain deutlich reduziert werden, sodass 8–10 mg für eine alleinige Spinalanästhesie ausreichend sind und auf einen Epiduralkatheter verzichtet werden kann. Eine weitere Reduktion der Dosis auf 5–7,5 mg, wie sie zur CSE verabreicht wird, bewirkt keine größere hämodynamische Stabilität. Bei der Mischung von Lokalanästhetika und Opioiden zur Spinalanästhesie sollte berücksichtigt werden, dass sich hierdurch die Barizität des Lokalanästhetikums ändern kann und somit die Blockadeausdehnung weniger kalkulierbar wird. Während die üblichen Opioidzusätze die Ausdehnung von hyperbaren Lokalanästhetika nicht ändern, können isobare Lokalanästhetika hypobar werden und sich weiter nach rostral ausdehnen (58).

> **In der klinischen Anwendung** führen iso- und hyperbare Lösungen zur Spinalanästhesie im Schnitt zu einer vergleichbaren Blockadeausdehnung und Anästhesiequalität. Schwankungen in der individuellen Blockadeausdehnung und damit die Versagerquote scheinen jedoch bei hyperbarer Technik etwas geringer zu sein (40).

12.11
Testdosis

Eine Testdosis aus einem Lokalanästhetikum (z. B. 2–3 ml Bupivacain 0,5 %) mit Adrenalinzusatz dient dem Ausschluss einer spinalen bzw. intravasalen Fehllage von Epiduralkathetern. Hierdurch können toxische Nebenwirkungen durch die akzidentelle intravenöse Injektion großer Lokalanästhetikamengen sowie eine totale Spinalanästhesie bei spinaler Katheterfehllage vermieden werden. Während sich die Gabe einer Testdosis bei Epiduralanästhesien für operative Eingriffe durchgesetzt hat, ist sie in der Geburtshilfe umstritten und wird vielfach nicht mehr angewendet.

Intravasale Katheterfehllage

Bei Schwangeren fällt der zu beobachtende Herzfrequenzanstieg unter Adrenalin aufgrund einer verminderten chronotropen Reaktion auf β-Sympathomimetika im Vergleich zu Nichtschwangeren deutlich geringer aus. Gleichzeitig kommt es unter der Wehentätigkeit zum Anstieg der mütterlichen Herzfrequenz um bis zu 25 Schläge pro Minute. Dieser kontraktionsbedingte Anstieg der Herzfrequenz ist in Dauer und Ausmaß vergleichbar mit der Reaktion auf eine intravenöse Adrenalingabe (9)

> **Wird eine adrenalinhaltige Testdosis** zur Detektion einer intravasalen Katheterfehllage bei Regionalanalgesien zur Entbindung verwendet, so muss darauf geachtet werden, diese unbedingt in einem wehenfreien Intervall zu verabreichen. Tritt kurz nach der Injektion eine Wehe auf, sollte die Testdosis wiederholt werden (26).

Die hohe Rate an falsch positiven Ergebnissen führt bei 4–5 % aller Patientinnen zu einer unnötigen Entfernung eines korrekt platzierten Katheters (52).

Die Sensitivität der Adrenalintestdosis kann erhöht werden, wenn als positives Kriterium einer intravasalen Injektion nicht nur der Anstieg der Herzfrequenz um 10 Schläge/min angewendet wird, sondern gleichzeitig der Anstieg der maximalen Herzfrequenz errechnet wird (Peak-to-Peak-Kriterium). Hierfür wird die maximale Herzfrequenz in den ersten 2 Minuten nach der Injektion mit der maximalen Herzfrequenz in den letzten 2 Minuten vor der Injektion verglichen, ein Vorgehen, welches in der Praxis aufwendig ist. Ein weiterer Nachteil einer adrenalinhaltigen Testdosis ist die Beeinträchtigung der uteroplazentaren Perfusion bei i. v. Injektion. Diese fällt in Tierversuchen um bis zu 45 % ab (48), sodass insbesondere bei Patientinnen mit einer Plazentainsuffizienz oder einer Präklampsie Vorsicht geboten ist.

Alternative Verfahren zum Ausschluss einer intravasalen Katheterlage sind mehrfache Katheteraspiratio-

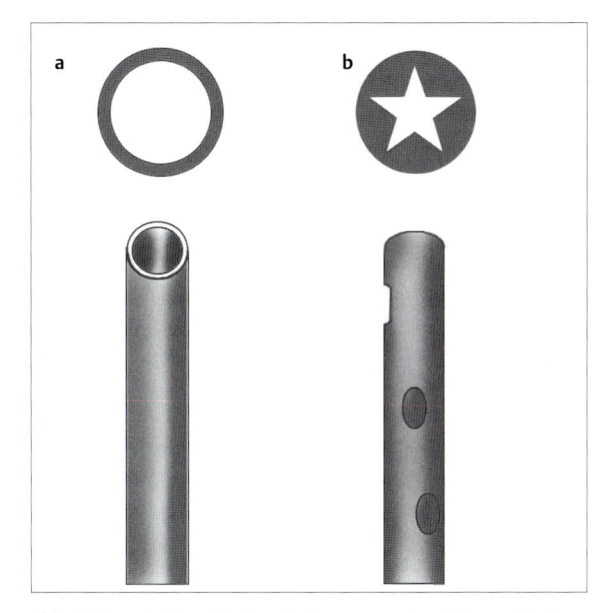

Abb. 12.5a u. b Verschiedene Kathetertypen (aus Wagner K. Regionalanästhesie. In: Kochs E, Krier C, Buzello W, Adams HA, Hrsg. Anästhesiologie. ains Band 1. Stuttgart: Thieme; 2001).
a Einlochkatheter,
b Mehrlochkatheter.

nen, die Injektion von Opioiden und die Detektion von injizierter Luft mittels Doppler.

> Die Sensitivität und Spezifität von Katheteraspirationen zur Detektion einer intravasalen Fehllage wird deutlich erhöht, wenn Mehrlochkatheter im Gegensatz zu Kathetern mit einer einzigen endständigen Öffnung verwendet werden, und beträgt 97,9 und 100 % (Abb. 12.5) (55).

Aufgrund der geringen Lokalanästhetikamengen, wie sie zur geburtshilflichen Analgesie verwendet werden, führt die akzidentelle i. v. Injektion der Wirkdosis nicht zu Zeichen der systemischen Toxizität, sondern lediglich zu einem Versagen der Epiduralanalgesie.

Spinale Katheterfehllage
Der Lokalanästhetikazusatz zur Testdosis dient dem Erkennen einer spinalen Katheterfehllage. Die Bupivacainmenge einer herkömmlichen Testdosis variiert zwischen 12,5 und 15 mg, wobei 15 mg Bupivacain bei Schwangeren in Einzelfällen bereits zu einer totalen Spinalanästhesie führen können.

> Da die Wirkdosis von Lokalanästhetika zur geburtshilflichen Analgesie geringer als eine herkömmliche Testdosis ist, kann die Gabe von z. B. 10 ml 0,125 %igem Bupivacain zur Schmerzausschaltung unter der Geburt auch gleichzeitig als Testdosis dienen; eine zusätzliche weitere Testdosis ist nicht erforderlich.

Ein weiterer wesentlicher Vorteil des Verzichts auf 3 ml Bupivacain 0,5 % zur Testdosis ist die wesentlich geringer ausgeprägte motorische Blockade und somit die erhaltene Mobilität der Schwangeren zur Entbindung (14).

12.12
Nebenwirkungen und Komplikationen

Pruritus
Ein Pruritus wird typischerweise durch die rückenmarksnahe Gabe von Opioiden, insbesondere von Morphin, ausgelöst. Die Inzidenz nach intrathekaler Gabe beträgt ca. 75 %, ist jedoch häufig nicht therapiebedürftig. Bei bestehender Therapiebedürftigkeit ist eine Vielzahl von Substanzen mit unterschiedlichem Erfolg eingesetzt worden, wobei sich Naloxon und Nalbuphin am erfolgreichsten erwiesen:
- Naloxon,
- Nalbuphin,
- Propofol,
- Ondansetron.

Hypotonien
Regionalanästhesien zur Sectio sind mit einer hohen Inzidenz an Hypotonien mit dem Risiko der kindlichen Asphyxie verbunden, wenn nicht geeignete Maßnahmen zur Prävention und Therapie unternommen werden.

> Eine Prävention und Therapie von Hypotonien ist insbesondere bei Regionalanästhesien zur Sectio erforderlich, während eine Epiduralanalgesie zur Entbindung aufgrund der weniger stark ausgeprägten Sympatholyse sowie der blutdrucksteigernden Wehentätigkeit nur von geringfügigen Blutdruckabfällen begleitet ist. Eine wirkungsvolle unterstützende Maßnahme zur Prävention ist die Durchführung von Regionalanästhesien in liegender und nicht in sitzender Position. Zur Prophylaxe ist eine adäquate Volumengabe das Mittel der Wahl.

> Während die Verabreichung von kristalloiden Lösungen unabhängig von der infundierten Menge ohne Erfolg bleibt, senkt die gleichzeitige Gabe von kolloidalen Lösungen die Inzidenz von mütterlichen Hypotonien bei einer Sectio signifikant (z. B. 1000 ml 0,9 %iges NaCl plus 500 ml Hydroxyethylstärke) (50).

Zur Therapie der eingetretenen Hypotonie hat sich im angloamerikanischen Sprachraum als blutdrucksteigerndes Mittel der Wahl Ephedrin durchgesetzt, welchem protektive Eigenschaften bezüglich der Aufrechterhaltung des uterinen Blutflusses zugeschrieben werden. Diese, überwiegend aus Tierversuchen gewonnenen Ergebnisse konnten in der klinischen Anwendung jedoch nicht bestätigt werden (43).

Für die Therapie von Hypotonien gilt:
Die meisten blutdrucksteigernden Medikamente (z. B. Etilefrin, Cafedrin, Ephedrin, Phenylephrin) können zur Behandung einer Hypotonie bei Regionalanästhesien zur Sectio verwendet werden. Diese sollten nicht prophylaktisch eingesetzt, sondern vorsichtig titriert werden, um eine überschießende Hypertonie zu vermeiden, da alle Substanzen dosisabhängig zu einer Vasokonstriktion der A. uterina mit Entwicklung einer kindlichen Azidose führen können.

Fetale Bradykardien

Bei Regionalanalgesieverfahren zur Entbindung werden in ca. 10 % aller Fälle fetale Bradykardien beobachtet (79). Diese treten meist innerhalb der ersten 30–60 min nach Beginn der Regionalanalgesie auf. Als Pathomechanismus wird eine analgetisch bedingte abrupte Abnahme der mütterlichen Katecholaminspiegel angenommen.

Der stärkere Abfall der Adrenalinspiegel führt zu einem relativen Übergewicht von Noradrenalin, welches über eine α-Stimulation zu einer gesteigerten Uteruskontraktilität und Vasokonstriktion der A. uterina führt. Dies resultiert in einer fetalen Minderperfusion bei aufrechterhaltenem mütterlichem arteriellem Druck, d. h. ohne dass es zu einem begleitenden mütterlichen Blutdruckabfall kommt. Während kleinere Studien keinen Unterschied in der Inzidenz zwischen den einzelnen Regionalanalgesieverfahren beobachten konnten, zeigte eine große retrospektive Fallanalyse, dass Veränderungen der kindlichen Herzfrequenz häufiger nach einer spinalen Opioidgabe (CSE) als nach einer EDA auftreten (79). Dabei scheint die Inzidenz von fetalen Bradykardien abhängig von der Menge der spinal verabreichten Opioide zu sein. Kindliche Bradykardien nach Regionalanalgesien sind in der Regel nur kurz anhaltend und beeinträchtigen nicht den Status des Neugeborenen. Bei adäquater Diagnose und Therapie ist eine Schnittentbindung nicht erforderlich.

Die Therapie einer fetalen Bradykardie besteht in einer Verstärkung der Linksseitenlagerung, Sauerstoffgabe, Beenden einer Oxytocininfusion und Gabe von Tokolytika (z. B. Terbutalin, Nitroglycerin).

Im Vergleich zu einer i. v. Analgesie scheint es bei einer CSE zu vermehrten bradykardiebedingten Sectiones zu kommen (23).

Postpunktionelle Kopfschmerzen

Postpunktionelle Kopfschmerzen treten meist 1–2 Tage nach einer Duraperforation auf und haben einen typischen lageabhängigen Charakter mit Zunahme der Symptome in aufrechter Position. Weitere Symptome beinhalten eine meningeale Reizung mit Nackensteife, Sehstörungen mit Doppelbildern, Hyperakusis und Tinnitus.

Die Kopfschmerzen sind abhängig von der Größe des Punktionslochs und treten gehäuft bei jungen Patientinnen auf, während die Schwangerschaft per se keinen Einfluss hat. Durch das entstandene Duraloch kommt es zu einem Liquorverlustsyndrom mit Absinken des Liquordrucks. Als Folge entstehen schmerzhafte Traktionen an intrakraniellen Nervenstrukturen. Der absinkende Liquordruck führt zu einer kompensatorischen zerebralen Vasodilatation mit Anstieg des zerebralen Blutflusses. Aufgrund des abnehmenden Liquordrucks kann es als seltene, schwerwiegende Komplikation zu einem subduralen Hämatom kommen, welches nach bildgebender Diagnostik operativ entlastet werden muss (63, 70). Weitere Differenzialdiagnosen beinhalten eine Meningitis und andere Ursachen von Kopfschmerzen, wie z. B. eine Migräne.

Während die Inzidenz nach Spinalanästhesien durch das Verwenden von Spinalnadeln mit kleinem Durchmesser (27 G) sowie einer Pencil-Point-Spitze (z. B. Whitacre-Nadel) mit 1 % relativ gering ist, ist die Wahrscheinlichkeit von punktionsbedingten Kopfschmerzen nach akzidenteller Durapunktion mit einer großlumigen Nadel (z. B. 18-G-Tuohy) mit bis zu 75 % sehr hoch. Hinzu kommt, dass Schwangere aufgrund des aufgelockerten Gewebes mit erschwerter Identifizierung des Epiduralraums häufiger eine akzidentelle Durapunktion erleiden (0,5–2,5 % in Weiterbildungskliniken) und Kopfschmerzen durch eine aktive Austreibung mit Presswehen begünstigt werden. Eine Verkürzung der Austreibungsphase durch eine instrumentelle Entbindung wird zum Teil empfohlen.

Therapieoptionen des postpunktionellen Kopfschmerzes beinhalten die Gabe von nichtsteroidalen Antiphlogistika, 200–500 mg Coffein p. o., alternativ Theophyllin, ausreichende Flüssigkeitszufuhr p. o. und einen epiduralen Blutpatch.

Eine Blockade von Adenosinrezeptoren durch Coffein oder Theophyllin führt zu einer Vasokonstriktion mit Reduktion der Kopfschmerzen. Bisher vereinzelt berichtete medikamentöse Erfolge mit dem Serotoninagonisten Sumatriptan sind ebenfalls auf die zerebrale Vasokonstriktion zurückzuführen (8). Eine gleichzeitige Volumengabe mit dem Ziel, eine Dehydratation zu vermeiden, erfolgt bevorzugt oral, während eine gesteigerte Flüssigkeitsaufnahme ohne weitere Wirkung ist, da hierdurch die Liquorproduktion nicht gesteigert werden kann.

> Eine prophylaktische Bettruhe wird nicht mehr empfohlen, ist aber bei bereits eingetretenen Kopfschmerzen aufgrund der Lageabhängigkeit sowie des hohen Leidensdrucks hilfreich. Bei persistierenden Kopfschmerzen führt die Anlage eines epiduralen Blutpatches mit ca. 15–25 ml steril entnommenem venösem Blut in über 75 % der Fälle zum Erfolg (64). Die Injektion erfolgt langsam und wird beim Auftreten von Rückenschmerzen beendet.

Als Wirkmechanismus werden sowohl eine akute Druckerhöhung im Epiduralraum mit Normalisierung des Liquordrucks als auch ein Verkleben des Duralochs diskutiert (21). Die fehlende Verklebung des Duralochs erklärt den nur vorübergehenden Nutzen einer epiduralen Kochsalzinjektion. Aufgrund der im Vergleich zu einer konservativen Therapie höheren Effektivität sollte das Durchführen eines Blutpatches bei über 24 Stunden bestehenden Kopfschmerzen nicht weiter hinausgezögert werden. Die diskutierte verminderte Wirksamkeit eines frühzeitigen Blutpatches in nicht randomisierten Studien ist vermutlich darauf zurückzuführen, dass Patienten, welche einen frühzeitigen Blutpatch erhalten haben, auch stärkere Kopfschmerzen aufwiesen (64). Bei Schwangeren wird die Inzidenz von postpunktionellen Kopfschmerzen durch einen prophylaktischen Blutpatch nach erfolgter Entbindung und abgeklungener Lokalanästhetikawirkung durch den noch liegenden Epiduralkatheter signifikant gesenkt (74). Bedenken gegen diese Vorgehensweise bestehen vor allem in der Injektion von Blut durch einen bereits seit mehreren Stunden liegenden und somit potenziell kontaminierten Epiduralkatheter.

> Bei der Durchführung eines Blutpatches sollte bedacht werden, dass hierfür eine erneute epidurale Punktion mit den entsprechenden Risiken (einschließlich einer erneuten Duraperforation) erforderlich ist. Kontraindikationen für einen epiduralen Blutpatch sind eine lokale Infektion der Punktionsstelle, Fieber, Sepsis, Gerinnungsstörungen, schwierige anatomische Verhältnisse und die Ablehnung durch die Patientin.

Spinale epidurale Hämatome

Spinale epidurale Hämatome sind eine sehr seltene, aber schwerwiegende Komplikation von rückenmarksnahen Regionalanästhesien, wobei das Risiko nach Epiduralanästhesien mit einer geschätzten Inzidenz von 1:150 000 deutlich höher als nach Spinalanästhesien ist (1:200 000).

Dieses Risiko wird durch traumatische oder blutige Punktionen, anatomische Besonderheiten, die Einnahme von gerinnungshemmenden Substanzen sowie bestehende Gerinnungsstörungen erheblich erhöht (77). Hierbei kam es in den letzten Jahren zu einer deutlichen Häufung von blutungsbedingten Querschnittslähmungen bei gleichzeitiger Gabe von niedermolekularen Heparinen. Spinale epidurale Hämatome wurden jedoch auch bei den meisten anderen gerinnungsbeeinflussenden Substanzen beobachtet. Das Risiko sinkt entsprechend der Dosierung und Pharmakokinetik der verwendeten Substanzen mit dem Zeitabstand zwischen rückenmarksnaher Punktion bzw. Katheterentfernung und der letzten Gabe von gerinnungshemmenden Medikamenten. Dementsprechend wird das Einhalten von Zeitintervallen empfohlen, was den in der Geburtshilfe tätigen Anästhesisten vor erhebliche Probleme stellen kann (25).

> Empfohlene Zeitintervalle zwischen Medikamentengabe und rückenmarksnaher Punktion sind folgende:
> - Eine ASS-Gabe sollte 3 Tage vor Punktion beendet werden.
> - Unfraktionierte Heparine dürfen 4 Stunden vor und 1 Stunde nach Punktion nicht verabreicht werden.
> - Niedermolekulare Heparine sollten 12 Stunden vor und 4 Stunden nach Punktion nicht gegeben werden.

Häufig zu beobachtende Gerinnungsstörungen in der Schwangerschaft sind Veränderungen der Thrombozytenzahl, wie z. B. bei der Gestationsthrombozytopenie sowie der idiopathischen thrombozytopenischen Purpura (Morbus Werlhof) oder im Rahmen eines HELLP-Syndroms. Präklamptische Patientinnen können trotz einer normalen Thrombozytenzahl eine gestörte Thrombozytenfunktion aufweisen. Einige Autoren empfehlen deshalb die Durchführung einer Blutungszeit, obwohl auch hiermit das Risiko einer spinalen epiduralen Blutung nicht zuverlässig vorhergesagt werden kann. Zusätzlich erhalten einige Patientinnen zur Sekundärprophylaxe Acetylsalicylsäure.

> Obwohl ASS aufgrund der irreversiblen Thrombozytenaggregationshemmung mindestens 3 Tage vor Durchführung eines Regionalanästhesieverfahrens beendet werden sollte (25), sind Abweichungen von diesen Empfehlungen nach einer individuellen Nutzen-Risiko-Analyse (z. B. erwartete schwierige Intubation) mittels Blutungsanamnese, körperlicher Untersuchung sowie Kontrolle der Thrombozyten möglich. Konkret bedeutet dies, das Risiko einer blutungsbedingten mütterlichen Querschnittslähmung gegen eine potenzielle mütterliche und fetale Hypoxie und ihre Folgen abzuwägen.

Im Rahmen einer Präklampsie erhielten über 3000 Patientinnen trotz niedrig dosierter Therapie mit Acetylsalicylsäure eine Epiduralanalgesie, ohne dass es zu einer erhöhten Inzidenz an spinalen epiduralen Blutungen kam (12). Unter fortgesetzter Einnahme von Acetylsalicylsäure kann das Blutungsrisiko möglicherweise minimiert werden, wenn erst am folgenden Tag mit der Thromboembolieprophylaxe begonnen wird.

> Bei einer bestehenden Thrombozytopenie ist die Beurteilung des Verlaufs der Thrombozytenzahlen mit einem akuten Abfall von größerer Bedeutung als die absolute Zahl an Thrombozyten. Bei einer stabilen Thrombozytopenie = 50 000/μl, einer negativen Blutungsanamnese und fehlenden weiteren Gerinnungsstörungen wird das Risiko für ein spinales epidurales Hämatom als gering erachtet (77).

Bei gesunden Schwangeren mit einer negativen Blutungsanamnese wird von vielen auf eine Bestimmung der Gerinnungsparameter vor Durchführung eines rückenmarksnahen Regionalanästhesieverfahrens verzichtet. Besteht der Verdacht auf ein spinales Hämatom, so muss eine sofortige Laminektomie innerhalb der ersten Stunden nach Symptomentwicklung erfolgen, um das Risiko bleibender neurologischer Ausfälle zu reduzieren.

12.13
Vaginale Entbindung nach vorangegangener Sectio caesarea

Die ansteigende Frequenz von Sectiones von 5,5 % 1975 auf 25 % 1988 in den USA wird zu einem Drittel auf elektive Sectiones nach vorangegangener Schnittentbindung zurückgeführt, ohne dass ein Versuch einer spontanen vaginalen Entbindung durchgeführt wird. Als vorrangiges Risiko gilt eine Nahtdehiszenz mit Uterusruptur unter der Entbindung. Dementsprechend war man zunächst sehr zurückhaltend, diesen Patientinnen eine Epiduralanalgesie anzubieten, da befürchtet wurde, dass hierdurch die Symptome einer Uterusruptur verdeckt werden könnten.

> Die meisten Uterusrupturen machen sich jedoch nicht durch abrupt einsetzende abdominelle Schmerzen, sondern durch Dezelerationen der kindlichen Herzfrequenz bemerkbar; eine Kontraindikation für Regionalanalgesieverfahren zur Entbindung besteht laut der Deutschen Gesellschaft für Gynäkologie und Geburtshilfe (DGGG) nicht.

Bei allen Patientinnen mit einer vaginalen Entbindung nach vorangegangener Sectio sind engmaschige klinische Untersuchungen, eine kontinuierliche Überwachung der kindlichen Herzfrequenz sowie eine sofortige Sectiobereitschaft erforderlich.

12.14
Schwangerschaftsinduzierte Hypertonie und HELLP-Syndrom

Bei 5–8 % aller Schwangeren kommt es zu einer schwangerschaftsinduzierten Hypertonie. Diese entsteht meist um die 20. SSW und führt zu einer signifikant erhöhten mütterlichen und kindlichen Morbidität und Mortalität. Für den Anästhesisten relevante pathophysiologische Veränderungen beinhalten

- Hypertonie,
- vermindertes zirkulierendes Blutvolumen,
- erhöhtes extravasales Volumen, Ödeme, Niereninsuffizienz,
- Koagulopathien,
- Plazentainsuffizienz.

Die beobachteten hämodynamischen Veränderungen sind sehr variabel. Während die meisten Patientinnen aufgrund einer arteriolären Vasokonstriktion einen erhöhten systemischen Gefäßwiderstand mit vermindertem Herzminutenvolumen aufweisen, wird bei anderen Patientinnen ein hohes Herzminutenvolumen mit einem erniedrigten systemvaskulärem Widerstand beobachtet. Diese Veränderungen sind unter anderem auf eine gesteigerte Sympathikusaktivität bei Patientinnen mit einer Präklampsie zurückzuführen, welche sich nach der Entbindung wieder normalisiert. Durch eine Störung der Endothelzellfunktion nimmt die lokale Synthese von Prostacyclin und Stickstoffmonoxid ab. Die hierdurch beeinträchtigte Regulation des Gefäßtonus führt zu Vasospasmen und verminderter Organperfusion als klassische Zeichen der Präklampsie. Die Niereninsuffizienz beruht auf einem verminderten renalen Blutfluss mit Abnahme der glomerulären Filtrationsrate. Das Ausmaß dieser Störung korreliert in der Regel direkt mit der Schwere der schwangerschaftsinduzierten Hypertonie.

> Während die mütterliche Morbidität als Folge eines akuten Nierenversagens rückläufig ist, kommt es seit Einführen einer aggressiven Volumentherapie vermehrt zu schweren Lungenödemen. Diese werden durch den verminderten kolloidosmotischen Druck sowie durch ein bestehendes Kapillarlecksyndrom verstärkt. Zwei Drittel aller Lungenödeme entstehen erst postpartal (77). Die Volumenzufuhr während einer Sectio sollte deshalb vorsichtig erfolgen.

Die weitere Therapie besteht in einer medikamentösen Kontrolle der arteriellen Hypertonie, einer Prävention von zerebralen Krampfanfällen, sowie – als Ultima

Ratio – der Entbindung. Risikofaktoren für eine Präeklampsie sind ein Alter > 40 Jahre, Erstgebärende, eine vorangegangene Präeklampsie, eine positive Familienanamnese, vorbestehende arterielle Hypertonie, ein Diabetes mellitus, eine chronische Nierenerkrankung oder Gerinnungsstörungen. Eine Eklampsie, gekennzeichnet durch generalisierte tonisch-klonische zerebrale Krampfanfälle, entsteht bei ca. 0,005 – 0,08 % aller Schwangerschaften.

> 10 – 14 % aller Patientinnen mit einer Präeklampsie entwickeln ein HELLP-Syndrom, gekennzeichnet durch eine Hämolyse (Hemolysis), erhöhte Leberenzyme (Elevated Liver Enzymes) sowie erniedrigte Thrombozyten (Low Platelets).

Risiken beinhalten eine vorzeitige Plazentalösung, die Entwicklung einer disseminierten intravasalen Gerinnung und die Entstehung eines Leberkapselhämatoms mit lebensbedrohlicher Blutung bei einer Ruptur. Des Weiteren kann es zu visuellen Störungen, intrazerebralen Blutungen und Ödemen kommen. Das Risiko von intrazerebralen Blutungen und Ödemen kann durch hohe Blutdruckanstiege bei der Intubation verstärkt werden. Diese Blutdruckspitzen sind bei einer Präeklampsie wesentlich stärker als bei einer gesunden Schwangeren ausgeprägt.

Transkranielle Doppler-Untersuchungen zeigen, dass es bei einer Präeklampsie bei Blutdruckanstiegen unter der Intubation zu einer erheblichen Erhöhung der Blutflussgeschwindigkeit in der A. cerebri media als Hinweis für eine aufgehobene zerebrale Autoregulation kommt (62). Hierdurch kann die Entstehung von zerebralen Ödemen und Blutungen begünstigt werden.

> Hingegen vermindert eine Regionalanästhesie die mütterliche Stressreaktion mit einer Steigerung der uteroplazentaren Durchblutung (37), vorausgesetzt, dass eine adäquate Volumensubstitution zur Vermeidung einer Hypotension durchgeführt wird. Durch eine Abnahme der endogenen Katecholaminausschüttung wird darüber hinaus die Blutdruckkontrolle im Vergleich zu einer Allgemeinanästhesie erleichtert.

Aufgrund einer größeren hämodynamischen Stabilität wird oft eine Epiduralanästhesie bevorzugt. Eine retrospektive Analyse bei präeklamptischen Patientinnen zeigte jedoch, dass das Ausmaß der Hypotonie bei Spinalanästhesie im Vergleich zu dem bei Epiduralanästhesie auftretenden Blutdruckabfall nicht größer war. Da Patientinnen in der Epiduralanästhesiegruppe jedoch intensiver antihypertensiv behandelt wurden, kann eine Verzerrung durch Einschluss kränkerer Patientinnen in dieser Gruppe nicht ausgeschlossen werden (35).

Präeklamptische Patientinnen zeigen eine gestörte Endothelzellfunktion mit einer überschießenden Reaktion nach Vasopressoren, im Falle einer Hypotonie muss eine entsprechend vorsichtige Titration erfolgen. Das Risiko einer erschwerten oder misslungenen Intubation wird durch ein Regionalanästhesieverfahren vermieden.

Bei einer schweren Präeklampsie oder einem HELLP-Syndrom kann in Abhängigkeit von den erhobenen Befunden ein invasives Monitoring inklusive eines pulmonalarteriellen Katheters sinnvoll sein.

12.15
Aspirationsrisiko und Prophylaxe

Schwangere unterliegen aufgrund des höher tretenden Uterus und der verzögerten Magenentleerung sowie den erschwerten Intubationsbedingungen einem hohen Aspirationsrisiko. Dieses Risiko ist mit einer Inzidenz von 1 : 661 bei Schnittentbindungen deutlich höher als bei anderen operativen Eingriffen, bei denen es in 1 : 2131 zu einer Aspiration kommt (56). Von den durch Anästhesie bedingten mütterlichen Todesfällen sind 73 % aller Todesfälle auf eine mütterliche Aspiration und fehlgeschlagene Intubation bei Allgemeinanästhesien zurückzuführen. Als erhöhtes Risiko werden ein Magensaft-pH < 2,5 sowie Magensaftvolumina von 0,5 – 1 ml/kgKG gewertet. Aus diesem Grund erhalten viele Schwangere zur Sectio, auch wenn sie in Regionalanästhesie durchgeführt wird, eine Aspirationsprophylaxe (66).

> Häufig zur Aspirationsprophylaxe eingesetzte Medikamente sind 30 ml Natriumcitrat 0,3 molar, Metoclopramid 10 mg i. v., Ranitidin 300 mg p. o. oder 50 mg i. v., Famotidin 40 mg p. o. bzw. Omeprazol 40 mg p. o. oder 20 mg i. v.

Um eine Wirkung zu entfalten, müssen die Substanzen mit Ausnahme des Natriumcitrates entweder 2 Stunden präoperativ per os oder 30 – 45 min präoperativ intravenös verabreicht werden, sodass ihre Anwendung in der Regel nur bei einer elektiven Sectio in Betracht kommt. Die Wirksamkeit von Metoclopramid in der Reduktion von Magenvolumina ist nicht eindeutig belegt. Die Protonenpumpenhemmer wie Omeprazol sind den H_2-Rezeptorantagonisten nicht überlegen und in der Schwangerschaft nur wenig untersucht (73). Am häufigsten verwendet wird Natriumcitrat, welches in einigen Kliniken mit einer präoperativen Gabe von Ranitidin kombiniert wird. Obwohl mit fast allen Substanzen der Magen-pH angehoben werden kann, steht der Nachweis einer verbesserten Prognose bei eingetretener Aspiration aus, sodass ihr genereller Einsatz umstritten ist (22).

Die effektivste Prophylaxe einer Aspiration ist das Vermeiden einer Allgemeinanästhesie. Zur Reduktion des Magenvolumens sollten Schwangere keine feste Kost unter der Entbindung zu sich nehmen, während die Zufuhr klarer kalorienhaltiger Getränkelösungen das Magenvolumen und somit das Aspirationsrisiko nicht erhöht (31).

12.16
Besonderheiten der Aufklärung in der Geburtshilfe

Eingriffe in den menschlichen Körper sind grundsätzlich nur nach vorheriger Einwilligung oder bei anzunehmender mutmaßlicher Einwilligung des Patienten zulässig. Die Beweislast für eine ordnungsgemäße und rechtzeitige Aufklärung trifft im Zivilprozess den Arzt. Umgekehrt sind Ablehnungen durch einen vollständig orientierten, willensfähigen und informierten Patienten verbindlich, auch wenn diese nicht nachvollziehbar ist. Art und Umfang der Aufklärung richten sich nach allgemeinen und speziellen Risiken sowie der Dringlichkeit des Eingriffs, wobei mit zunehmender Dringlichkeit der Umfang der Aufklärung reduziert werden kann. Problematisch stellt sich die angemessene Aufklärung im Kreissaal dar, bei der der Anästhesist meist erst bei bereits bestehender Wehentätigkeit oder zur sofort durchzuführenden Sectio hinzugerufen wird. Mit fortschreitendem Geburtsverlauf und zunehmenden Schmerzen ist die Schwangere nicht oder kaum noch in der Lage, einem Aufklärungsgespräch einschließlich des Für oder Wider ärztlicher Maßnahmen zu folgen und somit eine freie, selbstbestimmte Entscheidung zu treffen. In dieser Situation kann sich der Anästhesist nicht grundsätzlich auf die Notfallsituation zurückziehen, da die bevorstehende Geburt seit 9 Monaten bekannt ist und somit organisatorische Voraussetzungen zur rechtmäßigen Aufklärung getroffen werden können.

Die Vereinbarung über die interdisziplinäre Zusammenarbeit in der Geburtshilfe zwischen der Deutschen Gesellschaft für Anästhesiologie und operative Intensivmedizin (DGAI) sowie der Deutschen Gesellschaft für Gynäkologie und Geburtshilfe (DGGG) sieht deshalb vor, dass über etwaige Anästhesieverfahren bereits im Rahmen der Schwangerenberatung aufgeklärt werden sollte, z. B. indem die Patientin an eine Anästhesiesprechstunde verwiesen wird.

Hilfreich ist es, im Rahmen der Schwangerenberatung bereits Aufklärungsbroschüren über Schmerzlinderung unter der Geburt und Anästhesieverfahren zu verteilen, z. B. die Broschüre „Die schmerzarme Geburt", welche von der DGAI offiziell anerkannt ist. Eine Aufklärung sollte auch erfolgen, wenn die Patientin eine natürliche Geburt wünscht und schmerzlindernde Verfahren ablehnt, da sich ihre Wünsche unter dem Eindruck des Schmerzerlebnisses unter der Entbindung oftmals ändern. Rechtlich gesehen ist eine so frühzeitige Aufklärung einige Wochen vor der Entbindung nicht erforderlich, sollte aber erfolgen, sobald sich eine Situation zu erkennen gibt, nach der ein Analgesie- oder Anästhesieverfahren wahrscheinlich wird und bevor die Schwangere aufgrund von schweren Schmerzen, psychischer Belastung oder verabreichten Analgetika nur noch eingeschränkt einwilligungsfähig ist. Dies stellt für die behandelnden Ärzte eine ausweglose Situation dar, da das entsprechende Zeitfenster in der Praxis kaum einzuhalten ist. Die Patientin hat jedoch auch bei nicht rechtzeitig erfolgter Aufklärung einen Rechtsanspruch auf eine Schmerztherapie, das Unterlassen einer Epiduralanalgesie stellt nur dann keine fahrlässige Körperverletzung dar, wenn die Schmerzen mit alternativen Methoden adäquat behandelt werden (86).

Typische aufklärungspflichtige Risiken bei rückenmarknahen Regionalanästhesien sind u. a. über mehrere Tage anhaltende Kopfschmerzen mit dem gleichzeitigen Hinweis, bei persistierenden Beschwerden einen Anästhesisten zu informieren.
Bei Epiduralanästhesien muss ausdrücklich das Risiko einer Querschnittslähmung erwähnt werden.
Nach Auffassung des Bundesgerichtshofes ist es bei Spinalanästhesien ausreichend, auf „motorische Ausfallserscheinungen nach Art einer Querschnittslähmung" hinzuweisen (5).

Sectio caesarea auf Wunsch

Bei der Sectio caesarea auf Wunsch handelt es sich um eine Sectio ohne jegliche medizinische Indikation. Es werden deshalb besonders strenge Anforderungen an den Umfang und die Güte der Aufklärung gestellt. Diese sollte in jedem Fall schriftlich dokumentiert werden.

Nach Ulsenheimer (75) müssen sich die behandelnden Ärzte zunächst vergewissern, dass dem Verlangen nach einer Sectio caesarea keine falschen Vorstellungen über eine Geburt via naturalis zugrunde liegen und dass es sich hierbei um eine absolut freiwillige Entscheidung der Patientin handelt, d. h. eine Beeinflussung durch Dritte ausgeschlossen ist. Die Schwangere muss uneingeschränkt einwilligungsfähig sein und über sämtliche Alternativen sowie Komplikationen des Verfahrens unabhängig von ihrer Häufigkeit aufgeklärt werden. Diese Aufklärung sollte mehrere Tage vor dem geplanten Eingriff erfolgen, um der Frau eine ausreichende Bedenkzeit zu ermöglichen und beinhaltet zusätzlich den Hinweis auf die fehlende Kostenübernahme seitens der Krankenkasse bei fehlender medizinischer Indikation.

Kernaussagen

1

▶ **Historische Entwicklung in den letzten Jahren** Bei den Regionalanalgesie- und -anästhesieverfahren hat die Kombination aus Lokalanästhetikum und Opioid die alleinige Gabe von Lokalanästhetikums aufgrund der besseren analgetischen Wirkung bei gleichzeitiger Reduktion von Nebenwirkungen in den letzten Jahren abgelöst. Die alleinige Gabe von Lokalanästhetika zur Entbindung ist obsolet.

2

▶ **Physiologische Veränderungen während der Schwangerschaft** Während der Schwangerschaft kommt es zu Veränderungen der Atmung mit einer Zunahme des Atemminutenvolumens und des Sauerstoffverbrauchs bei Abnahme der funktionellen Residualkapazität und somit verminderter Sauerstoffreserve. Herzminutenvolumen und Herzfrequenz steigen bei Abnahme des peripheren Widerstands. Die zellulären Blutbestandteile nehmen weniger als das Plasmavolumen zu, sodass eine relative Anämie resultiert. Die gesteigerte Aktivität mehrerer Gerinnungsfaktoren führt zu einer Hyperkoagulabilität. Das Aspirationsrisiko ist durch eine verzögerte Magenentleerung erhöht.

3

▶ **Regulation der uteroplazentaren Durchblutung** Der Anteil der uterinen Durchblutung am Herzminutenvolumen wird im Verlauf der Schwangerschaft von 5 auf 12 % gesteigert. Hieran ist u. a. eine erhöhte Synthese von Prostacyclin und Stickstoffmonoxid beteiligt. Diese lokalen Mechanismen begünstigen eine Blutumverteilung zugunsten der Gebärmutter und haben eine die uteroplazentare Perfusion schützende Wirkung bei Gabe von Vasokonstriktoren, ein Mechanismus, der bei präklamptischen Patientinnen aufgrund der gestörten Endothelzellfunktion wesentlich beeinträchtigt ist.

4

▶ **Aortokavales Kompressionssyndrom** In Rückenlage kommt es bei Schwangeren durch Druck des graviden Uterus auf die V. cava zu einer Abnahme des venösen Rückstroms mit Abnahme des Herzminutenvolumens und Blutdruckabfall. Gleichzeitig kann auch die Aorta partiell verlegt werden. Um ein aortokavales Kompressionssyndrom zu vermeiden, werden Schwangere ab der 28. SSW grundsätzlich mit einer leichten Linksneigung von ca. 15 ° gelagert.

5

▶ **Physiologie von Schmerzen unter der Geburt** In der Eröffnungsphase werden Schmerzen durch uterine Kontraktionen und die Dilatation der Zervix ausgelöst. Die Weiterleitung der Schmerzempfindung erfolgt über Aδ- und C-Fasern, welche sympathische Nervenfasern ab L_2–L_3 begleiten und sich mit dem Rückenmark in Höhe von Th_{10}–L_1 vereinigen. In der Austreibungsphase kommt es zu einer Dehnung der Vagina und des Beckenbodens, welche durch schmerzleitende Fasern aus dem sakralen Plexus und dem N. pudendus versorgt werden. Mit einer Epiduralanalgesie ist eine effektive Analgesie in beiden Geburtsphasen möglich.

6

▶ **In der Geburtshilfe verwendete Substanzen** Die am häufigsten in der Geburtshilfe verwendeten **Lokalanästhetika** sind Bupivacain und Ropivacain. Sie sollten zur Entbindung immer mit einem Opioid kombiniert werden, um die Inzidenz von motorischen Blockaden gering zu halten. Ropivacain und Levobupivacain zeichnen sich bei fast identischer Analgesiequalität durch eine geringere Kardiotoxizität bei gleicher Dosierung aus.

Als **Opioide** werden zur Epiduralanalgesie bevorzugt lipophile Substanzen wie Sufentanil verwendet, da sie aufgrund der kurzen Verweildauer im Liquor nur zu einer geringen Inzidenz von Atemdepressionen führen. Das hydrophile Morphin birgt bei Dosierungen über 200 µg ein hohes Risiko von späten Atemdepressionen. Die spinale Gabe von 100 µg führt nach einer Sectio zu einer lang anhaltenden postoperativen Analgesie, kann jedoch auch zu Pruritus, Übelkeit und Erbrechen führen.

Weitere **Additiva** wie Neostigmin und Clonidin bieten in Kombination mit Lokalanästhetika und Opioiden keine eindeutigen Vorteile, erhöhen aber die Rate an Nebenwirkungen.

7

▶ **Plazentarer Transfer** Fast alle epidural verabreichten Lokalanästhetika führen zu signifikanten Plasmaspiegeln im Neugeborenen, ohne zu einer kindlichen Beeinträchtigung zu führen. Rückenmarksnah gegebene Opioide werden ebenfalls resorbiert und können in Abhängigkeit von der Dosis zu einer kindlichen Beeinträchtigung führen. Bei einer maximalen Gabe von 30 µg Sufentanil bleiben die kindlichen Plasmaspiegel unterhalb der Nachweisgrenze.

8

▸ **Regionalanalgesieverfahren zur Entbindung** Die **Epiduralanalgesie** ist das Standardverfahren zur geburtshilflichen Analgesie, da sie bei unbedeutender kindlicher Medikamentenexposition alle am Schmerz beteiligten Nervenfasern gleichermaßen betäubt. Die Epiduralanalgesie kann den Geburtsverlauf verlängern und zu mütterlichen Temperaturanstiegen führen, verursacht jedoch keine erhöhte Rate an instrumentellen Entbindungen, Sectiones oder kindlichen Sepsisevaluierungen.

Die kombinierte **Spinal-Epidural-Analgesie** bietet im Vergleich zu einer EDA eine wenige Minuten eher einsetzende Analgesie bei gleicher Analgesiequalität und Inzidenz an motorischen Blockaden. Nachteile sind der häufige Pruritus und eine mütterliche Sedierung sowie vereinzelt auftretende Atemdepressionen, die eine anfängliche Überwachung mittels Pulsoxymetrie erforderlich machen.

Kontinuierliche Spinalanalgesien senken den Lokalanästhetikabedarf erheblich. Bei Schwangeren führen sie mit den zurzeit zur Verfügung stehenden Kathetern zu einer hohen Rate an postpunktionellen Kopfschmerzen; sie werden in der Geburtshilfe nur zu Studienzwecken eingesetzt.

Kaudalanalgesien werden aufgrund der schwierigeren Punktion, der frühzeitigen Blockade sakraler Nervenfasern und der hohen Mengen an Lokalanästhetika in der Geburtshilfe nicht mehr eingesetzt.

Für **Sympathikusblockaden** werden hohe Lokalanästhetikamengen mit dem Risiko der systemischen Resorption und Toxizität eingesetzt. Fehlende Möglichkeiten einer Katheteranlage machen wiederholte Punktionen erforderlich. Ihr Stellenwert besteht möglicherweise in der Schmerzlinderung zur Entbindung bei vorangegangenen Operationen am Rücken, bei denen ein rückenmarksnahes Regionalanästhesieverfahren kontraindiziert ist.

Parazervikalblockaden sind zur Linderung des Geburtsschmerzes in der Eröffnungsperiode geeignet. Die Injektion von Lokalanästhetika in die Nähe der A. uterina kann zu einer Vasokonstriktion und zu hohen kindlichen Lokalanästhetikaspiegeln führen. Als Nebenwirkung kommt es bei vielen Kindern zu einer Bradykardie.

Pudendusblockaden sind geeignet, Schmerzen in der Austreibungsperiode zu lindern. Nachteile sind eine fehlende Kathetertechnik sowie die mögliche Verletzung des kindlichen Kopfes.

9

▸ **Mobilität unter der Geburt (Walking Epidural)** Ein Umhergehen unter der Geburt ist mit einer kombinierten Spinal-Epidural-Anästhesie (CSE) und einer Epiduralanalgesie gleichermaßen möglich, wenn keine klassische Testdosis verabreicht wurde. Zum Vermeiden von Verletzungen sollte die Muskelkraft genau überprüft werden und die Schwangere nur in Begleitung umhergehen.

10

▸ **Regionalanästhesieverfahren zur Sectio caesarea** Regionalanästhesien sind die Methode der Wahl zur Sectio caesarea. **Epiduralanästhesien** sind besonders geeignet, wenn bereits ein Katheter zur Entbindung lag, eine postoperative Schmerztherapie mittels Epiduralkatheter geplant ist oder ein erhöhtes Risiko einer hämodynamischen Instabilität besteht.

Spinalanästhesien bieten im Vergleich zu Epiduralanästhesien den Vorteil der schnelleren Blockadeausdehnung sowie des geringeren Punktionstraumas. Sie sind im Gegensatz zu Epiduralanästhesien auch bei dringlichen Sectiones geeignet.

Die **kombinierte Spinal-Epidural-Anästhesie** vereinigt theoretisch die Vorteile des schnellen Wirkungseintritts mit der Möglichkeit der epiduralen Nachinjektion. Auch hier scheint das Einführen eines Epiduralkatheters nur indiziert, wenn eine postoperative Verwendung geplant ist.

11

▸ **Testdosis** Eine adrenalinhaltige Testdosis ist zum Ausschluss einer **intravasalen Katheterlage** bei Schwangeren nicht zuverlässig und geht mit einer hohen Rate falsch positiver Ergebnissen einher. Ein weiterer Nachteil ist die Beeinträchtigung der uteroplazentaren Perfusion bei intravasaler Injektion.

Bei Regionalanästhesien zur vaginalen Entbindung führt die Gabe einer klassischen Testdosis zu einer Verstärkung der motorischen Blockade. Bei **spinaler Katheterfehllage** kann eine klassische Testdosis eine totale Spinalanästhesie auslösen. Da die Wirkdosis weniger Lokalanästhetikummenge als die Testdosis enthält, kann diese – bei gleichzeitig höherer Patientensicherheit – als alleinige Testdosis zum Ausschluss einer spinalen Katheterfehllage verwendet werden.

12

▸ **Nebenwirkungen und Komplikationen**
Pruritus ist eine häufige Nebenwirkung von rückenmarksnah verabreichten Opioiden, insbesondere nach spinal gegebenem Morphin. Bei Therapiebedürftigkeit kann Naloxon oder Nalbuphin verabreicht werden; bei vielen Patientinnen hilft auch eine geringe Dosis Propofol.

Die Prävention einer **Hypotonie** bei einer Sectio erfolgt bevorzugt mit kolloidalen Lösungen sowie mit einer Punktion in Seitenlage. Zur Therapie sind neben einer adäquaten Volumengabe alle gebräuchlichen Vasopressoren einsetzbar. Ihre Gabe sollte nicht prophylaktisch, sondern nur bei eingetretener Hypotonie erfolgen, um eine überschießende Hypertonie zu vermeiden, da alle

Substanzen dosisabhängig zu einer Beeinträchtigung des uterinen Blutflusses führen können.
Fetale Bradykardien können bei einer Regionalanästhesie ohne begleitende Hypotonie auftreten. Sie führen meist nicht zu einer Gefährdung des Kindes oder zu einer erhöhten Sectiorate. Die Therapie besteht in der Gabe von Sauerstoff, einer Verstärkung der Linksseitenlagerung sowie in der Gabe von Terbutalin oder Nitroglycerin.

Nach akzidenteller Duraperforation mit einer großlumigen Kanüle treten **postpunktionelle Kopfschmerzen** bei Schwangeren mit einer Inzidenz von 75 % auf. Nach Spinalanästhesien sind sie bei Verwendung von kleinkalibrigen Nadeln mit einer Pencil-Point-Spitze hingegen sehr selten geworden. Bei hartnäckigen Beschwerden sollte möglichst frühzeitig ein epiduraler Blutpatch mit 15 – 25 ml steril entnommenem venösen Blut durchgeführt werden. Die Injektion erfolgt sehr langsam und wird mit dem Auftreten von Rückenschmerzen beendet. Differenzialdiagnostisch muss auch an andere Ursachen von Kopfschmerzen, wie z. B. Migräne, eine Meningitis oder auch an ein subdurales Hämatom gedacht werden, welches als seltene Komplikation einer Duraperforation entstehen kann.

Spinale epidurale Blutungen sind seltene, aber schwerwiegende Komplikationen von rückenmarksnahen Regionalanästhesien. Sie treten häufiger nach Epidural- als nach Spinalanästhesien auf, und das Blutungsrisiko steigt bei blutigen oder traumatischen Punktionen, anatomischen Veränderungen, bei bestehenden Gerinnungsstörungen sowie unter der Therapie mit gerinnungshemmenden Substanzen. Das zuletzt beschriebene Risiko kann durch das Einhalten von Zeitintervallen zwischen rückenmarksnaher Punktion und der Gabe von Antikoagulanzien verringert werden. Das eingetretene spinale epidurale Hämatom stellt einen absoluten Notfall dar, da bei fehlender sofortiger operativer Entlastung eine bleibende Querschnittslähmung droht.

14

▸ **Vaginale Entbindung nach vorangegangener Sectio caesarea.** Uterusrupturen sind die am meisten gefürchtete Komplikation bei vaginalen Entbindungsversuchen nach vorangegangener Sectio caesarea. Da diese sich nicht durch abrupt einsetzende abdominelle Schmerzen, sondern durch Dezelerationen der kindlichen Herzfrequenz bemerkbar machen, besteht keine Kontraindikation für Regionalanalgesieverfahren (DGGG).

15

▸ **Schwangerschaftsinduzierte Hypertonie und HELLP-Syndrom.** Bei 5 – 8 % aller Schwangeren kommt es zu einer schwangerschaftsinduzierten Hypertonie. Risiken der schwangerschaftsinduzierten Hypertonie und des HELLP-Syndroms beinhalten Blutdruckentgleisungen, die Entstehung von Lungen- und Hirnödemen, intrazerebrale Blutungen und schwere Blutungen bei Ruptur eines Leberhämatoms. Da Regionalanästhesien eine gute Blutdruckkontrolle und Verbesserung der uteroplazentaren Perfusion bewirken, sollte ihre Indikation sowohl zur Entbindung als auch zur Sectio großzügig gestellt werden. Zur Abschätzung des Blutungsrisikos bei rückenmarksnaher Punktion ist bei einem HELLP-Syndrom die absolute Thrombozytenzahl weniger entscheidend als der Verlauf der Thrombozytenzahlen.

16

▸ **Aspirationsrisiko und Prophylaxe** Schwangere unterliegen einem deutlich erhöhten Aspirationsrisiko. Zur Prophylaxe wird in der Regel auch bei Regionalanästhesien Natriumcitrat verwendet, welches in einigen Kliniken mit einer präoperativen Gabe von H_2-Rezeptorantagonisten kombiniert wird. Die beste Aspirationsprophylaxe ist das Vermeiden einer Allgemeinanästhesie.

17

▸ **Besonderheiten der Aufklärung in der Geburtshilfe** Um eine rechtzeitige Aufklärung von Schwangeren über Analgesie- und Anästhesieverfahren zu gewährleisten, sollte diese entsprechend der Vereinbarung zwischen DGAI und DGGG bereits im Rahmen der Schwangerenberatung erfolgen.

Weiterführende Literatur

American Society of Anesthesiologists' Practice. Guidelines for obstetrical anesthesia. Anesthesiology 1999;90:600-11.

Chestnut DH. Obstetric anesthesia. Principles and practice. 2nd ed. St. Louis:Mosby;1999.

Cook TM. Combined spinal-epidural techniques. Anaesthesia 2000;55:42-64.

Deutsche Gesellschaft für Anästhesiologie und Intensivmedizin und Berufsverband Deutscher Anästhesisten mit der Deutschen Gesellschaft für Gynäkologie und Geburtshilfe und dem Berufsverband der Frauenärzte. Vereinbarungen über die Zusammenarbeit in der operativen Gynäkologie und in der Geburtshilfe. Anästh Intensivmed 1988;143:58-64.

Referenzen

1. Abboud TK, Afrasiabi A, Sarkis F, et al. Continuous infusion epidural analgesia in parturients receiving bupivacaine, chloroprocaine, or lidocaine: Maternal, fetal and neonatal effects. Anesth Analg 1984;63:421-8.
2. Abouleish E, Rawal N, Rashad MN. The addition of 0.2 mg subarachnoid morphine to hyperbaric bupivacaine for cesarean delivery: a prospective study of 856 cases. Reg Anesth 1991;16:137-40.
3. Albright GA, Forster RM. The safety and efficacy of combined spinal and epidural analgesia/anesthesia (6,002 blocks) in a community hospital. Reg Anesth Pain Med 1999;24:117-25.
4. Bayerische Landesärztekammer und Kassenärztliche Vereinigung Bayerns. BPE Jahresberichte 1983, 1993 und 1994, München.
5. Biermann E. Einwilligung und Aufklärung in der Anästhesie. Rechtsgrundlagen und forensische Konsequenzen. Anästhesiol Intensivmed Notfallmed Schmerzther 1997; 32:427-52.
6. Bloom SL, McIntire DD, Kelly MA, et al. Lack of effect of walking on labor and delivery. N Engl J Med 1998;339:76-9.
7. Capogna G, Celleno D, Fusco P, Lyons G, Columb M. Relative potencies of bupivacaine and ropivacaine for analgesia in labour. Br J Anaesth 1999;82:371-3.
8. Carp H, Singh PJ, Vadhera R, Jayaram A. Effects of the serotonin-receptor agonist sumatriptan on postdural puncture headache: report of six cases. Anesth Analg 1994;79:180-2.
9. Chestnut DH, Weiner CP. Monitoring maternal heart rate during epidural injection of a test dose containing epinephrine. Anesthesiology 1986;64:839-40.
10. Chestnut DH, McGrath JM, Vincent RD, et al. Does early administration of epidural analgesia affect obstetric outcome in nulliparous women who are in spontaneous labor. Anesthesiology 1994;80:1201-8.
11. Cigarini I, Kaba A, Bonnet F, et al. Epidural clonidine combined with bupivacaine for analgesia in labor. Effects on mother and neonate. Reg Anesth 1995;20:113-20.
12. CLASP. A randomized trial of low dose aspirin for the prevention and treatment of preeclampsia among 9364 pregnant women. Lancet 1994;343:619-29.
13. Cohen S, Amar D, Pantuck CB, Pantuck EJ, Goodman EJ, Leung DHY. Epidural analgesia for labour and delivery: fentanyl or sufentanil? Can J Anaesth 1996;43:341-6.
14. Cohen SE, Yeh JY, Riley ET, Vogel TM. Walking with labor epidural analgesia: the impact of bupivacaine concentration and a lidocaine-epinephrine test dose. Anesthesiology 2000;92:387-92.
15. Collis RE, Davies DWL, Aveling W. Randomised comparison of combined spinal-epidural and standard epidural analgesia in labour. Lancet 1995;345:1413-6.
16. Columb MO, Lyons G. Determination of the minimum local analgesic concentrations of epidural bupivacaine and lidocaine in labor. Anesth Analg 1995;81:833-7.
17. Comparative Obstetric Mobile Epidural Trial (COMET) Study Group UK. Effect of low-dose mobile versus traditional epidural techniques on mode of delivery: a randomised controlled trial. Lancet 2001;358:19-23.
18. Corke BC, Datta S, Ostheimer GW, Weiss JB, Alper MH. Spinal anaesthesia for caesarean section. The influence of hypotension on neonatal outcome. Anaesthesia 1982;37:658-62.
19. Dahl J, Jeppesen IS, Jørgensen H, Wetterslev J, Møiniche S. Intraoperative and postoperative analgesic efficacy and adverse effects of intrathecal opioids in patients undergoing cesarean section with spinal anesthesia: a qualitative and quantitative systematic review of randomized controlled trials. Anesthesiology 1999;91:1919-27.
20. Datta S, Camann W, Bader A, van der Burgh L. Clinical effects and maternal and fetal plasma concentrations of epidural ropivacaine versus bupivacaine for cesarean section. Anesthesiology 1995, 82: 1346-1352.
21. Duffy PJ, Crosby ET. The epidural blood patch. Resolving the controversies. Can J Anaesth 1999;46:878-86.
22. Engelhardt T, Webster NR. Pulmonary aspiration of gastric contents in anaesthesia. Br J Anaesth 1999;83:453-60.
23. Gambling DR, Sharma SK, Ramin SM, et al. A randomized study of combined spinal-epidural analgesia versus intravenous meperidine during labor: impact on cesarean delivery rate. Anesthesiology 1998;89:1336-44.
24. Gautier P, De Kock M, Van Steenberge A, Miclot D, Fanard L, Hody JL. A double-blind comparison of 0.125 % ropivacaine with sufentanil and 0.125 % bupivacaine with sufentanil for epidural labor analgesia. Anesthesiology 1999;90:772-8.
25. Gogarten W, Van Aken H, Wulf H, Klose R, Vandermeulen E, Harenberg J. Rückenmarksnahe Regionalanästhesien und Thromboembolieprophylaxe/Antikoagulation. Empfehlungen der Deutschen Gesellschaft für Anästhesiologie und Intensivmedizin. Anästh Intensivmed 1997;12:623-8.
26. Gogarten W, Strümper D, Buerkle H, Van Aken H, Marcus MAE. Testing an epidural catheter in obstetrics: epinephrine or isoproterenol? Int J Obstet Anesth 2001;10:40-5.
27. Haas JS, Udvarhelyi S, Epstein AM. The effect of health coverage for uninsured pregnant women on maternal health and the use of Cesarean section. JAMA 1993;270:61-4.
28. Halpern SH, Leighton BL, Ohlsson A, Barrett JF, Rice A. Effect of epidural vs parenteral opioid analgesia on the progress of labor: a meta-analysis. Jama 1998;280:2105-10.
29. Hawkins JL, Koonin LM, Palmer SK, Gibbs CP. Anesthesia-related deaths during obstetric delivery in the United States, 1979-1990. Anesthesiology 1997;86:277-84.
30. Hawkins JL, Gibbs CP, Orleans M, Martin Salvaj G, Beaty B. Obstetric anesthesia work force survey, 1981 versus 1992. Anesthesiology 1997;87:135-43.
31. Hawkins JL, Arens JF, Bucklin BA, et al. Practice guidelines for obstetrical anesthesia: a report by the American Society of Anesthesiologists Task Force on Obstetrical Anesthesia. Anesthesiology 1999;99:600-11.
32. Hirose M, Hara Y, Hosokawa T, Tanaka Y. The effect of

postoperative analgesia with continuous epidural bupivacaine after cesarean section on the amount of breast feeding and infant weight gain. Anesth Analg 1996;82: 1166–9.
33. Hollmén AI, Jouppila R, Jouppila P, Koivula A, Vierola H. Effect of extradural analgesia using bupivacaine and 2-chloroprocaine on intervillous blood flow during normal labour. Br J Anaesth 1982;54:837–42.
34. Hood DD, Eisenach JC, Tuttle R. Phase I safety assessment of intrathecal neostigmine in humans. Anesthesiology 1995;82:331–43.
35. Hood DD, Curry R. Spinal versus epidural anesthesia for cesarean section in severly preeclamptic patients. Anesthesiology 1999;90:1276–82.
36. Hughes DA, Hill DA. Intrathecal alfentanil with and without bupivacaine for analgesia in labor. Anaesthesia 2000;55:1116–21.
37. Jouppila P, Jouppila R, Hollmen A, Koivula A. Lumbar epidural analgesia to improve intervillous blood flow during labor in severe preeclampsia. Obstet Gynecol 1982; 59:158–61.
38. Kartawiadi L, Vercauteren MP, Van Steenberge AL, Adriaensen HA. Spinal analgesia during labor with low-dose bupivacaine, sufentanil, and epinephrine. A comparison with epidural analgesia. Reg Anesth 1996;21:191–6.
39. Khaw KS, Ngan Kee WD, Wong ELY, Lui JYW, Chung R. Spinal ropivacaine for Cesarean section. Anesthesiology 2001;95:1346–50.
40. Khaw KS, Ngan Kee WD, Wong M, Ng F, Lee A. Spinal ropivacaine for cesarean delivery: a comparison of hyperbaric and plain solutions. Anesth Analg 2002;94:680–5.
41. Kreis O. Über Medullarnarkose bei Gebärenden. Centralbl Gyn 1900;28:724–9.
42. Lagrew DC Jr., Adashek JA. Lowering the cesarean section rate in a private hospital: comparison of individual physicians' rates, risk factors, and outcomes. Am J Obstet Gynecol 1998;178:1207–14.
43. Lee A, Ngan Kee WD, Gin T. A quantitative, systematic review of randomized controlled trials of ephedrine versus phenylephrine for the management of hypotension during spinal anesthesia for cesarean delivery. Anesth Analg 2002;94:920–6.
44. Leighton BL, Halpern SH, Wilson DB. Lumbar sympathetic blocks speed early and second stage induced labor in nulliparous women. Anesthesiology 1999;90:1039–46.
45. Loftus JR, Hill H, Cohen SE. Placental transfer and neonatal effects of epidural sufentanil and fentanyl administered with bupivacaine during labor. Anesthesiology 1995;83: 300–8.
46. Lyons G, Columb MO, Wilson RC, Johnson RV. Extradural pain relief in labour: relative potencies of levobupivacaine and racemic bupivacaine. Br J Anaesth 1998;81:899–901.
47. Magness RR, Rosenfeld CR, Hassan A, Shaul PW. Endothelial vasodilator production by uterine and systemic arteries. I. Effects of ANG II on PGI_2 and NO in pregnancy. Am J Physiol Heart Circ Physiol 1996;270:H1914–23.
48. Marcus MA, Vertommen JD, Van Aken H, Wouters PF. Hemodynamic effects of intravenous isoproterenol versus epinephrine in the chronic maternal-fetal sheep preparation. Anesth Analg 1996, 82: 1023–1026.
49. Mörtl MG, Schneider MC. Key issues in assessing, managing and treating patients presenting with severe preeclampsia. Int J Obstet Anesth 2000;9:39–44.
50. Morgan PJ, Halpern S, Tarshis J. The effects of an increase of central blood volume before spinal anesthesia for cesarean delivery: a qualitative systematic review. Anesth Analg 2001;92:997–1005.
51. Morrison SG, Dominguez J, Frascarolo P, Reiz S. A comparison of the electrocardiographic cardiotoxic effects of racemic bupivacaine, levobupivacaine, and ropivacaine in anesthetized swine. Anesth Analg 2000;90:1308–14.
52. Mulroy M, Glosten B. The epinephrine test dose in obstetrics: note the limitations. Anesth Analg 1998;86:923–5.
53. Nelson KE, D'Angelo R, Foss ML, Meister GC, Hood DD, Eisenach JC. Intrathecal neostigmine and sufentanil for early labor analgesia. Anesthesiology 1999;91:1293–8.
54. Nickells JS, Vaughan DJA, Lillywhite NK, Loughnan B, Hasan M, Robinson PN. Speed of onset of regional analgesia in labour: a comparison of the epidural and spinal routes. Anaesthesia 2000;55:17–20.
55. Norris MC, Ferrenbach D, Dalman H, et al. Does epinephrine improve the diagnostic accuracy of aspiration during labor epidural analgesia? Anesth Analg 1999;88:1073–6.
56. Olsson GL, Hallen B, Hambraeus-Jonon K. Aspiration during anaesthesia: A computer-aided study of 185,358 anaesthetics. Acta Anaesthesiol Scand 1986;30:84–92.
57. Paech MJ, Pavy TJG, Orlikowski CEP, Evans SF. Patient-controlled epidural analgesia in labor: the addition of clonidine to bubivacaine-fentanyl. Reg Anesth Pain Med 2000; 25:34–40.
58. Parlow JL, Money P, Chan PSL, Raymond J, Milne B. Addition of opioids alters the density and spread of intrathecal local anesthetics? An in vitro study. Can J Anaesth 1999;46:66–70.
59. Parry MG, Fernando R, Bawa GP, Poulton BB. Dorsal column function after epidural and spinal blockade: implications for the safety of walking following low-dose regional analgesia for labour. Anaesthesia 1998;53:382–7.
60. Philip J, Alexander J, Sharma SK, Leveno KJ, McIntire DD, Wiley J. Epidural analgesia during labor and maternal fever. Anesthesiology 1999;90:1271–5.
61. Price C, Lafreniere L, Brosnan C, et al. Regional analgesia in early active labour: combined spinal epidural vs. epidural. Anaesthesia 1998;53:951–5.
62. Ramanathan J, Angel JJ, Bush AJ, Lawson P, Sibai B. Changes in maternal middle cerebral artery blood flow velocity associated with general anesthesia in severe preeclampsia. Anesth Analg 1999;88:357–61.
63. Reinhold P, Lindau B, Bohm P. Chronic subdural haematoma following epidural anaesthesia. Anaesth Intensivther Notfallmed 1980;15:428–31.
64. Safa-Tisseront V, Thormann F, Malassiné P, et al. Effectiveness of epidural blood patch in the management of post-dural puncture headache. Anesthesiology 2001;95: 334–9.
65. Scanlon JW, Brown WU, Weiss JB, Alper MH. Neurobehavioral responses of newborn infants after maternal epidural anesthesia. Anesthesiology 1974;40:121–8.
66. Schneck H, Scheller M, Wagner R, von Hundelshausen B, Kochs E. Anesthesia for cesarean section and acid aspiration prophylaxis: a German survey. Anesth Analg 1999;88: 63–6.
67. Scudamore JH, Yates MJ. Pudendal block – a misnomer? Lancet 1966;1:23–4.
68. Shnider SM, Gildea J. Paracervical block anesthesia in obstetrics. III. Choice of drugs: fetal bradycardia following administration of lidocaine, mepivacaine and prilocaine. Am J Obstet Gynecol 1973;116:320–5.
69. Sia AT. Optimal dose of intrathecal clonidine added to sufentanil plus bupivacaine for labour analgesia. Can J Anaesth 2000;47:875–80.
70. Sköldefors EK, Olofsson CI. Intracranial subdural haematoma complicates accidental dural tap during labour. Eur J Obstet Gynecol Reprod Biol 1998;81:119–21.
71. Stamer UM, Messerschmidt A, Wulf H. Anaesthesia for caesarean section – a German survey. Acta Anaesthesiol Scand 1998;42:678–84.

72 Stoeckel W. Über sakrale Anästhesie. Zentralbl Gynaekol 1909;33:1–15.
73 Tripathi A, Somwanshi M, Singh B, Bajaj P. A comparison of intravenous ranitidine and omeprazole on gastric volume and pH in women undergoing emergency Caesarean section. Can J Anaesth 1995;42:797–800.
74 Trivedi NS, Eddi D, Shevde K. Headache prevention following accidental dural puncture in obstetric patients. J Clin Anesth 1993;5:42–5.
75 Ulsenheimer K. Wunschsektio: forensische Aspekte. Gynäkologe 2000;33:882–6.
76 Ummenhofer WC, Arends RH, Shen DD, Bernards CM. Comparative spinal distribution and clearance kinetics of intrathecally administered morphine, fentanyl, alfentanil, and sufentanil. Anesthesiology 2000;92:739–53.
77 Vandermeulen EP, Van Aken H, Vermylen J. Anticoagulants and spinal-epidural anesthesia. Anesth Analg 1994;79:1165–77.
78 Vandermeulen EP, Van Aken H, Vertommen JD. Labor pain relief using bupivacaine and sufentanil: patient controlled epidural analgesia versus intermittent injections. Eur J Obstet Gynecol Reprod Biol 1995;59(Suppl.):47–54.
79 Van de Velde M, Vercauteren M, Vandermeersch E. Fetal heart rate abnormalities after regional analgesia for labor pain: the effect of intrathecal opioids. Reg Anesth Pain Med 2001;26:257–62.
80 Vercauteren MP, Coppejans HC, Hoffmann VH, Mertens E, Adriaensen HA. Prevention of hypotension by a single 5-mg-dose of ephedrine during small-dose spinal anesthesia in prehydrated cesarean delivery patients. Anesth Analg 2000;90:324–7.
81 Vercauteren M, Hans G, De Decker K, Adriaensen HA. Levobupivacaine combined with sufentanil and epinephrine for intrathecal labor analgesia: a comparison with racemic bupivacaine. Anesth Analg 2001;93:996–1000.
82 Vertommen JD, Van Aken H, Vandermeulen E, et al. Maternal and neonatal effects of adding sufentanil to 0.5 % bupivacaine for cesarean delivery. J Clin Anesth 1991;3:371–6.
83 Vertommen JD, Vandermeulen E, Van Aken H, et al. The effects of the addition of sufentanil to 0.125 % bupivacaine on the quality of analgesia during labor and on the incidence of instrumental deliveries. Anesthesiology 1991;74:809–14.
84 Weiner C, Thompson LP. Nitric oxide and pregnancy. Semin Perinatol 1997;21:367–80.
85 Writer WD, Stienstra R, Eddleston JM, et al. Neonatal outcome and mode of delivery after epidural analgesia for labour with ropivacaine and bupivacaine: a prospective meta-analysis. Br J Anaesth 1998;81:713–7.
86 Wulf H, Biermann E, Stamer U. Aufklärung über Epiduralkatheter im Kreissaal. Der deutsche Standpunkt. Anaesthesist 2000;49:324–7.

13 Augenheilkunde
H.B. Dick und M. Schäfer

13.1 Allgemeines — 498

13.2 Präoperative Phase — 498

13.3 Intraoperative Phase — 499

13.4 Verfahren und Techniken im Einzelnen — 503

13.1 Allgemeines

Aus Sicht des Operateurs und seitens der Patienten wird aus unterschiedlichen Gründen eine systemische Schmerz- und Bewusstseinsausschaltung teilweise gewünscht. Das quantitative Verhältnis von Lokalanästhesie zu Allgemeinanästhesie ist in der Ophthalmochirurgie im Laufe der letzten Jahre einem deutlichen Wandel unterzogen worden. So ist ein Trend hin zu den Lokalanästhesieverfahren einschließlich der Tropfanästhesie mit intraokularer Lokalanästhetikumapplikation zu verzeichnen.

Die Lokalanästhesie ist in der Ophthalmochirurgie heute die häufigste Form der Betäubung. Besonders oft eingesetzte lokale Anästhesieverfahren sind die kurzfristige Oberflächenanästhesie (Tropfanästhesie) der Bindehaut und Hornhaut, die Infiltrations- und Leitungsanästhesie der Lider und die Leitungsanästhesie der Orbita. Die Anästhesieform für die Kataraktoperation mittels Phakoemulsifikation unterliegt durch die aktuelle Diversifizierung der verschiedenen Anästhesieverfahren derzeit einem deutlichen Wandel.

13.2 Präoperative Phase

Zusammenarbeit zwischen Ophthalmologen und Anästhesisten

Auf der Grundlage der Vereinbarung der beiden Fachgesellschaften werden folgende Empfehlungen für die Zusammenarbeit zwischen operativ tätigen Ophthalmologen und Anästhesisten gegeben:

- Die fachliche Zuständigkeit für die Überwachung und Aufrechterhaltung der Vitalfunktionen bei einer durch den Ophthalmologen angelegten Lokal- oder Leitungsanästhesie liegt beim Operateur.
- Ergeben sich aufgrund des Zustandes des Patienten, beispielsweise wegen der bestehenden Begleiterkrankungen, der Art oder Dauer des Eingriffs, vorab Zweifel oder Bedenken gegen das geplante Verfahren, empfiehlt es sich, rechtzeitig ein anästhesiologisches Konsil einzuholen.
- Entsprechend sollte intraoperativ bei erkennbaren, durch den Ophthalmologen nicht beherrschbaren Vitalfunktionsstörungen ein Anästhesist hinzugezogen werden.
- Wird die Zuständigkeit für die perioperative Phase gemeinsam getragen, sollten die notwendigen Maßnahmen zur Vorbereitung und zur intra- und postoperativen Betreuung koordiniert sowie die Verantwortlichkeiten klar definiert werden. Mängel in Organisation und Abstimmung können zu medizinischen und ökonomischen Fallstricken werden und nicht zuletzt auch Ursache für medikolegale Verwicklungen sein.

Auswahl des Anästhesieverfahrens

Neben den diagnostischen Eingriffen wird auch die große Mehrzahl der chirurgischen Eingriffe am Auge in örtlicher Betäubung ausgeführt. Besonders bei der Kataraktoperation, die in Deutschland jährlich derzeit ca. 600 000-mal vorgenommen wird und damit den häufigsten ophthalmochirurgischen Eingriff darstellt, kam es in den letzten Jahren zu einem deutlichen Wandel der eingesetzten Anästhesieverfahren hin zur Peribulbär- und Tropfanästhesie (Abb. 13.1).

Spezielle Probleme bei der ophthalmologischen Anästhesie
Intraokularer Druck (IOD)

Die Beeinflussung des IOD durch anästhesiologische Maßnahmen ist in beide Richtungen möglich.

- Zu einer Steigerung tragen eine Behinderung des venösen Abstromes durch eine ungünstige Lagerung, Hyperkapnie, Husten, Pressen, Würgen sowie durch intensive Stimulation (u. a. chirurgische Schmerzreize) ausgelöste Kreislaufreaktionen bei.
- Die meisten Anästhetika, besonders die Barbiturate und Propofol, senken den IOD dosisabhängig.
- Ketamin führt zu einer Steigerung des IOD, die zum Teil mit der sympathomimetischen Kreislaufwirkung der Substanz in Zusammenhang gebracht wird.

Okulokardialer Reflex (OCR) nach Aschner

- Der OCR wird am häufigsten durch Zug an den äußeren Augenmuskeln ausgelöst und hat einen Vagusreiz zur Folge. Durch plötzliche Erhöhung des IOD, Manipulation am Bulbus sowie während der Anlage eines Retrobulbärblocks kann der OCR getriggert werden.
- Die ersten Zeichen sind Bradykardie oder bradykarde Herzrhythmusstörungen bis hin zur Asystolie, aber auch seltener ventrikuläre und supraventrikuläre Extrasystolen, Bigemini sowie Tachykardien und Kammerflimmern sind zu beobachten.
- Bei Auftreten des OCR sollte die Manipulation am Auge ausgesetzt werden, bis wieder stabile hämodynamische Verhältnisse hergestellt sind. Die Operation kann dann ohne Bedenken ausgeführt werden, wenn eine Kontrolle der Herzfrequenz gewährleistet ist. Unerkannt und unbehandelt kann der okulokardiale Reflex zu einem Herzstillstand führen.

Eine Unterbrechung des vagalen Reflexbogens muss ggf. (Herzfrequenz unter 45/min) durch Atropinapplikation (Atropinsulfat 0,5–1,0 mg) erfolgen.

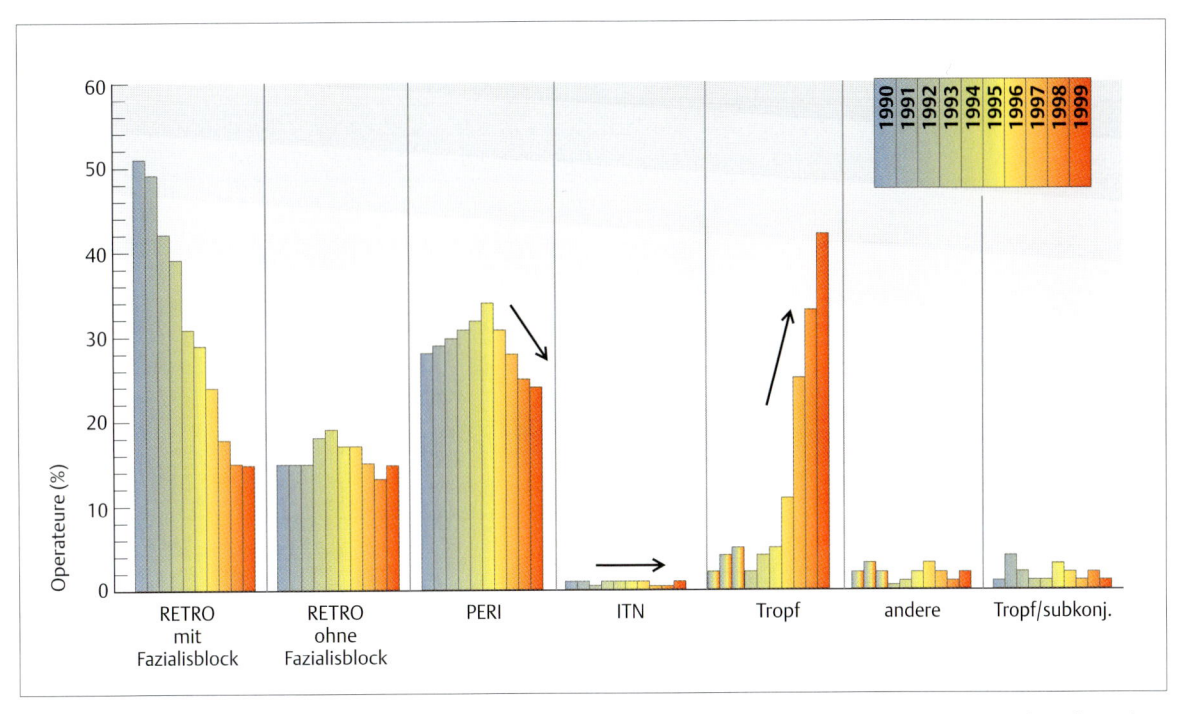

Abb. 13.1 Entwicklung der prozentualen Verteilung des bevorzugten Anästhesieverfahrens bei der Kataraktoperation nach Umfragen bei Mitgliedern des größten US-amerikanischen Augenchirurgenverbandes, der American Society of Cataract and Refractive Surgery (nach Leaming 2000). Bei Anwendung einer Tropfanästhesie wurde diese von 81 % der Befragten mit einer gleichzeitigen intrakameralen Lidocaingabe kombiniert.

13.3 Intraoperative Phase

Vorbemerkungen zur topographischen Anatomie der Lider und der Orbita

Das Gebiet der Lokalanästhesie ist der rechts- und linksseitige Augenbereich, der von dem knöchernen Trichter der Orbita begrenzt wird. Die Tiefe der Orbita vom inferioren Orbitarand bis zum Foramen n. optici variiert sehr stark und beträgt etwa 42–54 mm. Der vertikale Abstand von Orbitakante zu Orbitakante misst 35 mm und horizontal 40 mm. Der laterale Orbitarand ist gegenüber dem Hornhautscheitelpunkt (Apex corneae) um etwa 12–18 mm zurückversetzt. Die medialen Wände beider Orbitae liegen in der Sagittalebene des Kopfes und verlaufen parallel zueinander. Die laterale Wand der Orbita bildet mit der medialen Wand einen Winkel von 45° und einen 90°-Winkel mit der kontralateralen lateralen Orbitawand. Der Apex der Orbita einschließlich dem Foramen n. optici liegt in der gleichen sagittalen Ebene wie die mediale Orbitawand. Die anatomische Achse der Orbita weicht somit von der optischen Achse in Primärposition um ca. 23° ab. Der Orbitaboden weist eine Neigung um 10° zur Transversalebene auf und steigt nach posterior an. Die Vorderfront der Orbita wird durch das Orbitaseptum abgeschlossen, vor dem der Ringmuskel der Lider ausgespannt ist.

Einige kurze Hinweise zur sensiblen und motorischen Innervation im Augenbereich sind zum Verständnis der Vorgänge bei der Lokalanästhesie und Lokalakinesie im Rahmen der Ophthalmochirurgie sinnvoll:

Die sensible Versorgung der Orbita erfolgt über den N. ophthalmicus, dem ersten Hauptast des N. trigeminus, und den N. maxillaris, dem zweiten Hauptast des N. trigeminus (Abb. 13.2 u. 13.3). Die Teilung der drei Trigeminushauptäste vollzieht sich vor der Orbitafissur vor dem Eintritt in die Orbita.

Der N. ophthalmicus gibt als ersten Hauptast den N. lacrimalis ab, der mit seinem oberen Ast die Tränendrüse, die Bindehaut, die Haut des lateralen Lidwinkels sowie den temporalen Anteil des Oberlids versorgt (Abb. 13.4a,b u. 13.5). Der untere Ast stellt die Verbindung zum N. zygomaticus des zweiten Trigeminushauptastes her. Aus dem N. ophthalmicus spaltet sich weiter der N. frontalis ab zur Versorgung der vorderen Stirn und der Oberlidmitte. Sein nächster Nebenast ist der N. supratrochlearis, dessen oberer Nebenzweig den medialen Anteil des Oberlids, den Nasenwurzelbereich und die angrenzende Stirnhaut versorgt. Der untere Nebenast des N. supratrochlearis versorgt die Haut und Konjunktiva des medialen Lidwinkels.

Der dritte Hauptast des N. ophthalmicus ist der N. nasociliaris, der zum medialen Lidwinkel verläuft. Dieser gibt als Nebenast den N. infratrochlearis ab, der die

13 Augenheilkunde

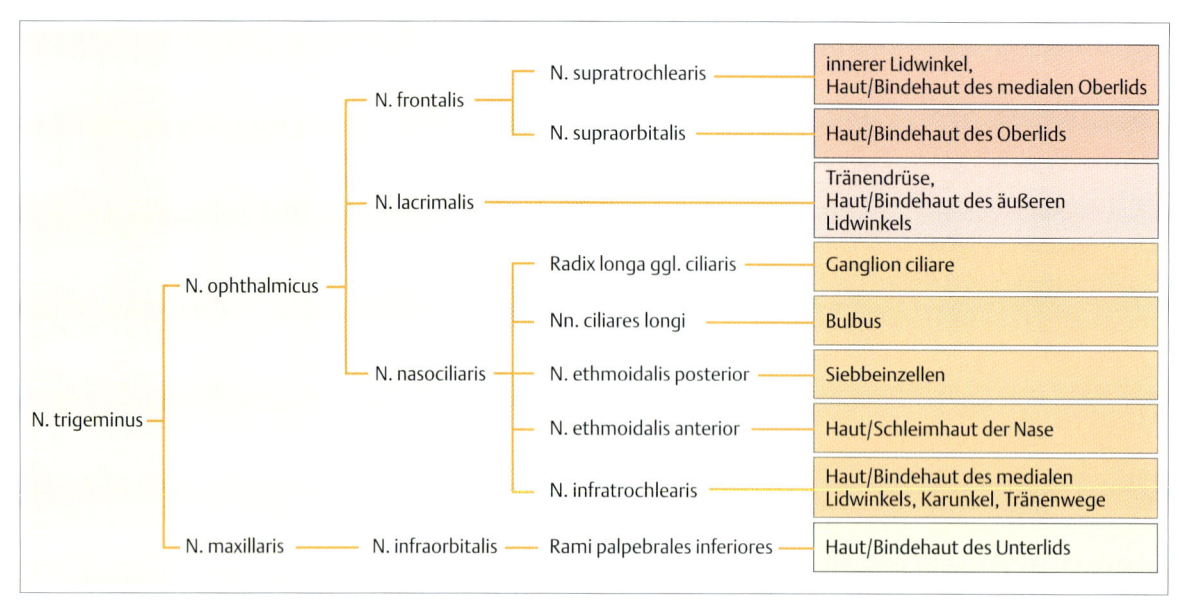

Abb. 13.2 Schematische Darstellung der sensiblen Innervation der Orbitaregion.

```
N. trigeminus
├── N. ophthalmicus
│   ├── N. frontalis
│   │   ├── N. supratrochlearis ── innerer Lidwinkel, Haut/Bindehaut des medialen Oberlids
│   │   └── N. supraorbitalis ── Haut/Bindehaut des Oberlids
│   ├── N. lacrimalis ── Tränendrüse, Haut/Bindehaut des äußeren Lidwinkels
│   └── N. nasociliaris
│       ├── Radix longa ggl. ciliaris ── Ganglion ciliare
│       ├── Nn. ciliares longi ── Bulbus
│       ├── N. ethmoidalis posterior ── Siebbeinzellen
│       ├── N. ethmoidalis anterior ── Haut/Schleimhaut der Nase
│       └── N. infratrochlearis ── Haut/Bindehaut des medialen Lidwinkels, Karunkel, Tränenwege
└── N. maxillaris ── N. infraorbitalis ── Rami palpebrales inferiores ── Haut/Bindehaut des Unterlids
```

Tränensackregion, die Karunkel und den inneren Lidwinkel versorgt. Vom N. nasociliaris sind ferner die sensible Wurzel des Ganglion ciliare und die Nn. ciliares longi abgeleitet, die den Bulbus sensibel versorgen. Das etwa 2 mm lange Ganglion ciliare selbst liegt im Orbitatrichter auf der Außenseite des N. opticus und auf der Innenseite des M. rectus lateralis.

Vom zweiten Trigeminusast, dem N. maxillaris, werden der die Außenseite des Jochbeinbogens versorgende N. zygomaticus und als zweiter Ast der N. infraorbitalis abgeleitet. Letzterer versorgt das mittlere Unterlid und die untere Konjunktiva bis zum Fornix.

Die motorischen Nerven treten in die Orbitaspitze ein und erreichen die Muskulatur bei ihrem Verlauf nach vorn. Sie werden entsprechend ihrer anatomischen Lage bei einer Retro- oder Peribulbäranästhesie in unterschiedlicher Weise eingeschlossen.

> **Die Orbikularismuskulatur** wird im Oberlidbereich durch den R. zygomaticus superior, die Muskulatur des Unterlids durch den R. zygomaticus inferior des N. facialis versorgt.
> Die sensible Versorgung der Orbita erfolgt durch den N. ophthalmicus und den N. maxillaris.

Lokalanalgesie und Lokalakinesie

> **Bei den einzelnen Maßnahmen** der Lokalbetäubung geht nicht immer eine Ausschaltung der sensiblen Wahrnehmung (Analgesie) mit einer Ausschaltung der motorischen Funktion (Akinesie) einher und umgekehrt. Die Oberflächenanästhesie führt praktisch nur zur sensiblen Blockade.

Durch Anwendung und Kombination der verschiedenen Lokalanästhesieverfahren können am Auge geeignete Operationsbedingungen hergestellt werden:
- Durch eine Oberflächenanästhesie kann eine Analgesie der Kornea und Konjunktiva hergestellt werden.

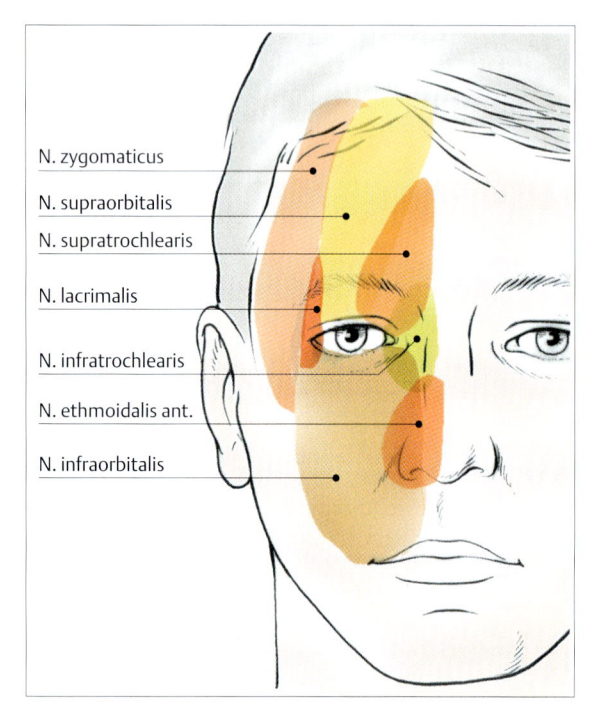

Abb. 13.3 Oberflächliche Innervationszonen der Trigeminusäste im Bereich der Orbita und ihrer Umgebung.

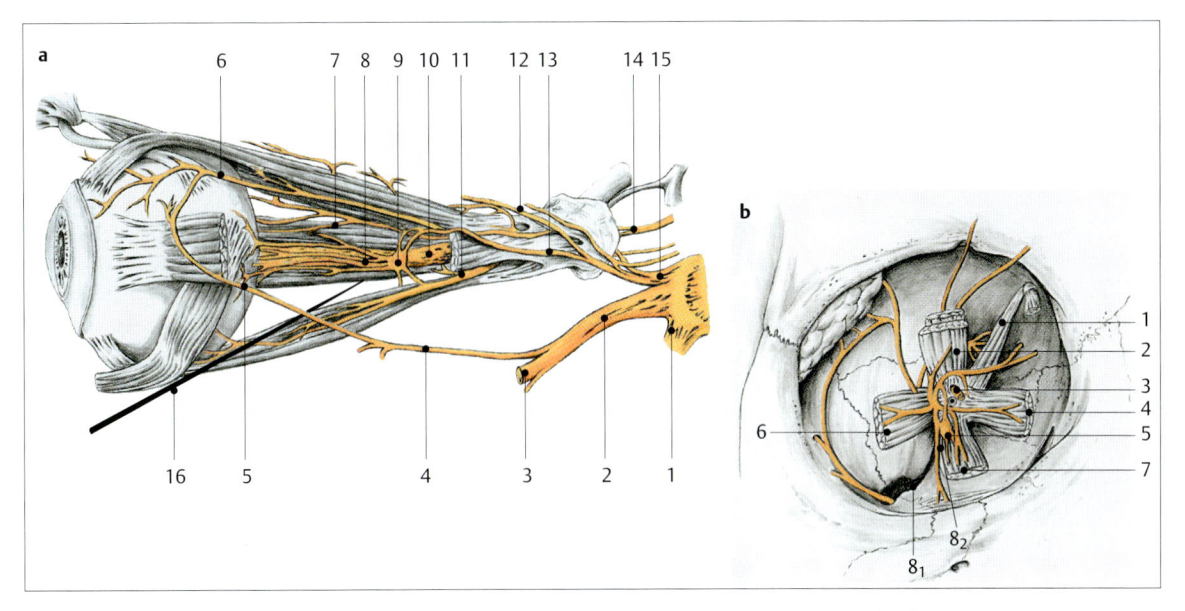

Abb. 13.4a u. b Neuroanatomie der Orbita und Lage der Injektionsnadel bei Retrobulbäranästhesie (nach Schmitt EJ).

a Seitliche Ansicht
1 = N. mandibularis
2 = N. maxillaris
3 = N. infraorbitalis
4 = N. zygomaticus
5 = R. communicans cum nervo zygomatico
6 = N. lacrimalis
7 = Nn. ciliares longi
8 = Nn. ciliares breves
9 = Ganglion ciliare
10 = N. opticus
11 = R. inferior n. oculomotorii
12 = N. frontalis
13 = N. nasociliaris
14 = N. oculomotorius
15 = N. ophthalmicus
16 = Lage der Nadel in der Orbita bei Retrobulbäranästhesie

b Frontale Ansicht (rechte Orbita)
1 = M. obliquus superior
2 = M. rectus superior
3 = N. opticus
4 = M. rectus medialis
5 = Ganglion ciliare
6 = M. rectus lateralis
7 = M. rectus inferior
8_1 = Lage der Nadel nach Einstich am Orbitarand bei Retrobulbäranästhesie
8_2 = Vorschieben der Nadel nach hinten

- Bei der Infiltrationsanästhesie wird die Blockade der Nozizeption durch operationsfeldnahe Injektion und anschließende Diffusion des Lokalanästhetikums zu den sensiblen nervalen Strukturen erreicht. Es werden sowohl sensible als auch motorische Funktionen ausgeschaltet.
- Eine motorische und sensible Blockade kann durch Injektion von Lokalanästhetika direkt in die Nähe peripherer gemischter Nerven erzielt werden (Leitungsanästhesie).

Eine Lokalanästhesie erfordert die Kooperation des Patienten. Eine Supplementierung kann durch eine anxiolytische und leicht sedierende Begleit- oder Prämedikation erfolgen.

Im Vergleich zur Allgemeinanästhesie ist der Eingriff in die Homöostase des Körpers wesentlich geringfügiger, die Mortalität und die Inzidenz operativer Komplikationen sind jedoch vergleichbar.

> Aufgrund der möglichen vital bedrohlichen Komplikationen (okulokardialer Reflex, intravasale Injektion, Anaphylaxie usw.) sollte der Patient hinsichtlich der Vitalparameter (Bewusstseinslage, Blutdruck, EKG und Pulsoxymetrie) kontinuierlich überwacht und ein sicherer venöser Zugang angelegt werden. Zusätzlich kann Sauerstoff über eine Nasensonde appliziert werden.

Als Kontraindikationen für eine Lokalanästhesie gelten neben der Ablehnung u. a. die absehbar fehlende Kooperationsfähigkeit des Patienten, Ablehnung durch den Patienten, ein starker Tremor, unkontrollierte Bewegungen und Krampfleiden.

Zusätze zu Lokalanästhetika

Zusätze zu Lokalanästhetika sowie z. B. die Mischung zweier Substanzen, von denen die eine eine kurze Anschlagszeit und die andere eine längere Wirkdauer besitzt, erleichtern die Anpassung des Anästhesieverfahrens an die operativen Anforderungen.

- Das Enzym Hyaluronidase (z. B. Hylase, Jaluran, Wydase) depolymerisiert als Enzym die im Organis-

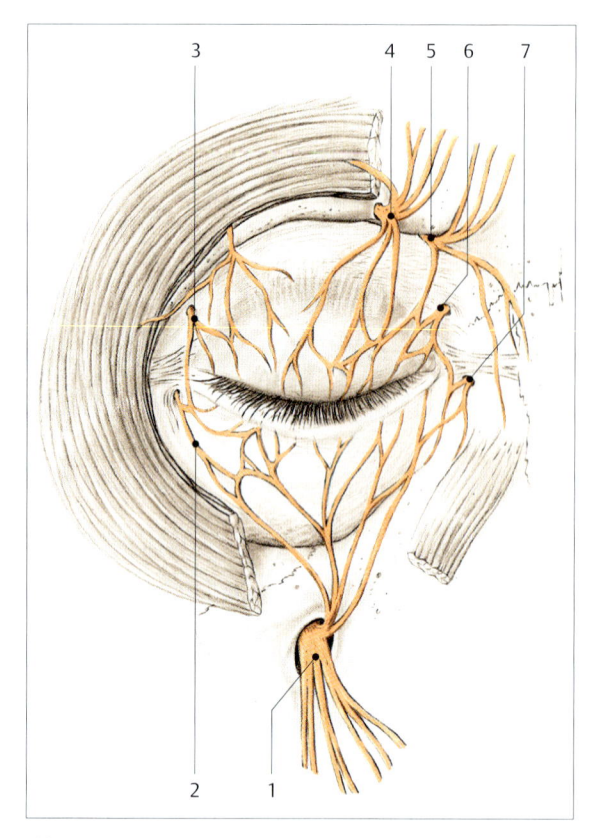

Abb. 13.5 Endaufzweigungen der Nebenäste des N. ophthalmicus und des N. maxillaris (aus Schmitt EJ. Die Regionalanästhesie in der Augenheilkunde. In: Niesel HC, Hrsg. Regionalanästhesie – Lokalanästhesie – Regionale Schmerztherapie. Stuttgart: Thieme; 1994).
1 = N. infraorbitalis
2 = R. zygomaticofacialis
3 = N. lacrimalis
4 = R. lateralis n. supraorbitalis
5 = R. medialis n. supraorbitalis
6 = N. supratrochlearis
7 = R. nasalis n. infratrochlearis

mus ubiquitäre Hyaluronsäure zum Tetrasaccharid. Durch den Zusammenbruch der interstitiellen Gewebsbarrieren kommt es zu einer erhöhten Permeabilität des Gewebes gegenüber injizierten Flüssigkeiten. Bei nicht ophthalmologischen Lokalanästhesieverfahren konnte sich ein Hyaluronidasezusatz nicht durchsetzen, da die Anästhesiequalität nicht verbessert wird.

> Für die Lokalanästhesie bei **intraokularen** Eingriffen führt der Zusatz von Hyaluronidase zu einer geringeren Vis-a-tergo-Häufigkeit aufgrund der erhöhten Gewebepermeabilität.

- Der günstige Effekt von Hyaluronidase beruht möglicherweise auf der Besonderheit des Injektionsortes knöcherne Orbita, die eine gewisse Diffusionsbarriere darstellt: Die hyaluronidasebedingte Erhöhung der Gewebepermeabilität innerhalb dieses – cum grano salis – geschlossenen Raumes verbessert die Wirkung der Lokalanästhesie, und es resultiert eine profundere Bulbusakinesie bzw. schwächere Zugwirkung extraokularer Muskeln. Dies ist eine der Ursachen für die geringere Häufigkeit einer Vis a tergo bei Zusatz von Hyaluronidase. Eine zweite Ursache ist vermutlich, dass der Volumenüberschuss nach Flüssigkeitsinjektion in die Orbita mit Hyaluronidasezusatz schneller abgebaut wird (verbesserte Gewebepermeabilität). Daher ist Hyaluronidase besonders wichtig bei Peribulbäranästhesie, da das injizierte Volumen meist größer ist als bei Retrobulbäranästhesie. Durch den Hyaluronidasezusatz wird die Anschlagzeit verkürzt, die Wirkdauer allerdings auch herabgesetzt. Pro Milliliter Injektionslösung werden ca. 30 I.E. Hyaluronidase (Kinetin) zugesetzt. In der Literatur schwanken die Angaben zur Konzentration zwischen 7,5 I.E. und 50 I.E. Hyaluronidase.

- Ein Vasokonstriktorenzusatz wirkt der lokalanästhetikabedingten Vasodilatation entgegen und verzögert so die systemische Resorption. Die Dauer der Blockade wird verlängert und das Risiko der systemischen Toxizität herabgesetzt. Deshalb können die meisten Lokalanästhetika mit Vasokonstriktorenzusatz in höheren Gesamtmengen appliziert werden. Außerdem wird durch diese Maßnahme das operative Vorgehen im anästhesierten Bereich durch die Anämie erleichtert. Als Vasokonstriktor wird Adrenalin (Suprarenin) zugesetzt. Allerdings können die Vasokonstriktoren ebenfalls systemische Wirkungen auf das Herz-Kreislauf-System hervorrufen und sollten bei vorgeschädigten Patienten überlegt eingesetzt werden. Durch eine Reduktion des Blutflusses kann der N. opticus bei kritischer Versorgungssituation oder entsprechender Vorschädigung einer Ischämie ausgesetzt werden. Die ursprüngliche Begründung für einen Adrenalinzusatz – Verlängerung der Lokalanästhesiewirkung – gilt zumindest bei Verwendung von Bupivacain nicht mehr: Die bei Bupivacain ohnehin 12 Stunden betragende mittlere Wirkungsdauer wird durch Adrenalin nicht verlängert. Mit dem Ziel einer geringeren Vis a tergo bei intraokularen Eingriffen oder einer geringeren Blutungsneigung ist jedoch ein Adrenalinzusatz selbst bei Bupivacain gerechtfertigt. Eine Adrenalinkonzentration von 1 : 200 000 (5 µg/ml) ist für die genannten Zwecke in der Regel ausreichend, höhere Konzentrationen (> 0,2 mg; in der Regel sind 0,2 mg ausreichend) sollten wegen potenziell toxischer Plasmaspiegel und der Gefahr kardiovaskulärer Nebenwirkungen nicht mehr eingesetzt werden. Bei älteren Patienten und Patienten mit Kreislauferkrankungen ist die Verdünnung auf 1 : 400 000 zu erhöhen bzw. auf den Zusatz gefäßverengender Medikamente ganz zu verzichten. Bei Adrenalinkontraindikationen kann Mepivacain als Lokalanästhetikum verwandt werden. Der Zusatz anderer Vasokonstriktoren, z. B. Naphazolin (Privin) oder Ornipressin (Por 8), hat gegenüber Adrenalin keine Vorteile. Noradrenalin kann heute nicht mehr empfohlen werden.

13.4 Verfahren und Techniken im Einzelnen

Für die Herstellung adäquater Operationsbedingungen haben sich unter Verwendung von Lokalanästhetika, spezieller Injektionsnadeln und -techniken eine Vielzahl von Verfahren etabliert, die die Ausbildung sehr differenzierter Anästhesiequalitäten erlauben. Während Tropfanästhesie und Infiltration eine sichere Analgesie erreichen, können das Temperatur- oder das Berührungsempfinden sowie Bewegungen nur durch eine Nervenblockade sicher ausgeschaltet werden.

Oberflächenanästhesie

Die Oberflächen- oder Tropfanästhesie führt zur einer Analgesie der Kornea und der Konjunktiven und reduziert störende reflektorische Bewegungen. Sie wird beispielsweise bei größeren Eingriffen als zusätzliche Maßnahme zur Infiltrations- und Blockanästhesie eingesetzt. Auch eignet sie sich für kleinere und kurze Eingriffe, bei denen eine Akinesie des Auges nicht notwendig ist. Typische Verwendung findet die Tropfanästhesie bei diagnostischen Maßnahmen (z. B. Kontaktglasuntersuchung, Tonometrie), Fremdkörperextraktionen, Wundfadenentfernungen, Laserbehandlungen (z. B. Nd:YAG-Kapsulotomie, Photokoagulation der Retina, LASIK = Laser-in-situ-Keratomileusis, PRK = photorefraktive Keratektomie) und zunehmend auch bei der Kataraktchirurgie (Clear-Cornea-Inzision = Hornhauttunnelzugang). Aus Sterilitätsgründen sollte angestrebt werden, im Operationsbereich nur sterile wässrige Lösungen in sog. Einmalampullen (Ophthiolen) am Auge zu verwenden.

Die zur Tropfanästhesie verwendeten Substanzen haben eine kurze Anschlagszeit von ca. 30–60 Sekunden und eine Wirkdauer von etwa 10–20 Minuten. Eine Oberflächenanästhesie wird entweder durch Einträufeln in den oberen und unteren Fornix oder durch Auflage eines mit dem Lokalanästhetikum gesättigten Trägers (Ring, Watte) hergestellt. Das Lokalanästhetikum wird beim Blick nach oben unter gleichzeitiger Rückwärtsbeugung des Kopfes in den Bindehautsack eingeträufelt. Ein Kontakt der Tropfflasche mit den Wimpern sollte zur Vermeidung einer Kontamination des Flascheninhalts vermieden werden. Bei der Tropfenapplikation ist es wesentlich, eine gleichmäßige Benetzung der gesamten Bindehaut und Hornhautoberfläche zu erreichen. Dies gelingt beim liegenden Patienten nur dann ausreichend, wenn man das Unterlid mit einem Tupfer abzieht und einen Tropfen in die untere Übergangsfalte appliziert. Am sitzenden Patienten wird eine ausreichende Medikamentenverteilung nur erreicht, wenn Tropfen sowohl in die untere Übergangsfalte als auch auf den oberen Limbus appliziert werden. Üblicherweise führt nur der erste Tropfen zu einem Brennen. Wenn der erste Tropfen eine ausreichende Kontaktzeit mit dem Tränenfilm hatte, liegt genügend Anästhesie vor, sodass die nachfolgenden Tropfen üblicherweise nicht mehr als unangenehm empfunden werden. Die Resorption der Lokalanästhetika durch die Schleimhaut erfolgt sehr schnell und kann mit der bei langsamer intravenöser Applikation verglichen werden. Die Zeit bis zum Eintritt und die Dauer der Anästhesie nehmen mit der Konzentration zu, bis das Maximum erreicht ist; darüber hinaus gibt es keine Wirkungssteigerung. Daher wird man durch eine höhere als die maximal wirksame Konzentration lediglich eine größere allgemeine Toxizität erreichen. Die Präparate liegen meist in einer geringeren als der maximal wirksamen Konzentration vor, da hierdurch der Sicherheitsfaktor größer ist und die subjektiven Beschwerden geringer sind. Kombinationen von Tropfanästhetika verbessern die Wirkung nicht, steigern jedoch die toxische Wirkung additiv.

▶ Die Substanzen Tetracain 0,5 % (Ophtocain 0,5 % AT), Oxybuprocain (Benoxinat SE Thilo AT, Conjuncain-EDO sine AT, Novesine 0,4 % AT, Oxbarukain uno AT), Proxymetacain = Proparacain 0,5 % (Proparakain-POS 0,5 % AT), Lidocain 4 % und Bupivacain 0,75 % können eingesetzt werden. Sie führen über eine Vasodilatation zu einer Hyperämie der Konjunktiven. Zur Diagnostik der vorderen Augenabschnitte (z. B. Tonometrie, Kontaktglasuntersuchung) und zur Fremdkörperentfernung wird 2-mal 1 Tropfen des Lokalanästhetikums in einem Abstand von 30 Sekunden appliziert. Für tiefer liegende Fremdkörper oder kleinere operative Eingriffe wird 5-mal 1 Tropfen der Lösung in Abständen von 30 Sekunden appliziert, um eine ausreichende Anästhesie zu erlangen. Nach Durchführung der Tropfanästhesie muss darauf geachtet werden, dass das Auge geschlossen bleibt bzw. durch einen Verband geschützt wird, um eine Hornhautepithelschädigung zu vermeiden. Die maximal toxische Einzeldosis wird in der Ophthalmologie nicht erreicht, denn die Schleimhautoberfläche ist so klein, dass nur unter extremen Bedingungen toxische Dosen aufgenommen werden können. Dieser Umstand wäre nur denkbar, wenn man einen Patienten das 3- bis 4-Fache der üblichen Zeit von 15–20 Minuten anästhesieren würde, also weit über 1 ½ Stunden.

▶ Cocain, das älteste Lokalanästhetikum, wird aus den Blättern von südamerikanischen Erythroxylonarten gewonnen. Es führt im Gegensatz zu den synthetischen Lokalanästhetika zu einer Vasokonstriktion und zu einer Pupillenerweiterung, ferner zu einer tiefen Ausdehnung der Anästhesie. Bei Eingriffen an den Tränenwegen ist weiterhin der abschwellende Effekt auf die Nasenschleimhaut günstig. Das Cocain hat nur bei großen chirurgischen Eingriffen seine Berechtigung. Es wird im Abstand von 4 Minuten 3- bis 4-mal in 2- oder 4%iger Lösung gegeben und zuletzt 10%ig getropft. Als nachteilig darf ein unangenehmes Brennen in den ersten 2–3 Minuten bis zum Eintritt der Betäubung angesehen werden, das durch einmaliges Vortropfen von Proparacain abgemildert werden kann. Aufgrund der sympathomimetischen Pupillendilatation durch Cocain muss bei einem Engwinkelglaukom vor der Cocaingabe mit Pilocarpin vorgetropft werden, um ein akutes Glaukom zu verhindern. Bei längerer Anwendung von Cocain kommt es zu oberflächlichen Parenchymtrübungen der Hornhaut, die den Einblick auf intraokulare Strukturen erschweren können. Cocain unterliegt bekanntlich dem Betäubungsmittelgesetz. Es hat ferner am Herzen eine sympathomimetische Wirkung. Für eine resorptive Vergiftung genügt eine Dosis von 50 mg Cocain, um lebensbedrohliche Zustände auszulösen.

- Tetracain ist ein sehr intensives Anästhetikum und wird wegen seiner hohen Toxizität nur in der Oberflächenanästhesie eingesetzt. Es wird relativ langsam abgebaut. Durch die Tetracaingabe wird eine starke Hyperämie ausgelöst, die oftmals eine zusätzliche Applikation von Vasokonstriktoren erfordert. Dieser Nachteil hat dazu geführt, dass das Tetracain weitgehend aus der Anwendung in der Ophthalmologie verdrängt wurde.
- Oxybuprocain hat in der Oberflächenanästhesie der Augenheilkunde weite Verbreitung gefunden, weil es einen schnellen Wirkungseintritt und eine ausreichende Wirkungsdauer bei 0,4 % besitzt. Es führt nicht zu einer Gefäßerweiterung.

Systemische Nebenwirkungen der synthetischen Oberflächenanästhetika sind äußerst selten. Bei Verwendung von Cocain können sympathomimetische Wirkungen (Hypertension, Tachykardie) bereits bei relativ kleinen Mengen (20 mg) auftreten. Das Risiko ist besonders groß, wenn bei der Dakryozystorhinostomie endonasal Cocain neben Neosynephrin angewandt wird. Bei einer Überdosierung der Cocaingabe können Intoxikationserscheinungen auftreten. Nach Anwendung von Proparacain sind sehr vereinzelt Hypotonien und Synkopen sowie zerebrale Krampfanfälle beschrieben worden.

Eine schmerzlose Tropfanästhesielösung kann durch die Verdünnung der 0,5 %igen Proparacainlösung in Balanced Salt Solution (BSS) hergestellt werden (Verdünnung 0,5 ml Proparacain mit 3 ml BSS und einigen Tropfen 8,4 %igem Natriumbicarbonat; der pH-Wert sollte idealerweise 7,4 betragen). Diese Lösung ist für 6 Wochen bei Raumtemperatur und 3 Monate bei Kühlung haltbar, wobei die Lagerung ohne Lichtexposition erfolgen sollte. Da diese Lösung kein bakterizides Agens enthält, sollte zur Vermeidung einer Kontamination vorsichtig damit umgegangen werden. Zwei Tropfen der verdünnten 0,03 %igen Proparacainlösung kann in 15-sekündigem Intervall appliziert werden, sodass die nachfolgende Gabe von 0,5 %igen Proparacain-Augentropfen dann nicht mehr gespürt wird. Diese Lösung ist ratsam bei unkooperativen Kindern, die noch mehrmalig getropft werden müssen, oder bei Patienten mit Augenverletzungen, bei denen ein (intensiver) Lidspasmus möglicherweise den Schaden vergrößert.

Am Auge können die Lokalanästhetika vor allem bei wiederholter Anwendung durch eine ödematöse Zellauflockerung epithelschädigend wirken. Diese toxische Schädigung des Hornhautepithels geht mit einer punktförmigen bis diffusen Trübung der Hornhautoberfläche einher. Cocain hat die stärkste schädigende Potenz. Die synthetischen Lokalanästhetika wie z. B. 1 %iges Tetracain, 0,4 %iges Proxymetacain und Oxybuprocain haben eine wesentlich geringere epithelschädigende Wirkung. Auf die Möglichkeit einer Hornhautschädigung muss insbesondere dann geachtet werden, wenn die Patienten unter einer Behandlung mit Betablockern – z. B. Timolol oder Metipranolol – stehen, da diese Medikamente ohnehin die Hornhautempfindlichkeit herabsetzen. Im Falle einer diffusen Epitheltrübung muss in seltenen Fällen das Epithel präoperativ abradiert werden, um die Operation nicht verschieben zu müssen. Auch kann sich das Epithel von der Bowman-Membran ablösen, und es kann eine Parenchymquellung eintreten. Bei Einsatz epithelschützender Salbenverbände heilt der Defekt in einigen Tagen ab. Vor einer Langzeitanwendung oder einer Überdosierung (repetitive Gabe) von Oberflächenanästhetika bei schmerzhaften Hornhauterkrankungen muss nachhaltig gewarnt werden, da es zu schweren Keratopathien mit bleibenden Narben kommen kann. Es können trophische Störungen der Hornhaut mit dem Bild einer Keratitis neuroparalytica entstehen.

Allergische Reaktionen werden meist durch Konservierungsmittel im Anästhetikum, oftmals Benzalkoniumchlorid, ausgelöst. Cocain selbst kann auch allergische Reaktionen hervorrufen. Patienten, die z. B. gegen Novesine überempfindlich sind, müssen allerdings nicht zugleich gegen Kerakain empfindlich reagieren. Die sich ausbildende Bindehautkongestion mit Chemosis kann den geplanten Eingriff nur leicht behindern. Die Gabe eines lokalen oder systemischen Antihistaminikums ist meist nicht erforderlich.

Nach Durchführung der Tropfanästhesie sollte eine Hornhautepithelschädigung vermieden werden.

> Tetracain ist ein sehr potentes Anästhetikum und wird nur in der Oberflächenanästhesie eingesetzt. Oxybuprocain hat in der Oberflächenanästhesie weite Verbreitung gefunden, weil es einen schnellen Wirkungseintritt und eine ausreichende Wirkungsdauer besitzt. Es führt nicht zu einer Gefäßerweiterung.
> Eine schmerzlose Tropfanästhesielösung kann durch die Verdünnung der 0,5 %igen Proparacainlösung in Balanced Salt Solution hergestellt werden.
> Am Auge können die Lokalanästhetika vor allem bei wiederholter Anwendung durch ödematöse Zellauflockerung epithelschädigend wirken. Vor einer Langzeitanwendung oder Überdosierung von Oberflächenanästhetika bei schmerzhaften Hornhauterkrankungen muss daher gewarnt werden.

Retrobulbäranästhesie (RETRO)

Die Retrobulbäranästhesie hat das Ziel, die afferenten und efferenten Äste der sensiblen und motorischen Versorgung in der Orbitaspitze bei zusätzlicher Erfassung des Ganglion ciliare zu infiltrieren. Bei der retrobulbären Injektion (RETRO) wird das Lokalanästhetikum hinter den Äquator des Bulbus in den muskulären Konus injiziert. Hierdurch werden sowohl eine Anästhesie des Bulbus (Konjunktiven, Kornea, Uvea) als auch eine vollständige Akinesie der extraokulären Muskeln durch Blockade des III., IV. und VII. Hirnnervs inklusive Ausschaltung des Oberlidhebers erreicht.

Die RETRO ist eine der ältesten Regionalanästhesiemethoden, die bereits 1884 von Hermann Knapp angegeben wurde – nur wenige Monate nach Carl Kollers Beschreibung der lokalanästhetischen Wirkung von Cocain auf die Kornea. In Kombination mit einem Fazialisblock zur Akinesie des M. orbicularis oculi ist die RETRO noch heute ein in der Kataraktchirurgie recht häufig angewendetes Anästhesieverfahren.

- Die Injektion ist meist schmerzhaft, sodass bei der Anlage häufig eine Analgosedierung durchgeführt wird. Zur Lokalanästhesie der Haut im Einstichbereich bietet sich besonders bei Verwendung eher stumpfer Kanülen die Applikation z.B. von Emla-Creme mindestens 1 Stunde vor der Injektion an. Zur Erleichterung der schmerzhaften Anlage der RETRO kann alternativ auch am Übergang vom mittleren zum temporalen Drittel der unteren Orbitakante ein kleines intradermales Depot gesetzt werden.

Injektionstechnik

- Unter dem Gesichtspunkt, eine möglichst geringe Gewebeschädigung durch die eingeführte Nadel zu verursachen, wird neben der 25- bzw. 26-G-Standardnadel eine Vielzahl verschiedener Typen, die sich hinsichtlich des Durchmessers, der Länge, der Form und des Schliffs unterscheiden (Atkinson, Strauss, Thornton, Galindo u.a.), verwendet. Einerseits soll eine gute Penetrationsfähigkeit der Haut gegeben sein und andererseits durch entsprechend stumpfen Schliff die Verletzung von Sklera, Gefäßen und Nerven im Bereich der Orbita weitgehend ausgeschlossen werden. Die Kraft, die notwendig ist zum Durchdringen der Haut, ist unabhängig von der verwendeten Nadel die gleiche wie die, mit der die Sklera perforiert werden kann.

Die Nadel sollte nicht länger als 40 mm sein, selbst 31 mm sind noch ausreichend. Manche Chirurgen empfehlen gebogene Kanülen, einige sog. „Pin-Point"-Kanülen mit seitlicher Injektionsöffnung (wie bei einer Nähmaschinennadel). Es besteht heute allgemeine Übereinstimmung, dass für die RETRO ausschließlich abgestumpfte Kanülen verwendet werden sollen. Diese Kanülen können auch prae injectionem durch Abstumpfung an einer sterilen Oberfläche erzeugt werden.

Bei der klassischen intrakonalen Injektionstechnik („Cone Injection") nach Atkinson wird die Kanüle senkrecht zur Hautoberfläche transkutan durch das temporale Unterlid über der Verbindungsstelle des temporalen und des unteren Orbitarandes (zwischen Bulbus und Orbitaboden) eingestochen (Abb. 13.**4**) und mit einem kleinen Ruck die Orbitafaszie perforiert (Abb. 13.**6a**).

Auch eine Penetration durch die Konjunktiva kann vorgenommen werden. Die Position des Auges ist wichtig. Bei der ursprünglichen Atkinson-Technik schaut der Patient nach nasal oben. Mit etwas Erfahrung spürt man bei Verwendung stumpfer Nadeln die Änderungen der Gewebedichte während des Vorschiebens der Nadel. Die Penetration des Septum orbitale sollte durch Gefühl (initialer Widerstand) und Beobachtung (initiale Rotation des Bulbus mit nachfolgender Rückstellung) wahrgenommen werden. Die Kanüle wird unter dem Bulbus, zunächst parallel zum Orbitaboden, bis hinter den Bulbusäquator vorgeschoben, dann wird die Nadel leicht abgesenkt und in Richtung auf den unteren Teil der Fissura orbitalis superior geführt. Dabei wird der Schliff der Kanülenöffnung zum Bulbus hin gerichtet, was eine Perforation unwahrscheinlicher macht. Wenn beim Vorschieben der Nadel ein unerwartet hoher Widerstand auftritt, sollte die Nadelspitze lieber zurückgezogen, statt gegen den Widerstand angegangen werden.

- Wenn die Nadel beim Vorschieben den Orbitaboden streift, sollte sie etwas zurückgezogen und mehr in Richtung Orbitaspitze nach oben geführt werden. Der Widerstand des Augenmuskelseptums nimmt mit zunehmendem Alter ab. Die Position der Nadelspitze ist jetzt innerhalb des Muskelkonus (zwischen M. rectus inferior und M. rectus lateralis) temporal des Optikus, wo das Ganglion ciliare lokalisiert ist und nach Aspiration die Injektion erfolgt.

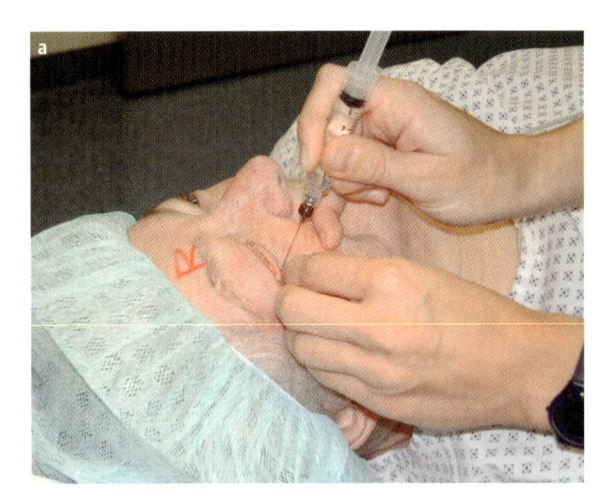

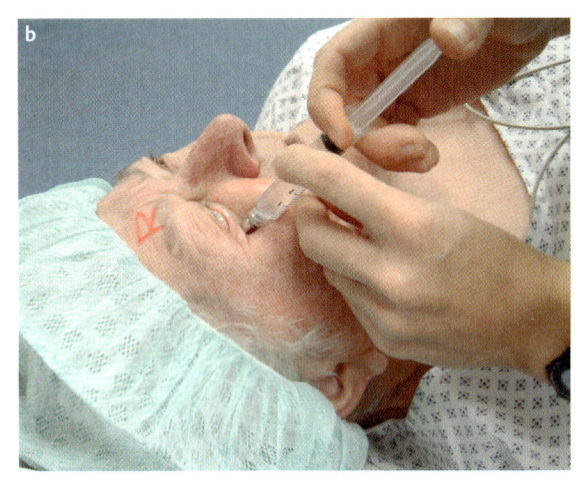

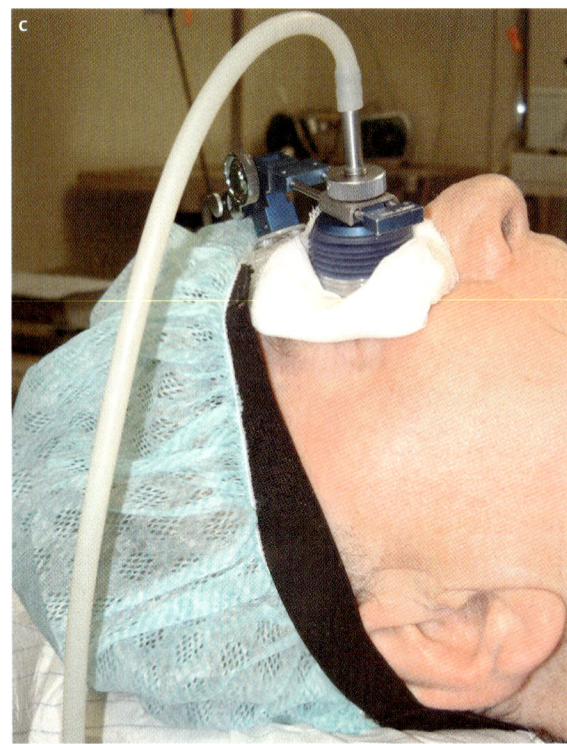

Abb. 13.6a–c Retrobulbäranästhesie (bei Primärposition) und -akinesie sowie Okulopression.
a Retrobulbäranästhesie: Einstich am Orbitarand nach Lokalisation des temporal unteren Randes der Orbita.
b Retrobulbäranästhesie: Vorschieben der Nadel in Richtung auf den unteren Teil der Fissura orbitalis superior.
c Okulopression: Verstärkung der Anästhesiewirkung und Reduktion von Glaskörperdruck.

- Hinsichtlich der idealen Augenstellung bei der Punktion ist in der ursprünglichen intrakonalen Injektionstechnik gewöhnlich der Blick des Patienten nach nasal oben und weg von der Nadel gerichtet. CT-Untersuchungen von Unsöld u. Mitarb. (54) haben allerdings gezeigt, dass bei dieser Position sich die retrobulbär eingeführte Nadel dem Sehnerv, der A. ophthalmica und dem hinteren Pol des Bulbus nähert und somit die Verletzungsgefahr steigt. Insofern wird für einige Techniken eine streng gerade Bulbusstellung (Primärposition) empfohlen. Bei dieser Modifikation ist eine Verletzung des Optikus weniger wahrscheinlich als bei der Atkinson-Methode. Auch bei Primärposition des Bulbus wird innerhalb des Muskelkonus injiziert, sodass kein prinzipieller Unterschied zur Atkinson-Methode besteht.
- Nach Ausschluss einer Gefäßpunktion durch sorgfältige Aspiration werden 5 ml des Lokalanästhetikums unter langsamem Zurückziehen der Nadel in den Konus injiziert (Abb. 13.6b). Bei gut sitzender RETRO werden initial die durch das Ganglion ciliare laufenden motorischen Fasern des N. oculomotorius (N. III) blockiert, wofür die unmittelbar post injectionem eintretende Ptosis ein sichtbares Zeichen ist.
- Durch leichten Druck für wenige Minuten auf das Auge wird das Lokalanästhetikum verteilt. Daran anschließend kann eine Okulopression angelegt werden (Abb. 13.6c).
- Bei der Ausübung von Druck auf das Auge während und nach der Injektion muss mit dem Auslösen des okulokardialen Reflexes gerechnet werden.
- Da zwischen intra- und extrakonalem Raum keine sehr wirksame Diffusionsbarriere besteht, diffundiert das intrakonal injizierte Lokalanästhetikum sekundär zu den benachbarten Strukturen der Orbita. Die Folge ist eine Blockade weiterer motorischer Nervenfasern (Äste der Hirnnerven IV, VI, VII) sowie sensibler Nervenfasern (meist Fasern des 1. Asts des N. trigeminus, N. V_1). Bei unvollständiger Ausbreitung oder Akinesie können kleinere Volumina nachgegeben werden.
- In der Universitätsaugenklinik Mainz hat sich für die RETRO eine dem operativen Verfahren angepasste Lokalanästhetikagabe bewährt (Tab. 13.1).

Tabelle 13.1 In der Universitätsaugenklinik Mainz für die RETRO eingesetzte bewährte Lokalanästhetikagabe

	Operation am Vorderabschnitt	Hinterabschnitt (Eingriff länger)
Lidocain 2 % (Xylocain)	3,5 ml	2,5 ml
Bupivacain 0,5 % (Carbostesin)	2,5 ml	3,5 ml
Hyaluronidase	75 I. E.	75 I. E

Aufgrund der engen räumlichen Beziehungen von wichtigen anatomischen und funktionellen Strukturen in der Orbita sind die Punktion und retrobulbäre Injektion mit dem Risiko einer Reihe von Komplikationen verbunden, die sowohl den Visus der Patienten bedrohen als auch vital gefährdende Ausmaße annehmen können.

▸ Durch Gefäßverletzungen können im Extremfall raumfordernde retrobulbäre Hämatome ausgelöst werden, die zu einer erheblichen Zunahme des Augeninnendrucks führen können. Bei Auftreten einer ernsthaften Blutung sollte der operative Eingriff besser verschoben und der Patient einige Stunden überwacht werden, um einen Zentralarterienverschluss auszuschließen. Gegebenenfalls sollte bei einer stark raumfordernden Blutung ein entlastender operativer Eingriff vorgenommen werden. Generell muss eine venöse von einer arteriellen Blutung unterschieden werden:

– Bei der **venösen Blutung** tritt wenige Sekunden nach der Injektion eine langsam zunehmende mäßige Protusio bulbi ein (Exophthalmometrie nach Hertel: ca. 2–3 mm). Der Bulbus selbst ist nicht beeinträchtigt, wobei die Motilität möglicherweise ziemlich rasch aufgehoben sein kann. Der Augeninnendruck steigt nur mäßig an (auf etwa 40 mmHg). Bei einer Ophthalmoskopie zeigt sich eine normale Perfusion der Zentralgefäße und des N. opticus. Auf der Schwere der Veränderung basierend muss entschieden werden, ob der geplante Eingriff auszusetzen oder durchzuführen ist. Eine elektive bulbuseröffnende Operation (z. B. Kataraktoperation) kann ohne weiteres um 1–2 Tage verschoben werden, da sie aufgrund des mäßig erhöhten Orbitadrucks erschwert sein kann. Funktionsausfälle sind nicht zu erwarten. Wenn die geschilderten Symptome über 20 Minuten nicht progredient sind und der Augeninnendruck bei der Kontrolle mit dem Tonometer sich nur mäßig erhöht zeigt, darf man davon ausgehen, dass sich die Blutung selbst tamponiert hat. Die Operation kann dann nach der üblichen Okulopression ausgeführt werden. Am nächsten Tag tritt meist ein Monokelhämatom auf. Ein Hämatom in einem Augenmuskel ist immer lokal begrenzt und zeigt sich erst am postoperativen Tag als Bewegungsstörung, die keiner Therapie bedarf und sich nach einigen Tagen zurückbildet.

– Die **arterielle Orbitablutung** durch Verletzung der A. ophthalmica oder deren Äste ist ein akut bedrohliches Krankheitsbild (pralle Orbitablutung nach Cords). Bereits einige Sekunden nach der Injektion entwickelt sich eine massive Protusio bulbi (Exophthalmometrie nach Hertel: ca. 10 mm Seitendifferenz). Der Bulbus wird sofort aktiv und passiv immobil (Bulbuseinmauerung) und steinhart (der Augeninnendruck steigt auf nicht mehr messbare Werte an). Die Hornhaut trübt sich zunehmend ein (Hornhautödem). Am Fundus können Zeichen einer schweren Ischämie der Netzhaut und des Sehnervs beobachtet werden. Die Blockade der retinalen Durchblutung führt zu einem Funktionsausfall auf Handbewegungen bis Lichtschein bzw. Amaurose. Steht die Diagnose fest, so ist eine sofortige Dekompression der Orbita erforderlich. Nach erfolgreicher Entlastung sollte die Wunde offen bleiben, das Hämatom läuft unter einem sterilen Verband langsam ab. Dauernde Funktionsverluste sind nicht zu erwarten, und die Operation kann (ggf. sogar in retrobulbärer Anästhesie) im Intervall ausgeführt werden. Wenn das Vollbild des arteriellen Hämatoms für länger als 3 Stunden besteht, sind Netzhaut und Sehnerv infolge Ischämie meist irreversibel geschädigt. Therapiemaßnahmen wie Druckverband, intravenöse Injektion von Acetazolamid (Diamox), Durchtrennung der Tarsusenden vom äußeren Lidband oder laterale Kanthotomie (Spaltung des äußeren Lidwinkels nach Infiltrationsanästhesie) sind als alleinige Maßnahmen in der Regel insuffizient.

▸ Nach retrobulbären wie auch nach peribulbären Injektionen kann eine Perforation des Bulbus mit Netzhautablösung und Glaskörperblutung eintreten. Die Größenordnung des statistischen Risikos einer Bulbusverletzung wird mit 1 : 1000 bis 1 : 10 000 angegeben. Das Risiko einer Bulbusperforation ist bei Vorliegen einer starken Myopie und eines hinteren Staphyloms sowie bei wiederholten Injektionen erhöht. Einziges Zeichen direkt nach der Injektion ist nicht selten die Hypotonie des Auges. Meist werden erst am Tag nach der Injektion bei der Funduskontrolle intraokulare Netzhautblutungen, Netzhautperforation oder auch Netzhautablösung gesehen. Im Falle einer Glaskörperblutung kann die Perforation auch schon intraoperativ (z. B. vitroretinale Chirurgie, Kataraktoperation) diagnostiziert

werden. Eine Abriegelung der Netzhautperforation mit Laserphotokoagulation ist meistens erforderlich und ggf. auch eine episklerale Plombenaufnähung.
Die typischen Symptome bestehen in dem sofortigen Auftreten von starken Schmerzen im betroffenen Auge und entsprechender Unruhe des Patienten.

- Folgende Ursachen für systemische Komplikationen werden gefürchtet:
  - intraarterielle Injektion in die A. ophthalmica mit retrogradem Fluss in die A. carotis interna,
  - intravaskuläre Injektion mit toxischer Lokalanästhetikareaktion,
  - direkte subarachnoidale Injektion oder Diffusion mit Übertritt in das Kompartment des zentralen Nervensystems,
  - vasovagale Reaktion,
  - psychogene Reaktion,
  - Reaktion auf Vasokonstriktorzusatz,
  - Schmerzreaktion,
  - allergische Reaktion.
- Bei Auftreten einer systemischen Reaktion infolge einer versehentlichen intravasalen Injektion des Lokalanästhetikums sollte die Injektion sofort abgebrochen und die entsprechenden Notfallmaßnahmen ergriffen werden. Am kardiovaskulären System sind die Bradykardie, Störungen der kardialen Erregungsausbreitung und -weiterleitung (z. B. AV-Block), negative Inotropie, Asystolie und direkte Vasodilatation als typische Nebenwirkungen der Lokalanästhetika bekannt.
- Die Ausbreitung der RETRO in den Hirnstamm ist bei Injektion in den Liquorraum möglich; sie ist eine zwar sehr seltene, aber mitunter letale Komplikation. Am zentralen Nervensystem (ZNS) bewirken Lokalanästhetika primär Exzitationen und Krämpfe und final eine Depression der zentralnervösen Aktivitäten mit z. B. Atemstillstand. Adrenalin, das den Lokalanästhetikamischungen mitunter zugesetzt wird, verstärkt die toxische Wirkung der Lokalanästhetika am ZNS. Am Herzen hingegen besteht aufgrund der stimulatorischen Potenz von Adrenalin (Induktion von Tachykardie bis Kammerflimmern) ein weitestgehender Antagonismus. Adams u. Mitarb. (1) zeigten, dass nach RETRO die Plasmaspiegel verschiedener Lokalanästhetika und Adrenalin im Einzelfall nicht vorhersagbar waren. So überschritten die Spitzenkonzentrationen von Lidocain teilweise deutlich den als toxisch geltenden Schwellenwert von 5 µg/ml. In diesem Zusammenhang sei nochmals auf die Notwendigkeit der kontinuierlichen Blutdrucküberwachung während und nach der Lokalanästhesie hingewiesen. Auf die Ausbildung klinischer Zeichen einer systemischen Komplikation nach RETRO-Injektion ist ebenfalls zu achten:
  - geistige Verwirrung bis zur Bewusstlosigkeit,
  - extraokulare Parese oder Amaurose des Partnerauges als Zeichen einer subarachnoidalen Penetration,
  - einseitiger Tremor, Agitation bis zur Konvulsion,
  - fokale neurologische Zeichen (z. B. Aphasie, Hemi-/Paraplegie),
  - Übelkeit, Erbrechen,
  - Dysphagie,
  - plötzliche kardiovaskuläre Instabilität (oft erstes Zeichen: Bradykardie, Hypotension),
  - Dyspnoe, Atemdepression bis zur Apnoe.
- Bei diesen klinischen Zeichen ist ein rasches Handeln erforderlich. Es sollte unverzüglich mit der Beatmung mit Sauerstoff begonnen werden. Da die Atmung durch das Anästhetikum für 1–2 Stunden lang gestört sein kann, müssen die Atemwege durch endotracheale Intubation gesichert werden. Bei rechtzeitiger Erkennung und Behandlung des Krankheitsbildes bleiben dann meistens keine irreversiblen Schäden zurück. Die Symptome treten im Mittel etwa 6 Minuten nach der Injektion auf, wobei auch protrahierte Verläufe von bis zu 30 Minuten möglich sind. Daher muss ebenso noch während der Operation mit dieser Komplikation gerechnet werden. Die relativ hohe Gesamthäufigkeit (2,4 %) therapiebedürftiger systemischer Komplikationen der RETRO mit Fazialisblockade bei Risikopatienten (polymorbide alte Patienten) unterstreichen die Notwendigkeit eines Anästhesie-Stand-by bei Risikopatienten mit den erforderlichen Voraussetzungen zur Behandlung typischer Komplikationen.
- Die RETRO/PERI kann auch ein auslösender Faktor für ischämische postoperative Komplikationen sein. Die klinische Bedeutung der Reduktion des retinalen und ziliaren Perfusionsdrucks im Hinblick auf die Durchblutung von Netzhaut und Papille ist derzeit noch nicht definitiv geklärt. Es besteht aber ein erhöhtes Risiko, dass durch die RETRO/PERI die Durchblutung auch in Netzhaut und Papille vermindert wird – mit der möglichen Konsequenz ischämischer postoperativer Netzhautveränderungen oder eines postoperativen Papilleninfarkts. Das Risiko besteht insbesondere unter folgenden Bedingungen:
  - generalisierte Arteriosklerose,
  - eingeschränkte papilläre und retinale Autoregulationsfähigkeit (z. B. primäres Offenwinkelglaukom),
  - präexistente Perfusionsdruckreduktion (stenosierende Gefäßprozesse im Carotis-interna- und Ophthalmikaversorgungsgebiet.
- Bei diesen Vorerkrankungen sollte aus hämodynamischen Gesichtspunkten sicherheitshalber auf Adrenalin verzichtet und ein relativ geringes Injektionsvolumen verwendet werden. Auch die bei RETRO/PERI mögliche transitorische Visusreduktion

wird evtl. zusätzlich zur gesicherten Verursachung durch eine Optikusleitungsblockade durch eine transitorische lokale Durchblutungsminderung hervorgerufen. Ischämische Optikopathien wurden am häufigsten beschrieben.

> Bei der retrobulbären Injektion wird das Lokalanästhetikum hinter den Äquator des Bulbus in den muskulären Konus injiziert. Hierdurch wird sowohl eine Anästhesie des Bulbus als auch eine vollständige Akinesie der extraokulären Muskeln (Blockade des III., IV. und VII. Hirnnervs inklusive Ausschaltung des Oberlidhebers) erreicht.
> Da zwischen intra- und extrakonalem Raum keine sehr wirksame Diffusionsbarriere besteht, diffundiert das intrakonal injizierte Lokalanästhetikum sekundär zu den benachbarten Strukturen der Orbita. Die Folge ist eine Blockade weiterer motorischer Nervenfasern (Äste der Hirnnerven IV, VI, VII) sowie sensibler Nervenfasern (meist Fasern des 1. Astes des N. trigeminus, N. V_1).
> Aufgrund der engen räumlichen Beziehungen von wichtigen anatomischen und funktionellen Strukturen in der Orbita ist die Punktion und eine retrobulbäre Injektion mit dem Risiko einer Reihe von Komplikationen verbunden, die sowohl den Visus der Patienten bedrohen als auch vital gefährdende Ausmaße annehmen können (u. a. Gefäßverletzungen, intravasale Injektion, Bulbusperforation).

Peribulbäranästhesie (PERI)

Wegen der möglichen schweren und lebensbedrohlichen Komplikationen der Retrobulbäranästhesie hat seit den 80er Jahren die PERI Verbreitung gefunden. Durch das im Vergleich zum Retrobulbärblock größere Injektionsvolumen kann bei diesem Verfahren durch Diffusion gleichzeitig eine Lidakinesie erreicht werden. Bei der PERI kann man von einer orbitalen Infiltrationsanästhesie sprechen mit primär intendierter Ausbreitung des Lokalanästhetikums in einem großen Bereich der Orbita. Demgegenüber sind RETRO und Fazialisblock gezielte Nervenblockaden mit folgenden Zielobjekten: Ganglion ciliare bei der RETRO bzw. peripherer N. VII bei der Fazialisblockade.

Die Wirkung tritt nach etwa 10–20 Minuten ein.

Injektionstechnik

- In der ursprünglichen Beschreibung der Peribulbäranästhesie („Posterior peribulbar Anesthesia") nach Davis u. Mandel werden 2 Injektionen durchgeführt, die erste temporal unten und die zweite nasal oben, jeweils transkutan durch Unter- bzw. Oberlid (Abb. 13.7a,b). Die Blickrichtung des Patienten ist bei beiden Injektionen geradeaus. Damit die Injektionen sicher außerhalb des Muskelkonus erfolgen – was die Intention dieser Technik ist – wird die Kanüle mehr oder weniger parallel zum Orbitaboden bzw. Orbitadach geführt. Die Injektionen erfolgen jeweils retroäquatorial, ein Teil des Lokalanästhetikums kann jedoch auch vor dem Äquator deponiert werden. Die Nadelpenetration kann sowohl transkutan als auch transkonjunktival (nach Abziehen des Lides mit dem Finger) erfolgen. Auch hier gilt – wie bei der RETRO – zur Reduktion des Risikos einer Skleraperforation, die Öffnung des Kanülenschliffs zum Bulbus hin auszurichten.
- Für die PERI werden abgestumpfte Kanülen mit einer Länge zwischen 20 mm und 30 mm verwendet. Insgesamt ist innerhalb der letzten Jahre eine Tendenz zugunsten kürzerer Nadeln zu verzeichnen. Bei kürzeren Nadeln (< 22 mm Länge) ist allerdings

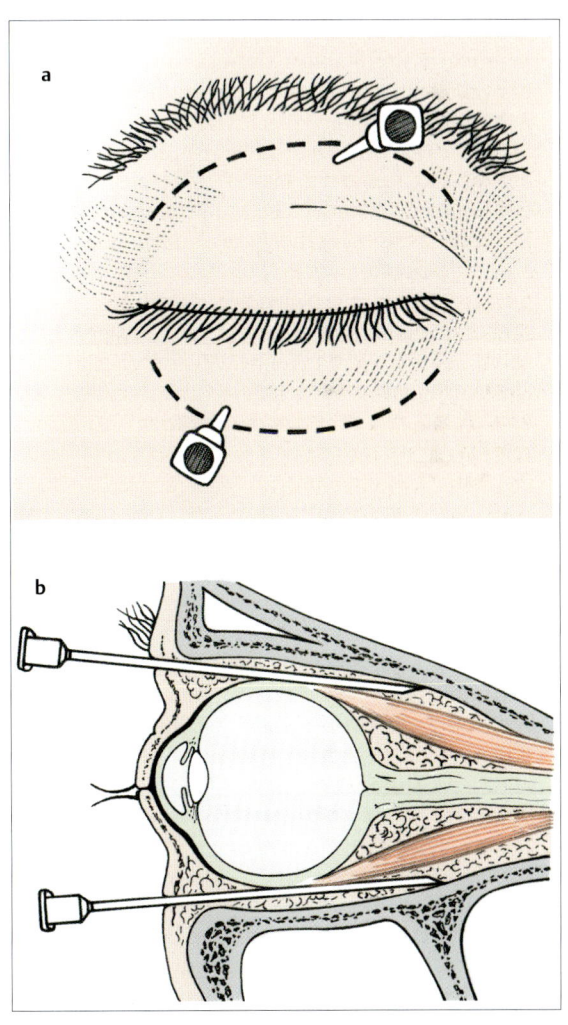

Abb. 13.7a u. b Injektionsorte bei Peribulbäranästhesie (nach Davis u. Mandel aus Schmitt EJ. Die Regionalanästhesie in der Augenheilkunde. In: Niesel HC, Hrsg. Regionalanästhesie – Lokalanästhesie – Regionale Schmerztherapie. Stuttgart: Thieme; 1994).
a Vorderansicht, transpalpebrale Injektionen temporal unten und nasal oben (rechtes Auge).
b Seitenansicht, Injektionen außerhalb des orbitalen Muskelkonus.

- nicht immer eine retroäquatoriale Injektion gewährleistet, sodass wir diese Nadeln nicht empfehlen.
- Es wird eine 10-ml-Mischung aus 0,75 %igem Bupivacain (Carbostesin) und 2 %igem Lidocain (Xylocain) – Mischungsverhältnis 1 : 1,5 – mit einem Zusatz von Hyaluronidase injiziert (zur Begründung s. o.) und eine kurze Kompressionsphase angeschlossen.
- Die Injektionsvolumina sind natürlich nur als Richtwerte zu verstehen, die in praxi individuell modifiziert werden müssen: So ist beispielsweise ein PERI-Injektionsvolumen von 10 ml zu hoch für eine kleine Orbita, andererseits aber auch nicht erforderlich für einen guten Effekt – im Gegensatz zu einer normalen oder großen Orbita. Das von uns empfohlene Injektionsvolumen von 5 ml für RETRO sowie für den Fazialisblock ist ebenfalls nur ein Richtwert, mit dem wir in der Mainzer Universitätsaugenklinik in den letzten Jahren gute Erfahrungen gemacht haben.
- In letzter Zeit wird zunehmend empfohlen, bei PERI auf die nasal obere Injektion zu verzichten. Auch von Davis und Mandel, den Hauptprotagonisten der Methode, wird neuerdings eine Technik mit nur einer Injektion temporal unten favorisiert, die lediglich bei nicht ausreichendem Effekt durch eine zweite Injektion nasal unten (nicht mehr nasal oben) ergänzt werden sollte. Allerdings sind nach Untersuchungen von Hessemer u. Mitarb. (28) die Ergebnisse mit nur einer Injektion signifikant schlechter als bei einer 2-Stellen-Technik – trotz gleichen Gesamtvolumens. Auch in der Literatur wurde bei nur einem Injektionsort (temporal unten) und niedrigem Volumen (5 ml) von einer nicht akzeptablen Nachinjektionsrate von 28 % berichtet. Nach wie vor empfehlen wir daher eine 2-Stellen-Technik, wobei die zweite Injektion – klassisch – nasal oben erfolgen kann oder aber nasal unten oder temporal oben.
- Die von Davis und Mandel publizierte Methode unterscheidet sich nicht wesentlich von einer orbitalen Lokalanästhesietechnik, die Anfang des letzten Jahrhunderts von Braun empfohlen wurde. Ähnliche Techniken wurden in der ersten Hälfte des 20. Jahrhunderts auch von anderen Autoren beschrieben. Davis und Mandel kommt also nicht das Verdienst der Erstpublikation zu, was die beiden Autoren jedoch in Unkenntnis der älteren Literatur glauben. Doch kommt ihnen zweifellos das Verdienst zu, diese Methode in größerem Stil etabliert zu haben.

Bei der Peribulbäranästhesie kann man von einer orbitalen Infiltrationsanästhesie sprechen mit primär intendierter Ausbreitung des Lokalanästhetikums in einem großen Bereich der Orbita.

Kombinationsverfahren
Oberflächenanästhesie und intraokulare Anästhesie

Bei dieser von Gills beschriebenen Methode wird die Tropfanästhesie durch eine intrakamerale Injektion von 0,5 ml **1 %igem lösungsmittelfreiem Lidocain** über eine kleine (1 mm) korneale Inzision verstärkt. Diese Methode eignet sich für die Kataraktchirurgie ebenso wie für kombinierte Katarakt-Glaukom-Operationen. Proparacain und Cocain haben die größte epitheltoxische Wirkung und sollten daher nicht verwendet werden. Tetracain ist deutlich weniger toxisch, produziert aber keine adäquat tiefe Anästhesie und Wirkdauer. Daher ist Lidocain für die okuläre Anästhesie bei Operationen am günstigsten, da eine ausreichende Anästhesie mit längerer Wirkdauer erzielt wird. Durch die Tropfanästhesie werden die Komplikationen injektiver Anästhesieverfahren bei rascher visueller Rehabilitation vermieden. Wegen der mangelnden Penetration des Oberflächenanästhetkums nach intraokular war eine zuverlässige und effektive Anästhesie bei intraokularer Manipulation und intraoperativen Druckschwankungen nicht gewährleistet. Die von Gills 1996 eingeführte intrakamerale Applikation von konservierungsmittelfreiem Lidocain führte zu einem gewissen Durchbruch der Tropfanästhesie bei Kataraktoperationen, auch wenn keine Sedation benutzt wurde. In Ergänzung zur Tropfanästhesie wird dadurch eine tiefe Anästhesiewirkung erreicht, die eine weitgehende Schmerzfreiheit bei intraokularen Eingriffen an den vorderen Augenabschnitten ermöglicht. Eine Reihe von Untersuchungen belegt, dass eine akute toxische Schädigung des Hornhautendothels sowie der Retina nicht zu befürchten ist. Üblicherweise werden unmittelbar nach der Parazentese am Operationsbeginn 0,15 ml konservierungsmittelfreies 1 %iges Lidocain (Lidocain Braun 1 %) in die Vorderkammer gegeben. Andere Operateure injizieren das Lidocain während der Hydrodissektion. Hierbei sollte die Dosierung von 1 %igem Lidocain nicht über 0,5 ml hinausgehen. Vergleichsstudien mit etablierten Anästhesieverfahren zeigten eine geringe Komplikationsrate. Als nachteilig wird von einigen Operateuren die erforderliche erhöhte Aufmerksamkeit bei der Umstellung auf dieses Verfahren und die vollständig erhaltene Bulbusmotilität angesehen. Andere Operateure sehen dies als Vorteil an, da die kontrollierte aktive Augenbewegung einige Operationsschritte erleichtern kann (z. B. Linsenimplantation). Die Patientenselektion spielt neben der Erfahrung des Operateurs bei der Operation in kombinierter Tropf- und intrakameraler Anästhesie eine wichtige Rolle. Injektive Anästhesieverfahren haben selbstverständlich weiterhin ihre Berechtigung, besonders bei sehr unkooperativen Patienten, bei fehlender Kommunikationsmöglichkeit (Verständigungs-/Sprachprobleme, ausgeprägte Presbyakusis), Nystagmus, Fixationsunfähigkeit, ausgeprägter Angst des Patienten oder weniger erfahrenen Operateuren. Üblicherweise werden diese Kataraktoperationen über einen Hornhauttunnel vorgenommen. Für Operationen mit (breiter) korneoskleraler Tunnelinzision erscheint die rein topische Anästhesie unzureichend zu sein. In Verbindung mit der Sponge-Anästhesie (Applikation eines gut durchgetränkten lokalanästhetikumhaltigen Schwämmchens im Inzisionsbereich) ergibt sich hier eine wirkungsvolle Alternative. Im Falle von seltenen schweren intraoperativen Komplikationen (Kernverlust bei Kapselruptur) ist ein Folgeeingriff mit injektivem Anästhesieverfahren erforderlich, wohingegen eine vordere Vitrektomie bei Kapselruptur mit Glaskörpervorfall auch in Tropfanästhesie mitunter möglich ist.

> Die Tropfanästhesie wird durch eine intrakamerale Injektion von 0,5 ml **lösungsmittelfreiem 1 %igen Lidocain** verstärkt. Diese Methode eignet sich besonders für die Kataraktchirurgie. Lidocain ist für die okuläre Anästhesie am günstigsten, da eine ausreichende Anästhesie mit längerer Wirkdauer erzielt wird. Durch die Tropfanästhesie werden die Komplikationen injektiver Anästhesieverfahren bei rascher visueller Rehabilitation vermieden.

Oberflächenanästhesie und Peribulbäranästhesie

- Die Kombination einer Oberflächenanästhesie mit einer über einen limbalen Schnitt über dem Sub-Tenon-Raum mit einer stumpfen Nadel injizierten Peribulbäranästhesie mit je 2,5 ml 0,75 %igem Bupivacain und 2 %igem Lidocain wurde 1993 von Bergman (4) beschrieben.
- In der Modifikation von Greenbaum u. Alemann wird im inferonasalen oder inferotemporalen Quadranten eine postlimbale Inzision durchgeführt und über eine spezielle Kunststoffkanüle je 1,25 ml 0,75 %iges Bupivacain und 2- bzw. 4 %iges Lidocain subtenonal eingespritzt.

Okulopression

Die Okulopression (Abb. 13.**6c**) dient der Reduktion von Glaskörperdruck (Vis a tergo) bei intraokularen Eingriffen in RETRO bzw. PERI und besitzt gut belegte Effekte.

Während der Okulopression (40 mmHg für 15 min) steigt der intraokulare Druck an, und es kommt zu einer Volumenreduktion okulärer Kompartimente mit Einschluss von Kammerwasser und Glaskörper sowie vermutlich der Aderhaut. Daher fällt nach Beendigung der Okulopression der intraokulare Druck auf sehr niedrige Werte ab. Wenige Minuten später vertieft sich die vordere Augenkammer, da das während der Okulopression ausgepresste Kammerwasser schneller ersetzt wird als die ausgepresste Glaskörperflüssigkeit.

Theoretisch sind aufgrund der eingreifenden mechanischen Okulopressionseffekte sekundäre okuläre oder orbitale Kreislaufveränderungen zu erwarten, die in Wechselwirkung mit den beschriebenen Effekten durch die RETRO treten könnten. Der Augeninnendruck fällt unmittelbar nach einer Okulopression um ca. 10 mmHg ab. Die Okulopression verstärkt unstrittig die Anästhesiewirkung der RETRO, vermutlich aufgrund besserer Gewebepenetration des injizierten Lokalanästhetikums durch „Massage" in das Gewebe hinein. Es ist daher anzunehmen, dass eine hämodynamische Wirkung der RETRO (okulärer Blutdruckabfall) durch die zusätzliche Orbita-/Okulopression aufgrund verbesserter Lokalanästhetikapenetration verstärkt wird. Dieser Zusammenhang wird unterstützt durch die Beobachtung, dass die lokalanästhetikainduzierten okulären Kreislaufveränderungen wesentlich auf pharmakologisch-vasomotorischen Mechanismen beruhen.

Eine der Hauptursachen der Vis a tergo ist neben extraokulären mechanischen Ursachen im weitesten Sinn (drückender Lidsperrer, protrahiert resorbiertes Lokalanästhetikumdepot, nicht ausreichende Orbikularisakinesie, Zugwirkung extraokulärer Muskeln bei mangelhafter Bulbusakinesie usw.) eine vermehrte Durchblutung der Choroidea mit konsekutiver Extravasion von Flüssigkeit. Wenn der choroidale Perfusionsdruck bereits präoperativ pathologisch erhöht ist, insbesondere bei Patienten mit vorbestehender arterieller Hypertonie, ist die Inzidenz einer intraoperativen Vis a tergo deutlich erhöht. Eine wichtige Voraussetzung zur Prävention einer Vis a tergo ist die Normalisierung des arteriellen Systemblutdrucks. Dies hat zum Ziel, den choroidalen Perfusionsdruck zu vermindern, um eine pathologische Überperfusion der Aderhaut nach Parazentese zu verhindern.

Während die Wichtigkeit der Orbikularisakinesie für Operationen am offenen Auge nicht anzuzweifeln ist, wird in letzter Zeit häufig die Frage gestellt, ob eine Orbikularisakinesie bei Kataraktoperationen im geschlossenen System (Phakoemulsifikation) überhaupt nötig sei. Im Rahmen einer Studie von Hessemer u. Mitarb. (28) fand sich überraschenderweise auch bei Phakoemulsifikation in Tropfanästhesie kein statistisch signifikanter Unterschied zwischen Operation ohne vs. mit Fazialisblockade. Somit ist es auch fraglich, ob nach Okulopression bei einer Kataraktoperation im geschlossenen System überhaupt ein nennenswerter Parazenteseeffekt zum Tragen kommt, da bei Fehlen dieses Effektes bei Operationen im geschlossenen System eben eine Vis a tergo offenbar seltener auftritt als bei Operationen am weit offenen Auge. Dies zumindest war eine weitläufige klinische Beobachtung von Kataraktchirurgen, die von der extrakapsulären Kataraktextraktion zur Phakoemulsifikation wechselten. Dieser Zusammenhang relativiert die Bedeutung der Orbikularisakinesie/Okulopression für die Kataraktoperation im geschlossenen System insgesamt, macht sie nach unserer Meinung jedoch nicht völlig überflüssig.

> Die **Okulopression** dient der Reduktion von Glaskörperdruck bei intraokularen Eingriffen. Es kommt zu einer Volumenreduktion okularer Kompartimente mit Einschluss von Kammerwasser und Glaskörper sowie vermutlich der Aderhaut. Daher fällt nach Beendigung der Okulopression der intraokulare Druck auf sehr niedrige Werte ab. Wenige Minuten später vertieft sich die vordere Augenkammer, da das während der Okulopression ausgepresste Kammerwasser schneller ersetzt wird als die ausgepresste Glaskörperflüssigkeit.

Kritische Abwägung der Lokalanästhesieverfahren RETRO vs. PERI

Akinesie

Um eine annähernd gleiche Bulbusakinesie wie durch die RETRO mit 5 ml zu erzielen, müssen bei der PERI mindestens 10 ml einer Bupivacain-Lidocain-Hyaluronidase-Mischung injiziert werden. Dies bedeutet ein doppeltes Volumen bzw. die doppelte Dosis Lokalanästhetikum bei der PERI. Selbst bei der PERI mit 10 ml ist jedoch die Spannweite der Bulbusrestmotilität immer noch größer als bei der RETRO mit 5 ml; auch tritt die Akinesie später ein als nach der RETRO. Für die Praxis bedeutet dies, dass bei der PERI die Bulbusakinesie etwas unzuverlässiger ist, besonders dann, wenn das injizierte Volumen weniger als 10 ml beträgt. In der Literatur wurde bei der PERI in über 54 % der Fälle von einer fehlenden oder nur mäßigen Bulbusakinesie bzw. einer Nachinjektionsrate von 28 % berichtet. Dies muss insbesondere bei der Wahl eines niedrigen PERI-Injektionsvolumens berücksichtigt werden.

> Die größte Stärke der PERI ist die gute Orbikularisakinesie, die vermutlich auf eine Blockade der kurzen Endäste des N. facialis zurückzuführen ist und/oder auf eine direkte blockierende Lokalanästhetikumwirkung auf die Orbikularismuskelfasern: Nur 6 ml der empfohlenen Mischung sind ausreichend für eine zuverlässige Orbikularisakinesie.

Sensible Blockade

Um durch die PERI eine vergleichbar gute sensible Blockade (Hornhautanästhesie) zu erzielen wie mit 5 ml RETRO genügen 8 ml. Selbst bei einer PERI mit nur 6 ml Volumen ist die sensible Blockade noch relativ gut. Für die sensible Blockade im Bereich des vorderen Augenabschnitts ist es also relativ unerheblich, ob die Injektion primär innerhalb oder außerhalb des Muskelkonus erfolgt.

Systemische und lokale Komplikationen

Bei der **RETRO** wird innerhalb des orbitalen Muskelkonus injiziert. Da bei jeder RETRO die Nähe der vulnerablen Strukturen (N. opticus, große Gefäße, Bulbuswand) nicht genau bekannt ist, prädisponiert die RETRO zu bestimmten systemischen (meist zentralnervösen) oder lokalen Komplikationen.

Die Gesamtinzidenz zentralnervöser Komplikationen nach der RETRO wird mit 0,27 % angegeben, was allerdings auch relativ harmlose Symptome wie Nausea und abnormes Zittern bis hin zur Hirnstammparalyse mit Atem- und Herzstillstand mit einschließt, die insbesondere bei Verwendung hoher Dosen von Bupivacain beobachtet wird. Diese Komplikationen werden heute überwiegend durch die Perforation der Optikushüllen mit konsekutiver subarachnoidaler Penetration des Lokalanästhetikums in das ZNS erklärt.

Von den lokalen RETRO-Komplikationen ist das Retrobulbärhämatom (einschl. relativ gutartiger venöser Blutungen) am häufigsten (Inzidenz: ca. 1 %). Diese Zahl gilt jedoch nur bei Einsatz von stumpfen Kanülen, denn mit scharfen Kanülen steigt die Häufigkeit des Retrobulbärhämatoms auf bis zu 5 % an. Das Risiko einer Bulbusperforation ist relativ gering (ca. 0,075 %), steigt jedoch bei Augen mit hoher Achsenmyopie, Wiederholungsinjektionen und nach vorheriger Amotio-Plombenchirurgie an. Die von Unsöld u. Mitarb. (54) vorgeschlagene modifizierte RETRO-Technik auf der Basis einer CT-Simulationsstudie (Injektion bei Blick des Patienten nach temporal unten oder geradeaus) soll seltener zu einer Optikusläsion führen als die klassische Technik nach Atkinson, da bei letzterer – durch die Bewegung des Auges nach nasal oben – der N. opticus der Nadelspitze entgegengedreht wird. Obgleich die Behauptung einer geringeren Inzidenz von Optikusläsionen bislang nicht empirisch in einer größeren Vergleichsuntersuchung bestätigt wurde, empfehlen wir, der Unsöld-Technik den Vorzug zu geben.

Bei der **PERI** erfolgen die Injektionen außerhalb des Muskelkonus (und damit entfernt von den vulnerablen Strukturen). Daher besitzt die PERI ein theoretisch geringeres Risiko eines Retrobulbärhämatoms, einer Bulbusperforation und einer Hirnstammanästhesie als die RETRO. Dies bedeutet jedoch in praxi nicht, dass bei der PERI keine Komplikationen auftreten.

Bei der PERI kann es zu Lidhämatomen kommen, die jedoch in der Regel harmlos sind. Unmittelbar nach der PERI tritt häufiger ein Bindehaut- und Lidödem auf als nach der RETRO. Auch ist der Augeninnendruck nach der PERI stärker erhöht als nach der RETRO mit äquivalentem Injektionsvolumen. Darüber hinaus wurden in letzter Zeit auch von mehreren Bulbusperforationen durch eine PERI berichtet. Diskutiert wird, ob die nasal obere Injektion bei der PERI gehäuft zu Läsionen der Trochlea, des M. obliquus superior oder des M. levator palpebrae führt. Nach einigen wenigen Literaturangaben kommt es bei der PERI möglicherweise etwas häufiger als bei der RETRO zu einer bleibenden Ptosis, wofür ursächlich eine Levatorläsion infrage käme. Es wird daher empfohlen, auf die nasal obere Injektion zu verzichten. Andererseits sind die Resultate bei der PERI mit nur einer Injektion schlechter als bei einer 2-Stellen-Technik, trotz gleichen Gesamtvolumens. Als alternative zweite Injektionsstelle bietet sich temporal oben oder nasal unten an.

Das hohe Injektionsvolumen bei der PERI (10 ml) im Vergleich zur RETRO (5 ml) erscheint prima vista als Nachteil: Die hohe Dosis des Lokalanästhetikums könnte häufiger zu zentralnervösen und kardialen Komplikationen führen als bei der RETRO. Dies ist jedoch nur ein scheinbarer Nachteil, denn bei Betrachtung der Relation PERI vs. RETRO **mit Fazialisblock** relativiert sich das Injektionsvolumenverhältnis. Bei der PERI kann auf einen Fazialisblock verzichtet werden (muss aber nicht), sodass die Gesamtdosis an injiziertem Lokalanästhetikum und damit die Gefahr toxischer Plasmaspiegel nicht notwendigerweise höher als bei einer RETRO plus Fazialisblock ist. Ob bei der PERI eine Hirnstammanästhesie mit Atem- und Herzstillstand seltener auftritt als nach der RETRO, kann noch nicht beantwortet werden, da die Inzidenz insgesamt sehr gering ist. Bei der PERI ist zumindest eine subarachnoidale Lokalanästhetikumpenetration in das ZNS – als ein Mechanismus zentralnervöser Komplikationen – relativ unwahrscheinlich. Jedoch wurde ebenfalls bei der PERI bereits über einige Fälle von Atemdepression berichtet. Daher sollte auch bei der PERI die Möglichkeit eines Anästhesie-Stand-by in Betracht gezogen werden, was insbesondere bei dem zunehmenden Trend zu ambulant durchgeführten chirurgischen Eingriffen zutrifft.

Lokalanästhesie bei Antikoagulation

Die Vorteile einer Unterbrechung der Antikoagulanzientherapie müssen mit den potenziellen Risiken individuell abgewogen werden. Im Falle einer Therapieunterbrechung sollte der therapeutisch wirksame Bereich der Thromboplastinzeit möglichst unter engmaschiger Kontrolle und nur kurzfristig unter gleichzeitiger Heparinsubstitution überschritten werden. Wir empfehlen – wenn möglich – die Anwendung der Tropfanästhesie, bei der keine Möglichkeit einer lokalen durch die Anästhesie verursachten Blutung besteht, was sich besonders bei der Kataraktoperation (Phakoemulsifikation über einen selbstdichtenden Hornhauttunnel) anbietet. Alternativ empfehlen wir die PERI bei Markumarisierung und gleichzeitiger und gleichzeitig bestehendem hohen Anästhesierisiko gegen eine Allgemeinanästhesie, die ja nicht selten bei den mitunter multimorbiden Marcumarpatienten vorliegt, wegen der geringeren Gefahr eines Retrobulbärhämatoms im Vergleich zur RETRO. Sollte eine Bulbusakinesie nicht unbedingt erforderlich sein, so bieten die Sponge-Oberflächenanästhesie, die subkonjunktivale bzw. perilimbale oder auch Sub-Tenon-Anästhesie hinsichtlich des Blutungsrisikos Vorteile. Diesen Verfahren ist bei der Notwendigkeit einer Wiederholungsinjektion der Vorzug zu geben. Durch die Wahl des geeigneten Lokalanästhesieverfahrens kann die Wahrscheinlichkeit verringert werden, dass der Patient durch die Operation einem unkalkulierbaren Risiko für thrombembolische Komplikationen ausgesetzt wird.

> Die Vorteile einer Unterbrechung der Antikoagulanzientherapie müssen mit den potenziellen Risiken individuell abgewogen werden.
> Im Falle einer Therapieunterbrechung sollte der therapeutisch wirksame Bereich der Thromboplastinzeit möglichst unter engmaschiger Kontrolle und nur kurzfristig unter gleichzeitiger Heparinsubstitution überschritten werden.
> Die Tropfanästhesie, bei der keine Möglichkeit einer durch die Anästhesie verursachten lokalen Blutung besteht, bietet sich besonders bei der Kataraktoperation an.

Infiltrationsanästhesie und Leitungsanästhesie
Infiltrationsanästhesie

Bei der Infiltrationsanästhesie wird wie bei der Versorgung einer Verletzung die operativ anzugehende Zone direkt infiltriert. Vorteilhaft ist hierbei die sichere Schmerzausschaltung im Operationsbereich; jedoch geht dies mit einer Gewebequellung infolge der Infiltration einher, was zu Gewebedeformierungen führen kann und somit typische Orientierungspunkte verloren gehen lässt. Mitunter kann man bei plastischen Operationen ein lang wirkendes Lokalanästhetikum injizieren und das Abfluten des Anästhetikums abwarten (ca. 15 min). Farbige Hautmarkierungen der geplanten Schnittführungen vor der Infiltrationsanästhesie haben sich bewährt.

- **Bindehaut/Tenon:** Nach Oberflächenanästhesie wird die Einstichstelle mit einer feinen Pinzette angehoben und eine feine Kanüle subkonjunktival eingestochen. Zusätzlich kann die Kanüle dann flach skleraparallel im Tenon-Bereich vorgeschoben werden, hierbei sollten Gefäße gemieden werden. Die Injektion erfolgt fortlaufend beim Vorschieben der Kanüle. Als Folge entsteht eine quaddelförmige Vorwölbung der Bindehaut mit diffus auslaufender Begrenzung. Durch Kompression mit einem Stieltupfer kann die Injektionsflüssigkeit nach Entfernung der Kanüle im Gewebe verteilt werden.
- **Lidhaut:** Die direkte Infiltration des Unter- bzw. Oberlids erfolgt in Lidmitte über einen ca. 1,5 cm von der Lidkante entfernten Einstich. Die Injektion erfolgt unter seitlicher Führung zu beiden Seiten in Richtung Lidkante. Handelt es sich um einen umschriebenen Lidkantenbefund, wird die Infiltration von einer Einstichstelle (ca. 1,5 cm von der Lidkante entfernt) aus nur an der nasalen und temporalen Seite des Lidkantenbefundes vorbei bis zur Lidkante geführt (Abb. 13.**8**). Auch die Infiltrationsanästhesie der Haut des inneren bzw. äußeren Lidwinkels einschließlich

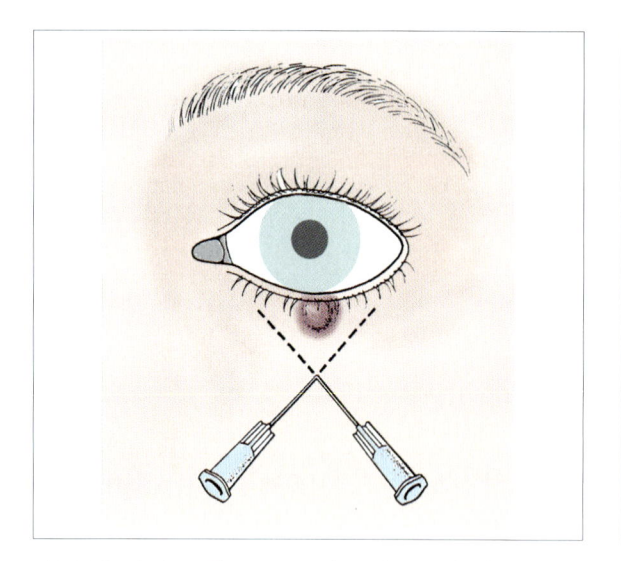

Abb. 13.8 Indirekte Infiltrationsanästhesie bei umschriebenem Unterlidkantentumor. Nach Einstich unterhalb des Tumors wird die Nadel unter fortwährender Injektion nach nasal und temporal des Tumorrands bis zur Lidkante vorgeschoben.

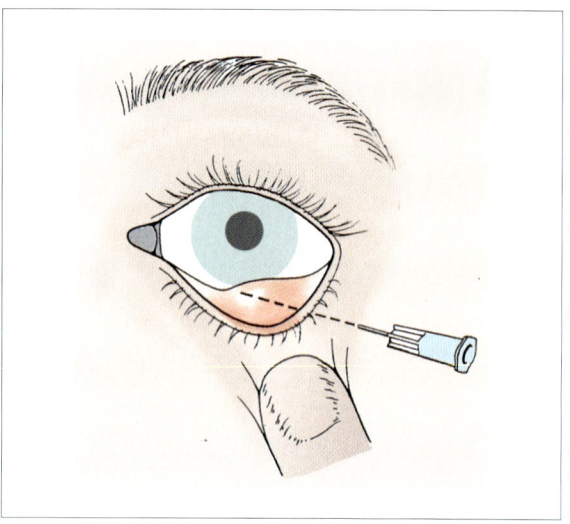

Abb. 13.9 Infiltrationsanästhesie des Unterlids. Der Einstich erfolgt mit ca. 1,5 cm Abstand von der Lidkante unterhalb des äußeren Lidwinkels. Nach Infiltration des Subkutangewebes wird die Nadel zurückgezogen und das Lid ektropioniert. Danach wird die Nadel subkonjunktival unter fortlaufender Injektion bis nahe an den inneren Lidwinkel vorgeschoben.

der Tränenröhrchen erfolgt in identischer Weise. Bei einem relativ weit von der Lidkante entfernten Operationsgebiet wird dieses von 4 Punkten aus umspritzt und zusätzlich die Basis infiltriert.

Ist das gesamte Unter- bzw. Oberlid zu infiltrieren, so wird mit der Nadel im temporalen Bereich eingegangen und diese subkutan unter fortlaufender Infiltration bis zum nasalen Lidwinkel vorgeschoben. Dann wird die Nadel zurückgezogen, das Unter- bzw. Oberlid ektropioniert und die Nadel unter Sicht subkonjunktival bis zum inneren Lidwinkel unter fortwährender Injektion vorgeschoben. Hierdurch werden Blutungen aus dem Orbikularis vermieden und eine komplette Infiltrationsanästhesie der Außen- und Innenseite des Lids erzielt (Abb. 13.9).

> Bei der Infiltrationsanästhesie wird die operativ anzugehende Zone direkt infiltriert. Vorteilhaft ist die sichere Schmerzausschaltung im Operationsbereich, jedoch kann dies mit einer Gewebsquellung einhergehen, und somit können typische Orientierungspunkte verloren gehen.

Leitungsanästhesie/regionale Blockade

Die Blockanästhesien haben das Ziel, die segmentäre sensible Innervation der Orbitaberandung in einem oder mehreren Segmenten auszuschalten. Die aufgrund der anatomischen Verhältnisse zu erwartende Ausschaltung der motorischen Leitungsbahnen ist ein ungewollter, jedoch meistens unwesentlicher Nebeneffekt. Die Leitungsanästhesie der Trigeminusäste kann bei kosmetischen Operationen die durch eine operationsfeldnahe Injektion verursachte Verziehung anatomischer Strukturen vermeiden.

Die sensible Innervation der Lider erfolgt durch den N. ophthalmicus und Äste des N. maxillaris. Die einzelnen Versorgungsgebiete überlappen sich größtenteils.

▶ **Supraorbitaler Block:** Zur Blockade des N. supraorbitalis wird zunächst das Foramen supraorbitale bzw. die Incisura supraorbitalis an einer Konturunterbrechung des Knochens (ca. 2,5 cm lateral der Sagittalebene am Orbitaoberrand) getastet (Abb. 13.10A). Die Kanüle wird bis zum Foramen supraorbitale eingeführt. Ein Auslösen von Parästhesien ist nicht nötig. Die Injektion von ca. 1 ml Lokalanästhetikum (z. B. Prilocain 0,5 %, Mepivacain 0,5 %, Bupivacain 0,25 %) erfolgt mit einer kurzen, feinen 25-G-Kanüle (2–3 cm lang) an dieser Stelle unter fortdauernder Weichteilfixierung durch den palpierenden Finger. Wegen der Gefahr einer Gefäßverletzung und Blutung soll nicht in das Foramen supraorbitale injiziert werden. Die vollständige Blockade des N. frontalis erfolgt bei gleichzeitiger Blockade des N. supratrochlearis. Hierzu wird der obere innere Orbitawinkel (Nasenwurzel) palpiert. Mit der Kanüle wird dann am oberen inneren Orbitawinkel eingegangen. Als Indikationen kommen u. a. postoperative und posttraumatische Schmerzen, Schmerzen durch tumoröse oder entzündliche Erkrankungen der Orbita, des Sinus frontalis und des Sinus ethmoidalis oder eine Trigeminusneuralgie des 1. Astes (besonders für die Differenzialdiagnose der Triggerzonen) infrage.

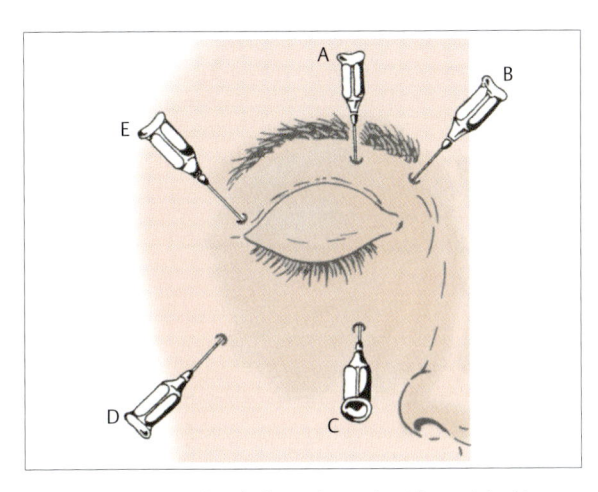

Abb. 13.10 Sensorische Blockanästhesie der Lider und der Umgebung.
A: N. supraorbitalis; nach Palpation des Foramen supraorbitale am Übergang vom nasalen zum mittleren Drittel der oberen Orbitakante werden 2 ml des Anästhetikums unterhalb der Kante injiziert.
B: N. supra- und infratrochlearis; nach Palpation der nasal und posterior gelegenen Trochlea an der medialen Orbitakante wird eine Hautfalte angehoben und die Nadel entlang der medialen Orbitawand ca. 3 cm weit nach posterior geführt sowie 2 ml des Anästhetikums appliziert. Danach wird die Nadel leicht nach unten gerichtet, um den infratrochlearen Nervenast zu blockieren.
C: N. infraorbitalis; nach Palpation des Foramen infraorbitale, das auf einer Linie senkrecht zum Foramen supraorbitale unterhalb der unteren Orbitakante liegt, wird eine Hautfalte angehoben und mit einer feinen Nadel in das Foramen injiziert.
D: N. zygomaticus (R. zygomaticofacialis); nach Palpieren des knapp inferotemporal zur Verbindung der unteren und lateralen Orbitakante gelegenen Foramen zygomaticofaciale wird eine Hautfalte angehoben und das Anästhetikum injiziert.
E: N. lacrimalis s. Abb. 13.11.

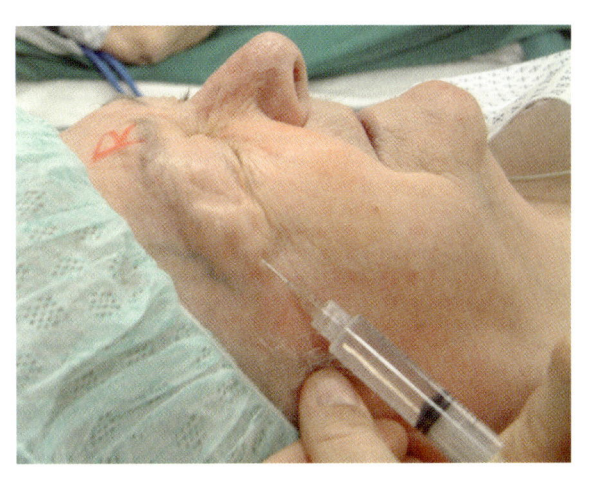

Abb. 13.11 Blockade des N. lacrimalis: Nach Ansetzen der Nadel unter der oberen Orbitakante im temporal oberen Quadranten wird diese um ca. 2,5 cm entlang der Orbitakante vorgeschoben und dann das Anästhetikum injiziert. Man beachte die Gewebedeformation durch das Lokalanästhetikumdepot.

- **Supra- und infratrochlearer Block:** Bei der Blockade der Nn. supratrochlearis et infratrochlearis wird die Trochlea zunächst getastet und durch eine Hautquaddel markiert. Oberhalb und unterhalb davon wird dann ggf. unter Knochenberührung das Lokalanästhetikum deponiert (Abb. 13.**10**B).
- **Infraorbitaler Nervenblock:** Die Austrittsstelle des N. infraorbitalis (Foramen infraorbitale) mit der Pulsation des Gefäß-Nerven-Bündels kann 1 cm unterhalb der Mitte des unteren Orbitarandes palpiert werden (Abb. 13.**10**C). Der Einstich erfolgt durch die Haut knapp unterhalb des Palpationspunktes (ca. einen Querfinger lateral vom Nasenflügel), wobei die Kanüle kranialwärts vorgeführt wird. Alternativ ist ein intraorales Vorgehen möglich, bei dem die Kanüle in der oberen Umschlagfalte der Mundhöhle über dem Eckzahn in Richtung auf das Foramen infraorbitale bis zum Knochenkontakt eingeführt wird. Dieses Vorgehen ist für den Patienten weniger schmerzhaft. Der Einsatz eines beleuchteten Mundspatels ist vorteilhaft. Es werden ca. 0,5–2 ml Lokalanästhetikum (z. B. Prilocain 0,5 %, Mepivacain 0,5 %, Bupivacain 0,25 %) mit einer kurzen feinen 25-G-Kanüle (2–3 cm lang) injiziert.
- **Lakrimaler Block:** Die Blockade des N. lacrimalis erfolgt zweckmäßigerweise an der Stelle, an der der Nerv den Orbitarand überkreuzt, also unmittelbar oberhalb des äußeren Lidwinkels (Abb. 13.**11**). Der R. zygomaticofacialis kann mit einer Injektion von 1 ml unterhalb des temporalen horizontalen Orbitawinkels blockiert werden (Abb. 13.**10**D,E).

Zur Ausschaltung motorischer Reaktionen der Lider und zur Sicherstellung einer kompletten Akinesie des Auges und seiner Umgebung bei bulbuseröffnenden Eingriffen können zusätzlich motorische Blockaden der Hirnnerven III, IV, VI und VII durchgeführt werden. Bei einer Vielzahl intraokularer Operationen ist eine Ausschaltung beispielsweise der Lidbewegung notwendig. Bei motorischen Blockaden wird angestrebt, eine Blockakinesie durch Ausschaltung der motorischen Nervenbahn weit ab vom Operationsfeld zu setzen und auf diese Weise indirekt eine ausreichende Ausschaltung der Muskelfunktion zu erzielen. Dabei wird eine Gewebsverquellung im Operationsbereich vermieden.

> Die Blockanästhesien schalten die segmentale sensible Innervation der Orbitaberandung in einem oder mehreren Segmenten aus. Die zu erwartende Ausschaltung der motorischen Leitungsbahnen ist ein ungewollter, jedoch meistens unwesentlicher Nebeneffekt.

Lidakinesie
- Für die Akinesie des Augenlides durch Blockade der Innervation des M. orbicularis oculi über den N. facialis stehen mehrere Techniken zur Verfügung:

- **Van-Lint-Block:** Infiltrationsanästhesie der beiden kurzen zygomatischen Endäste des N. facialis am temporalen Orbitarand mit 2–4 ml einer Mischung (Verhältnis 1:1) aus 1%igem Etidocain (Duranest) und 2%igem Lidocain (Xylocain). Die Punktionsstelle befindet sich an der Kreuzung einer vertikalen Linie 1 cm lateral des äußeren Orbitarandes mit einer horizontalen Linie 1 cm unterhalb des inferioren Orbitarandes. Nach Setzen einer intradermalen Quaddel wird die Nadel nach fortlaufender Injektion – wobei zusätzlich immer wieder aspiriert werden sollte – parallel zum unteren Orbitarand subkutan bis in Höhe des inneren Lidwinkels vorgeschoben und anschließend zurückgezogen (Abb. 13.12). Die Nadel wird dann in der Einstichstelle gewendet und die Injektion 1 cm seitlich des temporalen Orbitarands bis in Höhe des Brauenbogens fortgeführt. Es werden jeweils etwa 2 ml (ohne Adrenalin- und Hyaluronidasezusatz) injiziert. Diese Technik führt zu einer nur schlechten Orbikularisakinesie und wird von den Patienten als recht schmerzhaft empfunden. Diese Technik ist daher heute als obsolet zu betrachten.
- **O'Brian-Block:** Leitungsanästhesie des Fazialisstammes bzw. der temporofazialen und zervikofazialen Hauptäste. Bei dieser in angelsächsischen Ländern relativ häufig verwendeten Technik wird die Kanüle vor dem Tragus der Ohrmuschel – über dem Mandibulaköpfchen – eingestochen (1 cm vor dem und 1 cm unterhalb des äußeren Gehörgangs). Man tastet mit dem Zeigefinger vor dem Ohr bei Kaubewegung des Patienten das Unterkieferköpfchen, welcher sich bei Mundöffnung etwas nach vorne bewegt. An dieser Stelle sticht man mit kurzer Nadel ein und injiziert unter leichtem Zurückziehen der Kanüle direkt über dem Kondyloidfortsatz des Unterkiefers ein Depot von 2 ml Anästhetikum (Abb. 13.13). Die Injektion wird nach oben, unten und vorn verteilt, wobei insgesamt etwa 2 ml injiziert werden. Der Vorteil des Verfahrens ist, dass keine Lidschwellung entstehen kann und die Injektion entfernt vom Auge erfolgt. Dies ist für den Patienten angenehmer als eine Injektion in unmittelbarer Augennähe.

Bei der O'Brian-Technik wird jedoch häufig nur der obere Anteil des peripheren N. facialis (distal seiner Aufzweigung in die obere Pars temporofacialis und die untere Pars cervicofacialis) blockiert. Das Resultat ist eine nicht optimale Orbikularisakinesie. Auch die gleichzeitige Lähmung des Mundwinkels ist von Nachteil (Mimik der unteren Gesichtshälfte ist u. U. zusätzlich ausgeschaltet). Ein weiterer Nachteil ist, dass die Patienten auch am Folgetag Kaubeschwerden haben können. Wenn die Lokalanästhesie allerdings sitzt, kann man ein schlagartiges Herabsinken des Oberlids beobachten. Das Risiko einer direkten Schädigung des Nervenstamms ist gering.

Von Spaeth (51) wurde daher eine Modifikation des ursprünglichen O'Brian-Blocks beschrieben. Diese unterscheidet sich darin, dass die Punktion der Haut am Ohrläppchenansatz etwa 3 cm oberhalb des Unterkieferwinkels erfolgt und das Anästhetikum dorsal bzw. dorsolateral des R. mandibularis injiziert wird.

Anatomische Studien haben gezeigt, dass die Bifurkation des Fazialis in die temporofazialen und zervikofazialen Äste zumeist an dieser Stelle vorzufinden ist. Die Aufzweigung liegt, etwa 15 mm von der Hautoberfläche entfernt, zwischen dem oberen und unteren Parotislappen.

Eine komplette Lidakinesie wurde auch von Wright sowie Nadbath und Rehman (s. u.) beschrieben (42), die die Nervenblockade proximal der Fazialisbifurkation durchgeführt haben. Die Blocktechnik von

Abb. 13.12 Lidakinesie nach van Lint. Der Einstich erfolgt seitlich und unterhalb des temporal unteren Orbitarandes. Die Haut wird beim Vorschieben der langen, feinen Nadel bis in Brauenhöhe fortwährend infiltriert. Dann wird die Nadel zurückgezogen und die Spitze in die Horizontale gerichtet. Der gleiche lineare Infiltrationsvorgang wird entsprechend der Länge des Lids wiederholt, wobei eine Infiltration der Lider selbst zu vermeiden ist.

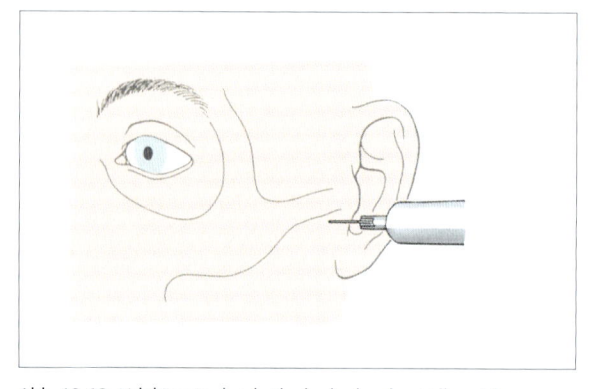

Abb. 13.13 Lidakinesie durch Blockade des den Lidbereich versorgenden Fazialisastes nach O'Brien. Nach Palpieren des Kondylus der Mandibula unmittelbar vor dem Tragus des Ohres werden mehrere Milliliter Lokalanästhetikum über eine feine Nadel direkt über dem Processus condyloideus des Unterkiefers injiziert. Die Nadel darf während der Injektion in mehrere Richtungen geführt werden, um die verschiedenen Nervenfaseraufzweigungen des N. facialis zu erfassen.

Nadbath u. Rehman und die von Spaeth unterscheiden sich bezüglich der topographischen Beziehung zum Fazialis nur wenig voneinander. Der Wirkungseintritt der Fazialisanästhesie ist nach beiden Blocktechniken etwa gleich (1–7 min).

- Von **Nadbath u. Rehman**, dann von **Spaeth**, wurde eine Modifikation des O'Brian-Blocks beschrieben: Der Injektionsort liegt tiefer als bei der O'Brian-Originaltechnik, nämlich direkt unterhalb des Ohrläppchens. Da in diesem Bereich die Fazialisbifurkation liegt, werden mit der Nadbath-Rehman-Technik beide peripheren Fazialisanteile blockiert, und es resultiert eine gute Orbikularisakinesie. Hierzu empfehlen wir eine Einmalkanüle mit den Maßen 0,45 × 13 mm (25 G × ½"), die sich sehr bewährt hat.
- **Atkinson-Block:** Um die Nachteile der Methoden nach van Lint und nach O'Brien zu vermeiden, hat Atkinson 1955 ein zusätzliches Verfahren beschrieben, mit dem Ziel, die beiden Jochbeinäste des N. facialis außerhalb der Orbikulariszone über dem Jochbeinbogen mit einer Blockade auszuschalten. Es handelt sich also um eine Leitungsanästhesie der temporalen, zygomatischen und bukkalen Fazialisäste (die beiden Jochbeinäste des N. facialis) (Abb. 13.14) Die Punktionsstelle befindet sich unterhalb des lateralen Kanthus (Verlängerungslinie) an der unteren Ecke des Jochbeinbogens. Die Nadel wird in der Linie zwischen dem Ramus des Zygoma und dem Kiefergelenk in einem Winkel von etwa 30° nach temporal oben außen auf dem Jochbeinmassiv geführt, bis sie die Höhe des oberen Orbitarandes erreicht hat. Es wird ein Depot von 3–5 ml

Anästhetikum gesetzt. Weiterhin kann versucht werden, eine zusätzliche Verteilung des Anästhetikums durch eine anschließende Kompression zu erzielen.

Für Operationen am weit offenen Auge (z. B. Versorgung einer perforierenden Bulbusverletzung, extrakapsuläre Kataraktextraktion mit Kernexpression, intrakapsuläre Kataraktextraktion) ist die Orbikularisakinesie eine wichtige Voraussetzung für eine geringe Vis-a-tergo-Häufigkeit. Für moderne intraokulare Operationsverfahren im geschlossenen System (z. B. Phakoemulsifikation) ist die Bedeutung des Fazialisblocks relativiert, macht ihn jedoch keinesfalls als Ergänzung zur RETRO überflüssig. Pathophysiologisch betrachtet hat die Phakoemulsifikation den Vorteil, dass der intraokulare Druck nicht abfällt – mit der Konsequenz eines fehlenden Parazenteseeffekts (Augeninnendruckabfall, okulärer Perfusionsdruckanstieg, chorioidale Hyperperfusion, Transsudation durch die Kapillarwände der Choriokapillaris, Volumenzunahme der Aderhaut). Bei fehlendem Parazenteseeffekt, der wichtigsten Ursache einer Vis a tergo, fällt eine noch vorhandene Orbikulariskontraktionsfähigkeit – als mögliche extraokulare Ursache einer Vis a tergo – weniger stark ins Gewicht. Dies erklärt, warum 16 % der amerikanischen Kataraktchirurgen eine RETRO nicht mit einem Fazialisblock kombinieren und damit auf die Orbikularisakinesie verzichten.

Nach Fazialisblockade nach Nadbath und Rehman wurde in äußerst seltenen Fällen über ernsthafte Komplikationen wie z. B. Obstruktion mit Dyspnoe, Stimmbandlähmung oder auch Laryngospasmus infolge gleichzeitiger einseitiger versehentlicher Blockade des N. vagus, N. glossopharyngeus und akzessorischer Spinalnerven berichtet. Bei der Fazialisblockade nach Nadbath und Rehman liegt der Injektionsort tiefer – nämlich direkt unterhalb des Ohrläppchens – als bei der O'Brien-Originaltechnik. Durch Verzicht auf einen Hyaluronidasezusatz sowie Verwendung einer kurzen Nadel (13 mm lange Kanüle) lassen sich bei der Nadbath-Rehman-Technik des Fazialisblocks bei korrekter Technik Komplikationen vermeiden. Der Fazialisblock ist im Gegensatz zur RETRO oder PERI sehr komplikationsarm.

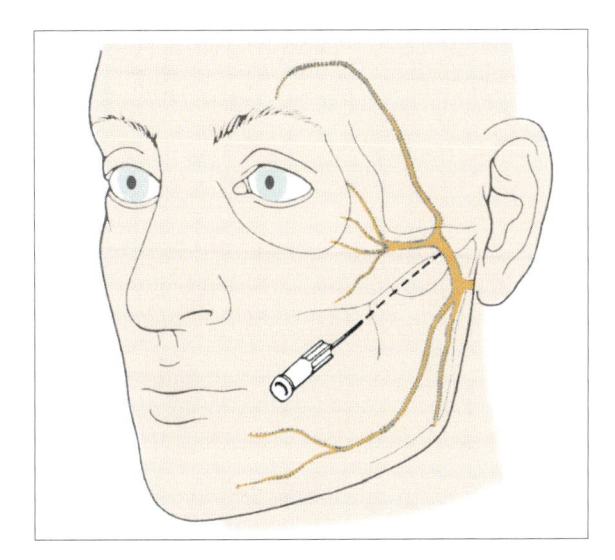

Abb. 13.14 Lidakinesie nach Atkinson. Eine lange dünne Nadel wird entlang der Unterkante des Jochbeinbogens in Verlängerung des lateralen Kanthus nach unten in die Haut eingestochen und in Richtung auf die obere Ohrspitze geführt. Die Nadel wird während der Injektion über den Jochbeinbogen bis kurz vor das Ohr geschoben.

> **Für die Akinesie des Augenlides** durch Blockade der Innervation des M. orbicularis oculi über den N. facialis stehen mehrere Techniken zur Verfügung: **Van-Lint**-Block, **O'Brian**-Block, modifizierter O'Brian-Block nach Spaeth, **Nadbath-Rehman**-Block und **Atkinson**-Block.

Kernaussagen

1

▸ **Allgemeines** Die Lokalanästhesie ist in der Ophthalmochirurgie heute die häufigste Form der Betäubung. Besonders oft eingesetzte lokale Anästhesieverfahren sind die kurzfristige Oberflächenanästhesie (Tropfanästhesie) der Bindehaut und Hornhaut, die Infiltrations- und Leitungsanästhesie der Lider und die Leitungsanästhesie der Orbita.

2

▸ **Zusammenarbeit zwischen Ophthalmologen und Anästhesisten** Die Zuständigkeit für die Überwachung und Aufrechterhaltung der Vitalfunktionen bei einer durch den Ophthalmologen angelegten Lokal- oder Leitungsanästhesie liegt beim Operateur. Bestehen aufgrund des Zustandes des Patienten oder der Art oder Dauer des Eingriffs vorab Bedenken gegen das geplante Verfahren, empfiehlt es sich, rechtzeitig ein anästhesiologisches Konsil einzuholen. Bei intraoperativ erkennbaren, durch den Ophthalmologen nicht beherrschbaren Vitalfunktionsstörungen, sollte ein Anästhesist hinzugezogen werden.

3

▸ **Auswahl der Anästhesieverfahren** Besonders bei der Kataraktoperation, die in Deutschland derzeit den häufigsten ophthalmochirurgischen Eingriff darstellt, kam es in den letzten Jahren zu einem deutlichen Wandel der eingesetzten Anästhesieverfahren hin zur Peribulbär- und Tropfanästhesie.

4

▸ **Spezielle Probleme bei der ophthalmologischen Anästhesie** Anästhesiologische Maßnahmen können den intraokularen Druck beeinflussen und bestimmte Manipulationen einen okulokardialen Reflex auslösen.

5

▸ **Lokalanästhesie und Lokalakinesie** Bei den einzelnen Maßnahmen der Lokalbetäubung geht nicht immer eine Ausschaltung der sensiblen Wahrnehmung (Anästhesie) mit einer Ausschaltung der motorischen Funktion (Akinesie) einher und umgekehrt. Durch eine Kombination der verschiedenen Lokalanästhesieverfahren können am Auge geeignete Operationsbedingungen hergestellt werden.

6

▸ **Oberflächenanästhesie** Die Oberflächen- oder Tropfanästhesie führt zur einer Analgesie der Kornea und der Konjunktiven und reduziert störende reflektorische Bewegungen. Sie wird z. B. bei größeren Eingriffen als zusätzliche Maßnahme zur Infiltrations- und Blockanästhesie eingesetzt.

7

▸ **Retrobulbäranästhesie (RETRO)** Die Retrobulbäranästhesie hat das Ziel, die afferenten und efferenten Äste der sensiblen und motorischen Versorgung in der Orbitaspitze bei zusätzlicher Erfasssung des Ganglion ciliare zu infiltrieren. Es wird sowohl eine Anästhesie des Bulbus (Konjunktiven, Kornea, Uvea) als auch eine vollständige Akinesie der extraokulären Muskeln durch Blockade des III., IV. und VII. Hirnnervs inklusive Ausschaltung des Oberlidhebers erreicht.

8

▸ **Peribulbäranästhesie (PERI)** Wegen der möglichen schweren Komplikationen der Retrobulbäranästhesie hat die PERI Verbreitung gefunden. Durch das im Vergleich zum Retrobulbärblock größere Injektionsvolumen kann bei diesem Verfahren durch Diffusion gleichzeitig eine Lidakinesie erreicht werden.

9

▸ **Kombination von Oberflächenanästhesie und intraokulare Anästhesie** Hier wird die Tropfanästhesie durch eine intrakamerale Injektion von 0,5 ml 1 %igem lösungsmittelfreiem Lidocain über eine kleine (1 mm) korneale Inzision verstärkt. Diese Methode eignet sich für die Kataraktchirurgie ebenso wie für kombinierte Katarakt-Glaukom-Operationen.

10

▸ **Infiltrationsanästhesie und Leitungsanästhesie** Bei der **Infiltrationsanästhesie** wird die operativ anzugehende Zone direkt infiltriert. Vorteilhaft ist hierbei die sichere Schmerzausschaltung im Operationsbereich; jedoch geht dies mit einer Gewebequellung infolge der Infiltration einher, was zu Gewebedeformierungen führen kann und somit typische Orientierungspunkte verloren gehen lässt.
Die **Leitungsanästhesie** hat das Ziel, die segmentäre sensible Innervation der Orbitaberandung in einem oder mehreren Segmenten auszuschalten.

Literatur

1. Adams HA, Hessemer V, Jacobi KW, Hempelmann G. Plasmaspiegel von Lidocain und Adrenalin bei Lokalanästhesie mit Kolloid-Zusatz am Auge. Fortschr Ophthalmol 1990;87:209–13.
2. Backlund M, Kirvela M, Lindgren L. Cardiac failure aggravated by timolol eye drops: preoperative improvement by changing to pilocarpine. Acta Anaesthesiol Scand 1996;40:379–81.
3. Bell RW, Butt ZA. Warming lignocaine reduces the pain of injection during peribulbar local anaesthesia for cataract surgery. Br J Ophthalmol 1995;79:1015–7.
4. Bernard JM, Hommeril JL. Prolonged peribulbar anaesthesia with indwelling catheter: a preliminary report of 217 cases. Br J Anaesth 1997;78:81–2.
5. Bowman RJ, Newman DK, Richardson EC, Callear AB, Flanagan DW. Is hyaluronidase helpful for peribulbar anaesthesia? Eye 1997;11:385–8.
6. Braun H. Die Lokalanästhesie, ihre wissenschaftlichen Grundlagen und praktische Anwendung. Ein Hand- und Lehrbuch. 3. Aufl. Leipzig: Barth;1913.
7. Crawford M, Kerr WJ. The effect of hyaluronidase on peribulbar block. Anaesthesia 1994;49:907–8.
8. De La Coussaye JE, Brugada J, Allessie MA. Electrophysiologic and arrythmogenic effects of bupivacaine. Anesthesiology 1992;77:132–41.
9. Deutsche Gesellschaft für Anästhesiologie und Intensivmedizin (1983). Leitlinie für ambulantes Operieren bzw. Tageschirurgie, Voraussetzungen zur Durchführung ambulanter Anästhesieverfahren. Entschließung der Deutschen Gesellschaft für Anästhesiologie und Intensivmedizin. Anästh Intensivmed 1983;12:414–5. Ref Type: Generic.
10. Dick B, Hessemer V. Rasterelektronenmikroskopische Untersuchung von 87 prae injectionem abgestumpften Retrobulbärkanülen. Ophthalmologe 1993;90:372–5.
11. Dick B, Kohnen T, Hessemer V, Jacobi KW. Systemische Komplikationen und Nebenwirkungen der Retrobulbäranästhesie bei Risikopatienten. Klin Monatsbl Augenheilkd 1994;205:19–26.
12. Dick B, Jacobi FK. Kataraktchirurgie und Antikoagulation – derzeitiger Stand. Klin Monatsbl Augenheilkd 1996;209:340–6.
13. Dick B, Stoffelns B, Pfeiffer N. Kataraktoperation unter Therapie mit Antikoagulanzien – Grundlagen, perioperatives Vorgehen, Komplikationen und Empfehlungen. Ophthalmologe 1997;94:372–84.
14. Dick HB, Hessemer V, Augustin AJ. Ist die Okulopression vor der Phakoemulsifikation im Rahmen einer Vollnarkose sinnvoll? Ophthalmologe 2000;97:792–4.
15. Edge KR, Davis A. Brainstem anaesthesia following a peribulbar block for eye surgery. Anaesth Intens Care 1995;23:219–21.
16. Eke T, Thompson JR. The national survey of local anaesthesia for ocular surgery. I. Survey methodology and current practice. Eye 1999;13:189–95.
17. Eke T, Thompson JR. The national survey of local anaesthesia for ocular surgery. II. Safety profiles of local anaesthesia techniques. Eye 1999;13:196–204.
18. Felleiter P, Lierz P, Hörauf K, Kress HG. Einsparpotential bei der präoperativen anästhesiologischen Visite am Beispiel einer Präanästhesieambulanz. Anästh Intensivmed 1998;392ff.
19. Galindo A, Keilson LR, Mondshine RB, Sawelson HI. Retroperibulbar anesthesia. Special technique and needle design. Ophthalmol Clin N Am 1990;3:71–81.
20. Gao F, Budd AJ. Venous levels of lignocaine and bupivacaine after peribulbar block. Anaesthesia 1996;51:1109–12.
21. Gillow T, Scotcher SM, Deutsch J, While A, Quinlain MP. Efficacy of supplementary intracameral lidocaine in routine phacoemulsification under topical anesthestia. Ophthalmology 1999;106:2173–7.
22. Gills JP, Hustead RF, Sanders DR. Ophthalmic anesthesia. Thorofare:Slack;1993:103ff.
23. Gozal Y, Drenger B, Robertson JE, Davis RF. ST segment changes following retinal surgery. J Clin Anesth 1998; 10:297–301.
24. Greenbaum S. Ocular anesthesia. Philadelphia:Saunders; 1997:21ff.
25. Grizzard WS, Kirk NM, Pavan PR, Antworth MV, Hammer MA, Roseman RL. Perforating ocular injuries caused by anesthesia personnel. Ophthalmology 1991;98:1011–6.
26. Hampl KF, Marsch SC, Erb T, Drewe J, Schneider MC. Intravenous sedation for retrobulbar injection and eye surgery: diazepam and/or propofol? Acta Anaesthesiol Scand 1996;40:53–8.
27. Hasselstrom LJ, Mogensen T, Kehlet H, Christensen NJ. Effects of intravenous bupivacaine on cardiovascular function and plasma catecholamine levels in humans. Anesth Analg 1984;63:1053–8.
28. Hessemer V, Heinrich A, Jacobi KW. Okuläre Kreislaufveränderungen durch Retrobulbäranästhesie mit und ohne Adrenalinzusatz. Klin Monatsbl Augenheilkd 1990;197: 470–9.
29. Hessemer V. Peribulbäranästhesie versus Retrobulbäranästhesie mit Fazialisblock – Techniken, Lokalanästhetika und Zusätze und sensible Blockade, Komplikationen. Klin Monatsbl Augenheilkd 1994;204:75–89.
30. Holas A, Faulborn J. Propofol versus Diazepam. Sedierung bei ophthalmologischen Operationen in Lokalanästhesie. Anaesthesist 1993;42:766–72.
31. Holas A, Krafft P, Marcovic M, Quehenberger F. Remifentanil, propofol or both for conscious sedation during eye surgery under regional anaesthesia. Eur J Anaesthesiol 1999;16:741–8.
32. Huha T, Ala KT, Salomaki T, Alahuhta S. Clinical efficacy and pharmacokinetics of 1 % ropivacaine and 0.75 % bupivacaine in peribulbar anaesthesia for cataract surgery. Anaesthesia 1999;54:137–41.
33. Jayamanne DG, Gillie RF. The effectiveness of peri-operative cardiac monitoring and pulse oximetry. Eye 1996;10: 130–2.
34. Jolliffe DM, Abdel-Khalek MN, Norton AC. A comparison of topical anaesthesia and retrobulbar block for cataract surgery. Eye 1997;11:858–62.
35. Knapp H. On cocaine and its use in ophthalmic and general surgery. Arch Ophthalmol 1884;13:402–48.
36. Koller C. Vorläufige Mitthejlung über locale Anästhesierung am Auge. Vortrag (verlesen von J. Brettauer) auf der 16. Versammlung der Ophthalmologischen Gesellschaft, Heidelberg, 15. Sept. 1884. In: Ber. 16. Vers. Ophthalmol. Ges., Heidelberg 1884 (Hrsg.: FC Donders, W Hess, W Zehender). Rostock:Univ.-Buchdruckerei von Adler`s Erben;1884.
37. Leaming DV. Practice styles and preferences of ASCRS members – 1999 survey. J Cataract Refract Surg 2000;26: 913–21.
38. Lint M van. Paralysie palpébrale temporaire provoquée dans l'opération de la cataracte. Ann Ocul 1914;15:420–4.
39. Mawer RJ, Coombes AG. Current practice of local anaesthesia for routine ocular surgery. Br J Anaesth 1998;80: 241–2.
40. Morgan JE, Chandna A. Intraocular pressure after peribulbar anaesthesia: is the Honan balloon necessary? Br J Ophthalmol 1995;79:46.

41 Mount AM, Seward HC. Scleral perforations during peribulbar anaesthesia. Eye 1993;7:766–7.
42 Nadbath RP, Rehmann I. Facial nerve block. Am J Ophthalmol 1963;55:143–6.
43 O'Brien HD. Anesthesia for cataract surgery. Am J Ophthalmol 1964;57:751–60.
44 O'Donoghue E, Batterbury M, Lavy T. Effect on intraocular pressure of local anaesthesia in eyes undergoing intraocular surgery. Br J Ophthalmol 1994;78:605–7.
45 Pirttikangas CO, Salo M, Peltola O. Propofol infusion anaesthesia and the immune response in elderly patients undergoing ophthalmic surgery. Anaesthesia 1996;51:318–23.
46 Rosen E. Anaesthesia for ophthalmic surgery [editorial]. Br J Ophthalmol 1993;77:542–3.
47 Rubin AP. Complications of local anaesthesia for ophthalmic surgery. Br J Anaesth 1995;75:93–6.
48 Ruusuvaara P, Setala K, Pajari S, Ropo A, Paloheim M. Comparison of etidocaine and bupivacaine + lidocaine in retrobulbar anaesthesia. Acta Ophthalmol Scand 1995;73:563–6.
49 Schimek F, Steuhl KP, Fahle M, Thiel HJ. Die Lidakinesie nach unterschiedlichen Techniken der Fazialisblockade. Fortschr Ophthalmol 1990;87:319–22.
50 Schlager A. Accumulation of carbon dioxide under ophthalmic drapes during eye surgery: a comparison of three different drapes. Anaesthesia 1999;54:690–4.
51 Spaeth GL. A new method to achieve complete akinesia of the facial muscles of the eyelids. Ophthalmic Surg 1976;7:105–9.
52 Straus JG. A new retrobulbar needle and injection technique. Ophthalmic Surg 1988;19:134–9.
53 Tarnow J. Nutzen und Kosten präoperativer „Screening"-Untersuchungen aus anästhesiologischer Sicht. Anästh Intensivmed 1996;37:268.
54 Unsöld R, Stanley JA, DeGroot J. The CT-topography of retrobulbar anesthesia. Abrecht v Graefes Arch Klin Exp Ophthalmol 1981;217:125–36.
55 Uthoff D. Die präoperative Vorbereitung zur Kataraktoperation bei Kunstlinsenimplantation. Klin Monatsbl Augenheilkd 1986;188:160–2.
56 Van-den BA, Savva D, Honjol NM. Attenuation of the haemodynamic responses to noxious stimuli in patients undergoing cataract surgery. A comparison of magnesium sulphate, esmolol, lignocaine, nitroglycerine and placebo given i. v. with induction of anaesthesia. Eur J Anaesthesiol 1997;14:134–47.
57 Verghese I, Sivaraj R, Lai YK. The effectiveness of sub-Tenon's infiltration of local anaesthesia for cataract surgery. Aust N Z J Ophthalmol 1996;24:117–20.
58 Walters G, McKibbin M. The value of pre-operative investigations in local anaesthetic ophthalmic surgery. Eye 1997;11:847–9.
59 Warner MA, Shields SE, Chute CG. Major morbidity and mortality within 1 month af ambulatory surgery and anesthesia. JAMA 1993;270:1437–41.
60 Wolters U, Wolf T, Stützer H, Schröder T. ASA classification and perioperative variables as predictors of postoperative outcome. Br J Anaesth 1996;77:217–22.
61 Wong DH. Regional anaesthesia for intraocular surgery. Can J Anaesth 1993;40:635–57.

14
Lokal-Regional-Anästhesie im Hals-Nasen-Ohren-Bereich
W. Ey

14.1 Allgemeine Regeln zur Ausführung der Lokalanästhesie — 522

14.2 Allgemeine Gesichtspunkte zur Prämedikation — 522

14.3 Spezielle Prämedikation — 522

14.4 Allgemeine Gesichtspunkte zur lokalen Infiltrations- und Leitungsanästhesie — 523

14.5 Allgemeine Gesichtspunkte zur Oberflächenanästhesie — 524

14.6 Lokal-Regional-Anästhesie im Nasen-, Nebenhöhlen- und Gesichtsbereich — 526

14.7 Lokalanästhesie im Bereich der Mundhöhle und des Pharynx — 538

14.8 Lokal-Regional-Anästhesie im Bereich von Hals, Larynx, Trachea und Ösophagus — 541

14.9 Lokalanästhesie im Bereich des Ohres — 547

14.1
Allgemeine Regeln zur Ausführung der Lokalanästhesie

Im HNO-Bereich sind einige Besonderheiten zu beachten. So dient die Oberflächenanästhesie nicht nur zur Schleimhautbetäubung bei operativen Eingriffen, sondern sie findet auch aus untersuchungstechnischen Gründen vielfache Anwendung in der täglichen Praxis des HNO-Arztes.

> Die Kombination von Oberflächenanästhesie und Infiltrationsanästhesie sowie auch von Allgemeinanästhesie ist möglich.

Oberflächenanästhesie und Infiltrationsanästhesie können entweder unabhängig voneinander oder ebenso in Kombination miteinander angewendet werden. Ebenfalls ist bei Anwendung einer Allgemeinanästhesie im HNO-Bereich häufig sowohl im Hinblick auf eine bessere Blutstillung als auch zur besseren Präparation die zusätzliche lokale Infiltrationsanästhesie mit einem zugesetzten Vasokonstriktor von Vorteil. Diese Kombination ist im Einzelfall mit dem Anästhesisten abzusprechen.

Der Operateur muss sich bewusst sein, dass mit jeder Lokalanästhesie Gefahren und Komplikationen verbunden sein können. Sicherheitsmaßnahmen sowie technische und organisatorische Voraussetzungen müssen bedacht und erfüllt sein.

> Eine Notfallausrüstung muss bei jeder Lokalanästhesie griffbereit sein. Hierzu gehören ein Ambubeutel mit Ruben-Ventil und eine Gesichtsmaske sowie die Möglichkeit der Sauerstoffzufuhr. Ein Intubationsbesteck und ein Absauggerät müssen vorhanden sein. Gleichfalls sollen ein i. v. zu verabreichendes Kurznakotikum und ein Succinylcholinpräparat bereit liegen sowie Adrenalin zur medikamentösen Reanimation.

Auch sind Grundkenntnisse der Pharmakologie und Toxizität der Lokalanästhetika erforderlich. Es darf hier auf die entsprechenden Kapitel in diesem Buch hingewiesen werden.

14.2
Allgemeine Gesichtspunkte zur Prämedikation

Die gezielte medikamentöse Vorbereitung des Patienten auf die Operation, die sog. Prämedikation, soll sedieren und damit eine Herabsetzung des Angstniveaus herbeiführen. Sie soll ihm eine zusätzliche Analgesie – ggf. auch postoperativ – gewähren, eine Hemmung der durch cholinerge Nerven ausgelöste Reflexe, d. h. besonders der vagovagalen, vermitteln und nach Möglichkeit eine toxische Wirkung der Lokalanästhetika vermeiden.

Die Prämedikation muss zeitgerecht vor der Operation erfolgen. Als allgemeine Regel kann gelten, dass bei subkutaner Anwendung des entsprechenden Pharmakons ca. 30–45 Minuten bis zum Wirkungseintritt benötigt werden, bei i. m. Verabreichung 15–30 Minuten, bei i. v. Applikation 2–5 Minuten. Auch sind heute orale Gaben möglich, diese sind ½–1 Stunde vor dem Eingriff zu verabreichen.

Bei der Zunahme ambulanter Eingriffe wird immer häufiger seitens des Operateurs oder des Anästhesisten, aber auch seitens des Patienten auf eine Prämedikation ganz verzichtet.

14.3
Spezielle Prämedikation

Ein verbindliches Schema für die Prämedikation kann nicht gegeben werden. Die Auswahl eines geeigneten Prämedikationsmittels muss sich danach richten, ob ein operativer Eingriff stationär oder ambulant, in Lokalanästhesie oder/und Narkose durchgeführt werden soll. Es sei daran erinnert, dass ein Operateur, der einen Eingriff in Lokal- oder Regionalanästhesie allein durchführt, auch für die Aufrechterhaltung und Überwachung der Vitalfunktionen verantwortlich ist.

Sedierung und Anxiolyse

Als Hauptziel einer guten Prämedikation wird heute die Anxiolyse angesehen. Erst in zweiter Linie sind die Analgesie und Vagolyse Aufgabe der Prämedikation. Pharmaka aus der Reihe der Benzodiazepine besitzen neben einer sedierenden und antikonvulsiven Eigenschaft eine deutliche anxiolytische Komponente.

> Aus der Stoffklasse der Benzodiazepine haben sich besonders das Midazolam (Dormicum), das Diazepam (Valium) und das Flunitrazepam (Rohypnol) bewährt. Diese Pharmaka können sowohl oral als auch parenteral appliziert werden. Die kürzeste Wirkungsdauer weist das Midazolam mit 1–3 Stunden auf.

> Für ambulante Eingriffe bei Kindern wird das Midazolam in einer Dosierung von 0,3–0,5 mg/kgKG oral bevorzugt eingesetzt, am besten in einer Mischung mit 3–5 ml Fruchtsaftkonzentrat als Geschmackskorrigens. Bei normalgewichtigen Erwachsenen wird Midazolam in einer Dosis von 2,5 mg i. v. – fraktioniert (!) – empfohlen.

Analgesie

Zusätzlich soll durch die Prämedikation die Schmerzschwelle heraufgesetzt werden. Auch wird dadurch weniger Lokalanästhetikum benötigt. Bewährt hat sich die i. v. Verabreichung des kurz wirksamen synthetischen Morphinderivats Alfentanil (Rapifen) in einer niedrigen Dosierung von 0,25–0,5 mg. Die gleichzeitige Anwendung von Midazolam und Analgetika aus der Morphinreihe sollte nur unter Überwachung der Kreislaufsituation und der Sauerstoffsättigung in Gegenwart eines Anästhesisten (Stand by) erfolgen.

Das früher häufig verwendete Dolantin wird heute praktisch nicht mehr zur Prämedikation benutzt.

Vagolyse

Auf eine routinemäßige Verabreichung von Atropin zur Prämedikation wird heute weitgehend verzichtet. Sollte es während eines Eingriffs zu vasovagalen Reaktionen im Sinne einer Bradykardie kommen, ist die unmittelbare Verabreichung von 0,25–0,5 mg Atropin ausreichend.

Die Kontraindikationen Hyperthyreose, Hyperexie und Tachyarrhythmie sind zu beachten. Das Glaukom stellt in der üblichen niedrigen Dosierung keine Kontraindikation dar.

> Es muss darauf hingewiesen werden, dass der Patient nach jeglicher Prämedikation, selbst nach ausschließlicher Atropingabe, nicht straßenverkehrstüchtig ist. Er sollte daher nicht ohne Begleitung die Klinik oder die Praxis verlassen, oder es muss der Transport nach Hause sichergestellt sein.

14.4 Allgemeine Gesichtspunkte zur lokalen Infiltrations- und Leitungsanästhesie

Für alle Eingriffe in der Lokalanästhesie gelten die Bedingungen einer operativen Desinfektion. Es ist darauf zu achten, dass ein ausreichend großes Feld desinfiziert wird, um eine gesicherte Abdeckung des Operationsgebietes zu gewährleisten. Da man in Gewebe injiziert, besteht immer die Gefahr der intravasalen Injektion des Anästhetikums. Besonders in gefäßreichen Gebieten soll man vor der Injektion aspirieren und prüfen, ob sich Blut in der Kanüle oder in der Spritze befindet.

Es ist zweckmäßig, den Patienten zur Durchführung der lokalen Infiltrations- oder Leitungsanästhesie hinzulegen, um einem plötzlichen Blutdruckabfall begegnen zu können; der Patient ist für das jeweilige Anästhesieverfahren so zu lagern, dass er entspannt für eine längere Zeit ruhig liegen kann!

Es ist evtl. auch zweckmäßig, vor Beginn der Lokalanästhesie einen i. v. Zugang zu legen, damit bei einer möglicherweise eintretenden Komplikation schnell ein geeignetes Mittel injiziert oder infundiert werden kann.

Technik

Infiltrationsanästhesie

Bei der Infiltrationsanästhesie werden die Hautäste der sensiblen Nerven im Operationsgebiet indirekt durch die Injektion des Lokalanästhetikums in die Kutis und Subkutis anästhesiert.

> Bei Allergieverdacht mit Anästhetikum eine Quaddel in die Kutis setzen und 2–3 Minuten beobachten!

Tritt in dieser Zeit keine starke Hautrötung im Bereich der Quaddelung auf, kann man davon ausgehen, dass keine Allergie gegen das angewendete Anästhetikum vorliegt.

Das weitere Vorgehen richtet sich nach dem geplanten operativen Eingriff. Für eine vorgesehene Hautinzision wird das Lokalanästhetikum in Richtung der Inzision in die Kutis und Subkutis, ggf. mit mehrfachen Einstichen, injiziert. Dann werden durch fächerförmige Injektionen die Gewebeschichten, die injiziert werden sollen, infiltriert. Gelangt man während der Operation in tiefer gelegene Gewebeschichten oder in zum primären Operationsgebiet benachbarte Regionen, so muss entsprechend nachanästhesiert werden. Auch dabei ist darauf zu achten, dass nicht versehentlich intravasal injiziert wird.

Kleine kutan oder subkutan gelegene Tumoren können für die Exzision in Lokalanästhesie auch umspritzt werden, d. h. die Infiltrationsanästhesie wird winkel- oder kreisförmig um den Tumor herum gelegt.

> Bei Abszessinzision intrakutane Quaddel auf Abszesskuppe setzen!

Die Technik der Lokalanästhesie, die bei den verschiedenen Eingriffen im HNO-Bereich ausgeführt wird, ist in den entsprechenden Kapiteln im Einzelnen beschrieben.

Leitungsanästhesie

Das Ziel der Leitungsanästhesie ist die Ausschaltung der sensiblen nervalen Versorgung der dem Haupt- oder Stammnerv zugeordneten Region. Die Leitungsanästhesie ist daher auch eine Regionalanästhesie.

Im Gegensatz zur Infiltrationsanästhesie wird bei der Leitungsanästhesie das Anästhetikum in den Nerv selbst oder doch in seine unmittelbare Nähe injiziert.

Da es sich bei den zugeordneten Nerven gerade im Kopfbereich vorwiegend um Hirnnerven handelt, die aus dem knöchernen Schädel austreten, wird die Leitungsanästhesie der Nerven meistens an diesen Nervenaustrittsstellen gesetzt. Es soll nicht in die knöcherne Durchtrittsstelle oder in den knöchernen Kanal, in dem die Hirnnerven zum Teil verlaufen, injiziert werden, da infolge der Kompression und Ischämie eine Schädigung des Nervs mit langwierigen Beschwerden eintreten kann. Ebenso muss durch vorherige Aspiration gesichert werden, dass keine intravasale Injektion in die den Nerv begleitenden Gefäße erfolgt.

Die im HNO-Bereich in Betracht kommende Leitungsanästhesie wird in den speziellen Kapiteln beschrieben.

Dosierung der Infiltrations- und Leitungsanästhetika

Mit der 1943 erfolgten Synthetisierung des Lidocains (Xylocain) wurden die Lokalanästhetika vom sog. Amidtyp eingeführt. Sie sollen gegenüber dem Procain (Novocain) im Verhältnis zwischen lokalanästhetischer Wirkung und Toxizität einen 5- bis 10-mal höheren Sicherheitsquotienten haben. Auch sollen praktisch keine Antigen-Antikörper-Reaktionen ausgelöst werden.

Zu der Amidgruppe gehören neben dem Lidocain (Xylocain) das Prilocain (Xylonest), das Mepivacain (Meaverin, Scandicain) und das Bupivacain (Carbostesin). Sie können jeweils mit und ohne Adrenalinzusatz zur Anwendung gelangen (Tab. 14.1).

> Der Zusatz eines Vasokonstriktors ist gerade in dem sehr stark mit Blutgefäßen versorgten Kopf-Hals-Gebiet sinnvoll. Eine Adrenalinkonzentration von 1 : 200 000 – das sind 0,005 mg Adrenalin in 1 ml Lokalanästhesielösung – wird für vertretbar gehalten. Eine Adrenalinhöchstdosis von 0,25 mg darf nicht überschritten werden; das entspricht 5 Tropfen der Suprareninlösung 1 : 1000.

14.5 Allgemeine Gesichtspunkte zur Oberflächenanästhesie

Das älteste Schleimhautoberflächenanästhetikum ist das 1884 erstmals von Koller (21) angewandte, von Jellinek (18) in die HNO-Heilkunde eingeführte und in den angelsächsischen Ländern sowie in den Niederlanden heute noch bevorzugte Cocain. 10-mal wirksamer, aber auch 2- bis 3-mal toxischer ist das Anfang der 30er Jahre synthetisch entwickelte Tetracain bzw. das Tetracain hydrochloricum. Ein weniger toxisches Oberflächenanästhetikum mit relativ gutem Wirkungsgrad stellt das 1946 von Löfgren u. Lundquist (28) entwickelte und von Ehrenberg (10) und Goldberg (13) sowie von Lundquist erprobte Lidocain (Xylocain) dar.

> Die Oberflächenanästhetika bewirken eine Schleimhautoberflächenanästhesie. Sie dienen sowohl der Herabsetzung der Schmerzempfindung als auch besonders der Dämpfung des Schluck-, Husten- und Niesreflexes bei diagnostischen wie therapeutischen Eingriffen.

Technik

Die Oberflächenanästhetika werden auf die Schleimhautoberfläche aufgebracht (Abb. 14.1). Man verwendet dazu auf Watteträgern aufgedrehte Wattebäusche, die mit der vorgesehenen Lösung des Oberflächenanästhetikums getränkt sind. Mit diesen Watteträgern wird die betreffende Schleimhautstelle bepinselt. Dieser Vorgang wird 2- bis 3-mal wiederholt, bis einerseits die Schleimhautreflexe (Niesreflex bzw. Würge- und Hustenreflex) ausgeschaltet sind und eine Berührungsunempfindlichkeit der Schleimhautoberfläche eingetreten ist.

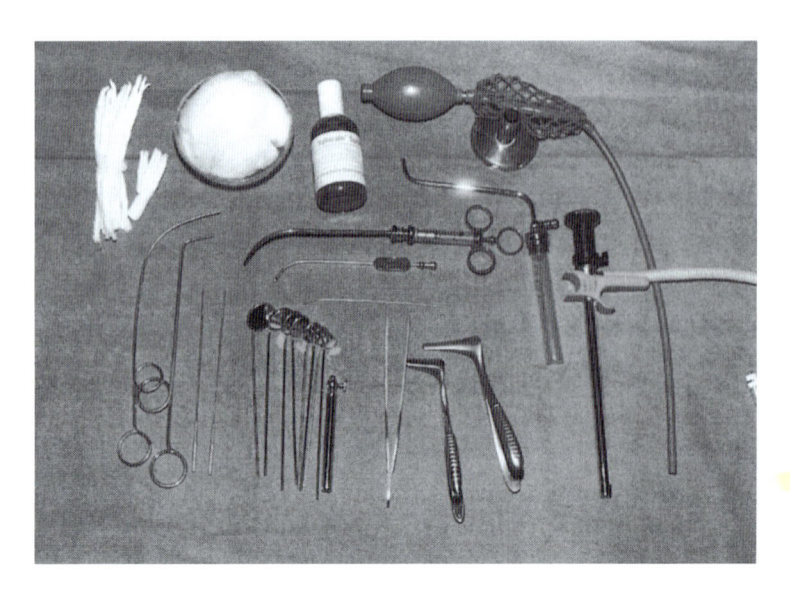

Abb. 14.1 Instrumentarium für die Schleimhautoberflächenanästhesie (aus Ey W. Lokalanästhesie – Regionalanästhesie im Hals-Nasen-Ohren-Bereich. In: Niesel HC, Hrsg. Regionalanästhesie – Lokalanästhesie – Regionale Schmerztherapie. Stuttgart: Thieme; 1994).
Obere Reihe von links nach rechts: verschieden große Spitztupfer, Watte, Xylocainspray, Kompressionsballon für Sprayglas.
Mittlere Reihe: Kehlkopfspritze, gebogene geknöpfte Kanüle für Nase und Nebenhöhlen, aufschraubbare Kanüle für Xylocainspray, Sprayglas mit aufwärts gebogener Kanüle für Anästhesie im Nasopharynx.
Untere Reihe von links nach rechts: gebogene Watteträger für Kehlkopf und Nasopharynx, gerade Watteträger, Kehlkopf- und Nasopharynxspiegel verschiedener Größe mit Haltegriff, Bajonettpinzette, Nasenspecula, Lupenlaryngoskop mit Kaltlichtanschluss.

14.5 Allgemeine Gesichtspunkte zur Oberflächenanästhesie

Tabelle 14.1 Die wichtigsten Lokalanästhetika und ihre Anwendung im HNO-Bereich (erhöhte Resorptionszone). Es ist die meistens reduzierte Grenzdosis zu beachten!

Substanz (Präparat)	Klinische Anwendung (HNO)	Konzentration	Wirkungsdauer	Empfohlene Grenzdosis	Bemerkungen
Amidgruppe:					
Lidocain (Xylocain)	Oberflächenanästhesie	4 %	5–15 min	200 mg = 5 ml ≅ 20 Sprühstöße	Adrenalinzusatz *nicht* erforderlich
	Infiltrationsanästhesie	0,5–1 %	60–120 min	200/500 mg 40/100 ml	mit Adrenalinzusatz (max. 0,25 mg der Lösung (1:1000 ≅ 5 Tropfen)
	Leitungsanästhesie	1 %	–120 min	20/50 ml	ohne/mit Adrenalinzusatz
Prilocain (Xylonest)	(keine Oberflächenanästhesie)				
	Infiltrationsanästhesie	0,5–1 %	90–180 min	300/600 mg 60/120 ml	mit Adrenalinzusatz (max. 0,25 mg der Lösung (1:1000 ≅ 5 Tropfen)
	Leitungsanästhesie	1 %	–180 min	300/600 mg = 30/60 ml	ohne Adrenalinzusatz
Mepivacain (Meaverin, Scandicain)	(keine Oberflächenanästhesie)				
	Infiltrationsanästhesie	0,5–1 %	90–180 min	200/500 mg 60/100 ml	ohne/mit Adrenalinzusatz (max. 0,25 mg der Lösung (1:1000 ≅ 5 Tropfen)
	Leitungsanästhesie	1 %	120–180 min	300/500 mg = 30/50 ml	ohne/mit Adrenalinzusatz
Bupivacain (Carbostesin)	(keine Oberflächenanästhesie)				
	Infiltrationsanästhesie	0,25 %	> 240 min	75/150 mg 30 ml	mit und ohne Adrenalinzusatz (gleiche maximale Einzeldosis)
	Leitungsanästhesie	0,25 (0,5) %	180–240 min	75/150 mg = 30/60 ml	ohne Adrenalinzusatz
Estergruppe:					
Procain (Novocain)	(keine Oberflächenanästhesie); für Infiltrationsanästhesie im HNO-Bereich nicht mehr genutzt, lediglich vereinzelt therapeutisch				
	Infiltrationsanästhesie	1 %	45–90 min	600 mg ≅ 60 ml	mit Adrenalinzusatz (max. 0,25 mg der Lösung (1:1000 ≅ 5 Tropfen)
	Leitungsanästhesie	1–2 %	45–60 min	500 mg = 50 bzw. 25 ml	ohne Adrenalinzusatz
Tetracain	Oberflächenanästhesie (für Infiltrationsanästhesie im HNO-Bereich nicht geeignet)	0,5–2 %	> 30 min	20 (bis 40) mg = 4 (8) bzw. 1 (2) ml	Adrenalinzusatz der Lösung 1:1000 möglich, 2 Tropfen auf 5 ml Pantocain 1 %ig, *nicht* bei *intratrachealer* und *intrabronchialer* Oberflächenanästhesie

14 Lokal-Regional-Anästhesie im Hals-Nasen-Ohren-Bereich

Man kann auch Gazestreifen, besonders in Form von sog. Spitztupfern, verwenden, die mit dem Oberflächenanästhetikum befeuchtet und auf die Schleimhaut aufgelegt werden. Dabei ist jedoch darauf zu achten, dass diese Tupfer nicht verschluckt oder aspiriert werden können.

Das Oberflächenanästhetikum kann auch mit Hilfe einer Sprayeinrichtung auf die betreffende Schleimhautregion aufgesprüht werden, ebenso ist das Benetzen bestimmter Schleimhautabschnitte durch Aufträufeln des Oberflächenanästhetikums mit einer Spritze möglich. Diese Technik wird besonders bei der Oberflächenanästhesie des Kehlkopfs angewendet (S. 546). Dabei – wie auch bei Verwendung eines Sprays – muss ganz besonders sorgfältig auf die Einhaltung der Grenzdosis geachtet werden (S. 525). Es empfiehlt sich der Zusatz von 1–2 Tropfen Suprarenin der Lösung 1:1000 (S. 524).

Dosierung der Oberflächenanästhetika

Tetracain gelangt als Oberflächenanästhetikum in einer 0,5-, 1- und 2%igen Lösung zur Anwendung. Die Maximaldosis von Tetracain beträgt 0,02 mg. Diese ist somit in 4 ml einer 0,5%igen, in 2 ml einer 1%igen und in 1 ml (!) einer 2%igen Lösung enthalten. Mit Adrenalinzusatz von 2 Tropfen einer Suprareninlösung 1:1000 auf 2 ml einer 1%igen oder 1 ml einer 2%igen Tetracainlösung kann die Resorption verzögert und somit die Intoxikationsgefahr verringert werden.

Die angegebene Maximaldosis bezieht sich auf die totale Resorption des Tetracains. Die klinische Toleranz hängt wesentlich von der Geschwindigkeit ab, mit der die Resorption am Applikationsort erfolgt. Aus der klinischen Erfahrung wissen wir, dass bei einer Oberflächenanästhesie, z. B. der Nasen- oder der Rachen-Kehlkopf-Schleimhaut, häufig die benötigte Menge der Tetracainlösung größer ist als die angegebenen Grenzdosen. Hier spielen sicher der Schleimfilm auf der zu anästhesierenden Schleimhautoberfläche sowie die Applikationsart mit Hilfe von Wattebäuschen und die Applikationszeit eine Rolle.

Bei Xylocain beträgt die Höchstdosis 0,2 g, das entspricht 5 ml der 4%igen Lösung. Ein Adrenalinzusatz ist in der Regel nicht erforderlich. Benutzt man zur Schleimhautoberflächenanästhesie eine Sprühflasche, so wird die Maximaldosis für das Xylocain nach ca. 20 Sprühstößen erreicht. Für die Durchführung einer Bronchoskopie in Schleimhautoberflächenanästhesie ist die benötigte Menge der 4%igen Xylocainlösung in der Regel größer, der Verbrauch kann bis 10 ml betragen. Es ist dann allerdings zu empfehlen, der Xylocainlösung 2–3 Tropfen einer Suprareninlösung 1:1000 zuzusetzen.

14.6 Lokal-Regional-Anästhesie im Nasen-, Nasennebenhöhlen- und Gesichtsbereich

Anatomie und nervale Versorgung der Nase

Bezüglich der klassischen Anatomie der äußeren und der inneren Nase (Abb. 14.2–14.4) darf auf die einschlägigen anatomischen Handbücher und Atlanten so-

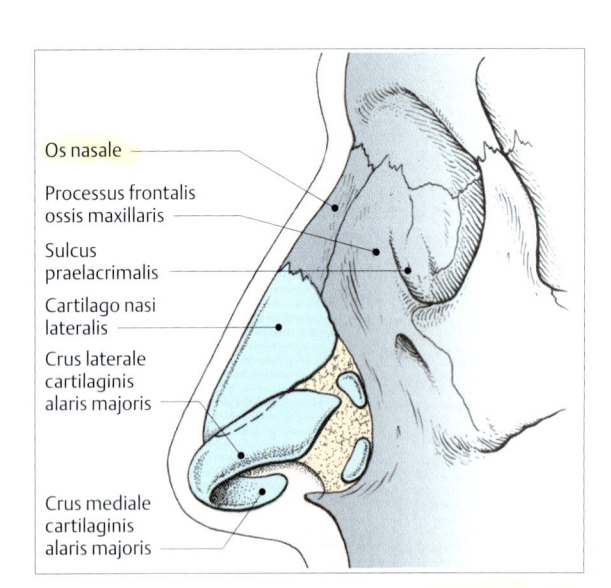

Abb. 14.2 Anatomie der knöchernen und knorpeligen äußeren Nase (aus Ey W. Lokalanästhesie – Regionalanästhesie im Hals-Nasen-Ohren-Bereich. In: Niesel HC, Hrsg. Regionalanästhesie – Lokalanästhesie – Regionale Schmerztherapie. Stuttgart: Thieme; 1994).

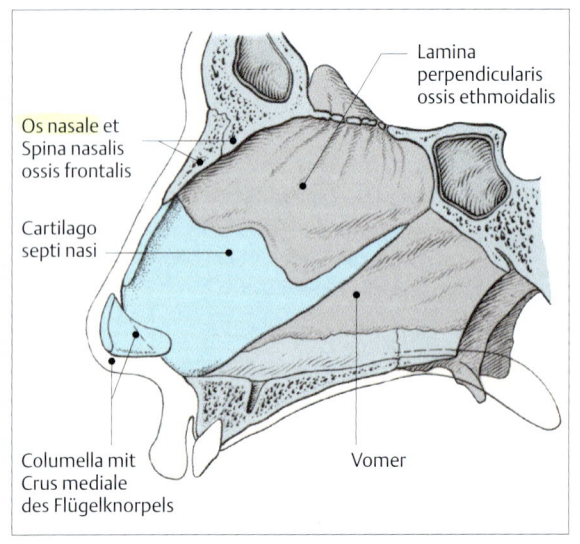

Abb. 14.3 Anatomie des Septum nasi, Seitenansicht (aus Ey W. Lokalanästhesie – Regionalanästhesie im Hals-Nasen-Ohren-Bereich. In: Niesel HC, Hrsg. Regionalanästhesie – Lokalanästhesie – Regionale Schmerztherapie. Stuttgart: Thieme; 1994).

wie auf die speziellen Operationslehren hingewiesen werden (3, 6, 7, 9, 27, 29, 32 u. a.).

> **Die arterielle Gefäßversorgung** der äußeren und der inneren Nase stammt sowohl aus der A. carotis externa als auch aus der A. carotis interna.

Die nervale Versorgung der äußeren Nase ist eine sensible und motorische. Im Bereich der inneren Nase kommt zur sensiblen noch eine vegetative nervale Versorgung hinzu. Die sensible Versorgung der inneren und äußeren Nase erfolgt praktisch nur durch den N. trigeminus.

An der äußeren Nase (Abb. 14.5) wird die Haut im Bereich der Nasenwurzel und des seitlichen Nasenabhangs über den N. supratrochlearis und den N. infratrochlearis aus dem N. ophthalmicus (V_1) versorgt, der Nasenrücken bis zur Nasenspitze vom R. nasalis externus aus dem N. ethmoidalis anterior. Der R. nasalis externus tritt etwa an der Knorpel-Knochen-Grenze zwischen Nasenbein (Os nasale) und Lateralknorpel (Cartilago nasi lateralis) nach außen. Die seitlichen Nasenhautpartien mit den Nasenflügeln, der Kolumella und dem Oberlippenbereich werden über Äste des N. infraorbitalis des 2. Trigeminusastes versorgt.

In der inneren Nase (Abb. 14.6) werden die vorderen Septumabschnitte und die laterale Nasenwand bis in Höhe der vorderen Muschelansätze über die Rr. nasales interni laterales und mediales aus dem N. ethmoidalis anterior sensibel innerviert. Die dorsalen Abschnitte des Septums und die Schleimhäute im Bereich des oberen und mittleren Nasenganges erhalten ihre nervale Versorgung über die Rr. nasales posteriores superiores mediales et laterales aus dem 2. Trigeminusast, dem N. maxillaris. Diese Rami ziehen durch das Ganglion pterygopalatinum und treten durch das Foramen sphenopalatinum in die Nasenhöhle ein. Auch der N. nasopalatinus scarpae kommt aus dem Ganglion pterygopalatinum und versorgt noch Teile des Septums. Er tritt durch den Canalis incisivus zum Gaumen durch und ist hier für die Sensibilität der Gaumenschleimhaut verantwortlich.

Die vegetative nervale Versorgung der inneren Nase erfolgt über efferente und afferente Bahnen des Sympathikus und des Parasympathikus. Die parasympathischen Fasern kommen aus dem Hirnstamm und ziehen über den Truncus facialis zum Ganglion geniculi und von dort über den N. petrosus major zum Ganglion pterygopalatinum. Im N. canalis pterygoidei treffen die sympathischen Nervenfasern, die über die A. carotis interna zum N. petrosus profundus gelangt sind, mit den parasympathischen Nervenfasern zusammen und bilden den N. canalis pterygoidei sive Vidiani, der die sympathische Versorgung besonders im Bereich der Nasenmuscheln übernimmt. Sowohl Sympathikus als auch Parasympathikus haben afferente Bahnen. Das Auftreten bestimmter Kopfschmerzsyndrome wie der Sluder-Neuralgie steht wahrscheinlich mit diesen afferenten Bahnen in Verbindung.

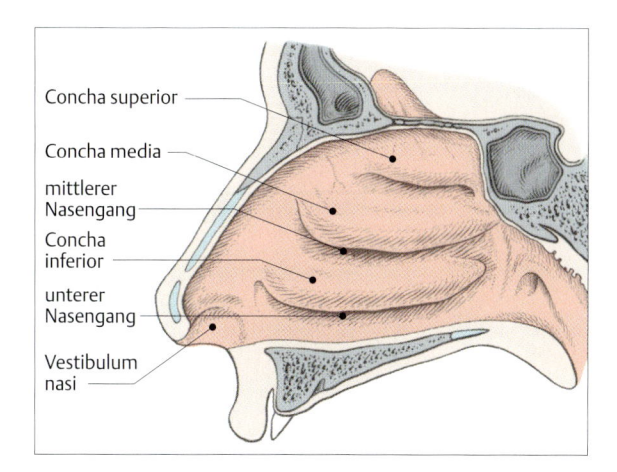

Abb. 14.4 Anatomie der lateralen Nasenwand, Seitenansicht, klinische Darstellung (aus Ey W. Lokalanästhesie – Regionalanästhesie im Hals-Nasen-Ohren-Bereich. In: Niesel HC, Hrsg. Regionalanästhesie – Lokalanästhesie – Regionale Schmerztherapie. Stuttgart: Thieme; 1994).

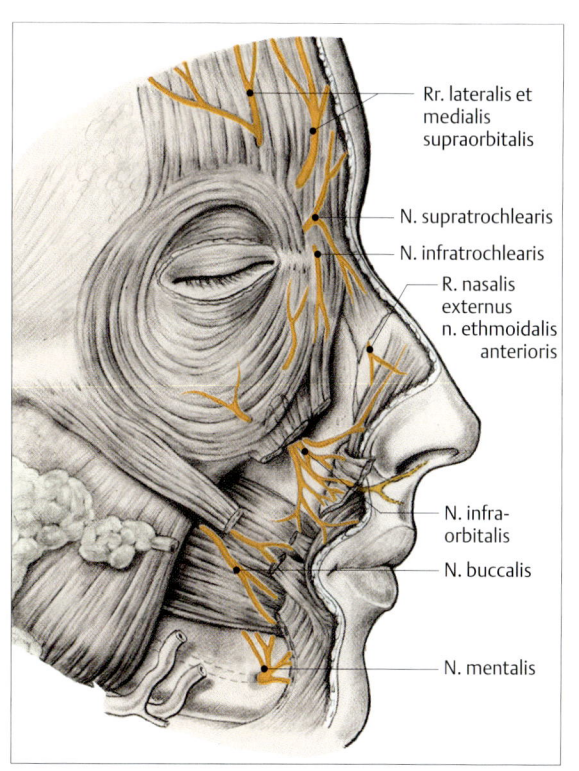

Abb. 14.5 Nervale Versorgung der äußeren Nase (aus Ey W. Lokalanästhesie – Regionalanästhesie im Hals-Nasen-Ohren-Bereich. In: Niesel HC, Hrsg. Regionalanästhesie – Lokalanästhesie – Regionale Schmerztherapie. Stuttgart: Thieme; 1994).

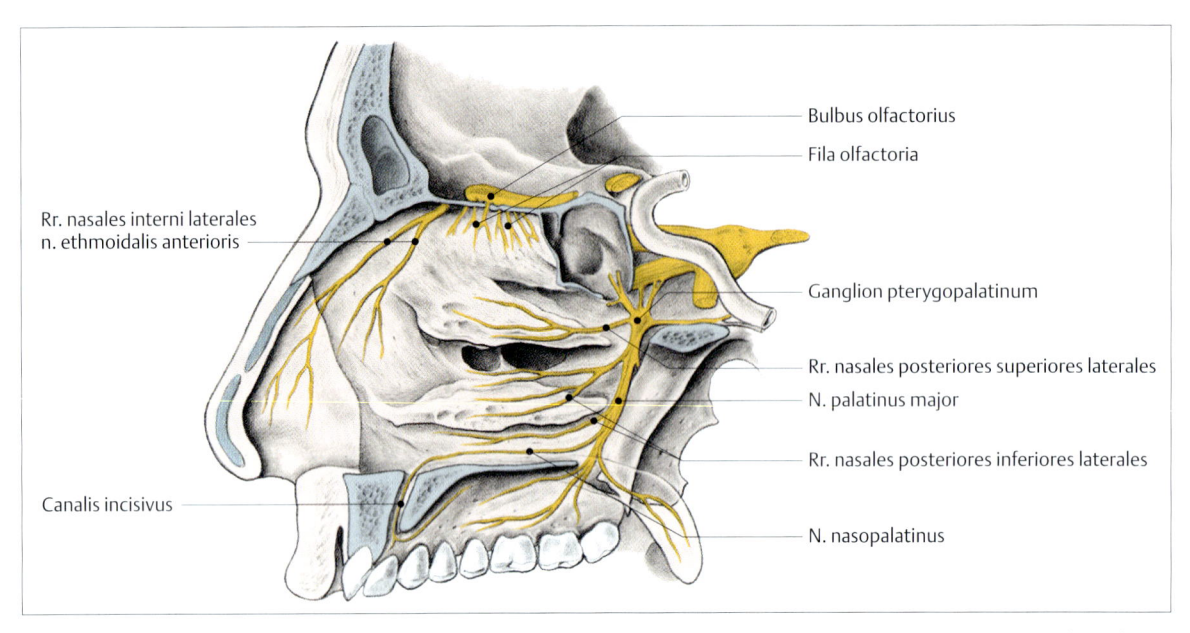

Abb. 14.6 Nervale Versorgung der inneren Nase, Seitenansicht der lateralen Nasenwand (aus Ey W. Lokalanästhesie – Regionalanästhesie im Hals-Nasen-Ohren-Bereich. In: Niesel HC, Hrsg. Regionalanästhesie – Lokalanästhesie – Regionale Schmerztherapie. Stuttgart: Thieme; 1994).

Technik der Lokalanästhesie im Bereich der Nase

Oberflächenanästhesie in der Nase

Die Indikation zur Oberflächenanästhesie ist als vorbereitende Maßnahme für jeden operativen Eingriff im Bereich der inneren Nase anzusehen, der in Lokalanästhesie durchgeführt werden soll. Sie ist auch für die diagnostische Nasenendoskopie zu empfehlen.

Die Oberflächenanästhesie kommt auch dann in Betracht, wenn z. B. bei Epistaxis eine Nasentamponade gelegt werden muss. Sie ist ferner indiziert bei kleinen Eingriffen innerhalb der Nasenhaupthöhle, wie z. B. bei der Verschorfung eines blutenden Gefäßes, der Abtragung einzelner Nasenpolypen, der Entfernung von Fremdkörpern aus der Nasenhöhle oder bei der Versorgung von frischen Verletzungen des knöchernen oder knorpeligen Nasengerüsts.

Die Schleimhautoberflächenanästhesie in der Nasenhöhle kann mit 1–2 Spraystößen einer 1%igen Tetracainlösung mit Suprareninzusatz oder einem Xylocainspray eingeleitet werden. Man kann auch Gazetupfer oder Wattetäger benutzen (S. 524). Zunächst wird die Schleimhaut der Nasenhaupthöhle anästhesiert, anschließend führt man eine topische Oberflächenanästhesie durch (Abb. 14.7). Dabei wird ein mit dem Oberflächenanästhetikum getränkter Wattetäger in der Nasenhöhle dicht unter dem Nasenrücken eingelegt, wodurch die Endäste der Rr. nasales mediales aus dem N. ethmoidalis anterior anästhesiert werden. Ein zweiter Wattetäger, der in den mittleren Nasengang eingeschoben wird, soll eine Anästhesie im Versorgungsgebiet der Rr. nasales posteriores laterales bewirken. Der Wattetäger liegt richtig, wenn sein Stiel dem oberen Rand des Nasenloches gewissermaßen selbsthaltend anliegt.

Infiltrationsanästhesie der Nase

Die Infiltrationsanästhesie im Bereich der Nase kann eine umschriebene lokale Infiltrationsanästhesie oder eine sog. topische Lokalanästhesie sein. Dabei infiltriert

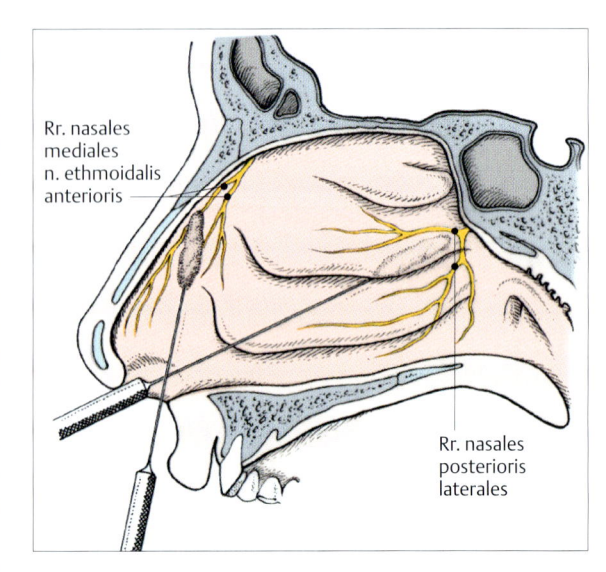

Abb. 14.7 Topische Oberflächenanästhesie der Nase (aus Ey W. Lokalanästhesie – Regionalanästhesie im Hals-Nasen-Ohren-Bereich. In: Niesel HC, Hrsg. Regionalanästhesie – Lokalanästhesie – Regionale Schmerztherapie. Stuttgart: Thieme; 1994).

14.6 Lokal-Regional-Anästhesie im Nasen-, Nasennebenhöhlen- und Gesichtsbereich

man das Lokalanästhetikum an bestimmte Stellen, an denen man entsprechende, die Gegend versorgende Nerven erreicht oder von denen aus man eine bestimmte Region der Nase während des operativen Eingriffs sensibel ausschalten kann.

Die sog. topische Infiltrationsanästhesie der Nase ist besonders für die korrektive Rhinoplastik und für die plastische Septumkorrektur geeignet. Sie kann aber auch für isolierte Eingriffe an der Nase in entsprechender Abwandlung oder Ergänzung benutzt werden und ist in vielen Fällen zur Versorgung frischer Verletzungen des Nasengerüstes geeignet. Die Schleimhautoberflächenanästhesie wird jeweils vorgeschaltet.

> Bei der topischen Infiltrationsanästhesie der Nase gilt der Grundsatz, dass man möglichst wenig Lokalanästhesielösung an die verschiedenen Topi injizieren soll, um eine zu starke Konturverwischung zu vermeiden. Jeder Operateur entwickelt im Laufe der Zeit eine eigene Injektionstechnik.

Die wichtigsten Topi sollten jedoch Berücksichtigung finden (Abb. 14.8). So kann man die Infiltrationsanästhesie etwa in der Nasenflügelfurche beginnen und von hier aus die Nasenbasis durch horizontales Vorschieben der Nadel anästhesieren. Von dem Einstich in der Nasenflügelfurche kann man durch entsprechende Ausrichtung der Kanüle auch die Gegend des Foramen infraorbitale erreichen und sogar bis zum inneren Kanthus gelangen. Die Anästhesie dieser beiden Regionen kommt ebenso bei der lateralen und transversalen Osteotomie im Rahmen der korrektiven Rhinoplastik zur Anwendung.

Den Nasenrücken, d. h. besonders auch die Gegend des Austritts des R. nasalis externus (S. 527), erreicht man vom Nasenvestibulum aus durch Einstich der Kanüle unmittelbar oberhalb des kaudalen Randes des Lateralknorpels. Dabei wird gleichzeitig die Anästhesie für die bei Rhinoplastik gebräuchlichen inter- oder intrakartilaginären Zugangsinzisionen bewirkt.

Das Gebiet des kandalen Septums, der Kolumella und der Nasenspitze erreicht man durch Injektion vom Septum membranaceum aus. Das Septum nasi selbst ist nach vorheriger sorgfältiger Oberflächenanästhesie und nach der beschriebenen topischen Infiltrationsanästhesie ausreichend anästhesiert, eine zusätzliche Infiltration des Mukoperichondriums ist nicht erforderlich. Lediglich die Gegend der Spina nasalis anterior sollte noch infiltriert werden.

Bei vorgesehener Korrektur der Nasenflügelknorpel empfiehlt es sich, entlang des Nasenflügelrandes und in der den Nasenflügel deckenden Vestibulumhaut zusätzlich eine lokale Infiltrationsanästhesie vorzunehmen, um bessere Bedingungen für die präparatorische chirurgische Arbeit an den Nasenflügelknorpeln zu schaffen.

Auch rekonstruktive rhinoplastische Maßnahmen lassen sich bei entsprechender psychischer Führung und ausreichender Prämedikation (S. 522 ff.) in Lokalanästhesie ausführen. Eine generelle Regelung kann nicht aufgestellt werden. Man muss sich nach den Befunden und Gegebenheiten richten, die Anlass zur Ausführung einer rekonstruktiven Rhinoplastik sind.

Bei Verwendung eines Stirnlappens kann die lokale Infiltrationsanästhesie mit einer zusätzlichen Leitungsanästhesie des N. supraorbitalis kombiniert werden.

Bei umfangreichen tumorchirurgischen Eingriffen im Bereich der Nase mit anschließenden plastisch-rekonstruktiven Maßnahmen wird allerdings der Allgemeinanästhesie mit orotrachealer Intubation der Vorzug zu geben sein.

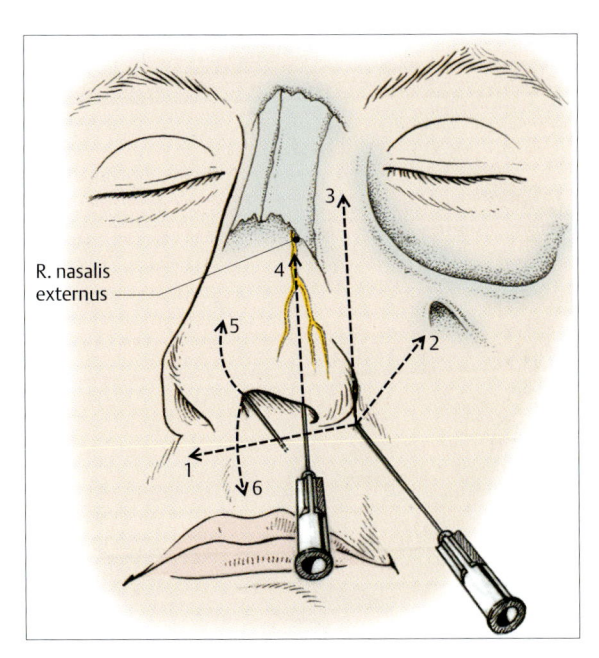

Abb. 14.8 Topische Infiltrationsanästhesie der Nase (z. B. für die Septorhinoplastik) (aus Ey W. Lokalanästhesie – Regionalanästhesie im Hals-Nasen-Ohren-Bereich. In: Niesel HC, Hrsg. Regionalanästhesie – Lokalanästhesie – Regionale Schmerztherapie. Stuttgart: Thieme; 1994).
1 Anästhesie der Nasenbasis,
2 Anästhesie im Bereich des Foramen infraorbitale,
3 Anästhesie der Nasenwurzel im Bereich der Nn. infra- und supratrochleares,
4 Anästhesie des R. nasalis externus,
5 Anästhesie im Bereich des Septum membranaceum,
6 Anästhesie vor der Spina nasalis anterior.

Anatomie und nervale Versorgung der Nasennebenhöhlen

Bezüglich der anatomischen Details der Nasennebenhöhlen darf wiederum auf die anatomische und otorhinolaryngologische Fachliteratur hingewiesen werden (3, 6, 7, 9, 27, 29, 32 u. a.). Hier sei erwähnt, dass alle Nasennebenhöhlen (Abb. 14.9) mit einem Mukoperiost ausgekleidet sind, das auf neurovegetative und vaskuläre Steuerungsmechanismen reagiert.

14 Lokal-Regional-Anästhesie im Hals-Nasen-Ohren-Bereich

Die nervale Versorgung der Nasennebenhöhlen erfolgt sensibel hauptsächlich über den N. maxillaris und den N. ophthalmicus, d. h. über den 1. und 2. Ast des N. trigeminus.

Die Kieferhöhle (Abb. 14.**10**) wird von den Rr. alveolares superiores posterior, medius et anterior aus dem N. infraorbitalis versorgt, der aus dem N. maxillaris (V_2) hervorgeht.

Der N. infraorbitalis gibt diese Äste allerdings schon vor seinem Austritt aus dem Foramen infraorbitale ab!

Das Siebbein wird von den Nn. ethmoidales anterior et posterior aus dem N. nasociliaris, einem Ast des N. ophthalmicus (V_1), versorgt. Die dorsalen Abschnitte des Siebbeins und die Keilbeinhöhle werden zusätzlich noch von Ästen des N. maxillaris (V_2) innerviert.

Die Stirnhöhle erhält die nervale Versorgung aus dem N. ethmoidalis anterior und aus dem N. supraorbitalis, einem Ast des N. frontalis, der wie der N. ethmoidalis anterior aus dem N. ophthalmicus (V_1) kommt.

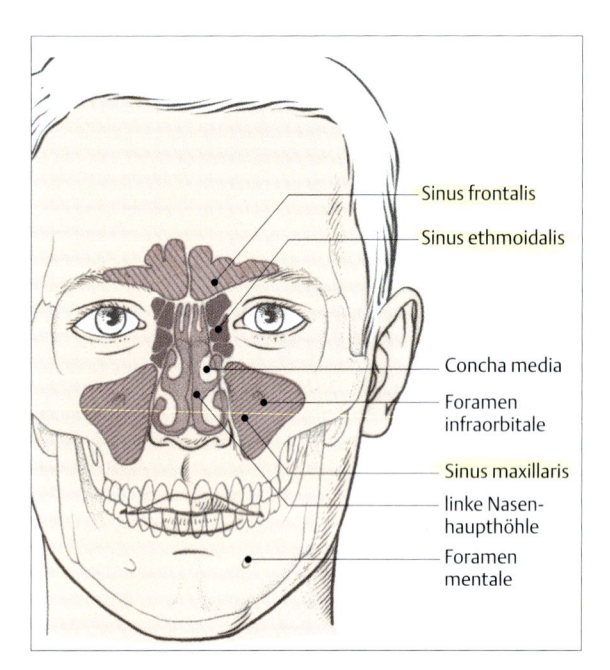

Abb. 14.**9** Sagittalprojektion der Nasennebenhöhlen, von vorn gesehen (aus Ey W. Lokalanästhesie – Regionalanästhesie im Hals-Nasen-Ohren-Bereich. In: Niesel HC, Hrsg. Regionalanästhesie – Lokalanästhesie – Regionale Schmerztherapie. Stuttgart: Thieme; 1994).

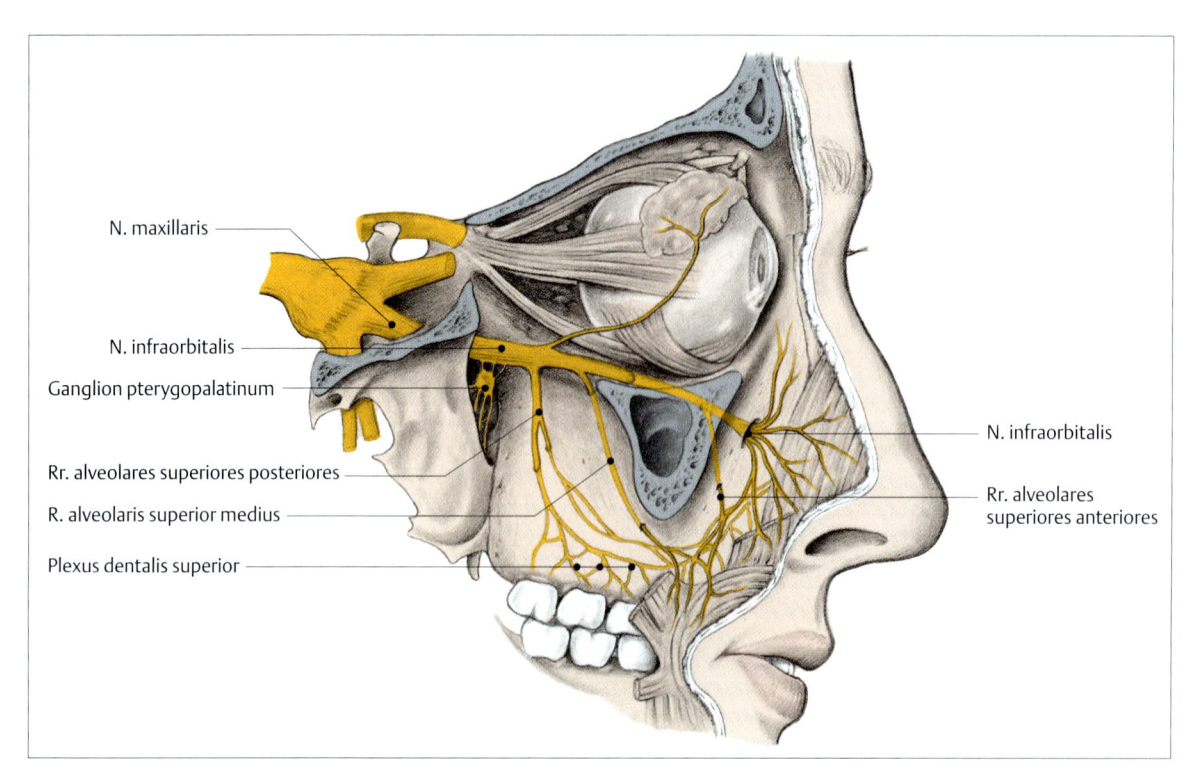

Abb. 14.**10** Nervale Versorgung der rechten Kieferhöhle und des Oberkiefers (aus Ey W. Lokalanästhesie – Regionalanästhesie im Hals-Nasen-Ohren-Bereich. In: Niesel HC, Hrsg. Regionalanästhesie – Lokalanästhesie – Regionale Schmerztherapie. Stuttgart: Thieme; 1994).

Technik der Lokal-Regional-Anästhesie im Bereich der Nasennebenhöhlen

Die Lokal- und Regionalanästhesie im Bereich der Nasennebenhöhlen kann bei allen entzündlichen Erkrankungen der Nasennebenhöhlen, in geringerem Umfang auch bei Tumorveränderungen und bei einem großen Teil der zentralen und zentrolateralen Mittelgesichtsverletzungen durchgeführt werden. Voraussetzung ist eine geeignete, wirksame Prämedikation (S. 522 ff.).

> Die Lokalanästhesie im Nasennebenhöhlenbereich ist in der Regel eine Kombination von Schleimhautoberflächenanästhesie und lokaler Infiltrations- und/oder Leitungsanästhesie.

Oberflächenanästhesie im Bereich der Nasennebenhöhlen

Eine alleinige Oberflächenanästhesie für den Bereich der mit Schleimhaut ausgekleideten Nasennebenhöhlen kommt praktisch nur im Rahmen diagnostischer Eingriffe wie der Nasenendoskopie sowie für die endonasale Punktion der Kieferhöhle und der Keilbeinhöhle und für die endonasale Sondierung der Stirnhöhle in Betracht.

Die Oberflächenanästhesie, die für die genannten Maßnahmen angewendet wird, entspricht im Wesentlichen der Schleimhautoberflächenanästhesie, wie sie bei der Nase beschrieben ist (S. 528).

Bei einem Eingriff im unteren Nasengang – z. B. bei endonasaler Punktion der Kieferhöhle – wird der mit dem Oberflächenanästhetikum getränkte Watteträger unter Leitung des Auges, d. h. mit Hilfe einer Stirnlampe und eines Nasenspekulums, in den unteren Nasengang unter die untere Muschel eingebracht. Hier wird die Schleimhaut der lateralen Nasenwand anästhesiert.

Für die Endoskopie bzw. Punktion der Keilbeinhöhle auf endonasalem Weg führt man die Schleimhautoberflächenanästhesie der Nasenhöhle und des mittleren Nasenganges durch (S. 528 ff.). Für die Endoskopie und/oder Sondierung des Stirnhöhlenzuganges muss man die Schleimhautoberflächenanästhesie im Bereich der vorderen Nasenhöhle und der kranialen Abschnitte des Nasenseptums, der mittleren Muschel und des mittleren Nasenganges vornehmen, was wiederum am besten mit Hilfe eines an einem Watteträger befestigten, mit Oberflächenanästhetikum und einem Vasokonstriktorzusatz getränkten Wattebausches unter Leitung des Auges geschieht, da ein Spray diese zu anästhesierende Region meistens nicht erreicht.

> Wenn man einen mit dem Oberflächenanästhetikum getränkten Gazestreifen, z. B. in Form eines Spitztupfers, für einige Minuten im mittleren Nasengang belässt, kann man auch die für die Sondierung bzw. Endoskopie des Stirnhöhlen-Nasen-Zugangs gelegentlich erforderliche Abspreizung der mittleren Muschel nach medial vornehmen!

Infiltrationsanästhesie im Bereich der Nasennebenhöhlen

Bei der Infiltrationsanästhesie im Nasennebenhöhlenbereich muss man unterscheiden, ob es sich um einen endonasalen operativen Eingriff handelt oder ob die Nasennebenhöhlenoperation von außen bzw. transoral durchgeführt wird. Die endonasalen wie die transoralen Eingriffe erfordern immer eine vorausgehende Oberflächenanästhesie der Schleimhaut im Bereich der Nasenhaupthöhle, bei transoralem Vorgehen auch des Mundvorhofs.

Lokalanästhesie bei der Kieferhöhlenoperation

Bei der endonasalen Kieferhöhlenoperation unterscheidet man einen infraturbinalen und einen supraturbinalen Zugang. Bei dem infraturbinalen Zugang – Fensterung der Kieferhöhle im unteren Nasengang – erfolgt die Infiltrationsanästhesie zunächst im Vestibulum nasi in der Gegend der ventralen Kante der Apertura piriformis, dann am Ansatz des Kopfes der unteren Nasenmuschel und im Mukoperiost der lateralen Nasenwand im unteren Nasengang. Geeignet ist hierfür ein 1%iges Lokalanästhetikum, das im Fertigpräparat einen Adrenalinzusatz enthält (S. 525). Für die lokale Infiltration im Bereich des Vestibulum nasi, des Ansatzes der unteren Muschel und der lateralen Nasenwand werden in der Regel nicht mehr als 2 ml benötigt.

Hat man die Kieferhöhle durch Anlegen eines Fensters im unteren Nasengang eröffnet, kann man vor Ausräumung der erkrankten Kieferhöhlenschleimhaut durch Einbringen eines Oberflächenanästhetikums eine Anästhesie der Kieferhöhlenschleimhaut herbeiführen.

Bei dem supraturbinalen Zugang zur Kieferhöhle im mittleren Nasengang wird nach entsprechender Oberflächenanästhesie der Nasenhaupthöhle zunächst das Vestibulum nasi infiltriert, um Schmerzen bei dem erforderlichen Aufspreizen des Nasenspekulums zu verhindern. Nach Abdrängen der mittleren Muschel nach medial wird im Bereich des mittleren Nasenganges die Region des Processus uncinatus an der lateralen Nasenwand infiltriert. Auch in das Septum nasi kann in dieser Ebene ein Lokalanästhetikum mit Vasokonstriktor injiziert werden. Im Bereich des Tuberculum septi sollte man allerdings mit der Injektion vorsichtig sein, da hier Schwellgewebe (Intumescentia septi nasi) mit der Gefahr der raschen Resorption lokalisiert ist.

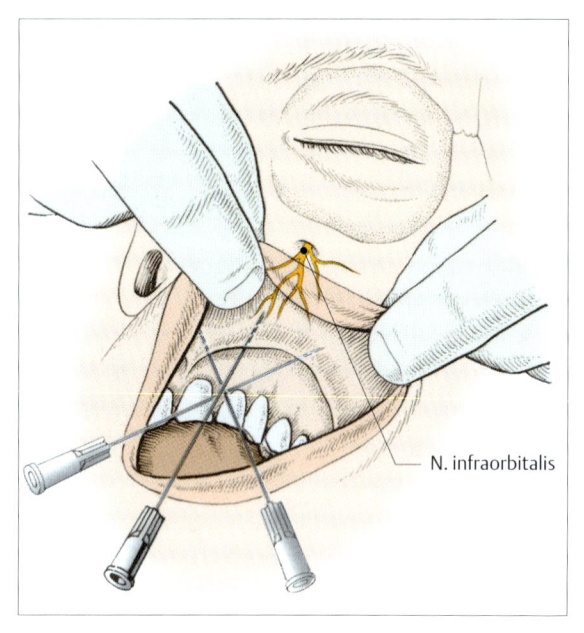

Abb. 14.11 Lokale Infiltrationsanästhesie für die transorale Kieferhöhlenoperation (aus Ey W. Lokalanästhesie – Regionalanästhesie im Hals-Nasen-Ohren-Bereich. In: Niesel HC, Hrsg. Regionalanästhesie – Lokalanästhesie – Regionale Schmerztherapie. Stuttgart: Thieme; 1994).

Wird die Kieferhöhle auf transoralem Weg operiert, erfolgt nach Schleimhautoberflächenanästhesie im Mundvorhof die Infiltrationsanästhesie in diesem Bereich (Abb. 14.11). Ein weiteres Infiltrationsdepot setzt man bis in das Periost der Fossa canina. Es kann ein 0,5- oder auch ein 1%iges Lokalanästhetikum mit Adrenalinzusatz verwendet werden.

> Eine Leitungsanästhesie des N. infraorbitalis bringt keine Vorteile, da die Auskleidung der Kieferhöhle dadurch nicht anästhesiert wird (S. 530)!

Ist die Kieferhöhle über ein Knochenfenster in der Fossa canina eröffnet, wird das zu entfernende Kieferhöhlenmukoperiost mit dem Lokalanästhetikum im Bereich der Kieferhöhlenwandungen infiltriert. Auch hierbei empfiehlt es sich, zuvor durch das angelegte Knochenfenster ein Oberflächenanästhetikum auf die Kieferhöhlenschleimhaut aufzubringen. Dies kann z. B. mit Hilfe eines getränkten Gazetupfers geschehen. Man muss allerdings darauf achten, dass der Tupfer nicht zu stark mit dem Oberflächenanästhetikum durchtränkt ist, um bei einer relativ großen Schleimhautoberfläche eine Überdosierung zu vermeiden.

Bei Anlegen des Fensters zum unteren Nasengang ist es zweckmäßig, das Mukoperiost der lateralen Nasenwand im Bereich des Fensters mit dem Lokalanästhetikum zu infiltrieren. Dies ist nach Wegnahme des entsprechenden Knochenareals über die eröffnete Kieferhöhle möglich. Zusätzlich sollte der zugehörige untere Nasengang von endonasal mit einer Schleimhautoberflächenanästhesie bedacht werden.

> Ist die Kieferhöhlenoperation auf bei den Seiten erforderlich, so soll zunächst die Lokalanästhesie nur auf der Seite durchgeführt werden, die zuerst operiert wird. Die andere Seite wird erst nach Beendigung der Operation auf der ersten Seite anästhesiert. Auf diese Weise ist eine Intoxikation mit dem Lokalanästhetikum zu vermeiden!

Lokalanästhesie bei Siebbein- und Keilbeinhöhlenoperation

Soll das Siebbein auf endonasalem Weg in Lokalanästhesie eröffnet und ausgeräumt werden, so beginnt man den Eingriff mit einer topischen Oberflächenanästhesie der Nasenhöhle und besonders des mittleren Nasenganges der entsprechenden Seite (Abb. 14.7). Danach wird im Bereich des Agger nasi und des Kopfes der mittleren Muschel sowie über der medialen Infundibulumwand unter Leitung des Auges unter Zuhilfenahme eines schlanken langen Nasenspekulums (Abb. 14.1) eine Infiltrationsanästhesie mit einem geeigneten Lokalanästhetikum (S. 525) gesetzt. Nach Abspreizen der mittleren Muschel kann man ggf. in das Mukoperiost einer vergrößerten Bulla ethmoidalis zusätzlich etwas Lokalanästhetikum infiltrieren. Nach Abtragen der medialen Infundibulumwand und Eröffnen der Siebbeinzellen erfolgt sukzessive eine weitere Schleimhautoberflächenanästhesie in den Siebbeinzellen durch Einbringen von Gazespitztupfern oder Watteträgern, die mit einem Oberflächenanästhetikum getränkt sind.

Wird die Siebbeinoperation von außen in Lokalanästhesie durchgeführt, so ist das Versorgungsgebiet der Nn. supratrochlearis et infratrochlearis, zum Teil auch des N. supraorbitalis, zu anästhesieren (Abb. 14.5). Man setzt eine Infiltrationsanästhesie in der Gegend des medialen Augenwinkels, am seitlichen Nasenabhang und supraorbital am Unterrand der Augenbraue (Abb. 14.12). In diesem Bereich wird die Hautinzision vorgenommen. Die Infiltration soll auch das Periost in der Region des Processus frontalis des Oberkiefers, des Nasenbeins und des knöchernen medialen Orbitadaches erreichen. Als Lokalanästhetikum für die Siebbeinoperation von außen eignet sich eine 0,5- oder 1%ige Lösung mit Adrenalinzusatz. Zusätzlich kann man nach vorheriger Schleimhautoberflächenanästhesie der Nasenhöhle endonasal ein Infiltrationsdepot im Bereich des Agger nasi und der mittleren Muschel setzen (S. 531). Nach Eröffnung des Siebbeins von außen können die Siebbeinzellen zusätzlich sukzessive mit einem Oberflächenanästhetikum benetzt werden.

Die Keilbeinhöhle kann auf dem gleichen Weg von außen in Lokalanästhesie operiert werden, da der Zu-

14.6 Lokal-Regional-Anästhesie im Nasen-, Nasennebenhöhlen- und Gesichtsbereich

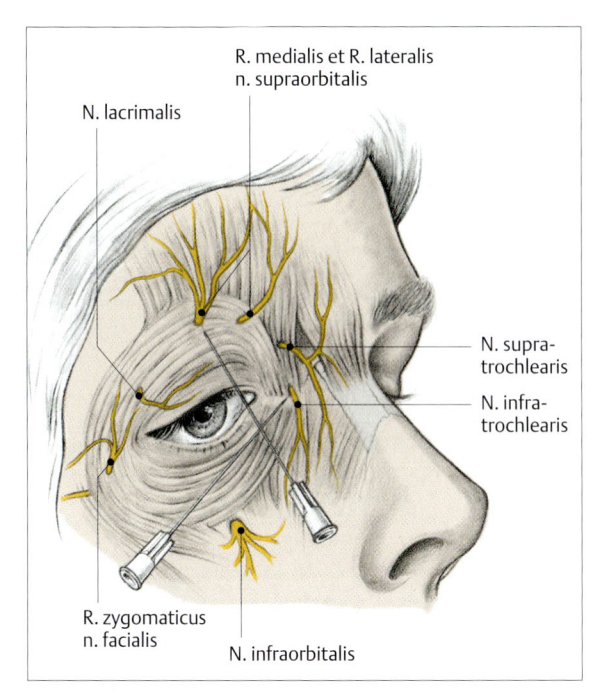

Abb. 14.12 Leitungsanästhesie im Bereich der Nn. infra- et supratrochleares sowie des N. supraorbitalis (aus Ey W. Lokalanästhesie – Regionalanästhesie im Hals-Nasen-Ohren-Bereich. In: Niesel HC, Hrsg. Regionalanästhesie – Lokalanästhesie – Regionale Schmerztherapie. Stuttgart: Thieme; 1994).

gang hier ebenfalls über das Siebbein erfolgt. Auch die endonasale Operation der Keilbeinhöhle erfolgt in der Regel über das Siebbein, sodass das gleiche lokalanästhetische Vorgehen in Betracht kommt wie für die endonasale Siebbeinoperation.

Lokalanästhesie bei Stirnhöhlenoperation

Die Stirnhöhle kann sowohl auf endonasalem Weg wie von außen in Lokalanästhesie operiert werden.

Bei der endonasalen Stirnhöhleneröffnung entspricht die Anlage der Anästhesie dem bei der endonasalen Ausräumung des Siebbeins angegebenen Vorgehen (S. 532).

Auch für die Stirnhöhlenoperation von außen ist die Lokalanästhesie so anzulegen, wie sie für die Siebbeinoperation von außen beschrieben ist, da man bei dem operativen Vorgehen immer zunächst auch das Siebbein von außen eröffnen muss. Die Infiltrationsanästhesie muss zusätzlich das Versorgungsgebiet des N. supraorbitalis (Abb. 14.12) erreichen. Ist die Stirnhöhle in der Regel durch Wegnahme des knöchernen Stirnhöhlenbodens eröffnet, kann man die Stirnhöhlenschleimhaut, die meistens wenig schmerzempfindlich ist, durch Aufbringen eines Oberflächenanästhetikums anästhesieren.

Wird eine Schleimhautplastik aus dem Mukoperiost der lateralen Nasenwand gebildet, so ist dieser Bezirk der lateralen Nasenwand zusätzlich mit dem Lokalanästhetikum zu infiltrieren.

> Für die gesamte Infiltrationsanästhesie benutzt man ein 0,5- oder 1 %iges Lokalanästhetikum mit Adrenalinzusatz. In der Regel werden nicht mehr als 10 bis maximal 15 ml der Anästhesielösung benötigt.

Bei der Stirnhöhlenoperation von außen in Lokalanästhesie ist bezüglich der Schleimhautoberflächenanästhesie in der Nasenhöhle in gleicher Weise vorzugehen wie bei der Siebbeinoperation von außen (S. 532).

Müssen beide Stirnhöhlen operativ versorgt werden, so kann dies entweder über eine brillenförmige Inzision (8) oder über eine bitemporale koronare Inzision (31, 42) erfolgen. Bei der brillenförmigen Inzision werden beide Supraorbitalbereiche und die Nasenwurzel mit dem Lokalanästhetikum infiltriert. Für die bitemporale koronare Inzision, die vom Helixansatz der einen Seite in der Frontalebene über den Scheitel hinweg zum entsprechenden Punkt der Gegenseite geführt wird, ist sowohl eine Anästhesie im Versorgungsgebiet des N. auriculotemporalis (s. Abb. 14.16) unmittelbar vor und oberhalb des Helixansatzes zu setzen als auch der N. supraorbitalis beiderseits im Augenbrauenbereich durch Leitungsanästhesie auszuschalten. Zusätzlich muss man die Inzisionslinie über den Scheitel hinweg infiltrieren, schon um die erhebliche Blutung aus der Kopfschwarte durch den Vasokonstriktorzusatz zu reduzieren.

Leitungsanästhesie im Bereich der Nasennebenhöhlen

Im Bereich der Nasennebenhöhlen kommt die Leitungsanästhesie der Äste des N. maxillaris in der Flügelgaumengrube für die Kieferhöhlenoperation und der Nn. ethmoidales anterior et posterior an der medialen kranialen Orbitawand für die Siebbein- und Stirnhöhlenoperation in Betracht.

Das Vorgehen bei der Leitungsanästhesie des N. maxillaris (V_2) in der Fossa pterygopalatina ist entweder infrazygomatikal, d. h. unterhalb des Jochbogens (3, 15, 27, 37) (Abb. 14.13), oder suprazygomatikal (17, 33), d. h. Eingehen von oberhalb des Jochbogens. Eine weitere Möglichkeit ist ein transorales Vorgehen mit Einstechen der Kanüle in das Foramen palatinum majus (30, 37, 38, 39, 41) (Abb. 14.14), wobei man unter Umständen eine abgewinkelte Kanüle benutzen muss.

Bei dem vom Autor bevorzugten infrazygomatikalen Zugang wird die Einstichstelle durch einen ca. 3 querfingerbreit lateral vom Mundwinkel gelegenen Schnittpunkt zweier Linien markiert, wobei die eine vom Mundwinkel zum äußeren Gehörgang zieht und die zweite vertikal dazu verläuft, den lateralen knöchernen Rand der Orbita tangierend. Die Spitze der Injektions-

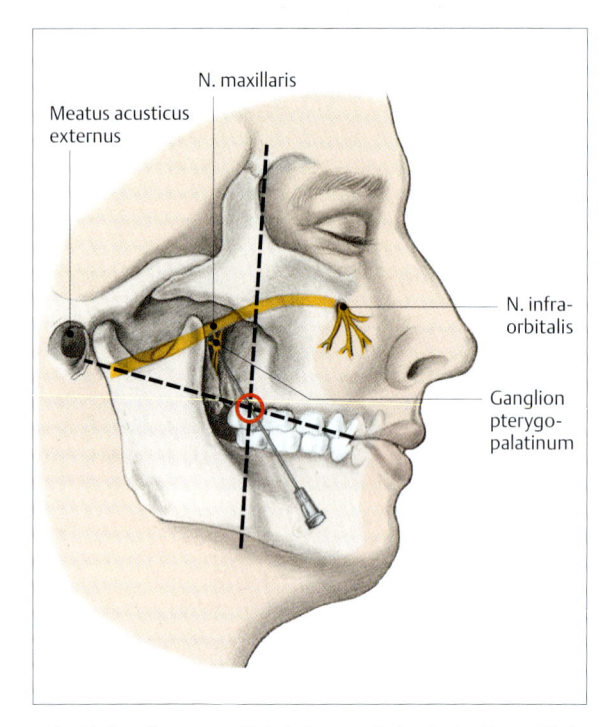

Abb. 14.13 Infrazygomatikale Leitungsanästhesie des N. maxillaris in der Fossa pterygopalatina. Der Schnittpunkt der beiden gestrichelten Linien markiert die Einstichstelle der Kanüle durch die Wangenhaut (s. Text) (aus Ey W. Lokalanästhesie – Regionalanästhesie im Hals-Nasen-Ohren-Bereich. In: Niesel HC, Hrsg. Regionalanästhesie – Lokalanästhesie – Regionale Schmerztherapie. Stuttgart: Thieme; 1994).

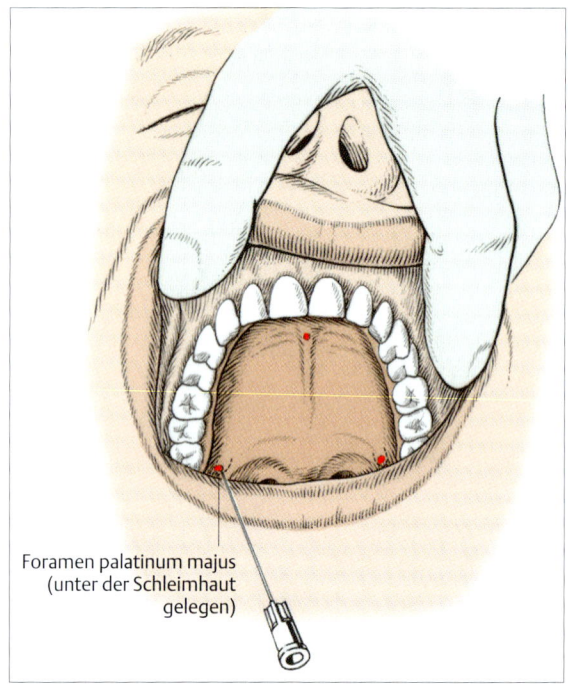

Abb. 14.14 Transorale Leitungsanästhesie des N. maxillaris in der Fossa pterygopalatina. Die Kanüle ist in das rechte Foramen palatinum majus eingestochen (aus Ey W. Lokalanästhesie – Regionalanästhesie im Hals-Nasen-Ohren-Bereich. In: Niesel HC, Hrsg. Regionalanästhesie – Lokalanästhesie – Regionale Schmerztherapie. Stuttgart: Thieme; 1994).

kanüle zeigt schräg nach kranial in Richtung etwa auf die Mitte der vorderen Grenze des Scheitelbeins. Die Kanüle wird an dieser Stelle zwischen dem vorderen Rand des aufsteigenden Unterkieferastes, dem unteren Rand des Jochbogens und der Hinterwand des Oberkiefers eingestochen, gleitet am Tuber maxillae vorbei und erreicht in ca. 5–6 cm Tiefe den N. maxillaris (V_2) in der Flügelgaumengrube. Der Patient gibt dann in der Regel einen Schmerz in den Oberkieferzähnen an. Bevor man das Lokalanästhetikum injiziert, muss zunächst mit der Spritze aspiriert werden, um die Gefahr auszuschließen, dass man die A. maxillaris oder einen ihrer Äste angestochen hat. Wird kein Blut in der Spritze aspiriert, kann man ca. 2 ml des Lokalanästhetikums in die Umgebung des Nervs und des Ganglion pterygopalatinum injizieren.

Wurde jedoch Blut in der Spritze aspiriert, muss man die Leitungsanästhesie abbrechen und beobachten, ob sich ein Hämatom in der Flügelgaumengrube entwickelt, das sich durch eine Weichteilschwellung oberhalb des Jochbogens anzeigt. Auch kann eine Kieferklemme entstehen. Unter lokalen kühlenden und allgemein abschwellenden Maßnahmen bilden sich diese Komplikationen in der Regel in kurzer Zeit zurück.

Ist das nicht der Fall oder nimmt die Schwellung zu, so ist die transantrale Eröffnung der Flügelgaumengrube, evtl. mit Ligatur der A. maxillaris, angezeigt. Hat man etwas von dem Lokalanästhetikum intraarteriell injiziert, so tritt rasch eine Blässe der Wange auf. Man muss dann ebenfalls den Eingriff abbrechen.

> Bei intraarterieller Injektion besteht allerdings auch die große Gefahr der zentralen Stimulation oder Depression, es sind dann sofort entsprechende Gegenmaßnahmen einzuleiten!

> Eine Leitungsanästhesie des N. infraorbitalis durch Injektion des Anästhetikums im Bereich des Foramen infraorbitale ist für einen operativen Eingriff an der Kieferhöhle nicht effektiv, da die Kieferhöhlenschleimhaut von Ästen des N. infraorbitalis versorgt wird, die bereits vor dem Austritt des Nervs aus seinem knöchernen Kanal abzweigen. Für die Mundvorhofinzision und das Freilegen der ventralen knöchernen Kieferhöhlenwand ist andererseits die Infiltrationsanästhesie im Mundvorhof ausreichend.

Bei der Leitungsanästhesie der Nn. ethmoidales anterior et posterior liegt der Einstich dicht oberhalb des

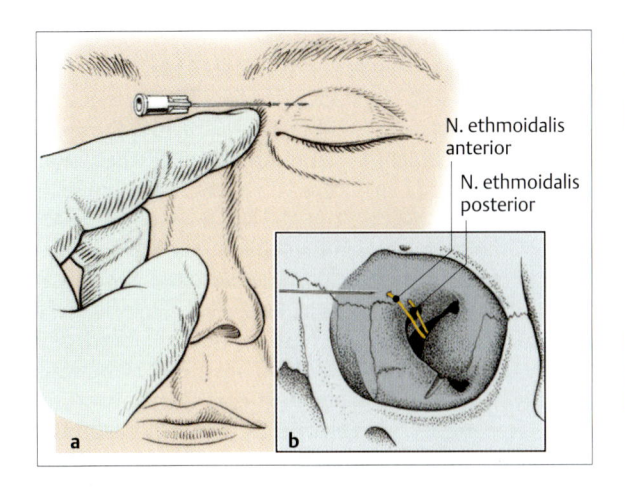

Abb. 14.15a u. b Leitungsanästhesie des N. ethmoidalis anterior in der Orbita (aus Ey W. Lokalanästhesie – Regionalanästhesie im Hals-Nasen-Ohren-Bereich. In: Niesel HC, Hrsg. Regionalanästhesie – Lokalanästhesie – Regionale Schmerztherapie. Stuttgart: Thieme; 1994).
a Einstich der Kanüle durch die Haut unmittelbar kraniomedial des medialen Kanthus entlang des den knöchernen nasoorbitalen Winkel palpierenden Zeigefingers.
b Anatomische Situation der Nn. ethmoidales anterior et posterior in der Orbita.

medialen Augenwinkels (Abb. 14.15a u. b). Die Kanüle wird längs der medialen knöchernen Orbitawand etwa 4 cm in die Tiefe geführt. Der Abstand der Foramina ethmoidalia von der Schädelbasis beträgt ca. 6–8 mm (24). Bei der Injektion des Lokalanästhetikums ist wiederum darauf zu achten, dass man ein Anstechen der durch die gleichen Foramina eintretenden Ethmoidalarterien vermeidet.

> Hat man eine der Ethmoidalarterien angestochen, kann sich ein Orbitahämatom entwickeln, das sich durch eine Protrusio bulbi anzeigt. Bei Zunahme ist die operative Entlastung der Orbita auf transethmoidalem Zugangsweg indiziert, ggf. muss man eine laterale Kanthotomie ausführen!

Anatomie und sensible nervale Versorgung des Gesichtsbereichs

Im Bereich von Wange sowie Ober- und Unterlippe finden sich mehrere unterschiedliche Gewebeschichten: die äußere Haut, darunter die mimische Muskulatur und das Periost des Oberkieferknochens. Der Mundvorhof der Lippen wie der Wangen ist mit Schleimhaut ausgekleidet. Das Tegument der Stirn ist ein Teil der Kopfschwarte. Diese besteht aus der Kutis, der Subkutis, die Nerven und Gefäße enthält, der Muskelschicht und der sog. Galea aponeurotica. Zwischen dieser und dem Periost, dem sog. Perikranium, befindet sich eine dünne Schicht lockeren Bindegewebes, welches die große Verschieblichkeit der Kopfschwarte auf der Unterlage gewährleistet.

Die nervale Versorgung von Oberlippe und Wange bis zum Schläfenbereich erfolgt über den N. maxillaris (V_2) mit den Hautästen N. infraorbitalis, N. zygomaticofacialis und N. zygomaticotemporalis (Abb. 14.16). Der N. infraorbitalis tritt mit seinen Hautästen durch das Foramen infraorbitale aus und strahlt hier fächerförmig

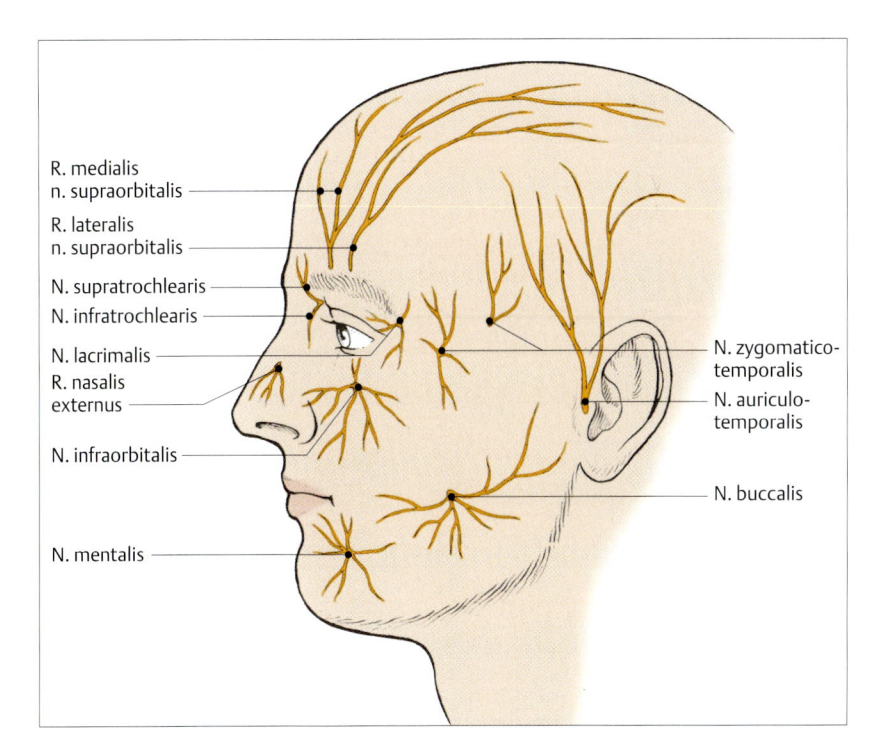

Abb. 14.16 Sensible nervale Versorgung im Gesichtsbereich, Seitenansicht (aus Ey W. Lokalanästhesie – Regionalanästhesie im Hals-Nasen-Ohren-Bereich. In: Niesel HC, Hrsg. Regionalanästhesie – Lokalanästhesie – Regionale Schmerztherapie. Stuttgart: Thieme; 1994).

als sog. Pes anserinus in seine Endäste aus. Diese versorgen ein Hautareal vom unteren Augenlid bis zur Oberlippe. Auch das Lippenrot und die Schleimhaut der Oberlippe werden von den Ästen des N. infraorbitalis versorgt, gleichfalls die Haut des Nasenflügels.

Die Unterlippe mit der Mundvorhof- und der Wangenschleimhaut wird vom N. mandibularis (V$_3$) über die Äste des N. alveolaris inferior, vorwiegend den N. mentalis und den N. buccalis, versorgt (Abb. 14.**16**).

Die Stirnregion wird vom N. ophthalmicus (V$_1$) über die Äste des N. frontalis, N. supraorbitalis und N. supratrochlearis versorgt (Abb. 14.**16**).

Technik der Lokal-Regional-Anästhesie im Gesichtsbereich
Oberflächenanästhesie bei Eingriffen im Gesichtsbereich

Ist ein operativer Eingriff im Gesichtsbereich erforderlich, so muss man berücksichtigen, ob auch die Schleimhaut in der Region des Mundvorhofs, der Lippen und der Wangen dabei tangiert wird. Wenn dies der Fall ist, muss man zusätzlich zur Infiltrations- bzw. Leitungsanästhesie eine Schleimhautoberflächenanästhesie anwenden. Diese kann durch Bestreichen oder Aufsprühen eines Oberflächenanästhetikums erreicht werden.

> Ist ein operativer Eingriff im Bereich der Augenlider in Lokalanästhesie geplant, so kann man eine Oberflächenanästhesie der Konjunktiva herbeiführen. Dies ist durch Einträufeln eines Schleimhautoberflächenanästhetikums (Tetracain 1%ig, wässrige Xylocainlösung 4%ig oder Novesin 0,2%ig) möglich. Man soll nicht mehr als 1–2 Tropfen in den Lidspalt einträufeln, es können jedoch 2–3 Einträufelungen im Abstand von ½ Minute erforderlich werden.

Infiltrations- und Leitungsanästhesie bei Eingriffen im Gesichtsbereich

Die Infiltrations- und Leitungsanästhesie in der Gesichtsregion kommt hauptsächlich bei plastisch-chirurgischen Eingriffen in der ästhetischen Gesichtschirurgie sowie bei Entfernung von Tumoren der Gesichtshaut und bei Verletzungen in diesem Bereich zur Anwendung.

Es können sowohl die isolierte Infiltration bestimmter Bezirke als auch die Leitungsanästhesie bzw. die Kombination beider Lokalanästhesieformen in Betracht kommen.

Lokalanästhesie im Stirnbereich

Bei Eingriffen im Stirnbereich wird man mit einer Leitungsanästhesie des N. supraorbitalis und des N. supratrochlearis (Abb. 14.**12**) beginnen. Die Austrittsstelle des N. supraorbitalis aus dem Knochen des Orbitadaches findet sich etwa 2,5 cm von der Mittellinie entfernt am oberen Orbitarand. Man palpiert hier meistens die entsprechende Inzisur und sticht mit einer feinen Kanüle auf den Knochenrand. Dabei treten Parästhesien hauptsächlich über den seitlichen Stirnpartien auf. Es werden 1–2 ml des Lokalanästhetikums mit einem Vasokonstriktorzusatz injiziert. Es empfiehlt sich, ca. 1 querfingerbreit medialwärts eine zweite Injektion zu setzen, um den R. medialis des N. supraorbitalis zu treffen (Abb. 14.**12**). Zur Anästhesie des N. supratrochlearis führt man eine kurze feine Kanüle dicht unterhalb des Übergangs vom oberen zum medialen Orbitarand ein (Abb. 14.**12**). Trifft man den Nerv, werden Parästhesien über der mittleren Stirnpartie und der Nasenwurzel angegeben. Es werden wiederum 1–2 ml des Lokalanästhetikums mit Vasokonstriktorzusatz injiziert. Es empfiehlt sich jedoch, zusätzlich eine Infiltrationsanästhesie im Bereich der geplanten Hautinzision zu setzen, um dadurch auch die Blutung aus der straffen Kopfschwarte zu reduzieren.

Lokalanästhesie im Bereich des Unterlids, der Wange und der Oberlippe

Operative Eingriffe im Bereich des Unterlids, der Wange und der Oberlippe können mit einer Leitungsanästhesie des N. infraorbitalis intra- oder extraoral durchgeführt werden. Es wird dadurch ein Hautareal vom unteren Augenlid bis zur Oberlippe einschließlich des Lippenrots und der Schleimhaut der Oberlippe sowie des seitlichen Nasenflügels anästhesiert (Abb. 14.**17**). Wegen der außerordentlich guten Blutversor-

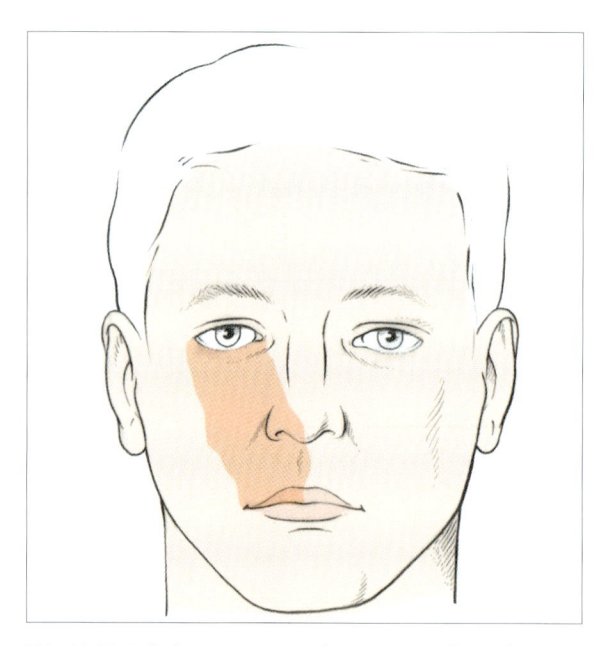

Abb. 14.**17** Anästhesierte Zone nach Leitungsanästhesie des N. infraorbitalis rechts (aus Ey W. Lokalanästhesie – Regionalanästhesie im Hals-Nasen-Ohren-Bereich. In: Niesel HC, Hrsg. Regionalanästhesie – Lokalanästhesie – Regionale Schmerztherapie. Stuttgart: Thieme; 1994).

14.6 Lokal-Regional-Anästhesie im Nasen-, Nasennebenhöhlen- und Gesichtsbereich

gung in diesem Bereich empfiehlt es sich, für die geplanten Inzisionen zusätzlich eine lokale Infiltration eines Lokalanästhetikums mit Vasokonstriktorzusatz vorzunehmen.

Bei der intraoralen Technik der Leitungsanästhesie des N. infraorbitalis palpiert man zunächst von außen mit dem Mittelfinger der linken Hand die Mitte des Infraorbitalrandes und führt dann den Finger etwa 1 cm kaudalwärts in die Gegend des Foramen infraorbitale. Bei unveränderter Lage des Mittelfingers hebt man mit Daumen und Zeigefinger der linken Hand die Oberlippe an, sticht mit der rechten Hand die Injektionskanüle durch die Schleimhaut der Umschlagfalte des Mundvorhofs ein (Abb. 14.11) und führt die Kanüle bis zu dem Punkt, an dem der Mittelfinger der linken Hand die Stelle des Nervenaustritts markiert. Hier injiziert man 2–3 ml des Lokalanästhetikums mit einem Vasokonstriktorzusatz und fühlt dabei unter der Fingerkuppe die Gewebeinfiltration. Bei dem intraoralen Vorgehen empfiehlt es sich, zuerst eine Oberflächenanästhesie der Mundvorhofschleimhaut vorzunehmen (S. 538 ff.).

Bei der extraoralen Technik zur Leitungsanästhesie des N. infraorbitalis (Abb. 14.18) markiert man durch Palpation mit dem Zeigefinger der linken Hand von außen die Gegend des Foramen infraorbitale und sticht die Kanüle unterhalb des markierenden Fingers durch die Haut in Richtung auf das Foramen infraorbitale ein. Dabei können Parästhesien in der Wangen-Oberlippen-Gegend angegeben werden. Vor der Injektion des Lokalanästhetikums soll man mit der Spritze aspirieren, um ein Anstechen der aus dem Canalis infraorbitalis austretenden gleichnamigen Arterie auszuschließen. Es werden wiederum 2–3 ml des Lokalanästhetikums mit Vasokonstriktorzusatz infiltriert.

> Eine Injektion in den Canalis infraorbitalis ist zu vermeiden, da sonst eine Nervenschädigung mit lang andauernden Beschwerden nicht ausgeschlossen werden kann!

Chirurgische Eingriffe an der Unterlippe und im Kinnbereich können durch Leitungsanästhesie des N. mentalis (Abb. 14.19a u. b), eines Astes des N. alveolaris inferior, durchgeführt werden. Es wird dadurch gleichzeitig auch die Schleimhaut der Unterlippe und des Mundvorhofs anästhesiert.

Die Leitungsanästhesie des N. mentalis kann auf intra- und auf extraoralem Wege erfolgen. Bei der intraoralen Technik findet man die Gegend des Foramen mentale in der unteren Umschlagfalte des Mundvorhofs noch innerhalb der Unterlippe dicht hinter dem

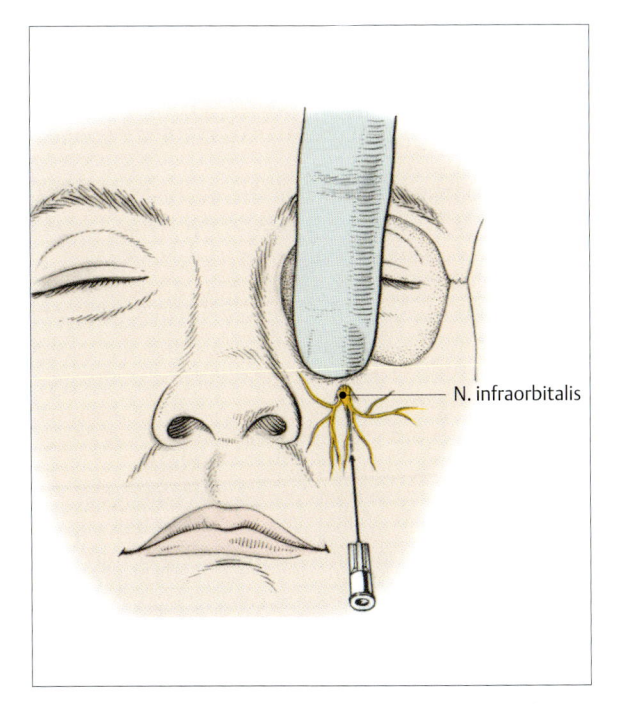

Abb. 14.18 Extraorale Leitungsanästhesie des N. infraorbitalis links. Die Kanüle wird von außen durch die Wangenhaut in Richtung auf den Unterrand des die Gegend des Foramen infraorbitale palpierenden Zeigefingers gestochen (aus Ey W. Lokalanästhesie – Regionalanästhesie im Hals-Nasen-Ohren-Bereich. In: Niesel HC, Hrsg. Regionalanästhesie – Lokalanästhesie – Regionale Schmerztherapie. Stuttgart: Thieme; 1994).

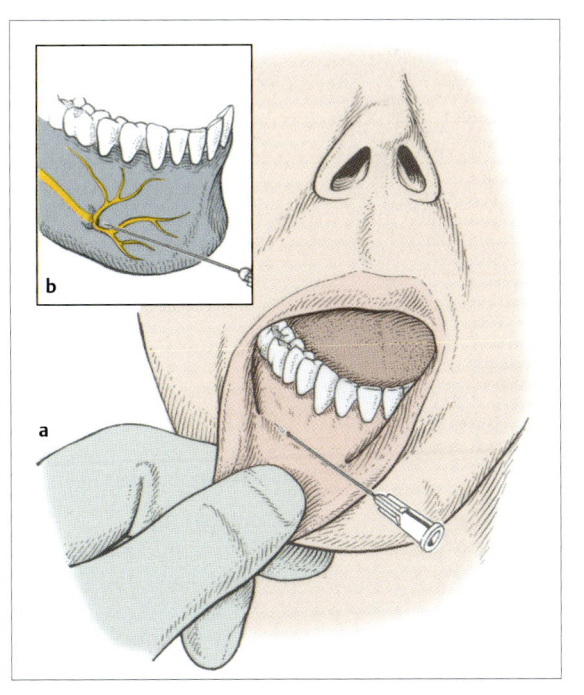

Abb 14.19a u. b Leitungsanästhesie des N. mentalis (aus Ey W. Lokalanästhesie – Regionalanästhesie im Hals-Nasen-Ohren-Bereich. In: Niesel HC, Hrsg. Regionalanästhesie – Lokalanästhesie – Regionale Schmerztherapie. Stuttgart: Thieme; 1994).
a Intraorale Leitungsanästhesie des N. mentalis.
b Anatomische Darstellung der Leitungsanästhesie des N. mentalis, schematisch.

1. Prämolaren. Nach Herunterziehen der Unterlippe kann man die Kanüle hier durch die Schleimhaut bis auf den Knochen führen und in die Gegend der Austrittsstelle des N. mentalis 1–2 ml eines Lokalanästhetikums mit Vasokonstriktorzusatz injizieren (Abb. 14.19a u. b). Bei der intraoralen Technik empfiehlt sich eine vorausgehende Schleimhautoberflächenanästhesie im unteren Mundvorhof (S. 539).

Man kann das Foramen mentale auch von außen durch Palpation aufsuchen und sticht dann die Kanüle am markierenden Finger entlang durch die Haut bis auf den Knochen ein und injiziert hier in die Gegend des Foramen 1–2 ml des Lokalanästhetikums mit Vasokonstriktorzusatz. Die Begrenzung der Anästhesie liegt im Bereich der Unterlippe und des Kinns etwa bis zur Mittellinie, sodass man je nach Ausdehnung des vorgesehenen Eingriffs die Leitungsanästhesie des N. mentalis auch beiderseits vornehmen kann. Es empfiehlt sich eine zusätzliche Infiltrationsanästhesie im Bereich der vorgesehenen Hautinzision, um die Blutung zu reduzieren.

> Lokalanästhesie im Bereich
> der prä- und retroaurikulären Region
> Die Hautpartien präaurikulär im Bereich der Glandula parotidea, des aufsteigenden und horizontalen Unterkieferastes können durch eine Leitungsanästhesie nicht ausreichend betäubt werden. Es handelt sich vorzugsweise um das Versorgungsgebiet des N. auriculotemporalis (Abb. 14.16), der jedoch nur feinere Rr. parotidei für diese Region abgibt. Andere Zweige benutzen die motorische Bahn des N. facialis und gelangen mit diesem an die äußere Haut im Bereich von Masseter und Parotidea. Bei chirurgischen Eingriffen in diesem Gesichtsbereich muss man daher in der Regel mit einer entsprechenden umschriebenen Infiltrationsanästhesie auskommen.

14.7
Lokalanästhesie im Bereich der Mundhöhle und des Pharynx

Anatomie und sensible Versorgung
In der Mundhöhle unterscheiden wir den Mundvorhof – das ist der Raum zwischen Lippen und Wangen einerseits und dem Alveolarkamm des Ober- und Unterkiefers andererseits – ferner den Mundboden zwischen Alveolarkamm des Unterkiefers und dem Zungenkörper. Letzterer gehört gleichfalls zur Mundhöhle, ebenso wie der harte und zum Teil der weiche Gaumen. Auch der Alveolarkamm des Ober- und Unterkiefers mit den Zähnen wird zur Mundhöhle gerechnet. In die Mundhöhle münden die großen Kopfspeicheldrüsen mit entsprechenden Ausführungsgängen.

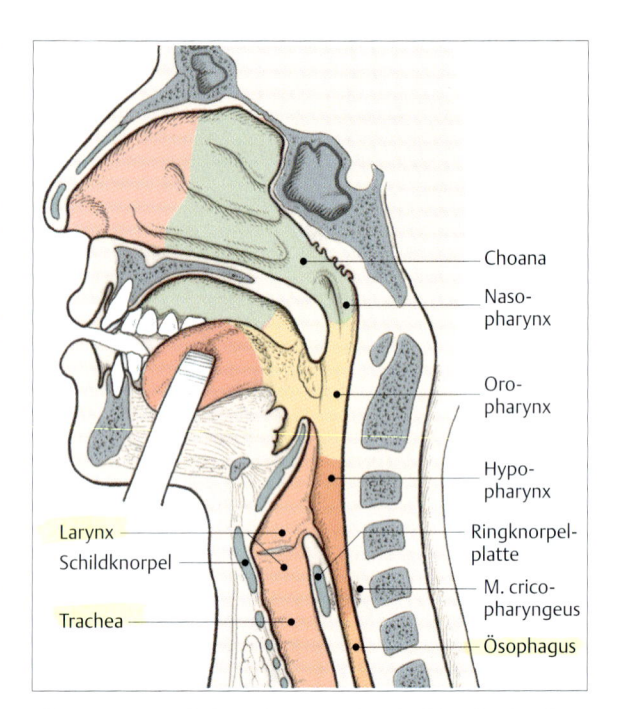

Abb. 14.20 Sagittalschnitt durch Gesichtsschädel und Hals, schematisch (aus Ey W. Lokalanästhesie – Regionalanästhesie im Hals-Nasen-Ohren-Bereich. In: Niesel HC, Hrsg. Regionalanästhesie – Lokalanästhesie – Regionale Schmerztherapie. Stuttgart: Thieme; 1994).

Am Pharynx unterscheidet man 3 Abschnitte (Abb. 14.20): den Nasopharynx (früher Epipharynx), den Oropharynx (früher Mesopharynx) und den Hypopharynx.
- Der Nasopharynx beinhaltet den Raum von der knöchernen Schädelbasis bis in Höhe der Uvula. Er steht mit den Nasenhaupthöhlen durch die Choanen in Verbindung.
- Als Oropharynx gilt der Raum zwischen den Gaumenbögen, der Rachenhinterwand und dem Zungengrund bis in Höhe des kranialen Epiglottisrandes.
- Von diesem bis zum Ösophagusmund reicht der Hypopharynx, dem beiderseits lateral des Kehlkopfes die Recessus piriformes zugehörig sind. Die Hinterwand des Kehlkopfes bildet im Bereich der Ringknorpelplatte die ventrale Begrenzung des Hypopharynx.

Die Mundhöhlenschleimhaut wird sensibel durch den 2. und 3. Trigeminusast versorgt. Am harten Gaumen erfolgt die sensible Versorgung durch den N. nasopalatinus sowie durch den N. palatinus major, die beide aus dem N. maxillaris (V_2) stammen. Die Schleimhaut des weichen Gaumens wird sensibel durch den N. palatinus minor, ebenfalls aus dem N. maxillaris, versorgt. Die Mundbodenschleimhaut und der Zungenkörper werden sensibel durch den N. lingualis, einen Ast des N. mandibularis (V₃), innerviert. Der Zungengrund erhält seine sensible Versorgung über den N. glossopharyngeus und Äste des N. vagus.

Die sensible nervale Versorgung des Pharynx erfolgt in der Hauptsache über den N. glossopharyngeus (IX) und den N. vagus (X). Die Gegend der Gaumenmandel erfährt ihre sensible Innervation durch den Plexus tonsillaris aus den Rr. tonsillares des N. glossopharyngeus. Für den Bereich des Naso- und Oropharynx sind mehr die Fasern des Glossopharyngeus, für den Hypopharynx die des Vagus in der sensiblen Versorgung zuständig. Der Würgereflex wird über afferente Fasern des N. glossopharyngeus, der Hustenreflex über afferente Fasern des N. laryngeus superior aus dem N. vagus ausgelöst.

Technik der Lokalanästhesie
Oberflächenanästhesie
im Mundhöhlen-Pharynx-Bereich

Sowohl in der Mundhöhle wie im Pharynx wird die Schleimhautoberflächenanästhesie als vorbereitende Maßnahme für alle diagnostischen und therapeutischen Eingriffe, die in Lokalanästhesie ausgeführt werden sollen, benötigt. Dadurch werden einerseits der Würge- und der Hustenreflex ausgeschaltet, andererseits kann man eine Einsparung des zu infiltrierenden Lokalanästhetikums erzielen. Alle oben angeführten und beschriebenen Schleimhautanästhetika (Tetracain, Xylocain, Novesine) sind für die Oberflächenanästhesie im Mundhöhlen-Pharynx-Bereich geeignet. Bei Verwendung von Tetracain sollte man sich auf die ½- bis 1 %ige Lösung beschränken. Eine Überschreitung der Grenzdosis muss jeweils beachtet werden (S. 525).

Im Bereich der Mundhöhle kann das Oberflächenanästhetikum mittels Watteträger, Spray oder Gazestreifen (Spitztupfer) auf die Schleimhäute aufgebracht werden (Abb. 14.1).

Oberflächenanästhesie
des Oro- und des Nasopharynx

Die Oberflächenanästhesie im Oro- und Nasopharynx beginnt man zweckmäßigerweise durch Sprayen des Oberflächenanästhetikums auf den Zungengrund und auf das Gaumensegel. Danach kann man mit einer entsprechend aufwärts gebogenen Spraykanüle hinter das Gaumensegel gelangen (Abb. 14.1) und das Oberflächenanästhetikum in den Nasen-Rachen-Raum sprayen. Auch hat sich das Einbringen des Oberflächenanästhetikums auf einem damit getränkten Wattebausch, der auf einem rechtwinklig abgebogenen Watteträger aufgedreht wird, gut bewährt (Abb. 14.1). Der Watteträger wird durch den Mund hinter das Gaumensegel in den Nasopharynx eingeführt. Auch von der Nase aus kann man den Nasen-Rachen-Raum mit einem feinen, geraden Wattepinsel mit dem Schleimhautoberflächenanästhetikum bestreichen. Eine zusätzliche Infiltrationsanästhesie im Nasopharynx ist bei diagnostischen Eingriffen, wie Probeexzisionen oder Sondierungen, in der Regel nicht erforderlich.

> Die Adenotomie wird heute fast ausschließlich in Allgemeinanästhesie mit orotrachealer Intubation vorgenommen. Das gleiche gilt für alle Eingriffe bei Tumoren im Nasen-Rachen-Raum.

Oberflächenanästhesie des Hypopharynx

Die Schleimhautoberflächenanästhesie im Hypopharynx kommt vor allem für endoskopische Eingriffe (diagnostische Ösophagoskopie, Fremdkörperextraktion usw.) zur Anwendung. Sie sollte zweckmäßigerweise unter Sichtkontrolle mit Hilfe der indirekten Hypopharyngoskopie unter Benutzung des Kehlkopfspiegels bzw. des Lupenlaryngoskops (Abb. 14.1) erfolgen. Dazu kann man ein Spray verwenden. Es hat sich aber auch als zweckmäßig erwiesen, zusätzlich den Hypopharynxbereich mit Hilfe eines gebogenen Watteträgers, auf den die mit dem Schleimhautoberflächenanästhetikum getränkte Watte aufgedreht ist, zu anästhesieren.

> Man muss die linguale und die laryngeale Epiglottisfläche mit dem getränkten Wattebausch bestreichen und den gebogenen Watteträger auch beiderseits in den Recessus piriformis einführen, damit der dort über den N. laryngeus superior ausgelöste Hustenreflex ausgeschaltet wird.

Infiltrationsanästhesie im Bereich
von Mundhöhle und Pharynx

Die Infiltrationsanästhesie im Bereich der Mundhöhle und des Pharynx kommt für diagnostische Eingriffe, z. B. für Probeexzisionen, und für umschriebene chirurgisch-therapeutische Eingriffe, z. B. für die Tonsillektomie, für Zungenteilresektionen, für die Exstirpation von Zysten und kleinen Tumoren oder für die enorale Entfernung von Speichelsteinen u. ä., in Betracht.

> Größere, vor allem maligne Tumoren des Oro- und Hypopharynx werden besser in Allgemeinanästhesie operiert.

Das zu inzidierende oder exzidierende Gebiet wird nach vorhergehender Schleimhautoberflächenanästhesie mit einem Lokalanästhetikum infiltriert oder umspritzt. Wegen der allgemein sehr guten Blutversorgung im Mundhöhlen- und Pharynxbereich empfiehlt es sich – mit Ausnahme bei entzündlichen Erkrankungen in dieser Region –, dem Lokalanästhetikum einen Vasokonstriktorzusatz zu geben.

Lokale Infiltrationsanästhesie bei Tonsillektomie

Bei der Lokalanästhesie zur Tonsillektomie sind einige anatomische Besonderheiten von Bedeutung (Abb. 14.**21**).

Die topographische Lage der Gaumenmandel zur A. carotis interna ist zu beachten!

Der Abstand zwischen der lateralen Begrenzung der Tonsille und der A. carotis interna beträgt am unteren Tonsilleapol 1,5–2 cm. Er kann aber infolge Schlängelung oder Schlingenbildung der Arterie sehr viel geringer werden.

Eine Verletzung des Gefäßes bei der Infiltrationsanästhesie oder eine intraarterielle Injektion des Lokalanästhetikums kann zu lebensbedrohlichen Komplikationen führen!
Eine zu weit medial angesetzte Infiltrationsanästhesie sollte man vermeiden, da die Injektionskanüle sonst durch infiziertes Mandelparenchym hindurchdringt und eine Keimverschleppung in die Tiefe des paratonsillären Raumes auslösen kann!

Das Eindringen der Injektionskanüle in das Mandelparenchym ist durch das sofortige Abfließen der Anästhesielösung aus den Krypten der Tonsillen zu erkennen. In einem solchen Fall empfiehlt es sich, die Kanüle zurückzuziehen und auszuwechseln.

Die Lokalanästhesie zur Tonsillektomie wird am besten am halbsitzenden Patienten unter Beinhochlagerung durchgeführt. Die Möglichkeit zur Kopftieflagerung bei Kollapsneigung sollte gegeben sein.

Nach vorausgegangener Schleimhautoberflächenanästhesie (S. 539) wird mit dem Lokalanästhetikum, dem ein Vasokonstriktor zugesetzt ist, unter die Schleimhaut des vorderen Gaumenbogens, dem Arcus palatoglossus, zunächst eine Quaddel gesetzt. Danach injiziert man zuerst die Schleimhaut des hinteren Gaumenbogens, den Arcus palatopharyngeus. Anschließend wird die Tiefe des peritonsillären Raumes von 2–3 Einstichstellen im vorderen Gaumenbogen infiltriert (Abb. 14.**22**). Dadurch wird der Plexus tonsillaris ausgeschaltet. Dabei empfiehlt es sich, die Tonsille mit einer geeigneten Pinzette oder einer Tonsillenfasszange nach medial zu ziehen, um das Einstechen der Kanüle in das Mandelparenchym zu vermeiden. Gleichzeitig lässt sich dadurch auch das angrenzende Zungen-

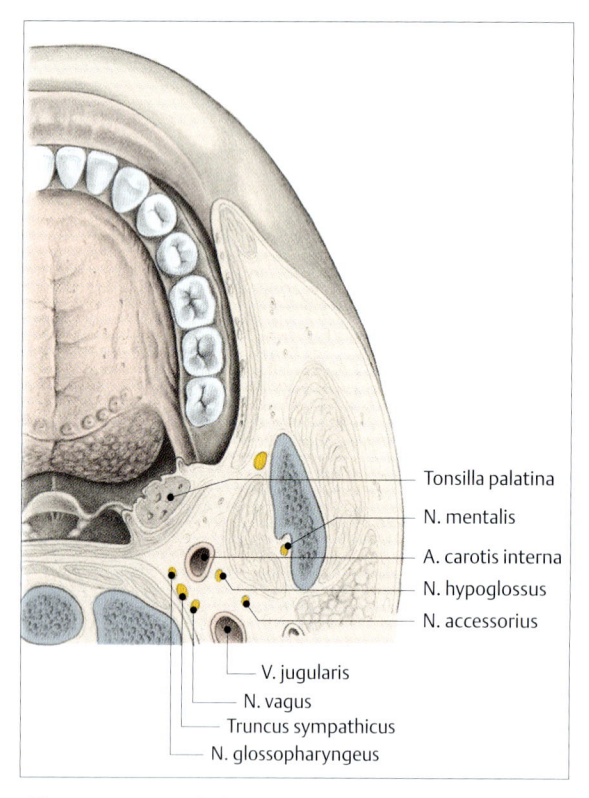

Abb. 14.21 Horizontalschnitt durch das rechte Spatium parapharyngicum mit einem Teil des Pharynx und der Mundhöhle (aus Ey W. Lokalanästhesie – Regionalanästhesie im Hals-Nasen-Ohren-Bereich. In: Niesel HC, Hrsg. Regionalanästhesie – Lokalanästhesie – Regionale Schmerztherapie. Stuttgart: Thieme; 1994).

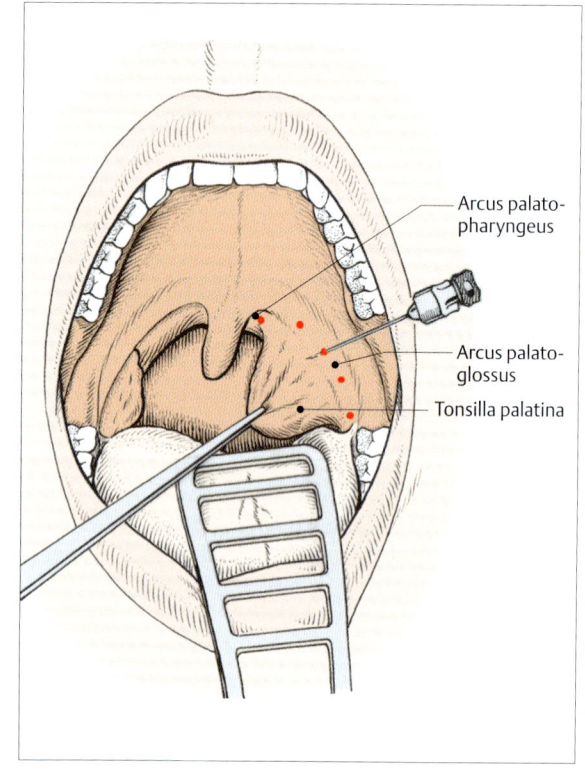

Abb. 14.22 Lokale Infiltrationsanästhesie zur Tonsillektomie (aus Ey W. Lokalanästhesie – Regionalanästhesie im Hals-Nasen-Ohren-Bereich. In: Niesel HC, Hrsg. Regionalanästhesie – Lokalanästhesie – Regionale Schmerztherapie. Stuttgart: Thieme; 1994).

grundgebiet am unteren Tonsillenpol besser infiltrieren, ohne dass man Gefahr läuft, hier die A. carotis interna anzustechen.

> **Es ist auf die Notwendigkeit hinzuweisen,** unbedingt vor jeder Injektion den Spritzenkolben zur Aspiration anzuziehen, um ein mögliches Eindringen der Kanülenspitze in ein Blutgefäß sofort erkennen zu können. Die Verwendung einer sog. Dreiringspritze, die autoklavierbar sein muss, hat sich dabei als sehr zweckmäßig erwiesen, da man auf diese Weise die Aspiration leicht einhändig mit der die Spritze führenden Hand vornehmen kann.

Die Zunge wird mit einem Spatel nach abwärts gedrückt, um eine bessere Übersicht, besonders auch über den unteren Tonsillenpol, zu erhalten. In der Regel wird die Tonsillektomie beidseitig ausgeführt. Wir nehmen dann die Lokalanästhesie ebenso beidseitig vor und beginnen erst danach mit der Tonsillektomie. Da nicht mehr als 20–40 ml der 0,5- oder 1%igen Lösung des Lokalanästhetikums mit Adrenalinzusatz benötigt werden, ergibt sich keine Gefahr der Überdosierung.

Lokale Infiltrationsanästhesie bei akut entzündlichen Erkrankungen im Mundhöhlen- Pharynx-Bereich
Auch bei entzündlichen Erkrankungen im Gebiet der Mundhöhle und des Pharynx können bei Erwachsenen eine Punktion und die Inzision des entstandenen Abszesses in der Regel in Lokalanästhesie durchgeführt werden. Allerdings sind einige Gesichtspunkte zu berücksichtigen.

> **Nach vorausgegangener Oberflächenanästhesie** setzt man im Bereich der Punktions- und Inzisionsstelle eine Quaddel in die Schleimhaut. Eine Infiltration des Lokalanästhetikums in die Tiefe ist zu vermeiden, da das zusätzlich zu Spannungsschmerzen führt. Auf den Adrenalinzusatz zum Lokalanästhetikum verzichtet man besser bei entzündlichen Erkrankungen in der Mundhöhlen-Pharynx-Region, da wegen der bestehenden Entzündungshyperämie eine raschere Adrenalinresorption eintritt. Dagegen ist eine ausreichende Vasokonstriktion durch den Adrenalinzusatz im entzündlichen Gewebe nicht zu erwarten.

Ein Peritonsillarabszess oder Zungenabszesse, die in der Zungenmitte oder am seitlichen Zungenrand entstanden sind, können so in Lokalanästhesie punktiert und inzidiert werden.

Tiefliegende Zungengrundabszesse sowie phlegmonöse Entzündungen im Bereich des Mundbodens und des retropharyngealen Raumes werden besser in Allgemeinanästhesie mit orotrachealer oder nasotrachealer Intubation durchgeführt. Dies gilt auch für die sog. Abszesstonsillektomie, falls sie im akuten Entzündungsstadium erforderlich wird.

> **Der Operateur** muss sich jedoch durch vorherige Spiegeluntersuchung davon überzeugen, dass eine Intubation noch ohne Schwierigkeiten möglich ist. Er muss dem Anästhesisten entsprechende Hinweise geben. Ist eine Intubationsmöglichkeit nicht gegeben, so wird man aus Sicherheitsgründen die präliminare Tracheotomie in Lokalanästhesie (S. 544) vorziehen.

14.8 Lokal-Regional-Anästhesie im Hals-, Larynx-, Trachea- und Ösophagusbereich

Im Bereich des Halses findet sich eine Reihe von Organen, die man nur von außen operativ angehen kann. Dazu gehören insbesondere die Schilddrüse, die submandibulären Speicheldrüsen, das Lymphknotensystem und das arterielle und venöse Gefäßsystem des Halses. Daneben gibt es Organe, die man sowohl von außen als auch von innen, d. h. über Mundhöhle und Rachenraum, erreichen kann. Das sind vorwiegend der Larynx und die Trachea sowie der Hypopharynx und der Ösophagus. Daraus ergibt sich ein unterschiedliches Vorgehen bei der Anästhesie: Während für die Lokalanästhesie bei Eingriffen am Hals von außen praktisch nur die lokale Infiltrations- und ggf. eine Leitungsanästhesie in Betracht kommen, steht für die transoralen und besonders die endoskopischen Eingriffe die Schleimhautoberflächenanästhesie ganz im Vordergrund.

Werden die Lumina von Larynx, Trachea, Hypopharynx und zervikalem Ösophagus von außen eröffnet, so muss man die für den äußeren Zugangsweg notwendige lokale Infiltrations- und Leitungsanästhesie mit einer Schleimhautoberflächenanästhesie des betreffenden Organbereiches kombinieren. Bei einer geeigneten Prämedikation und guten Sedierung (S. 523 f.) lassen sich viele Eingriffe im Halsbereich in Lokalanästhesie ausführen, obgleich heute die Struma- und Lymphknotenchirurgie, die Eingriffe an den großen Halsgefäßen wie auch größere tumorchirurgische Eingriffe an Kehlkopf, Hypopharynx und zervikalem Ösophagus vorwiegend in Allgemeinanästhesie vorgenommen werden.

Bei endoskopischen Eingriffen wird die Anästhesie mehr von der angewendeten Technik abhängig gemacht. So wird bei endoskopischen Untersuchungen und Eingriffen an Larynx, Tracheobronchialbaum und Ösophagus mit starren Endoskopen die Allgemeinanästhesie bevorzugt, während bei Benutzung flexibler Endoskope meist die lokale Schleimhautoberflächenanästhesie zur Anwendung gelangt.

Anatomie und nervale Versorgung

Der Hals erstreckt sich vom horizontalen Unterkieferast beiderseits und vom Kinn bis zur Klavikula beiderseits bis in das Jugulum. Die dorsale Begrenzung ist die Halswirbelsäule und der 2. bis 3. Brustwirbel. Eine wichtige Orientierung am Hals (Abb. 14.23) ist lateral der M. sternocleidomastoideus, medial sind es der Schild- und der Ringknorpel, die in der Regel gut zu palpieren sind. Mediodorsal des M. sternocleidomastoideus ziehen die großen Halsgefäße, nämlich die A. carotis communis, die sich im Bereich des Trigonum caroticum in die A. carotis interna und A. carotis externa teilt, und die V. jugularis interna. In deren gemeinsamer Gefäßscheide findet sich der N. vagus. Auf der tiefen Halsmuskulatur verläuft der Grenzstrang des Sympathikus mit den Ganglia cervicale medium et inferius. Letzteres bildet zusammen mit dem Ganglion thoracicum das Ganglion stellatum sive cervicothoracicum. Seitlich zwischen Trachea und Halsösophagus verläuft beiderseits der N. recurrens. Im Bereich des Trigonum submandibulare findet sich unter dem dorsalen Bauch des M. biventer und der Glandula submandibularis der N. hypoglossus. Aus dem Foramen jugulare kommend, wendet sich der N. accessorius dicht unterhalb der Schädelbasis dorsal der V. jugularis interna nach lateral und abwärts zur Innenfläche des M. sternocleidomastoideus. Er tritt am hinteren Rand des Muskels in das seitliche Halsdreieck ein und erreicht hier den vorderen Rand des M. trapezius. N. accessorius und N. hypoglossus sind rein motorische Nerven.

Die sensible nervale Versorgung des Halses erfolgt vorwiegend über den Plexus cervicalis. Nach kranial schiebt sich das Innervationsgebiet des Plexus cervicalis mit den aus C_3 entspringenden N. occipitalis minor, N. auricularis magnus und N. cutaneus colli – die sog. kraniale Gruppe – bis zum Trigeminusgebiet hinauf (Abb. 14.**24a** u. **b**). Nach dorsal verläuft die Grenze des Versorgungsgebietes von C_3 entlang dem freien Rand des M. trapezius. In der Submandibularregion und etwa bis zur Mitte des Halses erfolgt die Versorgung sensibel über die Äste des N. cutaneus colli. Nach kaudal erstreckt sich das Gebiet der Zervikalnerven über die Klavikula hinweg. Die Versorgung erfolgt hier sensibel über die aus C_4 kommenden Nn. supraclaviculares

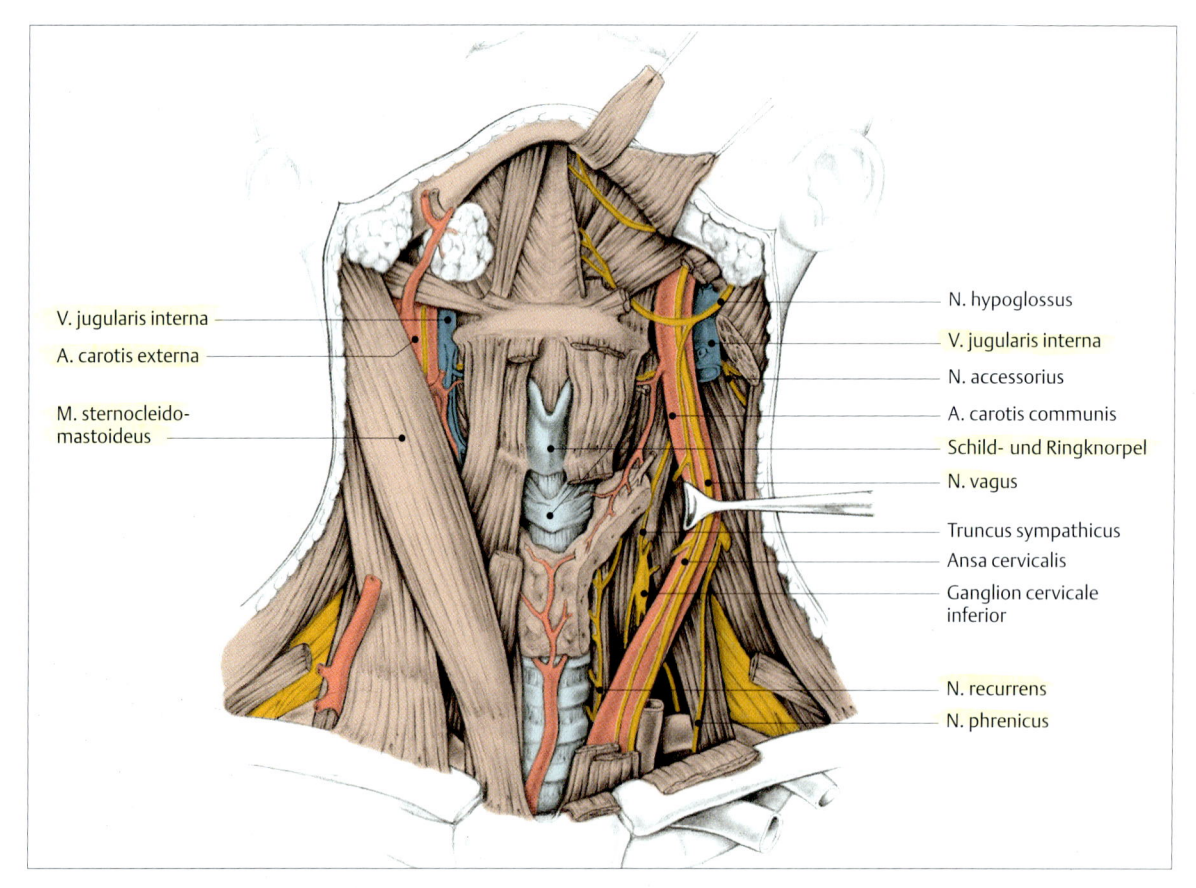

Abb. 14.23 Anatomie des Halses, Ansicht von vorn. Auf der linken Halsseite sind Teile der Muskulatur und der V. jugularis interna sowie der Nerven des Plexus cervicalis u. a. der besseren Übersichtlichkeit wegen weggelassen (aus Ey W. Lokalanästhesie – Regionalanästhesie im Hals-Nasen-Ohren-Bereich. In: Niesel HC, Hrsg. Regionalanästhesie – Lokalanästhesie – Regionale Schmerztherapie. Stuttgart: Thieme; 1994).

14.8 Lokal-Regional-Anästhesie im Hals-, Larynx-, Trachea- und Ösophagusbereich

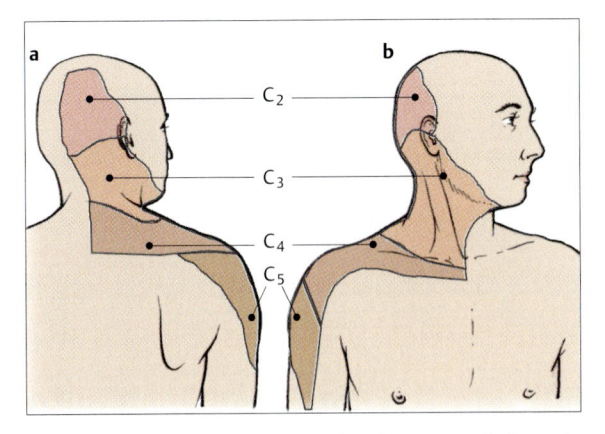

Abb. 14.24a u. b Versorgungsgebiet des Plexus cervicalis (C_3 und C_4) (aus Ey W. Lokalanästhesie – Regionalanästhesie im Hals-Nasen-Ohren-Bereich. In: Niesel HC, Hrsg. Regionalanästhesie – Lokalanästhesie – Regionale Schmerztherapie. Stuttgart: Thieme; 1994):
a Ansicht von dorsal,
b Ansicht von ventral.

– die sog. kaudale Gruppe. Auch die tiefen Anteile des Halses werden größtenteils von den Zervikalnerven sensibel innerviert. Nur die Schleimhäute der sog. Halseingeweide, Pharynx, Larynx und Ösophagus, haben ihre eigene sensible Versorgung über den N. glossopharyngeus (IX) und den N. vagus (X).

Technik der Lokal-Regional-Anästhesie bei Eingriffen im Bereich des Halses

Für Eingriffe, die im Bereich des Halses von außen in Lokalanästhesie durchgeführt werden sollen, kommt die lokale Infiltrationsanästhesie, ggf. in Kombination mit einer Leitungsanästhesie, in Betracht. Bei entsprechender Prämedikation und Sedierung (S. 522) lassen sich z. B. die Strumektomie, die Exstirpation von Halslymphknoten einschließlich der Neck-Dissection, die krikopharyngeale Myotomie mit Abtragung eines Zenker-Hypopharynxdivertikels, die Pharyngotomie einschließlich der operativen Korrektur des Schluckaktes sowie die zervikale Ösophagotomie wie auch die Eingriffe an Kehlkopf und Trachea (Thyreotomie, Tracheotomie, plastisch-rekonstruktive Eingriffe an Larynx und Trachea) u. a. von außen in Lokal-Regional-Anästhesie durchführen. Bei den Operationen an Kehlkopf und Halstrachea gibt der Autor der lokalen, sukzessive angewendeten Infiltrationsanästhesie den Vorzug gegenüber der Regionalanästhesie in Form der Leitungsanästhesie des Plexus cervicalis. Diese kann bei den anderen oben angeführten Operationen ausgeführt werden, sie ist bei Anwendung der von Härtel (15) genau beschriebenen Technik effektiv (S. 545), beinhaltet aber für den weniger Erfahrenen eine Reihe von nicht unbedeutenden Gefahren.

Infiltrationsanästhesie im Bereich des Halses

Die Infiltrationsanästhesie am Hals beginnt mit der subkutanen Injektion des Lokalanästhetikums in dem Bereich, in dem die Hautinzision geführt werden soll. Es kommt ein 0,5- oder 1 %iges Lokalanästhetikum mit Vasokonstriktorzusatz zur Anwendung. Da die subkutanen Nerven des Halses unter dem Platysma verlaufen, ist die subkutane Infiltration in dieser Schicht am wirksamsten. Es empfiehlt sich jedoch eine zusätzliche kutane Quaddelung, um eine bessere Blutstillung herbeizuführen. Nach Durchtrennung des Platysmas werden die zu tangierenden oder zu durchtrennenden Muskelschichten infiltriert. Eine Infiltration im Bereich der Halsgefäßscheide sowie in der tiefen Halsfaszie sollte möglichst unter Sicht erfolgen. Ebenso wird bei der Strumektomie die Strumakapsel unter Sicht mit dem Lokalanästhetikum sukzessive infiltriert. Man sollte dabei nicht vergessen, dass man dem Lokalanästhetikum nach der jeweiligen Infiltration etwas Zeit für den Wirkungseintritt lassen muss.

> **Bei der Infiltration** in den tiefen Halsabschnitten ist besonders darauf zu achten, dass keine intravasale Injektion in eines der größeren arteriellen Gefäße, besonders in die A. carotis communis und die A. carotis interna, erfolgt; auch sollten nach Möglichkeit nicht der Vagus und der N. recurrens direkt infiltriert werden. Ebenso muss man eine Infiltration des Lokalanästhetikums in den Plexus brachialis vermeiden, auch sollte der N. phrenicus nicht ausgeschaltet werden!

Lokalanästhesie bei Eingriffen an Larynx und Halstrachea von außen

Es handelt sich im Wesentlichen um die Thyreotomie und Laryngofissur, um die vertikalen Teilresektionen am Kehlkopf und um die Tracheotomie. Für plastisch-rekonstruktive Eingriffe an Kehlkopf und Trachea ist die Lokalanästhesie nicht sehr unterschiedlich. Sie muss gelegentlich für die Ausführung von Lappenplastiken entsprechend erweitert werden.

Die Lokalanästhesie bei den erwähnten Eingriffen an Kehlkopf und Trachea ist in der Regel eine lokale Infiltrationsanästhesie, da man in den meisten Fällen eine Anästhesierung auf beiden Seiten in Kehlkopf und Trachea benötigt. Die einseitige Leitungsanästhesie des Plexus cervicalis (S. 545) und die Leitungsanästhesie des N. laryngeus superior sind nicht unbedingt angezeigt. Es kommt hinzu, dass man nach Eröffnen von Kehlkopf und Trachea in der Regel eine zusätzliche Schleimhautoberflächenanästhesie ansetzen muss. Will man gleichzeitig eine Neck-Dissection auf einer Seite durchführen, dann empfiehlt sich die zusätzliche Leitungsanästhesie des Plexus cervicalis (S. 545) auf dieser Seite.

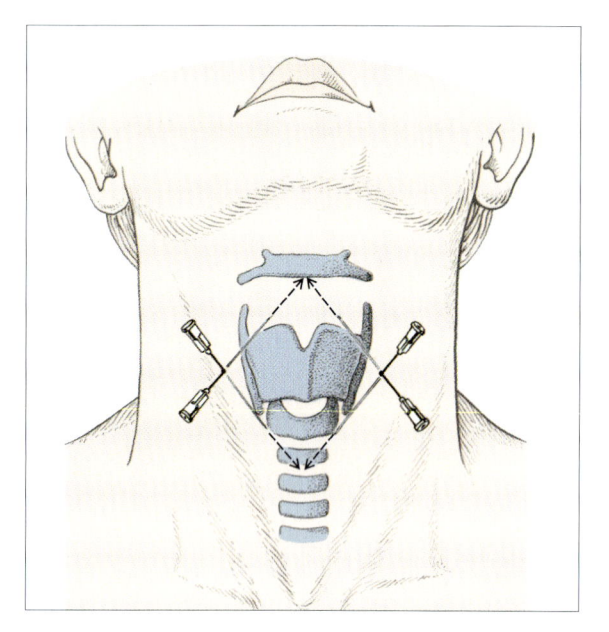

Abb. 14.25 Infiltrationsanästhesie des mittleren Halses – sog. rautenförmige Umspritzung – für operative Eingriffe am Kehlkopf von außen (aus Ey W. Lokalanästhesie – Regionalanästhesie im Hals-Nasen-Ohren-Bereich. In: Niesel HC, Hrsg. Regionalanästhesie – Lokalanästhesie – Regionale Schmerztherapie. Stuttgart: Thieme; 1994).

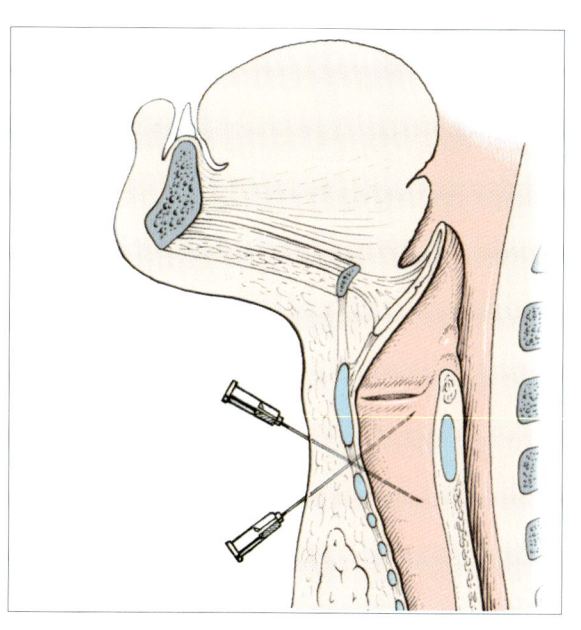

Abb. 14.26 Transkrikothyroidale Schleimhautoberflächenanästhesie von Kehlkopf und Trachea. Die Kanüle ist in unterschiedlicher Richtung durch das Lig. cricothyroideum sive conicum in den subglottischen Raum eingestochen, das Schleimhautoberflächenanästhetikum (z. B. Tetracain) kann durch die liegende Kanüle in den Bereich des Kehlkopfs und der Luftröhre eingeträufelt werden (aus Ey W. Lokalanästhesie – Regionalanästhesie im Hals-Nasen-Ohren-Bereich. In: Niesel HC, Hrsg. Regionalanästhesie – Lokalanästhesie – Regionale Schmerztherapie. Stuttgart: Thieme; 1994).

Die lokale Infiltrationsanästhesie beginnt mit der subkutanen Injektion des mit Vasokonstriktorzusatz versehenen Lokalanästhetikums (0,5- oder 1 %ig) in dem Bereich, in dem die Hautinzision geführt werden soll (S. 543). Zur besseren Blutstillung ist eine zusätzliche kutane Quaddelung empfehlenswert. Auch eine rautenförmige Umspritzung des zu operierenden Gebietes von beiden Seiten aus ergibt eine gute Anästhesie (Abb. 14.25). Die weiteren zu durchtrennenden oder zu präparierenden Gewebeschichten werden sukzessive infiltriert.

> Ist ein störender Schilddrüsenisthmus zu durchtrennen oder ein Strumaknoten zu entfernen, muss man die Strumakapsel unter Sicht mit dem Lokalanästhetikum infiltrieren. Eine direkte Infiltration des N. recurrens sollte man vermeiden, damit keine komplizierenden Störungen im Bereich der Stimmbandmuskulatur auftreten!

Ist die Thyreotomie des Schildknorpels vorgesehen, so empfiehlt es sich, nach Freilegung der anterioren Schildknorpelkante und des Lig. cricothyroideum sive conicum dieses ein wenig mit dem Lokalanästhetikum zu infiltrieren, um bei der Inzision des Ligaments eine Blutung in den eröffneten subglottischen Raum weitgehend zu vermeiden. Das gleiche gilt auch für die Tracheavorderwand bei der Tracheotomie.

Vor der operativen Eröffnung von Kehlkopf oder Trachea ist es empfehlenswert, ein Schleimhautoberflächenanästhetikum mit Hilfe einer Injektionskanüle in den Kehlkopf bzw. in den subglottischen Raum oder in die Trachea einzubringen (Abb. 14.26). Dazu wird die Kanüle durch das Lig. conicum – sog. transkrikothyroidale Anästhesie – bzw. zwischen den Trachealknorpelspangen eingestochen.

> Mit der Spritze, in der sich das Schleimhautoberflächenanästhetikum befindet, wird jetzt aspiriert. Steigen fortlaufend große Luftblasen auf, so ist man sicher, dass die Kanüle im entsprechenden Lumen liegt. Das Schleimhautoberflächenanästhetikum kann nun vorsichtig dosiert in den subglottischen Raum bzw. in die Trachea eingeträufelt werden.

Danach erfolgt die Inzision des Lig. conicum für die Thyreotomie oder der Vorderwand der Trachea bei der Tracheotomie. Nach Eröffnen des subglottischen Raumes oder der Trachea kann man die Schleimhautoberflächenanästhesie unter Zuhilfenahme eines abgebogenen Watteträgers oder durch weiteres Einträufeln des Anästhetikums ergänzen.

Ist im Larynxinneren ein operativer Eingriff vorgesehen, so kann man nach der erfolgten Thyreotomie oder Laryngofissur in dem eröffneten Larynx eine lokale Infiltrationsanästhesie der Bezirke, an denen operiert werden soll, durchführen.

> **Für alle Eingriffe** an Larynx und Trachea von außen in Lokalanästhesie sind eine gute und rechtzeitig angesetzte Prämedikation und eine intraoperative Sedierung (S. 522) erforderlich.

Regionalanästhesie des Plexus cervicalis

Für eine komplette Regionalanästhesie des gesamten Plexus cervicalis (S. 542 f.) ist eine Unterbrechung der Leitung an zwei Punkten erforderlich: für die kraniale Gruppe an der Anastomosenstelle von C_2 mit C_3, für die kaudale Gruppe an der Anastomose von C_3 mit C_4, d. h. im Bereich der Querfortsätze des 3. und 4. Halswirbels. Die Erfahrung zeigt jedoch, dass man mit einer Injektion im Bereich des Querfortsatzes von C_3 in der Regel auskommt.

Der 3. Querfortsatz liegt in Höhe des Kieferwinkels und der 4. in Höhe des oberen Randes des Schildknorpels. Die Querfortsätze bzw. deren Tubercula posteriora sind von außen zu palpieren, wenn man den M. sternocleidomastoideus nach vorn abdrängt.

Der Patient liegt zweckmäßigerweise mit leicht angehobenem Oberkörper und einer Rolle im Nacken, sodass der Kopf leicht nach hinten gebeugt ist (Abb. 14.27). Gleichzeitig wird der Kopf etwas zur Gegenseite gedreht. Man drängt mit den Fingern der linken Hand den M. sternocleidomastoideus nach vorn und palpiert jetzt das Tuberculum posterius des 3. Querfortsatzes. Dann sticht man die Nadel am dorsalen Rand des M. sternocleidomastoideus in Höhe des Kieferwinkels senkrecht durch die Haut ein und kommt in einer Tiefe von etwa 1–2 cm sofort auf den Knochen des Tuberkulums. Jetzt führt man die Spitze der Kanüle einige Millimeter nach dorsal und kaudal, ohne sie jedoch tiefer zu stechen.

Man erhält regelmäßig Parästhesien. Es werden ca. 5 ml einer 1 %igen Lösung des Anästhetikums mit Vasokonstriktorzusatz injiziert. Nach ca. 3–5 Minuten ist das gesamte vordere Halsgebiet einer Seite einschließlich des Bereichs des M. sternocleidomastoideus bis zum Trapeziusrand anästhesiert. Es empfiehlt sich, zusätzlich im Gebiet der geplanten Hautinzision eine kutane Infiltration des Lokalanästhetikums mit Vasokonstriktorzusatz vorzunehmen, um eine bessere Blutleere zu erhalten.

> **Eine mögliche Komplikation** bei der Regionalanästhesie des Plexus cervicalis ist das Anstechen der V. oder der A. vertebralis.

> **Die Aspiration** mit der Spritze vor Beginn der Injektion ist daher unbedingt erforderlich!

Eine versehentliche subarachnoidale Injektion hat eine hohe Spinalanästhesie zur Folge. In diesem Fall muss eine künstliche Beatmung mit O_2-Inhalation eingeleitet werden, evtl. sind i. v. Vasopressorgaben und Kopftieflagerung erforderlich. Es kann auch der N. phrenicus und damit die Zwerchfellbewegung einseitig ausgeschaltet werden. Bei Anästhesierung des Halssympathikus kann ein Horner-Syndrom auftreten.

Technik der Lokalanästhesie bei endolaryngealen Eingriffen, Tracheobroncho- und Ösophagoskopie

Es handelt sich dabei einmal um diagnostische indirekte und direkte laryngoskopische Untersuchungen und Eingriffe, z. B. Stroboskopie, Probeexzisionen, Abtragung oder Entfernung von tumorartigen pathologischen Veränderungen im Larynx- und Hypopharynxbereich, Fremdkörperentfernung usw., zum anderen um endoskopische Untersuchungen und Eingriffe im Tracheobronchialbaum und im Ösophagus. Diese Eingriffe können alle in Schleimhautoberflächenanästhesie durchgeführt werden.

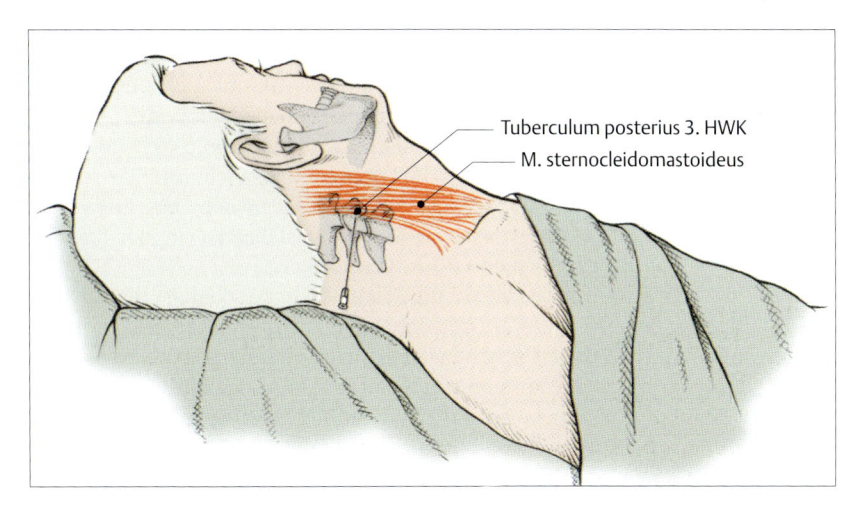

Abb. 14.27 Leitungsanästhesie des Plexus cervicalis bei C_3. Lagerung des Patienten (s. Text) (aus Ey W. Lokalanästhesie – Regionalanästhesie im Hals-Nasen-Ohren-Bereich. In: Niesel HC, Hrsg. Regionalanästhesie – Lokalanästhesie – Regionale Schmerztherapie. Stuttgart: Thieme; 1994).

— Tuberculum posterius 3. HWK
— M. sternocleidomastoideus

Oberflächenanästhesie bei endolaryngealen Eingriffen

Die Oberflächenanästhesie von Larynx und Hypopharynx hat außer der Ausschaltung des Schmerzes die Aufgabe der Unterdrückung des Würge- und Hustenreflexes sowie der Ausschaltung von spastischen Kontraktionen, beispielsweise die spastische Adduktion der Stimmlippen bei Berührung, die einen Erstickungsanfall auslösen kann. Die Erzielung einer Areflexie stellt an die Oberflächenanästhesie häufig Anforderungen, die schwieriger zu erfüllen sind als die alleinige Schmerzausschaltung.

Zur Vagolyse, besonders zur Hemmung der Speichelsekretion, empfiehlt sich die Prämedikation mit Atropin (S. 523).

Die Schleimhautoberflächenanästhesie beginnt mit dem Bestreichen oder Besprühen des Zungengrundes und der Gaumenbögen. Danach werden unter indirekter Laryngoskopie (Abb. 14.28), d. h. mit Hilfe einer Stirnlampe und eines Kehlkopfspiegels oder auch mit einem Lupenlaryngoskop (Abb. 14.1), die Epiglottis, besonders die laryngeale Epiglottisfläche, und der Kehlkopfeingang mit einem Oberflächenanästhetikum anästhesiert. Man kann dazu einen abgebogenen Watteträger benutzen – die Watte ist dann mit dem Oberflächenanästhetikum getränkt –, man kann sich auch eines Sprays bedienen oder eine Kehlkopfspritze benutzen (Abb. 14.1 u. 14.28). Das Anästhetikum soll dann bei Phonation auf die Glottis geträufelt werden. Bisweilen ist es erforderlich, mit Hilfe eines sog. Reichert-Hakens (Abb. 14.1), den man in die Vallecula einsetzt, durch Anheben der Epiglottis einen indirekten Einblick in den Larynx herbeizuführen, um dann das lokale Oberflächenanästhetikum gezielt in den Bereich von laryngealer Epiglottisfläche, Taschenbändern und Stimmbändern sowie in den subglottischen Raum einzubringen. Es bleibt der Erfahrung des Operateurs überlassen, welches Schleimhautoberflächenanästhetikum er für die endolaryngeale Anästhesie benutzen will. Zur Verfügung stehen Tetracain als 0,5- bis 2%ige Lösung, Xylocainspray und Novesine 1%ig. Zwischen dem wiederholt notwendig werdenden Einpinseln oder Einsprühen soll man jeweils 1–2 Minuten Pause einschalten, um den Patienten an den Effekt der Anästhesierung zu gewöhnen. Es ist dabei von Bedeutung, dass der Patient darüber aufgeklärt wird, dass ein pelziges Gefühl mit Schwellungsempfinden im Hals entsteht, das aber die Atmung realiter nicht beeinflusst, auch wenn sich ein Erstickungsgefühl einstellen sollte. Es ist jedoch unbedingt die Grenzdosis des verwendeten Anästhetikums zu beachten (S. 525, 526).

Oberflächenanästhesie bei Tracheobronchoskopie

Bei Erwachsenen, besonders bei älteren Patienten mit zahnlosem Oberkiefer, lässt sich die Tracheobronchoskopie sowohl mit starren wie auch mit flexiblen Endoskopen gut in lokaler Schleimhautoberflächenanästhesie durchführen. Bei Kindern und Jugendlichen oder bei ängstlichen Erwachsenen wird man für die Tracheobronchoskopie die Allgemeinanästhesie bevorzugen. Dabei sind allerdings die besonderen Techniken der sog. Beatmungsbronchoskopie zu beachten.

Für die Dosierung des Schleimhautoberflächenanästhetikums bei der Tracheobronchoskopie ist unbedingt zu beachten, dass man vor der Anästhesierung der Schleimhaut des Tracheobronchialbaums bereits eine Schleimhautoberflächenanästhesie des Zungengrundes, des Rachens und des Kehlkopfs (S. 539) durchgeführt und dafür schon eine bestimmte Menge des Oberflächenanästhetikums verbraucht hat. Es kommt hinzu, dass die Resorptionsfähigkeit in den kleinen Bronchien und in den Lungenalveolen wesentlich größer ist als die der Schleimhaut der oberen Luftwege.

Die intratracheale Instillation eines Schleimhautoberflächenanästhetikums ist bezüglich ihres raschen Wirkungseintritts mit einer i. v. Injektion vergleichbar. Es sollte daher unbedingt auch ein Zeitfaktor bei Durchführung der Schleimhautoberflächenanästhesie zur Tracheobronchoskopie beachtet werden. Ein Zeit-

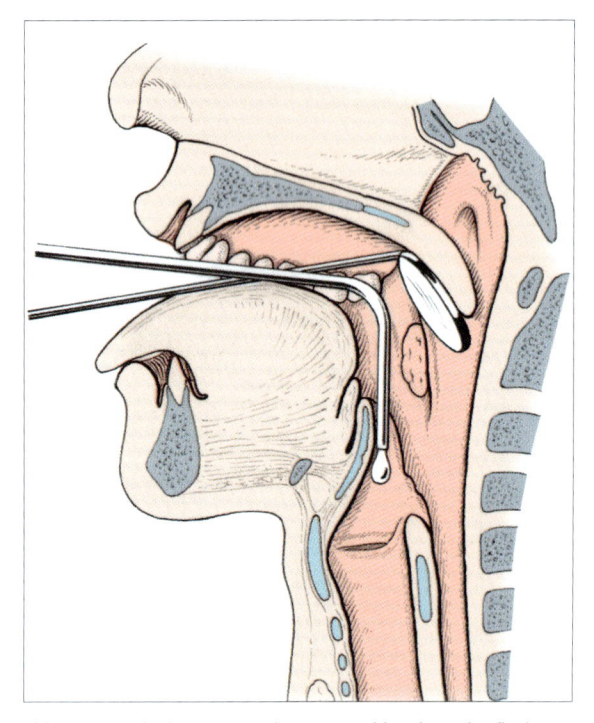

Abb. 14.28 Indirekte Laryngoskopie zur Schleimhautoberflächenanästhesie des Larynx (aus Ey W. Lokalanästhesie – Regionalanästhesie im Hals-Nasen-Ohren-Bereich. In: Niesel HC, Hrsg. Regionalanästhesie – Lokalanästhesie – Regionale Schmerztherapie. Stuttgart: Thieme; 1994).
Die über den Zungenrücken eingeführte gebogene Kanüle lädt die Epiglottis auf, das Anästhetikum wird in den Larynx eingeträufelt. Statt des Kehlkopfspiegels kann auch ein Laryngoskop (Abb. 14.1) benutzt werden.

raum von ca. 10 Minuten für die Durchführung der gesamten Oberflächenanästhesie wird als ausreichend angesehen.

> Eine Intoxikation – d. h. toxische Herz- und Kreislaufstörungen bis zur Atemlähmung – lässt sich bei Beachtung der zulässigen Grenzdosis vermeiden (15, 20)!

Ein Zusatz von Adrenalin ist für den Bereich der unteren Luftwege bedeutungslos, da die Adrenalinwirkung hinsichtlich der Resorptionsverzögerung des Anästhetikums erst 3–6 Minuten nach Applikation des Anästhetikum-Adrenalin-Gemisches einsetzt. Zu diesem Zeitpunkt ist das Anästhetikum aber bereits zum größten Teil in die Blutbahn übergetreten (15). Andererseits bestehen auch keine Bedenken, bei Blutungen im Tracheobronchialbaum einen mit Adrenalin angefeuchteten Wattebausch zur Blutstillung einzusetzen.

Bei Anwendung starrer Tracheobronchoskope wird zunächst die Schleimhautoberflächenanästhesie des Larynx bis in die glottische Region durchgeführt (S. 546). Mit Hilfe eines Sprays oder mit der Kehlkopfspritze (Abb. 14.1 u. 14.28) werden dann einige Tropfen bzw. 2–3 Sprühstöße des Schleimhautoberflächenanästhetikums durch die geöffnete Glottis hindurch an die Trachealwandung gebracht. Danach lässt sich das starre Endoskop, das man zusätzlich mit einem 2%igen Xylocaingel bestreicht, durch die Glottis in die Trachea einführen. Nunmehr wird unter Sicht mit Hilfe entsprechend langer Watteträger das Schleimhautanästhetikum sukzessive durch das Endoskoprohr an die tieferen Tracheaschleimhautabschnitte, an die Bifurkation und schließlich in den betreffenden Haupt- und Stammbronchus eingebracht.

Benutzt man ein flexibles Endoskop für die Tracheobronchoskopie, so muss man ebenfalls zunächst eine Schleimhautoberflächenanästhesie bis zur Glottis vornehmen. Wird das mit Xylocaingel versehene Endoskop transnasal eingeführt, so ist eine Schleimhautoberflächenanästhesie der Nase erforderlich. Danach wird das Endoskop durch den Kehlkopf geführt, und unter endoskopischer Sichtkontrolle werden die Trachea- und Bronchusschleimhaut über einen in dem Endoskop liegenden Katheter mit dem Oberflächenanästhetikum schrittweise benetzt.

Bei der fiberoptischen nasalen Intubation lässt sich eine störende Schleimhautblutung durch eine topische Anästhesie mit 4%igem Lidocain (Xylocain) unter Zusatz von 1%igem Phenylephrin vermeiden. Diese Kombination ersetzt die toxischere 10%ige Cocainlösung.

Oberflächenanästhesie bei Ösophagoskopie

Auch die Ösophagoskopie mit starrem Endoskop kann man bei Erwachsenen ganz gut in lokaler Oberflächenanästhesie durchführen, da die Ösophagusschleimhaut selbst keinen Husten- oder Würgereflex auslöst. Zudem ist die Sensibilität der Schleimhaut geringer als die im Tracheobronchialbaum. Eine Prämedikation mit Vagolyse (S. 523) ist auch für die Ösophagoskopie erforderlich.

Es ist jeweils zunächst eine Schleimhautoberflächenanästhesie des Zungengrundes, der lingualen und auch der laryngealen Epiglottisschleimhaut, des Larynxeinganges in Höhe der Arytänoidknorpel und der Schleimhaut im Bereich des Hypopharynx erforderlich (S. 546). Hat man den Ösophagusmund mit dem Endoskop passiert, so kann man bei Verwendung eines starren Endoskops die Ösophagusschleimhaut unter sukzessivem Vorschieben des Endoskoprohres mit Hilfe eines entsprechend langen Watteträgers (Abb. 14.1), dessen Wattebausch mit dem Oberflächenanästhetikum getränkt ist, anästhesieren.

> Bei Verdacht auf einen Fremdkörper im Ösophagus ist die Anästhesie mit dem Watteträger vorsichtig unter Sicht vorzunehmen, um den Fremdkörper mit dem Watteträger nicht weiter kaudalwärts zu stoßen oder mit dem Fremdkörper die Ösophagusschleimhaut zu verletzen!

Verwendet man ein flexibles Endoskop zur Ösophagoskopie, so ist eine Oberflächenanästhesie im Allgemeinen nicht erforderlich.

14.9
Lokalanästhesie im Bereich des Ohres

Operative Eingriffe im Bereich des äußeren Ohres, aber auch am Mittelohr, können bei Jugendlichen und Erwachsenen ganz gut in Lokalanästhesie vorgenommen werden. Bei Kindern wird man mit wenigen Ausnahmen die Allgemeinanästhesie wählen.

Wegen der vielfältigen nervalen Versorgung des Ohrbereiches ist eine eigentliche Regionalanästhesie im Sinne einer Leitungsanästhesie nicht gut durchzuführen. Auch die Oberflächenanästhesie ist hier nur von begrenzter Bedeutung. In der Hauptsache wird eine Infiltrationsanästhesie der Region, in der der operative Eingriff vorgesehen ist, erfolgen.

Bei allen operativen Eingriffen im Ohrbereich, die in Lokalanästhesie durchgeführt werden, sollte eine geeignete, dem jeweiligen Eingriff angepasste Prämedikation (S. 522) angesetzt werden. Es ist empfehlenswert, den Patienten in liegender Position zu operieren, wobei je nach Bedarf der Oberkörper entsprechend aufgerichtet werden kann.

Anatomie und nervale Versorgung

Anatomisch sind das äußere Ohr mit der Ohrmuschel und dem äußeren Gehörgang, das Mittelohr

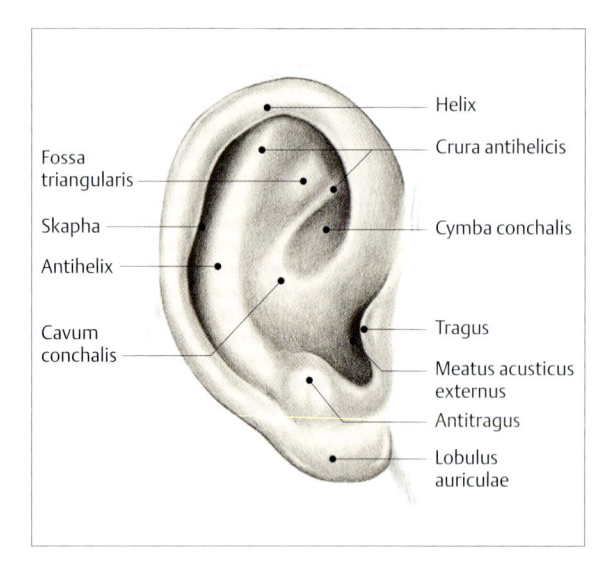

Abb. 14.29 Anatomie der Ohrmuschel (aus Ey W. Lokalanästhesie – Regionalanästhesie im Hals-Nasen-Ohren-Bereich. In: Niesel HC, Hrsg. Regionalanästhesie – Lokalanästhesie – Regionale Schmerztherapie. Stuttgart: Thieme; 1994).

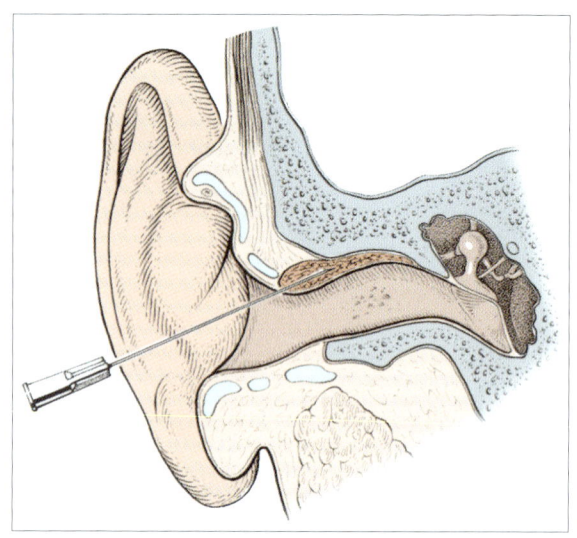

Abb. 14.30 Frontalschnitt durch den äußeren Gehörgang und das Mittelohr der rechten Seite (aus Ey W. Lokalanästhesie – Regionalanästhesie im Hals-Nasen-Ohren-Bereich. In: Niesel HC, Hrsg. Regionalanästhesie – Lokalanästhesie – Regionale Schmerztherapie. Stuttgart: Thieme; 1994).
Die Kanüle ist zur Infiltrationsanästhesie des äußeren Gehörganges am Übergang vom knorpeligen zum knöchernen Anteil des Gehörganges in den Zwischenraum zwischen Gehörgangshaut und Periost eingestochen.

mit dem Trommelfell, der Paukenhöhle, dem Mastoid und der Tuba Eustachii und schließlich das Innenohr mit der Kochlea, dem Vestibulum und dem Bogengangsystem zu unterscheiden.

Die Ohrmuschel (Abb. 14.29) hat ein knorpeliges Grundgerüst, an dem wir vorwiegend die Helix und die Antihelix unterscheiden, die auch das Relief der Ohrmuschelhaut auf ihrer anterioren Seite bestimmen. Der Eingang des äußeren Gehörganges wird posterior vom Cavum conchalis und anterior vom Tragus begrenzt. Das Ohrläppchen, der Lobulus, ist knorpelfrei.

Der äußere Gehörgang ist bis zum Trommelfell mit Haut ausgekleidet. Man unterscheidet einen proximalen knorpeligen und einen distalen knöchernen Anteil (Abb. 14.**30**).

Das Trommelfell stellt die Grenze zwischen äußerem Ohr und Mittelohr dar. Zum Gehörgang hin hat es einen epidermalen Überzug und ist deshalb nicht ohne weiteres für eine Oberflächenanästhesie geeignet. Die Paukenhöhle und das Mastoid sowie die Tube sind von Schleimhaut ausgekleidet. Die anatomischen Strukturen des Innenohres und weitere Details des Felsenbeins sind hier von untergeordneter Bedeutung.

An der Innervation des äußeren Ohres und des Mittelohres sind mehrere Nerven beteiligt, die verschiedenen Hirnnerven oder dem Plexus cervicalis zuzuordnen sind.

Helix, Antihelix und Lobulus sowie die Rückfläche der Ohrmuschel werden größtenteils über den N. auricularis magnus (C_3) innerviert. Der vordere obere Anteil der Helix, der Tragus und die präaurikuläre Region werden nerval aus dem Trigeminus über den N. auriculotemporalis, einen Ast des N. mandibularis, versorgt. Die Innervation des Cavum conchalis und der retroaurikulären Umschlagsfalte erfolgt über den R. auricularis des N. vagus. Auch sensible Äste des N. facialis sind beteiligt.

Der äußere Gehörgang wird teils vom N. auriculotemporalis über den N. meatus acustici externi sowie aber den R. auricularis des Vagus innerviert. Letzterer versorgt mehr die Haut der unteren und hinteren Gehörgangswand, der N. meatus acustici externi die Haut der oberen und vorderen Gehörgangswand sowie das Trommelfell.

Die Paukenhöhle erhält ihre sensible Innervation durch den N. tympanicus, einem Ast des N. glossopharyngeus. Besonders über dem Promontorium ist eine plexusartige Verzweigung des N. tympanicus vorhanden.

Technik der Lokalanästhesie bei Eingriffen im Bereich des Ohres
Lokalanästhesie bei Eingriffen an der Ohrmuschel

Bei Verletzungen, kleinen Geschwülsten oder plastisch-korrektiven Eingriffen an der Ohrmuschel wird eine lokale Infiltrationsanästhesie im Bereich des zu operierenden Gebietes durchgeführt. Auch bei der Antihelixplastik und ähnlichen korrektiven Eingriffen –

die man schon bei Kindern ab dem 6. Lebensjahr ganz gut in Lokalanästhesie durchführen kann – erfolgt die lokale Infiltrationsanästhesie lediglich im Bereich des vorgesehenen Operationsfeldes, d. h. in der Regel auf der posterioren Fläche der Ohrmuschel.

Der Zusatz eines Vasokonstriktors zum lokalen Infiltrationsanästhetikum (S. 525) ist zur Verminderung der Blutung empfehlenswert. Eine rautenförmige Umspritzung der Ohrmuschel von einem kranial und kaudal des Ohrmuschelansatzes gelegenen Einstichpunkt aus ist im Allgemeinen nicht erforderlich.

Die Infiltration soll jedoch nur im Bereich der Kutis und Subkutis erfolgen und nicht in den Knorpel hinein, was die Gefahr der Entwicklung einer Perichondritis in sich birgt.

Lokalanästhesie im Bereich des äußeren Gehörgangs und des Trommelfells

Wegen der epidermalen Auskleidung ist eine lokale Oberflächenanästhesie nicht angebracht. Das gilt auch im Allgemeinen für das Trommelfell, d. h., eine Parazentese des Trommelfells lässt sich allein mit Hilfe eines Oberflächenanästhetikums (Xylocainspray, Tetracain o. ä.) nicht ausreichend schmerzfrei durchführen. Ist jedoch die schützende Epitheldecke des Trommelfells z. B. infolge einer akuten Mittelohrentzündung aufgelockert, so kann das Trommelfell für ein Oberflächenanästhetikum durchlässiger sein, und man kann nach einer Wartezeit von ca. 10 Minuten die Parazentese vornehmen.

Im Übrigen muss man für Eingriffe im äußeren Gehörgang, z. B. zur Fremdkörperextraktion, zum Abtragen von Exostosen oder bei endauralem Zugang zu Mittelohreingriffen, eine lokale Infiltrationsanästhesie im äußeren Gehörgang setzen.

Wegen des Verlaufs des N. meatus acustici externi in einer Grenzschicht zwischen Gehörgangshaut und Knorpel und Knochen des Gehörganges wird zunächst unter Zuhilfenahme eines Ohrtrichters oder eines Nasenspekulums bei geeigneter Lichtquelle mit einer kurzen Nadel im Gehörgang vorn oben bis auf den Knochen eingegangen, dann werden subkutan etwa 1–2 ml des Lokalanästhetikums mit Vasokonstriktorenzusatz infiltriert (Abb. 14.30 u. 14.31).

Eine zweite Injektionsstelle liegt an der hinteren Gehörgangswand, die vorn R. auricularis des N. vagus versorgt wird. Die Nadelspitze muss Kontakt zum Knochen haben. Auch hier werden 1–2 ml der Anästhesielösung infiltriert. Die Injektion soll ohne Druck erfolgen, um das Auftreten von Blutblasen in der dünnen Gehörgangshaut oder am Trommelfell zu vermeiden. Soll eine äußere Hilfsinzision im Bereich der Incisura supratragica angelegt werden, so muss auch hier eine Infiltrationsanästhesie vorgenommen werden.

> Bei den Eingriffen im äußeren Gehörgang oder bei dem endauralen Zugang zu Mittelohroperationen ist die beschriebene Infiltrationsanästhesie des Gehörganges ausreichend. Das Trommelfell muss nicht zusätzlich anästhesiert werden, gleichfalls ist eine Anästhesie der retroaurikulären Region nicht erforderlich.

Lokalanästhesie bei Eingriffen im Mittelohr

Bei operativen Eingriffen am Mittelohr unterscheidet man einen endauralen Zugang und ein retroaurikuläres Vorgehen, das meist über das Mastoid führt.

Bei einem Eingriff im Mittelohr über den endauralen Zugang genügt in den meisten Fällen die oben für den äußeren Gehörgang beschriebene lokale Infiltrationsanästhesie. Ist das Mittelohr z. B. über das Trommelfell eröffnet, so kann zusätzlich eine lokale Oberflächenanästhesie der Paukenhöhlenschleimhaut vorgenommen werden.

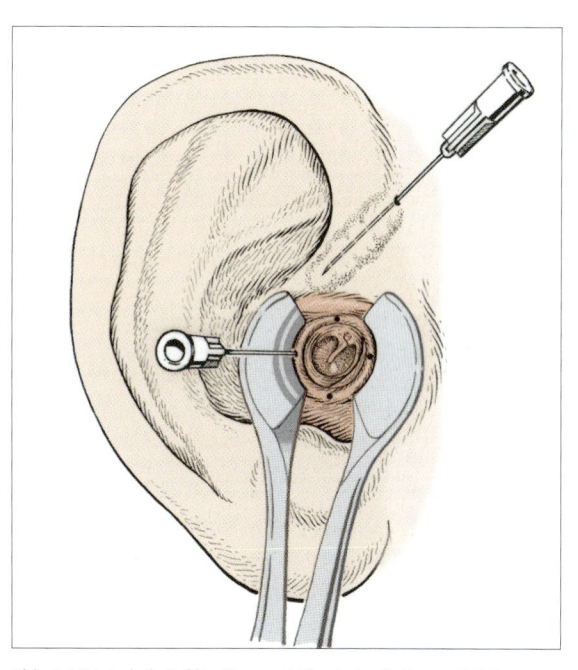

Abb. 14.31 Lokale Infiltrationsanästhesie im äußeren Gehörgang – auch für endaurale Mittelohreingriffe geeignet (aus Ey W. Lokalanästhesie – Regionalanästhesie im Hals-Nasen-Ohren-Bereich. In: Niesel HC, Hrsg. Regionalanästhesie – Lokalanästhesie – Regionale Schmerztherapie. Stuttgart: Thieme; 1994).
Am Übergang vorn knorpeligen zum knöchernen Gehörgang wird im Bereich der Gehörgangshinterwand, am Gehörgangsdach und an der unteren Gehörgangswand, ggf. auch der Gehörgangsvorderwand, mit dem Lokalanästhetikum infiltriert. Eine weitere Infiltrationsanästhesie wird im Gebiet des Helixansatzes gesetzt zur Erweiterung des transmeatalen Zuganges und für die Gewinnung eines freien Transplantats aus der Faszie des M. temporalis.

Die **Anästhesielösung** mit Zusatz eines Vasokonstriktors soll allerdings höchstens 1–2 Minuten in der Paukenhöhle verbleiben, da einerseits wegen der hohen Resorptionsfähigkeit der Mittelohrschleimhaut in sehr kurzer Zeit eine Anästhesie eintritt und andererseits in dieser Zeit noch keine wesentliche Diffusion des Anästhetikums durch die Membranen der Fenster zum Innenohr eingetreten ist! Es kann bei einer derartigen Diffusion zu einer irreversiblen Innenohrschädigung mit akuter vestibulärer Symptomatik (Schwindel, Übelkeit, Erbrechen, Nystagmus) kommen.

Es empfiehlt sich, das lokale Oberflächenanästhetikum mit Hilfe einer kleinen Spitztupferspitze oder mit einem Gelfoam-Stückchen auf die Mittelohrschleimhaut aufzubringen und diese nach 1 Minute wieder aus dem Mittelohr zu entfernen!

Gleichzeitig muss darauf geachtet werden, dass die in das Mittelohr eingebrachte Anästhesielösung etwa auf Körpertemperatur angewärmt ist.

Bei einem retroaurikulären Zugang zum Mittelohr über das Mastoid wird zunächst vor allem das Versorgungsgebiet des N. auricularis magnus durch Infiltrationsanästhesie betäubt. Die Injektionsstelle (Abb. 14.**32**) liegt ca. 1 cm dorsal der Mitte der Umschlagfalte der Ohrmuschel. Von hier aus erfolgt zunächst eine Infiltration der Mastoidoberfläche, danach der hinteren Gehörgangswand.

Bei Anästhesie der unteren Gehörgangswand über der Mastoidspitze darf die Injektionsnadel nicht zu tief geführt werden, damit keine Parese der N. facialis auftritt, was die Kontrolle der Fazialisinnervation während des operativen Eingriffs unmöglich machen würde!

Es empfiehlt sich, bei dem retroaurikulären Vorgehen eine kutane bzw. subkutane Infiltrationsanästhesie zusätzlich im gesamten Bereich der vorgesehenen Hautinzision vorzunehmen, um die Blutung dadurch zu minimieren.

Soll im Rahmen der Mittelohroperation ein freies Transplantat aus der Temporalisfaszie gewonnen werden, so muss die Infiltrationsanästhesie auch auf das Gebiet des M. temporalis kranial der Ohrmuschel ausgedehnt werden. Eine zusätzliche Infiltrationsanästhesie des Gehörganges erübrigt sich bei diesem Vorgehen in der Regel.

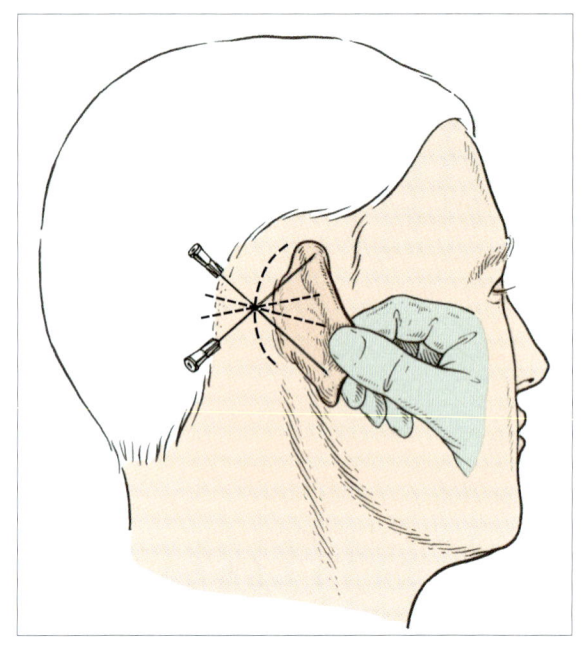

Abb. 14.**32** Retroaurikuläre lokale Infiltrationsanästhesie für Eingriffe am Mastoid und im Mittelohr (aus Ey W. Lokalanästhesie – Regionalanästhesie im Hals-Nasen-Ohren-Bereich. In: Niesel HC, Hrsg. Regionalanästhesie – Lokalanästhesie – Regionale Schmerztherapie. Stuttgart: Thieme; 1994).

Hat man die Kortikalis des Mastoids abgetragen und die Zellräume eröffnet, so kann die nun freiliegende Schleimhaut zusätzlich durch Aufträufeln eines lokalen Oberflächenanästhetikums anästhesiert werden. Es ist dies aber in der Regel nur erforderlich, sobald der operative Eingriff in das Epitympanon bzw. zum Tympanon vorgedrungen ist. Es gelten die gleichen Vorsichtsmaßnahmen wie sie oben beschrieben sind.

Der retroaurikuläre Zugang zum Mittelohr mit Ausräumung des Mastoids, was heute in der Regel mit der Fräse und mit Diamantbohrern geschieht, bedarf unbedingt einer ausreichenden gut sedierenden Prämedikation (S. 522). Die oft länger dauernden Eingriffe im Mittelohr mit Ausräumung des Zellsystems und mit evtl. sich anschließenden rekonstruktiven, sog. tympanoplastischen Maßnahmen werden heute wohl in der Mehrzahl in Allgemeinanästhesie durchgeführt. Für kurz dauernde tympanoplastische Eingriffe ist aber die Lokalanästhesie in der beschriebenen Form durchaus als sehr geeignet anzusehen.

Kernaussagen

1

▸ **Allgemeine Regeln zur Ausführung der Lokalanästhesie** Im HNO-Bereich dient die Oberflächenanästhesie nicht nur zur Schleimhautbetäubung bei operativen Eingriffen, sondern wird auch bei zahlreichen Untersuchungen angewandt.
Mit jeder Lokalanästhesie sind Gefahren und Komplikationen verbunden, eine Notfallausrüstung muss griffbereit sein.

2

▸ **Spezielle Prämedikation** Hauptziel einer guten Prämedikation ist die Anxiolyse.
Aus der Stoffklasse der anxiolytisch wirksamen Benzodiazepine haben sich besonders das Midazolam (Dormicum), das Diazepam (Valium) und das Flunitrazepam (Rohypnol) bewährt.
Zur Erhöhung der Schmerzschwelle wird das Morphinderivat Alfentanil (Rapifen) eingesetzt. Tritt während eines Eingriffs eine vasovagale Reaktion auf, muss Atropin gegeben werden.

3

▸ **Allgemeine Gesichtspunkte zur lokalen Infiltrations- und Leitungsanästhesie** Bei der Infiltrationsanästhesie werden die Hautäste der sensiblen Nerven im Operationsgebiet indirekt durch die Injektion des Lokalanästhetikums in die Kutis und Subkutis anästhesiert.
Im Gegensatz dazu wird bei der Leitungsanästhesie das Anästhetikum in den Nerv selbst oder doch in seine unmittelbare Nähe injiziert.

4

▸ **Allgemeine Gesichtspunkte zur Oberflächenanästhesie** Die Oberflächenanästhetika bewirken eine Schleimhautoberflächenanästhesie, sie dienen sowohl der Herabsetzung der Schmerzempfindung als auch besonders der Dämpfung des Schluck-, Husten- und Niesreflexes bei diagnostischen wie therapeutischen Eingriffen.

5

▸ **Lokal-Regional-Anästhesie im Nasen-, Nebenhöhlen- und Gesichtsbereich** Eine Lokal-Regional-Anästhesie ist in nahezu allen Regionen des HNO-Bereichs möglich. Eine Oberflächenanästhesie der Nase wird als vorbereitende Maßnahme für jeden operativen Eingriff im Bereich der inneren Nase eingesetzt.
Die Infiltrationsanästhesie in der Nasenregion kann eine umschriebene oder eine sog. topische Lokalanästhesie sein, bei der das Lokalanästhetikum an bestimmten Stellen infiltriert wird.

Die Lokalanästhesie im Nasennebenhöhlenbereich ist in der Regel eine Kombination von Schleimhautoberflächenanästhesie und lokaler Infiltrations- und/oder Leitungsanästhesie.
Die Infiltrations- und Leitungsanästhesie in der Gesichtsregion wird hauptsächlich bei plastisch-chirurgischen Eingriffen in der ästhetischen Gesichtschirurgie sowie bei Entfernung von Tumoren der Gesichtshaut und bei Verletzungen angewandt.

6

▸ **Lokalanästhesie im Bereich der Mundhöhle und des Pharynx** Sowohl in der Mundhöhle wie im Pharynx wird die Schleimhautoberflächenanästhesie als vorbereitende Maßnahme für alle diagnostischen und therapeutischen Eingriffe, die in Lokalanästhesie ausgeführt werden sollen, benötigt. Dadurch werden einerseits der Würge- und der Hustenreflex ausgeschaltet, andererseits kann eine Einsparung des zu infiltrierenden Lokalanästhetikums erreicht werden.

7

▸ **Lokal-Regional-Anästhesie im Bereich von Hals, Larynx, Trachea und Ösophagus** Für Eingriffe, die im Bereich des Halses von außen in Lokalanästhesie durchgeführt werden sollen, kommt die lokale Infiltrationsanästhesie, ggf. in Kombination mit einer Leitungsanästhesie, in Betracht. Bei entsprechender Prämedikation und Sedierung lassen sich z. B. die Strumektomie, die Exstirpation von Halslymphknoten einschließlich der Neck-Dissection, die krikopharyngeale Myotomie mit Abtragung eines Zenker-Hypopharynxdivertikels, die Pharyngotomie einschließlich der operativen Korrektur des Schluckaktes sowie die zervikale Ösophagotomie wie auch die Eingriffe an Kehlkopf und Trachea (Thyreotomie, Tracheotomie, plastisch-rekonstruktive Eingriffe an Larynx und Trachea) u. a. von außen in Lokal-Regional-Anästhesie durchführen.
Bei Erwachsenen lässt sich die Tracheobronchoskopie gut in lokaler Schleimhautoberflächenanästhesie vornehmen. Auch die Ösophagoskopie mit starrem Endoskop kann man bei Erwachsenen in lokaler Oberflächenanästhesie durchführen.

8

▸ **Lokalanästhesie im Bereich des Ohres** Operative Eingriffe im Bereich des äußeren Ohres, aber auch am Mittelohr, können bei Jugendlichen und Erwachsenen in Lokalanästhesie durchgeführt werden. Bei Kindern sollte man jedoch eine Allgemeinanästhesie bevorzugen.

Literatur

1. Adriani J. Labat's regional-anesthesia. 4th ed. St. Louis: Green;1985.
2. Bachmann MB, Biscoping J, Adams HA, Sokolovski A, Ratthey K, Hempelmann G. Plasmakonzentrationen von Lidocain und Prilocain nach Infiltrationsanästhesien bei Operationen im Hals-Nasen-Ohren-Bereich. Laryng Rhinol Otol 1988;67:335.
3. Berendes J, Link R, Zöllner F. Hals-Nasen-Ohren-Heilkunde in Praxis und Klinik. 2. Aufl. Bd. I-Vl. Stuttgart:Thieme;1977–1983.
4. Braun H. Über die Lokalanästhesie bei Operationen im Trigeminusgebiet. Dtsch Z Chir 1911;111:321.
5. Broadman LM, Patel RI, Feldman BA, Sellman GL, Milmoe G, Camilon F. The effects of peritonsillar infiltration on the reduction of intraoperative blood loss and post-tonsillectomy pain in children. Laryngoscope 1989;99:578
6. Denecke HJ. Die oto-rhino-laryngologischen Operationen. In: Kirschner M, Hrsg. Allgemeine und spezielle chirurgische Operationslehre. 2. Aufl. Bd. V. Berlin:Springer;1953.
7. Denecke HJ, Meyer R. Plastische Operationen an Kopf und Hals. Bd. 1. Berlin:Springer;1964.
8. Denecke HJ, Ey W, Denecke U, Draf W. Die Operationen an den Nasennebenhöhlen und der angrenzenden Schädelbasis. In: Kirschner M, Hrsg. Allgemeine und spezielle Operationslehre. Bd. V/2. Berlin:Springer;1982.
9. Denecke HJ, Ey W. Die Operationen an der Nase und im Nasopharynx. In: Kirschner M, Hrsg. Allgemeine und spezielle Operationslehre. Bd. V/l. Berlin:Springer;1984.
10. Ehrenberg L. Acta Chem Scand 1948;2:63.
11. Eriksson E. Atlas der Lokalanästhesie. 2. Aufl. Berlin:Springer;1980.
12. Frey R, Benzer H, Hügin W, Mayrhofer O. Anaesthesiologie, Intensivmedizin und Reanimatologie. Berlin:Springer;1982.
13. Goldberg L. Svensk tandläk 1947;40:819.
14. Hansen D. Tierexperimentelle Untersuchungen über den Einfluß von Adrenalin auf die Toxizität und Resorption von Tetracain bei der Schleimhautanaesthesie des Tracheobronchialsystems. Z Laryngol 1969; 32:720.
15. Härtel E. Die Lokalanästhesie. In: Neue Deutsche Chirurgie. 2. Aufl. Bd. 21. Stuttgart:Enke;1920.
16. Henmann A. Gefahren bei Operationen an Hals, Ohr und Gesicht und die Korrektur fehlerhafter Eingriffe. Berlin: Springer;1968.
17. Immenkamp A. Technik und Spätergebnisse der Plastik nach Hagedorn-Le Mesurier bei einseitiger Kiefer-Gaumenspalte. Fortschr Kiefer-Gesichtschir 1959;5:273.
18. Jellinek. Das Kokain als Anästhetikum und Analgetikum für den Pharynx und Larynx. Wien Med Wschr 1884; 45.
19. Keil W, Vieten H. Fortschr Röntgenstr 1952;77:409.
20. Killian H. Lokalanästhesie und Lokalanästhetika. 2. Aufl. Stuttgart:Thieme;1973.
21. Koller K. Vorläufige Mitteilung über lokale Anästhesie am Auge. Wien Med Wschr 1884;34:1276,1309.
22. Laborit H. Anaesthesist 1953; 2:189.
23. Laborit H, Huguenard T. Pratique de l'hibernotherapie en chirurgie et médicine. Paris:Manon;1953.
24. Lang I. Klinische Anatomie des Kopfes. Neurokranium, Orbita, Kraniozervikaler Übergang. Berlin:Springer;1981.
25. von Lanz T, Wachsmuth W. Praktische Anatomie. Berlin:Springer;1955.
26. Latorre F, Otter W, Kleemann PP, Dick W, Jage J. Cocaine or phenylephrine/lignocaine for nasal fibreoptic intubation? Europ J Anaesthesiol 1996;13:577.
27. Leicher H, Haas E, Pelinitz D. Lokalanästhesie in der Hals-Nasen-Ohrenheilkunde. In: Berendes J, Link R, Zöllner F, Hrsg. Hals-Nasen-Ohrenheilkunde in Praxis und Kinik. Stuttgart:Thieme;1977.
28. Löfgren N, Lundqvist B. Svensk kem. 1946;58:206.
29. Masing H. Eingriffe an der Nase. In: Theissing G, Theissing J, Hrsg. Kurze HNO-Operationslehre. Stuttgart: Thieme; 1971.
30. Matas R. The growing importance and value of local and regional anaesthesia in minor and major surgery. Trans Louisiana St Med Soc 1900.
31. Naffziger. Technik der Operation des malignen Exophthalmus. In: Kirschner M, Hrsg. Allgemeine und spezielle Operationslehre. Bd. 11. Berlin:Springer;1950.
32. Naumann HU. Kopf- und Halschirurgie, Operations-Manual. Stuttgart:Thieme;1974.
33. Payr E. Über neuere Methoden zur Behandlung der Geschwülste des Nasenrachenraums. Arch Klin Chir 1904;72:2.
34. Pernkopf E. Topographische Anatomie. München:Urban & Schwarzenberg;1957.
35. Sainandari F. Funktionelle Anatomie der Hirnnerven und des vegetativen Nervensystems. Berlin:De Gruyter;1984.
36. Schlösser. 24. Kongr. für innere Med. 1907.
37. Schön F. Zit. bei Schuchardt K. Operationen im Gesicht und im Kieferbereich. In: Bier, Hrsg. Chirurgische Operationslehre. 7. Aufl. Leipzig:Barth; 1954.
38. Schuchardt K. Die lokale Anaesthesie. Deutsche Zahn-Mund- u. Kieferheilkunde. Bd. 111. München:Urban & Schwarzenberg;1958.
39. Seiffert A. Operationen an Nase, Mund und Hals. 4. Aufl. Leipzig:Barth;1953.
40. Siebenmann E. Verhandlungen des Vereins Süddeutscher Laryngologen 1989. Zit. nach Boenninghaus G. Die Operationen an den Nasennebenhöhlen der Nase. In: Katz L, Blumenfeld F, Hrsg. Handbuch der speziellen Chirurgie des Ohres und der oberen Luftwege. Bd. 111. Leipzig:Kabitzsch;1923.
41. Uffenorde H. Z. Laryngol Rhinol Otol 1940;33:43.
42. Unterberger S. Kosmetische Schnittführung bei doppelseitiger Stirnhöhlenradikaloperation. Mschr Ohrenheilk 1953; 87:304.

15 Lokalanästhesie in der Zahn-, Mund- und Kieferheilkunde

M. Daubländer

554	**15.1**	Stellenwert der Lokalanästhesie in der Zahn-, Mund- und Kieferheilkunde
554	**15.2**	Entwicklung der zahnärztlichen Lokalanästhesie
556	**15.3**	Anatomische Grundlagen
562	**15.4**	Ausrüstung
563	**15.5**	Wahl der geeigneten Lokalanästhesielösung
569	**15.6**	Technik der Lokalanästhesie
589	**15.7**	Komplikationen

15.1
Stellenwert der Lokalanästhesie in der Zahn-, Mund- und Kieferheilkunde

In der modernen Zahnheilkunde nimmt die Lokalanästhesie als die Methode der Wahl zur Schmerzausschaltung eine zentrale Rolle bei der Behandlungsplanung ein. Allein in der Bundesrepublik Deutschland werden derzeit jährlich mehr als 70 Millionen Lokalanästhesien durch Zahnärzte durchgeführt. Betrachtet man die große Bandbreite der Therapiemaßnahmen, so wird deutlich, dass eine Vielzahl der zahnärztlich-chirurgischen, konservierenden und prothetischen Behandlungen ohne suffiziente Schmerzausschaltung nicht möglich bzw. klinisch erschwert wäre. Aber auch für eine Vielzahl mund-, kiefer- und gesichtschirurgischer Eingriffe stellt die Lokalanästhesie das adäquate Betäubungsverfahren dar. Für ausgedehnte oder lang andauernde Maßnahmen können darüber hinaus ergänzende Medikationen im Rahmen einer Prämedikation bzw. Analgosedierung appliziert werden, oder es kann eine Allgemeinanästhesie indiziert sein.

Dem Wunsch des Patienten nach einer schmerzfreien, zumindest aber schmerzarmen zahnärztlichen Behandlung muss ebenfalls bei der Therapieplanung Rechnung getragen werden; dieser deckt sich jedoch in der Regel mit der medizinischen Indikation. Die große Variationsbreite von Patientenalter und physischer Konstitution sowie die zunehmende Zahl von Patienten mit Vorerkrankungen und systemischer Dauermedikation bedingen eine differenzierte und risikoadaptierte Lokalanästhesie. Weiterhin trägt der Behandler mit seinem Wissen, seiner praktischen Erfahrung und seiner manuellen Geschicklichkeit einen wesentlichen Teil zur suffizienten Schmerzausschaltung bei, um die Vielzahl der Techniken optimal ausnutzen zu können. Die große Zahl der zur Verfügung stehenden Lokalanästhesielösungen mit unterschiedlichen Zusätzen und Darreichungsformen bedingt eine Vielzahl zahnärztlicher Lokalanästhesieverfahren.

Darüber hinaus kommt der Lokalanästhesie im Rahmen der regionalen Schmerztherapie eine wesentliche Bedeutung zu. Sie kann als diagnostisches Hilfsmittel dienen, aber auch als therapeutische Lokalanästhesie sinnvoll in der Behandlung akuter und chronischer Kiefer- und Gesichtsschmerzen eingesetzt werden.

Die Angst vor unangenehmen Erlebnissen der Patienten im Zusammenhang mit der zahnärztlichen Lokalanästhesie, die zu ihrer Ablehnung führten – z. B. eine insuffiziente Schmerzausschaltung oder kardiovaskuläre oder allergische Komplikationen – gehören aktuellen Befragungen nach der Vergangenheit an. Sie standen in erster Linie in Zusammenhang mit der Verwendung von Esterpräparaten. Die meisten Patienten erwarten heute neben der Analgesie und einer schonenden Applikationsweise vor allem eine zeitlich und örtlich angepasste lokale Betäubung, die sie über den Zahnarztbesuch hinaus nicht beeinträchtigt. Andererseits wird gerade von ängstlichen Patienten oder bei umfangreichen Therapiemaßnahmen immer häufiger der Wunsch nach einer Allgemeinanästhesie geäußert, obwohl durch die Lokalanästhesie eine schmerzfreie Behandlung möglich wäre. Dieser erhöhten Anspruchshaltung müssen sich die Vertreter der modernen Zahnheilkunde stellen und geeignete Leitlinien erarbeiten.

Die Zahl von Patienten mit Risikofaktoren bezüglich der Applikation von Lokalanästhetika nimmt zu. Die Patienten finden sich nicht nur in Kliniken und operativen Zentren, sondern auch in zahnärztlichen Praxen. Dies macht es notwendig, Anamnese und Aufklärung sorgfältig durchzuführen. Adäquates Notfallinstrumentarium und -training für die Diagnostik und Therapie lebensbedrohlicher Zwischenfälle sind ebenfalls dringend erforderlich.

15.2
Entwicklung der zahnärztlichen Lokalanästhesie

Zähne und Schmerzen sind von alters her eng miteinander verknüpft. Dies betrifft sowohl den Durchbruch, die Behandlung als auch den Verlust der Zähne. Daher existieren viele Rezepte und Therapievorschläge, bei denen die lokale Behandlung des Zahnschmerzes im Vordergrund stand. Bereits die Ägypter kannten Moxen aus betäubenden Stoffen zur Hervorrufung einer örtlichen Betäubung; dabei handelte es sich um Tinkturen, Salben und Pflaster.

Parallel dazu war aber auch immer das Bestreben vorhanden, durch eine Narkose einen tiefschlafähnlichen Zustand mit einer Herabsetzung der normalen sensorischen Nervenerregbarkeit und damit eine Analgesie hervorzurufen. Besonders eindrucksvoll und publikumswirksam waren dabei die öffentlich zur allgemeinen Belustigung abgehaltenen „Zahnbehandlungen" auf öffentlichen Plätzen. Ein durch alkoholische Getränke hervorgerufener Rausch und die schmerzbedingte Ohnmacht ermöglichten es, zumindest Extraktionen vorzunehmen, wobei häufig Frakturen von Zähnen und Kieferanteilen auftraten.

Aus chirurgischer Sicht, die im weitesten Sinne auch für die Zahnbehandlung galt, wurde nicht von allen Vertretern eine adäquate Schmerzausschaltung als notwendig eingestuft. „Der Schmerz ist als unzertrennlicher Gefährte der Operation anzusehen. Schmerzen bei Operationen zu vermeiden ist eine Schimäre, die man heute nicht weiter verfolgen darf", schrieb Alfred Armand Louis Marie Velpeau 1839. Noch wenige Jahre vor der ersten zahnärztlichen Lokalanästhesie beschloss die Versammlung des Skandinavischen Zahnärztlichen Vereins Stockholm 1881: „Zahnextraktionen

15.2 Entwicklung der zahnärztlichen Lokalanästhesie

gehen so schnell, dass der Patient sie ohne Betäubung vertragen kann".

Erst im 19. Jahrhundert konnten mit der zunehmenden Verbesserung der zahnärztlichen Instrumente, die die Gewebe und den Patienten weniger traumatisierten, echte Erfolge erzielt werden. Für die Inauguration der Lokalanästhesie waren 1853 die Entwicklung einer kleinen Hohlnadel durch Alexander Wood und 1880 das Erkennen der Bedeutung von Antisepsis und Desinfektion durch Louis Pasteur und Robert Koch wesentliche Meilensteine. So konnten bereits relativ kurz nach der Beschreibung der Cocainwirkung durch die von Karl Koller 1884 „Vorläufige Mittheilung über locale Anästhesierung am Auge" und der Herstellung einer injektionsfähigen Lösung 1884 die ersten Injektionen im Kieferbereich durchgeführt werden. Die Entwicklung geeigneter Injektionstechniken schritt kontinuierlich fort, sodass von Hall die Leitungsanästhesie des N. infraorbitalis und von Halsted die des N. alveolaris inferior bereits 1885 beschrieben wurde.

Während des 19. Jahrhunderts machten zwei amerikanische Zahnärzte durch die Entwicklung neuer Narkosetechniken auf sich aufmerksam. Dies war zum einen Horace Wells, der das Stickoxidul (Lachgas) als Betäubungsmittel in der zahnärztlichen Praxis anwandte. Er ließ sich selbst von einem Kollegen am 11. Dezember 1844 nach Inhalation des Gases einen großen Molarzahn ohne Schmerzen extrahieren. Nach kurzer Bewusstlosigkeit kommentiert er das Erlebte so: „Eine neue Ära im Zahnausziehen! Es tat mir nicht mehr weh als ein Nadelstich! Es ist die größte Entdeckung, die gemacht worden ist."

Obwohl die öffentliche Demonstration des neuen Verfahrens aufgrund technischer Probleme misslang, setzte es sich nach der Konstruktion geeigneter Apparate letztendlich doch durch. Der Bericht der Odontological Society of Great Britain 1881 belegt dies eindrücklich: „Das Comité kann diesen Bericht nicht schließen, ohne seine Ansicht über die verhältnismäßige Gefahrlosigkeit dieses Anästhetikums (Lachgas) im Gegensatz zu anderen Ausdruck zu geben, dass von den 58 000 Fällen der Anwendung, über welche es Berichte gibt, und den Tausenden von anderen bekannten Fällen in diesem wie in anderen Ländern (ca. 75 000) nicht ein einziger Todesfall vorgekommen ist, der der Wirkung des Gases unparteilich zugeschrieben werden könnte." Zum Vergleich dazu wurden für die konkurrierenden Betäubungsverfahren dieser Zeit aufgeführt: bei Chloroform 1 Todesfall bei 2647 Narkosen und bei Ether 1 Todesfall bei 13 160 Narkosen.

Wesentlich erfolgreicher in der öffentlichen Demonstration einer Inhalationsanästhesie war William G.T. Morton. An gleicher Stelle wie Horace Wells im Massachusetts General Hospital in Boston gelang es dem jungen Zahnarzt am 16.10.1846, die erste Ethernarkose für einen operativen Eingriff vorzuführen. Die Begeisterung über diesen wesentlichen Schritt in der Schmerzbekämpfung verbreitete sich rasant, und die Bürger Bostons widmeten Morton 1868 einen Gedenkstein mit folgender Inschrift: „Erfinder und Enthüller der anästhesierenden Inhalation. Vor ihm war die Chirurgie Agonie. Durch ihn wurde der Schmerz des Messers verhütet und vernichtet. Seit ihm gehört der Wissenschaft die Herrschaft über den Schmerz."

Während im angloamerikanischen Raum die Narkose im Rahmen der zahnärztlichen Behandlung vor allem in den operativen Teilgebieten von da an eine zentrale Stellung innehatte, wurde auf dem europäischen Festland und in Skandinavien die Lokalanästhesie bevorzugt und weiterentwickelt. Guido Fischer brachte dies in seinem Lehrbuch „Die örtliche Betäubung in der Zahnheilkunde mit besonderer Berücksichtigung der Schleimhaut- und Leitungsanästhesie" klar zum Ausdruck: „Der starke Schmerz der Zähne und Kiefer lässt die besondere Bedeutung dieser Organe hervortreten. Dem Zahnarzt wird durch die Mittel der örtlichen Betäubung ein unschätzbares Gut in die Hand gegeben, das er mit allen wissenschaftlichen und technischen Grundlagen beherrschen muss."

Der nächste entscheidende Schritt für die Lokalanästhesie war die Entdeckung des Adrenalins. Heinrich Braun erkannte sehr schnell die Bedeutung dieser Entwicklung und beschrieb sie bereits im Jahre 1900 folgendermaßen: „Ich las, dass man aus Nebennieren von Tieren einen Extrakt hergestellt habe, der die Blutgefäße zur Verengung bringe. Einige Tage später hatte ich etwas von diesem Extrakt erhalten, mischte ihn mit Cocain und spritzte die Mischung in meinen Vorderarm. Ich wusste in diesem Augenblick, dass eine neue Zeit für die örtliche Betäubung angebrochen sei." Die damals verwendete Konzentration des Suprarenins lag bei 1 : 600 000. Die Entwicklung primär synthetischer Esterpräparate (Procain 1905), dann schließlich der Amide (Lidocain 1944) brachten eine deutliche Wirkungssteigerung und Reduktion der Nebenwirkungen. Die vasokonstriktorischen Alternativen zu Adrenalin, Noradrenalin (1947) und Octapressin (1966) sorgten zwar primär für Furore, konnten sich letztendlich aber nicht durchsetzen. Beispielhaft sei dazu ein Beitrag von R. Frey aus dem Jahre 1962 zitiert: „Das nicht zu Tachykardie führende, die Herzarbeit „ökonomisierende" Noradrenalin hat heute das Adrenalin weitgehend verdrängt, wenn es auch schwächer wirkt als Adrenalin." Auch alternative Vasokonstriktoren wie eine Stauungsbinde mit breitem, verstellbarem Gummiband am Hals oder ein Spraygerät zur lokalen Ethervereisung nach Richardson (1866) stellten keine wirklichen Verbesserungen dar.

Kommentare zur optimalen Konzentration des Adrenalins finden sich bei zahlreichen Autoren. So setzte Heinrich Braun (6) diese 1933 in Abhängigkeit von der Novocainkonzentration folgendermaßen fest:

- Suprarenin 1 : 25 000, Novocain 4 %,
- Suprarenin 1 : 50 000, Novocain 2 %,
- Suprarenin 1 : 100 000, Novocain 1 %,
- Suprarenin 1 : 200 000, Novocain 0,5 %.

Auch Guido Fischer empfahl 1951 die Verwendung von Adrenalin als vasokonstriktorischem Zusatz in einer Konzentration von 1 : 50 000: „Suprarenin als synthetisches Nebennierenpräparat hat sich in meiner Trockensalzlösung bei einer Dosierung von nur 0,002 % auch bei herzkranken Menschen in Kombination mit Novocain als unbedenklich erwiesen – 1 Tropfen einer auf 1 : 1000 verdünnten Lösung auf 2 cm³." Kantorovicz hatte bereits 1948 auf die Unbedenklichkeit dieser Lösung hingewiesen: „Auch Schädigungen in Pulpa und Periodont sind nicht zu befürchten. Wer aseptisch vorgeht, hat nie etwas von Nebenwirkungen zu sehen bekommen." Einschränkend bemerkt er jedoch: „Bei individueller Labilität aber, bei seelischen Depressionen und physischen Störungen muss man immer mit besonderer Vorsicht handeln. Hier können unberechenbare Reaktionen auftreten, die indes bei sachgemäßem Handeln zu bekämpfen sind."

Neben den pharmakologischen Überlegungen zu den applizierten Substanzen war es bis zur industriellen Produktion gebrauchsfertiger Lösungen notwendig, jeweils die einzelnen Komponenten vor der Injektion zusammenzufügen:

1. Aus der umgestülpten Wasserampulle wird steriles destilliertes Wasser in die sterile Spritze aufgezogen.
2. Vor Entnahme des destillierten Wassers muss das entsprechende Quantum Luft in die Wasserampulle abgegeben werden, um die Entnahme von Flüssigkeit im geschlossenen Raume zu ermöglichen.
3. Das eben aufgezogene heiße Wasser wird in die Trockensalzampulle, die unmittelbar vorher geöffnet wurde, langsam eingespritzt. Die Trockensalze gehen sofort in Lösung.
4. Die eben gelösten Trockensalze werden sogleich wieder aus der Ampulle aufgezogen, ohne dass die Kanüle aus dem Glase entfernt wird. Die Ampulle wird zum sterilen Lösungstiegel, der die Reinheit und Sterilität der Lösung sichert.

Der Vasokonstriktor wurde dann tropfenweise hinzugefügt. Demzufolge ist es verständlich, dass nur selten das exakt gleiche Mischungsverhältnis reproduziert werden konnte und damit Effektivität und Komplikationsrate sehr variabel waren.

15.3
Anatomische Grundlagen

Unabdingbare Voraussetzung für eine suffiziente Schmerzausschaltung in der Zahn-, Mund- und Kieferheilkunde ist eine profunde Kenntnis der topographischen Anatomie der Kopf- und Halsregion.

Nervale Strukturen – N. trigeminus (V)

Speziell detaillierte Kenntnisse der Anatomie des N. trigeminus, der als größter und überwiegend sensorischer Hirnnerv weite Anteile des Kiefer- und Gesichtsbereichs sensibel (Portio major) innerviert, sind unerlässlich (Abb. 15.**1**).

Der kleinere motorische Anteil des N. trigeminus versorgt Teile der Kaumuskulatur und des Pharynx (Portio minor), darüber hinaus ist er auch für die autonome Innervation der orofazialen Region verantwortlich. Die sensorischen Afferenzen erreichen zum überwiegenden Teil über das Ganglion Gasseri den Hirnstamm.

Das ausgedehnte Kernareal befindet sich zwischen Mittelhirn und Brücke und reicht bis zum oberen Halsmark hinab. Sowohl die Radix sensorica als auch die Radix motorica treten am Seitenrand der Brücke aus dem Hirnstamm aus und ziehen an der oberen Felsenbeinkante in eine taschenförmige Aussackung der Dura, das Cavum trigeminale (Meckel-Raum). Dieser Raum befindet sich an der Vorderwand der Felsenbeinspitze in einer flachen Knochenmulde, der Impressio trigemini. Im Cavum trigeminale, das lateral der A. carotis interna und des Sinus cavernosus lokalisiert ist, liegt das sensible Ganglion trigeminale (Gasseri). Es ist ca. 1 × 2 cm² groß, wird gebildet von pseudounipolaren Nervenzellen und ist vollständig von einem dünnen Liquormantel umspült. Aus dem Ganglion gehen die drei Hauptäste des „Drillingsnerven" ab:

- N. ophthalmicus (sensibel),
- N. maxillaris (sensibel),
- N. mandibularis (gemischt sensibel-motorisch).

Der kleine motorische Anteil unterkreuzt das Ganglion trigeminale und verläuft mit dem N. mandibularis weiter.

N. ophthalmicus (V_1)

Der erste und kleinste Ast des N. trigeminus – der N. ophthalmicus – zieht an der seitlichen Wand des Sinus cavernosus zur Fissura orbitalis superior, durch die er den Schädel verlässt und in die Augenhöhle eintritt (Abb. 15.**2**). Bevor er die Orbita erreicht, gibt er den R. meningeus ab, der Anteile der Dura sensibel versorgt. Der eigentliche Nervstamm ist nur ca. 2,5 cm lang. Er teilt sich früh in die drei Hauptäste:

- N. frontalis,
- N. nasociliaris,
- N. lacrimalis.

15.3 Anatomische Grundlagen

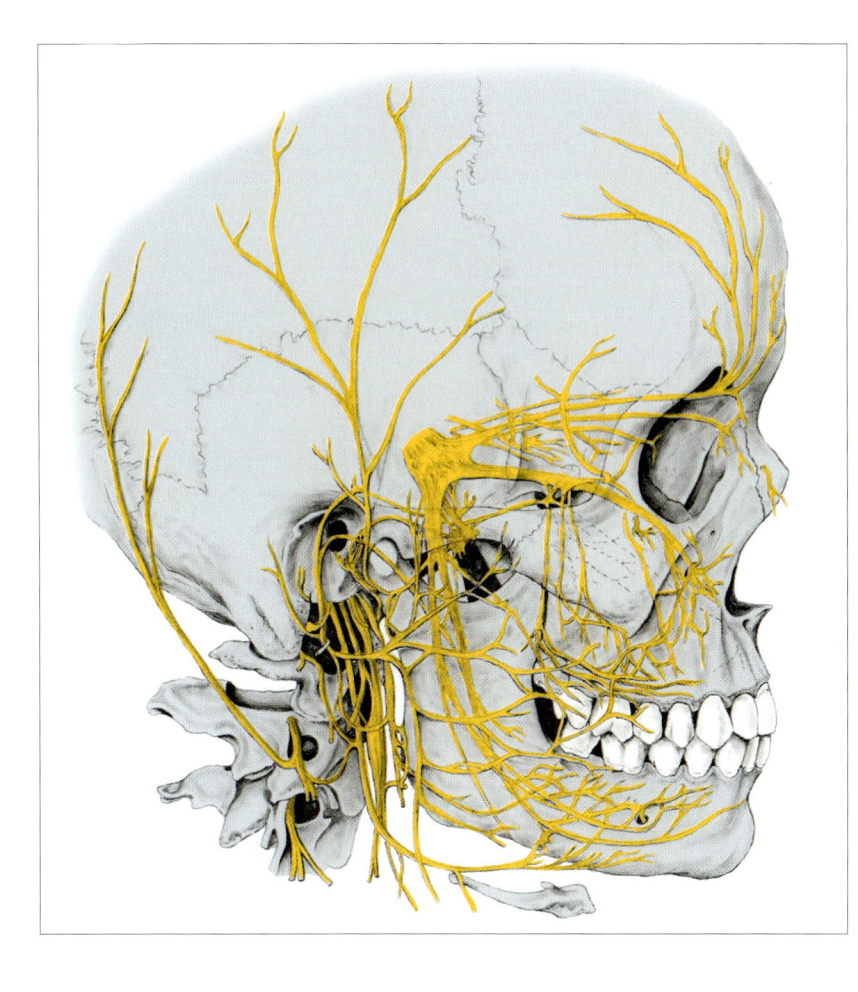

Abb. 15.1 Verlauf und Aufteilung des N. ophthalmicus, N. maxillaris und N. mandibularis (aus Reuther J, Reinhart E, Kneer S. Lokalanästhesie – Regionalanästhesie in der Zahn-, Mund- und Kieferheilkunde. In: Niesel HC, Hrsg. Regionalanästhesie – Lokalanästhesie – Regionale Schmerztherapie. Stuttgart: Thieme; 1994).

Das sensible Versorgungsgebiet des N. ophthalmicus umfasst den Augapfel, die Bindehaut, die Tränendrüse, Schleimhautanteile der Nase und der Nasennebenhöhlen sowie die Haut im Bereich von Stirn, Lidern und Nase.

N. frontalis
Der stärkste Ast des N. ophthalmicus – der N. frontalis – verläuft subperiostal unter dem Dach der Orbita nach vorn und oben und verlässt sie Richtung Stirn. Er teilt sich in 3 Endäste:
- N. supraorbitalis: teilt sich vor dem Orbitarand in seine beiden Anteile:
  - R. lateralis: passiert das Foramen supraorbitale,
  - R. medialis: passiert das Foramen frontale.

Beide Nervenäste innervieren die Haut im Bereich der Stirn und des Oberlides, die Konjunktiva sowie die Schleimhaut der Stirnhöhle sensibel.
- N. supratrochlearis: zieht zur Nasenwurzel und versorgt die Haut von Oberlid, medialem Augenwinkel, Nasenwurzel und Stirn sowie die Bindehaut sensibel; anastomosiert mit dem N. infratrochlearis aus dem N. nasociliaris.

N. nasociliaris
Der mittelstarke Anteil des N. ophthalmicus – der N. nasociliaris – gelangt durch den Anulus tendineus in die Orbita, überkreuzt den N. opticus und zieht zur medialen Wand der Augenhöhle. Dann verläuft er zwischen dem M. obliquus superior und dem M. rectus medialis nach anterior. Er teilt sich in folgende Endäste:
- R. communicans: Äste zum Ganglion ciliare, verantwortlich für die Sensibilität des Augapfels,
- Nn. ciliares longi: verantwortlich für Sensibilität von Hornhaut, Regenbogenhaut und Ziliarapparat,
- N. ethmoidalis posterior: verantwortlich für die Sensibilität der Schleimhaut der Keilbeinhöhle und der hinteren Siebbeinzellen,
- N. ethmoidalis anterior: tritt durch das Foramen ethmoidale anterius in die vordere Schädelgrube und die Siebbeinplatte in die Nasenhöhle, innerviert die Schleimhaut der vorderen und mittleren Siebbeinzellen sensibel und teilt sich in die Endäste:
  - R. nasalis externus: verantwortlich für die Sensibilität der Nasenhaut,
  - Rr. nasales interni: verantwortlich für die Sensibilität der vorderen Nasenschleimhaut,

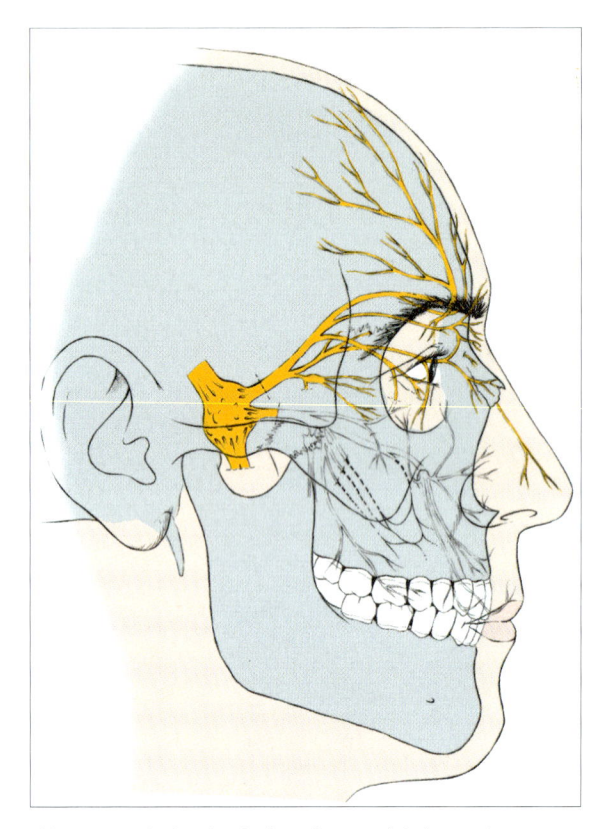

Abb. 15.2 Verlauf und Aufteilung des N. ophthalmicus (aus Reuther J, Reinhart E, Kneer S. Lokalanästhesie – Regionalanästhesie in der Zahn-, Mund- und Kieferheilkunde. In: Niesel HC, Hrsg. Regionalanästhesie – Lokalanästhesie – Regionale Schmerztherapie. Stuttgart: Thieme; 1994).

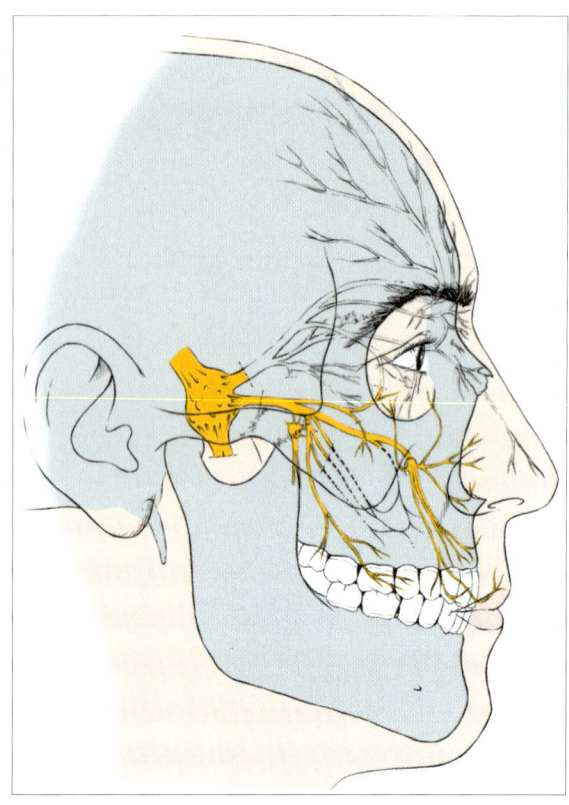

Abb. 15.3 Verlauf und Aufteilung des N. maxillaris (aus Reuther J, Reinhart E, Kneer S. Lokalanästhesie – Regionalanästhesie in der Zahn-, Mund- und Kieferheilkunde. In: Niesel HC, Hrsg. Regionalanästhesie – Lokalanästhesie – Regionale Schmerztherapie. Stuttgart: Thieme; 1994).

- Rr: nasales mediales: verantwortlich für die Sensibilität der Schleimhaut des Septum nasi,
- Rr. nasales laterales: verantwortlich für die Sensiblität der seitlichen Nasenwand;
▸ N. infratrochlearis: zieht unterhalb der Trochlea zum medialen Augenwinkel, innerviert den Tränensack, die Caruncula lacrimalis sowie die Konjunktiva und sendet Rr. palpebrales zum N. supratrochlearis.

N. lacrimalis
Der schwächste Ast des N. ophthalmicus – der N. lacrimalis – verläuft an der lateralen Wand der Orbita zur Tränendrüse. Diese versorgt er sowohl sensibel als auch sekretorisch. Dazu nimmt er den vegetativen R. communicans aus dem N. zygomaticus auf, der postganglionäre Fasern aus dem Ganglion pterygopalatinum und postganglionäre sympathische Fasern aus dem Plexus caroticus internus führt.

N. maxillaris (V$_2$)
Der zweite und mittelgroße Hauptast des N. trigeminus – der N. maxillaris – entspringt der Mitte des Ganglion trigeminale, verlässt durch das Foramen rotundum die Schädelbasis und zieht zur Fossa pterygopalatina (Abb. 15.3). Auch er gibt vor Verlassen des Neurokraniums einen R. meningeus zur sensiblen Innervation der Dura ab. In der Flügelgaumengrube erhält er vegetative Fasern aus dem N. intermedius und dem Truncus sympathicus.
Die Endäste sind:
▸ Rr. ganglionares,
▸ N. zygomaticus,
▸ N. infraorbitalis.

Hauptfunktion des N. maxillaris ist die sensible Versorgung des Mittelgesichtes mit seinen knöchernen und weichgeweblichen Anteilen.

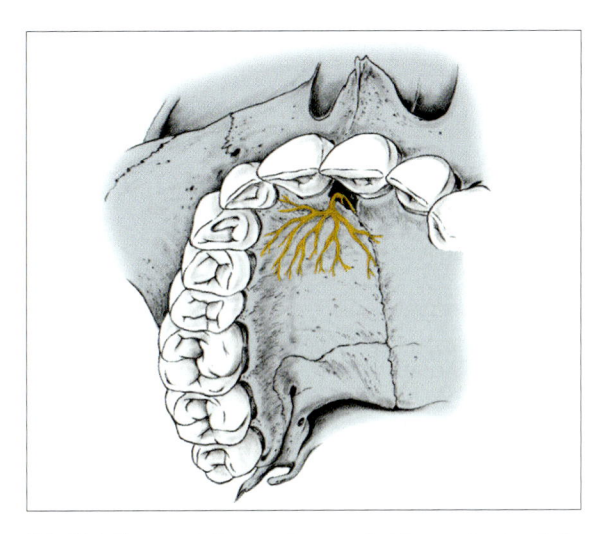

Abb. 15.4 N. nasopalatinus am Foramen incisivum mit seiner Aufteilung (aus Reuther J, Reinhart E, Kneer S. Lokalanästhesie – Regionalanästhesie in der Zahn-, Mund- und Kieferheilkunde. In: Niesel HC, Hrsg. Regionalanästhesie – Lokalanästhesie – Regionale Schmerztherapie. Stuttgart: Thieme; 1994).

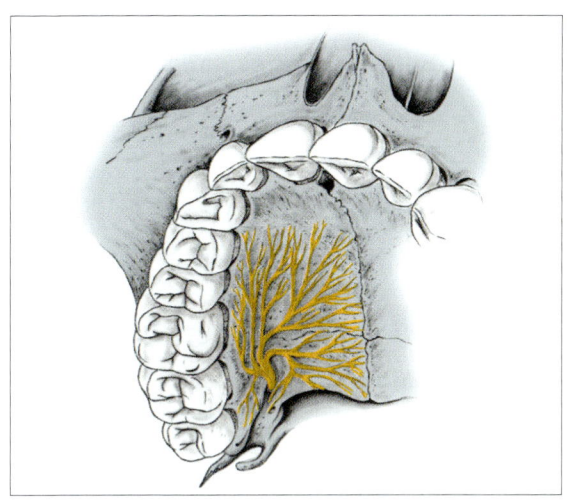

Abb. 15.5 Austritt des N. palatinus major aus dem Foramen palatinum majus und seine Aufteilung (aus Reuther J, Reinhart E, Kneer S. Lokalanästhesie – Regionalanästhesie in der Zahn-, Mund- und Kieferheilkunde. In: Niesel HC, Hrsg. Regionalanästhesie – Lokalanästhesie – Regionale Schmerztherapie. Stuttgart: Thieme; 1994).

Rr. ganglionares (Nn. pterygopalatini)

Die Rr. ganglionares ziehen zum parasympathischen Ganglion pterygopalatinum, wo sie auf die sekretorischen Fasern des sympathischen N. petrosus profundus und des parasympathischen N. petrosus major treffen. Das Ganglion verlassen dann folgende Nerven:
- Rr. orbitales: verantwortlich für die Sensibilät der Keilbeinhöhle und hinteren Siebbeinzellen,
- Rr. nasales: gelangen durch das Foramen sphenopalatinum zur Nasenhöhle und versorgen die posteriore Schleimhaut sensibel,
  - Rr. nasales posterior superiores laterales: versorgen die laterale Nasenwand,
  - Rr. nasales posterior superiores mediales: Endäste verantwortlich für die Sensibilität des Septum nasi,
  - N. nasopalatinus (Abb. 15.4): gelangt durch den Canalis incisivus zum Gaumen und versorgt das vordere Drittel der Schleimhaut sensibel;
- R. pharyngeus: verantortlich für die Sensibilität des Epipharynx,
- Nn. palatini: beide Äste gelangen durch den Canalis palatinus zum Gaumen:
  - N. palatinus major (Abb. 15.5) durch das Foramen palatinus major, innerviert die hinteren ⅔ der Schleimhaut des harten Gaumens sensibel, zusätzliche Äste zur unteren Nasenmuschel,
  - Nn. palatini minores durch die Foramina palatina minora, innervieren den weichen Gaumen sowie die Tonsilla palatina sensibel.

N. zygomaticus

Der N. zygomaticus verlässt die Flügelgaumengrube durch die Fissura orbitalis inferior, zieht zum lateralen Orbitarand sowie zur Tränendrüse und teilt sich in:
- N. zygomaticofrontalis: verantwortlich für die Sensibilität der Haut über dem Jochbogen,
- N. zygomaticotemporalis: verantwortlich für Sensibilität der Schläfe,
- R. communicans: verantwortlich für die Sekretion der Tränendrüse, Verbindung mit sensiblem N. lacrimalis.

N. infraorbitalis

Der N. infraorbitalis ist ein Endast des N. maxillaris (Abb. 15.6 u. 15.7), verläuft nach Passage der Fissura orbitalis inferior im Canalis infraorbitalis und verlässt diesen durch das Foramen infraorbitale.

Innerhalb des Kanales zweigen folgende Äste ab:
- Rr. alveolares superiores posteriores: im Tuberbereich kaudal zur Kieferhöhle und zur Innervation der Molaren, der bukkalen Gingiva und Kieferhöhlenschleimhaut,
- R. alveolaris superior medius: Innervation der Prämolaren, der bukkalen Gingiva und Kieferhöhlenschleimhaut,
- Rr. alveolares superiores anteriores: Innervation der Eck- und Schneidezähne, der Gingiva und der Kieferhöhlenschleimhaut.

Diese 3 Äste können auch als Nn. alveolares superiores zusammengefasst werden. Sie bilden am Boden der Kieferhöhle ein Geflecht, den Plexus dentalis superior,

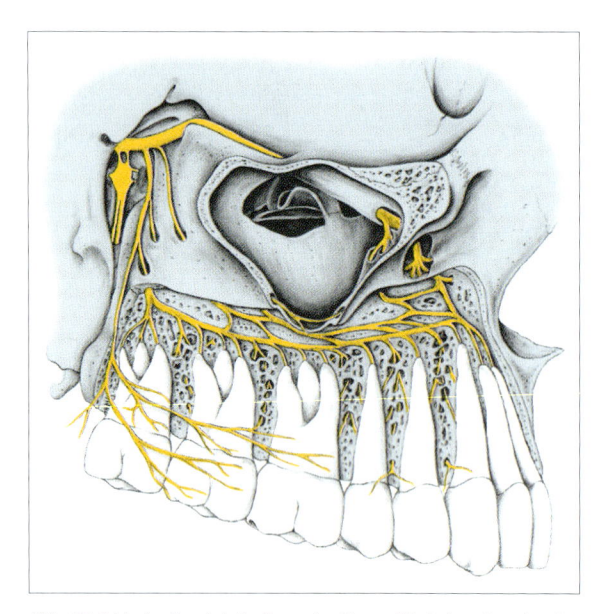

Abb. 15.6 Verlauf und Aufteilung des N. maxillaris (aus Reuther J, Reinhart E, Kneer S. Lokalanästhesie – Regionalanästhesie in der Zahn-, Mund- und Kieferheilkunde. In: Niesel HC, Hrsg. Regionalanästhesie – Lokalanästhesie – Regionale Schmerztherapie. Stuttgart: Thieme; 1994).

aus dem zu jedem Zahn Rr. dentales für die Pulpa und ein R. gingivalis für das Zahnfleisch und die Wurzelhaut entspringen.

Nach Verlassen des Knochens durch das Foramen infraorbitale teilt sich der Nerv in weitere sensible Hautäste:

- Rr. palpebrales inferiores: Unterlid,
- Rr. nasales externi: Nasenflügel,
- Rr. nasales interni: Nasenvorhof,
- Rr. labiales superiores: Oberlippe.

N. mandibularis (V$_3$)

Der 3. und stärkste Hauptast des N. trigeminus – der N. mandibularis – führt als einziger neben den sensiblen auch motorische Fasern (Abb. 15.**8**). Er verlässt die Schädelbasis durch das Foramen ovale und gibt einen R. meningeus ab, der gemeinsam mit der A. meningea media durch das Foramen spinosum in die mittlere Schädelgrube zurückläuft. Neben der Dura versorgt er so auch Teile des Keilbeins und des Schläfenbeins sensibel. Er nimmt anschließend zuerst die motorische Portio minor und anschließend vegetative Fasern aus Ganglion oticum und Ganglion submandibulare auf.

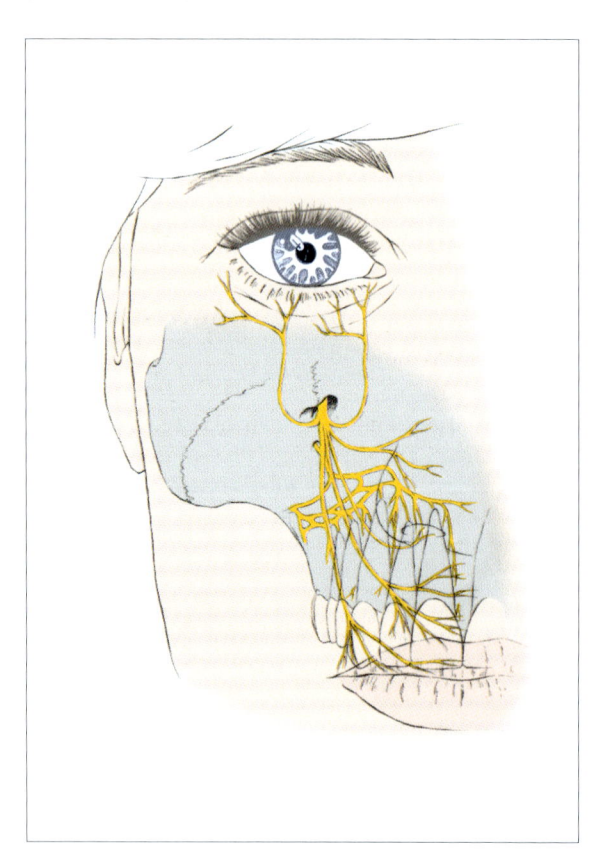

Abb. 15.7 Topographie und Aufteilung des N. infraorbitalis (aus Reuther J, Reinhart E, Kneer S. Lokalanästhesie – Regionalanästhesie in der Zahn-, Mund- und Kieferheilkunde. In: Niesel HC, Hrsg. Regionalanästhesie – Lokalanästhesie – Regionale Schmerztherapie. Stuttgart: Thieme; 1994).

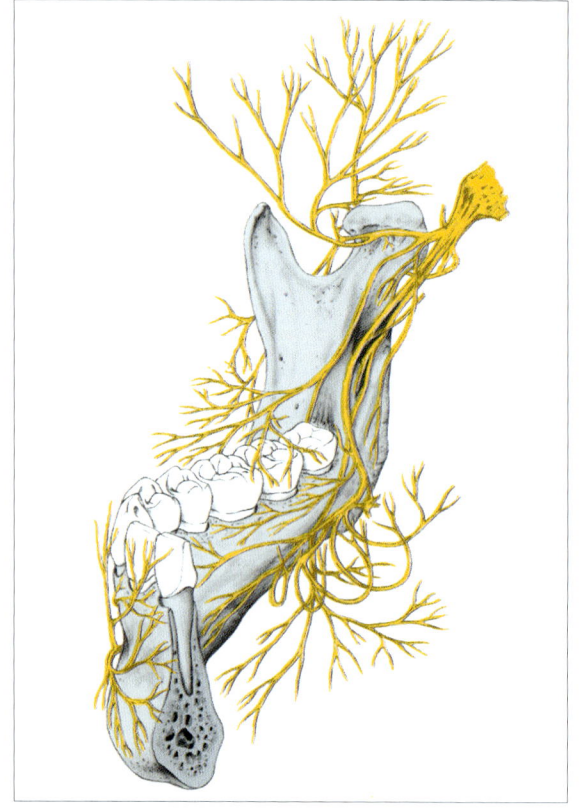

Abb. 15.8 Topographie und Aufteilung des N. mandibularis (aus Reuther J, Reinhart E, Kneer S. Lokalanästhesie – Regionalanästhesie in der Zahn-, Mund- und Kieferheilkunde. In: Niesel HC, Hrsg. Regionalanästhesie – Lokalanästhesie – Regionale Schmerztherapie. Stuttgart: Thieme; 1994).

Seine Endäste sind:
- N. auriculotemporalis,
- N. alveolaris inferior,
- N. lingualis,
- N. masticatorius.

Als Nerv des 1. Kiemenbogens ist der N. mandibularis für die sensible Versorgung großer Areale der Mundhöhle, des Unterkiefers und des kaudalen Drittels des Gesichtes sowie die motorische Innervation der Kau- und teilweise Mundboden- und Pharynxmuskulatur verantwortlich.

N. auriculotemporalis

Der sensible N. auriculotemporalis erhält parasympathische Fasern aus dem Ganglion oticum sowie sympathische Fasern. Er zieht mit der A. meningea media nach präaurikulär und teilt sich auf in:
- Rr. temporales superficiales: verantwortlich für die Sensibilität der Schläfenhaut,
- Nn. auriculares anteriores: verantwortlich für die Sensibilität von Kiefergelenk und Ohrmuschel,
- N. meatus acustici externi: verantwortlich für die Sensibilität des äußeren Gehörgangs,
- Rr. membranae tympani: verantwortlich für die Sensibilität der Außenfläche des Trommelfells,
- Rr. parotidei: mit sekretorischen Fasern aus N. glossopharyngeus und Plexus caroticus externus Innervation der Glandula parotidea,
- Rr. communicantes: Anastomosen zum N. facialis möglich.

N. alveolaris inferior

Der N. alveolaris inferior – ein gemischter Nerv – führt sensible Fasern für die jeweilige Unterkieferhälfte und motorische Fasern für die Mundbodenmuskulatur. Der starke sensible Anteil tritt durch das Foramen mandibulae in den Unterkieferkörper ein und verläuft kaudal der Zahnwurzeln im Canalis mandibulae. Er teilt sich in folgende Endäste auf:
- N. mylohyoideus: zweigt vor dem Foramen mandibulae ab und innerviert den M. mylohyoideus und den Venter anterior des M. digastricus,
- Rr. alveolares inferiores: verantwortlich für die Sensibilität der Zähne, bilden den Plexus dentalis inferior mit Rr. dentales für die Pulpa und Rr. gingivales für das Zahnfleisch sowie die Wurzelhaut für jeden Zahn,
- N. mentalis: Endast, der den Canalis mandibulae durch das Foramen mentale verlässt mit den Rr. mentales (verantwortlich für die Sensibilität der Kinnhaut) und den Rr. labiales inferiores (verantwortlich für die Sensibilität von Haut und Schleimhaut der Unterlippe).

N. lingualis

Der N. lingualis – ein sensibler Nerv – erhält gustatorische sowie präganglionäre parasympathische Fasern aus der Chorda tympani des N. facialis. Im Ganglion submandibulare erfolgt die Umschaltung auf das postganglionäre Neuron. Der N. lingualis zieht an der Innenseite des aufsteigenden Unterkieferastes nach kaudal bis zum Mundboden und verzweigt sich dort in der Zungen- und Mundbodenschleimhaut. Seine Endäste sind:
- Rr. isthmi faucium: verantwortlich für die Sensibilität von Pharynx und Tonsilla palatina,
- Rr. communicantes: gemeinsam mit dem N. hypoglossus verantwortlich für die propriozeptive Wahrnehmung der Zunge,
- R. communicans: Verbindung zur Chorda tympani,
- Rr. ganglionares: Verbindung zum Ganglion submandibulare,
- N. sublingualis: verantwortlich für die Sensibilität der Glandulae sublingualis und mandibularis sowie des Mundbodens,
- Rr. linguales: verantwortlich für die Sensibilität der Zungenhälfte und die Geschmacksempfindung der vorderen ⅔ des Zungenrückens.

N. masticatorius

Der N. masticatorius – ein überwiegend motorischer Nerv – umfasst den größten Anteil der Radix motorica. Er teilt sich in folgende Äste auf:
- N. buccalis: einziger sensibler Ast, innerviert die Wangenschleimhaut und die Gingiva im Unterkiefermolarenbereich,
- N. massetericus: Innervation des M. masseter,
- Nn. temporales profundi: Innervation des M. temporalis,
- N. pterygoideus lateralis: Innervation des M. pterygoideus lateralis,
- N. pterygoideus medialis: Innervation des M. pterygoideus medialis, Äste zum M. tensor veli palatini.

Knöcherne Strukturen

Neben der Neuroanatomie sind Kenntnisse der ossären Bezugspunkte (Leitstrukturen = Landmarks) wesentlich für die Technik der Lokalanästhesie in der Zahn-, Mund- und Kieferheilkunde, da sie für die Orientierung verlässlicher sind als Weichgewebsstrukturen.

Es müssen aber physiologische Veränderungen während des Wachstums und Alterns sowie anatomische Variationen berücksichtigt werden.

Maxilla

Der Oberkiefer ist ein paarig angelegter Knochen, der am knöchernen Gerüst von Augen-, Mund- und Nasenhöhle beteiligt ist. Das Corpus maxillae enthält zentral den Sinus maxillaris und endet nach kaudal mit dem Processus alveolaris, dem bogenförmigen zahntragenden Alveolarfortsatz. Dieser unterliegt nach Verlust der Zähne einer ausgeprägten Resorption, sodass er sich u. U. bei lange Zeit zahnlosen Patienten in einer Ebene mit der horizontalen Gaumenplatte befindet.

Die 4 Flächen werden entsprechend ihrer Ausrichtung benannt: Facies orbitalis, Facies nasalis, Facies anterior und Facies infratemporalis. Letztere bildet nach retrograd das stark gewölbte Tuber maxillae. Die Knochenstruktur ist überwiegend spongiös mit einer dünnen, glatten Außenkortikalis. Im Gaumenbereich überwiegen die kortikalen Anteile, die Oberfläche ist porös mit vielen Foramina und rau.

Mandibula

Der Unterkiefer ist der stärkste Gesichtsknochen und als einziger beweglich. Das Corpus mandibulae hat die Form einer Parabel und weist nach dorsal zwei aufsteigende Äste auf. Die Rr. mandibulae bilden bei erwachsenen Patienten einen Winkel von 90–110° zum Unterkieferkörper, bei Kleinkindern beträgt er ca. 150°, bei Greisen ca. 140°. Im oberen Drittel teilen sie sich in einen anterioren spitzen Muskel- (Processus muscularis) und einen posterioren abgerundeten Gelenkfortsatz (Processus condylaris). Durch die dazwischen liegende Knocheneinsenkung (Incisura mandibulae) verlaufen der N. massetericus sowie die begleitenden Gefäße. An der Innenseite des aufsteigenden Unterkieferastes, etwa in der vertikalen Mitte und ca. ⅔ der horizontalen Distanz von anterior aus liegt das Foramen mandibulae, durch das der N. alveolaris inferior mit den begleitenden Gefäßen in den Unterkieferkörper eintritt und dann intraossär im Canalis mandibulae bis zum Foramen mentale in der apikalen Prämolarenregion verläuft.

> **Am Eingang des Foramen** befindet sich ein unterschiedlich stark ausgeprägter Knochensporn, die Lingula mandibulae, zum Ansatz des Lig. sphenomandibulare. Dieser ist zum einen eine sichere Leitstruktur bei der Leitungsanästhesie des N. alveolaris inferior, kann aber auch die Platzierung der Kanüle erschweren.

Der Unterkiefer ist zentral von spongiöser Struktur, die von einer dicken, glatten Kompaktaschicht umgeben wird. Diese Struktur ist besonders im Bereich der Molaren und der aufsteigenden Äste stark ausgeprägt.

15.4 Ausrüstung

Spritzensysteme

In der Zahnheilkunde kommen überwiegend spezielle Spritzenhalter zur Anwendung (Abb. 15.9). In diese werden Zylinderampullen aus Glas eingelegt und die Injektionskanüle geschraubt. In den Lochstopfen greift eine mechanische Arretierungshilfe (z. B. Dorn, Harpune, Sechskant), die mit dem Daumenring verbunden ist und so eine einfache, einhändige Aspiration ermöglicht. Ferner stehen selbstaspirierende Spritzenhalter zur Verfügung. Hierbei werden die Elastizität und die Verformbarkeit des Gummistopfens der Zylinderampulle genutzt, um den notwendigen Unterdruck zu erzeugen.

Vorteile sind:
- kein Aufziehen notwendig,
- bequeme einhändige Handhabung,
- geringes Lokalanästhetikumvolumen,
- kein unbeabsichtigtes Lösen der Kanüle möglich.

Nachteile sind:
- hohe Anschaffungskosten,
- hoher Pflege- und Reinigungsaufwand,
- kein steriler Einsatz im operativen Bereich möglich.

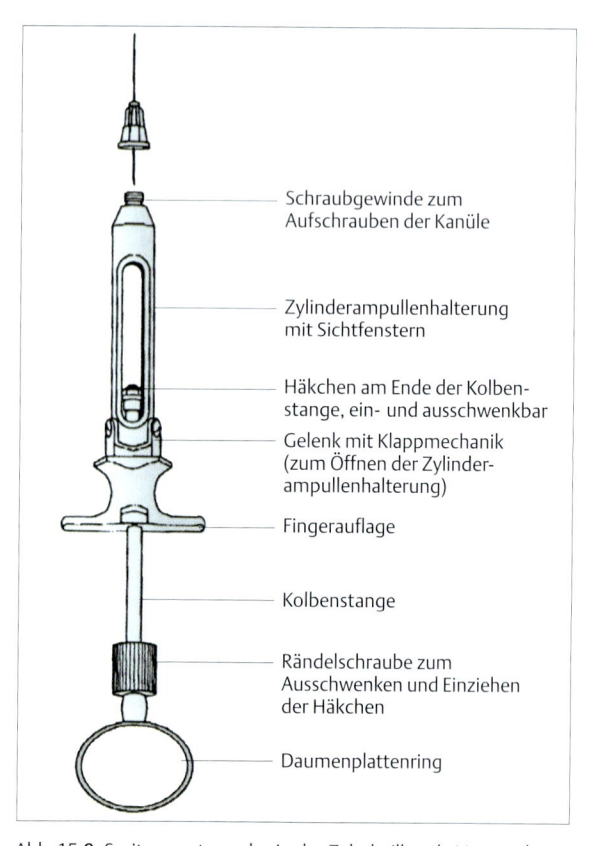

Abb. 15.9 Spritzensystem, das in der Zahnheilkunde Verwendung findet.

> Der Verwendung von konfektionierten Einmalspritzen (2 bzw. 5 ml) ist aus hygienischer Sicht der Vorzug zu geben!

Die Aspiration erfordert jedoch, da sie beidhändig erfolgen sollte, immer ein Umgreifen und damit die Gefahr der Dislokation der Kanülenspitze. Das derzeit aktuellste Spritzensystem ist eine computergesteuerte, motorgetriebene Injektionseinheit (The Wand), mit der das Lokalanästhetikum mit konstantem Druck appliziert werden kann.

Für die intraligamentäre und intraossäre Injektion werden weitere spezielle Applikationshilfsmittel benötigt.

Nadellose Systeme konnten sich, obwohl sie seit 1947 zur Verfügung stehen, in der Zahnheilkunde bislang nicht etablieren, da sowohl die anatomischen Gegebenheiten als auch die hygienischen Aspekte nur eine sehr eingeschränkte Verwendbarkeit bedingen.

Kanülen

Es sollten aus hygienischen Gründen nur Einmalkanülen verwendet werden. Mit ihnen sind mehrere (< 3) intraorale Injektionen mit Schleimhautpenetration möglich.

> Für die Infiltrationsanästhesie sind Kanülen mit einem Durchmesser von 27 G und einer Länge von 21 – 25 mm am besten geeignet, für die Leitungsanästhesie solche mit 25 G Durchmesser und 25 – 42 mm Länge.

Klinische Relevanz haben diese Empfehlungen zum einen für die Qualität der Anästhesie, da mit zunehmender Länge der Kanüle und abnehmendem Durchmesser die Abweichung der Kanülenspitze vom angestrebten Injektionsweg durch den Widerstand der penetrierten Gewebe zunimmt (25). Zum anderen wird die Sicherheit der Applikation beeinflusst, da der positive Nachweis einer intravasalen Lage der Kanülenspitze durch die Aspirationsprobe um so schwieriger ist, je länger und dünner die Kanülen sind, die benutzt werden.

Ampullen

> Entsprechend den beschriebenen Spritzensystemen werden in erster Linie Zylinderampullen (75 % der Anwendungen) eingesetzt.

Diese sind aus Glas mit einer Gummimembran am vorderen Ende, die durchstochen wird durch das hintere, verlängerte Ende der Kanüle und einen Lochstopfen am hinteren Ende, in der die Arretierungsvorrichtung (z. B. Harpune, Dorn, Sechskant) des Spritzenhalters fixiert wird. Alle Teile sind latexfrei, das Volumen beträgt je nach Hersteller entweder 1,7 oder 1,8 ml.

Für die Kunststoffeinmalspritzen stehen von den gängigen, in der Zahnheilkunde gebräuchlichen Lokalanästhetika 2-ml-Glasampullen (One-Point-cut) zur Verfügung (5 % der Anwendungen). Die Lösung ist in beiden Darreichungsformen frei von Konservierungsstoffen und daher Mittel der ersten Wahl.

Weiterhin finden noch Durchstechglasflaschen mit 20 bzw. 50 ml Inhalt Verwendung (20 % der Anwendungen), die jedoch aufgrund des Methylparabenzusatzes und der hygienischen Problematik nur sehr eingeschränkt eingesetzt werden sollten. In jedem Fall sind Bakterienfilter zu verwenden und ist das Verwerfen der Lösung am Ende des Behandlungstags zu fordern.

15.5 Wahl der geeigneten Lokalanästhesielösung

> **In der Regel** werden für die Schmerzausschaltung im Rahmen der zahnärztlichen Behandlung im Mund-, Kiefer- und Gesichtsbereich Lokalanästhesielösungen mit Vasokonstriktorzusatz verwendet.

Die Auswahl des jeweils am besten geeigneten Präparates sollte sich an folgenden Eckdaten orientieren:
- Dauer und Art der geplanten Behandlung,
- Vorerkrankungen des Patienten,
- Erfahrungen des Behandlers mit dem jeweiligen Präparat.

Daneben sind selbstverständlich die absoluten und relativen Kontraindikationen für die einzelnen Bestandteile der Lösung zu beachten.

Lokalanästhetika

Nicht alle in den vorherigen Kapiteln beschriebenen Lokalanästhetika sind für die Zahnheilkunde zugelassen und routinemäßig gebräuchlich. Deshalb werden im Folgenden nur die klinisch relevanten Substanzen erwähnt (Abb. 15.**10**) (Tab. 15.**1** u. 15.**2**).

Das typische Profil einer zahnärztlichen Lokalanästhesie ist durch folgende Größen gekennzeichnet:
- Anflutzeit = Zeit von der Injektion bis zum Erreichen einer therapeutisch nutzbaren Anästhesiewirkung,
- therapeutische Nutzzeit = Dauer der therapeutisch nutzbaren Anästhesiewirkung,
- Abflutzeit = Zeit von der Abnahme der maximalen Anästhesiewirkung bis zum Erreichen der individuellen Wahrnehmungsschwelle.

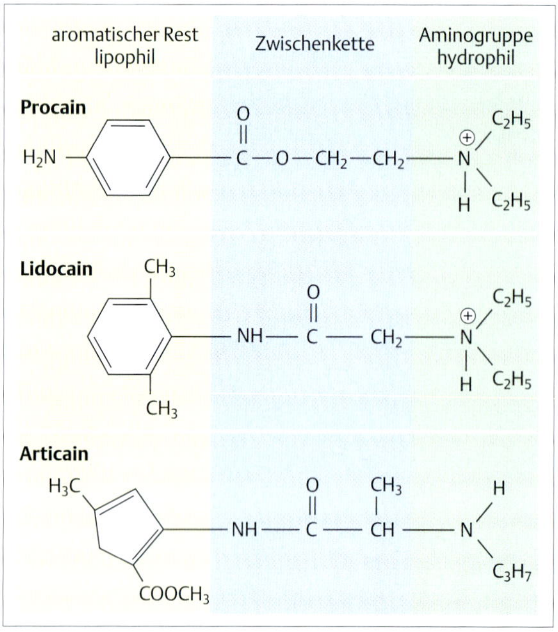

Abb. 15.10 Strukturformeln typischer Lokalanästhetika.

In der Regel bezieht sich die therapeutische Nutzzeit auf die Dauer der Pulpaanästhesie, da die Pulpa mit ihren Aδ- und C-Fasern in der überwiegenden Zahl der Fälle das Erfolgsorgan der zahnärztlichen Therapiemaßnahmen ist.

> Es ist zu berücksichtigen, dass für die Innervation der proximalen Kieferabschnitte die peripheren Mantelfasern verantwortlich sind, während die distaleren umgebenden Weichteile von den zentralen Nervenfasern innerviert werden.

Da im Zentrum des peripheren Nerven eine ausreichend hohe Lokalanästhetikumkonzentration über einen längeren Zeitraum erhalten bleibt, können bereits Schmerzen bei der Behandlung auftreten, obwohl die Weichteilanästhesie noch vorhanden ist.

Alle drei Zeiträume werden von den physikochemischen Eigenschaften des Lokalanästhetikums beeinflusst.

Esterpräparate

> Esterpräparate sollten aufgrund des Allergierisikos bzw. der teilweise hohen Toxizität so selten wie möglich eingesetzt werden.

Von klinischer Relevanz sind im Rahmen der modernen Zahnheilkunde nur noch Tetracain und Benzocain als Oberflächenanästhetika. Benzocain ist in Deutschland wenig verbreitet, bietet aber infolge seiner geringen Wasserlöslichkeit und damit minimalen Absorption fast kein Intoxikationsrisiko.

Die Empfehlung zur Verwendung von Procain bei Patienten mit gestörter Leberfunktion kann heute nicht mehr aufrechterhalten werden, da mit Articain und Prilocain zwei Amidpräparate mit zusätzlichen alternativen Metabolisierungswegen zur Verfügung stehen und in der Anwendung risikoärmer und sicherer sind.

Amide

Für alle Formen der zahnärztlichen Lokalanästhesie stehen adäquate Amidlokalanästhetika zur Verfügung.

Articain

Während – weltweit gesehen – Lidocain am häufigsten zur zahnärztlichen Lokalanästhesie eingesetzt wird, hat in Kontinentaleuropa Articain den höchsten Marktanteil. Dieses 1974 von Muschaweck und Rippel (42) synthetisierte Amidlokalanästhetikum, das bis 1984 unter dem Freinamen Carticain produziert wurde, weist hinsichtlich seiner chemischen Struktur und Inaktivierung gewisse Besonderheiten auf. Zum einen wurde der Anilinrest durch einen Thiophenring ersetzt und es besitzt eine Carbonestergruppe, deren Spaltung der primäre Inaktivierungsschritt ist. Sie wird durch Hydrolyse zu freier Carbonsäure inaktiviert. Nach deren Abspaltung erfolgt eine interne Zyklierung zum

Tabelle 15.1 Charakteristika relevanter Lokalanästhetika (nach Lipp u. Mitarb. 1993a)

	Analgetische Potenz (Bezug: Procain = 1)	Molekulargewicht	pKa (25 °C)	Verteilungskoeffizient	Proteinbindung	Systemische Toxizität (Bezug: Procain = 1)
Procain	1,0	236	9,05	0,02	5	1,0
Lidocain	4,0	234	7,91	2,9	64	2,0
Mepivacain	3,5	245	7,76	0,8	77	2,0
Bupivacain	16,0	288	8,16	27,5	96	8,0
Prilocain	3,5	220	7,90	0,9	55	1,8
Articain	5,0	284	7,80	0,04	95	1,5

15.5 Wahl der geeigneten Lokalanästhesielösung

Tabelle 15.2 Pharmakologische Kenngrößen typischer Lokalanästhetika für den Einsatz in der Zahnmedizin*

	Grenzdosis (mg/kgKG)	Maximal-dosis (mg)	Wirkdauer Infiltrations-anästhesie (min)	Wirkdauer Leitungs-anästhesie (min)	Latenzzeit (min)	Toxischer Plasma-spiegel (µg/ml)	Konzentration der Lösung (%)
Procain	8	500	3	15	5–10		1–2
	15	1000	40–145	60–175			
Lidocain	3	300	5–10		2–3	7,4	2–3
	7	500	60–170	85–190			
Mepivacain	3	300	25–90	40–165	3	5	2–3
	7	500	50–130	75–185			
Bupivacain	2	150	375	415	4–6	1,6	0,25–0,5
	2	150	40–395	240–540			
Prilocain	6	400	20–105	55–190	2–4	5	2–3–4
	8	600	40–140	60–220			
Articain	3	300	9–15		2–4		1–2–4
	7	500	150–180	180–285			

* obere Zeilen: Angaben ohne Vasokonstriktor, untere Zeilen: Angaben mit Vasokonstriktor

Säureamid und die weitere Metabolisierung in der Leber. Es kommen nicht nur die hepatische Clearance, sondern auch die esteraseabhängige Spaltung im Blut zum Tragen, was eine Plasmahalbwertszeit nach intraoraler submuköser Applikation von 20 Minuten zur Folge hat (58).

Dies bietet bei evtl. notwendigen Nachinjektionen eine größere therapeutische Sicherheit. Als weiterer Vorteil ist die hohe Plasmaproteinbindung anzusehen, da somit auch ein Einsatz bei Schwangeren mit relativ geringen fetalen Plasmaspiegeln (25–35% der maternalen) möglich ist.

Es wird zur zahnmedizinischen Behandlung überwiegend als 4%ige Lösung eingesetzt, im chirurgischen Bereich auch als 1- oder 2%ige Lösung. Articain besitzt eine schwächere kardiodepressive Wirkung als Lidocain, ferner sind augmentative Effekte bei gleichzeitiger und konsekutiver intravasaler Injektion von Articain und Adrenalin hinsichtlich der Steigerung der kardiovaskulären und metabolischen Parameter zu beobachten (10). Deshalb ist die Verwendung adrenalinreduzierter Lösungen sinnvoll.

Von klinischer Bedeutung ist die Beobachtung, dass die Anflutzeit von Articain messbare interindividuelle Unterschiede aufweist, sodass teilweise mit einer längeren Latenz bis zum Eintritt einer suffizienten Anästhesie zu rechnen ist (bis zu 13 min) (52) (Abb. 15.11).

Die Infiltrationsanästhesie mit der 4%igen vasokonstriktorfreien Lösung führt häufig nur zu einer unzureichenden Anästhesietiefe und -dauer und sollte deshalb lediglich für wenig schmerzhafte, kurz dauernde Behandlungen eingesetzt werden (10) (Abb. 15.12).

Lidocain

Lidocain ist die Substanz mit der größten Verbreitung und Publikationszahl und kann sowohl zur Injektion als auch zur Oberflächenanästhesie eingesetzt werden. Da sie überwiegend als 2%ige Lösung eingesetzt wird, ist sie gut für räumlich ausgedehnte Eingriffe geeignet. Die Metaboliten führen zur Sedierung, was bei höheren Dosen durchaus klinisch relevant werden kann.

Mepivacain

Da Mepivacain aufgrund seines geringen vasodilatierenden Effektes auch ohne Vasokonstriktor eingesetzt werden kann, sollte es vor allem dann verwendet werden, wenn Kontraindikationen für den Einsatz eines solchen vorliegen.

Die Lösung enthält auch keinerlei weitere Zusätze, sodass ebenfalls sulfitsensible Patienten hiermit anästhesiert werden können.

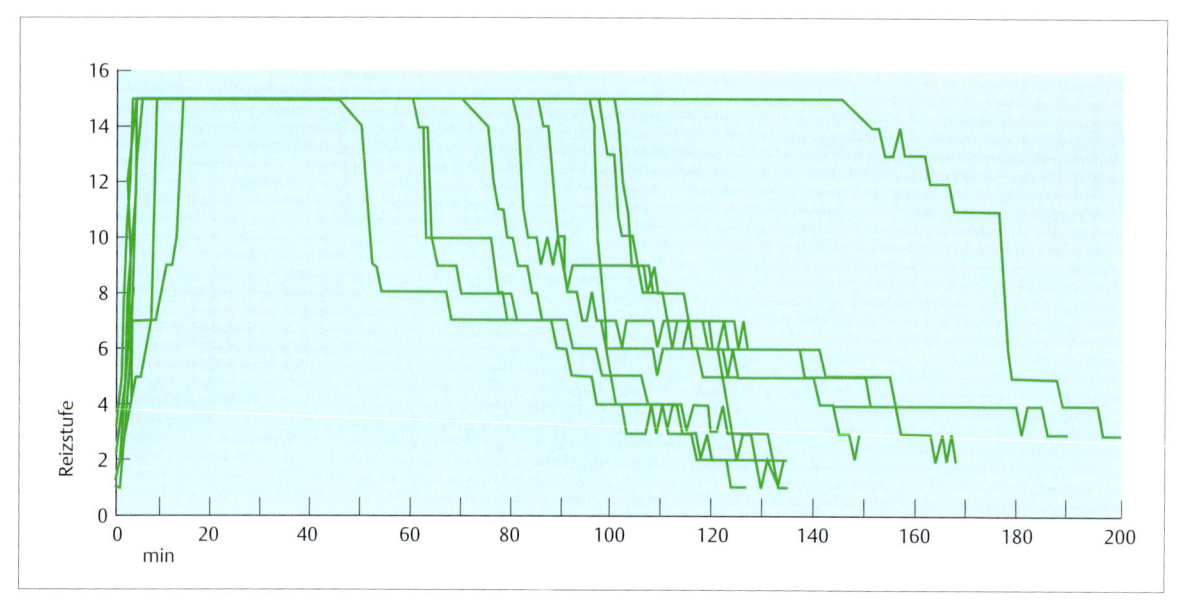

Abb. 15.11 Interindividuelle Variabilität der Wahrnehmungsschwelle bei Applikation von Articain + Adrenalin 1 : 100 000.

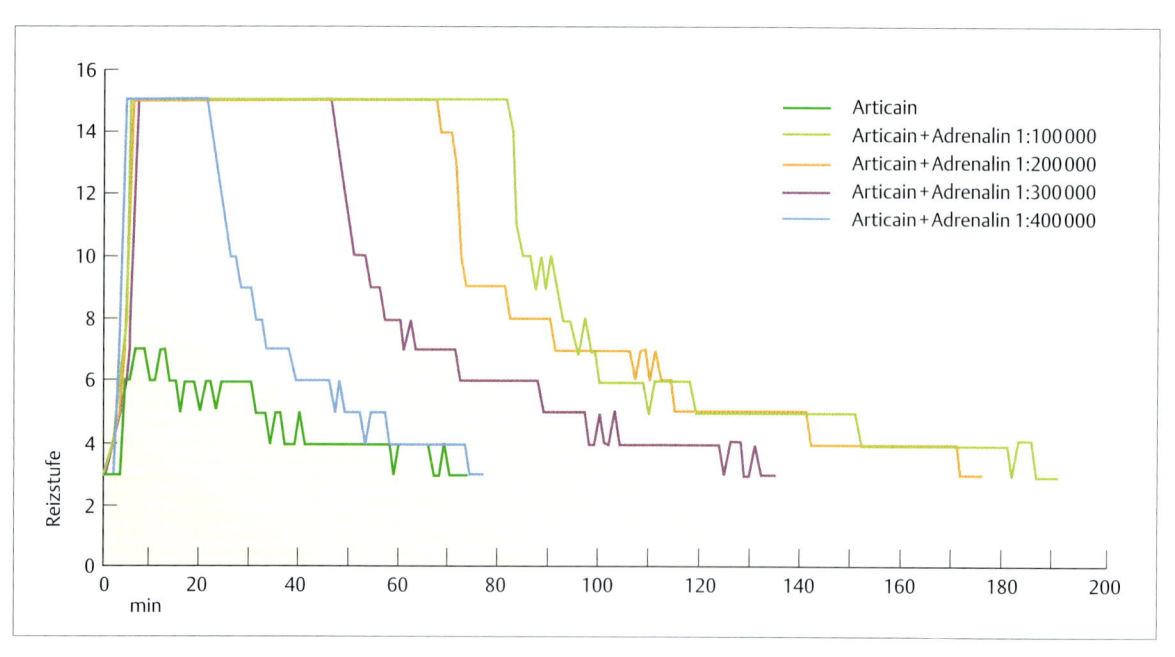

Abb. 15.12 Intraindividuelle Variabilität des lokalanästhetischen Effektes nach Applikation der 5 Testlösungen. Bei den 4 vasokonstriktorhaltigen Articainlösungen zeigte sich eine von der Adrenalinkonzentration abhängige Wirkverstärkung. Mit der vasokonstriktorfreien Lösung wurde keine ausreichende Anästhesietiefe erreicht.

Prilocain

Das Lokalanästhetikum Prilocain wird auch in der Lunge metabolisiert, dabei entsteht Methämoglobin, das bei Dosen über 600 mg zur Ausbildung einer Zyanose führt. Daher ergeben sich als Kontraindikationen:
- idiopathische und kongenitale Methämoglobinämie,
- Anämie,
- Glucose-6-Phosphatdehydrogenase-Mangel,
- manifeste kardiale oder pulmonale Störungen.

Bupivacain

Das sehr lang wirkende Lokalanästhetikum Bupivacain wird im Rahmen der Zahn-, Mund- und Kieferheilkunde in erster Linie zur Schmerztherapie eingesetzt, dies betrifft sowohl akute als auch chronische Schmerzzustände. Dabei sollte immer eine Leitungsanästhesie angestrebt werden, um das Wirkpotenzial optimal zu nutzen.

Vasokonstriktoren

> **Alle Lokalanästhetika** außer Cocain zeigen eine biphasische Wirkung an der glatten Muskulatur der peripheren Gefäße: In geringen Konzentrationen führen sie in vivo zu einer Tonisierung, in höheren Konzentrationen lösen sie eine Vasodilatation aus.

Der Antagonisierung des zweiten Effekts dient die Kombination von Lokalanästhetikum und Vasokonstriktor, da bei der zahnärztlichen Leitungs- und Infiltrationsanästhesie immer von einer hohen lokalen Konzentration des Lokalanästhetikums am peripheren Nerven auszugehen ist. Die lokalen Effekte des Vasokonstriktors sind:
- Verlangsamung der Elimination des Lokalanästhetikums vom Wirkort,
- Verlängerung der Wirkdauer des Anästhetikums (therapeutische Nutzzeit),
- Verstärkung der Wirkintensität,
- Vermeidung toxischer systemischer Plasmaspiegel durch reduzierte Abdiffusion,
- Reduzierung der lokalen Blutungsneigung.

Diese positiven Effekte sind jedoch nicht bei allen Lokalanästhetika in gleicher Weise zu beobachten.

> **Während die Wirkung von Adrenalin** hinsichtlich der Verbesserung von Dauer und Qualität der Lokalanästhesie in Abhängigkeit von der zugefügten Dosis bei Lidocain und Articain deutlich, bei Mepivacain schwächer erkennbar ist, führt bei Bupivacain, Ropivacain und Prilocain eine höhere Katecholaminkonzentration nicht zu einer weiteren Effizienz.

Auch im Hinblick auf die Applikationsformen ist die Vasokonstriktorkonzentration zu beachten. Dies bezieht sich zum einen auf den jeweiligen Resorptionsmechanismus, zum anderen auf die Effektivität. So nehmen bei der Infiltrationsanästhesie Dauer und Wirkintensität mit der Konzentration des Vasokonstriktors zu, während bei der Leitungsanästhesie eher ein umgekehrter Effekt zu beobachten ist (Abb. 15.**13**).

Gelangen jedoch beide Substanzen bei forcierter Resorption oder bei versehentlicher intravasaler Injektion in den systemischen Kreislauf, so kommt es zur Toxizitätssteigerung des Lokalanästhetikums durch den Vasokonstriktor.

Adrenalin

> **Der Vasokonstriktor** der ersten Wahl ist Adrenalin, die Konzentration sollte 1 : 100 000 nicht überschreiten (AHA 1986).

Da im subtoxischen Bereich die Komplikationsrate in erster Linie durch die Adrenalinkonzentration bestimmt wird, sind zumindest in Kombination mit Articain noch geringere Konzentrationen anzustreben.

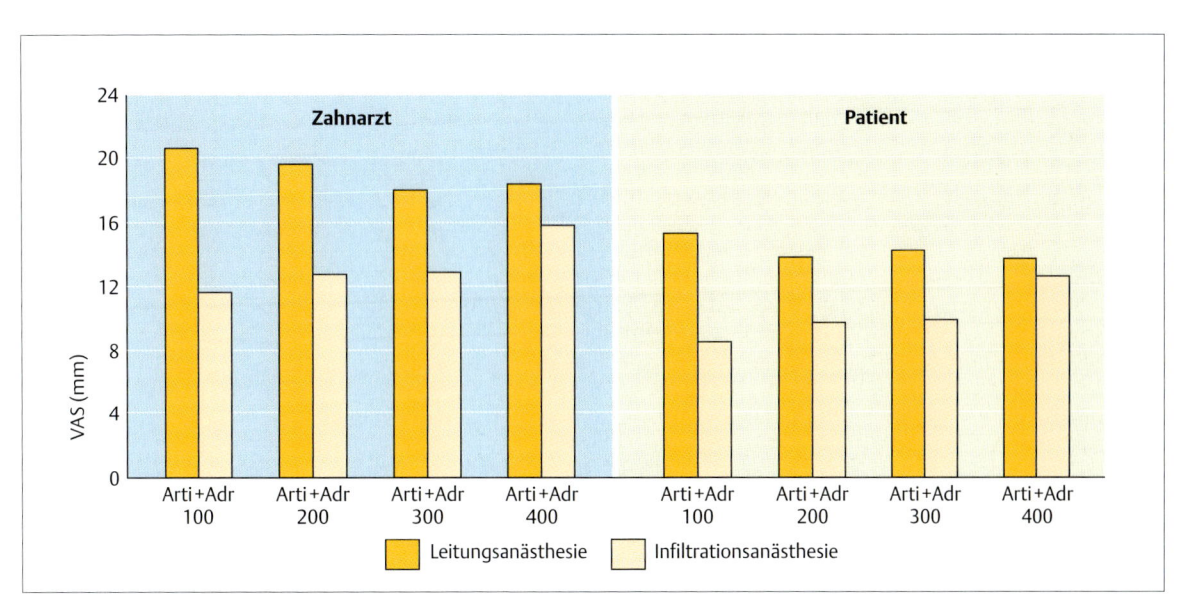

Abb. 15.**13** Schmerz während der zahnärztlichen Behandlung (n = 1024). Visuelle Analogskala Minimum 0 mm (kein Schmerz), Maximum 100 mm (stärkster Schmerz). Beurteilung jeweils durch Patient und Behandler. Testlösungen: Articain 4 % + Adrenalin 1 : 100 000 oder 1 : 200 000 oder 1 : 300 000 oder 1 : 400 000.

Als absolute Kontraindikationen müssen angesehen werden:
- Hyperthyreose,
- Tachyarrhythmie,
- Sulfitallergie,
- unbehandeltes Engwinkelglaukom.

Bei den übrigen Vorerkrankungen ist in der Regel eine Anpassung der Dosis ausreichend.

Noradrenalin
Das Katecholamin Noradrenalin mit einer schwächeren Wirkung als Adrenalin bei einer deutlich gesteigerten Komplikationsrate sollte im Rahmen der zahnärztlichen Anästhesie nicht mehr eingesetzt werden. Gleiches gilt für die leider immer noch hergestellten Lösungen mit beiden Katecholaminen als vasokonstriktorischem Zusatz.

Oktapressin
Die Vasokonstriktion durch dieses synthetische Analogon des Vasopressins ist infolge seines verzögerten Wirkungseintritts und dem überwiegend venösen Angriffsort schwächer als die adrenalininduzierte. Ferner führt Oktapressin zu einer Druckerhöhung im Pulmonalkreislauf. Es stellt somit keine echte Alternative zur Anwendung von Adrenalin dar.

> Da Oktapressin einen wehenauslösenden Effekt besitzt, stellt die Gravidität eine absolute Kontraindikation dar.

Weitere Zusätze
Natriumdisulfit
Allen Lokalanästhesielösungen, die ein Katecholamin als Vasokonstriktor enthalten, ist Natriumdisulfit als Antioxidans beigefügt. So wird ein vorzeitiger Wirkverlust des Katecholamins, bereits visuell als Braunfärbung der Lösung erkennbar, verhindert. Bei sensibilisierten Patienten können allergische Reaktionen oder Asthmaanfälle ausgelöst werden.

Auf alle weiteren Zusatzstoffe, z. B. Konservierungsmittel oder Hyaluronidase, kann und sollte verzichtet werden.

Empfohlene Lokalanästhesielösungen
Dauer und Art der geplanten Behandlung
Bereits Wirkdauer und -profil des Lokalanästhetikums sollten der Behandlung angepasst sein. Mit Hilfe des Vasokonstriktors können darüber hinaus weitere Modifikationen erfolgen.

Vorerkrankungen des Patienten
In Tab. 15.3 sind Empfehlungen zur Modifikation der Lokalanästhesie in Abhängigkeit relevanter klinischer Vorerkrankungen dargestellt.

Tabelle 15.3 Modifikation des Lokalanästhetikums bzw. des Vasokonstriktors bei Vorerkrankungen oder Schwangerschaft

Vorerkrankung	Lokalanästhetikum	Vasokonstriktor
Asthma bronchiale	keine Modifikation	kein Katecholamin bei allergischer Diathese
Diabetes mellitus	keine Modifikation	reduzierte Adrenalinkonzentration
Epilepsie	keine Modifikation	reduzierte Adrenalinkonzentration
Hypertonie	keine Modifikation	reduzierte Adrenalinkonzentration
Koronare Herzkrankheit	keine Modifikation	reduzierte Adrenalinkonzentration
Herzrhythmusstörung	keine Modifikation	kein Katecholamin, ggf. Adrenalin in massiv reduzierter Konzentration oder Felypressin
Leberinsuffizienz	Präparat vom Amidtyp mit extrahepatischer Metabolisierung (Articain, Prilocain), Nachinjektion vermeiden	höhere Adrenalinkonzentration
Hyperthyreose	keine Modifikation	kein Katecholamin
Hypoproteinämie	Dosisreduktion	keine Modifikation
Allergie	kein Präparat mit nachgewiesener allergischer Potenz	kein Katecholamin bei Sulfitallergie
Herzinsuffizienz (kompensiert)	Dosisreduktion	reduzierte Adrenalinkonzentration
Niereninsuffizienz	Dosisreduktion	keine Modifikation
Schwangerschaft	Amid mit hoher Proteinbindung	reduzierte Adrenalinkonzentration, kein Felypressin

Erfahrungen des Behandlers mit dem jeweiligen Präparat

Es ist nicht möglich, allen Indikationen und Anforderungen mit einem Präparat gerecht zu werden. Andererseits ist es nicht sinnvoll, das gesamte Spektrum der Lokalanästhesielösungen bereitzuhalten. Jeder Behandler sollte sich deshalb für eine begrenzte Auswahl an Präparaten, die auf die Bedürfnisse seines Tätigkeitsspektrums abgestimmt ist, entscheiden. So ist am ehesten gewährleistet, dass er sich mit den Besonderheiten des Medikamentes sowie den Grenz- und Maximaldosen sicher auskennt und die Lösungen differenziert und optimal einsetzen kann.

15.6 Technik der Lokalanästhesie

Im Rahmen der zahnärztlichen Lokalanästhesie kommen unterschiedliche intraorale Verfahren zum Einsatz:
- Oberflächenanästhesie,
- Infiltrationsanästhesie,
- Leitungsanästhesie,
- ergänzende Injektionstechniken.

Darüber hinaus werden vor allem in der Mund-, Kiefer- und Gesichtschirurgie extraorale Infiltrations- und Leitungsanästhesien durchgeführt. Jede der Techniken hat einen bestimmten Indikationsbereich, der neben der fachgerechten Durchführung und gezielten Auswahl der Lokalanästhesielösung beachtet werden sollte, um Anästhesieversager zu vermeiden.

> Bei jeder Infiltrations- und Leitungsanästhesie ist die Aspiration zum Ausschluss einer intravasalen Kanülenlage vor der Injektion zu fordern. Diese sollte jeweils in zwei Ebenen erfolgen.

Trotz negativem Aspirationstest muss jedoch in ca. 20 % der Fälle mit einer zumindest partiell intravasalen Applikation gerechnet werden. Die wahrscheinliche Ursache für dieses Phänomen im Kopf-Hals-Bereich ist zum einen die sehr hohe Gefäßdichte und zum anderen das Ansaugen und damit Verschließen des Kanülenquerschnitts durch die teilweise perforierte Gefäßwand. Bei der anschließenden Injektion wird diese durch den Druck abgehoben, und es erfolgt trotz negativer Aspiration die intravasale Applikation.

Oberflächenanästhesie

Die Betäubung der Mundschleimhaut wird sowohl als alleinige Anästhesieform (Tab. 15.4) eingesetzt als auch als additive Technik im Rahmen der Injektionen. Bei letzterer Indikation dient sie in erster Linie bei sehr empfindlichen Patienten und Kindern dazu, den Einstichschmerz zu reduzieren, gleichzeitig wird die Schleimhautoberfläche lokal desinfiziert. Die Applikation sollte in diesen Fällen gezielt mittels Watteträger oder Schaumstoffpellet erfolgen, um die Resorption, die einer intravenösen Applikation vergleichbar ist, und die systemischen Spiegel zu minimieren, da diese bei der Berechnung der Grenzmenge des eigentlichen Lokalanästhetikums berücksichtigt werden müssen. Zur Verfügung stehen Spraylösungen, Salben, Pasten und Gele. Es sollte eine Einwirkzeit von 2–3 Minuten eingehalten werden.

Als Lokalanästhetika mit guter Oberflächenwirkung werden hauptsächlich Lidocain, Tetracain und Benzocain eingesetzt.

> Dem Amidpräparat ist, wenn immer möglich, der Vorzug zu geben, obwohl Benzocain kaum resorbiert wird.

Eine Desinfektion der Injektionsstelle ist bei intraoraler Vorgehensweise routinemäßig nicht notwendig und üblich. Obwohl eine Benetzung der Kanüle mit Speichel nicht vollständig zu verhindern ist und somit immer Erreger aus der Mundhöhle in die tiefer liegenden Gewebe verschleppt werden, ist die Zahl der durch Injektionen verursachten Infektionen sehr gering. Hierfür sind wahrscheinlich zwei Faktoren von Bedeutung: Erstens ist die lokale Infektabwehr infolge der hervorragenden Durchblutung des Kiefer- und Gesichtsbereichs sehr gut und zweitens haben die verwendeten Lokalanästhetika einen bakteriostatischen, teilweise sogar bakteriziden Effekt.

Besteht jedoch ein erhöhtes Infektionsrisiko aufgrund einer Immuninkompetenz oder anderer systemischer Erkrankungen, so ist eine Oberflächendesinfektion entweder lokal zu applizieren oder als Mundspülung vor der Behandlung indiziert. Geeignet sind hierfür z. B. Iodlösungen oder Chlorhexidindigluconat. Soll nur an der Einstichstelle Keimarmut erreicht werden, so kann alternativ zusätzlich zur Trocknung

Tabelle 15.4 Indikationen für die Oberflächenanästhesie

- Inzision perforierender, oberflächlicher Abszesse
- Entfernung gingivagestielter Wurzelreste oder Zähne
- Entfernung oberflächlicher Sequester
- Abformungen oder intraorale Röntgenaufnahmen bei Patienten mit starkem Würgereiz
- Schmerzhafte Manipulationen am Gingivarand
- Tamponadenwechsel
- Nahtentfernung
- Symptomatische Therapie schmerzhafter Mundschleimhautläsionen und Alveolitiden

der Mundschleimhaut ein Oberflächenanästhetikum appliziert werden. Alkoholische Lösungen sind aufgrund der durch sie hervorgerufenen Schleimhautirritationen nicht geeignet.

Vor allen extraoralen Injektionen ist selbstverständlich die Desinfektion der Haut in diesem Bereich notwendig. In der Regel wird dabei wegen der Gefahr der Reizung der angrenzenden Schleimhäute (Auge, Nase, Lippen) keine Sprüh-, sondern eine Wischdesinfektion mit alkoholischen Lösungen durchgeführt.

Infiltrationsanästhesie

Die Applikation der Lokalanästhesielösung per Infiltration ist die am häufigsten verwendete Anästhesieform in der Zahnheilkunde und mit einer Erfolgsquote von 95 % sehr zuverlässig.

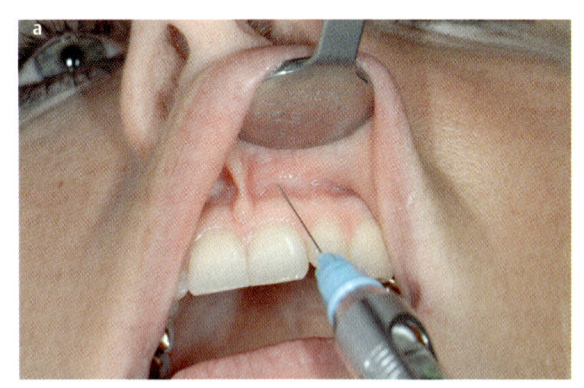

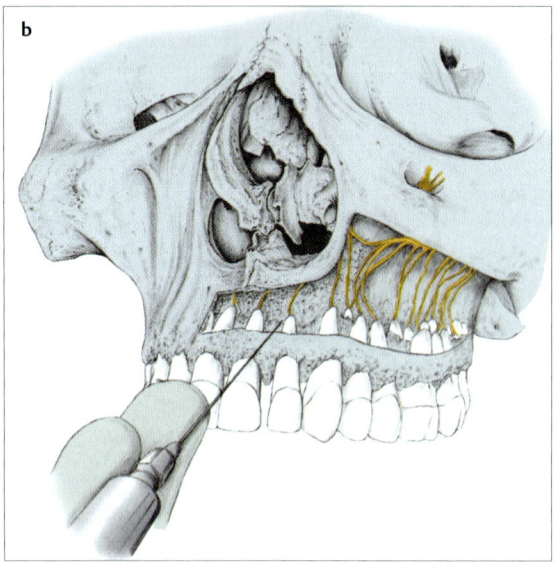

Abb. 15.14a u. b Technik der Terminalanästhesie in der Oberkieferfront:
a am Patienten (Foto: M. Daubländer),
b am Schädelmodell (aus Reuther J, Reinhart E, Kneer S. Lokalanästhesie – Regionalanästhesie in der Zahn-, Mund- und Kieferheilkunde. In: Niesel HC, Hrsg. Regionalanästhesie – Lokalanästhesie – Regionale Schmerztherapie. Stuttgart: Thieme; 1994).

Es werden bei der Infiltrationsanästhesie die terminalen Nervenendigungen, die das zu behandelnde Areal sensibel versorgen, mit Lokalanästhesielösung umspült und somit blockiert. Das Depot kann dabei submukös, subkutan, supra- oder subperiostal gesetzt werden. Aufgrund eines ausgeprägten Injektionsschmerzes, der durch die Abhebung des Periosts von der Knochenunterlage entsteht, sollte die subperiostale Applikationstechnik speziellen Indikationen (sehr schmerzhafte intraossäre Prozesse) vorbehalten bleiben und vorher eine supraperiostale Anästhesie erfolgen. Für die regulären konservierenden, prothetischen und chirurgischen Behandlungsmaßnahmen kann zumindest im Oberkiefer mit der supraperiostalen Injektion durch ein Depot in der apikalen Region des betreffenden Zahns eine ausreichende Anästhesietiefe erzielt werden (Abb. 15.14a u. b, 15.15a–d, 15.16, 15.17a u. b). Werden jedoch palatinale Gewebe ebenfalls tangiert, so müssen diese in der Regel gesondert anästhesiert werden. Die überwiegend spongiöse Knochenstruktur mit einer dünnen Kompaktaschicht ermöglicht die Diffusion des Wirkstoffs. Im Unterkiefer ist dies in der Regel nur im Kindesalter gegeben. Aufgrund der eher kortikalen Knochenstruktur kann das Lokalanästhetikum bei Erwachsenen vor allem im Molarengebiet nicht in ausreichender Konzentration bis zum Apex der Zähne diffundieren. Dennoch wird zumindest bei chirurgischen Behandlungsmaßnahmen zum Erzielen einer lokalen Blutleere u. U. zusätzlich ein lokales Depot mit einer vasokonstriktorhaltigen Lösung gesetzt (Tab. 15.5).

Tabelle 15.5 Praktisches Vorgehen bei der Infiltrationsanästhesie im Kieferbereich

- Darstellung des Injektionsortes durch Abhalten und Straffen der Weichteile
- Penetration der Schleimhaut im Bereich der Umschlagfalte in Apexnähe
- Schliff der Kanüle zum Knochen ausrichten
- Vorschieben der Kanüle bis zum Knochenkontakt, parallel zur Zahnachse bis zu einem Winkel von ca. 30° zur Knochenoberfläche, entsprechend der apikalen Basis des Kiefers
- Aspiration
- Langsame Injektion der Lokalanästhesielösung (1 ml/30 s) unter Knochenkontakt
- Entfernen der Spritze aus der Mundhöhle
- Abwarten der Anflutung unter Beobachtung des Patienten

15.6 Technik der Lokalanästhesie

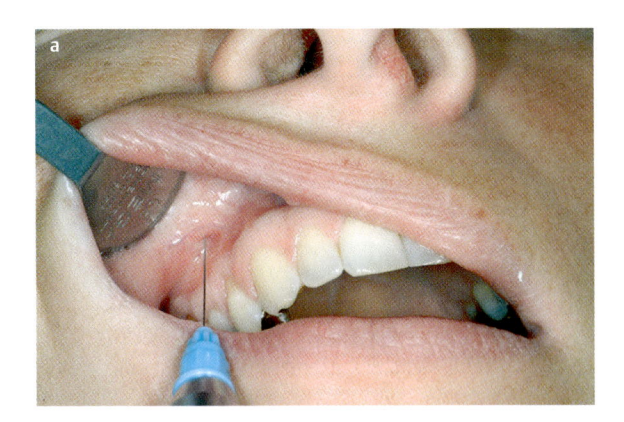

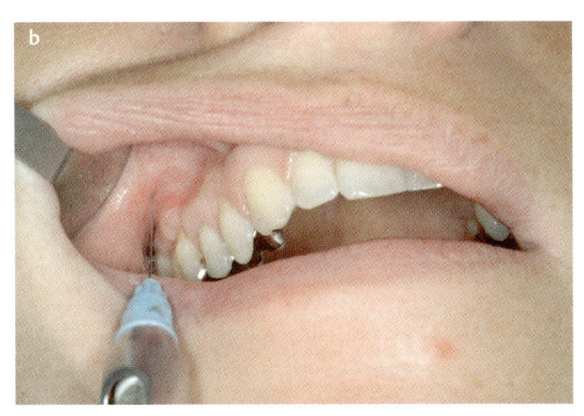

Abb. 15.15a–d Injektionstechnik der Terminalanästhesie im Oberkieferseitenzahnbereich:
a u. b am Patienten (Foto: M. Daubländer),
c u. d schematische Darstellung mit Sensibilitätsausfall (c Prämolaren, d Molaren) (aus Reuther J, Reinhart E, Kneer S. Lokalanästhesie – Regionalanästhesie in der Zahn-, Mund- und Kieferheilkunde. In: Niesel HC, Hrsg. Regionalanästhesie – Lokalanästhesie – Regionale Schmerztherapie. Stuttgart: Thieme; 1994).

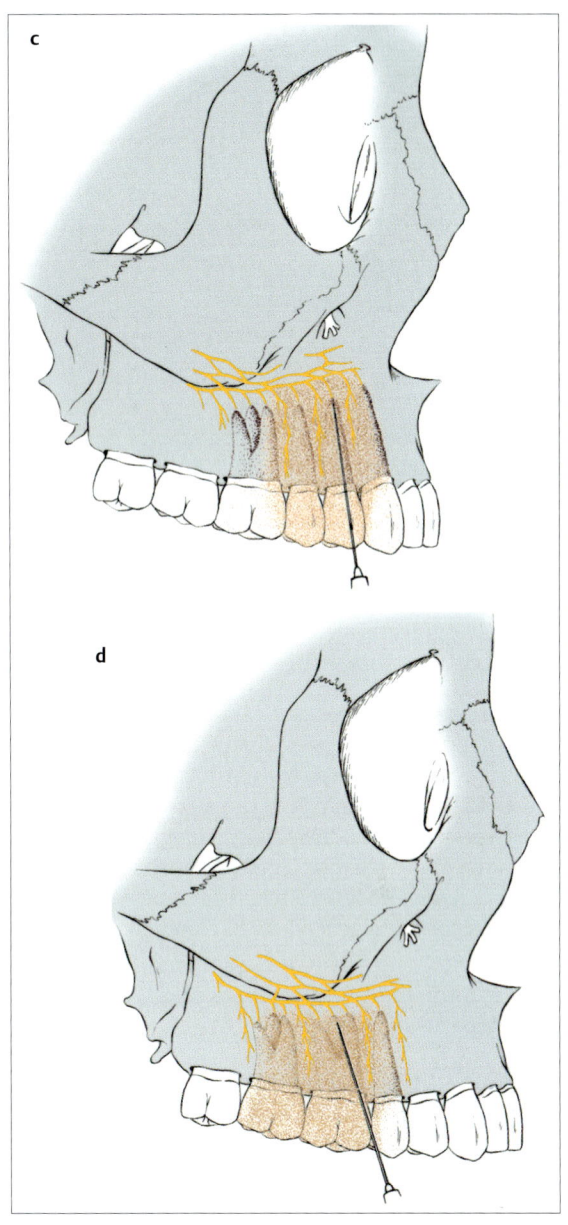

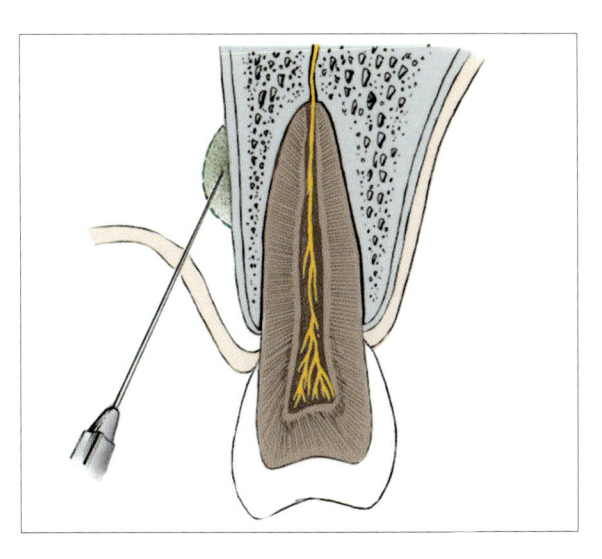

Abb. 15.16 Technik der submukösen, epiperiostalen Injektion (nach Schuchardt aus Reuther J, Reinhart E, Kneer S. Lokalanästhesie – Regionalanästhesie in der Zahn-, Mund- und Kieferheilkunde. In: Niesel HC, Hrsg. Regionalanästhesie – Lokalanästhesie – Regionale Schmerztherapie. Stuttgart: Thieme; 1994).

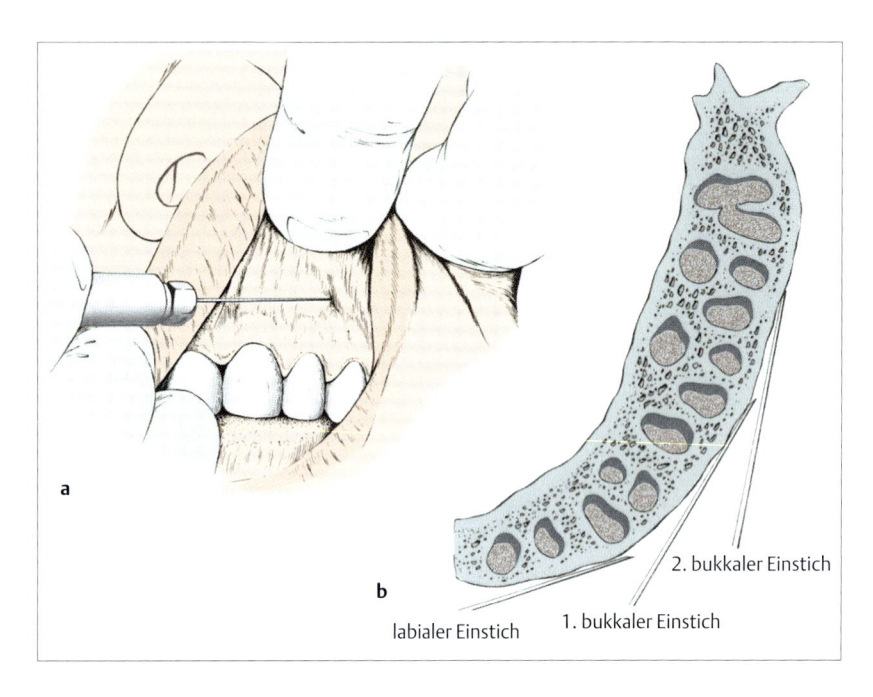

Abb. 15.17 Technik der Terminalanästhesie mehrerer Zähne im Oberkiefer (nach Schuchardt aus Reuther J, Reinhart E, Kneer S. Lokalanästhesie – Regionalanästhesie in der Zahn-, Mund- und Kieferheilkunde. In: Niesel HC, Hrsg. Regionalanästhesie – Lokalanästhesie – Regionale Schmerztherapie. Stuttgart: Thieme; 1994):
a am Patienten,
b schematische Darstellung.

Leitungsanästhesie

Das Ziel der Leitungsanästhesie ist die reversible Blockade eines gesamten sensiblen peripheren Nervs (Tab. 15.6). Dies ist bei guter Technik im Trigeminusversorgungsgebiet mit relativ geringen Mengen von Lokalanästhesielösung möglich. Entscheidend ist die exakte Platzierung des Depots in enger topographischer Beziehung zu dem entsprechenden Nerv und dem knöchernen Ostium, durch das dieser entweder in den Knochen eintritt oder diesen verlässt. Im Rahmen der üblichen Behandlungsmaßnahmen werden dabei die peripheren Trigeminusäste im Bereich von Ober- und Unterkiefer anästhesiert. Dabei ist es in der Regel nicht notwendig, die Injektionskanüle in den knöchernen Kanal hinein vorzuschieben.

Tabelle 15.6 Häufig eingesetzte Leitungsanästhesien in der Zahn-, Mund- und Kieferheilkunde, Versorgungsgebiete einzelner Nerven und Darstellung der zugehörigen Injektionsorte

Nerv	Innervationsgebiet	Injektionsort	Volumen
Oberkiefer			
N. infraorbitalis	Alveolarfortsatz, vestibuläre Schleimhaut und Zähne im Oberkieferfrontzahnbereich, Oberlippe, seitliche Nase und vordere Wange	Foramen infraorbitale	1 – 1,5 ml
N. nasopalatinus	Gaumenschleimhaut im Bereich der Schneidezähne	Foramen incisivum	0,1 – 0,2 ml
N. palatinus major	Gaumenschleimhaut bis zur Eckzahnregion der betreffenden Seite	Foramen palatinum majus	0,3 – 0,5 ml
Nn. alveolares maxillares posteriores	Alveolarfortsatz, vestibuläre Schleimhaut und Zähne im Molarenbereich	Tuber maxillae	1 – 1,8 ml
Unterkiefer			
N. alveolaris inferior	Alveolarfortsatz, linguale Schleimhaut und Zähne der entsprechenden Unterkieferhälfte, vestibuläre Schleimhaut im Frontzahngebiet	Foramen mandibulae	1,5 – 2 ml
N. buccalis	vestibuläre Schleimhaut im Molarenbereich	Vorderkante des aufsteigenden Unterkieferastes	0,5 ml
N. mentalis	vestibuläre Schleimhaut im Frontzahngebiet	Foramen mentale	0,5 – 1 ml

Das Risiko einer vorübergehenden oder dauerhaften Nervenläsion durch die mechanische Verletzung des Nervs durch die Kanüle selbst sowie den Druck des Lokalanästhesiedepots und die Ischämie durch den Vasokonstriktor lassen ein Vorschieben der Kanüle in den knöchernen Kanal bei den effektiven modernen Lokalanästhetika nicht als gerechtfertigt erscheinen, da die Verbesserung der Anästhesiewirkung nicht entscheidend ist.

Dieses Vorgehen erfordert jedoch die Applikation eines größeren Lokalanästhesievolumens. Das Depot kann auch direkt am Austritt des Nervenstamms an der Schädelbasis gesetzt werden und damit größere Areale sensibel blockieren.

Bei allen Leitungsanästhesien wird in die Umgebung größerer, nervenbegleitender Gefäße injiziert. Es ist daher immer eine Aspiration in zwei Ebenen zu fordern. Diese kann durch Drehung der Kanüle um mindestens 90° erreicht werden.

Zentrale Anästhesie des N. trigeminus

Die Blockade am Ganglion Gasseri führt zu einer vollständigen Gefühlsausschaltung einer Gesichtshälfte sowie der darunter liegenden knöchernen, dentalen und intraoralen Weichteilstrukturen (Abb. 15.18).

Indikationen für eine zentrale Anästhesie des N. trigeminus sind heute in erster Linie die Therapie der Trigeminusneuralgie und anderer schwer beherrschbarer Schmerzzustände im Kiefer- und Gesichtsbereich. In der Regel erfolgt die Injektion unter röntgenologischer Kontrolle durch die Neurochirurgen.

Die früher gebräuchliche Alkoholinjektion wurde seit 1972 weitestgehend durch eine gezielte kontrollierte Thermokoagulation ersetzt. Die 1981 durch Hakanson inaugurierte Methode der Glycerinchemoneurolyse im Bereich der Trigeminuszisterne stellt eine weitere Therapiealternative dar.

Erreicht werden kann das intrakraniell gelegene Ganglion semilunare Gasseri über das Foramen ovale. Es ist dorsal und kranial davon, medial in der Fossa cranii media, lateral der A. carotis interna und des Sinus cavernosus lokalisiert. Das Foramen befindet sich dorsal der Ala major ossis sphenoidalis und dorsolateral des Processus pterygoideus und formt einen 0,5 cm langen ovalen Kanal.

Härtel (21) empfahl 1912 nach umfangreichen anatomischen Untersuchungen einen extraoralen Zugang von der Wange in der Region des Oberkiefervestibulums im Molarenbereich aus. Nach Infiltrationsanästhesie der Wangenweichteile wird in Höhe der Okklusionsebene des 2. Molaren eingegangen und die Kanüle in Richtung Tuberculum articulare bis zur Schädelbasis vorgeschoben (Abb. 15.19). Der Eingang des Foramen ovale muss dann vorsichtig mit der Kanüle ertastet werden. Da der N. mandibularis hier den knöchernen Schädel verlässt, zeigen auftretende Parästhesien die korrekte Position

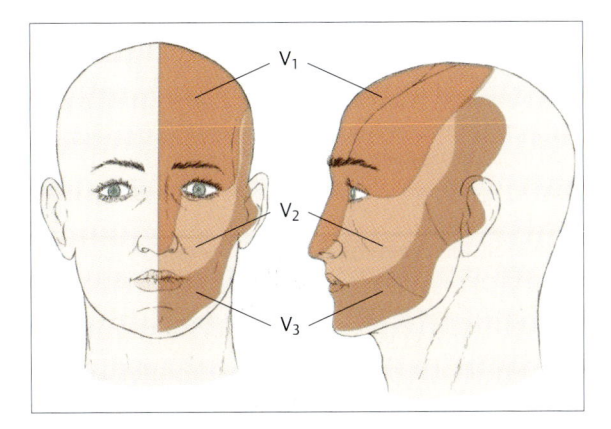

Abb. 15.18 Sensorischer Ausfall nach Blockade des N. trigeminus am Ganglion Gasseri (aus Reuther J, Reinhart E, Kneer S. Lokalanästhesie – Regionalanästhesie in der Zahn-, Mund- und Kieferheilkunde. In: Niesel HC, Hrsg. Regionalanästhesie – Lokalanästhesie – Regionale Schmerztherapie. Stuttgart: Thieme; 1994):
V_1 = N. ophthalmicus
V_2 = N. maxillaris
V_3 = N. mandibularis.

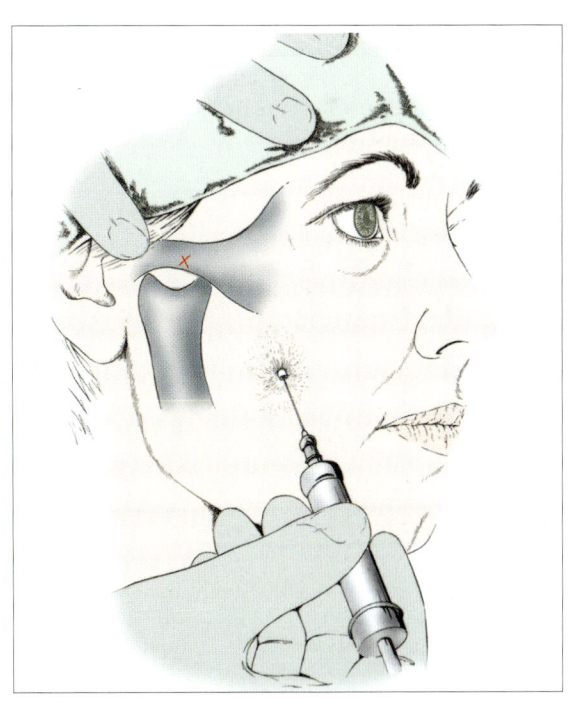

Abb. 15.19 Anästhesie des N. trigeminus durch Blockade des Ganglion Gasseri nach Härtel (aus Reuther J, Reinhart E, Kneer S. Lokalanästhesie – Regionalanästhesie in der Zahn-, Mund- und Kieferheilkunde. Das Kreuz markiert das Tuberculum articulare des Jochbogens, das bei dem Vorschieben der Kanüle als Orientierungshilfe dient. In: Niesel HC, Hrsg. Regionalanästhesie – Lokalanästhesie – Regionale Schmerztherapie. Stuttgart: Thieme; 1994).

der Kanüle an. Die Distanz zwischen dem Foramen und dem Ganglion Gasseri wird von Härtel mit 14–23 mm angegeben, sodass die Kanüle um diesen Betrag noch weiter vorgeschoben werden muss. Zur Anästhesie ist ein Depot von 1–2 ml notwendig. Es sollten spezielle Kanülen (mindestens 0,7 cm lang und 0,6 mm Durchmesser) mit Längenmarkierung verwendet werden.

> Da das Ganglion trigeminale von einem dünnen Liquormantel umspült wird, ist die akzidentelle subarachnoidale Injektion die schwerwiegendste Komplikation dieser Injektion.

Stirn und Auge
N. ophthalmicus

Der rein sensible erste Trigeminushauptast tritt nach Abgabe des R. meningeus für Duraanteile durch die Fissura orbitalis superior in die Augenhöhle ein und teilt sich dort in 3 Endäste auf:
- N. frontalis,
- N. nasociliaris,
- N. lacrimalis.

> Eine vollständig Anästhesie wird durch die Blockade des Ganglion Gasseri erreicht; es ist jedoch auch eine Leitungsanästhesie als tiefe Orbitainjektion möglich.

Von Seidel wurde hierzu auch ein Vorgehen von intraoral von der Tuberregion aus beschrieben. Diese Technik hat jedoch heute keine Bedeutung mehr. Aktuelle Verfahren sind im Kapitel 13 „Augenheilkunde" dargestellt.

N. frontalis
Im Rahmen der Gesichtschirurgie, vor allem bei der Behandlung von Hauttumoren und Weichteilverletzungen sowie bei ästhetischen Eingriffen besteht relativ häufig die Indikation zur Anästhesie des N. frontalis oder einer seiner drei Äste (Abb. 15.**20**).

Ramus lateralis des N. supraorbitalis
Der R. lateralis n. supraorbitalis ist der größte Ast des N. frontalis. Er verlässt die Orbita durch das Foramen supraorbitale und versorgt sensibel das Oberlid, die Stirn sowie die frontale Kopfhautregion. Er kann durch ein 1 ml großes Lokalanästhesiedepot vollständig blockiert werden. Dazu wird das Foramen am oberen Rand der Orbita palpiert, die bedeckenden Weichteile etwas gestrafft und in unmittelbarer Nähe des Nervs unter Knochenkontakt injiziert.

Ramus medialis des N. supraorbitalis
Der R. medialis n. supraorbitalis ist der schwächere Ast des N. frontalis. Er zieht durch das etwas weiter medial gelegene Foramen frontale zur Stirn und kann hier anästhesiert werden.

N. supratrochlearis
Dieser Ast des N. frontalis ist ebenfalls für die sensible Versorgung von Oberlid, Nasenwurzel und Stirn verantwortlich und kann im Bereich der knöchernen Nasenwurzel ca. 1,5 cm medial des Foramen supraorbitale anästhesiert werden. Hierzu ist ebenfalls ein Depot von 1 ml notwendig. Der Nerv anastomosiert häufig gemeinsam mit dem N. infratrochlearis den N. nasociliaris.

N. nasociliaris

> Im Wesentlichen ist der N. nasociliaris mit seinen 5 Ästen für die sensible Innervation der Nasenschleimhaut sowie von Hautarealen im Bereich der Nase und des medialen Augenwinkels verantwortlich.

Die Anästhesie der terminalen Nervenendigungen erfolgt mittels Oberflächenanästhesie. Durch Einlegen von getränkten Watteträgern oder Tupfern in den entsprechenden Nasengang kann eine endonasale Schmerzausschaltung erfolgen.

N. lacrimalis
Die sensible Versorgung der Tränendrüse und des lateralen Augenwinkels sowie die sekretorische Innervation der Tränendrüse durch postganglionäre parasympathische und sympathische Fasern durch den vegetativen R. communicans des N. zygomaticus sind die Funktionen dieses Endastes. In der Regel wird das relevante Hautareal durch eine Infiltrationsanästhesie betäubt.

Oberkiefer
N. maxillaris

Eine profunde Anästhesie einer Oberkieferhälfte sowie der bedeckenden Weichteile und der Nasenhöhle

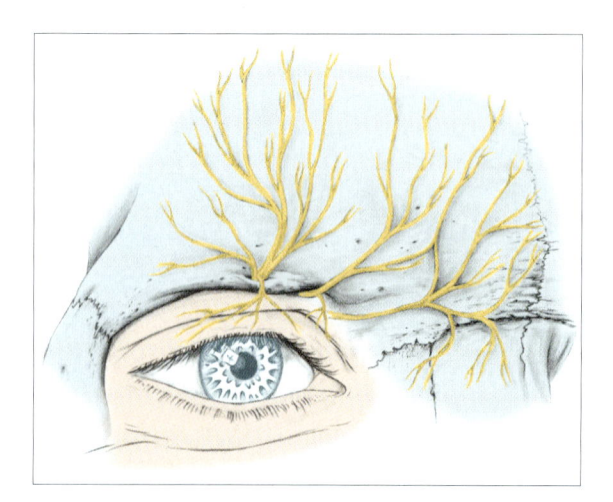

Abb. 15.**20** Verlauf und Aufteilung des R. lateralis (N. supraorbitalis) und des R. medialis des N. frontalis sowie des N. supratrochlearis.

bis zur mittleren Muschel kann mittels einer Leitungsanästhesie des N. maxillaris erreicht werden.

> Indikationen für eine Leitungsanästhesie des N. maxillaris sind in erster Linie ausgedehnte operative Eingriffe im Alveolarfortsatz- und Kieferhöhlenbereich, aber auch die parodontale oder restaurative Behandlung eines ganzen Quadranten.

Die Blockade kann in verschiedenen Abschnitten des Nervenverlaufs durchgeführt werden. Nach der zentralen Injektion am Ganglion Gasseri ist die erste periphere Lokalisation das Foramen rotundum. Dieses kann sowohl von extra- wie intraoral erreicht werden.

Primär wurde von Matas eine Technik beschrieben, bei der der Behandler die Kanüle unterhalb des Jochbogens von extraoral zur Fossa pterygopalatina vorschiebt (35). Auf Payr geht eine Methode zurück, bei der im Bereich des Angulus zygomaticus oberhalb des Jochbogens eingegangen wird und – das Tuber maxillae als Leitstruktur benutzend – die Kanülenspitze unter sukzessivem Schwenken in die Flügelgaumengrube vorgeschoben wird (Abb. 15.**21a** u. **b**). Das Depot beträgt 3–4 ml Lokalanästhesielösung, das Foramen rotundum wird häufig nicht erreicht.

Offerhaus (47) und später auch Lindemann (28) und Immenkamp (23, 24) empfehlen oberhalb der Mitte des Jochbogens einzustechen und die Kanüle in die Infratemporalgrube vorzuschieben (Abb. 15.**22a** u. **b**). An der Crista infratemporalis kann nun der N. infraorbitalis anästhesiert werden und anschließend nach Aufsuchen der Fossa pterygopalatina weitere Anteile oder der gesamte N. maxillaris mit 3–4 ml Lokalanästhesielösung betäubt werden.

Bei der intraoralen Vorgehensweise, bei der entweder der Canalis pterygopalatinus aufgesucht werden muss oder wiederum das Tuber maxillae als Leitstruktur dient, sind ebenfalls zwei Techniken gebräuchlich.

- Nach primärer Infiltrationsanästhesie der Weichgewebe in der Umgebung des Foramen palatinum major mit 0,3 ml Lokalanästhesielösung wird bei weit geöffnetem Mund und rekliniertem Kopf das Foramen mit der Kanülenspitze ertastet und diese dann ca. 30 mm weit in den Canalis pterygopalatinus vorgeschoben. Der Eingang befindet sich ca. 1 cm medial des marginalen Gingivasaums des 2. Molaren und weist einen Winkel von ca. 45° zur Knochenoberfläche des harten Gaumens auf. In 5–15 % der Fälle ist dieser Kanal knöchern obliteriert und somit ein Vordringen nicht möglich. Nach Erreichen der Fossa pterygopalatina wird ein Depot von 2–3 ml appliziert.
- Alternativ kann ein Zugang im Sinne einer hohen Tuberanästhesie gewählt werden. Hierbei erfolgt der Einstich am höchsten Punkt des Oberkiefervestibulums im distalen Bereich des 2. Molaren, die Kanüle wird dann ca. 30 mm nach kranial, medial

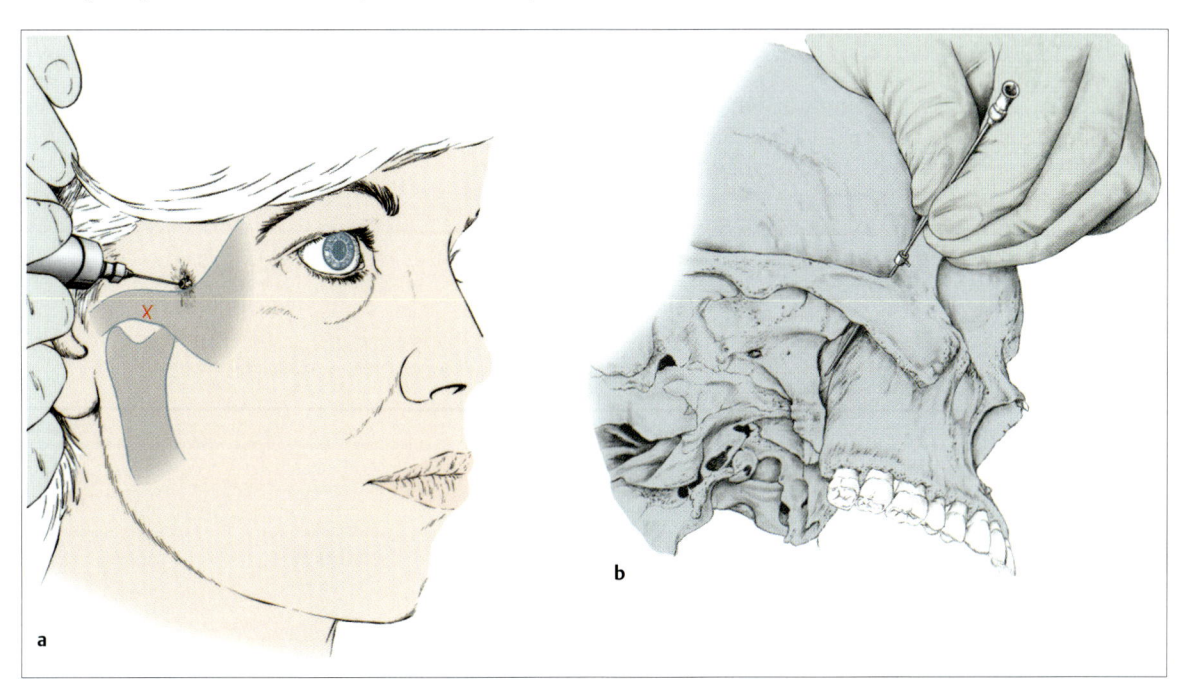

Abb. 15.**21a** u. **b** Leitungsanästhesie des N. maxillaris an der Schädelbasis nach Payr (aus Reuther J, Reinhart E, Kneer S. Lokalanästhesie – Regionalanästhesie in der Zahn-, Mund- und Kieferheilkunde. In: Niesel HC, Hrsg. Regionalanästhesie – Lokalanästhesie – Regionale Schmerztherapie. Stuttgart: Thieme; 1994):
a am Patienten, das Kreuz markiert das Tuberculum articulare des Jochbogens,
b schematische Darstellung am Schädel.

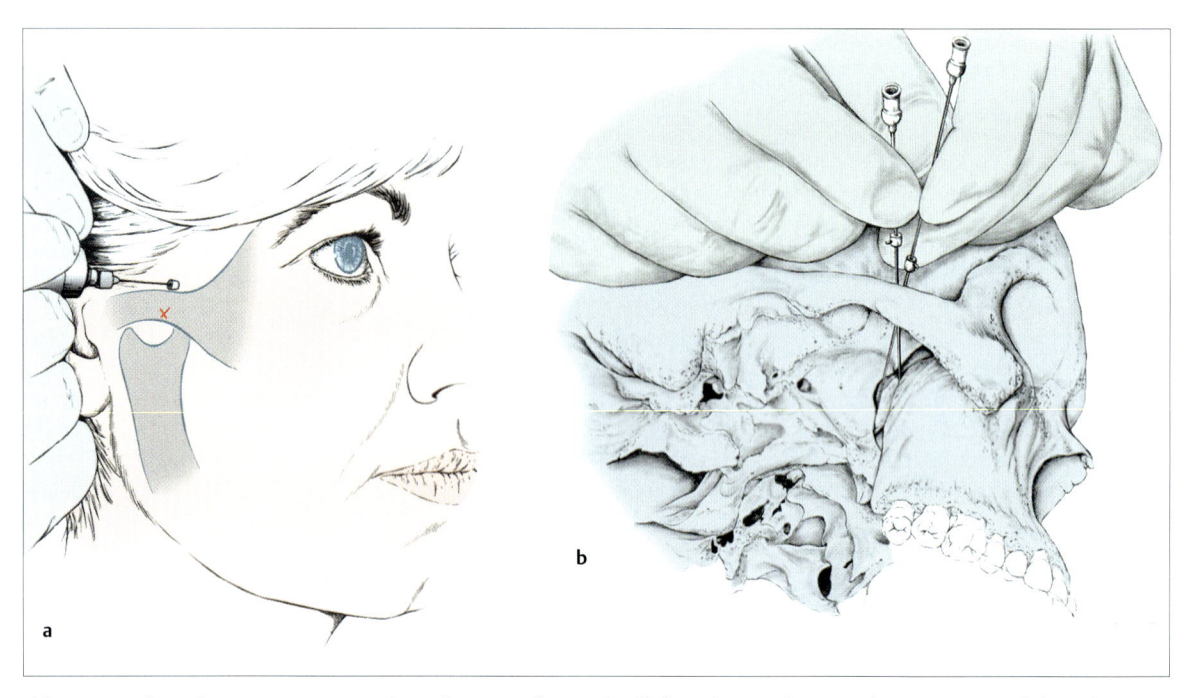

Abb. 15.22a u. b Injektion zur Leitungsanästhesie des N. maxillaris nach Offerhaus (aus Reuther J, Reinhart E, Kneer S. Lokalanästhesie – Regionalanästhesie in der Zahn-, Mund- und Kieferheilkunde. In: Niesel HC, Hrsg. Regionalanästhesie – Lokalanästhesie – Regionale Schmerztherapie. Stuttgart: Thieme; 1994):
a am Patienten,
b schematische Darstellung am Schädel.

und distal unter Knochenkontakt vorgeschoben und nach Erreichen der Fossa pterygopalatina ein Depot von 2–3 ml abgegeben.

Zur Verbesserung der Injektionssicherheit und der Orientierung während des Vorschiebens der Kanüle sollten für diese Injektionen lange, mindestens 25 G starke Kanülen sowie feststellbare Schieber zur Markierung der beabsichtigten Eindringtiefe benutzt werden.

Wesentlich häufiger werden weiter peripher platzierte Leitungsanästhesien durchgeführt.

N. infraorbitalis

Die Injektion am Foramen infraorbitale kann ebenfalls von extra- oder intraoral erfolgen.

> **Indikationen für eine N.-infraorbitalis-Blockade** sind umfangreichere oder sehr schmerzhafte Behandlungen im Oberkieferfrontzahngebiet wie z. B. Zystenoperationen, Reihenextraktionen, Parodontalbehandlungen, Versorgung von dentalen, knöchernen und/oder Weichteilverletzungen.

Die Methode betäubt Alveolarfortsatz, Zähne und bedeckende Weichteile vom mittleren Schneidezahn bis in die Prämolarenregion sicher. Auch die nach kranial zum Unterlid ziehenden Fasern können ausgeschaltet werden (Abb. 15.23).

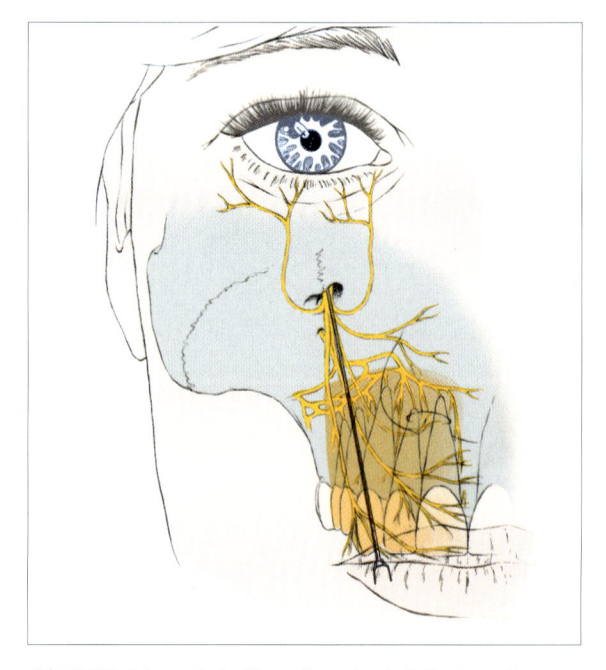

Abb. 15.23 Schematische Darstellung der Anästhesie am Foramen infraorbitale mit sensorischem Ausfall (aus Reuther J, Reinhart E, Kneer S. Lokalanästhesie – Regionalanästhesie in der Zahn-, Mund- und Kieferheilkunde. In: Niesel HC, Hrsg. Regionalanästhesie – Lokalanästhesie – Regionale Schmerztherapie. Stuttgart: Thieme; 1994).

15.6 Technik der Lokalanästhesie

Bei extraoralem Vorgehen wird ca. 1 cm unterhalb des Foramens und lateral des Nasenflügels die Haut mit der Kanüle perforiert und diese dann nach kranial und lateral bis zum Knochenkontakt vorgeschoben (Abb. 15.**25**). Dabei bleibt der tastende Finger der anderen Hand so lange über dem Foramen, bis der Injektionsort mit der Kanülenspitze erreicht ist. Dieser sollte außerhalb des knöchernen Kanals entweder etwas kranial oder lateral des N. infraorbitalis liegen. Es wird ein Depot von 1–1,5 ml appliziert.

Bei der intraoralen Injektionstechnik dient der Eckzahn bzw. der erste Prämolar und seine Längsachse der Wurzel als Leitstruktur. Die Kanüle perforiert in der Höhe des Oberkiefervestibulums etwas distal der Eckzahnwurzel die Schleimhaut (Abb. 15.**26**). Parallel zu dieser wird sie dann nach kranial und lateral bis in die Nähe des Foramens ca. 15 mm bis zum Knochenkontakt vorgeschoben. Auch hierbei liegt der tastende Finger über dem Foramen infraorbitale.

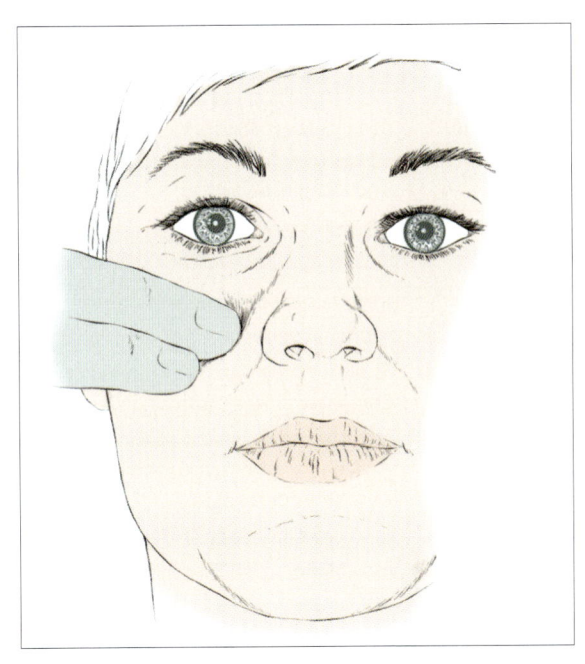

Abb. 15.**24** Palpation des Foramen infraorbitale (aus Reuther J, Reinhart E, Kneer S. Lokalanästhesie – Regionalanästhesie in der Zahn-, Mund- und Kieferheilkunde. In: Niesel HC, Hrsg. Regionalanästhesie – Lokalanästhesie – Regionale Schmerztherapie. Stuttgart: Thieme; 1994).

> Obwohl auch bei diesem intraoralen Vorgehen die Kanüle in den Kanal vorgeschoben werden kann, sollten 1–1,5 ml Lokalanästhesielösung in unmittelbarer Umgebung des N. infraorbitalis platziert werden. Diese kann dann durch manuellen Druck in den Kanal massiert werden.

> Ein Vorteil der Leitungsanästhesie des N. infraorbitalis ist die deutliche Dosisreduktion des Lokalanästhetikums gegenüber den ansonsten notwendigen 3 sukzessiven Infiltrationsanästhesien (1 vs. 3 ml).

Das Foramen infraorbitale befindet sich ca. 5–10 mm unterhalb des Infraorbitalrandes und ist durch Ertasten der Sutura zygomaticomaxillaris in der Regel gut zu lokalisieren (Abb. 15.**24**). Auch die Pupille kann beim geradeaus schauenden Patienten als Orientierungshilfe dienen. Eine senkrechte Projektionslinie nach kaudal trifft den Nervenaustrittspunkt.

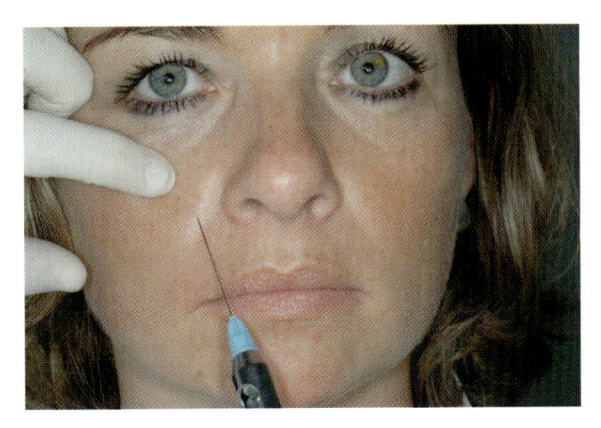

Abb. 15.**25** Injektion am Foramen infraorbitale von extraoral (Foto: M. Daubländer).

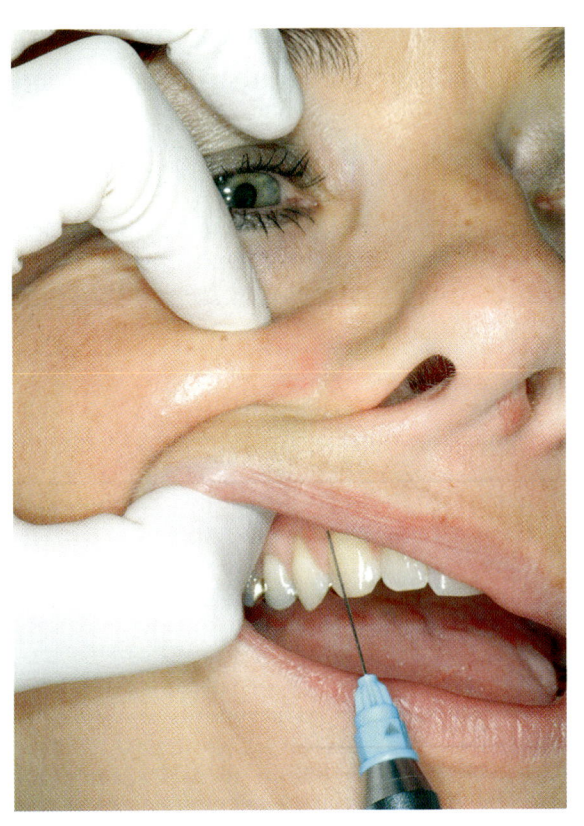

Abb. 15.**26** Leitungsanästhesie des N. infraorbitalis von intraoral (Foto: M. Daubländer).

Tabelle 15.7 Spezielle Risiken der Leitungsanästhesie des N. infraorbitalis

Komplikation	Problem	Korrekturmöglichkeit
Schmerzen und Knochenkontakt bereits beim Vorschieben der Kanüle	Verletzung des Periosts durch zu frühen Knochenkontakt	Zurückziehen der Spritze und stärkeres Schwenken der Kanüle nach lateral, ggf. erneuter Einstich
Perforation der Haut, ggf. Verletzung des tastenden Fingers	Kanülenspitze zu weit lateral	erneuter Einstich und stärkeres Schwenken der Kanüle zum Knochen
Unzureichende Anästhesiewirkung in den Zähnen	Lokalanästhetikum diffundiert nicht in ausreichender Konzentration zum Nerv, zu geringe Dosis oder zu große Distanz	nochmalige Injektion in direkterer Nervenbeziehung
Hoher Widerstand bei der Injektion	Kanülenschliff liegt vollständig der Knochenoberfläche an, Kanüle wurde bis in den knöchernen Kanal vorgeschoben	minimales Zurückziehen der Spritze zur Injektion, stärkeres Zurückziehen der Spritze und erneutes Vorschieben nach Korrektur der Richtung
Blitzartig einschießende Schmerzen im Versorgungsgebiet des Nerven	N. infraorbitalis wurde von Kanülenspitze irritiert oder getroffen	Zurückziehen der Spritze und erneutes Vorschieben nach Korrektur der Richtung

Dabei ist auf die Ausrichtung des Kanülenschliffs zum Knochen zu achten. Optimale Position für den geforderten Knochenkontakt ist das prominente Dach des Foramen infraorbitale. Die Tab. 15.7 stellt spezielle Risiken der Leitungsanästhesie des N. infraorbitalis dar.

Die palatinalen Injektionen werden von den meisten Patienten als deutlich unangenehmer und schmerzhafter empfunden als die vestibulären. Ein wesentlicher Faktor dafür ist die Tatsache, dass die Gaumenschleimhaut sehr straff dem Periost anliegt und nur wenig submuköses Gewebe vorhanden ist, in das das Lokalanästhesiedepot appliziert werden kann. Deshalb sind hohe Drücke bei der Injektion notwendig und geringe Volumina möglich.

N. palatinus major

> Für alle schmerzhaften Manipulationen im Bereich der palatinalen Schleimhaut und des Knochens im Molaren- und Prämolarenbereich einer Oberkieferhälfte ist die Leitungsanästhesie des N. palatinus major erforderlich.

Hierzu muss das Lokalanästhesiedepot möglichst nahe dem Foramen palatinum majus abgegeben werden. Dieses befindet sich bei Kindern palatinal des 1. Molaren, bei Erwachsenen weiter distal in der Region des 2. (ca. 40% der Fälle) bis 3. Molaren (ca. 50% der Fälle). Häufig ist in der Schleimhaut darüber eine kleine Einziehung zu erkennen. Ferner kann bereits bei der Oberflächenanästhesie mit dem Pellet der knöcherne Trichter ertastet werden.

Bei weit geöffnetem Mund und rekliniertem Kopf wird die Kanüle von der kontralateralen Seite und der Prämolarenregion kommend im 45°-Winkel zur Gaumenoberfläche bis zum Knochenkontakt in der Nähe des Foramens vorgeschoben (Abb. 15.27a u. b). Es werden nach negativer Aspiration 0,3–0,5 ml Lokalanästhesielösung appliziert. Erfolgt die Injektion zu weit distal, kommt es zu einer Anästhesie des halbseitigen weichen Gaumens, was vom Patienten als Schluckbeschwerden und in der Regel als unangenehm empfunden wird. Die Erfolgsquote wird mit 95% angegeben.

N. nasopalatinus

Der Zielort dieser Leitungsanästhesie des N. nasopalatinus, das Foramen incisivum, ist relativ leicht zu lokalisieren. Die Schleimhaut mesial davon ist als Papilla incisiva deutlich vorgewölbt.

> Indikationen für eine N.-nasopalatinus-Blockade sind schmerzhafte Behandlungsmaßnahmen im Bereich des vorderen Gaumendrittels (bis zur Eckzahnregion beidseits).

Nach weiter Mundöffnung und weiter Reklination des Kopfs wird die Kanüle – von lateral aus der Eckzahnregion kommend – direkt neben der Papille im distalen Anteil (ca. 1 cm palatinal des Gingivarands der Schneidezähne) eingestochen und nach medial und distal (nach Korrektur der Kanülenachse) vorgeschoben (Abb. 15.28a u. b). Die Eindringtiefe bis zum Knochenkontakt ist in der Regel sehr gering und der Applikationsdruck infolge der derben Schleimhaut sehr hoch.

15.6 Technik der Lokalanästhesie

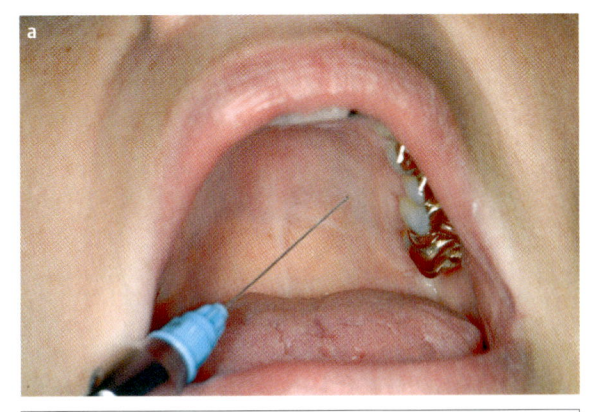

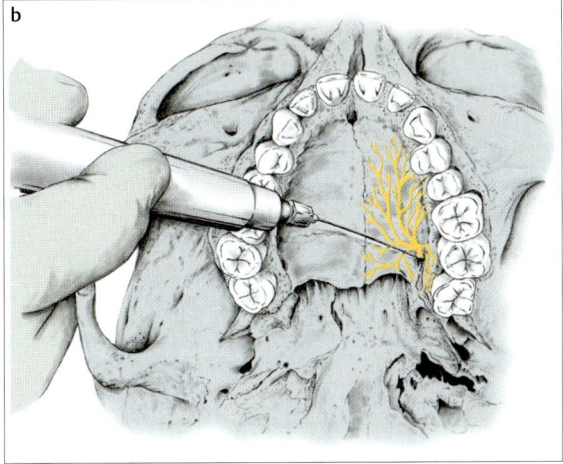

Abb. 15.27a u. b Injektion am Foramen palatinum majus:
a am Patienten (Foto: M. Daubländer),
b schematische Darstellung am Schädel (aus Reuther J, Reinhart E, Kneer S. Lokalanästhesie – Regionalanästhesie in der Zahn-, Mund- und Kieferheilkunde. In: Niesel HC, Hrsg. Regionalanästhesie – Lokalanästhesie – Regionale Schmerztherapie. Stuttgart: Thieme; 1994).

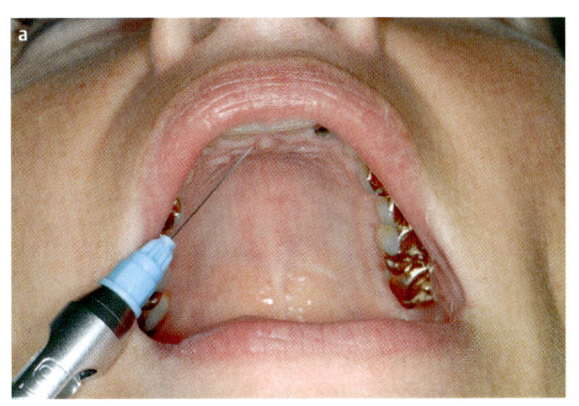

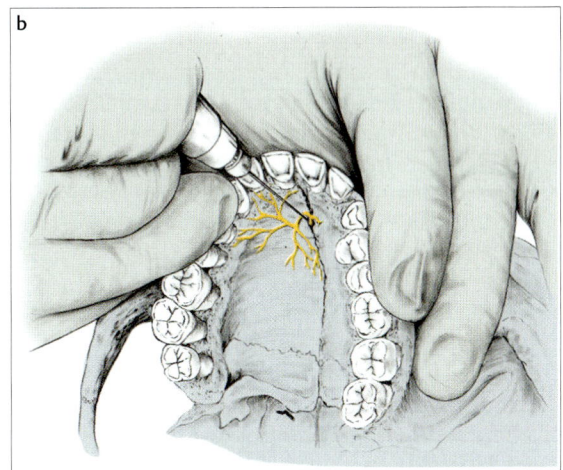

Abb. 15.28a u. b Anästhesie am Foramen incisivum:
a am Patienten (Foto: M. Daubländer),
b schematische Darstellung am Schädel (aus Reuther J, Reinhart E, Kneer S. Lokalanästhesie – Regionalanästhesie in der Zahn-, Mund- und Kieferheilkunde. In: Niesel HC, Hrsg. Regionalanästhesie – Lokalanästhesie – Regionale Schmerztherapie. Stuttgart: Thieme; 1994).

Das Volumen liegt bei 0,1 – 0,2 ml. Die Erfolgsquote beträgt 95 %. Eine vorherige Oberflächenanästhesie ist empfehlenswert.

Von einigen Autoren wird ein mehrstufiges Verfahren mit bis zu 3 Injektionen vorgeschlagen, um die letztendliche Leitungsanästhesie weniger schmerzhaft zu machen (35).

Nn. alveolares superiores posteriores

Diese auch als Tuberanästhesie bezeichnete Leitungsanästhesie am Hinterrand des Oberkiefers ist bereits seit Anfang des 20. Jahrhunderts bekannt. Anatomische Studien konnten zeigen, dass sich die Foramina alveolaria superiora posteriora ca. 15 – 25 mm kranial des Tuber maxillae befinden. Die entsprechenden Nerven versorgen den Alveolarfortsatz, die Zähne und die vestibuläre Schleimhaut im Molarenbereich sensibel.

> Es muss berücksichtigt werden, dass die mesiobukkale Wurzel des 1. Molaren nur in ca. 72 % der Fälle vollständig anästhesiert ist, sodass hierfür eine weitere Injektion (supraperiostale Infiltration) notwendig sein kann.

Bei halb geöffnetem Mund wird das Vestibulum in der Oberkiefermolarenregion weit aufgespannt und die Crista zygomaticoalveolaris ertastet. In der Region des 2. Molaren – möglichst weit kranial – erfolgt die Perforation der Schleimhaut, die Kanüle wird im 45 °-Winkel zur Okklusionsebene und Längsachse des Zahns nach distal und kranial ca. 20 mm vorgeschoben (Abb. 15.29). Die Kanülenspitze sollte dabei möglichst exakt dem Knochenverlauf folgen, ohne das Periost zu verletzen. Erst nach mehrmaliger negativer Aspiration darf die Injektion von 1 – 1,8 ml Lokalanästhesielösung erfolgen. Die Erfolgsquote liegt bei über 90 %, relativ häu-

Tabelle 15.8 Spezielle Risiken der Leitungsanästhesie der Nn. alveolares superiores posteriores

Komplikation	Problem	Korrekturmöglichkeit
Verletzung des venösen Plexus pterygoideus oder eines Astes der A. maxillaris	Blutung aus Stichkanal, sofortige Hämatombildung	Kühlung und Kompression der Wangenweichteile
Anästhesiewirkung im Versorgungsgebiet des ipsilateralen N. mandibularis	Injektionsort zu weit lateral gewählt	erneute Injektion unter Knochenkontakt weiter medial

fig treten jedoch lokale Komplikationen, vor allem Hämatome, auf (Tab. 15.8).

Ein mittlerer Anteil der Nn. alveolares superiores ist bei ca. 28 % aller Menschen vorhanden. Sein Innervationsgebiet schließt bei diesen Patienten die Lücke zwischen den Nn. alveolares superiores anteriores aus dem N. infraorbitalis und den Nn. alveolares superiores posteriores und versorgt die beiden Prämolaren sowie die mesiobukkale Wurzel des 1. Molaren sensibel. In manchen Fällen ist somit zur Betäubung einer ganzen Oberkieferhälfte eine weitere Injektion notwendig. Diese erfolgt dann in Höhe des Vestibulums in der Region des 2. Prämolaren.

Unterkiefer

N. mandibularis

Der 3. Trigeminusast (Abb. 15.1 u. 15.8) ist ein gemischter Nerv mit sensorischen und motorischen Anteilen. Er verlässt die Schädelbasis durch das Foramen ovale und teilt sich nach Abgang des R. meningeus in die drei Hauptäste auf, von denen der erste überwiegend motorisch Kau- und Pharynxmuskulatur versorgt und der sensible Anteil (N. buccalis) die Wangenschleimhaut. Der zweite Ast (N. auriculotemporalis) erreicht das Hautniveau in der Region des Kiefergelenks und führt sensible Fasern für den äußeren Gehörgang, die Ohrmuschel, die Schläfe sowie sekretorische Fasern für die Glandula parotidea (Abb. 15.30). Der 3. und stärkste Ast teilt sich rasch in den N. alveolaris inferior (Abb. 15.31) sowie den N. lingualis (Abb. 15.32) auf und ist hauptsächlich verantwortlich für die sensible Versorgung von Unterkiefer, Mundboden, Zunge und Lippen.

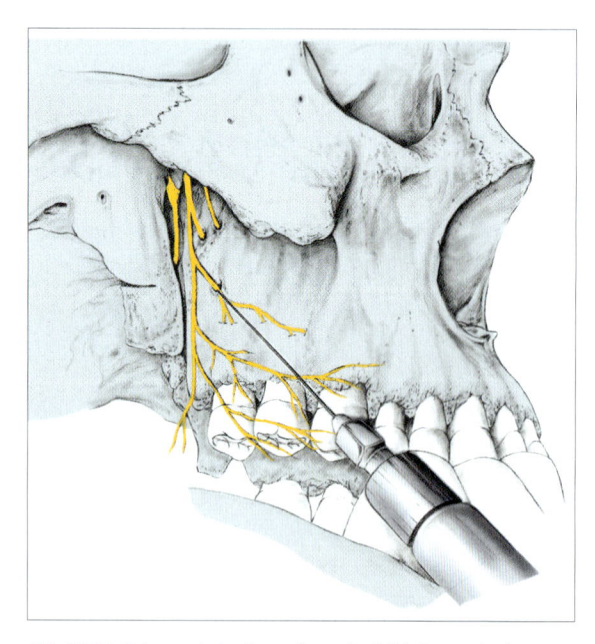

Abb. 15.29 Schematische Darstellung der Injektionstechnik zur Anästhesie am Tuber maxillae (aus Reuther J, Reinhart E, Kneer S. Lokalanästhesie – Regionalanästhesie in der Zahn-, Mund- und Kieferheilkunde. In: Niesel HC, Hrsg. Regionalanästhesie – Lokalanästhesie – Regionale Schmerztherapie. Stuttgart: Thieme; 1994).

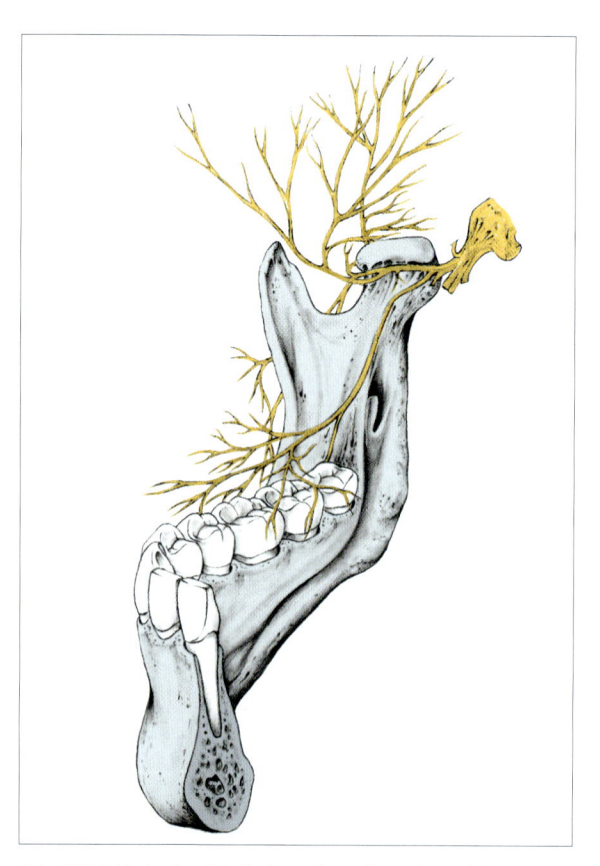

Abb. 15.30 Verlauf und Aufteilung des N. buccalis und des N. auriculotemporalis (aus Reuther J, Reinhart E, Kneer S. Lokalanästhesie – Regionalanästhesie in der Zahn-, Mund- und Kieferheilkunde. In: Niesel HC, Hrsg. Regionalanästhesie – Lokalanästhesie – Regionale Schmerztherapie. Stuttgart: Thieme; 1994).

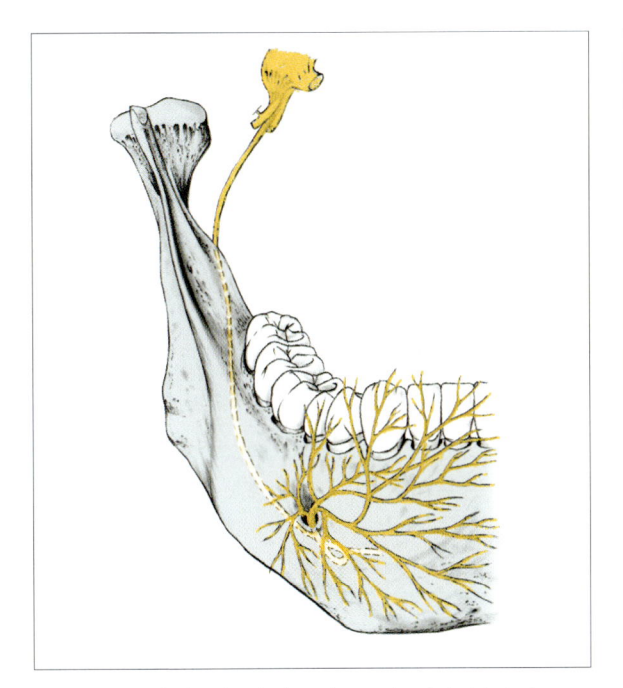

Abb. 15.31 Verlauf und Aufteilung des N. alveolaris inferior bzw. des N. mentalis (aus Reuther J, Reinhart E, Kneer S. Lokalanästhesie – Regionalanästhesie in der Zahn-, Mund- und Kieferheilkunde. In: Niesel HC, Hrsg. Regionalanästhesie – Lokalanästhesie – Regionale Schmerztherapie. Stuttgart: Thieme; 1994).

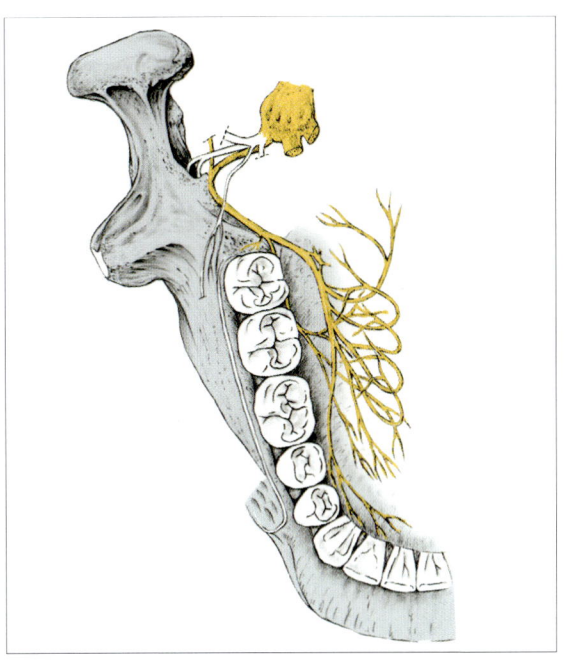

Abb. 15.32 Verlauf und Aufteilung des N. lingualis (aus Reuther J, Reinhart E, Kneer S. Lokalanästhesie – Regionalanästhesie in der Zahn-, Mund- und Kieferheilkunde. In: Niesel HC, Hrsg. Regionalanästhesie – Lokalanästhesie – Regionale Schmerztherapie. Stuttgart: Thieme; 1994)

> **Zu einer kompletten Leitungsunterbrechung** führen Techniken, bei denen das Lokalanästhesiedepot in der Nähe des Ganglion Gasseri oder Foramen ovale appliziert wird.

> **Die N.-alveolaris-inferior-Anästhesie** führt zur Betäubung des Unterkieferkörpers und der Zähne der entsprechenden Seite sowie der bukkalen Schleimhaut mesial des Foramen mentale und der Unterlippe.

Bei extraoraler Vorgehensweise dient der Jochbogen als Orientierungshilfe. Nach Braun (6) und Offerhaus (47) wird in der Mitte unterhalb des Jochbogens mit der Kanüle eingegangen und diese dann bis zur seitlichen Lamelle des Flügelfortsatzes vorgeschoben (Abb. 15.33a u. b). Die Eindringtiefe (ca. 45–50 mm) sollte mit einem Markierungsschieber fixiert werden, da anschließend die Kanülenspitze wieder bis in die Subkutis zurückgezogen wird, um sie dann unter Schwenkung von 20–30° zur Ausgangsrichtung nach dorsal erneut bis zur Markierung vorzuschieben. Nun erfolgt die Applikation von 2–3 ml Lokalanästhesielösung. Das von Lindemann (28, 29) angegebene Verfahren bezieht sich ebenfalls auf die Injektion am Foramen ovale. Hierzu wird jedoch in der Mitte oberhalb des Jochbogens eingegangen.

N. alveolaris inferior

Weitaus häufiger besteht jedoch die Notwendigkeit zur Schmerzausschaltung in einer Unterkieferhälfte, sodass die Leitungsanästhesie des N. alveolaris inferior die am häufigsten eingesetzte und wichtigste Injektion für die zahnärztliche Therapie in dieser Region ist.

Die **extraorale** Injektionstechnik wird in erster Linie bei eingeschränkter Mundöffnung eingesetzt. Die Kanüle wird von kaudal und lingual des Unterkieferrandes, mesial des Angulus mandibulae, zur Innenseite des aufsteigenden Unterkieferastes vorgeschoben. Dabei umgreift die freie Hand des Behandelnden mit Daumen und Zeigefinger den Unterkiefer von kaudal und posterior (Abb. 15.34a). Nach dem ersten Knochenkontakt wird die Kanüle parallel zum aufsteigenden Unterkieferast nach kranial vorgeschoben (Abb. 15.34b), bis nach 30–35 mm die Lingula erreicht und dort ein Depot von 2 ml abgegeben worden ist.

Primär wurde bei der **intraoralen** Vorgehensweise eine indirekte Methode beschrieben, bei der die Nadelspitze mehrfach verlagert wird, bevor sie den Injektionsort erreicht (16). Diese als Fischer-1-2-3-Technik bekannte Injektionsform (Abb. 15.35) hat heute nur noch wenige Anwender, da die kräftigen und dicken Kanülen, die bei exaktem Vorgehen notwendig sind, nicht mehr zur Verfügung stehen.

Durchgesetzt hat sich die direkte Methode, bei der die anatomischen Orientierungspunkte die Unterkieferzahnreihe, die Vorderkante des aufsteigenden Un-

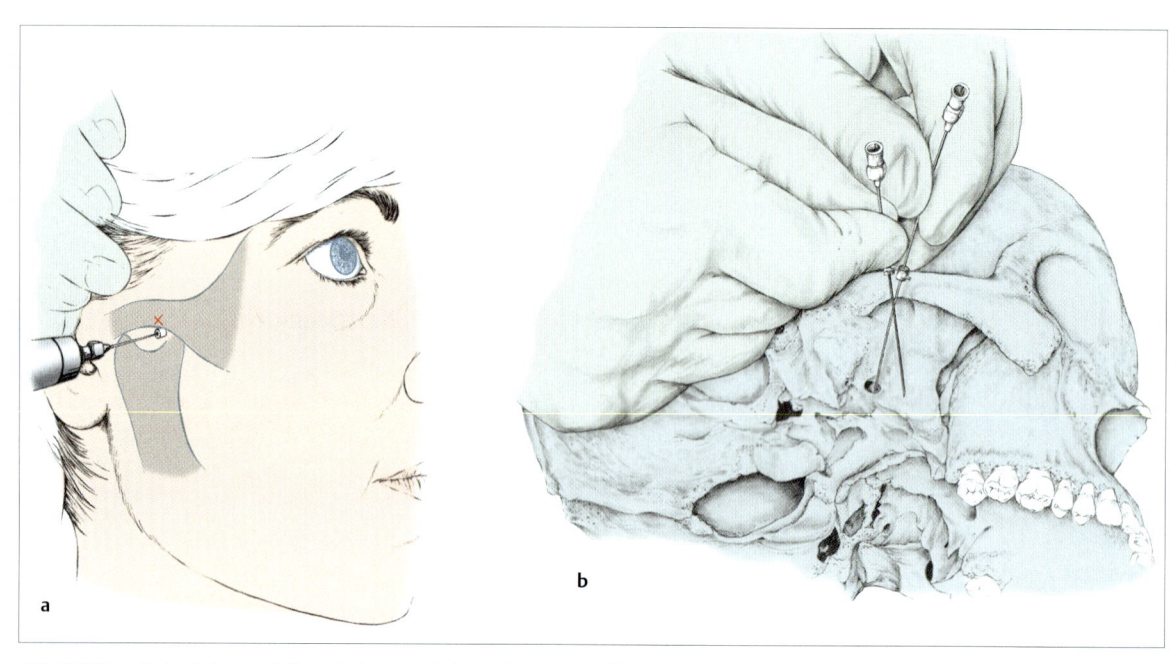

Abb. 15.33a u. b Injektionstechnik zur Leitungsanästhesie des N. mandibularis nach Braun und Offerhaus (aus Reuther J, Reinhart E, Kneer S. Lokalanästhesie – Regionalanästhesie in der Zahn-, Mund- und Kieferheilkunde. In: Niesel HC, Hrsg. Regionalanästhesie – Lokalanästhesie – Regionale Schmerztherapie. Stuttgart: Thieme; 1994):
a am Patienten,
b schematische Darstellung am Schädel.

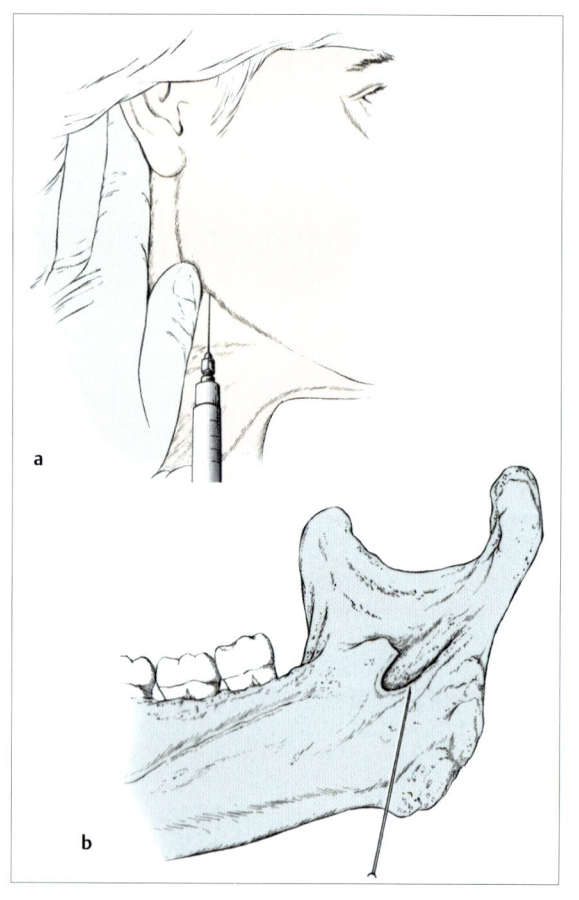

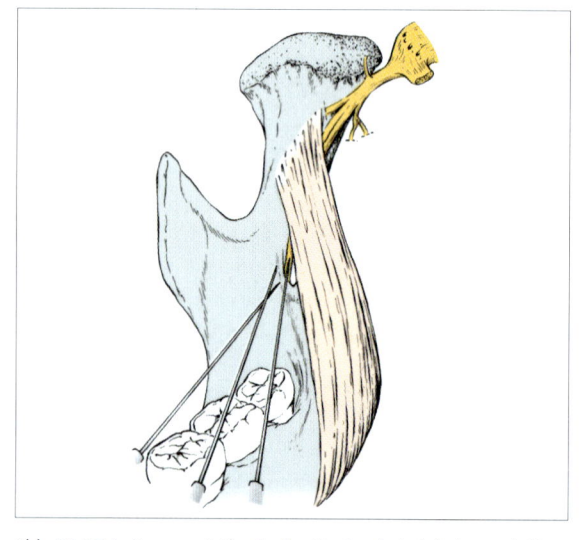

Abb. 15.35 Leitungsanästhesie des N. alveolaris inferior nach Fischer (sog. indirekte Methode oder Fischer-1–2–3-Technik) (aus Reuther J, Reinhart E, Kneer S. Lokalanästhesie – Regionalanästhesie in der Zahn-, Mund- und Kieferheilkunde. In: Niesel HC, Hrsg. Regionalanästhesie – Lokalanästhesie – Regionale Schmerztherapie. Stuttgart: Thieme; 1994).

◀ Abb. 15.34a u. b Leitungsanästhesie am Foramen mandibulare von extraoral (aus Reuther J, Reinhart E, Kneer S. Lokalanästhesie – Regionalanästhesie in der Zahn-, Mund- und Kieferheilkunde. In: Niesel HC, Hrsg. Regionalanästhesie – Lokalanästhesie – Regionale Schmerztherapie. Stuttgart: Thieme; 1994):
a am Patienten,
b schematische Darstellung.

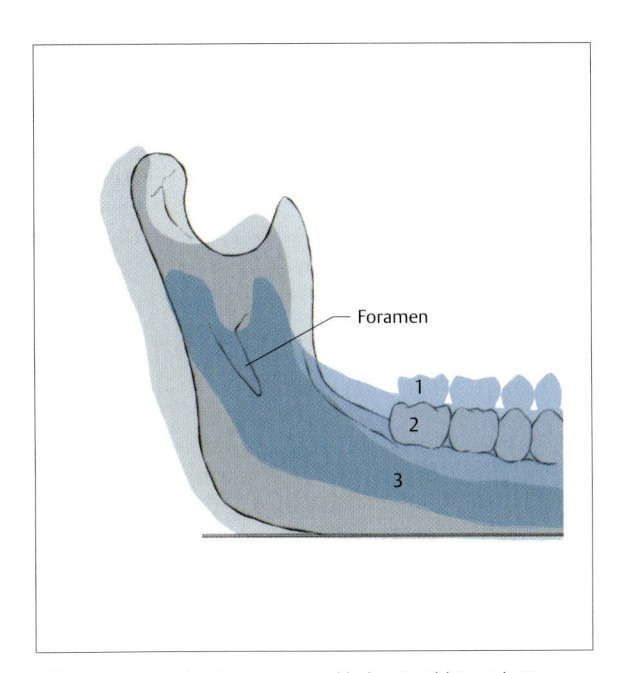

Abb. 15.36 Lage des Foramen mandibulare in Abhängigkeit vom Alter des Patienten (aus Reuther J, Reinhart E, Kneer S. Lokalanästhesie – Regionalanästhesie in der Zahn-, Mund- und Kieferheilkunde. In: Niesel HC, Hrsg. Regionalanästhesie – Lokalanästhesie – Regionale Schmerztherapie. Stuttgart: Thieme; 1994).
1 = Milchgebiss (Kind), 2 = Erwachsenengebiss, 3 = Zahnloser Kiefer

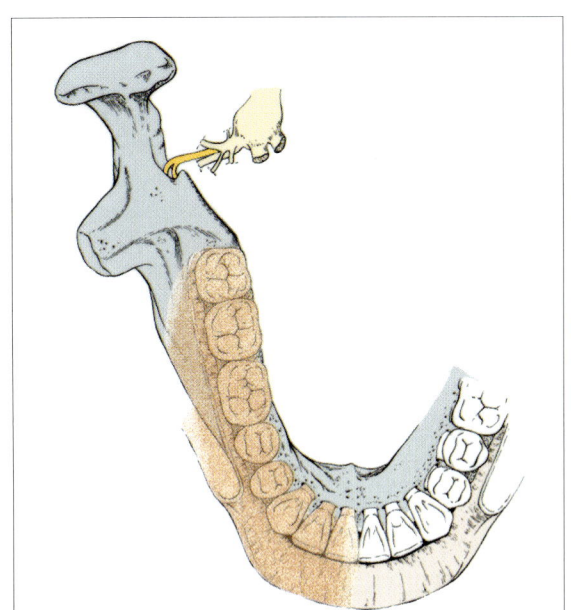

Abb. 15.38 Sensibilitätsausfall bei der Leitungsanästhesie des N. alveolaris inferior (aus Reuther J, Reinhart E, Kneer S. Lokalanästhesie – Regionalanästhesie in der Zahn-, Mund- und Kieferheilkunde. In: Niesel HC, Hrsg. Regionalanästhesie – Lokalanästhesie – Regionale Schmerztherapie. Stuttgart: Thieme; 1994).

terkieferastes und die Plica pterygomandibularis sind. Zur vertikalen Ausrichtung kann die Okklusionsebene herangezogen werden. Dabei ist zu berücksichtigen, das sich bei Kindern das Foramen mandibulare in Höhe der Kauflächen befindet und beim Erwachsenen ca. 1 cm weiter kranial. Beim zahnlosen Patienten beträgt die Distanz zum Alveolarfortsatz 2–2,5 cm (Abb. 15.36).

Bei weit geöffnetem Mund des Patienten palpiert der Zeigefinger des Behandlers, auf der Zahnreihe liegend, die Vorderkante des aufsteigenden Unterkieferastes und strafft die Schleimhaut nach lateral. Von der Eckzahn- und Prämolarenregion der Gegenseite kommend, wird die Kanüle 1 cm oberhalb der Okklusionsebene, lateral der Plica pterygomandibularis eingestochen (Abb. 15.37a u. b, 15.38). Sie gleitet nun idea-

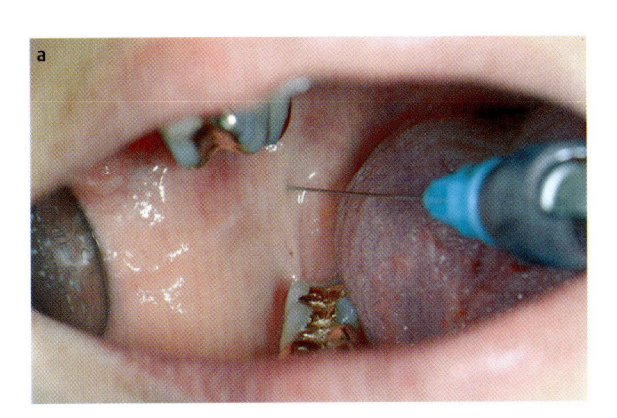

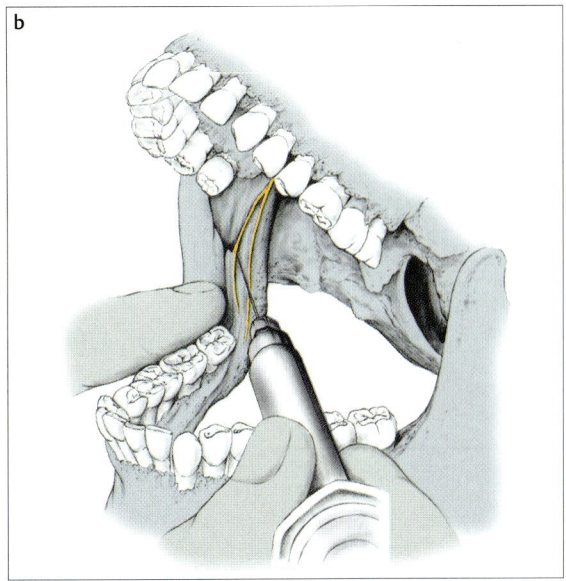

Abb. 15.37a u. b Injektion zur Anästhesie des N. alveolaris inferior in der direkten Methode:
a am Patienten (Foto: M. Daubländer),
b schematische Darstellung am Schädel (aus Reuther J, Reinhart E, Kneer S. Lokalanästhesie – Regionalanästhesie in der Zahn-, Mund- und Kieferheilkunde. In: Niesel HC, Hrsg. Regionalanästhesie – Lokalanästhesie – Regionale Schmerztherapie. Stuttgart: Thieme; 1994).

lerweise am M. pterygoideus medialis vorbei in das Spatium pterygomandibulare und erreicht in der Nähe des Foramen mandibulare, durch das der N. alveolaris in den Unterkieferkörper eintritt, kranial der Lingula den aufsteigenden Unterkieferast. Hier wird bei negativer Aspiration ein Lokalanästhesiedepot von 1,5–2 ml appliziert. In der Regel beträgt die Eindringtiefe der Kanüle 20–25 mm, sie ist jedoch stark von den anatomischen Gegebenheiten abhängig. Wird bereits bei geringer Eindringtiefe ein Knochenkontakt hergestellt, so muss nach Zurückziehen der Kanüle diese zur ipsilateralen Seite geschwenkt und erneut bis zum Knochen vorgeschoben werden. Kann andererseits nach mehr als 3 cm Eindringtiefe noch kein Knochen ertastet werden, so muss eine Korrektur durch Schwenkung nach kontralateral erfolgen. Die Erfolgsquote liegt nur bei 80–85 %, die Häufigkeit der positiven Aspiration beträgt 10–15 % (Tab. 15.9).

N. lingualis

In der Regel wird im Rahmen der Leitungsanästhesie am Foramen mandibulare auch der N. lingualis betäubt, sodass keine gesonderte Injektion erforderlich ist.

Die Kanüle passiert auf dem Weg durch das Spatium pterygomandibulare den N. lingualis und kann diesen dabei auch treffen. Zur sicheren sensiblen Ausschaltung der lingualen Schleimhaut des Unterkiefers, des halbseitigen Mundbodens und der vorderen ⅔ der Zungenhälfte kann ein zusätzliches Lokalanästhesiedepot von 0,5 ml beim Vorschieben oder Zurückziehen der Kanüle gesetzt werden (ca. 10–15 mm Eindringtiefe). Da der N. lingualis in der Weisheitszahnregion epiperiostal und relativ oberflächlich unter der lingualen Schleimhaut verläuft, kann alternativ auch durch ein Depot von 0,5 ml in Höhe des Alveolarfortsatzes in dieser Region eine Anästhesie erzielt werden.

N. buccalis

Zur Schmerzausschaltung der bukkalen Schleimhaut und des Periostes im Unterkiefermolarenbereich sowie der Wange dient die Leitungsanästhesie des N. buccalis der entsprechenden Seite.

Der Zeigefinger der freien Hand des Behandlers ertastet die Vorderkante des aufsteigenden Unterkieferastes in Höhe der Okklusionsebene und spannt die bedeckenden Weichteile nach lateral auf. Die Kanüle wird nun senkrecht zum vertikalen Unterkieferast, ca. 1 cm oberhalb der Kauflächen und etwas medial der Fingerspitze eingestochen und bis zum Knochen vorgeschoben (Abb. 15.39a u. b). Hier erfolgt die Applikation von 0,5 ml Lokalanästhesielösung. Alternativ kann zur Reduktion des Verletzungsrisikos der zahnärztliche Spiegel statt dem Zeigefinger benutzt werden.

Tabelle 15.9 Spezielle Risiken der Leitungsanästhesie am Foramen mandibulare

Komplikation	Problem	Korrekturmöglichkeit
Knochenkontakt bei unzureichender Eindringtiefe der Kanüle, unzureichender Anästhesieeffekt	LA-Depot zu weit anterior, Winkel zwischen Kanüle und Knochenoberfläche zu groß	Zurückziehen der Spritze und stärkeres Schwenken nach mesial zum Unterkieferfrontzahnbereich
Kein Knochenkontakt trotz adäquater Eindringtiefe der Kanüle	Kanüle gleitet am aufsteigenden Unterkieferast vorbei, Winkel zwischen Kanüle und Knochen zu flach	Zurückziehen der Spritze und stärkeres Schwenken nach distal zum Molarenbereich der kontralateralen Seite
Unzureichende Anästhesiewirkung bei vermeintlich richtiger Kanülenposition	LA diffundiert nicht in ausreichender Konzentration zum Nerven wegen – zu großer Distanz des Depots (kaudal bzw. kranial) – anatomischer Variation – akzessorischer Innervation (Nn. mylohyoidei)	nochmalige Injektion in direkterer Nervbeziehung bzw. zusätzliche Anästhesie der akzessorischen Nerven
Periphere Fazialisparese	Injektion ohne Knochenkontakt distal des aufsteigenden Unterkieferastes nahe dem Stamm des N. facialis	nochmalige Injektion unter Knochenkontakt in direkter Nervbeziehung
Blitzartig einschießende Schmerzen im Versorgungsgebiet des N. alveolaris inferior oder des N. lingualis	Nerven wurden von Kanülenspitze irritiert oder getroffen	Zurückziehen der Spritze und erneutes Vorschieben nach Korrektur der Richtung

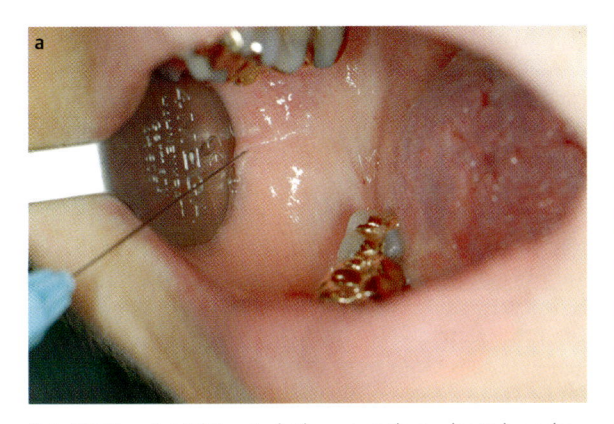

Abb. 15.39a u. b Injektionstechnik zur Anästhesie des N. buccalis:
a am Patienten (Foto: M. Daubländer),
b schematische Darstellung (aus Reuther J, Reinhart E, Kneer S. Lokalanästhesie – Regionalanästhesie in der Zahn-, Mund- und Kieferheilkunde. In: Niesel HC, Hrsg. Regionalanästhesie – Lokalanästhesie – Regionale Schmerztherapie. Stuttgart: Thieme; 1994).

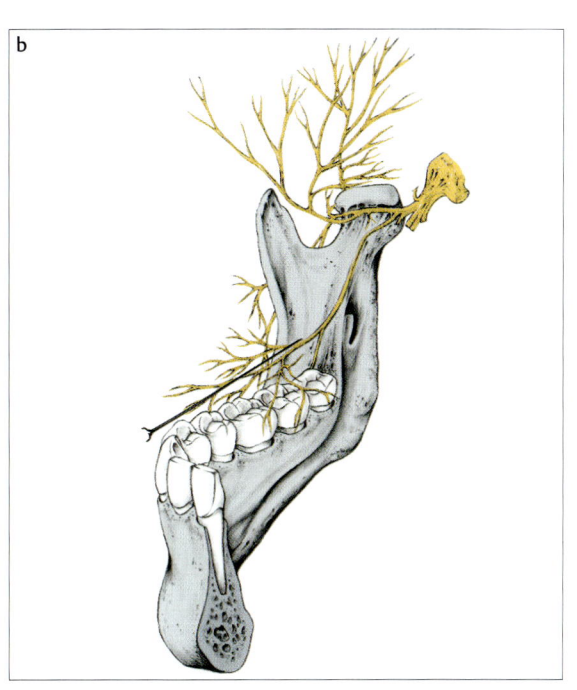

N. mentalis

Wird für die Behandlung nur die Anästhesie der vestibulären Schleimhaut der Unterkieferfront- oder Prämolarenregion bzw. der Lippen- oder Kinnhälfte benötigt, so kann statt einer Leitungsanästhesie am Foramen mandibulare auch eine solche am Foramen mentale erfolgen, da der N. mentalis der terminale Ast des N. alveolaris inferior ist.

Der N. mentalis verlässt apikal der Wurzelspitzen der beiden Prämolaren durch das Foramen mentale den Unterkieferkörper und kann hier blockiert werden. Der Empfehlung, durch Einführen der Kanüle in den Nervenkanal auch eine Anästhesie der Unterkieferfrontzähne zu erzielen, sollte nicht mehr gefolgt werden, da dies zu transienten oder permanenten Sensibilitätsstörungen im Ausbreitungsgebiet führen kann.

Die Kanüle wird im Unterkiefervestibulum im Bereich der beweglichen Schleimhaut zwischen den Apices der beiden Prämolaren eingestochen und bis zur Knochenoberfläche vorgeschoben (Abb. 15.**40**). Um das Risiko einer unbeabsichtigten Penetration des Foramens zu reduzieren, empfiehlt sich eine dorsokaudale Injektionsrichtung. Es wird ein Depot von 0,5 – 1 ml appliziert.

Bei extraoralen Therapiemaßnahmen sollte auch diese Anästhesie von extraoral erfolgen. In der Regel kann das Foramen mentale durch die bedeckenden Weichgewebe hindurch getastet werden (Abb. 15.**41**). Eine weitere Orientierungshilfe bietet der Mundwinkel, in dessen Höhe sich in der Regel die Prämolaren befinden. Es wird ca. 10 mm über dem horizontalen Unterkieferrand eingestochen und die Kanüle in die Nähe des Foramens bis zum Knochen vorgeschoben.

N. incisivus

Der zweite Endast des N. alveolaris inferior versorgt die Zähne vor dem Foramen mentale sensibel und verläuft nach Abgang des N. mentalis im Knochen weiter nach anterior (Abb. 15.**42**). Diese Nervenanteile können durch die Leitungsanästhesie am Foramen mentale ebenfalls anästhesiert sein, was noch zusätzlich durch manuellen Druck auf das Lokalanästhesiedepot und damit Intensivierung der Diffusion zum Foramen unterstützt werden kann. Ist so keine ausreichende Schmerzfreiheit zu erzielen, sollte eine ergänzende Infiltrationsanästhesie apikal des betreffenden Zahnes erfolgen (Abb. 15.**43**a u. **b**).

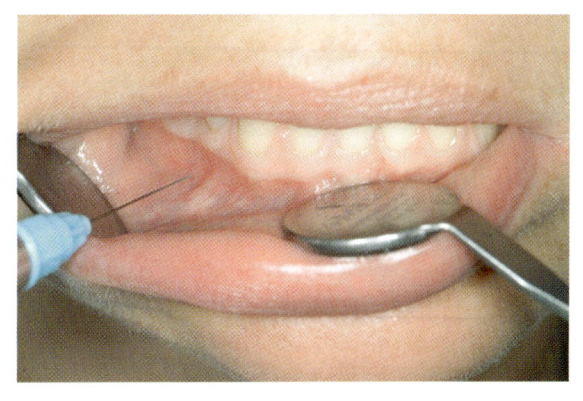

Abb. 15.40 Injektionstechnik am Foramen mentale von intraoral (Foto: M. Daubländer).

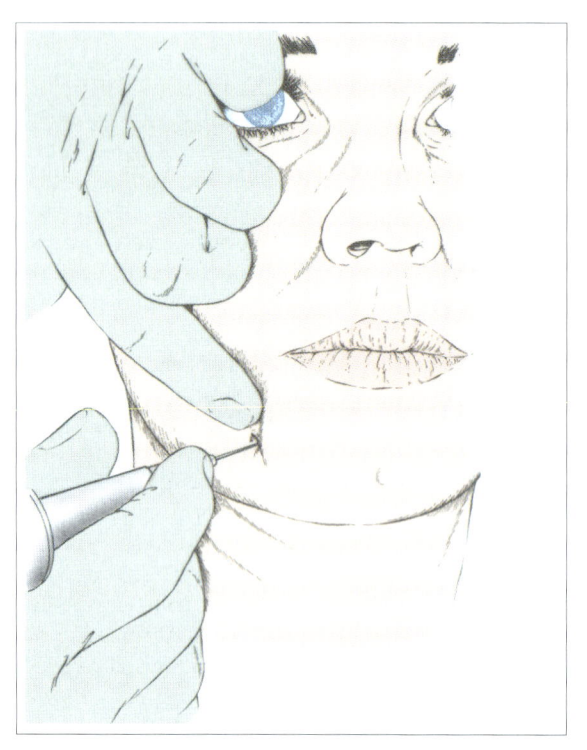

Abb. 15.41 Technik der Anästhesie am Foramen mentale von extraoral (aus Reuther J, Reinhart E, Kneer S. Lokalanästhesie – Regionalanästhesie in der Zahn-, Mund- und Kieferheilkunde. In: Niesel HC, Hrsg. Regionalanästhesie – Lokalanästhesie – Regionale Schmerztherapie. Stuttgart: Thieme; 1994).

Gow-Gates-Technik

Die hohe Misserfolgsrate der Leitungsanästhesie des N. alveolaris inferior führte zur Suche nach alternativen Anästhesiemethoden. 1973 entwickelte der australische Zahnarzt George Gow-Gates die nach ihm benannte Technik. Sie ist als echte Leitungsanästhesie des N. mandibularis anzusehen, da sowohl der N. alveolaris inferior, der N. lingualis, der N. mylohyoideus, der N. auriculotemporalis und bei 75 % der Patienten auch der N. buccalis mit einer Injektion blockiert werden kann. Die Erfolgsquote wird mit 95 % angegeben, die Häufigkeit einer positiven Aspiration mit 2 %. Da die Injektion in der Nähe des Nervenstamms erfolgt und die Diffusionsdistanz relativ groß ist, muss mit einer etwas längeren Anflutungszeit (> 5 min) gerechnet werden.

Als anatomische Orientierungspunkte dienen der Meatus acusticus externus (klinisch: Unterrand des Tragus), der Mundwinkel und der mesiopalatinale Höcker des zweiten Oberkiefermolaren. Bei weit geöffnetem Mund tastet der Zeigefinger der freien Hand des

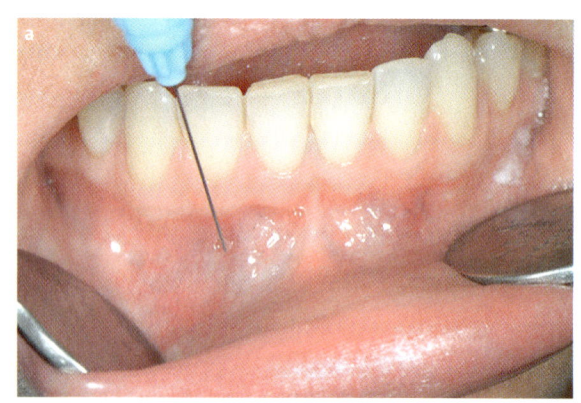

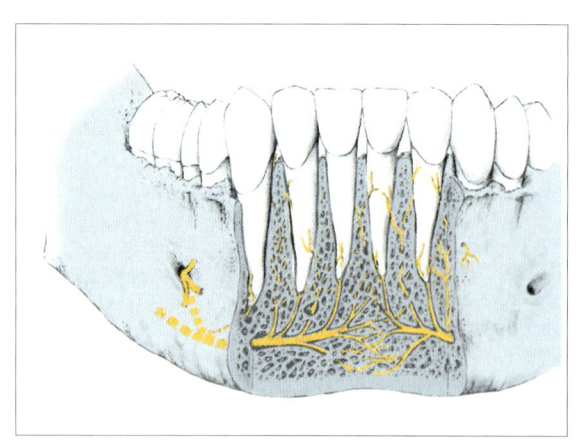

Abb. 15.42 Topographie der nervalen Versorgung in der Unterkieferfront: N. mentalis, Plexus dentalis inferior mit Rr. dentales inferiores (aus Reuther J, Reinhart E, Kneer S. Lokalanästhesie – Regionalanästhesie in der Zahn-, Mund- und Kieferheilkunde. In: Niesel HC, Hrsg. Regionalanästhesie – Lokalanästhesie – Regionale Schmerztherapie. Stuttgart: Thieme; 1994).

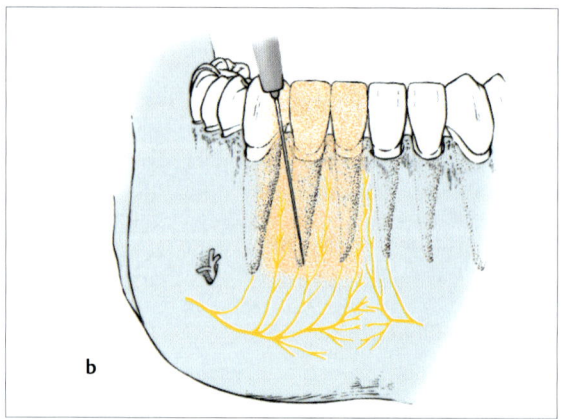

Abb. 15.43 Technik der Terminalanästhesie in der Unterkieferfront:
a am Patienten (Foto: M. Daubländer),
b schematische Darstellung mit Sensibilitätsausfall (aus Reuther J, Reinhart E, Kneer S. Lokalanästhesie – Regionalanästhesie in der Zahn-, Mund- und Kieferheilkunde. In: Niesel HC, Hrsg. Regionalanästhesie – Lokalanästhesie – Regionale Schmerztherapie. Stuttgart: Thieme; 1994).

Behandlers den Processus coronoideus. Die Kanüle wird distal des zweiten Oberkiefermolaren inseriert und in Richtung äußerem Gehörgang, parallel der Verbindungslinie Mundwinkel – Tragus nach distal vorgeschoben (Abb. 15.**44a** u. **b**). Knochenkontakt wird am Kondylenhals nach ca. 25 mm Eindringtiefe der Kanüle erreicht, und es wird ein Lokalanästhesiedepot von 1,7–3 ml appliziert. Der Mund des Patienten sollte nach der Injektion noch für 1–2 Minuten geöffnet bleiben, um die Diffusion der Lösung zu erleichtern.

Methode nach Laguardia und Vazirani-Akinosi-Block
Eine weitere Modifikation der intraoralen Anästhesie des N. mandibularis stellen diese Techniken dar, die als Besonderheit die Anwendungsmöglichkeit bei Mundöffnungsbeschwerden aufweisen. Sie wurden erstmals von Laguardia 1940 beschrieben und von Vazirani und letztendlich 1977 von Joseph Akinosi modifiziert. Anästhesiert werden dabei der N. alveolaris inferior, der N. lingualis sowie der N. mylohyoideus.

Die anatomischen Orientierungspunkte sind bei Laguardia die Schmelz-Zement-Grenze der Oberkiefermolaren (Abb. 15.**45**), bei Vazirani-Akinosi die Mukogingivallinie in der Oberkiefer-Weisheitszahn-Region, das Tuber maxillae und der Processus coronoideus des R. mandibulae. Der tastende Zeigefinger des Behandlers markiert den Muskelfortsatz und spannt die Wangenweichteile nach lateral auf. Der Patient sollte nach Möglichkeit die Zahnreihen locker geschlossen halten und nicht forciert zubeißen.

Die Kanüle wird medial der Vorderkante des aufsteigenden Astes in Höhe der Mukogingivalgrenze des Oberkiefers eingestochen – der Schliff muss ebenfalls nach medial (vom Knochen weg) ausgerichtet werden – und parallel zur Okklusionsebene nach distal vorgeschoben. Die Kanülenspitze wird ca. 25 mm bis in das Spatium pterygomandibulare vorgeschoben, und ohne Knochenkontakt werden 1,5–2 ml Lokalanästhetikum appliziert. Der anästhetische Effekt setzt relativ schnell ein, ebenso die relaxierende Wirkung durch die motorische Blockade.

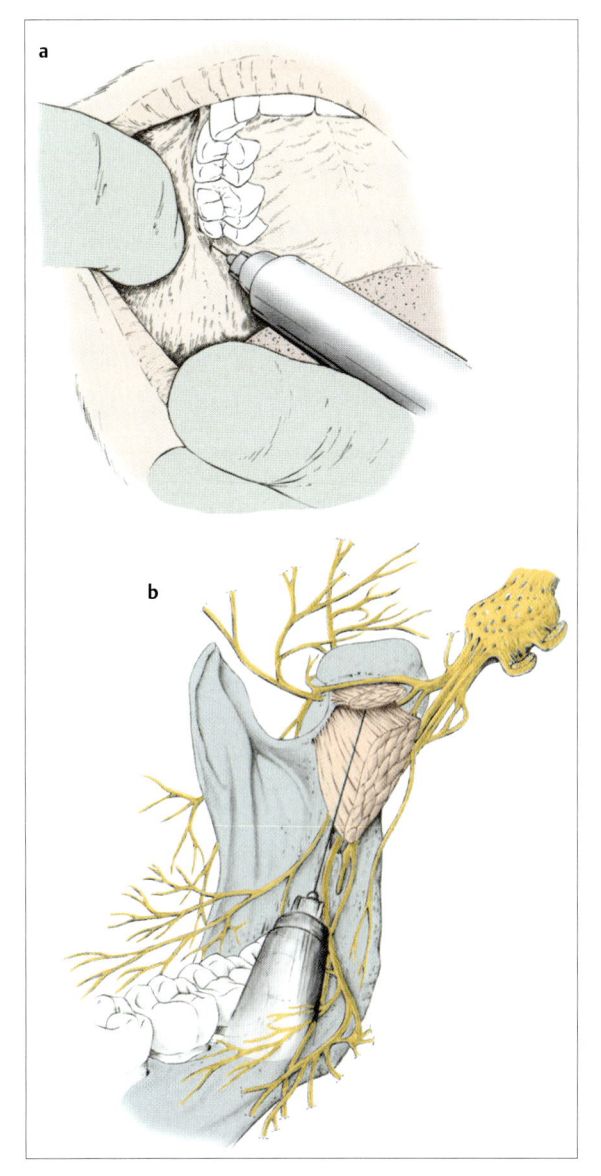

Abb. 15.**44a** u. **b** Injektionstechnik zur Leitungsanästhesie des N. mandibularis nach Gow-Gates (aus Reuther J, Reinhart E, Kneer S. Lokalanästhesie – Regionalanästhesie in der Zahn-, Mund- und Kieferheilkunde. In: Niesel HC, Hrsg. Regionalanästhesie – Lokalanästhesie – Regionale Schmerztherapie. Stuttgart: Thieme; 1994):
a am Patienten,
b schematische Darstellung.

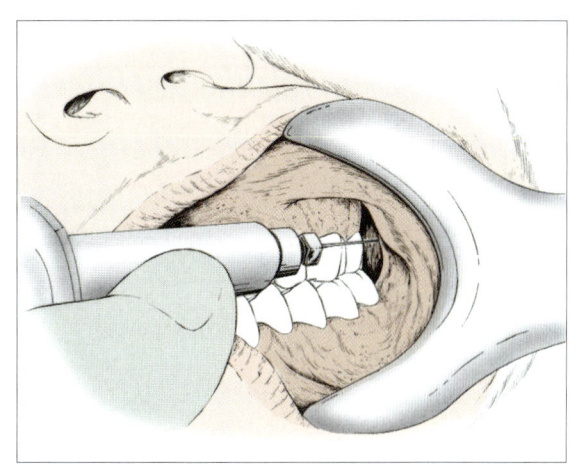

Abb. 15.**45** Leitungsanästhesie des N. alveolaris inferior nach Laguardia (aus Reuther J, Reinhart E, Kneer S. Lokalanästhesie – Regionalanästhesie in der Zahn-, Mund- und Kieferheilkunde. In: Niesel HC, Hrsg. Regionalanästhesie – Lokalanästhesie – Regionale Schmerztherapie. Stuttgart: Thieme; 1994)

Ergänzende Injektionstechniken

Es haben sich in der Zahnheilkunde noch weitere Techniken angesiedelt, die entweder auf spezielle Behandlungen abgestimmt sind oder zum Einsatz kommen, wenn die klassischen Methoden nicht zu einer ausreichenden Anästhesie geführt haben. Im Wesentlichen handelt es sich dabei um die

- intraligamentäre Anästhesie,
- intraossäre Anästhesie,
- intrapulpale Anästhesie,
- intraseptale Anästhesie.

Intraligamentäre Anästhesie

Die Technik der intraligamentären Anästhesie wurde in den 20er Jahren des letzten Jahrhunderts in Frankreich entwickelt, konnte sich aber infolge eines technisch nur unvollkommenen Instrumentariums, das nicht in der Lage war, den notwendigen hohen Injektionsdrücken standzuhalten, nicht durchsetzen. Diese sind notwendig, um die Lokalanästhesielösung in den engen Parodontalspalt zu applizieren. Die Entwicklung eines hydraulischen Systems 1969 durch Lafargue, das in der Lage war, einen Druck von 25–30 bar zu erzeugen und aus einer Pumpe mit Fußhebel bestand, hatte eine Renaissance dieser Technik zur Folge. Wirkliche klinische Bedeutung kann dieser Technik aber erst in den letzten 20 Jahren beigemessen werden, da seither adäquate Spritzensysteme, die sowohl handlich als auch sicher sind, sowie feine Injektionskanülen (30 G) zur Verfügung stehen.

Zur Applikation der Lokalanästhesielösung, die entweder einen reduzierten oder keinen vasokonstriktorischen Zusatz enthalten sollte, muss die Injektionskanüle 2–4 mm tief in den Sulcus gingivae eingeführt werden. Dabei erfolgt die Platzierung parallel der Längsachse des entsprechenden Zahns. Im Molarenbereich ist dazu häufig wegen des erschwerten Zugangs eine leichte Abknickung der Kanüle notwendig. Zur Anästhesie eines einwurzeligen Zahns werden 2 Injektionen à 0,2 oder 0,3 ml Anästhetikum (entsprechend einer Dosiereinheit des Spritzensystems) distal (Abb. 15.**46a**) und mesial (Abb. 15.**46b**) appliziert. Bei richtiger Kanülenposition ist ein deutlicher Widerstand bei der Injektion zu spüren. Die Injektionszeit sollte 20–30 Sekunden betragen.

> Entgegen der ursprünglichen Theorie, dass sich die Lokalanästhesielösung entlang des Parodontalspaltes nach apikal ausbreitet und dort die zuführenden terminalen Nervenendigungen des entsprechenden Zahnes blockiert, konnten inzwischen verschiedene Untersucher nachweisen, dass dies nicht der Fall ist.

Das Lokalanästhetikum diffundiert in den interradikulären krestalen spongiösen Knochen und breitet sich dort nach apikal aus. Damit ist die intraligamentäre Injektion als intraossäre Anästhesie anzusehen, die auf einer Blockade der Nervenenden von Pulpa und Periodont durch selektive arterielle Perfusion beruht (Tab. 15.**10**).

Intraossäre Injektion

Ebenfalls seit dem Beginn des 20. Jahrhunderts praktiziert wird die Injektion in den interradikulären Knochen. Problematisch sind bei dieser Technik der Zugang zum Injektionsort und die Perforation des kompakten Knochens auch ohne chirurgische Intervention. Inzwischen ist ein standardisiertes System erhältlich, mit

Tabelle 15.**10** Vorteile der intraligamentären Anästhesie

- Beschränkung der Anästhesiewirkung auf den zu behandelnden Zahn
- Behandlung in mehreren Quadranten während einer Sitzung möglich
- Kurze Anschlagszeit (30 s)
- Relativ kurze Anästhesiedauer (30–50 min)
- Geringe Lokalanästhetikummenge

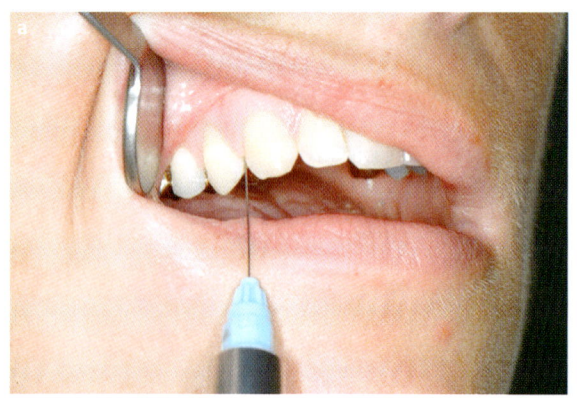

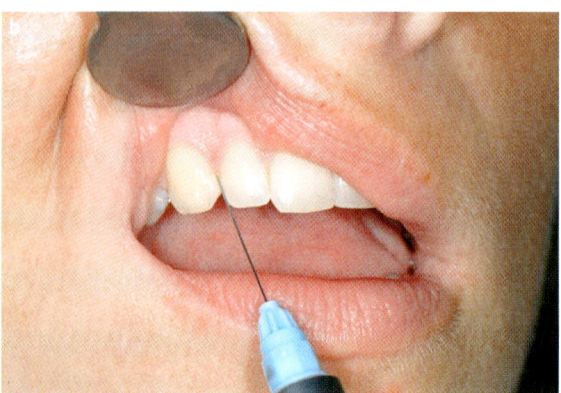

Abb. 15.**46a** u. **b** Intraligamentäre Anästhesie am Zahn 13 (Fotos: M. Daubländer):
a distaler Einstich,
b mesialer Einstich.

dem nach Infiltrationsanästhesie der bedeckenden Weichteile und des Periosts mittels eines Perforators (als Aufsatz für das zahnärztliche Handstück) ein Loch in die Kompakta gebohrt werden kann, in das dann die im Durchmesser exakt passende Kanüle (27 G) eingeführt wird. Dann wird jeweils ein Depot von 0,45–0,60 ml Lokalanästhetikum in die Spongiosaräume appliziert. So können selektiv einzelne bzw. durch Dosissteigerung auch mehrere benachbarte Zähne anästhesiert werden.

Die Vorteile und Risiken entsprechen im Wesentlichen denen der intraligamentären Anästhesie. Darüber hinaus ist weiterhin das Auffinden des Bohrlochs bei intakter Schleimhaut problematisch, außerdem besteht die Gefahr der thermischen Knochenschädigung mit möglicher Nekrose und Osteomyelitis, da keine Kühlung erfolgt. Da bislang keine ausreichende wissenschaftliche Absicherung der Methode hinsichtlich der möglichen Komplikationen zur Verfügung steht, ist sie nicht als Anästhesieform der ersten Wahl anzusehen, sondern sollte erst bei Versagen der klassischen Techniken zum Einsatz kommen.

Intrapulpale Injektion

Die direkte Injektion in die eröffnete Pulpahöhle oder in einzelne Wurzelkanäle führt zu einer Anästhesie der terminalen Nervenendigungen des betreffenden Zahns. Diese wird durch das Anästhetikum und den Druck bei der Applikation erzeugt.

> **Häufigste Indikationen** zur intrapulpalen Injektion sind die zusätzliche Schmerzausschaltung im Rahmen endodontischer Behandlungen sowie das Versagen anderer Techniken.

Da auch hierbei der Resorptionsmechanismus dem einer periphervenösen Injektion entspricht, sind entsprechend reduzierte Dosen von Lokalanästhetikum und Vasokonstriktor zu verwenden (0,2–0,3 ml).

Intraseptale Injektion

Prinzipiell ist die intraseptale Injektion mit der intraligamentären Anästhesie vergleichbar. Es werden die terminalen Nervenendigungen, die die regionären Hart- und Weichgewebe versorgen, blockiert, indem ein Lokalanästhesiedepot in das interdentale Knochenseptum appliziert wird.

> **Geeignete Indikationen** für eine intraseptale Injektion sind Parodontalbehandlungen, da hierfür die gleichzeitig erreichte gute lokale Hämostase von Vorteil ist, sowie als Alternative zur intraligamentären Injektion, wenn diese aufgrund entzündlicher Affektionen des Parodontiums oder des gingivalen Sulkus nicht möglich ist.

Die Kanüle wird in die dem zu behandelnden Zahn benachbarte Papille – ca. 3 mm unterhalb deren Spitze und senkrecht zur Oberfläche – eingestochen und bis zum Knochenkontakt vorgeschoben. Unter manuellem Druck erfolgt die Perforation des spongiösen Knochens und die Insertion um weitere 1–2 mm. Nun werden 0,2–0,4 ml Lokalanästhesielösung unter kontinuierlichem Druck über einen Zeitraum von 20 Sekunden injiziert.

15.7 Komplikationen und Nebenwirkungen

> **Im Vergleich** zu allen anderen zahnärztlichen Behandlungsmaßnahmen treten im Zusammenhang mit der zahnärztlichen Lokalanästhesie am häufigsten Komplikationen auf. Dies ist bei ca. 4–5 % der Anwendungen der Fall.

Prädisponierende Faktoren für das Auftreten von Nebenwirkungen, die lokaler oder systemischer Art sein können, sind die Vorerkrankungen der Patienten, die damit assoziierte Medikamenteneinnahme sowie die Angst vor der Zahnarztbehandlung oder der Betäubung selbst. Nur bei etwa 50 % der zahnärztlichen Patienten lassen sich keine derartigen Risiken nachweisen, und bei diesen treten nur in 3,3 % der Fälle Komplikationen auf. Damit ist diese Methode der Schmerzausschaltung als sicheres Verfahren einzustufen.

Vonseiten der Lokalanästhesielösung selbst muss zwischen Nebenwirkungen, Überdosierung und lokalen toxischen Effekten unterschieden werden. Dabei ist auch zu berücksichtigen, dass in der Regel nicht nur das Lokalanästhetikum, sondern auch der Vasokonstriktor bzw. weitere Zusatzstoffe wie Konservierungsmittel oder Antioxidanzien Komplikationen auslösen können.

Primär sollten selbstverständlich die generellen **Kontraindikationen** der zahnärztlichen Lokalanästhesie Berücksichtigung finden.

Absolute Kontraindikationen sind:
- Ablehnung der Maßnahme durch den Patienten,
- schwere geistige oder körperliche Behinderung, Unkooperativität des Patienten,
- kardiale Dekompensation,
- nachgewiesene Allergie gegen einen der Inhaltsstoffe,
- Infektion im Injektionsgebiet.

Relative Kontraindikationen sind:
- Störung der Blutgerinnung,
- schwere Leberfunktionsstörung,
- schwere Nierenfunktionsstörung,
- schwere kardiovaskuläre Funktionsstörung,
- Gravidität,
- Störung der Plasmacholinesterase.

Treten in Zusammenhang mit der zahnärztlichen Lokalanästhesie Komplikationen auf, so sind diese in den Behandlungsunterlagen des Patienten festzuhalten. Die notwendigen Angaben umfassen Art, Zusammensetzung und Menge der applizierten Lösung, Ort und Art der Applikation sowie beobachtete Symptome und ggf. ergriffene Maßnahmen.

Lokale Komplikationen

Das Potenzial möglicher lokaler Nebenwirkungen ist vielfältig, selten ergeben sich aber daraus bedrohliche Krankheitsbilder oder dauerhafte Schädigungen.

Missempfindungen während der Injektion wie Schmerzen oder Brennen können nicht als echte Komplikationen bezeichnet werden. Sie sollten zum einen durch eine atraumatische Injektionstechnik soweit wie möglich reduziert werden, zum anderen sind sie aber nicht vollständig vermeidbar. Die Lokalanästhesielösungen ohne Vasokonstiktor weisen einen pH-Wert von 5 auf, diejenigen mit gefäßverengendem Zusatz sind noch saurer (ca. 3), wodurch das leichte Brennen ausgelöst wird.

Kanülenbruch

Seit der konsequenten Benutzung von Einmalinjektionsmaterialien sind Bruch und Verlust der Kanüle im Gewebe sehr selten geworden. Dennoch kann immer infolge einer unerwarteten abrupten Abwehrbewegung des Patienten ein Kanülenbruch auftreten. Häufig lässt sich zusätzlich einer der folgenden Risikofaktoren nachweisen:
- zu geringer Kanülendurchmesser (z. B. 30 G zur Leitungsanästhesie),
- Abknicken der Kanüle durch den Behandler,
- Produktionsfehler.

Perforiert das Kanülenfragment noch die Schleimhaut und ist sichtbar und instrumentell fassbar, so sollte es schnellstmöglich entfernt werden. Ansonsten besteht das Risiko der Dislokation. Diese ist sowohl lokal möglich, aber auch durch Verschlucken oder Aspiration. Eine bereits bestehende Anästhesie im Pharynxbereich kann die klinischen Zeichen Husten- oder Würgereiz aufheben.

Befindet sich das Fragment unterhalb der Schleimhaut, so muss vor der operativen Entfernung eine radiologische Lokalisationsbestimmung erfolgen. Hierzu sind zwei Röntgenaufnahmen in zwei zueinander senkrecht stehenden Ebenen erforderlich. Der operative Eingriff sollte in einer oralchirurgisch ausgerichteten Praxis oder in einer mund-, kiefer- und gesichtschirurgischen Abteilung erfolgen. Bei sehr kleinen Fragmenten muss der operative Eingriff gegenüber einem abwartenden Vorgehen abgewogen werden, da schwerwiegende Komplikationen durch so kleine Fremdkörper kaum zu erwarten sind.

Besteht der Verdacht, dass das Kanülenfragment aspiriert oder verschluckt wurde, so ist eine weiterführende Diagnostik bzw. Therapie einzuleiten. Hierzu sollte der Patient am besten in eine Klinik überwiesen werden. Ergibt die Röntgendiagnostik von Thorax und Oberbauch eine intestinale Lage des Fremdkörpers, so genügen faserreiche Kost und Beobachtung. Nur in Extremfällen ist ein operativer Eingriff indiziert. Liegt eine Aspiration vor, so sollte das Fragment schnellstmöglich bronchoskopisch entfernt werden.

Hämatome

In erster Linie sind Gefäßverletzungen durch die Kanüle selbst ursächlich dafür verantwortlich, dass Blut in die extravaskulären Gewebe gelangt. Das Ausmaß wird sowohl von lokalen als auch systemischen Faktoren bestimmt. Ganz zu vermeiden sind Hämatome auch bei ausgefeilter Technik nicht.

Die Verletzung einer Arterie führt in der Regel infolge des hohen Gefäßdrucks zu einer raschen Ausbildung eines Hämatoms, das als Schwellung auch extraoral in Erscheinung treten kann. Venöse Blutungen können bereits allein durch den umgebenden Gewebedruck zum Stillstand kommen und sind leichter zu beherrschen. Sobald es während der Injektion zu einer Schwellung infolge einer Blutung kommt oder eine Blutung aus dem Stichkanal auftritt, sollte das betroffene Areal komprimiert werden.

> **Im Gesichtsbereich,** wo das betroffene Gefäß in der Regel zwischen Haut bzw. Schleimhaut und Knochen liegt, ist eine Kompression von extra- oder intraoral leicht und effizient möglich. In der Pharynxregion und im Tuberbereich können Gazetupfer unterstützend eingesetzt werden. Bei Blutungen im Mundboden ist eine bimanuelle Kompression von intra- und extraoral her effektiv.

Die Kompression muss bis zum Stillstand der Blutung aufrecht erhalten bleiben, sie kann durch lokale Kühlung, die zu einer zusätzlichen Vasokonstriktion führt, unterstützt werden. Bei ausgedehnten Wangenhämatomen nach einer Leitungsanästhesie der Nn. alveolares superiores posteriores kann auch ein extraoraler Kompressionsverband (Capistrum-Verband) indiziert sein.

Am häufigsten tritt diese Komplikation bei folgenden Injektionen auf:
- Leitungsanästhesie der Nn. alveolares superiores posteriores,
- Leitungsanästhesie des N. alveolaris inferior,
- Leitungsanästhesie des N. mentalis.

Neben der Schwellung können Schmerzen, Einschränkung der Unterkiefermobilität durch Einblutung in die Kaumuskulatur und die typische extraorale Farbgebung den Patienten behindern. Eine Infektion des Hämatoms ist selten, bei gestörter Resorption kann es jedoch zur Ausbildung eines Logenabszesses kommen.

Bei Patienten mit angeborenen oder erworbenen Gerinnungsstörungen ist das Risiko für injektionsbedingte Hämatome deutlich höher. Bei ihnen sollte möglichst auf Leitungsanästhesien, ganz besonders jedoch die oben genannten, verzichtet werden.

Infektionen

Seit dem konsequenten Einsatz von sterilen Einmalmaterialien ist eine lokale injektionsbedingte Infektion sehr selten geworden. Problematisch sind jedoch weiterhin Dekontaminationen der Kanüle, der Zylinderampullen bzw. der Lösung bei der Vorbereitung der Injektion und zwischen mehreren Injektionen. Durch sachgemäße Handhabung kann dieses Risiko wesentlich reduziert werden. Nicht vollständig vermeidbar bleibt jedoch der Kontakt der Kanüle mit der speichelbenetzten Mundschleimhaut. Hier können Austrocknen und Desinfektion der Injektionsstelle als unterstützende Maßnahmen eingesetzt werden und sollten vor allem bei immuninkompetenten Risikopatienten Anwendung finden.

Eine lokale Infektion, die nur indirekt auf die Lokalanästhesie zurückzuführen ist, stellt die Alveolitis infolge einer trockenen Alveole nach Zahnextraktion dar. Zugrunde liegt der unzureichenden Blutfüllung des Zahnfachs eine ausgeprägte lokale Ischämie, die im Wesentlichen durch den vasokonstriktorischen Zusatz verursacht wird. Die freiliegende Knochenoberfläche infiziert sich mit lokalen Mikroorganismen, wird durch Speisereste verunreinigt und löst so eine umschriebene Osteomyelitis aus.

> Zur Prophylaxe sollte eine Wundkontrolle vor Entlassung des Patienten stattfinden. Gegebenenfalls muss eine Blutung aus den umgebenden Weichteilen mechanisch provoziert oder die Alveole mit venösem Eigenblut aufgefüllt werden.

Nekrosen

Als Folge einer Lokalanästhesie kann vor allem eine Nekrose der Schleimhaut auftreten, wesentlich seltener ist auch der Knochen hiervon betroffen. Am häufigsten wird diese Komplikation nach Injektionen im Bereich des harten Gaumens beobachtet. Sie ist Folge einer ausgedehnten Gewebeischämie, die zum einen durch den Vasokonstriktor und zum anderen durch den hohen Injektionsdruck bei der Applikation verursacht wird. Da die bedeckenden Weichteile sehr straff und fest mit der knöchernen Unterlage fixiert sind, kann es durch den notwendigen hohen Injektionsdruck auf die versorgenden Gefäße zu einer vorübergehen Unterbrechung des Blutflusses kommen. Besteht zusätzlich eine ausgeprägte Vasokonstriktion, so wird die Hypoxiezeit überschritten.

> Eine kausale Therapie ist nicht möglich, eine chirurgische Behandlung in der Regel jedoch nicht notwendig.

Physiologischerweise heilt der oberflächliche Defekt per secundam. Klinisch zeigt sich dies als Desquamation des Epithels und Fibrinbeläge. Zum mechanischen Schutz kann eine Verbandplatte angefertigt und eingegliedert werden. Diese ist auch gleichzeitig als Medikamententräger für eine lokale Salbenbehandlung geeignet. Therapeutisches Ziel ist die Schmerzfreiheit des Patienten sowie die Verhinderung einer bakteriellen Superinfektion.

Kieferklemme

Sowohl durch die mechanische Verletzung eines Kaumuskels bei der Injektion mit Hämatombildung als auch durch eine Infektion kann es zu funktionellen Beeinträchtigungen kommen. In erster Linie handelt es sich hierbei um einen Trismus mit dem klinischen Bild der Kieferklemme, d. h. einer deutlich eingeschränkten Mundöffnung, die in der Regel schmerzhaft ist. Am häufigsten hiervon betroffen sind im Rahmen der zahnärztlichen Lokalanästhesie der M. pterygoideus medialis, der bei der Leitungsanästhesie des N. alveolaris inferior tangiert werden kann, sowie der M. masseter in Zusammenhang mit der Anästhesie im Tuberbereich. Obwohl trotz atraumatischer Injektionstechnik sich ein Trismus nicht sicher vermeiden lässt, sollten folgende Vorsichtsmaßnahmen beachtet werden:

- ausschließliche Verwendung unbeschädigter, steriler Einwegkanülen,
- Verwerfen der Aufziehkanüle,
- aseptische Vorgehensweise,
- atraumatische Injektionstechnik, insbesondere kein forcierter Knochenkontakt (Beschädigung und Verformung der Kanülenspitze),
- Vermeidung multipler Injektionen in die gleiche Region,
- Begrenzung des Lokalanästhesievolumens auf das notwendige Maß.

Insbesondere die Entstehung eines Widerhakens an der Kanülenspitze durch deren forcierten Kontakt mit dem Ampullenboden bzw. der Knochenoberfläche führt beim Zurückziehen der Kanüle zu einer unnötigen Gewebetraumatisierung.

Während der akuten Phase steht der schmerzinduzierte Muskelspasmus im Vordergrund. Dieser tritt 1–6 Tage nach der Injektion auf und ist unterschiedlich stark ausgeprägt. Es sollten Wärmeapplikation und die Gabe von Analgetika sowie ggf. Muskelrelaxanzien verordnet werden. Vor allem muss – sobald es die

Schmerztoleranz des Patienten zulässt – mit einer intensiven und konsequenten Übungsbehandlung begonnen werden. Diese zielt sowohl auf die Öffnungsbewegung als auch auf die Seitwärtsbewegungen ab. Ansonsten kann es zu einer narbigen Fixierung der Motilitätseinschränkung kommen. Zeigt diese Therapie innerhalb von 48 Stunden keinen Effekt, so muss von einer Infektion ausgegangen und eine antibiotische Therapie eingeleitet werden.

> **Die Lokalanästhetika** selbst haben einen gewissen myotoxischen Effekt, wenn sie direkt in einen Skelettmuskel injiziert werden. Daher sollten hierfür keine großen Volumina verwendet werden, um dauerhaften Funktionseinschränkungen vorzubeugen.

Die Ultima Ratio stellen operative Korrekturen dar.

Weichteilverletzungen

Infolge einer effektiven Anästhesie (auch der umgebenden Weichteile) sind in der Regel die schmerzinduzierten Schutzreflexe der Patienten unterbrochen. Dies kann sowohl während der Behandlung als auch danach zu unbemerkten Weichteilverletzungen führen. In erster Linie handelt es sich hierbei um Bissverletzungen von Lippen und Zunge, aber auch um thermische Schäden. Gefährdet hierfür sind vor allem Kinder, geistig behinderte und unkooperative Patienten, sie sollten bis zum Wiedereintritt der Normästhesie von einer Begleitperson überwacht werden. Selbstverständlich darf keine Nahrungsaufnahme während dieser Phase stattfinden. Unter Umständen sind die Beschwerden durch diese iatrogene Weichgewebetraumatisierung schmerzhafter als die Folgen der eigentlichen Behandlung, sodass Analgetika indiziert sein können.

Fazialisparese

Wird bei der Leitungsanästhesie des N. alveolaris inferior die Kanüle lingual am aufsteigenden Unterkieferast vorbei zu weit nach dorsal vorgeschoben und dort unter Verlust des Knochenkontaktes das Lokalanästhetikum appliziert, so kann dies zu einer peripheren Fazialisparese führen. In diesem Fall befindet sich die Kanülenspitze in der Glandula parotidea und in direkter Nähe zum N. facialis. Auch für den Vazarani-Akinosi-Block wurde diese Komplikation beschrieben.

> **Die auftretende Parese** ist transitorisch, die Dauer abhängig von der injizierten Substanz, dem Volumen und der Distanz des Depots zu den Nervenfasern.

Die betroffenen Muskeln können direkt den zuführenden Nervenästen zugeordnet werden:
- temporaler Ast: M. frontalis, M. orbicularis oculi, M. corrugator supercilii,
- zygomatischer Ast: M. orbicularis oculi,
- bukkaler Ast: M. procerus, M. zygomaticus, M. levator labii superioris, M. buccinator, M. orbicularis oris,
- mandibularer Ast: M. depressor anguli oris, M. depressor labii inferioris, M. mentalis.

Die recht schnell eintretende Lähmung, die anstelle einer Lokalanästhesie auftritt, beunruhigt den betroffenen Patienten sehr. Somit steht die Aufklärung über Pathomechanismus und Verlauf an erster Stelle der Therapiemaßnahmen. Trägt der Patient Kontaktlinsen, so müssen diese bis zur Normalisierung der motorischen Funktion aus dem betroffenen Auge entfernt werden. Bei unvollständigem Lidschluss sollte dafür Sorge getragen werden, dass die Kornea nicht austrocknet. Dies kann entweder durch regelmäßigen passiven manuellen Lidschluss durch den Patienten selbst geschehen, unterstützt durch eine Augensalbe, oder mittels eines konfektionierten Uhrglasverbands.

Aus psychologischen und medizinischen Gründen sollte auf eine weitere zahnärztliche Therapie zu diesem Zeitpunkt verzichtet werden. Ferner sollte sich der Behandler zumindest fernmündlich davon überzeugen, dass die Parese nicht über die Wirkdauer des Lokalanästhetikums hinaus anhält. Dies kann eintreten, wenn die Injektion einen Spasmus der nutritiven Nervengefäße ausgelöst hat, was die motorische Funktion für einen längeren Zeitraum beeinträchtigen kann und fachärztlich therapiert werden sollte.

In Zusammenhang mit Infiltrationsanästhesien im Gesichtsbereich können ebenfalls lokal begrenzte Paralysen auftreten, wenn die Lokalanästhetikumkonzentration an einzelnen Fazialisfasern ausreicht, um eine motorische Blockade zu erzeugen.

Nervenschäden

> **Jedes Trauma** eines sensiblen Nerven kann zu transitorischen oder dauerhaften Funktionsstörungen führen. Diese können als An-, Hyp- oder Dysästhesie klinisch manifest werden.

Geschieht dies bei Lokalanästhesieinjektion durch die Kanüle, so empfindet der Patient in der Regel einen sehr heftigen neuralgiformen Schmerz im Ausbreitungsgebiet des betroffenen Nerven. Die Missempfindung erinnert an einen Stromstoß. Dieses sichere Zeichen muss jeden Behandler dazu veranlassen, die Position der Kanülenspitze zu verändern, um eine intraneurale Injektion sicher zu vermeiden. Das Warnzeichen kann jedoch bei Nachinjektionen fehlen, da noch eine ausreichende Restanästhesie der Nervenfasern besteht.

Obwohl der mechanische Schaden der nervalen Strukturen selbst, der durch eine zahnärztliche Kanüle entstehen kann, relativ gering ist, sind Funktionseinschränkungen unterschiedlichen Ausmaßes möglich. Als zugrunde liegender Pathomechanismus wird daher ein reflektorischer Spasmus der nutritiven Gefäße bzw. ein intraneurales Hämatom, das dann druckbedingt zur Schädigung führt, diskutiert. Ebenso kann der extraneuraler Druck infolge des Anästhesiedepots oder ein Hämatom zu einer Gefühlsstörung führen. In der Regel zeigt sich eine gute Rückbildungstendenz der sensiblen Qualität.

Am häufigsten betroffen von dieser Komplikation sind der N. lingualis und der N. alveolaris inferior. Die sensorischen Anteile des N. lingualis aus der Chorda tympani, die für die Geschmacksempfindung der halben Zunge der betreffenden Seite verantwortlich sind, weisen nicht immer eine Restitutio ad integrum auf. Die Erholungszeit beträgt im Durchschnitt 8 Wochen. Die symptomatische Therapie mit neurotropen Substanzen (z. B. Vitamin B) führt nicht zu nachweisbaren Effekten. Der Zwischenfall muss dokumentiert (Patientenkartei, Areal anzeichnen und fotografieren) und der Verlauf kontrolliert werden.

> Zu dauerhaften sensiblen Störungen kommt es jedoch häufiger, wenn intraneural injiziert wird, da die Lokalanästhetika dann neurotoxische Effekte auslösen; gleiches gilt für die Verwendung von kontaminierten oder abgelaufenen Lösungen.

Systemische Komplikationen

In Zusammenhang mit der zahnärztlichen Lokalanästhesie sind am häufigsten unspezifische Nebenwirkungen wie z. B. Schwindel, Tachykardie, Unruhe, Übelkeit und Zittern zu beobachten. Diese sind in der Regel transienter Natur und erfordern keine invasiven weiterführenden Therapiemaßnahmen, sodass in der Regel die unten aufgeführten Basismaßnahmen ausreichend sind (Abb. 15.**47**).

Die schwerwiegendsten Nebenwirkungen in direktem Zusammenhang mit der injizierten Lokalanästhesielösung sind:
- Lokalanästhetikumintoxikation,
- Vasokonstriktorintoxikation,
- anaphylaktische Reaktionen.

Die ersten Symptome schwerwiegender Nebenwirkungen müssen von jedem Zahnarzt erkannt und die notwendigen Basismaßnahmen eingeleitet werden:
- Abbrechen der Injektion,
- Entfernung aller Fremdkörper (Tupfer, Matrizenbänder, Kofferdam, Sauger) aus der Mundhöhle,
- Lagerung des Patienten,
- kurzfristige Kontrolle der Vitalfunktionen,
- Vorbereitung von Notfallausrüstung und -medikamenten,
- ggf. Absetzen des Notrufes zur Aktivierung der Rettungskette.

Lokalanästhetikumintoxikation

Ursächlich für eine Lokalanästhetikumintoxikation ist entweder eine absolute oder eine relative Überdosierung des verwendeten Anästhetikums. Allein die absolute Überdosierung, d. h. die Applikation unter Nichtbeachtung der spezifischen Grenz- und/oder Maximaldosis, ist vermeidbar und muss sogar als Behandlungsfehler angesehen werden. Für die relative Überdosierung, d. h. das Auftreten von Intoxikationserscheinungen bei Applikation von subtoxischen Dosen, kommen folgende Pathomechanismen in Betracht:
- vollständige oder partielle intravasale Injektion,
- erhöhte Resorption,
- verzögerte Inaktivierung.

Vollständige oder partielle intravasale Injektion

> Durch die direkte intravasale Injektion des Lokalanästhetikums entstehen innerhalb kurzer Zeit relevante systemische Spiegel im intrazerebralen Gefäßsystem.

Während Aldrete hierfür einen retrograden Fluss des Lokalanästhetikums über die A. lingualis bzw.

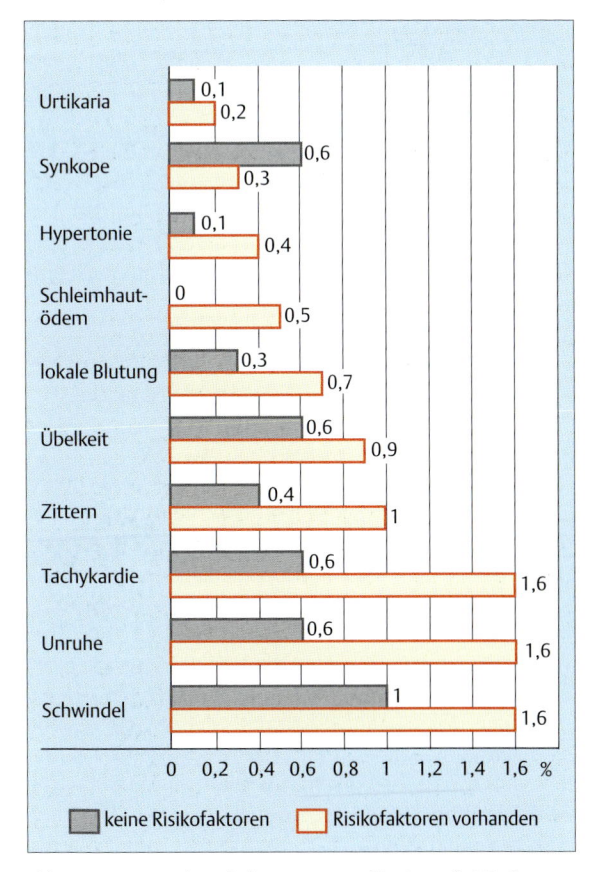

Abb. 15.**47** Art und Häufigkeit von Komplikationen bei Risiko- bzw. Nichtrisikopatienten (11).

A. alveolaris inferior sowie letztendlich die A. carotis interna ins Gehirn als Vorraussetzung annahm und experimentell nachweisen konnte, zeigen neuere Untersuchungen, dass dies nicht der einzige Pathomechanismus ist (1, 2). Auch nach der Injektion in venöse Gefäßabschnitte im Kopf- und Halsbereich kommt es nach Abstrom zum Herzen sehr rasch zu einer Einschwemmung in das zerebrovaskuläre System.

Experimentell konnten durch direkte Lidocaininjektionen in die V. jugularis externa bei Wistarratten im Vergleich zu Injektionen in die A. carotis deutlich ausgeprägtere hemmende kardiorespiratorische Effekte beobachtet werden (49). Bezogen auf die LD_{50} von Lidocain ergab sich beim Vergleich von intraarterieller (A. carotis interna) zu intravenöser Injektion eine Relation von 1 : 1,59 (71). Somit sind hohe zentralvenöse Lokalanästhetikaspiegel, die durch einen forcierten venösen Abstrom entstehen, als komplikationsträchtiger anzusehen als gesteigerte arterielle intrazerebrale Spiegel.

Bei der Erklärung der Ergebnisse können anatomische Überlegungen helfen. Während die A. carotis interna in erster Linie die ipsilaterale Frontalhirnregion versorgt, gehört der Hirnstamm mit dem Atemzentrum zum Versorgungsgebiet der Aa. basilares. Da der induzierte Atemstillstand bei spontan atmenden Tieren in der Regel die Todesursache ist, sind die hier auftretenden Lokalanästhesiespiegel entscheidend. Diese werden nach intraarterieller Applikation offenbar erst bei höheren Dosierungen erreicht (69, 71).

Zur vollständig intravasalen Injektion im Kiefer- und Gesichtsbereich kann es nach anatomischen Überlegungen nur bei der Leitungsanästhesie kommen. Die den Nervenstamm begleitenden Gefäße haben eine ausreichende Dimension, sodass der Kanülenschliff vollständig im Gefäß platziert werden kann.

> **Die angemessene Diagnostik** zur Erkennung einer intravasalen Kanülenlage ist die Aspirationsprobe vor jeder Injektion.

Da mit einer Verlegung des Kanülenlumens durch einen Stanzzylinder aus der Mundschleimhaut nur in 1,2 % der Fälle gerechnet werden muss, ist diese Technik auch als sicher anzusehen.

Wesentlich problematischer sind die Vorkehrungsmaßnahmen bei der partiellen intravasalen Injektion. Hierbei kann die Aspirationsprobe keine ausreichend sichere Aussage zur Position des Kanülenschliffs liefern. In eigenen Untersuchungen konnte daher trotz negativer Aspiration eine partielle intravasale Injektion bei 20 % der Injektionen nachgewiesen werden (30, 31). Hierzu wurden das als Vasokonstriktor zugesetzte Adrenalin mit radioaktivem Tritium markiert und die zentralvenösen Spiegel bestimmt. Eine vergleichbare Anzahl ergab sich nach hals-, nasen- und ohrenärztlichen Infiltrationsanästhesien im Kopf- und Halsbereich (3a). In einem solchen Fall kann nur die langsame Injektion das Risiko der Bolusinjektion herabsetzen.

Erhöhte Resorption

Zur Verzögerung der Resorption des Lokalanästhetikums aus dem applizierten Depot und damit zur Reduktion der Einschwemmung in den systemischen Kreislauf sollte bei den Injektionen im Kopf-Hals-Bereich aufgrund der hohen Vaskularisation (20–25 % des Herzzeitvolumens) ein Vasokonstriktor verwendet werden, wenn nicht spezifische Kontraindikationen vorliegen. Dennoch können in Abhängigkeit von Applikationsform oder lokalen Durchblutungsverhältnissen (Steigerung infolge von Infektion oder erhöhtem Herz-Kreislauf-Volumen) Veränderungen der Resorptionsgeschwindigkeit und -rate auftreten.

> **Besonders die großflächige Oberflächenanästhesie** kann zu unkontrolliert hohen Plasmaspiegeln führen.

Verzögerte Inaktivierung und Elimination

Bei der Anwendung von Esterpräparaten führt das Vorhandensein der atypischen Plasmacholinesterase zu einer Verzögerung der Biotransformation mit dem Risiko höherer Plasmaspiegel. Die Häufigkeit dieses genetischen Defektes wird mit 6–7 % angegeben. Dies muss auch bei der Verwendung von Articain berücksichtigt werden, da dies der erste Inaktivierungsschritt ist. Für die Metabolisierung der Amide ist die Funktionsfähigkeit der Leber von entscheidender Bedeutung.

Mögliche patientenassoziierte Faktoren für eine Überdosierung

Das Spektrum der Ursachenmöglichkeiten von toxischen Plasmaspiegeln des verwendeten Lokalanästhetikums ist vielfältig. Es können dabei patientenassoziierte (Tab. 15.**11**) und medikamentenspezifische Faktoren differenziert werden.

Tabelle 15.11 Mögliche patientenassoziierte Faktoren einer Überdosierung

- Alter
- Gewicht
- Geschlecht
- Vorerkrankungen
- Bestehende Medikation
- Psychosoziale Faktoren

Alter
Ein höheres Risiko für Nebenwirkungen besteht bei Patienten, die sich jeweils am Ende des Altersspektrums befinden. Vor allem Absorption, Metabolismus und Elimination können bei Säuglingen und Kleinkindern noch nicht vollständig entwickelt sein, während sie bei älteren Patienten eher eingeschränkt sind. Somit können die Halbwertszeit des Lokalanästhetikums verlängert und der Plasmaspiegel erhöht sein.

Gewicht
Verbunden mit einem höheren Körpergewicht sind auch ein größeres Blutvolumen und ein größerer Verteilungsraum für die applizierten Medikamente. Somit sind die systemischen Spiegel bei gleicher Dosis entsprechend geringer. Die Berechnung der individuellen Grenzmenge des Lokalanästhetikums entsprechend der empfohlenen Grenzdosis und dem aktuellen Körpergewicht berücksichtigt im Wesentlichen normalgewichtige Personen. Bei einem höheren Körpergewicht muss daher immer auch die Maximaldosis als limitierender Faktor beachtet werden.

Formel zur Berechnung der individuellen Grenzmenge:
$$\text{Individuelle Grenzmenge (ml)} = \frac{(\text{Grenzdosis des LA [mg/kgKg]} \times \text{Körpergewicht [kg]})}{(\text{Konzentration der LA-Lösung} \times 10)}$$

Unabhängig von diesen Empfehlungen ist zu berücksichtigen, dass auch bei diesen pharmakologischen Berechnungen von einer Normalverteilung auszugehen ist und individuelle Reaktionen des Patienten auf das entsprechende Medikament trotz gleicher Plasmakonzentration nicht vorhersagbar sind. Trotzdem sollte für jeden Patienten die individuelle Grenzmenge errechnet und dokumentiert werden.

Geschlecht
Das Geschlecht hat per se keinen wesentlichen Effekt auf die Verteilung und Wirkung der Lokalanästhetika. Lediglich während der Schwangerschaft sind die veränderten Gegebenheiten zu beachten. Eine Gravidität ist allerdings nur als eine relative Kontraindikation für die zahnärztliche Lokalanästhesie anzusehen. Beachtung finden müssen folgende Faktoren:
- Minimierung der fötalen Lokalanästhetikumspiegel,
- Verwendung von Adrenalin als Vasokonstriktor in reduzierter Konzentration,
- absolute Kontraindikation für Felypressin,
- Seitenlagerung der Patientin im 3. Trimenon (sonst Risiko des V.-cava-Kompressionssyndroms),
- zahnärztliche Behandlung möglichst im 2. Trimenon durchführen.

Vorerkrankungen
Die Risikominimierung durch eine differenzierte Lokalanästhesie, die u. a. auf die Vorerkrankungen des Patienten abgestimmt ist, sollte das Ziel bei jeder Applikation sein. In Anbetracht der Tatsache, dass fast die Hälfte aller Patienten (45,9 %) einen oder mehrere Risikofaktoren aufweisen, ist eine Anamneseerhebung auch im zahnärztlichen Bereich unverzichtbar (11) (Abb. 15.48).

Die Nebenwirkungsrate ist bei vorbestehenden Risikofaktoren mit 5,7 % deutlich erhöht gegenüber den Patienten ohne Risiken (3,3 %) (Abb. 15.49).

Risikofaktoren

Risikofaktor	%
Schwangerschaft	1,1
Lebererkrankungen	1,6
ZNS-Erkrankungen	2,1
Lungenerkrankungen	5,1
Stoffwechselerkrankungen	10,4
Allergien	19,9
Herz- und Kreislauf-Erkrankungen	22,1

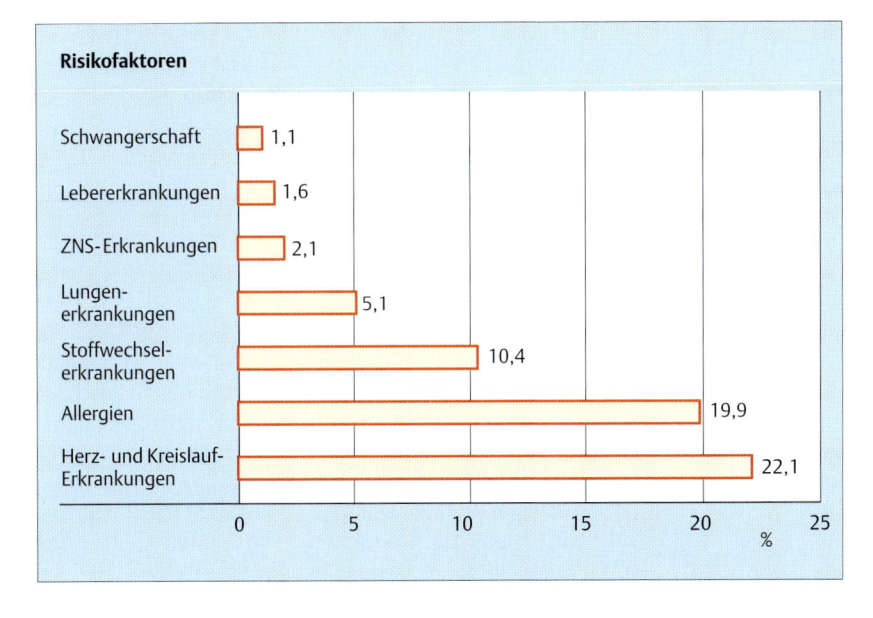

Abb. 15.48 Art und Häufigkeit von Risikofaktoren bei zahnärztlichen Patienten (n = 2731). Die Nebenwirkungsrate ist bei vorbestehenden Risikofaktoren mit 5,7 % deutlich gegenüber den Patienten ohne Risiken (3,3 %) erhöht (11).

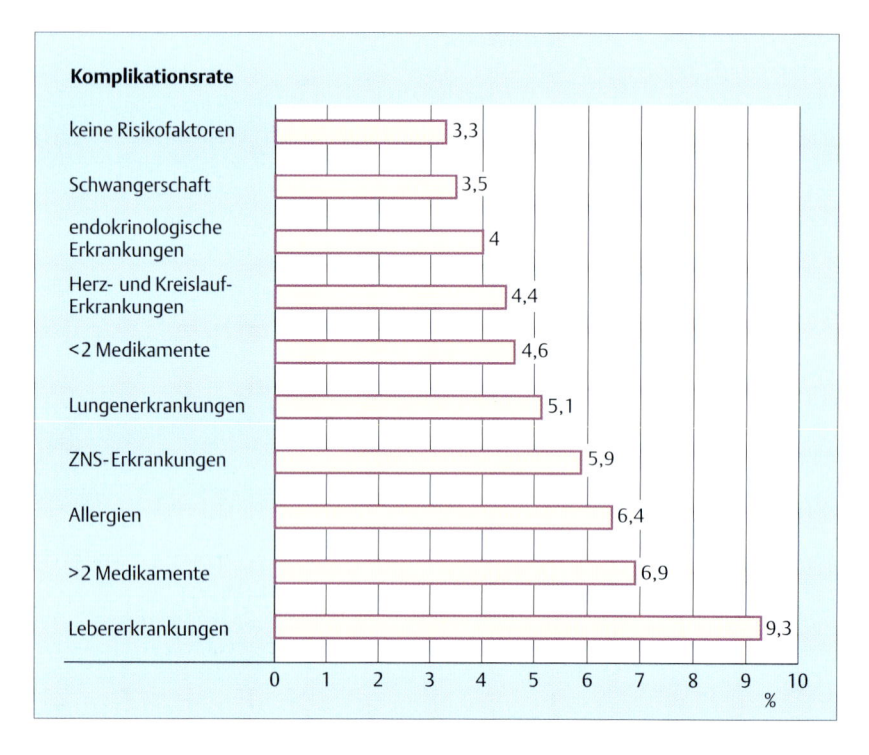

Abb. 15.49 Komplikationsrate der Lokalanästhesie in Abhängigkeit von der bestehenden Vorerkrankung (11).

Komplikationsrate	%
keine Risikofaktoren	3,3
Schwangerschaft	3,5
endokrinologische Erkrankungen	4
Herz- und Kreislauf-Erkrankungen	4,4
<2 Medikamente	4,6
Lungenerkrankungen	5,1
ZNS-Erkrankungen	5,9
Allergien	6,4
>2 Medikamente	6,9
Lebererkrankungen	9,3

▸ **Herz-Kreislauf-Erkrankungen.** Obwohl Herz-Kreislauf-Erkrankungen den häufigsten Risikofaktor darstellen, führen sie offensichtlich nicht zwangsläufig zu einer deutlich gesteigerten Komplikationsrate. Dies konnte auch für 2%iges Lidocain plus Adrenalin 1 : 100 000 nachgewiesen werden (11a).

Es sollten folgende Empfehlungen beachtet werden:
▸ keine zahnärztliche Routinebehandlung während der ersten 6 Monate nach einem Myokardinfarkt,
▸ keine zahnärztliche Routinebehandlung bei systolischem Blutdruck >180 mm Hg,
▸ keinerlei zahnärztliche Behandlung bei systolischem Blutdruck > 200 mm Hg,
▸ Adrenalinzusatz nicht höher als 1 : 100 000,
▸ Endokarditisprophylaxe bei gefährdeten Patienten bei allen Behandlungen mit Tangieren der Parodontien, keine intraligamentäre oder intraossäre Anästhesie,
▸ kein Einsatz elektronischer Instrumente (Kauter, Ultraschall) bei Patienten mit Herzschrittmachern,
▸ anästhesiologisches Stand-by bei ASA-Klassifikation IV, ggf. auch III.

Ferner muss bei Patienten mit Herzinsuffizienz der reduzierten Leberperfusion mit der daraus resultierenden verlängerten Halbwertszeit der Amide durch Dosisanpassung Rechnung getragen werden.

▸ **Lungenerkrankungen.** Die zahnärztliche Behandlung mit Flachlagerung und Manipulation im Bereich der oberen Luftwege kann eine bereits bestehende Dyspnoe verstärken. Hinzu kommt, dass Patienten mit einer Lokalanästhesie, die größere Areale des Rachens oder der Nasenhöhle betäubt, den Luftstrom der eigenen Atmung nicht mehr wahrnehmen und so subjektiv Atemnot empfinden. Dies kann eine willkürliche Hyperventilation auslösen, die sich letztendlich verselbstständigt.

Bei Patienten mit allergischem Asthma bronchiale sollte das Antioxidans Natriumdisulfit, das allen katecholaminhaltigen Lokalanästhesielösungen zugesetzt ist, zurückhaltend eingesetzt werden, da anderenfalls bei ca. 15 % dieser Asthmatiker hierdurch ein Asthmaanfall provoziert werden kann.

▸ **Lebererkrankungen.** Die hohe Komplikationsrate bei Patienten mit Lebererkrankungen erklärt sich im Wesentlichen durch die Komplexität der Störungen bei eingeschränkter Leberfunktion (z. B. Einschränkung der Metabolisierung der applizierten Medikamente, der Synthese von Gerinnungsfaktoren und Plasmaproteinen sowie der Entgiftung). Damit steigt das Risiko für allgemeine systemische Nebenwirkungen, Intoxikationen und lokale Komplikationen. Bis zu einem gewissen Schweregrad (ASA II–III) sind Lebererkrankungen daher als relative Kontraindikation für die zahnärztliche Lokalanästhesie anzusehen. Es sollten bei diesen Patienten nur die minimal notwendige Dosis injiziert, lokal begrenzte Behandlungsmaßnahmen geplant und Nachinjektionen vermieden werden.

Patienten mit sehr schwerwiegenderen Störungen der Leberfunktion (ASA IV und V) machen ein interdisziplinäres Vorgehen, d. h. eine Kooperation mit Anästhesisten und Internisten, sowie individuelle Therapiekonzepte notwendig.

▸ **Nierenerkrankungen.** Da lediglich ein geringer Anteil der Lokalanästhetika (Lidocain und Articain 2–5 %) unverändert über die Niere ausgeschieden wird, stellt die Niereninsuffizienz bei den in der Zahnmedizin üblicherweise applizierten Dosen von durchschnittlich 2,9 ml nur ein geringes Risiko für eine Kumulation und Überdosierung dar.

Bei dialysepflichtigen Patienten ist zu beachten, dass die Heparinisierung das Blutungsrisiko erhöht und daher zahnärztliche Behandlungen nach Möglichkeit an dialysefreien Tagen durchgeführt werden sollten.

▸ **Stoffwechselerkrankungen.** Bei Patienten mit **Diabetes mellitus** kann die Empfehlung, auf Adrenalin als Vasokonstriktor ganz zu verzichten, nicht mehr aufrecht erhalten werden.

Die Stoffwechselbeeinflussung durch den Insulinantagonisten ist bei der Verwendung in einer reduzierten Konzentration (z. B. 1 : 200 000) zwar vorhanden, aber akzeptabel, da sie nur zu einem leichten Anstieg der Blutzuckerwerte führt. Zu beachten ist vielmehr, dass die zahnärztliche Lokalanästhesie und/oder Behandlung mit einer Nahrungskarenz verbunden sein kann, die in Kombination mit einer unzureichenden Nahrungsaufnahme vorher durchaus eine Hypoglykämie auslösen kann.

Die klinisch manifeste **Hyperthyreose** führt zu einer Überempfindlichkeit gegenüber Katecholaminen. Euthyreote, thyreostatisch behandelte oder strumektomierte Patienten reagieren physiologisch auf die vasokonstriktorischen Zusätze.

▸ **Allergische Diathese.** Bei jüngeren Patienten ist eine allergische Disposition die häufigste Vorerkrankung (ca. 30 %) und hat eine gesteigerte Komplikationsrate zur Folge. Dennoch sind schwerwiegende allergische Reaktionen auf Amidlokalanästhetika selten. Darüber hinaus besteht keine Kreuzallergie zwischen den verschiedenen Präparaten, sodass Alternativen vorhanden sind. Bestehen Zweifel bezüglich der Verträglichkeit, so ist eine vorherige Testung durch einen Allergologen zu veranlassen.

Vermieden werden sollte bei Allergikern die Verwendung von Konservierungsmitteln und Esterpräparaten.

▸ **Epilepsie.** Vor allem der Stress im Rahmen der zahnärztlichen Behandlung sowie die ungewohnten Reize der fremden Umgebung werden als krampfauslösende Faktoren angesehen. Bei bekannten und medikamentös gut eingestellten Epileptikern sollte daher die zahnärztliche Therapie möglichst stressfrei erfolgen. Zusätzlich sind ein sicherer venöser Zugang und das Bereithalten von Diazepam zu fordern. Bei einem erhöhten Risiko für einen erneuten Anfall muss die Behandlung unter anästhesiologischem Stand-by stattfinden.

Tritt im Rahmen der zahnärztlichen Lokalanästhesie erstmalig ein epileptischer Anfall auf, so ist die differenzialdiagnostische Abgrenzung gegenüber einer Intoxikation durch das Lokalanästhetikum schwierig und bedarf der weiterführenden neurologischen Diagnostik.

▸ **Hämorrhagische Diathese.** Bei Patienten mit einer Blutgerinnungsstörung ist entsprechend dem Ausmaß dieser Störung vor allem mit lokalen Komplikationen durch eine verstärkte Blutungs- und/oder Hämatomneigung zu rechnen.

Injektionen in Regionen mit einem erhöhten Risiko für Gefäßpunktionen oder starker Vaskularisation sollten daher vermieden werden; dies sind vor allem:
▸ Leitungsanästhesie des N. alveolaris inferior,
▸ Leitungsanästhesie der Nn. alveolares superiores posteriores,
▸ Infiltrationen im Mundboden- und Zungenbereich.

Bestehende Medikation

Die Einnahme bestimmter Dauermedikamente kann die Plasmaspiegel der Lokalanästhetika beeinflussen. Beachtung sollten dabei folgende Wechselwirkungen finden:
▸ Cimetidin und Lidocain: Modifikation der Biotransformation durch kompetitive Bindungsvalenz für oxidative hepatische Enzyme, dadurch Verlängerung der Halbwertszeit von Lidocain;
▸ Sulfonamide und Ester: Abschwächung des bakteriostatischen Effektes;
▸ nichtselektive Betarezeptorenblocker und Adrenalin: Risiko ausgeprägter Blutdrucksteigerung mit Reflexbradykardie, Effekt vermutlich dosisabhängig;
▸ trizyklische Antidepressiva und Adrenalin: Verstärkung der kardialen Effekte exogen zugeführter Katecholamine;
▸ Monoaminooxidasehemmer und Katecholamine: Wirkungsverstärkung durch Blockierung der Katecholamininaktivierung im synaptischen Spalt, Nachweis nur für Phenylephrin geführt;
▸ Phenothiazin und Adrenalin: Unterdrückung des vasokonstriktorischen Effektes, Risiko der Hypotonie bei intravaskulärer Injektion;

Tabelle 15.12 Mögliche medikamentenspezifische Faktoren einer Überdosierung

- Vasoaktivität
- Konzentration der Lösung
- Applizierte Dosis
- Applikationsform
- Anzahl der Injektionen
- Durchblutung des Injektionsortes
- Verwendung eines Vasokonstriktors

- Cocain und Adrenalin: durch erhöhte Ausschüttung und Reuptake-Hemmung von Noradrenalin gesteigerte Empfindlichkeit für Katecholamine, vor allem kardiovaskuläre Komplikationen (Tachykardie, Hypertonie, myokardiale Ischämie).

Psychosoziale Faktoren

Neben den Vorerkrankungen ist die Angst der Patienten vor der zahnärztlichen Behandlung (ca. 80 %) oder der Injektion selbst (ca. 60 %) ein wesentlicher ätiologischer Faktor für das Auftreten von Komplikationen. Die vor allem stressinduzierten pathophysiologischen Veränderungen, besonders bei Patienten mit sehr großer Angst (ca. 4–10 %), werden häufig mit lokalanästhesieinduzierten Effekten verwechselt bzw. von diesen begleitet. Sie sind vor allem kardiovaskulärer (Hypertonie, Tachykardie, Synkope) oder vegetativer Art (Schwitzen), können aber auch z. B. als Hyperventilationstetanie manifest werden.

Zur Prophylaxe können neben schonender Behandlungsweise und adäquater Aufklärung über die Therapiemaßnahmen Prämedikations- oder Analgosedierungsverfahren eingesetzt werden. Während die Prämedikation alleine durch den Zahnarzt in Personalunion erfolgen kann, bedarf es zur Analgosedierung eines Arztes, der in der angewandten Methode sowie der Aufrechterhaltung und Wiederherstellung der Vitalfunktionen erfahren ist, in der Regel ein Facharzt für Anästhesie. In der Regel werden bei der Prämedikation in erster Linie Benzodiazepine mit ausgeprägtem anxiolytischem Effekt (z. B. Midazolam, Lorazepam) oral verabreicht.

Eine so kontrollierte medikamentöse Therapie muss mit dem Patienten besprochen werden, um einer willkürlichen Eigenmedikation vorzubeugen. Diese wird in erster Linie vor chirurgischen Eingriffen (9,5 %), aber auch konservierenden (4,3 %) und prothetischen Maßnahmen (3,6 %) vorgenommen. In erster Linie handelt es sich dabei um die orale Einnahme von Analgetika, Psychopharmaka, Sedativa und Antibiotika. Auch bei diesen Patienten ist mit einer höheren Komplikationsrate (9,1 %) zu rechnen sowie einer deutlich schlechteren und kürzeren Lokalanästhesiewirkung.

Andere eine Überdosierung beeinflussende Faktoren (Tab. 15.12)

Vasoaktivität

Alle in der Zahnmedizin gebräuchlichen Lokalanästhetika haben einen vergleichbaren vasodilatierenden Effekt. Dieser führt zu einer stärkeren Durchblutung im Injektionsgebiet mit der Folge einer erhöhten Resorption des Lokalanästhetikums mit konsekutiv erhöhten Plasmaspiegeln.

Konzentration der Lösung

Je höher die Konzentration der applizierten Lösung, desto größer sind die Wirkstoffmenge pro Volumeneinheit und das Diffusionsgefälle zum umgebenden Gewebe, somit ist das Risiko erhöhter Plasmaspiegel durch verstärkten Abstrom gegeben. Es sollten daher nur die klinisch ausreichend erprobten Zubereitungen Verwendung finden.

Applizierte Dosis

Obwohl die in der Zahnmedizin gebräuchlichen Lokalanästhetikumdosen gegenüber anderen Regionalanästhesieformen gering sind, ist der hohen Vaskularisation des Injektionsgebietes durch Beachtung der empfohlenen Volumina bei den einzelnen Injektionen Rechnung zu tragen, da sonst ebenfalls erhöhte Plasmaspiegel auftreten können. Es sollte nach Möglichkeit die geringst mögliche, klinisch ausreichend effektive Dosis appliziert werden.

Applikationsform

Bei einer insgesamt erhöhten Resorptionsrate im Kopf-Hals-Bereich im Vergleich zu anderen Körperregionen, muss bei der topischen Applikation im Schleimhautbereich sowie der intraligamentären und intraossären Anästhesie mit einer verstärkten Aufnahme des Lokalanästhetikums in den systemischen Kreislauf gerechnet werden. Bei beiden Applikationsformen entspricht der Verlauf der Plasmaspiegel der einer intravenösen Injektion.

Injektionsgeschwindigkeit

Eine hohe Injektionsgeschwindigkeit führt nicht nur zu Schmerzen bei der Applikation und möglicherweise unvorhersehbaren Reaktionen des Patienten, sondern auch zu dem erhöhten Risiko einer Überdosierung durch schnell ansteigende Plasmaspiegel – insbesondere bei intravasaler oder partieller intravasaler Injektion. Idealerweise sollte 1 ml Lokalanästhesielösung über einen Zeitraum von einer Minute injiziert werden. Üblich ist hingegen eine Injektionszeit von 20 Sekunden für eine Zylinderampulle (1,8 ml) (35).

Durchblutung des Injektionsortes

Obwohl die Durchblutung des orofazialen Gebietes sehr gut ist, sind bei der Wahl des Injektionsortes Differenzierungen möglich. So sollten entzündlich veränderte Areale mit zusätzlich gesteigerter Durchblutung nicht tangiert bzw. Bereiche mit reduzierter Vaskularisation (z. B. Collum mandibulae bei der Injektionstechnik nach Gow-Gates) bevorzugt werden.

Verwendung eines Vasokonstriktors

> Da das Vorhandensein eines vasokonstriktorischen Zusatzes die lokale Durchblutung reduziert, damit die Resorption des Lokalanästhetikums deutlich vermindert und so die klinische Toxizität herabsetzt, sollte dieser Zusatz möglichst immer verwendet werden.

Weil das Lokalanästhetikum die Blut-Hirn-Schranke überwinden sowie die hemmende Wirkung am ZNS schnell entwickeln kann und die zentralen nervalen Strukturen sehr empfindlich auf diese Substanzen reagieren, werden unter Umständen die ersten Prodromalsymptome bereits während der Injektion klinisch manifest (Tab. 15.13). Die blockierende Wirkung an den zentralnervösen Strukturen muss – auch im Hinblick auf die klinischen Symptome – differenziert betrachtet werden. Primär kommt es zu einer Ausschaltung der übergeordneten Zentren, d. h. der zentral hemmenden Synapsen, und klinisch zu einer Erregungsphase (Tab. 15.14). Erst durch höhere Dosen werden auch die untergeordneten Zentren blockiert, was letztendlich zur Depressionsphase mit Atem- und Herz-Kreislauf-Stillstand führt (Tab. 15.15).

Erst in zweiter Linie und dosisabhängig zeigen sich die kardiovaskulären Nebenwirkungen. Am Herzen

Tabelle 15.13 Prodromalphase der Lokalanästhetikumintoxikation

Symptome seitens des Zentralnervensystems	Symptome seitens des kardiovaskulären Systems	Therapiemaßnahmen
Schwindel Zittern und Zucken der Gesichts- und distalen Skelettmuskulatur Ohrensausen Nystagmus Euphorie Sprachstörungen Metallischer Geschmack	keine spezifische Herz-Kreislauf-Symptomatik, u. U. Blutdruckanstieg, Herzfrequenzanstieg, Atemfrequenzanstieg	Beenden der Injektion Basismaßnahmen Sauerstoffapplikation

Tabelle 15.14 Erregungsphase der Lokalanästhetikumintoxikation

Symptome seitens des Zentralnervensystems	Symptome seitens des kardiovaskulären Systems	Therapiemaßnahmen
Unruhe Stärkerer Schwindel Desorientierung Bewusstseinstrübung ggf. Bewusstseinsverlust und generalisierte Krämpfe	Blutdruckanstieg Herzfrequenzanstieg Atemfrequenzanstieg Hautrötung (zentral ausgelöst)	Schutz des Patienten vor Verletzungen Legen eines i. v. Zuganges 5–10–15 mg Valium i. v. Notruf (Notarzt)

Tabelle 15.15 Depressionsphase der Lokalanästhetikumintoxikation

Symptome seitens des Zentralnervensystems	Symptome seitens des kardiovaskulären Systems	Therapiemaßnahmen
Atemfrequenzabfall bis zum Atemstillstand	Blutdruck- und Pulsabfall bis zum Herz-Kreislauf-Stillstand	Freimachen und -halten der Atemwege, ggf.: – Beatmung – Akrinor i. v. – Atropin i. v. – Reanimation

wirken die Lokalanästhetika negativ inotrop, dromotrop, bathmotrop und chronotrop, was zu einer zunehmenden Reduktion der Ejektionsfraktion bis zum kardialen Pumpversagen führen kann. Zusätzlich kommt es infolge einer generalisierten Vasodilatation zu Hypotonie und Ischämie.

Die klinische Symptomatik ist vom Ausmaß der Überdosierung abhängig, d. h. zum einen von dem effektiven Lokalanästhetikumspiegel im Gewebe und zum anderen von der Geschwindigkeit der Anflutung. Die meisten Intoxikationen im Rahmen der zahnärztlichen Anästhesie verlaufen mild, sind vorübergehend und selbstlimitierend. Sie entwickeln sich über einen Zeitraum von 5–10 Minuten nach der Injektion und sind häufig Folge einer erhöhten Resorption. Die frühzeitige Sauerstoffgabe soll in diesen Fälle das Entstehen einer Azidose verhindern und somit das Risiko für das Auftreten eines Krampfanfalles reduzieren.

Noch langsamer (> 15 min) entwickeln sich die klinischen Symptome der Überdosierung, wenn die Ursache eine Verzögerung der Inaktivierung oder Elimination des Lokalanästhetikums ist.

Hat eine intravasale Injektion stattgefunden, können die Intoxikationssymptome innerhalb einer Minute auftreten und einen foudroyanten Verlauf nehmen.

▸ **Überdosierung des Vasokonstriktors.** Systemische Nebenwirkungen durch den Vasokonstriktor führen in erster Linie zu kardiovaskulären Symptomen. Diese sind insbesondere bei Adrenalin:

- Tachykardie, ggf. Arrhythmien,
- Hypertonie (vor allem systolisch),
- pektanginöse Beschwerden,
- Schwitzen,
- Zittern,
- Angst,
- Unruhe,
- Blässe,
- Kopfschmerzen.

Da im Rahmen der zahnärztlichen Behandlung Adrenalin nicht nur im Zusammenhang mit der Lokalanästhesie appliziert wird, sondern auch in den Retraktionsfäden enthalten ist, die zur Blutstillung und Verdrängung der marginalen Gingiva bei der Füllungstherapie und Abdrucknahme verwendet oder auch bei chirurgischen Eingriffen zusätzlich lokal eingesetzt werden, treten diese Symptome wesentlich häufiger auf. Aufgrund der kurzen Halbwertszeit der Substanz sind sie aber in der Regel von kurzer Dauer und bedürfen bei gesunden Patienten nur selten einer speziellen Therapie. Die Basismaßnahmen sollten um die Entfernung der adrenalinhaltigen Materialien und die Sauerstoffgabe erweitert werden. Die Lagerung sollte halb- bis aufrecht sitzend sein, und ein Monitoring (RR und Pulskontrolle) sollte stattfinden.

Entsprechend der klinischen Symptomatik und dem Vorliegen spezieller kardiovaskulärer Risikofaktoren ist eine weiterführende spezielle Therapie indiziert:

Tabelle 15.16 Anaphylaktoide Reaktionen

Schweregrad	Symptome	Spezielle Therapie
1	Hautrötung Urtikaria Unruhe Juckreiz Anschwellen der Schleimhäute	Beenden der Injektion Sauerstoffgabe (4–6 l/min) über Maske oder Sonde, sicherer i. v. Zugang bei ausgeprägter Symptomatik: Fenistil i. v. (4–8 mg), Tagamet i. v. (200 mg)
2	Herzfrequenzanstieg Blutdruckabfall Atemnot Übelkeit, Erbrechen	Sterofundin zügig infundieren (500–1000 ml) Fenistil i. v. (4–8 mg) Tagamet langsam i. v. (200–400 mg) Suprarenin: 1 ml auf 10 ml mit NaCl verdünnen, hiervon je 1 ml (0,1 mg) injizieren, je nach Effekt alle 1–2 min wiederholen Volon A: 40–100 mg i. v. Notarzt rufen
3	manifester anaphylaktischer Schock Bronchialspasmus	Suprarenin: 1 ml auf 10 ml mit NaCl verdünnen, hiervon je 1 ml (0,1 mg) injizieren, je nach Effekt alle 1–2 min wiederholen
sofortiger Übergang möglich in		ständig Herzfrequenz und Blutdruck kontrollieren Volon A: 200 mg i. v.
4	Herz-Kreislauf-Stillstand	kardiopulmonale Reanimation

- intravenöser Zugang,
- Sedierung des Patienten (5–10–15 mg Valium),
- Nitrospray (primär 2 Hübe),
- Notruf (Notarzt).

Anaphylaktische Reaktion

Besteht eine Überempfindlichkeit des Patienten gegenüber dem verwendeten Lokalanästhetikum oder einem der Zusatzstoffe, so kommt es bei Kontakt mit dem Allergen zu einer allergischen Reaktion vom Soforttyp (Typ I). Dies ist bei der Verwendung von Esterpräparaten relativ häufig der Fall, da die paraständigen NH_2- oder OH-Konfigurationen am Benzolring, die sog. „Paragruppen", ein sehr hohes Allergenisierungspotenzial aufweisen. Gleiches gilt für den Konservierungsstoff Methylparaben, der ebenfalls „Paragruppen" besitzt.

Die anaphylaktische Reaktion läuft in 4 Stadien ab, die spezielle Therapie richtet sich nach Schweregrad und Art der Symptome (Tab. 15.**16**).

Zur Prophylaxe sollte bei Patienten mit allergischer Diathese in der Anamnese auf die Verwendung von Esterpräparaten und Amidlösungen mit Konservierungsmittelzusätzen verzichtet werden, bei Personen mit allergischem Asthma bronchiale auch auf Katecholamine als Vasokonstriktor, da diese Natriumdisulfit als Antioxidans benötigen.

Kernaussagen

1
▸ **Stellenwert der Lokalanästhesie in der ZMK-Heilkunde** In der modernen Zahnheilkunde nimmt die Lokalanästhesie als Methode der Wahl zur Schmerzausschaltung eine zentrale Rolle bei der Behandlungsplanung ein.

2
▸ **Anatomische Grundlagen** Wichtige Voraussetzung für eine ausreichende Schmerzausschaltung sind genaue Kenntnisse der anatomischen Verhältnisse in der Kopf- und Halsregion.

3
▸ **Nervale Strukturen – N. trigeminus (V_1)** Detaillierte Kenntnisse der Anatomie des N. trigeminus, der als größter und überwiegend sensorischer Hirnnerv weite Anteile des Kiefer- und Gesichtsbereichs sensibel innerviert, sind unerlässlich. Der kleinere motorische Anteil des N. trigeminus versorgt Teile der Kaumuskulatur und des Pharynx. Darüber hinaus ist der N. trigeminus auch für die autonome Innervation der orofazialen Region verantwortlich.

4
▸ **Knöcherne Strukturen** Neben der Neuroanatomie sind Kenntnisse der ossären Bezugspunkte (Leitstrukturen = Landmarks) wesentlich für die Technik der Lokalanästhesie in der Zahnheilkunde, da eine Orientierung anhand ossärer Bezugspunkte verlässlicher ist als eine anhand von Weichgewebestrukturen. Es müssen allerdings physiologische Veränderungen während des Wachstums und Alterns sowie anatomische Variationen berücksichtigt werden.

5
▸ **Ausrüstung** Bezüglich der Ausrüstung ist festzustellen, dass in der Zahnheilkunde überwiegend spezielle Spritzenhalter eingesetzt werden. In erster Linie werden Zylinderampullen (75 % der Anwendungen) verwendet. Aus hygienischen Gründen sollten nur Einmalkanülen verwendet werden, mit denen mehrere intraorale Injektionen mit Schleimhautpenetration möglich sind.

6
▸ **Wahl der geeigneten Lokalanästhesielösung** In der Regel werden für die Schmerzausschaltung im Rahmen der zahnärztlichen Behandlung im Mund-, Kiefer- und Gesichtsbereich Lokalanästhesielösungen mit Vasokonstriktorzusatz verwendet. Die Auswahl des jeweils am besten geeigneten Präparates sollte sich an der Dauer und Art der geplanten Behandlung, den Vorerkrankungen des Patienten und den Erfahrungen des Behandelnden mit dem jeweiligen Präparat orientieren. Außerdem sind die absoluten und relativen Kontraindikationen für die einzelnen Bestandteile der Lösung zu beachten.

7

▸ **Esterpräparate** Esterpräparate sollten aufgrund des Allergierisikos bzw. der teilweise hohen Toxizität so selten wie möglich eingesetzt werden.

8

▸ **Technik der Lokalanästhesie** Im Rahmen der zahnärztlichen Lokalanästhesie kommen unterschiedliche intraorale Verfahren zum Einsatz: Oberflächen-, Infiltrations- und Leitungsanästhesie sowie ergänzende Injektionstechniken. Darüber hinaus werden vor allem in der Mund-, Kiefer- und Gesichtschirurgie extraorale Infiltrations- und Leitungsanästhesien durchgeführt. Jede der Techniken hat einen bestimmten Indikationsbereich, der neben der fachgerechten Durchführung und der gezielten Auswahl der Lokalanästhesielösung beachtet werden muss.

9

▸ **Komplikationen** Bei der zahnärztlichen Lokalanästhesie treten im Vergleich zu allen anderen zahnärztlichen Behandlungsmaßnahmen die häufigsten Komplikationen auf, und zwar bei ca. 4–5 % der Anwendungen.

10

▸ **Lokale Komplikationen** Das Potenzial möglicher lokaler Komplikationen ist vielfältig, selten ergeben sich aber daraus bedrohliche Krankheitsbilder oder dauerhafte Schädigungen. Komplikationen, die eine sorgfältige Beobachtung und zumeist ein therapeutisches Handeln erforderlich machen, sind Kanülenbruch, Hämatom, Infektion, Nekrose oder Nervenschädigung.

11

▸ **Systemische Komplikationen** In Zusammenhang mit der zahnärztlichen Lokalanästhesie können auch unspezifische systemische Komplikationen auftreten. Diese sind in der Regel transienter Natur und erfordern keine invasiven weiterführenden Therapiemaßnahmen.

12

▸ **Lokalanästhetikumintoxikation** Die schwerwiegendsten Nebenwirkungen in direktem Zusammenhang mit der injizierten Lokalanästhesielösung sind Lokalanästhetikum- und Vasokonstriktorintoxikation sowie anaphylaktische Reaktionen. Die ersten Symptome müssen von jedem Zahnarzt sofort erkannt und die notwendigen Basismaßnahmen eingeleitet werden.

13

▸ **Faktoren für eine Überdosierung** Die Ursachen für die Entstehung toxischer Plasmaspiegel eines verwendeten Lokalanästhetikums sind vielfältig. Es können dabei patientenassoziierte und medikamentenspezifische Faktoren unterschieden werden. Mit dem Patienten in Zusammenhang stehen beispielsweise Alter, Gewicht, bestimmte Vorerkrankungen, eingenommene Medikamente oder psychosoziale Faktoren. Einflussfaktoren vonseiten des Medikaments sind z. B. dessen Vasoaktivität, die Konzentration der Lösung oder die applizierte Dosis.

14

▸ **Anaphylaktische Reaktion** Einen gefährlichen Verlauf annehmen kann die anaphylaktische Reaktion, die bei Verwendung von Esterpräparaten sogar relativ häufig auftritt.

Literatur

1 Aldrete JA, Narang R, Sada T, Tan Liem S, Miller GP. Reverse carotid blood flow – a possible explanation for some reactions to local anesthetics. J Am Dent Assoc 1977; 94:1142–5.
2 Aldrete JA, Nicholson J, Sada T, Davidson W, Garrastasu G. Cephalic kinetics of intra-arterially injected lidocaine. Oral Surg Oral Med Oral Pathol 1977;44:167–72.
3 Anneroth G, Danielsson KH, Evers H, Hedström KG, Nordenram A. Periodental ligament injection. An experimental study in monkey. Int J Oral Surg 1985;14: 538–43.
3a Bachmann B, Biscoping J, Adams HA, Sokolovski A, Ratthey K, Hempelmann G. Plasmakonzentrationen von Lidocain und Prilocain nach Infiltrationsanästhesien bei Operationen im Hals-Nasen-Ohren-Bereich. Laryngol Rhinol Otol 1988;67:335–9.
4 Borchard U. Untersuchungen zum Wirkungsmechanismus und zur pharmakologischen Charakterisierung von Lokalanästhetika. Habil, Düsseldorf 1978.
5 Brannström M, Nordenvall KJ, Hedström KG. Periodental tissue changes after intraligamentary anaesthesia. J Dent Child 1982;49:417–23.
6 Braun H, Lawen A. Die örtliche Betäubung. 8. Aufl. Leipzig: Barth;1933.
7 Bremerich A. Die Glycerin-Blockade im extracraniellen Anteil des Nervus trigeminus zur Therapie chronischer Gesichtsschmerzen – eine experimentelle und klinische Studie. Habil. 1988.
8 Covino BG, Vassallo HG. Local anesthetics – mechanisms of action and clinical use. New York:Grune & Stratton; 1990.
9 Cousins MJ, Bridenbaugh PO. Neural Blockade. Philadelphia:Lippincott;1998.
10 Daubländer M. Adrenalin als Vasokonstriktor in der zahnärztlichen Lokalanästhesie. Habil. 1999.
11 Daubländer M, Müller R., Lipp M. The incidence of complications associated with local anesthesia in dentistry. Anesth Progr 1997;44:132–41.
11a Davenport RE, Porcelli RJ, Lacono VJ, Bonura CF, Mallis GI, Baer PN. Effects of anesthetics containing epinephrine on catecholamine levels during periodontal surgery. J Periodontol 1990;61:553–8.
12 van Der Bijl P, Victor AM. Adverse reactions associated with norepinephrine in dental local anesthesia. Anesth Progr 1992;39:87–9.
13 Einwag J. Die intraligamentäre Anästhesie. Zahnärztl Mitt 1986;7:693–6.
14 Erlemeier EM. Aktuelle Aspekte der intraligamentären Anästhesie. Quintessenz 1990;41:471–81.
15 Fiset L, Milgrom P, Weinstein P, Getz T, Glassman P. Psychophysiological responses to dental injections. J Am Dent Assoc 1985;111:578–83.
16 Fischer G. Die lokale Anästhesie in der Zahnheilkunde. Berlin: Meußer;1911.
17 Frenkel G. Zahnärztliche Lokalanästhesie heute. Zwei Jahrzehnte Articain. Aktuelles Wissen Hoechst. Frankfurt: Hoechst;1990.
18 Garfunkel AA, Kaufman E, Marmary Y, Galili D. Intraligamentary-intraosseous anesthesia. A radiographic demonstration. Int J Oral Surg 1983;12:334–9.
19 Goulet JP, Perusse R, Turcotte JY. Contraindications to vasoconstrictors in dentistry. Part III. Pharmacologic interactions. Oral Surg Oral Med Oral Pathol 1992;74:692–7.
20 Green RA, Loplan MP. Anaesthesia and analgesia in dentistry. London:Lewis;1973.
21 Härtel F. Die Leitungsanästhesie und Injektionsbehandlung des Ganglion Gasseri und der Trigeminusstämme. Langenbecks Arch Klin Chir 1912;100:16.
22 Huber HP, Wilhelm-Höft C. Auswirkungen der intraligamentären Anästhesie auf die Zahnbeweglichkeit. Dtsch Zahnärztl Z 1988;43:313–6.
23 Immenkamp A. Zur Technik der basalen Leitungsbetäubung. Dtsch Zahnärztl Wschr 1937;1.
24 Immenkamp A. Die örtliche Schmerzausschaltung in der Zahn-, Mund- und Kieferheilkunde. Berlin:Berlinische Verlagsanstalt;1955.
25 Jeske HH, Boshart WF. Deflection of conventional versus von deflectiong dental needles in vitro. Anesth Progr 1986; 32:62–8.
26 Kambam JR, Kinney WW, Matsuda F, Wright W, Holaday DA. Epinephrine and phenylephrine increase cardiorespiratory toxicity of intravenously. administered bupivacaine in rats. Anesth Analg 1990;70:543–5.
27 Kirch W, Kitteringham N, Lambers G, Hajdu P, Ohnhaus EE. Die klinische Pharmakokinetik von Articain nach intraoraler und intramuskulärer Applikation. Schweiz Mschr Zahnheilkd 1983;93:714–9.
28 Lindemann A. Ein neues Verfahren zur Anästhesierung des Oberkiefer- und Unterkieferbereiches. Dtsch Mschr Zahnheilkd 1926;9:10.
29 Lindemann A. Die klinischen Grundlagen der Lokalanästhesie des Mund-Kiefer-Gesichtsbereiches. Dtsch Zahn-, Mund- und Kieferheilk 1935;2.
30 Lipp M, Daubländer M, Fuder H. Die Lokalanästhesie in der Zahn-, Mund- und Kieferheilkunde. Berlin:Quintessenz; 1993a.
31 Lipp M, Dick W, Daubländer M, Fuder H, Stanton Hicks M. Exogenous and endogenous plasma levels of epinephrine during dental treatment under local anesthesia. Reg Anesth 1993b;18:6–12.
32 Lipp M, Daubländer M, Foitzik C, Wahl G. Notfalltraining für Zahnärzte. Hannover:Schlüter;1997.
33 Liu S, Carpenter RL, Chiu AA, McGill TJ, Mantell SA. Epinephrine prolongs duration of subcutaneous infiltration of local anesthesia in a dose-related manner. Correlation with magnitude of vasoconstriction. Reg Anesth 1995; 20:378–84.
34 Malamed S. What's new in local anesthesia? Anesth Progr 1992;39:125–31.
35 Malamed SF. Handbook of local anaesthesia. 4th ed. St. Louis:Mosby;1997.
36 Matas R. Local and regional anesthesia – a retrospect and prospect. Amer J Surg 1934;65:189–98,362–79.
37 Matsuura H. Analysis of systemic complications and death during dental treatment in Japan. Anesth Progr 1989;36: 223–7.
38 Mazouch R. Intraligamentäre Anästhesie. ZWR 1990;99: 458–62.
39 Meechan JG, Rood JP. Aspiration in dental local anaesthesia. Br Dent J 1992;172:40.
40 Milgrom P, Fiset L. Local anaesthetic adverse effects and other emergency problems in general dental practice. Int Dent J 1986;36:71–6.
41 Müller W, Weiser P, Scholler KL. Pharmakokinetik von Articain bei Nervus-mandibularis-Blockade. Reg Anaesth 1991;14:52–5.
42 Muschaweck R, Rippel R. Ein neues Lokalanästhetikum (Carticain) aus der Thiophenreihe. Prakt Anaesth 1974; 9:135–46.
43 Nancarrow C, Rutten AJ, Runciman WB, Mather LE, Carapetis RJ, McLean CF, Hipkins SF. Myocardial and cerebral drug concentrations and the mechanisms of death after fatal intravenous doses of lidocaine, bupivacaine, and ropivacaine in the sheep. Anesth Analg 1989;69:276–83.

44 Niesel HC. Regionalanästhesie – Lokalanästhesie – Regionale Schmerztherapie. Stuttgart:Thieme;1994.
45 Oertel R, Oertel A, Weile K, Gramatte T, Feller K. Die Konzentration von Lokalanästhetika in der Zahnalveole. Vergleichende Studien von Lidocain und Articain im Unter- und Oberkiefer. Schweiz Mschr Zahnmed 1994; 104:952 – 5.
46 Oertel R, Rahn R, Kirch W. Clinical pharmacokinetics of articaine. Clin Pharmacokinet 1997;33:417 – 25.
47 Offerhaus HK. Die Technik der Injektionen in die Trigeminusstämme und in das Ganglion Gasseri. Langenbecks Arch Klin Chir 1910;92:47.
48 van Oss GE, Vree TB, Baars AM, Termond EF, Booij LH. Pharmacokinetics, metabolism, and renal excretion of articaine and its metabolite articainicacid in patients after epidural administration. Eur J Anaesthesiol 1989;6:49 – 56.
49 Pateromichelakis S. Cardiorespiratory effects of intravascular injections of lidocaine in the anesthetized rat. Comparisons between arterial and venous routes of administration. Oral Surg Oral Med Oral Pathol 1995;79: 36 – 40.
50 Perusse R, Goulet JP, Turcotte JY. Contraindications to vasoconstrictors in dentistry. Part II. Hyperthyroidism, diabetes, sulfite sensitivity, cortico-dependent asthma, and pheochromocytoma. Oral Surg Oral Med Oral Pathol 1992;74:687 – 91.
51 Perusse R, Goulet JP, Turcotte JY. Contraindications to vasoconstrictors in dentistry. Part I. Cardiovascular diseases. Oral Surg Oral Med Oral Pathol 1992;74:679 – 86.
52 Pfeiffer J. Vergleichende experimentelle Untersuchung zum Einfluss unterschiedlicher Konzentrationen des Vasokonstriktors Adrenalin auf die Anästhesietiefe und -dauer von Articain in 4%-Lösung. Diss. Mainz 2001.
53 Platzer W. Taschenatlas der Anatomie in drei Bänden. 1. Band. 7. Aufl. Stuttgart:Thieme;1999.
54 Polet M. L'anestésie de la dentine, de la pulpe dentaire et des maxillaires par la méthode des injections distales. SVZ 1909;308.
55 Raab WH-M, Müller R, Müller HF. Vergleichende Untersuchungen zum anästhetischen Wirkpotential von 2- und 4%igem Articain. Quintessenz 1990;41:1207 – 16.
56 Rahn R, Frenkel G, Shah PM, Schäfer V. Bakteriämie nach intraligamentärer Anästhesie. Dtsch Z Mund Kiefer GesichtsChir 1988;12:272 – 5.
57 Rahn R, Oertel R, Richter K, Kirch W, Lemmer B, Niehaus C. Serum-Konzentration von Articain bei wiederholter submuköser Injektion einer 4%igen Vasokonstriktor-freien Lösung. Dtsch Zahnärztl Z 1996;51:399 – 401.
58 Rahn R, Mohr A. Wirksamkeit und Wirkdauer einer 4%igen Articain-Lösung mit unterschiedlich konzentriertem Adrenalin-Zusatz. Dtsch Zahnärztl Z 1997;52:335 – 7.
59 Samandari F, Mai JK. Funktionelle Anatomie für Zahnmediziner. Band II. Berlin:Quintessenz;1995.
60 Schwenzer N, Krimm G. Zahn-Mund-Kiefer-Heilkunde. Lehrbuch zur Aus- und Fortbildung in 5 Bänden. Band 1. Allgemeine Chirurgie, Entzündungen und Röntgenologie. Stuttgart:Thieme;1981.
61 Scott DB. Maximum recommended doses of local anaesthetic drugs. Br J Anaesth 1989;63:373 – 4.
62 Sitzmann F, Prinz M. Experimentelle Untersuchungen zur intraligamentären Anästhesie. Dtsch Zahnärztl Z 1991; 46:817 – 9.
63 Smith GN, Walton RE. Periodontal ligament injection. Distribution of injected solutions. Oral Surg Oral Med Oral Pathol 1983;55:232 – 8.
64 Sonnabend E, Maschinski G. Tierexperimentelle Untersuchungen zur Toxizität von Carticain und Lidocain. Dtsch Zahnärztl Z 1976;31:126 – 7.
65 Strichartz GR. Local anesthetics. Berlin:Springer;1990.
66 Uihlein M. Analytische Untersuchungen mit dem Lokalanästhetikum Ultracain (HOE045). Prakt Anaesth 1974;9: 152 – 7.
67 Veit S, Poethko C, Heidelmeyer CF, Bruckner JB. Ornipressin (POR 8) – Wirkung auf die Koronardurchblutung und die periphere Zirkulation. Anaesthesist 1993;42: 597 – 604.
68 Watson JE, Gow-Gates GA. Incidence of positive aspiration in the Gow-Gates mandibular block. Anesth Pain Control Dent 1992;1:73 – 6.
69 Werner C, Kochs E, Hoffman WE. Cerebral blood flow and metabolism. In: Albin MS, ed. Textbook of neuroanesthesia. New York:McGraw-Hill;1997.
70 Yagiela JA. Local anesthetics. Anesth Analg 1991;38:128 – 41.
71 Yagiela JA. Vasoconstrictors. Their role in local anesthetic toxicity. Jap J Dent Anesth 1993;21:261 – 78.
72 Yokoyama M, Goto H, Ueda W, Hirakawa M, Arakawa K. Modification of intravenous lidocaine-induced convulsions by epinephrine in rats. Can J Anaesth 1993;40:251 – 6.

16
Regionale Schmerztherapie
B. Gustorff und K. H. Hoerauf

16.1 Einleitung — 606

16.2 Grundlagen — 606

16.3 Indikationen zu Nervenblockaden — 606

16.4 Spezielle Anamnese — 607

16.5 Spezielle für die Schmerztherapie geeignete Blockadetechniken — 607

16.6 Spezielle Schmerzsyndrome mit Indikation zur regionalen Schmerztherapie — 628

16.1
Einleitung

Das vorliegende Kapitel soll einen Überblick über schmerztherapeutisch relevante Krankheitsbilder einerseits und spezielle darauf abgestimmte Blockadetechniken andererseits liefern. Der Übersichtlichkeit halber werden sowohl die Syndrome als auch die Methoden nach Körperregionen bzw. -gruppen gegliedert dargestellt. Schmerzsyndrome, die einer regionalen anästhesiologischen Methode prinzipiell nicht zugänglich sind, sind in diesem Kapitel nicht aufgeführt. Sicherlich ist zu beachten, dass jedes Schmerzsyndrom durch mehrere, auch unterschiedliche Ansätze therapierbar oder zumindestens positiv beeinflussbar ist und mitunter auch regionale Verfahren zu einer bestehenden medikamentösen Therapie als adjuvant anzusehen sind. Dies gilt gleichermaßen für alle anderen schmerztherapeutischen Verfahren, die in den vorangegangenen Kapiteln dargestellt worden sind.

16.2
Grundlagen

Regionale anästhesiologische Verfahren, auch Blockaden genannt, zeichnen sich durch eine temporäre oder auch permanente Unterbrechung der Nervenfortleitung aus. Bezüglich der Zielsetzung unterscheidet man zwischen diagnostischen, prognostischen und therapeutischen Blockaden. Hinsichtlich der Auswahl an Substanzen stehen die verschiedenen Lokalanästhetika, Opioide und neurolytische Substanzen zur Verfügung (vgl. Kapitel 2).

Die **diagnostische Blockade** dient der Erkennung der Zugehörigkeit einer schmerzhaften Region zum Versorgungsbereich eines Nervs oder einer Nervengruppe. Beispielhaft wäre hier die paravertebrale Interkostalblockade zu nennen, die bei positivem Ansprechen auf die Schmerzsymptomatik bei einer postherpetischen Neuralgie eine Weiterführung der Blockaden als therapeutische Option unmittelbar nach sich ziehen würde.

Als Beispiel für eine **prognostische Blockade** wäre die lumbale Sympathikusblockade bei arteriellen, peripheren Durchblutungsstörungen zu nennen. Treten Zeichen einer verbesserten Durchblutung an der betroffenen Extremität nach der Blockade auf, wäre die Prognose einer definitiven Blockade günstig zu bewerten. Die unmittelbare Folge wäre hier die definitive Blockade als sog. **therapeutische Blockade**. Ähnliches gilt für Triggerpunktinfiltrationen bei akuten muskulären Verspannungen des Schultergürtels. Auch hier führt die therapeutische Blockade zur Entspannung der betroffenen Muskulatur und macht ggf. eine weiterführende physikalische Therapie erst möglich.

16.3
Indikationen zu Nervenblockaden

Nervenblockaden allgemein sind interventionelle Verfahren, bei denen mittels der verschiedenen Substanzen Lokalanästhetika, Opioide, Steroide, Neurolytika oder Koanalgetika (vgl. Kapitel 2) die Signalfortleitung temporär oder dauerhaft beeinflusst wird.

> **Aufgrund des invasiven Charakters** der einzelnen Methoden der Nervenblockaden und den damit verbundenen seltenen, aber möglicherweise bedrohlichen Komplikationen ist eine strenge Indikationsstellung zu erarbeiten.

So sollen etwa diagnostische Blockaden der Erkennung betroffener nozizeptiver Leitungsbahnen und eines zugrundeliegenden Mechanismus dienen und so zwischen Ausbreitung und Ursache eines Schmerzes differenzieren können.

Eine **diagnostische Blockade** verlangt jedoch zur Sicherung ihres Erfolges diverse Kontrollen: Verlauf der Schmerzen unmittelbar nach Einsetzen der potenziellen Wirkung und nach Ende (Intensität, Analgetikabedarf), Dauer der Wirkung und Kontrollen durch objektive Messungen wie Erhöhung der Hauttemperatur (nach Sympathikusblockade), neurologische Veränderungen (Horner-Syndrom nach Stellatumblockade), Bestimmung des psychogalvanischen Reflexes, Farbstofftests (Ninhydrintest) oder Durchblutungsbestimmungen. Im Weiteren erlauben **prognostische Blockaden** eine gewisse Voraussage der Auswirkung einer Neurolyse bzw. eines neurochirurgischen Eingriffs, die dann bei einer **therapeutischen Blockade** greifen würden.

Generell gilt, dass invasive Verfahren erst dann angewendet werden sollen, wenn die nichtinvasiven therapeutischen Bemühungen erschöpft, insuffizient oder mit nicht tolerablen Nebenwirkungen belastet sind oder aber das Krankheitsbild gezielt einer invasiven Therapie zugänglich ist. Zum Beispiel stellt die therapeutische Regionalanästhesie oft einen ersten Schritt zum Durchbrechen lang anhaltender chronischer Beschwerden dar und ermöglicht so weitere therapeutische Maßnahmen.

Aufgrund der Invasivität und den daraus resultierenden möglichen Komplikationen ist der Patient entsprechend aufzuklären, die durchgeführten Verfahren sind zu dokumentieren (vgl. Kapitel 3); ebenso ist eine ausreichende notfallmedizinische Ausstattung erforderlich, und der Behandler muss über die notwendige Qualifikation verfügen.

Therapeutische Regionalanästhesien sollten gezielt durchgeführt werden. Man beginnt möglichst peripher und schreitet dann erst nach zentral fort; damit wird das Risiko der größeren Komplikationen abgestuft.

> Das Volumen der Lokalanästhetika soll niedrig gehalten werden, um nur eine regionale und nicht eine weit die Zielregion überlappende Anästhesie zu erzielen.

16.4 Spezielle Anamnese

Aus dem Vorangesagten ergibt sich, dass vor jeder therapeutischen Intervention eine spezielle Schmerzanamnese erhoben werden soll. Diese Anamnese gibt mehr oder weniger typische, wiederkehrende Hinweise auf Ursachen, Verstärkerfaktoren und bisherige therapeutische Ansätze der Beschwerden. Sie wird üblicherweise gegliedert in:
- Geschichte der jetzigen Beschwerden,
- bisherige Diagnostik und Therapie,
- allgemeine Krankheitsgeschichte,
- Sozialanamnese.

Die **Geschichte der jetzigen Beschwerden** und **die bereits erfolgten diagnostischen und therapeutischen Bemühungen** sind zu erfassen. Hierzu sollte möglichst viel Material wie Arztbriefe, Untersuchungsbefunde und Röntgenaufnahmen beschafft werden. Die meisten Patienten, die eine Schmerzambulanz aufsuchen, haben eine jahrelange Vorgeschichte ihrer Beschwerden, die mit zahllosen Untersuchungen, Behandlungsversuchen, Kuren usw. verbunden ist. Der Schmerztherapeut ist dann oft die „letzte Instanz", an die sich der Patient (und auch der behandelnde Arzt des Patienten) in verzweifelter Hoffnung wendet. Diese Hoffnung darf nicht durch eine kurze, oberflächliche Anamneseerhebung und durch insuffiziente Primärmaßnahmen, die der Patient schon zur Genüge erfahren hat, zunichte gemacht werden. Andererseits sollten dem Patienten auch keine unseriösen Hoffnungen und Versprechungen gemacht werden; vielmehr gilt es, die Erwartungshaltung auf ein realistisches Niveau zu bringen. Nur so kann ein dauerhaftes Vertrauensverhältnis zwischen Arzt und Patient aufgebaut werden, das die Grundlage einer erfolgreichen Behandlung ist. Auf diesem Vertrauensverhältnis basierend wird der Schmerztherapeut auch den Patienten zur Akzeptanz eines in vielen Fällen verbleibenden Restschmerzes führen können.

Sehr hilfreich ist die Verwendung von vorgedruckten, standardisierten Anamneseformularen. Der Patient kann diese Fragebögen in Ruhe zu Hause und ggf. mit Hilfe seiner nächsten Angehörigen vor der ersten oder zweiten Konsultation ausfüllen. Hierdurch wird sein Erinnerungsvermögen gefördert und auf das Wesentliche fokussiert. Der Arzt kann durch diese Vorabinformation sein Gespräch straffen und zielgerichtet aufbauen. Dadurch ist der Arzt dem Patienten und der Patient dem Arzt während des so wichtigen Anamnesegesprächs vertrauter, weil informierter. Der Arzt erspart sich viele Aufzeichnungen und kann sich dadurch dem Patienten intensiver zuwenden. Darüber hinaus ist es wesentlich, die alten wie auch die neu gewonnenen Informationen strukturiert zu erfassen, um so therapeutische Erfolge wie auch Misserfolge einfacher erkennen zu können. So wird auch beim Wechsel des behandelnden Arztes die Kontinuität der Therapie gewährleistet.

Mit der **allgemeinen Krankheitsgeschichte** können Faktoren erfasst werden, die eine Rolle bei der Entstehung oder Verstärkung des jetzigen Beschwerdebildes spielen können.

> *Hierzu ein Beispiel: Die als Folge einer Rachitis vorhandene Verkürzung des rechten Beines verursachte einen Beckenschiefstand mit kompensatorischer linkskonvexer Skoliose der Lendenwirbelsäule und eine Fehlhaltung von Brust- und Halswirbelsäule. Eine frühzeitig auftretende Unkovertebralarthrose zwischen C3 und C4 führte im 4. Lebensdezennium zu jahrelang therapieresistenten okzipitalen Zephalgien.*

Mit dem Wissen, dass auch zeitlich und vom Beschwerdeort entfernt liegende Ereignisse Verursacher chronischer Schmerzen sein können, ist die Krankheitsgeschichte so vollständig und präzise wie möglich zu erheben. Schon aus der Art der Schilderung kann man eine Bewertung der Krankheitsereignisse durch den Patienten erfahren. Gerade dieser Hinweis spielt – ob zutreffend oder nicht – eine wesentliche Rolle für den diagnostischen Ansatz und die psychologische Führung des Patienten durch den Schmerztherapeuten.

Die **Sozialanamnese** konzentriert sich auf den allgemeinen Werdegang mit Hinweisen auf Elternhaus, Geschwister, Schulbildung, Beruf und Partnerschaft und versucht Faktoren zu erkennen, die im Rahmen der Entstehung oder Verstärkung des jetzigen Beschwerdebildes wirksam sein können. Für den Therapeuten ist es wichtig, das psychosoziale Netz, in dem der Patient lebt, zu beurteilen, weil sich hieraus auch Ansätze für die eventuelle Einbeziehung von Bezugspersonen in die Behandlungsstrategie ergeben können.

16.5 Spezielle für die Schmerztherapie geeignete Blockadetechniken

Blockaden an Kopf und Nacken
Nervi occipitales

- **Indikation.** Okzipitale Kopfschmerzen aufgrund einer Neuralgie des N. occipitalis. Zunächst wird eine diagnostische Blockade mit Lokalanästhetika zur Sicherung der Diagnose durchgeführt werden, um anschließend mit einer Blockadeserie zur Therapie fortzufahren bzw. eine Neurolyse in Erwägung zu ziehen.

▸ **Relevante Anatomie.** Der N. occipitalis major geht aus dem R. dorsalis des 2. Zervikalnervs hervor und wird außerdem noch anteilig aus dem 3. Zervikalnerv gebildet. Am Übergang der Nackenmuskulatur zum Schädel (Linea nuchae) tritt der N. occipitalis durch die Aponeurose in die Subkutis und befindet sich dort medial der A. occipitalis. Er versorgt den mittleren Teil der hinteren Kopfschwarte sensibel. Der N. occipitalis minor entsteht aus dem R. ventralis des 3. Zervikalnervs und versorgt (mit dem N. auricularis posterior) den hinteren lateralen Teil der Kopfschwarte (Abb. 16.**1a–c**).

▸ **Lagerung.** Sitzend, Kopf nach vorne gebeugt.

| Nervi occipitales major et minor
▸ **Punktionstechnik.** Orientierung an der A. occipitalis in Höhe der Linea nuchae superior (ca. 1. Drittel der Verbindung zwischen der Protuberantia occipitalis und dem Processus mastoideus). Dort Injektion medial der Arterie mit einer 25-G-Kanüle senkrecht zur Haut, bis Knochenkontakt erfolgt ist (Abb. 16.**2**). Zurückziehen um 2 mm. Fächerförmige Injektion in medialer und lateraler Richtung.

Dosis. 1 – 2 ml für den diagnostischen Block (höheres Volumen löst auch myofasziale Schmerzen!), für therapeutischen Block: 1 – 2 ml 6 %iges Phenol.

| Nervus occipitalis minor
▸ **Punktionstechnik.** Punktion mit 25-G-Kanüle 3 cm kaudal und 2 cm lateral der Punktionsstelle des N. occipitalis major. Vorschieben bis zum Hinterrand des M. sternocleidomastoideus.

Dosis. 5 ml Lokalanästhetikum.

▸ **Komplikationen.** Keine typischen.

| **Nervus facialis**
Vergleiche Kapitel 12.

| **Nervus trigeminus:**
| **Ganglion Gasseri und distale Äste**
▸ **Relevante Anatomie.** Der N. trigeminus innerviert Gesichtshaut, Augen, Nasen- und Mundschleimhaut, Nebenhöhlen, Zähne, die vorderen Anteile der Ohrmuschel und des Gehörgangs, Dura mater und die Kaumuskulatur. Seine Fasern führen über das Ganglion Gasseri und die Hauptäste der Nn. frontalis, maxillaris und mandibularis mit den entsprechenden Nervenaustrittspunkten, Nn. supraorbitalis, infraorbitalis und mentalis (Abb. 16.**3**). Das Ganglion Gasseri liegt in der

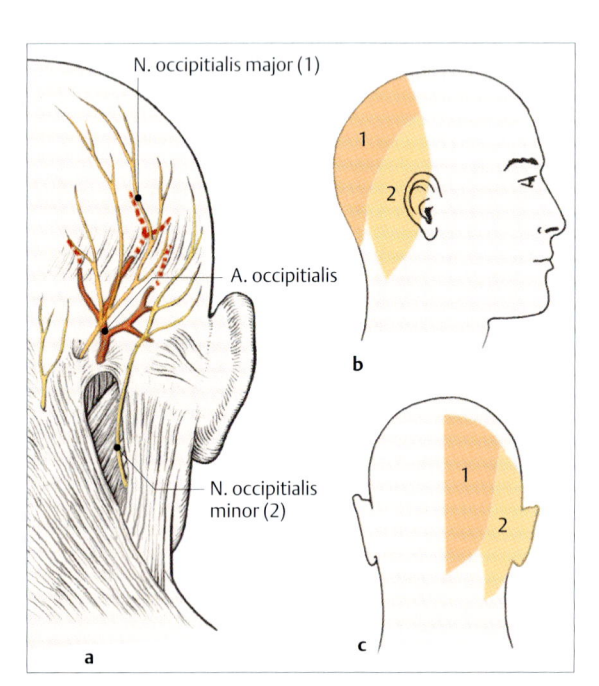

Abb. 16.**1a–c** Halbschematische Darstellung des Verlaufs (**a**) und der sensiblen Versorgungsfelder (**b** u. **c**) der Nn. occipitales major (1) et minor (2) (aus Kreuscher H. Regionale Schmerztherapie. In: Niesel HC, Hrsg. Regionalanästhesie – Lokalanästhesie – Regionale Schmerztherapie. Stuttgart: Thieme; 1994).

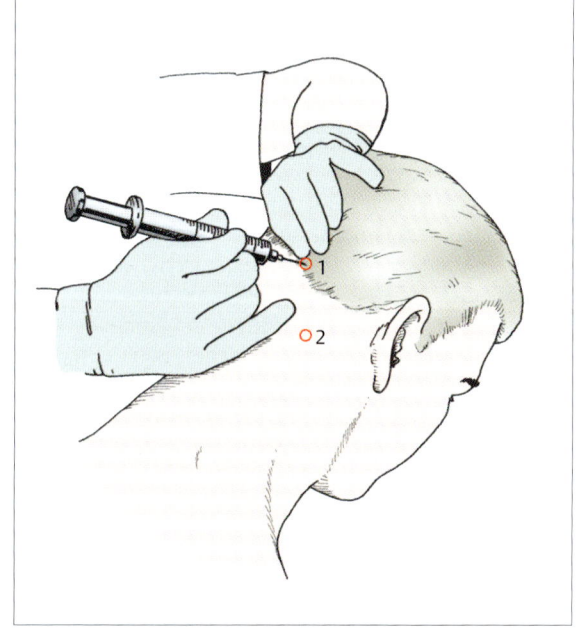

Abb. 16.**2** Punktionsstellen und Spritzenführung zur Blockade der Nn. occipitales major (1) et minor (2) (aus Kreuscher H. Regionale Schmerztherapie. In: Niesel HC, Hrsg. Regionalanästhesie – Lokalanästhesie – Regionale Schmerztherapie. Stuttgart: Thieme; 1994).

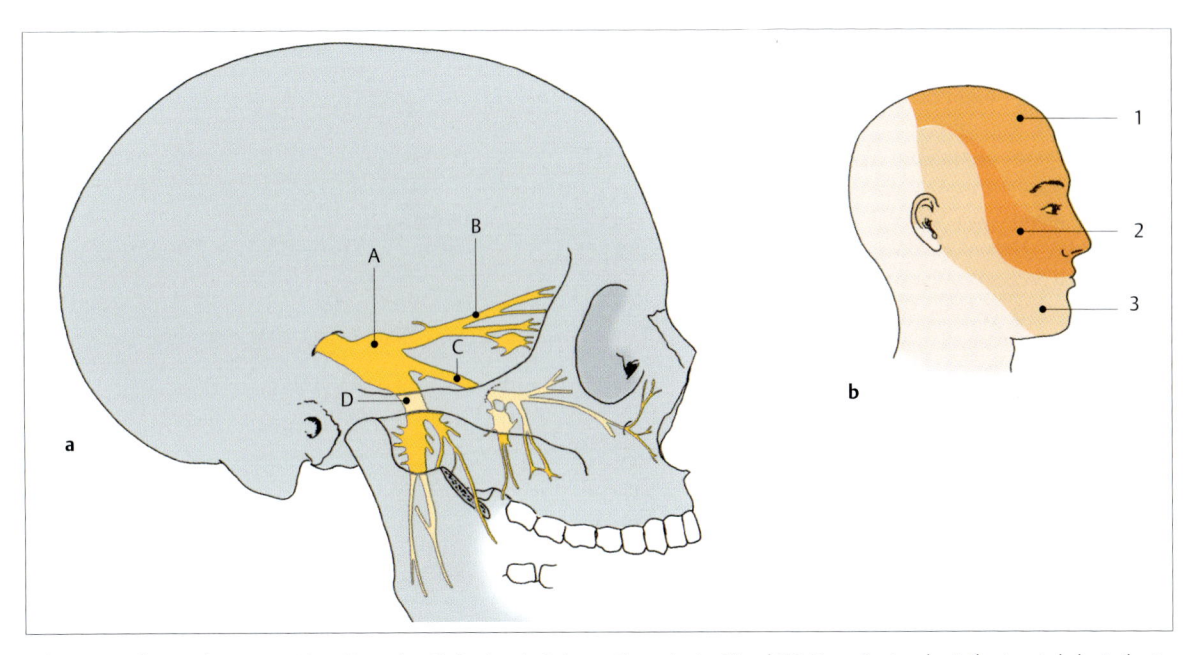

16.5 Spezielle für die Schmerztherapie geeignete Blockadetechniken

Abb. 16.3a u. b Ganglion Gasseri (aus Kreuscher H. Regionale Schmerztherapie. In: Niesel HC, Hrsg. Regionalanästhesie – Lokalanästhesie – Regionale Schmerztherapie. Stuttgart: Thieme; 1994).
a Halbschematische Darstellung des Ganglion Gasseri (A) mit seinen Hauptästen N. frontalis (B), N. maxillaris (C) und N. mandibularis (D).
b Ausbreitung der sensiblen Versorgung der Nn. frontalis (1), maxillaris (2) und mandibularis (3).

Meckel-Grube, die durch eine Invagination der Dura mater aus der hinteren Schädelgrube gebildet wird. Das Ganglion Gasseri ist teilweise von der Dura mater umhüllt, liegt also mit seinem kranialen Teil intradural. Hierdurch ist die unbeabsichtigte Penetration der Punktionskanüle in den subduralen Raum möglich. Der Zugang zum Ganglion Gasseri erfolgt über das Foramen ovale der Schädelbasis.

Das Ganglion pterygopalatinum (sphenopalatinum) enthält sensible Fasern des N. maxillaris und ist deshalb interessant zur Blockade dieses 2. Trigeminusastes. Das Ganglion pterygopalatinum liegt in der Fossa pterygopalatina, die nach lateral von der Lamina lateralis des Pterygoids begrenzt wird. Es enthält außerdem motorische Fasern für den N. petrosus superficialis (Ast des N. facialis) und Fasern aus dem Plexus caroticus.

Der N. frontalis aus dem N. ophthalmicus verläuft subperiostal im Dach der Orbita und teilt sich in den lateralen N. supraorbitalis und den medialen N. supratrochlearis (Abb. 16.4). Der N. supraorbitalis verlässt die Orbita durch das Foramen supraorbitale, der N. supratrochlearis schlingt sich ca. 2 cm medial davon um den wulstförmigen Orbitalrand. Beide Nerven versorgen Haut, Skalp der Stirn bis zum Schädeldach sowie die oberen Augenlider.

▶ **Indikationen.** Blockaden oder Neurolysen des Ganglion semilunare Gasseri und der distalen Äste der Nn. trigemini kommen nur noch selten zur Anwendung, insbesondere wegen des Risikos einer akzidentellen Durapunktion (Ganglion Gasseri). Sie haben aber ihre Bedeutung bei folgenden Indikationen:
▶ Ganglon Gasseri:
  – differenzialdiagnostische Blockade bei Kopf- und Gesichtsschmerzen,
  – Tumorschmerzen (invasive Tumoren der Orbita, des Sinus maxillaris, der Mandibula),

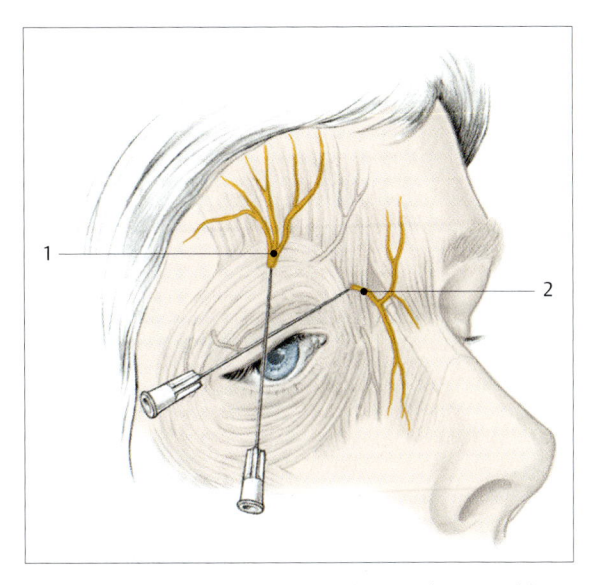

Abb. 16.4 Blockade der Nn. supraorbitalis (1) und supratrochlearis (2).

– therapieresistente Trigeminusneuralgie und gleichzeitige Kontraindikationen gegen mikrovaskuläre Dekompression;
- Äste des N. trigeminus:
  – passagere adjuvante Therapie zu Beginn der medikamentösen Behandlung der Trigeminusneuralgie,
  – akuter Herpes zoster bei Kontraindikationen gegen Stellatumblockaden,
  – Tumorschmerzen.

Ganglion Gasseri

- **Lagerung.** Halb sitzend.

- **Punktionstechnik.** Zunächst Lokalanästhesie der Haut ca. 2,5 cm lateral und etwas proximal des Mundwinkels, etwa gegenüber dem oberen 2. Molaren. Punktion mit einer 22-G-Kanüle. Die Zielrichtung – von ventral gesehen – geht durch die Pupille des geradeaus schauenden Auges (Abb. 16.**5b**), – von lateral gesehen – durch die Mitte des Jochbeinbogens (Abb. 16.**5c**). Die Kanüle wird durch die Wange, dicht medial des Unterkiefers, bis zur Schädelbasis vorgeschoben (Abb. 16.**5a–c**). Röntgenkontrolle der etwas medioanterior des Foramen ovale liegenden Kanülenspitze. Die Kanüle wird dann in leicht posteriorer Richtung langsam in das Foramen ovale vorgeschoben. Hierbei können Parästhesien im Versorgungsbereich des N. mandibularis auftreten. In diesem Fall sollte die Kanüle etwas zurückgezogen und neu positioniert werden, bis das Vorschieben (Röntgenkontrolle) **ohne** Auslösen von Parästhesien gelingt.
Aspiration in 4 Richtungen (Blut, Liquor?), Injektion in kleinen Schritten.

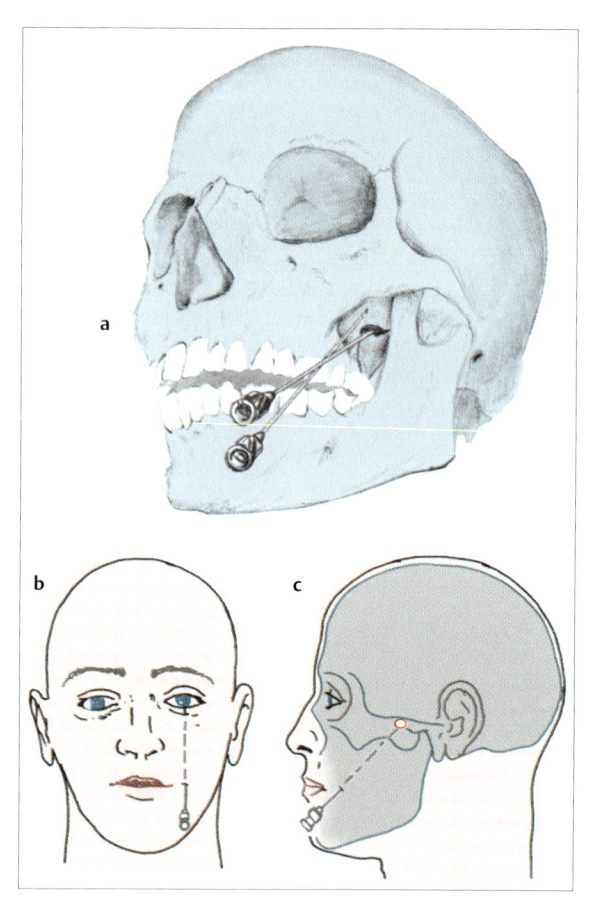

Abb. 16.**5a–c** Kanülenführung zum Foramen ovale (aus Kreuscher H. Regionale Schmerztherapie. In: Niesel HC, Hrsg. Regionalanästhesie – Lokalanästhesie – Regionale Schmerztherapie. Stuttgart: Thieme; 1994).

> **Dosis.** 0,4–1 ml Lokalanästhetikum in Titrationsschritten von 0,1 ml.

- **Nebenwirkungen und Komplikationen.** Hohes Risiko einer Durapunktion und einer möglichen intraduralen Injektion mit nachfolgender Bewusstlosigkeit, Krampfanfällen und kardiovaskulären Reaktionen. Deshalb muss eine Narkose- und Reanimationsbereitschaft – auch personell – gewährleistet sein. Die Punktionstechnik bleibt erfahrenen Schmerztherapeuten vorbehalten, die mit Anatomie und Punktionstechnik vertraut sind, und erfolgt unter anästhesiologischer Überwachung.

Ganglion pterygopalatinum bzw. Nervus maxillaris

- **Lagerung.** Sitzend.

- **Punktionsstelle.** Während der Patient mehrfach den Mund öffnet und schließt, wird die kleine Vertiefung getastet zwischen Processus coronoideus und condylaris der Mandibula und Jochbeinbogen (Abb. 16.**6a**). Dort wird (in Neutralposition des Mundes) unmittelbar unterhalb des Jochbeinbogens in der Mitte der Grube mit einer 22-G-Kanüle senkrecht zur Oberfläche punktiert. Knochenkontakt in ca. 4–5 cm auf dem Pterygoid. Zurückziehen der Kanüle (2 cm) und in ventraler Richtung erneutes Vorschieben, bis die Kanülenspitze den vorderen Rand des Pterygoids passiert. Dann noch 1 cm vorschieben (ca. 6 cm von der Hautoberfläche) bis zur Fossa pterygopalatina (Abb. 16.**6b**). Gelegentlich werden dabei Parästhesien im Bereich des N. maxillaris ausgelöst. Sorgfältige Aspiration.

> **Dosis.** 2 ml Lokalanästhetikum.

- **Komplikationen.** Es handelt sich um eine gefäßreiche Region, daher Risiko der intravasalen Injektion (zur Sicherheit Venenkanüle legen), Hämatom.

16.5 Spezielle für die Schmerztherapie geeignete Blockadetechniken

▸ **Komplikationen.** Es handelt sich um eine gefäßreiche Region, daher Risiko der intravasalen Injektion, Hämatom.

Nervi supraorbitalis, supratrochlearis, infraorbitalis und mentalis

▸ **Relevante Anatomie.** Siehe Abb. 16.**8a** u. **b**.

▸ **Lagerung.** Liegend.

▸ **Punktionstechnik.** Das Foramen supraorbitale ist in der Augenbraue in der Regel senkrecht über der Pupille des geradeaus schauenden Auges tastbar (Abb. 16.**8c**). Unter Verwendung einer kurzen, möglichst dünnen (25-G-)Kanüle wir das Lokalanästhetikum fächerförmig über dem Foramen injiziert (Abb. 16.**8d**).

Für die Blockade des N. supratrochlearis erfolgt die Injektion etwa 2 cm medial vom Foramen supraorbitale ebenfalls fächerförmig.

Am infraorbitalen Rand des Oberkiefers wird das Foramen infraorbitale durch Palpation aufgesucht. Ebenso erfolgt die Identifikation des Austrittspunktes des N. mentalis mittels Palpation 2 cm lateral der Mittellinie.

▸ **Injektion von Lokalanästhetikum.** Das Eindringen der Kanüle in das jeweilige Foramen soll wegen der Gefahr einer Nervenverletzung und eines möglicherweise den Nerven komprimierenden Hämatoms vermieden werden.

> **Dosis.** 2–3 ml Lokalanästhetikum.

> **Praktischer Tipp.** Während und nach der Injektion leichten Druck mit einer Kompresse auf das umgebende Gewebe ausüben, damit das LA nicht zur Dissektion des Gewebes und zu Hämatomen führt.

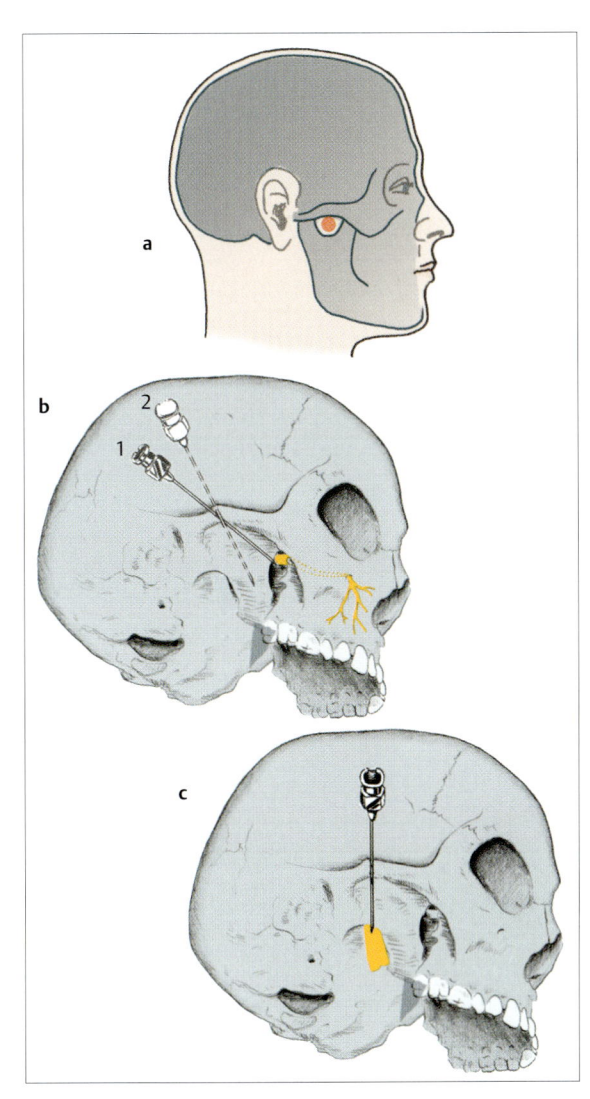

Abb. 16.**6a–c** Darstellung der Punktionsstelle (**a**) und der Kanülenführung zur Blockade des Ganglion sphenopalatinum bzw. N. maxillaris (**b**) und N. mandibularis (**c**) (nach Kreuscher).

▸ **Komplikationen.** Nervenverletzung, Hämatom.

Nervus mandibularis

▸ **Lagerung.** Sitzend.

▸ **Punktionsstelle.** Wie zur Punktion des Ganglion pterygopalatinum (s. o., Abb. 16.**6c**). Nach dem Knochenkontakt der Kanüle auf dem Pterygoid wird diese zurückgezogen (ca. 2 cm) und dorsal und etwas inferior vorgeschoben, bis die Kanülenspitze den hinteren Rand des Pterygoids passiert. Dann Vorschieben um ca. 1–1,5 cm (Abb. 16.**7a–c**). Gelegentlich Parästhesien im Bereich des N. mandibularis (jedoch nicht obligat). Aspiration. (Siehe auch Kapitel 13 u. 14.)

> **Dosis.** 5–8 ml Lokalanästhetikum, evtl. Zusatz von Methylprednisolon.

Nervus glossopharyngeus

▸ **Indikationen.** Differenzialdiagnostische Blockade bei Kopf- und Gesichtsschmerzen zur Unterscheidung einer Glossopharyngeus-Neuralgie, passagere adjuvante Therapie zu Beginn der medikamentösen Behandlung der Glossopharyngeus-Neuralgie und/oder bei akuten Durchbruchschmerzen, selten auch zur Erleichterung der wachen endotrachealen Extubation oder als Regionalanästhesie zu chirurgischen Eingriffen; Neurolyse bei Tumorschmerzen im Bereich des N. glossopharyngeus (invasive Tumoren des Zungengrunds, des Hypopharynx oder der Tonsillen).

▸ **Kontraindikationen.** Gerinnungsstörungen, lokale Infektion, Sepsis.

612 16 Regionale Schmerztherapie

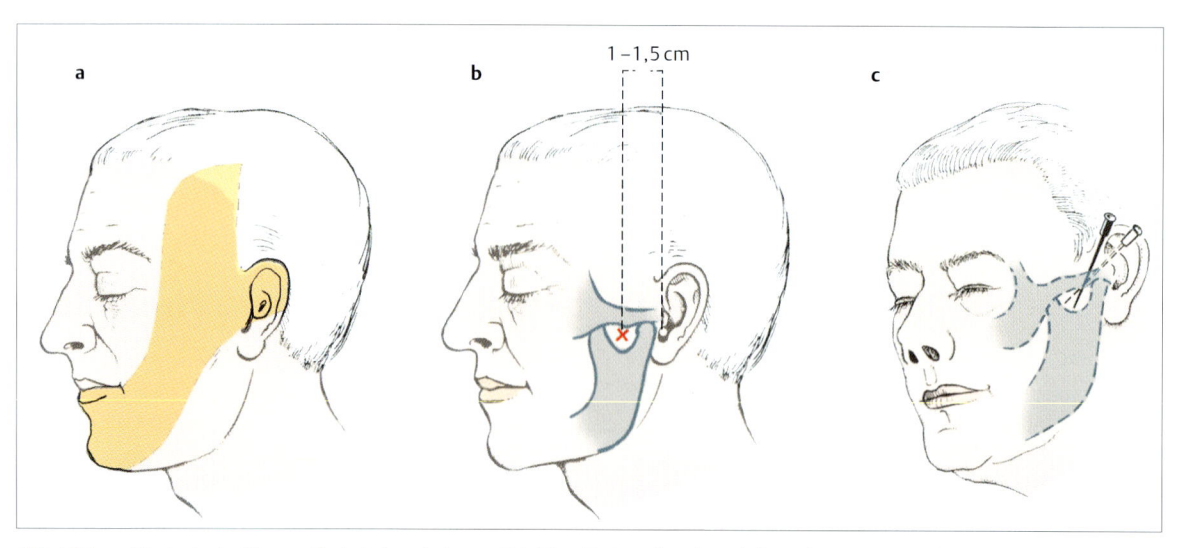

Abb. 16.**7a–c** Blockade des N. mandibularis (aus Auberger HG, Niesel HC. Praktische Lokalanästhesie – regionale Schmerztherapie. 5. Aufl. Stuttgart: Thieme; 1990).
a Versorgungsgebiet des N. mandibularis.
b Anatomische Leitlinien (x = Injektionspunkt).
c Ausführung der Blockade.

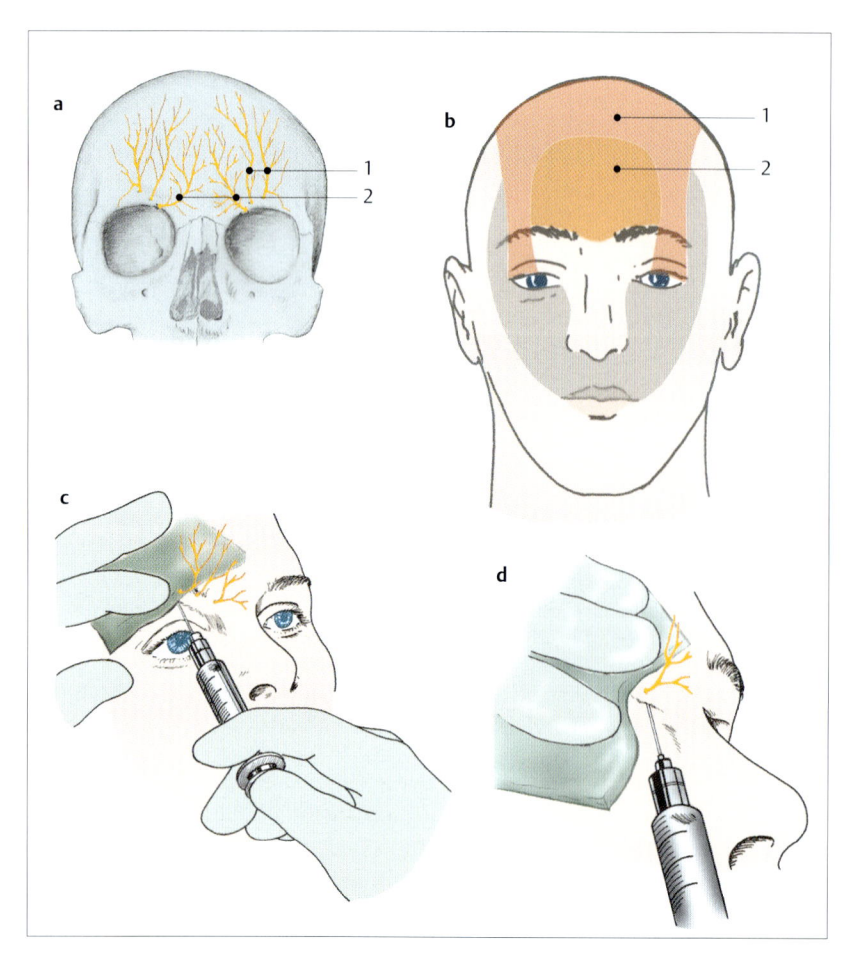

Abb. 16.**8a–d** Blockade der Nn. supratrochlearis et supraorbitalis.
a u. **b** Halbschematische Darstellung des Verlaufs (**a**) und der sensiblen Versorgungsfelder (**b**) der Nn. supraorbitalis (1) et supratrochlearis (2) (aus Kreuscher H. Regionale Schmerztherapie. In: Niesel HC, Hrsg. Regionalanästhesie – Lokalanästhesie – Regionale Schmerztherapie. Stuttgart: Thieme; 1994).
c u. **d** Punktionsstellen und Spritzenführung zur Blockade der Nn. supraorbitalis (**c**) et supratrochlearis (**d**) (nach Kreuscher).

16.5 Spezielle für die Schmerztherapie geeignete Blockadetechniken

▸ **Relevante Anatomie.** Die Hirnnerven IX, X und XI treten gemeinsam durch das Foramen jugulare aus dem Schädel in enger Nachbarschaft zu V. jugularis und A. carotis interna (Abb. 16.9a). Der N. glossopharyngeus innerviert sensibel das hintere Drittel der Zunge, die Rachenmandeln und die Mukosa von Mund und Pharynx. Außerdem führen Äste zum Sinus caroticus und zur Glandula parotidea (parasympathisch). Motorische Äste innervieren den M. stylopharyngeus. Anatomische Landmarke: Der Processus styloideus liegt anterior und etwas lateral des N. IX.

▸ **Lagerung und Ausstattung.** Rückenlage, unmittelbare Narkose- und Reanimationsbereitschaft.

▸ **Punktionstechnik.** In der Mitte auf einer (einzuzeichnenden) Linie zwischen Processus mastoideus und dem Unterkieferwinkel der Mandibula ist der Processus styloideus in geringer Tiefe zu tasten (Abb. 16.9b). Über diesem Punkt senkrecht zur Haut Punktion mit einer 22-G-Kanüle bis zum Knochenkontakt mit dem Processus styloideus in ca. 3 cm Tiefe. Geringfügiges Zurückziehen der Kanüle und vorsichtiges „Abtasten" des Processus nach posterior, bis kein Knochenkontakt mehr vorhanden ist (Abb. 16.9c). Aspiration (Blut oder Liquor?!). Injektion in kleinen Schritten (zentrale Intoxikation?).

> Dosis. 5–7 ml Lokalanästhetikum, evtl. Zusatz von Methylprednisolon. Zur Neurolyse (Karzinomschmerzen) Verwendung kleinerer Mengen!

▸ **Nebenwirkungen und Komplikationen.** Zahlreiche Nebenwirkungen und Komplikationen können aufgrund der engen anatomischen Beziehung zu Hirnnerven und großen Gefäßen (s. o.) auftreten. Sie können für den Patienten z. T. sehr unangenehm (Aufklärung) oder sogar bedrohlich sein: intravasale Injektion (kleine Menge LA in die A. carotis reicht für ZNS-Intoxikation!), Blutung und Hämatom, Schluckstörungen (Schwäche des M. stylopharyngeus), Heiserkeit und reflektorische Tachykardie (Block des N. X), muskuläre Schwäche des M. trapezius und der Zunge, Nervenläsion mit nachfolgender Dysästhesie oder Schmerzen.

Zervikaler Facettenblock
Siehe unten unter Facettenblock.

Plexus cervicalis superficialis
Siehe Kapitel 14 u. 15.

Plexus cervicalis profundus
Siehe Kapitel 14 u. 15.

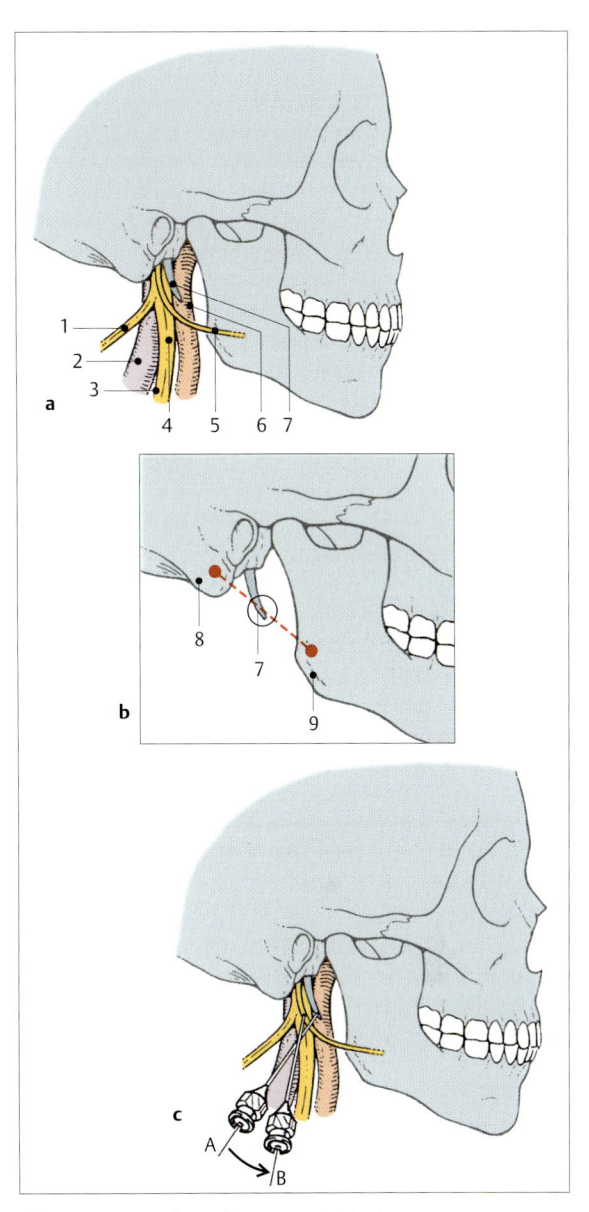

Abb. 16.9a–c N.-glossopharyngeus-Blockade.
a Anatomische Übersicht.
b Verbindungslinie vom Processus mastoideus zum Processus styloideus.
c Nadelführung: Die Nadel ist in Kontakt zum Processus styloideus (A), sie wird nach posterior zurückgeführt zum N. glossopharyngeus (B).
1 = N. accessorius
2 = V. jugularis interna
3 = N. hypoglossus
4 = N. vagus
5 = N. glossopharyngeus
6 = A. carotis interna
7 = Processus styloideus
8 = Processus mastoideus
9 = Angulus mandibulae

Blockaden im Bereich des sympathischen Nervensystems

Einige Schmerzkrankheitsbilder basieren auf einer pathologischen Verbindung zwischen dem efferenten sympathischen Nervensystem und dem nozizeptiven System. Die Unterbrechung des sympathischen Nervensystems reduziert erstens Schmerzen und verhindert teilweise auch die weitere Ausprägung dieser Schmerzen. So geht beispielsweise eine frühe Durchführung der Sympathikusblockade beim Herpes zoster mit einem geringeren Risiko der Entwicklung einer Postzosterneuralgie einher. Der anatomisch bedingte einfache Zugang zum sympathischen Grenzstrang, das geringere Komplikationsrisiko in Kombination mit den verbesserten Möglichkeiten der Bildgebung und eine höhere Erfolgsrate der unten aufgeführten Techniken machen eine chirurgische Sympathektomie für die meisten Patienten überflüssig.

Der Ursprung des sympathischen Nervensystems ist auf das Brust- und Lendengebiet des Rückenmarks beschränkt. Seine Innervation der Haut unterscheidet sich damit wesentlich von der bekannten segmentalen Zuordnung sensibler Fasern des peripheren Nervensystems (Abb. 16.**10**).

Für eine Blockade des Grenzstrangs ist deshalb die Kenntnis der Lage der Ganglien des Grenzstrangs und ihre Zuordnung zur Peripherie besonders wichtig. Entsprechend werden folgende Blockadetechniken am Sympathikus durchgeführt:

- Stellatumblockade,
- GLOA am Ganglion cervicale superius,
- thorakale und lumbale Sympathikusblockade,
- Zöliakusblockade,
- periphere i. v. Sympathikolyse.

> **Praktischer Tipp.** Die Patienten sollten über die wesentlichen Spätreaktionen der Blockade informiert werden. Begleitende mögliche Betäubungen an benachbarten Nerven sollten vor der Blockade erklärt werden. Ein vollständiges Monitoring ist allein schon wegen des Ausfalls von sympathischen Reaktionen erforderlich. Der Effekt der Sympathikusblockade sollte eingehend beobachtet und dokumentiert werden.

Stellatumblockade

▶ **Indikationen.** Vor allem sympathisch unterhaltene Schmerzen (SMP, z. B. CRPS, akuter Zosterschmerz, Postzosterneuralgie), zunächst diagnostische (bei SMP deutliche Schmerzreduktion), dann auch therapeutische Blockade bei SMP. Durchblutungsstörungen der oberen Extremität. Behandlungsserie.

▶ **Kontraindikationen.** Gerinnungsstörung, Parese der Nn. phrenicus und recurrens, Pneumothorax (kontralateral), mäßig kompensierte pulmonale Insuffizienz (auch schweres Asthma bronchiale), AV-Block 2.–3. Grades.

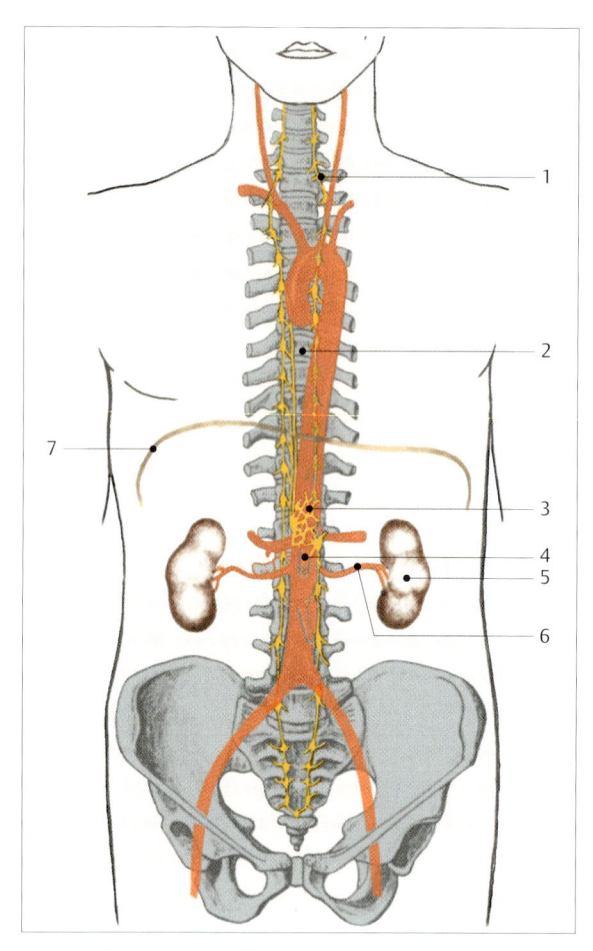

Abb. 16.10 Anatomischer Überblick zur lumbalen Sympathikusblockade
1 = Ganglion stellatum
2 = Wirbelsäule
3 = Nervengeflecht (lumbaler Grenzstrang)
4 = Truncus coeliacus
5 = Niere
6 = A. renalis
7 = Zwerchfell

▶ **Relevante Anatomie.** Das Ganglion stellatum ist meistens eine Fusion von unteren zervikalen und oberen thorakalen sympathischen Ganglien in einer Längenausdehnung von ca. 2,5 cm. Darüber ziehen alle sympathischen Fasern, die Kopf und Nacken innervieren (C_8, Th_1 und Th_2), sowie im inferioren Teil Fasern (Th_{2-4}), welche die obere Brust, Schulter und obere Extremität sympathisch innervieren. Das Ganglion stellatum liegt vor (ventral) dem Processus transversus des 7. Halswirbelkörpers (Abb. 16.**11a**). Ventral davon verlaufen die A. carotis communis und die V. jugularis interna; unmittelbar posterior des Ganglion stellatum verläuft die A. vertebralis. Kaudal beginnt bereits die

16.5 Spezielle für die Schmerztherapie geeignete Blockadetechniken

Pleurakuppel. Medial gelegene Strukturen sind Ösophagus, Trachea, N. phrenicus sowie N. laryngeus und N. recurrens. Die Nähe zur Pleura ist der wesentliche Grund für eine Punktionstechnik, die den Zugang verhältnismäßig weit kranial (HWK6) wählt und entsprechend hohe Volumina für eine kaudale Ausbreitung des Lokalanästhetikums benötigt.

▸ **Lagerung und Ausstattung.** Ziel der Lagerung ist ein möglichst paralleler Verlauf der Halswirbelsäule zur Unterlage. Dies wird erreicht durch Unterlegen eines Kissens unter beide Schulterblätter und starke Reklination des Kopfes (Abb. 16.**11a**). Intravenöser Zugang. Unmittelbare Narkose- und Reanimationsbereitschaft.

▸ **Anatomische Landmarke.** Krikoid.

▸ **Punktionstechnik nach Leriche u. Fontain.** Ziel der Punktion ist der Querfortsatz von HWK6.

Tasten und Einzeichnen des Krikoids. Eine waagrechte Linie schneidet ca. 1–2 cm lateral des Krikoids den Innenrand des M. sternocleidomastoideus. Dort sind senkrecht in der Tiefe der Processus transversus von HWK6 und die Punktionsstelle zu tasten. Bei Unsicherheit in der Identifizierung: zusätzliche Palpation des Processus transversus vom lateralen Hals aus (also senkrecht zur späteren Punktionsrichtung) zur Orientierung. Nach Identifikation der Punktionsstelle Tasten der A. carotis communis (Abb. 16.**11b**). Zur Punktion mit einer 22-G-Kanüle wird die A. carotis durch leichten Druck der freien Hand nach lateral gezogen, und die Kanüle wird senkrecht zur Unterlage (!) auf den Processus transversus geführt bis zu eindeutigem Knochenkontakt (Abb. 16.**11c**).

Ohne Knochenkontakt keine Injektion!

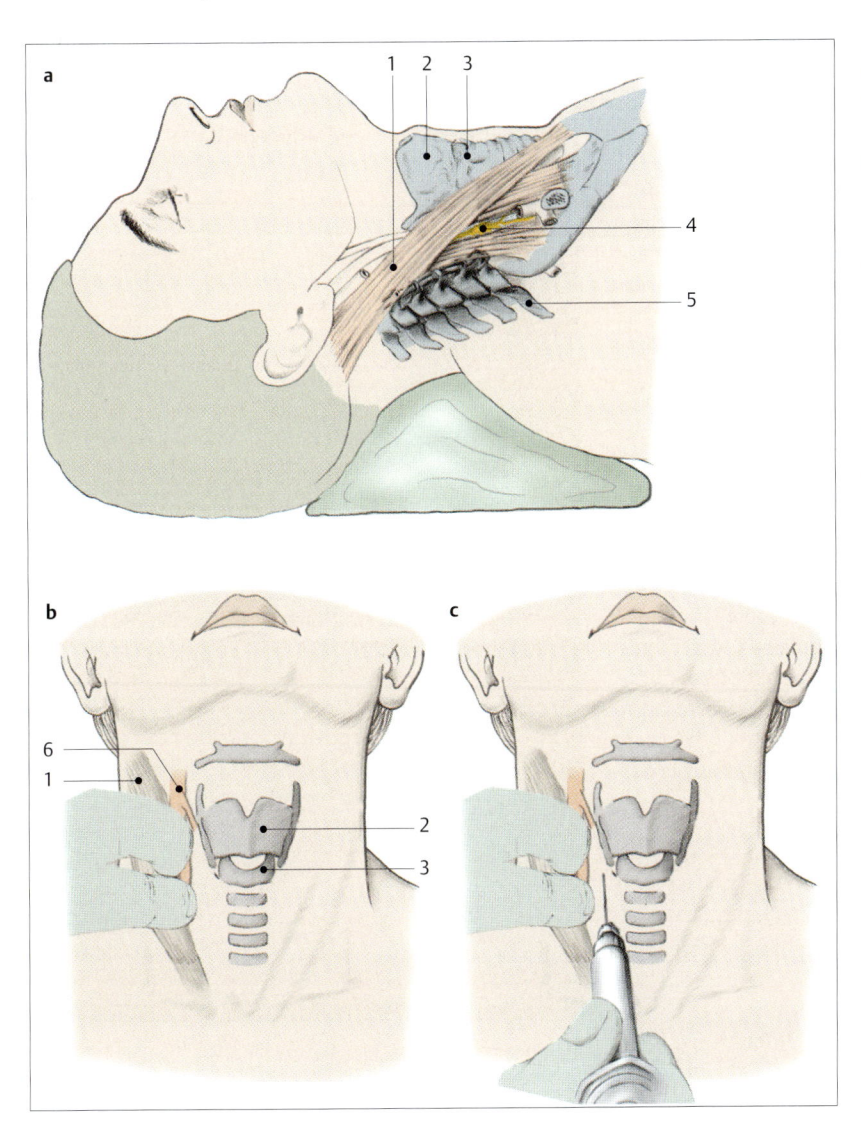

Abb. 16.**11a–c** Ganglion-stellatum-Blockade.
a Topographie des Ganglion stellatum und Lagerung des Patienten (nach Kreuscher).
b Der M. sternocleidomastoideus wird mit Zeige- und Mittelfinger nach lateral gedrängt und der Puls der A. carotis ertastet.
c Die Kanüle wird senkrecht medial der A. carotis und lateral der Trachea in Richtung auf den Querfortsatz des 6. HWK bewegt.
1 = M. sternocleidomastoideus
2 = Cartilago thyroidea
3 = Cartilago cricoidea
4 = Ganglion stellatum
5 = HWK7
6 = A. carotis communis

Zurückziehen um 2–3 mm und obligate Aspiration. Fraktionierte Injektion des Lokalanästhetikums. Nach der Injektion Aufrichten des Oberkörpers (für die kaudale Ausbreitung). Während der Punktion darf der Patient nicht schlucken oder sprechen und soll darüber vorher aufgeklärt werden. Alternativ kann eine Lagekontrolle der Kanüle in dafür ausgestatteten Schmerztherapiezentren mit Ultraschall erfolgen.

Dosis. 8–10 ml Lokalanästhetikum, 0,6 mg Buprenorphin, in 10 ml 0,9 %ige NaCl-Lösung, selten Thermoläsion (Radiofrequenz).

Praktischer Tipp. Wenn bei normalgewichtigen Patienten in einer Tiefe von 3 cm noch kein Knochenkontakt spürbar ist, wird eine Korrektur der Stichrichtung empfohlen. Da eine zweite Person für die Beherrschung der Notfallsituation anwesend sein muss, ist auch eine Injektionstechnik mit immobiler Nadel, Verlängerung und Spritzen durch die Hilfsperson möglich. Vorteil dieser Technik ist, dass beide Hände (Palpation, Kanüle) nicht verändert werden müssen durch die Injektion.

▸ **Nebenwirkungen und Komplikationen.** Intraarterielle Injektion mit Krampfanfall (0,5–1 ml Lokalanästhetikum reichen aus! Häufigkeit 0,1 %); passagere Nebenwirkungen: Horner-Syndrom, konjunktivale Injektion, Tränenfluss, Anschwellen der Nasenschleimhaut, Hautrötung, Heiserkeit (Parese des N. recurrens), Zwerchfellhochstand (Blockade des N. phrenicus, meist symptomlos).

Deshalb keine beidseitige Stellatumblockade!

Ganglionäre lokale Opioidanalgesie (GLOA) am Ganglion cervicale superius

Die Injektion niedrig dosierter Opioide in 0,9 %iger NaCl-Lösung als sog. ganglionäre lokale Opioidanalgesie (GLOA) hat sich besonders in Deutschland bei einigen Schmerzkrankheitsbildern als Alternative zur Sympathikolyse mit Lokalanästhetika entwickelt. Sie birgt nicht das Risiko der Lokalanästhesie. Deshalb ist auch eine Applikation am Ganglion cervicale superius (GCS) möglich.

▸ **Indikationen.** Gesichtsschmerzen (Trigeminusneuralgie, atypischer Gesichtsschmerz, Herpes zoster, SMP), besonders vorübergehend am Beginn der medikamentösen Therapie oder bei Durchbruchschmerzen. Durchführung von Injektionsserien.

▸ **Kontraindikationen.** Gerinnungsstörungen.

▸ **Relevante Anatomie.** Das GCS liegt als oberstes Ganglion des Grenzstrangs ca. 2 cm unter der Schädelbasis zwischen dem M. longus capitis und dem M. digastricus posterior, in medialer, etwas posteriorer Nachbarschaft zur A. carotis und ebenso in der Nähe der V. jugularis.

▸ **Lagerung.** Sitzend.

▸ **Anatomische Landmarken.** Winkel des Gaumensegels.

▸ **Punktionstechnik.** Topische Lokalanästhesie der Rachenschleimhaut mit Spray (fakultativ); reklinierter Kopf; durch den geöffneten Mund bei herausgestreckter Zunge erfolgt die Punktion mit einer 25-G-Sprotte-Nadel mit speziellem Abstandhalter (obligat, verhindert tiefes Eindringen) am Gaumensegelwinkel vorbei durch die Pharynxhinterwand in Richtung Processus transversus des 2. HWK (Abb. 16.12a u. b). Aspiration und Injektion.

Dosis. 0,045 mg Buprenorphin in 1,5 ml 0,9 %ige NaCl-Lösung.

▸ **Nebenwirkungen und Komplikationen.** Blutung, Infektion, Schwindel.

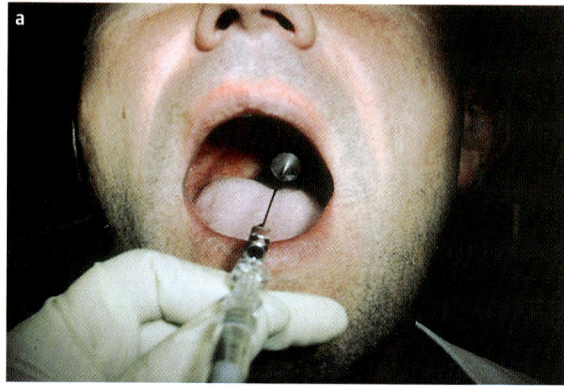

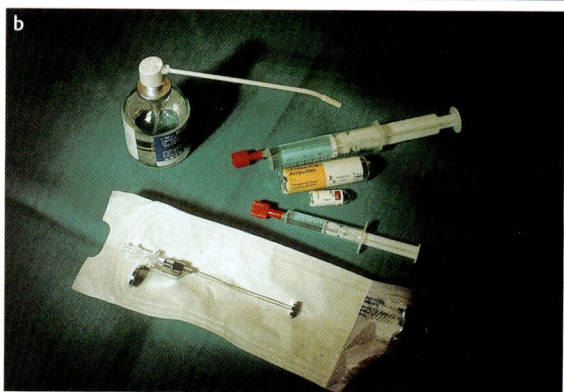

Abb. 16.**12a** u. **b** GLOA am Ganglion cervicale superius.
a Durchführung.
b Instrumentarium.

Thorakale und lumbale Sympathikusblockade

Der Grenzstrang verläuft im oberen Thorax an der dorsalen Seitenwand der Wirbelkörper und wendet sich im weiteren kaudalen Verlauf der Wirbelsäule nach lateral und im lumbalen Bereich nach ventral. Deshalb wird bei paravertebralen Blockaden im Thorax bis Th_{10} auch meist der Grenzstrang blockiert, sodass keine besondere Technik zur Sympathikusblockade im oberen thorakalen Grenzstrang erforderlich ist.

> Die thorakale Grenzstrangblockade selbst wird wegen der häufigen Komplikationen (Pneumothorax, hohe Spinalanästhesie) nur noch sehr selten durchgeführt und sollte dann bevorzugt unter CT-Kontrolle erfolgen.

Auch mit Interkostalblockaden oder Epiduralanästhesien ist eine Sympathikolyse zu erreichen.

Lumbale Sympathikusblockade

Innerhalb des Grenzstrangs gibt es zwischen mehreren höher oder tiefer gelegenen Ganglien Verbindungen (3–6 Segmente), sodass für eine Grenzstrangblockade mehrere benachbarte Ganglien blockiert werden, um den Erfolg der Blockade zu sichern.

▸ **Indikationen.** Durchblutungsstörungen der unteren Extremität (pAVK, Morbus Raynaud), CRPS, Polyneuropathie, Burning-Feet-Syndrom, Postzosterneuralgie, Stumpfschmerzen. Zunächst diagnostische bzw. prognostische Blockade, dann Neurolyse.

▸ **Kontraindikationen.** Gerinnungsstörungen, lokale Infektion, Allergie auf Kontrastmittel.

▸ **Relevante Anatomie.** Der lumbale Grenzstrang bildet sich aus Efferenzen, die bis Höhe L_2 aus dem Rückenmark abgehen. Das bedeutet, dass kaudal von L_2 jede Durchtrennung des Grenzstrangs zu einer Unterbrechung der sympathischen Innervierung der unteren Extremität führt. Entsprechend wird der Zugang zur Blockade des lumbalen Grenzstrangs in Höhe der Lendenwirbelkörper 2, 3 und 4 gewählt. Es wird empfohlen, für eine effektive Neurolyse wenigstens 2 Ganglien (dann Höhe LWK2 und 4), besser 3 Ganglien zu blockieren (15).

▸ **Lagerung und Ausstattung.** Die Lagerung des Patienten erfolgt bevorzugt auf dem Bauch, kann jedoch auch in Seitenlage (dabei weniger Parästhesien infolge besserer Streckung der paravertebralen Region) sein. Kissen unter Thorax und Bauch, gerade Linie der Wirbelsäule, keine Verdrehung. In der Bauchlage sollte die Lendenlordose möglichst aufgehoben werden mit Kissen unter Rippenbogen und Bauch, Arme kopfwärts gelagert. Durchführung in Lokalanästhesie oder auch in Sedierung. Röntgenkontrolle obligat. Stationäre Überwachung über 24 Stunden ist erforderlich (Nachblutung?).

▸ **Anatomische Landmarken.** Dornfortsätze der LWS, Querfortsätze (Röntgen).

▸ **Punktionstechnik.** Durch die kranialen Ränder der Dornfortsätze LWK2–4 senkrechte Linie zur Mittelinie ziehen. Diese Linie entspricht der Projektion des kaudalen Randes des jeweiligen Querfortsatzes. 5–7 cm lateral der Mittellinie liegt die Punktionsstelle.

Lokalanästhesie der Haut und im Stichkanal. Eine 12–14 cm lange 20- oder 22-G-Kanüle mit Mandrin wird schräg zur Oberfläche in Richtung Wirbelkörper unter Röntgenkontrolle vorgeschoben (Abb. 16.**13a** u. **b**). Nach 2–5 cm erfolgt möglicherweise (alternativ: beabsichtigt) Knochenkontakt auf dem Querfortsatz. Dann Zurückziehen der Kanüle und Vorbeiführen am kaudalen Rand des Querfortsatzes bis zum nächsten Knochenkontakt (in ca. 8–9 cm Tiefe) am lateralen Wirbelkörper. Erneutes Zurückziehen der Kanüle um 2–3 cm und Vorschieben in einem etwas steileren Winkel evtl. unter gleichzeitigem Druck mit den Fingerspitzen der freien Hand auf die paravertebrale Muskulatur, um am Wirbelkörper vorbeizugleiten. Eine seitliche Röntgenkontrollaufnahme bestätigt die Lage der Kanülenspitze an der anterioren Wirbelkörperkante (Abb. 16.**13d**, Kanülenspitze liegt in Projektion der anterioren Wirbelkörperkante). Gabe von Kontrastmittel, das sich bei korrekter retroperitonealer Lage unter seitlicher Röntgenkontrolle längs des jeweiligen Wirbelkörpers sofort ausbreitet und sich bei der a.-p. Röntgenkontrolle als eine inhomogene, zum Teil wie mit Bläschen verschattete Kontrastmitteldarstellung zeigt (Abb. 16.**13c**). Bei falscher Lage im M. psoas kommt es zu einer meist dichten und streifenförmigen (Muskelfiederung) Ausdehnung des Kontrastmittels. Injektion des Lokalanästhetikums oder Neurolytikums.

> Die Röntgenkontrolle erfolgt also immer in zwei Ebenen vor der Injektion!

Alternativ zur Röntgenkontrolle mittels Durchleuchtung werden auch CT- oder (selten im offenen MRT) MRT-Kontrollen der Kanülenlage durchgeführt.

Die Erfolgskontrolle wird durch Vergleich der Hauttemperatur der unteren Extremität mit dem Ausgangswert vorgenommen, evtl. auch mittels psychogalvanischer Tests. Bei pAVK-Patienten erfolgt die Schmerzreduktion spontan, aber auch eine verlängerte Gehstrecke (vorher und nach Blockade eine standardisierte Strecke gehen lassen, dabei mitgehen!) ist ein Anhalt für den Erfolg.

> **Dosis.** 3–5 ml Lokalanästhetikum pro Segment, Neurolyse mit je 3–5 ml.

618 16 Regionale Schmerztherapie

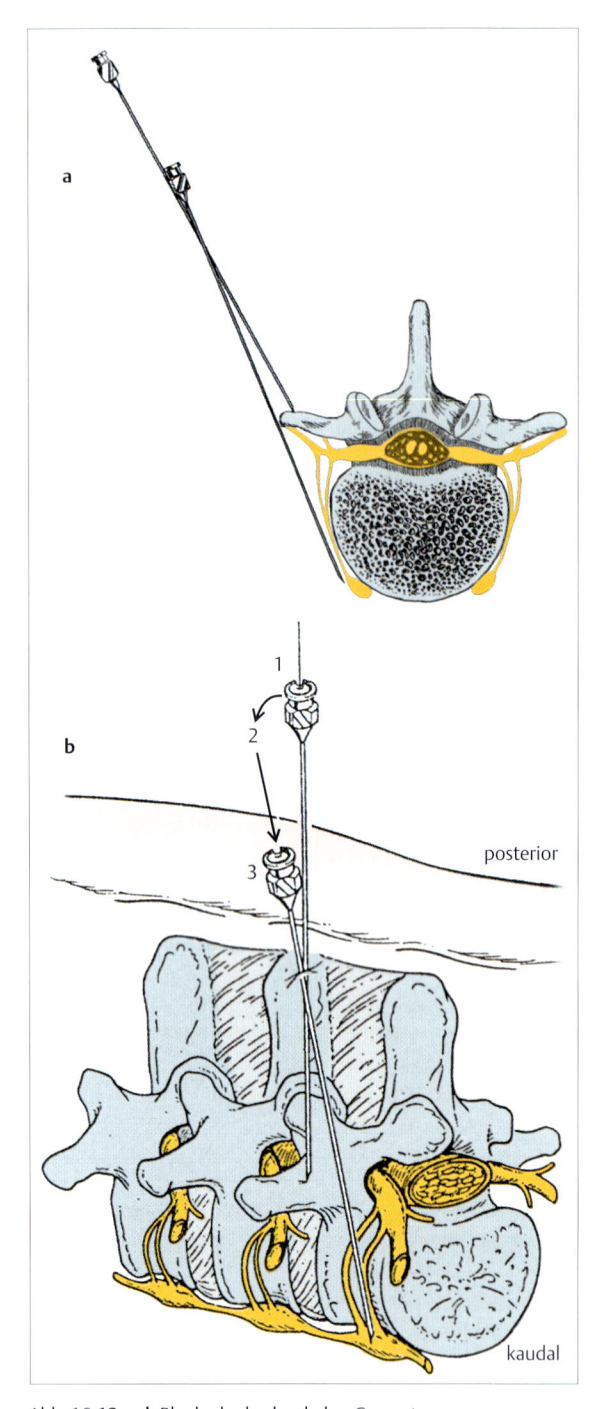

Abb. 16.**13a–d** Blockade des lumbalen Grenzstranges.
a–b Halbschematische Anatomie und Kanülenführung bei axialer Ansicht (**a**) und bei seitlicher Ansicht (**b**).
c–d Die richtige Position der Kanülenspitze wird mit dem Röntgenbildwandler vor und nach der Injektion eines Röntgenkontrastmittels in 2 Ebenen kontrolliert und bei permanenter Blockade auch dokumentiert (aus Kreuscher H. Regionale Schmerztherapie. In: Niesel HC, Hrsg. Regionalanästhesie – Lokalanästhesie – Regionale Schmerztherapie. Stuttgart: Thieme; 1994).
1 Kanülenspitze
2 Kontrastmittel

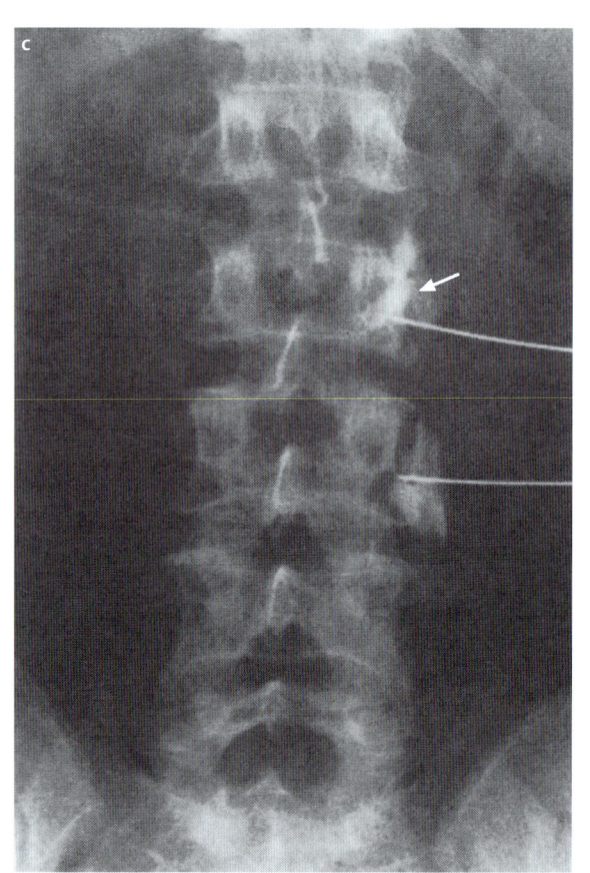

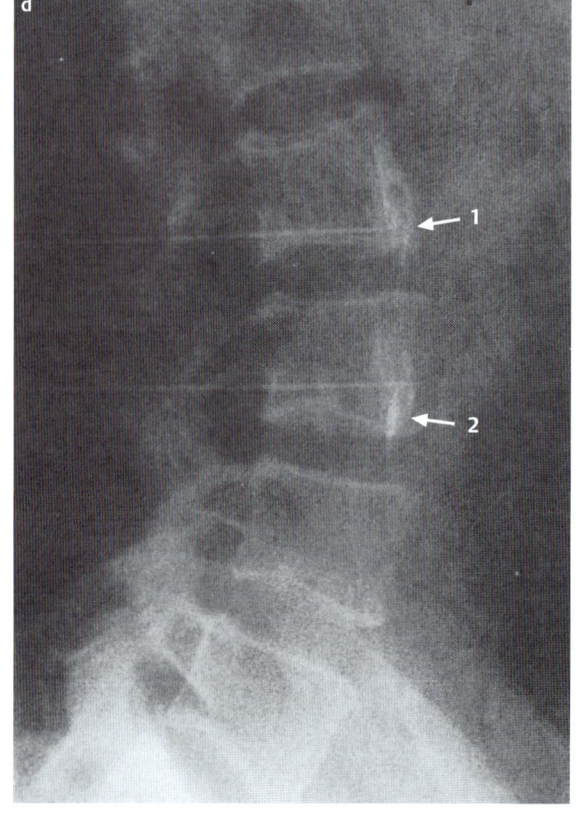

> Praktische Tipps. Eine gute Lagerung lohnt sich. Druck mit den Fingerspitzen der freien Hand auf die paravertebrale Muskulatur neben der Einstichstelle erleichtert manchmal die Passage mit der am Knochen „anstehenden" Kanüle an der lateralen Wirbelkörperkante vorbei (Kanülenspitze bewegt sich dabei mit den Muskeln nach lateral).
> Die Injektion von Alkohol ist unmittelbar schmerzhaft, weswegen eine Analgosedierung zusätzlich günstig ist. Die Kanüle sollte nach Injektion des Alkohols vor dem Zurückziehen „durchgespült" werden, um zu vermeiden, dass restlicher Alkohol in den Stichkanal bzw. evtl. an die spinale Wurzel gelangt und eine schmerzhafte Neuritis auslöst. Die Verwendung einer kleinen Menge Lokalanästhetikum ist dafür empfehlenswert.

▶ **Nebenwirkungen und Komplikationen.** Hypotension; Punktionen von Aorta oder V. cava sind bei intakter Gerinnung in der Regel ohne Folge. Die Patienten sollten aber entsprechend überwacht werden.

> Eine intravasale Injektion muss unbedingt ausgeschlossen werden!

Weitere mögliche Komplikationen sind Verletzung der spinalen Wurzel, Neuralgie des N. genitofemoralis (durch Fehlinjektion von Neurolytika in den M. psoas); Verschlechterung von vorbestehender Harn- und Stuhlinkontinenz, Erektionsstörungen (vor allem bei beidseitiger Blockade).

Zöliakusblockade

▶ **Indikationen.** Tumorschmerzen des Oberbauchs und des Retroperitoneums, Schmerzen bei chronischer Pankreatitis (jedoch geringere Erfolgsrate als bei Tumorschmerzen), Angina abdominalis, diagnostische Blockade vor Neurolyse.

▶ **Kontraindikationen.** Gerinnungsstörungen, lokale oder abdominelle Infektion, Allergie auf Kontrastmittel.

▶ **Relevante Anatomie.** Der Plexus coeliacus enthält sowohl sympathische Fasern, als auch – im Gegensatz zum Grenzstrang – nozizeptive Afferenzen aus dem Oberbauch. Er hat eine Ausdehnung in einer Länge von bis zu 5 cm und liegt vor (anterior) und um die Aorta abdominalis in Höhe von LWK1. Entsprechend der Anatomie des Retroperitoneums liegen also Aorta abdominalis, Truncus coeliacus und V. cava sowie die Nieren in enger Nachbarschaft zum Plexus coeliacus. Das Zwerchfell befindet sich kranial vom Plexus.

▶ **Lagerung und Ausstattung.** Bauchlage wie zur lumbalen Sympathikusblockade (s. o.), ebenso Analgosedierung. Eine abdominelle CT sollte möglichst vorliegen zur Bestimmung vor allem tumorbedingter anatomischer Veränderungen bzw. zum Ausschluss eines Aortenaneurysmas.

▶ **Anatomische Landmarken:** 12. Rippe, Dornfortsätze BWK12 und LWK1.

▶ **Punktionstechnik.** In Bauchlage und unter Röntgenkontrolle erfolgt die Markierung der 12. Rippe einschließlich deren distalem Ende, von BWK12, LWK1 und LWK2 sowie der Dornfortsätze dieser Wirbel (Abb. 16.**14a**). Einzeichnen der Mittellinie und einer weiteren Linie, die durch die kraniale Kante des Dornfortsatzes LKW1 senkrecht zur Mittellinie gelegt wird. Schnittpunkt dieser Linie mit der Unterkante der Rippen ist die jeweilige Punktionsstelle, die sich ca. 7 cm lateral der Mittellinie befindet. Die Punktion erfolgt von beiden Seiten.

Lokalanästhesie der Haut und des Stichkanals, Punktion mit einer 14 cm langen 22-G-Kanüle mit Mandrin im Winkel von ca. 30–45° kaudal am Querfortsatz vorbei in Richtung lateraler Rand von L1 bis zum Knochenkontakt (Abb. 16.**14b**). Markierung der Eindringtiefe der Kanüle, Zurückziehen der Kanüle (2–3 cm) und erneutes Vorschieben in einem steileren Winkel – evtl. unter gleichzeitigem Druck mit den Fingerspitzen der freien Hand auf die paravertebrale Muskulatur –, um am Wirbelkörper vorbeizugleiten. Nach dem Passieren der Vorderkante (Resistenzverlust) weiteres Vorschieben der Kanüle um 1,5–2 cm (links) bzw. 3–4 cm (rechts) über die zuvor eingezeichnete Markierung hinaus. Damit kommt die Kanülenspitze links posterior und rechts anterolateral der Aorta zu liegen. Eine Röntgenkontrolle im seitlichen Strahlengang bestätigt die Lage der Kanülenspitzen.

Entfernen des Mandrins und Aspiration (Blut, Liquor, Urin?). Unter seitlicher Röntgenkontrolle Applikation von Kontrastmittel, das sich vor der Aorta begrenzt verteilt. In der a.-p. Projektion zeigt sich das Kontrastmittel in der Mittellinie in Höhe von LWK1. Injektion des Lokalanästhetikums. Die Injektion des Neurolytikums erfolgt mit Kontrastmittel unter Röntgenkontrolle im **seitlichen** Strahlengang (intravasale Injektion in die A. radicularis magna?).

> Praktische Tipps. Die Injektion von Alkohol ist schmerzhaft, weswegen eine zusätzliche Analgosedierung günstig ist. Die Kanüle sollte nach Injektion des Neurolytikums vor dem Zurückziehen mit Lokalanästhetikum „durchgespült" werden, um zu vermeiden, dass restlicher Alkohol in den Stichkanal gelangt.

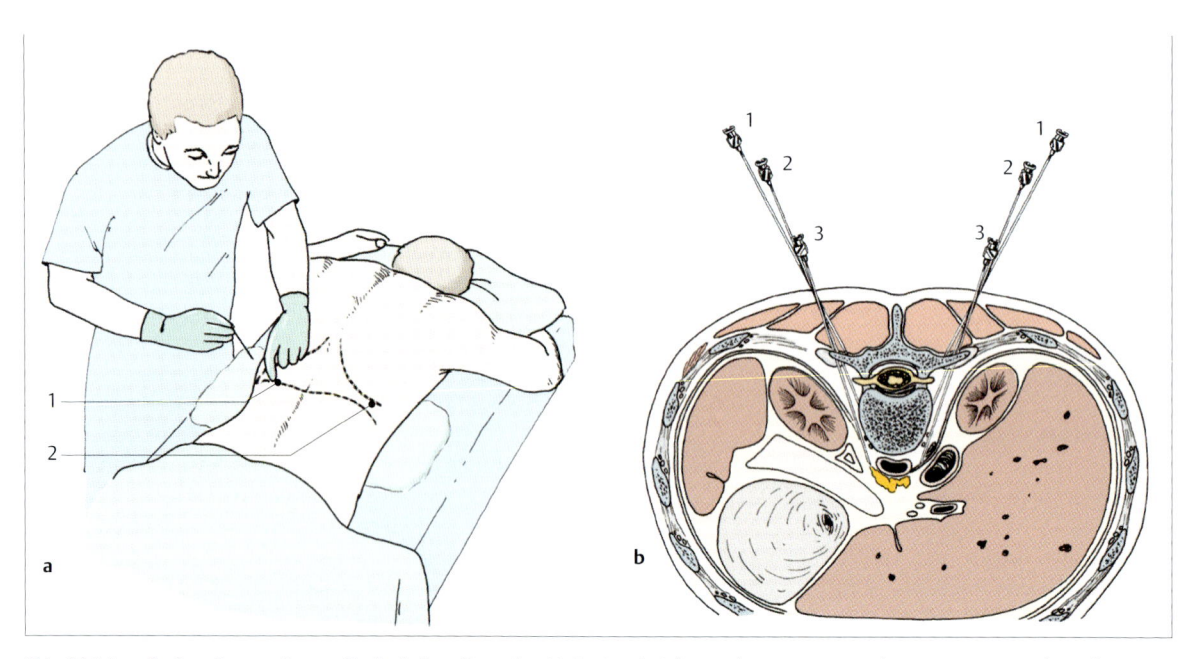

Abb. 16.14a u. b Ganglion-coeliacum-Blockade (aus Kreuscher H. Regionale Schmerztherapie. In: Niesel HC, Hrsg. Regionalanästhesie – Lokalanästhesie – Regionale Schmerztherapie. Stuttgart: Thieme; 1994).
a Die Punktionsstelle befindet sich am Schnittpunkt einer zur Körperachse rechtwinkligen Hilfslinie vom Unterrand des Dornfortsatzes LWK1 (1) mit dem Unterrand der 12. Rippe (2).
b Leicht mediane Vorschubrichtung bis zum Kontakt mit dem Querfortsatz (1) oder dem Wirbelkörper (2). In diesen Fällen wird die Kanüle 2–3 cm zurückgezogen und erneut mehr senkrecht vorgeschoben, bis der Wirbelkörper passiert wird (3).

Dosis. 10–20 ml Lokalanästhetikum je Kanüle (Empfehlung 40 ml insgesamt); 10–20 ml Neurolytikum je Kanüle, davon jedoch anteilig Kontrastmittel (z. B. Alkohol 96 % mit Kontrastmittel 1 : 1 gemischt entsprechend ca. 50 % Alkohol zum Ausschluss der beschriebenen Injektion in die A. radicularis magna oder Mischung im Verhältnis 1 : 1 von Alkohol und Lokalanästhetikum).

▶ **Nebenwirkungen und Komplikationen.** Hypotension; Punktionen von Aorta oder V. cava sind bei intakter Gerinnung in der Regel ohne Folge. Die Patienten sollten aber entsprechend überwacht werden.

> Eine intravasale Injektion muss unbedingt ausgeschlossen werden!

Durchfall (über ca. 2 Wochen anhaltend; darüber muss aufgeklärt werden), Querschnittslähmung infolge einer Läsion bzw. Vasospasmus der A. radicularis magna bei Neurolyse.

Regionale intravenöse Sympathikolyse

▶ **Indikationen.** Sympathisch unterhaltene Schmerzen an der oberen oder unteren Extremität; Indikation jeweils wie bei den oben beschriebenen Sympathikusblockaden.

▶ **Kontraindikationen.** Keine.

▶ **Relevante Pharmakologie.** Guanethidin (Ismelin) führt zu einer Entleerung der Noradrenalinspeicher adrenerger Neuronen und zum Teil zur Hemmung der Speicherfähigkeit von Noradrenalin. Es wird somit eine periphere Sympathikolyse durchgeführt, deren Wirkung 8–24 Stunden anhält.

▶ **Lagerung und Ausstattung.** Wie zur intravenösen Regionalanästhesie ist ein zweiter Venenzugang erforderlich. Verwendung einer doppellumigen Manschette für die Blutsperre.
EKG-Überwachung und Blutdruckmessung erforderlich.

▶ **Blockadetechnik.** Die von Hannington-Kiff (5) beschriebene Methode wird in Analogie zur intravenösen Regionalanästhesie (vgl. Kapitel 9) durchgeführt. Guanethidin wird mit einem Lokalanästhetikum kombiniert, um den initialen Brennschmerz zu mindern, der durch die rasche Freisetzung von Noradrenalin ausgelöst wird. Blutsperre 15–20 Minuten. Nach Öffnen des Tourniquets Blutdruckkontrolle, da restliches intravenöses Guanethidin systemisch zu einer Hypotonie führen kann.
Wiederholung im Abstand von 1–2 Tagen.

16.5 Spezielle für die Schmerztherapie geeignete Blockadetechniken

Dosis. 10–30 mg Guanethidin (obere bzw. untere Extremität) in 20–30 ml (40 ml untere Extremität) 0,9 %ige NaCl-Lösung, zuvor 5 ml 0,5 %iges Prilocain oder anderes Lokalanästhetikum vorspritzen. Zusatz von 500 I.E. Heparin wird empfohlen.

Praktische Tipps. Wenn schmerzbedingt ein Auswickeln der Extremität nicht toleriert wird, reicht das Hochlagern der Extremität über 1 Minute vor Anlegen der Blutsperre aus. Guanethidin ist über die Auslandsapotheke zu beziehen.

▸ **Nebenwirkungen und Komplikationen.** Hypotonie nach Öffnen des Tourniquets, Gefühl einer schweren Extremität nach Blockade (Vasodilatation) und Überwärmung.

Blockaden der oberen Extremität (vgl. Kapitel 8)
Nervus suprascapularis

▸ **Indikationen.** Akute oder chronische Schmerzen des Schultergürtels.

▸ **Kontraindikationen.** Schwere Lungenerkrankung.

▸ **Relevante Anatomie.** Der N. suprascapularis entspringt aus den Wurzeln C5 und C6 und deszendiert mit dem posterioren Teil des Plexus brachialis (vgl. Kapitel 8). Er verläuft durch die Incisura scapulae und versorgt sensibel das Schultergelenk, motorisch die Mm. supra- und infraspinatus.

▸ **Lagerung.** Sitzender Patient, die Oberarme hängen locker herab, die Unterarme werden bei gefalteten Händen auf den Oberschenkeln abgestützt.

▸ **Anatomische Landmarke.** Spina scapulae.

▸ **Punktionstechnik.** Markierung der Mitte einer Linie zwischen den medialen und lateralen Enden der Spina scapulae (1 in Abb. 16.15). Eine Linie wird von diesem Mittelpunkt zur Spitze der Skapula gezogen (2 in Abb. 16.15). Eine zweite Hilfslinie (3) wird parallel zu den Dornfortsätzen durch diesen Mittelpunkt gelegt, sodass **über** der Mittelpunktmarkierung ein „V" entsteht. Etwa 2 cm kranial der Spitze des „V" befindet sich die Punktionsstelle. Eine 22-G-Kanüle wird nach Lokalanästhesie der Haut in einem Winkel vorgeschoben, den die Sagittalachse der Wirbelkörper mit der Skapula bildet. Sobald Knochenkontakt erreicht ist, Zurückziehen der Kanüle und Aufsuchen des oberen Randes der Skapula. Fächerförmige Infiltration.

Dosis. 8–10 ml Lokalanästhetikum.

▸ **Nebenwirkungen und Komplikationen.** Hämatombildung (Gefäße parallel zum N. suprascapularis), Pneumothorax.

Cave: Verwendung einer zu langen Kanüle und senkrechte Stichrichtung!.

Blockaden am Rumpf
Nervi intercostales

▸ **Indikationen.** Akute thorakale Schmerzen (postoperativ, Rippenfraktur, Sternotomieschmerzen usw.), diagnostisch zur Klärung von Interkostalneuralgien, zur Differenzialdiagnose von Bauchdecken- und viszeralen Schmerzen; Postzosterneuralgie (diagnostisch, selten durch gleichzeitige Sympathikolyse auch thera-

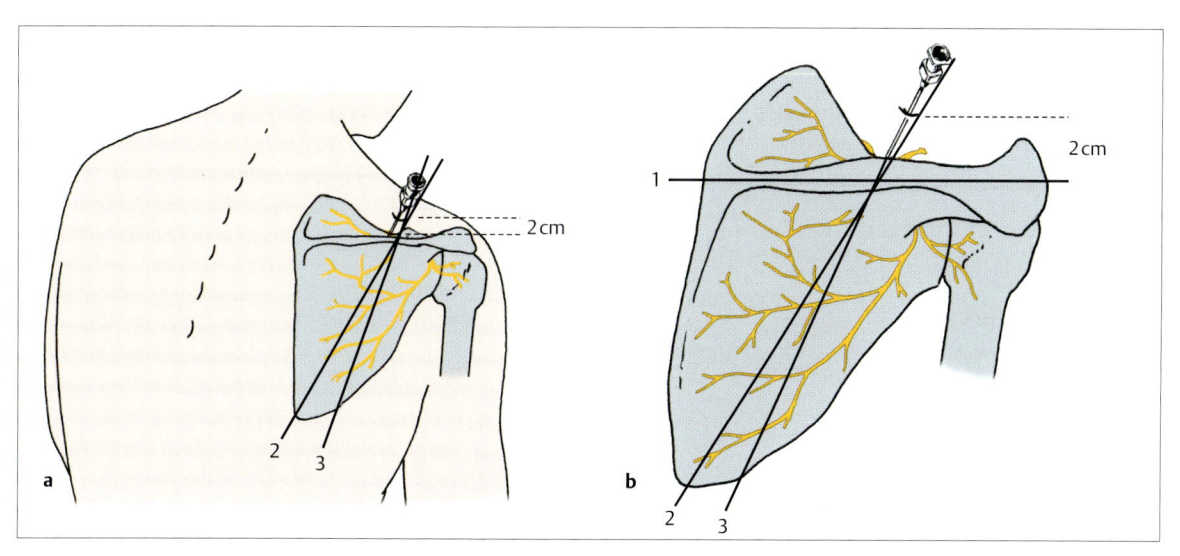

Abb. 16.15a u. b N.-suprascapularis-Blockade: Darstellung der Hilfslinien zum Aufsuchen der Punktionsstelle (aus Kreuscher H. Regionale Schmerztherapie. In: Niesel HC, Hrsg. Regionalanästhesie – Lokalanästhesie – Regionale Schmerztherapie. Stuttgart: Thieme; 1994).

peutisch), akute Zosterneuralgie; Neurolyse bei Tumorschmerzen (selten).

▸ **Kontraindikationen.** Schwere Lungenerkrankungen, Gerinnungsstörungen.

▸ **Relevante Anatomie.** Die thorakalen Spinalnerven geben 4 Zweige im Verlauf ab. Unmittelbar distal des Spinalganglions gehen die Rr. communicantes des Sympathikus ab, die vom bzw. zum jeweiligen Grenzstrangganglion verlaufen. Distal der Rr. communicantes erfolgt die Trennung in den R. dorsalis und den R. ventralis. Der R. dorsalis innerviert die Rückenhaut, die Rückenmuskulatur und das Periost der Wirbel (Abb. 16.**16a**). Der R. ventralis folgt als sog. „Interkostalnerv" dem Verlauf der Rippe, und zwar im dorsalen Thorax im Sulcus costae, im lateralen und ventralen Bereich des Thorax im Interkostalraum zwischen beiden Blättern der Mm. intercostales.

Die Interkostalnerven geben in Höhe des lateralen Thorax einen R. cutaneus lateralis ab, und zwar in der hinteren Axillarlinie (Interkostalnerven I–V) bzw. in der vorderen Axillarlinie (Nn. VI–XII). Zu beachten ist, dass nach diesem Abgang der lateralen Äste diese sich in posteriore und anteriore Äste, also in dorsaler und ventraler Richtung aufzweigen. Dies kann inkomplette Blockaden beim Aufsuchen in der Axillarlinie erklären. Die Rr. cutanei laterales VII–XII sind an der Innervation der vorderen Bauchwand (Haut, Muskulatur, parietales Peritoneum) beteiligt.

▸ **Lagerung und Ausstattung.** Bauchlage mit einem Kissen unter dem Rippenbogen und oberen Abdomen, die Arme hängen seitlich hinunter. Diese Lagerung ermöglicht am besten die Orientierung und Palpation der Interkostalräume. Alternativ ist eine sitzende Position mit nach vorn geneigtem Oberkörper möglich, ebenso eine Seitenlage mit über den Kopf gelegtem oben liegendem Arm (besonders vorteilhaft postoperativ bei starken Wundschmerzen). Eine Röntgenkontrolle ist fakultativ und in der Routine nicht erforderlich.

▸ **Anatomische Landmarken.** Dornfortsätze, Rippen, Axillarlinien.

▸ **Punktionstechnik**
▸ „Klassische" Interkostalblockade: posterior des Angulus costae und lateral der paravertebralen Muskeln. Vorteil: Rippendicke 8 mm, Nervenverlauf in 3 mm Tiefe von der Rippenkante, somit 5 mm Sicherheitsabstand vor der Pleura. Markierung der Mittellinie über den thorakalen Dornfortsätzen, Palpation und Markierung des lateralen Randes der paravertebralen Muskeln (ca. 7–8 cm lateral der Mittellinie, im oberen BWS-Bereich mehr medial gelegen, sodass die Skapula die Punktionsstelle nicht überdeckt). Über dieser Linie dann Einzeichnen des Unterrandes der Rippen. Im Schnittpunkt von Rippe und der vertikalen Linie erfolgt die Punktion.
▸ Zugang über die hintere Axillarlinie: Dort erfolgt dann die Punktion im Schnittpunkt mit der Unterkante der jeweiligen Rippe.

Lokalanästhesie der Haut über den Punktionsstellen. Beginn über der jeweils untersten Rippe. Palpation der Rippe mit dem Zeigefinger der linken Hand, der dann die Haut nach kranial über die Rippe verschiebt (Abb. 16.**16b**). Punktion mit einer G-22-Kanüle bis zum Knochenkontakt (Abb. 16.**16c**). Danach wird die Kanüle etwas zurückgezogen und ihre Spitze entlang des Knochens soweit nach kaudal verschoben, bis sie den unteren Rippenrand erreicht (Abb. 16.**16d**). Weiteres Vorschieben um 2–3 mm, dann Aspiration und Injektion (Abb. 16.**16e**). Danach unter ebenso präziser Kanülenführung Zurückziehen über den Rand der Rippe (Abb. 16.**16f**).

Dosis. 3–5 ml lang wirkendes Lokalanästhetikum, evtl. mit Adrenalinzusatz, da die Resorption sehr rasch erfolgt.

Praktische Tipps. Eine präzise Führung der Kanüle verringert das Risiko eines Pneumothorax. Zur Technik gehört, dass der zuvor tastende Zeigefinger die Kanülenführung bereits während der Punktion übernimmt und mit derselben Hand eine sichere Abstützung auf der Haut erfolgt, sodass die Kanüle nicht durch plötzliche Bewegungen des Patienten oder abrupte Widerstandsverluste zu tief den Interkostalraum penetriert.

▸ **Nebenwirkungen und Komplikationen.** Hämatom, Pneumothorax, Ateminsuffizienz bei vorbestehender respiratorischer Insuffizienz und Blockade einer großen Zahl an Interkostalnerven. Intoxikation mit Lokalanästhetikum bei Überschreiten der maximalen Dosis. Falls eher medial zur posterioren Mittellinie blockiert wird, besteht das Risiko einer medialen Ausbreitung des Lokalanästhetikums über die Nervenwurzel mit nachfolgendem hohen Epidural- oder Spinalblock.

Nervi iliohypogastricus, genitofemoralis, ilioinguinalis

▸ **Indikationen.** Zur Behandlung akuter, meist postoperativer Schmerzen und zur Diagnostik und Therapie chronischer Schmerzen (häufig postoperativ nach Nervenläsion, Neuralgie) im Bereich der Bauchwand und der Leiste kann die gezielte Blockade der unteren Interkostalnerven und der oberen Nerven des Plexus lumba-

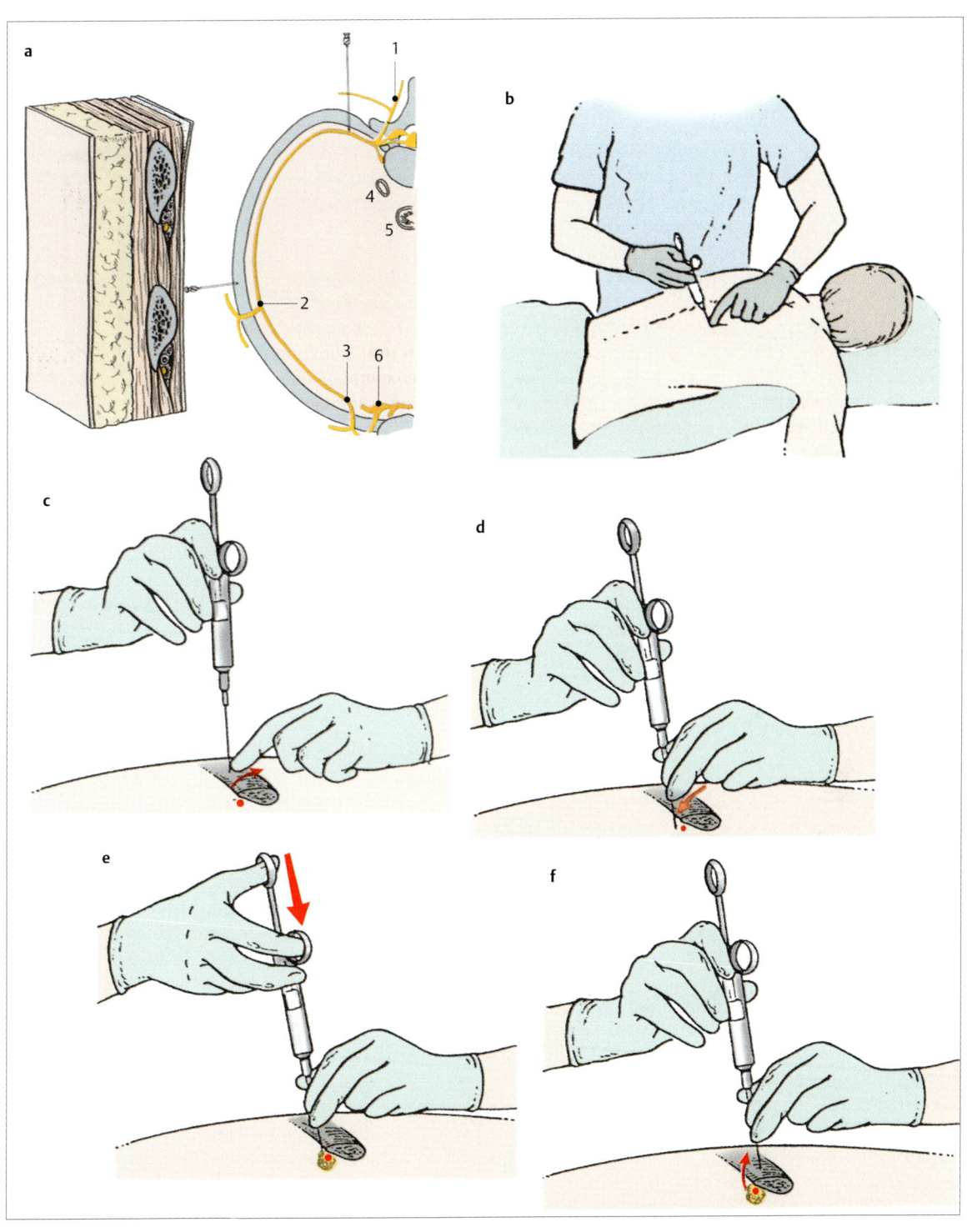

Abb. 16.**16a–f** N.-intercostalis-Blockade.
a Schematische Anatomie des N. intercostalis und Punktionsstellen (aus Kreuscher H. Regionale Schmerztherapie. In: Niesel HC, Hrsg. Regionalanästhesie – Lokalanästhesie – Regionale Schmerztherapie. Stuttgart: Thieme; 1994).
b–f Ausführen der Blockade.
1 = R. dorsalis n. spinalis
2 = R. cutaneus lateralis n. intercostalis
3 = R. cutaneus anterior n. intercostalis
4 = V. azygos
5 = Ösophagus
6 = A. thoracica interna

lis beim Durchtritt durch die Bauchwand erfolgen. Wenn erst einmal die Schmerzen chronifiziert sind, ist jedoch die Chance auf eine anhaltende Wirkung einer Blockadeserie gering.

▸ **Relevante Anatomie und Punktionstechnik** s. Abb. 10.**17** und 10.**20**–10.**22**.

> Dosis. Bei extremen Schmerzen und/oder nicht zu beherrschenden Tumorschmerzen ist selten eine Neurolyse mit 0,5–1 ml Phenol indiziert.

Nervus pudendus
Siehe Kapitel 10.

Epidurale Blockaden
Die speziellen epiduralen Punktionstechniken der zervikalen, thorakalen, lumbalen und sakralen Wirbelsäule werden ausführlich in Kapitel 6 beschrieben.

▸ **Schmerztherapeutische Indikationen.** Akute Schmerzen wie z. B. postoperative und posttraumatische Schmerzen (Rippenserienfraktur), besonders Diskusprotrusionen und Diskusprolaps (entweder als wiederholte Injektionen im Rahmen von Behandlungsserien oder als kontinuierliches Verfahren), Herpes zoster, Pankreatitis; chronische Schmerzen mit diversen Ursachen, besonders in der lumbalen Wirbelsäule, bei Postzosterneuralgie oder Karzinomschmerzen.

▸ **Therapie.** Zur Anwendung kommen Einzelinjektionen mit Lokalanästhetika und Steroiden (wichtig: nur wasserlösliche Steroide und keine Kristallsuspension verwenden, nur Triamcinolon ist dafür zugelassen) und Katheterverfahren zum Teil unter Zusatz von Opioiden (⅕ der intravenösen Dosis). Bei Langzeitanwendung epiduraler Katheter tritt häufig ein Verlust der Wirkung ein, bedingt durch Tachyphylaxie und epidurale Fibrosenbildung.

Der besondere Vorteil der Gabe von Lokalanästhetika liegt in der Möglichkeit, die gesamte Afferenz zu blockieren und damit den Teufelskreis von Schmerzen und sekundären Schmerzen – wie z. B. bei Bandscheibenvorfällen – zu durchbrechen. Erst diese Maßnahme ermöglicht häufig die Durchführung weiterer Therapien im Rahmen eines multimodalen Konzeptes.

> **Die epidurale Gabe** von Lokalanästhetikum gehört in die Hand eines mit der Behandlung von Ateminsuffizienz und Herz-Kreislauf-Stillstand sicher trainierten Arztes!

Epiduroskopie und Lyse epiduraler Adhäsionen
Möglicherweise sind epidurale Bindegewebsstränge als Folge epiduraler Entzündungsreaktionen nach Operationen oder Bandscheibenvorfällen usw. mit Ausbildung von Adhäsionen an Nervenwurzeln oder Venen (Rückflussstau, Ödembildung) Ursache von Schmerzen in der Wirbelsäule. Adhäsionen sind bisher auch in der modernen Bildgebung nur mangelhaft nachzuweisen. Mittels Epiduroskopie über einen kaudalen Zugang können solche Adhäsionen identifiziert und durchtrennt werden. Die kurzfristigen Ergebnisse dieses Verfahrens scheinen gut zu sein, mittelfristig kommt es jedoch häufig zu einem Rezidiv (14).

> **Angesichts des Risikos** einer epiduralen Intervention wird die epidurale Adhäsiolyse zurzeit nur in ausgewählten Zentren durchgeführt.

Eine weitere epidurale Methode zur Adhäsiolyse besonders von periradikulären Fibrosen stellt ein von Gabor Racz entwickelter – mit einer Metallspirale am Ende – gebogener Katheter dar, der kaudal in den Epiduralraum eingeführt wird und über den in die Region der aufgesuchten Adhäsionen eine Mischung aus 10%iger NaCl-Lösung, Hyaluronidase und Lokalanästhetikum an drei aufeinander folgenden Tagen injiziert wird. Das Verfahren ist sowohl wegen der nicht untersuchten neurotoxischen Verträglichkeit (NaCl 10 %!, Hyaluronidase) als auch wegen der noch ungeklärten mittelfristigen Therapieergebnisse zurzeit stark umstritten und wird deshalb hier nicht ausführlich beschrieben.

Transsakrale Blockaden
▸ **Indikationen.** Karzinomschmerzen im Bereich des kleinen Beckens, des Damms und der sakralen Dermatome; zunächst diagnostische Blockade, dann Neurolyse.

Wenn bei unerträglichen Schmerzen der Erhalt der Kontinenz Bedeutung hat, dann wird eine transsakrale Neurolyse der intrathekalen Neurolyse vorgezogen.

▸ **Kontraindikationen.** Gerinnungsstörung, lokale Infektion.

▸ **Relevante Anatomie und Punktionstechnik** s. Kapitel 6.

Meist beruht die wesentliche Innervation der Blasenmuskulatur auf nur einem sakralen Nerv (häufig der 3., selten der 4. Sakralnerv). Vor der Neurolyse erfolgt deshalb eine Serie von Probeblockaden mit dem Ziel, Schmerzreduktion und Auswirkung auf die Kontinenz genau zu bestimmen und den sakralen Nerven zuzuordnen.

> Dosis. 1–2 ml Lokalanästhetikum bzw. Phenol.

Epidurale Stimulation über Elektroden

Durch die technische Verbesserung der Geräte erfährt die epidurale Stimulationsbehandlung (Spinal Cord Stimulation, SCS) bei chronischen Schmerzzuständen eine zunehmende Bedeutung. Ihr Stellenwert im Vergleich zu intrathekalen Medikamentengaben ist zurzeit noch nicht vollständig geklärt.

▶ **Indikationen.** Ischämische Beinschmerzen, Angina pectoris, CRPS, Postzosterneuralgie, Stumpf- und Deafferenzierungsschmerzen nach Ausriss der Nervenwurzel oder des Plexus brachialis, chronische Rückenschmerzen im Rahmen des sog. Failed-Back-Surgery-Syndroms.

▶ **Technik.** Unter aseptischen Bedingungen und mittels Röntgen werden von lumbal, thorakal oder selten auch zervikal über den Epiduralraum eine oder zwei mehrpolige Stimulationssonden in Höhe der Segmente, die den chronischen Schmerzreizen zugeordnet werden, eingebracht. Die Stimulation führt zu einer als angenehm empfundenen Parästhesie und überdeckt die Schmerzen in den entsprechenden Dermatomen. Die dauerhafte Stimulation erfolgt über einen meist implantierten, selten externen Impulsgenerator.

Intrathekale Neurolyse

Die intrathekale Neurolyse wird nur sehr selten angewendet, hat aber zur Behandlung schwerster, mit anderen Methoden nicht zu beherrschenden Tumorschmerzen weiterhin ihre Berechtigung und ist ausgesprochen wirksam.

▶ **Indikationen.** Schwerste, mit Analgetika nicht zu beherrschende Tumorschmerzen, die auf 2–3 Dermatome beschränkt sind; Patienten mit einer begrenzten Lebenserwartung (6–12 Monate).

▶ **Relevante Anatomie.** Im Spinalraum sind sensible und motorische Fasern getrennt (dorsale bzw. ventrale Wurzeln), sodass eine gezielte Neurolyse ausschließlich der sensiblen, schmerzleitenden Afferenzen möglich ist (Abb. 16.17). Die Lage des spinalen Segmentes unterscheidet sich vom Wirbelsegment: Im oberen Thorax sind die Spinalsegmente nahezu identisch mit den Wirbelsegmenten, je kaudaler das Spinalsegment liegt, desto höher liegt der Zugang im Verhältnis zu den Wirbelkörpern. Die spinalen Segmente werden nach kaudal schmaler, sodass die Sakralsegmente kaum noch einzeln blockiert werden können.

▶ **Lagerung und Ausstattung.** In Abhängigkeit vom zu erzielenden Ort der Neurolyse Lagerung in 45°-Seitenlage (Abb. 16.17c), selten in Bauchlage (Abb. 16.17b), gelegentlich im Sitzen.

▶ **Anatomische Landmarken.** Orientierung an exakten Skizzen der Zuordnung von spinalen Segmenten zu Dermatomen.

▶ **Punktionstechnik.** Alkohol ist **hypo**bar, Phenolglycerin ist **hyper**bar. Das bedeutet, dass der Patient zur Neurolyse mit Alkohol (steigt auf) in eine um 45° (**nicht** 90°[!], da sonst die motorische Wurzel mit neurolysiert wird) nach ventral geneigte Seitenlage (Abb. 16.17c) und mit Phenolglycerin (sinkt ab) in eine um 45° nach dorsal geneigte Seitenlage gebracht wird (Abb. 16.17d). Der Nachteil des hyperbaren Phenolglycerins besteht also darin, dass der Patient längere Zeit auf der schmerzhaften Seite liegen muss.

> Wenn eine komplette kaudale Neurolyse angestrebt wird, wird Phenol im Sitzen appliziert (analog zum Sattelblock).

Die spinale Punktion erfolgt genau in der Höhe des vorher festgelegten Segmentes mit einer 25-G-Spinalkanüle mit kurzem Quincke-Schliff. Pro Segment werden 0,7 ml reiner Alkohol (96%) in Schritten zu 0,1 ml sehr langsam injiziert mit einer Tuberkulin- oder Insulinspritze. Nach ca. 0,3 ml tritt ein sehr intensiver, nur kurz anhaltender Brennschmerz auf, der die richtige Lage der Kanüle (Schmerz im schmerzhaften Dermatom?) bestätigen kann; darüber muss der Patient unbedingt vorher aufgeklärt werden. Gegen Ende der langsamen Injektion bildet sich dieser Schmerz bereits zurück. Nach der Injektion wird trotz der raschen Gewebefixierung des Alkohols ein Beibehalten der Lagerung über 20–30 Minuten empfohlen.

> Wird eine beidseitige Neurolyse angestrebt, wird die Injektion in Bauchlage durchgeführt und das Volumen des hypobaren Alkohols verdoppelt (1,4 ml).

> Dosis. 0,7 ml pro Segment 96%iger Alkohol (**hypo**bar) oder Phenolglycerin (**hyper**bar).

> Praktische Tipps. Wenn Alkohol injiziert wird, keine Aspiration von Liquor durchführen (flockt aus). Mehrere Segmente können **nicht** in Analogie zu Lokalanästhetika über eine Nadel neurolysiert werden, da Alkohol unmittelbar nach der Injektion sich rasch im Gewebe fixiert. Für mehrere Segmente sind also jeweils mehrere spinale Punktionen erforderlich. Vor der Durchführung einer sakralen Neurolyse sollte mittels hyperbarem Lokalanästhetikum eine Probeblockade durchgeführt werden, die neben der Schmerzreduktion v. a. auch das Volumen des Injektats ermittelt, um eine Beeinträchtigung von Nerven oberhalb des gewünschten Segments zu vermeiden.

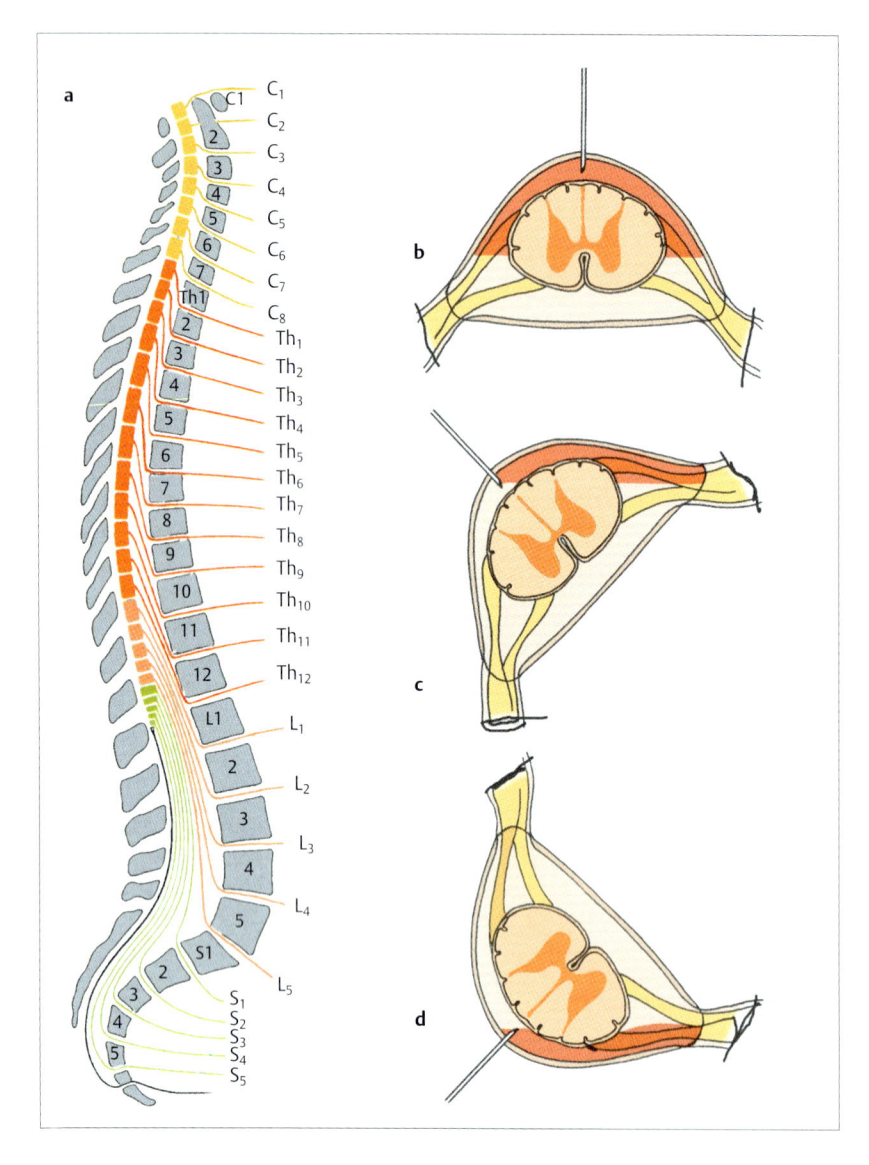

Abb. 16.17a–d Intrathekale Neurolyse.
a Segmentale Anatomie des Rückenmarks (aus Kreuscher H. Regionale Schmerztherapie. In: Niesel HC, Hrsg. Regionalanästhesie – Lokalanästhesie – Regionale Schmerztherapie. Stuttgart: Thieme; 1994).
b–d Ausbreitung einer hypobaren (**b, c**) bzw. hyperbaren (**d**) neurolytischen Lösung im Liquor cerebrospinalis in Abhängigkeit von der Lagerung des Patienten. In Bauchlage (**b**) werden beide dorsalen Wurzeln, in 45°-Seitenlage (**c**) wird nur eine dorsale Wurzel erreicht.

▶ **Nebenwirkungen und Komplikationen.** Bei Neurolyse im oberen Thorax muss mit bradykarden Rhythmusstörungen und Hypotonie gerechnet werden (Ausfall der Nn. accelerantes). Bei Neurolyse der sakralen Segmente treten gehäuft Miktionsstörungen auf. Sensible Ausfälle und Dysästhesien sind typische Nebenwirkungen, ebenso eine mangelnde Tiefensensibilität. Kopfschmerzen postpunktionell sind selten, ebenso selten ist eine aseptische Meningitis. Gelegentlich treten begleitende motorische Blockaden auf, die meist nach ca. 4–6 Wochen zurückgebildet sind.

> Wegen der möglichen beeinträchtigenden Komplikationen und Nebenwirkungen nach einer intrathekalen Neurolyse muss eine ausführliche Aufklärung erfolgen.

Spinale Blockaden und intrathekale Medikamentengaben

Die regionale Schmerztherapie setzt besonders auch bei schwer zu beherrschenden chronischen Schmerzen langfristige Medikamentenapplikationen über intrathekale Katheter ein. Für die Details sei auf Kapitel 5 verwiesen.

Blockade der Facettengelenke und Facettengelenksnerven

Als Facettenblockade wird eine Unterbrechung der Nervenleitung zum Facettengelenk bezeichnet. Die Facettengelenkinjektion erfolgt dagegen ausschließlich intraartikulär.

▶ **Indikationen.** Zervikale oder lumbale Facettenarthropathie. Die diagnostische Blockade ist besonders wichtig zur Sicherung der Diagnose. Eine mehrfache Wiederholung der Blockade der Nerven bringt nur kurzfristigen Erfolg, es sollte deshalb eine Neurolyse folgen.

▸ **Kontraindikationen.** Gerinnungsstörungen, lokale Infektionen.

▸ **Relevante Anatomie.** Die Facettengelenke werden von einer Bindegewebskapsel umgeben, die jedoch ventral nicht vorhanden ist. Ventral grenzt die Synovia direkt an das Lig. flavum. Der Recessus superior der Facettengelenke wird unmittelbar von Gewebe umgeben, das in Kontakt zum epiduralen Gewebe steht. Das intraartikuläre Volumen beträgt 1,5–2 ml. Das heißt, dass intraartikuläre Injektionen von mehr als 2 ml Lokalanästhetikum zu einer epiduralen Ausbreitung führen können.

Die Innervierung eines Facettengelenks erfolgt hauptsächlich über zwei, zum Teil auch anteilig über drei Nervenäste. Aus dem R. dorsalis des Spinalnervs zieht der R. medialis über den kranialen Rand des Processus transversus zum Facettengelenk, um von dort noch Äste zum nächsten, also kaudalen Facettengelenk abzugeben. Die Bedeutung eines vom R. dorsalis zum nächsten kranial gelegenen Facettengelenk ziehenden Astes wird kontrovers bewertet. Das bedeutet, dass ein Gelenk hauptsächlich vom zugehörigen und dem darüber liegenden Spinalnerven innerviert wird.

▸ **Lagerung und Ausstattung.** Bauchlage mit Kissen unter dem Becken und Röntgenkontrolle.

▸ **Anatomische Landmarken.** Dornfortsatz, Processus transversus.

Facettenblockade

▸ **Punktionstechnik.** Markierung des zu punktierenden Facettengelenks im a.-p. Strahlengang. Markierung des Dornfortsatzes in Höhe des zu blockierenden Facettengelenks, ebenso des Processus transversus. Nach Lokalanästhesie der Haut erfolgt die Punktion ca. 5 cm lateral der Mittellinie in Projektion über dem Processus transversus in schräger Richtung (um eine Behinderung durch den schräg nach lateral verlaufenden Processus articularis zu vermeiden) auf den Winkel, der zwischen dem Processus articularis superior und dem Oberrand des Processus transversus entsteht. Nach Knochenkontakt Aspiration (Blut, Liquor?) und Injektion (Abb. 16.**18**).

Wiederholung der Blockade für jeweils ein Facettengelenk über und unter dem zu blockierenden Gelenk.

Dosis. Je 1,5–2 ml Lokalanästhetikum, Radiofrequenzläsion oder Kryoläsion.

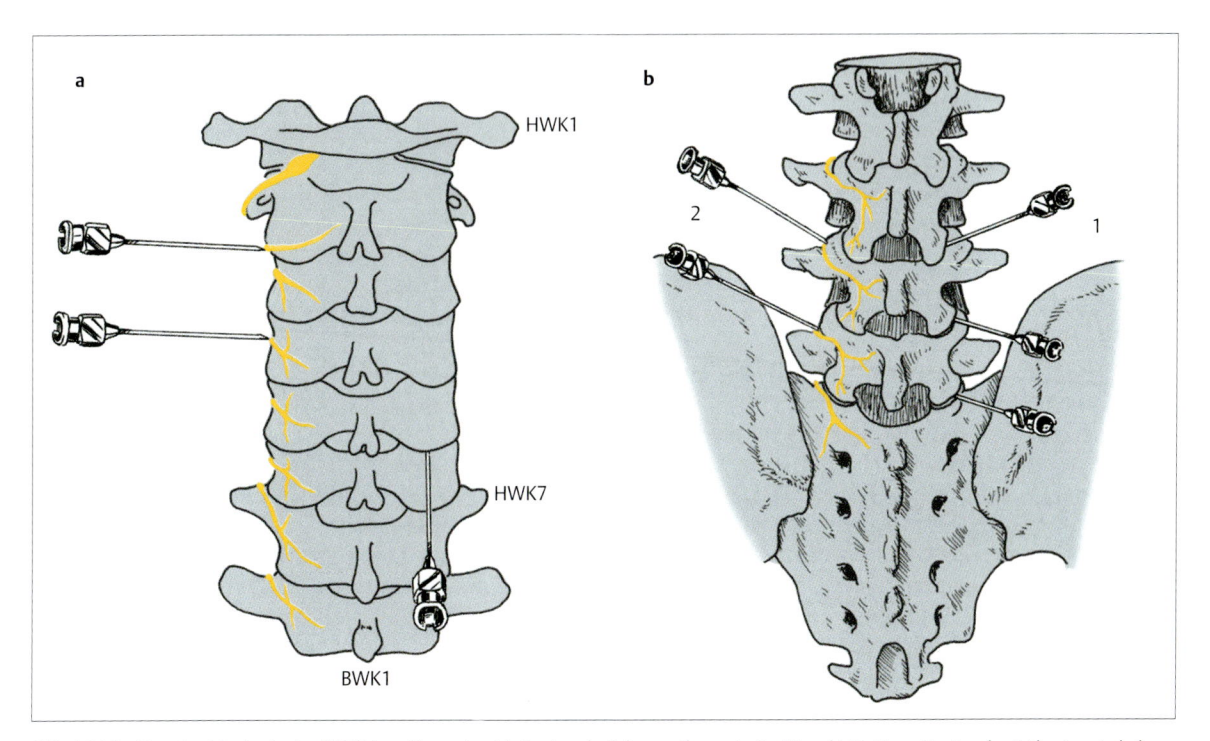

Abb. 16.**18a** Facettenblockade der HWS (aus Kreuscher H. Regionale Schmerztherapie. In: Niesel HC, Hrsg. Regionalanästhesie – Lokalanästhesie – Regionale Schmerztherapie. Stuttgart: Thieme; 1994).
b Facettengelenksinjektion (1) und Facettengelenksnervenblockade (2) der LWS.

Facettengelenksinjektion

▸ **Punktionstechnik.** Ein Schwenk der Röntgenröhre auf ca. 45° zur Wirbelsäule bringt eine verbesserte Darstellung des optisch eröffneten Facettengelenkspalts. Nach LA der Haut erfolgt die Punktion mit einer 22-G-Kanüle ca. 5 cm lateral der Mittellinie über dem Facettengelenk in Richtung Gelenkspalt (Abb. 16.**18b**). Die Nadel wird dabei im Strahlengang platziert bis zu leicht federndem Widerstand in der Gelenkkapsel, dann noch ca. 1 mm vorgeschoben. Eventuell Injektion von 0,25–0,5 ml Kontrastmittel. Injektion des LA.

> Dosis. 1–1,5 ml Lokalanästhetikum und Zusatz von 20 mg Triamcinolon oder Methylprednisolon.

▸ **Nebenwirkungen und Komplikationen.** Motorische Schwäche (Blockade des Spinalnervs, epidurale Blockade), Verstärkung vorbestehender Schmerzen (2%), intraarterielle Injektion.

16.6 Spezielle Schmerzsyndrome mit Indikation zur regionalen Schmerztherapie

Schmerzen im Bereich des Kopfes
Trigeminusneuralgie

▸ **Ätiopathogenese.** Die Trigeminusneuralgie ist gekennzeichnet durch einen einseitig anfallsweise auftretenden Schmerz im sensorischen Versorgungsbereich eines, seltener zweier Äste des V. Hirnnervs. Der Schmerz wird als „einschießend" – einem elektrischen Schlag vergleichbar – und von stechender Qualität beschrieben. Wenn noch keine therapeutischen Maßnahmen wie Elektrokoagulation, Neurolyse o. ä. bei dem Patienten stattgefunden haben, sind auch keine neurologischen Ausfälle oder Störungen nachweisbar. Im Gegensatz zu anderen Gesichtsschmerzen fehlen Gesichtsröte, konjunktivale Injektion, Tränenfluss oder Rhinitis. Obwohl alle Altersgruppen von dieser Schmerzkrankheit betroffen sein können, sind die meisten Patienten zwischen 50 und 70 Jahre alt.

Bei nur 35% der Patienten sind beide Gesichtshälften affiziert. Am häufigsten ist der 2. Ast, nur selten der 1. Ast beteiligt. Oft besteht eine Kombination von 2. und 3. Ast. Auslösefaktoren sind oft ipsilaterale mechanische Irritationen wie Kauen, Rasieren, Kämmen oder Lachen oder das Auftreffen kalter Luft. Auch psychischer oder körperlicher Stress können Anfälle auslösen. Die Trigeminusneuralgie tritt intermittierend mit oft langen schmerzfreien Intervallen auf.

Die idiopathische Trigeminusneuralgie ist – im Gegensatz zur symptomatischen postherpetischen oder Kompressionstrigeminusneuralgie – noch unklar. Als Ursache werden arterielle Kompressionen im Bereich der Trigeminuswurzel nahe dem Pons und auch knöcherne oder arterielle Kompressionen des Ganglion Gasseri diskutiert.

▸ **Diagnose.** Da neurologische Veränderungen fehlen (s. o.), sind Diagnose und Differenzialdiagnose v. a. durch die sorgfältige Anamnese und Wertung der sehr typischen Schmerzcharakteristik zu stellen. Im Übrigen kommen angiographische (DSA) und Doppler-sonographische Untersuchungen sowie MRT zur Anwendung.

▸ **Therapie.** Grundsätzlich steht die medikamentöse Therapie mit Antikonvulsiva (Carbamazepin, Gabapentin, Phenytoin) im Vordergrund. Blockaden des Ganglion Gasseri und der peripheren Trigeminusäste spielen bei der Therapie der Trigeminusneuralgie kaum eine Rolle. Ihr Effekt ist in der Regel nur auf die Wirkungszeit der verwendeten Lokalanästhetika begrenzt.

Zur Durchführung therapeutischer Injektionen, z. B. von Glycerol in das Meckel-Kavum, oder zur Durchbrechung des akuten Anfalls können sowohl das Ganglion Gasseri selbst oder die peripheren Äste des Trigeminusnervs mit kurz oder langwirkenden Anästhetika blockiert werden. Die Ausschaltung der peripheren Endaufzweigungen der einzelnen Trigeminusäste durch Lokalanästhetika spielt bei der Behandlung der Trigeminusneuralgie eine untergeordnete Rolle, kann jedoch im Einzelfall bei der akuten Schmerzbefreiung nützlich sein. Es kommt aber eine Reihe von atypischen Gesichtsschmerzen vor, bei denen die peripheren Äste betroffen und neuralgiforme Schmerzen ausgelöst werden. Hier können wiederholte Blockaden der betroffenen Trigeminusäste mitunter auch therapeutisch wirksam sein. Alternativ sind Blockaden am Ganglion cervicale superius oder Ganglion sphenopalatinum, als GLOA durchgeführt, möglich.

Zielführend kann bei jüngeren Patienten ein Dekompressionsverfahren nach Janetta sein, bei älteren Menschen empfiehlt sich ein Koagulations- oder Kompressionsverfahren am Ganglion Gasseri.

Gnathofasziale Cephalaea

▸ **Ätiopathogenese.** Im englischsprachigen Schrifttum wird der Begriff „gnathofasziale Cephalaea" als „Temporomandibular Joint Pain and Dysfunction Syndrome" (TMJPD) bezeichnet und wird in die Gruppe der Schmerzen muskuloskelettalen Ursprungs eingeordnet. Betroffen ist das muskuloskelettale System des Unterkiefers (Kauapparat). Die Ursache der Schmerzen liegt in arthrotischen Veränderungen oder habituellen Subluxationen der Kiefergelenke sowie deren Kapsel und Bandapparate. Sehr häufig sind auch Bissanomalien Ursache einer chronischen Dysfunktion in den Kiefergelenken. Die Beschwerden treten vorwiegend beim weiblichen Geschlecht im Alter zwischen 15 und 35 Jahren auf.

Diagnose. Die Schmerzen werden präaurikulär, temporal, okzipital, temporomandibular lokalisiert und als krampfend, blockierend, durchdringend bis ziehend beschrieben. Sie treten episodisch oder in Zusammenhang mit Bewegungen in den Kiefergelenken (Kauen, Sprechen, Singen) oder bei Bewegungen in der Halswirbelsäule auf; sie dauern Minuten bis Stunden, selten auch Jahre.

Eine bimanuelle Palpation der Kiefergelenke während aktivem Öffnen und Schließen des Mundes und bei Kaubewegungen lässt ein schubladenartiges Vor und Rückgleiten bzw. auch ein arthrotisches Knirschen erkennen. Die einfache transkranielle Röntgenaufnahme der Kiefergelenke ist oft nicht ausreichend, sodass eine CT durchgeführt werden muss. Stets ist eine kieferorthopädische Untersuchung mit Beurteilung der Kiefergelenke vor Beginn einer Therapie durchzuführen. Oft können zahnärztliche und/oder kieferorthopädische Behandlungen das Schmerzsyndrom auf kausalem Weg beseitigen.

Therapie. Die perikapsuläre Umspritzung eines oder beider Kiefergelenke dient in erster Linie der Diagnostik bzw. Ursachenlokalisation eines Kopf oder Gesichtsschmerzes und wird mit 1 %iger Lidocain oder Mepivacainlösung durchgeführt. Selten können chronische Schmerzen, die durch Temporomandibular Joint Pain verursacht werden, durch eine Serie von periartikulären Blockaden mit Bupivacain behoben werden, indem der nozizeptive spinale Reflexbogen durchbrochen wird.

Schmerzen im Bereich des Thorax
Herpes zoster und postherpetisches Schmerzsyndrom

Ätiopathogenese. Obwohl der Herpes zoster grundsätzlich Hautsegmente der gesamten Körperoberfläche befallen kann, ist doch der Bereich des Thorax am häufigsten betroffen. Mit wenigen Ausnahmen ist der Herpes zoster eine „Begleiterkrankung", d. h. die Virusinfektion wird zur Krankheit, wenn eine herabgesetzte Immunlage des Organismus dies zulässt. Daher sollte man bei der Diagnose des Herpes zoster ohne bekannte immunschwächende Ersterkrankung stets nach einer solchen fahnden; oft handelt es sich um ein malignes Leiden.

Therapie. Der Krankheitsverlauf des Herpes zoster, insbesondere aber die Entstehung eines postherpetischen Schmerzsyndroms mit seinen unerträglichen Dys- und Hyperästhesien sowie Allodynien in den befallenen Segmenten, kann durch frühzeitige (!) Blockaden günstig beeinflusst bzw. verhindert werden. In aller Regel sind paravertebrale Interkostalblockaden mit Bupivacain im akuten Stadium angezeigt.

> Bei Ausbreitungen im oberen Thorax bis Th_4 werden Stellatumblockaden, im unteren Stamm und an den unteren Extremitäten lumbale Sympathikusblockaden oder Epiduralblockaden empfohlen.

Leider wird der Schmerztherapeut meistens erst im postherpetischen Stadium nach monatelanger therapeutischer Frustration mit unwirksamen Analgetika zugezogen. Ist dieses Stadium erst einmal erreicht (Anhaltspunkt ca. 6 Monate post Herpes zoster), sind auch mit den heute verfügbaren Methoden der Nervenblockaden die Chancen einer wesentlichen Linderung der Beschwerden nicht sehr groß. Zusammen mit Antidepressiva oder Gabapentin sollte jedoch grundsätzlich versucht werden, eine Besserung zu erreichen. Der typische „Brennschmerz" und die gelegentlich zu beobachtende Wirksamkeit sympathischer Blockaden lassen vermuten, dass beim postherpetischen Schmerzsyndrom ein sympathisch unterhaltener Schmerz eine Rolle spielt. Epidurale Cortisongaben sind in ihrem Effekt umstritten.

> **Die intrathekale Gabe** von Methylprednisolon ist nach jüngsten Untersuchungen sogar bei länger bestehenden postherpetischen Schmerzzuständen noch wirksam und wahrscheinlich in Zukunft eine wichtige regionalanästhesiologische Methode.

Die Unterbrechung der Rr. communicantes ist wahrscheinlich das wirksame Prinzip der paravertebralen Blockade. Ebenso wäre eine thorakale Grenzstrangblockade möglich.

Schwerste, tumorbedingte Schmerzen im Bereich der Thoraxwand

Therapie. In seltenen Fällen kann bei Wirbelmetastasen oder fortgeschrittenem Tumorwachstum im Thoraxraum die medikamentöse Therapie mit Opioiden und Psychopharmaka nicht ausreichen. Wenn auch die peridurale oder intrathekale Opioidtherapie nicht durchführbar oder nicht ausreichend wirksam ist, steht als Alternative zur neurochirurgischen Chordotomie oder Koagulation der Hinterwurzeleintrittszone (DREZ) die intrathekale Neurolyse der dorsalen Wurzeln mit Alkohol zur Verfügung.

Schmerzen im Bereich der oberen Extremitäten
Myofasziales Schmerzsyndrom des Schultergürtels

Ätiopathologie. Unter plötzlich auftretenden Muskelschmerzen im Bereich des tiefen Nackens und der Schulterhebermuskulatur leidet fast jeder Mensch im Laufe seines Lebens ein oder mehrmals, mitunter aber auch chronisch. Die Ursache ist meistens eine Minderdurchblutung der Muskulatur durch Kälteeinwirkung (Zugluft) oder unbewusst verkrampfte Haltung des

Kopfes und des Schultergürtels, z. B. beim Auto fahren (besonders bei Nachtfahrten), bei langem Fernsehen und mehrstündiger Arbeit am Computer, insbesondere bei nicht EDV-gerechten Arbeitsplätzen.

Typische Befunde sind ein Hartspann der betroffenen Muskulatur, besonders des M. levator scapulae und des M. supraspinatus, und tastbare, druckdolente Myogelosen in der betroffenen Muskulatur. Heben der Schulter und Außenrotation im Schultergelenk bei Abduktion sind schmerzhaft eingeschränkt.

▸ **Therapie.** Zu vermeiden sind Massagen zur Lockerung der verspannten Muskulatur, solange hierdurch starke Schmerzen ausgelöst werden, weil damit der myospinale nozizeptive Reflex gefördert, anstatt durchbrochen wird. Die Erzielung einer lokalen Schmerzbefreiung muss an erster Stelle der Therapie stehen. Dieses Ziel wird am besten durch Feld- bzw. Triggerpunktblockaden im Bereich der Myogelosen mit 0,25 %igem Bupivacain erreicht. Die Behandlung wird durch antiphlogistische (periphere) Analgetika und Wärmepackungen ergänzt. Bei manchen Patienten wirken auch Kältepackungen schmerzlindernd, wobei der anschließenden reaktiven Hyperämie der therapeutische Effekt zuzuordnen ist. Unter der schmerzbefreienden Wirkung der Feldblockade können darum auch vorsichtige Lockerungsmassagen durchgeführt werden. In hartnäckigen Fällen kommen ebenfalls Blockaden des N. suprascapularis zur Anwendung, wenn dessen Versorgungsgebiet betroffen ist.

Periarthritis humeroscapularis (Morbus Duplay)

▸ **Ätiopathogenese.** Die Periarthritis humeroscapularis wird öfter diagnostiziert, als sie wirklich vorkommt. Bei der Duplay-Krankheit handelt es sich um einen chronisch-entzündlichen Prozess, der auf der Basis degenerativer Veränderungen im Bereich der kompliziert angelegten Rotationsmanschette und der Bursa subacromialis entsteht. In fortgeschrittenen Stadien kommt es hier zu Kalkeinlagerungen, die im Röntgenbild erkennbar sind. Als Folge des jahrelangen Prozesses entsteht eine Schultersteife.

Es findet sich eine schmerzhafte aktive, später auch passive Einschränkung der Abduktion und Rotation mit Druckschmerzhaftigkeit über dem subakromialen Gelenkspalt, dem Schultereckgelenk und manchmal auch über dem ventralen Gelenkspalt. Die Hauttemperatur ist in diesem Bereich in der Regel nicht erhöht.

▸ **Therapie.** Besonders im Frühstadium können die entzündlichen und von bindegewebiger Proliferation gefolgten Veränderungen im subakromialen periartikulären Gewebe sowie in der Bursa durch Corticoidinjektionen gehemmt werden. Zusätzliche perikapsuläre Infiltrationen mit 0,25 %igem Bupivacain lindern den Schmerz und verhindern damit die Inaktivitätsankylose. Im Akutstadium der oft wellenförmig verlaufenden Erkrankung sind auch antiphlogistische (periphere) Analgetika zur Schmerz- und Entzündungshemmung angezeigt.

Schultergelenkskontraktur (Frozen Shoulder)

▸ **Ätiopathogenese.** Die Folge chronisch entzündlicher Prozesse im Bereich der Gelenkkapsel und des periartikulären Gewebes oder eine lange Inaktivität nach Traumen führt zur Schrumpfung der Gelenkkapsel und des Bandapparates. Eine frühzeitige Mobilisation bzw. ihre Durchführung in Abduktion und leichter Außenrotation bei erforderlicher Ruhigstellung (Frakturen) vermeidet die spätere Gelenksteife.

▸ **Therapie.** Zur passiven Mobilisation, die mit starken Schmerzen verbunden ist, können regionale Anästhesieverfahren angewendet werden. Besonders geeignet sind hier die obere Plexusblockade nach Winnie und die Blockade des N. suprascapularis. Zur aktiven Mobilisierung kommen perikapsuläre Infiltrationen des Schultergelenks mit 0,5 %igem Bupivacain zur Anwendung. Eventuell können auch intraartikuläre Injektionen des Lokalanästhetikums durchgeführt werden.

Insertionstendinitis im Bereich des Schultergelenks

▸ **Ätiopathogenese.** Überlastungen der in Nähe des Schultergelenks entspringenden oder ansetzenden Muskelsehnen führen zu Tendinopathien bzw. Periostitiden. Besonders oft betroffen sind die Bizepssehnen und die Sehnen der Rotatoren.

▸ **Therapie.** Infiltrationen der Insertionsstellen mit 0,5 %igem Bupivacain wirken sofort schmerzlindernd, hierdurch wird auch die Entstehung oder Unterhaltung eines nozizeptiven spinalen Reflexes (s. o.) mit konsekutiver Myalgie und Myogelosenbildung vermieden.

> Die lokale Injektion von Corticoiden sollte mit Zurückhaltung erfolgen, da hierdurch auch Schädigungen der Sehnen verursacht werden können.

Epicondylitis humeri (Tennisarm, Golferarm)

▸ **Ätiopathogenese.** Die Überlastung der Extensoren im Handgelenk kann zur Bildung einer Epicondylitis humeri lateralis (Tennisarm), die Überlastung der Flexoren zur Epicondylitis humeri medialis (Golferarm) führen. Es handelt sich um das Bild einer Insertionstendinitis mit Periostitis.

▸ **Therapie.** Die Behandlung entspricht im Wesentlichen der der Insertionstendinitiden der Schulter. Im Gegensatz dazu werden hier jedoch auch Corticoidinjektionen empfohlen. An dem nozizeptiven Geschehen ist in den meisten Fällen ebenfalls ein sympathischer

Reflexmechanimus beteiligt, der die Symptomatik unterhält und verstärkt. Seine Aktivität ist oft an Empfindungsstörungen der Haut (Allodynie) über dem Epikondylus erkennbar. Eine begleitende Therapie mit Sympathikusblockaden ist daher zu empfehlen.

Karpaltunnelsyndrom, Sulcus-ulnaris-Syndrom

- Ätiopathogenese
- **Karpaltunnelsyndrom.** Es handelt sich um Kompressionsneuropathien meist auf der Basis der Tendosynovitis rheumatica, seltener als Folge von Frakturen in Handgelenksnähe oder am Ellenbogen. Auch lokale Schwellungen durch Wasserretention, z. B. durch Ovulationshemmer und während der Schwangerschaft, werden als Ursache des Karpaltunnelsyndroms beschrieben. Betroffen sind zu 70 % Frauen, bevorzugt im Alter zwischen 40 und 60 Jahren. Anfangs werden Kribbelparästhesien in den Fingern geäußert. Oft treten die Schmerzen v. a. nachts auf und strahlen bis in den Oberarm als Brennschmerz aus. Später kommen motorische Ausfälle mit Atrophie der Tenarmuskeln sowie Hyperästhesie an der Volarseite des Mittelfingers hinzu. Druck auf das Lig. carpi transversum verstärkt den Schmerz. Eine Schmerzverstärkung kann auch durch Herabhängenlassen des Armes bei Volarflexion im Handgelenk (Phalen-Test) ausgelöst werden.
- **Sulcus-ulnaris-Syndrom.** Hierbei klagen die Patienten über Schmerzen und Parästhesien an der Ulnarseite der Hand mit Ausstrahlung der Schmerzen bis zur Schulter. Druck auf den Sulcus ulnaris verstärkt den Schmerz. Herabgesetzte Sensibilität im Bereich der ulnaren Handseite und Atrophie der vom N. ulnaris versorgten Muskeln sind die Folge.

- **Therapie.** Bei beiden Kompressionssyndromen hat die Behandlung mit lokalen Injektionen wenig Aussicht auf Erfolg. Beim Karpaltunnelsyndrom infolge rheumatischer Veränderungen kann eine Injektion von Corticoiden versucht werden. Die Anwendung von Lokalanästhetika hat – besonders beim Karpaltunnelsyndrom – gelegentlich differenzialdiagnostischen Wert, wenn es um die Abgrenzung gegen eine zervikale Wurzelirritation geht. Bei dieser kann der Schmerz in der Hand nicht durch Blockade des N. medianus unter dem Lig. carpi transversum ausgeschaltet werden.

Komplexes regionales Schmerzsyndrom (CRPS I und II)

- **Ätiopathogenese.** Unter diesem Begriff werden Krankheitsbilder verstanden, bei denen es zu dystrophen Erscheinungen und typischen variablen Schmerzmustern kommt. Entgegen früheren Auffassungen, ist die genaue Pathogenese unbekannt. International wird statt der Synonyme Morbus Sudeck, Sympathische Reflexdystrophie und Algodystrophie die Bezeichnung „Komplexes regionales Schmerzsyndrom" verwendet. Damit wird den vielfältigen Auslösemechanismen und den resultierenden komplexen Krankheitsbildern Rechnung getragen. Die sympathische Reflexdystrophie kann verschiedene auslösende Ursachen haben, die zu grundsätzlich ähnlichen Pathomechanismen führen und eine pathologische Verbindung zum sympathischen Nervensystem auslösen.

Diese Betrachtungsweise des komplexen Geschehens kann bei frühzeitiger Diagnose, Differenzialdiagnose und Therapie nützlich sein.

- **Diagnose.** Zu den diagnostischen Verfahren gehören:
- Funktionsprüfung des betroffenen Körperteils einschließlich angrenzender Gelenke,
- Thermographie,
- diagnostische Sympathikusblockaden,
- konventionelle Röntgendiagnostik,
- Ableitung des psychogalvanischen Reflexes,
- CT,
- MRT und Knochenszintigraphie.

- **Therapie.** Die therapeutischen Verfahren richten sich nach Ursache und Grad der dystrophen Veränderungen. Präventive Maßnahmen, die der Entstehung des nozizeptivsympathischen Reflexbogens sympathisch unterhaltenen Schmerzes entgegenwirken, müssen Priorität haben. Hierzu gehören in besonderem Maß die Schmerztherapie und die Anwendung der Regionalanästhesie.

Obwohl die auslösenden Ursachen bei den drei Krankheitsbildern Kausalgie, Morbus Raynaud, Morbus Sudeck verschieden sind, können sie gemeinsam in die Gruppe der sympathischen Reflexdystrophien eingeordnet werden. Bei der Behandlung mit regionalanästhetischen Techniken kommen folgende Verfahren zur Anwendung:
- Stellatumblockaden zur Behandlung der oberen Extremitäten,
- lumbale Grenzstrangblockaden L_{1-3} zur Behandlung der unteren Extremitäten,
- periphere Sympathikolysen mit Guanethidin nach HanningtonKiff unter Anwendung der Technik nach Bier zur intravenösen Regionalanästhesie.

Darüber hinaus werden vorsichtige, möglichst schmerzfreie Übungsbehandlungen, Biofeedback und auch die Gabe von Calcitonin und Cortison angewendet. Die Sympathikusblockaden müssen täglich mit einem lang wirkenden Lokalanästhetikum (Bupivacain) über 2–3 Wochen durchgeführt werden. Der lumbale Grenzstrang kann mit Alkohol auch permanent blockiert werden, sodass die tägliche Wiederholung der Blockaden vermieden wird. Auch die Anwendung von GLOA scheint erfolgversprechend. In einzelnen Fällen gelingt ebenfalls die Stellatumblockade mit transkutaner elektrischer Nervenstimulation (TENS) nach der Methode von Jenkner. Hierbei kommen monophasische niederfrequente (ca. 30–36 Hz) Stimulationen zum Einsatz. Die Anwendung von Guanethidin (Ismelin) zur peripheren Sympathikolyse durch Entleerung der Noradrenalinspeicher erfolgt 2 bis 3-mal in täglichem Abstand und muss erst nach 3–6 Wochen wiederholt werden.

Schmerzen im Bereich des Abdomens

Oberes Abdomen

Schmerzen im Bereich der Bauchdecke können durch Blockade der Rr. cutanei laterales der Interkostalnerven 7–12 unterbrochen werden. Sie sind an der motorischen und sensiblen Innervation der vorderen Bauchwand (Haut, Muskulatur, parietales Peritoneum) beteiligt. Hierbei ist jedoch zu beachten, dass die Rr. cutanei laterales den R. ventralis des N. intercostalis in dieser Höhe ventral der hinteren Axillarlinie verlassen. Die Blockade ist also nur wirksam, wenn sie dorsal dieser Abzweigung, also in der hinteren Axillarlinie, erfolgt. Die Anwendung der Interkostalblockaden ist zur Bekämpfung des postoperativen Schmerzes sehr nützlich, da es hierdurch gelingt, atemdepressiv wirkende Opioide einzusparen, freie Atmung und Abhusten zu gewährleisten und die Kooperation des Patienten durch Vermeidung der hypnotischen Wirkung starker Analgetika aufrecht zu erhalten.

Unteres Abdomen

Zur Behandlung akuter (postoperativer) Schmerzen im Bereich des unteren Abdomens steht leider nicht die technisch relativ einfache Interkostalblockade wie im Oberbauchbereich zur Verfügung. Um den gleichen Effekt wie dort zu erreichen, müsste eine paravertebrale Blockade der unteren thorakalen und oberen lumbalen Segmente durchgeführt werden. Diese Methode ist zwar möglich, für diesen Zweck aber wegen ihres Aufwandes nicht zu empfehlen.

Heute hat sich zur Behandlung akuter und chronischer Schmerzen im unteren Abdomen die Periduralanästhesie (PDA) bzw. die peridurale Opiatanalgesie via Katheter durchgesetzt. Bei chronischen Schmerzen, insbesondere tumorbedingten Schmerzen, kann der Periduralkatheter nebst Injektionsport subkutan implantiert werden. Die Anästhetika bzw. Analgetika werden durch Einzelinjektionen transkutan in den Port appliziert oder kontinuierlich mit einer elektronisch gesteuerten Pumpe, die entweder außen getragen wird oder aber auch unter die Bauchhaut implantiert werden kann.

Intraabdominelle Schmerzen

Intraabdominelle Oberbauchschmerzen, ausgelöst z. B. durch eine chronische Pankreatitis oder ein Pankreaskarzinom, können durch die Blockade des Plexus coeliacus wirksam bekämpft werden. Viel zu selten wird von dieser Möglichkeit Gebrauch gemacht, bereits intraoperativ das leicht zugängliche Ganglion coeliacum durch Infiltration mit 15–20 ml 0,5 %igem Bupivacain oder Alkohol (vgl. S. 620) zur Vermeidung des postoperativen Oberbauchschmerzes auszuschalten. Allerdings ist hierbei zu beachten, dass es sich um eine sympathische Blockade handelt, die zum Überwiegen des Parasympathikus in diesem Versorgungsbereich führt. Damit wird die Darmmotilität verstärkt. Dieser Effekt ist nicht immer vom Operateur erwünscht. Zur Bekämpfung von Tumorschmerzen oder durch chronische Entzündung oder durch Adhäsionen bedingte Schmerzen im Oberbauch ist die Zöliakusblockade jedoch die Methode der Wahl mit einer sehr hohen Erfolgsquote, bei der hier auch die zusätzliche Darmmotilitätssteigerung einer Obstipation, die durch eine Opioidbegleitmedikation verursacht ist, entgegenwirken kann.

Rückenschmerzen und Schmerzen im Bereich der Wibelsäule

Der chronische Rückenschmerz ist eines der größten sozioökonomischen Probleme der westlichen Welt. Die verursachten Kosten erreichen zweistellige Milliardenbeträge, verbunden mit Millionen an Krankenstandstagen. Daher ist die Erforschung präventiver und kurativer Maßnahmen besonders auf dem Gebiet der Rückenschmerzen von großer psychosozialer und ökonomischer Bedeutung.

Für die Anwendung regionaler Anästhesietechniken kommen insbesondere Rückenschmerzen infrage, die verursacht sind durch:
- myofasziales Syndrom,
- Facettensyndrom mit Pseudoradikulitis,
- Insertionstendinopathien,
- Tumoren.

Außer bei tumorbedingten Schmerzen handelt es sich bei chronischen Rückenschmerzen häufig um kausale Mischformen. Haltungsanomalien der Wirbelsäule führen einerseits zu einer Fehlbelastung des Gelenk und Bandapparates der Wirbelsäule und des Beckens, aber anderersets auch zu einer Überlastung der statischen Muskulatur, die das labile Gleichgewicht des aufrecht stehenden menschlichen Körpers gewährleisten muss. Reaktive Arthrosen, Schädigungen der Bandscheiben mit Verlust ihrer Stoßdämpferfunktion und eine reflektorische Verspannung der Muskulatur mit der Bildung von Myogelosen und der Entstehung typischer Triggerpunkte (Abb. 16.**19**) sind die Folgen. Sie tragen ihrerseits dazu bei, einen Circulus vitiosus einzuleiten und aufrecht zu erhalten.

Andererseits können auch primär entzündliche und/oder degenerative Prozesse am Wirbelgelenkapparat

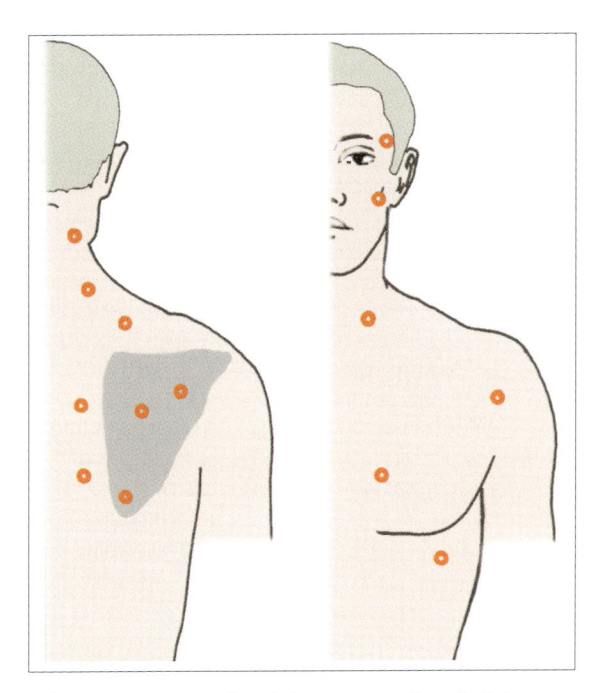

Abb. 16.19 Einige typische Lokalisationen myofaszialer Triggerpunkte im Bereich des Kopfes, des Nackens und des Schultergürtels (aus Kreuscher H. Regionale Schmerztherapie. In: Niesel HC, Hrsg. Regionalanästhesie – Lokalanästhesie – Regionale Schmerztherapie. Stuttgart: Thieme; 1994).

oder an den Bandscheiben (Diszitis) zu Irritationen der schmerzimpulsleitenden Nn. sinuvertebrales bzw. der spinalen Wurzeln führen. Das nozizeptive System wird in Gang gesetzt, Schonhaltungen werden ausgelöst, die ihrerseits wieder sekundär Schmerzen im myofaszialen Bereich und in den Facettengelenken verursachen können. Der Schmerztherapeut sollte daher Rückenschmerzen immer im Zusammenhang mit der gesamten Statik beurteilen. Nicht selten werden myofasziale Schmerzsyndrome jahrelang erfolglos behandelt, weil ein Beckenschiefstand infolge Beinlängendifferenz nicht korrigiert wurde. Viele Haltungsanomalien sind aber nicht korrigierbar, und die Schmerztherapie muss daher mehr oder weniger symptomatisch bleiben, um die Schadenswirkung einzugrenzen.

Der Schmerztherapeut muss sich gründlich mit der funktionellen Anatomie, aber auch mit der Orthopädie der Wirbelsäule und des Beckens befasst haben, um die richtige Schmerzdiagnose stellen zu können. Sehr häufig ist die Intensität des Schmerzerlebnisses und der schmerzbedingten Behinderung inkongruent zum Körperbefund und zum Röntgenbefund. Um dem Patienten gerecht zu werden, muss man diese Tatsache anerkennen. Die Schuldzuweisung für die Fehldiagnose darf nicht den Patienten treffen. In diesem Zusammenhang ist auf die große Bedeutung psychologischer und soziologischer Faktoren hinzuweisen, die besonders bei Rückenschmerzen begleitend oder verursachend auf-

treten können, sie müssen im diagnostischen und therapeutischen Regime berücksichtigt werden. Bei jedem Patienten mit chronischen Rückenschmerzen ist daher die psychosoziale Situation so weit wie möglich aufzuklären. In schwierigen oder suspekten Fällen sollte man auf die fachpsychologische Beratung und eine Mitbehandlung nicht verzichten.

Myofasziales Syndrom im Bereich des Rückens

▸ **Ätiopathogenese.** Mit fast gleicher Häufigkeit wie im Bereich des Schultergürtels kommt das myofasziale Syndrom auch im Rücken vor, ist hier jedoch differenzialdiagnostisch gegen Schmerzen anderer Ursachen abzugrenzen. Die Ursache des myofaszialen Syndroms ist bis heute nicht befriedigend geklärt. Typisch ist das Vorhandensein sog. Triggerpunkte, die an Prädilektionsstellen durch ausgeprägte Druckdolenz und kugel- oder strangförmige Verhärtung der Muskulatur (sog. Myogelosen) nachweisbar sind. Sie können entweder nur selbst druckschmerzhaft sein, ohne dass weitere Teile des betroffenen Muskels schmerzhaft sind (latentes myofasziales Syndrom), oder ein Druck auf den Triggerpunkt löst in weiteren Teilen des betroffenen Muskels Schmerzen aus (aktives myofasziales Syndrom). Typische Lokalisationen der Triggerpunkte sind in Abb. 16.19 dargestellt.

▸ **Therapie.** Wie bei der Beschreibung des myofaszialen Syndroms des Schultergürtelbereichs bereits dargestellt, sollte die Anwendung von Massagen der schmerzenden Muskeln vermieden werden. Sehr wirksam ist die wiederholte Injektion von 1 ml 0,25 bis 0,5 %igen Bupivacains in jeden Triggerpunkt. Nach der hierdurch erzielten Schmerzbefreiung und physikalischen Durchwärmung der betroffenen Muskulatur können vorsichtige Lockerungsmassagen angewendet werden. Die gleichzeitige Verabreichung von NSAR ist zu empfehlen. Die Behandlung mit Triggerpunktblockaden, Wärme, Massagen und Analgetika sollte 2 Wochen fortgesetzt werden.

Facettensyndrom (lumbales pseudoradikuläres Syndrom)

▸ **Ätiopathogenese.** Patienten mit sog. Facettensyndrom und pseudoradikulärer Symptomatik erscheinen besonders oft zur Behandlung in der Schmerzambulanz. Frauen sind häufiger betroffen als Männer. Die Beschwerden treten oft schon im 2., meist jedoch im 3. und 4. Lebensjahrzehnt erstmalig auf. Viele Patienten haben eine oder mehrere Bandscheibenoperationen (Nukleotomie) hinter sich. Früher wurde die Indikation zur Nukleotomie oft zu großzügig gestellt. Die Schmerzen blieben oder verschlimmerten sich nach der Operation (Postnukleotomiesyndrom).

Das Beschwerdebild ist durch seit Jahren bestehende dumpfe Kreuzschmerzen mit Ausstrahlung in die Leiste, die Trochanterregion, die Ileosakralfugen und die Vorderseiten bzw. Seiten der Oberschenkel bis hinab zu den Kniegelenken gekennzeichnet. Die Schmerzen beginnen morgens mit dem Aufstehen und nehmen im Laufe des Tages nicht wesentlich zu, solange der Patient in Bewegung bleibt. Nach Ruhepausen werden die Schmerzen wieder als besonders stark empfunden. Während der Bettruhe lassen die Schmerzen nach, sodass der Nachtschlaf meistens nicht gestört ist.

Anders als bei einer Bandscheibenprotrusion führen Niesen und Husten nicht zur Schmerzauslösung. Segmentale Parästhesien kommen gelegentlich vor, es fehlen aber alle weiteren neurologischen Ausfallsymptome einschließlich des klassischen Lasègue-Zeichens.

Die Injektion von Lokalanästhetika in die betroffenen Facettengelenke oder an die Äste der Rr. dorsales der Spinalnerven, die die Facettengelenke innervieren, führt zu sofortiger Schmerzbefreiung, sodass dieses Verfahren auch zur Differenzialdiagnose verwendet werden kann. Ausgangspunkt des Beschwerdebildes sind die intervertebralen Gelenkverbindungen (Facettengelenke), deren Gelenkkapsel von den Nn. sinuvertebrales sensibel versorgt werden. Diese stehen mit den Rr. dorsales der Spinalnerven in Verbindung. Der R. dorsalis erhält Fasern aus den jeweils benachbarten Wirbelgelenken. Wegen dieser anatomischen Gegebenheit ist es auch notwendig, stets die benachbarten Facettengelenke mit zu blockieren. Aus den Segmenten L_{1-3} gehen auch Hautäste hervor. Dies erklärt die pseudoradikuläre Ausstrahlung der Schmerzen in die entsprechenden Dermatome bei nozizeptiver Irritation. Das Phänomen ist vergleichbar mit dem Projektionsschmerz (Referred Pain) aus dem thorakalen und abdominellen Bereich.

Die zum Facettensyndrom führende Intervertebralarthrose wird durch chronische Fehlbelastung der Gelenke ausgelöst. Diese Fehlbelastung kann die Folge einer erworbenen oder anlagebedingten Fehlhaltung der Wirbelsäule oder einer Degeneration bzw. operativen Entfernung einer oder mehrerer Bandscheiben sein. Die Verschmälerung der Zwischenwirbelräume verändert die Stellung der Gelenkflächen zueinander. Die Inkongruenz führt über Schädigung der Gelenkknorpel zu arthrotischen Exophyten, Sklerose des subchondralen Knochens, Verengung oder Klaffen des Gelenkspaltes. Unphysiologische Verschiebungen der Facetten zerren an der mit Nozizeptoren reich ausgestatteten Gelenkkapsel und dem Bandapparat.

▸ **Therapie.** Eine Behandlung mit Blockaden besteht in der wiederholten Ausschaltung der Rr. dorsales mit 2 ml 0,5 %igem Bupivacain je Segment (Nachbarsegmente sind einzubeziehen) (s. Technik der Facettenblockade, S. 626). Oft ist die transkutane elektrische Nervenstimulation (TENS) sehr wirksam. Die Therapie mit Blockaden der Facettengelenke wird ergänzt durch Heilgymnastik und durch Hängeextensionen auf dem Schlingentisch nach Moor-Paraffin-Packung.

Insertionstendinopathie im Bereich der Brust und Lendenwirbelsäule sowie des Beckens

▸ **Ätiopathogenese.** Insertionstendinopathien werden am häufigsten am Ellenbogen (Tennisarm: Epicondylus humeri radialis) oder am Ansatz des M. supraspinatus oder der Bizepssehne beobachtet. Nicht nur im Bereich dieser Sehnenansätze befinden sich reichlich Nozizeptoren der Gruppe III (Mechanorezeptoren), sondern auch an Sehnen und Bandansätzen an den Wirbelkörpern und des Beckens. Ähnlich dem Entstehungsmechanismus von Überlastungsalgopathien an den Extremitäten und des Schultergürtels kommen auch sog. Insertionstendinopathien meist infolge Fehlhaltung und damit Fehlbelastung vor. Das Krankheitsbild wird oft dem muskuloskelettalen Syndrom zugeordnet, obwohl sein Entstehungsmechanismus geklärt ist und Triggerpunkte nicht nachweisbar sind. Bewegungen, die zur Belastung der betroffenen Bandansätze führen, lösen umschriebene, nur in die unmittelbare Umgebung ausstrahlende Schmerzen aus, die in der Regel gut lokalisiert werden können. Hier besteht auch eine deutliche Druckdolenz. Besonders häufig sind die Dornfortsätze, seltener die Querfortsätze betroffen. Bevorzugte Lokalisationen sind der Beckenkamm und der obere Teil der Ileosakralfuge.

▸ **Therapie.** Ähnlich der Behandlung der Epicondylitis humeri radialis haben sich Infiltrationen der schmerzhaften Bandansätze mit Lokalanästhetika (0,5 %iges Bupivacain) bewährt. Die Injektionen müssen in maximal 2-tägigen Abständen wiederholt werden. Zu Beginn der Behandlung können 1- bis 2-mal (nach dem Lokalanästhetikum) 10 mg Prednisolon injiziert werden. Die Therapie wird medikamentös durch regelmäßige Einnahme eines Analgetikums ergänzt. Soweit möglich, ist natürlich die auslösende Ursache – z. B. eine Haltungsanomalie, ein Beckenschiefstand usw. – zu korrigieren. Nicht selten ist die Insertionstendinopathie auch die Begleiterscheinung eines anderen Schmerzsyndroms, das zur Fehlhaltung (Schonhaltung) führt und die Überlastung verursacht. Beide Schmerzsyndrome müssen daher gleichzeitig behandelt werden.

Kokzygodynie

▸ **Ätiopathogenese.** Der zu 80 % bei Frauen im Alter zwischen 20 und 60 Jahren auftretende Steißbeinschmerz ist in seiner idiopathischen Form äußerst therapieresistent. Seine Ursache ist in der Regel unklar. Eine Reizung der S_4- und S_5-Wurzeln kann möglich sein. Psychische Auslöser und Verstärkerfaktoren sind häufig. Selten ist ein Zusammenhang mit einem Trauma (z. B. Sturz auf das Gesäß) erkennbar.

Der Untersuchungsbefund ist uncharakteristisch: mäßiger Druckschmerz im Bereich des sakrokokzygealen Übergangs oder an der Steißbeinspitze bei Betastung von außen oder von rektal. Im Röntgenbild finden sich in der Regel keine typischen Veränderungen, zumal die Form des Steißbeins eine große Variationsbreite aufweist.

▶ **Therapie.** Feldblockaden des Plexus coccygeus, der aus Fasern der beiden untersten Sakralwurzeln gebildet wird und dem Steißbein vor allem an seiner ventralen Seite angelagert ist.

Diese Blockaden werden in 2-tägigen Abständen wiederholt, bis Schmerzfreiheit eingetreten ist. Wenn diese Methode keinen Erfolg hat, kann ein Versuch mit Kaudalblockaden (15 ml 0,125 bis 0,25 %iges Bupivacain) durchgeführt werden. In hartnäckigen Fällen kann die Blockadetherapie medikamentös mit einer Kombination von Antidepressiva und/oder Antikonvulsiva ergänzt werden.

Kernaussagen

1
▶ **Grundlagen** Regionale anästhesiologische Verfahren, auch Blockaden genannt, zeichnen sich durch eine temporäre oder auch permanente Unterbrechung der Nervenfortleitung aus. Bezüglich der Zielsetzung unterscheidet man zwischen diagnostischen, prognostischen und therapeutischen Blockaden.

2
▶ **Indikationen** Aufgrund des invasiven Charakters der einzelnen Methoden der Nervenblockaden und den damit verbundenen seltenen, aber möglicherweise bedrohlichen Komplikationen ist eine strenge Indikationsstellung notwendig.

3
▶ **Spezielle Anamnese** Diese Anamnese gibt typische, wiederkehrende Hinweise auf Ursachen, Verstärkerfaktoren und bisherige therapeutische Ansätze der Beschwerden. Sie setzt sich zusammen aus Sozialanamnese, allgemeiner Krankheitsgeschichte, Geschichte der jetzigen Beschwerden sowie bisheriger Diagnostik und Therapie.

4
▶ **Spezielle für die Schmerztherapie geeignete Blockadetechniken** Mit speziellen Techniken lassen sich Blockaden an Kopf und Nacken, im Bereich des sympathischen Nervensystems, an der oberen Extremität und am Rumpf erzielen. Zur Schmerztherapie können ebenso epidurale und transsakrale Blockaden, die epidurale Stimulation über Elektroden, die intrathekale Neurolyse und spinale Blockaden eingesetzt werden. Auch Facettengelenke und die Facettengelenksnerven können blockiert werden.

5
▶ **Spezielle Schmerzsyndrome mit Indikation zur regionalen Schmerztherapie** Schmerzen im Bereich des Kopfes wie z. B. eine Trigeminusneuralgie, in der Thoraxregion wie z. B. postherpetische Schmerzsyndrome und schwerste, tumorbedingte Schmerzen in der Thoraxwand sind Indikationen für eine regionale Schmerztherapie. Ebenso können Schmerzen im Bereich der oberen Extremitäten, des Abdomens und der Wirbelsäule sowie starke Rückenschmerzen durch eine regionale Schmerzblockade behandelt werden.

Literatur

1 Baron R, Jänig W. Schmerzsyndrome mit kausaler Beteiligung des Sympathikus. Anästhesist 1998;47:4.
2 Baron R, Levine JD, Fields HL. Causalgia and reflex sympathetic dysthrophy: does the sympathetic nervous system contribute to the generation of pain? Musc Nerve 1999;22:678.
3 Boas RA. Sympathetic nerve blocks: in search of a role. Reg Anesth 1998;23:292–305.
4 Cousins MJ, Bridenbough PO. Neural blockade in clinical anesthesia and management of pain. 2nd ed. Philadelphia; Lippincott:1988.
5 Hannington-Kiff JC. Intravenous sympathetic block with guanethidin. Lancet I 1974:1019.
6 Hogan QH, Erickson SJ, Haddox JD, Abram SE. The spread of solution during stellate ganglion block. Reg Anesth 1992;17:78–83.
7 Jannetta PJ. Arterial compression of the trigeminal nerve at the pons in patients with trigeminal neuralgia. J. Neurosurg 1968;26:159.
8 Jannetta PJ. Neurovascular compression in cranial nerve and systemic disease. Ann Surg 1980;192:518.
9 Leriche R, Fontain R. L'anesthésie isolée du ganglion étoile: sa technique, ses indicationes, ses resultas. Presse med 1934;42:849.
10 Nademanee K, Taylor R, Bailey WE, Rieders DE, Kosar EM. Treating electrical storm: sympathetic blockade versus advanced cardiac life support-guided therapy. Circulation 2000;102:742–7.
11 Pasqualucci A, Pasqualucci V, Galla F, De Angelis V, Marzocchi V, Colussi R, Paoletti F, Girardis M, Lugano M, Del Sindaco F. Prevention of post-herpetic neuralgia: acyclovir and prednisolone versus epidural local anesthetic and methylprednisolone. Acta Anaesth Scand 2000; 44:910–8.
12 Perez RS, Kwakkel G, Zuurmond WW, de Lange JJ. Treatment of reflex sympathetic dystrophy (CRPS type I): a research synthesis of 21 randomized clinical trials. J Pain Sympt Management 2001;21:511–26.
13 Schuermann M, Gradl G, Zaspel J, Kayser M, Loehr P, Andress HJ. Peripheral sympathetic function as a predictor of Complex Regional Pain Syndrome type I (CRPS I) in patients with radial fracture. Auton Neurosci 2000;86:127–34.
14 Schütze G. Schmerztherapeutisches Kolloquium. www.pain.de;2001.
15 Stanton-Hicks M. Lumbar sympathetic nerve block and neurolysis. In: Waldman SD, Winnie AP. Interventional pain management. Philadelphia:Saunders;1996.
16 Stevens RA, Stotz A, Kao TC, Powar M, Burgess S, Kleinman B. The relative increase in skin temperature after stellate ganglion block is predictive of a sympathectomy of the hand. Reg Anesth 1998;23:266–70.
17 Waldman SD, Winnie AP. Interventional pain management. Philadelphia:Saunders;1996.
18 Wall PW, Melzack R. Textbook of pain. Edinburgh:Churchill Livingstone;1984.
19 Wasner G, Backonja MM, Baron R. Traumatic neuralgias: Complex Regional Pain Syndromes (Reflex Sympathetic Dystrophy and Causalgia): clinical characteristics, pathophysiological mechanisms and therapy. Neurolog Clin 1998;16:851–68.
20 Wassef MR. Phantom pain with probable reflex sympathetic dystrophy: efficay of fentanyl infiltration of the stellate ganglion. Reg Anesth 1998;22:287.
21 Wolter W, Zech D, Grond S, Cross-Fengels W, Lehmann KA. Medikamentöse Schmerztherapie und CT-gesteuerte Alkoholneurolyse des Plexus coeliacus beim Pankreaskarzinom. Europ J Pain 1991;12:39.
22 Wulf H, Maier C. Komplikationen und Nebenwirkungen bei Blockaden des Ganglion stellatum. Anästhesist 1992; 41:146.
23 Wulf H, Baron R. Gibt es eine Prophylaxe der Postzosterneuralgie? Schmerz 1996;11:373.
24 Zenz M, Donner B, Strumpf M, Dertwinkel R. Role of invasive methods in the treatment of chronic pain. Acta Anaesthesiol Scand 1997;41(Suppl.):181.

17 Regionale Opioidtherapie
H. Bürkle

17.1 Historische Entwickung — 638

17.2 Grundlagen — 638

17.3 Pharmakologie — 641

17.4 Einzelsubstanzen — 644

17.5 Periphere Opioidapplikation — 647

17.6 Ganglionäre Opioidapplikation (GLOA) — 648

17.7 Techniken der rückenmarksnahen Opioidapplikation — 648

17.1 Historische Entwicklung

Als Thomas Sydenham 1680 die Opioide pries als „among the remedies, which has pleased almighty God to give man to relieve his sufferings, none is so universal and efficacious as opium", waren die therapeutischen Anwendungen von Opium zwar schon bekannt, aber lediglich mittels oraler oder inhalativer Applikationsform einsetzbar, um ihre analgetische Wirkung zu erzielen.

Opioidrezeptoren wurden zum ersten Mal 1971 von Goldstein u. Mitarb. postuliert, gefolgt von dem Nachweis von Opioidrezeptoren im Gehirn 1973 von Kuhar u. Mitarb. (36), dem Nachweis spinaler Opioidrezeptoren von Yaksh und Rudy 1976 (59) und dem Nachweis von peripheren Opioidrezeptoren im Bereich der C-Fasern 1981 durch Stein u. Mitarb. (52) (Tab. 17.1). Dabei wurde der erste molekularbiologische Nachweis von Opioidrezeptoren durch die Klonierung von Opioidrezptoren durch Chen u. Mitarb. (14) erbracht.

Opioide gehören heute noch zu den stärksten und effektivsten Analgetika, die das Repertoire des Schmerztherapeuten oder Anästhesisten bereichern.

17.2 Grundlagen

Die Opioide stellen den wichtigsten Grundpfeiler einer perioperativen Analgesie dar. Dabei werden sie nicht nur über systemische Applikationswege (per os, inhalativ, rektal, nasal, intravenös), sondern mehr und mehr in der akuten und chronischen Schmerztherapie über lokoregionale (z. B. intraartikuläre oder ganglionäre) und über zentral-neuroaxiale Applikationswege verabreicht (18). Die verschiedenen Applikationsformen ermöglichen eine direkte Stimulierung der unterschiedlichen Opioidrezeptoren mit im Vergleich zu einer systemischen Verabreichung teilweise deutlich niedrigeren Dosierungen. Damit können typische Opioidnebenwirkungen zwar nicht völlig ausgeschlossen oder reduziert werden, aber es wird eine geringere Inzidenz dieser Nebenwirkungen (z. B. Atemdepression, Nausea, Emesis, Pruritus und Miktionsstörung) erzielt.

> Im Vergleich zu einer Blockade mittels Lokalanästhetikum (Tab. 17.2) ermöglicht die regionale Opioidschmerztherapie häufig eine ebenso gute Analgesie ohne die für die Lokalanästhetika typische Beeinträchtigung einer motorischen Blockade. Gleichzeitig werden nur nozizeptive Impulse oder Bahnen durch die regionale Opioidtherapie gehemmt, die sensorische oder sympathische Aktivierung bleibt unbeeinflusst.

Der Körper bedient sich einer eigenen regionalen Opioidtherapie, indem er über nozizeptive Impulse überall dort Endorphine freisetzt, wo schmerzhafte Impulse generiert oder transformiert werden. Dies schließt das Immunsystem des Organismus ebenso ein wie das zentrale oder periphere Nervensystem.

1971	Goldstein u. Mitarb.	Nachweis von Opioidrezeptoren
1973	Pert u. Snyder	Nachweis von Opioidrezeptoren im Gehirn
1974	Besson u. Mitarb.	Nachweis des Opioideffektes am Hinterhorn
1976	La Motte u. Mitarb.	Nachweis von Opioidrezeptoren im Rückenmark
1976	Yaksh u. Rudy	Tierexperimente: Analgesie durch spinale Opioide
1979	Wang u. Mitarb.	intrathekale Opioide beim Menschen
1979	Behar u. Mitarb.	epidurale Opioide beim Menschen

Tabelle 17.1 Entdeckung spinaler Opioidrezeptoren (aus Zenz M, Donner B. Regionale Opioidanalgesie. In: Niesel HC, Hrsg. Regionalanästhesie – Lokalanästhesie – Regionale Schmerztherapie. Stuttgart: Thieme; 1994)

	Opioide	Lokalanästhetika
Wirkort	Lamina I, II, V, VII	Nervenwurzel, Rückenmark
Mechanismus	Ca^{++}-Kanal-Hemmung Hyperpolarisation durch K^+-Kanal-Öffnung	Na^+-Kanal-Hemmung
Analgesiemodalität	Aδ- und C-Fasern	Aδ- und C-Fasern motorische Fasern
Anwendbarkeit bei chronischen Schmerzen	gut	nein

Tabelle 17.2 Vergleich von Opioiden und Lokalanästhetika

Körperfremde Opiate leiten sich größtenteils von dem Alkaloid des Opiums (Papaver somniferum = Schlafmohn) ab, dessen erster synthetischer Abkömmling – das Morphin – im Jahre 1803 von dem deutschen Apotheker Sertürner isoliert wurde. Opioide hingegen sind ganz- oder halbsynthetische Derivate, die sich nicht aus Morphin bzw. Opium ableiten.

Trotz der vielen Vorteile einer Opioidtherapie zur Analgesie werden immer noch zu wenig Opioide in der Behandlung chronischer Schmerzen eingesetzt. Als Erklärung für die unzureichende Anwendung von Opioiden wird hauptsächlich die – meistens unbegründete – Furcht vor einer Abhängigkeitsentwicklung angegeben. In der akuten perioperativen Therapie bewirken Opioide eine gute Analgesie, erniedrigen die Dosis von Lokalanästhetika, um denselben analgetischen Effekt zu erzielen (additive oder synergistische Aktivität), und werden insbesondere bei bestimmten Indikationen (Geburtshilfe, kardiovaskuläre oder pulmonale Risikopatienten usw.) vorteilhaft eingesetzt.

Opioidrezeptoren stellen die Bindungsstellen für endogene und exogene Opioide im Sinne eines Schlüssel-Schloss-Prinzips dar. Dabei wird über die Verbindung von Opioidagonisten eine Wirkung am Rezeptor erzielt, während Opioidantagonisten diese Wirkung aufheben. Opioidrezeptoren werden sowohl in supraspinalen Regionen und im spinalen Bereich als auch im peripheren Nervensystem vorgefunden.

Alle Opioidrezeptoren werden von jeweils einem spezifischen Gen im humanen Organismus kodiert:
- Proopimelanocortin (POMC) → β-Endorphin: μ, δ,
- Proenkephalin (PENK) → Enkephalin: μ, δ,
- Prodynorphin (PDYN) → Dynorphin: k.

Die Opioidrezeptoren gehören funktionell in die Klasse der G-Protein-gekoppelten Rezeptoren (60). Dabei ähneln sie anderen Formen von G-Protein-gekoppelten Rezeptoren derart, dass sie aus 7 transmembranösen Peptidschleifen bestehen, jeweils mit einem extrazellulären NH_3-Rest und einem intrazellulären COOH-Rest. 60 % der Aminosäuren sind dabei bei den unterschiedlichen Opioidrezeptoren gleich.

Opioide vermitteln ihre Wirkung über eine Bindung am Opioidrezeptor. Diese Bindung ruft eine Konformitätsänderung des Rezeptors mit nachfolgender Inaktivierung hervor. Tritt nun diese Signalwirkung ein, wird aus Guanidindiphosphat (GDP) Guanidintriphosphat (GTP) gebildet, und das G-Protein dissoziiert vom Rezeptor. Gleichzeitig werden die unterschiedlichen Untereinheiten des G-Proteins (α, β und γ) voneinander getrennt. Im Bereich der präsynaptischen Membran kommt es zu einer verminderten Ausschüttung von Neurotransmittern wie Glutamat, Prostaglandinen und Substanz P. Im Bereich der postsynaptischen Membran kommt es zu einem Kaliumausstrom und einer verminderten Ca^{++}-Aufnahme. Hieraus resultiert eine Hyperpolarisation der Nervenzelle. Nachfolgende Erregungen werden nicht zu einer Depolarisation der Nervenzelle führen (Abb. 17.1).

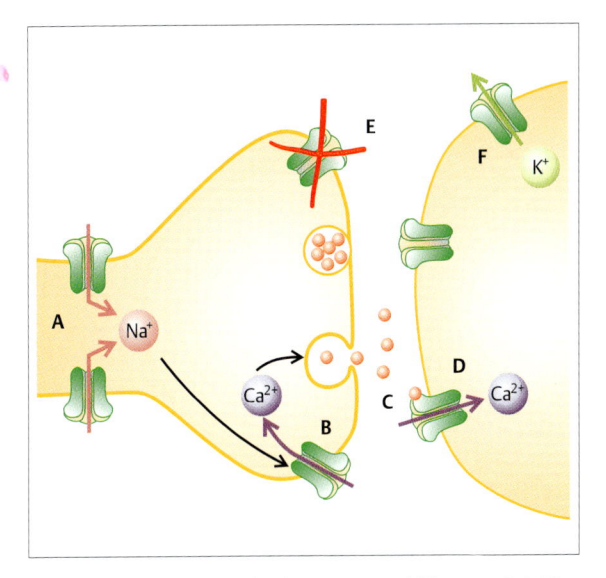

Abb. 17.1 Das ankommende Aktionspotenzial führt zum Na^+- Einstrom (A) in die Nervenzelle, der sog. Depolarisation. Die Depolarisierung führt zur Öffnung von spannungsabhängigen Ca^{++}-Kanälen (B), daraus resultiert ein Calciumeinstrom in die Zelle mit nachfolgender Ausschüttung von synaptischen Vesikeln in den synaptischen Spalt (C). Exzitatorische Neurotransmitter und Neuromodulatoren depolarisieren dann die postsynaptische Membran, dies führt zu deren Erregung (D). Opioide verhindern dies durch Hemmung des Ca^{++}-Einstroms (E) und durch den gesteigerten Ausstrom von K^+-Ionen bei der Depolarisation (F).

Bislang wurden lediglich drei Opioidrezeptortypen, nämlich der μ-Rezeptor (MOR, Exoligand Morphin, DAMGO, Endoliganden: β-Endorphin, Endomorphin 1 und 2), der δ-Rezeptor (DOR, Exoliganden: DADLE, DPDPE, Endoliganden: Metenkephalin, Leuenkephalin) und der κ-Rezeptor (KOR, Exoliganden: Ketocyclazocin, Endoliganden: Dynorphine) gefunden. Als neuer, dem Opioidrezeptor ähnlicher Typ gilt der Orphanopioidrezeptor (ORL1) mit dem Liganden Nociceptin. Andere Opioidrezeptoren (ε oder σ) werden heute nicht mehr in der Klassifikation von Opioidrezeptoren akzeptiert.

> Speziell die Anwendung von neuesten molekularbiologischen Methoden in der Forschung mittels Knockout-Mäusen lässt sich das Konzept von verschiedenen Subtypen wie z. B. $μ_1$- und $μ_2$-Rezeptoren nicht mehr aufrechterhalten (35). Vielmehr werden unterschiedliche Andockstellen am Rezeptor diskutiert, die eine unterschiedliche intrinsische Aktivität (d. h. Fähigkeit zur Konformationsänderung am Opioidrezeptor) besitzen (47).

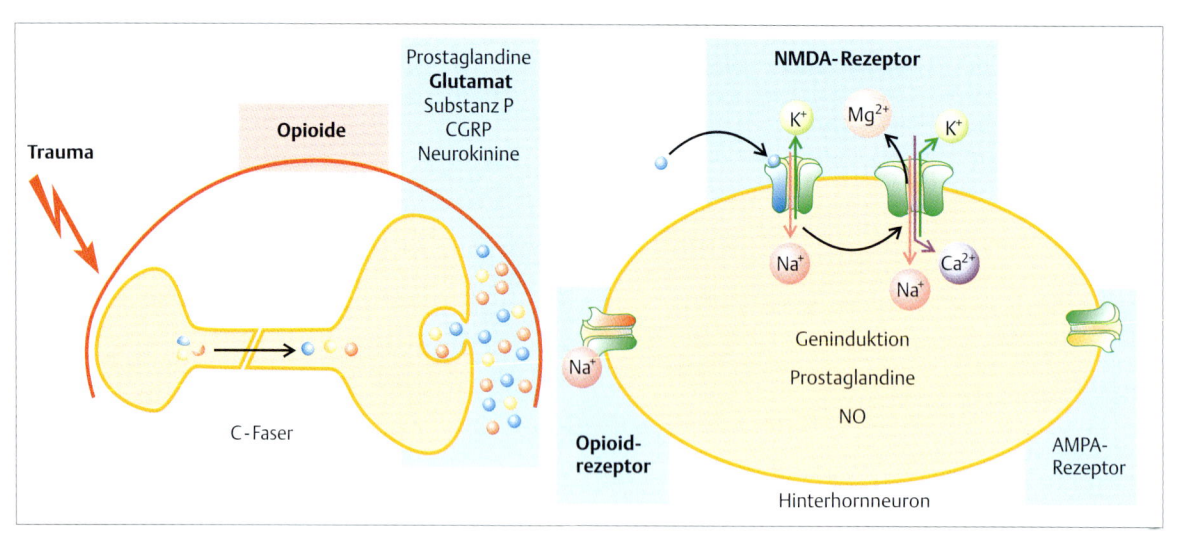

Abb. 17.2 Schema einer C-Faser mit dem zugehörigen spinalen Hinterhornneuron.

Opioide vermitteln häufig in Rezeptor-Komplex-Interaktionen ihre Wirkungen. Dabei werden funktionelle Rezeptorsubtypen involviert: μ/δ, δ/κ.

Opioide wirken im Bereich der Nozizeption sowohl auf die Nozitransduktion als auch auf die Nozitransformation peripher und zentral.

Wirkorte für Opioide

Kommt es im Bereich des primären afferenten Nozizeptors zur Aktivierung (z. B. durch Operation), setzen Aktionspotenziale entlang der C-Fasern präsynaptisch Neurotransmitter wie Glutamat usw. frei (Abb. 17.2). Diese führen postsynaptisch über Bindungen an spezifische Rezeptoren, wie z. B. den N-Methyl-D-Aspartat-Rezeptor (NMDA-Rezeptor), zu einer Aktivitätsänderung. Über weitere intrazelluläre Enzymsysteme folgen dann Veränderungen der neuronalen Aktivität und des Genaktivierungszustands mit nachfolgender veränderter Proteinproduktion. Es kommt über diese Second-Messenger-Mechanismen zu einer Induktion von lang anhaltenden Veränderungen in der aktivierten Rückenmarkszelle. Ihre Impulse werden sodann über meist spinothalamische aufsteigende Bahnen supraspinal weitertransportiert und führen hier über den Thalamus und das limbische System zur Schmerzperzeption und im Bereich des sensomotorischen Kortex zur Lokalisation des Schmerzortes mit häufig folgender Abwehrreaktion.

Lokalisation von Opioidrezeptoren
Supraspinale Verteilung

Im Gehirn werden die meisten signifikanten Opioidwirkungen durch Rezeptoren im Bereich der deszendierenden schmerzmodulierenden Bahnen gefunden, einschließlich des Mittelhirns mit der periaquäduktalen Region sowie des Locus coeruleus und der rostralen ventromedialen Medulla. Eine Aktivierung der deszendierenden Bahnen inhibiert die spinale Schmerztransmission. Für systemisch applizierte Opioide werden sowohl Aktivitäten in supraspinalen Bereichen als auch in spinalen Neuronen angenommen. Gleichzeitig jedoch aktivieren Opioide ebenfalls aszendierende Schmerzbahnen und hemmen hier die prä- und postsynaptische Schmerzleitung.

Die Häufigkeitsverteilung der verschiedenen Opioidrezeptoren kann folgendermaßen zusammengefasst werden:

- Kortex: κ > δ > μ,
- limbisches System: δ > κ > μ,
- Hirnstamm: μ > κ > δ.

Spinale Verteilung

Die spinalen Opioidrezeptoren zeigen eine typische Anreicherung im Bereich des Rückenmarkhinterhorns. Hier werden mehr Opioidrezeptoren in der Substantia gelatinosa als in den anderen Schichten vorgefunden. Tabelle 17.3 zeigt die Aufteilung der Opioidrezeptoren im Rückenmark.

> Intrathekal applizierte Opioidagonisten finden hauptsächlich ihre Rezeptoren im Bereich der Oberfläche des Rückenmarkhinterhorns.

Tabelle 17.3 Aufteilung der Opioidrezeptoren im Rückenmark

	μ	κ	δ
Lamina I–II	90	7	3
Lamina V	70	2	28
Lamina X	65	2	33

Vorteile einer neuroaxialen Opioidtherapie sind:
- Reduktion von systemischen Nebenwirkungen,
- keine motorische Blockade,
- kaum Herz-Kreislauf-Wirkungen,
- Propriozeption und Sensorik bleiben erhalten.

Nachteile einer neuroaxialen Opioidtherapie sind:
- hoher Zeitaufwand,
- personalintensiv,
- evtl. gravierende Komplikationen,
- Neurotoxizität für die meisten Opioide ungeklärt (Ausnahmen: Sufentanil und Morphin, beide unbedenklich).

Peripheres Nervensystem

µ-Rezeptoren (MOR), δ-Rezeptoren (DOR) oder κ-Rezeptoren (KOR) wurden im Bereich des peripheren Nervensystems an Nozizeptoren (Aδ- oder C-Fasern) gefunden (4, 28, 52). Der Nachweis dieser 3 Rezeptortypen wurde mit Hilfe von mRNS in primär afferenten Neuronen (38) sowie immunhistochemisch erbracht (61, 62).

> Die Lokalisation peripherer Opioidrezeptoren wird bei entzündlichen Prozessen vom menschlichen Immunsystem nutzbar gemacht (Abb. 17.3).

Es werden endogene Opioide (Endorphine) aus Lymphozyten und Makrophagen im Bereich des entzündeten Gewebes freigesetzt, wo sie dann mit den vorhandenen Opioidrezeptoren zu einer lokalen Analgesie führen. Die Applikation von exogenen Opioidrezeptorliganden in der Regionalanästhesie und ihr klinischer Stellenwert werden unten diskutiert.

17.3 Pharmakologie

Betrachtet man die starke Ähnlichkeit der Mechanismen, über die Opioidagonisten wirken (G-Protein-Koppelung, Hemmung der Adenylzyklase, Aktivierung von Kaliumkanälen, Hemmung von spannungsabhängigen Ca^{++}-Kanälen), stellt sich die Frage, warum es dennoch so klare Unterschiede unter den Opioiden bezüglich der Pharmakokinetik und -dynamik gibt.

> Größtenteils können die deutlichen pharmakokinetischen und pharmakodynamischen Unterschiede dadurch begründet werden, dass Opioide sich bezüglich der Erreichbarkeit zu ihren Opioidrezeptoren unterscheiden.

Pharmakokinetik

Um eine Wirkung an einem Opioidrezeptor zu erzielen, muss der Ligand eine bestimmte Affinität, d. h. Bindungsbereitschaft, zum Opioidrezeptor besitzen. Die Rezeptoraffinität gibt die Wirkungsstärke wieder, die Affinität ist abhängig von der Molekülgröße. Bindet ein Ligand sich an den Opioidrezeptor, kommt es zu einer Konformationsänderung des Rezeptors, dadurch werden – wie oben beschrieben – Ionenkanäle in der Nervenmembran geöffnet.

Die Möglichkeit, eine große oder nur eine geringe Konformationsänderung des Rezeptors zu erreichen,

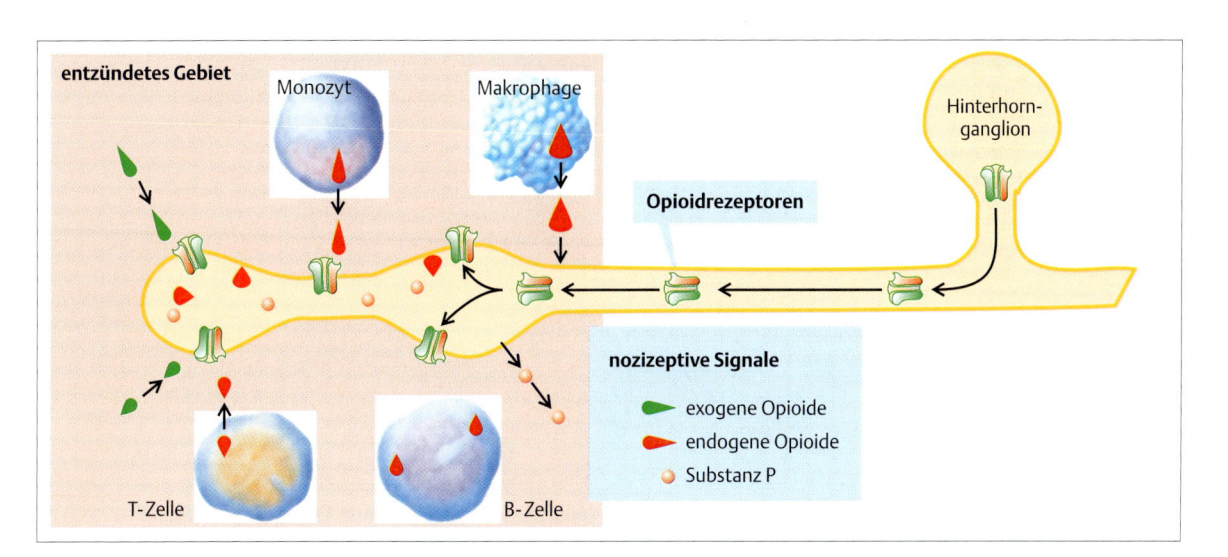

Abb. 17.3 Schema einer afferenten C-Faser mit ihrer terminalen Endigung in einem entzündeten Gebiet. Immunzellen setzen endogene Opioide frei, während von den Hinterhornganglien Opioidrezeptoren exprimiert werden. Diese wandern dann axonal entlang der Nervenfasern in Richtung der Entzündung und stellen damit eine vermehrte „Schloss"-Bereitstellung dar für die nun freigesetzten endogenen Opioide. Um die Wirkung von Opioiden im Bereich des Rückenmarks beurteilen und vergleichen zu können, muss man die verschiedenen pharmakologischen Eigenschaften der einzelnen Opioide differenzieren (nach Stein 1995).

drückt sich in der intrinsischen Aktivität eines Liganden aus. Affinität und intrinsische Aktivität bestimmen die analgetische Aktivität des Liganden. Im Unterschied zu vollen Agonisten (wie z. B. Sufentanil mit hoher Affinität und hoher intrinsischer Aktivität) haben Partialagonisten ebenfalls eine Affinität zum Rezeptor, aber lediglich eine geringe intrinsische Aktivität, da sie nur Teilregionen des Rezeptors besetzen und dort zu Veränderungen in den Ionenkanälen führen werden (z. B. Buprenorphin). Die intrinsische Aktivität spielt eine sehr große Rolle bei dem sog. Ceiling-Effekt der Analgesie durch Opioide. Während Vollagonisten mit hoher Affinität und hoher intrinsischer Aktivität lediglich einen geringen Anteil der vorhandenen Opioidrezeptoren besetzen, müssen für eine vergleichbare analgetische Wirksamkeit Agonisten mit niedriger intrinsischer Aktivität oder Partialagonisten alle vorhandenen Rezeptoren besetzen. Dabei kann es jedoch sein, dass trotz der Okkupation aller Rezeptoren keine Steigerung der Analgesie erreicht wird (Ceiling).

> **Analgetische Aktivität** und intrinsische Aktivität verschiedener Opioidanalgetika: Pethidin < Piritramid < Morphin < Buprenorphin < Alfentanil < Fentanyl < Sufentanil.

Für spinale Opioide gilt, dass diese nach intrathekaler Injektion zunächst die Dura mater und Arachnoida durchqueren müssen, um durch den Liquor cerebrospinalis und durch die Pia mater die Oberfläche des Rückenmarks zu erreichen. Die Rate und das Ausmaß, über die ein Opioid diese Schritte komplettiert (und andere Schritte wie die Absorption in das epidurale Fett oder die systemische Zirkulation vermeidet), sind hauptsächlich durch die physikochemischen Eigenschaften des Opioids determiniert:

- Molekulargewicht (Tab. 17.**4**),
- Lipidlöslichkeit (Tab.17.**4**),
- Proteinbindung,
- Ionisationsgrad,
- Metabolisierungswege.

Das Molekulargewicht bestimmt dabei u. a. die Penetrationsfähigkeit der einzelnen Substanzen durch Gewebeschichten.

> **Ein hohes Molekulargewicht** bedeutet eine gute Absorption in das umliegende Gewebe.

Die Lipidlöslichkeit – bestimmt über den Octanol-Wasser-Koeffizienten der einzelnen Substanz (Tab. 17.**5**) – bedeutet eine bessere Passage durch die Dura und ein besseres oder leichteres Durchdringen der weißen Substanz im Rückenmark. Die geringere Hydrophilie wird mit einem kürzeren Verweilen im Liquor gleichgesetzt.

Mehrere Mechanismen werden zur spinalen Erreichbarkeit bzw. Wirkung von epidural applizierten Opioiden diskutiert:

- Diffusion durch die spinalen Meningen,
- Diffusion entlang der Spinalnervenwurzeln und ebenfalls eine Aufnahme von Opioiden durch radikuläre Arterien, die den epiduralen Raum überqueren und dann im Rückenmark enden.

Tierexperimentelle Studien haben gezeigt, dass lediglich die erste Theorie – die Durchdringung von spinalen Meningen durch Opioide – eine Rolle spielt. Dabei wird die metabolisch aktive Arachnoidea zur prinzipiellen Barriere für epidural und spinal applizierte Medikamente. Dies ist wichtig, da dadurch vielleicht erklärt wird, warum eine intermediäre Lipophilie von Vorteil sein könnte.

Tabelle 17.4 Molekulargewicht und Lipidlöslichkeit einiger Opioide

	Molekulargewicht (Dalton)	Lipidlöslichkeit (log P)
Morphin	285	0,78
Diamorphin	369	0,66
Pethidin	247	2,72
Methadon	309	2,06
Fentanyl	336	4,05
Alfentanil	416	2,16
Sufentanil	387	3,95
Lofentanil	409	4,22
Buprenorphin	468	3,96
Nalbuphin	393	2,52
Pentazocin	285	3,81

Tabelle 17.5 Octanol/Wasserkoeffizient und meningeale Permeabilitäts-Beziehung

Opioid	Octanol-Wasser-Verteilungskoeffizient	Meningealer Permeabilitätskoeffizient
Morphin	1	0,6
Pethidin	525	–
Hydromorphon	525	–
Alfentanil	129	2,3
Fentanyl	955	0,9
Sufentanil	1737	0,8
Bupivacain	560	

Nachdem ein Opioid die Arachnoidea überwunden hat, muss es durch den Liquor. Hier spielt die Wasserlöslichkeit für die Verweildauer und für die rostrale Umverteilung eine Rolle. Dies erklärt, warum für Morphin auch noch nach Stunden eine weitere rostrale Umverteilung stattfinden kann, mit der Gefahr einer nicht beobachteten Atemdepression.

Intrathekale Injektionen von Opioiden führen ebenfalls zu einem Verlust der Opioide in den Epiduralraum, wo sie dann vom epiduralen Fettgewebe und von epiduralen Venen aufgenommen und systemisch umverteilt werden. Das thorakolumbale Fettgewebe umfasst eine Dicke von ca. 3–4,6–6 mm (Sagittaldurchmesser).

> **Eine vergleichende** intrathekale Opioidpharmakokinetik im Tiermodell ergab, dass gleiche Dosen von Sufentanil, Fentanyl, Alfentanil und Morphin unterschiedliche Verteilungen im epiduralen Fett, im Rückenmark und in der zerebrospinalen Flüssigkeit nach Injektion in Höhe von L_3 aufwiesen.

Dabei zeigten Morphin und Sufentanil einen höheren Effektkompartimentgrad im Spinalmark als die anderen Opioide. Dies wurde mit der schnellen Clearance von Alfentanil aus dem Rückenmark und der rascheren Verteilung von Fentanyl in das epidurale Fett begründet (57).

Pharmakodynamik
Nebenwirkungen im Einzelnen
Atemdepression

> **Eine opioidbedingte Atemdepression** wird bei neuroaxialer Applikation im Gegensatz zur systemischen oder regionalen Applikation nicht schon nach 5–20 Minuten beobachtet, sondern je nach Opioid erst bis zu 3–12 Stunden später.

Die gefürchtete spät einsetzende Atemdepression hängt von der Hydrophilie bzw. dem damit verbundenen rostralen Aufsteigen der einzelnen Opioide ab. Für lipophile Opioide werden zeitlich frühere Störungen der Atemfunktion beobachtet. Angst u. Mitarb. (3) konnten bis zu 12 Stunden nach lumbaler epiduraler Injektion von Morphin veränderte Schmerzperzeptionen im Trigeminusbereich ihrer Probanden ermitteln. Die über Opioide verursachte Atemdepression tritt meist ein, wenn die analgetische Dosis überschritten und eine zusätzliche Thoraxrigidität beobachtet wird. Eine größere Sicherheit durch Verwendung von Agonisten/Antagonisten wie Butorphanol besteht nicht.

Als Risikofaktoren gelten hohes Lebensalter und eine hohe Infusionsrate sowie ein starker Sedierungsgrad oder zusätzliche Sedativa. Patienten mit hohen Sedierungsscores und evtl. engen Pupillen sollten unter einer laufenden neuroaxialen Opioidtherapie zusätzlich mit Pulsoxymeter personalintensiv überwacht werden.

Störungen der Thermoregulation

Opioide greifen in den hypothalamisch-hypophysären Hormonhaushalt ein (46). Dabei wird u. a. die hypothalamische Temperaturregulation beeinflusst (2, 39). Auch zentral-neuroaxial applizierte Opioide hemmen die Thermoregulation.

Pruritus

Pruritus wird ebenfalls sowohl nach regionaler Applikation von Opioiden wie nach systemischer Gabe als eine für den Patienten besonders störende Nebenwirkung beobachtet (1, 19, 20, 49). Dabei schwankt die Inzidenz von 10–30 %. Sie ist abhängig von Geschlecht (w > m), Alter und dem jeweiligen Opioid sowie seiner applizierten Dosis.

> **Morphindosen über 0,1 mg** intrathekal und Sufentanil über 10 µg sowie Fentanyl > 50 µg scheinen das Auftreten eines Pruritus zu erhöhen.

Ursächlich sind die Mechanismen, die zu einem Pruritus nach der Verabreichung von Opioiden führen, nicht genau geklärt. Da eine Mitbeteiligung von Prostaglandinderivaten oder Serotonin nicht ausgeschlossen wird, werden bei systemischer Therapie mit Cyclooxygenasehemmern und Serotoninantagonisten weniger häufig Pruritusfälle beschrieben (10, 19). Sowohl intravenöse als auch epidurale Injektionen von Droperidol vermindern einen opioidassoziierten Pruritus. Von der epiduralen oder spinalen Gabe von Droperidol wird aber – wie vor allen Substanzen, für die keine Neurotoxizitätsuntersuchungen bei neuroaxialer Applikation vorliegen – dringend abgeraten.

Ein quälender Pruritus kann häufig (16) – aber nicht immer – mit Naloxon erfolgreich behandelt werden, die Gabe von Antihistaminika erscheint ebenfalls nicht sicher zu wirken.

Miktionsstörungen

> **Miktionsstörungen** werden nach neuroaxialer Opioidgabe in ca. 10–90 % der Fälle gesehen.

Es kommt es zu einer Detrusorhypertonie, es können ebenfalls ADH-Anstiege im Plasma beobachtet werden (22, 27, 33, 45). Ähnlich wie beim Pruritus kann eine Miktionsstörung häufig erst nach 8–10 Stunden auftreten. Eine Blasenkatheterisierung ist nicht immer zu vermeiden.

Obstipation

Postoperative Ileuszustände stellen eine bedrohliche Komplikation dar.

Systemische und neuroaxiale Opioide werden als Promotorfaktoren hierfür ursächlich mit verantwortlich gemacht. Opioidrezeptoren im ZNS und im enteralen Plexus führen nach Bindung mit exogenen und endogenen Opioiden zur Konstipation. Eine lokale Instillation von Naloxon per os kann zur Therapie verwendet werden (s. Tab. 17.**6**). In Kombination mit Lokalanästhetika wird jedoch bei dem Einsatz von Opioiden eher eine Verbesserung der Darmfunktion und Motilität bzw. eine Verhinderung von Ileuszuständen postoperativ beobachtet (21, 34).

Störungen der Herz-Kreislauf-Funktion

Die systemische Applikation von Opioiden kann zur Reduktion des pulmonalarteriellen Gefäßwiderstandes führen (Morphin), zur Reduktion des venösen Drucks im Splanchnikusgebiet beitragen, über eine zentrale Vagusstimulation zur Bradykardie führen sowie eine zentrale und periphere Vasodilatation induzieren. Diese Nebenwirkungen werden bis auf die leicht herabgesetzte Reduktion des Vasotonus nach neuroaxialer Applikation von Opioiden nur in Dosisabhängigkeit gefunden. Hier trägt vor allem die systemische Rückresorption zu den o. g. Effekten bei.

Toleranzentwicklung

Die kontinuierliche Applikation von Opioiden führt zu einer zunehmenden Abschwächung der analgetischen Dosis. Abhängig vom verwendeten Opioid kann eine Steigerung der Dosis zu keiner weiteren Effektsteigerung führen. Meist betrifft die Toleranzentwicklung die Analgesie, weniger andere Opioideffekte.

Ein Wechsel von einem lipophilen zu einem hydrophilen Opioid hilft häufig, die Toleranzentwicklung zu vermindern.

Da ursächlich eine Mitaktivierung von NMDA-Rezeptoren diskutiert werden, verringert die systemische Gabe von NMDA-Rezeptorantagonisten wie Ketamin die schnelle Toleranzentwicklung (9, 30, 55).

Therapie der Nebenwirkungen

Die Behandlung der o. g. Nebenwirkungen ist in Tab. 17.**6** aufgeführt.

17.4 Einzelsubstanzen

Morphin

Nach Chrubasik u. Mitarb. (17) ist die **epidurale Opioidapplikation** vor allem dann gerechtfertigt, wenn mit dieser Art der Anwendung eine Reduktion des Opioidbedarfs verbunden ist. Unter diesem Aspekt ist Morphin besonders geeignet. Diese Substanz ist hydrophil und weist eine hohe Affinität zum Liquor cerebrospinalis auf, sodass es nur sehr langsam zu einem Konzentrationsabfall in diesem Kompartiment kommt. Morphin breitet sich kaudal und rostral aus.

Selbst mit geringen epiduralen Dosierungen werden ausgedehnte Bezirke der Substantia grisea des Rückenmarks erreicht.

Tabelle 17.6 Therapie der Nebenwirkungen durch epidurale oder intrathekale Opioidanalgesie

Nebenwirkungen	Therapie	Dosierung (mg/70 kg)
Atemdepression	▸ Naxolon i. v. wiederholt oder als Infusion	0,2 – 0,4
Harnretention	▸ Blasenkatheter	
	▸ Naxolon	0,2 – 0,4
Pruritus	▸ Antihistaminika sind nicht sehr wirksam	
	▸ Naxolon	0,2 – 0,4
Übelkeit und Erbrechen	▸ Domperidon per os oder	10
	▸ Metoclopramid i. v./i. m. oder	10 – 20
	▸ Naxolon oder	0,2 – 0,4
	▸ Droperidol oder	2,5 – 10
	▸ Haloperidol	1 – 10
Obstipation	▸ Laxanzien	

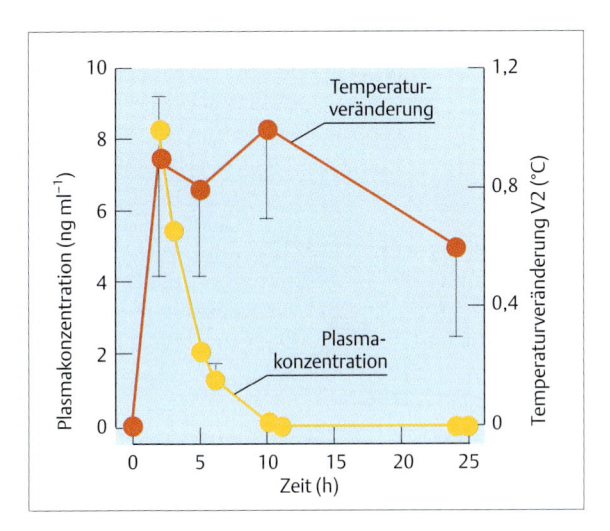

Abb. 17.4 Verhältnis der Plasmakonzentration von Morphin und der Temperaturveränderungen im Bereich des Gesichts (Trigeminusregion), gemessen nach lumbaler epiduraler Morphingabe bei Probanden.

Andererseits ist die Substanz schlecht steuerbar. Es konnte demonstriert werden, dass noch nach mehreren Stunden lang anhaltende hohe Morphinkonzentrationen distal vom epiduralen Applikationsort in der zerebrospinalen Flüssigkeit auftreten (3, 57). Aufgrund der rostralen Wanderung ist mit spät auftretenden Nebenwirkungen zu rechnen (Abb. 17.4). Wenn zur segmentalen Begrenzung der Analgesieausdehnung eines Lokalanästhetikums thorakale Periduralkatheter angelegt werden, sollte daher kein Morphin verwendet werden.

Sufentanil

Im Plasma ist Sufentanil zu 92,5 % vor allem an saures α_1-Glykoprotein gebunden und hat nach einer initialen schnellen Verteilungsphase von ca. 18 Minuten eine Eliminationshalbwertzeit von 2 Stunden. Nach periduraler Applikation wird die höchste Plasmakonzentration innerhalb von 2–10 Minuten erreicht, die dann über einen Zeitraum von ca. 30–60 Minuten graduell abfällt.

Sufentanil ist im Vergleich zu Fentanyl noch lipophiler (Octanol-Wasser-Verteilungskoeffizient von Sufentanil 1737, von Fentanyl 955) und besitzt auch eine vergleichsweise höhere Affinität zum µ-Rezeptor als Morphin, Pethidin oder Fentanyl. Diese Affinität zum µ-Rezeptor ist ca. 100-mal größer als zum δ-Rezeptor. Hohe µ-Rezeptoraffinität korreliert nicht nur experimentell, sondern auch klinisch mit der Analgesietiefe, hohe Lipophilie ist mit schneller Membranpenetration und kurzer Latenz vergesellschaftet.

Die durch Sufentanil bewirkte Analgesie beginnt im Vergleich zu anderen Opiaten schnell, nachdem eine vergleichsweise geringe Rezeptorfraktion von Sufentanil besetzt wird. Diese beträgt experimentell ca. 35 % der Opiatrezeptoren. Die Wirkung von neuraxial appliziertem Sufentanil kann durch Nalorphin oder Naloxon antagonisiert werden.

Abhängig von der verabreichten Dosis nimmt die Wirkdauer des Sufentanil nach periduraler Injektion mit 4–6 Stunden eine Mittelstellung zwischen der des kürzer wirkenden Fentanyls (1–2 Stunden) und der des wesentlich länger wirkenden Morphins (14–26 Stunden) ein.

> Ähnlich wie bei den peridural verabreichten Lokalanästhetika kann auch die Wirkdauer einer niedrigen Sufentanildosis durch eine Zugabe von Adrenalin (100–300 µg) um mehr als 1 Stunde verlängert werden. Dieser Effekt verschwindet bei lang anhaltender opiatvermittelter Analgesie.

Die Zugabe von Adrenalin reduziert über eine Resorptionshemmung nach Vasokonstriktion den initialen Anstieg des Sufentanilspiegels im Plasma (s. u.). Diese Adrenalinwirkung vermindert den Grad der in dieser Phase auftretenden Müdigkeit oder die Ausprägung der in dieser Phase auftretenden Verminderung der spontanen Atemfrequenz und möglicher Anstiege des PCO_2. Dabei muss die potenzielle Gefahr hämodynamischer Störungen (z. B. Blutdruckabfall oder -anstieg, Pulsanstieg und Arrhythmie) durch eine unbeabsichtigte intravenöse Injektion von Adrenalin oder nach starker plasmatischer Resorption eines solchen Zusatzes für gefährdete Patienten beachtet und gegen den erreichten Nutzen kritisch abgewogen werden.

Intravasale Umverteilung

Die tatsächliche spinale Opioidkonzentration hängt von der Speicherung in anderen Kompartimenten und der intravasalen Umverteilung ab. Sufentanil wird im epiduralen Fett gespeichert und reichert sich besonders in der fettreichen weißen Substanz des Rückenmarks an. Nur ein geringer Anteil erreicht den Wirkort im Hinterhorn der grauen Substanz des Rückenmarks.

> Die für eine ausreichende Analgesie erforderliche epidurale Sufentanildosis kann daher im Gegensatz zu Morphin nicht reduziert werden.

Zudem penetrieren lipophile Substanzen besonders leicht in den intravasalen Raum. Beide Effekte lassen eine hohe intravasale Umverteilung erwarten. Es werden Sufentanilplasmaspiegel oberhalb der minimalen analgetischen Konzentration beobachtet. Weitere Analysen der Kinetik von Sufentanil zeigen, dass die Plasmaspiegel über einen Zeitraum von ca. 2 Tagen ansteigen, anschließend werden stationäre Werte gemessen. Eine ständige Kumulation in gefährliche Konzentrationsbereiche wird somit nicht beobachtet, was auf eine schnelle Plasmaclearance zurückgeführt wird.

Die Ausdehnung in der zerebrospinalen Flüssigkeit kann mit lipophilen Opioiden wie Sufentanil besser gesteuert werden als mit dem hydrophilen Morphin. Allerdings gibt es bei Langzeitapplikation in Kombination mit Bupivacain ein erhöhtes Risiko der rostralen Wanderung. Zusätzlich werden Plasmaspiegel oberhalb der minimalen analgetischen Konzentration beobachtet. Es besteht die Gefahr der Kumulation und Auslösung von Nebenwirkungen. Shafer und Varvel (48) ermittelten für Sufentanil im Vergleich zu Fentanyl bei intravenöser Langzeitapplikation eine wesentlich günstigere kontextsensitive Halbwertszeit.

> Da aufgrund der schnellen Plasmaclearance eine Kumulation in gefährliche Konzentrationsbereiche nicht beobachtet wird, ist Sufentanil das am besten steuerbare epidurale Opioid.

Nebenwirkungen

Aufgrund der Möglichkeit des rostralen Anstiegs sowie der Gefahr der Kumulation im Plasma können bei der epiduralen Anwendung von Sufentanil Nebenwirkungen natürlich nicht ausgeschlossen werden. Chaney (12) gibt eine Übersicht über die wichtigsten Risiken. Nach seiner Analyse ist vor allem zu rechnen mit

- Pruritus,
- Nausea,
- Harnretention,
- gastrointestinalen Motilitätsstörungen,
- Sedierung und Atemdepression.

Zusätzlich zu den Kontrollen der Wundverhältnisse und der Komplikationsmöglichkeiten von Epiduralkathetern und epiduralen Lokalanästhetika müssen diese Komplikationsmöglichkeiten sorgfältig überwacht werden.

Prädisponierende Einflussgrößen sollen bei der Indikationsstellung beachtet werden. Broekema u. Mitarb. (11) verabreichten 614 Patienten postoperativ eine epidurale Infusion aus Bupivacain 0,125 % und Sufentanil 1 µg/ml. Eine späte Atemdepression trat bei 3 ihrer Patienten auf, wobei folgende wichtige Risikofaktoren beobachtet wurden:

- hohes Lebensalter,
- hohe Infusionsrate,
- zusätzliche systemische Gabe zentral dämpfender Pharmaka,
- ASA-Klasse höher oder gleich III,
- Punktionshöhe,
- Ort der Operation.

Weitere Risikofaktoren für Nebenwirkungen sind:
- Geschlechtszugehörigkeit,
- Schwangerschaft.

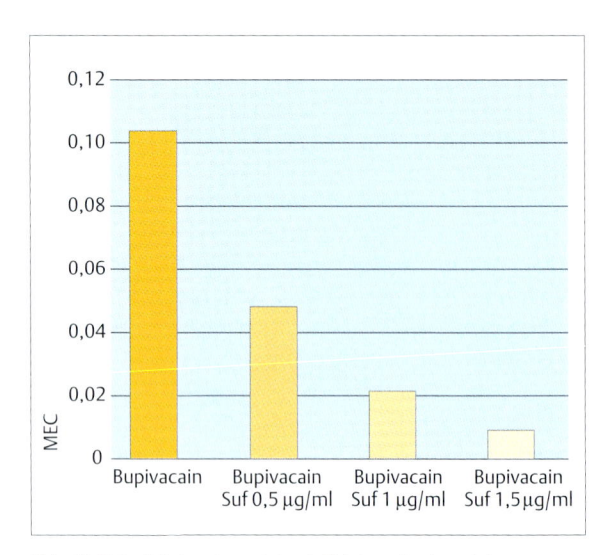

Abb. 17.5 Reduktion der minimaleffektiven Bupivacainkonzentration (MEC) durch Hinzufügen von Sufentanil (nach Polley u. Mitarb. 1988).

In Abb. 17.5 ist dargestellt, wie die minimaleffektive Bupivacainkonzentration mit Hilfe von Sufentanil vermindert werden kann.

Fentanyl

Die i. v. Applikation von Fentanyl erhöht den zerebrospinalen Flüssigkeitsdruck im lumbalen Bereich (7). Dies scheint ohne klinische Effekte zu sein. Im Unterschied zu Morphin erreicht Fentanyl aufgrund seiner besseren Lipophilie eine segmentalere Ausbreitung in den intrathekalen Raum. Da keine rostrale Umverteilung von Fentanyl stattfindet, führt es zu einer geringeren und späteren Atemdepression. Fentanyl – allein appliziert oder in Kombination mit unterschiedlichen Lokalanästhetika – induziert eine spinale Analgesie oder verlängert sie. Typische Nebenwirkungen sind – wie bei i. v. Applikationen – dosisabhängig. Vor allem zu nennen sind

- respiratorische Depression,
- Pruritus,
- Miktionsstörungen,
- Emesis und Nausea.

Bei den zuletzt genannten Nebenwirkungen stellt die applizierte Dosis jedoch einen entscheidenden Faktor dar: Werden weniger als 15 µg Fentanyl intrathekal appliziert, so werden sogar weniger Patienten mit postoperativer Übelkeit und Erbrechen beschrieben (42).

> Ein Haupteinsatzgebiet der spinalen Fentanylapplikation wird in der geburtshilflichen Analgesie gesehen (15, 42).

Bei spinaler Anwendung muss jedoch mit einer Erhöhung des Uterustonus und der Kontraktilität gerechnet werden (24). Nachfolgend kann es zu einer Verlangsamung der fetalen Herzfrequenz kommen, die jedoch in den publizierten prospektiven Untersuchungen nicht interventionsbedürftig war (Sectio caesarea) (41). Die Behandlung besteht in der Gabe eines β-Sympathomimetikums. Bei spinalem Einsatz von Fentanyl konnten in Dosierungen bis zu 0,75 µg/kg keine Beeinträchtigungen der Neonaten bei Entbindung gefunden werden (5).

> **Dosis.** Die spinale Dosisempfehlung durch unterschiedliche Studien liegen in einem Bereich von 15–100 µg als Bolus. Beste Ergebnisse mit geringsten Nebenwirkungen wurden bei Dosen bis zu 50 µg gefunden (5, 6, 56, 58).

Epidurale Injektion

Die für die spinale Applikation beschriebenen Vorteile der Opioidgabe gelten ebenfalls mit geringen Einschränkungen für die epidurale Anwendung von Fentanyl. Es muss anhand der vielfältigen publizierten Literatur und der millionenfachen klinischen Anwendung von epiduralen Fentanylinjektionen davon ausgegangen werden, dass dieser Applikationsweg für Fentanyl – unter Einbehaltung der Dosisrichtlinien und der Kontraindikationen – sicher ist, und zwar auch ohne weitere spezielle Zulassungsindikationen. Unterstützt wird diese in der Literatur zu findende Auffassung durch die häufige Anwendung in einem speziellen Risikoklientel – schwangeren Patientinnen (13, 23, 29, 40). Meist kommt es bei epiduraler Anwendung zu einem deutlichen Rückgang von Nebenwirkungen, die ansonsten bei systemischer Applikation von Fentanyl gesehen werden (31).

> **Dosis.** Dosisempfehlungen sind Einzeldosen zwischen 20–100 µg Fentanyl. Bei Dosierungen über 50 µg kommt es jedoch vermehrt zu Nausea und Puritus (25, 18).

17.5
Periphere Opioidapplikation

Das periphere Nervensystem hat bezüglich einer Opioidapplikation zur perioperativen Analgesie in den letzten Jahren aufgrund neuer Forschungsergebnisse mehr Beachtung erfahren. Zum einen wurde in tierexperimentellen Untersuchungen gezeigt, dass alle drei Opioidrezeptoren am primären afferenten Nozizeptor anzutreffen sind, zum anderen konnte eine aktive Synthese von Opioidrezeptoren im dorsalen Ganglion mit nachfolgender axonaler Migration gefunden werden. Dies wird vor allem bei entzündlichen Vorgängen beobachtet. Hier kommt es aufgrund des entzündlichen Milieus zu einer vermehrten und erleichterten Freisetzung und Erreichbarkeit von Opioidrezeptoren an primär afferenten Nervenfasern. Klinisch konnte der Effekt von peripheren Opioidrezeptoren über periphere, z. B. intraartikuläre Injektion von Opioiden, zwar aufgezeigt werden, eine hervorragende Analgesiequalität wurde hierdurch jedoch nicht erzielt.

So konnten Gupta u. Mitarb. (26) in einer Metaanalyse zu intraartikulären Opioidgabe bei Arthroskopien im Durchschnitt lediglich eine Reduktion von ca. 12–15 mm VAS postoperativ aufzeigen. Kalso u. Mitarb. wiesen einen positiven Effekt in einer weiteren Metaanalyse zur intraartikulären Applikation bei lediglich der Hälfte der untersuchten Studien nach (32). Dies unterscheidet sich von der Beobachtung durch Likar u. Mitarb., die eine Cross-over-kontrollierte Studie zur analgetischen Effektivität mit 1 mg Morphin intraartikulär nicht durchführen konnten, da die Arthritispatienten, die initial eine Bolusdosis Morphin intraartikulär erhielten, für das Studienprotokoll zu lange schmerzfrei waren (37).

Für andere Applikationen wie z. B. axilläre Plexusblockaden, Wundinfiltrationen usw. konnten ebenfalls keine überzeugenden Daten in Metaanalysen gefunden werden (43).

17.6
Ganglionäre Opioidapplikation (GLOA)

Die Injektion von Opioiden wie Buprenorphin in das Ganglion cervicale superius wird in der chronischen Schmerztherapie zur Behandlung von Trigeminusschmerzen verwendet (50). Wie für viele schmerztherapeutische Interventionen fehlen hier jedoch größere Studien, die wissenschaftlichen Kriterien standhalten, um diesen Einsatz zu empfehlen. Fallberichte und einzelne klinische Untersuchungen liefern jedoch erste Hinweise, dass die ganglionäre Opioidtherapie mit Buprenorphin 0,03 mg in einem Injektionsvolumen von nicht mehr als 3 ml zu einer deutlichen Schmerzlinderung bei Zosterneuralgien führen kann.

17.7
Techniken der rückenmarksnahen Opioidtherapie

Es stehen alle unter den Kapiteln Epidural- und Spinalanästhesie genannten Techniken zur Verfügung. Besonders erwähnenswert ist jedoch auch hier die Beachtung aller dort aufgeführten Indikationen und Kontraindikationen.

17 Regionale Opioidtherapie

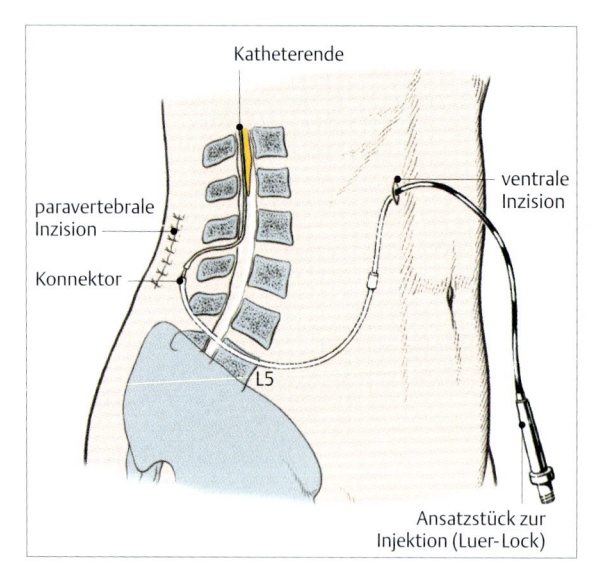

Abb. 17.6 Schematische Darstellung eines getunnelt angelegten Epiduralkatheters (aus Zenz M, Donner B. Regionale Opioidanalgesie. In: Niesel HC, Hrsg. Regionalanästhesie – Lokalanästhesie – Regionale Schmerztherapie. Stuttgart: Thieme; 1994).

> Neben der Single-Shot-Spinal-, der Epiduralanästhesie (Abb. 17.6) oder den kontinuierlichen Verfahren mit Kathetern kommen für die Therapie chronischer Schmerzen Portsysteme (Abb. 17.7) oder implantierbare Pumpen (Abb. 17.8) infrage.

Vor der Implantation solcher Systeme müssen jedoch Einzel- oder Katheterverfahren hinsichtlich ihrer Wirksamkeit getestet werden. Ebenfalls sollte eine orale Medikation mit dem entsprechenden Opioid vorab über einen längeren Zeitraum (ca. 4–6 Wochen) versucht werden. Es muss eine Dosis-Wirksamkeit-Beziehung für den spinalen Einsatz eindeutig hergestellt werden.

Abb. 17.7a–c Schematische Darstellung der Anlage eines spinalen Katheters mit Anschluss an einen Port (aus Zenz M, Donner B. Regionale Opioidanalgesie. In: Niesel HC, Hrsg. Regionalanästhesie – Lokalanästhesie – Regionale Schmerztherapie. Stuttgart: Thieme; 1994).
a Seitenlagerung des Patienten. Punktion über eine kleine Inzision in Haut und Unterhaut.
b Subkutane Tunnelung des Katheters. Über eine zweite Inzision wird eine spezielle Führungskanüle bis zu der ersten Inzision vorgeschoben. Der Katheter wird dann retrograd in die Kanüle geschoben und mit ihr zurückgezogen. Vorher erfolgte eine Lokalanästhesie des umgebenden Gewebes.
c Anschluss des Katheters an einen Port. Der Katheter sollte im Verlauf in eine Schlinge gelegt sein, damit er bei Zug- und Drehbewegungen nicht aus dem Port gezogen wird. Das kleine Bild zeigt die Injektion in den Port über eine Huber-Kanüle.

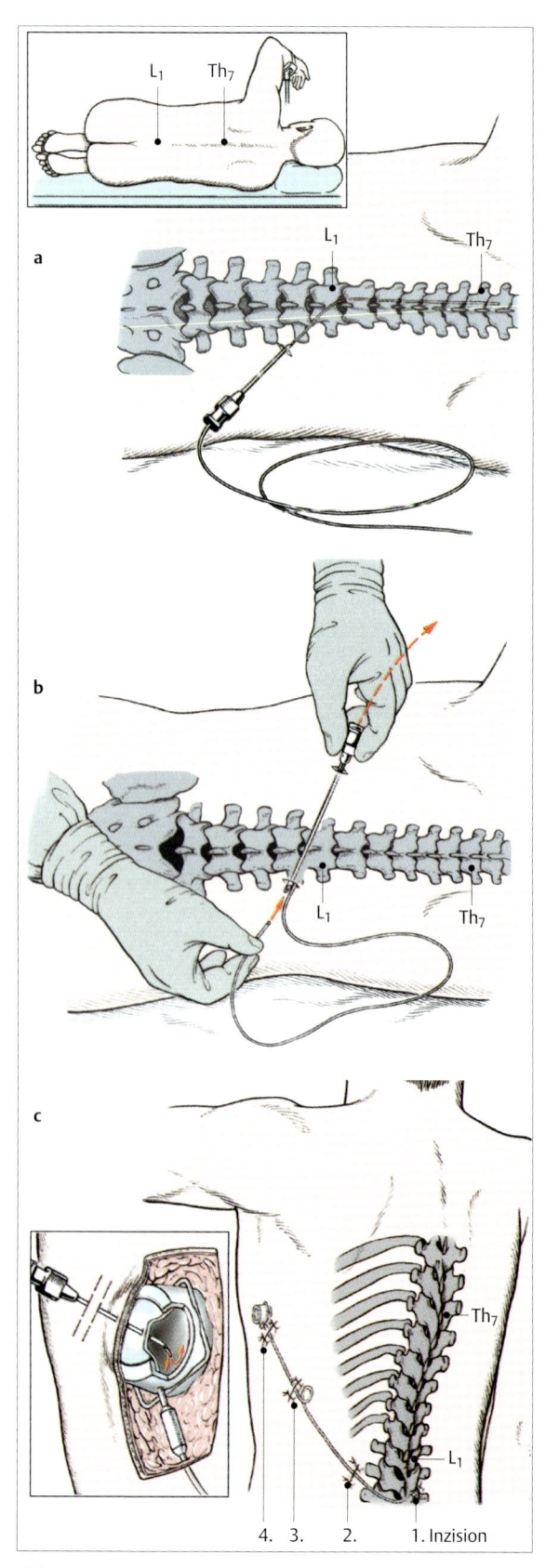

Abb. 17.7

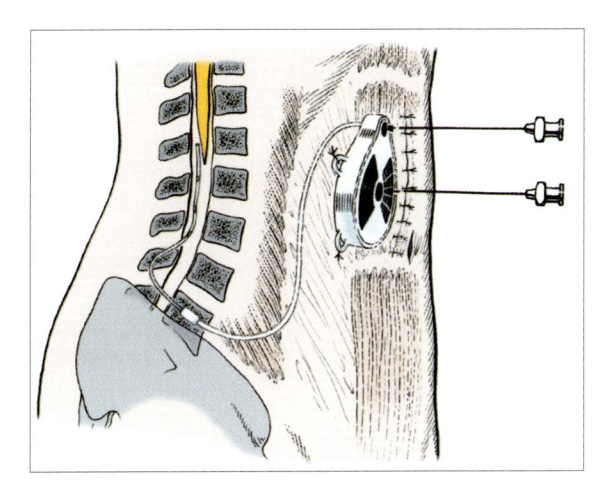

Abb. 17.8 Schematische Darstellung eines Katheters, der an eine voll implantierte Pumpe angeschlossen ist (aus Zenz M, Donner B. Regionale Opioidanalgesie. In: Niesel HC, Hrsg. Regionalanästhesie – Lokalanästhesie – Regionale Schmerztherapie. Stuttgart: Thieme; 1994).

Kernaussagen

1

▸ **Grundlagen** Im Vergleich zu einer Blockade mittels Lokalanästhetika besitzt die regionale Opioidschmerztherapie zumeist eine ebenso gute analgetische Wirkung, ohne dass sie zu einer motorischen Blockade führt. Zudem werden nur nozizeptive Impulse oder Bahnen gehemmt, wohingegen sensorische oder sympathische Aktivierung unbeeinflusst bleiben.
Opioidrezeptoren stellen die Bindungsstellen für endogene und exogene Opioide im Sinne eines Schlüssel-Schloss-Prinzips dar.
Bislang wurden drei Opioidrezeptortypen, nämlich der μ-Rezeptor, der δ-Rezeptor und der κ-Rezeptor gefunden. Als neuer, dem Opioidrezeptor ähnlicher Typ gilt der Orphanopioidrezeptor mit dem Liganden Nociceptin.

2

▸ **Lokalisation von Opioidrezeptoren** Opioidrezeptoren finden sich supraspinal, spinal und im peripheren Nervensystem.

3

▸ **Pharmakologie** Die deutlichen pharmakokinetischen und pharmakodynamischen Unterschiede der Opioide sind dadurch erklärbar, dass Opioide sich bezüglich der Erreichbarkeit zu ihren Opioidrezeptoren unterscheiden. Diese wird beeinflusst durch Molekulargewicht, Lipidlöslichkeit, Proteinbindung, Ionisationsgrad und Metabolisierungsweg des Opioids.
Analgetische Aktivität und intrinsische Aktivität nehmen in der Reihenfolge Pethidin, Piritramid, Morphin, Buprenorphin, Alfentanil, Fentanyl und Sufentanil zu.

4

▸ **Nebenwirkungen** Zu den wichtigsten Nebenwirkungen der Opioide gehören Atemdepression, Störungen der Thermoregulation, Pruritus, Miktionsstörungen, Obstipation, Störungen der Herz-Kreislauf-Funktion sowie die Toleranzentwicklung.
Die Nebenwirkungen sind bei den Einzelsubstanzen wie z. B. Morphin, Sufentanil und Fentanyl unterschiedlich stark ausgeprägt.

5

▸ **Periphere Opioidapplikation** Bisher konnte eine gute analgetische Wirkung nach einer peripheren, z. B. intraartikulären, Applikation von Opioiden nicht erzielt werden.

6

▸ **Ganglionäre Opioidapplikation (GLOA)** Auch bezüglich der Wirksamkeit ganglionärer Opioidapplikationen fehlen bislang größere Studien. Dennoch wird die Injektion von Opioiden in das Ganglion cervicale superius in der chronischen Schmerztherapie zur Behandlung von Trigeminusschmerzen verwendet (50).

7

▸ **Techniken der rückenmarksnahen Opioidapplikation** Mittlerweile wurden verschiedene Techniken der rückenmarksnahen Opioidtherapie entwickelt. Neben der Single-Shot-Spinal-, der Epiduralanästhesie oder den kontinuierlichen Verfahren mit Kathetern kommen für die Therapie chronischer Schmerzen Portsysteme oder implantierbare Pumpen infrage.

Literatur

1 Ackerman WE, Juneja MM, et al. A comparison of the incidence of pruritus following epidural opioid administration in the parturient. Can J Anaesth 1989;36:388–91.
2 Alfonsi P, Sessler DI, et al. The effects of meperidine and sufentanil on the shivering threshold in postoperative patients. pascal.alfonsi@apr.ap-hop-paris.fr. Anesthesiology 1998;89:43–8.
3 Angst MS, Ramaswamy B, et al. Lumbar epidural morphine in humans and supraspinal analgesia to experimental heat pain. Anesthesiology 2000;92:312–24.
4 Antonijevic I, Mousa SA, et al. Perineurial defect and peripheral opioid analgesia in inflammation. J Neurosci 1995;15:165–72.
5 Belzarena SD. Clinical effects of intrathecally administered fentanyl in patients undergoing cesarean section. Anesth Analg 1992;74:653–7.
6 Ben-David B, Frankel R, et al. Minidose bupivacaine-fentanyl spinal anesthesia for surgical repair of hip fracture in the aged. Anesthesiology 2000;92:6–10.
7 Benzer A, Gottardis M, et al. Fentanyl increases cerebrospinal fluid pressure in normocapnic volunteers. Eur J Anaesthesiol 1982;9:473–7.
8 Bernards CM, Hill HF. Physical and chemical properties of drug molecules governing their diffusion through the spinal meninges. Anesthesiology 1992;77:750–6.
9 Bisaga A, Popik P, et al. Therapeutic potential of NMDA receptor antagonists in the treatment of alcohol and substance use disorders. Expert Opin Investig Drugs 2000; 9:2233–48.
10 Borgeat A, Stirnemann HR. Ondansetron is effective to treat spinal or epidural morphine-induced pruritus. Anesthesiology 1999;90:432–6.
11 Broekema AA, Kuizenga K, et al. Does epidural sufentanil provide effective analgesia per- and postoperatively for abdominal aortic surgery? Acta Anaesthesiol Scand 1996; 40:20–5.
12 Chaney MA. Side effects of intrathecal and epidural opioids. Can J Anaesth 1995;42:891–903.
13 Chen LK, Hsu HW, et al. Effects of epidural fentanyl on labor pain during the early period of the first stage of induced labor in nulliparous women. J Formos Med Assoc 2000;99:549–53.
14 Chen Y, Mestek A, et al. Molecular cloning of a rat kappa opioid receptor reveals sequence similarities to the mu and delta opioid receptors. Biochem J 1993;295:625–8.
15 Choi DH, Ahn HJ, et al. Bupivacaine-sparing effect of fentanyl in spinal anesthesia for cesarean delivery. Reg Anesth Pain Med 2000;25:240–5.
16 Choi JH, Lee J, et al. Epidural naloxone reduces pruritus and nausea without affecting analgesia by epidural morphine in bupivacaine. Can J Anaesth 2000;47:33–7.
17 Chrubasik J, Chrubasik S, et al. Patient-controlled spinal opiate analgesia in terminal cancer. Has its time really arrived? Drugs 1992;43:799–804.
18 Coda BA, Brown MC, et al. Pharmacology of epidural fentanyl, alfentanil, and sufentanil in volunteers. Anesthesiology 1994;81:1149–61.
19 Colbert S, O'Hanlon DM, et al. The effect of intravenous tenoxicam on pruritus in patients receiving epidural fentanyl. Anaesthesia 1999;54:76–80.
20 Davies GG, From R. A blinded study using nalbuphine for prevention of pruritus induced by epidural fentanyl. Anesthesiology 1988;69:763–5.
21 De Leon-Casasola OA, Karabella D, et al. Bowel function recovery after radical hysterectomies: thoracic epidural bupivacaine-morphine versus intravenous patient-controlled analgesia with morphine: a pilot study. J Clin Anesth 1996;8:87–92.
22 Dray A. Epidural opiates and urinary retention: new models provide new insights. Anesthesiology 1988;68: 323–4.
23 Fernandez-Guisasola J, Serrano ML, et al. A comparison of 0.0625% bupivacaine with fentanyl and 0.1% ropivacaine with fentanyl for continuous epidural labor analgesia. Anesth Analg 2001;92:1261–5.
24 Friedlander JD, Fox HE, et al. Fetal bradycardia and uterine hyperactivity following subarachnoid administration of fentanyl during labor. Reg Anesth 1997;22:378–81.
25 Grant RP, Dolman JF, et al. Patient-controlled lumbar epidural fentanyl compared with patient-controlled intravenous fentanyl for postthoracotomy pain. Can J Anaesth 1992;39:214–9.
26 Gupta A, Bodin L, et al. A systematic review of the peripheral analgesic effects of intraarticular morphine. Anesth Analg 2001;93:761–70.
27 Hansen BJ, Rosenberg J, et al. [Urinary retention in connection with postoperative pain treatment with epidural opioids]. Ugeskr Laeger 1990;152:1574–7.
28 Hassan AHS, Ableitner A, et al. Inflammation of the rat paw enhances axonal transport of opioid receptors in the sciatic nerve and increases their density in the inflamed tissue. Neuroscience 1993;55:185–95.
29 Herman NL, Sheu KL, et al. Determination of the analgesic dose-response relationship for epidural fentanyl and sufentanil with bupivacaine 0.125% in laboring patients. J Clin Anesth 1998;10:670–7.
30 Hewitt DJ. The use of NMDA-receptor antagonists in the treatment of chronic pain. Clin J Pain 2000;16(Suppl. 2):73–9.
31 Joshi GP, McCarroll SM, et al. Postoperative analgesia after lumbar laminectomy: epidural fentanyl infusion versus patient-controlled intravenous morphine. Anesth Analg 1995;80:511–4.
32 Kalso E, Tramer MR, et al. Pain relief from intra-articular morphine after knee surgery: a qualitative systematic review. Pain 1997;71:127–34.
33 Kanto J, Viinamaki O, et al. Blood glucose, insulin, antidiuretic hormone and renin activity response during caesarean section performed under general anaesthesia or epidural analgesia. Acta Anaesthesiol Scand 1981;25:442–4.
34 Kehlet H, Holte K Review of postoperative ileus. Am J Surg 2001;182(Suppl. 5A):3–10.
35 Kitchen I, Slowe SJ, et al. Quantitative autoradiographic mapping of mu-, delta- and kappa-opioid receptors in knockout mice lacking the mu-opioid receptor gene. Brain Res 1997;778:73–88.
36 Kuhar MJ, Pert CB, et al. Regional distribution of opiate receptor binding in monkey and human brain. Nature 1973;245:447–50.
37 Likar R, Schafer M, et al. Intraarticular morphine analgesia in chronic pain patients with osteoarthritis. Anesth Analg 1997;84:1313–7.
38 Mansour A, Fox CA, et al. Mu, delta, and kappa opioid receptor mRNA expression in the rat CNS: an in situ hybridization study. J Comp Neurol 1994;350:412–38.
39 Okada Y, M. Powis M, et al. Fentanyl analgesia increases the incidence of postoperative hypothermia in neonates. Pediatr Surg Int 1998;13:508–11.
40 Paech MJ, Pavy TJ, et al. Patient-controlled epidural analgesia in labor: the addition of clonidine to bupivacaine-fentanyl. Reg Anesth Pain Med 2000;25:34–40.
41 Palmer CM, Maciulla JE, et al. The incidence of fetal heart

rate changes after intrathecal fentanyl labor analgesia. Anesth Analg 1999;88:577–81.
42 Palmer CM, Voulgaropoulos D, et al. Subarachnoid fentanyl augments lidocaine spinal anesthesia for cesarean delivery. Reg Anesth 1995;20:389–94.
43 Picard PR, Tramer MR, et al. Analgesic efficacy of peripheral opioids (all except intra-articular): a qualitative systematic review of randomised controlled trials. Pain 1997;72:309–18.
44 Polley LS, Columb MO, et al. Dose-dependent reduction of the minimum local analgesic concentration of bupivacaine by sufentanil for epidural analgesia in labor. Anesthesiology 1988;89:626–32.
45 Rawal N, Mollefors K, et al. An experimental study of urodynamic effects of epidural morphine and of naloxone reversal. Anesth Analg 1983;62:641–7.
46 Salomaki TE, Leppaluoto J, et al. Epidural versus intravenous fentanyl for reducing hormonal, metabolic, and physiologic responses after thoracotomy. Anesthesiology 1993;79:672–9.
47 Seki T, Minami M, et al. DAMGO recognizes four residues in the third extracellular loop to discriminate between mu- and kappa-opioid receptors. Eur J Pharmacol 1998; 350:301–10.
48 Shafer SL, Varvel JR. Pharmacokinetics, pharmacodynamics, and rational opioid selection. Anesthesiology 1991; 74:53–63.
49 Shipton EA. Pruritus – a side-effect of epidural fentanyl for postoperative analgesia. S Afr Med J 1984;66:61–2.
50 Spacek A, Hanl G, et al. [Acupuncture and ganglionic local opioid analgesia in trigeminal neuralgia]. Wien Med Wschr 1998;148:447–9.
51 Stein C, Hassan AH, et al. Opioids from immunocytes interact with receptors on sensory nerves to inhibit nociception in inflammation. Proc Natl Acad Sci U S A 1990;87:5935–9.
52 Stein C. Peripheral analgesic actions of opioids. J Pain Symptom Manage 1991;6:119–24.
53 Stein C, Schafer M, et al. Peripheral opioid receptors. Ann Med 1995;27:219–21.
54 Stevens C, Taksh T. Opioid and adrenergic spinal receptor systems and pain control. NIDA Res Monogr 1988;81: 343–52.
55 Trujillo KA. Are NMDA receptors involved in opiate-induced neural and behavioral plasticity? A review of preclinical studies. Psychopharmacology (Berl) 2000;151:121–41.
56 Tsen LC, Schultz R, et al. Intrathecal low-dose bupivacaine versus lidocaine for in vitro fertilization procedures. Reg Anesth Pain Med 2001;26:52–6.
57 Ummenhofer WC, Arends RH, et al. Comparative spinal distribution and clearance kinetics of intrathecally administered morphine, fentanyl, alfentanil, and sufentanil [see comments]. Anesthesiology 2000;92:739–53.
58 Van Ham LM, Nijs J, et al. Comparison of two techniques of narcotic-induced anesthesia for use during recording of magnetic motor evoked potentials in dogs. Am J Vet Res 1996;57:142–6.
59 Yaksh TL, Rudy TA. Analgesia mediated by a direct spinal action of narcotics. Science 1976;192:1357–8.
60 Zhang J, Ferguson SS, et al. Role for G protein-coupled receptor kinase in agonist-specific regulation of mu-opioid receptor responsiveness. Proc Natl Acad Sci USA 1998;95: 7157–62.
61 Zhang X, Bao L, et al. Localization and regulation of the delta-opioid receptor in dorsal root ganglia and spinal cord of the rat and monkey: evidence for association with the membrane of large dense-core vesicles. Neuroscience 1998;82:1225–42.
62 Zhou L, Zhang Q, et al. Contribution of opioid receptors on primary afferent versus sympathetic neurons to peripheral opioid analgesia. J Pharmacol Exp Ther 1998;286:1000–6.

18 Postoperative Regionalanalgesie
G. Brodner und H. Van Aken

654	18.1	Allgemeines
654	18.2	Postoperative Stressreaktion
656	18.3	Prinzipien der postoperativen Regionalanästhesie
658	18.4	Analgesieverfahren
666	18.5	Kosten
667	18.6	Ausblick

18.1
Allgemeines

Angst vor Schmerzen ist die Hauptsorge chirurgischer Patienten (134), und diese Sorge ist auch berechtigt.

> Eine Übersicht über Untersuchungen aus den letzen 40 Jahren zeigt, dass die Inzidenz starker postoperativer Schmerzen unverändert etwa 30% beträgt (83, 139).

Nach einer Umfrage in mehr als 100 Krankenhäusern in 17 europäischen Nationen ist die Mehrheit der Anästhesisten unzufrieden mit der postoperativen Schmerztherapie auf chirurgischen Regelpflegestationen (96). In einem Editorial zum Thema „Postoperative pain services: transition from the middle ages to the 21st century" weisen Van Aken und Buerkle (130) darauf hin, dass trotz der Übereinkunft von Experten und betroffenen Berufsverbänden über die Notwendigkeit einer adäquaten postoperativen Schmerztherapie und trotz der Entwicklung von Richtlinien erhebliche Defizite bei der Etablierung wirkungsvoller Konzepte in unseren Krankenhäusern bestehen.

Uhlenbruck (127) und Ulsenheimer (128) betonen, dass eine angemessene postoperative Schmerztherapie nicht nur eine moralische, sondern auch eine rechtliche Verpflichtung der Ärzte ist. Schmerzen gehören zu den Operationsfolgen. Sie sind entweder vom Chirurgen als dem Verursacher oder dem Anästhesisten als dem aufgrund seiner Fachkompetenz für das Grundleiden zuständigen Arzt zu behandeln. Hierbei besteht Anspruch auf eine Behandlungsqualität, die dem Standard eines erfahrenen Facharztes entspricht. Zwar sind die Maßstäbe für die ärztliche Behandlungsqualität und Haftung situationsorientiert, aber die Rechtssprechung fordert geeignete organisatorische Maßnahmen zur Neutralisierung von Nachteilen für den Patienten. Ulsenheimer (128) weist insbesondere darauf hin, dass aus haftungsrechtlicher Sicht weder Personalknappheit noch apparative Versorgungsmängel Abstriche am Behandlungsstandard rechtfertigen. Unterschreitungen führen zu zivil- bzw. strafrechtlicher Verantwortlichkeit. Hierbei ist auch der Krankenhausträger gefordert, dessen Organisationsverantwortung die Schaffung der personellen und sachlichen Voraussetzungen zur Gewährleistung des Behandlungsstandards obliegt.

Mit zunehmendem Zwang zur interdisziplinären Zusammenarbeit und der Entwicklung der modernen Anästhesie zu einer Disziplin der optimierten perioperativen Patientenversorgung (29) steigt der Stellenwert der Behandlung von Schmerzen nach Operationen. Ausschlaggebend für diese Entwicklung ist zusätzlich zu den humanitären und rechtlichen Argumenten die Erwartung, mit optimierter Schmerztherapie die postoperative Erholung zu fördern. Vor allem der zunehmende Erfolgsdruck und die steigenden Anforderungen an Behandlungsqualität und Ökonomie lassen nach vielen Operationen die Anwendung von Techniken der Regionalanästhesie besonders nützlich erscheinen. Denn Schmerzen, Stress und schmerzbedingte Abwehrreaktionen gegenüber postoperativen Therapiemaßnahmen können den Operationserfolg gefährden und damit die Prognose operierter Patienten verschlechtern. Physiologische Überlegungen und experimentelle Studien lassen ungünstige Effekte dieser perioperativen Stressreaktion für eine Vielzahl von Körperfunktionen erwarten (67).

18.2
Postoperative Stressreaktion

> Die Stressreaktion ist durch endokrinologische und metabolische Aktivierungsvorgänge gekennzeichnet (52), die der Bewältigung von Belastungen oder Bedrohungen und der Aufrechterhaltung der Homöostase nach Trauma, Operation sowie Krankheit dienen.

Eine lang anhaltende und inadäquate Stressreaktion kann allerdings schädlich sein und zu Erkrankungen oder Komplikationen beitragen (131) (Tab. 18.1).

Das operative Trauma führt zur Sympathikusaktivierung (101) mit einem Anstieg kataboler Hormone sowie einem Abfall anaboler Hormone und Hypermeta-

Tabelle 18.1 Postoperative Stressreaktion (nach Epstein u. Breslow 1999)

Stressreaktion	Funktion	Risiko
Herzfrequenz ↑ HZV ↑	Organperfusion	RR ↑, Plaqueruptur, Ischämie, Arrhythmie
Na⁺- und H₂O-Retention	Aufrechterhaltung des intravasalen Volumens	Na⁺ ↑, Hypervolämie, Herzinsuffizienz, Lungenödem
Katabolie	Aufrechterhaltung der Substratverfügbarkeit	Hyperglykämie, Mangelernährung, osmotische Diurese
Gerinnung ↑	Hämostase	Thrombose

bolismus (138). Erhöhte Adrenalin- und Noradrenalinplasmaspiegel, Anstiege des Plasmacortisols, Hyperglykämie und ein beschleunigter Proteinmetabolismus kennzeichnen die postoperativen Anforderungen an Organfunktionen (22, 66, 68). Der verstärkte Abbau von Muskelproteinen führt hierbei zu postoperativer Müdigkeit und Erschöpfung und kann die Mobilisierbarkeit und Erholung von Patienten nach ausgedehnten Operationen nachhaltig verzögern.

Nozizeptive Reflexe steigern die sympathikusinduzierte Einschränkung der gastrointestinalen Motilität und Durchblutung. Die postoperative Morbidität durch Störungen der Darmfunktion und Ileus verursacht in den USA jährliche Kosten in Höhe von ca. 750 000 000 $ (75).

> Schwerwiegende respiratorische Störungen treten vor allem nach Thorakotomien und Oberbaucheingriffen auf. Hierbei wird eine Einschränkung des Gasaustausches und der Lungenfunktion beobachtet, die bis zu 2 Wochen nach der Operation anhalten kann.

Ausgelöst werden Verschlechterungen der Atemfunktion durch intraoperative Faktoren (47), durch eine schmerzbedingte postoperative Schonatmung und durch reflektorische Einschränkungen der Zwerchfellfunktion (33, 34).

Über eine Verstärkung der Fibrinbildung und Steigerung der Plättchenaggregation kommt es zu einer Erhöhung des Risikos postoperativer thromboembolischer Komplikationen (55, 71, 133). Belastungstests mit Arteriosklerosepatienten führten im Vergleich zu gesunden Probanden zu signifikant stärkeren Anstiegen der Plasmakatecholamine bei gleichzeitig deutlich erhöhter Konzentrationen von t-PA-Ag, PAI-1-Ag und D-Dimeren (91).

> Zusätzlich wird eine ausgeprägte Immunsuppression beobachtet.

Das Operationstrauma führt zu einer bimodalen Reaktion des Immunsystems. Durch die Gewebsverletzung wird eine Entzündungsreaktion mit Freisetzung proinflammatorischer Mediatoren hervorgerufen, die zunächst zu einer vorübergehenden Steigerung der Immunfunktion führen. Langfristig überwiegt allerdings die Freisetzung antiinflammatorischer Mediatoren mit Schwächung des Immunsystems (3). Diese Veränderungen können die postoperative Infektionsrate steigern oder die Wahrscheinlichkeit für postoperatives Tumorwachstum oder die Ausbreitung von Metastasen erhöhen (75). Es kommt zu einer Suppression der Lymphozyten und einer Herabsetzung der Aktivität natürlicher Killerzellen (6, 27, 56, 60, 108). Im Tierexperiment konnte gezeigt werden, dass auch Schmerz eine entscheidende Einflussgröße der Metastasierung nach Operationen ist, wobei ebenfalls die Unterdrückung der Zytotoxizität natürlicher Killerzellen ausschlaggebend ist (74, 118).

> In besonderer Weise sind koronarkranke Patienten durch perioperativen Stress gefährdet. Kardiale Komplikationen sind die häufigste postoperative Todesursache (77), wobei ein deutlicher Zusammenhang mit dem Ausmaß der perioperativen Stressreaktion besteht (80, 102).

Die kardialen Effekte einer Sympathikusaktivierung unterscheiden sich bei koronarkranken Patienten erheblich von denen koronargesunder Personen. Zusätzlich zu der bei allen Patienten auftretenden Steigerung des myokardialen Sauerstoffverbrauchs und der Gerinnungsaktivierung kann die Ruptur arteriosklerotischer Plaques eine akute Koronarthrombose induzieren (8). Eine paradoxe Vasokonstriktion stenotischer Koronararterien kann das perioperative Infarktrisiko erhöhen. In arteriosklerotisch veränderten Abschnitten der Koronargefäße wurde koronarangiographisch bei starker sympathoadrenerger Stimulation eine Vasokonstriktion, in gesunden Gefäßabschnitten jedoch eine Vasodilatation beobachtet (92). Bei Patienten mit Angina pectoris kommt es unter Belastung zu einer Einengung des Durchmessers erkrankter Koronargefäße (42). Diese sympathikusinduzierte Vasokonstriktion überdeckt lokale metabolische vasodilatatorische Einflüsse (62, 90), wobei vermutlich eine Aktivierung von α-Rezeptoren den metabolisch induzierbaren Zuwachs des koronaren Blutflusses auf ca. 30% limitiert (53, 86). Da auch endotheliale Faktoren den koronaren Gefäßtonus beeinflussen (41), können Endothelschäden ungünstige sympathikusinduzierte Effekte verstärken. Nach Entfernung des Endothels kommt es zu einer Reduktion der Vasodilatation durch β-Agonisten (103) und einer Verstärkung der Konstriktion durch α-Agonisten (85). Insgesamt induziert die paradoxe Vasokonstriktion ein koronares Steal-Phänomen. Blut wird aus ischämischen Bezirken in ohnehin gut perfundiertes Myokard umgeleitet. Die Störung des Gleichgewichts zwischen Sauerstoffangebot und -verbrauch in den poststenotischen Myokardbezirken erhöht das kardiale Komplikationsrisiko und kann die postoperative Langzeitprognose erheblich beeinträchtigen (79).

Stressreduktion durch Analgesie

Schmerz ist ein wichtiger Stressmodulator.

Operationen führen zu einer komplexen und lang anhaltenden Aktivierung des nozizeptiven Systems, wobei im Wundbereich und im umgebenden unverletzten Gebiet eine ausgeprägte Schmerzempfindlich-

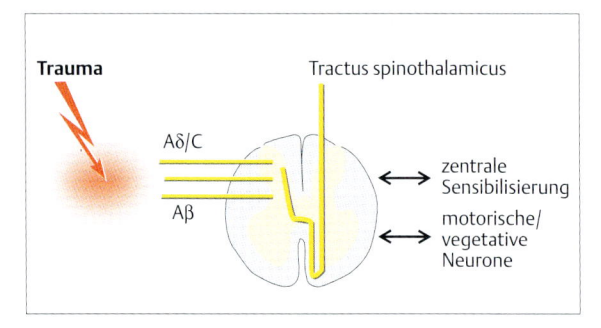

Abb. 18.1 Modulation nozizeptiver Impulse.

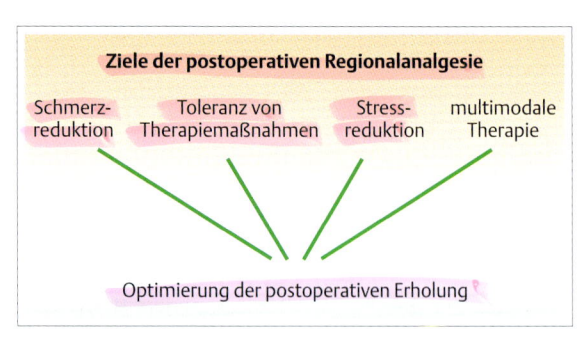

Abb. 18.2 Postoperative Regionalanalgesie.

keit beobachtet wird. Eine Zunahme der Schmerzempfindung im Bereich der verletzten Region und der rezeptiven Felder von schmerzleitenden peripheren Fasern wird als primäre Hyperalgesie bezeichnet. Hierbei trägt die Aktivierung von Nozizeptoren zu einer lokalen neurogenen Entzündung bei, die unter Beteiligung des sympathischen Nervensystems wiederum zu einer Aktivitätssteigerung der beteiligten Nozizeptoren führt. Als sekundäre Hyperalgesie ist die Auslösung von Schmerzempfindungen durch mechanische, nicht schmerzhafte Reize außerhalb von verletztem Gebiet definiert. Ausschlaggebend hierbei ist eine Modulation von Schmerzsignalen bei der Umschaltung von peripheren auf spinale Neurone im dorsalen Horn des Rückenmarks. Mit zunehmender Stimulation von Nozizeptoren werden exzitatorische Transmitter in großer Menge freigesetzt. Gemeinsam mit Kofaktoren können diese Transmitter zu einer Aktivitätssteigerung der beteiligten spinalen Neurone führen, die als zentrale Sensibilisierung bezeichnet wird. Hierbei sind Aβ-Fasern als Afferenzen beteiligt (120) (Abb. 18.1).

Ein wichtiger Aspekt der spinalen Verarbeitung nozizeptiver Signale ist die Verschaltung mit motorischen und vegetativen Neuronen auf allen Ebenen der Nozizeption. Es werden nozizeptive Reflexe gebahnt, die Bestandteil der Stressreaktion sind (18). Das Ausmaß der Stressreaktion hängt vom Grad der Aktivierung des nozizeptiven Systems ab.

18.3
Prinzipien der postoperativen Regionalanästhesie

Die Regionalanalgesie gilt als wirksamste Strategie zur Behandlung postoperativer Schmerzen und zur Blockade der Stressreaktion.

Die Fortführung dieses Analgesiekonzepts nach Operationen, die sich entweder unter alleiniger Regionalanalgesie oder in Kombination mit einer Allgemeinanästhesie durchführen lassen, kann daher als besonders wertvoller Behandlungsbaustein eines umfassenden Rehabilitationskonzeptes die Patientenzufriedenheit fördern und die postoperative Erholung optimieren. Es gelten die folgenden Zielsetzungen für die postoperative Regionalanalgesie (Abb. 18.2):
- Reduktion der subjektiven Belastung durch Schmerzen,
- Reduktion der Stressreaktion und des Risikos von Komplikationen,
- Anpassung an die Belastung durch wichtige postoperative Therapiemaßnahmen wie z. B. respiratorische Therapie, Frühmobilisation.

Im klinischen Alltag werden derartige günstige Effekte allerdings nur zu beobachten sein, wenn zwei wichtige Prinzipien der postoperativen Schmerzbehandlung beachtet werden:
1. Sicherstellung einer effektiven Analgesie,
2. Nutzung der erreichten Analgesiequalität im Rahmen eines multimodalen postoperativen Behandlungskonzepts für weitere wichtige Behandlungsmaßnahmen.

Zunächst ist sicherzustellen, dass tatsächlich eine effektive Analgesie erreicht wird. Daher sollte in regelmäßigen Abständen eine Überprüfung und Messung der Analgesiequalität erfolgen.

Die Therapie sollte an die individuellen Bedürfnisse der Patienten angepasst werden. Zur Messung der Schmerzintensität stehen verschiedene Verfahren zur Verfügung (73). In der Regel wird der Schweregrad postoperativer Schmerzen anhand eindimensionaler Ratingskalen erfragt, wobei zwischen Fremd- und Selbstbeurteilungsskalen zu unterscheiden ist. Aufgrund des subjektiven Charakters von Schmerzen sollten bei allen Patienten, die ausreichend wach sind, Selbstbeurteilungsskalen bevorzugt werden. Gebräuchliche Skalentypen sind:
- **verbale Ratingskalen**, in denen verschiedene Ausprägungen von Schmerz anhand verbaler Veranke-

rungen skaliert werden (z. B. nicht vorhanden, leicht, mäßig, stark),
- **numerische Ratingskalen**, in denen den verbalen Verankerungen Zahlenwerte zugeordnet werden (z. B. nicht vorhanden = 1, leicht = 2 usw.),
- **visuelle Analogskalen**, in denen das Ausmaß von Schmerz anhand einer linearen Dimension bewertet wird; diese Skalen werden häufig in wissenschaftlichen Untersuchungen angewendet (z. B. cm-Skala mit den Endpunkten 1 = nicht vorhanden, 10 = unerträglich).

Eigene Analysen zeigen, dass zwischen den verschiedenen Skalentypen eine hohe Redundanz besteht (11), sodass für klinische Zwecke durchaus sehr einfache Skalentypen ausreichen.

> Als besonders effektiv gilt die postoperative Regionalanästhesie, wenn die erreichte Analgesiequalität im Rahmen eines multimodalen postoperativen Behandlungskonzepts für weitere wichtige Behandlungsmaßnahmen nach einer Operation genutzt wird (5, 16, 88).

Grundgedanke dieses Behandlungskonzepts ist es, gleichzeitig alle wesentlichen Aspekte der postoperativen Pathophysiologie zu behandeln, was zu einer Prävention von Komplikationen beiträgt und die Erholung beschleunigt (65).

Einrichtung eines schmerztherapeutischen Dienstes

> Indikationsstellung, Medikation und Dosisanpassung an die individuellen Bedürfnisse von Patienten mit Regionalanästhesie auf Allgemeinstationen müssen von speziell ausgebildetem Personal organisiert und überwacht werden.

Wegen des Risikos von Komplikationen werden gerade bei der Regionalanästhesie aufwendige Überwachungsmaßnahmen gefordert (36).

Den erforderlichen Betreuungsaufwand verdeutlicht eine Untersuchung an insgesamt 6349 Patienten mit postoperativen Kathetern zur patientenkontrollierten intravenösen Analgesie (PCIA), Plexus-brachialis-Blockade (PBB) und patientenkontrollierten Epiduralanalgesie (PCEA) (14).

PCEA und PBB mussten aufgrund technischer Probleme signifikant häufiger beendet werden als die PCIA. Die häufigste Komplikation war Katheterdislokation, wobei PCEA-Katheter (10,4%) und PBB-Katheter (12,4%) signifikant häufiger dislozieren als PCIA-Katheter (2,5%). Diese Komplikation trat in der Regel (PCEA: 85,2%, PCIA: 80%) erst nach dem dritten Behandlungstag auf. Aufgrund technischer Probleme mit Infusionspumpen oder anderer Probleme war bei 3,2% der PCEA-Patienten, 5,6% der PCIA-Patienten und 10,3% der PBB-Patienten eine Therapieumstellung erforderlich.

Klinische Zeichen einer lokalen Infektion wurden bei 5,2% der PBB-, bei 5,7% der PCEA- und bei 2,6% der PCIA-Katheter beobachtet. Bei 3 Patienten mit PCEA traten subkutane Abszesse auf, die sich nach antibiotischer Therapie komplett zurückbildeten. Ein epiduraler Abszess wurde nicht beobachtet.

Die Organisation eines zuverlässigen postoperativen schmerztherapeutischen Dienstes gilt daher als wichtiger Bestandteil einer modernen perioperativen anästhesiologischen Betreuung. In einem Editorial zum Thema „Anästhesie – nach 150 Jahren an der Schwelle zum nächsten Jahrhundert" heißt es: „Sowohl aus logistisch-organisatorischen als auch aus Erwägungen der Qualitätskontrolle und der Patientensicherheit ist die Einrichtung eines Akuten Schmerzdienstes, d. h. der permanenten Bereitstellung eines entsprechend ausgebildeten Teams aus Ärzten und Pflegekräften, zur Durchführung der postoperativen Schmerztherapie notwendig (129)." Grundlage für die Tätigkeit eines solchen speziellen Dienstes auf chirurgischen Allgemeinstationen sind Absprachen zwischen den verschiedenen chirurgischen Fachdisziplinen und Anästhesisten (137).

Fortbildung und Kooperation mit Stationspersonal und Fachdisziplinen

> Die Regionalanalgesie kann auf Regelpflegestationen nur in Zusammenarbeit mit einem gut ausgebildeten Stationspersonal effektiv und sicher durchgeführt werden.

Bei der Fortbildung sind folgende Ausbildungsinhalte zu beachten:
- Nozizeption und Wirkungsweise von Analgetika,
- Strategien der Schmerzmessung und -behandlung,
- Frühdiagnostik und Behandlung von Nebenwirkungen und Komplikationen der verschiedenen Regionalanalgesieverfahren,
- Bedienung von Infusionspumpen für die patientenkontrollierte Analgesie.

Eine gute Zusammenarbeit zwischen den Mitarbeitern des postoperativen Schmerztherapiedienstes und einem informierten Stationspersonal sichert die Anpassung der Schmerzbehandlung an die individuellen Bedürfnisse der Patienten. Nur so können frühzeitig Komplikationen erkannt und behandelt werden.

Besonders wichtig ist in diesem Zusammenhang die frühzeitige prinzipielle Absprache mit Vertretern anderer Fachdisziplinen über die Vorgehensweise bei Komplikationen von Regionalanalgesieverfahren. Hierbei sollte festgelegt sein, welche Personen zu verständigen

Tabelle 18.2 Interdisziplinäre (Anästhesist, Radiologe, Neurochirurg) Vereinbarung zur Überwachung von Patienten mit postoperativer Katheterepiduralanalgesie

Verlegung von der perioperativen Anästhesiestation
nur bei adäquater Sensorik und Motorik

Motorblockade bei thorakaler Epiduralanalgesie,
Konus-/Kaudasyndrom bei lumbaler Epiduralanalgesie
Information des Anästhesieoberarztes;

MRT (Myelographie) nach Absprache der Oberärzte aus der Anästhesie, der Radiologie und der Neurochirurgie;

falls erforderlich sofortige neurochirurgische Intervention

Sensorische Störungen bzw. Motorblockade
bei lumbaler Epiduralanalgesie
Unterbrechung der Epiduralanalgesie;

Information des Anästhesieoberarztes;

Kontrolle der Funktionseinschränkung nach 60–90 min;

evtl. MRT, Operation

Zeichen eines Infektes
Konsil (Oberärzte der Anästhesie, Radiologie, Neurochirurgie)

sind und welche diagnostischen oder therapeutischen Maßnahmen vordringlich einzuleiten sind. Besonders wichtig sind derartige Absprachen zur adäquaten Therapie von katheterassoziierten Infektionen und zur frühzeitigen Behandlung von neurologischen Störungen.

Die Vereinbarungen zwischen Anästhesisten, Radiologen und Neurochirurgen zur Vorgehensweise bei Komplikationen von Patienten mit postoperativer Epiduralanalgesie am Universitätsklinikum Münster sind in Tab. 18.2 aufgeführt.

Dokumentation

Die Anpassung der Schmerztherapie an individuelle Bedürfnisse, die Überwachung von Nebenwirkungen der zur Regionalanalgesie verwendeten Medikamente und die Kontrolle von katheterinduzierten Komplikationen gelingen gut, wenn ein Dokumentationskonzept eingeführt wird, das einerseits Informationen zum Therapieverlauf jedes Patienten liefert und zusätzlich statistische Analysen über Trends ermöglicht.

Anhand derartiger statistischer Analysen lassen sich konzeptuelle Defizite der postoperativen Schmerztherapie identifizieren und Verbesserungen planen. So war beispielsweise die Dokumentation einer unzureichenden Analgesie in der Nacht des Operationstags Anlass zur Einrichtung eines Rufdienstes außerhalb der Regelarbeitszeiten. Diese Maßnahme führte zu einer signifikanten Verbesserung der Analgesiequalität (11).

Besonders geeignet sind Systeme, die unproblematisch eine Eingabe in eine Datenbank erlauben, wie das an der Klinik und Poliklinik für Anästhesiologie und operative Intensivmedizin des Universitätsklinikums Münster entwickelte Dokumentationssystem (Abb. 18.3a–c). Dieses System erlaubt die bettseitige Dokumentation und Überwachung der Therapie von Patienten und kann unproblematisch über einen Beleglesser in eine Datenbank eingelesen werden. Über eine entsprechende Schnittstelle sollte zusätzlich eine Anbindung an das allgemeine Dokumentationssystem des Krankenhauses möglich sein.

Die Dokumentation sollte immer Informationen enthalten zu:
- der Allgemeinanamnese,
- für die Schmerztherapie relevanten spezifischen anamnestischen Informationen (z. B. Therapie chronischer Schmerzen mit Opioiden, Drogenkonsum),
- der Art der Operation,
- der Lokalisation des schmerztherapeutischen Katheters,
- Problemen bei der Punktion,
- verwendeten Analgetika (Dosierung, Veränderungen der Dosierung, Verwendung zusätzlicher systemischer Analgetika),
- der Analgesiequalität (einschließlich Beschreibung der Anästhesieausdehnung),
- relevanten Nebenwirkungen (z. B. Motorblockade, Sensibilitätsstörungen, Sedierung),
- der Kontrolle der Punktionsstelle,
- der vorgesehenen Therapiedauer,
- Komplikationen (Anlass für einen Therapieabbruch, Diagnostik, Therapie),
- der Visite nach Beendigung der Therapie (Infektionszeichen treten häufig erst nach der Entfernung von Kathetern auf; ein entsprechend langer Überwachungszeitraum nach dem Behandlungsende ist vorzusehen).

18.4 Analgesieverfahren

Systemische Analgesie

Die perioperative Stressreaktion lässt sich durch eine tiefe Anästhesie und eine konsequente postoperative Analgesie blockieren. Anand u. Mitarb. (1) erreichten durch die hochdosierte Infusion von Sufentanil während und nach einer Herzoperation bei Neugeborenen eine signifikante Reduktion der Freisetzung kataboler Hormone und eine Verringerung postoperativer Komplikationen (Inzidenz von Sepsis, Gerinnungsstö-

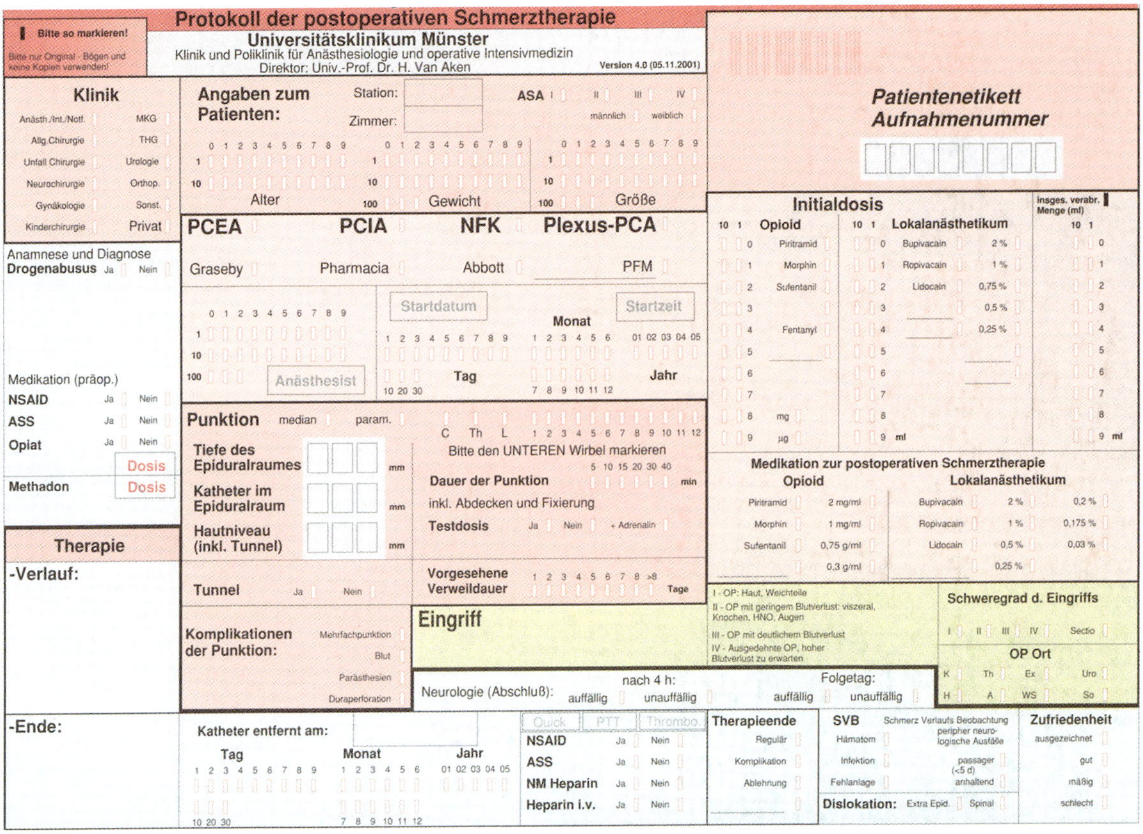

Abb. 18.3a Dokumentationsbogen.

rung, Tod). Mangano u. Mitarb. (78) beobachteten eine Reduktion von Myokardischämien bei Patienten, die während und nach einer aortokoronaren Bypassoperation eine besonders wirksame Analgesie mit Sufentanil erhalten hatten.

Die Studien zeigen, dass eine wirksame Stressabschirmung durch systemische Opioidinfusionen möglich ist. Allerdings müssen sehr hohe Dosen appliziert werden, sodass es zu nachhaltigen Einschränkungen der postoperativen Vigilanz kommt. Die postoperative Rehabilitation wird zunächst erheblich verzögert. Ein verlängerter Aufenthalt auf der perioperativen Anästhesie- oder Intensivstation kann zudem zu Kostensteigerungen führen. Für die tägliche Routine eines Klinikbetriebs eignet sich eine hochdosierte systemische perioperative Opioidapplikation daher nicht.

Regionalanalgesie

Praktische Bedeutung als postoperative regionale Blockadeverfahren haben Techniken zur Ausschaltung von Nerven der oberen und unteren Extremitäten, Blockaden von Nerven des Thorax und rückenmarksnahe Analgesieverfahren.

Hierbei werden in der Regel präoperativ Katheter eingeführt, die eine problemlose und ausreichend lang anhaltende Fortführung der intraoperativen Analgesie ermöglichen. Auf diese Weise kann die Entwicklung einer Hyperalgesie wirksam verhindert werden (Tab. 18.3).

Eine Betäubung des Plexus brachialis ist mit interskalenärer, infraklavikulärer oder axillärer Technik möglich, wobei sich die Wahl des Zugangswegs nach dem Operationsgebiet richtet. Anders als beim Arm lassen sich mit den Blockadetechniken der unteren Extremität jeweils nur sehr eng umschriebene Bezirke analgesieren. Besonders häufig werden bei Operationen am Oberschenkel oder Knie N. femoralis und N. ischiadicus gemeinsam blockiert. Eine ausführliche Beschreibung der Punktionstechniken findet sich in den Kapiteln 7–9 und bei Büttner und Meier (19).

Bei der Paravertebral- und der Interkostalanalgesie werden Lokalanästhetika direkt in die Umgebung von Interkostalnerven injiziert. Als interpleurale Analgesie bezeichnet man die Applikation eines Lokalanästhetikums zwischen Pleura parietalis und Pleura visceralis. Die Verteilung des Medikaments folgt der Schwerkraft. Durch Diffusion in die Umgebung von Nerven, die nahe an der Pleuraoberfläche verlaufen, wird Analgesie erreicht.

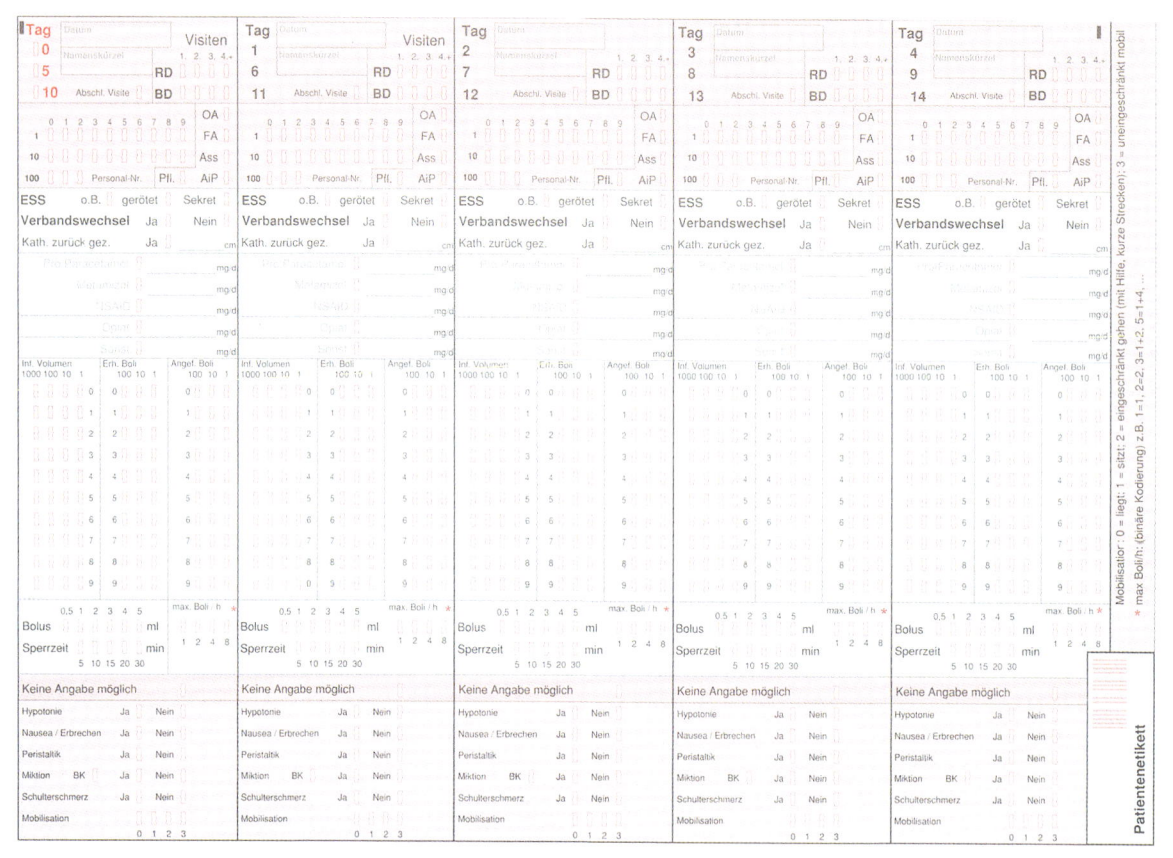

Abb. 18.3b Dokumentationsbogen.

Regionale Nervenblockaden

Extremitäten

Plexus brachialis	Untere Extremität
interskalenärer Block	Psoaskompartmentblock
infraklavikulärer Block	N.-femoralis-Block
axillärer Block	N.-ischiadicus-Block

Thorax

paravertebrale, interkostale, interpleurale Katheteranalgesie

Rückenmarksnahe Analgesie

Katheterepiduralanalgesie

Katheterspinalanalgesie

Tabelle 18.3 Postoperative Schmerztherapie mit Regionalanästhesieverfahren

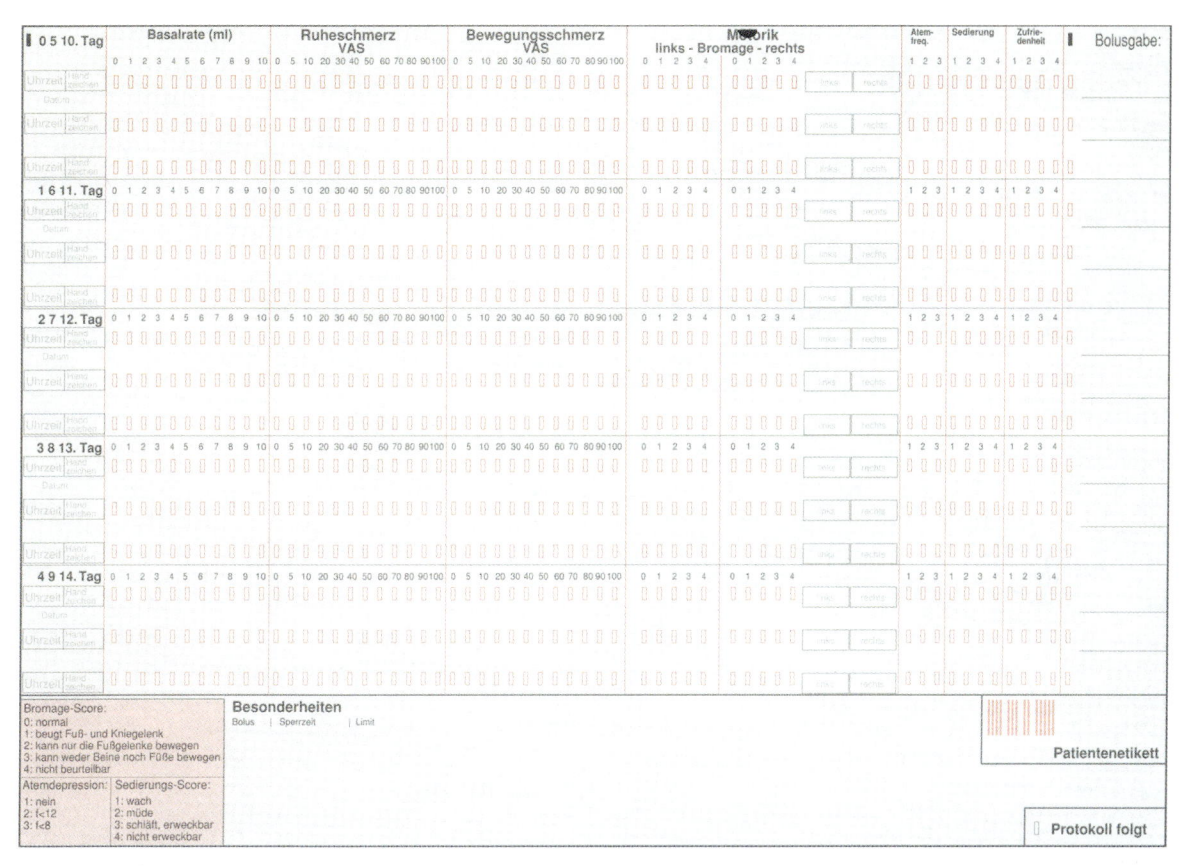

Abb. 18.3c Dokumentationsbogen.

Periphere Nervenblockaden
Indikationen

Wichtigster Vorteil der peripheren Nervenblockaden mit Lokalanästhetika ist die besonders gute Analgesiequalität, die kontinuierlich intra- und postoperativ erreicht werden kann.

Anders als bei Epidural- oder Spinalanalgesie sind relevante Beeinträchtigungen des autonomen Nervensystem nicht zu erwarten. Wichtige Nebenwirkungen dieser Verfahren wie hämodynamische Instabilität oder Harnverhaltung können vermieden werden. Im Vergleich zu der systemischen postoperativen Schmerztherapie mit Kombinationen aus antipyretischen Analgetika und Opioiden tritt zudem keine Sedierung auf, sodass bei gut erhaltener Kooperationsfähigkeit gute Bedingungen für Übungsbehandlungen nach Eingriffen an den Extremitäten oder für schmerzhafte respiratorische Therapiemaßnahmen nach Eingriffen am Thorax resultieren.

Mit einem N.-femoralis-Block ließen sich nach Kniegelenkplastiken eine bessere Analgesiequalität und eine schnellere postoperative Erholung erreichen als mit einer patientenkontrollierten intravenösen Therapie. Aufgrund der Begrenzung der Blockade auf periphere Nerven traten im Gegensatz zur Epiduralanalgesie keine Miktionsstörungen oder einseitige Analgesien der unverletzten Extremität auf. Auch technische Probleme mit Kathetern sind signifikant seltener (114).

Nach einer interpleuralen Bolusgabe von Bupivacain (1 mg/kg ad 20 ml NaCl 0,9%) gaben Patienten im Bereich einer Thorakotomie weniger Schmerzen an und benötigten weniger Morphin als Patienten, die einen Bolus Lidocain (3 mg/kg ad 20 ml NaCl 0,9%) oder Plazebo erhalten hatten; die Analgesiequalität wurde allerdings insgesamt in allen drei Untersuchungsgruppen als unzureichend beurteilt (38).

Bei kontinuierlicher Infusion von Bupivacain war die Analgesiequalität unabhängig vom Applikationsort. Patienten mit interpleuralen und paravertebralen Kathetern gaben vergleichbare Schmerzwerte auf einer visuellen Analogskala an und benötigten vergleichbare zusätzliche Mengen an Morphin für eine zufriedenstellende Analgesie. Allerdings wiesen Patienten mit einer Paravertebralanalgesie eine signifikant geringere Einschränkung der postoperativen FEV_1 auf. Die Autoren interpretierten dieses Resultat als Hinweis auf eine bessere Qualität der Paravertebralanalgesie bei ausgeprägter Thoraxexkursion. Die vergleichsweise gute

Analgesiequalität während der kontinuierlichen Infusion von Bupivacain im Gegensatz zur einmaligen Bolusgabe ist möglicherweise auf eine höhere Dosis des insgesamt zugeführten Bupivacains zurückzuführen (38).

Risiken

> Die Blockade peripherer Nerven nach Operationen an der oberen oder unteren Extremität gilt als risikoarm.

Nervenverletzungen sind bei der Anwendung von Nervenstimulatoren eine Rarität (2). Auch bei Patienten mit neurologischen Defiziten ist der Einsatz dieser Verfahren nur relativ kontraindiziert, wenn ein neurologischer Status vor Anlage des Katheters dokumentiert ist und die neurologischen Verhältnisse im Therapieverlauf überwacht werden. Blockaden am Hals oder Rumpf sollten bei manifesten Gerinnungsstörungen nicht durchgeführt werden. Wichtig im Verlauf der postoperativen Schmerztherapie mit Kathetern ist vor allem die Kontrolle von Infektionen. Katheter sind sofort zu entfernen, und eventuell ist eine entsprechende antibiotische und/oder chirurgische Therapie einzuleiten, wenn sich Infektzeichen finden.

Inadäquate Analgesie aufgrund von Katheterdislokationen ist ein häufiges Problem bei der postoperativen regionalen Nervenblockade (14). Zusätzlich gibt es eine erhebliche Variabilität der Katheterlokalisation. Die Position von Kathetern lässt sich häufig nicht vorhersagen. Eine optimale Position wird auch nach völlig unkomplizierter Punktion oft nicht erreicht (21). Mit den im Vergleich zur intraoperativen Anästhesie geringeren Konzentrationen der Lokalanästhetika kann es bei der postoperativen Schmerztherapie daher schwierig sein, eine gute Analgesie zu erreichen.

> Als wesentliche Punktionsrisiken der peripheren Nervenblockaden des Thorax gelten Pleuraverletzungen.

Bei der paravertebralen Blockade besteht zudem die Gefahr einer akzidentellen Epiduralanalgesie (98, 99, 100). Diese Risiken sind zu bedenken, wenn zur Schmerztherapie nach Thoraxverletzungen oder vor Thoraxeingriffen eine regionale Nervenblockade erwogen wird. Das Punktionsrisiko lässt sich allerdings deutlich senken, wenn Katheter während einer Thorakotomie durch den Operateur angelegt werden. Befürworter dieser Methode verweisen daher auf eine geringe Inzidenz von Komplikationen bei guter Analgesiequalität und Verbesserung der Lungenfunktion (106, 107).

> In Abhängigkeit von der Lokalanästhetikumdosis kann es vor allem bei Blockaden thorakaler Nerven zu Anzeichen einer Intoxikation kommen.

Bei Messungen der Blutspiegel nach paravertebraler, interkostaler oder interpleuraler Applikation von Bupivacain werden im Mittel keine extrem hohen Plasmaspiegel berichtet, die Variabilität der ermittelten Messwerte ist allerdings so ausgeprägt, dass nach allen Applikationsformen Blutspiegel im toxischen Bereich beobachtet werden (38, 94). Verwirrtheitszustände als mögliche Anzeichen einer solchen Intoxikation traten immerhin bei fünf von 23 Patienten mit Interpleuralanalgesie auf (99).

Therapie

Die postoperative Analgesie peripherer Nerven wird in der Regel mit lang wirkenden Lokalanästhetika durchgeführt.

Bupivacain ist ein seit mehr als 30 Jahren eingeführtes und bewährtes Medikament. In niedriger Konzentration bewirkt die Substanz bei langer Wirkdauer eine Differenzialblockade mit deutlicher Analgesie bei geringer Einschränkung der Muskelkraft (28, 46).

Das ebenfalls lang wirkende Ropivacain ist weniger toxisch und verursacht eine noch geringere Herabsetzung der Muskelkraft als Bupivacain (82, 97, 112). In pharmakologischen Untersuchungen blockiert Ropivacain schmerzleitende C-Fasern schneller als motorische A-Fasern, wobei das Ausmaß der Blockade von der Impulsfrequenz in der jeweiligen Nervenfaser abhängt. Die Blockade von C-Fasern entspricht hierbei der des Bupivacains. Die Wirkung auf A-Fasern ist geringer ausgeprägt (4, 141). Bei vergleichbaren Konzentrationen ist daher eine geringere Motorblockade des Ropivacains bei ähnlicher Analgesiequalität beider Substanzen zu erwarten (10, 144).

Bisher fehlen allerdings systematische Studien zur optimalen Dosierung und Konzentration von Ropivacain für die postoperative Schmerztherapie über einen peripheren Nervenkatheter. Die Plasmaspiegel bei kontinuierlicher Infusion von relativ hoch konzentriertem Ropivacain 5 mg/ml führten nicht zu toxischen Nebenwirkungen (54).

Solche relativ hohen Dosen bedingen aber nicht nur eine gute Analgesiequalität, sondern verursachen gleichzeitig ein Ausmaß an motorischer Blockade, welches die aktive Mobilisation der Patienten spürbar beeinträchtigen kann. Für eine optimierte Therapie ist die Ropivacainkonzentration und -dosis von Interesse, die vom Tag der Operation an bis zur Phase der vom Operateur geplanten Mobilisationsmaßnahmen bei für den Patienten zufriedenstellender Analgesiequalität die geringste Beeinträchtigung seiner motorischen Fähigkeiten impliziert. Weil die optimale Konzentration des Lokalanästhetikums nicht bekannt ist, werden im postoperativen Verlauf in Abhängigkeit von dem zeitlichen Abstand zur Operation, der „Schwierigkeit" der Operation und den Mobilisationsmaßnahmen am Patienten häufig Wechsel der Konzentration vorgenommen.

> Für die Regionalanalgesie der oberen oder unteren Extremität werden Bupivacainkonzentrationen von 0,125–0,375 % und für Ropivacain von 0,2–0,375 % für die postoperative Regionalanalgesie vorgeschlagen, wobei der Range für die kontinuierliche Applikation 5–15 ml/h und für die Gabe von einzelnen Boli 10–30 ml beträgt. Als Höchstdosis werden für Bupivacain 30 mg/h und für Ropivacain 37,5 mg/h genannt (19).

An der Klinik und Poliklinik für Anästhesiologie und operative Intensivmedizin des Universitätsklinikums Münster werden erwachsene Patienten mit folgenden kontinuierlichen Verfahren zur postoperativen Blockade peripherer Nerven behandelt: interskalenäre Plexusanalgesie, axilläre Plexusanalgesie, N.-femoralis-Analgesie, N.-ischiadicus-Analgesie. Alle Patienten erhalten eine kontinuierliche Infusion von Ropivacain in einer Konzentration von 0,2% oder 0,375%, die initial mit einer Infusionsrate von 10 ml/h appliziert wird. Die Infusionsrate wird im Therapieverlauf an die individuellen Bedürfnisse der Patienten angepasst.

Rückenmarknahe Analgesie

> Als Verfahren der rückenmarknahen Analgesie werden im Wesentlichen die kontinuierliche Katheterspinalanalgesie und die kontinuierliche Katheterepiduralanalgesie eingesetzt.

Diese hochwirksamen Analgesieverfahren blockieren gleichzeitig die spinale nozizeptive Transmission und den Sympathikus. Es kommt zu einer nachhaltigen Reduktion der Stressreaktion bei gleichzeitiger Minimierung des Risikos einer postoperativen Sedierung.

Spinalanalgesie

> Mit Spinalanalgesie lässt sich eine hochwirksame Schmerzreduktion erreichen (32, 84, 104). Anwendung findet das Verfahren bei Patienten mit Operationen des Abdomens, der Hüfte oder der unteren Extremität.

Als wesentliche Vorteile gelten die kurze Anschlagszeit und die sichere sowie hochwertige Analgesie, die sich erreichen lässt. Wichtige Nebenwirkungen wie z. B. Motorblockaden lassen sich wie bei der Epiduralanalgesie bei optimaler Strategie weitgehend vermeiden (89). Allerdings werden Spinalkatheter im Vergleich zur Epiduralanalgesie nur selten zur postoperativen Schmerztherapie verwendet.

Trotz erheblicher Anstrengungen zur Optimierung der Technik und Kontrolle des Risikos von Intoxikationen (57, 58), sollte das Verfahrens angesichts der Komplikationsmöglichkeiten und der relativ hohen Inzidenz postspinaler Kopfschmerzen (89) zurzeit noch speziellen Zentren mit entsprechender Erfahrung vorbehalten bleiben (13).

Epiduralanalgesie
Indikation

Patienten mit Epiduralanalgesie geben eine geringere Schmerzstärke und eine geringere Häufigkeit des Auftretens starker Schmerzen an als Patienten mit patientenkontrollierter intravenöser Analgesie.

Dies zeigen Untersuchungen von Jage u. Mitarb. (61) und Schug und Fry (111), die von der postoperativen Behandlung besonders großer Patientenkollektive berichten: 3207 bzw. 3248 Patienten. Vollständige Zufriedenheit mit dem Therapieverfahren war bei Regionalanalgesie signifikant häufiger.

Die Qualität der Stressabschirmung unmittelbar nach einer Operation verdeutlicht eine Untersuchung von Hosoda u. Mitarb. (59). Eine Epiduralanalgesie blockiert den postoperativen Anstieg des Plasmaadrenalins und Sauerstoffverbrauchs. Brandt u. Mitarb. (9) beobachteten eine Reduktion der Plasmacortisol- und Blutzuckerspiegel sowie günstigere Stickstoffbilanzen unter Epiduralanalgesie. Carli u. Mitarb. (23, 24) untersuchten die Auswirkungen von Epiduralanalgesie auf den Proteinmetabolismus. Nach diesen Untersuchungen werden positive Effekte nur beobachtet, wenn eine adäquate Blockadeausdehnung bis zum 4. Thorakalsegment erreicht und wenn die Analgesie ausreichend lange aufrechterhalten wird: präoperativer Beginn, intraoperative Anwendung und postoperative Fortführung der epiduralen Zufuhr eines Lokalanästhetikums.

> Nicht nur perioperativer Stress, sondern auch systemische Analgesieverfahren vermindern die Immunantwort (108).

Fentanyl, Sufentanil und hoch dosiertes Morphin können bei Ratten zu einer Suppression der natürlichen Killerzellen führen (6, 27). Epidurale Lokalanästhetika dagegen reduzieren die stressinduzierte Verringerung und Funktionseinschränkung dieser Zellen (51, 69, 123). Die Immunkompetenz postoperativer Patienten könnte gestützt werden.

Die Blockade nozizeptiver Afferenzen und sympathischer Efferenzen durch eine thorakale Epiduralanalgesie reduziert die postoperative Imbalance der autonomen Innervation des Intestinums, da durch die Begrenzung der Effekte auf thorakale und obere lumbale Rückenmarksegmente die parasympathische Aktivität nicht beeinflusst wird (25). Experimentell konnte eine Verbesserung der propulsiven gastrointestinalen Aktivität, der Darmperfusion und der postischämischen Darmmotilität gezeigt werden (43, 113, 121, 126). In Übereinstimmung mit diesen theoretischen Überlegungen und den experimentellen Untersuchungen verläuft die Erholung der Darmfunktion nach thorakaler Epiduralanalgesie besser als nach lumbaler Katheteranlage (117).

Die Resultate klinischer Untersuchungen über Effekte der Epiduralanalgesie auf postoperative kardiovaskuläre und respiratorische Komplikationen sind aufgrund komplexer methodischer Probleme kontrovers. Ausschlaggebend für diese uneinheitliche Datenlage ist die unübersehbare Vielfalt von Konzepten, nach denen eine Epiduralanalgesie durchgeführt wird. Vor allem sind prospektive randomisierte Studien mit ausreichend großer Patientenzahl zur Abschätzung der Effekte unterschiedlicher Einflussgrößen nur sehr schwer zu organisieren.

> Nach Abwägen von Vor- und Nachteilen (Tab. 18.4) sollten Risikopatienten und Patienten, die sich ausgedehnten Operationen unterziehen, eine Epiduralanalgesie erhalten.

Therapiekonzept

Kehlet (65) argumentiert, dass Verbesserungen der postoperativen Erholung nur dann zu erwarten sind, wenn die erreichte Analgesiequalität im Rahmen eines multimodalen Behandlungskonzepts für weitere wichtige Behandlungsmaßnahmen nach einer Operation genutzt werden kann: frühzeitige Extubation und respiratorische Therapie, frühzeitige Mobilisierung und frühzeitige enterale Ernährung (5, 87, 88). Dieses Konzept lässt sich nur verwirklichen, wenn eine adäquate Analgesie bei gleichzeitiger Vermeidung von Nebenwirkungen epiduraler Medikamente sichergestellt wird. Daher wurden verschiedene Behandlungsprinzipien zur Durchführung der Epiduralanalgesie entwickelt:

- Die Analgesie muss vor Operationsbeginn einsetzen und ausreichend lange wirksam aufrechterhalten werden. Daher ist eine regelmäßige Überprüfung und Messung der Analgesiequalität unerlässlich. Die Therapie muss an die individuellen Bedürfnisse der Patienten angepasst werden.
- Die sensorische oder motorische Blockade sowie Kreislaufdysregulationen aufgrund der Sympathikusblockade durch Lokalanästhetika beeinträchtigen die Frühmobilisation. Zur Reduktion dieser Komplikationsmöglichkeiten werden zwei Behandlungsstrategien vorgeschlagen:
  - Die Applikation synergistischer Medikamente führt zu einer besonders guten Analgesie bei gleichzeitiger Reduktion der Nebenwirkungen (40). Lokalanästhetika sind ein unverzichtbarer Bestandteil der Medikamentenkombination, da sie aufgrund der Blockade afferenter nozizeptiver und efferenter sympathischer Impulse besonders wirkungsvoll zur Reduktion der perioperativen Stressreaktion beitragen (64). Als besonders effektive Kombinationspartner gelten Opioide. In verschiedenen experimentellen Untersuchun-

Tabelle 18.4 Vor- und Nachteile der postoperativen Epiduralanalgesie

Vorteile	Nachteile
Gute Analgesiequalität	Punktionsrisiko
Beschleunigung der postoperativen Erholung	Risiko von Katheterfehllagen
Reduktion des Komplikationsrisikos für: - Herzinfarkt, - respiratorische Störungen, - Thrombose und Embolie, - Ileus	aufwendige Betreuung
Seltener: - Übelkeit, - Sedierung, - Verwirrtheit, - Atemdepression, - Pruritus	Einschränkung der Anwendbarkeit
	häufiger: - Hypotension, - Miktionsstörungen, - Motorblockaden

gen wurde ein synergistischer Effekt beider Substanzgruppen beschrieben (31, 39, 81).
- Katheter sollten in Höhe des Zentrums der betroffenen Rückenmarkssegmente eingeführt werden: Die gezielte Applikation von Medikamenten in den Bereich der Umschaltung nozizeptiver Impulse vom peripheren auf das spinale Neuron reduziert den Medikamentenbedarf und grenzt die Blockadeausdehnung ein (48, 49).

Epidurale Medikamente

> Das am häufigsten verwendete Lokalanästhetikum ist Bupivacain, das zur Reduktion von Nebenwirkungen, vor allem von Motorblockaden, in niedrigen Konzentrationen häufig mit Opioiden kombiniert wird.
> Mit niedrig dosiertem Ropivacain konnte bei vergleichbarer Analgesiequalität eine schnellere Erholung der postoperativen Mobilität beobachtet werden (12), sodass bei Punktionen in unteren thorakalen Segmenten oder bei lumbaler Punktion die Anwendung dieser Substanz in Betracht gezogen werden sollte.

Mit toxischen Plasmaspiegeln der Substanz ist auch bei epiduraler Langzeitapplikation über 96 Stunden nicht zu rechnen. Zwar kommt es zu einem Anstieg des Gesamt-Ropivacains im Plasma, die Konzentration des freien Ropivacains aber bleibt konstant. Ausschlaggebend ist die Bindung an saures α_1-Glykoprotein. Die Plasmakonzentrationen dieses Akute-Phase-Proteins steigen postoperativ stark an und erhöhen die Proteinbindungskapazität des Blutes. Dieser Effekt wird durch die Epiduralanalgesie nicht gehemmt (15, 35, 143).

Bei der Auswahl eines geeigneten Opioids sind Merkmale zu berücksichtigen, die den Transport an den spinalen Wirkort und die Verteilung im Spinalkanal beeinflussen. Die wichtigste physikochemische Eigenschaft in diesem Zusammenhang ist die Lipidlöslichkeit. Sie beeinflusst die Speicherung im epiduralen Fett, Aufnahme in epidurale Venen, Diffusion durch die Meningen, Verteilung im Liquor und Ausdehnung im Rückenmark. Lipophile Pharmaka diffundieren schneller und zu einem höheren Prozentsatz in das Rückenmark als hydrophile Substanzen (115). Die Liquorkonzentration nimmt daher mit zunehmender Distanz zum Injektionsort ab (119). Es kommt zu einer segmentalen Begrenzung der Wirkung (26, 45). Dieser Effekt, der für Sufentanil sowohl im Tierexperiment als auch in klinischen Studien mit Patienten demonstriert werden konnte (48, 93), wurde nicht nur nach Bolusgaben, sondern auch bei kontinuierlicher Langzeitapplikation beobachtet (50). Durch Aufnahme von Anteilen des Sufentanils in das Gefäßsystem werden hierbei Sufentanilplasmaspiegel erreicht, die im Bereich der minimal analgetischen Konzentration liegen (72), sodass systemische Effekte zur Analgesie beitragen dürften.

Anders als der Sedierungsgrad korreliert die Analgesiequalität allerdings nicht mit der Plasmakonzentration. Die Analgesie ist primär Resultat der spinalen Rezeptorinteraktion. Eine Kumulation des Sufentanils im Plasma zu exzessiv hohen Werten findet nicht statt, sondern die Substanz bleibt im Liquor höher konzentriert als im Plasma. Dennoch sollten Risikofaktoren einer Atemdepression beachtet werden (17).

Bei epiduraler Opioidapplikation besteht ein Risiko zentraler Nebenwirkungen, wenn es aufgrund des rostralen Liquorflusses zu Anreicherungen in zerebralen Strukturen kommt. Dieses Risiko nimmt mit der Fettlöslichkeit ab (37, 115). Sowohl im Tierexperiment als auch in klinischen Studien mit Patienten konnte demonstriert werden, dass bei epiduraler Applikation von Sufentanil die Liquorkonzentration in entfernten spinalen Segmenten sinkt (48, 119). Der Effekt scheint auch für die Langzeitanwendung zu gelten (48, 50).

Sufentanil wird im epiduralen Fett gespeichert und reichert sich besonders in der fettreichen weißen Substanz des Rückenmarks an (7). Nur ein geringer Anteil erreicht den Wirkort im Hinterhorn der grauen Substanz des Rückenmarks. Die für eine ausreichende Analgesie erforderliche epidurale Sufentanildosis kann daher im Vergleich zu einem hydrophilen Opioid weniger reduziert werden. Zudem penetrieren epidurale Substanzen intravasal. Erste Analysen der Kinetik von Sufentanil zeigen, dass bei kontinuierlicher, an den Bedarf postoperativer Patienten angepasster epiduraler Applikation die Plasmaspiegel über einen Zeitraum von zwei Tagen ansteigen, anschließend werden stationäre Werte gemessen (48).

Sufentanil ist bei allen Patienten schon 1 Minute nach epiduraler Injektion im Plasma nachzuweisen. Die Plasmaspiegel sind bei Patienten mit einer Sufentanilkonzentration von 1 µg/ml während 96-stündiger epiduraler Infusion signifikant höher als bei Patienten mit einer Sufentanilkonzentration von 0,75 oder 0,5 µg/ml. Eine systematische Kovariation zwischen den Sufentanil-Plasmaspiegeln und der Selbstbeurteilung von Schmerzen in der Visuellen Analogskala konnte nicht aufgezeigt werden. Daher wird ein Zusatz von 0,75 µg/ml Sufentanil zu 0,2 %igem Ropivacain als optimal für die postoperative Epiduralanalgesie bewertet (15).

Die Ergebnisse eigener Untersuchungen zur Durchführung einer Epiduralanalgesie lassen sich folgendermaßen zusammenfassen (12, 15, 140):
- Eine thorakale Epiduralanalgesie reduziert eher die Wahrscheinlichkeit von Motorblockaden im Vergleich zur lumbalen Epiduralanalgesie.
- Mit einer Kombination aus Sufentanil und Bupivacain bzw. Ropivacain wird eine bessere Analgesie erreicht als mit einer Bupivacain- bzw. Ropivacain-Monotherapie.

- Die Mobilisierbarkeit bei patientenkontrollierter thorakaler Epiduralanalgesie (T8-T11) lässt sich verbessern, wenn 0,2%iges Ropivacain anstelle von 0,175%igem Bupivacain mit 0,75 µg/ml Sufentanil kombiniert wird.
- Die optimale Sufentanildosis beträgt 0,75 µg/ml.
- Patienten im Alter über 70 Jahren sollten aufgrund einer erhöhten Inzidenz von Nebenwirkungen keinen Sufentanilzusatz zu dem epiduralen Lokalanästhetikum erhalten.

Eine Übersicht der Dosierungen für die postoperative Epiduralanalgesie an der Klinik und Poliklinik für Anästhesiologie des Universitätsklinikums Münster findet sich in Kapitel 6 „Epiduralanalgesie".

Risiken

Rückenmarknahe Analgesieverfahren können nicht allen operativen Patienten zur Verfügung gestellt werden.

> Die Punktion des Epiduralraums oder die Entfernung von Kathetern kann Blutungskomplikationen zur Folge haben.

Zwar dürfte das Risiko eines symptomatischen epiduralen Hämatoms, das nach einer Analyse von über 850 000 Periduralanalgesien mit einer Inzidenz von 1 : 150 000 geschätzt wird (124), insgesamt als eher gering angesehen werden. Dennoch müssen Risikofaktoren beachtet werden (132). Daher sind bei Patienten mit Gerinnungsstörungen alternative Behandlungsstrategien zu wählen. Bei Patienten mit Antikoagulanzienbehandlung sind wichtige Regeln einzuhalten, wenn Periduralkatheter angelegt oder entfernt werden sollen. Zeitintervalle und Laborkontrollen sind in Tab. 18.5 aufgeführt (44).

Auch das Risiko einer Infektion muss bedacht werden. Die Wahrscheinlichkeit einer derartigen Komplikation ist nicht sehr groß; aufgrund der geringen Inzidenz liegen keine verlässlichen Angaben vor. Die Möglichkeiten der Kontamination durch Hautflora (109) oder durch eine hämatogene Streuung aus anderem infizierten Gewebe (105) schränken allerdings die Behandlungsmöglichkeiten in der Langzeittherapie und bei septischen Patienten ein.

Verschiedene Nebenwirkungen und Befindensbeeinträchtigungen wie Übelkeit, Sedierung, Verwirrtheit oder Halluzinationen werden bei Epiduralanalgesie seltener beobachtet als bei intravenöser Analgesie. Auch das Risiko für Störungen des Gasaustausches scheint geringer zu sein. Andererseits kann bei Epiduralanalgesie mit Lokalanästhetika häufiger eine Hypotension oder Beeinträchtigung motorischer und sensorischer Funktionen auftreten.

18.5 Kosten

Natürlich sind besondere personelle und apparative Aufwendungen sowie die Verwendung spezifischer Verbrauchsmaterialien für regionale Analgesieverfahren erforderlich. Unter Einbeziehung der Reduktion des Arbeitsaufwandes von Pflegenden werden beim Vergleich mit traditionellen Behandlungskonzepten unterschiedliche direkte Kosten ermittelt. Schätzungen bezüglich des Kostenaufwandes bei modernen Verfahren der postoperativen Schmerztherapie schwanken zwischen einer leichten Kostenreduktion und Kostensteigerungen (110). Das Verhältnis von Kosten und Nutzen ärztlicher Therapiemaßnahmen darf jedoch nicht nur anhand des direkten finanziellen Aufwands beurteilt werden (95).

Trotz des hohen personellen und apparativen Aufwandes kann vor allem die Epiduralanalgesie zu einer Verbesserung der Krankenhausökonomie führen. Dies deuten retrospektive Analysen zur Reduktion der Komplikationsrate und der Beschleunigung der postoperativen Erholung von Patienten mit abdominothorakaler

	Punktion/Katheterentfernung		Labor
	vorher	nachher	
UFH (LD)	4 h	1 h	(> 5 Tage) Thr
UHF (HD)	4 h	1–2 h	aPPT, ACT, Thr
NMH (LD)	10–12 h	4 h	(> 5 Tage) Thr
ASS	> 3 Tage		Blutungszeit
NSAID	1–2 Tage		
Vitamin-K-Antagonisten	mehrere Tage		Quick, INR

Tabelle 18.5 Epiduralanalgesie und Antikoagulanzientherapie (aus Gogarten W. et al. Regional anaesthesia and thromboembolism prophylaxis/anticoagulation. Anaesthesiol Intensivmed 1997;38:623–8)

UFH (LD): unfraktioniertes Heparin (Low Dose), Thromboembolieprophylaxe
UFH (HD): unfraktioniertes Heparin (High Dose), therapeutische Dosierung
NMH (LD): niedermolekulares Heparin (Low Dose), Thromboembolieprophylaxe

Ösophagusresektion an. Aufgrund kardiopulmonaler Begleiterkrankungen und operationsbedingter Veränderungen sind die perioperative Letalität und Morbidität dieses Zweihöhleneingriffs hoch (70).

> Die Anwendung der Epiduralanalgesie durch einen postoperativen Schmerztherapiedienst kann zu einer Reduktion der Komplikationsrate, einer Verkürzung des Krankenhausaufenthaltes und einer Verminderung des Kostenaufwands beitragen (116, 125, 135).

Natürlich muss die Epiduralanalgesie auch anderen Risikopatienten angeboten werden. Aufgrund einer Verkürzung des Zeitraumes bis zur Extubation sowie der Aufenthaltsdauer auf der Intensivstation und der Gesamtaufenthaltsdauer im Krankenhaus wurde eine signifikante Reduktion der Kosten bei verschiedenen Tumoroperationen ermittelt (30). Wenn es wegen der guten Analgesiequalität und der Blockade der perioperativen Stressreaktion gelingt, Patienten nach schweren Operationen frühzeitig zu extubieren, schnell zu mobilisieren und enteral zu ernähren, kann ein derartiges multimodales Konzept zur Verkürzung oder Vermeidung einer teuren intensivmedizinischen Behandlung genutzt werden.

In der Klinik und Poliklinik für Anästhesiologie und operative Intensivmedizin des Universitätsklinikums Münster wurden im Jahre 1998 insgesamt 2124 Patienten vom Akutschmerztherapiedienst behandelt. Folgende Analgesieverfahren kamen zur Anwendung: patientenkontrollierte Epiduralanalgesie (PCEA) patientenkontrollierte intravenöse Analgesie (PCIA) mit Piritramid und Fortführung einer intraoperativen Plexus-brachialis-Blockade (PBB) durch kontinuierliche Infusion von 0,25%igem Bupivacain. Hierbei entstanden Kosten in Höhe von 514 580 EURO. Diesen Ausgaben standen Kosteneinsparungen von 606 200 EURO gegenüber, die aufgrund der Vermeidung oder Verkürzung eines Intensivstationsaufenthaltes ermöglicht wurden (Tab. 18.6). Unter Berücksichtigung der Ausgaben für den Akutschmerztherapiedienst resultierte in der Gesamtbilanz eine Verringerung der erforderlichen Ausgaben für das Jahr 1998 um 91 620 EURO.

> Die Reduktion der Verweildauer auf der Intensivstation kann Krankenhauskosten sparen, wenn eine Anpassung der Bettenkapazität an die neue Belegungssituation der Intensivstation erfolgt, oder wenn die frei werdenden Kapazitäten zur Versorgung weiterer Patientengruppen genutzt werden.

18.6 Ausblick

> Seit der ersten Veröffentlichung offizieller Richtlinien zur postoperativen Schmerzbehandlung im Jahre 1988 in Australien (76) haben Anästhesisten weltweit dazu beigetragen, Akutschmerzbehandlungsdienste zu etablieren.

Immerhin haben inzwischen rund 40% der Krankenhäuser in den USA und in Großbritannien einen solchen Dienst eingerichtet (134, 142). Trotz dieser Entwicklung wird in der Bundesrepublik vielfach aus Kostengründen auf die Einrichtung eines solchen Dienstes verzich-

Tabelle 18.6 Kostenreduktion durch Verkürzung des Aufenthalts auf einer Intensivstation

	OP*	Traditionelle Therapie			Multimodale Therapie			Eingesparte Tage
		Patienten mit IS-Aufenthalt** (%)	Tage auf der IS pro Patient	Tage auf der IS	Patienten mit IS-Aufenthalt (%)	Tage auf der IS pro Patient	Tage auf der IS	
Ösophagusresektion	66	100	4	264	100	1,5	99,0	165,0
Thorakotomie	170	100	1	170	10	0,5	8,5	161,5
Neoblase	50	100	1	50	2	0,5	1,0	49,0
Hemipelvektomie	15	100	1	15	20	0,5	1,5	13,5
Abdominelles Aortenaneurysma	55	100	1	55	40	0,5	11,0	44,0
Gesamtsumme	356			554			122	433,0
Kosten pro Tag auf der Intensivstation								1400 EURO
Kosteneinsparungen für 433 Tage								606 200 EURO

* OP: Operation, ** IS: Intensivstation

tet. Zudem wird die Anwendung von regionalen Analgesieverfahren auf operativen Regelpflegestationen häufig als riskant bewertet. Vor allem Patienten mit Epiduralanalgesie werden oft nur unter den besonderen Überwachungsmöglichkeiten einer Intensivstation betreut. Intensives Monitoring behindert allerdings wichtige Maßnahmen (z. B. Frühmobilisation) zur frühzeitigen postoperativen Rehabilitation. Diese Art der Anwendung kann somit die postoperative Erholung verzögern und Kosten verursachen. Besser ist eine Konzeption, bei der nach Einführung der erforderlichen organisatorischen und personellen Voraussetzungen und unter Anwendung möglichst optimaler Therapiestrategien die Behandlung auf der Intensivtherapiestation den Patienten vorbehalten bleibt, die auf anderen Stationen nicht versorgt werden können.

Grundlage dieser Entwicklung ist die konsequente Nutzung der Regionalanalgesie auf Regelpflegestationen. Gefährliche Medikamentennebenwirkungen wurden an der Klinik und Poliklinik für Anästhesiologie und operative Intensivmedizin des Universitätsklinikums Münster bei über 10 000 Patienten, die mit den Methoden eines Akutschmerztherapiedienstes behandelt worden sind, bisher nicht beobachtet.

Bei Patienten mit Epiduralanalgesie können Motorblockaden durch die thorakale Applikation der Kombination aus Lokalanästhetikum und Opioid wirksam kontrolliert werden. Allerdings kommt es bei lumbaler Katheteranlage gehäuft zu motorischen oder sensorischen Störungen an den Beinen. Differenzialdiagnostisch muss hier immer eine Abgrenzung erster sehr ernstzunehmender Hinweise für eine spinale Läsion (z. B. durch ein epidurales Hämatom) von einfachen Nebenwirkungen der Lokalanästhetika erfolgen. Aus diesem Grunde wird die epidurale Infusion unterbrochen, und es wird beobachtet, ob sich dann die Symptome zurückbilden. Eine konsequente und sorgfältige Überwachung der Patienten durch den Akutschmerztherapiedienst ist dringend erforderlich. Diese Überwachung wird bei lumbaler Epiduralanalgesie durch eine Verringerung der Ropivacaindosis erleichtert.

Kampe u. Mitarb. (63) demonstrierten eine gute Analgesie und kaum noch Motorblockaden bei Patienten, die nach Operation einer Hüftgelenksprothese eine lumbale Epiduralanalgesie mit einer Kombination aus Ropivacain 0,1% und Sufentanil 1 µg/ml erhalten hatten. Eine besonders sichere Möglichkeit der postoperativen Schmerzbehandlung von Patienten mit Operationen an der unteren Extremität ist die Blockade peripherer Nerven (20, 114).

Als Konsequenz der Analysen zur Qualitätskontrolle und der häufig auftretenden differenzialdiagnostischen Probleme bei Patienten mit lumbalen PCEA nach Operationen an der unteren Extremität wurde an der Klinik und Poliklinik für Anästhesiologie und operative Intensivmedizin des Universitätsklinikums Münster das Behandlungskonzept modifiziert. Bei diesen Patienten wird eine kontinuierliche N.-femoralis-Blockade durchgeführt. Zusätzlich werden bei Bedarf der N. ischiadicus und der N. obturatorius blockiert. In Übereinstimmung mit dieser Entwicklung bewerten Todd und Brown (122) die Durchführung peripherer Nervenblockaden als zunehmend wichtig für die postoperative Schmerztherapie.

Die wichtigsten Vorteile dieser Blockadetechniken am Bein sind:
- einseitige Blockade,
- Vermeidung einer Harnretention,
- kein Risiko eines spinalen Hämatoms oder Abszesses,
- wenig kardiovaskuläre Nebenwirkungen (136).

Kernaussagen

1

▸ **Allgemeines** Eine Übersicht über Untersuchungen aus den letzen 40 Jahren zeigt, dass die Inzidenz starker postoperativer Schmerzen unverändert etwa 30% beträgt (83, 139).

2

▸ **Postoperative Stressreaktion** Es ist davon auszugehen, dass es nach Operationen häufig zu Stressreaktionen kommt. Dies ist von Bedeutung, denn eine lang anhaltende und inadäquate Stressreaktion kann schädlich sein und zu Erkrankungen oder Komplikationen beitragen (131). So können schwerwiegende respiratorische und kardiale Komplikationen sowie eine Immundepression auftreten.

3

▸ **Prinzipien der postoperativen Regionalanästhesie** Die Regionalanalgesie gilt als eines der wirksamsten Verfahren zur Schmerzreduktion und damit zur Blockade der Stressreaktion.

4

▸ **Einrichtung eines schmerztherapeutischen Dienstes** Indikationsstellung, Medikation und Dosisanpassung an die individuellen Bedürfnisse von Patienten mit Regionalanästhesie auf Allgemeinstationen müssen von speziell ausgebildetem Personal organisiert und überwacht werden.

5

▸ **Kooperation mit Stationspersonal und Fachdisziplinen** Die Regionalanalgesie kann auf Regelpflegestationen nur in Zusammenarbeit mit einem gut ausgebildeten Stationspersonal effektiv und sicher durchgeführt werden.

6

▸ **Dokumentation** Die Anpassung der Schmerztherapie an individuelle Bedürfnisse, die Überwachung von Nebenwirkungen der zur Regionalanalgesie verwendeten Medikamente und die Kontrolle von katheterinduzierten Komplikationen gelingen gut, wenn ein Dokumentationskonzept eingeführt wird, das einerseits Informationen zum Therapieverlauf jedes Patienten gibt und zusätzlich statistische Analysen über Trends ermöglicht.

7

▸ **Systemische Analgesie** Neben den regionale Anästhesieverfahren gibt es die systemischen Methoden. Die perioperative Stressreaktion lässt sich durch tiefe Anästhesie und konsequente postoperative Analgesie blockieren. Allerdings eignet sich eine hoch dosierte systemische perioperative Opioidapplikation für die tägliche Routine eines Klinikbetriebs nicht.

8

▸ **Regionalanästhesie** Postoperative regionale Blockadeverfahren sind dagegen von praktischer Bedeutung, und zwar insbesondere Techniken zur Ausschaltung von Nerven der oberen und unteren Extremitäten, Blockaden von Nerven des Thorax sowie rückenmarknahe Analgesieverfahren.

9

▸ **Kosten** Selbstverständlich sind für regionale Analgesieverfahren besondere personelle und apparative Aufwendungen sowie die Verwendung spezifischer Verbrauchsmaterialien erforderlich. Unter Einbeziehung der Reduktion des Arbeitsaufwands von Pflegenden werden beim Vergleich mit traditionellen Behandlungskonzepten unterschiedliche direkte Kosten ermittelt. Schätzungen bezüglich des Kostenaufwands bei modernen Verfahren der postoperativen Schmerztherapie schwanken zwischen einer leichten Kostenreduktion und Kostensteigerungen (110).

10

▸ **Ausblick** Vor allem Patienten mit Epiduralanalgesie werden häufig nur unter den besonderen Überwachungsmöglichkeiten einer Intensivstation betreut. Intensives Monitoring behindert allerdings wichtige Maßnahmen (z. B. Frühmobilisation) zur frühzeitigen postoperativen Rehabilitation. Diese Art der Anwendung kann somit die postoperative Erholung verzögern und Kosten verursachen. Besser ist eine Konzeption, bei der nach Einführung der erforderlichen organisatorischen und personellen Voraussetzungen und unter Anwendung möglichst optimaler Therapiestrategien die Behandlung auf der Intensivtherapiestation den Patienten vorbehalten bleibt, die auf anderen Stationen nicht versorgt werden können.

Literatur

1. Anand KJ, Hickey PR. Halothane-morphine compared with high-dose sufentanil for anesthesia and postoperative analgesia in neonatal cardiac surgery. N Engl J Med 1992;326:1–9.
2. Auroy Y, Narchi.P., Messiah A, Litt L, Rouvier B, Samii K. Serious complications related to regional anesthesia. Anesthesiology 1997;87:479–86.
3. Ayala A, Ertel W, Chaudry II. Trauma-induced suppression of antigen presentation and expression of major histocompatibility class II antigen complex in leukocytes. Shock 1996;5:79–90.
4. Bader AM, Datta S, Flanagan H, Covino BG. Comparison of bupivacaine- and ropivacaine-induced conduction blockade in the isolated rabbit vagus nerve. Anesth Analg 1989;68:724–7.
5. Bardram L, Funch Jensen P, Jensen P, Crawford ME, Kehlet I. Recovery after laparoscopic colonic surgery with epidural analgesia, and early oral nutrition and mobilisation. Lancet 1995;345:763–4.
6. Beilin B, Shavit Y, Cohn S, Kedar E. Narcotic-induced supression of natural killer cell activity in ventilated and nonventilated rats. Clin Immunol Immunopath 1992;64:173–6.
7. Boersma FP, Heykants J, Tenkate A, Meert TF, Pieters W, Woestenborghs R. Sufentanil concentrations in the human spinal cord after long-term epidural infusion. Pain Clin 1991;4:199–203.
8. Böttiger B, Martin E. Prävention perioperativer Myokardischämien – ein Update. Anaesthesist 2000;49:174–86.
9. Brandt MR, Fernandes A, Mordhorst R, Kehlet I. Epidural analgesia improves postoperative nitrogen balance. Brit Med J 1978;1:1106–8.
10. Brockway MS, Bannister J, McClure JH, McKeown D, Wildsmith JA. Comparison of extradural ropivacaine and bupivacaine. Br J Anaesth 1991;66:31–7.
11. Brodner G, Pogatzki E, Wempe H, Van Aken H. Patientcontrolled postoperative epidural analgesia. Prospective study of 1799 patients. Anaesthesist 1997;46(Suppl. 3):165–71.
12. Brodner G, Mertes N, Van Aken H, Pogatzki E, Buerkle H, Marcus MA, Mollhoff T: Epidural analgesia with local anesthetics after abdominal surgery: earlier motor recovery with 0.2% ropivacaine than 0.175% bupivacaine. Anesth Analg 1999;88:128–33.
13. Brodner G, Scherer R, Van Aken H. Continuous spinal anaesthesia or continuous epidural anaesthesia for postoperative pain control after hip replacement (letter). Eur J Anaesthesiol 2000;17:402–3.
14. Brodner G, Mertes N, Buerkle H, Marcus MA, Van Aken H. Acute pain management: analysis, implications and consequences after prospective experience with 6349 surgical patients. Eur J Anaesthesiol 2000;17:566–75.
15. Brodner G, Mertes N, Van Aken H, Mollhoff T, Zahl M, Wirtz S, Marcus MA, Buerkle I. What concentration of sufentanil should be combined with ropivacaine 0.2% wt/vol for postoperative patient-controlled epidural analgesia? Anesth Analg 2000;90:649–57.
16. Brodner G, Van Aken H, Hertle L, Fobker M, Von Eckardstein A, Goeters C, Buerkle H, Harks A, Kehlet I. Multimodal perioperative management – combining thoracic epidural analgesia, forced mobilization, and oral nutrition – reduces hormonal and metabolic stress and improves convalescence after major urologic surgery. Anesth Analg 2001;92:1594–600.
17. Broekema AA, Gielen MJM, Hennis PJ. Postoperative analgesia with continuous epidural sufentanil and bupivacaine: a prospective study in 614 patients. Anesth Analg 1996;82:754–9.
18. Bromage PR. 50 years on the wrong side of the reflex arc. Reg Anesth 1996;21:1–4.
19. Büttner J, Meier G. Kontinuierliche periphere Techniken zur Regionalanästhesie und Schmerztherapie – obere und untere Extremität. Bremen:Unimed;1999.
20. Capdevila X, Barthelet Y, Biboulet P, Ryckwaert Y, Rubenovitch J, d'Athis F. Effects of perioperative analgesic technique on the surgical outcome and duration of rehabilitation after major knee surgery. Anesthesiology 1999;91:8–15.
21. Capdevila X, Biboulet P, Moreau D, Bernard N, Deschodt J, Lopez S, d'Athis F. Continuous three-in-one block for postoperative pain after lower limb orthopedic surgery: where do the catheters go? Anesth Analg 2002;94:1001–6.
22. Carli F, Webster J, Ramachandra V, Pearson H, Read M, Ford GC, McArthur S, Preedy VR, Halliday D. Aspects of protein metabolism after elective surgery in patients receiving constant nutritional support. Clin Sci 1990;78:621–8.
23. Carli F, Webster J, Pearson M, Pearson J, Bartlett S, Bannister P, Halliday D. Protein metabolism after abdominal surgery: effect of 24-h extradural block with local anaesthetic. Br J Anaesth 1991;67:729–34.
24. Carli F, Halliday D. Modulation of protein metabolism in the surgical patient. Effect of 48-hour continuous epidural block with local anaesthetics on leucine kinetics. Reg Anesth 1996;21:430–5.
25. Carpenter RL. Gastrointestinal benefits of regional anesthesia/analgesia. Reg Anesth 1996;21:13–7.
26. Coda BA, Cleveland Brown M, Schaffer R, Donaldson G, Jacobson R, Hautman B, Shen DD. Pharmacology of epidural fentanyl, alfentanil, and sufentanil in volunteers. Anesthesiology 1994;81:1149–61.
27. Colacchio TA, Yeager MP, Hildebrandt MP: Perioperative immunmodulation in cancer surgery. Am J Surg 1994;167:174–9.
28. Cousins MJ, Beering TV. Epidural neural blockade. In: Cousins MJ, Bridenbough PO, eds. Neural blockade in clinical anesthesia and management of pain. Philadelphia: 1998:243–321.
29. Dahmen KG, Albrecht DM. An approach to quality management in anesthesia: a focus on perioperative care and outcome. Eur J Anaesthesiol 2001;23:4–9.
30. de Leon Casasola OA, Parker BM, Lema MJ, Groth RI, Orsini Fuentes J. Epidural analgesia versus intravenous patientcontrolled analgesia. Differences in the postoperative course of cancer patients. Reg Anesth 1994;19:307–15.
31. Dickenson AI. Spinal cord pharmacology of pain. Br J Anaesth 1995;75:193–200.
32. Dohler S, Klippel A, Richter S. Continuous spinal anesthesia in very elderly patients with high anesthesia risk in traumatologic-orthopedic and general surgery interventions. Anaesthesiol Reanim 1999;24:157–63.
33. Dureuil B, Viires N, Cantineau JP, Aubier M, Desmonts JM. Diaphragmatic contractility after upper abdominal surgery. J Appl Phys 1986;61:1775–80.
34. Easton PA, Fitting JW, Arnoux R, Guerraty A, Grassino AE. Recovery of diaphragm function after laparotomy and chronic sonomicrometer implantation. J Appl Physiol 1989;66:613–21.
35. Erichsen CJ, Sjovall J, Kehlet H, Hedlund C, Arvidsson T. Pharmacokinetics and analgesic effect of ropivacaine during continuous. Anesthesiology 1996;84:834–42.

36 Europain. Post-operative pain management into the 21st century. Paris:European Society of Anaesthiology;1995.
37 Ferrante FM, VadeBoncoeur TR. Postoperative pain management. New York:Churchill Livingstone;1993.
38 Francois T, Blanloeil Y, Pillet F, Moren J, Mazoit X, Geay G, Douet MC. Effect of interpleural administration of bupivacaine or lidocaine on pain and morphine requirement after esophagectomy with thoracotomy: a randomized, double-blind and controlled study. Anesth Analg 1995;80:718–23.
39 Fraser HM, Chapman V, Dickenson AI. Spinal local anaesthetic actions on afferent evoked responses and wind up of nociceptive neurones in the rat spinal cord: combination with morphine produces marked potentiation of antinociception. Pain 1992;49:33–41.
40 Freitag B. Sinnvolle Arzneimittelkombinationen in der Schmerztherapie. Refresher Course. Aktuelles Wissen für Anästhesisten. 20. Edition. Edited by Fortbildung DAfA. Berlin:Springer;1994:127–40.
41 Furchgott RF, Jothianandan D. Endothelium-dependent and -independent vasodilation involving cyclic GMP. Blood Vessels 1991;28:52–61.
42 Gage JE, Hess OM, Murakami T, Ritter M, Grimm J, Krayenbuehl HP: Vasoconstriktion of stenotic coronary arteries during dynamic exercise in patients with classic angina pectoris: reversibilty by nitroglycerin. Circulation 1986;73:865–76.
43 Gelman S, Feigenberg Z, Dintzman M, Levy E. Electroenterography after cholecystectomy. The role of high epidural analgesia. Arch Surg 1977;112:580–3.
44 Gogarten W, VanAken H, Wulf H, Klose R, Vandermeulen E, Harenberg J. Regional anaesthesia and thromboembolism prophylaxis/anticoagulation. Anaesthesiol Intensivmed 1997;38:623–8.
45 Gourlay GK, Murphy TM, Plummer JL, Kowalski JR, Cherry DA, Cousins MJ. Pharmacokinetics of fentanyl in lumbar and cervical CSF following lumbar epidural and intravenous administration. Pain 1989;38:253–9.
46 Graf R, Chrubasik S, Chrubasik J, Schulte Monting J, Geller E. Early detection of opiate-induced respiratory depression in the postoperative phase. Anaesthesiol Reanim 1995; 20:38–41.
47 Hachenberg T, Lundquist H, Tokics L, Brismar B, Hedenstierna G. Analysis of lung density by computed tomography before and during general anaesthesia. Acta Anaesthesiol Scand 1993;37:549–55.
48 Hansdottir V, Woestenborghs R, Nordberg G. The cerebrospinal fluid and plasma pharmacokinetics of sufentanil after thoracic or lumbar epidural administration. Anesth Analg 1995;80:724–9.
49 Hansdottir V, Bake B, Nordberg G. The analgesic efficacy and averse effects of continuous epidural sufentanil and bupivacaine infusion after thoracotomy. Anesth Analg 1996;83:394–400.
50 Hansdottir V, Woestenborghs R, Nordberg G. The pharmacocinetics of continous epidural sufentanil and bupivacaine infusion after thoracotomy. Anesth Analg 1996;83: 401–6.
51 Hashimoto T, Hashimoto S, Hori Y, Nakagawa H, Hosokawa T: Epidural anaesthesia blocks changes in peripheral lymphocytes subpopulation during gastrectomy for stomach cancer. Acta Anaesth Scand 1995;39:294–8.
52 Henry JP, Stephens PM. Stress, health and the social environment – a sociobiological approach to medicine. Berlin:Springer;1977.
53 Heusch G, Deussen A. The effects of cardiac sympathetic nerve stimulation on perfusion of stenotic coronary arteris in the dog. Circ Res 1983;53:8–15.
54 Hickey R, Blanchard HJ, Ramamurthy SJ. Plasma concentrations of ropivacaine given with or without epinephrine for brachial plexus block. Can J Anaesth 1990;37:878–82.
55 Hjemdahl P, Larsson PT, Wallen NI. Effects of stress and beta-blockade on platelet function. Circulation 1991;84: V144–61.
56 Holbrook NJ, Cox WI, Horner HC. Direct suppression of natural killer activity in human peripheral blood leukocyte cultures by glucocorticoids and its modulation by interferon. Cancer Res 1983;43:4019–25.
57 Holst D, Mollmann M, Scheuch E, Meissner K, Wendt M. Intrathecal local anesthetic distribution with the new spinocath catheter. Reg Anesth Pain Med 1998;23:463–8.
58 Holst D, Mollmann M, Schymroszcyk B, Ebel C, Wendt M. No risk of metal toxicity in combined spinal-epidural anesthesia. Anesth Analg 1999;88:393–7.
59 Hosoda R, Hattori M, Shimada Y. Favorable effects of epidural analgesia on hemodynamics, oxygenation and metabolic variables in the immediate post-anesthetic period. Acta Anaesthesiol Scand 1993;37:469–74.
60 Irwin M, Vale W, Rivier C. Central corticotropin-releasing factor mediates the suppressive effect of stress on natural killer cytotoxicity. Endocrinology 1990;126:2837–44.
61 Jage J, Faust P, Strecker U, Hartje H, Jage B, Heinrichs W, Baldering HJ. Untersuchungen zum Ergebnis der postoperativen Schmerztherapie mit einer i.v. PCA oder einer kontinuierlichen epiduralen Analgesie. Anaesth Intensivmed 1996;9:495–575.
62 Johannsen UJ, Mark AL, Markus ML. Responsivenss to cardiac sympathetic nerve stimulation during maximal coronary dilatation produced by adenosine. Circ Res 1982; 50:510–7.
63 Kampe S, Weigand C, Kaufmann J, Klimek M, König DP, Lynch J. Postoperative analgesia with no motor block by continuous epidural infusion of ropivacaine 0.1% and sufentanil after total hip replacement. Anesth Analg 1999; 89:395–8.
64 Kehlet I. Effect of pain relief on the surgical stress response. Reg Anesth 1996;21:35–7.
65 Kehlet I. Multimodal approach to control postoperative pathophysiology and rehabilitation. Brit J Anaesth 1997; 78:606–17.
66 Kehlet I. Modification of responses to surgery by neural blockade: clinical implications. In: Cousins MJ, Bridenbough PO, eds. Neural blockade in clinical anesthesia and management of pain. Philadelphia:Lippincott-Raven;1998: 129–75.
67 Kehlet I. Acute pain control and accelerated postoperative surgical recovery. Surg Clin North Amer 1999;79:431–43.
68 Kjeldsen SE, Moan A, Petrin J, Weder AB, Julius S. Effects of increased arterial epinephrine on insulin, glucose and phosphate. Blood Press 1996;5:27–31.
69 Koltun WA, Bloomer MM, Tilberg AF, Seaton JF, Ilahi O, Rung G, Gifford RM, Kauffman GL, Jr.: Awake epidural anesthesia is associated with improved natural killer cell cytotoxicity and a reduced stress response. Am J Surg 1996;171:68–72.
70 Konder H, Pönitz-Pohl E, Röher HD, Lennartz I. Risikoeinschätzung und Vorbehandlung bei Ösophaguskarzinom-Patienten. Anästh Intensivther Notfallmed 1988;23: 9–13.
71 Larsson PT, Wallen NH, Hjemdahl P. Norepinephrine-induced human platelet activation in vivo is only partly counteracted by aspirin. Circulation 1994;89:1951–7.
72 Lehmann KA, Gerhard A, Horrichs Haermeyer G, Grond S, Zech D. Postoperative patient-controlled analgesia with sufentanil: analgesic efficacy and minimum effective concentrations. Acta Anaesthesiol Scand 1991;35:221–6.
73 Lehmann KA. Schmerzmessung und -dokumentation. In: Lehmann KA, ed. Der postoperative Schmerz. Berlin:Springer;1994:40–74.

74 Liebeskind JC. Pain can kill. Pain 1991;44:3–4.
75 Liu S, Carpenter RL, Neal JM. Epidural anesthesia and analgesia. Their role in postoperative outcome. Anesthesiology 1995;82:1474–1506.
76 Management of severe pain, Commonwealth Australia, 1988.
77 Mangano DT. Perioperative cardiac morbidity. Anesthesiology 1990;72:153–84.
78 Mangano DT, Siliciano D, Hollenberg M, Leung JM, Browner WS, Goehner P, Merrick S, Verrier E. Postoperative myocardial ischemia. Therapeutic trials using intensive analgesia following surgery. The Study of Perioperative Ischemia (SPI) Research Group. Anesthesiology 1992;76:342–53.
79 Mangano DT, Browner WS, Hollenberg M, Li J, Tateo IM. Long-term cardiac prognosis following noncardiac surgery. JAMA 1992;268:233–9.
80 Mangano DT, Layug EL, Wallace A, Tateo I: Effect of atenolol on mortality and cardiovascular morbidity after noncardiac surgery. Multicenter Study of Perioperative Ischemia Research Group. N Engl J Med 1996;335:1713–20.
81 Maves TJ, Gebhard GF. Antinociceptive synergy between intrathecal morphine and lidocaine during visceral and somatic nociception. Anesthesiology 1992;76:91–9.
82 McClure JI. Ropivacaine. Brit J Anaesth 1996;76:300–7.
83 Meissner W, Ullrich K, Zwacke A, Schreiber T, Reinhart K. Qualitätsmanagement am Beispiel der postoperativen Schmerztherapie. Anaesthesist 2001;50:661–70.
84 Mendieta Sanchez JM, Fernandez-Liesa JI, Marco G, Panadero A, Sanchez-Ledesma MJ, Macias A. Efficacy of 0.1 mg of subarachnoid morphine combined with bupivacaine on postoperative analgesia in total hip arthroplasty. Rev Esp Anestesiol Reanim 1999;46:433–7.
85 Miller VM, Vanhoutte PM. Muscular and endothelial responsiveness to alpha-adrenergic activation in canine bloodvessels. The Physiologist 1984;27:282–6.
86 Mohrmann DE, Feigl EO. Competition between sympathetic vasoconstriction and metabolic vasodilation in the canine coronary circulation. Circ Res 1978;42:79–86.
87 Moiniche S, Dahl JB, Rosenberg J, Kehlet I. Colonic resection with early discharge after combined subarachnoid-epidural analgesia, preoperative glucocorticoidsmand early postoperative mobilization and feeding in a pulmonary high risk patient. Reg Anesth 1994;19:352–6.
88 Moiniche S, Bulow S, Hesselfeldt P, Hestbaek A, Kehlet I. Convalescence and hospital stay after colonic surgery with balanced analgesia, early oral feeding, and enforced mobilisation. Eur J Surg 1995;161:283–8.
89 Mollmann M, Cord S, Holst D, Auf der Landwehr U. Continuous spinal anaesthesia or continuous epidural anaesthesia for post-operative pain control after hip replacement? Eur J Anaesthesiol 1999;16:454–61.
90 Mudge GH, Grossmann W, Mills RM, Lesch M, Braunwald E. Reflex increase in coronary vascular resistance in patients with ischemic heart disease. N Engl J Med 1976;24:1333–7.
91 Mustonen P, Lepantalo M, Lassila R. Physical exertion induces thrombin formation and fibrin degradation in patients with peripheral atherosclerosis. Arterioscler Thromb Vasc Biol 1998;18:244–9.
92 Nabel EG, Ganz P, Gordon JB. Dilatation of normal and constriction of arteriosclerotic coronary arteries caused by the cold pressure test. Circulation 1988;77:43–52.
93 Payne R. CSF distribution of opioids in animals and man. Acta Anaesth Scand 1987;31(Suppl. 85):38–46.
94 Perttunen K, Nilsson E, Heinonen J, Hirvisalo EL, Salo JA, Kalso E. Extradural, paravertebral and intercostal nerve blocks for post-thoracotomy pain. Br J Anaesth 1995;75:541–7.
95 Rauck RL. Cost-effectivness and cost/ratio of acute pain management. Reg Anesth 1996;21:139–43.
96 Rawal N, Allvin R. Acute pain services in Europe: a 17-nation survey of 105 hospitals. The EuroPain Acute Pain Working Party. Eur J Anaesthesiol 1998;15:354–63.
97 Reiz S, Häggamark S, Johansson G, Nath S. Cardiotoxicity of ropivacaine – a new amide local anaesthetic agent. Acta Anaesthesiol Scand 1989;33:93–8.
98 Riboli EB, Bertoglio S, Arnulfo G, Terrizzi A. Treatment of esophageal anastomotic leakages after cancer resection. The role of total parenteral nutrition. JPEN J Parenter EnteralNutr 1986;10:82–85
99 Richardson J, Sabanathan S, Mearns AJ, Shah RD, Goulden C. A prospective, randomized comparison of interpleural and paravertebral analgesia in thoracic surgery. Br J Anaesth 1995;75:405–8.
100 Richardson J, Sabanathan S. Thoracic paravertebral analgesia. Acta Anaesth Scand 1995;39:1005–15.
101 Riles TS, Fisher FS, Schaefer S, Pasternack PF, Baumann FG. Plasma catecholamine concentrations during abdominal aortic aneurysm surgery: the link to perioperative myocardial ischemia. Ann Vasc Surg 1993;7:213–9.
102 Roizen MF, Lampe GH, Benefiel DJ, Sohn YJ, Lichtor JL, Smith JS, Stoney RJ, Ehrenfeld WK, Goldstone JS, Reilly LM, Thisted RA, Eger EI, Hamilton WK. Is increased operative stress associated with worse outcome? Anesthesiology 1987;67:A51.
103 Rubanyi GM, Vanhoutte PM. Endothelium removal decreases relaxation of coronary arteries caused by beta-adrenergic agonists and adenosine. J Cardiovasc Pharmacol 1985;7:139–44.
104 Rundshagen I, Kochs E, Standl T, Schnabel K, Schulte am Esch J. Subarachnoid and intravenous PCA versus bolus administration for postoperative pain relief in orthopaedic patients. Acta Anaesthesiol Scand 1998;42:1215–21.
105 Saady A. Epidural abscess complicating thoracic epidural analgesia. Anesthesiology 1976;44:244–6.
106 Sabanathan S, Smith PJ, Pradhan GN, Hashimi H, Eng JB, Mearns AJ. Continuous intercostal nerve block for pain relief after thoracotomy. Ann Thorac Surg 1988;46:425–6.
107 Sabanathan S, Bickford-Smith PJ, Pradhan GN, Hashimi I. Continuous intercostal nerve block for pain relief after thoracotomy. Ann Thorac Surg 1995;59:1261–3.
108 Salo M. Effects of anaesthesia and surgery on the immune response. Acta Anaesthesiol Scand 1992;36:201–20.
109 Sato S, Sakuragi T, Dan K. Human skin flora as a potential source of epidural abscess. Anesthesiology 1996;85:1276–82.
110 Schug SA, Large RG. Economic considerations in pain management. PharmacoEconomics 1993;3:260–7.
111 Schug SA, Fry RA. Continuous regional analgesia in comparison with intravenous opioid administration for routine postoperative pain control. Anaesthesia 1994;49:528–32.
112 Scott DB, Lee A, Fagan D, Bowler GMR, Blomfield P, Lundh R. Acute toxicity of ropivacaine compared with that of bupivacaine. Anesth Analg 1989;69:563–9.
113 Sielenkämper AW, Eicker K, Van Aken H. Thoracic epidural anesthesia increases mucosal perfusion in ileum of rats. Anesthesiology 2000;93:844–51.
114 Singelyn FJ, Deyaert M, Joris D, Pendeville E, Gouverneur JM. Effects of intravenous patient-controlled analgesia with morphine, continuous epidural analgesia, and continuous three-in-one-block on postoperative pain and knee rehabilitation after unilateral total knee arthroplasty. Anesth Analg 1998;87:88–92.
115 Sjostrom S, Hartvig P, Persson P, Tamsen A. Pharmacokinetics of epidural morphine and meperidine in humans. Anesthesiology 1987;67:877–88.
116 Smedstad KG, Beattie WS, Blair WS, Buckley DN. Post-

operative pain relief and hospital stay after total esophagectomy. Clin J Pain 1992;8:149–53.
117 Steinbrook RA. Epidural anesthesia and gastrointestinal motility. Anesth Analg 1998;86:837–44.
118 Sternberg FW, Liebeskind JC. The analgesic response to stress: genetic and gender considerations. Europ J Anaesth 1995;12:14–7.
119 Stevens RA, Petty RH, Hill HF, Kao TC, Schaffer R, Hahn MB, Harris P: Redistribution of sufentanil to cerebrospinal fluid and systemic circulation after epidural administration in dogs. Anesth Analg 1993;76:323–7.
120 Stubhaug A, Breivik H, Eide PK, Kreunen M, Foss A. Mapping of punctuate hyperalgesia around a surgical incision demonstrates that ketamine is a powerful suppressor of central sensitization to pain following surgery. Acta Anaesthesiol Scand 1997;41:1124–32.
121 Taniguchi M, Kasaba T, Takasaki M. Epidural anesthesia enhances sympathetic nerve activity in the unanesthetized segments in cats. Anesth Analg 1997;84:391–7.
122 Todd MM, Brown DL. Regional anesthesia and postoperative pain management. Anesthesiology 1999;91:1–2.
123 Tonnesen E, Wahlgreen C. Influence of extradural and general anaesthesia on natural killer cell activity and lymphocyte subpopulations in patients undergoing hysterectomy. Br J Anaesth 1988;60:500–7.
124 Tryba M. Epidural regional anesthesia and low molecular heparin: pro. Anaesthesiol Intensivmed Notfallmed Schmerzther 1993;28:179–81.
125 Tsui SL, Chan CS, Chan AS, Wong SJ, Lam CS, Jones RD. Postoperative analgesia for oesophageal surgery: a comparison of three analgesic regimens. Anaesth Intensive Care 1991;19:329–37.
126 Udassin R, Eimerl D, Schiffman J, Haskel Y. Epidural anesthesia accelerates the recovery of postischemic bowel motility in the rat. Anesthesiology 1994;80:832–6.
127 Uhlenbruck W. Die Rechtspflicht des Arztes zu ausreichender Schmerztherapie. In: Lehmann KA, ed. Der postoperative Schmerz. 2. Aufl. Berlin:Springer;1994:18–25.
128 Ulsenheimer K. Die rechtliche Verpflichtung zur postoperativen Schmerztherapie. Anaesthesist 1997;46:138–42.
129 Van Aken H. Anästhesie – nach 150 Jahren an der Schwelle zum nächsten Jahrhundert. Anasthesiol Intensivmed Notfallmed Schmerzther 1997;31:589–91.
130 Van Aken H, Buerkle I. Acute pain services: transition from the middle ages to the 21st century. Eur J Anaesthesiol 1998;15:253–4.
131 van den Berghe G, De Zegher F, Bouillon R. Acute and prolonged criticall illness as different neuroendocrine paradigms. J Clin Endocrinol Metabol 1998;83:1827–34.
132 Vandermeulen EP, Van Aken H, Vermylen J. Anticoagulants and spinal-epidural anesthesia. Anesth Analg 1994;79:1165–77.
133 Vaziri ND, Smith DH, Winer RL, Weber MA, Gonzales EC, Neutel JM. Coagulation and inhibitory and fibrinolytic proteins in essential hypertension. J Am Soc Nephrol 1993;4:222–8.
134 Warfield CA, Kahn CI. Acute pain management. Anesthesiology 1995;83:1090–4.
135 Watson A, Allen PR. Influence of thoracic epidural analgesia on outcome after resection for esophageal cancer. Surgery 1994;115:429–32.
136 Wedell D, Hersh EV. A review of the opioid analgesics fentanyl, alfentanil, and sufentanil. Compendium 1991;12:184–7.
137 Weißauer W. Juristische Aspekte der postoperativen Schmerzbehandlung. Anästh Intensivmed 1993;34:361–6.
138 Weissman C. The metabolic response to stress: an overview and update. Anesthesiology 1990;73:308–27.
139 Wiebalck A, Vandermeulen E, Van Aken H, Vandermeersch E. Konzept zur Verbesserung der postoperativen Schmerzbehandlung. Anaesthesist 1995;44:831–42.
140 Wiebalck A, Brodner G, Van Aken H. The effects of adding sufentanil to bupivacaine for postoperative patient-controlled epidural analgesia. Anesth Analg 1997;85:124–9.
141 Wildsmith JA, Brown DT, Paul D, Johnson S. Structure-activity relationships in differential nerve block at high and low frequency stimulation. Br J Anaesth 1989;63:444–52.
142 Windsor AM, Glynn CJ, Mason DG. National provision of acute pain services. Anaesthesia 1996;51:228–31.
143 Wulf H, Winckler K, Maier C, Heinzow B. Pharmacokinetics and protein binding of bupivacaine in postoperative epidural analgesia. Acta Anaesthesiol Scand 1988;32:530–4.
144 Zaric D, Nydahl PA, Philipson L, Samuelsson L, Heierson A, Axelsson K. The effect of continuous lumbar epidural infusion of ropivacaine (0.1%, 0.2%, and 0.3%) and 0.25% bupivacaine on sensory and motor block in volunteers: a double-blind study. Reg Anesth 1996;21:14–25.

Tabelle A Allgemeine Nebenwirkungen und Komplikationen durch Lokalanästhetika

Symptome objektive Zeichen	Therapie abgestuft	Prophylaxe
Zentrales Nervensystem		
Verwirrtheit Wortwiederholung Unruhe Zittern Nystagmus Übelkeit, Erbrechen	O$_2$-Gabe mit Maske Valium® 2,5–10 mg oder Trapanal® 25–50 mg i.v. oder Midazolam (Dormicum®) Dehydrobenzperidol®	langsame Injektionen Aspiration unter Drehen der Nadel, evtl. mehrfach
falls indirekt durch Sympathikusblock Blutdruck anheben und Bradykardie behandeln		
Atembeschwerden Unregelmäßige Atmung	Therapie wie oben fortsetzen	„immobile Nadel" bei gefäßnahen Blockaden, fraktionierte Injektion
Puls- und Blutdruckanstieg	O$_2$-Beatmung Maske	rechtzeitig mit Therapie beginnen, um sekundäre kardiovaskuläre Effekte zu vermeiden
Tremor Zuckungen Tonisch-klinische Krämpfe	O$_2$-Beatmung mit Maske Succinylcholin i.v.	keine Zeit mit Intubationsversuchen verlieren, zunächst O$_2$-Maske
Bewusstlosigkeit Atemstillstand Motorische Lähmung Sphinkterlähmung (Inkontinenz), „der Patient lässt unter sich"	Intubation	sofortige Kreislauftherapie
Kreislaufsymptome, die während oder infolge der zentralnervösen Reaktionen auftreten, müssen sofort schrittweise behandelt werden entsprechend den folgenden Empfehlungen!		

Symptome	Therapie	Prophylaxe
Kardiovaskuläres System		
Herzfrequenzänderungen	O$_2$-Therapie	Wegen der geringeren Toxizität mittellangwirkende Lokalanästhetika verwenden.
Bei schweren Tachyarrhythmien mit Kreislaufstillstand Reanimation unter Verwendung von Suprarenin		
Bradykardie	Atropin Alupent®	Langzeitlokalanästhetika für langdauernde Operation, postoperative Analgesie benutzen
Blutdruckabfall (falls Kreislaufsymptome durch Sympathikusblock s. dort)	Akrinor® oder Effortil® Dihydergot® 1:10 verdünnt, ml-weise (bis 5 ml = 0,5 mg)	Pulsoxymetrie fraktionierte Injektion
Sofortige Therapie auch beginnender Symptome! Sekundärschäden des ZNS durch nicht sofort korrigierte Kreislaufreaktionen stellen die wesentlichste Gefahr dar!		
Herzstillstand	Suprarenin® 1:10 verdünnt, evtl. Dopamin in hoher Dosis Reanimation	Prodrome beachten Jedes Einzelsymptom bedarf der Interpretation und ggf. spez. Therapie

Tabelle B Vasovagale Reaktion. Die Fehleinschätzung der psychischen und körperlichen „Stabilität" durch Arzt und Patient selbst ist die wesentlichste Ursache von vasovagalen Reaktionen, die bereits vor dem Anlegen der Anästhesie auftreten

Symptome	Therapie	Prophylaxe
Prodrom: – Schwächegefühl Blässe Schweißausbruch Übelkeit „Ohnmacht"	Horizontallage in Geburtshilfe Seitenlage oder Uterus nach lateral halten Atropin Akrinor® Volumensubstitution (Ringer-Lactat)	Anlegen der Regionalanästhesie im Liegen EKG-Überwachung gefährdeter Patienten obligat bei ausgedehnten Regionalanästhesien s. u.

Die wichtigste Prophylaxe ist die psychische und somatische Aufklärung des Patienten und eine präanästhetische Sedierung, die die Fehleinschätzung durch den Patienten selbst berücksichtigt!

Tabelle C Kardiovaskuläre und allgemeine Folgen einer ausgedehnten Sympathikusblockade und Therapiemaßnahmen

Symptome	Therapie	Prophylaxe
Klinisch: – Gähnen – Blässe – Schweißausbruch – Bewusstseinstrübung – Inkontinenz (Stuhl, Urin)	Rechtzeitig! Dann ohne Folgen für zerebrale und kardiale Perfusion Atropin	Atropin? (präoperativ unsicher wegen des erforderlichen Zeitpunktes) Flüssigkeitsgabe – Elektrolytlösung? Unsicher, da zum Zeitpunkt des Hypotension meistens bereits abklingend (Überlaufblase bei noch bestehendem Block)
Kreislauf: – Bradykardie – Hypotension	Vasokonstriktor: Akrinor® 0,3–0,5 ml ggf. und/oder Dihydergot® 1 ml, 1:10 verdünnt, 1–2 ml (bis 5 ml = 0,5 mg) oder Effortil® in Kombination mit Dihydergot® (s.o.) evtl. wiederholt	Herzinsuffizienz: Dobutamin zunächst in mittlerer Dosis
Atmung: – Atemnot – Hypoventilation Übelkeit, Erbrechen	O₂-Gabe (Maske) Dehydrobenzperidol® Vomex A® i.v. Atropin	Bei Hochrisikosituation kontinuierliche Spinalanästhesie Blutdruck stabil halten

Kontinuierliche Überwachung – EKG, Blutdruck, Pulsoximetrie lässt die Prodrome erkennen und macht die frühzeitige Therapie schrittweise möglich.
Nur die verzögerte und unvollständige Therapie führt zu Folgezuständen, die Reanimationsbedingungen nach sich ziehen.

Tabelle D „Empfohlene Grenzdosis", differenziert nach Regionalanästhesietechnik (ohne/mit Adrenalin oder für beide Zubereitungsformen gleich). Die wichtigsten Handelsnamen in Klammern.

	Mepivacain (Scandicain®) ohne/mit Adrenalin	Lidocain (Xylocain®) ohne/mit Adrenalin	Prilocain (Xylonest®) ohne/mit Adrenalin	Bupivacain (Carbostesin®) ohne/mit Adrenalin	Ropivacain (Naropin®)
A. Subkutan	400/500	400/500	600	150	aus pharmakologischer Sicht bis zum 2fachen von Bupivacain vergleichbar
B. Hohe Resorption	200	200	300	75	
C. Einzelinjektion	400/500	400/500	600	150	
D. Protrahierte Injektion	500	500	700	200	
E. Vasoaktive Injektion	1–25 ml	1–25 ml	1–25 ml	1–25 ml	

A. Subkutane Injektion
B. Injektion und Infiltration in stark durchbluteten, resorbierenden Regionen (Hals, Gesicht, Beckenboden, interpleural)
C. Einzelinjektion (z.B. Plexus)
D. Protrahierte Injektion (Kathetertechnik, fraktionierte Injektion, kombinierte Techniken)
E. Injektion in stark vasoaktiver Region (rückenmarknah, epidural, subarachnoidal, Sympathikus)
Diese Klassifizierung schließt die Notwendigkeit ein, entsprechende technische und zeitliche Überwachungsmaßnahmen nach der Applikationstechnik und dem zu erwartenden und möglichen Plasmaspiegelverlauf auszurichten. Verwendet man mehr als 1/3 der „empfohlenen Grenzdosis", sollte ein intravenöser Zugang vor der Anästhesie gelegt werden. Diese Angaben gelten für den gesunden Patienten von ca. 70 kg KG. Anpassung an Gewicht und Status notwendig! Einzelmethoden s. dort.

Sachverzeichnis

A

Abdomen 413ff
Ablehnung, Patient 208
Abscheren, Katheter, spinal 191
Acetylcholin 20
Achsenmyopie 512
Acromion 279
Adamkiewicz-Arterie s. A. radicularis magna A.
Adaptation, Neugeborene 479
Adduktorenspasmus 359
Aderhautperfusion 511
Adipositas 174, 205
– Anästhesieniveau, Spinalanästhesie 165
– Spinalanästhesie 174
– Verteilung, Lokalanästhetikum 101
Adrenalin 41, 43, 67, 71, 90ff, 184, 207, 212, 251, 524, 555
– Auge 502
– Geburtshilfe 87
– Kinder 437
– Kontraindikationen 93
– Zahnheilkunde 567f
A-Fasern 5, 39, 47, 202, 244
– Opioide 638, 641
afferente Stimulation 25
afferente Systeme 167
Akinesie 512
Akkumulation 207
Akrinor 81, 87, 185
– Therapie bei Hypotension 674ff
Aktionspotenzial 34ff
akuter Schmerzdienst s. Schmerzdienst
Akutschmerzdienst 667
Alfentanyl 478
Alkalisierung 43, 251
Alkohol 618, 625
Allergie 49, 77, 94, 568
– Auge 504
– Ester-Lokalanästhetika 87ff
Allgemeinnarkose 127
Allodynie 14
Alter 45, 68, 97ff, 205, 595
– Mandibula, Anatomie 583
Ametop 57
Amezinium 81
Amid, hydrophiles tertiäres 39
Amid-Lokalanästhetika 39ff, 58, 87
Amplitude 145
Ampullen, Zahnheilkunde 563
Amputation 16f
anale Eingriffe 421
Analgesie 227, 655
– geburtshilflich 54
– – Fentanyl 646
– interpleural 411ff
– – Kinder 458

– intraartikulär 376
– intravenös 58
– periphere 12
– rückenmarknah 663
– stressinduziert 26
Analgesiequalität 665
analgetische Aktivität, Opioide 642
Analgosedierung 249
Anamnese Schmerztherapie 606
anaphylaktoide Reaktion 600f
Anästhesie, Austestung 210
– intraligamentär 588
Anästhesieausbreitung, Spinalanästhesie 184
Anästhesieerfolg 54
Anästhesiehöhe, Spinalanästhesie 182
– – Operationsindikation 185
Anästhesieniveau, Spinalanästhesie 165
Anästhesieverlauf 124
Anatomie, Kinder 432ff
– obere Extremität 269ff
Angina abdominalis 619
Angiopathien 296
Anschlagszeit, obere Extremität 284
Antazida 97
Antiarrhythmikum 47
Antidepressiva 93
Antiepileptika 97
Antikoagulanzien 666
Antikoagulation bei Augenoperation s. Augenoperation
Antikoagulation s. Gerinnung
antikonvulsive Effekte 72
Antinozeption 18
Antioxidans 89
aortokavales Kompressionssyndrom 474
Apoptose 16ff
Arachnoidea 164ff, 200f
Arachnoiditis 223
ARAS 4
Arm 289ff
aromatischer Rest 39
Arteria axillaris 282
– carotis 508, 594
– radicularis magna Adamkiewicz 168, 170, 199, 225
– spinalis anterior 168, 199
– – posterior 225
– subclavia 277
– uterina 473, 486
– vertebralis 73, 273, 299
Arteriae radiculares 168
– spinales anteriores 200
– – posteriores 200
arterielle Verschlusskrankheit 617
Arteriosklerose 205
Articain 61, 93, 564ff

Asphyxie, fetal 471
Aspiration 248, 489ff, 563
Aspirationstest 212, 217, 594
– falsch negativ 218
ASS 125, 175, 240, 487ff
Asthma bronchiale 275, 237
Atemdepression, Opioide 643
Atemzentrum 75
Atkinson-Technik s. Retrobulbäranästhesie
Aufklärung 123, 175, 210, 240
– Geburtshilfe 490
Augen-Anästhesie, Komplikationen 504
Augenheilkunde 498
Augenoperation, Gerinnung 513
Augmentation 50
Ausfällung s. Präzipitation
Austreibungsphase 482
AVK s. arterielle Verschlusskrankheit
Azidose 101, 74
– fetal 473, 486

B

Bakterienfilter 217, 563
Balanced Salt Solution 504
Bandapparat, Wirbelsäule 163, 199
Bandscheibenvorfall 624
Barbiturate 97
Barizität 183, 202, 206
Bauchdeckenschmerz 621
Bauchwand 408ff, 414
Beckenboden 420ff
Bending Sign Technique 326
Benoxinat s. Oxybuprocain
Benzocain 35, 57, 59
Benzodiazepin 76, 97
Berufsverbände, Vereinbarung 126
Betarezeptorenblocker 504, 596
Bettruhe 487
B-Fasern 5, 39, 202
Bicarbonat 207, 284
Bicarbonatpuffer 41
Bindehaut 513
Bindungskapazität 68
Biotoxine 37
Blase 422
Blasenentleerungsstörung 226
Blasensphinkterspasmus 348
Bloc du Plexus brachial au Canal huméral 284
Block, infraorbital 515
– infratrochlear 515
– motorisch 46, 50, 52, 54, 67, 132, 205, 210, 475, 483, 658, 662
– – Dokumentation 123f
– – Spinalanästhesie 182

Blockade, diagnostisch 606
- differenzielle Nervenblockade 8f, 46, 52, 63, 203ff, 286
- - Ropivacain 475
- inkomplett 124, 204ff, 221, 319, 237ff, 284
- interdigital 374
- peripherer Nerven 273ff
Blut-Hirn-Schranke 72
Blutleere 359
- Fußblock 372
Blutpflaster, epidural 187
Blutsperre 282f
Blutspiegel, kontinuierliche Verfahren, postoperativ 662
Blutsperre, Öffnen 296
Blutspiegel 69
Blutstillung 295
Bolusgabe, intermittierend 479
Bradykardie 76, 78, 80
- fetal 486
- Therapie 674
Brennschmerz 14
bronchopulmonale Erkrankungen 174
Bronchospasmus 275
Bruchoperation 416
Brust 408ff
Bulbusakinesie 506ff, 512
Bupivacain 41, 46, 51, 62, 97, 477, 503, 525, 564f, 662, 676
- Geburtshilfe 475
- Kinder 434
- spinal, Neugeborene 452
- Spinalanästhesie 182f
Burning-Feet-Syndrom 617

C

Ca^{2+}-Ionen 8, 38
Ca^{2+}-Kanal, Opioide 638
Cafedrin 486
Calciumkanal 83
Capsaicin 14
Catapresan s. Clonidin
Cauda equina 169, 200
Cauda-equina-Syndrom 188, 191
CC/CNS-Verhältnis 85
Cephalea 628
C-Fasern 4, 39, 52, 202, 243
- Opioide 638ff, 641
CGRP 12f
Chayen, Psoaskompartmentblockade 316f
Chlorprocain 59
Chronaxie, Nervenfaser 142
Cimetidin 95, 97
Cimino-Shunt 289
Clonidin 90, 94, 207, 251, 295, 478
- intrathekal 95
- Kinder 437
- spinal 184
CO_2 42, 207
Cocain 40, 57, 59, 503ff, 524, 555
Coffein 486
Computer-Tomographie-Kontrolle 617
Conjuncain s. Oxybuprocain
Conus medullaris 178
COPD 275
Coracoid-Block 280

Crawford-Schliff 211, 217
CRPS 15, 20f, 253, 275, 287, 296, 614, 625, 631
CSA s. kontinuierliche Spinalanästhesie
Cytokine 15

D

Dantrolen 102
Darmatonie 208
Darmfunktion 215
- Opioide 644
Darmmotilität 632, 225, 664
Deafferenzierungsschmerz 625
Dermatome 168, 383
Desinfektion 178, 240, 523
Dextran 95
Diabetes mellitus 101, 209, 224, 245, 568, 596
Diazepam 76
Diffusion, Rückenmark 167
Dihydroergotamin 80
- Hypotension, Therapie 674
Discus intervertebralis 199
Diskushernie 624
dissoziierte Blockade 202, 220
DMSO 9
Dokumentation 123ff, 130, 240, 658
- Epiduralanästhesie 227ff
Dokumentationsbogen 659
Doppelinjektionstechnik 344
Doppelklick, Fascia lata 328
Doppelmanschette 377
Doppler s. Gefäß-Doppler
Dosis s. auch Grenzdosis
- Empfehlung untere Extremität 389
- Epiduralanästhesie, Alter 205
- Epiduralkatheter, Kinder 444ff
- Kaudalanästhesie, Kinder 439
- kontinuierliche periphere Verfahren 254
- Lokalanästhetikum, Plexus brachialis 275
- Neugeborene 436ff
- periphere Blockaden 238, 250
- Plexus brachialis 280
- Säuglinge 436
- Status 99
- 3-in-1-Block s. inguinale Plexus-lumbalis-Blockade
Druck, intraokular 498
Druckrezeptor 6
Druckschäden 67
Dura mater 164, 200
Duraklick, Spinalanästhesie 179
Durapunktion 213, 219f
Durasack, Varianten 165ff
Durchblutung 43, 78, 92
Durchblutungsstörungen 67, 253, 614, 617
Durchbruchschmerz 611, 616
Dynorphin 22, 639
Dysästhesie 245

E

EEG-Veränderungen 72
Effortil s. Etilefrin

Eingriff, intraokular 502
Einlochkatheter 485
Einmalampullen 503
Einwilligung 123
Einzelinjektion 153
Eklampsie 479, 489
elektrischer Fluss 147ff
Elektrophysiologie, elektrische Nervenstimulation 141ff
Ellenbogenbereich 289
Embolie 215
EMLA 57, 61
- Kinder 462ff
Endorphin 639
Engwinkelglaukom 504, 568
Enkephalin 639
entzündliches Gewebe 42
Entzündung, Mund, Pharynx 541
- Opioide 641, 646
Entzündungsmediatoren 15
Ephedrin 80, 473, 485ff
EPH-Gestose 93
Epicondylitis 630
Epidermolysis bullosa 103
Epiduralanalgesie 471, 479
- patientenkontrolliert 479ff
- postoperativ 663
- s. auch Epiduralanästhesie
- Überwachung 658
Epiduralanästhesie 198ff, 201, 477
- Ausbreitung 206f
- Blockadeintensität 206f
- einzeitige 217
- Indikationen 207ff
- intervertebral 438ff
- Kinder 434
- Komplikationen 222ff
- kontinuierlich 217
- Kontraindikationen 207ff
- Kreislaufwirkung 80
- Sectio caesarea 483ff
- Technik 210ff, 216
- Vasokonstriktor 91
- Vorteile 227
Epiduralblockade, Schmerztherapie 624
epidurale Injektion, Fentanyl 646
- Medikamente 665
- Stimulation 625
epiduraler Abszess 223
- Blutfluss 56
- Blutpatch 187, 486
epidurales Fett, Opioide 643
Epiduralkatheter 410, 485
- getunnelt 648f
- Kennzeichnung 220
- Kinder Komplikationen 445
Epiduralraum 43, 164ff, 201ff, 472
- thorakozervikal 212
- zervikal 272
Epiduroskopie 624
Epiglottis 545
Epilepsie 568
Epinephrin s. auch Adrenalin 87
Epithelschaden, Cornea 504
Erbrechen, Prophylaxe 226, 674f
Erfolgsquote 283
- periphere Nervenstimulation 147, 150
Erfrierung 253, 287
Erregungsleitung 6f

Erregungsübertragung, Potenzierung 23
Ester-Lokalanästhetika 39, 58, 87
Esterspaltung 50
Etidocain 40, 63
Etilefrin 80, 185, 486
– Therapie, Hypotension 674f
Extremitäten, periphere Nervenblockaden 237ff
– – – allgemeine Aspekte 237f
– – – technische Hilfsmittel 242f
Extraduralraum s. Epiduralraum

F

Facettengelenkblockade 626
Facettengelenknerven 626
Facettensyndrom 633
Fascia-iliaca-Blockade, Kinder 460
Fascia-iliaca-Kompartment-Blockade 323ff
Fazialisblock 511
Fazialisparese 592
Felypressin 92
Femoralisblock 258ff
– Kinder 460
– kontinuierlich 252ff
Femurschaftfrakturen 329
Fentanyl 94, 206, 477ff
– rückenmarknahe Anwendung 646f
Fettlöslichkeit s. Lipophilie
Fetus, saures-α_1-Glykoprotein 87
Finger 294
First-Pass-Bindung 69
Flussumkehr 70
Fremdkörperentfernung, Auge 503
frequenzabhängiger Block
  s. Use-dependent-Block
Frozen Shoulder 630
Frühgeborene 432
Fußblock 155, 258
– Fußgelenkbereich 369
– Kinder 462
– Kombinationsblockade 371
Fußgelenk, periphere Blockaden 364

G

Ganglion cervicale superius 169, 616
– ciliare 500
– coeliacum 169, 203, 620, 632
– Gasseri 607
– hypogastricum 203
– mesentericum 169
– pterygopalatinum 607, 610
– sphenopalatinum s. Ganglion pterygopalatinum
– spinale 406
– stellatum 169, 270, 614
ganglionäre lokale Opioid Analgesie s. GLOA
gastrointestinale Funktion 664
Geburt 218
Geburtshilfe 50, 63, 471
– Anforderungen 127
Geburtshilfe, Vasokonstriktoren 93
Geburtsschmerz 471ff, 474
Gefäß-Doppler 242, 277, 283

Gefäß-Nerven-Scheide 282
Gefäßoperationen 219
Gefäßpunktion 221, 284
Gefäßsystem 78
Gehirn, Verteilung Lokalanästhetikum 48ff
Gentranskription 16ff, 23f
geriatrische Patienten 174
Gerinnung, Schwangerschaft 472
Gerinnung 124ff, 224, 237, 239 ff
Gerinnungsstörung 174ff, 208, 487ff
– Schwangerschaft 488, 591
Gesichtsbereich, Leitungsanästhesie 536
Gesichtsschmerz 609, 616
Gewebespiegel, Lokalanästhetika 70
Gewebsirritationsschwelle 90
Gewicht, Dosis 595
GLOA 614, 646
Glossopharyngeus-Neuralgie 611
Glottis 545
Glucose, Liquor 171
Glycerol 628
Gow-Gates-Technik 586f
Grand-Mal-Epilepsie 72
Gravidität s. auch Schwangerschaft 85
Greene-Nadel 177
Grenzdosis, empfohlene 94, 676
Guanethidin 296, 381, 620
Guttman-Zeichen 221

H

H_2-Antagonisten 97
Hals 541ff
Hals-Nasen-Ohren-Bereich 522ff
hämorrhargische Diathese
  s. auch Gerinnung 596
Hämatom 590
– epidural 209, 224
– spinal 188, 252
– – epidural 487
– – – Infarkt, Epiduralanästhesie 225
– subfaszial 239
Hämatome 590
Handblock 258, 292
– Kinder 459
Handelsname 124
Handgelenk 293
Harnblase 71
Harnretention 186
Harnröhre 422
Hautelektrode 151
Hauttemperatur 210, 243
Hauttestung, Allergie 88
Hauttransplantationen 327
Heiserkeit 281
HELLP-Syndrom 487ff
Hemiplegie 289
hemmende Systeme 17
Hemmung, Rückenmark 13
Hemmungssystem, endogen 23
– supraspinal 25
Henderson-Hasselbalch-Gleichung 36, 41
Heparin 125, 174, 237, 487ff
– fibrinolytische Aktivität 125
hepatische Metabolisierung 48
Hernie, irreponibel 416

Herpes zoster 213, 610, 614, 616, 629
Herz 82
Herzfrequenz 38
Herzinsuffizienz 237
Herz-Kreislauf-Erkrankungen 595
Herz-Kreislauf-System Schwangerschaft 472
Herzschrittmacher 245
Herzzeitvolumen 80
Horner-Syndrom 241, 271, 275, 281
Hörverlust 275
Hüftgelenk Schmerz 329
Hüftoperationen 219
Hustenreflex 47, 75
Hyaluronidase 57, 501ff
Hydrochlorid 42
Hydrophilie, Opioide 643
Hyperalgesie 656
Hyperästhesie 14
hyperbare Lösung 181,183
Hyperglykämie 655
Hyperinnervation 431
Hyperkoagulabilität 215
Hypertension, Vasokonstriktor 81, 91
Hyperthyreose 209, 568
Hypertonie 209
– Schwangerschaft 488ff
Hypertonus 295
Hypopharynx, Oberflächenanästhesie 539
Hypoproteinämie 45
Hypotonie 78, 80, 87, 181ff, 185, 219, 222, 225
– Entbindung 473ff, 485ff
– Therapie 674ff
Hypovolämie 208
Hypoxie 101

I

IEG 16
IEG-kodierte Proteine 23
Ileus 655
Ilioinguinalis-Iliohypogastrikus-Blockade, Kinder 457
Immediate early Gene s. IEG
Immunantwort 663
Immunsuppression 224, 655
Impuls elektrisch 146ff
Impulsamplitude 147f
Impulsbreite 142, 147ff, 244ff
Impulsfrequenz 148
Impulsleitung 7
Infekt 208
Infektion, lokal, epidural 223f
– Zahnheilkunde 591
Infiltration 126, 408ff
– Kinder 462
– Penis 418ff
– postoperativ 423
– Tonsillenlogen 457
Infiltrationsanästhesie, Auge 513
– HNO-Bereich 523
– retroaurikulär 550
– s. auch Terminalanästhesie
– Zahnheilkunde 570
infiziertes Gewebe 406
Infusionspumpen, periphere Katheter 254ff

Infusionsrate 227
Infusionssysteme Epiduralanalgesie 227
Inguinalregion 415ff
Inhalationsanästhetika 97
inhibitorische Transmitter 25
Injektion 676
– akzidentell, subarachnoidal 212f
– intraarteriell 73, 287
– – HNO-Bereich 534f
– intradermal 44
– intrakameral 510
– intraossär 588
– intrapulpal 589
– intraseptal 589
– intravasal 66, 68, 238, 286
– – Zahnheilkunde 593f
Injektionsgeschwindigkeit 68
Injektionsort 67
Injektionsschmerz 44, 223, 570
Injektionsvolumen 243
Innervation somatisch 168
Insertionstendinose 630
Insertionstendopathie 634
Interkostalblockade 409ff, 622
– einzeitige 410ff
Intoxikation 75
– Adrenalin 92
– kardial 77
– Lokalanästhesie, Prodrome 599f
Introducer 179
Invasionskinetik 47
Ionenkanäle 6, 34, 37
IQB9302 64
Ischämie 11, 215, 625, 654
– Rückenmark 168
Ischämieschmerz 296
ischämische Erkrankungen 296
Ischiadikus-Blockade 242ff, 258
– hintere 343
– kontinuierlich 252
– Kinder 460
– Nervenstimulation, Muskelreaktion 150ff, 155
Ismelin s. Guanethidin
isobare Lösung 181, 184
isobare Technik 180
Isoproterenol 91
IVRA s. intravenöse Regionalanästhesie
juristische Aspekte 123ff

K

Kaliumkanal 34
Kanülen 143, 275
– Zahnheilkunde 563
Kanülenbruch 590
Kanülenschliff 144
Karbonisierung s. auch CO_2 42ff, 251
Kardioprotektion 208
kardiovaskuläre Erkrankungen 99
kardiovaskuläre Komplikationen 75, 84ff
Karotis-TEA 299
Karpaltunnelsyndrom 631
Karzinomschmerz 624
Katabolie 654
Kataraktoperation 499
Katheter 218

– epidural, Kinder 442ff
Katheteraberration 221, 223
Katheterabriss 256
Katheterdislokation 255f, 662
Katheter-durch-Nadel-Technik 246
Katheterentfernung 487
Katheterfehllage 217, 484
Katheterlage 475
– intravasal 221, 484ff
Kathetertechnik 144, 153, 246
– Epiduralanästhesie 217
– Spinalanästhesie 189
Kaudalanalgesie 481
Kaudalanästhesie, Nadeln 438
– Technik 417, 439ff
Kaudalanästhesie 220, 429
Kausalgie 20, 239, 296
Kehlkopf Infiltrationsanästhesie 544
Kennmuskel 153ff, 248
– untere Extremität 388
Kennzeit s. Chronaxie
Kernfasern 52
Ketamin 95, 437ff
Kieferklemme 591
Kinder Augenanästhesie 457, 504
– EMLA 57
– Epiduralanalgesie 227
– Epiduralanästhesie intervertebral 438
– Epiduralanästhesie 209
– Femoralis-Blockade 460ff
– Infiltrationsanästhesie 570
– Inguinalregion 417
– Interpleurale Analgesie 412
– Ischiadikus-Blockade 460ff
– Nervenstimulator 150
– Peniswurzelblock 419ff
– Physiologie 425
– Plexus-brachialis-Blockade 459
– Regionalanästhesie 467ff
– Skalpblock 456
– zentrale Blockaden 435f
Kindesalter 428ff
Kniebereich Blockaden 349
– postoperative Blockaden 330f
Knieendoprothetik 345
Kniegelenk 327, 375
Knieoperation 252
Knochensklerotome 385
Koagulopathie s. Gerinnungsstörung
Kohlenstoffatom, asymmetrisch 62
Kokzygodynie 634
Kombination EDA u. Allgemeinanästhesie 208
– N.-ischiadikus-Blockade 333
– Opioid-Lokalanästhetikum 476ff
Kombinationsanästhesie Auge 510ff
Kombinationsnadel
kombinierte Spinal-Epidural-Anästhesie 480f, 483ff
Kompartmentsyndrom 255
Komplettierung 286
komplexes regionales Schmerzsyndrom s. CRPS
Komplikationen 66, 124
– Augenanästhesie 512ff
– Behandlung 84
– Epiduralanästhesie s.auch Epiduralanästhesie 221
– Kinder 429

– Lokalanästhetika 674f
– periphere Blockaden 238f
– periphere Katheter 256
– Plexus-brachialis-Blockade 273, 281
– postoperativ 658
– Spinalanästhesie 185
– systemische Zahnheilkunde 593ff
– untere Extremität Blockaden 320ff
– Zahnheilkunde 589ff
Komplikationsrate 667
kontinuierliche anteriore N.-ischiadikus-Blockade 336ff
– dorsale N.-ischiadikus-Blockade 342f
– Epiduralanästhesie 55, 206, 209, 213, 217
– inguinale Plexus-lumbalis-Blockade 326ff
– Interkostalblockade 410
– interskalenäre Plexusblockade 273ff
– N. suprascapularis-Blockade 288f
– periphere Blockaden 144ff
– periphere Nervenblockade 252ff
– popliteale N.-ischiadikus-Blockade 354ff
– Psoaskompartmentblockade 318, 321ff
– Regionalanästhesie 53
– regionale Technik 132
– Spinalanalgesie 481
– Spinalanästhesie 188ff
– – Frühgeborene 454
Kontraindikationen periphere Blockaden 239
– Spinalanästhesie 174
– kontinuierliche Spinalanästhesie 190
– Epiduralanästhesie 207ff
Kontrazeption 45
konvulsive Dosis 73
Konzentration Lokalanästhetikum 68
Kopf 404ff
Kopf-Hals-Region 65
Kopfschmerz s. auch postpunktioneller K. 609
koronare Herzkrankheiten 92f, 209, 214, 219, 568, 655
Kosten postoperative Regionalanalgesie 666
Krampfdosis 74
Krämpfe tonisch-klonische Therapie 96, 674f
Krampfleiden 209
Krampfpotenziale 72
Kreislauf, fetal 48
Kumulation lokal 51
Kumulation systemisch 50f
Kunststoffverweilkanülen 246
Kyphoskoliose 205, 237

L

Labien 420
Lagerung 41
lakrimaler Block 515
Laminae Rückenmarkhinterhorn 638
Laminektomie 205
Lappenplastik 253
Larynx 541ff
Latenz 43f, 52, 202, 251

Latenz Nervenstimulation 147f
Leberdurchblutung 49
Lebererkrankung 100, 568, 595
Leitungsanästhesie HNO-Bereich 523
– Zahnheilkunde 572
Leitungsgeschwindigkeit 4f, 8
Levobupivacain 57ff, 62, 475
Lidakinesie 515ff
Lidanästhesie 514ff
Lidhaut 513
Lidocain 39 ,42, 46f, 51ff, 57ff, 82, 97, 183, 503, 524f, 564f, 676
– Kinder 434
Lidocainderivat QX572 38
Lidspasmus 504
Liegedauer Katheter 256
Ligamentum flavum 163, 179, 199, 212
Ligamentum interspinale 199
Ligamentum supraspinale 199
Lipidlöslichkeit 475
lipophile Lokalanästhetika 37
Lipophilie 39, 40, 46ff, 53, 83, 665
Liposomale Lokalanästhetikasysteme 65
Liquor cerebrospinalis 169ff
Liquor Kinder 450
Liquordruck 170ff
Liquorunterdrucksyndrom 186
Liquorverlustsyndrom 486ff
Liquorvolumen 182
Lokalanästhesie, intraartikulär, Kniegelenk 375
– therapeutisch 19
Lokalanästhetika, Absorption 47
– aktive Form 36ff
– Amide 39ff
– Amputationstrauma 17
– antiarrhythmische Wirkung 8
– antiinflammatorische Wirkung 417
– Ausscheidung 49
– bakteriostatischer Effekt 569
– Bindung 36f
– Blockadeintensität Epiduralanästhesie 206f
– Clearance 50f
– Diffusion 8
– Dosis 68, 676
– Elimination 48ff
– Epiduralraum 201
– Erwärmung 251
– Ester 50
– frei 46ff
– Gefäßwirkung 78ff
– Grenzdosis 676
– Halbwertzeit 100
– Herz 82ff
– Hydrolyse 50
– intramuskuläre Injektion 90
– Kenngrößen 58ff
– Kinder 436
– Kombination Opioide 55
– Konzentration 9, 206
– lokale Nebenwirkungen 88
– Medikamenteninteraktion 596
– Metabolismus 48ff
– Metaboliten 94
– Mischung 250
– Nebenwirkungen 674
– Pharmakokinetik 47ff
– Pharmakologie 34ff

– physikochemische Eigenschaften 41, 206
– pH-Wert 90
– pKa-Wert 41ff
– Plasmaspiegel 67, 207
– protektive Wirkung 90
– quartäre 37
– Repetition 50ff
– Spiegel Säuglinge 433
– Spinalanästhesie 183 ff
– Strukturchemie 39
– Toxikologie 65
– unpolare 35
– Vasokonstriktorzusatz 94
– Verteilung 48, 69
– Zahnheilkunde 563ff
– Zusätze 206
– verzögerte Resorption 594
lumbale Epiduralanästhesie 218
lumbale Sympathikusblockade 617, 631
Lumbalpunktion 163, 172
lumbosakraler Zugang Spinalanästhesie 181
Lunge 69
Lungenerkrankungen 595
Lungenödem 488
LWS-Lordose fixiert 219
Lyse epidural 624

M

Musculus pectoralis 279
– quadriceps 317
– scalenus anterior 270
Magensaft-pH 489
mangelhafter Blockadeerfolg epidural 221f
maligne Hyperthermie 101f
Manschettendruck 379
Mantelfasern 52
MAO-Hemmer 93, 596
massive Periduralanästhesie 220
maternofetaler Transfer 46
Maximaldosis s. empfohlene Grenzdosis
Mechanorezeptoren 6
MEG-X 95
MEG-X-Test 49, 100
Mehrfachinjektion Nervenstimulation 153
Mehrfachpunktion 224
Mehrlochkatheter 485
Membran-Bindung 36, 38
Membranexpansionstheorie Membranpotenzial 35
Mepivacain 40, 60, 62, 97, 183, 250, 525, 676
Metabisulfit s. auch Sulfit 94
Metabolismus 49
Metaboliten 40, 95
Metallkontakt 90
Methämoglobin 61, 96
Methämoglobin Tumeszenzlokalanästhesie 127
Methylparaben 94
Midazolam 46, 76, 249, 674
Mid-humeral Approach 284, 289
Midtarsal-Block 372

Migräne 20
Mikrokatheter spinal 190
Miktionsstörungen 183
– Opioide 643
minimal inhibierende Konzentration 35, 52
minimale Lokalanästhetikumkonzentration 476
Mischung Lokalanästhetika 97
– – Kinder 437
mitochondriale ATP-Synthese 83
Mittelohr 549f
Mobilität Geburt 483
modulierter Rezeptor 37
Morbidität, kardial 214
Morbus Bechterew 205
Morbus Duplay 630
Morbus Raynaud 20, 617
Morbus Werlhof 487
Morphin 18ff, 206, 479, 644f
Mortalität kardial 214
Mortalität Lokalanästhetikum 83
Mortalität Regionalanästhesie 208
Mortalität 66
motorische Nerven 244
motorische Nervenfasern 38
motorische Reflexe 19
Multiinjektionstechnik 268, 282
multimodale Schmerztherapie 128, 216, 257
multiple Injektionstechnik 259
Multiple Sklerose 208
Multiple-Injektions-Technik 284
Muskel segmentäre Zuordnung 384
Muskelantwort elektrische Nervenstimulation 141ff
Muskelbiopsie 102
Muskelerkrankungen degenerative 222
Muskeln, untere Extremität, Funktion 387
Muskelnozizeptor 19
Muskelreaktion 150ff, 155
– Plexus lumbosacralis 155f
– Plexus brachialis 156
Muskeltonus 18f
Muskelzittern 226
Müttersterblichkeit 471
Myelin 53
myelinisierte Fasern 4, 38
Myelinisierung Rückenmarknerven 204f
Myelitis 223
Myelomeningocele 439
myofasciale Schmerzsyndrome 633
myofascialer Schulterschmerz 629
Myokard 46, 48
– maternofetale Gewebekonzentration 50
Myokardinfarkt 45, 208, 215, 299
Myokardischämie 92
Myotonia dystrophica 103

N

Nackenregion 406
Nadbath-Rehman-Block s. Lidakinesie
Nadel, epidural 211

Nadel, immobil 247, 328, 674
– isoliert 142, 245
Nadeln Dokumentation 124
Nadeln s. auch Stimulationskanülen
Nadeln Spinalanästhesie 176ff, 187
Nadel-Nerv-Abstand 244
Nadel-Nerv-Kontakt 141ff
Nadelschliff 246
Nalbuphin 485
Naloxon 485
Naropin s. Ropivacain
Nase Infiltrationsanästhesie 528
– Oberflächenanästhesie 528
– sensible Versorgung 526f
Nasennebenhöhlen Infiltrationsanäs-
  thesie 531ff
– Oberflächenanästhesie 529ff
Natriumbicarbonat 42, 504
Natriumdisulfit 568
– Neurotoxizität 89
Natriumkanal 8, 34ff, 44, 638
– kardial 83
Natriumzitrat 489ff
Nebenwirkungen 124
– Epiduralanästhesie 220ff
– postoperativ 658
Nekrosen 591
Neonaten 45, 50, 97
Neostigmin 251, 478
nephrotisches Syndrom 45
Nervenblockaden obere Extremität
  268ff
– peripher 237ff
– – ambulant, kontinuierlich 260
– – – – Anästhesie, regional 257ff
– – – – Operationen 123, 256
– physikalische Einflüsse 9
Nervenfaser nicht myelinisierte 35, 38
Nervenfasern 4ff
Nervenhüllen Struktur 243
Nervenläsion 18
Nervenschaden 223, 256, 284
– periphere Nervenstimulation 147,
  150
– Zahnheilkunde 592
Nervenschmerz 14
Nervenstimulation 140, 344, 362
– Fehler 146ff
Nervenstimulator 145ff, 283ff
– Praxis 150ff
– Sicherheit 149ff
Nerventrauma peripher 21
Nervenverletzung 15ff, 24
Nervi accelerantes 89
– ciliares brevi 501
– ciliares longi 501
– perineales 420
– rectales inferiores 420
– alveolares maxillares posteriores
  572, 579
– pterygopalatini 559
Nerv-Muskel-Zuordnung 386
Nervus accessorius 153
– alveolaris inferior 561, 572
– – direkte Methode 583
– auricularis magnus 405, 547
– auriculotemporalis 547, 561
– axillaris 269
– buccalis 561, 572, 584
– cutaneus antebrachii medialis 269

– cutaneus brachii medialis 269, 285
– cutaneus femoris lateralis 154, 307
– cutaneus femoris posterior 314, 420
– – -lateralis Block 355
– dorsalis penis 418
– ethmoidalis anterior 500
– facialis 547
– femoralis 156, 309
– – Blockade 321
– fibularis s. N. peroneus
– – Blockade 367
– frontalis 499ff, 556
– genitofemoralis 307, 415, 622
– glossopharyngeus 153, 611
– – Blockade 613
– iliohypogastricus 311, 415, 622
– ilioinguinalis 311, 415, 622
– incisivus 585
– infraorbitalis 500ff, 559, 572, 575
– – Blockade Komplikationen 578
– – – Kinder 457
– infratrochlearis 499ff, 527, 558
– intercostalis 154, 415, 621
– intercostobrachialis 269, 282, 283
– ischiadicus 154, 156, 307, 313
– – Blockaden 331 ff
– – – distal n. Meier 353
– – – kontinuierliche distale 354
– – – parasakral 345
– lacrimalis 500, 558
– laryngeus recurrens 281
– laryngeus superior 543
– lingualis 561, 584
– mandibularis 501, 580ff, 560ff, 611
– – indirekte Blockade 582f
– – intraorale Blockade 587
– massetericus 561
– masticatorius 561
– maxillaris 500, 558ff, 610
– – Anästhesie 533f
– – extraorale Blockade 574f
– – intraorale Blockade 574f
– medianus 269, 282, 285, 289ff, 292
– – Blockade 292
– mentalis 537, 572, 585
– musculocutaneus 269, 282, 285,
  289ff
– – Blockade 291
– nasociliaris 499ff, 556
– nasopalatinus 559, 572, 578
– obturatorius 154, 312, 328
– – akzessorisch 359
– – Blockaden 357
– occipitalis 607
– occipitalis major 405ff
– occipitalis minor 405ff
– occipitalis tertius 405
– oculomotorius 501ff, 506
– ophthalmicus 499ff, 527, 556
– – Äste 574
– opticus 500
– palatinus major 559
– peroneus 382
– – Blockade 363
– – communis 314
– – profundus 365
– – – Blockade 373
– – superficialis 349, 365
– phrenicus 153, 213, 270, 407
– – Blockade 407

– pudendus 154, 311, 482
– radialis 269, 282, 284, 289, 292
– radialis-Block 289, 291, 293
– saphenus 245, 310, 365, 373
– – Blockade 359, 367
– – – transsartoriell 361
– splanchnicus 216
– supraorbitalis 500ff, 514, 556, 609
– suprascapularis 259, 269, 288, 621
– – Blockade 287
– supratrochlearis 499ff, 527, 609
– suralis 365, 373
– – Blockade 367
– tibialis 314, 364
– – Blockade 368
– tibialis posterior 372
– trigeminus 153, 404ff, 499, 556, 607
– – zentrale Blockade 573f
– ulnaris 269, 282, 285, 289ff, 292
– – Blockade 292f
– vagus 547f
– zygomaticofacialis 502ff
– zygomaticus 499ff, 559
Nervus-ischiadicus-Blockade, dorsal,
  transgluteal 341
– kontinuierlich 336ff
– n. Beck, anterior 331ff
– n. Chelly 334f
– n. Meier 335ff
Neugeborene 432
– EMLA 57
– Verhalten 479
Neuritis 239
neuroaxiale Opioidtherapie s. Opioide
neurogene Entzündung 10ff
neurogener Schmerz 213
neurologische Defizite 662
neurologische Schäden 238
neurologische Untersuchung 227, 256
neurologische Vorerkrankungen 208
Neurolyse 617, 619
– intrathekal 625
neuromuskuläre Erkrankung 429
neuronaler Blutfluss 92
Neuropathie 239
neuropathische Schmerzen 14
Neuropeptide 10, 12, 21
Neuroplastizität 23
neuroprotektiver Effekt 58
Neurotoxische Wirkung 72
Neurotoxizität 88
Neurotransmitter 639
Neurotrophine 15
NGF 15
Nichtanästhesisten Regionalanästhesie
  126f
Nierenerkrankung 100, 596
Niereninsuffizienz 45, 568
Nierenoperation 414
Nierentransplantation 45
Nierenversagen chronisches 224
NMDA-Rezeptor 22
– – Antagonisten 16
– – Blocker 56
– – Opioide 639
Noradrenalin 555, 568, 91
Notfälle 429
Notfallmedikamente 241
Novesine s. Oxybuprocain
nozizeptives zentrales Neuron 24

Nozizeptor 4, 10, 39, 656
Nüchternheit Spinalanästhesie 174

O

O'Brian-Block s. Lidakinesie
Oberarmnerven 289
Oberbauchoperation 215
obere Extremität 268ff
Oberflächenanästhesie 57, 70, 524f
– Zahnheilkunde 569f
Oberflächenladungstheorie 38
Oberflächensensibilität protopathische 166
Oberflächenthermometer 243
Oberschenkelamputation 237
Oberst-Leitungsblockade 294
– – Kinder 459
Ödem zerebral 489
Offenwinkelglaukom 508
Ohr 547ff
– Leitungsanästhesie 538
Okklusionsdruck 382
Oktapressin 568
okulokardialer Reflex 498
Okulopression 506ff, 511
Omeprazol 97
Operateur Infiltration 126
Operationsdauer 250
operationsfeldnahe Blockaden 126
operative Regionalanästhesie 404
Ophthiole s. Einmalampullen
Ophtocain s. Tetracain
Opioide 18, 94, 206, 215, 251
– analgetische Aktivität 642
– endogen 25
– Geburtshilfe 476 ff
– intraartikulär 376
– intrathekal 638
– Kinder 468, 437ff
– Lipidlöslichkeit 642
– Liquor 172
– motorischer Block 94
– Nebenwirkungen 643f
– peripheres Nervensystem 641
– Pharmakodynamik 643
– Pharmakokinetik 641ff
– rückenmarknahe Technik 647ff
– Sectio caesarea 484
– spinal 184
– Wirkorte 26, 639
Opioidrezeptoren 638ff
Orbicularisakinesie 511f
Orbita 499
Organisation 66, 123, 129
– Schmerzdienst 129ff, 657
Ornipressin 92
Osmolalität Liquor cerebrospinalis 173, 191
Os sacrum 347
– – Kinder 461
Ösophagoskopie 546
Oxybuprocain 57, 503ff
Oxytocin 480

P

Pankreatitis 213, 624
– chronische 619
Paraaminobenzoesäure 95
Paracervikalblock 481ff
Paralyse Darm 216
paralytischer Ileus 218
paramedianer Zugang Epiduralanästhesie 219
– – Spinalanästhesie 180
Parästhesien 180, 239, 244, 286, 298
– Dokumentation 124
Parasympathikus 169
paravertebrale Blockade 414
– – Kinder 458
Parazervikalblock 479
Paresen Tourniquet 382
Parodontalspalt 588
Patch-clamp-Methode 7
Patient Aufklärung 122ff
– unkooperativ 150
patientenkontrollierte Bolusgabe 254
– Epiduralanalgesie 479ff
– kontinuierliche Epiduralanästhesie 128, 216, 226ff
PDPH s. postpunktioneller Kopfschmerz
Pencil-point-Nadel 166, 177, 246
Penetration Lokalanästhetikum 36
Penisblockade 418, 429
– Kinder 458
Peniswurzelblock 419ff
Perfusion s. auch Durchblutung 47
Periarthritis humeroscapularis 630
Peribulbäranästhesie 509ff
Periduralraum s. Epiduralraum
perioperative Schmerztherapie 213
Periostinnervation 385
periphere elektrische Nervenstimulation 140ff, 244ff
– – – Kathetertechnik 144f
periphere Opioidapplikation 646
periphere Sympathikolyse 631
peripheres Nervensystem Opioide 641
Peristaltik 215
Peritoneum 71
– parietal 413f
Peritonitis 417
perivaskuläre axilläre „single-Injection" Technik 282
– – kontinuierliche Technik 283
– supraklavikuläre Plexusblockade 277
Permeabilität Opioide 642
Pethidin 479
Phakoemulsifikation 511
Phantomschmerz 22, 253
Phäochromozytom 93
Pharmakodynamik Lokalanästhetika 34ff
– Epiduralanästhesie 201ff
– Opioide 643
Pharmakokinetik Lokalanästhetika 47ff
– Epiduralanästhesie 201ff
Pharynx Oberflächenanästhesie 538f
Phenol 9, 624
Phenolglycerin 625
Phenylephrin 91
Phrenikusblockade 407

Phrenikusparese 276, 281
pH-Wert 46, 54, 97
Physiotherapie 253
Pia mater 166
Pierre-Robin-Syndrom 451
pKa 36, 41
Plasmacholinesterase 49, 95
Plasmaclearance 53
Plasmaeiweißbindung 44
Plasmakonzentration 46
– Opioide 645f
Plasmaspiegel 47, 50
– Epiduralanästhesie 206f
– materno-fetal 87
Plazentainsuffizienz 488ff
Plazentalösung 489
Plazentapassage 478ff
plazentare Durchblutung 93
Plazentaschranke 48
Pleurakuppel 272
Plexus brachialis s. spezielle Techniken 43, 155ff
– – Anatomie 269ff
– – Blockadeerfolg 283
– – Muskelreaktion Nervenstimulation 150ff
– – Nierenerkrankung 100
Plexus cervicalis 155, 405, 545f
– Blockade 297
Plexus cervicalis profundus 297
Plexus cervicalis superficialis 299
Plexus coccygeus 634
Plexus dentalis 586
Plexus lumbalis 155ff, 307
Plexus lumbosacralis 307ff
– – Varianten 388
Plexus sacralis 155ff, 307, 312
Plexusblockade, axillär 268ff, 281ff
– – Kinder 459
– infraklavikulär 268, 278ff
– – lateral 280
– interskalenär 269, 272ff
Plexus-brachialis-Block 258ff
– – Kinder 459
– – Nierenerkrankung 100f
Plexus-lumbalis-Anästhesie 260
– – – Kinder 460
Plexus-lumbalis-Blockade, inguinal, paravaskulär 325ff, 359
Plexus-sacralis-Blockade 260
Pneumothorax 241, 258, 273, 279, 281
PNS s. periphere Nervenstimulation
Polyneuropathie 58, 103, 151, 208, 245
Popliteal-Block 155, 350
– – dorsaler Zugang 350
– – lateraler Zugang 351
poplitealer Ischiadikus-Block Kinder 461
Porphyrie 103
– induzierbar 103
Port rückenmarknah 648
Position Spinalanästhesie 178
Postamputationsschmerz 287
postanästhesiologische Visite 226
Posterior peribulbar Anesthesia s. Peribulbäranästhesie
postherpetischer Schmerz 629
postoperative Analgesie 250
postoperative Lungenfunktion 423
postoperative Phase 45

postoperative Regionalanalgesie 654ff
postoperative Regionalanästhesie 404
postoperative Schmerztherapie 190, 255
– Rechtsfragen 128f
postoperativer Schmerz 622
postoperativer Verlauf 65
postpunktioneller Kopfschmerz 187, 191, 486ff
postspinaler Kopfschmerz s. postpunktioneller K.
posttraumatischer Schmerz 253, 624
Postzosterneuralgie 614, 621
Potenz Lokalanästhetikum 476
Präeklampsie 87, 218, 479, 488
präkonvulsive Symptome 75
Prämedikation 66
Präzipitation 43
Prilocain 41ff, 45, 57, 60ff, 97, 250, 297, 299, 320, 380, 525, 564f, 676
– Spinalanästhesie 183
Procain 59, 39, 183, 525, 564
Procainamid 102
Progesteron 86
prognostische Blockade 606
Proparacain s. Oxybuprocain
Propofol 249
Prostacyclin 473
Protein 41
Proteinbindung 44
Proteinkanäle 37
Proteinmetabolismus 655
protrahierte Injektion 676
Provokationstest 88
proximale N.-ischiadikus-Blockade 331ff
– dorsodorsale N.-ischiadikus-Blockade 338ff
– laterale N.-ischiadikus-Blockade 340
Proxymetacain 57, 503
Pruritus Opioide 485, 643
Pseudoaneurysmen 286
pseudoradikulärer Schmerz 633
Psoaskompartmentblockaden 260f, 316ff
– kombiniert 320f
– kontinuierlich 318ff
psychogalvanischer Reflex 22, 631
psychosomatischer Schmerz 20
Pudendusblock 479, 482
Pumpe implantierbar 649
Pumpensystem 217
Punktionsversuche Dokumentation 124
Punktionshöhe Epiduralanästhesie 205
Pupillen 77

Q

Quincke-Schliff 176

R

Racz-Katheter 624
radikuläre Schmerzsyndrome 223
Radikulopathie 348
Radiofrequenzläsion 626

Ranitidin 97
Ratingskalen 656
Raynaud-Erkrankung s. auch Morbus Raynaud 213, 296
rechtliche Verantwortung 129
Reexsanguination-IVRA 380
Reflexe untere Extremität 386
Regelpflegestation postoperativ 668
Regionalanalgesie 659ff
Regionalanästhesie, intraarteriell 295ff
– intravenös 61, 126, 269, 294ff, 377
– – untere Extremität 378
– – maligne Hyperthermie 102
Regionalanästhesie postoperativ 656
– – Übersicht 664
Regionalanästhesietechnik Dosis 676
regionale intravenöse Sympathikolyse 296, 620
Regression 52
– Epiduralanästhesie 203
Rehabilitation 331
Rekurrensparese 276
Remifentanil 249
renale Ausscheidung 49
Repetition Lokalanästhetikum 50ff
Repetitionsdosis 50f
Replantation 287
Resorption 67, 70, 676
Retrobulbäranästhesie 126, 501, 505ff
– Dosis 507
– Komplikationen 507ff
Retrobulbärhämatom 512
Rezeptor 37
Rezeptor-down-Regulation 55
Rheuma 237
rheumatische Schmerzen 289
rheumatoide Arthritis 224
Rippen 409ff
Rippenfrakturen 213, 621
Rippenserienfraktur 412, 624
Risiko 123, 214
– Allergie 88
– Kinder 429
– Leitungsanästhesie Mandibula 584
Risikofaktoren Zahnheilkunde 595ff
Risikopatienten 593f
Röntgenkontrolle 617
Ropivacain 40, 44, 46, 51, 53, 57ff, 62ff, 68, 72, 82, 83, 99, 207, 227, 250, 254, 280, 298, 299, 329, 377, 477, 662, 665, 676
– Geburtshilfe 475ff
– intrathekal 484
– Kinder 434
Rückenmark 166ff, 199ff
– Blutversorgung 200
– Kinder 432ff, 450
– Neurotransmitter 22
– NMDA-Rezeptoren 17
– Perfusion 225
– Sensibilisierung 17
– Varianten 165ff
Rückenmarkshäute 164
Rückenmarkshinterhorn 639
rückenmarknahe Blockade 127ff
rückenmarknahe Opioide Technik 647ff
Rückenmarksschädigung 178
Rückenmarkswurzeln 167

Rückenschmerz 175, 186, 625, 632
– Spinalanästhesie 186,188
Ruhepotenzial 34

S

Sameridin 64
Sattelblock 178
saures-α_1-Glykoprotein 45, 86, 99, 207, 433, 665
Saxitoxin 37
Schädeltrepanation 406
Schallköpfe 242
schlafende Nozizeptoren 11
Schleimhautanästhesie 70
Schmerz, Abdomen 632
– chronisch 3ff, 287, 431
– Dokumentation 124f
– Kniegelenk 376
– perineal 348
– postoperativ 253
– Rückenschmerz, chronisch 20
Schmerzbehandlung Botulinustoxin 20
Schmerzbilder Endhirn 22
Schmerzchronifizierung 25
Schmerzdienst 128ff, 657, 667
Schmerzen akut 10
– chronisch 10, 20
Schmerz-Engramm 23
Schmerzgedächtnis 23
Schmerzhemmung ZNS 25f
Schmerzinformation 3f
Schmerzinformation ZNS 22
Schmerzleitung 39
Schmerzmediatoren 10ff
Schmerzperzeption 423
Schmerzreize 431ff
Schmerzschwester, -pfleger 131f
Schmerzscore 132
Schmerzstärke 25
Schmerzsyndrom 275
Schmerztherapie 63, 218, 252
– epidural 624
– intravenöse Analgesie 58
– postoperativ 257
– regional 606ff
– zervikal 299
Schmerzvisite 130ff
Schmerzwahrnehmung 4
– Kinder 430ff
Schrittmacher 151
Schulterbereich Blockaden 287ff
Schulteroperation 252
Schulterschmerz 289, 621
Schultersteife 275
Schwangerschaft 48, 165, 205, 471ff, 568
Schwangerschaftshydrämie 472
Scratchtest 88
Sectio caesarea 477ff, 483ff
Sectiorate 479
Sedierung 66, 132, 141, 150, 238, 245ff, 249, 665
– HNO-Bereich 522
– Neonaten 451
Segmentanatomie 626
Segmente 205
Segmentinnervation 383
selektive Nervenblockade 8

Sensibilisierung Nozizeptor 11
sensible Blockade 182
sensible Hautareale 271
sensible Nerven 247
sensible Versorgung untere Extremität 384
sensibler Block 53
Sensorik 123
sensorische Blockade 202, 664
sensorische Nervenfasern 38
Sepsis 174
Serotonin 22
Shuntinsertion 299
Sicherheitsabstand Nerv – Nadel 150
Sicherheitsstandard 141
Single Injection Technik 268
Single-shot-Epiduralanästhesie 211
Singultus 407
Sinnesrezeptoren 6
Skalenuslücke 270ff
Skrotum 417, 420
Sonographie 242ff, 259, 280, 329
Spannungskopfschmerz 20
Spannungsschmerz 19
Sphinktermuskulatur 421
Spina bifida occulta 439
Spinalanalgesie 477, 663
Spinalanästhesie 90ff, 162ff, 202, 209, 359, 477
– Ausbreitung 171
– einseitige 177
– Indikationen 185
– kontinuierliche 180, 189ff
– Kreislaufwirkung 80
– Nierenerkrankung 100
– Säuglinge 450ff
– Sectio caesarea 483ff
– totale s. totale Spinalanästhesie
spinale Katheterfehllage 485
spinale Opioide 638f
spinale Opioidwirkorte 640
Spinal-Epidural-Anästhesie kombinierte 480ff
spinaler Infarkt 223ff
spinaler Blutfluss 79
Spinalkanalstenose 223
Spinalkatheter 648f
Spinalnerven 406
Spinalpunktion 178
Spinalwurzeln 199
Splanchnikusblockade 414
Spray Oberflächenanästhesie 526
Spritzenpumpen 254ff
Spritzensysteme Zahnheilkunde 562f
Sprotte-Nadel 177, 616
Stamm 404ff
Stand-by Augenanästhesie 508
Status epilepticus 72
Status 97
Stellatumblockade 221, 614, 631
Stenokardie 79
Stereochemie 40ff
stereoselektive Effekte 38ff
stereoselektive Wirkung 82
Stereoselektivität 53
Sternotomieschmerz 621
Sternum 413
Steroidzusatz 624
Stillen 480
Stimulation Fehler 146ff

Stimulationskanülen 142ff, 144, 245ff
stimulierbare Katheter 153, 247
Stoffwechselerkrankungen 596
Stress 215, 654
– Geburt 489
– Kinder 433
– mütterlicher 479ff
Stromfeld 142ff
Stromfluss 245
Stromstärke 142ff
Stumpfschmerz 16, 253, 617
Subarachnoidalraum 166ff, 201
– Ausbreitung Spinalanästhesie 182
– zervikal 272
Subduralanästhesie, hohe 220
subdurale Blutung 223
Subduralraum 166, 201
subkonvulsive Dosen 72
subkutane Injektion 676
subokzipitale Injektion 407
subphrenischer Katheter 415
Substanz P 10ff
Sudeck-Atrophie s. CRPS
Sufentanil 94, 206, 249, 477ff, 665
– rückenmarknahe Anwendung 645f
Sulcus-ulnaris-Syndrom 631
Sulfit 568
Sumatriptan 486
supraklavikuläre Plexusblockade 268, 276ff
supraorbitaler Block 514
suprapubische Infiltration 423
supraspinale Opioidwirkorte 640
supratrochlearer Block 515
Sympathikolyse 208, 253, 345
Sympathikus 203
Sympathikusaktivierung 655
Sympathikusblockade 21, 53, 79, 94, 175, 186, 202, 210, 614, 617
– Geburt 481
– intravenös, regional 296, 381, 614, 620
– Komplikationen 674f
– Spinalanästhesie 182f
Sympathikuschmerz s. CRPS
sympathische Ganglien 271
sympathische Reflexdystrophie s. CRPS
sympathisches Nervensystem 5, 20
systemische Intoxikation 75

T

Tachyarrhythmie 568
Tachykardie 83
Tachyphylaxie 54
Tanzen der Patella 326
Target-controlled-Infusion 24
Taylor-Zugang lumbal 443
Technik Epiduralanästhesie 205ff
– periphere elektrische Nervenstimulation 140ff
technische Hilfsmittel periphere Nervenblockaden 242f
Temperatur 46, 242
Temporomandibular Joint Pain 628
Tenon 513
Terminalanästhesie 570f, 585f
Testdosis 152, 212, 217, 220, 484ff
– epidural Kinder 439ff

– Nervenstimulation 152
Tetracain 40, 57, 59, 183, 503ff, 525
Tetracainpatch 463
Tetrodotoxin 37
Thalamus 4
therapeutischer Block 606
Therapie ZNS Komplikationen 76
– Hypotension s. auch dort 674f
Thermographie 631
Thiopental 287
thorakale Epiduralanästhesie 213
– Katheterepiduralanästhesie Kinder 443
Thorakotomie 215
Thorax 408ff
Thromboembolieprophylaxe 125
Thrombose 215, 654
Thrombozyten 125, 237
Thrombozytopenie 487
TNS Spinalanästhesie 61, 173, 183, 187
Tokolytika 212, 486
Toleranz Opioide 644
Tonicain 63
Tonsillektomie Infiltrationsanästhesie 540f
topische Analgesie 420
– Anästhesie Kinder 462
– Anwendung 417
– Anwendung Blase 422
totale Spinalanästhesie 77, 221ff
Tourniquet untere Extremität 379
Tourniquetdruck 295
Tourniquetintoleranz 328
Tourniquetschmerz 381
Toxizität Lokalanästhetikum 40, 46, 61, 63, 250
– Gravidität 85ff
– kardial 63, 75, 82
– Kinder 433
– Mischung 97
Trachea 541ff
Tracheobronchoskopie 545ff
Tracheotomie 544
Tractus spinothalamicus 4
transarterielle Technik 282, 286
transsartoriale N.-saphenus-Blockade 361ff
Transfer plazentar s. Plazentapassage
transitorisches neurologisches Syndrom s. TNS
Transkriptionsfaktor 16
Translationshemmung 25
transsakrale und thorakale Blockaden Kinder 441
transsakraler Block 347, 624
transurethrale Operationen 329
transurethrale Resektion 359
transvaginale Pudendusanästhesie s. Pudendusblockade
Trauma chirurgisches 223
Trefferquote 243
Trigeminusneuralgie 610, 616, 628
Triggerpunkte 18f
Tropfanästhesie 503ff
Tropfen, hängend 165, 198
trophische Störungen 253
TTX 38
Tuffier-Linie Darmbein 178
Tumeszenzlokalanästhesie 127
Tumorschmerz 213, 609, 611, 622, 629

Tumorschmerz, Oberbauch 619
Tunnelung Epiduralkatheter 224, 647ff
Tuohy-Nadel 190, 198, 211, 217, 412
– – Kinder 438

U

Übelkeit 226
– Prophylaxe 675f
Überdosierung Zahnheilkunde 598f
Überdruckbeatmung 70
Überwachung 65, 123, 210, 241, 255, 676
– Augen- Operation 498
– s. interdisziplinär 657
Ultraschall 328
Unipolarkanülen 246ff
unkooperative Patienten Augenanästhesie 510
untere Extremität 306ff
– – Dosisempfehlung 390
– – IVRA 378
Unterschenkeltourniquet 372
Use dependent Block 8, 36, 41, 83
uterine Vasokonstriktion 473
uteroplazentare Durchblutung 80, 472, 484
uteroplazentare Schranke 50
Uterus Durchblutung 473
Uterusmuskulatur 86
Uterusperfusion 86
Uterusruptur 488

V

vaginale Entbindung 479
Vagolyse HNO-Bereich 523
Van-Lint-Block s. Lidakinesie
Varianten Plexus lumbosacralis 389
vasoaktive Injektion 676
Vasodilatation 10, 79
Vasokonstriktion uterine
   s. uterine Vasokonstriktion

Vasokonstriktion 21, 68, 79
Vasokonstriktor 57, 81, 90, 406
– Auge 502
– Hypotonie Therapie 674f
– Überdosierung 600
– Zahnheilkunde 567
Vasomotorenzentrum 76
Vasopressin 91ff
Vasopressoren 222
Vasospasmus 287
vasovagale Reaktion 66, 177, 674
vegetative Innervation 169
Ventilation 215
ventrikuläre Tachykardie 83
verbaler Kontakt 213
verbales Monitoring 75
Verbrennung 45
Verhaltensregeln 67
Verkehrsfähigkeit 123
Verkehrssicherheit 66
verlängerte intravenöse Regionalanästhesie 380
Versager 237
– Spinalanästhesie 166
Verteilung Lokalanästhetika 69
Verteilungsvolumen 53
vertikal-infraklavikuläre Plexusblockade 278
Vigilanz 128
viszerale Nozizeptoren 11
Volumen Lokalanästhetikum 283
Volumengabe 80, 488

W

Walking Epidural s. Mobilität Geburt
Wärme 44
Wedensky-Block 203
Wehenschmerz 471
Weichteilverletzung Zahnheilkunde 592
Whitacre-Nadel 177
Widerstandsverlust 198, 211, 216, 219, 245, 247, 319

Wirbelsäule 162ff, 198ff
Wirbelsäulendeformität 162, 208
Wirkprofil Epiduralanästhesie 202, 205
Wirkungseintritt s. auch Latenz 202, 250
Wundversorgung 404
Wunsch-Sectio 490

Z

zahnärztliche Anästhesie 61
Zahnheilkunde Komplikationen 589ff
– Risikopatienten 594ff
– Überdosierung 598f
Zahn-Mund-Kieferheilkunde 554ff
Zehenbereich 373
zentrale Blockaden Kinder 435ff
– – Kontraindikationen 436
zentralnervöses System s. ZNS
zerebrale Intoxikation 77
zerebrale Lokalanästhesie 77
zerebrale Toxizität 75
zervikale Epiduralanästhesie 213
zervikale Plexusblockade 269
zirkadiane Rhythmik 54
Zirkumzision 421
ZNS 46, 67, 70
– Dosis 51
– Erregung 81
– Intoxikation 73
– Komplikationen 71
– Schmerzinformation 22
– Symptome, Schwellendosis 74
Zöliakusblockade 619
Zuständigkeit, fachlich 129ff
2-Segment-Regression 204
Zwischenkette 39
Zytostatika 97